Des Weiteren verstärkt sich das Risiko einer Hypoglykämie durch Wechselwirkungen mit diversen Medikamenten (z. B. |Betablocker, |ACE-Hemmer, Sulfonamide). Durch Abfall des Blutzuckers kommt es zunächst zu einer Gegenregulation seitens des vegetativen (autonomen) Nervensystems.

In dieser Phase zeigen sich folgende **Symptome:**

- Heißhunger, Unruhe
- Tremor, Tachykardie
- kaltschweißige, blasse Haut

Bei autonomer Neuropathie können die Symptome einer Hypoglykämie fehlen, da sie über den Sympathikus vermittelt werden.

In der zweiten Phase entwickeln sich infolge des Glukosemangels im Gehirn **zentralnervöse Symptome:**

- Kopfschmerzen und Konzentrationsschwäche
- Reizbarkeit und Verwirrtheit
- quantitative Bewusstseinsstörungen (Somnolenz bis Koma)
- neurologische Ausfälle (z. B. |Hemiplegien, |Aphasien)
- zentrale Atem- und Kreislaufstörungen

Solange die Patientin noch bei Bewusstsein ist, heißt die Devise: „Erst essen, dann messen!"

Durch Zufuhr von 5 – 20 g Glukose können die Symptome einer Hypoglykämie schnell behoben werden. Handelt es sich um eine schwere Hypoglykämie und die Patientin ist bewusstlos, so werden in kurzer Zeit 25 – 100 ml 40 %ige Glukoselösung intravenös verabreicht.

Befindet sich die Betroffene nicht in einer Klinik oder ist ein intravenöser Zugang nicht möglich, so besteht die Möglichkeit, eine Glukagon-Fertigspritze intramuskulär oder subkutan zu verabreichen [Abb. 1]. Glukagon bewirkt die Umwandlung der in der Leber gespeicherten Glykogenreserve in Glukose und erhöht somit den Blutzucker. In Schulungen erlernen Diabetikerinnen, Frühsymptome einer Hypoglykämie rechtzeitig zu erkennen.

Bei unklarer Bewusstlosigkeit, insbesondere bei bewusstlosen Diabetikerinnen, ist immer zuerst an eine Hypoglykämie zu denken. Mit der Verabreichung von Glukose kann man zunächst nichts falsch machen. Handelt es sich um eine Hyperglykämie, verursacht die zugeführte Glukose keine weitere Schädigung. Insulin würde im Falle einer Hypoglykämie den Zustand der Patientin nur noch verschlimmern.

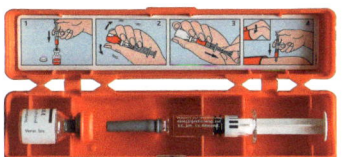

[1] Glukagon-Notfallset

[2] Traubenzucker

Basale Stimulation®

Alle Prinzipien der |Basalen Stimulation® können auf Frühgeborene angewendet werden. Ziel ist es, durch gezielte Stimulation die Entwicklung zu fördern. Neben der Gestaltung der Umgebung (z. B. in Anlehnung an die intrauterinen Lebensbedingungen) gehört dazu der Einsatz gezielter taktiler Reize, z. B. durch Babymassage. Auch die Initialberührung immer an derselben Körperstelle hat sich als Begrüßungsritual vor jeder pflegerischen und/oder medizinischen Intervention bewährt. Eltern/ Bezugspersonen können frühzeitig in das Konzept der Basalen Stimulation® eingewiesen werden, um es in Absprache mit Pflegepersonal selbstständig durchzuführen. Sie werden u. a. dazu angeleitet,

- täglich Kontakt mit ihrem Kind aufzunehmen und es dabei auditiv (durch direkte Ansprache, Vorlesen oder Vorsingen) und basal (durch Berührung) zu stimulieren,
- die Berührung nach den Prinzipien der Basalen Stimulation® zu initiieren (Initialberührung), zu halten (großflächige Berührung mit sanftem Druck, kontinuierliche Berührung) und zu beenden (Abschlussberührung, z. B. am Fuß) sowie
- eine Babymassage [Abb. 2] selbstständig durchzuführen.

online

www.basale-stimulation.de
Der Internationale Förderverein Basale Stimulation® e. V. stellt Informationen zu dem Konzept bereit und vernetzt Praktikerinnen, die mit dem Konzept arbeiten.

Aus der Forschung

In ihrem Forschungsprojekt untersuchten die Wissenschaftler den Einfluss von Basal Stimulierender elterlicher Kontaktpflege auf die klinischen Effekte bei sehr kleinen Frühgeborenen. Sie führten ihre Studie in insgesamt fünf Zentren der Frühgeborenenversorgung durch und kamen u.a. zu dem Schluss, dass sich alle Maßnahmen nicht negativ auf die Frühgeborenen auswirkten.

— ISFORT, M.; BRÜHL, A.; BÜNTE, A.; JORCH, G.; KRAY, A. (2008): „Beiträge einer Basal Stimulierenden elterlichen Kontaktpflege (BSK) im Rahmen der Konzeption einer sanften Frühgeborenenversorgung" [http://www.dip.de/fileadmin/data/pdf/material/Forschungsbericht_BSK_2008.pdf]

Die Babymassage sollte nicht bei sehr unreifen Frühgeborenen (23. – 25. SSW) durchgeführt werden, da die Belastung für den Organismus zu groß und die Haut sehr empfindlich ist. Während der gesamten Massage werden das Kind und sein Befinden genau beobachtet. Die Babymassage sollte im Inkubator oder bei etwas reiferen Kindern unter der Wärmelampe durchgeführt werden. Die Hände werden mit einem hautverträglichen Babyöl geschmeidig gemacht.

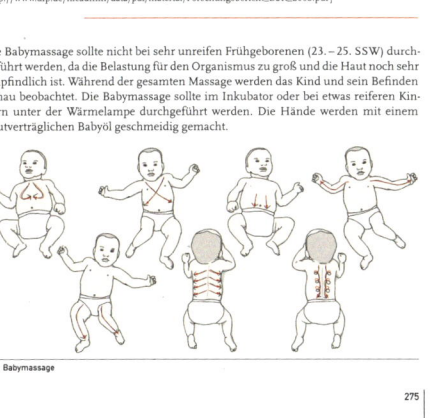

[2] Babymassage

Jeweils in der oberen rechten Ecke der rechten Buchseiten finden Sie ein **Symbol**, das Ihnen die Zuordnung der Inhalte zu den Wissensbezügen der Ausbildungs- und Prüfungsverordnung erleichtert. Dabei steht:

für pflegerische sowie pflege- und gesundheitswissenschaftliche Schwerpunkte,

für naturwissenschaftlich-medizinische Bezüge,

für geistes- und sozialwissenschaftliche Bezüge,

für rechtliche, politische und ökonomische Bezüge.

Hinweis: Fett hervorgehobene Absätze geben Hinweise für den pflegerischen Alltag.

Die **Online-Kugel** weist auf Internetadressen hin, die weitere Informationen zu den behandelten Inhalten liefern.

Der **Forschungskasten** gibt eine Zusammenfassung von aktuellen Veröffentlichungen zum Thema. Sie können die zu Grunde liegenden Artikel entweder direkt beim Zeitschriftenverlag bestellen, in einer pflegerisch oder medizinisch ausgerichteten Bibliothek einsehen oder unter **www.subito-doc.de** ordern.

Pflegediagnosen liefern Ihnen Titel und Definitionen der aktuellen NANDA-Klassifikation, übersetzt in DOENGES, MARILYNN E.; MOORHOUSE, MARY FRANCES; GEISSLER-MURR; ALICE C.: *Pflegediagnosen und Maßnahmen*. Deutschsprachige Ausgabe herausgegeben von Christoph Abderhalden und Regula Ricka. Korrigierter Nachdruck 2003 der vollständig überarbeiteten und erweiterten Auflage, Hans Huber Verlag, Bern

In guten Händen

Gesundheits- und
Krankenpflege

Gesundheits- und
Kinderkrankenpflege

2

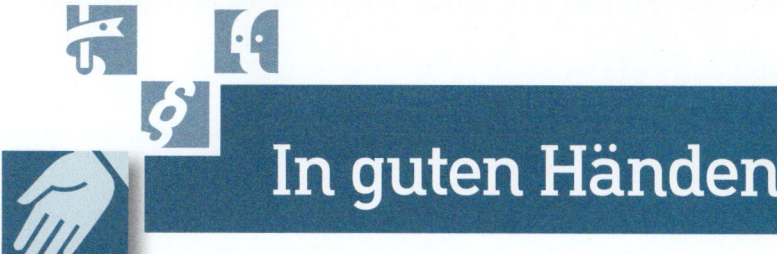

In guten Händen

herausgegeben von
Prof. Dr. Uta Oelke

Gesundheits- und Krankenpflege

Gesundheits- und
Kinderkrankenpflege

2

Autorinnen und Autoren:
Axel Doll

Karina Fielbrandt

Susanne Geerling

Gunnar Geuter

Dr. Jörg Haslbeck

Frank Hertel

Sonja Hummel-Gaatz

Aida Kocan

Anke Mundtkowski

Maria Pohl

Katrin Quandt

Dr. Marianne Rabe

Katrin Rohde

Carolin Schrage

Dr. Kerstin Sehmer-Kurz

Antje Strauß

Beraterin
Prof. Dr. Jeanne Nicklas-Faust

unter Mitarbeit
der Verlagsredaktion

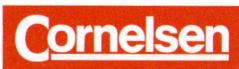

Verlagsredaktion: Franz Schaller, Anja Lull
Redaktionelle Mitarbeit: Antje Pleß, Carina vom Hagen, Andrea Westphal, Stefan Schiefer
Außenredaktion: Martin Regenbrecht, Berlin; Irmgard Hofmann, München
Bildredaktion: Peter Hartmann, Gertha Maly
Umschlaggestaltung und Layoutkonzept: Michael Heimann, groenland.berlin
Layout und technische Umsetzung: Renate Huth, groenland.berlin
Titelfoto: Werner Krüper, Bielefeld
Illustration/Cartoons: Natascha Welz, Berlin

www.cornelsen.de

Die Internetadressen und -dateien, die in diesem Lehrwerk angegeben sind, wurden vor Drucklegung geprüft (Stand: Januar 2010). Der Verlag übernimmt keine Gewähr für die Aktualität und den Inhalt dieser Adressen und Dateien oder solcher, die mit ihnen verlinkt sind.

1. Auflage, 1. Druck 2010

Alle Drucke dieser Auflage sind inhaltlich unverändert und können im Unterricht nebeneinander verwendet werden.

© 2010 Cornelsen Verlag, Berlin

Druck: CS-Druck CornelsenStürtz, Berlin

ISBN 978-3-464-45303-2

 Inhalt gedruckt auf säurefreiem Papier aus nachhaltiger Forstwirtschaft.

Menschen in existenziellen Lebenssituationen und/oder gesundheitlichen Problemlagen pflegen

Menschen in krankheitsbezogenen Problemlagen pflegen

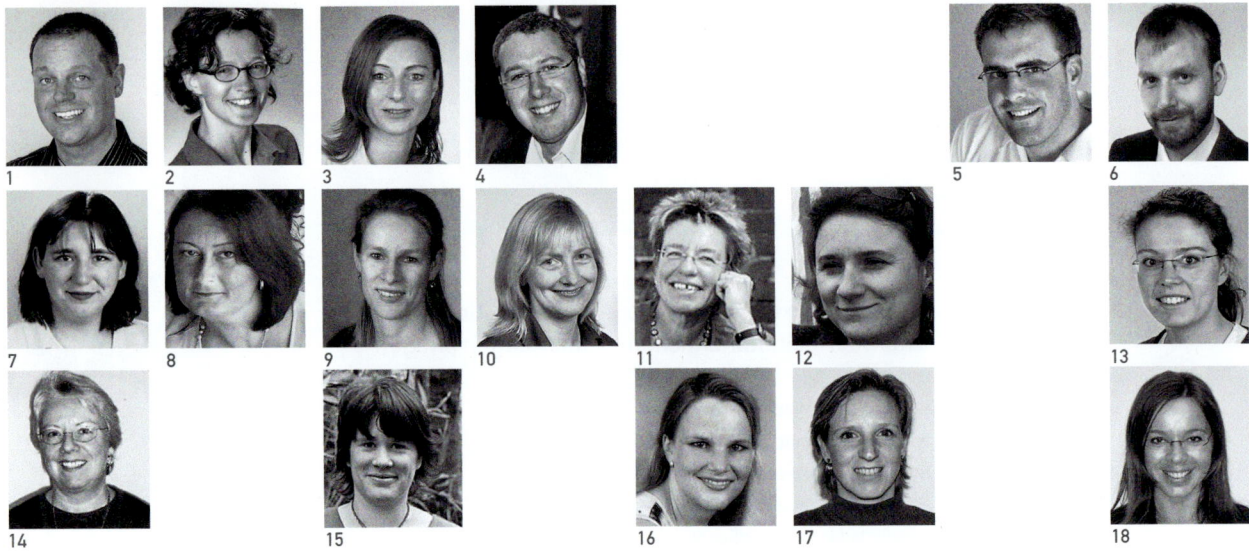

1 Axel Doll, Jg. 1968
Diplom-Pflegepädagoge (RbP), Kommunikations- und Verhaltenstrainer, Fachkrankenpfleger für Onkologie, Palliative-Care-Trainer, Pädagogischer Mitarbeiter der Wannseeakademie Berlin, Kap. **2**

2 Karina Fielbrandt, Jg 1972
Diplom-Pflegepädagogin, Krankenschwester, Lehrerin für Krankenpflege am St. Marien-Krankenhaus, Berlin, Kap. **5**

3 Susanne Geerling, Jg. 1972
BA Nursing (FH), Fachkrankenschwester für Anästhesie- und Intensivpflege, Lehrerin am Pflegeschulzentrum Goslar, Verein zur Förderung von Gesundheitsberufen e. V., Goslar, Kap. **13**

4 Gunnar Geuter, Jg. 1977
Gesundheitswissenschaftler (M. Sc. in Public Health), Diplom-Berufspädagoge (FH) und Physiotherapeut, Dezernent am Landesinstitut für Gesundheit und Arbeit des Landes Nordrhein-Westfalen (LIGA.NRW) – Fachbereich 4: „Prävention und Innovation", Dozent in der Lehrerbildung, Kap. **5**

5 Dr. Jörg Haslbeck, Jg. 1971
Pflege- und Gesundheitswissenschaftler (Doctor of Public Health, M. Sc. und B. Sc. in Nursing), Projektmanager Patientenbildung der Careum Stiftung, Schweiz (seit 2010), zuvor AG 6 Versorgungsforschung/Pflegewissenschaft, Universität Bielefeld, Fakultät für Gesundheitswissenschaften (2004 – 2009), Kap. **5**

6 Frank Hertel, Jg. 1973
Diplom-Pflegepädagoge, Krankenpfleger, stellvertretende Leitung für den Ausbildungsbereich Pflege und Dozent in der Fort- und Weiterbildung an der Gesundheitsakademie der Charité, Berlin, Kap. **4**, **5**, **6**

7 Sonja Hummel-Gaatz, Jg. 1970
Diplom-Pflegepädagogin, Krankenschwester, Projektmitarbeiterin im Ministerium für Umwelt, Gesundheit und Verbraucherschutz des Landes Brandenburg, Referat 22, Kap. **8**

8 Aida Kocan, Jg. 1966
Pflegefachkraft für Gerontopsychiatrie, Krankenschwester, Leitung von Angehörigengruppen, Stationsleitung einer gerontopsychiatrischen Station der KRH Psychiatrie Wunstorf, Kap. **3**

9 Anke Mundtkowski, Jg. 1974
Diplom-Pflegepädagogin (FH), Krankenschwester mit sozialpsychiatrischer Zusatzausbildung, Multiplikatorin für „Starke Eltern – Starke Kinder", ADHS-Elterntrainerin, Spielleiterin für szenisches Spiel, Lehrerin an der KRH Psychiatrie Wunstorf, Kap. **2**

10 Jeanne Nicklas-Faust, Jg. 1963
Prof. Dr. med., Fachärztin für Innere Medizin, Professorin für medizinische Grundlagen der Pflege an der Ev. Fachhochschule, Berlin

11 Uta Oelke, Jg. 1957
Prof. Dr. phil., Diplom-Pädagogin, Professorin für Didaktik und Methodik an der FH Hannover, Fakultät V, Abteilung Pflege und Gesundheit

12 Maria Pohl, Jg. 1970
Diplom-Pflegepädagogin, Krankenschwester, Lehrerin für Krankenpflege im Verbund der Alexianer/ St. Hedwig-Krankenhaus, Berlin, Kap. **1**, **5**, **4**, **6**, **7**, **9**, **10**, **11**

13 Katrin Quandt, Jg. 1979
gelernte Kinderkrankenschwester, Diplom-Pflegepädagogin, angestellt im St. Joseph-Krankenhaus, Berlin, Kap. **4**, **9**, **11**, **12**, **13**

14 Marianne Rabe, Jg. 1954
Dr. phil., Lehrerin für Pflegeberufe, Krankenschwester, Pädagogische Geschäftsführerin für den Geschäftsbereich, Ausbildung an der Gesundheitsakademie der Charité, Berlin, Kap. **1**, **2**, **6**, **13**

15 Katrin Rohde, Jg. 1971
Germanistin M. A., cand. Diplom-Pflege- und Gesundheitswissenschaftlerin, Kinderkrankenschwester, Lehrkraft für Pflege am Studiengang Bachelor of Nursing der Evangelischen Fachhochschule Berlin, Kap. **1**, **7**

16 Carolin Schrage, Jg. 1975
Diplom-Pflegepädagogin (FH), Krankenschwester, Lehrerin an der Gesundheits- und Krankenpflegeschule der KRH Psychiatrie Wunstorf, Kap. **3**, **2**, **3**

17 Kerstin Sehmer-Kurz, Jg. 1976
Dr. med., als Ärztin tätig an der Universitätsmedizin Göttingen, Fachbereich Kinder- und Jugendpsychiatrie und Psychotherapie, Kap. **3**, **2**, **3**

18 Antje Strauß, Jg. 1974
Diplom-Pflegepädagogin, Kinderkrankenschwester, Lehrerin an der Wannseeschule e. V. Berlin, Kap. **1**, **6**, **8**, **10**

Vorwort

Als ich vor fünf Jahren gemeinsam mit der Cornelsen-Redaktion die Schulbuchreihe „In guten Händen" plante, erschien es mir unmöglich, die gesamte Thematik der Pflege von Menschen in unterschiedlichen existenziellen Lebenssituationen und Krankheitslagen in einem Band zu bearbeiten. Nun halte ich das über 800-seitige Manuskript in der Hand und bin eines Besseren belehrt. Es ist den Autorinnen und Autoren tatsächlich gelungen, ein gebündeltes, gehaltvolles, disziplinübergreifendes Kompendium auf den Tisch zu legen, das seinesgleichen sucht. Ich finde hier endlich das, was ich schon lange gesucht habe:

Die Kapitel „Pflegerische Schwerpunkte" gehen genauso auf spezielle Pflegetechniken ein, wie sie auch für die Lebenssituation der thematisierten (kranken) Menschen sensibilisieren. Sie beleuchten Pflege in ihrem gesellschaftlichen und kulturellen Kontext, weisen auf neueste pflegewissenschaftliche Erkenntnisse hin – auch wenn es davon noch nicht so viele gibt, wie zu wünschen wäre –, erörtern nicht nur kurative, sondern auch präventive, rehabilitative und palliative Aspekte und stellen sich den Fragen der Beratung und Anleitung der Patientinnen und ihrer Angehörigen.

Die Kapitel mit der Überschrift „Medizinischer Bezug" erwecken höchste Neugier und bewirken etwas, was bisherige medizinische Fachbücher bei mir nicht leisten konnten: Das Verstehen von Krankheiten ohne den Anspruch, Medizinerin werden zu wollen. Hier finde ich gebündelte und gezielt ausgesuchte Informationen, die ich als Hintergrundwissen für pflegerisches Handeln benötige. Ich werde nicht durch medizinische Details abgelenkt, ich werde aber auch nicht durch oberflächliches „Halbwissen", das viele Fragen offenlässt, unterfordert.

Die Kapitel „Gesundheits- und sozialwissenschaftlicher Bezug" sowie „Ethischer und rechtlicher Bezug" stellen die letzten wesentlichen Puzzlestücke dar, um meinen Blick auf die Vielschichtigkeit der Lebensumstände kranker Menschen zu schärfen, ihr soziales Umfeld nicht aus den Augen zu verlieren, existenzielle Fragen zu reflektieren sowie gesellschaftliche Rahmenbedingungen mitzudenken.

Damit fügt sich dieses Buch als zweiter Band – und damit Mittelstück – der dreibändigen Schulbuchreihe nahtlos in deren zentrale Zielsetzung ein: ein Kaleidoskop und Kompendium zu sein, mit dem sich Pflege in all ihren Facetten zwischen Geburt und Tod, Gesundheit und Krankheit, persönlichen Alltagsfragen und professionellen Handlungsstandards, Schutz- und Risikofaktoren, Individuum und Gesellschaft, Kindsein und Altwerden betrachten und verstehen lässt.

Zum Hindergrund dieses nicht zufälligen Kaleidoskops sei darauf hingewiesen, dass sich die Schulbuchkonzeption „In guten Händen" an der Struktur des Curriculums „Gemeinsame Pflegeausbildung" (Oelke/Menke 2002/2005) orientiert. Das heißt im Einzelnen: Zum Ersten liegt mit dem Curriculum eine wissenschaftlich überprüfte Systematik vor, die inhaltliche Wiederholungen oder auch Unterlassungen verhindert. Zum Zweiten ist das Curriculum – als Ergebnis des ersten bundesdeutschen Modellversuchs zu einer gemeinsamen Pflegeausbildung – konsequent auf pflegerische Adressatinnen jeder Alterszugehörigkeit bezogen. Zum Dritten zielt es in seinem pflegedidaktischen Selbstverständnis auf Kompetenzförderung ab und versteht Pflege primär als ressourcenorientierte, lebensweltbezogene Unterstützungsleistung. Zum Vierten weist das Curriculum eine Struktur auf, die dem aktuellen – mit dem Krankenpflegegesetz von 2003 in die Wege geleiteten – Ansatz der Fächerintegration und Themen- bzw. Lernfeldorientierung entspricht. Insofern versteht es sich von selbst, dass die gesamte Schulbuchkonzeption nicht nach traditionellen Schulfächern gegliedert ist, sondern sich die curricularen Themenschwerpunkte wie folgt in den Schulbuchbänden wiederfinden: Band 1 ist dem Schwerpunkt „Pflegerische Kernaufgaben" gewidmet, Band 2 enthält den Schwerpunkt „Pflege von Menschen in besonderen Lebenssituationen und Problemlagen" und Band 3 setzt sich aus den Schwerpunkten „Klientel und Rahmenbedingungen von Pflege" sowie „Berufliche und persönliche Situation der Pflegenden" zusammen.

Ich danke allen an diesem Band Beteiligten – Autorinnen und Autoren, Redaktion und weiterer Mitarbeiterinnen und Mitarbeitern des Cornelsen Verlags – für ihre außergewöhnlich innovative und gehaltvolle Leistung. Sie alle haben durch ihre konstruktive Zusammenarbeit, ihren Gedankenreichtum und ihre gleichzeitig konzentrierte und stimmige Auswahl der Inhalte ein Buch erschaffen, das einzigartig ist und neue Impulse setzt – für die Pflege und die interdisziplinäre Zusammenarbeit aller Gesundheitsfachberufe.

Hannover/Göttingen, Januar 2010
Prof. Dr. Uta Oelke

In diesem Fachbuch wird grundsätzlich eine neutrale Sprachform genutzt. Ist dies sprachlich nicht umsetzbar, finden Sie die weibliche Anredeform. Dabei ist – wenn nicht ausdrücklich erwähnt – immer auch das andere Geschlecht mit angesprochen.

4   Menschen mit Erkrankungen des zentralen Nervensystems pflegen   403

1 Schwangere, Wöchnerinnen und Neugeborene pflegen

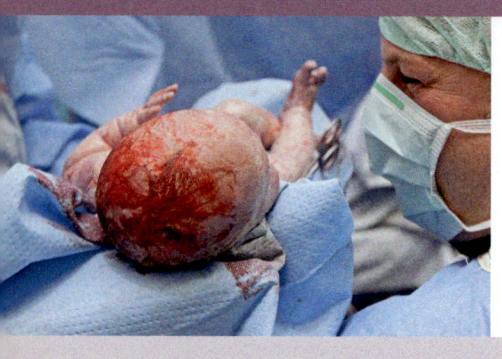

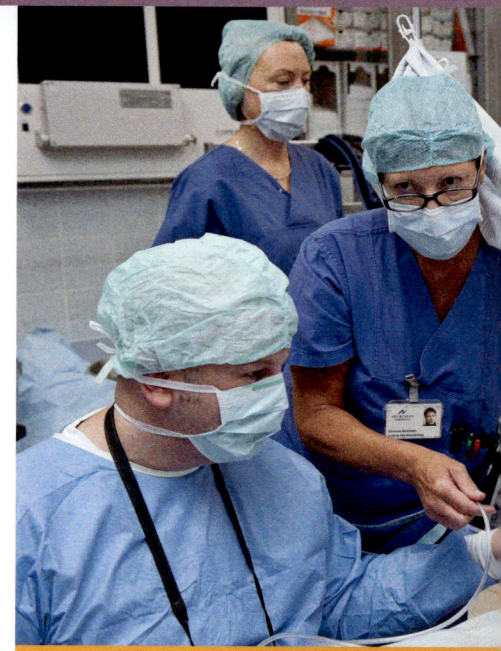

Schwangere, Wöchnerinnen und Neugeborene pflegen

Liebes Tagebuch,

20. März 2009

Ich bin schwanger. Ich bin schwanger? Ich bin schwanger!

Das darf doch nicht wahr sein – ich bin 20 Jahre alt, habe gerade mein Abitur geschafft – und nun das! In einem Monat will ich meine Ausbildung beginnen und da kann ich doch nicht schwanger sein!

Soll ich jetzt dort anrufen und denen sagen, dass ich nicht anfangen werde? Oder geh ich einfach hin und fange an, und wenn dann das Kind kommt, setze ich aus und mach' ein Jahr später weiter? Oder will ich das Kind gar nicht? Soll ich zu einer Beratungsstelle gehen? Ich bin doch noch viel zu jung! Und überhaupt, wovon soll ich mein Kind denn ernähren? So ein Kind kostet doch! Wie soll ich denn jetzt eine erfolgreiche Karriere aufbauen?

Überhaupt, wie wird das denn, wenn das Kind da ist? Das ist doch total stressig. Gestern sah ich eine junge Frau – bestimmt nicht älter als ich – mit einem kleinen Kind im Supermarkt.

Das Kind hat nur rumgequengelt, wollte dies, wollte das und die Frau war total genervt hoffentlich schlägt sie das Kind nicht.

Aber süß war der Kleine doch, ganz große Knopfaugen und süße Patschehändchen.

Hm – ob ich dann auch so dick werde wie meine Cousine damals bei ihrem ersten Kind? So richtig gut ist ihre Figur ja nicht wieder geworden, aber sie hat ja jetzt auch schon das zweite. Das war natürlich damals nicht einfach für sie, immerhin war ihr Freund damals total super drauf, als sie ihm sagte, dass sie schwanger ist. Die haben sogar noch vor der Entbindung geheiratet. Und jetzt hat sie wieder angefangen zu studieren. Na, bei denen klappt das offenbar alles ganz gut.

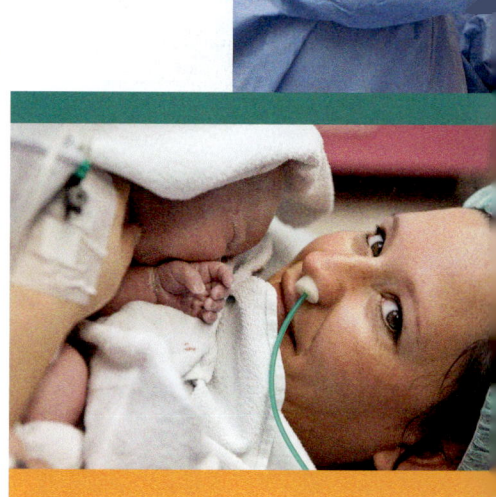

Ich glaube, ich rede erst mal mit meinem Freund – mal sehen, wie der reagiert, wenn er mich unterstützen will und sich auf ein Kind freut, kann ich es ja vielleicht schaffen.

Deine Lisa

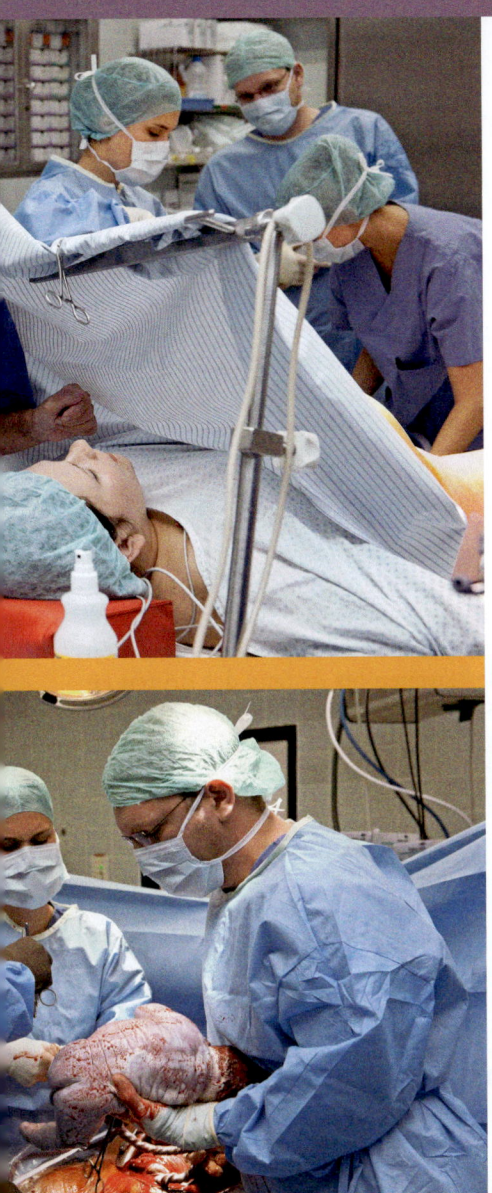

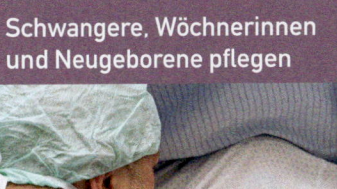

Nach neun Monaten Schwangerschaft wird das Kind in den meisten Fällen glücklich geboren. Am häufigsten werden Kinder komplikationslos und vaginal entbunden. Zur Unterstützung der Mutter ist dann nur eine Hebamme notwendig. Manchmal aber gestaltet sich dieser natürliche Vorgang schwierig oder gar unmöglich. Dank moderner Medizin können diese Kinder dennoch glücklich entbunden werden. Die bekannteste Methode ist der Kaiserschnitt.

Bereits in der römischen Antike war diese Methode der Entbindung bekannt, allerdings wurde sie wohl nur durchgeführt, wenn die Mutter schon im Sterben lag oder gestorben war. Man konnte damals mit dem Kaiserschnitt dem Kind eventuell das Leben schenken, aber die Mutter hatte kaum eine Überlebenschance, da bei einem so großen Eingriff Blutung und postoperative Infektionen nur sehr schwer zu beherrschen waren.

So ist es denn vermutlich auch eine Legende, dass Julius Caesar – aus dessen Namen sich der Begrifff Kaiserschnitt herleitet – auf diese Weise das Licht der Welt erblickt habe, da überliefert ist, dass seine Mutter die Geburt überlebt hat.

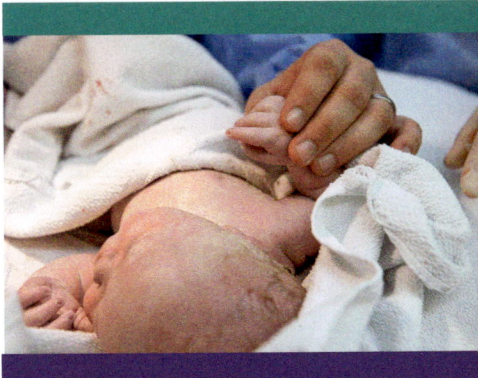

1.1 Pflegerische Schwerpunkte

1.1.1 Soziokulturelle Rahmenbedingungen einer Elternschaft

Eltern sind wie alle anderen Menschen auch in die Gesellschaft und damit in deren kulturelle, ökonomische und politische Bedingungen eingebunden. So sind Zeitpunkt der Elternschaft, Anzahl der Kinder sowie Art und Dauer der Kinderbetreuung abhängig von kulturellen, aber auch familienpolitischen Umständen. Bedeuteten Kinder früher (und in manchen Ländern ohne Sozialversicherungssystem auch noch heute) eine existenzielle Grundsicherung für das Alter, so stehen junge Menschen heute vor der vermeintlichen Entscheidung zwischen Selbstverwirklichung und Familienwunsch. Es stellt sich teilweise nicht nur die Frage danach, ob man Kinder haben möchte, sondern auch, wie viele Kinder man sich bei möglichst geringen Lebensqualitätseinbußen leisten kann (|Einkommenslage von Eltern mit Kindern).

In Deutschland ist es eher eine Seltenheit geworden, dass eine Familie fünf oder sechs Kinder hat – eine Familiengröße, die noch vor 50 Jahren niemanden verwundert hätte. Seit Erfindung der Anti-Baby-Pille in den 1960er Jahren können Paare ihre Familienplanung einfacher gestalten – auch wenn es bereits vorher Methoden zur Verhütung gab. Dies zeigt sich heute besonders stark an den Industrienationen, in welchen die Familienphase im Durchschnitt erst Ende des zweiten bis Anfang des dritten Lebensjahrzehnts beginnt. Auch ist es heute keine Seltenheit mehr, dass sich Frauen über 35 Jahren dazu entscheiden, ihr erstes Kind zu bekommen. Ein Alter, in dem der Aufbau der Karriere abgeschlossen und ein finanzieller Grundstock für die Familie gelegt ist.

Durch verschiedene familienpolitische Maßnahmen wird in Deutschland seit einigen Jahren versucht, der damit verbundenen demografischen Entwicklung entgegenzuwirken. Denn die bevölkerungspolitisch wichtige Zahl von durchschnittlich 2,1 Kindern pro Frau kann nur erreicht werden, wenn wieder mehr und jüngere Frauen mehr als zwei Kinder zur Welt bringen. Die Einführung des Elterngeldes sowie die |forcierte Bereitstellung von (Klein-)Kinderbetreuung soll Menschen die Entscheidung für eine Familiengründung erleichtern.

Einkommenslage von Eltern mit Kindern **3** | 182

www.familienhandbuch.de
▶ von A – Z
▶ Familienforschung
▶ Demografie und Strukturen
Hier finden Sie zahlreiche interessante Beiträge zum Thema.

forcieren
verstärken

1.1.2 Besonderheiten bei der Pflege von Schwangeren

Interdisziplinäre Zusammenarbeit **3** | 450

Pflegende arbeiten mit Schwangeren nur in einigen ausgewählten Situationen zusammen. Den größten Teil der Schwangerschaft benötigt die Frau keine Betreuung durch Pflegende, diese übernehmen i. d. R. Hebammen. Pflegerische Betreuungsmaßnahmen ergeben sich nur im Rahmen der Gesundheitsförderung Schwangerer und im Zusammenhang mit Schwangerschaftsbeschwerden oder -komplikationen bzw. anderen nicht schwangerschaftsbedingten Erkrankungen.

Die Pflege und Betreuung von entbindenden Frauen, Wöchnerinnen und Neugeborenen erfolgt im |interdisziplinären Team einer Wöchnerinnenstation, um den verschiedenen Bedürfnissen von Frau und Neugeborenem Rechnung zu tragen. Schwangere Frauen mit Komplikationen im ersten und zweiten Trimenon werden auf einer gynäkologischen Station betreut.

Berufsgruppen	Tätigkeitsbereiche
Hebamme	Betreuung, Begleitung, Beratung und Anleitung der schwangeren, gebärenden Frau sowie der Wöchnerin und des Neugeborenen
Frauenärztin	ärztliche Betreuung der Frau
Gesundheits- und Krankenpflegerin	pflegerische Betreuung, Beratung und Anleitung der Frau
Kinderärztin	ärztliche Betreuung des Kindes
Gesundheits- und Kinderkrankenpflegerin	pflegerische Betreuung des Kindes, Beratung und Anleitung der Mutter bzgl. der Kinderpflege
Physiotherapeutin	Anleitung der Frau zur Rückbildungsgymnastik

Gesundheitsförderung

Gesundheitsfördernde Maßnahmen in der Schwangerschaft haben das Ziel, sowohl die Schwangere als auch das ungeborene Kind in ihrem Wohlbefinden zu stärken und mögliche Risiken zu minimieren [Abb.1]. Im Vordergrund steht die Unterstützung der werdenden Mutter in ihrer gewohnten Lebensführung. Durch das Wissen um die enge physiologische Verknüpfung zwischen dem kindlichen und mütterlichen Organismus kann ein |Beratungsbedarf der Mutter bezüglich Ernährung, Bewegung, Körperpflege und Sexualität bestehen. Weiterhin legt die Gesundheitsförderung einen verstärkten Fokus auf die Aufklärung über die Risiken von für das Kind schädlichen Substanzen. Alkohol, Nikotin, sonstige Drogen und bestimmte andere Schadstoffe können die |Plazentaschranke ungehindert passieren und im kindlichen Organismus erheblichen Schaden anrichten (z. B. |Alkoholfetopathie).

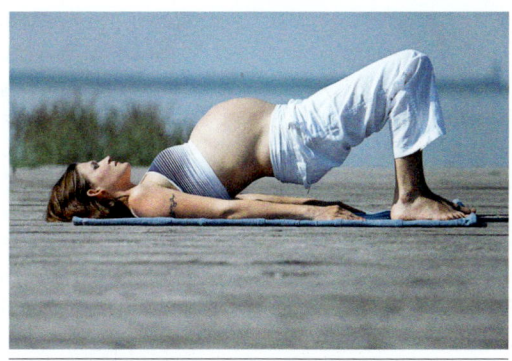

[1] Sportliche Aktivitäten fördern das Wohlbefinden in der Schwangerschaft.

Die |**Ernährung** sollte abwechslungsreich, ausgewogen und vollwertig sein. Schwangere haben einen 20 % höheren Nährstoffbedarf als Nichtschwangere. Sie sollten sich möglichst vitamin- und mineralstoffreich, aber durchaus fettarm ernähren. Der Organismus der Frau ist so ausgelegt, dass der Fetus die für ihn notwendigen Nährstoffe erhält. Daher kann es zu Mangelerscheinungen bei der Schwangeren kommen. In diesen Fällen wird die zusätzliche Aufnahme von z. B. Folsäure, Jod, Eisen, Magnesium oder Kalzium in Form von Nahrungsergänzungsmitteln empfohlen.

Viel **Bewegung** bei gleichzeitig ausreichendem Schlaf, Sportarten wie Wandern, Schwimmen und Gymnastik unterstützen das Wohlbefinden der Schwangeren. Wichtig ist, dass es der Schwangeren gut tut, und sie ihre Belastungsgrenzen ernst nimmt. Besondere Risiken wie bei bestimmten Extremsportarten, erhöhter Sturzgefahr oder starken Erschütterungen strengen nicht nur die Mutter, sondern auch das Kind an.

Die Schwangere kann im Regelfall die **Körperpflege** wie gewohnt durchführen. Die früher empfohlenen Bürstungen der Haut, insbesondere der Brustwarzen, gelten heute als |obsolet, da sie zu Mikroverletzungen führen können, die (Pilz-)Infektionen der Haut begünstigen. Es wird vermutet, dass Frauen durch Wechselduschen der Haut oder eine besonders intensive Hautpflege Schwangerschaftsstreifen (*Striae*) vorbeugen können, auch wenn dies nicht belegt ist.

Für manche Schwangere und ihre Partner ergeben sich Fragen über mögliche Einschränkungen ihrer **sexuellen Aktivität**. Aus gesundheitswissenschaftlicher Sicht gibt es keine Einschränkungen. Die sexuellen Bedürfnisse und Empfindungen der Frau können sich jedoch durch die Umstellung des Hormonhaushalts verändern. Ebenso können die körperlichen Veränderungen für die Schwangere und ihren Partner Anlass für andere Positionen beim Sex bieten. Das |Prostaglandin des Spermas kann gegen Ende der Schwangerschaft zur Öffnung des geburtsbereiten Muttermundes beitragen.

Schwangerschaftsbeschwerden

Schwangerschaftsbeschwerden sind auf |physiologische Veränderungen während einer Schwangerschaft zurückzuführen, die sich in drei Zeitspannen einteilen lassen: Im ersten |Trimenon stehen morgendliche Übelkeit und Erbrechen sowie ein Spannungsgefühl in den Brüsten im Vordergrund, während sich die Frauen im zweiten Trimenon überwiegend wohl fühlen und kaum Beschwerden verspüren. Im dritten Trimenon kann es auf Grund der starken Zunahme der Fetusgröße und damit verbunden des Bauchumfangs der Schwangeren zu Kurzatmigkeit, geringerer Leistungsfähigkeit, „schweren Beinen", Rückenschmerzen, Völlegefühl nach den Mahlzeiten sowie Obstipation kommen. Die pflegerische Unterstützung richtet sich nach der Art und Intensität der Symptome und hat das Wohlbefinden der Mutter zum Ziel.

Beratungsbedarf **1** | 493
Plazentaschranke | 28
Ernährung **1** | 285

Fetopathie
Sammelbegriff für Schädigungen des Kindes im Mutterleib vom Ende des dritten Schwangerschaftsmonat bis zur Geburt.
fetus, lat. = (Leibes-)Frucht
pathos, griech. = Leid
obsolet
lat. = veraltet, unüblich

Zusammensetzung des Ejakulats | 777

physiologische Veränderungen | 48
Obstipation **1** | 329

Trimenon
eine von drei gleich langen Perioden. In der Schwangerschaft je etwa 13 Wochen.
tri, lat. = drei
me(n)stris, lat. = Monat

Schwangerschaftskomplikationen

Schwangerschaftskomplikationen haben im Gegensatz zu den -beschwerden den Charakter von Erkrankungen und die Frau benötigt medizinische Hilfe. Das Ausmaß pflegerischer Unterstützung ist abhängig von Art und Schwere der Komplikation.

Unter den **Anpassungsstörungen in der Frühschwangerschaft** tritt am häufigsten das übermäßige Schwangerschaftserbrechen (|*Hyperemesis gravidarum*) auf. Das ist i. d. R. sehr belastend, häufig ist eine Infusionstherapie erforderlich, aber es ist nicht lebensbedrohlich und klingt nach etwa drei Monaten wieder ab. Pflegerische Unterstützung erfolgt bei starker Leistungseinschränkung sowie im Fall von medizinisch notwendiger Bettruhe (z. B. im Falle einer |drohenden Fehlgeburt) und umfasst folgende Aufgaben:

- Vitalzeichen kontrollieren
- |Flüssigkeitshaushalt beobachten
- |Infusionstherapie vorbereiten und kontrollieren
- bei der Körperpflege und Nahrungsaufnahme unterstützen

Komplikationen im dritten Trimenon sind häufig schwerwiegend und können das Leben von Mutter und Kind bedrohen. Die werdende Mutter ist somit zweifach belastet. Sie leidet unter den Symptomen der Komplikation und sieht sich mit dem Gedanken konfrontiert, dass sie ihr noch ungeborenes Kind verlieren könnte. Die Pflegende muss bei der Betreuung der Frau beide Aspekte berücksichtigen. Beobachtungsschwerpunkte und Pflegemaßnahmen bei den häufigsten Schwangerschaftskomplikationen gehen aus der folgenden [Tab. 1] hervor.

drohende Fehlgeburt | 35

Flüssigkeitsbilanz **1** | 320
pflegerische Mitarbeit bei der Infusionstherapie **1** | 782

Diabetes mellitus | 172

Komplikation	Beobachtungsschwerpunkte	Pflegemaßnahmen
schwangerschaftsinduzierte Hypertonie (SIH)	■ Blutdruck ■ Bewusstseinslage ■ Ödembildung ■ Urinausscheidung	■ regelmäßig Vitalzeichen kontrollieren ■ die Frau zu Entspannungsübungen anleiten ■ Stress vermeiden ■ Notfälle rechtzeitig erkennen
Präeklampsie	■ Blutdruck ■ Urin (Proteinurie) ■ Bewusstseinslage ■ Wohlbefinden der Frau	■ eingeschränkte Bettruhe ■ regelmäßig Vitalzeichen kontrollieren ■ ruhige Umgebung schaffen ■ Stress vermeiden

Eklampsie	■ tonisch-klonische Krampfanfälle
	■ Bewusstseinslage
	■ Blutdruck
	■ Herztöne des Kindes
		■ vor Verletzungen schützen
		■ Ärztin informieren
		■ nach dem Anfall
		  – Vitalzeichen der Mutter kontrollieren,
		  – CTG anlegen

HELLP-Syndrom **akute Lebensgefahr**	■ Schmerzen (rechtsseitiger Oberbauchschmerz) ■ Blutdruck ■ Bewusstseinslage ■ Ödembildung ■ Proteinurie	■ bei Leberschmerz, Blutdruckanstieg oder Oligurie sofort ärztliches Personal informieren ■ Vitalzeichen kontrollieren
Gestationsdiabetes	■ Blutzuckerwerte ■ Bewusstseinslage ■ Körpergewicht der Mutter ■ Ernährung	■ regelmäßig und unter der Geburt engmaschig Blutzucker kontrollieren ■ zu Lebensweise, Therapie und Ernährung bei |Diabetes mellitus beraten sowie zur BZ-Kontrolle und selbstständigen Insulininjektion anleiten

[Tab. 1] Beobachtungsschwerpunkte und Pflegemaßnahmen bei Schwangerschaftskomplikationen

Bei einer **drohenden |Fehlgeburt** (*Abortus imminens*) kann die Schwangerschaft erhalten werden. Die Frau muss Bettruhe halten und erhält Wehen hemmende Medikamente. Die Pflegende unterstützt sie, indem sie

- eine ruhige und entspannte Umgebung, ggf. auch für Partner oder Familie schafft,
- mit der Frau auf Blutungen oder Wehentätigkeit achtet,
- mit Hilfe des |Cardiotokogramms (CTG) bzw. Tokogramms (TG) die Wehentätigkeit kontrolliert,
- Medikamente vorbereitet und ggf. verabreicht,
- beim Toilettengang unterstützt bzw. ein Steckbecken anreicht,
- evtl. bei der Körperpflege hilft.

Fehlgeburt | 52

Kommt es zur **Fehlgeburt** (*Abort*), übernimmt die Pflegende folgende Aufgaben:

- Vitalzeichen kontrollieren
- Wehenschmerz mittels |Schmerzskala einschätzen
- nach der Abortkürettage überwachen und betreuen
- vaginale Blutungen kontrollieren (diese sind am Tag der Fehlgeburt regelstark und lassen in den folgenden Tagen nach)
- bei der Körperpflege unterstützen
- zur äußeren |Genitalspülung anleiten
- Injektion zur Rhesus-Prophylaxe nach ärztlicher Anordnung durchführen
- der Mutter bzw. der Familie eine angemessene Trauer ermöglichen

> **Frauen mit einer (drohenden) Fehlgeburt werden in einem „normalen" gynäkologischen Stationszimmer betreut, nicht im Entbindungssaal oder auf der Wöchnerinstation.**

Endet eine Schwangerschaft mit dem **Tod des Kindes**, erlebt das Paar einen Schock. Die Eltern hatten sich auf das Kind gefreut und Vorbereitungen für den Familienzuwachs getroffen. Vielleicht ist das Kinderzimmer schon eingerichtet, sind Spielsachen gekauft worden. Jetzt muss das Paar Abschied nehmen von seinem Kind und den damit verbundenen Hoffnungen.

Den Verlust eines Kindes zu verarbeiten, ist sehr schwer. Es gelingt besser, wenn die Eltern die Chance bekommen, sich von ihrem Kind zu verabschieden. Hilfreich ist es, wenn das Kind beim vorgesehenen Namen genannt wird. Wenn möglich, sollten die Eltern ihr tot geborenes Kind in den Arm nehmen, selbst baden und anziehen dürfen. Bei sehr früh geborenen Kindern ist das oft nicht möglich, und im Krankenhaus geht für die Eltern vieles zu schnell. Sie brauchen mehr Zeit. Daher kann es hilfreich und wichtig sein, Erinnerungen zu schaffen:

- ein Foto vom Kind machen
- Hand- und Fußabdrücke in Ton, Gips oder auf Papier erstellen
- eine Haarlocke aufheben
- wenn die Plazenta vorhanden ist, diese den Eltern mitgeben für ein Begräbnis
- frühere Ultraschallbilder zur Verfügung stellen
- eine „Elternmappe" erstellen, in der diese Erinnerungen aufbewahrt werden

Wichtig im Umgang mit dem Paar ist, dass der Verlust des Kindes von allen Beteiligten ernst genommen wird, auch wenn die Schwangerschaft „nur" acht Wochen dauerte. Häufig leidet der Vater besonders stark unter dem Verlust, da er glaubt, seine Trauer nicht offen zeigen zu dürfen und stattdessen versucht, seine Frau zu trösten.

Auch nach einem |**Schwangerschaftsabbruch** trauert die Frau. Das Wissen, ein Kind in sich zu tragen, verändert jede Frau. Oftmals leiden diese Frauen sogar stärker, da man fälschlicherweise meint, dass sie sich „freiwillig" gegen das Kind entschieden haben und keine Verlustgefühle haben können.

Cardiotokogramm (CTG)
Aufzeichnung der kindlichen Herztöne und der mütterlichen Wehentätigkeit
cardio, griech. = Herz
tokos, griech. = Geburt
Kürettage
Ausschabung des Uterus, auch Abrasio genannt

Schmerzskala | 145
Genitalspülung | 767

www.sternenkinder.de
Informationsportal für verwaiste Eltern, Angehörige und alle anderen Interessierten; „Sternenkinder" sind verstorbene Kinder vor, während und kurz nach der Geburt.

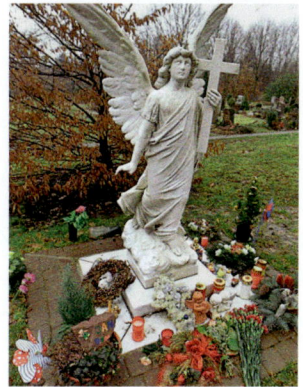

[1] Grabstelle

Schwangerschaftsabbruch | 65

1.1.3 Besonderheiten bei der Pflege von Wöchnerinnen

Uterusschleimhaut | 43

Als **Wöchnerinnen** oder Frauen im Wochenbett werden Frauen bis ca. acht Wochen nach der Entbindung bezeichnet. Das **Wochenbett** ist definiert als die Periode nach Abschluss der Geburt bis zur Abheilung der Plazentahaftstelle auf der |Uterusschleimhaut. Die Wundheilung dauert ca. sechs bis acht Wochen. Wöchnerinnen werden nach der Entbindung im Kreißsaal auf der so genannten Wöchnerinnenstation/Entbindungsstation betreut. Dies ist eine interdisziplinäre Abteilung, in der Gesundheits- und Krankenpflegerinnen, Gesundheits- und Kinderkrankenpflegerinnen, Hebammen und Gynäkologinnen zusammenarbeiten.

Übernahme aus dem Kreißsaal

Überleitungspflege **1** | 642
Postoperative Betreuung auf der Station **1** | 843

Nach der Entbindung bleiben Mutter und Kind zwischen zwei und vier Stunden im Kreißsaal. Bei der Verlegung auf eine Entbindungsstation werden die generellen Überleitungsangaben mit weiteren Informationen sowie der Übergabe des Mutterpasses und Vorsorgehefts des Kindes ergänzt:

- postnataler Allgemeinzustand von Mutter und Kind
- Name des Kindes
- Information über Dauer und Verlauf der Entbindung
- evtl. Komplikationen, Nachbehandlung und Medikation (z. B. |Dammschnitt, Blutverlust)
- Art der Schmerzausschaltung bzw. -reduktion (z. B. |PDA)
- Erstmobilisation
- Spontanurin

Damm
Bindegewebe und Muskeln zwischen Vagina und Anus

PDA | 164
Progesteron | 62. 771

Beobachtungsschwerpunkte

Die regelmäßige Kontrolle der **Vitalzeichen** von Mutter und Kind ist gleichermaßen wichtig und erfolgt nach Hausstandard. Eine ansteigende Körpertemperatur der Mutter kann auf eine Infektion der Naht (Episiotomie, Kaiserschnitt) oder einen Lochialstau hinweisen.

postnatal
nach der Geburt
post, lat. = nach
natio, lat. = Geburt

Die **Urinausscheidung** ist wegen der |postnatalen Hormonumstellung in der ersten Woche erheblich gesteigert. Dies erklärt auch die schnelle Gewichtsreduktion der Wöchnerin von 3 – 5 kg. Die **Stuhlausscheidung** kann auf Grund der gedehnten und erschlafften Bauchmuskulatur anfänglich gestört sein. Dies legt sich aber durch den postnatalen Abfall des |Progesterons i. d. R. bis zum dritten Tag nach der Entbindung.

Besondere Aufmerksamkeit gilt dem **Fundusstand** [Abb. 1] und dem **Wochenfluss** (*Lochialsekret*), die Auskunft über die Uterusrückbildung und Wundheilung geben. Die Lochien sind am Entbindungstag hellrot und riechen unauffällig. Man unterscheidet Lochia rubra (vom 2. – 7. Tag nach der Entbindung), die blutrot sind, von den Lochia flava (bis Ende der 2. Woche), deren Farbe eher gelblich ist. Den klaren Wochenfluss ab der dritten Woche bezeichnet man als Lochia alba. Die Menge der Lochia rubra beträgt ca. 50 – 250 ml täglich, die der Lochia flava 20 – 50 ml. Insgesamt beträgt der Wochenfluss ca. 400 – 1200 ml, bis er nach ca. vier bis sechs Wochen versiegt.

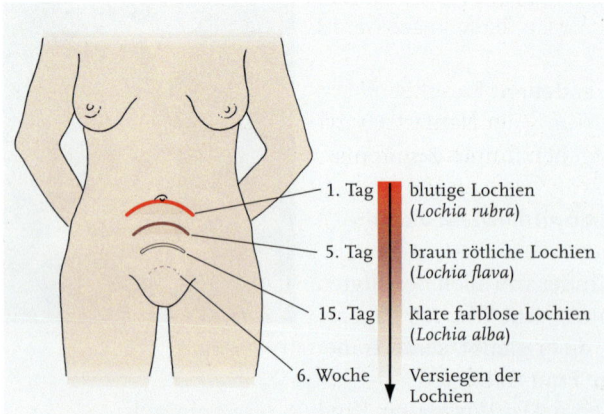

1. Tag — blutige Lochien (*Lochia rubra*)
5. Tag — braun rötliche Lochien (*Lochia flava*)
15. Tag — klare farblose Lochien (*Lochia alba*)
6. Woche — Versiegen der Lochien

[1] Der Fundusstand zeigt die Uterusrückbildung an. Am Tag der Entbindung ist der Uterus etwa in Höhe des Nabels als fester Muskel zu tasten, danach sinkt er ungefähr einen Fingerbreit pro Tag. Am zehnten Tag befindet er sich in Symphysenhöhe.

Gesundheitsförderung

Die Wöchnerin wird nach der Entbindung so schnell wie möglich mobilisiert, damit sie ihr Kind bald selbstständig versorgen kann. Gleichzeitig dient die frühe Mobilisation der Thrombose- und Obstipationsprophylaxe und beugt einem Lochienstau vor. Bereits am Tag nach der Entbindung kann mit der Wochenbett- oder Rückbildungsgymnastik begonnen werden [Abb. 2]. Sie dient der Straffung der Bauch- und Beckenbodenmuskulatur, regt den Kreislauf an und beugt Rückenschmerzen sowie späteren Senkungsbeschwerden, z. B. Harninkontinenz, vor. Zudem hilft sie, zugelegte Pfunde abzubauen.

Während der Schwangerschaft nehmen Frauen durchschnittlich 12–18 kg zu. Am Entbindungstag verlieren sie davon bis zu 10 kg, da das Gewebewasser hormonell bedingt ausgeschwemmt wird. Das Körperfett dient als Energiereserve für das Stillen und wird langsam abgebaut. Die Empfehlungen für eine gesunde Ernährung in der Schwangerschaft sind auch für die Stillzeit geeignet.

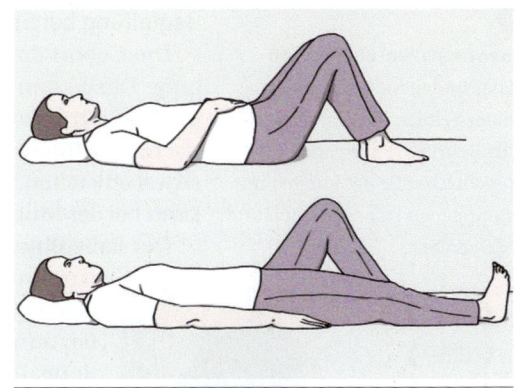

[2] Rückbildungsgymnastik

Innerhalb der ersten 72 Stunden wird bei allen Frauen mit der Blutgruppe |rh-negativ eine Immunisierungsprophylaxe durchgeführt.

rh-negativ **1** | 798

Schmerz- und Infektionsprophylaxe

Hinsichtlich der **Schmerzprophylaxe** gilt es grundsätzlich zu bedenken, dass die Wöchnerin nach einer normalen Entbindung i. d. R. keine Schmerzen hat. Ausnahme sind Wundschmerzen nach Dammriss oder an den Nahtstellen, wenn ein |Kaiserschnitt oder ein |Dammschnitt (*Episiotomie*) erfolgte. Letzterer wird meist während der Presswehen ohne Lokalanästhesie durchgeführt, wenn absehbar ist, dass der Damm beim Geburtsvorgang reißen könnte. Dadurch bedingte Beschwerden beim Sitzen können durch weiche Sitzunterlagen gemildert werden.

Kaiserschnitt | 60
Dammschnitt | 60

Nachwehen können sehr schmerzhaft sein, sie treten insbesondere beim Stillen auf. Häufig sind sie beim zweiten Kind stärker als beim ersten Kind. Die Frauen erhalten ggf. ein orales Schmerzmedikament, welches dem Kind nicht schadet (z. B. Paracetamol). Nachwehen dienen der Uterusrückbildung im Wochenbett.

Zur **Infektionsprophylaxe** gehört neben der grundsätzlichen Einhaltung |hygienischer Standards die regelmäßige **Spülung der äußeren Genitalien** nach jedem Toilettengang (6–8 Mal pro Tag). Diese dient der hygienischen Reinigung des Schamhügels, der großen Schamlippen und des Dammes. Sie erfolgt mit 1,5–2 l lauwarmem Wasser oder Kamillenteelösung (die ersten Wochen keine Seife im Intimbereich verwenden!). Die Wöchnerin lehnt sich auf der Toilette so weit wie möglich nach hinten und lässt die Spüllösung langsam vom Schamhügel an über die Genitalien nach dorsal laufen. Die Genitalspülung erfolgt bis zum Versiegen der Blutung.

hygienische Standards **1** | 665

Hat die Frau eine Dammnaht, werden **antiinfektiöse Sitzbäder** mit Kamillenblütenaufguss, Iodlösung oder Octenidin durchgeführt. Für die Heilung der Naht ist sorgfältiges Abtrocknen besonders wichtig. Die Wöchnerin sollte darüber informiert werden, dass der Wochenfluss in der Klinik als infektiös gilt, weshalb ein häufiger Wechsel der Vorlagen sowie eine entsprechende Händedesinfektion dem Selbstschutz dienen. Zu Hause reicht die Händereinigung mit normaler Seife.

Die |**Mastitisprophylaxe** umfasst

Mastitis | 61
Stillen | 41

- das sorgfältige Entleeren der Brüste beim |Stillen,
- das Wechseln der Stillpositionen, um die Milchgänge nicht abzuknicken,
- das Unterbinden des Nuckelns an der Brust nach abgeschlossenem Trinkvorgang, um Brustwarzenrhagaden (Einrisse der Haut) zu vermeiden,
- die Pflege wunder Stellen mit Muttermilch oder Kakaobutter,
- die Händedesinfektion bzw. das Händewaschen mit Seife vor dem Stillen und nach jedem Toilettengang.

www.schatten-und-licht.de

Hier finden Sie die Homepage einer Selbsthilfeorganisation für Betroffene peripartaler psychischer Erkrankungen mit zahlreichen Informationen und Materialien.

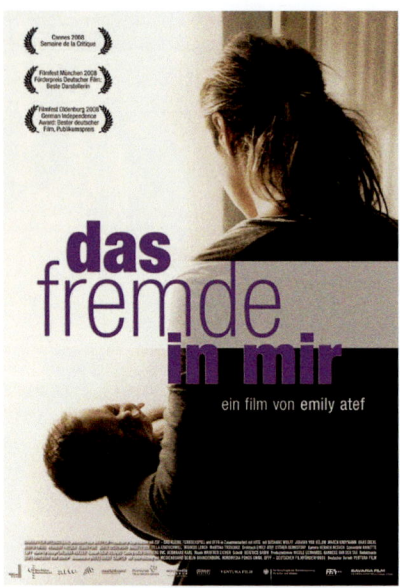

[1] Der Film „Das Fremde in mir" von Emily Atef thematisiert in eindrücklicher Weise das Erleben einer Mutter mit einer Wochenbettdepression.

Depression | 344
Psychose | 336
manisch-depressiv | 336

www.marce-gesellschaft.de

Hier finden Sie die Homepage der Marcé-Gesellschaft, die sich die Erforschung von schwangerschaftsassoziierten psychischen Erkrankungen sowie die Verbreitung der Forschungsergebnisse zum Ziel gesetzt hat. Unter dem Reiter „Materialien" finden Sie die deutschsprachige Version der EPDS sowie Anleitung und Therapieempfehlungen.

Begleitung bei Stimmungsschwankungen und psychischen Problemen

Die Geburt des Kindes führt bei der Mutter zu einer erheblichen Hormonumstellung. Dazu kommt – gerade bei Erstgebärenden – die unvertraute Situation, Verantwortung für ein völlig hilfloses Wesen übernehmen zu müssen. Der fehlende Tag-Nacht-Rhythmus des Babys führt zum Schlafmangel der Mutter/der Eltern. Nicht selten entstehen Spannungen in der Partnerschaft. Die Summe dieser Komponenten kann bei der Mutter psychische Veränderungen auslösen.

Der **Baby-Blues** (auch *Heultage*, *Postpartum-Blues* oder *Maternity-Blues* genannt), ist eine kurzzeitige depressive Verstimmung nach der Geburt, von der mehr als jede zweite Frau betroffen ist. Fast schon typisch ist der so genannte Heultag, ein ausgesprochenes Stimmungstief etwa am dritten Tag nach der Entbindung. Das anfängliche Glücks- und Hochgefühl weicht ambivalenten Gefühlen, innerer Unruhe, Überforderungsängsten oder unkonkreter Traurigkeit. Pflegende geben den Müttern die Gelegenheit, offen über ihre Ängste zu reden und akzeptieren deren Tränen als Ausdruck der momentanen Hilflosigkeit.

Die **Wochenbettdepression** (*postpartale Depression*) beginnt ähnlich wie ein Baby-Blues, ist aber eine anhaltende Form der |Depression, die insbesondere bei jungen Erstgebärenden vorkommt und einen schweren Verlauf nehmen kann. Sie kann kurz nach der Geburt, aber auch bis zwölf Monate danach einsetzen, baut sich über Wochen und Monate langsam auf und hält an. Die Symptome sind anfangs kaum von Stimmungsschwankungen zu unterscheiden. Eine Wochenbettdepression bedarf professioneller Hilfe, meist in Form von Psychotherapie, gelegentlich auch der Einnahme von Antidepressiva. Treten Suizidgedanken verstärkt auf oder ist die Versorgung des Kindes gefährdet, ist eine stationäre Unterbringung von Mutter und Kind indiziert. Pflegerische Maßnahmen richten sich nach den auftretenden Pflegediagnosen.

Die **Wochenbettpsychose** (*postpartale Psychose*) ist eine seltene, aber schwere Krankheit mit allen Zeichen einer |Psychose. Sie beginnt manchmal schon mit den Wehen bis sechs Wochen nach der Geburt. Die betroffenen Frauen verlieren den Kontakt zur Wirklichkeit. Die Erkrankung kann abrupt auftreten mit |manisch-depressiven Erscheinungen, die das Persönlichkeitsbild der betroffenen Frauen vollständig verändern. Das Suizidrisiko und das Schädigungsrisiko für das Kind sind hoch. Die Symptome sind ähnlich der Wochenbettdepression, hinzu kommen massive Verwirrtheit mit Realitätsverlust und Halluzinationen sowie der Wahn der Mutter, dem Kind etwas antun zu müssen.

Die Behandlung erfolgt stationär in einer psychiatrischen Klinik, wobei versucht wird, Mutter und Kind während der Therapie nicht zu trennen.

Aus der Forschung

Die Autoren der vorliegenden Veröffentlichung haben die bereits 1987 von Cox et al. entwickelte Edinburgh Postnatal Depression Scale (EPDS) ins Deutsche übersetzt. Die EPDS hat zum Ziel, depressive Erkrankungen von Frauen vor und nach der Geburt zu erkennen. Zur Validierung haben die Autoren bei einer Stichprobe von 110 Frauen die EPDS eingesetzt und auf Gütekriterien getestet. Sie sind zu dem Ergebnis gekommen, dass die EPDS sowohl im klinischen Alltag als auch zu Forschungszwecken geeignet ist und den Gütekriterien genügt. Laut Bergant et al. kann die EPDS einen guten Beitrag zur Diagnoseunterstützung bei Frauen mit postnatalen psychischen Problemen leisten und von verschiedenen Berufsgruppen genutzt werden.

—

Bergant, Anton et al.: „Deutschsprachige Fassung und Validierung der Edinburgh postnatal depression scale" in: *Deutsche Medizinische Wochenschrift*, 1998, S. 35 – 40

Betreuung bei Wochenbettkomplikationen und Kaiserschnitt

Die Pflege der Frau mit |Wochenbettkomplikationen erfolgt abhängig von Art und Schweregrad der Komplikationen.

Massive vaginale Blutungen sind die häufigste Komplikation in der Nachgeburtsperiode und treten i.d.R. innerhalb der ersten 48 Stunden auf. Zur ersten Hilfe kann versucht werden, mit Hilfe des Credé-Handgriffs [Abb. 2] während einer Nachwehe den Uterus zu komprimieren. Bei weiteren Blutungen werden nach ärztlicher Anordnung |Oxytozin oder Prostaglandine per Infusion verabreicht bzw. weitere ärztliche Maßnahmen eingeleitet.

Bei beginnendem **Milchstau** kann die Mutter weiter stillen. Sie legt das Kind zuerst an der gestauten Seite an und pumpt anschließend die restliche Milch ab. Vor dem Stillen legt die Mutter warme feuchte Kompressen auf die betroffene Seite, um den Milchfluss zu unterstützen. Nach dem Stillen lindern Quarkwickel oder Coolpacks die Beschwerden durch ihre kühlende, abschwellende und entzündungshemmende Wirkung [Abb. 3].

Bei einer |**Mastitis puerperalis** wird die Brust mit einem festen Büstenhalter hochgebunden. Antibiotika werden nach ärztlicher Anordnung verabreicht. Solange die Muttermilch nicht zu stark mit Erregern belastet ist, wird das Kind weiter gestillt und es gelten die gleichen Empfehlungen wie beim Milchstau. Ist die Infektion fortgeschritten, wird die Milch abgepumpt und verworfen und ggf. das Abstillen fördernde Medikamente nach ärztlicher Anordnung gegeben. Brustwickel (z.B. mit Quark oder Coolpacks) wirken auch hier schmerzstillend und abschwellend [Abb.3].

Die Betreuung einer Frau nach einem **Kaiserschnitt** (*Sectio caesarea*) entspricht der Pflege nach einer gynäkologisch-abdominellen Operation und der Pflege im Wochenbett nach einer physiologischen Geburt. Pflegende beachten dabei, dass die Wöchnerin Schmerzen an der OP-Wunde hat, in ihrer Bewegung eingeschränkt ist, am ersten Tag noch Infusionen erhält und trotzdem ihr Kind selbst versorgen und stillen möchte. Die Wöchnerin benötigt ggf. Unterstützung bei der eigenen Körperpflege sowie der Pflege des Neugeborenen. Kompetente Pflegende können im individuellen Fall bewegungsarme und damit schmerzarme Stilltechniken empfehlen. Das |Nahtmaterial wird nach ärztlicher Anordnung entfernt. Die Wunde heilt dem allgemeinen |Wundheilungsverlauf entsprechend.

Wochenbettkomplikationen | 61

Oxytozin | 62, 726

Mastitis puerperalis | 61

Pflegediagnose
„**Unterbrochenes Stillen**
Eine Unterbrechung in der Kontinuität des Stillens, weil es nicht möglich oder nicht ratsam ist, das Kind zum Stillen anzulegen."

Doenges et al.: S. 709

Fäden und Klammern entfernen **1** | 764
Wundpheilungsverlauf **1** | 768

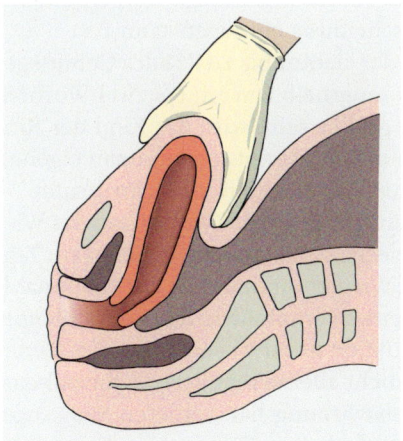

[2] Credé-Handgriff

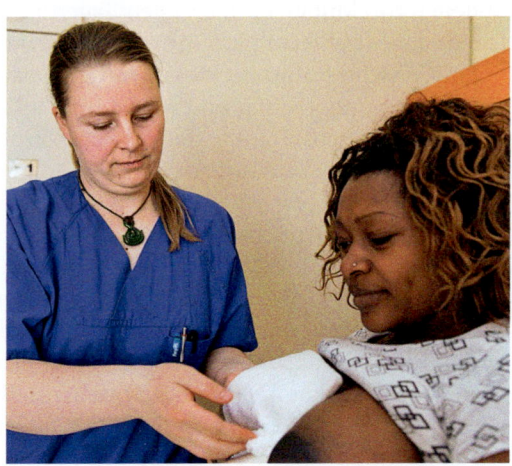

[3] Brustwickel wirken schmerzstillend und abschwellend.

1.1.4 Besonderheiten bei der Pflege des Neugeborenen

Das erste Baby ist da – und für die jungen Eltern ist alles neu und ungewohnt. Auch wenn sie in Vorbereitungskursen viel gelernt haben, ist mit dem ersten Kind doch alles ganz anders. Pflegende begleiten sie in den ersten Tagen und erklären, welche Entwicklung das Kind nimmt und was es zu beachten gilt. Dies gilt nicht nur für Frauen nach ihrer ersten Entbindung. Jede Entbindung wird von der Mutter als einzigartig erlebt.

Beratung im Rahmen der Anpassungsvorgänge des Neugeborenen

Das Neugeborene muss sich nach der Geburt an seine neue Lebensumwelt anpassen. Diese Anpassungsvorgänge werden durch die Mutter und die Pflegenden beobachtet und unterstützt [Tab. 1].

Beobachtungsschwerpunkt	Gesundes Neugeborenes
Atmung	▪ befreit mit dem ersten Schrei seine Lungen von Fruchtwasser, die sich daraufhin entfalten können ▪ hat in seiner Lunge das Surfactant gebildet, das die Oberflächenspannung in den Alveolaren herabsetzt ▪ hat 50 regelmäßige Atemzüge pro Minute
Körpertemperatur	hat eine Kerntemperatur von 37 °C
Ernährung	wird möglichst gestillt, da die Muttermilch die Anpassung des Verdauungssystems und des Stoffwechsels unterstützt; Trinkmenge gemäß der Formel: (Lebenstag – 1) × 50 g am Tag
Ausscheidung	scheidet am Tag der Geburt das so genannte Kindspech (Mekonium) aus; danach mindestens täglich einmal Stuhlgang, aber auch alle drei Stunden möglich; spätestens nach 24 Stunden der erste Urin; hat eine ausgeglichene Flüssigkeitsbilanz und acht bis zehn Miktionen am Tag.

[Tab. 1] Beobachtungsschwerpunkte bei Neugeborenen

☑ Der |Bilirubinstoffwechsel von Neugeborenen unterscheidet sich von dem Erwachsener, da die kindliche Leber das Bilirubin nicht so schnell abbauen bzw. der Darm ausscheiden kann. Daher spricht man bei einer Gelbfärbung der Haut zwischen dem zweiten und maximal dem 14. Lebenstag vom physiologischen Neugeborenenikterus.

Beraten und Anleiten **1** | 493
Bilirubinstoffwechsel | 287

Die Mutter wird über die Anpassungsvorgänge informiert und zum Umgang mit dem Kind in den ersten Tagen |beraten. Viele Einrichtungen bieten Beobachtungsbögen an, in denen die Mutter in den ersten Tagen ihre Beobachtungen bzgl. Körpergewicht, Trinkmenge und -häufigkeit, Atmung sowie Ausscheidung eintragen kann.

Ein **Gewichtsverlust** in den ersten Tagen nach der Geburt bis zu 7 % des Geburtsgewichtes ist physiologisch und wird durch Stillen innerhalb von ein bis zwei Wochen wieder ausgeglichen. Sollte der Gewichtsverlust größer sein, wird das Kind der Kinderärztin vorgestellt. Eine Zufütterung erfolgt häufig zuerst mit abgepumpter eigener Muttermilch und erst bei weiterem Gewichtsverlust mit adaptierter Milchnahrung.

Ob ein Kind ausreichend getrunken hat, wird durch die Einschätzung und das Wiegen des Kindes ermittelt. Hat ein Neugeborenes sechs bis acht nasse Windeln am Tag, ist die Ernährung ausreichend. Die Stillprobe mit Wiegen vor und nach der Milchmahlzeit ist sehr aufwändig und wird nicht mehr allgemein empfohlen, da es die stillende Mutter unter Stress setzt und dies die Milchproduktion negativ beeinflusst.

Neugeborene können ihren **Wärmehaushalt** nicht alleine regulieren. Obwohl das braune Fettgewebe eine besonders gute Isolationswirkung hat, verlieren Säuglinge durch ihr ungünstiges Verhältnis von Körperoberfläche zu Körpermasse besonders viel Körperwärme. Die betreuenden Personen verhindern das durch angemessene Kleidung und Raumtemperatur. Körperwäsche und Windel- sowie Kleidungswechsel erfolgen unter dem Wärmestrahler. Direkte Sonneneinstrahlung sowie Überhitzung werden vermieden. Der Nacken des Kindes ist ein guter Indikator für seine Körpertemperatur.

Beratung zum Stillen

Übernahmen Frauen früher von ihren Müttern, Schwestern oder anderen weiblichen Familienmitgliedern die Stilltechnik und auch die Selbstverständlichkeit, dass Säuglinge gestillt werden, ist heute nicht selten eine Stillberatung werdender und „frischer" Mütter notwendig geworden. Insbesondere durch das Propagieren künstlicher Milchnahrung in den 1970er und 1980er Jahren hatte das Stillen in den Industrieländern an Bedeutung verloren. Heute werden die Frauen dahingehend informiert, dass das Stillen die beste Ernährung für Neugeborene ist. Die Muttermilch verändert sich in ihrer Zusammensetzung entsprechend den Bedürfnissen des Kindes im Verlauf der Wochen und Monate ebenso wie im Verlauf einer Stillmahlzeit. Zu Beginn der Mahlzeit ist die Milch flüssiger und löscht den Durst des Kindes, danach wird sie gehaltvoller und führt zur Sättigung. Selten können |objektive Stillhindernisse vorliegen, die auch durch vorübergehendes Abpumpen nicht überbrückt werden können und eine Beratung der Mutter hinsichtlich |künstlicher Ernährung notwendig machen. Die Stillvorteile lassen sich wie folgt zusammenfassen:

- Muttermilch ist immer in der richtigen Temperatur vorhanden und frei von pathogenen Keimen.
- Muttermilch ist kaloriengerecht und richtig dosiert.
- Muttermilch ist kostengünstig.
- Muttermilch enthält Immunglobuline zum Infektionsschutz des Kindes.
- Stillen fördert den Körperkontakt zwischen Mutter und Kind.

Die Frauen werden darüber informiert, dass es am zweiten bis dritten Tag nach der Entbindung zum |Milcheinschuss kommt. Die Frau spürt den Beginn der Milchproduktion durch das zunehmende Spannungsgefühl in den Brüsten, das sie nicht selten als schmerzhaft empfindet. Vor dem Milcheinschuss wird das Kind angelegt, um die Vormilch mit den wichtigen Immunglobulinen und der notwendigen Flüssigkeit zu erhalten sowie die Milchbildung anzuregen.

Zum Stillen können Mutter und Kind verschiedene Positionen einnehmen [Abb. 1]. Für welche Position sich die Mutter entscheidet, hängt vom Alter des Kindes und davon ab, ob die Mutter sich während des Stillens ausruhen möchte oder ob es ihr besonders wichtig ist, alle Bereiche der Brustdrüse gut zu entleeren. Für Letzteres ist es wichtig, die Positionen zu wechseln. Das Kind entleert den Bereich der Brust besonders gut, den es zu Beginn des Stillens in gerader Linie anblickt.

www.babyfreundlich.org
Diese Seite informiert über die seit 1991 bestehende Initiative von Unicef und WHO zur Förderung des Stillens.
www.bzga.de
▸Infomaterialien
▸Fachpublikationen
▸Stillen und Muttermilchernährung
Ein ausführliches Grundlagenwerk zum Thema

Objektive Stillhindernisse werden unterteilt in **kindliche** (Fehlbildungen des Kiefers/ Gaumens/Verdauungssystems, Sepsis, schwere Atemwegsstörung, ggf. Frühgeburt, Herzfehlbildungen) und **mütterliche** (eitrige Mastitis mit Antibiosetherapie, bestimmte Infektionserkrankungen (AIDS), Zytomegalie, Neoplasmen, Therapie mit bestimmten Medikamenten).

künstliche Ernährung | 42
Milcheinschuss | 62

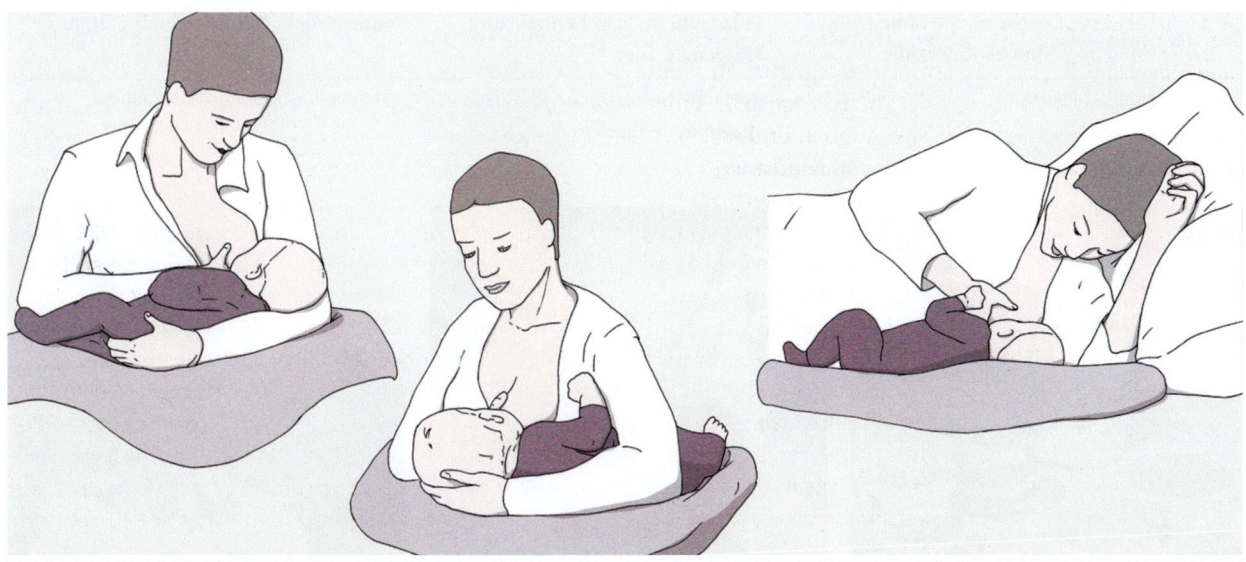

[1] Stillpositionen: Wiegegriff (links), Rückengriff (Mitte) und Liegeposition (rechts)

⚡ **Bei sehr hypotonen bzw. geschwächten Kindern kann ein nächtliches Wecken zum Zwecke des Trinkens erforderlich sein, da es sonst durch die lange Nahrungskarenz zu einer weiteren Schwächung kommen könnte. Dies gilt auch für Kinder mit |Hyperbilirubinämie.**

www.bfr.bund.de
Suche: Stillen und Rauchen
Hier finden rauchende Mütter unterstützende Empfehlungen zum Stillen.

Kinder werden nach Bedarf gestillt, d. h., dass sich das Kind melden muss, wenn es Hunger verspürt (*„feeding on demand"*). Die Mutter lernt schnell zu interpretieren, ob ihr Kind aus Langeweile, Hunger oder vor Schmerz schreit. Das Kind erlebt, dass die Mutter auf seine Bedürfnisse reagiert und z. B. seinen Hunger stillt. Dadurch lernt es, sich aktiv um die Befriedigung seiner Bedürfnisse zu bemühen. Somit wird das Vertrauen des Kindes in die Mutter durch das Stillen nach Bedarf gefestigt.

Die stillende Mutter kann ihre Ernährung abhängig von Auswirkungen der Nahrungsmittel auf die Muttermilch (und somit auf das Kind) anpassen. So können manche Speisen Blähungen, Hautreaktionen oder Unruhe beim Säugling auslösen. Reaktionen des Säuglings sind individuell sehr unterschiedlich. Grundsätzlich werden mild gewürzte, säurearme und nicht blähende Lebensmittel sowie kohlensäurearme Getränke empfohlen, die den zusätzlichen Kalorienbedarf von 650 kcal/Tag decken. Da die meisten Giftstoffe in die Muttermilch übertreten, sollte die Mutter den Genuss von Koffein, Nikotin und Alkohol meiden. Allerdings ist der Vorteil des Stillens für den Säugling so groß, dass es bei Nikotin- oder Alkoholabhängigkeit sinnvoller ist, den Abstand zwischen Nikotin- oder Alkoholkonsum und dem nächsten Stillen so groß wie möglich zu halten und damit die Giftkonzentration in der Muttermilch zu minimieren, als abzustillen. Bei einem Konsum von zehn Zigaretten täglich und mehr ist der Schaden für den Säugling jedoch so erheblich, dass die Frau abstillen sollte. Empfehlungen für die Beratung von rauchenden Stillenden gibt die Nationale Stillkommission.

Für die |Medikamenteneinnahme gelten die gleichen Grundsätze wie in der Schwangerschaft.

Künstliche Ernährung des Säuglings

Ist es nicht möglich, ein Kind zu stillen, muss auf künstliche Säuglingsnahrung zurückgegriffen werden [Tab. 1], [Abb. 1]. Kuhmilch oder andere tierische Milch ist nicht zur Ernährung eines Kindes im ersten halben Jahr geeignet, da das kindliche Verdauungssystem die darin enthaltenen Proteine und Mineralien nicht verarbeiten kann. Die Verpackung der künstlichen Säuglingsnahrung enthält Angaben zur altersabhängigen Trinkmenge pro Tag sowie zu den Inhaltsstoffen (gemäß der |Diätverordnung).

Alter des Kindes	Künstliche Nahrung	Besonderheiten
Neugeborene bis zur 6. Lebenswoche	adaptierte Flaschennahrung (Säuglingsanfangsnahrung)	Die enthaltenen Proteine sind der Muttermilch angepasst.
ab der 6. Lebenswoche bis zum 4. Monat bzw. weitere Stufen im 2-Monats-Rhythmus	teiladaptierte Flaschennahrung (Folgenahrung)	enthält mehr Nährstoffe zur Sättigung
bei Unverträglichkeiten	spezielle Nahrung für allergisch reagierende Kinder	frei von bestimmten Allergenen

[Tab. 1] Kriterien für die Eignung von künstlicher Säuglingsnahrung

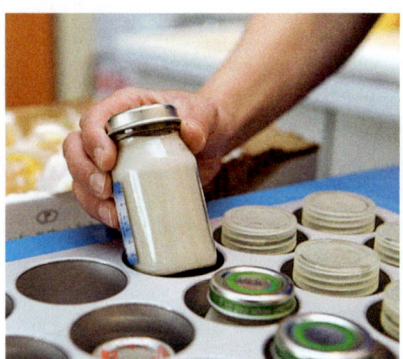
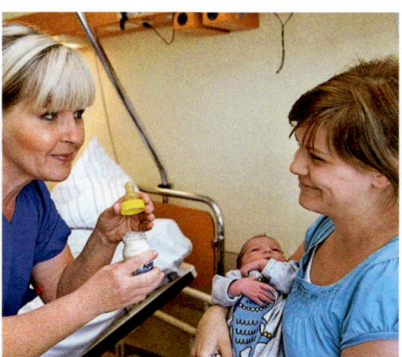
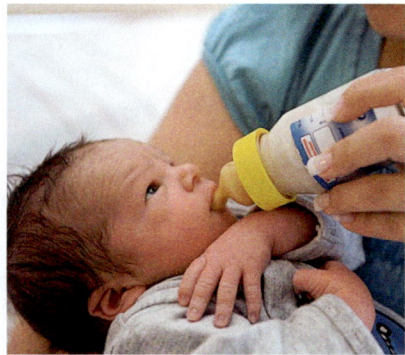

[1] Zubereitung (Erwärmen im Wasserbad) und „Anreichen" künstlicher Säuglingsnahrung

Geburtshilflich-medizinischer Bezug

Die Schwangerschaft

Innere weibliche Geschlechtsorgane

Aufbau und Funktion

Die Geschlechtsorgane (Genitalien) ermöglichen die Fortpflanzung. Man unterscheidet die inneren von den äußeren Genitalien. Die inneren Genitalien der Frau umfassen von außen nach innen:

- Scheide (*Vagina*)
- Gebärmutter (*Uterus*)
- Eileiter (*Tuba uterina*)
- Eierstock (*Ovar*)

Die **Vagina** ist ein 8–12 cm langer, muskulärer Schlauch, der mit |mehrschichtigem unverhorntem Plattenepithel ausgekleidet ist und drei Teile umfasst:

- Scheideneingang (*Introitus vaginae*)
- eigentliche Scheide (*Vagina*)
- Scheidengewölbe (*Fornix vaginae*)

Die Scheide bildet die Verbindung zwischen Scheidenvorhof und Gebärmutterhals (*Cervix uteri*). Das Vaginalsekret besteht aus Epithelzellen und Schleim aus dem Muttermund. Bei sexueller Erregung wird Flüssigkeit von den zwei paarig angelegten |Bartholin-Drüsen abgesondert, die zwischen den kleinen Schamlippen münden. Aus dem Glykogen der Epithelzellen produzieren Döderleinbakterien Milchsäure, um den pH-Wert bei 4,0 zu halten. Das saure Milieu schützt vor Infektionen und hemmt zu schwache Spermien beim Eindringen.

Die Form des **Uterus** ähnelt einer umgekehrten Birne. Er ist bei einem Durchmesser von 4–5 cm etwa 7 cm lang und liegt im kleinen Becken [**Abb. 2**]. Der Uterus ist im Becken der Frau mit den so genannten Mutterbändern aufgehängt [**Abb. 3**]. Der obere (proximale) Teil, der in die Eileiter übergeht, heißt Gebärmuttergrund (*Fundus uteri*), der mittlere (mediale) Teil ist der Gebärmutterkörper (*Corpus uteri*) und der untere (distale) Teil, der Gebärmutterhals (*Cervix uteri*) ragt in Form des Muttermundes (*Portio*) in den oberen Teil der Vagina. Der Corpus selbst weist einen dreischichtigen Wandaufbau auf, diese Schichten sind von außen nach innen:

- **Perimetrium**: glatter glänzender Überzug
- **Myometrium**: glatte Muskulatur, die stärkste Schicht des Uterus
- **Endometrium**: die Gebärmutterschleimhaut; wird im monatlichen Zyklus auf hormonell gesteuerte Weise auf- und abgebaut

Äußere weibliche Geschlechtsorgane **1** | 79

mehrschichtiges unverhorntes Plattenepithel **1** | 68

Bartholin-Drüsen
Benannt nach dem Anatomen Caspar Bartholin, 1655–1738

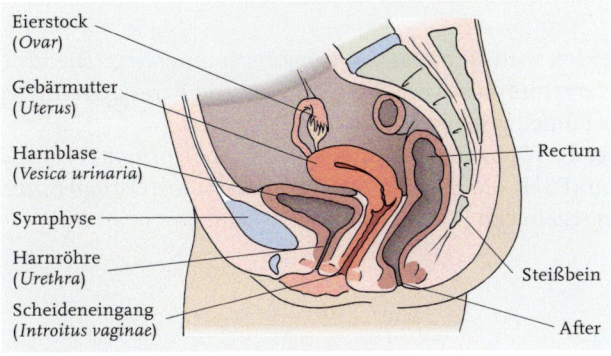

[2] Lage des Uterus

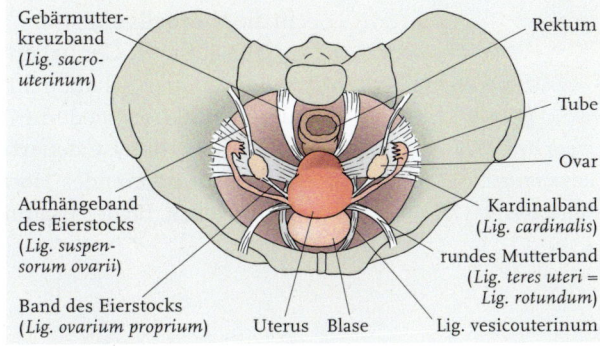

[3] Mutterbänder

Die **Eileiter** (*Tubae uterinae*) setzen beidseitig am Uterusfundus an und münden am Ende mit der Ampulle in den Fimbrientrichter [Abb. 1]. Der Fimbrientrichter besitzt viele Zotten, die sich zur Zeit des Eisprunges über die Ovarien stülpen und die Eizelle aufnehmen. Die Eileiter sind Ort der |Befruchtung und ihre wichtigste Aufgabe ist der Transport der befruchteten Eizelle in die Gebärmutter. Um die empfindliche Eizelle nicht zu gefährden, sind die etwa 10 – 15 cm langen Eileiter dicht mit einschichtigem |Flimmerepithel ausgekleidet.

Die paarig angelegten **Eierstöcke** (*Ovarien*) sind 2 – 3 cm große und 7 – 14 g schwere, eiförmige Keimdrüsen (*Gonaden*), die seitlich über elastische Aufhängebänder am Rand des kleinen Beckens befestigt sind. Der Eierstock ist das weibliche Fortpflanzungsorgan. Er beinhaltet die Eizellen, die zu Primärfollikeln heranreifen, und produziert die |Hormone Östrogen und Gestagen. Bei der Geburt hat jedes Mädchen ca. 500 000 Oozyten in Form von Primordialfollikeln in jedem Ovar. Ab der Pubertät reift alle 28 Tage eine Eizelle, der Follikel platzt (Eisprung) und die Eizelle gelangt über den Fimbrientrichter in den Eileiter.

Befruchtung | 45

Flimmerepithel **1** | 68

Hormone | 725, 771

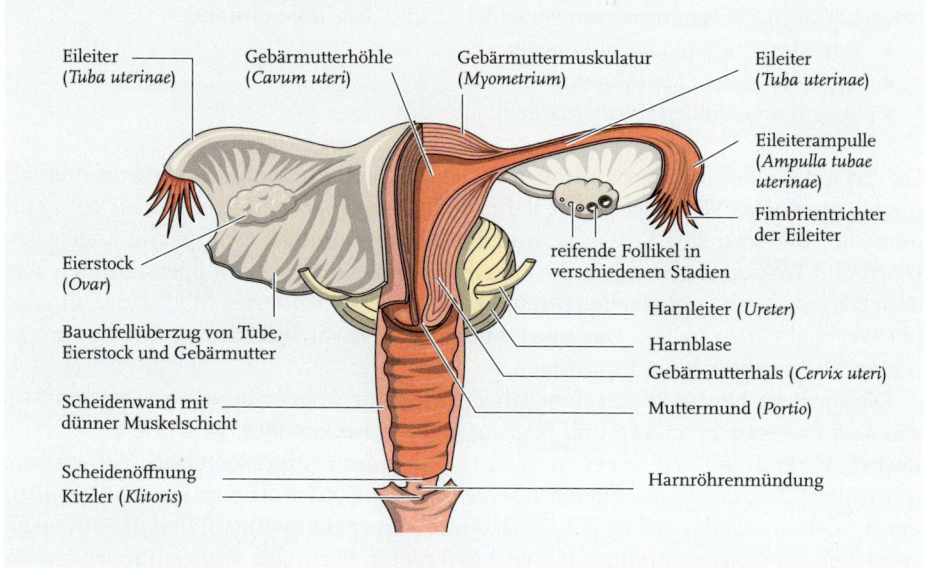

[1] Gebärmutter von dorsal betrachtet

Blutversorgung, Innervation und hormonelle Steuerung

Die A. iliaca interna und die A. ovarica versorgen die inneren Genitalien. Von der A. iliaca interna gehen die A. uterina und A. vaginalis ab. Das venöse Blut des Uterus fließt in die V. iliaca interna. Das venöse Blut des rechten Eierstocks mündet über die V. ovarica dextra in die V. cava inferior, das des linken Eierstocks über die V. ovarica sinistra in die V. renalis sinistra.

Die äußeren Genitalien werden vom N. pudendus sensorisch innerviert. Die inneren Genitalien erhalten ihre Nervenimpulse von |Sympathikus und Parasympathikus, deren Funktion wiederum hormonell gesteuert wird.

Die |Hypophyse steuert über die |Gonadotropine luteinisierendes Hormon (LH) und follikelstimulierendes Hormon (FSH) die Bildung der Zyklushormone Östrogen und Progesteron. Beide zusammen regeln den |Monatszyklus der Frau.

Sympathikus und Parasympathikus **1** | 440

Hypophyse | 725

Gonadotropine | 725, 771

Monatszyklus | 772

Befruchtung, Eitransport und Nidation

Die Schwangerschaft beginnt mit der Empfängnis (*Konzeption*), die zur Befruchtung (*Fertilisation*) führt, indem sich Eizelle und Spermium vereinigen. Die Erbsubstanz beider Keimzellen vereinigt sich, es entsteht neues Leben. Die Befruchtung nimmt dabei einen typischen Verlauf:

mitotische Teilung **1** | 66

1. Eisprung (*Ovulation*):
Die reife Eizelle „springt" vom Graf'schen Follikel und wird durch die Fimbrienfäden des Eileiters aufgefangen. Die Spermien bewegen sich zur gleichen Zeit von der Scheide in Richtung Eileiterampulle, wobei sie durch Kontraktionen des Uterus und der Eileiter unterstützt werden. Die Befruchtung erfolgt in der Ampulle des Eileiters innerhalb eines Zeitraums von ca. 96 Stunden.

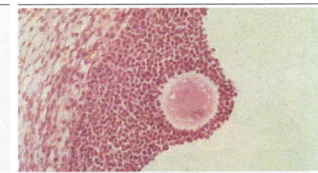

2. Imprägnation:
Treffen die Spermien auf die Eizelle, so lösen die Enzyme der |Akrosomen die äußere Eihülle auf. Sobald ein Spermium in die Eizelle eingedrungen ist, verschließt sich die innere Eihülle und es können keine weiteren Spermien eindringen.

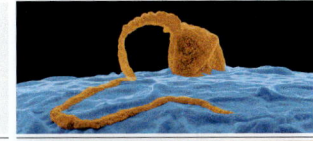

3. Verschmelzung (*Konjugation*):
Nach ca. zwölf Stunden verschmelzen die Kerne von Eizelle und Spermium miteinander und es entsteht eine Zelle mit diploidem Chromosomensatz. Diese Zelle wird Zygote genannt.

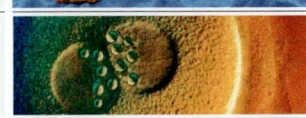

4. Transport und Zellteilung:
Die Zygote wird mittels Flimmerepithel und Kontraktion der Tuben zum Uterus transportiert. Dabei finden |mitotische Teilungen der Zellen statt. Nach etwa 60 Stunden ist das Acht-Zell-Stadium erreicht, bis dahin sind alle Zellen |omnipotent, deshalb können bis zu diesem Zeitpunkt eineiige Zwillinge entstehen. Nach 96 Stunden erreichen die Zellen, die jetzt *Morula* genannt werden, den Uterus.

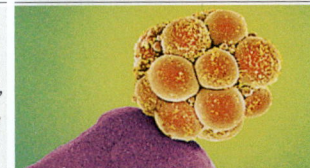

5. Entwicklung der befruchteten Eizelle:
Aus der Morula entwickelt sich die Blastozyste. Die Zellen teilen sich weiter, es kommt zur Spezialisierung der Zellen. Aus der äußeren Zellschicht (*Trophoblast*) werden Plazenta und Eihäute, aus dem Embryoblast der Embryo und aus der Blastozystenhöhle die Frucht- bzw. Amnionhöhle.

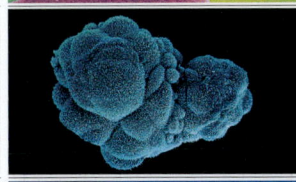

6. Einnistung (*Nidation*):
Die Nidation beginnt etwa am sechsten Tag nach der Befruchtung (*post conceptionem*, p. c.) und dauert ungefähr eine Woche. Die Blastozyste beginnt in die Uterusschleimhaut einzuwachsen und es bilden sich Plazenta, Embryo und Amnionhöhle heraus.

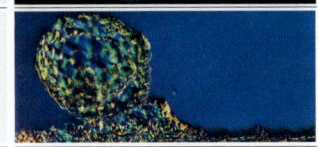

⚠ **Bei manchen Frauen kann es um den 23. Zyklustag (ca. 9. Tag p. c.) zu einer leichten Blutung – der Nidationsblutung – kommen, da durch die Nidation Blutgefäße des Endometriums verletzt werden können. Die Nidationsblutung kann mit einer Regelblutung verwechselt werden.**

Schwangerschaftszeichen und Schwangerschaftsnachweis

Die so genannten Schwangerschaftszeichen [Tab. 1| S.46] treten nicht bei jeder Frau und nicht in allen Formen auf. Sie werden in unsichere, wahrscheinliche und sichere Schwangerschaftszeichen eingeteilt. Unsichere und wahrscheinliche Zeichen können auch andere Ursachen haben. Werden durch die Gynäkologin sichere Schwangerschaftszeichen nachgewiesen, kann die Berechnung des Geburtstermins mit Hilfe einer Drehscheibe zur Bestimmung des Gestationsalters [Abb. 1| S.46] oder eines Computerprogramms erfolgen. Nur 4 % aller Kinder werden zum errechneten Termin geboren. Daher spricht man besser vom Entbindungszeitraum, d. h. errechneter Entbindungstermin plus/minus zwei Wochen, in dem zwei Drittel aller Kinder geboren werden. Die Berechnung des Geburtstermins dient daher eher der Planung der |Vorsorgeuntersuchungen.

Akrosom
Kopfkappe des Spermiumkerns, enthält die Enzyme für das Eindringen in die Eizelle
akron, griech. = äußerst
soma, griech. = Körper
omnipotent
lat. = alles könnend
Omnipotente Zellen können sich zu jeder beliebigen Zelle des Organismus weiterentwickeln.
HCG
humanes Chorion-Gonadotropin, Schwangerschaftshormon

Vorsorgeuntersuchungen | 64

Unsichere Schwangerschaftszeichen	Wahrscheinliche Schwangerschaftszeichen	Sichere Schwangerschaftszeichen bzw. Schwangerschaftsnachweis
▪ morgendliche Übelkeit und Erbrechen ▪ Spannungsgefühl in den Brüsten ▪ orthostatische Kreislaufprobleme, Heißhunger bzw. Appetit auf ungewöhnliche Nahrungsmittel ▪ Dunkelfärbung und Anschwellen der Brustwarzen	▪ Ausbleiben der Menstruation (sekundäre Amenorrhö) ▪ HCG-Nachweis im Blut (nach 2 Wochen) und im Urin (nach 3 Wochen) ▪ Anstieg der Basaltemperatur um ca. 0,5 °C über mindestens 16 Tage ▪ frische Schwangerschaftsstreifen ▪ gefühlte Kindsbewegungen	▪ Nachweis der Schwangerschaft im Ultraschall: Herzaktionen und Embryo ▪ Herztöne im |CTG ▪ Geburt des Kindes

[Tab. 1] Schwangerschaftszeichen

CTG | 35

Trophoblast
äußere Schicht der Keimzelle, worüber der Embryo ernährt wird
trophos, griech. = Ernährung

Entwicklung und Funktion der Plazenta

Der Mutterkuchen (*Plazenta*) entwickelt sich aus dem |Trophoblasten. Er ist aus Zotten, die in die Uterusschleimhaut eingewachsen sind, aufgebaut und hat einen kindlichen und einen mütterlichen Teil. Die Blutgefäße von Kind und Mutter enden beide blind in einem Kapillargebiet, sie gehen nicht ineinander über [Abb. 2]. Der Stoffaustausch findet durch das Plazentagewebe statt. Von der Plazenta führt die Nabelschnur zum Kind. In der Nabelschnur befinden sich zwei Nabelarterien und eine Nabelvene. Die Nabelvene führt sauerstoffreiches und nährstoffreiches Blut zum Kind, die Nabelarterien führen sauerstoffarmes und nährstoffarmes Blut zur Plazenta. Dort findet der Gas- und Nährstoffaustausch statt. Die Plazenta übernimmt für den Embryo bzw. den Fetus eine lebenswichtig Funktion.

- **Gasaustausch**: Kohlenstoffdioxid wird abgegeben und Sauerstoff aufgenommen.
- **Nährstoffzufuhr**: Das Kind erhält alle notwendigen Nährstoffe über das mütterliche Blut.
- **Hormonproduktion**: |HCG regt die Entwicklung der kindlichen Keimdrüsen an. |Östrogen fördert das Wachstum des Kindes und die Wehentätigkeit. |Progesteron sorgt für den Erhalt der Schwangerschaft und wirkt wehenhemmend. |HPL fördert das kindliche Wachstum und die Reifung der Milchdrüsen.
- **Schutzfunktion**: Die Plazenta verhindert über die |Plazentaschranke den Übertritt von Zellen und einzelnen Mikroorganismen aus dem mütterlichen Blut in den fetalen Kreislauf. Außerdem erhält das Kind eine so genannte Leihimmunität: Die im mütterlichen Blut enthaltenen Antikörper gelangen über die Plazenta zum Kind und schützen dieses vor Infektionserkrankungen. Die Leihimmunität hält drei bis vier Monate postnatal an.

HCG | 45
Östrogen | 771
Progesteron | 62. 771

HPL
Humanes Plazenta Laktogen, Hormon

Plazentaschranke
biologische Barriere zwischen mütterlichem und fetalem Blut

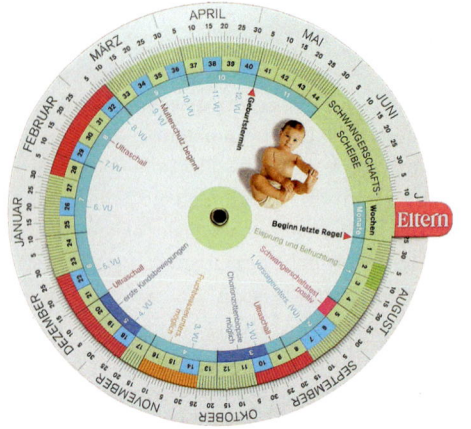

[1] Drehscheibe zur Bestimmung des Gestationsalters

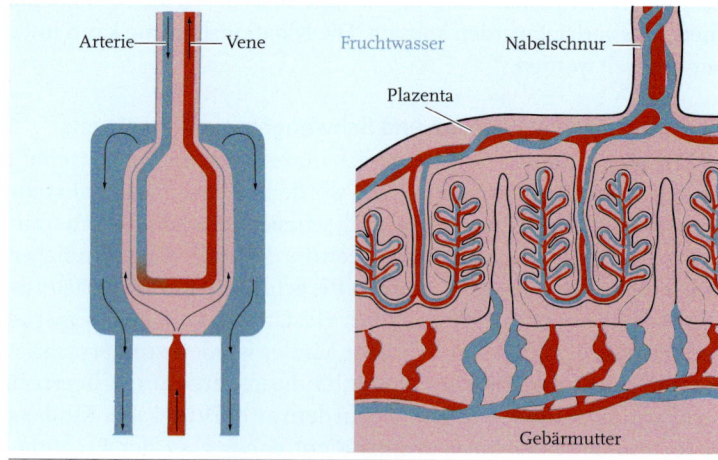

[2] Schematische Abbildung des Fetalkreislaufs

Entwicklung von Embryo und Fetus

Im ersten Trimenon nennt man das Ungeborene in der Gebärmutter Embryo, dessen Entwicklung *Embryogenese*. Die Organe werden bis Ende des dritten Monats angelegt (*Organogenese*), danach ist die Organentwicklung abgeschlossen [Abb. 3]. Ab jetzt folgt die Zeit des Reifens und Wachsens, das ungeborene Kind wird nun bis zu seiner Geburt Fetus genannt [Tab. 2].

Alter des Embryos/Fetus	Entwicklungsschritte	Größe Gewicht
ab der 4. Woche	Das Neuralrohr ist geschlossen, das Herz ist ausgebildet und schlägt.	6 mm
ab der 6. Woche	Der embryonale Kreislauf ist funktionsfähig, Hände und Füße sind zu erkennen, Finger und Zehen sind noch nicht getrennt.	20 mm
ab der 7. Woche	erste Nervenzellkontakte, Differenzierung der Hirnzellen	5 cm
ab der 8. Woche	Alle Organe sind angelegt und das Skelett ist ausgebildet.	10 – 17 cm 13 g
8. – 15. Woche	Das Kind fängt an, sich zu bewegen.	3 – 6 cm
17. Woche	Die äußeren Genitalien sind unterscheidbar, das Verdauungssystem arbeitet.	14 – 16 cm 150 – 250 g
19. – 23. Woche	Das Großhirn wird angelegt.	
23. Woche	Die Lungen sind so weit ausgebildet, dass das Kind im Falle einer Frühgeburt eine gewisse Überlebenschance hat.	26 cm ca. 500 g
26. Woche	Der Fetus öffnet die Augen.	
29. Woche	Das Kind ist fertig entwickelt, es wächst und nimmt an Gewicht zu.	38 cm ca. 1000 g
38. Woche	Das Kind ist geburtsreif.	45 – 55 cm 2,5 – 4,5 kg

[Tab. 2] Entwicklung von Embryo und Fetus

[3] Entwicklung der Organe bei Embryo und Fetus

Schwangerschaftsbedingte Veränderungen bei der Mutter

Die durch die Schwangerschaft ausgelöste hormonelle Umstellung bewirkt nicht nur das Wachstum des Kindes, sondern führt auch zu vielfachen Veränderungen bei der Mutter. So wachsen z. B. Uterus und Brustdrüsen durch den Hormoneinfluss [Abb. 1]. Das erhöhte Progesteron sorgt für eine Ruhigstellung der glatten Muskulatur (z. B. Myometrium des Uterus) und dient damit dem Erhalt der Schwangerschaft. Das ebenfalls erhöhte Östrogen ermöglicht das Uteruswachstum, lockert das Bindegewebe und führt zur Ödembildung. Andere Veränderungen beeinflussen fast alle Organe bzw. Organsysteme.

Herz-Kreislaufsystem: Das Blutvolumen steigt bei sinkendem | Hämatokritwert auf 6 – 7 l; das Herzminutenvolumen nimmt zu, der Blutdruck sinkt, die Blutdruckamplitude erhöht sich. Durch die Lockerung des Bindegewebes und den dadurch verminderten venösen Rückstrom nimmt das Risiko für Krampfadern und Thrombosen zu. Der wachsende Eisenbedarf zur Bildung des | Hämoglobins kann zur Eisenmangelanämie führen.

Lunge und Atmung: Der Sauerstoffverbrauch steigt bis zum Ende der Schwangerschaft auf 140 %, die Atemfrequenz bleibt dabei konstant, das Atemzugvolumen wird erhöht. Im letzten Trimenon überwiegt bei der Schwangeren die | Brustatmung.

Stoffwechsel: Der Gesamteiweißgehalt im Serum nimmt um 20 % zu, die Blutfettwerte um 25 – 50 %. Der Kohlenhydratumsatz steigt, es besteht die Gefahr eines | Gestationsdiabetes.

Nieren und ableitende Harnwege: Die Nieren werden größer, ihre Durchblutung steigt um 30 – 50 %. Durch Progesteron wird das Lumen der Harnröhre erweitert, der Harnfluss vermindert und der pH-Wert der Scheide ist weniger sauer. Das Infektionsrisiko in den Harnwegen ist erhöht. Im dritten Trimenon drückt das Kind auf die Harnblase, was häufigeren Harndrang auslöst.

Magen-Darm-Trakt: Durch den gesenkten Tonus der glatten Muskulatur und den wachsenden Bauch kommt es zu Sodbrennen, | gastroösophagealem Reflux, Erbrechen, Obstipation sowie zu einem erhöhten Risiko für | Gallensteine.

Gewicht: Eine Gewichtszunahme von 10 – 18 kg ist normal, allerdings sollte sie bis zur 14. SSW nur gering sein. Von der 15. – 24. SSW sind 250 g / Woche normal, danach beträgt die Gewichtszunahme 400 – 500 g / Woche. Die Zunahme des Fettgewebes und der Wassereinlagerungen ist sehr individuell, sodass die Gesamtgewichtszunahme insgesamt stark variiert. Ab einer Zunahme von mehr als 300 g bzw. 600 g / Woche steigt aber das Risiko für Schwangerschaftskomplikationen. Die Gewichtszunahme zum Zeitpunkt der Geburt setzt sich zusammen aus ca. 500 g Plazenta, 900 – 1000 g Uterus, 500 – 1000 g Fruchtwasser, 2500 – 4500 g Kind, 1 – 2 l zusätzliches Blutvolumen, ca. 400 g Brustdrüsenzunahme, 1600 – 1700 g Gewebswasser und 3000 – 4000 g Fettgewebe. Schlanke Frauen sollten mehr an Gewicht zunehmen als adipöse Frauen.

Haut: Durch Erhöhung des melanozytenstimulierenden Hormons (MSH) ist die Pigmentierung verstärkt. Die Haut ist insgesamt besser durchblutet. Häufig tritt eine dunkle Linie zwischen Nabel und Schambein auf (*Linea nigra*). Im letzten Trimenon sind Schwangerschaftsstreifen nicht selten.

⬛ Das Alter des Fetus wird post conceptionem (p. c.) angegeben. Da der Tag der Empfängnis kaum exakt bestimmt werden kann, wird das Alter der Schwangerschaft i. d. R. post menstruationem (p. m., Zählung ab dem ersten Tag der letzten Menstruation) angeben. Damit sind die SSW p. m. immer ca. zwei Wochen „älter" als p. c.
Im Folgenden wird das Schwangerschaftsalter immer in SSW p. m. angegeben.

Hämatokrit | 244
Hämoglobin **1** | 276, 793
Brustatmung **1** | 367
Gestationsdiabetes | 50
gastroösophagealer Reflux | 738
Gallensteine | 719

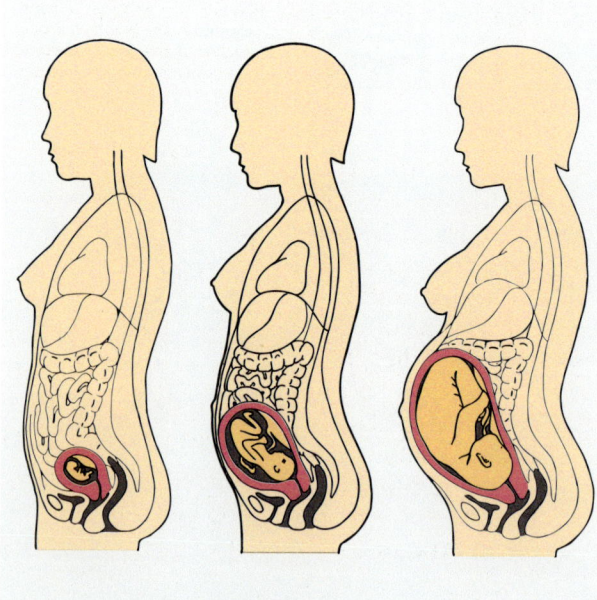

[1] Uteruswachstum im ersten, zweiten und dritten Trimenon

Störungen und Erkrankungen während der Schwangerschaft

In früheren Jahren wurden Erkrankungen bzw. Komplikationen in der Schwangerschaft unter dem Sammelbegriff „Gestose" zusammengefasst. Als Frühgestosen wurden Störungen im ersten Trimenon, als Spätgestosen Störungen im dritten Trimenon bezeichnet. Heute werden die Schwangerschaftskomplikationen differenziert benannt.

Schwangerschaftsinduzierte Hypertonie

Jede in der Schwangerschaft neu (mehrfach) auftretende Erhöhung des diastolischen Blutdruckwertes über 100 mm Hg oder des systolischen Blutdruckwertes um mindestens 30 mm Hg wird als schwangerschaftsinduzierte Hypertonie (SIH) bezeichnet. Sie entwickelt sich ungefähr bei jeder zehnten Schwangerschaft und tritt überwiegend bei Erstgebärenden auf. Etwa 15 % der betroffenen Mütter entwickeln eine chronische Hypertonie. Die Ursache der SIH ist nicht sicher geklärt. Die Betroffenen weisen Symptome eines |Bluthochdrucks auf. Abhängig vom Schweregrad der Hypertonie und ihrer möglichen Komplikationen kann dies bis zu einer |hypertensiven Krise führen [Abb. 2]. Zusätzlich kann es zu einer Plazentainsuffizienz mit der Folge der Minderentwicklung des Kindes im Mutterleib, im schlimmsten Fall sogar einer |Frühgeburt bzw. zu einem intrauterinen Fruchttod kommen.

Zur Diagnostik zählen die ausführliche Anamnese, die Eigenbeobachtung der Mutter sowie eine regelmäßige Kontrolle und Dokumentation der Blutdruckwerte. Laborkontrollen von Hämoglobin und Hämatokrit sowie der wichtigsten Leber- und Nierenparameter ergänzen das Bild. Mit Hilfe der Dopplersonografie wird der Blutfluss in den Nabelvenen und damit die Blutversorgung des Kindes bestimmt.

Eine leichte SIH ist i. d. R. für Mutter und Kind ungefährlich. Die Therapie erfolgt symptomatisch, hilfreich sind körperliche Schonung und möglichst wenig Aufregung. Die einzig wirksame Therapie ist die Beendigung der Schwangerschaft, die risikolos ab der 36. Schwangerschaftswoche (SSW) möglich ist. Bei allen jüngeren Schwangerschaften wird der Blutdruck medikamentös gesenkt, nur im Fall einer akuten Gefährdung der Mutter wird die Entbindung eingeleitet.

Bluthochdruck | 511
hypertensive Krise | 511
Frühgeburt | 53

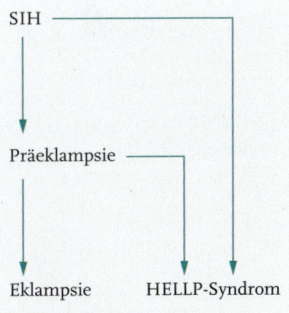

[2] Komplikationen der schwangerschaftsinduzierten Hypertonie sind Präeklampsie, Eklampsie und HELLP-Syndrom.

Präeklampsie

Die Präeklampsie ist eine hypertensive Erkrankung in der Schwangerschaft und tritt als Vorstufe zur lebensbedrohlichen Eklampsie auf. Sie entwickelt sich bei etwa 5 – 7 % aller Schwangerschaften und tritt nach der 20. SSW auf. Risikofaktoren sind ein bereits bestehender Bluthochdruck, Adipositas, eine Mehrlingsschwangerschaft sowie Diabetes mellitus. Die eigentliche Ursache ist nicht geklärt. Die drei Leitsymptome sind Hypertonie, Proteinurie und Ödeme, dazu kommen Schwindel und Kopfschmerzen, Benommenheit, Sehstörungen wie Augenflimmern sowie Übelkeit und Erbrechen. Die Diagnostik ergibt sich aus den Leitsymptomen, insbesondere aus dem Nachweis der Proteinurie. Die Schwangere wird auf jeden Fall stationär aufgenommen, sie erhält salz- und eiweißarme Kost und zweimal täglich werden CTG-Kontrollen durchgeführt. Zur Prophylaxe bzw. Früherkennung dienen die regelmäßigen Vorsorgeuntersuchungen.

✓ **Nach den Leitsymptomen wurde die Präemklampsie früher auch als EPH-Gestose bezeichnet:**   **E = Edema (engl. für Ödeme)**
  P = Proteinurie
  H = Hypertension

tonisch-klonische
Krämpfe | 300, 433

⚡ **Gefürchtet ist als Nebenwirkung einer intravenösen Verabreichung von Magnesium der Atemstillstand. Er kündigt sich zumeist durch Ausfall der Muskeleigenreflexe an.**

Eklampsie

Die Eklampsie zeigt sich in charakteristischen |tonisch-klonischen Krämpfen mit und ohne Bewusstlosigkeit im Verlauf einer schweren Präeklampsie. Betroffen sind etwa 0,05 % aller Schwangerschaften. Die Anfälle treten meist blitzartig auf, doch gibt es Warnsignale: ein rasch ansteigender Blutdruck mit typischen Folgeerscheinungen wie heftigen Kopfschmerzen, Augenflimmern und Brechreiz.

Eine Eklampsie erfordert die sofortige intensivmedizinische Überwachung der Patientin. Das Komplikationsrisiko ist hoch: akutes Nierenversagen, Hirnödem, Thrombosen, Netzhautschäden, Blutungen und Plazentainsuffizienz mit Gefährdung des Kindes. Die Therapie besteht insbesondere in der Sedierung der Mutter und der Vorbeugung von Krämpfen durch die intravenöse Gabe von Magnesiumsulfat. Im Notfall wird die Geburt vorzeitig eingeleitet oder per Kaiserschnitt entbunden.

HELLP-Syndrom

Das HELLP-Syndrom stellt die schwerste Verlaufsform der Präeklampsie mit typischer laborchemischer Konstellation dar (H für **H**ämolyse, EL für erhöhte Leberenzymwerte = *elevated liver enzymes* und LP für niedrige Thrombozytenzahlen = *low platelet count*). Es tritt bei einer von 70 – 80 Geburten auf und hat eine hohe Komplikations- und Mortalitätsrate. Ein spezifisches anamnestisches Risikoprofil ist bisher nicht bekannt, doch können bei 98 % der betroffenen Patientinnen antinukleäre Antikörper nachgewiesen werden. Das HELLP-Syndrom manifestiert sich etwa in der 34. SSW, in 10 – 30 % der Fälle tritt es erst innerhalb der ersten sechs Wochenbetttage auf. Klinisches Leitsymptom des HELLP-Syndroms sind die in 80 – 90 % der Fälle auftretenden, meist rechtsseitigen Oberbauchschmerzen. Ursache dieser Oberbauchschmerzen ist eine Dehnung der Leberkapsel. Die einzig mögliche Therapie besteht in der sofortigen Entbindung, unabhängig vom Zustand des Kindes. Eine der schwersten Komplikationen stellt die Leberruptur dar (Häufigkeit: 1,5 – 1,8 %), die mit einer mütterlichen Letalität (Sterbenswahrscheinlichkeit) bis zu 35 % und einer fetalen Mortalität (Sterberate) von 60 – 70 % belastet ist. Der Verlauf des HELLP-Syndroms selbst ist unkalkulierbar.

Diabetes mellitus | 183

Gestationsdiabetes

Der Schwangerschafts- oder Gestationsdiabetes tritt meist nur während der Schwangerschaft auf. Er betrifft 4 – 8 % aller Schwangeren. Die Ursache besteht in einem relativen Insulinmangel, bedingt durch die veränderte Hormonsituation der Mutter. Risikofaktoren sind eine bestehende Adipositas, familiäre Disposition sowie extreme Gewichtszunahme während der Schwangerschaft. Die Schwangere selbst ist oft beschwerdefrei. Die Diagnose erfolgt durch einen Glukosetoleranztest zwischen der 24. und 28. SSW. Aus dem erhöhten Blutzuckerwert ergeben sich Gefährdungen für Mutter und Kind [Tab. 1]. Diese Komplikationen können durch eine optimale Blutzuckereinstellung der Mutter verringert werden.

Risiken für die Mutter	Risiken für das Kind
▪ Entwicklung einer SIH	▪ Fehlbildungen am Herz-Kreislauf-System und im Urogenitaltrakt
▪ erhöhte Harnwegsinfektrate während der Schwangerschaft	▪ Gefahr der Plazentainsuffizienz
▪ Komplikationen bei der Entbindung	▪ Gefahr der Makrosomie: Kinder mit einem Geburtsgewicht über 4500 g
▪ höhere Wahrscheinlichkeit einer Entbindung mit Zange, Saugglocke oder durch Kaiserschnitt	▪ nach der Geburt Gefahr von Hypoglykämie, Atemstörungen und Hyperbilirubinämie
▪ Entwicklung eines Diabetes mellitus Typ 2	

[Tab. 1]   Aus dem Gestationsdiabetes resultierende Risiken für Mutter und Kind

⚡ **Die Unterscheidung zwischen einem reinen Gestationsdiabetes und einem chronischen Diabetes mellitus Typ 2 ist erst nach der Entbindung möglich.**

Störungen seitens der Plazenta, der Nabelschnur und der Eihäute

Während der Schwangerschaft kann es an der Plazenta, den Eihäuten und der Nabelschnur zu Störungen und damit zur Gefährdung der Schwangerschaft kommen. Die folgende Übersicht fasst die häufigsten Störungen und ihre Therapie zusammen:

Störung und ihre Ursache	Symptome	Therapie
Plazentainsuffizienz gestörte Plazentafunktion, mit beeinträchtigter Diffusion und/oder Perfusion (Durchströmung) ■ akute mütterliche Ursachen: vorzeitige Plazentalösung, Vena-cava-Kompressionssyndrom, zu starke Wehen ■ chronische mütterliche Ursachen: Anämie, Diabetes mellitus, chronische Niereninsuffizienz, Infektionen, Hypertonie, Nikotinabusus, Alkoholabusus, Präeklampsie, Übertragung	■ bei akuter Insuffizienz: Sauerstoffmangel im Gesamtorganismus oder in bestimmten Körperregionen (Hypoxie) des Kindes mit Kindstod ■ bei chronischer Insuffizienz: Wachstumsverzögerungen beim Kind	■ bei akuter Insuffizienz sofortige Entbindung, Sauerstoffgabe, ggf. Wehenhemmung ■ bei chronischer Insuffizienz möglichst Verbesserung der Plazentadurchblutung durch Ursachenbekämpfung, Bettruhe, Gabe wehenhemmender Medikamente; bei drohender Hypoxie des Kindes sofortige Entbindung
Plazenta praevia Verlegung des Muttermundes durch Plazenta, gehäuftes Auftreten bei Frauen nach mehreren Schwangerschaften oder Fehlgeburten, Diagnose durch Ultraschalluntersuchung; vaginale Entbindung nicht möglich; Cave: Wehen oder vaginale Untersuchungen können zu tödlichen Blutungen führen.	schmerzlose Blutungen im dritten Trimenon	■ bei leichten und mittelstarken Blutungen Wehenhemmung (Tokolyse) und Bettruhe ■ bei starken Blutungen und /oder vollständiger Verlegung des Muttermundes Kaiserschnittentbindung
Vorzeitige Plazentalösung teilweise oder vollständige Ablösung der Plazenta; gehäuftes Auftreten ab der 29. SSW (bei Präeklampsie, Gestationsdiabetes oder Unfall); „Gerinnungsschock" möglich mit starken Störungen der Gerinnungskaskade	Unterbauchschmerz, Übelkeit, Angst, „brettharter" Uterus, fehlende Kindsbewegung, nur geringe oder keine Blutungen	■ bei lebendem Fetus Kaiserschnitt ■ bei totem Fetus Geburtseinleitung zur vaginalen Entbindung
Umschlingung der Nabelschnur Nabelschnur liegt um den Hals des Kindes, unter der Geburt Nabelschnurkomprimierung, in der Folge Hypoxie des Kindes	Herztöne ↓ unter Wehen, erholen sich langsam	■ schnellstmögliche Beendigung der Entbindung, häufig Kaiserschnitt
Vorfall der Nabelschnur Nabelschnur liegt kaudal des kindlichen Kopfes und wird von diesem gegen das Becken komprimiert	Herztöne ↓ nach Blasensprung	■ Beckenhochlagerung und manuelles Hochdrücken des Köpfchens zur „Befreiung" der Nabelschnur, Tokolyse und Kaiserschnittentbindung
Insertio velamentosa Ansatz (*Insertio*) der Nabelschnur an den Eihäuten (*velamentosa*); unter der Geburt Reißen der Blutgefäße und Verbluten des Kindes möglich	Austreten fetalen Blutes nach dem Blasensprung; Hypoxie des Kindes	■ schnellstmögliche Beendigung der Entbindung (z. B. Zangengeburt oder Kaiserschnitt)
Vorzeitiger Blasensprung Ruptur der Eihäute vor dem Einsetzen der Geburtswehen auf Grund von Infektionen oder vorzeitigen Wehen, Komplikation bei Fruchtwasseruntersuchung oder Cerclage	Fruchtwasserverlust (kann zu einer unzureichenden Fruchtwassermenge führen; Fruchtwassermenge < 500 ml: *Oligohydramnion*)	■ Wehenhemmung vor der 35. SSW ohne Zeichen einer Infektion, Geburtseinleitung bei Entzündungszeichen und ab der 35. SSW

[Tab. 2] Häufigste Störungen seitens der Plazenta, der Nabelschnur und der Eihäute

Abort

abortus, lat. = abgegangen, zugrunde gegangen

Cerclage | 53

Fehlgeburt (|Abort)

Eine Fehlgeburt (*Abort*) liegt vor, wenn die Schwangerschaft vor Ablauf der 28. SSW beendet ist, der Fetus weniger als 500 g wiegt und nach der Geburt keine Lebenszeichen aufweist. Bis zur 12. SSW spricht man von Frühabort (häufigere Form), von der 13. – 24. SSW von einem Spätabort. Die Zahl der Fehlgeburten kann nur geschätzt werden, da viele befruchtete Eizellen spontan zu Grunde gehen. Vermutet wird, dass etwa 30 % der Frauen von einer oder mehreren Fehlgeburten betroffen sind. Es gibt verschiedene Formen und Stadien von Aborten:

Bezeichnung	Symptome und Therapie	
Abortus imminens drohende Fehlgeburt	▪ Symptome: vorzeitige Wehen oder Blutungen oder eine Öffnung des Muttermundes ▪ Therapie: Tokolyse, Bettruhe und evtl. eine |Cerclage; Schwangerschaft kann erhalten werden	Abortus imminens
Abortus incipiens beginnende Fehlgeburt	▪ Symptome: vorzeitige Wehen, Blutungen und Öffnung des Muttermundes ▪ Therapie: nicht möglich; Schwangerschaft kann nicht erhalten werden	Abortus incipiens
Abortus incompletus unvollständige Fehlgeburt	▪ Symptome: Geburt des Kindes ohne Fruchthöhle und Plazenta ▪ Therapie: Abrasio zur Lösung von Plazentaresten	Abortus incompletus
Abortus completus vollständige Fehlgeburt	▪ Symptome: Kind ist geboren ▪ Therapie: keine	Abortus completus
Missed abortion verhaltene Fehlgeburt	▪ Symptome: keine, Kind ist im Uterus verstorben ▪ Therapie: bei Frühaborten Abrasio, bei Spätaborten medikamentöse Einleitung, Verbleiben des verstorbenen Kindes im Uterus länger als 4 – 5 Wochen führt zu Gerinnungsstörungen der Mutter	Missed abortion

[Tab. 2] Formen und Stadien von Aborten

Sepsis
Blutvergiftung

Ein **febriler Abort** ist eine Fehlgeburt mit einer Infektion. Die Mutter bekommt Fieber bis 39 °C. Steigt die Temperatur über 39 °C, besteht das Risiko einer |Sepsis, diese führt in 50 – 80 % der Fälle zum Tod der Mutter.

Ein **artefizieller Abort** ist jede künstlich herbeigeführte Fehlgeburt. Ursachen können Impfungen, Medikamente, Strahlungen oder gezielte Eingriffe zum Schwangerschaftsabbruch sein.

Blutgruppeneigenschaft
1 | 798

⚑ Wie bei jeder normalen Geburt wird auch bei Fehl- oder Totgeburten die Blutgruppe des Kindes festgestellt, um bei einer Mutter mit der |Blutgruppeneigenschaft „rh-negativ" eine Immunisierungsprophylaxe durchzuführen.

⚑ **Totgeburten sind im Gegensatz zu Fehlgeburten meldepflichtig nach § 29 des Personenstandsgesetzes.**

Totgeburt

Eine (meldepflichtige) Totgeburt liegt vor, wenn das geborene Kind mindestens 500 g wiegt und im Mutterleib oder während der Geburt verstorben ist.

Frühgeburt

Als Frühgeburt wird jede Geburt eines lebenden Kindes vor der vollendeten 37. SSW p.m. bezeichnet, unabhängig vom Geburtsgewicht. Mittlerweile haben auch Kinder mit einem Geburtsgewicht unter 500 g eine Überlebenschance. Etwa 6 % der Schwangerschaften in Deutschland enden mit einer Frühgeburt, 1 % der Kinder wird vor der 32. SSW geboren. Die Ursachen für eine Frühgeburt sind nicht immer klar erkennbar, verschiedene Risikofaktoren sind bekannt:

- Mehrlingsschwangerschaft
- Fehlbildungen des Kindes
- Infektionen der Mutter (in der Vagina bzw. Allgemeininfektionen)
- Zervixinsuffizienz, Fehlbildung des Uterus, Uterusmyome
- Diabetes mellitus, Polyhydramnion
- Präeklampsie, HELLP-Syndrom
- Plazentainsuffizienz, Plazenta praevia, vorzeitiger Blasensprung und Plazentalösung
- vorausgegangene Fehl- bzw. Totgeburten
- Nikotin- und Alkoholabusus der Mutter, speziell während der Schwangerschaft

Treten vor der vollendeten 37. SSW Symptome wie Wehen, vorzeitiger Blasensprung oder ein sich öffnender Muttermund auf, droht eine Frühgeburt. Insbesondere in sehr frühem Stadium bringt jeder Tag im Uterus für das Kind einen Überlebens- bzw. Entwicklungsvorteil, daher gilt es, die Geburt so lange wie möglich hinauszuzögern. Die Mutter erhält je nach Symptomatik Bettruhe, wehenhemmende Medikamente, eine |Cerclage (14.–24. SSW) oder auch einen totalen Muttermundverschluss (14.–18. SSW). Um die Lungenreife zu fördern, werden zur Prophylaxe des |Atemnotsyndroms des Neugeborenen zwischen der 23. und der 34. SSW |Kortikoide zugeführt. Die Geburt wird bei akut drohenden Gefahren für Mutter oder Kind eingeleitet. Für das Kind bestehen die größten Gefahren in einer Infektion und einer Hirnblutung, dies betrifft insbesondere Kinder vor der vollendeten 34. SSW. Daher soll die Geburt so stressarm wie möglich ablaufen. Die Geburtswege werden durch eine |Episiotomie großzügig erweitert und bereits bei geringen Komplikationen oder |Lageanomalien wird ein Kaiserschnitt durchgeführt.

Cerclage
operativer Verschluss des Zervixkanals durch „Umschlingung" mittels Kreisnaht

Atemnotsyndrom des Neugeborenen | 299
Kortikoide | 199
Episiotomie | 60
Lageanomalien | 59

Übertragung

Geht die Schwangerschaft über den errechneten Geburtszeitraum hinaus, spricht man von einer Übertragung. Bei einer echten Übertragung zeigen die Kinder die so genannten Rungezeichen:

- gelbe Haut, gelbe Eihäute bzw. Nabelschnur
- Waschfrauenhände mit Abschilfern bzw. Abschälen der |Epidermis [Abb. 1]
- roter Hodensack bzw. rote Schamlippen
- keine Käseschmiere (*Vernix caseosa*)
- relativer Entwicklungsrückstand (*Dystrophie*)

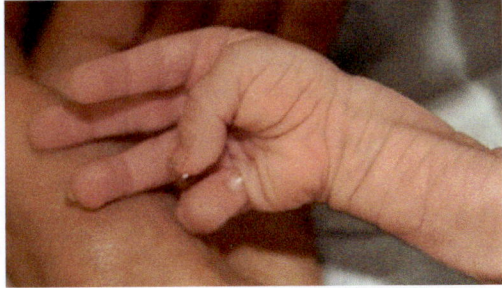

[1] Waschfrauenhände

Um die Diagnose zu sichern, wird der Geburtstermin erneut berechnet und mit dem Entwicklungsstand des Kindes verglichen. Zur Kontrolle erfolgt alle zwei Tage ein CTG und alle sieben Tage Ultraschalluntersuchung. Ab dem 10.–14. Tag nach dem errechneten Termin wird die Geburt medikamentös eingeleitet, da im Fall einer echten Übertragung die Versorgung des Kindes im Mutterleib durch eine entstehende Plazentainsuffizienz nicht mehr gewährleistet ist. Ist eine fehlende Erregbarkeit der Uterusmuskulatur Ursache der Übertragung, müssen operative Geburtshilfemaßnahmen eingeleitet werden.

Epidermis **1** | 71

1.2.3 Schwangerenvorsorge, Schwangerschaftsberatung und Geburtsvorbereitung

Zielsetzung und Schwerpunkte der Schwangerenvorsorge

Die Schwangerenvorsorge dient der frühzeitigen Erkennung von Problemen und Komplikationen sowie der Beratung während der Schwangerschaft. Zur Schwangerenvorsorge gehören:

- Anamnese
- körperliche Untersuchung der Mutter (Gewicht, Blutdruck, Varizen, Ödeme sowie weitere Diagnostik (Blut, Urin, Ultraschall))
- Beratung zur gesunden Lebensweise
- Beratung über Möglichkeiten der Entbindung

pränatale Diagnostik (Pränataldiagnostik)
Überbegriff für vorgeburtliche Untersuchungen, die Krankheiten, Fehlbildungen oder Behinderungen des Kindes feststellen können

Die Ergebnisse werden im Mutterpass dokumentiert. Die Schwangerenvorsorge kann bei einer normal verlaufenden Schwangerschaft auch von einer Hebamme durchgeführt werden. Empfohlen wird, dass die Frau nach der Feststellung der Schwangerschaft alle vier Wochen, ab der 32. SSW alle zwei Wochen und ab dem errechneten Geburtstermin jeden zweiten Tag zur Vorsorgeuntersuchung gehen soll.

Pränatale Diagnostik

Zur |pränatalen Diagnostik (PND) gehören nicht invasive Untersuchungen wie die Ultraschalluntersuchung und invasive Untersuchungen wie z. B. Fruchtwasserpunktion (*Amniozentese*), Gewinnung von Plazentazellen (*Choriozottenbiopsie*) und Nabelschnurpunktion. Im Rahmen der Schwangerenvorsorge und der Pränataldiagnostik übernehmen die gesetzlichen Krankenkassen die Kosten für folgende Untersuchungen:

PAP-Abstrich | 786

Zeitpunkt	Untersuchungen
ab der 5. SSW	Mutterschaftsvorsorge: Feststellen der Schwangerschaft durch HCG-Nachweis im Urin und Ultraschalluntersuchung, rechnerische Bestimmung des wahrscheinlichen Geburtstermines, Anamnese, Blutuntersuchung (Blutgruppe, Rötelntiter, Antikörpersuchtest); Suche nach Lues-Erkrankung, Vaginalabstrich (pH-Wert, Chlamydien), |PAP-Abstrich
9.–11. SSW	zur Bestimmung des Schwangerschaftsalters 1. Ultraschalluntersuchung
12.–16. SSW	Mutterschaftsvorsorge und Ausstellung des Mutterpasses; im Risikofall Amniozentese zur Gewinnung kindlicher Zellen zur genetischen Untersuchung möglich (16.–18. SSW)
17.–21. SSW	Mutterschaftsvorsorge
19.–23. SSW	zur Kontrolle des Wachstums des Kindes 2. Ultraschalluntersuchung
22.–26. SSW	Mutterschaftsvorsorge, oraler Glukosetoleranztest zum Ausschluss eines Gestationsdiabetes, 2. Blutentnahme für Antikörpersuchtest
27.–32. SSW	Mutterschaftsvorsorge, CTG, ggf. 1. Anti-D-Prophylaxe
29.–32. SSW	zur Kontrolle der Lage der Plazenta und des Wachstums des Kindes 3. Ultraschalluntersuchung
33.–35. SSW	Mutterschaftsvorsorge, Blutentnahme für Hepatitis-B-Antigen
36.–38. SSW	Mutterschaftsvorsorge, Bestimmung der Kindslage
39. SSW	Mutterschaftsvorsorge
bei jedem Untersuchungstermin	vaginale Untersuchung mit bimanueller Tastung, Messung von Gewicht und Blutdruck, Suche nach Varizen und Ödemen, Urinuntersuchung (Eiweiße, Entzündungszeichen und Glukose); Blutuntersuchung (Hämoglobinwert)
HIV-Suchtest	sollte der Schwangeren angeboten werden, darf aber nur durchgeführt werden, wenn ihr Einverständnis vorliegt

Beratung von Schwangeren bzw. Paaren: Angebote und Institutionen

Die Beratung ist Teil der allgemeinen Schwangerenvorsorge. Sie wird von Hebammen und Frauenärztinnen durchgeführt. Bei den Vorsorgeuntersuchungen liegt ein Schwerpunkt auf der Beratung zur Lebensführung in der Schwangerschaft, zu Ernährung und Gesundheitsvorsorge sowie zu Entbindungsmöglichkeiten und Geburtsvorbereitung.

Zahlreiche Organisationen und Vereine bieten psychosoziale Beratung rund um das Thema Schwangerschaft an. Neben der persönlichen und telefonischen Beratung stehen gerade für junge Schwangere die zahlreichen Foren im Internet im Vordergrund. Auch einschlägige Zeitschriften dienen dem Informationserwerb.

Eine besondere Form der Schwangerenberatung ist die Schwangerschaftskonfliktberatung, die vom Gesetzgeber im § 219 StGB vorgesehen ist, damit ein Schwangerschaftsabbruch ohne Indikation straffrei ist. Das Gesetz zur Vermeidung und Bewältigung von Schwangerschaftskonflikten legt dabei fest, durch wen, bis wann und mit welchen Inhalten diese Beratung durchgeführt werden muss.

§ 219 StGB | 65

Die Betreuung und Beratung sehr junger schwangerer Mädchen ist eine besondere Herausforderung. Ist die Mutter noch nicht 18 Jahre alt, braucht sie eine gesetzliche Betreuung für sich selbst und das Kind. Oft ist auch der Kindsvater noch nicht erwachsen. Beide müssen in erster Linie ihrer Schulpflicht nachkommen oder auch eine Berufsausbildung beenden, um eine finanzielle Basis für ihre kleine Familie zu ermöglichen. Zumindest rechtlich und finanziell stehen dann die beiderseitigen werdenden Großeltern in der Pflicht.

Geburtsvorbereitungskurse

Geburtsvorbereitungskurse werden von ambulant tätigen Hebammen und solchen in Entbindungskliniken angeboten [Abb. 1 und 2]. Sie bieten Schwangeren und ihren Partnern eine gute Möglichkeit, sich auf die Veränderungen während der Schwangerschaft sowie nach der Geburt einzustellen und einzuüben. Folgende Themen werden besprochen bzw. geübt:

www.profamilia.de
Seite von pro familia, der Deutschen Gesellschaft für Familienplanung, Sexualpädagogik und Sexualberatung e. V. Hier finden Sie zahlreiche Informationen über Beratung und Hilfe in den Bereichen Sexualität, Schwangerschaft, Familienplanung, Elternschaft.

- Information zu Schwangerschaftsverlauf und Geburtsvorgang
- Atemtechniken bei Einsetzen der Wehen und für die Geburt
- Schmerzlinderung unter der Geburt und Möglichkeiten der Entbindung
- Gymnastik in der Schwangerschaft und nach der Entbindung
- Entspannung und Massage
- dem Partner oder einer anderen begleitenden Person Unterstützungsmöglichkeiten aufzeigen
- Stillvorbereitung
- Pflege des Kindes

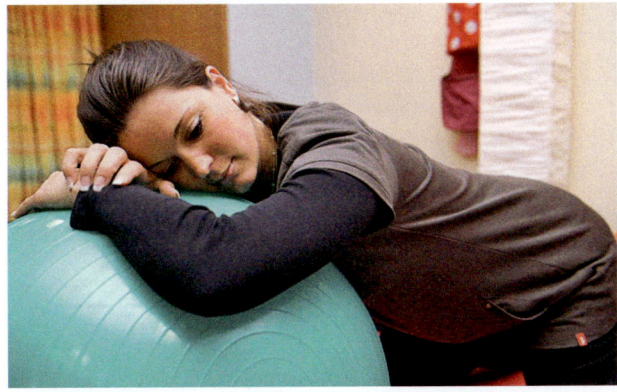

[1]   Schwangerschaftsgymnastik

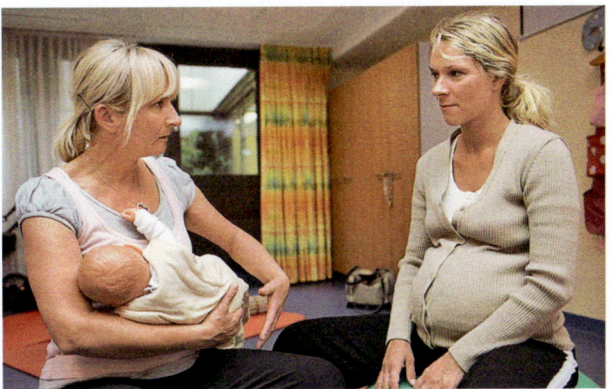

[2]   Vorbereitungskurs mit Stillvorbereitung

Vor- und Nachteile einer stationären, ambulanten oder häuslichen Geburt

Es ist nicht selbstverständlich, dass alle Frauen entweder zu Hause entbinden oder in der Klinik. Werdende Mütter haben unterschiedliche Vorstellungen dazu, aber es ist wichtig, dass sie Vor- und Nachteile jeder Variante kennen [Tab.1]. Ganz grundsätzlich gilt: die Betreuung einer unkomplizierten Schwangerschaft und Entbindung ist Aufgabe einer Hebamme. Sobald aber Komplikationen für Mutter oder Kind eintreten, muss sie eine Ärztin hinzuziehen.

Entbindungsort	Positive Aspekte/ Vorteil	Negative Aspekte/ Nachteil
stationär in der Entbindungsklinik ohne Neonatologie	▪ Betreuung durch Team aus Hebamme, Ärztin, Kinderärztin, Pflegenden und Stillberaterin ▪ schnelle medizinische Hilfe bei Komplikationen der Mutter ▪ Möglichkeit, Beleghebammen in Anspruch zu nehmen	▪ Medizinische Atmosphäre und standardisierte Abläufe können als störend empfunden werden. ▪ Medizinische Hilfe bei Komplikationen des Kindes müssen von extern angefordert bzw. das Kind verlegt werden.
stationär in der Entbindungsklinik mit Neonatologie	▪ Betreuung durch Team aus Hebamme, Ärztin, Kinderärztin, Pflegenden und Stillberaterin ▪ schnelle medizinische Hilfe bei Komplikationen der Mutter/des Kindes	▪ Medizinische Atmosphäre und standardisierte Abläufe können als störend empfunden werden.
ambulant in der Entbindungsklinik mit oder ohne Neonatologie	▪ Betreuung durch Team aus Hebamme, Ärztin, Kinderärztin, Pflegenden und Stillberaterin ▪ schnelle medizinische Hilfe bei Komplikationen der Mutter/des Kindes ▪ Wochenbettphase zu Hause möglich	▪ Medizinische Atmosphäre und standardisierte Abläufe können als störend empfunden werden. ▪ Gute Organisation der Nachsorge und Haushaltsführung sind nötig, damit Mutter und Kind sich von der Geburt erholen können.
ambulant im Geburtshaus Geburtshäuser sind häufig in der Nähe von Entbindungskliniken angesiedelt, um im Notfall schnelle Hilfe zu haben.	▪ häusliche und entspannte Atmosphäre ▪ vertrautes Verhältnis zu betreuender Hebamme ▪ Fokus auf (natur)heilkundlichen Verfahren der Geburtsunterstützung	▪ Medizinische Hilfe bei Komplikationen der Mutter bzw. des Kindes muss von extern angefordert werden, evtl. ist ein Transport in Klinik (bzw. in zwei Kliniken) notwendig. ▪ Kosten für die Geburtshausbetreuung wird nur zum Teil von gesetzlichen Krankenkassen erstattet.
Entbindung zu Hause	▪ vertraute Atmosphäre	▪ Medizinische Hilfe bei Komplikationen der Mutter bzw. des Kindes muss von extern angefordert werden, evtl. ist ein Transport in Klinik (bzw. in zwei Kliniken) notwendig (Klärung im Vorfeld nötig!). ▪ Betreuende Hebamme muss Hausgeburten anbieten.

[Tab. 1] Vor- und Nachteile unterschiedlicher Entbindungsorte

Die Geburt und das Wochenbett

Geburtsmechanik und -phasen

Während der Geburt ergibt sich ein Zusammenspiel zwischen Fetus und mütterlichem Geburtskanal, das **Geburtsmechanik** genannt wird. Für den Fetus ist dies ein passiver Vorgang. Im Normalfall wird die Geburtsmechanik durch folgende fetale Faktoren geprägt:

- Lage (Beziehung der Längsachse des Kindes zur Längsachse des Geburtskanals)
- Stellung (Beziehung von kindlichem Rücken zur Gebärmutterinnenwand)
- Haltung (Beziehung von kindlichem Kopf und Extremitäten zum kindlichen Rumpf)
- Einstellung (Beziehung des vorangehenden Kindsteils zum Geburtskanal)

Als regelgerechte Geburtslage gilt die vordere Hinterhauptslage [Abb. 1].
Die **Geburtsphasen** werden wie folgt eingeteilt:

- Eröffnungsphase
- Austreibungsphase
- Nachgeburtsphase

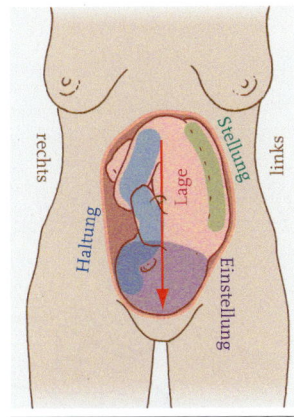

[1] Kindslage, zu sehen ist die regelgerechte vordere Hinterhauptslage

Die **Eröffnungsphase** [Abb. 2 und 3, links] beträgt bei Erstgebärenden zumeist acht bis zehn Stunden, bei Mehrgebärenden sechs bis acht Stunden und beginnt mit den ersten regelmäßigen muttermundwirksamen Wehen. Durch die Eröffnungswehen wird der Muttermund geöffnet und das Kind tritt in das kleine Becken ein. Zum Ende der Eröffnungsphase ist der Muttermund vollständig eröffnet – er ist „verstrichen" [Abb. 3]. Die Frau spürt jetzt regelmäßige Wehen alle drei bis fünf Minuten. Die Fruchtblase wölbt sich i. d. R. gegen Ende der Eröffnungsperiode in den Geburtskanal und platzt. Man spricht vom rechtzeitigen Blasensprung, der bei ca. zwei Drittel aller Geburten eintritt. Ein vorzeitiger Blasensprung (vor der Eröffnungsphase eintretend) erhöht das Risiko einer kindlichen Infektion. Ist die Fruchtblase gegen Ende der Eröffnungsphase immer noch intakt, kann sie manuell geöffnet werden.

Vor dem Blasensprung kann die Frau durch körperliche Bewegung das Fortschreiten der Geburt unterstützen, da nicht die Gefahr besteht, dass die Nabelschnur zwischen kindlichem Kopf und dem Geburtsweg komprimiert wird. Nach dem Blasensprung werden die Herztöne des Kindes kontinuierlich überwacht.

In der **Austreibungsphase** durchtritt das Kind den gesamten Geburtskanal und wird i. d. R. mit drei bis fünf Presswehen geboren. Diese Phase dauert 60–75 Minuten bei Erstgebärenden und bei Mehrgebärenden ca. 20–30 Minuten. Danach folgt eine Übergangsphase von etwa zehn Minuten bis in der **Nachgeburtsphase** die Plazenta innerhalb von 5–20 Minuten geboren wird. Diese sollte bis 45 Minuten nach Geburt des Kindes abgeschlossen sein. Die Plazenta muss auf Vollständigkeit überprüft werden, da bereits erbsengroße Stücke zu unstillbaren Blutungen der Gebärmutter und zum Verbluten der Mutter führen können.

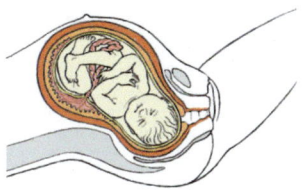

[2] Eröffnungsphase (Beginn)

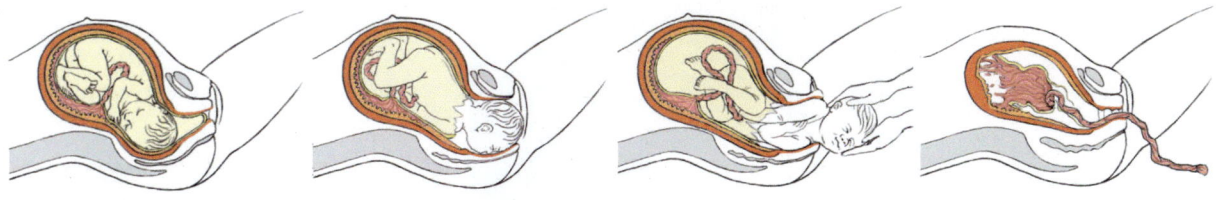

[3] Eröffnungsphase, Austreibungsphase, Kopf und Schultern geboren, Nachgeburtsphase (von links nach rechts)

Geburtstechniken

Die Mutter kann zur Geburt – insbesondere in der Eröffnungsphase – verschiedene Stellungen einnehmen [Abb. 1]. Sofern keine Komplikationen eintreten, sind Stellungen vorzuziehen, bei denen die Schwerkraft die Wehenarbeit unterstützt.

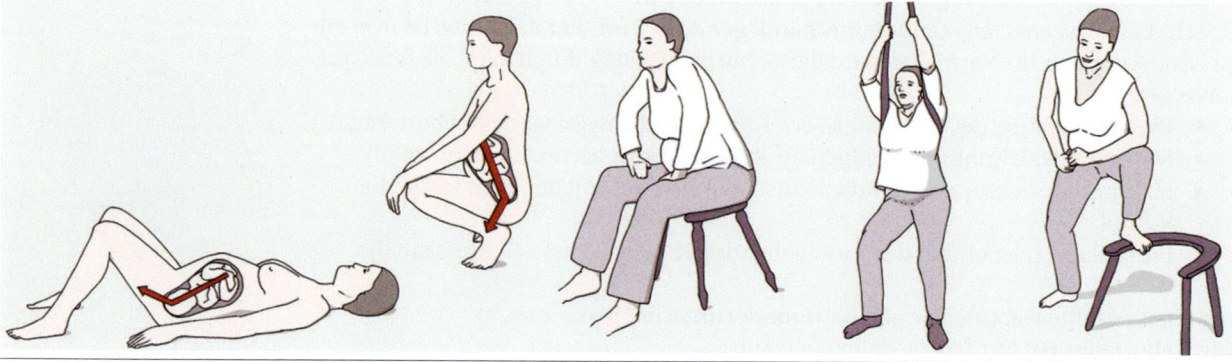

[1]   Wirkung der Schwerkraft bei den verschiedenen Stellungen, die die Mutter bei der Geburt einnehmen kann.

Überwachung und Versorgung von Mutter und Kind während der Geburt

Die Betreuung der (komplikationslosen) Geburt ist Aufgabe der Hebamme. Sie kontrolliert die Vitalzeichen der Mutter und die Öffnung des Muttermunds in Intervallen von zwei Stunden. Bei Veränderungen des Kindszustandes erfolgt eine CTG-Aufzeichnung [Abb. 3 und 4] nach jeder Wehe. Bei vermuteten oder auftretenden Komplikationen sind kontinuierliche Aufzeichnungen erforderlich. Weiterhin stehen die psychische Unterstützung, Anleitung sowie kontinuierliche Motivation der Mutter im Vordergrund. Bei Komplikationen werden Frauenärztin und ggf. auch eine Kinderärztin hinzugezogen.

Schmerzbekämpfung

Die Bekämpfung der **Geburtsschmerzen** kann auf verschiedenen Wegen erfolgen und ist abhängig von der individuellen Schmerztoleranz der Gebärenden:

- Entspannungs- und Atemtechniken
- homöopathische Medikamente
- Akupunktur/Akupressur
- Analgetika und Spasmolytika (i. m. oder bei guter Verträglichkeit p. o.)
- Periduralanästhesie (PDA) oder Schmerzmittelgabe über einen PDA-Katheter, auch als Kaudalanästhesie möglich
- Pudendusanästhesie [Abb. 2]: Betäubung des N. pudendus zur Schmerzausschaltung und Muskelrelaxation im äußeren weichen Geburtskanal und Vulva-Damm-Bereich
- Lokalanästhesie des Dammes

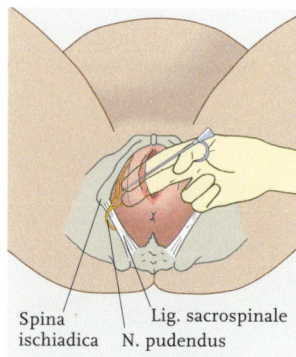

Spina ischiadica   Lig. sacrospinale   N. pudendus

[2]   Pudendusanästhesie

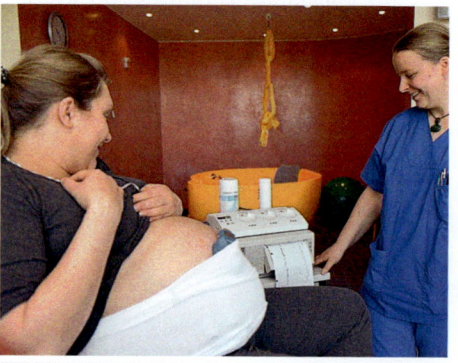

[3]   Anlegen eines CTG

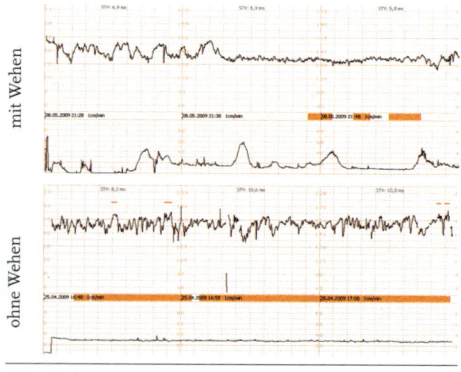

mit Wehen

ohne Wehen

[4]   CTG-Aufzeichnung mit und ohne Wehen

Komplikationen während der Geburt

Eine zu schwache Wehentätigkeit und fetale Lageanomalien [Abb. 5] können den regelrechten Geburtsverlauf stören bzw. unmöglich machen. Ist die **Wehentätigkeit** zu schwach, verlängert sich der Geburtsvorgang. Dauert die Eröffnungsphase länger als zwölf Stunden, spricht man von einem |protrahierten Geburtsverlauf. Setzen die Wehen in der Austreibungsphase aus, bedeutet das einen Geburtsstillstand. Die Wehentätigkeit kann mittels Oxytozin-Gabe (Spray oder Infusion) angeregt werden. Verschlechtern sich die kindlichen Herztöne bzw. die in einer Blutgasanalyse getesteten Blutgase (Sauerstoff und Kohlenstoffdioxid) des Kindes, so wird die Geburt unterstützt (durch spezielle Handgriffe) oder operativ beendet.

protrahiert
verzögert, verlängert

Häufigkeit	93 %				1 %	5 %	0,7 %
Lagerform	Schädellage					Beckenendlage	Querlage
		regelrechte Hinterhauptslage	Vorderhauptslage	Stirnlage	Gesichtslage		
maßgeblicher Kopfumfang für den Geburtsverlauf:		32 cm	34 cm	35–36 cm	34 cm		

[5] Flexions- und Deflexionslagen des Kopfes beim Eintritt in das Becken

Bei einem normalen Geburtsverlauf dehnt der kindliche Kopf den Geburtskanal so weit, dass der restliche Körper folgen kann. Daher müssen bei **Lageanomalien** des Fetus zusätzliche geburtsunterstützende Maßnahmen eingeleitet werden. Dies geschieht v. a., weil es bei Lageanomalien häufiger zu Nabelschnurvorfällen kommt. Hierbei klemmen der Kopf oder Körper des Kindes die Nabelschnur ab, sodass der fetale Blutkreislauf unterbrochen wird. Aus einer Beckenend- bzw. Steißlage kann ein Kind von erfahrenen Geburtshelferinnen durch spezielle Handgriffe vaginal entbunden werden. Diese unterstützen die Geburt. Befindet sich das Kind in Quer- oder Stirnlage oder treten Komplikationen auf, wird zur Entbindung ein Kaiserschnitt (*Sectio caesarea*) durchgeführt.

Mütterliche Geburtsverletzungen können den Damm, die Zervix und den Uterus betreffen. Die häufigste Verletzung ist der Dammriss, der durch die Überdehnung des Damms unter der Geburt entstehen kann. Man unterscheidet drei Schweregrade. Grad I beschreibt einen Hauteinriss, bei Grad II reißt zusätzlich die Dammmuskulatur und bei Grad III ist auch der Schließmuskel (*Anus*) betroffen. Bei Verletzungen von Grad I und II wird eine Dammnaht gesetzt, bei Grad III ist eine operative Rekonstruktion des Schließmuskels nötig, um einer Stuhlinkontinenz vorzubeugen. Damit der Damm nicht reißt, wird bereits in der Schwangerschaft wie auch unter der Geburt die Dammmassage mit hautpflegendem Öl empfohlen, dammschützende Handgriffe eingesetzt oder unter der Geburt ein |Dammschnitt gesetzt.

Dammschnitt | 60
Zangenentbindung | 60

Sehr viel seltener als ein Dammriss treten Zervixrisse v. a. bei |Zangengeburten auf. Die Verletzung blutet stark und muss nach der Entbindung genäht werden.

Eine Uterusruptur ist eine gefürchtete Komplikation, die das Leben des Kindes und der Mutter stark gefährdet. Dabei kommt es unter der Geburt zu einem so genannten Wehensturm. Die Gebärende ist sehr unruhig und hat extreme Schmerzen. Die Wehen hören nach der Ruptur auf, die Frau erleidet einen (lebensbedrohlichen) Schock. Bei (drohender) Uterusruptur werden wehenhemmende Medikamente verabreicht und eine sofortige Operation eingeleitet. Nach der Entbindung des Kindes wird der Uterus wenn möglich übernäht, ansonsten entfernt.

Maßnahmen zur operativen Geburtsbeendigung

Die **Zangenentbindung** (*Forcepsentbindung*) [Abb. 1] und die **Vakuumextraktion** (VE) [Abb. 2] werden bei Verzögerungen und Wehenschwäche in der Austreibungsphase nach dem Blasensprung eingesetzt. Der kindliche Kopf muss bereits die |Interspinalebene (bzw. den Beckenboden für VE) erreicht haben und das Kind muss in Hinterhauptslage (HHL) oder Vorderhauptslage (VHL) liegen. Auf das Kind wird wehensynchron Zug ausgeübt und so die Austreibungsphase unterstützt. Zur Erweiterung des Geburtskanals wird ein **Dammschnitt** (*Episiotomie*) durchgeführt [Abb. 3].

Interspinalebene
Ebene, die parallel zur Beckeneingangsebene durch die Sitzbeindorne (*Spinae ischchiadica*) verläuft.

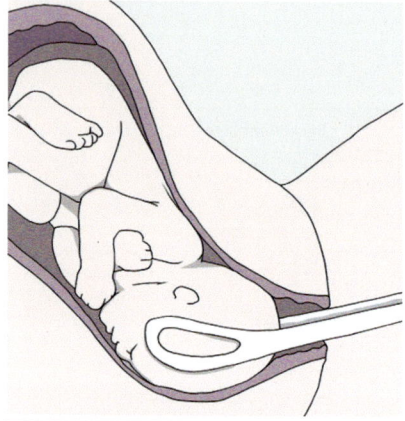

[1] Zangenentbindung

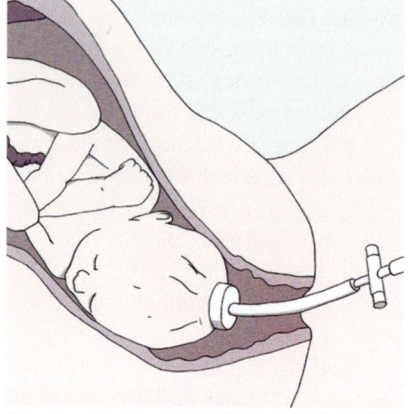

[2] Vakuumextraktion

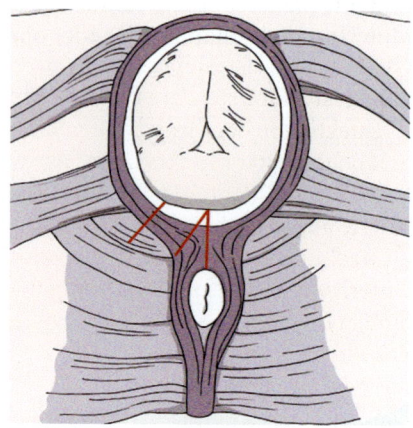

[3] Episiotomie mit Schnittführung

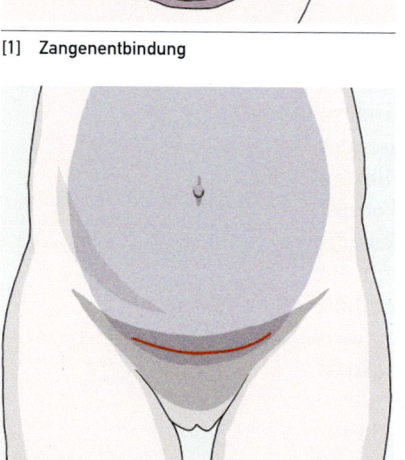

[4] Schnittführung bei der Sectio

Die **abdominelle Schnittentbindung**, auch **Kaiserschnitt** (*Sectio caesarea*) genannt [Abb. 4], kann primär (vor Beginn der Eröffnungsperiode) und sekundär (während des Geburtsverlaufes) erfolgen. Indikationen für einen Kaiserschnitt:

- Eklampsie/EPH-Gestose
- Missverhältnisse zwischen kindlicher Größe und mütterlichem Becken (Kind zu groß)
- Beckenendlage (BEL), Querlage, Gesichtslage
- Placenta praevia totalis bzw. starke Blutungen einer Placenta praevia
- Nabelschnurvorfall
- vorzeitige Plazentalösung
- Sauerstoffmangel des Kindes/Atemstillstand (*Asphyxie*)
- Uterusruptur
- Fehlbildungen des Kindes
- HIV-Infektion der Mutter

Bonding
Bindungs- und Beziehungsaufbau zwischen Eltern und Kind

⬛ Unabhängig von der Geburtsart wird das Kind so schnell wie möglich der **Mutter oder dem Vater in den Arm gelegt, um das |Bonding zu unterstützen. Auch sollte der Mutter das Kind sofort nach der Geburt zum Stillen angelegt werden, das begünstigt den Milcheinschuss und erleichtert das Stillen.**

Wochenbettkomplikationen

Im Wochenbett können folgende Komplikationen auftreten:

- verstärkte Blutungen
- Infektionen
- |Thrombose bzw. |Embolie

Thrombose **1** | 152
Embolie **1** | 152

Verstärkte Blutungen treten meist in den ersten 48 Stunden nach der Geburt auf. Sie entstehen, wenn der Uterus sich nicht regelrecht zurückbildet (Uterusatonie) oder Plazentareste im Uterus verblieben sind (Plazentalösungsstörung). Der Uterus ist schlecht kontrahiert und daher kaum tastbar. Die Kontraktion des Uterus wird mit Oxytozin oder Prostaglandinen angeregt und abhängig von der Ursache werden Plazentareste durch (Nach-)Kürettage entfernt und/oder der Uterus tamponiert.

Infektionen der äußeren Genitale, Gebärmutter oder der Eierstöcke sind gefürchtete Wochenbettkomplikationen. Als **Puerperalfieber** (auch Kindbettfieber) werden alle fieberhaften Infektionen bezeichnet, die von einer bakteriellen Infektion der Geburtswunde ausgehen. Sie sind durch Körpertemperaturen von über 38 °C sowie einer beeinträchtigten Rückbildung des Uterus gekennzeichnet. Die Wöchnerin klagt über Unterbauchschmerzen, der Lochialfluss riecht übel. Die Behandlung erfolgt mit Antibiotika und Oxytozin. Bei Nichtbehandlung bzw. Nichtanschlagen der Therapie kann das Puerperalfieber in eine **Sepsis puerperalis** übergehen. Das Fieber steigt dabei auf über 40 °C, die Wöchnerin leidet unter Schüttelfrost und rasendem Puls (ca. 140/min). Die Sepsis puerperalis ist ein lebensbedrohlicher Zustand, der eine intensivmedizinische Behandlung erfordert.

Die **Mastitis puerperalis** [Abb. 5] ist eine Brustdrüsenentzündung in der Stillperiode, meist ausgelöst durch Staphylokokken. Die Mastitis kann sowohl das Bindegewebe (*interstitiell*) als auch die Milchgänge (*intrakanikulär parenchymatös*) betreffen. Sie entwickelt sich häufig aus einem Milchstau oder aus einer aufsteigenden Infektion nach Verletzung der Brustwarzen oder Rhagaden (Einrisse der Haut). Die Brust der Frau ist heiß und schmerzhaft geschwollen. Die Körpertemperatur steigt bis hin zu hohem Fieber. Harte Stellen in der Brust können auf eine Abszessbildung hinweisen. Die betroffene Brust wird mit einem festen BH hochgebunden, die Mutter wird mit Antibiotika behandelt. Liegt ein Abszess vor, wird dieser inzisiert.

Solange die Muttermilch nicht zu stark mit Erregern belastet ist, wird das Kind weiter gestillt. Ist die Infektion fortgeschritten, wird die Milch abgepumpt und verworfen. Gegebenenfalls wird das |Abstillen medikamentös unterstützt.

Abstillen | 62

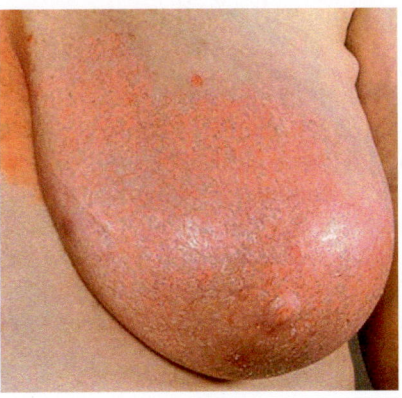 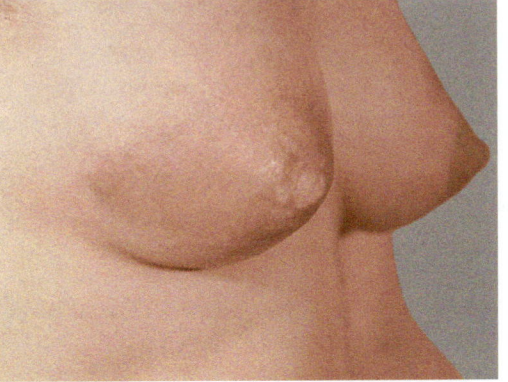

[5] Mastitis

Stillphysiologie

Die Muttermilch wird in den Milchdrüsen der weiblichen Brust gebildet (*Laktation*) [Abb. 1 und 2]. Die Brustdrüse besteht während der Laktationsperiode aus den Milchbläschen, den Milchausführungsgängen mit den Milchseen, die auf der Mamille münden. Zwischen dem Drüsengewebe befindet sich Bindegewebe und Fettgewebe. Stillt die Frau nicht, bilden sich die Milchbläschen zurück. Die Brustdrüse ist von Epidermis umgeben und liegt auf dem M. pectoralis major auf. Die Lymphabflusswege der Brustdrüse münden in den axillären Lymphknoten. Während der Schwangerschaft nehmen die Brustdrüsen durch das Wachstum des Drüsengewebes an Größe zu. Die Ursache ist die erhöhte Konzentration der Schwangerschaftshormone, insbesondere des Östrogens. Zum Zeitpunkt der Geburt wird das Prolaktin aus der Hypophyse wirksam und führt zum Milcheinschuss. Durch den Saugreiz beim Stillen werden Oxytozin und Prolaktin freigesetzt. Beide Hormone führen zur Milchbildung und zum Milchfluss. Oxytozin bewirkt ebenfalls die Rückbildung des Uterus.

Die Milchbildung (*Laktation*) beginnt bereits ab dem zweiten Schwangerschaftsdrittel. Manche Frauen verlieren bereits in der Schwangerschaft Vormilch. Nach der Entbindung wird die Laktation durch die hormonelle Veränderung und den Saugreiz des Kindes stimuliert. Der Milchspendereflex löst die Abgabe der Muttermilch aus. Er wird durch das Schreien des Säuglings und das Saugen verursacht. Am Tag der Geburt und bis zum fünften Tag wird die Milch Vormilch (*Kolostrum*) genannt. Diese enthält viel Flüssigkeit und Immunglobuline. Nach dem Milcheinschuss produzieren die Brustdrüsen vermehrt Kohlenhydrate, Fette und Eiweiße zur Sättigung des Kindes. Bis zum 15. Tag wird die Muttermilch als Übergangsmilch bezeichnet und danach als reife Frauenmilch.

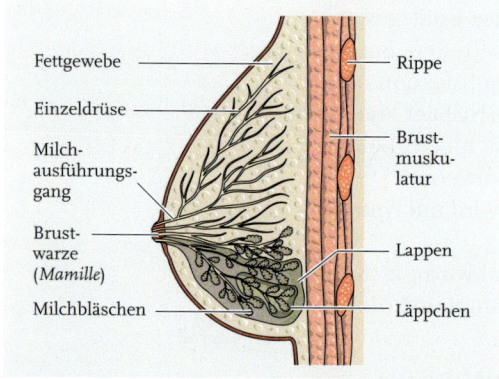

Fettgewebe
Einzeldrüse
Milchausführungsgang
Brustwarze (*Mamille*)
Milchbläschen
Rippe
Brustmuskulatur
Lappen
Läppchen

Hypophyse produziert Oxytozin und Prolaktin.
Prolaktin bewirkt die Differenzierung der Drüsenläppchen in der zweiten Schwangerschaftshälfte und löst am dritten Tag nach der Geburt den Milcheinschuss aus und sorgt für die Aufrechterhaltung der Milchproduktion
Oxytozin: bewirkt die Uterusrückbildung und Aufrechterhaltung des Milchflusses und der Milchproduktion.

Saugreiz durch das Kind: Ausschüttung von Prolaktin und Oxytozin aus Hypophyse, Aufrechterhaltung der Milchproduktion

Milchdrüse

Östrogen und **Progesteron** aus der Plazenta fördern das Wachstum der Brustdrüse in der Schwangerschaft.

[1] Weibliche Brust   [2] Milchproduktion

Der Begriff „**Abstillen**" bezeichnet den Vorgang, bei dem die Milchproduktion zum Erliegen gebracht wird. Wird nach einer Phase des Stillens abgestillt, nennt man dies sekundäres Abstillen. Wird das Stillen überhaupt nicht begonnen, heißt dies primäres Abstillen.

Beim primären Abstillen direkt nach der Geburt wird die Milchproduktion durch einen Prolaktinhemmer (Bromocriptin) unterbunden. Hierbei besteht die Gefahr, dass sich der Uterus nicht regelrecht zurückbildet (*Subinvolutio uteri*). Für das primäre Abstillen gibt es verschiedene Gründe, wie den Wunsch der Mutter nicht zu stillen, das Vorliegen von Stillhindernissen, eine HIV-Infektion der Mutter oder das Freigeben des Kindes zur Adoption.

Das sekundäre Abstillen wird i. d. R. durch vermindertes Anlegen des Kindes und dadurch allmählich sinkende Milchproduktion eingeleitet. Die in Deutschland übliche Stillzeit beträgt meist Wochen bis Monate, wobei die WHO eine Stilldauer von zwei Jahren empfiehlt. Soll das Abstillen akut erfolgen, kann es durch Salbeitee, einen festen BH und Kühlen erleichtert werden. Dies kann z. B. bei der Notwendigkeit einer medikamentösen Behandlung der Mutter erforderlich sein.

Das gesunde Neugeborene

Klassifizierung Neugeborener

Bei Neugeborenen unterscheidet man

- reife Neugeborene: Geburt nach der 37. SSW und vor der 41. SSW,
- Frühgeborene: Kinder, die vor der vollendeten 37. SSW geboren wurden,
- übertragene Neugeborene: Kinder, die nach der Vollendung der 42. SSW geboren wurden.

Die Neugeborenenperiode dauert 28 Tage nach der Geburt. Stimmen Geburtsalter und Körpergewicht nicht überein, spricht man von hypotrophen (zu leichte Kinder – unter der zehnten |Perzentile) und hypertrophen Kindern (zu schwere Kinder – über der 90. Perzentile). Perzentile **1** | 233

Zustands- und Reifebeurteilung des Neugeborenen

Gesunde und reife Neugeborene weisen folgende Merkmale auf:

- rosige Hautfarbe
- kräftiges Schreien und lebhafte Reflexe
- vollständig ausgebildete Ohrenknorpel
- die Fingerkuppen überragende Fingernägel
- Brustdrüsen haben einen Durchmesser von ca. 10 mm
- Fußsohlenfalten sind über die gesamte Fußsohle verteilt
- große Schamlippen bedecken die kleinen bzw. der Abstieg der Hoden aus der Bauchhöhle in das Skrotum (*Descensus testiculorum*) ist abgeschlossen (die Hoden befinden sich im Hodensack)

Der Zustand wird sofort nach der Geburt, nach fünf und zehn Minuten im APGAR-Test beurteilt. Beurteilt werden: A – Atmung,
P – Puls,
G – Grundtonus,
A – aussehen,
R – Reflexe.

Für jeden Parameter werden 2, 1 oder 0 Punkte vergeben. Die Summe ergibt den so genannten APGAR-Wert. Gesunde Kinder sollten APGAR-Werte zwischen 8 – 10 erreichen [Tab. 1], [Abb. 3].

✉ **Der APGAR-Score erlaubt eine schnelle Beurteilung des Neugeborenen**

Schema	Befund für 2 Punkte	Befund für 1 Punkt	Befund für 0 Punkte
Atmung	spontan/schreit	flache Atmung	keine Atmung
Puls/min	>100	<100	nicht wahrnehmbar
Grundtonus	aktive Bewegung	geringe Bewegung	keine Bewegung
Aussehen	rosig	nur Extremitäten blau	ganz zyanotisch
Reflexe	schreit kräftig	schreit	keine Reaktion

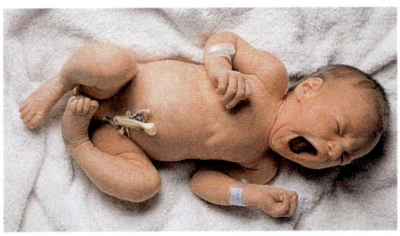

[3]   Inspektion nach 1, 5 und 10 Minuten

www.g-ba.de

▶ Informationsarchiv
▶ Richtlinien
▶ Kinder

Hier finden Sie die ausführliche Anleitung zur Durchführung der Kindervorsorgeuntersuchungen des GBA.

Hypothyreose | **730**
Phenylketonurie | **705**
Galaktosämie | **706**

Vorsorge- und Früherkennungsuntersuchungen

Das Neugeborene wird sofort nach der Geburt im APGAR-Test eingeschätzt. Die U1 erfolgt innerhalb der ersten 24 Stunden und kann auch von einer Hebamme durchgeführt werden. Kinderärztinnen führen die U2 zwischen dem dritten und zehnten Lebenstag durch. Am fünften Lebenstag erfolgt das Neugeborenenscreening nach |Hypothyreose, |Phenylketonurie, |Galaktosämie und Biotinidasemangel (Guthrie-Test). Die Kinder müssen zuvor drei Tage mit Milchnahrung ernährt werden, um Stoffwechselstörungen erkennen zu können. Die Untersuchungen erfolgen mit Blut, das aus der Ferse des Kindes gewonnen wird und auf der Testkarte das jeweilige Feld durchtränkt.

Die Kindervorsorgeuntersuchungen sind seit 1971 Pflichtleistungen der gesetzlichen Krankenkassen. Durch die Untersuchungen sollen mögliche Defekte und Erkrankungen möglichst frühzeitig erkannt und Behandlungen eingeleitet werden. Dies betrifft v. a. Erkrankungen, die die Entwicklung des Kindes gefährden. Die Untersuchungen werden im „Gelben Heft" des Gemeinsamen Bundesausschusses (GBA) durch die untersuchende Kinderärztin dokumentiert. Jungen Eltern wird die Notwendigkeit der Kindervorsorgeuntersuchungen dargelegt und die Aufzeichnungen im „Gelben Heft" erläutert.

Bei allen Untersuchungen werden Körpergröße und -gewicht gemessen und der Allgemeinzustand beurteilt. Die Schwerpunkte der Untersuchungen gehen aus der folgenden Übersicht hervor [Tab. 1].

	Alter	Fokus der Untersuchungen
U1	unmittelbar nach der Geburt im Kreißsaal	Beurteilung von Reifezeichen, Vitalität und Fehlbildungen
U2	Basisuntersuchung am 3.–10. Lebenstag	Fehlbildungen, Stoffwechselscreening, Bewegung, Ernährungsberatung, evtl. Hörscreening
U3	weitere Basisuntersuchung in der 4.–6. Lebenswoche	Verhalten, Gedeihen, Interaktionsprobleme
U4	Erfassung neurologischer und motorischer Entwicklungsstörungen im 3.–4. Lebensmonat	Entwicklungsstörungen, Impfungen, evtl. Erfassen von Seh- und Hörstörungen
U5	6.–7. Lebensmonat	Entwicklungsstörungen, Seh- und Hörstörungen, Interaktionsprobleme, Impfungen
U6	10.–12. Lebensmonat	Entwicklungsstörungen, stato- und psychomotorische Entwicklungsstörungen oder -verzögerungen, Impfungen
U7	21.–24. Lebensmonat	Sprachentwicklungsstörungen, Entwicklungsverzögerungen, Impfungen
U7a	34.–36. Lebensmonat	Sehstörungen
U8	43.–48. Lebensmonat	Sprachentwicklungsstörungen, motorische Störungen, Hör- und Sehstörungen, Impfungen, Teilleistungen
U9	60.–64. Lebensmonat	Fehlfunktionen der Sinnesorgane, Teilleistungsstörungen, Sprachentwicklungsstörungen, Impfungen
U10/J1	13.–14. Lebensjahr	Aufklärung über pubertäre Entwicklungsstadien, den Zustand der Organe, des Skelettsystems und der Sinnesfunktionen, evtl. Hautprobleme, evtl. Ernährungsberatung, Gewicht, Größe, Impfstatus, Blut- und Urinuntersuchung

[Tab. 1] Kindervorsorgeuntersuchungen

Rechtlich-ethischer Bezug	1.3
Rechtliche Aspekte zum Thema „Schwangerschaft"	1.3.1

Schwangerschaft und Mutterschaft genießen in Deutschland einen besonderen Schutz. Dieser gründet vorrangig auf der Schutzwürdigkeit jedes menschlichen Lebens, aber auch in dem bestehenden gesellschaftlichen Interesse einer ausgeglichenen demografischen Entwicklung.

Schutz des Lebens und der Familie

Die Rechtsgrundlagen für den besondern Schutz des Lebens sowie der Familie sind im ersten Teil (den Grundrechten) des |Grundgesetzes (GG) festgeschrieben. Artikel 1 Abs. 1 besagt: „Die Würde des Menschen ist unantastbar. Sie zu achten und zu schützen ist Verpflichtung aller staatlichen Gewalt." Das gilt auch für das ungeborene Leben. In Artikel 2 Abs. 1 steht: „Jeder hat das Recht auf freie Entfaltung seiner Persönlichkeit", wozu nach Abs. 2 gehört: „Jeder hat das Recht auf Leben und körperliche Unversehrtheit". Im Spannungsfeld dieser Grundrechte wurde 1995 das jetzt gültige Gesetz zum Schwangerschaftsabbruch formuliert. Aus Artikel 6 Abs. 1 „Ehe und Familie stehen unter dem besonderen Schutz der staatlichen Ordnung" und Abs. 4 „Jede Mutter hat Anspruch auf den Schutz und die Fürsorge der Gemeinschaft" leiten sich das Mutterschutzgesetz sowie das Recht der Eltern ab, ihre Kinder in erster Linie selbst zu erziehen. Das Jugendamt darf das Erziehungsrecht nur unter sehr kritischen Bedingungen entziehen, wenn das Wohl des Kindes wirklich ernsthaft gefährdet ist.

Grundgesetz **3** | 313

Schwangerschaftsabbruch (§§ 218/219 StGB)

In Deutschland Ost und West gab es unterschiedliche Regelungen, nach denen ein Schwangerschaftsabbruch möglich bzw. erlaubt war. Im Osten gab es die |Fristenlösung, im Westen die |Indikationsregelung. Nach der Wiedervereinigung war es erforderlich, eine gemeinsame Rechtsgrundlage zu schaffen, die einerseits das ungeborene Leben schützt und andererseits das Selbstbestimmungsrecht der Frau ernst nimmt – beides gleichrangige Grundrechte nach dem Grundgesetz. Im Oktober 1995 wurde nach sehr langer Diskussion die Neufassung der Paragrafen (§§ 218 (Schwangerschaftsabbruch) und 219 (Konfliktberatung) StGB beschlossen. Grundsätzlich ist ein Schwangerschaftsabbruch (SSA) rechtswidrig und wird bestraft. Rechtswidrig, aber straffrei ist ein SSA, wenn die Bedingungen nach § 218a eingehalten werden.

Bestimmungen nach Paragraf 218a StGB

Der Schwangerschaftsabbruch wird nicht bestraft, wenn

- die Schwangere den Schwangerschaftsabbruch verlangt,
- sie dem Arzt durch eine Bescheinigung nach § 219 nachgewiesen hat, dass sie sich mindestens drei Tage vor dem Eingriff beraten lassen hat,
- der Schwangerschaftsabbruch von einem hierfür zugelassenen Arzt vorgenommen wird und
- seit der Empfängnis nicht mehr als zwölf Wochen vergangen sind.

Ein Schwangerschaftsabbruch, der auf Grund einer Gefährdung von Leben und psychischer Gesundheit der Mutter durchgeführt wird, ist nicht rechtswidrig, unabhängig davon, zu welchem Zeitraum dieser Abbruch erfolgt. In diese Indikation mit einbezogen sind auch Abbrüche bei einer Gefährdung der Mutter auf Grund schwerer Behinderung des Kindes. Ebenfalls nicht rechtswidrig ist ein SSA, wenn die Schwangerschaft auf Grund einer Vergewaltigung zustande kam. Daher braucht sich die Mutter in diesem Fall auch nicht beraten zu lassen, allerdings muss die Frist von zwölf Wochen eingehalten werden.

Fristenlösung
Innerhalb der ersten zwölf Schwangerschaftswochen waren Schwangerschaftsabbrüche grundsätzlich erlaubt (DDR + Ostdeutschland bis 1995).

Indikationsregelung
Es gab vier Indikationen, nach denen ein Schwangerschaftsabbruch straffrei möglich war: medizinische (Gefahr für die Mutter), eugenische (Behinderung des Kindes), kriminologische (nach Vergewaltigung) und soziale (besondere soziale Notlage). Diese Regelung galt in Deutschland West von 1976 – 1995.

www.elternimnetz.de
Diese Seiten vom Bayerischen Landesjugendamt informieren knapp und verständlich über alle Aspekte und Unterstützungsmöglichkeiten für Kinder, Eltern und Familie.

Mutterschutz **3** | 565

Zur Unterstützung schwangerer Frauen wurde auf Grundlage des § 219 StGB (Pflichtberatung) ergänzend das Gesetz zur Vermeidung und Bewältigung von Schwangerschaftskonflikten (SchKG) verabschiedet. Es regelt u. a. folgende Aspekte:

- § 2 Jede Frau und jeder Mann hat das Recht, sich informieren und beraten zu lassen.
- § 4 Die notwendige Beratung ist ergebnisoffen zu führen. Die Beratung soll ermutigen (…) Die Schwangerschaftskonfliktberatung dient dem Schutz des ungeborenen Lebens.
- § 5 Der Beratungscharakter schließt aus, dass die Gesprächs- und Mitwirkungsbereitschaft der schwangeren Frau erzwungen wird.
- § 7 Die Beratungsstelle hat nach Abschluss eine Bescheinigung auszustellen.
- § 12 Niemand ist verpflichtet, an einem Schwangerschaftsabbruch mitzuwirken, außer bei schwerer Gefahr für Leben und Gesundheit der Schwangeren.
- § 13 Die Länder stellen ein ausreichendes Angebot ambulanter und stationärer Einrichtungen zur Vornahme von Schwangerschaftsabbrüchen sicher.

Mutterschutz

Alle Frauen, die in einem Arbeitsverhältnis stehen, genießen während der Schwangerschaft und nach der Geburt einen besonderen Schutz [Grafik]. Das **Mutterschutzgesetz** (MuSchG) schützt die schwangere Frau und die Mutter grundsätzlich vor Kündigung und in den meisten Fällen auch vor vorübergehender Minderung des Einkommens. Es schützt darüber hinaus die Gesundheit der (werdenden) Mutter und des Kindes vor Gefahren am Arbeitsplatz. Die **Mutterschutzfrist** beginnt grundsätzlich sechs Wochen vor dem berechneten Geburtstermin und endet regulär acht Wochen, bei medizinischen Frühgeburten und Mehrlingsgeburten zwölf Wochen nach der Entbindung. Bei vorzeitigen Entbindungen verlängert sich die Mutterschutzfrist nach der Geburt um die Tage, die vor der Entbindung nicht in Anspruch genommen werden konnten. Somit haben alle Arbeitnehmerinnen einen Anspruch auf eine Mutterschutzfrist von insgesamt mindestens 14 Wochen. Weitere wichtige Bestimmungen des Mutterschutzgesetzes können folgender Grafik entnommen werden.

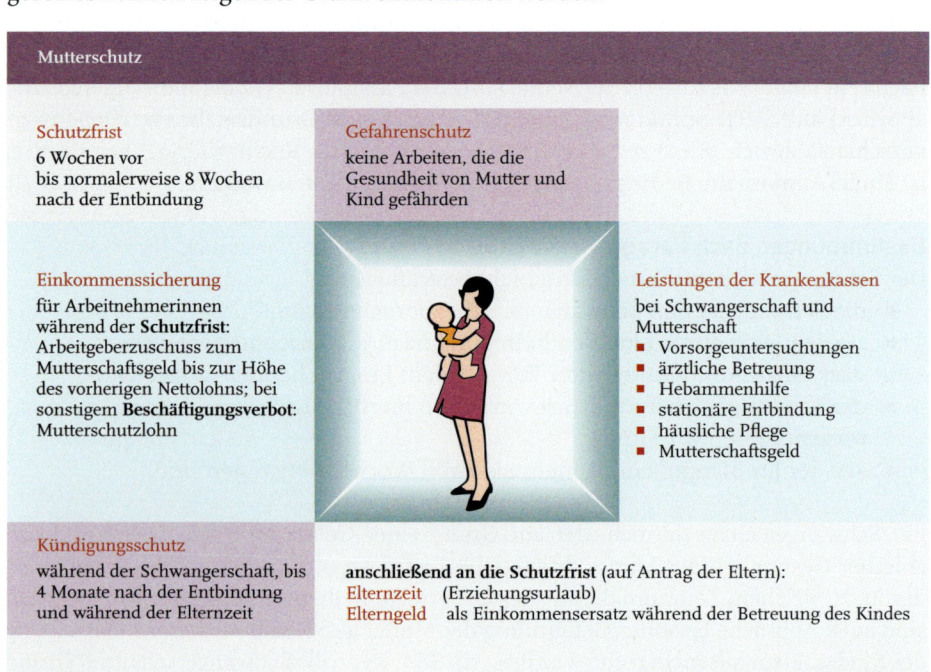

Im **Bundeselterngeld- und -elternzeitgesetz** (BEEG) ist geregelt, dass Eltern nach der Geburt eines Kindes Elterngeld erhalten können. Es werden maximal 14 Monate gezahlt, wenn sich die Eltern bei der Elternzeit abwechseln, sonst zwölf Monate. Alleinerziehende haben Anspruch auf 14 Monate Elterngeld. Es werden 67 % des bisherigen Einkommens bis maximal 1800 Euro des Nettoeinkommens des erziehenden Elternteiles ersetzt. Der Mindestbetrag liegt bei 300 Euro. Weitere finanzielle Hilfen und die Zahlung von Unterhalt sind im |BGB und SGB XII geregelt. Im **Unterhaltsvorschussgesetz** ist die Zahlung von Unterhalt bei nicht ausreichender Unterhaltszahlung des nicht bei dem Kind lebenden Elternteils an das Kind geregelt. BGB **3** | 274

„Hilfe zur Erziehung", Pflegefamilie und Adoption

Vor allem wenn die äußeren Umstände besonders ungünstig sind, benötigen Eltern Hilfe und Unterstützung bei der Erziehung ihrer Kinder. Überforderung – z. B. allein erziehender Mütter – durch Beruf, Haushalt und Kindererziehung, Schicksalsschläge wie Verlust eines Elternteils, schlechte finanzielle Verhältnisse oder psychische Probleme können dazu führen, dass Eltern es nicht mehr allein schaffen. Die Jugendämter bieten diesen Eltern **„Hilfe zur Erziehung"** an, die primär ambulant organisiert wird.

Für Eltern in besonders schwierigen Situationen reicht eine stundenweise Betreuung des Kindes manchmal nicht aus. Eine kurzzeitige oder länger andauernde Unterbringung außerhalb der Familie wird notwendig, um eine ausreichende Versorgung und Erziehung des Kindes sicherzustellen. Dann bildet die **Pflegefamilie** eine Chance, dass Kinder dennoch in einer Familie aufwachsen können.

Eine **Adoption** ist die rechtliche Begründung eines Eltern-Kind-Verhältnisses (Annahme als Kind) zwischen dem Annehmenden und dem Kind ohne Berücksichtigung der biologischen Abstammung. Die Adoptiveltern erhalten ohne Einschränkung alle Rechte und Pflichten, die auch leibliche Eltern haben. Die genaueren Voraussetzungen sind im Adoptionsvermittlungsgesetz (AdVermiG) geregelt, die Durchführung und Begleitung während des Verfahrens und bis zur Volljährigkeit des Kindes ist Aufgabe der Jugendämter.

Unterhalt und Hilfen für Mütter und Kinder

Das Unterhaltsrecht ist seit 2008 so geregelt, dass die finanzielle Versorgung der Kinder grundsätzlich an erster Stelle steht. An zweiter Stelle stehen die finanziellen Ansprüche der betreuenden Mütter und Väter (unabhängig, ob das Paar verheiratet war oder nicht).

Entsprechend gilt auch das Unterhaltsvorschussgesetz (UVG). Kinder allein erziehender Elternteile, die keine (regelmäßigen) Unterhaltszahlungen bekommen, haben bis zu ihrem zwölften Lebensjahr Anspruch auf Unterhaltsvorschuss für maximal 72 Monate.

Alle weiteren Hilfen für Kinder und Jugendliche sind im Kinder- und Jugendhilfegesetz (KJHG) des Sozialgesetzbuches (SGB) VIII geregelt, das alle Hilfen darauf abstellt, die Rechte von Kindern und Jugendlichen entsprechend §1 zu schützen und durchzusetzen: „Jeder junge Mensch hat ein Recht auf Förderung seiner Entwicklung und auf Erziehung zu einer eigenverantwortlichen und gemeinschaftsfähigen Persönlichkeit."

1.3.2   Ethische Fragen am Beginn des Lebens

Ethische Herausforderungen
für Pflegende **3** | 411

Der Beginn des Lebens ist ebenso wie das Lebensende eine anthropologische Grenzsituation, die von Ungewissheit gekennzeichnet ist. Die heftigen Diskussionen, die um die Berechtigung des Schwangerschaftsabbruchs oder der Embryonenforschung geführt werden, führen immer wieder zu ethischen Grundfragen wie:

Wann beginnt menschliches Leben? Was bedeutet Menschenwürde, auf die wir uns bei der Forderung nach dem Schutz des (ungeborenen) menschlichen Lebens berufen?

Ist menschliches Leben an sich und grundsätzlich zu schützen oder erst ab einem bestimmten Entwicklungsstand?

Zu diesen Grundfragen gibt es in der Ethik in der Hauptsache zwei einander widersprechende Positionen: die konservative und die liberale Sicht. Sie werden hier charakterisiert, um einen Überblick über die Debatte zu ermöglichen. In dieser Debatte geht es v. a. um drei Themenbereiche:

- die Frage nach der Berechtigung des Schwangerschaftsabbruches
- die Frage nach der moralischen Bewertung von Pränataldiagnostik und Präimplantationsdiagnostik
- die Frage nach der moralischen Bewertung von verbrauchender Embryonenforschung (Grundlagenforschung, bei der Embryonen zerstört werden)

Konservative Position: Diese Sicht wird von den christlichen Kirchen, aber auch von Teilen der Grünen vertreten. Sie ist insofern konservativ, als sie skeptisch ist gegenüber vielen neuen Möglichkeiten der Medizin. Der Embryo wird von der Verschmelzung von Samen- und Eizelle an als schützenswertes menschliches Leben gesehen. Deshalb sollte aus konservativer Sicht ein Schwangerschaftsabbruch nur in Notlagen erlaubt sein. Bei der vorgeburtlichen Diagnostik wird die damit verbundene mögliche Selektion von Föten mit Behinderung als moralisch problematisch angesehen. Verbrauchende Embryonenforschung wird abgelehnt.

Als Begründung dient der Menschenwürdegrundsatz, nach dem jedes menschliche Wesen unabhängig von seinen tatsächlichen Fähigkeiten eine unverlierbare Würde hat. Diese ist durch die anderen Menschen zu schützen und zu achten. Weil das Würdeprinzip das oberste Moralprinzip ist, darf es nicht durch andere Überlegungen relativiert werden (z. B. Wunsch nach einem gesunden Kind, Hoffnung kranker Menschen auf neue Heilungsmöglichkeiten durch Stammzellforschung).

Liberale Position: Sie wendet sich ausdrücklich gegen die christliche Sicht, die die Gesetzgebung viel zu sehr beeinflusse, obwohl ein beachtlicher Teil der Bevölkerung nicht religiös sei. Die Position ist in dem Sinn liberal, als sie sich für das Selbstbestimmungsrecht einsetzt und möglichst wenig verbieten und reglementieren möchte. Schwangerschaftsabbruch sollte demnach von Frauen frei entscheidbar sein, Pränatal- und Präimplantationsdiagnostik werden ausdrücklich positiv bewertet, da sie Leid vermeiden würden, was aus dieser Sicht z. B. mit Behinderung unweigerlich verbunden ist. Die Forschung mit Embryonen wird sogar als moralisch geboten angesehen, ebenfalls aus dem Grund, weil sie potenziell Leiden vermindern kann.

Der Verweis auf die Menschenwürde wird skeptisch gesehen. Würde sei ein zu ungenauer Begriff, sodass sie zur Leerformel werde. Der Schutz menschlichen Lebens gründet sich in dieser Sicht nicht auf die Würde, sondern auf die Interessen, die ein menschliches Wesen hat. Da ein Embryo im frühen Stadium kein Bewusstsein und keine Empfindungsfähigkeit hat (also auch keine Interessen), gibt es keine weitgehenden Schutzrechte. Eine wichtige ethische Orientierung für die liberale Position ist die Frage nach dem Nutzen bzw. die Vermeidung von Schaden oder Leiden (|Utilitarismus).

Utilitarismus **3** | 416

Am Beispiel des Schwangerschaftsabbruches sollen die Unterschiede in der Argumentation verdeutlicht werden.

Die **konservative Seite** akzeptiert keinen anderen Zeitpunkt für den Beginn menschlichen Lebens als die Verschmelzung von Samen- und Eizelle, weil alle anderen Vorschläge willkürliche Setzungen seien. Manche sehen dagegen den „eigentlichen" Lebensbeginn bei der Einnistung in den Uterus, andere bei der Entwicklung des zentralen Nervensystems und dem Beginn des Schmerzempfindens, wieder andere erst bei der Geburt. Dies, so die „Konservativen", seien alles nur Vermutungen, sicher sei allein die Verschmelzung von Samen- und Eizelle. Der Embryo habe durch sein Genom bereits ein individuelles Profil, das sich natürlich im Laufe der Entwicklung noch ausbilden müsse, deshalb komme dem Embryo Menschenwürde zu und er sei von Anfang an Träger von Grundrechten – ebenso wie seine Mutter. Das Recht auf Leben wiege schwerer als das Recht der Mutter auf Selbstbestimmung. Deshalb könne ein Schwangerschaftsabbruch nur in eng begrenzten Notlagen zugelassen werden.

Die **liberale Seite** argumentiert mit Interessen und dem Selbstbestimmungsrecht. Ein absolutes Lebensrecht des Embryo sei nicht zu begründen, da dieser noch keine Person sei und kein eigenes Interesse am Leben haben könne. Das Selbstbestimmungsrecht der Frau sei deshalb zu beachten. Eine unerwünschte Schwangerschaft austragen zu müssen, würde für die Frau und eventuell auch für das ungewollte Kind vermeidbares Leid bedeuten. Schwangerschaftsabbrüche sollten deshalb grundsätzlich in der Entscheidung der Frau liegen.

In der Debatte um den Schwangerschaftssabbruch fällt oft ein stark moralisierender und urteilender Ton gerade auch bei jungen Menschen auf [Abb. 1]. Man muss sich fragen, ob das nicht eine Gelegenheit ist, selbstgerecht andere schuldig zu sprechen. Sicher ist es kein Zufall, dass meist die Frauen beschuldigt werden, leichtsinnig gewesen zu sein und leichtfertig mit entstehendem menschlichen Leben umzugehen. Dass bei der Entstehung einer Schwangerschaft immer auch ein Mann beteiligt ist (der vielleicht sogar die Benutzung von Verhütungsmitteln abgelehnt hat), wird dabei oft ausgeblendet.

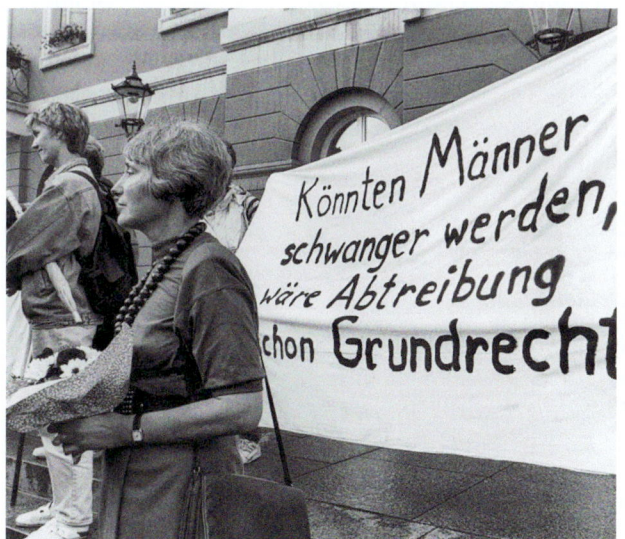 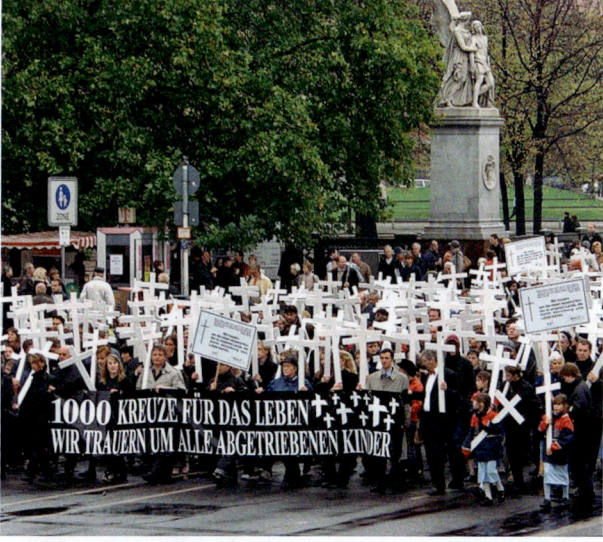

[1] Die Schwangerschaftsabbruchsdebatte wurde (und wird) von beiden Seiten mit den verschiedensten Argumenten und z. T. mit stark wertendem Unterton geführt.

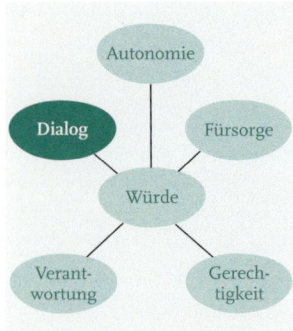

[1] Ethische Prinzipien

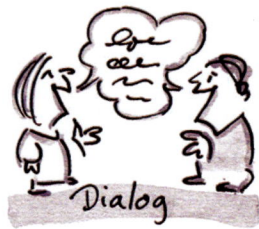

Die Debatte um Schwangerschaftsabbruch macht aber auch deutlich, dass es zu moralisch fragwürdigen Konsequenzen führen kann, ethische Prinzipien absolut zu setzen, ohne die konkrete Situation zu beachten. Es ist eine sehr abstrakte Konstruktion, die Rechte des Kindes und die der Mutter gegeneinander zu setzen in einer Situation, in der das Kind nur wachsen und existieren kann, wenn die Mutter ihm „Gastrecht" in ihrem Leib gewährt. Immerhin ist das Kind während der gesamten Schwangerschaft auch Teil der Mutter. Diese anthropologische Grundtatsache sollte zu einer differenzierten ethischen Betrachtung beitragen, denn ethische Prinzipien sollten nicht außerhalb der Lebenswelt ansetzen.

Das Beispiel dieser Debatte zeigt auch noch einmal den Unterschied zwischen Ethik und Moral: „Moral urteilt, Ethik begründet." Moralische Urteile sind Meinungen, die Ethik dagegen sucht nach Begründungen und Argumenten und braucht dazu als Orientierung ethische Prinzipien. Eine direkte Lösung von Streitfragen liefert sie dagegen nicht.

Auch wenn ein Prinzip wie das der Menschenwürde und des Lebensschutzes universale Geltung hat, so muss es doch, wenn es um konkrete Handlungen und Entscheidungen geht, mit Inhalt gefüllt werden. Das bedeutet, dass auch wenn dem Embryo Würde zugesprochen wird, nicht automatisch ein kategorisches Verbot des Schwangerschaftsabbruchs daraus folgen muss. Denn das Würdeprinzip ist selbst ein übergeordnetes Prinzip [Abb. 1] und gibt keine unmittelbare Handlungsanleitung. Moralisch entscheidend sind neben den Grundprinzipien auch die individuellen Umstände des Einzelfalles.

Ziel der ethischen Reflexion bei kontroversen Themen ist es nicht, „Recht" zu behalten oder die „besseren" Argumente zu haben, sondern die Argumente beider Seiten zu erfassen und nicht gleich Partei zu beziehen. Damit kontroverse Diskussionen mehr sind als nur ein Schlagabtausch, sondern Lösungsansätze bei Konflikten schaffen können, sollte jede/r versuchen, auch die argumentativen Stärken der Gegenposition zu erfassen und anzuerkennen. Wenn diejenigen, die sich für eine liberale Regelung des Schwangerschaftsabbruchs einsetzen, als „Mörder" diffamiert werden, ist das moralisch ebenso fragwürdig wie die Bezeichnung eines Embryos als „Zellhaufen".

Auch eine Debatte um Moral kann moralisch fragwürdig sein, wenn sie das ethische Prinzip des Dialogs außer Acht lässt: Dieses Prinzip regt uns dazu an, den Partner zu respektieren, unvoreingenommen zu sein, gut zuzuhören und uns um wirkliches Verstehen der anderen Position zu bemühen. Es ist besonders wichtig dort, wo es schwer fällt: bei emotional aufgeladenen und kontroversen Themen.

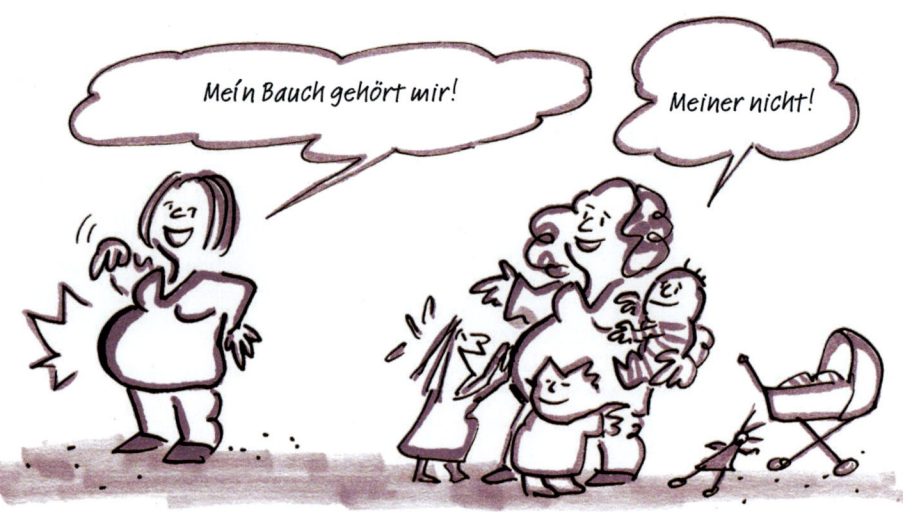

2 Sterbende Menschen pflegen

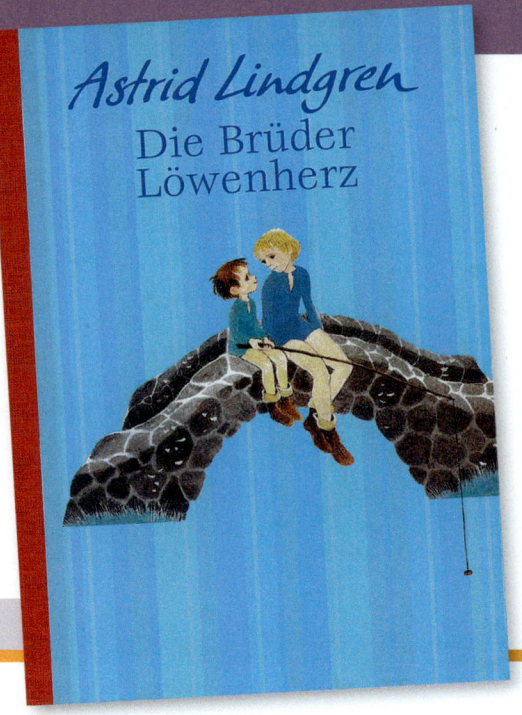

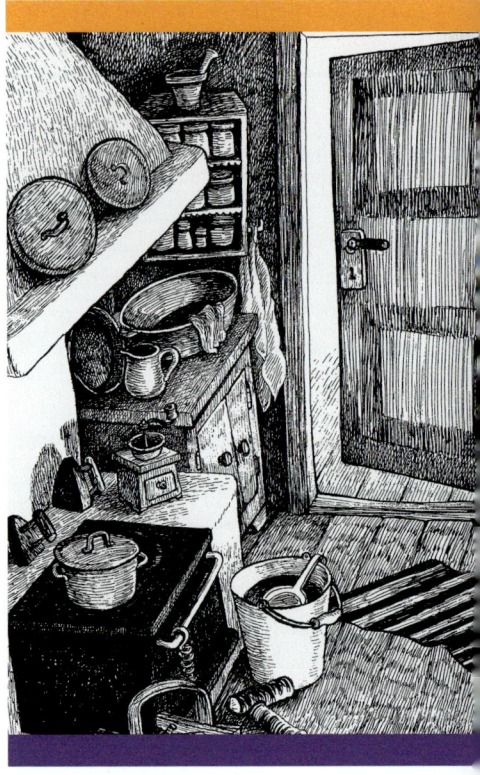

Sterbende Menschen pflegen

In kaum einem Buch wird so sensibel, liebevoll und gleichzeitig spannend auf das Sterben eingegangen und mit so viel Fantasie das Leben nach dem Tod geschildert wie in „Die Brüder Löwenherz" von Astrid Lindgren.

Viele werden dieses Buch mit Faszination verschlungen haben; wenn nicht, lohnt es sich auch als Erwachsener, es zu lesen.

Feinfühlig wird beschrieben, wie sich Krümel mit seinem bevorstehenden Sterben auseinandersetzt und wir können teilhaben an der fürsorglichen Begleitung seines Bruders Jonathan.

Gleich zu Anfang des Buches geht es um die Kommunikation mit dem Sterbenden. Alle wissen, dass Krümel sterben wird, nur mit ihm redet keiner. Aber natürlich erfährt er es, als er zufällig ein Gespräch der Nachbarin mit der Mutter mit anhört und ist sehr erschrocken. Nun steht er zuerst mit der neuen Erkenntnis allein und traurig da. Nur gut, dass sein Bruder Jonathan so mutig und ehrlich ist und mit ihm offen über alles spricht.

Wie offen können und wollen wir mit dem sterbenskranken Menschen über sein Sterben reden? Wie viel Mut, Wissen, Menschenkenntnis und Erfahrung gehörten dazu?

Krümel hat entsetzliche Angst vor dem Sterben und davor, tot in der Erde zu liegen. Doch Jonathan findet Trost für Krümel und beschreibt ein herrliches friedliches Land – Nangijala – ein Land, in dem Krümel nach seinem Tod leben wird: gesund, stark und hübsch.

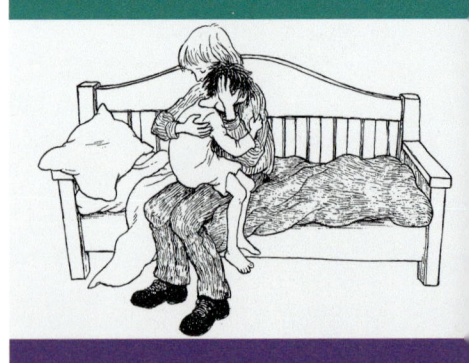

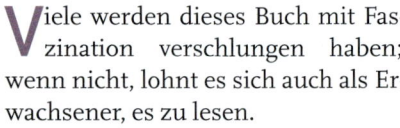

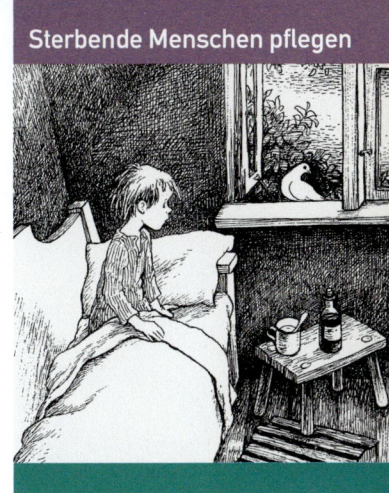

Viele Menschen haben Angst vor dem Sterben und auch vor dem, was nach dem Tod kommt. Dieses Thema ist von großer Bedeutung in allen Religionen und in allen Kulturen. In Form von Kunst, Musik und Theater beschäftigen sich die Menschen mit ihren Vorstellungen, Sehnsüchten, Hoffnungen und Befürchtungen zum Leben nach dem Tod. Es kann den Menschen Angst machen oder Hoffnung und Zuversicht geben auf ein Leben ohne Leid.

Astrid Lindgren beschreibt gut nachvollziehbar, was es bedeutet, „im Sterben zu liegen" und nicht mehr am Leben teilnehmen zu können, nicht mehr spielen zu können, nichts mehr von den Freunden mitzubekommen. Für Krümel ist Jonathan die Nabelschnur zur Welt. Er erzählt, was draußen los ist und bringt den Alltag in die Küche zu seinem schwachen Bruder Krümel.

Sterbebegleitung – das bedeutet nicht nur traurig sein und Abschied nehmen, sondern gemeinsam „leben bis zuletzt": den Alltag verbringen, lachen, über Belangloses reden, das Leben teilen.

Jonathan ist ein fürsorglicher Begleiter für seinen Bruder. Er setzt ihn auf, wenn er husten muss, nimmt ihn in den Arm und gibt ihm Halt, macht ihm nachts heißes Honigwasser.

Viele Sterbende berichten, dass sie von Angehörigen aus dem Jenseits besucht, gerufen oder abgeholt

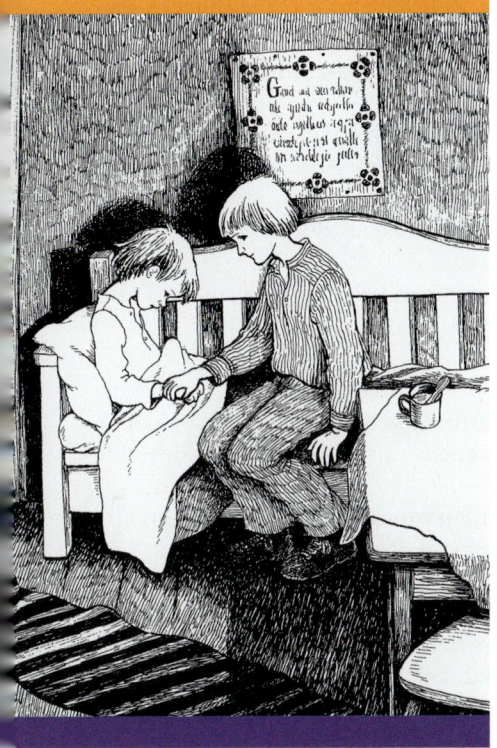

werden. So auch Krümel: In Form einer Taube kommt sein Bruder Jonathan, berichtet von dem wunderbaren Ort Nangijala und dem Reiterhof in Kirschtal, den sie gemeinsam bewohnen werden. Sterbende sprechen oft in Symbolen, Metaphern und beschreiben Wahrnehmungen, die sich als Außenstehender nicht nachvollziehen lassen. Sollten wir mit Sterbenden über ihre Bilder sprechen? Für Krümel jedenfalls ist die Aussicht auf Nangijala ein großer Trost und der Tod verliert seinen Schrecken.

Glauben Sie an ein Leben nach dem Tod? Glauben Sie, dass man den Menschen aus seinem Leben wieder begegnet? Wovor fürchten Sie sich? Oder was tröstet Sie? Haben Sie die Hoffnung auf ein Nangijala ...?

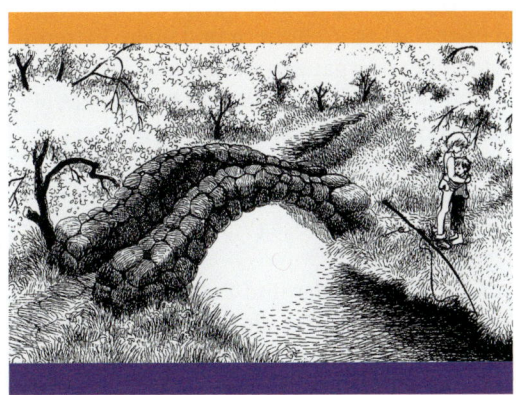

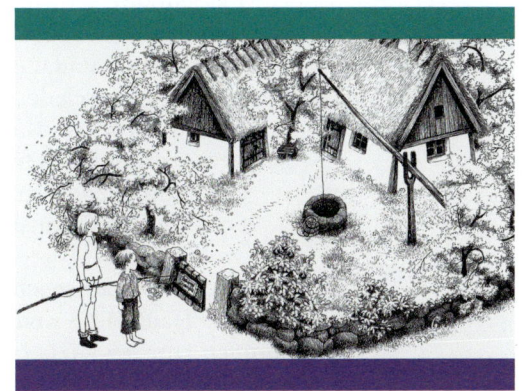

2.1	**Pflegerische Schwerpunkte**
2.1.1	**Sterben und Tod – Begriffsbestimmungen**

Wie „das Geborenwerden" gehört „das Sterben" zum Verlauf des Lebens, der Natur, der Welt. Ohne das Sterben kann nichts Neues entstehen. Für alle Menschen ist gewiss, dass sie einmal sterben werden und dennoch wissen wir wenig über den konkreten Prozess des Sterbens. Es bleibt etwas Verborgenes, vielleicht sogar Unheimliches. Sterben ist das Enden des Lebens. Es erlöschen langsam oder abrupt alle lebenserhaltenden Körperfunktionen. Am Ende des Sterbens steht der Tod als Zusammenbruch aller Organsysteme. Dabei hat Sterben verschiedene Dimensionen:

- **körperlich**: Die Zellen sterben ab, der Körper stellt seine Funktionen ein.
- **emotional**: Der sterbende Mensch setzt sich mit seinem Abschied von dieser Welt auseinander.
- **sozial**: Der soziale Radius und Interaktionen nehmen ab, der Fokus wird immer mehr nach innen gerichtet.
- **spirituell**: Der sterbende Mensch setzt sich mit dem Lebenssinn, seinem Glauben und der Vorstellung des „Danach" auseinander.

Menschen sterben durch Unfälle, durch Gewalteinwirkung, an chronischen Erkrankungen oder durch akute Krankheitsgeschehen. Immer geht es um das Abschiednehmen von Lebensaktivitäten, Wünschen, Mitmenschen – also einen Prozess des Ablösens oder Wandels.

Der Prozess des Sterbens muss unterschieden werden vom Tod. Tod wird definiert als:

Ethische Aspekte zu Hirntod und Organtransplantation | **827**

- **klinischer Tod**: Kreislauf und Atmung stehen still, Vitalzeichen sind nicht messbar, dieser Zustand kann durch Wiederbelebungsmaßnahmen ggf. rückgängig gemacht werden.
- **Hirntod**: Hirnfunktionen sind nicht messbar, d. h., es erscheint eine Nulllinie im EEG (Kreislauf- und Atemfunktion können künstlich aufrechterhalten werden).
- **biologischer Tod**: Organ-, Zell- und Körperfunktionen fallen komplett aus, Totenflecke und Totenstarre setzen ein (sichere Todeszeichen).

In aller Regel ist es Aufgabe von Ärztinnen, den Tod festzustellen. Dies geschieht durch Erhebung der sicheren und unsicheren Todeszeichen. Zu den **sicheren Todeszeichen** gehören:

- Totenflecke sind nach ca. zwei Stunden deutlich sichtbar und ab zwölf Stunden nach dem Tod voll ausgebildet. Totenflecke entstehen durch das Absinken des Bluts in tiefer gelegene Körperregionen (häufig die Auflageflächen).
- Totenstarre beginnt temperaturabhängig ca. eine Stunde nach Eintritt des Todes und verschwindet nach ca. zwei bis vier Tagen. Sie breitet sich von der Unterkiefermuskulatur beginnend über Nacken, Schultern und obere Extremitäten, Rumpf und untere Extremitäten über den ganzen Körper aus. Die Totenstarre wird durch den Stillstand des Stoffwechsels ausgelöst. Es fehlt das |ATP zur Querbrückenlösung, die Muskeln verbleiben in Spannung.
- Verwesungsgeruch tritt nach einer gewissen Zeit ein. Dieser Zeitraum ist abhängig von der Umgebungsatmosphäre (Temperatur und Feuchtigkeit). Der typische Geruch entsteht durch biochemische Prozesse (Verwesung).

ATP zur Querbrückenlösung
1 | 192

Die **unsicheren Todeszeichen** umfassen fehlende Atmung und Puls sowie Herztöne, Areflexie, Hautblässe und Hypothermie des Körpers. Da sie aber auch unter bestimmten Umständen bei (noch) lebenden Personen erkennbar sind, reichen sie zur Feststellung des Todes nicht aus.

Sterben im soziokulturellen und religiösen Kontext   2.1.2

Sterben früher und heute

Bis in die Mitte des 20. Jahrhunderts waren „Sterben und Tod" in den Lebensalltag der Menschen integriert. Pflegebedürftige und Kranke wurden zu Hause teilweise mit Hilfe der Gemeindeschwester gepflegt und die Menschen starben häufig im Kreise ihrer Familie. Die Menschen starben sehr viel jünger, häufig an Infektionserkrankungen, durch (Arbeits-)Unfälle und auch die Säuglings- und Kindersterblichkeit war sehr hoch. Zusätzlich machten Kriege und Hungerperioden den Tod allgegenwärtig.

Durch bessere hygienische Umstände und medizinische Fortschritte nahm ab Beginn des 20. Jahrhunderts die Lebenserwartung rasant zu, die Säuglingssterblichkeit sank. Die Chancen stiegen, in Krankenhäusern gesund zu werden. Damit wuchs aber auch die Erwartung, durch Ärzte geheilt werden zu können. Das Sterben wurde zunehmend als Versagen der Medizin wahrgenommen, der Tod aus dem Leben ausgeklammert.

Pflegebedürftigkeit, Sterben, Leid und Tod werden in unserer heutigen Gesellschaft häufig tabuisiert. Durch die zunehmende Versorgung alter und kranker Menschen in stationären Pflegeeinrichtungen und Krankenhäusern ist das Sterben aus dem Alltag gedrängt und institutionalisiert. In der Folge sterben weniger Menschen zu Hause im gewohnten Umfeld, wodurch viele Lernende in der Pflege während oder kurz nach ihrer Ausbildung das erste Mal in direkten Kontakt mit sterbenden Menschen treten oder Tote zu sehen und zu berühren bekommen.

Gleichzeitig gibt es das medial inszenierte Sterben, z. B. in Kriminalfilmen im Fernsehen, Kriegsfilmen im Kino, in den Nachrichten oder Liveberichterstattungen aus Kriegs- oder Katastrophengebieten. Hier ist der Tod entpersonalisiert, die Zuschauenden haben ein eher voyeuristisches Interesse. Es berührt sie nicht direkt.

Häufig steht das Sterben am Ende eines langen Krankheitsprozesses. Viele (ältere) Menschen sterben infolge chronischer Krankheiten. Sie benötigen nicht nur während der Krankheit medizinische Unterstützung und Pflege, sondern auch in der Sterbephase. Man spricht von der zunehmenden Medikalisierung des Sterbens.

> ⊳ **In der deutschen Sterbestatistik wird der Sterbeort nicht erfasst. Schätzungen verweisen häufig darauf, dass nur mehr 25 % der Menschen zu Hause versterben. Einer Studie von Ochsmann et al. (1997) zufolge ist diese Zahl bei genauerer Betrachtung zumindest für Rheinland-Pfalz nicht haltbar** [Tab. 1 + 2].

Sterbeorte	N = 12 217	%
Altenheime	1 559	12,9
Krankenhaus	5 393	44,1
eigene Wohnung	4 551	37,3
andere Wohnung	305	2,5
sonstige Orte	205	1,7
fehlende Angaben	204	1,7

[Tab. 1]   Sterbeorte in Rheinland-Pfalz (1995)

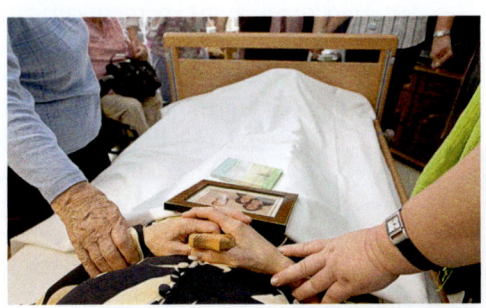

[1]   Angehörige nehmen Abschied von der Verstorbenen

	Altenhilfe	Krankenhaus	Privatwohnung	Sonstiges	N = 100 %
Säuglinge	0,0	76,6	19,1	4,2	47
1 bis 59 Jahre	1,1	50,0	38,3	10,6	1 509
60 bis 69 Jahre	3,1	52,9	39,5	4,0	1 819
70 bis 79 Jahre	7,8	52,6	37,7	1,9	2 900
80 bis 89 Jahre	18,6	38,8	40,7	1,9	4 544
ab 90 Jahre	29,8	25,0	43,0	2,2	1 398

[Tab. 2]   Sterbeorte in Rheinland-Pfalz (1995) nach Altersgruppen

Sterben und Tod aus der Sicht verschiedener Weltreligionen

www.ekir.de

▸ Service
▸ Dokumente
▸ Handbuch Religionen

Die Evangelische Kirche im Rheinland hat die wichtigsten Religionen und Weltanschauungen in einem Handbuch ausgeführt, welches als Leitfaden für Mitarbeitende im Krankenhaus, in Einrichtungen der Altenhilfe und im Hospiz dienen kann.

In den verschiedenen Weltreligionen, Glaubensrichtungen und Weltanschauungen gibt es unterschiedliche Vorstellungen und Überzeugungen vom Sinn und den Aufgaben des Lebens, der Bedeutung von Leid, dem Sterbeprozess, dem Tod und dem Leben nach dem Tod. Ob man glaubt, dass der Mensch nach dem Tod ein ewiges Leben erfährt, wiedergeboren wird oder ins Nirwana kommt, ist abhängig von der religiösen Ausrichtung.

Wie Menschen den Abschied von Familienmitgliedern oder Freunden erleben und wie sie ihre Trauer ausdrücken, hängt u. a. davon ab, in welchem Kulturkreis sie leben und von welcher Religion sie geprägt wurden. Da wir heute in Deutschland in einer multikulturellen Gesellschaft leben, gibt es neben christlichen Traditionen auch muslimische, jüdische, buddhistische und andere Bräuche und Rituale.

Welche Bedeutung eine Sterbende ihrem Sterben beimisst und welche Rituale ihr und ihren Angehörigen wichtig sind, erfahren wir erst, wenn wir mit ihnen darüber ins Gespräch kommen und sie gezielt darauf ansprechen. Wir können nicht automatisch davon ausgehen, dass ein Katholik die Krankensalbung und eine türkische Patientin in Richtung Mekka gelagert werden möchte. Welche Form einer Religion in welcher Intensität ausgelebt wird, ist individuell und auch regional sehr unterschiedlich. Für die spirituelle Sterbebegleitung bedeutet das:

- Es ist hilfreich, einige typische Bräuche/Rituale zu kennen, um Patientinnen konkret nach ihren Wünschen fragen zu können.
- Es ist wichtig, mit sterbenden Menschen über ihre persönlichen Wünsche zu sprechen, so lange es noch möglich ist. Das gibt in der konkreten Sterbesituation Orientierung, in der Wünsche evtl. nicht mehr geäußert werden können. Die Rubrik Sinnfinden/Sterben in den Pflegeplanungen bleibt häufig leer; doch hier könnten individuelle Ansichten dokumentiert und festgehalten werden.
- Rituale und Bräuche helfen in der Sterbebegleitung und Trauerarbeit, da sie Halt und Orientierung geben. Durch symbolische Rituale kann Unbegreiflichem und Abstraktem konkreter Ausdruck verliehen werden. Mit anderen zelebrierte Rituale können Gemeinschaft und Verbundenheit herstellen, die helfen, Leid zu teilen und gemeinsam zu (er-)tragen.
- Im Sterben suchen Menschen evtl. wieder nach religiösem Halt und spiritueller Anbindung, selbst wenn Religion vorher für sie keine Rolle gespielt hat. Individuelle Angebote ermöglichen eine Orientierung.

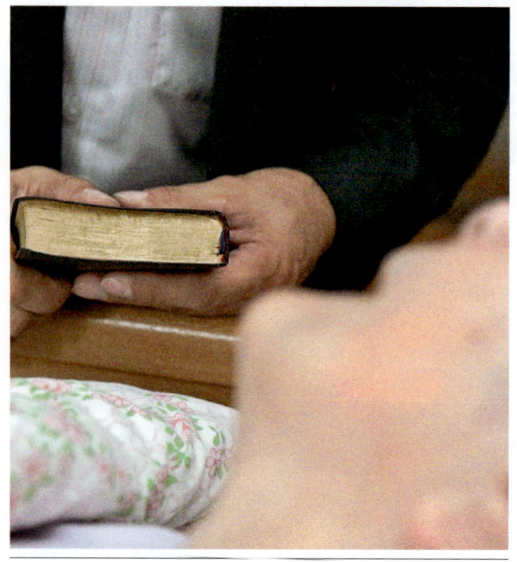

- Als Pflegende in der Sterbebegleitung sollte ich meine eigene Haltung zu Ritualen und Religion kennen und wissen, welche Form von spiritueller Begleitung ich mir vorstellen kann. Passt es zu mir, ein Lied zu singen oder aus der Bibel vorzulesen, oder bitte ich lieber eine Kollegin oder eine Seelsorgerin um Unterstützung? Spirituelle Betreuung kann auch konfessionsübergreifend erfolgen.
- In jeder Einrichtung sollte es eine Übersicht über hausinterne spirituelle Angebote (z. B. Seelsorge, Gottesdienste, Beichte) oder solche, die man von außen auf Wunsch hinzuziehen kann (z. B. Rabbi, Imam, Prediger anderer Glaubensrichtungen), geben. Für gläubige Menschen ist es meist sehr wichtig, einen spirituellen Begleiter der eigenen Religion zu haben.

[1] Ein Seelsorger begleitet eine Sterbende.

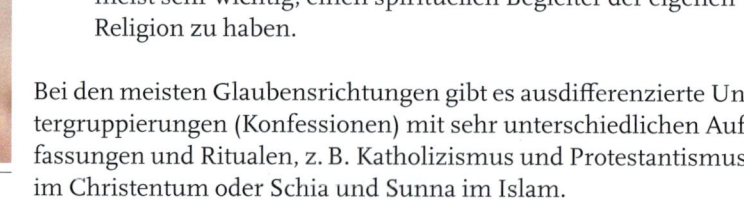

Bei den meisten Glaubensrichtungen gibt es ausdifferenzierte Untergruppierungen (Konfessionen) mit sehr unterschiedlichen Auffassungen und Ritualen, z. B. Katholizismus und Protestantismus im Christentum oder Schia und Sunna im Islam.

Eine stereotype Zuschreibung im Sinne von „bestimmte Religion = bestimmte Rituale"
ist nicht sinnvoll. Nur die gezielte Anamnese, das persönliche Gespräch können zu
einer individuellen spirituellen Sterbebegleitung beitragen. Aus diesem Grund dient
die folgende Tabelle der Übersicht über einige religiöse Rituale/Gebräuche, die in der
Sterbebegleitung von Bedeutung sein können:

Glaubensrichtung	Rituale in der Sterbebegleitung	Rituale nach dem Tod
Christentum	▪ Sterbende/Kranke empfangen das Sakrament der Krankensalbung von einem katholischen Priester. ▪ Betreuung durch Seelsorger ▪ Eucharistie/Abendmahl ▪ Beten mit oder für die Sterbende	▪ gemeinsame Gebete oder Singen von Kirchenliedern ▪ Totenwaschung ▪ Hände falten ▪ Kerze anzünden, Kreuz aufstellen ▪ Aussegnung
Judentum	▪ religiöse Begleitung durch Familie, Mitglieder der jüdischen Gemeinde oder Rabbiner (meist auf hebräisch) ▪ Ruhe und Stille, wenig mit dem Sterbenden reden ▪ Beachten der Speisegebote (koschere Speisen) und Sabbatweihe	▪ Totenwaschung durch jüdische Gemeindemitglieder ▪ Totenwache durch die Familie ▪ die Verstorbene in spezielles Totenhemd der Familie einkleiden ▪ Bestattung durch jüdisches Bestattungsinstitut ▪ Obduktionen sind untersagt
Islam	▪ religiöse Begleitung durch Imam ▪ Lagerung mit Blick nach Mekka ▪ Imam oder Familie/Freunde sprechen das Glaubensbekenntnis im Moment des Sterbens. ▪ Beachten der Speisegebote ▪ gleichgeschlechtliche Pflege	▪ Verstorbene auf der rechten Seite lagern, mit Gesicht nach Mekka, nicht mit Füßen nach Südosten lagern ▪ Augen verschließen mit Gebet, möglichst durch Angehörige ▪ Versorgung der Toten nach Möglichkeit durch Muslime (rituelle Waschung) ▪ Bestattung durch muslimisches Bestattungsinstitut; Beerdigung innerhalb von 24 Stunden
Buddhismus	▪ religiöser Beistand durch Familie, Freunde, Glaubensgeschwister ▪ Information über das bevorstehende Sterben, um spirituelle Vorbereitung zu ermöglichen ▪ Sterben bei möglichst klarem Bewusstsein ermöglichen (Vorsicht: Medikamente) ▪ Ruhe und Stille, innerer Rückzug	▪ Verstorbene 30 Minuten nach dem Tod nicht berühren ▪ Meditation von Familie/Freunden am Totenbett

2.1.3   Sterben in unserer Gesellschaft

www.hospiz.net

Deutscher Hospiz- und
Palliativverband

Konzepte zur Betreuung und Pflege Sterbender

Die **Hospizidee** entwickelte sich nach der Gründung des ersten Hospizes durch Cicely Saunders (Ärztin, Krankenschwester, Sozialarbeiterin) 1967 in England. Sie wollte der Tabuisierung des Sterbens und der medizinischen Hochleistungsmedizin etwas entgegensetzen und einen Ort für würdiges Sterben schaffen. Der Begriff „Hospiz" bezieht sich auf den mittelalterlichen Begriff für „Herberge für Reisende, Arme und Kranke". Hospize wollen für ihre Gäste ein Ort der Rast und Einkehr sein auf dem Weg in den Tod. Sterbende werden als Reisende in ein neues Leben verstanden. Aus dieser Idee entwickelte sich in den USA und Europa die Hospizbewegung, die dem Sterben wieder einen Platz im Leben geben möchte. Zentrales Ziel ist es dabei, die Lebensqualität und das Wohlbefinden der Sterbenden zu erhalten bzw. zu fördern.

In Deutschland wurde 1983 das erste Hospiz eröffnet. Ein Vierteljahrhundert später, 2008, gibt es bereits 192 stationäre Hospize. Parallel dazu entwickelten sich ambulante Hospizdienste.

Wichtige Grundprinzipien der Hospizbewegung sind:

- Wahrnehmung der individuellen Bedürfnisse der Sterbenden auf allen Ebenen (z. B. die körperlichen, der psychischen, der sozialen und der spirituellen Ebene) unter Einbezug der Angehörigen und Bekannten
- Tod und Sterben als Teil des Lebens unter Einbezug von Würde und Selbstbestimmung der Sterbenden akzeptieren
- interdisziplinäre Zusammenarbeit von Ärztinnen, Pflegenden, Sozialarbeiterinnen, Seelsorgerinnen, Physiotherapeutinnen u. a.
- Einbezug freiwilliger Helferinnen (Ehrenamtliche) zur Integration der Sterbenden und des Sterbens in die Gesellschaft.
- umfangreiche Ausbildung der Helfenden in Symptomkontrolle (z. B. Schmerztherapie) und Sterbebegleitung
- kontinuierliches Hilfsangebot (24-Stunden-Dienst), für Hinterbliebene auch über den Tod hinaus (Trauerbegleitung)
- Ermöglichen von Sterben zu Hause und im gewohnten Umfeld

Palliative Care wird von der WHO definiert als ein Ansatz zur Verbesserung der Lebensqualität von Patientinnen und deren Familien, die mit den Problemen einer lebensbedrohlichen Erkrankung konfrontiert sind. Dieser Ansatz soll umgesetzt werden, indem Leiden vorgebeugt und gelindert wird sowie Schmerzen und andere belastende Beschwerden körperlicher, psychosozialer und spiritueller Art frühzeitig erkannt, eingeschätzt und behandelt werden.

Ausgangspunkt von Palliative Care war, dass durch die Zunahme chronischer und unheilbarer Erkrankungen mit den damit verbundenen langen Leidenszeiten eine andere Form der (medizinischen) Betreuung notwenig wurde. Bei bestimmten Patientinnen konnte die Kuration (Heilung) nicht mehr im Vordergrund stehen und musste durch das Prinzip der |Palliation abgelöst werden.

Palliative Care entwickelte sich parallel zur Hospizidee und teilt mit ihr viele Prinzipien. Heute ist Palliative Care ein interdisziplinäres Konzept, in dessen Mittelpunkt die individuellen Bedürfnisse und Wünsche der Sterbenden sowie ihrer Angehörigen stehen.

Mit dem Konzept **Palliative Geriatrie** bzw. Gerontopsychiatrie soll die Situation sterbender alter Menschen (mit Demenz) v. a. in Heimen verbessert werden. Durch Kooperationen mit ambulanten Hospizdiensten und Palliativteams soll erreicht werden, dass möglichst viele Bewohnerinnen ohne Leiden im Heim versterben können.

Palliation

Linderung,

pallium, lat. = Mantel
Palliative Care legt einen schützenden Mantel um die kranken Menschen, um sie vor Leiden zu schützen.

Sterbebegleitung als integraler Bestandteil der Pflege

Sterbebegleitung ist schon immer ein originärer Aufgabenbereich von Pflegenden gewesen. Heute impliziert der Begriff Sterbebegleitung, dass die Prinzipien von Palliative Care umgesetzt werden. Ziel ist eine „radikale" patienten- und bedürfnisorientierte Pflege. In der Sterbebegleitung stehen noch mehr als in allen anderen Pflegesituationen nicht Pflegebedarfe im Vordergrund, die die Pflegenden für notwendig erachten (also das „Be"-handeln), sondern vielmehr ein „Ver"-handeln der Wünsche und Möglichkeiten der Sterbenden. Palliative Pflege möchte Sterbende so begleiten, dass sie so weit möglich selbstbestimmt und aktiv ihr Leben bis zuletzt leben können.

Sterbebegleitung ist ausgerichtet auf den sterbenden Menschen und dessen individuelle/s bzw. persönliche/s

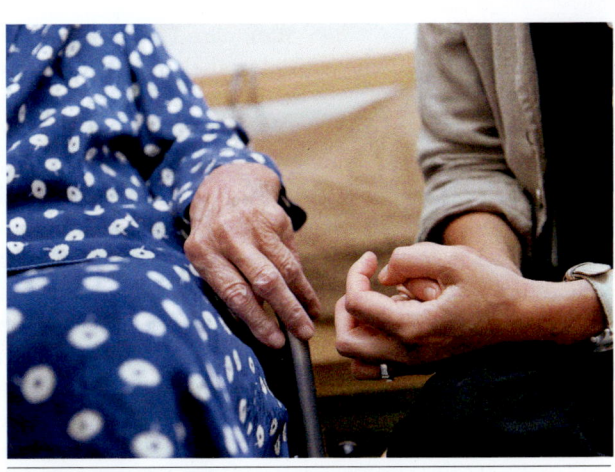

[1] Sterbebegleitung beinhaltet u. a., dass der sterbende Mensch die Möglichkeit hat, über seine Ängste zu sprechen

- Vorstellungen von Lebensqualität,
- Verständnis von Lebenssinn,
- Erleben der (letzten) Lebensphase,
- Gefühle im Sterbeprozess (z. B. Ängste),
- Erleben und Deuten des eigenen Leidens sowie
- Vorstellungen vom Sterben und dem, was danach kommt.

Sterbebegleitung in Institutionen

Der Wunsch nach Heilung und die Angst vor fehlender Versorgung verhindern häufig, dass Menschen zu Hause sterben; sie versterben im **Krankenhaus**, nicht selten auf der **Intensivstation**. In vielen Krankenhäusern wird versucht, eine würdige Sterbebegleitung umzusetzen. Doch ist es für alle Beteiligten schwierig, in einer auf Heilung und maximale Therapie ausgerichteten Einrichtung die Abläufe an die Bedürfnisse der Sterbenden und ihrer Angehörigen anzupassen. Durch Ausbreitung des Palliativkonzeptes und nicht zuletzt auch die Einführung von Diagnosis Related Groups (|DRGs) wird versucht, Sterbende wenn möglich nach Hause zu entlassen.

DRG **3** | 218

Palliativstationen sind in Krankenhäuser integrierte spezielle Stationen, die als Zielsetzung nicht Heilung und Lebensverlängerung haben, sondern Leiden lindern und Lebensqualität erhalten. Im Unterschied zu einer „normalen" Station gibt es eine deutlich bessere Personalbesetzung und Patientinnen werden im Bezugspflegesystem betreut. Die Grundsätze des Palliativ-/Hospizkonzeptes werden umgesetzt und eine ganzheitliche Symptomlinderung angestrebt. Im Gegensatz zum Hospiz können diagnostische Maßnahmen durchgeführt werden und die Patientinnen kommen nicht primär zum Sterben, sondern zur Symptomminderung und werden häufig wieder nach Hause entlassen

Bewohnerinnen eines Heimes **3** | 37

Viele Menschen sterben heute hochbetagt im **Pflegeheim** (|Bewohnerinnen eines Heimes). Auch wenn dort prinzipiell großer Wert auf eine sinn- und würdevolle Sterbebegleitung gelegt wird, mangelt es oft an quantitativen und qualitativen personellen Bedingungen. So kommt es nicht selten vor, dass Sterbende wegen Schmerzen, Atemnot oder anderer Beschwerden ins Krankenhaus verlegt werden. An dieser Stelle soll das Konzept der Palliativen Geriatrie zunehmend greifen und ein würdevolles Sterben im gewohnten Umfeld Pflegeheim ermöglichen.

Die Finanzierung der Hospize erfolgt durch Leistungen der gesetzlichen Pflegeversicherung und Krankenkassen. Weiterhin müssen 10 % des Tagessatzes über Spenden und ehrenamtliche Hilfe finanziert werden.

www.deutscher-kinderhospiz-verein.de
Homepage des Kinderhospizvereins Olpe, mit umfassenden Informationen für betroffene Familien

Stationäre Hospize sind kleine (ca. 5–15 Betten) eigenständige Einrichtungen zum Teil in alten Villen oder Häusern in Wohngegenden. Hospize haben meist eine gemütliche häusliche Atmosphäre und erinnern wenig an Krankenhaus.

Hospize werden von einem Pflegeteam betreut. Die ärztliche Versorgung wird meist von niedergelassenen Hausärztinnen und/oder Schmerztherapeutinnen mit einer zusätzlichen palliativen Ausbildung übernommen. Hinzu kommen Physio-, Musik- bzw. Kunsttherapeutinnen.

In Hospizen können Menschen ihre letzte Lebenszeit verbringen, wenn keine kurative Therapie mehr möglich oder sinnvoll ist. Im Schnitt leben Menschen noch ca. drei Wochen in einem Hospiz, manche auch Monate. Prinzipiell können Menschen, wenn sich ihr Zustand stabilisiert hat, auch wieder entlassen werden, doch durchschnittlich 95 % der Gäste – so heißen die Patientinnen im Hospiz – versterben im Hospiz.

Für Kinder gibt es spezielle **Kinderhospize**. Diese Einrichtungen möchten lebensverkürzend erkrankten Kindern und ihren Familien Unterstützung bieten. So können die Familien in Hospizen Urlaub machen oder ihre Kinder zur Kurzzeit- oder Verhinderungspflege dort betreuen lassen. Ziel ist, dass schwerstkranke Kinder möglichst lange, teilweise bis zu ihrem Tod, in enger Beziehung zu ihren Familien stehen und diese in der Versorgung unterstützt werden.

Das Team in Kinderhospizen verfügt zusätzlich über Erzieherinnen und/oder Heilerziehungspflegerinnen. Angebote wie Clowntherapie, Streichelzoo oder |Snoezelenräume schaffen eine kind- und familiengerechte Atmosphäre.

Sterben zu Hause

Umfragen zufolge wünschen sich 80 % der Menschen, zu Hause zu sterben, jedoch sterben die meisten Menschen in Deutschland in stationären Einrichtungen.

Ob eine Sterbebegleitung zu Hause gelingen kann, hängt im Wesentlichen von der Beratung, Begleitung und Entlastung der pflegenden Angehörigen ab. Folgende Aspekte können eine würdevolle Sterbebegleitung zu Hause verbessern:

- ein vorausschauendes und gut geplantes |Entlassungsmanagement
- rechtzeitiges Beenden von lebensverlängernden Therapien
- |Patientenverfügungen, in denen der Wunsch nach Sterben im häuslichen Umfeld klar zum Ausdruck kommt
- ambulante Palliative-Care-Teams (so genannte spezielle ambulante Palliativversorgung, SAPV) mit 24-h-Rufbereitschaft, die eine Sterbebegleitung und palliative Versorgung zu Hause durchführen oder beratend hinzugezogen werden

Ambulante Hospizdienste bieten Unterstützung durch speziell geschulte ehrenamtliche Hospizhelfer. Diese können pflegende Angehörige entlasten sowie nach dem Tod bei der Trauerarbeit unterstützen.

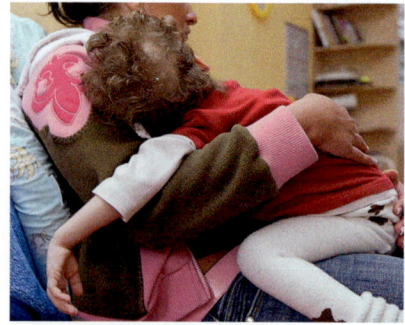 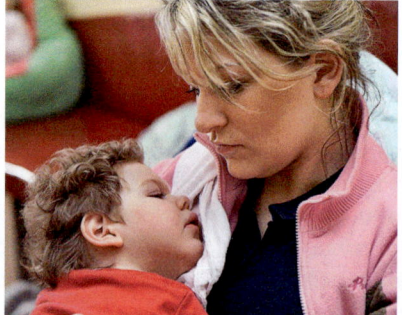 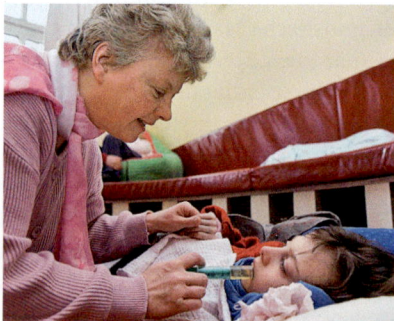

[1]   Im Kinderhospiz können Familien ihre kranken Kinder in den letzten Lebensphasen begleiten.

Interaktion mit sterbenden Menschen und ihren Angehörigen

In der Pflege sterbender Menschen geht es häufig gar nicht so sehr darum, etwas zu tun, sondern da zu sein und das Sterben auszuhalten. Das ist nicht einfach, denn Sterbende und ihre Angehörigen sind gefühlsmäßig oft sehr herausgefordert. Sie müssen Abschied nehmen, sehen die Endlichkeit vor Augen und können viele Verluste erleben – wie den Verlust von

Abschied und Trauer **3** | 703

- Sicherheit,
- Beweglichkeit und Freiheit,
- Energie und Lebensmut,
- Körperfunktionen und Körperbild,
- Appetit und Lust,
- Interesse am Leben sowie
- geliebten Mitmenschen.

Diese Verluste setzen häufig eine Achterbahn von Gefühlen in Gang, und zwar sowohl beim Sterbenden als auch seinen Angehörigen. Die emotionale Sterbebegleitung durch Gespräche, aber auch nonverbale Signale und eine ausbalancierte Abstimmung von Nähe und Distanz sind daher besonders wichtig.

Das Gespräch (zwischen Wahrheit und Hoffnung)

„Die Hoffnung stirbt zuletzt". Dieses Sprichwort macht deutlich, dass es in der Begleitung Sterbender und ihrer Angehörigen nicht darum geht, sie mit der Wahrheit zu konfrontieren „wie mit einem kalten nassen Lappen". Es gilt vielmehr, die Gespräche so zu gestalten, dass die Fragen der Sterbenden oder ihrer Angehörigen beantwortet werden und dass die Wahrheit so angeboten wird, dass sie in sie hineinschlüpfen können, wie in einen hingehaltenen Mantel. Dabei sollen keine Illusionen geschürt werden, aber doch immer Hoffnung erhalten bleiben, z. B. die Hoffnung auf einen guten Tag, einen schönen Besuch, Schmerzfreiheit oder auf das Lösen von Konflikten.

Das Wort Sterbebegleitung bedeutet, dass Pflegende und Angehörige **begleiten** wollen, also nicht voranschreiten und die Sterbende in eine Richtung „zerren", in die diese gar nicht gehen möchte, sondern Schritt halten auf dem Weg und **bei ihr** bleiben, **mit ihr** gehen. Die Sterbende bestimmt das Tempo und die Richtung, die Pflegenden und Angehörigen begleiten sie bei **ihrem** individuellen Weg. Das bedeutet aber auch, dass sich Pflegende frei machen müssen von Idealvorstellungen darüber, wie „gutes Sterben" sein sollte.

„Geteiltes Leid ist halbes Leid" – dieses Sprichwort lässt sich erweitern in „mitgeteiltes Leid ist halbes Leid": Damit ist gemeint, dass Sterbende teilweise das Bedürfnis haben, über ihre Ängste und Sorgen zu reden. Pflegende sind dann manchmal verführt, auf Fragen oder Äußerungen Antworten geben zu wollen, auf die es keine Antworten oder Lösungen gibt. Hier hilft es, sich immer wieder klarzumachen, dass das **Mit-teilen** einer Situation und das gemeinsame **Aus-halten** bereits eine große Hilfe sind und mehr Halt geben als gut gemeinte Worte. Mit Hilfe verschiedener Gesprächstechniken kann die Pflegende signalisieren, dass sie mit**fühlt** – nicht mitleidet. Sterbende erwarten i. d. R. kein Mitleid, wünschen sich jedoch Mitgefühl. Dies kann durch „Verbalisieren" des Gefühls, aber auch durch gemeinsames Schweigen oder eine Geste bzw. Berührung ausgedrückt werden.

Gesprächstechniken **1** | 476

Die von Carl Rogers formulierten Grundhaltungen (Wertschätzung, Empathie, Kongruenz) sind auch im Umgang mit Sterbenden und ihren Angehörigen sinnvoll.

Carl Rogers **1** | 462

Sterbephasen nach Kübler-Ross

Die Sterbeforscherin Dr. Elisabeth Kübler-Ross hat die verschiedenen emotionalen Zustände von Sterbenden in fünf Phasen eingeteilt. In ihrem Buch „Interviews mit Sterbenden" hat sie bei Sterbenden typische, immer wieder auftretende Muster erkannt und beschrieben. Diese können ein hilfreiches Denkmodell sein, um die Gefühle von Sterbenden besser zu verstehen und zu differenzieren. Doch ist das Phasenmodell nicht als „Kochrezept" zu verstehen, denn die Gefühle sterbender Menschen sind sehr wechselhaft und individuell unterschiedlich ausgeprägt. Die Phasen verlaufen keineswegs in einer fest vorgeschriebenen Reihenfolge, sie bieten jedoch ein Grundverständnis der emotionalen Zustände, die ein Sterbender durchleben kann. Nicht jeder Sterbende durchläuft jede Phase oder erreicht die „Zustimmung". Sie geben der Begleiterin Orientierung und können sie im Kontakt mit Sterbenden entlasten.

Sterbephase	Verhalten in der Phase	Bedeutung der Phase	Mögliche Kommunikation/Interaktion
Nicht-wahr-haben-Wollen	▪ Verleugnung – es nicht glauben können ▪ Schock/Lähmung – die Situation ist unfassbar ▪ so tun als sei alles wie immer	▪ Selbstschutzmechanismus vor zu viel Wahrheit auf einmal ▪ Distanz zum Thema ▪ Kräfte sammeln	▪ da sein ▪ Schutz/Abwehr nicht durchbrechen ▪ keine Konfrontation, aber auch nicht beschwichtigen ▪ abwarten, was der Sterbende selbst erzählen möchte ▪ Fragen beantworten ▪ Vertrauen aufbauen
Zorn	▪ Flut von Gefühlen wie Wut, Neid, Hass ▪ Tendenz zur Selbstbeschuldigung ▪ Anklagen von Pflegenden und Angehörigen ▪ Nörgeln, Ungeduld ▪ Hadern mit Gott	▪ Erkennen der auswegslosen Situation – Kampf ▪ Auseinandersetzung mit Schuldfragen ▪ Aggression nach außen schützt den Menschen vor sich selbst ▪ Reaktion auf Kontrollverlust – Kontrolle im Alltag behalten wollen	▪ Aggression als Reaktion auf die Angst vor dem Tod verstehen, nicht mit Gegenaggression kontern ▪ sich selbst schützen und nichts auf sich beziehen ▪ da bleiben und aushalten, sich aber auch abgrenzen ▪ möglichst viel Kontrolle und Selbstbestimmung ermöglichen
Verhandeln	▪ Versuch mit Betreuern, Mitmenschen und Gott zu verhandeln ▪ Verhaltensanpassung ▪ Suche nach Therapiemöglichkeiten oder Auswegen	▪ Hinauszögern der endgültigen Endlichkeit ▪ Suche nach Auswegen ▪ Hadern mit dem Schicksal ▪ Suche nach Gnade	▪ Hoffnungen lassen, ohne Illusionen zu befördern ▪ mögliche Wünsche erfüllen ▪ verstehen, was biografische Daten bedeuten (z. B. Geburtstag) ▪ evtl. Seelsorger hinzuziehen
Depression	▪ Trauer und Tränen ▪ Bedrücktsein über das Unausweichliche ▪ Lebensbilanz ziehen ▪ Sinnfragen stellen	▪ Todesgewissheit ▪ Bewusstwerden des „Nie mehr" ▪ Abschied vom eigenen Leben ▪ Auseinandersetzung mit eigener Spiritualität und Lebenssinn	▪ Raum für Gefühle und Tränen lassen ▪ keine Tröstungsversuche, sondern Gefühle ernst nehmen ▪ Raum für Rückschau und Erinnerungen ▪ Hilfe beim Erledigen letzter Dinge ▪ da sein und Nähe anbieten
Zustimmung	▪ Ruhe ▪ Entspannung und Schlaf	▪ Akzeptanz der Situation ▪ Sich hingeben und loslassen	▪ Ruhe gönnen ▪ kein Aktionismus, nur das Nötigste tun ▪ körperliche Nähe anbieten ▪ Wohlbefinden fördern

[Tab. 1] Sterbephasen nach Kübler-Ross

Symbolsprache Sterbender

In der Kommunikation mit Sterbenden geht es darum, die Zwischentöne zu hören und zu erspüren, welche Art von Kontakt- und Beziehungsangebot das Gegenüber braucht. Typisch für Sterbende ist das Sprechen in Symbolen oder Bildern. Um die Bedeutung bestimmter Bilder zu verstehen, ist es wichtig, die biografischen Bezüge der Sterbenden zu kennen. Je länger und intensiver eine Pflegebeziehung ist, desto eher können die Metaphern individuell gedeutet werden. Angehörige und Freunde kennen den Lebenslauf eines Sterbenden oft am besten und können beim Deuten der Bildersprache helfen. Einige häufige Symbole und ihre mögliche Deutung werden hier zusammengefasst:

Symbol	Bedeutung
Reise, Gepäck	Sterbende sprechen über ihren Sterbeprozess als Reise. Sie müssen auf den Zug warten, eine Reise machen, Koffer packen, sich eben auf die letzte Reise begeben. Sie sprechen davon, nach Hause zu gehen.
Uhren, Zeit, Sanduhr	Sterbende sprechen von der Zeit, die abgelaufen ist, der Zeit, die stehen bleibt, der Zeit, die gekommen ist, der Uhr, die falsch geht. Damit machen sie ihr Wissen darüber deutlich, dass sie bald „das Zeitliche segnen".
Gestalten in schwarzer Kleidung, Sensenmann, Engel	Sterbende sprechen von Gestalten und Personen, die an ihr Bett treten, sie abholen, ins Jenseits begleiten. Oder sie hören Schritte, jemand klopft an. Diese Wahrnehmung kann beruhigend sein, weil sie nicht alleine gehen müssen, oder auch beängstigend, wenn die Begegnung mit dem Gevatter Tod gefürchtet ist.
Geld, Sorge um Geld, Diebstahl	Sterbende haben Sorge, dass ihnen das Geld ausgeht, sie nur noch für wenige Tage genug Geld haben. Ein Sprichwort sagt: „Das letzte Hemd hat keine Taschen." Sterbende wissen, dass Geld im Jenseits keine Rolle mehr spielt. Äußern sie Geldsorgen, ist das ein Zeichen dafür, dass sie sich des baldigen Sterbens bewusst sind.
Natur: Berge erglimmen, Gräben oder Flüsse überwinden, Wiese überqueren	Sterbende beschreiben Hindernisse, die sie auf dem Weg ins Jenseits überwinden müssen, z. B. den Todesfluss Hades aus der griechischen Mythologie überwinden oder über den „Jordan gehen".

Die symbolische Sprache Sterbender kann leicht als (krankhafte) Verwirrung (fehl-) interpretiert werden; eine Abwertung der Symbolsprache ist jedoch nicht sinnvoll. Wichtig ist vielmehr, die Aussage hinter dem Symbol zu erspüren, die Gefühle zu spiegeln (Validieren) und mit Worten zu antworten, die zum Bild passen, z. B. „Sie wollen sich auf den Weg machen", „Es wird Zeit für Sie".

Aber auch Sterbende können und wollen nicht immer nur über ihr bevorstehendes Sterben reden. Alltagskommunikation, Smalltalk und Gespräche über Ereignisse im Leben des Sterbenden spielen in der Sterbebegleitung ebenfalls eine große Rolle.

Pflegediagnose

„**Todesangst**
Befürchtungen, Sorgen oder Furcht in Verbindung mit Tod oder Sterben."

—

DOENGES et al.: S. 752

„**Unwirksames Verleugnen**
Zustand eines bewussten oder unbewussten Versuchs, das Wissen oder die Bedeutung eines Ereignisses zu verleugnen, um – zum Schaden für die Gesundheit - Angst/Furcht zu verringern."

—

DOENGES et al.: S. 841

„**Existentielle Verzweiflung**
Ein Bruch in den Werten/ Lebensgrundsätzen, die das biologische und psychosoziale Dasein eines Menschen bestimmen."

—

DOENGES et al.: S. 854

Entwicklung im Kindes- und
Jugendalter **3** | 66

Kinder und ihr Verständnis von Sterben, Tod und Trauer

Kinder gehen mit dem Tod und Sterben meist deutlich ungezwungener um als Erwachsene. Wie ein Kind sein eigenes Sterben verarbeitet bzw. den Tod von Familienmitgliedern oder Freunden bewältigt, hängt von seiner Entwicklungsstufe und seinen bereits gemachten Erfahrungen ab.

Alter	Verständnis	Hilfestellungen
Kinder unter 4 Jahren	▪ verfügen über ein begrenztes oder gar kein Verständnis vom Tod und können es kaum ausdrücken ▪ sprechen von Tod wie vom Leben ▪ glauben nicht an die Endgültigkeit des Todes sondern an die Wiederkehr des Verstorbenen ▪ zeigen Trauer häufig über körperliche Beschwerden wie heftige Bauchschmerzen, Schlafstörungen und Appetitlosigkeit	▪ Bilderbücher mit begleitenden Texten, die die Geschichten von Tieren, Pflanzen, dem Lebensende und Trauer erzählen ▪ Bilder malen ▪ Offenheit und Einfühlsamkeit der Erwachsenen ▪ eigene Vorstellung des Kindes zulassen, kein Zurechtweisen oder Auslachen ▪ freies Spiel/Rollenspiel ▪ Selbstgespräche
Kinder von 4 bis 5 Jahren	▪ zeigen ein nüchternes und sachliches Interesse an den Äußerlichkeiten des Todes ▪ sind neugierig ▪ haben wenig Berührungsängste mit dem Tod	▪ ehrliche Antworten auf Fragen ▪ altersentsprechende Bücher zum Thema ▪ kreatives Tun ▪ am Esstisch für den Verstorbenen noch ein Gedeck auflegen ▪ den Kindern die Todesursache nennen, sonst können irrationale Schuldgefühle oder die Annahme, den Tod selbst verschuldet zu haben auftauchen ▪ Malen ▪ Spiele
Kinder von 6 bis 7 Jahren	▪ erfassen die reale Bedeutung von Tod ▪ verstehen Tod als Strafe für etwas Schlechtes ▪ sind davon überzeugt, dass sie wegen einer bestimmten Tat selbst den Tod des Verstorbenen verschuldet haben; magisches Denken: „Wenn ich fröhlich, lieb und artig bin, dann wird alles gut." ▪ zeigen erste emotionale Reaktionen ▪ sind über möglichen Tod von Angehörigen beunruhigt, besonders der Mutter ▪ glauben noch, dass sie niemals sterben müssen	
Kinder von 8 bis 10 Jahren	▪ erkennen die Endgültigkeit des Todes und interessieren sich dafür, was danach passiert ▪ akzeptieren die Unvermeidlichkeit des Todes, inkl. ihres eigenen ▪ entwickeln ein tieferes Verständnis für die beim Tod stattfindenden biologischen Prozesse	▪ Sport ▪ Trauergruppen ▪ Erinnerungsfotos aufstellen ▪ am Grab über gemeinsame Erlebnisse sprechen
Kinder und Jugendliche zwischen 10 und 14 Jahren	▪ stellen vermehrt Fragen nach dem Sinn des Lebens ▪ suchen nach Antworten und spekulieren auch über den Sinn eines Lebens nach dem Tod ▪ erleben intensive Trauerperioden, suchen nach ganz eigenen Wegen, ihre Trauer bei Verlusterfahrungen auszudrücken	▪ Trauerrituale ▪ Gespräche mit gleichaltrigen oder erwachsenen Freunden ▪ Musik ▪ Tagebuch schreiben ▪ Chatrooms ▪ Erinnerungen teilen und pflegen (Cave: Krankheit in der Familie während der Pubertät verzögert oder verhindert einen gesunden Ablösungsprozess) ▪ auf Gefühle, Stimmungen ansprechen ▪ alle Gefühle sind ok!

Bei der Begleitung trauernder oder lebensverkürzend erkrankter Kinder ist es wichtig, sich dem Sprachniveau anzupassen und z. B. durch Spielen (Puppenspiel, Rollenspiel) und/oder Malen möglichst viele Ausdrucksmöglichkeiten zu aktivieren. Kinder brauchen Erwachsene, die den Tod und die auftauchenden Fragen nicht tabuisieren, sondern angemessene Informationen geben. Spüren Kinder Ängste bei den Erwachsenen, werden sie keine „unangenehmen" Fragen mehr stellen. Zeigen die Erwachsenen Offenheit und lassen sich ein, dann fühlen sich auch die Kinder ernst genommen und werden selbstsicherer.

▶ **Die Kinderhospizbewegung spricht von *lebensverkürzend* erkrankten Kindern und bringt damit zum Ausdruck, dass kranke Kinder häufig nicht sofort sterben, sondern noch länger mit ihrer Erkrankung leben, bis sie sterben.**

Für Erwachsene ist es wichtig zu wissen, dass Kinder oft sehr schnell die Themen wechseln können („himmelhoch jauchzend – zu Tode betrübt"). Dies mag für Erwachsene unlogisch und irritierend sein. Die Fähigkeit zur Regeneration schützt Kinder jedoch davor, zu lange in ihrer Trauer gefangen zu bleiben. Wie bei |Kübler-Ross beschrieben, durchleben Kinder ähnliche Sterbe- bzw. Trauerphasen wie Erwachsene.

Kübler-Ross | 82

Eltern, die ihr sterbenskrankes oder trauerndes Kind begleiten, benötigen „doppelte" Begleitung:

- Sie brauchen Unterstützung, um ihre eigene Trauer, ihre eigenen Gefühle zu bewältigen.
- Sie benötigen Ermutigung im Umgang mit den Gefühlen ihrer Kinder. Sie brauchen einerseits konkrete Anregungen, wie sie auf die Gefühle und Reaktionen ihrer Kinder besser eingehen können und gleichzeitig Bestätigung dafür, dass sie schon alles gut machen.

Die Charta der Menschenrechte für trauernde Kinder bringt zum Ausdruck, wie Kinder in ihrer Auseinandersetzung mit Sterben, Tod und Trauer unterstützt werden können. Viele Aspekte lassen sich auch auf lebensverkürzend kranke Kinder übertragen. Es ist vor allem wichtig, den Kindern Geborgenheit und Nähe zu geben. In dieser Atmosphäre können Gefühle wahrgenommen, ausgedrückt und ausgetauscht werden. Kinder sind dankbar für Angebote, sollten jedoch zu nichts gezwungen werden und selbst entscheiden, was im Moment gut für sie ist. Für viele Kinder ist es hilfreich, sich mit anderen Kindern in ähnlichem Alter auszutauschen, aber auch möglichst viel Normalität zu erleben, gemeinsam zu spielen, zu lachen, fernzuschauen, zu chatten. Jugendliche nutzen zum Austausch vielleicht eher Onlineforen oder verbalisieren ihre Gedanken und Gefühle im Tagebuch oder dem eigenen Blog.

online www.muenchen.de
▶ Rathaus
▶ Referat für Gesundheit und Umwelt
▶ Beratung und Förderung

Hier finden Sie die Broschüre „Trauernde Kinder und Jugendliche – wie wir ihnen beistehen können". Sie enthält u. a. die Charta der Menschenrechte für trauernde Kinder.

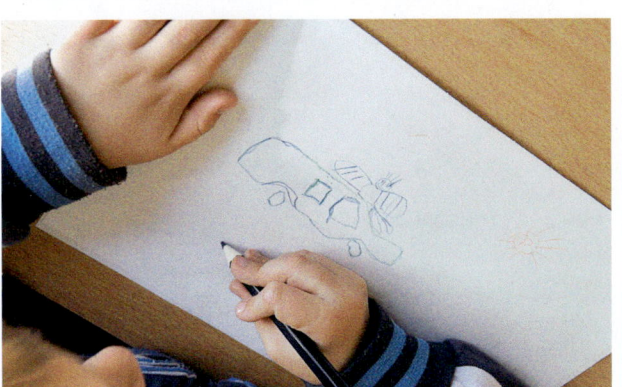

[1]   Malen ermöglicht einen kindgerechten Ausdruck von Verlustgefühlen.

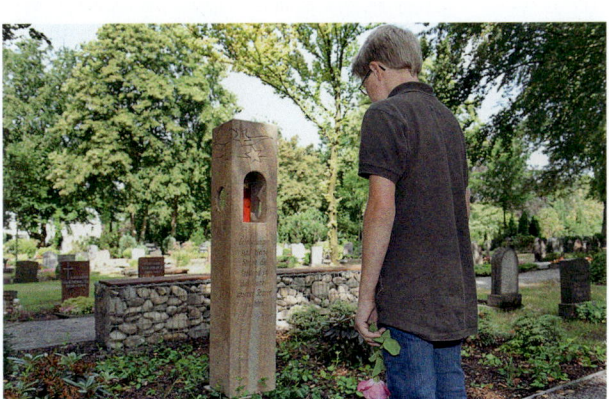

[2]   Jugendliche brauchen Unterstützung beim Finden individueller Ausdrucksmöglichkeiten von Trauer.

Nonverbale Signale und sinnliche Wahrnehmung Sterbender

Pflegediagnose
„Beeinträchtigte verbale Kommunikation
Verminderte, verzögerte oder fehlende Fähigkeit, ein System von Zeichen und Symbolen zu empfangen/verstehen, zu verarbeiten, weiterzugeben und zu nutzen."

DOENGES et al.: S. 459

Im Verlauf des Sterbens fällt es vielen Menschen immer schwerer, mit Worten zu kommunizieren. Sie drücken ihr Befinden über Gestik, Mimik, Atmung, Haltung, Körperspannung aus. Es ist daher sehr wichtig, mit geschulter und achtsamer Wahrnehmung die Signale des Sterbenden aufzunehmen, zu spüren und sorgfältig zu deuten.

Sinneswahrnehmungen spielen auch während des Sterbens – wie im Leben – eine wichtige Rolle. Hier können Pflegende den individuellen Vorlieben und Abneigungen der Sterbenden wie folgt Rechnung tragen:

- **Geschmack**: Welche Speisen und Getränke machen der Sterbenden Freude? Welche Substanzen mag der sterbende Mensch nicht?
- **Geruch**: Welche Düfte mag die Patientin? Ist Rauch oder ein Parfum an der Kleidung der Pflegenden angenehm oder nicht?
- **Berührung**: Wie berühre ich die Sterbende so, dass es für sie angenehm und eindeutig ist und ihr keine Schmerzen oder Beschwerden zugefügt werden?
- **Gehör**: Ist Musik oder ein laufender Fernsehapparat für die Sterbende beruhigend oder eine Geräuschbelästigung? Führen wir die Pflege ohne „Türen-schlagen" und „Topf-klappern" durch? Und welche Alltagsgeräusche geben der Sterbenden Halt?
- **Sehen**: Ist Blickkontakt mit der Sterbenden möglich und erwünscht? Können durch Lageveränderungen unterschiedliche und neue Blickwinkel und „Aussichten" ermöglicht werden? Durch Tücher o. Ä. können Räume auch mit einfachen Mitteln farblich gestaltet werden.

Man geht davon aus, dass die akustische Sinneswahrnehmung in der Sterbephase zunimmt, Sterbende hören nicht nur alles um sie herum Gesprochene, sondern sind auch besonders geräuschempfindlich. Pflegende passen Ton und Lautstärke diesem Umstand an und weisen Angehörige darauf hin. Verschiedene Konzepte (innen)architektonischer Raumgestaltung ermöglichen eine Schalldämpfung, durch die belastende Geräuschkulissen vermieden werden.

Basale Stimulation® | 609
Kinästhetik 1 | 28

Konzepte wie die |Basale Stimulation® oder |Kinästhetik können in der Sterbebegleitung einen wesentlichen Beitrag leisten:

- Sie verbessern die Kommunikation zwischen Sterbenden und Pflegenden.
- Sie überwinden Sprachlosigkeit.
- Sie integrieren biografische Bezüge in die Sterbebegleitung.
- Sie verbessern die Wahrnehmung der Sterbenden von sich selbst.
- Sie fördern Sicherheit und Geborgenheit der Sterbenden.

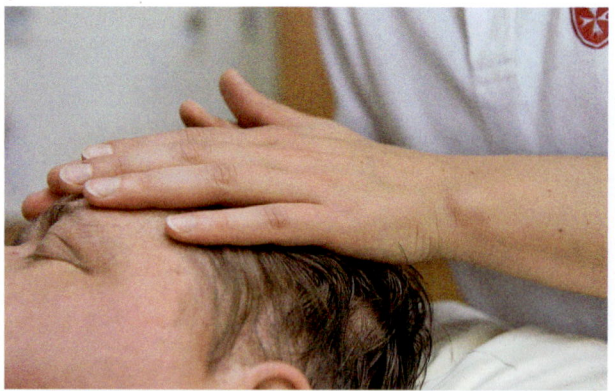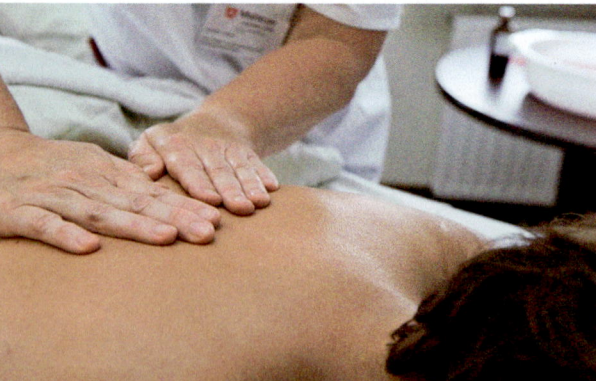

[1] Bewusste und gezielt eingesetzte Berührung bei der Körperpflege. Einreibungen oder Massagen ermöglichen Begegnungen und bringen Pflegende und Sterbende in Kontakt.

Nähe und Distanz bei der Sterbebegleitung

Berührung kann für den sterbenden Menschen Halt in einer haltlosen Situation sein. Sterbende können spüren, dass sie nicht allein gelassen, sondern gehalten und getragen werden von den Menschen, die sie begleiten. So ist das „Handhalten" zum Sinnbild von Sterbebegleitung geworden. Es signalisiert und symbolisiert das gemeinsame Durch- und Aushalten; einfach stabilisierend „dasein" und „mitsein". Das Handhalten steht auch dafür, dass es in der Sterbebegleitung um die „kleinen" Gesten geht und nicht darum, mit möglichst viel Aktionismus ständig an und mit den Sterbenden etwas zu tun. Es geht um das „Sein" und nicht um „Tun und Machen".

Bei aller Fürsorge sollten diese Gesten jedoch nicht ideologisiert werden. Es geht nicht darum, jeder Sterbenden Nähe und Berührung als „gut gemeinte" Geste überzustülpen, sondern zu erspüren, ob und wie jemand in Kontakt treten will. Bei dem einen Menschen ist eine Umarmung passend, bei einem anderen bereits das Halten der Hand zu viel. Es geht um ein sensibles Ausloten von |Nähe und Distanz – bei jeder Sterbenden und bei jedem Kontakt von Neuem.

Nähe und Distanz **3** | 692

Auch für Angehörige kann es schwierig sein, die richtige „Dosis" Nähe und Distanz zu finden. Sie können für die Sterbende erdrückend oder fast klammernd sein, sodass dieser gar kein Raum für ihr Sterben bleibt. Oder sie können auch zu distanziert sein, aus Angst etwas falsch zu machen. Sie trauen sich nicht, die Sterbende zu berühren. An dieser Stelle können Pflegende zur sensiblen Berührung anleiten. Haben Sterbende und Angehörige unterschiedliche oder widersprüchliche Bedürfnisse und Sorgen, können Pflegende diesen Aushandlungsprozess begleiten.

Pflegende bewegen sich in der Sterbebegleitung zwischen Hilflosigkeit, Allmachtsfantasien und Überforderung. Zu einer guten |Burn-out-Prophylaxe gehört es, eigene Bedürfnisse und Grenzen wahrzunehmen und einzuhalten. Ein tragendes Team, unterstützt durch |Supervision ist daher eine wichtige Rahmenbedingung für eine gute Sterbebegleitung. Ein solches Team sollte sowohl Raum für (Distanz schaffenden) Humor und ernste Gespräche bieten als auch Rückzug und Gemeinschaft ermöglichen.

Burn-out-Prophylaxe **3** | 688
Supervision **3** | 604

Wesentlich für die Arbeit in der Sterbebegleitung ist eine reflektierte Haltung zum Thema Sterben, Tod und Trauer. Dabei geht es um die Auseinandersetzung mit den eigenen Einstellungen, Gefühlen und Hoffnungen. Wenn Pflegende keine Angst vor den Gefühlen der Sterbenden und ihrer Angehörigen haben und gleichzeitig ihre eigenen Gefühle kennen und ernst nehmen, ist das die Basis für eine würdevolle Begleitung ohne Selbstüberforderung

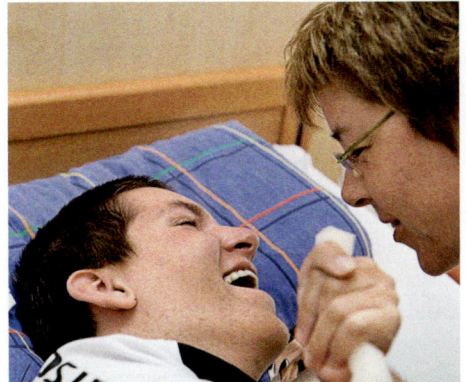

[2] Bei jeder Begleitung geht es wieder neu um das Ausloten von gewünschter Nähe und Distanz.

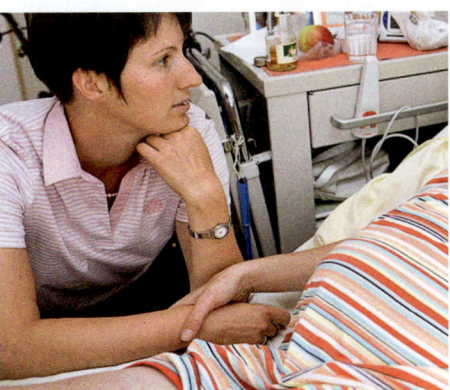

[3] Berührung kann Halt geben in haltlosen Situationen.

2.1.5 Besonderheiten bei der Pflege Sterbender

www.dgpalliativmedizin.de
Hier finden Sie unter der Rubrik „Sektion Pflege" weitere Informationen zum Palliative-Care-Konzept und Standards der Palliativpflege.

Zeitpunkt des Sterbens

Sowohl der exakte Zeitpunkt des Todeseintritts als auch der Beginn des Sterbens sind nicht definierbar. Erfahrene Pflegende erkennen häufig, wann ein Mensch „im Sterben liegt", aber mit Sicherheit lässt sich dies nicht sagen. Immer wieder kommt es auch vor, dass sich Menschen erholen. Auch aus diesem Grund kommt es in der Versorgung Sterbender immer wieder zu Konflikten, ab wann Pflege- oder Therapiemaßnahmen zur Schonung der Sterbenden reduziert werden sollen. Die folgende Unterteilung soll Pflegende in ihrer Entscheidung unterstützen:

- **Rehabilitationsphase** (die letzten Monate, selten Jahre): Es ist ein weitestgehend aktives Leben möglich. Pflegerisch und therapeutisch wird angestrebt, die Selbstständigkeit in den Lebensaktivitäten zu fördern und bei einer selbstbestimmten Lebensführung zu unterstützen.
- **Präterminalphase** (Wochen bis Monate vor dem Sterben): Die Einschränkungen nehmen zu und die Eigenaktivität des Pflegebedürftigen ab. Die Menschen werden schwächer, der Lebensradius wird Schritt für Schritt kleiner. Teilweise können sich Symptome wie Schmerzen, Luftnot, Schwäche verstärken oder einstellen.
- **Terminalphase** (Tage bis Wochen): Häufig tritt Bettlägerigkeit hinzu. Die Menschen orientieren sich nach innen oder werden ruhelos.
- **Finalphase** (die letzten 72 Stunden des Lebens): Damit wird der „eigentliche" Sterbeprozess bezeichnet, in dem die Körperfunktionen immer weiter abnehmen, bis der Tod eintritt.

Diese Phasen stehen für einen länger dauernden Sterbeprozess, z. B. in der Folge chronischer Krankheiten. Selbstredend sind diese in Akutsituationen (z. B. akutes Herzversagen oder tödlicher Unfall) nicht zu beobachten.

Folgende Anzeichen können auf die Finalphase hindeuten:

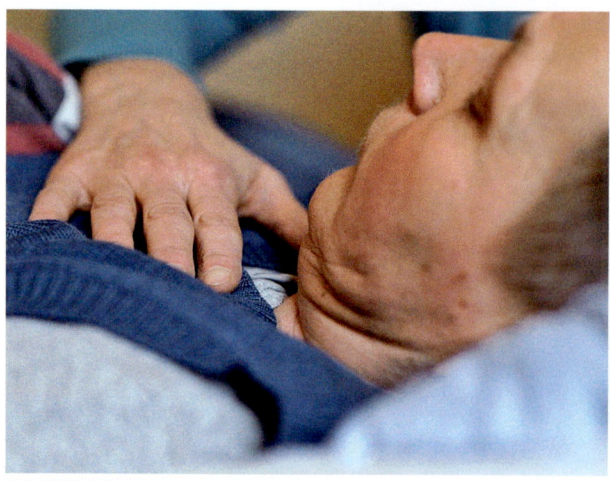

[1]   Begleitung in der Präterminalphase

- vermehrte Müdigkeit und Teilnahmslosigkeit
- längere Schlafphasen bis hin zu Somnolenz und Sopor (|Bewusstseinslagen)
- reduzierte Nahrungs- und Flüssigkeitsaufnahme
- reduzierte Urinausscheidung
- kalte und livide Füße und Hände (schwache Durchblutung) oder übermäßiges Schwitzen
- dunkle, livide Verfärbung der Körperauflageflächen (Marmorierung)
- bleiche, „wächserne" Haut
- ausgeprägtes Mund- und Nasendreieck
- schwacher Puls und Blutdruckabfall
- reduzierte Wahrnehmung der Außenwelt (Zeit, Raum, Personen)
- veränderter Atemrhythmus (|Cheyne-Stokes-Atmung)
- |präfinale Rasselatmung

Bewusstseinslagen [1] | 430
Cheyne-Stokes-Atmung
| 91, [1] | 370
präfinale Rasselatmung | 91

Symptommanagement

In der Sterbebegleitung steht die Linderung belastender Symptome im Vordergrund. Hierbei kommt das Symptommanagement zum Tragen. Meist kommt den Pflegenden die Schlüsselrolle als |Casemanagerinnen zu, d. h. sie initiieren, koordinieren und synchronisieren alle therapeutischen Maßnahmen und beteiligten Berufsgruppen. Dazu gehören

Case Management **3** | 460

- Symptomerfassung durch sorgfältige Beobachtung und gezielte Anamnese (Pflegediagnostik) mit geeigneten Assessmentinstrumenten (z. B. Schmerz- oder Energietagebuch) und angemessenen Fragen
- Symptomerfassung sowohl quantitativ (z. B. Dauer des Schmerzes) als auch qualitativ (z. B. Bedeutung der Appetitlosigkeit für den Betroffenen)
- Symptomlinderung durch
  - pflegerische Interventionen, z. B. Mundpflege bei Mundtrockenheit
  - medikamentöse Therapien, z. B. bei Schmerzen
  - physiotherapeutische Maßnahmen, z. B. bei Lymphödemen
  - psychosoziale Begleitung, z. B. bei Ängsten, Schuldgefühlen
- Dokumentation und Evaluation der Maßnahmen, ggf. Wiederaufnahme des Prozesses

Schmerzlinderung

Viele Menschen haben Angst davor, unter Schmerzen zu sterben und so beantworten die meisten Menschen die Frage: „Wie möchten Sie gerne sterben?" mit dem Wunsch: „Ohne Schmerzen!". Tatsächlich sind bis zu 70 % der Menschen im Zeitraum vor ihrem Tod mit Schmerzen konfrontiert. Das heißt aber auch, dass ein Drittel der Menschen ohne Schmerzsymptomatik stirbt. Diese Differenzierung ist wichtig, um Sterben nicht automatisch mit Schmerzen zu koppeln.

Schmerzbelastete Menschen pflegen | 139

Schmerzlindernde Maßnahmen bei Sterbenden erfolgen nach den üblichen Prinzipien des |Schmerzmanagements. Zusätzlich müssen bei Sterbenden folgende Punkte beachtet werden:

Expertenstandard „Schmerzmanagement in der Pflege" | 149

- Können sich Sterbende nicht mehr verbal äußern, müssen Schmerzassessmentinstrumente angewendet werden, die einen Fokus auf nonverbale und paraverbale Schmerzzeichen legen.
- Können Sterbende Schmerzmedikamente nicht mehr oral zu sich nehmen, muss die Applikationsform angepasst werden (z. B. parenteral, subkutan, transdermal, bukkal).
- Um den sich verändernden Schmerzmittelbedarf von Sterbenden (z. B. durch Gewichtsverlust, Niereninsuffizienz, zunehmende schmerzhafte Infiltration des Tumors) zu erfassen, erfolgt eine regelmäßige Verlaufs- und Erfolgskontrolle der Schmerztherapie.
- Bei |Opiatgabe wird eine konsequente Obstipationsprophylaxe mit Laxanzien angewendet; Abführmaßnahmen sollten bei Sterbenden mit Bedacht und vom Allgemeinzustand abhängig angewendet werden.

Opioide | 163

Haut-, Körper- und Mundpflege

„So viel wie nötig, so wenig wie möglich" ist der Leitsatz für pflegerische Maßnahmen in der (prä-)finalen Phase. Ethisch reflektierte Abwägungsprozesse zwischen Handeln und Unterlassen sind notwendig, um den individuellen Bedürfnissen und der Selbstbestimmung der Sterbenden gerecht zu werden. Voraussetzung hierfür ist eine gute Beobachtung des Allgemeinzustands sowie die Kommunikation mit den Sterbenden.

Haut-, Körper- und Mundpflege bedeuten neben der Reinigung Kontakt, Beziehungsaufnahme, Berührt-werden, Berührt-sein. Daher sollten die pflegerischen Handlungen mit äußerster Sorgfalt und Achtsamkeit ausgeführt werden und immer im Bewusstsein, dass dadurch intensive nonverbale Kommunikation stattfindet.

Die **Hautpflege** erfährt eine besondere Bedeutung bei Menschen, die sehr wenig trinken können oder wollen und dadurch besonders trockene Haut haben. Sie dient damit (auch) der Dekubitusprophylaxe, v. a. im Gesäßbereich bei |Inkontinenz.

Die **Körperpflege** kann zu einer Wohltat werden und zur Steigerung der Lebensqualität beitragen. Hierbei und bei der in die Körperpflege integrierten (atemstimulierenden) |Einreibung und/oder Lagerung hat der sterbende Mensch die Möglichkeit, sich selbst und seine |Grenzen wieder zu spüren. Teilwaschungen von Gesicht und Händen und/oder Genitalbereich können sehr gut die komplette Körperwaschung ersetzen. Manchmal kann es jedoch auch sinnvoll sein, auf die Körperpflege ganz zu verzichten, sich Zeit für ein Gespräch zu nehmen oder dem Sterbenden die gewünschte Ruhe zu gönnen.

Die **Mundpflege** ist bei Sterbenden besonders wichtig, weil sie häufig unter Mundtrockenheit leiden. Diese wird durch folgende Faktoren verursacht bzw. begünstigt:

- offene Mundatmung
- reduzierte Flüssigkeitsaufnahme (Dehydratation)
- reduzierte Nahrungsaufnahme
- unerwünschte Wirkungen von Medikamenten (z. B. Opiate, Antidepressiva, Diuretika)
- eingeschränkte Motivation und Fähigkeit zur Mundhygiene
- Erkrankungen der Schleimhaut/Mundhöhle (durch die Grunderkrankung oder bedingt durch die anderen Faktoren)

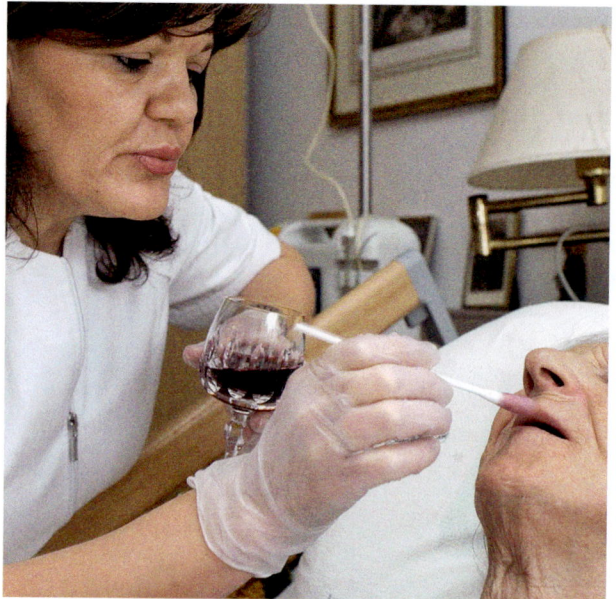

[1] Lippenpflege mit Wein

Die Mund- und Lippenpflege bei Sterbenden bedarf eines hohen Einfühlungsvermögens und hoher Sensibilität, da Sterbende besonders berührungsempfindlich sind. Die Mund- und Lippenpflege sollte regelmäßig und zusätzlich auf Wunsch durchgeführt werden; in der Finalphase evtl. sogar mehrmals stündlich.

Die Mundpflege sollte nicht an der Wirkung von Substanzen ausgerichtet sein, sondern an individuellen Gewohnheiten, Vorlieben und Abneigungen. Je nach Geschmack kann die Lippenpflege z. B. mit Säften, Tees, Bier oder Sekt durchgeführt werden. Viele Sterbende bevorzugen Eischips (Eiskugeln aus gefrorenen Getränken werden dazu zerschlagen) oder Eiscreme.

Es ist möglich, Angehörige oder ehrenamtliche Hospizhelferinnen in die Mundpflege einzubeziehen und sie anzuleiten. Das gibt ihnen die Möglichkeit, nicht nur hilflos neben dem Bett zu stehen, sondern etwas für den Sterbenden zu tun. Scheu oder Unsicherheit sollten dabei Berücksichtigung finden.

Atemunterstützung

Viele Menschen haben Angst davor, dass sie im Sterben Atemnot bekommen und ersticken müssen. Jedoch führen nur einige Erkrankungen tatsächlich zu einer Atemnotsymptomatik. Meistens kommt es jedoch in der terminalen Phase zu folgenden Atemveränderungen:

- **Cheyne-Stokes-Atmung**: eine Veränderung des Atemmusters. Sie ist ein Zeichen dafür, dass der Mensch im Sterben ist und bedarf keiner Intervention.
- **präfinale Rasselatmung**: häufiges Symptom in den letzten Sterbestunden. Da die Sterbende Sekret nicht mehr richtig abhusten oder schlucken kann, vibriert es vor der Stimmritze und führt zu einem lauten rasselnden Atemgeräusch. Man geht davon aus, dass die Sterbende nicht darunter leidet, sondern vor allem die Betreuer verunsichert werden und es anstrengend ist, das Geräusch auszuhalten. Durch Absaugversuche wird die Sekretproduktion eher noch angeregt und die Symptomatik verstärkt. Nur bei Patientinnen mit |Tracheostoma oder sehr starker Sekretproduktion kann |Absaugen angezeigt sein. Durch eine Seitenlagerung kann das Atemgeräusch minimiert werden. Bei sehr ausgeprägter Symptomatik kann die Sekretproduktion nach ärztlicher Anordnung medikamentös gehemmt werden (Buscopan®, Scopolamin Pflaster®). Möglicherweise kann es sinnvoll sein, die Flüssigkeitszufuhr zu senken.

Tracheostoma | 638
Absaugen | 641
Dyspnoe **1** | 368, 397

- **chronische oder akute Atemnot (|Dyspnoe)**: das subjektive Gefühl der Betroffenen, nicht genügend Luft zu bekommen. Grundsätzlich sollten die Betroffenen beruhigt werden, um die Symptomatik nicht zu verstärken. Weisen Blutwerte auf Gasaustauschstörungen hin, kann eine |Sauerstofftherapie oder eine medikamentöse Therapie indiziert sein.

Verabreichung von Sauerstoff
1 | 386

⚑ **Atemveränderungen und Atemnot sind häufige Gründe für Krankenhauseinweisungen in der Terminalphase. Um die Einweisung zu vermeiden, können Angehörige geschult werden, wie sie auch zu Hause mit diesen Phänomenen umgehen können.**

Bei Patientinnen, die voraussichtlich an akuter Atemnot versterben könnten (z. B. Tumor wächst in die Luftröhre ein), kann eine *palliative Sedierung* angezeigt sein, d. h., die Patientin wird in ein medizinisch kontrolliertes Koma versetzt, sodass sie die Atemnot nicht mehr spürt. Es sollten bereits im Vorfeld Notfall-/Bedarfsmedikamente und ein klarer Notfallplan mit allen Beteiligten abgesprochen werden.

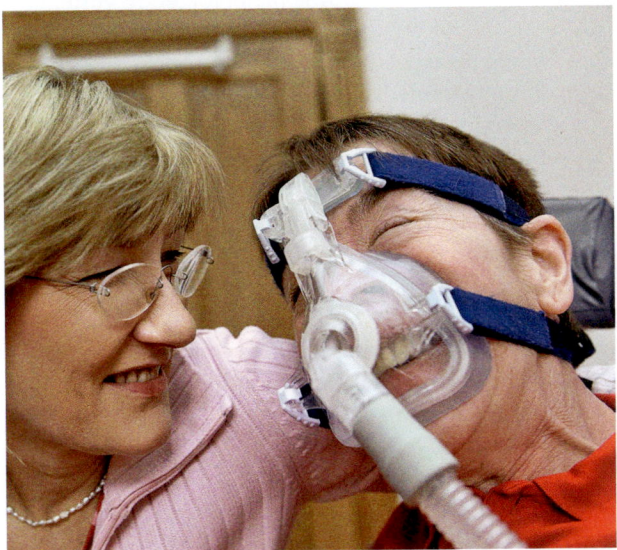
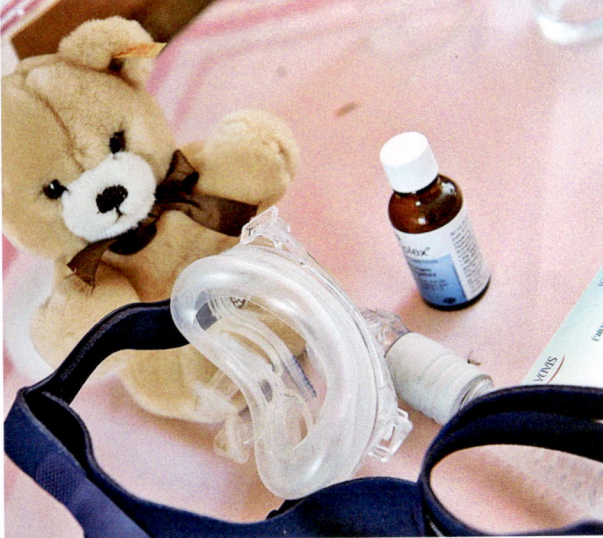

[2] Atemnot macht Angst. Eine ruhige und angenehme Atmosphäre und eine ruhige Begleitung lindern die Panik und Atem-Not.

Ernährung und Flüssigkeitszufuhr

Sterbende werden ihren Wünschen entsprechend bei der Nahrungs- und Flüssigkeitsaufnahme unterstützt. Dazu gehört eine |essförderliche Atmosphäre genauso wie das Angebot von Wunschkost.

Wenn Sterbende nicht mehr essen wollen oder können, kann das ganz vielfältige Ursachen haben, die es zu erfassen gilt: Appetitverlust, kein Hunger und Interesse mehr am Essen, Übelkeit/Erbrechen, Völlegefühl, Schmerzen (im Mund, Schluckbeschwerden oder generell), emotionale Belastungen (Ängste, Einsamkeit, Depression). Wenn die Möglichkeit besteht, die Ursachen zu beheben, sollte sie genutzt werden, um den Appetit wieder zu steigern. Ist dies nicht möglich, muss abgewogen werden, ob ein Gewichtsverlust bis hin zur |Kachexie in Kauf genommen wird oder ob der Sterbende von einer Form der künstlichen Ernährung (|enterale Ernährung oder |parenterale Ernährung) oder Nahrungsergänzung profitiert. Die Bundesärztekammer weist in ihren „Grundsätzen zur ärztlichen Sterbebegleitung" darauf hin, dass das Sterben und Leiden durch Ernährungstherapie nicht verlängert werden soll und eine Flüssigkeitszufuhr nicht automatisch indiziert ist.

Fällt die Entscheidung gegen eine künstliche Ernährung, benötigen Angehörige häufig Unterstützung bei der Akzeptanz dieser Entscheidung. Gemeinsam können Alternativen gesucht werden, wie die Angehörigen ihre Fürsorge anstelle des „Ernährens" ausdrücken können (z. B. Massage, Vorlesen, Berührungen). War eine Ehefrau ihr Leben lang für die Ernährung ihres Mannes zuständig, kann sie dieses Verhalten nicht schlagartig ablegen. Hier ist viel Geduld und Ausdauer in der Begleitung gefragt.

Können Sterbende keine Flüssigkeit mehr oral (oder per Sonde) zu sich nehmen, muss entschieden werden, ob eine parenterale Flüssigkeitssubstitution erfolgen soll. Entscheidet man sich dagegen, steht die Mundpflege im Vordergrund pflegerischer Maßnahmen. Ein trockener Mund muss dabei kein Zeichen für Dehydratation sein und kann durch Anfeuchten gelindert werden.

Soll die Sterbende eine parenterale Flüssigkeitszufuhr erhalten, stehen folgende verschiedene Möglichkeiten zur Verfügung:

- intravenös über zentralen Venenkatheter oder |Port: in der Regel ohne Probleme möglich, wenn diese Zugänge bereits liegen
- intravenös über periphere Venenverweilkanülen: müssen i. d. R. erst (von einer Ärztin) gelegt werden
- subkutan über eine Butterflykanüle z. B. in der Bauchdecke, dem Oberschenkel oder unterhalb des Schlüsselbeins: diese Maßnahme bietet folgende Vorteile:

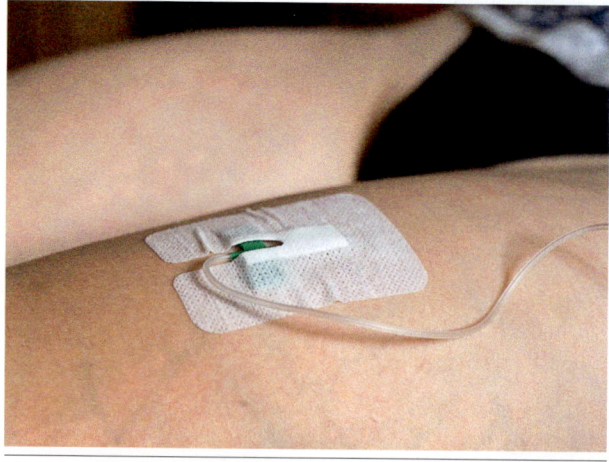

  - wenig invasiv, einfach zu handhaben, der Zugang kann von Pflegenden gelegt werden
  - kann intermittierend genutzt werden und muss nicht 24 Stunden offen gehalten werden
  - kann fünf bis sieben Tage verbleiben ohne Infektionsgefahr und erneutes Stechen
  - Gabe von Flüssigkeit (500 ml/12 h) und Medikamenten, z. B. gegen Schmerzen, Atemnot, Übelkeit möglich
  - Angehörige können zu Hause angeleitet werden
  - keine Gefahr einer Überinfundierung (Lungenödem)

[1]   Subkutaninfusion

Das Thema „Ernährung und Flüssigkeitszufuhr bei Sterbenden" ist hoch emotional besetzt. Auf den ersten Blick gebietet es die Menschenwürde, dass kein Mensch verhungern oder verdursten soll. So sorgen sich Angehörige häufig sehr um das leibliche Wohl der Pflegebedürftigen. Sie reichen Getränke an, fragen stets nach, wie viel der Pflegebedürftige gegessen hat, und kochen oder bringen Lieblingsgerichte mit. Das Sprichwort „Essen und Trinken halten Leib und Seele zusammen" macht deutlich, wie sehr die Zufuhr von Nahrung und Flüssigkeit mit Gesundheit, Kraft und Lebensenergie verbunden wird.

Hört ein Mensch in der Finalphase zu essen oder zu trinken auf, wird für alle deutlich, dass er damit lebenserhaltende Aktivitäten beendet. Dies anzuschauen, macht hilflos, und Angehörige versuchen, diese Hilflosigkeit mit verstärkten Essensangeboten zu kompensieren. Aber auch Pflegende und Ärztinnen können es nicht gut aushalten, nichts zu tun und wollen „wenigstens eine Infusion anhängen". Dabei ist es unwahrscheinlich, dass ein sterbender Mensch von zusätzlichen Nahrungs- und Flüssigkeitsangeboten profitiert [Tab. 1].

> ✉ **Prinzipiell gilt: Ein Mensch stirbt nicht, weil er aufhört zu essen und zu trinken, sondern er hört auf zu essen und zu trinken, weil er stirbt.**

Im Entscheidungsprozess um Ernährung und Flüssigkeit sollten möglichst viele Perspektiven (Sterbende, Angehörige, Pflegende, Ärztinnen, das multiprofessionelle Team) einbezogen werden. Eine gemeinsame |ethische Reflexion und Entscheidungsfindung kann Klarheit bringen. Folgende Fragen können zur Klärung beitragen:

- Welche Wünsche und Bedürfnisse nach Flüssigkeit und Nahrung signalisiert die Sterbende? Diese sollten sorgfältig erfragt und beobachtet werden (z. B. ablehnendes Verhalten). Welche Symptome belasten die Sterbende? Welche Bedeutung hat Ernährung in der Biografie der Sterbenden und ihrer Familie?
- In welchem Stadium des Sterbens befindet sich die Sterbende? Wie lange wird sie voraussichtlich noch leben?
- Was ist der geäußerte oder mutmaßliche Wille der Sterbenden? Liegt eine |Patientenverfügung vor?
- Welches Ziel hat eine Ernährungstherapie oder eine Flüssigkeitsgabe? Hat die Betroffene davon einen Nutzen oder schadet sie eher? Was fördert ihre Lebensqualität und ihr Wohlbefinden?

Argumente gegen parenterale Flüssigkeitsgabe = Argumente für eine *terminale Dehydratation*	Argumente für parenterale Flüssigkeitsgabe (*Rehydratation*)
■ weniger Urinproduktion ▸ kein Dauerkatheter nötig, weniger Störungen durch Inkontinenzversorgung ■ weniger Sekretproduktion – im Magen-Darm-Trakt: reduziert Übelkeit/Erbrechen – in den Bronchien: reduziert Rasselatmung ■ weniger Ödembildung (z. B. Lungenödem, Aszitesbildung) ■ Eigennarkose und Analgesie durch Ausschüttung von körpereigenen Endorphinen ■ Flüssigkeit kann vom sterbenden Körper nicht verarbeitet werden, da sich der Stoffwechsel verändert	■ Linderung belastender Symptome, die durch eine Dehydration gefördert werden (Delir, Unruhe, Bewusstseinsstörungen, Kopfschmerzen) ■ Reduzierung von Stress und Ängsten Angehöriger (es wird etwas getan) ■ Verhinderung/Minderung der Überdosierungen von Schmerzmitteln (Spüleffekt bei Akkumulation)

[Tab. 1] Abwägung zur Flüssigkeitsgabe in der Finalphase

www.hospiz-und-palliativmedizin.de

Weitere Informationen zum Thema „Ernährung und Flüssigkeitszufuhr bei Sterbenden" bietet die, auch für Laien verständliche Broschüre „Essen und Trinken am Lebensende" aus der Schriftenreihe des Vereins zur Förderung des Hospizes am Städtischen Klinikum Gütersloh.

ethische Reflexion **3** | 438

Patientenverfügung | 102

Pflegediagnose

„Flüssigkeitsdefizit
Ein Zustand, bei dem ein Individuum einen Verlust intravasaler, intrazellulärer oder interstitieller Flüssigkeit erfährt. Dieser Zustand bezieht sich auf Dehydratation, Wasserverlust mit einer Veränderung des Natriumspiegels."

Doenges et al.: S. 324

2.1.6 Aufgaben der Pflegenden nach dem Tod der Pflegebedürftigen

Versorgung des Leichnams

In der Versorgung verstorbener Menschen gilt es, die Würde des Menschen über seinen Tod hinaus zu wahren. Die Versorgung des Leichnams findet daher genauso fürsorglich und respektvoll statt wie die Pflege des Sterbenden.

Damit sich Angehörige – in Langzeitpflegeeinrichtungen aber auch Mitarbeiterinnen und Mitbewohnerinnen – von der Verstorbenen verabschieden können, wird der Leichnam von den Pflegenden vorbereitet. Dies geschieht i. d. R. ein bis zwei Stunden nach Todeseintritt. Es gibt das Verständnis, dass die Seele etwas Zeit braucht, bis sie den Körper verlassen hat. Hieraus ist auch das Ritual abgeleitet, nach Eintritt des Todes das Fenster zu öffnen, damit die Seele in den Himmel aufsteigen kann.

◪ Im Rahmen der Hospizbewegung hat sich (wieder) eine Abschiedskultur in den Einrichtungen entwickelt. Für die Angehörigen, Mitarbeiterinnen, aber auch Mitbewohnerinnen kann es die |Trauer und die Verarbeitung der „Unbegreiflichkeit des Todes" erleichtern, wenn sie die Gelegenheit haben, sich von der Verstorbenen zu verabschieden, noch einmal ihr friedliches Antlitz zu sehen, sie zu berühren (be-greifen, dass sie wirklich tot ist) und ihr vielleicht letzte Abschiedsworte mit auf dem Weg zu geben.

Abschied und Trauer **3** | 703

Die Versorgung der Toten sollte vor Eintritt der Leichenstarre vorgenommen werden. Die Tote wird zu zweit versorgt, da der Leichnam sehr schwer ist und nur so eine schonende und würdige Vorgehensweise möglich ist. Folgende Maßnahmen werden übernommen:

- Blut, Sekrete und andere Ausscheidungen werden entfernt, je nach Wunsch/ Brauch kann eine Körperwaschung erfolgen; Zugänge/Ableitungen werden abhängig von den institutionellen Vorgaben/besonderen ärztlichen Anordnungen (z. B. wenn der Leichnam seziert werden soll) vollständig entfernt bzw. geschnitten, EKG-Elektroden werden entfernen.
- Wundverbände werden erneuert.
- Da die Verstorbene noch Urin oder Stuhl verlieren kann, ist eine Inkontinenzversorgung hilfreich. Beim Drehen des Leichnams kann noch Luft aus den Lungen entweichen, dies klingt unter Umständen wie ein Atemzug.
- Die Verstorbene wird je nach Situation mit einem frischen Nachthemd oder eigener Wunschkleidung (z. B. Hochzeitskleid) gekleidet. Soll die Verstorbene extern aufgebahrt werden, wird dies teilweise vom Bestattungsunternehmen vorgenommen.
- Die Verstorbene wird mit leicht erhöhtem Oberkörper ohne Lagerungsmaterial auf einem Kopfkissen gelagert. Wenn möglich wird die Prothese eingesetzt und der Mund geschlossen, indem ein eingerolltes Handtuch unter das Kinn gelegt wird. Die Augen der Verstorbenen werden geschlossen und die Haare gekämmt. Abhängig von religiösen Gebräuchen oder individuellen Ritualen können die Hände gefaltet, übereinandergelegt und evtl. eine Blume in die Hand gegeben werden.

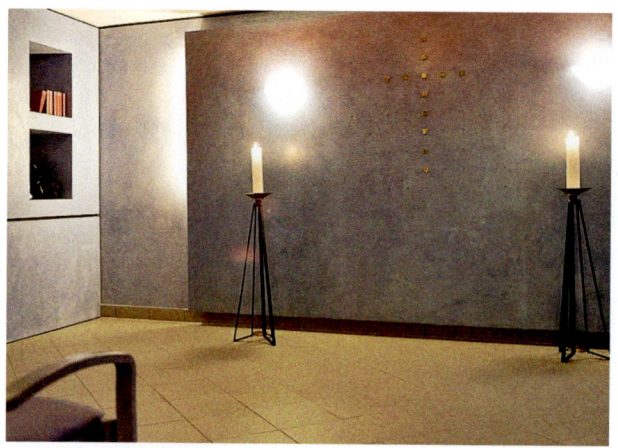

[1] Ein Aufbahrungsraum

Im Anschluss an die Versorgung der Verstorbenen räumen die Pflegenden das Zimmer auf und entfernen das Pflegematerial sowie ggf. technische Geräte. Schön ist es, wenn das Zimmer oder das Bett mit Blumen, Tischdecke, Kerzen, persönlichen oder religiösen Gegenständen geschmückt werden können. Die Heizung sollte abgestellt und das Fenster geöffnet werden. Das Zimmer sollte mit einem Schild oder einem Symbol (Kerze, Blume) gekennzeichnet werden, damit niemand unvorbereitet das Zimmer betritt.

Die hieran anschließende Versorgung der Verstorbenen ist davon abhängig, wo der Mensch verstorben ist und welche Abläufe die einrichtungsinternen Standards vorsehen.

- **Zu Hause Verstorbene** können, wenn es die Angehörigen wünschen, bis zu 36 Stunden in ihrer Wohnung aufgebahrt werden. Die Versorgung zu Hause übernimmt entweder der ambulante Pflegedienst oder das Bestattungsunternehmen. Die Verstorbene wird danach vom Bestatter zum Bestattungsinstitut zur Einsargung überführt und von dort zur Friedhofshalle oder zum Krematorium gebracht.
- **Im Krankenhaus Verstorbene** bleiben i. d. R. zum Abschiednehmen noch einige Stunden im Zimmer und werden dann in die Prosektur (Kühlräume) oder Pathologie gebracht bzw. abgeholt.
- **In Heimen und Hospizen Verstorbene** können teilweise in ihrem Zimmer verbleiben und dort aufgebahrt werden, bis alle von der Verstorbenen Abschied genommen haben. Immer häufiger gibt es dafür (auch in Krankenhäusern) spezielle Abschieds- und Aufbahrungsräume.

Betreuung der Angehörigen

Die Bedürfnisse der Angehörigen sind so unterschiedlich und vielfältig wie die Angehörigen und ihre Familienbeziehungen. Generell kann man davon ausgehen, dass Angehörige unsicher sind, Berührungsängste mit der Verstorbenen haben und nicht genau wissen, was getan werden muss. Je nach Beziehung zur Verstorbenen, Art und Dauer der Erkrankung, der Familientradition und den religiösen Bedürfnissen sind die Reaktionen auf den Tod und der Ausdruck der Trauer sehr unterschiedlich. Pflegende sollten Angehörige in dieser Situation nicht alleine lassen, sondern sensibel und empathisch darauf achten, welche Form von Begleitung für die Angehörigen hilfreich ist:

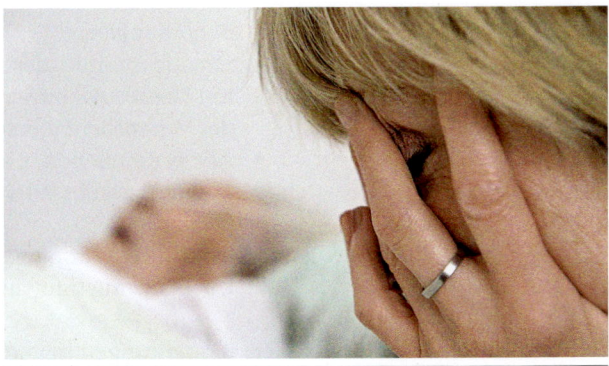

[2] Angehörige erleben in der Abschieds- und Trauersituation viele verschiedene Gefühle. Zum Teil brauchen sie eine „Erlaubnis" und Ermutigung, sie zeigen zu dürfen.

- Manche Angehörige benötigen viel Zeit zum Abschiednehmen und wollen Rituale zelebrieren. Es ist wichtig, diese Angehörigen so aktiv wie möglich in die Versorgung und die Entscheidungen einzubeziehen.
- Andere Angehörige wollen die Verstorbene am liebsten gar nicht mehr sehen, sie können evtl. zu einem Abschied ermutigt werden. Meist gelingt die Trauerbewältigung besser, wenn es die Möglichkeit zum Abschiednehmen gab. Auch Kinder sollten die Gelegenheit bekommen, sich zu verabschieden.
- Für manche Angehörige ist die Situation völlig überfordernd. Sie benötigen Rückzug und wollen Entscheidungen möglichst abgeben. Hier geht es um die Balance zwischen Entlastungsangeboten und Fremdbestimmung.
- Manche Angehörige warten auf die „Erlaubnis", ihre Gefühle zeigen zu dürfen, weil sie sich dafür schämen und stark sein wollen. Wieder andere sind über sich selbst entsetzt, dass sie gar nicht traurig sind. Sie brauchen Beratung dazu, dass auch das eine „normale" Trauerreaktion und in Ordnung ist. (|Abschied und Trauer). Abschied und Trauer **3** | 703
- Das gemeinsame Zelebrieren gewohnter oder auch neuer Rituale (Kleidung, Beten, Kerze anzünden) gibt Halt und Orientierung in einer verunsichernden Situation.

Administrative Tätigkeiten

Zu den Aufgaben der Pflegenden nach dem Tod gehören auch administrative Tätigkeiten:

- Falls die Angehörigen den Sterbeprozess nicht begleitet haben, müssen sie von den Pflegenden oder der Ärztin informiert werden. Alle beteiligten Berufsgruppen auf der Station/im Wohnbereich werden über den Tod informiert.
- Der Todeszeitpunkt und die Umstände werden in der Pflegedokumentation festgehalten.
- Eine Ärztin muss hinzugezogen werden, um die sicheren |Todeszeichen festzustellen, den Totenschein/Leichenschauschein auszustellen und damit den offiziellen Tod urkundlich zu dokumentieren. Durchschläge des Totenscheins gehen in die Verwaltung der Einrichtung, zum Bestattungsunternehmen für die Bestattungserlaubnis und zum Standesamt für das Erstellen der Sterbeurkunde und den Eintrag in das Sterberegister. Die Sterbeurkunde ist wiederum Grundlage für den Erbschein, Rentenanträge und Sozialversicherung. Auch bei Totgeburten (Geburtsgewicht > 500 g) ist ein Totenschein auszustellen. Meist erledigen die Bestatter im Auftrag der Angehörigen die Behördengänge.
- Um die Identität des Leichnams sicherzustellen, wird ein Zettel oder ein Band mit Namen, Geburtsdatum, Sterbedatum und Todeszeitpunkt am Fußgelenk der Verstorbenen befestigt
- Alle persönlichen, v. a. jedoch Wertgegenstände (Schmuck, Geld) werden dokumentiert, sicher verwahrt und nur gegen Quittierung an die Angehörigen ausgehändigt.
- Je nach Institution wird das Bestattungsunternehmen direkt über die Überführung informiert.

Todeszeichen | 74

Viele Einrichtungen halten Informationsbroschüren für Angehörige vor, damit diese wissen, welche administrativen Tätigkeiten sie übernehmen müssen und welche Einrichtungen (z. B. Bestattungsunternehmen, Kirchengemeinde) sie hierbei unterstützen können. Die vielen Behördengänge und anderen organisatorischen Belange können Angehörigen über die erste Zeit nach dem Tod Beschäftigung geben und die Auseinandersetzung mit der eigenen Trauer erleichtern.

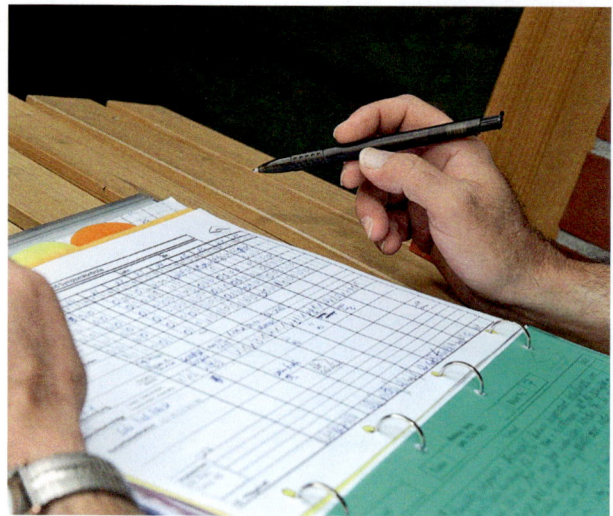

[1] Der Todeszeitpunkt muss in der Pflegedokumentation eingetragen werden.

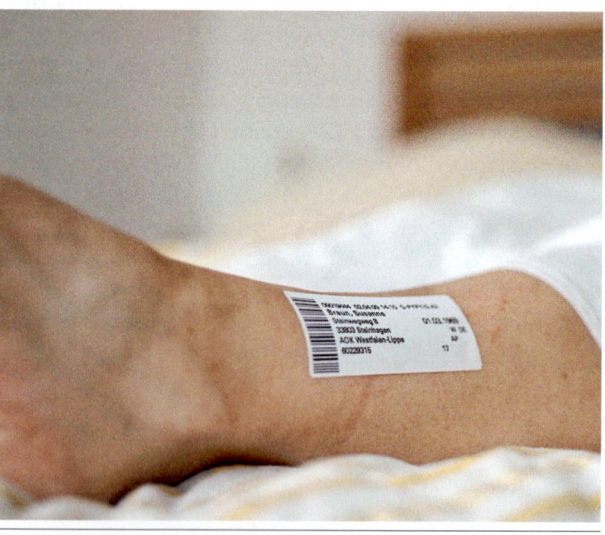

[2] Damit es nicht zu Verwechslungen kommt, muss die Identität der Verstorbenen eindeutig festgehalten werden.

Möglichkeiten der Selbsthilfe und Beratung für Angehörige Sterbender oder Verstorbener

2.1.7

 Eine gute Sterbebegleitung ist der Anfang einer guten Trauerbegleitung und -bewältigung.

Angehörige brauchen in vielen Fällen mehr Beratung und Begleitung als Sterbende selbst. Auch bei wiederkehrenden Fragen und Anliegen ist es deshalb wichtig, sich Zeit für die Angehörigen zu nehmen und sie so weit wie gewünscht in die Sterbebegleitung zu integrieren. Wenn sie teilhaben können an der Versorgung, Vorgänge beim Sterben und Reaktionen der Sterbenden verstehen lernen, gibt ihnen das Orientierung und Sicherheit. Gleichzeitig sollte Platz sein für widersprüchliche Gefühlsschwankungen. Auch wenn sich Angehörige zurückziehen oder nicht zu Besuch kommen, hat das im Familienkontext seine Bedeutung und sollte respektiert werden.

Die Einzelberatung durch Pflegende oder andere soziale Berufsgruppen ist ebenso wichtig wie Gruppenangebote (z. B. Angehörigencafé). Die Nachbetreuung nach dem Tod einer Angehörigen kann in Trauergruppen vom Hospiz/Heim selbst angeboten werden oder auf externe Trauerberater und -gruppen verwiesen werden. Trauerfeiern für alle in einem bestimmten Zeitraum verstorbenen Menschen eines Heimes oder Hospizes haben sich bewährt.

In allen Städten und Gemeinden gibt es mittlerweile Beratungs-/Koordinierungsstellen, Pflegestützpunkte oder spezifische Hospiz- und Palliativberatungsdienste. Sie beraten telefonisch oder auch zu Hause. In Pflegeeinrichtungen/Krankenhäusern sollten Broschüren über weiter betreuende Einrichtungen ausgelegt und verteilt werden. Vor allem auf die ehrenamtliche Unterstützung durch Hospizhelferinnen aus ambulanten Hospizdiensten sollte explizit hingewiesen werden. Über Kooperationsverträge können die Hospizhelferinnen auch in Krankenhäusern und Heimen aktiv werden, Sterbende begleiten und Angehörige entlasten.

Pflegediagnose

„Rollenüberlastung pflegender Angehöriger/Laien

Pflegende Angehörige/Laien sind gefährdet, Schwierigkeiten in der Ausübung ihrer familiären Fürsorgerolle zu erleben.“ DOENGES et al.: S. 592

 www.bestatter.de
▶ Trauerfall
▶ Trauerbegleitung
▶ Literatur
Hier finden Sie eine umfangreiche Literaturliste zum Thema Trauerbegleitung.

Angehörigen- bzw. Familienunterstützung **1** | 544

2.2	# Rechtlich-ethischer Bezug
2.2.1	## Sterben und Tod als |Grenzsituationen des Lebens

Grenzsituation (von dem Existenzphilosophen Karl Jaspers geprägter Begriff): Grenzsituationen verweisen uns auf die Endlichkeit des Lebens. Sie sind gekennzeichnet durch Unvermeidlichkeit, Unveränderbarkeit und Endgültigkeit. Beispiele für Grenzsituationen im Jasper'schen Sinn sind Leiden, Schuld und Tod. Grenzsituationen können zur Selbsterkenntnis des Menschen beitragen.

„Sterben ist ein Teil des Lebens" – das wird oft gesagt, aber gleichzeitig wird das Sterben tabuisiert, aus dem täglichen Leben verbannt, abgeschoben in Institutionen. Natürlich ist es wahr: Das Sterben ist Teil des Lebens, es bringt das Leben zum Abschluss, und oft hat die Art, wie jemand stirbt, etwas mit den Eigenheiten seines Lebens und seiner Person zu tun.

Gleichzeitig ist das Sterben der Übergang in den Tod, in das „Nicht-Leben". Das Wissen um die eigene Endlichkeit gehört zur menschlichen Grundsituation.

Was dabei Angst macht, ist nicht nur die Möglichkeit des Leidens im Sterbeprozess, sondern eben auch die Vorstellung des „Nicht-mehr-Seins", der Auflösung der eigenen Identität und die Frage, was von einer Person und ihrem Leben bleibt.

Die Grenze zwischen Leben und Tod ist nicht nur medizinisch-pflegerisch nicht ganz einfach zu ziehen. „Wer im Gedächtnis seiner Freunde weiterlebt, der ist nicht tot" – solche Vorstellungen sind mehr als ein Trost, sie spiegeln einen Teil unseres Verständnisses von Tod und Sterben. Sonst wäre es auch nicht zu erklären, wie wir mit Verstorbenen umgehen: Wir respektieren den Willen der Verstorbenen und pflegen ihr Andenken mit verschiedenen Ritualen (z. B. Pflege und Besuch des Grabes, Kreuze und Blumen an Unfallstellen). Wir haben einen Begriff der „Totenruhe", deren Respektierung strafrechtlich geschützt ist. Offenbar ist es lebenspraktisch klar, dass eine Person mit ihrem Tod nicht einfach verschwindet.

2.2.2	## Ethische Fragen am Ende des Lebens

Unter dem Stichwort „Sterbehilfe" wird seit Jahren eine kontroverse gesellschaftliche Debatte geführt. Begriffliche Unterscheidungen, wie die zwischen aktiver, passiver und indirekter |Sterbehilfe werden häufig missverstanden und ermöglichen nicht immer klare Grenzziehungen.

Sterbehilfe | 100

Die zentrale ethische Frage ist jedoch: Inwieweit ist der Mensch berechtigt, über sein Lebensende selbst zu bestimmen, also etwa Zeitpunkt und Art seines Endes selbst festzulegen? Somit geht es zunächst um die Berechtigung des Suizids.

Die Ablehnung und Tabuisierung des Selbstmordes hat eine lange Geschichte. So durften |„Selbstmörder" lange nicht kirchlich bestattet werden, denn Suizid galt als schwere Sünde. Aus christlicher Sicht wird die Ablehnung der Selbsttötung damit begründet, dass dem Menschen sein Leben von Gott gegeben ist und deshalb nicht seiner eigenen Verfügung unterliegt.

„Selbstmord"
In dieser Bezeichnung kommt eine Verachtung der Selbsttötung zum Ausdruck, denn Mord ist nach allgemeiner Auffassung eine Tötung aus niedrigen Beweggründen.

Auch wenn sich die gesellschaftliche Betrachtung der Selbsttötung gewandelt hat: Jemand, der seinem Leben ein Ende setzt, beendet auch radikal alle sozialen Beziehungen. Diese Entscheidung findet nicht im leeren Raum statt, sondern betrifft das persönliche und berufliche Umfeld mit – und damit alles, für das die Suizidantin Verantwortung übernommen hatte. So ist ein Suizid moralisch nicht neutral, aber Schuldzuschreibungen sind heute selten, weil die Tatsache akzeptiert wird, dass sich jemand, der sein Leben selbst beendet, in einer Notlage befindet. Deshalb fragt sich die Umwelt auch meist ihrerseits, ob sie eine Mitverantwortung trägt, ob die sozialen Beziehungen „versagt" haben.

Die gleiche Grundfrage, nämlich, ob der Mensch über sein Lebensende selbst bestimmen darf, taucht in der gesellschaftlichen Debatte um Sterbehilfe wieder auf. Im Folgenden werden die wichtigsten Pro- und Kontra-Argumente aufgeführt. Es geht um die Frage, ob das in Deutschland geltende Verbot der aktiven Sterbehilfe gelockert werden sollte.

Pro Argumente für „Tötung auf Verlangen"	Kontra Argumente gegen „Tötung auf Verlangen"
Autonomie – Menschen sollen selbstbestimmt entscheiden können, ob ihnen eine Leidenssituation unerträglich geworden ist und sie sich ein schnelles „würdiges" Ende wünschen. Eine Tötung mit professioneller Hilfe ist würdiger als ein Suizid, weil eine Betreuung gewährleistet ist.	Die Selbstbestimmung ist nicht das einzige ethische Prinzip, das zu beachten ist. Es geht auch um Verantwortung des Gesetzgebers und der Gesellschaft: Können wir es wünschen, dass Tötung auf Verlangen zum normalen Angebot der Medizin gehört? Ist das nicht ein Signal für Gebrechliche, Kranke und Behinderte, dass das „sozialverträgliche Frühableben" besser sei, als die Solidarität der Gemeinschaft in Anspruch zu nehmen? Der Wunsch nach Sterbehilfe nimmt bei Kranken im Vergleich zu Gesunden deutlich ab. D.h., die Vorstellungen von Leiden und Lebensqualität verändern sich im Laufe einer Erkrankung.
Tötung auf Verlangen als letzter Ausweg – allein die Vorstellung, dass man Leid beenden kann, wenn es nicht mehr aushaltbar ist, macht nach Erfahrungen aus den Niederlanden das Leiden bereits erträglicher und kann evtl. Suiziden vorbeugen.	Dammbruch – wenn Tötung auf Verlangen für Ausnahmefälle ermöglicht wird, wird eine Schwelle überschritten. Die Praxis, tatsächlich oder vermeintlich leidende Menschen zu töten, könnte sich immer weiter ausbreiten und auch auf behinderte oder demente Menschen ausgeweitet werden, die sich dazu nicht äußern können und kein explizites Verlangen äußern (in den Niederlanden steigen die Zahlen von Tötungen ohne Verlangen).
Transparente Regelungen – auch heutzutage wird versteckt und als „indirekte Sterbehilfe" getarnt aktive Sterbehilfe durchgeführt. Klare Regelungen des Prozederes wie in den Niederlanden würde diese Grauzone beseitigen und für alle Beteiligten Rechtssicherheit bringen. Es könnte mehr Offenheit entstehen und es wäre möglich über den Sterbewunsch offen zu sprechen. Durch eine klare Regelung könnten verdeckte Tötungen aus Mitleid reduziert werden.	Palliativversorgung statt Tötung: Werden Schwerkranke fürsorglich begleitet und palliativ behandelt, gibt es deutlich seltener den Wunsch nach aktiver Sterbehilfe. Die Idee der Palliativpflege und -medizin ist auch unter Fachleuten noch zu wenig verbreitet. Die Versorgung Schwerkranker sollte medizinisch, pflegerisch, strukturell und finanziell verbessert werden, statt die „Entsorgung" zu legalisieren. Missstände im Gesundheitswesen dürfen nicht mit dem „Ausweg" der Sterbehilfe zementiert werden.
Menschen sollten das Recht auf Sterbensverkürzung haben. Es gibt trotz guter medizinischer Versorgung Leidenszustände, die nicht aushaltbar sind. Hier sollte es einen legalen Ausweg geben.	Es soll das Leiden beseitigt werden, nicht der Leidende. Leiden gehört zum Leben wie Sterben. Erträglicher wird es durch gute Betreuung und Unterstützung. Bei unerträglichem Leiden gibt es schon jetzt die legale Möglichkeit, hohe Dosen von Schmerz- und Beruhigungsmitteln zu geben.
Demokratie – in einigen Umfragen befürwortet die Mehrheit der gesunden Bürger die Sterbehilfe. Die „alten christlichen" Werte können nicht allen Bürgerinnen einer säkularisierten Gesellschaft (d.h. solchen ohne christlichen Glauben, mit anderen Weltanschauungen) aufgezwungen werden.	Der Gesetzgeber kann sich nicht immer nach der Mehrheitsmeinung richten, sonst hätten wir vielleicht schon wieder die Todesstrafe. Trotz der Pluralität gibt es jedoch einen Kern des Moralempfindens. Dieser basiert auf christlichen Werten, ohne dass man dafür explizit christlich denken müsste (Beispiel: Nächstenliebe).

2.2.3 Begriffsklärungen

Aktive Sterbehilfe – Tötung auf Verlangen

Definition: „Das bewusste, aktive Eingreifen zur Beendigung des Lebens. Ziel der Handlung ist die Herbeiführung des Todeseintritts". (Deutsche Hospiz Stiftung)

Der Nationale Ethikrat hat den Begriff der „Tötung auf Verlangen" in der Diskussion verwendet. Er macht deutlich, dass es hier um eine gezielte Beendigung des Lebens geht. Der Tod wird absichtlich herbeigeführt, auch wenn er durch die Krankheit selbst noch nicht eintreten würde:

Methode: Es wird eine Überdosis eines Medikamentes oder ein therapeutisch nicht indiziertes Medikament verabreicht (salopp als „Giftspritze" bezeichnet).

Rechtliche Situation: Tötung auf Verlangen ist in Deutschland strafrechtlich verboten (Tötung auf Verlangen § 216 StGB, bzw. Totschlag § 212, Mord § 211).

Häufig wird darauf verwiesen, dass aktive Sterbehilfe in den Niederlanden erlaubt sei, dies ist jedoch so nicht korrekt. Aktive Sterbehilfe ist in den Niederlanden ebenso verboten; sie bleibt jedoch straffrei, wenn sie von der Ärztin unter genau festgelegten Kriterien durchgeführt wurde:

- expliziter dokumentierter Wunsch der Betroffenen und Auseinandersetzung mit dem eigenen Empfinden von unerträglichem Leid und dem Todeswunsch
- Einbeziehen der Angehörigen
- Einbeziehen der Blickwinkel der Pflegenden
- Zweitgutachten durch eine ärztliche Kollegin
- genaue Dokumentation des Vorgehens

In einem festgelegten Rhythmus prüft eine Ethikkommission rückwirkend, ob die vorgegebenen Kriterien eingehalten wurden und ob die Ärztin, die die Tötung durchgeführt hat, straffrei bleibt.

Passive Sterbehilfe – Sterben lassen

Definition: „Der Verzicht auf eine Therapie bzw. der Abbruch einer bereits begonnen Therapie." (Deutsche Hospiz Stiftung)

Der Nationale Ethikrat nutzt hier den Begriff „Sterben lassen", denn er macht deutlich, dass die Erkrankung eines Menschen bereits weit fortgeschritten und nicht mehr heilbar ist, sich der Mensch somit bereits im Sterben befindet und dieser Sterbeprozess nicht mehr medizinisch aufgehalten wird.

Methode: Lebensverlängernde (und dadurch evtl. leidensverlängernde) Maßnahmen werden nicht fortgesetzt (Beatmung, künstliche Ernährung) bzw. gar nicht erst begonnen (keine Reanimation, keine PEG-Anlage, keine Dialyse).

Rechtliche Situation: Stimmt ein Mensch zu, dass keine lebenserhaltenden Maßnahmen mehr ergriffen werden oder wünscht er sich das Absetzen einer Therapie, ist dieser selbstbestimmte Schritt rechtlich bindend und legitim. Wird gegen den ausdrücklichen Wunsch eine Therapie dennoch angesetzt oder nicht abgebrochen, ist dies eine Straftat im Sinne der Körperverletzung (§ 223 StGB). Stimmt ein Mensch dem Therapieabbruch nicht zu, ist er unzulässig (§ 212 StGB – Tötung, § 323 – unterlassene Hilfeleistung) und die Behandlung muss fortgesetzt werden. Schwierig ist die Situation, wenn die Betroffene ihren Willen nicht mehr äußern kann. Deshalb kann es sinnvoll sein, den eigenen Willen in Bezug auf das Lebensende in einer |Patientenverfügung niederzulegen. Liegt diese nicht vor, ist der so genannte mutmaßliche Wille entscheidend.

Patientenverfügung | 102

Indirekte Sterbehilfe – Therapien am Lebensende

Definition: „Im Ausnahmefall unbeabsichtigte, aber als unvermeidliche Nebenfolge in Kauf genommene Beschleunigung des Todeseintrittes durch medikamentöse Therapie." (Deutsche Hospiz Stiftung)

Genauer ist, so der Nationale Ethikrat, der Begriff „Therapien am Lebensende", denn er macht deutlich, dass der sterbenskranke Mensch Medikamente bekommt, um sein Leiden zu lindern. Dass diese Therapie als Nebenwirkung zu einer Verkürzung des Lebens führen kann, wird akzeptiert, wenn sonst keine adäquate Symptomlinderung möglich wäre.

Methode: Es werden bei starken Schmerzen oder Unruhezuständen hohe Dosen von Schmerzmitteln (Opiaten) und/oder sedierenden Medikamenten verabreicht. Nach palliativmedizinischen Studien führt eine intensive Schmerztherapie i. d. R. jedoch zur Lebensverlängerung.

Rechtliche Situation: Ist die Betroffene mit dieser Therapie einverstanden und wurden alle Alternativen ausgeschöpft, ist das Durchführen einer solchen Therapie legitim bzw. indiziert. Eine ungenügende Symptomlinderung wäre auch in diesem Fall Körperverletzung. Bei bewußtseinseingeschränkten Menschen ist der mutmaßliche Wille zu beachten.

Aktuelle Diskussion: Der Begriff „indirekte Sterbehilfe" ist sehr irreführend, denn es geht nicht um eine gezielte Beschleunigung des Sterbens. Trotzdem wird diskutiert, dass eine palliative Sedierung (künstliches Koma zu lindernden Zwecken) eine Grauzone zur "aktiven Sterbehilfe" darstellt.

Beihilfe zur Selbsttötung – Assistierter Suizid

Definition: Einem Menschen mit Suizidwunsch wird bei der Vorbereitung und Durchführung einer eigenverantwortlichen Selbsttötung geholfen.

Methode: Den Suizidwilligen wird eine todbringende Dosis eines Medikaments (Barbiturat) zur Verfügung gestellt und evtl. wird ihr Suizid begleitet sowie emotionaler Beistand beim Sterben geleistet.

Rechtliche Situation: Da Suizid in Deutschland generell straffrei ist, ist auch die Beihilfe zum Suizid straffrei. In Deutschland ist es jedoch im Arzneimittelrecht verboten, eine tödliche Dosis von Medikamenten zu verordnen. Darüber hinaus spricht sich die Berufsordnung der Ärzte gegen den assistierten Suizid aus.

Aktuelle Diskussion: In der Schweiz ist assistierter Suizid erlaubt. Die Organisationen „Exit" und „Dignitas" organisieren den assistierten Suizid professionell und schlagen daraus großen finanziellen Profit. Bei Suizidwilligen hat sich eine Art „Sterbetourismus" in die Schweiz entwickelt. In Deutschland wird diskutiert, ob auch hier assistierter Suizid legalisiert werden soll. Hier gelten die gleichen Pro- und Kontra-Argumente wie bei „Tötung auf Verlangen".

2.2.4 Patientenverfügung

Informationen zu Patientenverfügungen bieten:
www.aem-online.de
Seite der Akademie für Ethik in
der Medizin e. V.

www.bmj.bund.de
▶ Service
▶ Publikationen
▶ Patientenverfügung
Hier finden Sie eine allgemein
informierende Broschüre und
Textbausteine für eine Patien-
tenverfügung, herausgegeben
vom Bundesministerium für
Justiz.

www.ekd.de
▶ EKD & Kirchen
▶ Publikationen
▶ Gemeinsame Texte (ev./kath.)
Hier finden Sie eine christliche
Patientenverfügung.

www.malteser.de
▶ Malteser A bis Z
▶ Patientenverfügung
Patientenverfügung der
Malteser

www.ethikrat.org
▶ Archiv
▶ Nationaler Ethikrat
▶ Stellungnahmen
Stellungnahme des Nationalen
Ethikrates (in Deutsch, Englisch,
Französisch und Spanisch)

**www.verwaltungsportal.bayern.
de**
▶ Services
▶ Broschüren bestellen
„Vorsorge für Unfall, Krankheit
und Alter" Broschüre des
Justizministeriums Bayern

Berichte über unangemessene medizinische Interventionen am Ende des Lebens, die den Sterbeprozess verlängern und nicht selten gegen den Willen der Patientin oder der Angehörigen durchgeführt werden, haben ein gewisses Misstrauen gegen die Medizin erzeugt. Trotz der seit Jahren existierenden Empfehlungen der Bundesärztekammer missachten viele Ärztinnen und Ärzte noch immer Patientenverfügungen. Teils wird aus Fürsorge für die Patientin mehr Therapie durchgeführt als von dieser gewünscht, teils wird aber auch aus Angst vor Klagen und Vorwürfen zur „unterlassenen Hilfelei-stung" weitertherapiert. Nicht selten mag es aber auch schlicht um Macht gehen, die Macht nämlich, das medizinisch Notwendige bestimmen zu dürfen. Rechtlich betrach-tet ist jedoch eine Therapie, die gegen den Willen der Patientin weiter fortgesetzt wird, Körperverletzung.

Immer mehr Menschen möchten sich gegen unerwünschte Behandlungen und gegen ärztliche Übergriffe am Lebensende durch eine Vorabverfügung absichern.

Mit einer Patientenverfügung kann ein gesunder oder bereits erkrankter, aber noch entscheidungsfähiger Mensch verfügen, wie er behandelt werden möchte, wenn er sich selbst nicht mehr dazu äußern kann oder nicht mehr entscheidungsfähig ist, z. B. im Koma, bei Demenz oder im Notfall. Damit ist die Patientenverfügung ein Instru-ment, um die Selbstbestimmung von Patientinnen zu sichern und zu stärken für den Fall, dass sie sich krankheitsbedingt nicht mehr selbst zu einer Therapie äußern kön-nen. Angehörige dürfen nicht automatisch für die Betroffene entscheiden, außer, wenn sie durch eine Vorsorgevollmacht von der Patientin selbst dazu ermächtigt wur-den.

Wenn z. B. die Frage eines Behandlungsabbruchs im Koma zu entscheiden ist, müs-sen sich Behandlungsteam und Angehörige am Willen der Betroffenen ausrichten. Hierfür kann eine schriftliche Patientenverfügung eine gut nachvollziehbare Grundla-ge sein. Seit dem 1. September 2009 ist das Instrument der Patientenverfügung im BGB (§ 1901 a ff.) geregelt. Verschiedene Organisationen, die sich in der Debatte um Patientenverfügungen engagieren, entwickeln dazu Informationsbroschüren, Bei-spielverfügungen und Beratungsangebote.

Aus der Forschung

In einer Befragung der Deutschen Hospizstiftung wurde 2005 der Frage nachgegangen, wie in Deutschland die Haltung zu Patientenverfügungen ist.

Folgende Problembereiche bei der Erstellung von Patientenverfügungen wurden in der Untersuchung (N = 1000) identifiziert:

- Für 54 % der Befragten ist die rechtliche Lage unklar.
- Für 52 % der Befragten ist der Inhalt unklar.
- Für 46 % der Befragten ist die Form unklar.
- 35 % der Befragten haben Sorge, dass sich die Ärztinnen nicht daran halten.
- 35 % der Befragten glauben, eine Verfügung ist nicht nötig, da Angehörige entscheiden können.

Deutsche Hospiz Stiftung: „Wie denken die Deutschen über Patientenverfügungen?" [http://www.hos-pize.de/docs/stellungnahmen/32.pdf]

Der § 1901 a BGB legt fest, dass, wenn eine einwilligungsfähige Volljährige für eine Situation in der Zukunft schriftlich konkrete Behandlungswünsche festgelegt hat, die gesetzliche Betreuerin diesen Wünschen Geltung zu verschaffen hat. Das heißt, wenn die Betreuerin festgestellt hat, dass die aktuelle Situation der Festlegung in der Patientenverfügung entspricht, gilt der schriftlich festgelegte Wille der Patientin. Stimmen die aktuelle Situation und die Festlegungen dagegen nicht überein, muss der mutmaßliche Wille der Patientin festgestellt werden. Das heißt, man muss versuchen abzuschätzen, wie die individuelle Patientin in dieser Situation wohl entschieden hätte. Hierzu sollen die Patientenverfügung, frühere mündliche Äußerungen der Patientin und sofern möglich Aussagen von Angehörigen und Vertrauenspersonen genutzt werden. Eine Patientenverfügung kann jederzeit formlos widerrufen werden. Soll eine Behandlung unterlassen oder nicht durchgeführt werden, wodurch die Gefahr des Todes oder einer schwerwiegenden Gesundheitsstörung besteht, muss das Betreuungsgericht dies genehmigen. Diese Genehmigung entfällt, wenn sich Ärztin und Betreuerin einig sind, dass der Abbruch oder die Unterlassung dem Willen der Patientin entspricht. Alle Vorschriften gelten nicht nur für gesetzliche Betreuerinnen, sondern auch für Personen, die die Patientin hierfür bevollmächtigt hat.

Mit dieser neuen Rechtslage ist der Stellenwert von Patientenverfügungen und der Umgang rechtlich geregelt. Davon erhofft sich der Gesetzgeber eine einfachere Klärung schwieriger Entscheidungssituationen am Lebensende. Aus Erfahrungen anderer Länder ist jedoch klar, dass sich nicht alle Schwierigkeiten lösen lassen, da die Situation am Lebensende oft unvorhersehbar verläuft und erlebt wird.

Auch deshalb machen alle Organisationen darauf aufmerksam, dass es sinnvoll ist, in Kombination mit der Patientenverfügung eine **Vorsorgevollmacht** und **Betreuungsverfügung** auszustellen.

> „Mit der **Vorsorgevollmacht** wird eine Vertrauensperson für den Fall der Geschäfts- und/oder Einwilligungsunfähigkeit des Vollmachtgebers für bestimmte Bereiche, z. B. für die gesundheitlichen Angelegenheiten, bevollmächtigt. Der Bevollmächtigte wird zum Vertreter des Willens. Er verschafft dem Willen des aktuell nicht mehr einwilligungsfähigen Vollmachtgebers Ausdruck und Geltung."
>
> —
> BUNDESÄRZTEKAMMER (Hrsg.): *Sterben in Würde. Grundsätze und Empfehlungen für Ärztinnen und Ärzte.* 2008. [http://www.bundesaerztekammer.de/downloads/Sterben_in_Wuerde.pdf]

Die Vorsorgebevollmächtigte ist also befugt, für die Vollmachtgeberin zu sprechen und ihren mutmaßlichen Willen gegenüber dem Behandlungsteam oder vor Gericht zu vertreten. Ihr Votum muss durch die Ärztinnen beachtet werden. Im Konfliktfall muss ggf. ein Betreuungsgericht entscheiden.

Für den Fall, dass (z. B. wegen einer psychischen Erkrankung oder Demenz) eine gesetzliche |Betreuerin notwendig wird, kann von der Betroffenen vorab eine Person als Betreuerin bestimmt werden:

Betreuungsrecht | 396

> „Eine **Betreuungsverfügung** ist eine für das Vormundschaftsgericht bestimmte Willensäußerung einer Person für den Fall der Anordnung einer Betreuung. Ein solcher Fall liegt beispielsweise vor, wenn ein Patient infolge einer Krankheit seine Angelegenheiten ganz oder teilweise nicht mehr selbst besorgen kann und deshalb ein Betreuer bestellt werden muss."
>
> —
> BUNDESÄRZTEKAMMER (Hrsg.): *Sterben in Würde. Grundsätze und Empfehlungen für Ärztinnen und Ärzte.* 2008. [http://www.bundesaerztekammer.de/downloads/Sterben_in_Wuerde.pdf]

Ethische Prinzipien **3** | 426

Autonomie am Ende des Lebens

Die Regelungen zur Patientenverfügung bzw. Betreuungsverfügung bzw. Vorsorgevollmacht geben einen rechtlichen Rahmen zum Umgang mit den Fragen, die sich in der Grenzsituation von schwerer Krankheit, Leiden und Sterben stellen. Aber auch wenn die Regelungen sich um Genauigkeit bemühen – es bleibt immer ein Raum, der nicht vorherbestimmbar und festlegbar ist. Das haben Grenzsituationen an sich. Deshalb genügt für den Umgang mit diesen Fragen nicht das Recht allein, sondern wir brauchen eine **ethische** Orientierung, für die schwierigen Entscheidungen, die sich am Lebensende manchmal stellen.

In der Diskussion um Fragen der Sterbehilfe oder des mutmaßlichen Willens berufen sich alle auf die **Autonomie** als ethische Orientierung. Was aber beinhaltet Respekt vor der Autonomie am Ende des Lebens – und wo hat die Autonomie als orientierendes Prinzip eine Grenze? Die Ärztinnen, die sich im Zweifel für eine Therapie entscheiden, auch wenn es Anzeichen dafür gibt, dass die Patientin dies nicht gewollt hat, verweisen bei der ethischen Begründung auf die Prinzipien Fürsorge und Verantwortung – oft auch umschrieben als die Prinzipien „Nichtschaden" und „Wohltätigkeit".

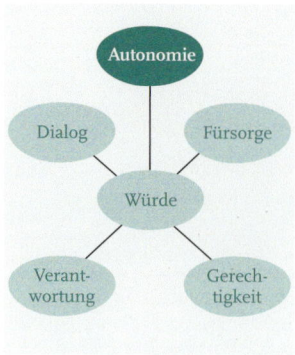

[1]   Ethische Prinzipien

Gerade am Ende des Lebens ist durchaus nicht immer klar und eindeutig, was der aktuelle Wille der Betroffenen ist. Da gibt es Phasen von Verwirrtheit, Stimmungsschwankungen, Betroffenheit bei den Angehörigen, die eventuell eigene Vorstellungen und Ängste auf die Kranke projizieren – eine unübersichtliche Lage, in der wir besonders auf sensible Beobachtung, Urteilskraft und gemeinsame ethische Reflexion angewiesen sind.

Eine andere Frage ist jedoch, wie autonom schwer kranke Menschen überhaupt sein können. Wer von Schmerzen und Ängsten geplagt ist, braucht die Fürsorge und das Verantwortungsbewusstsein derer, die sich um sie kümmern, um ihren eigenen Weg zu finden. Manche vorab niedergelegten Willenserklärungen spiegeln v. a. die Furcht vor einer unpersönlichen Apparatemedizin („Ich möchte nicht an Schläuchen sterben!") und verkennen die Tatsache, dass die Medizin ja gerade auch das Sterben sehr erleichtern kann, wenn alle das gleiche Ziel verfolgen. Es wird immer wieder nötig sein, auch wenn eine schriftliche Verfügung vorliegt, gemeinsam zu interpretieren und zu beraten, was die Patientin in dieser speziellen Situation wollen würde.

Einige radikale Verfechterinnen der Patientenautonomie fürchten jedoch, dass diese Beratungen weiterhin in der paternalistischen Tradition des „doctor knows best" erfolgen, und dass letztlich wieder der Patientenwille missachtet wird. Deshalb betonen sie an der neuen Rechtslage, dass Patientenverfügungen genau so, wie sie formuliert sind, auch ausgeführt werden und dass die Nichtbeachtung juristische Konsequenzen hat.

In Grenzsituationen müssen wir jedoch immer mit Unschärfen leben. Hier zeigt sich die Bedeutung des Dialogprinzips: Es verweist uns darauf, dass wir gemeinsam zu besseren Ergebnissen kommen, als wenn eine selbstherrlich allein entscheidet. Dies gilt sowohl für die Patientinnen als auch für die entscheidungsgewohnten Ärztinnen. In der gesetzlichen Regelung findet sich ein eigener Paragraf, der sich mit der Ausgestaltung des Verfahrens befasst und Gespräche zwischen Betreuerinnen bzw. Bevollmächtigten und Ärztinnen unter Beteiligung von Angehörigen vorsieht (§ 1901 b BGB). Sorgfalt, Einsicht in eigene Grenzen und Respekt vor der Perspektive von anderen sind besser für die Autonomie der Patientin und das Bemühen um ein gutes Ende als alle juristische Sicherheit.

3 Psychisch veränderte und verwirrte Menschen pflegen

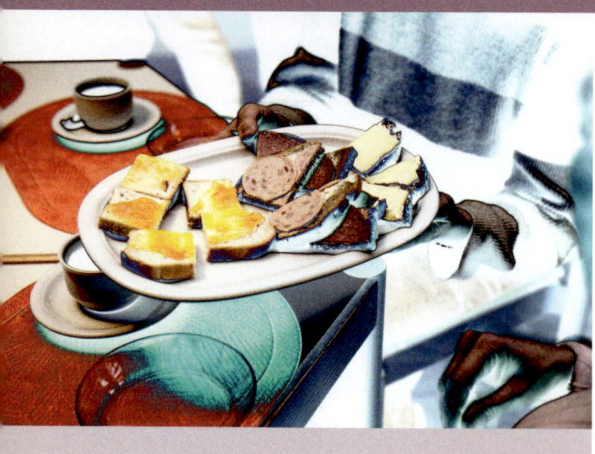

Psychisch veränderte und verwirrte Menschen pflegen

Was ist schon verrückt? Was bedeutet Verrücktsein eigentlich? Verrückt in seinem Geist, ver-rückt in seinem Leben, in seinem sozialen Gefüge … verrückt sein.

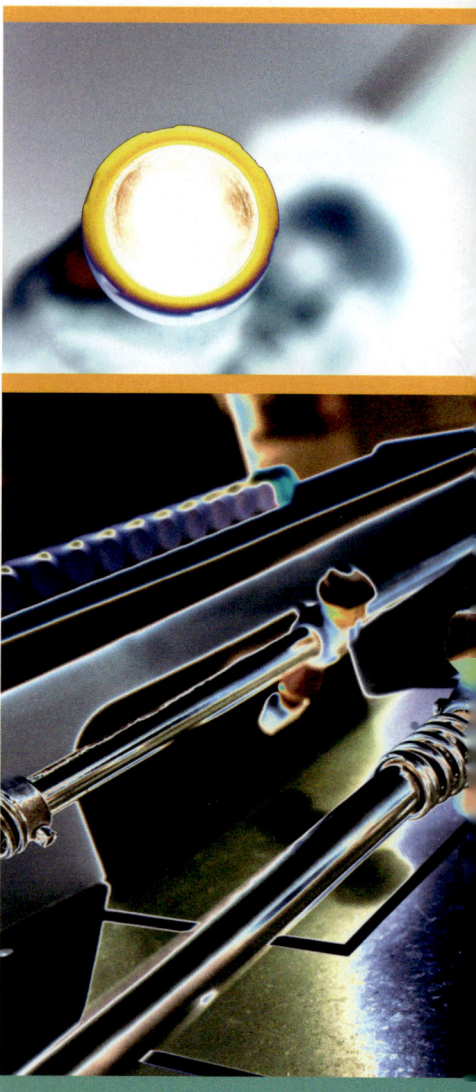

In den Medien werden sie uns tagtäglich vor Augen geführt: bekannte und weniger bekannte Personen, die exzentrisch sind, die ungewöhnliche oder seltsame Dinge tun, die gesellschaftliche Regeln überschreiten, provozieren. Bei berühmten Musikern oder Schauspielern gehört die Grenzüberschreitung oft zum Image und fördert ihre Bekanntheit und damit ihre Verkaufserfolge. Britney Spears, Amy Winehouse, Kurt Cobain sind oder waren prominente Künstler, die psychisch „auffällig" sind und über die die Medien immer wieder bzw. immer noch berichten. Aber wo ist die Grenze, ab wann ist aus der bunten, schillernden Figur eine bedauernswerte Person geworden, die in ihrem Leben den Halt verloren hat, in eine tiefe Krise rutscht, die überfordert ist, die abhängig von etwas oder jemandem ist?

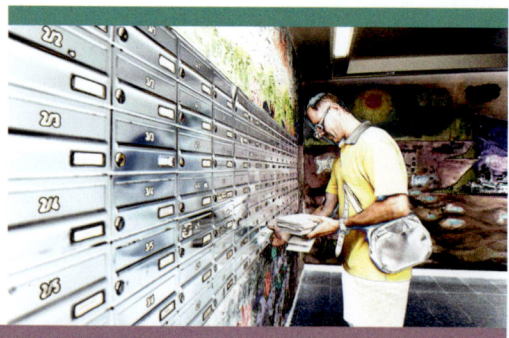

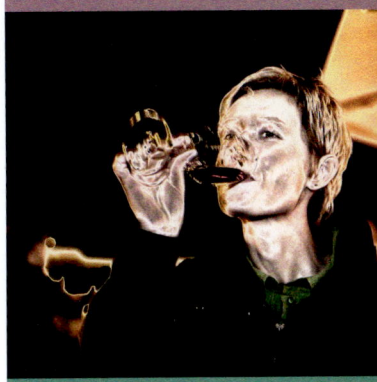

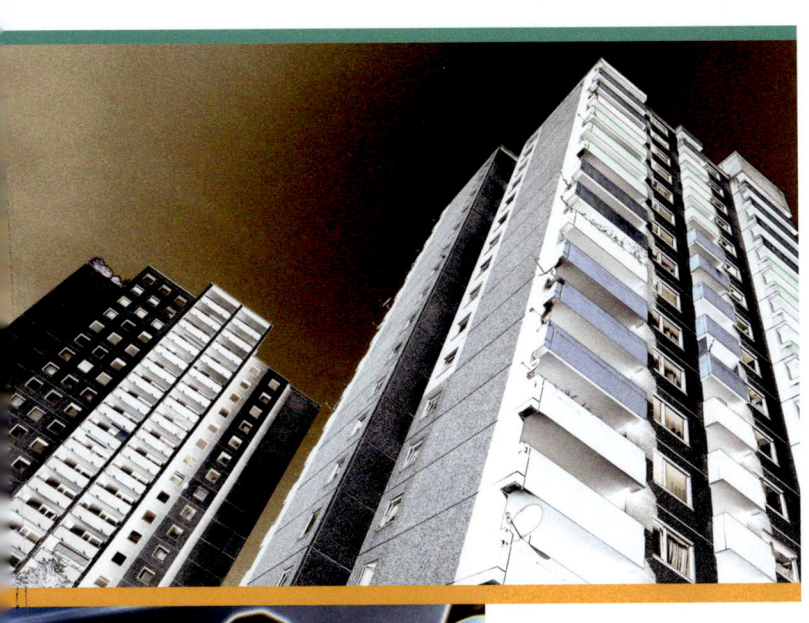

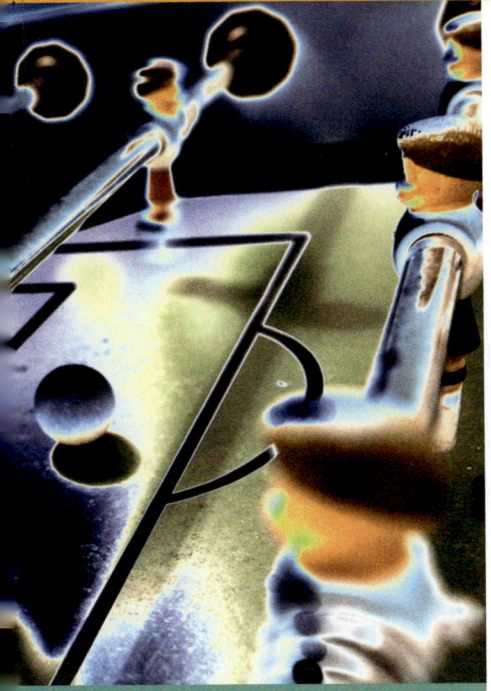

An einer psychischen Erkrankung zu leiden ist keine Seltenheit. Im Jahr 2005 wurde anlässlich des Ersten Deutschen Präventionskongresses eine Bestandsaufnahme zur psychischen Gesundheit in Europa vorgestellt. Demnach erleiden 27 % der EU-Bevölkerung im Laufe eines jeden Jahres mindestens eine psychische Störung. Dies sind 83 Millionen Menschen. 50 % beträgt das Lebenszeitrisiko, an einer psychischen Störung zu erkranken, 40 % erkranken chronisch, andere durchleben nur eine kurzzeitige Episode.

Die Möglichkeit, an einer psychischen Erkrankung zu leiden, ist also größer, als viele vielleicht angenommen haben.

Für Menschen, die irgendwie „verrückt" sind, gibt es Hilfsmöglichkeiten und Unterstützung. Im folgenden Kapitel werden Möglichkeiten aufgezeigt, wie die Welt der Betroffenen für Außenstehende verstehbar wird, welche Hilfsmöglichkeiten genutzt werden können und auch welche rechtlichen Grundlagen greifen können, um eine Behandlung des Betroffenen zu ermöglichen. Psychiatrische Begrifflichkeiten und Erkrankungen sowie die Behandlungsmöglichkeiten werden vorgestellt.

| 3.1 | Pflegerische Schwerpunkte |

3.1.1 Die Kommunikation und Interaktion mit psychisch veränderten oder verwirrten Menschen

Grundlagen der Kommunikation **1** | 448

Verbale, nonverbale und taktile Kommunikation

Mit psychisch veränderten oder verwirrten Menschen Kontakt aufzunehmen, erweist sich gerade in der Anfangsphase eines stationären Aufenthalts oftmals als schwierig. Es ergeben sich immer wieder Situationen, die geprägt sind von Missverständnissen und Ängsten, aber auch von Vorurteilen der Pflegenden. Diese treten im ambulanten und im stationären Bereich gleichermaßen auf. Grundlage für eine gelungene Kommunikation ist die Haltung, die gekennzeichnet ist durch Echtheit, Akzeptanz und Empathie. Menschen, die psychisch verändert oder verwirrt sind, sehen sich häufig Vorurteilen, Bevormundung, möglicherweise auch einer (unbewusst) abwehrenden Haltung ihrer Mitmenschen ausgesetzt.

Wie können Pflegende in solchen Situationen zu den Betroffenen einen guten Kontakt aufbauen? Die Reflexion der eigenen Haltung hilft, schwierige Situationen zu erkennen und zu bearbeiten. Folgende Fragen dienen der Reflexion von Situationen, in denen die Kommunikation schwierig war:

- Was ist für mich eine „schwierige" Situation?
- Wer erlebt diese Situation eigentlich als „schwierig" – ich oder die andere?
- In welchen Situationen waren Kontaktaufnahme und Gespräche schwierig? Gibt es Ähnlichkeiten?
- Wie bin ich bislang mit solchen Situationen umgegangen?
- Was kann ich ändern, damit die zukünftigen Gespräche positiv verlaufen?
- Habe ich besondere Stärken, die mir helfen, ein gelungenes Gespräch zu führen?
- Wer kann mich als Beobachterin unterstützen und mir eine Rückmeldung geben zu meinem kommunikativen Verhalten?

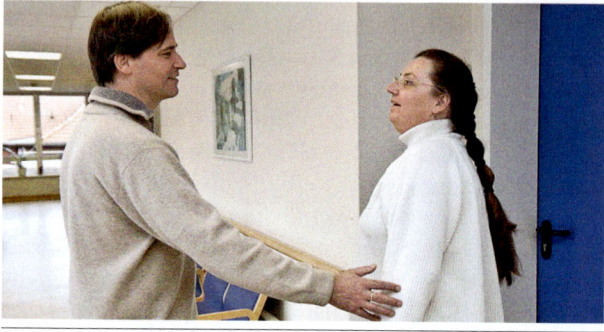

[1] Gelungene Kontaktaufnahme

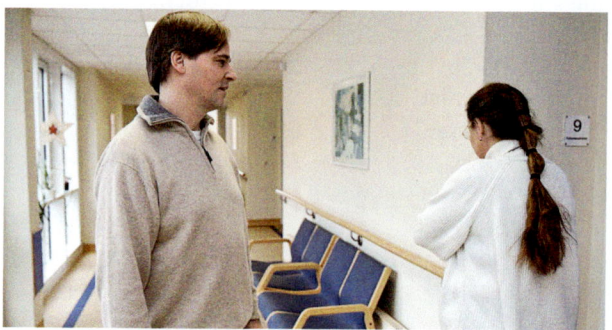

[2] Misslungene Kontaktaufnahme

Um eine Beziehung aufzubauen, ist es wichtig, Kontakt zu den Betroffenen aufzunehmen. Regelmäßiges Anbieten von Gesprächen, sich ihnen bekannt machen und ihnen die Möglichkeit geben, in ruhiger Umgebung zu reden, ist eine erste Möglichkeit zum Aufbau einer Beziehung.

Die aktuelle Befindlichkeit, Gründe für die Aufnahme im Krankenhaus, das soziale Umfeld, aber auch der normale Alltag können als Gesprächsöffner dienen. Wichtig ist, dass die Betroffene die „Gangart" und die Gesprächsrichtung vorgibt. Versuche, sie zu etwas zu drängen oder gar ein Gespräch aufzuzwingen, fördern möglicherweise eine ablehnende Haltung.

„Ich bin da, wenn Sie mich brauchen." – Ein solches Angebot darf nur gemacht werden, wenn es auch tatsächlich so gemeint ist. Es dürfen keine falschen Angaben oder falsche Versprechungen gemacht werden. Dies führt zu Missverständnissen, Ärger und wird schlimmstenfalls von der Patientin als Vertrauensbruch bewertet.

Es gibt der Patientin ein gutes Gefühl, wenn sich die Pflegekraft vor Dienstende nochmals an sie wendet, ihr ein Gespräch anbietet oder sie auf die Kollegen der nächsten Schicht verweist und einen schönen Tag oder eine gute Nacht wünscht. Menschen, die psychisch verwirrt sind, müssen sich in fremder Umgebung erst zurechtfinden und solche Rituale geben Sicherheit.

Pflegekräfte sollen sich auch darüber bewusst sein, dass Gespräche mit Menschen, die psychisch verwirrt oder verändert sind, überraschende, nicht vorhersehbare Verläufe nehmen können. Gefühle kommen hoch und Tränen können fließen. Es ist wichtig, diese Verhaltensweisen bei dem Betroffenen zuzulassen.

Der nonverbalen Kommunikation, also den Gesten, der Mimik, der Körperhaltung, kommt im Gespräch häufig eine größere Bedeutung zu als dem gesprochenen Wort. In der Kommunikation mit Menschen, die psychisch verwirrt oder verändert sind, müssen sich auch Pflegende immer wieder selbst reflektieren und sich über ihr nonverbales Verhalten klar werden: Was drücke ich eigentlich (unbewusst) nonverbal aus? Dies ist wichtig, um authentisch, also echt und eindeutig zu sein.

Stress, Wut, Ärger oder Freude werden immer auch nonverbal vermittelt. Wenn sich die Pflegenden darüber bewusst sind, können sie durch ihre

- Tonlage,
- Lautstärke,
- Augenkontakt,
- zugewandte Haltung
- Anteilnahme und Interesse am Gegenüber.

Auch eine inkongruente Haltung und Missverständnisse (ich drücke durch meine Haltung etwas anderes aus, als ich verbal äußere) werden so vermieden.

Um Menschen zu erreichen, die verwirrt sind, nicht mehr sprechen können oder die richtigen Worte nicht mehr finden, bleiben manchmal als Möglichkeit der Kontaktaufnahme nur noch Berührungen.

Zugang zur „inneren Welt" der Menschen

Das Erleben der Realität ist bei psychisch verwirrten oder veränderten Menschen anders und für Außenstehende oft unverständlich. Um sie in ihrer „inneren Welt" zu erreichen und eine Beziehung zu ihnen herzustellen, ist es jedoch nicht notwendig, sie zu bestätigen und so zu tun, als teile man ihre Sicht der Welt. Es kann im Gegenteil besser sein, sich klar zu distanzieren: „Das ist Ihre Realität, aber ich sehe das anders." Andernfalls besteht die Gefahr, dass man in die Realität der anderen „eingebaut" wird.

Eine wertschätzende Haltung ist eine wichtige Basis für den Zugang zur Betroffenen. Sie wird gestützt durch Empathie, durch einfühlendes Verstehen. Es stärkt das Selbsterleben der Betroffenen, wenn ihre emotionalen, psychischen und körperlichen Bedürfnisse erkannt und berücksichtigt werden. Durch Einfühlung wird aus der Wahrnehmung eine verstehende Beobachtung.

Grenzen, Nähe und Distanz in der professionellen Beziehung

Wie nah kann eine Pflegende eine Patientin an sich heranlassen? Eine professionelle Beziehung herstellen ist wichtig, um Menschen, die psychisch verwirrt oder verändert sind, begleiten zu können. Bezugspflegesysteme helfen, Vertrauen aufzubauen und beratend helfen zu können. Doch es kann zu Situationen kommen, in denen Betroffene gewisse Grenzen überschreiten: Sie treten Pflegenden zu nahe, sind nur auf die Begleitung durch eine Person fixiert. Andererseits gibt es auch Pflegende, die unerfahren sind im Umgang mit Menschen, die psychisch verwirrt oder verändert sind und die nicht in der Lage sind, klare Grenzen zu setzen bzw. denen diese Grenzen (noch) nicht bewusst sind.

Pflegediagnose
„Akute Verwirrtheit
Das plötzliche Auftreten von umfassenden, wechselnden Veränderungen und Störungen der Aufmerksamkeit, im Denkvermögen, in der psychomotorischen Aktivität, im Bewusstseinsgrad und/oder im Schlaf/Wachzyklus."

Doenges et al.: S. 845

„Chronische Verwirrtheit
Eine irreversible, seit langem bestehende und/oder progressive schwere Beeinträchtigung von Intellekt und Persönlichkeit, charakterisiert durch eine Verminderung der Denkfähigkeit und der Fähigkeit, Stimuli aus der Umwelt zu interpretieren, und die sich manifestiert durch Störungen von Gedächtnis, Orientierung und Verhalten."

Doenges et al.: S. 850

Pflegediagnose
„Beeinträchtigte soziale Interaktion
Eine ungenügende, übermäßige oder unwirksame Art, am sozialen Austausch teilzunehmen."

Doenges et al.: S. 448

Siezen oder duzen

Stationäre oder ambulante Einrichtungen sind professionelle Umgebungen, insofern ist hier das „Sie" die übliche Anredeform. Viele Betroffene streben ein Leben in „normalen" Bahnen an, sie wollen Teil des gesellschaftlichen Lebens sein. Somit ist für sie das Siezen eine gute Hilfe, um sich darauf vorzubereiten. Das „Du" ist freundschaftlichen Kreisen vorbehalten.

Eine Ausnahme stellt der Umgang mit Menschen dar, die verwirrt sind. Einige verstehen die Anrede „Sie" und „Frau" oder „Herr" gegenwärtig oder dauerhaft nicht. In diesem Fall können das „Du" und der Vorname gebraucht werden. Wichtig bleibt ein respektvoller Umgang mit dem Gegenüber, das „Du" darf nicht als Herabwürdigung verstanden werden.

Reflexion im Team

Wird es mir zu eng, habe ich als Bezugspflegekraft das Gefühl, die Patientin klammert an mir und nimmt mich voll für sich ein, kann ich das im Team zur Sprache bringen.

- Ist meine Wahrnehmung der Situation richtig?
- Wie kann ich mit der Situation umgehen?
- Ab wann lege ich meine Rolle als Bezugspflegekraft ab?

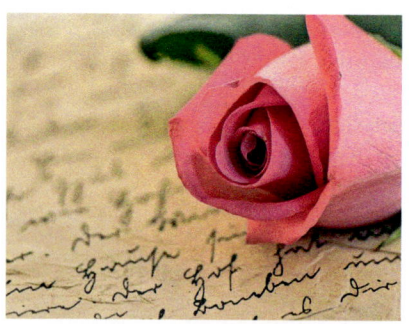

[1]   Liebesbriefe und allzu persönliche Geschenke bedeuten eine Grenzüberschreitung im professionellen Verhältnis zwischen Pflegenden und Patientinnen.

Diese Fragen können im Team geklärt werden. Alle können ihre Wahrnehmungen der Situation schildern. Um einer solchen Vereinnahmung entgegenzusteuern, helfen folgende Maßnahmen:

Feste Gesprächstermine – Es können mit Betroffenen feste Gesprächstermine vereinbart werden. Beide sind gleichberechtigte Gesprächspartner. Die Betroffene kann ebenso wie die Bezugspflegekraft ein Gespräch einfordern.

Dauer festlegen – Gespräche zu führen kann anstrengend sein. Es macht daher Sinn, diese auf einen bestimmten Zeitrahmen festzulegen. Zum Abschluss des Gespräches kann wiederum ein neuer Termin abgemacht werden.

Eine zweite Bezugspflegekraft – Um Wahrnehmungen und Beobachtungen zu reflektieren, aber auch um eine kontinuierlichere Begleitung der Betroffenen zu gewährleisten, wird eine zweite Bezugspflegekraft bestimmt. Dies dient auch der Entlastung einzelner Pflegekräfte.

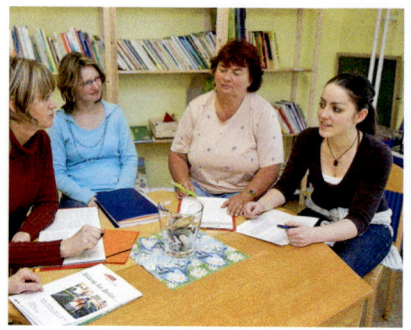

[2]   Grenzüberschreitungen sollten unbedingt im Team thematisiert werden.

Grenzüberschreitungen

Sobald jemand erlebt, dass die Betroffene Grenzen überschreitet, ist es wichtig, dies dem Team mitzuteilen. Diese Grenzen können individuell verschieden sein und ändern sich häufig mit zunehmender Berufserfahrung.

Liebesbriefe, Geschenke oder ähnliche persönlich-private Kontaktaufnahmen gehören nicht zu einer professionellen Beziehung. Auch hier ist es wichtig, solche Situationen im Team zu besprechen und Lösungen zu finden. Es kann sich hier um einfache Verliebtheit handeln, aber auch um Menschen, die einem Liebeswahn unterliegen.

Aus therapeutischen Gründen kann eine Verlegung der Betroffenen sinnvoll und notwendig werden. Vorher können klärende Gespräche von therapeutischer Seite geführt werden und die betroffene Pflegende aus der Betreuung und Pflege genommen werden.

Interdisziplinäre Zusammenarbeit bei der Betreuung psychisch veränderter oder verwirrter Menschen

3.1.2

In psychiatrischen Akutbereichen sind bei Übergaben und Teamgesprächen nicht nur Pflegekräfte anwesend, auch Angehörige anderer Berufsgruppen nehmen teil. Dies ist für den Austausch der an der Pflege und an der Therapie beteiligten Personen notwendig.

Die Wahrnehmung und Deutung des Verhaltens der Mitmenschen, in diesem Fall der Patientinnen, ist abhängig von Vorerfahrungen, Umgang mit bestimmten Situationen, auch Sympathie und Antipathie spielen hier eine Rolle. Im Miteinander einer multiprofessionellen Übergabe kann Verhalten aus verschiedenen Perspektiven beleuchtet und gedeutet werden. Es kommt oft zu facettenreichen und unterschiedlichen Beschreibungen. Hinzu kommt, dass Menschen, die psychisch verändert sind, sich nicht allen Teammitgliedern gleichermaßen öffnen. Die Bezugspflegekraft erlebt die Patientinnen in vielen Situationen und kann entsprechende Beobachtungen beitragen. Ebenso kann die Sport- oder Ergotherapeutin ihre Wahrnehmungen darlegen.

Interdisziplinäre Zusammenarbeit in psychiatrischen Einrichtungen geschieht in unterschiedlichen Formen, z. B. bei:

- **Übergabe** – Austausch mit allen an der Pflege und Therapie Beteiligten
- **Visite** – gemeinsame Visite mit der Therapeutin
- **Aufnahmegespräch** – gemeinsames Aufnahmegespräch der behandelnden Ärztin und der Bezugspflegekraft

Psychiatrische Langzeiteinrichtungen bieten oft eine gute Vernetzung verschiedener Einrichtungen an. Es gibt Beratungsstellen, verschiedene Wohnformen, soziotherapeutische Angebote. Diese dienen dazu, den unterschiedlichen Bedürfnissen der Betroffenen gerecht zu werden. Informationen hierzu gibt es bei den verschiedenen Kliniken vor Ort.

Die ambulante psychiatrische Pflege ist seit 2005 als Kassenleistung anerkannt. Die Verordnungsdauer ist auf maximal vier Monate befristet.

Die Betroffene muss für eine Verordnung in ihren Fähigkeiten durch eine psychiatrische Erkrankung in einem solchen Maße eingeschränkt sein, dass sie den Alltag nicht mehr selbstständig bewältigen kann. Ziel ist es, Krankenhausaufenthalte zu vermeiden. Gerade im ambulanten Bereich ist ein funktionierendes Netzwerk zwischen

- behandelnder Ärztin,
- ambulanten Selbsthilfegruppen,
- Beratungsdiensten und
- ambulantem Pflegedienst unabdingbar.

Eine Rund-um-die-Uhr-Erreichbarkeit muss hierbei gewährleistet sein, um in Krisen kurzfristig Hilfe leisten zu können.

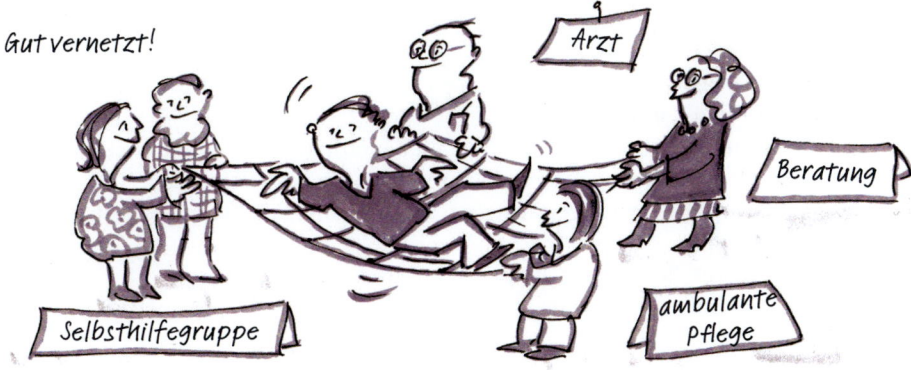

3.1.3
Pflegerische Interventionsmöglichkeiten zur Förderung und Stabilisierung biopsychosozialer und kognitiver Fähigkeiten

Soziotherapie

Die Gestaltung des sozialen Umfeldes kann das Befinden von Menschen, die psychisch verwirrt oder verändert sind, beeinflussen. Das soziale Umfeld der Betroffenen besteht aus sozialen Kontakten und den Lebensräumen, in denen sie leben. Mit Hilfe der Soziotherapie kann eine Basis hergestellt werden, auf der sie sich mit dem Alltag auseinandersetzen und ihre gesunden Anteile erleben können. Das Erleben von Alltag, Gestaltung von Freizeit und Wohnen, Pflegen von Beziehungen helfen dabei, die alltäglichen Anforderungen zu bewältigen.

Das Ziel der Soziotherapie ist
- eine Stabilisierung und Klärung des Umfeldes,
- Förderung der Ressourcen der Betroffenen,
- Förderung der gesunden Anteile und
- das Ermöglichen von selbstständigem Handeln und Unabhängigkeit.

Pflegende sind die Ausführenden der Soziotherapie. Sie unterstützen im stationären Alltag die Betroffenen.

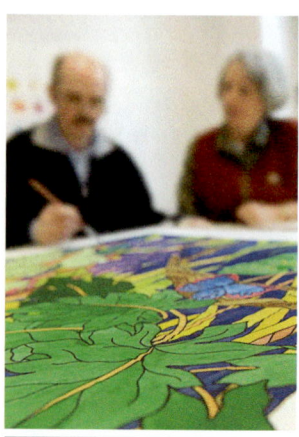

[1] Beschäftigungstherapie

Zu den Maßnahmen der Soziotherapie gehören:
- Tagesstrukturierung des Alltages
- Einüben alltagspraktischer Fähigkeiten durch Begleitung von Pflegenden
- Beschäftigungs- und Arbeitstherapie [Abb. 1]
- Gestaltung der freien Zeit durch Gruppen- und Freizeitangebote, Aktivitäten
- Interventionen, die in den Lebensbereichen der Betroffenen durchgeführt werden (z. B. Familie, Arbeitsplatz, Wohnung)

Folgende Regeln zur Umsetzung der Soziotherapie haben sich bewährt:
- Das Setting ist klar und übersichtlich geregelt und strukturiert.
- Das Alltagsleben in einer Gruppe darf und kann gelebt werden.
- Die Einrichtungen sorgen für feste Bezugspflegekräfte, häufiger Wechsel wird möglichst vermieden.
- Bezugspflegekräfte und Betroffene arbeiten zusammen und nicht gegeneinander.
- Die Betroffenen haben Rechte, gehen ihren Pflichten nach und halten die Regeln ein.
- Unabhängigkeit und Selbstständigkeit werden gefördert durch Übertragen von Verantwortung. Tätigkeiten werden, so weit möglich, von den Betroffenen eigenverantwortlich übernommen.
- Verantwortungen und Pflichten werden so vergeben, dass sie die Betroffenen weder über- noch unterfordern.
- Die Kommunikation ist eindeutig gehalten, damit die Betroffene weiß, was die Pflegende möchte und welche Erwartungen an sie gestellt werden.
- Das Selbstvertrauen wird gestärkt, indem möglichst positives Feedback gegeben wird.
- Die Betroffenen dürfen sich ausprobieren und etwas zutrauen.
- Kontakt zur Außenwelt findet statt.
- Die Betroffenen motivieren sich innerhalb der Gruppe gegenseitig.

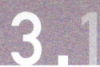

Milieugestaltung und -therapie

In der Milieugestaltung und -therapie werden Umgebungsfaktoren, die eine positive Wirkung auf die Entwicklung psychischer Störungen haben können, gezielt eingesetzt. Hierzu zählen die breit gefächerte Verteilung der Verantwortlichkeiten und Entscheidungsbefugnisse im Team, die Klarheit der Führung, Rollen und der angebotenen Programme ebenso wie die dichte und intensive Kommunikation und Interaktion zwischen Personal und Patientinnen. Gut nachvollziehbar wird die Umsetzung milieutherapeutischer Grundsätze anhand von Wochenplänen mit, auf denen die regelmäßigen Aktivitäten, verschiedenen Gruppenaktivitäten, Stationsversammlungen und die Gestaltung des Gemeinschaftslebens eingetragen sind. Die Kommunikations- und Arbeitsweise des Teams kann der Patientin als Vorbild dienen. Es wird ihr die Möglichkeit gegeben, ihre gesunden Anteile zu erhalten und zu stärken.

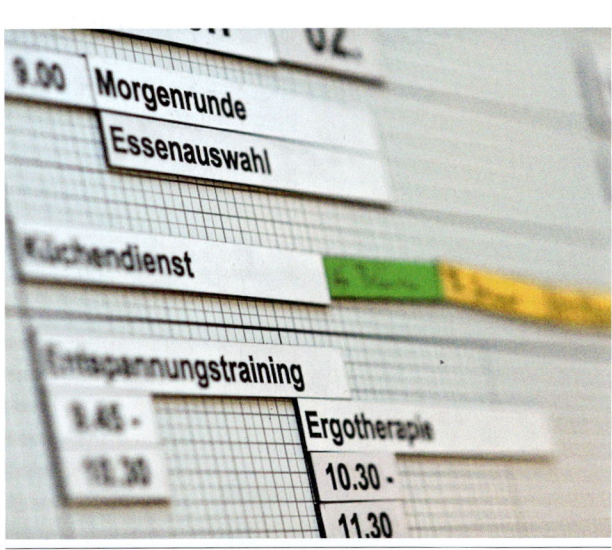

[2]   Ein Wochenplan hilft, die Maßnahmen der Milieutherapie zu strukturieren.

Im Rahmen der |**Milieutherapie** werden alle Interaktionen in der Gemeinschaft therapeutisch wirksam genutzt. Zentrales Element ist die Möglichkeit sozialen Lernens durch bewusste Gestaltung und Reflexion aller Beziehungen und eine freie Kommunikation. Das soziale Lernen beinhaltet die systematische Reflexion von Strukturen und Prozessen. Auch das Rollenverhalten aller Beteiligten wird reflektiert.

Milieutherapie | 372

Die **Milieugestaltung** wird nach den Bedürfnissen der zu behandelnden Patientinnen ausgerichtet. Hier wird von Milieutypen gesprochen.

- Die Bedürfnisse von Patientinnen in Akutsituationen richten sich nach Vorgaben, Kontrolle und Strukturierung. Hier wird das *strukturierende Milieu* angewandt.
- Ein |*equilibrierendes Milieu* ist angemessen für akute Aufnahmesituationen und Patientinnen mit einem hohen Aktivitätsniveau.
- Für Patientinnen mit einem eher niedrigen Aktivitätsniveau, z. B. in Reha-Einrichtungen, ist hingegen ein *animierendes Milieu* angebracht.
- Für offene Aufnahmestationen und Psychotherapiestationen ist das *reflektierende Milieu* angemessen,
- während sich in Bereichen der Gerontopsychiatrie, Langzeitabteilungen und geschützte Wohnbereiche ein *betreuendes Milieu* anbietet.

equilibrieren
ins Gleichgewicht bringen

|Psychotherapie

Psychotherapie | 129

Hierzu gehören verschiedene Therapieformen wie Gesprächstherapie, Psychoanalyse und Verhaltenstherapie. Psychische und psychosomatische Störungen werden hiermit behandelt. Eine beratend-stützende Therapie verfolgt das Ziel einer Entlastung in der aktuellen Situation mit Hilfe verbesserter Anpassung und Bewältigung. Eine analysierend-aufdeckende Form soll eine Reifung und Umstrukturierung der Persönlichkeit ermöglichen. Psychotherapie erfolgt neben anderen, den Tagesablauf bestimmenden Therapien.

Kognitiv ausgerichtete Trainings

ROT

Das Realitäts-Orientierungs-Training (ROT) hat zum Ziel, die zeitliche, örtliche und personelle Orientierung zu verbessern und die Gedächtnisleistung zu steigern.

Die Identität der Menschen, die verwirrt sind, soll möglichst lange erhalten bleiben, das gilt auch für ihre sozialen Kompetenzen, Selbstständigkeit und das persönliche Wohlbefinden.

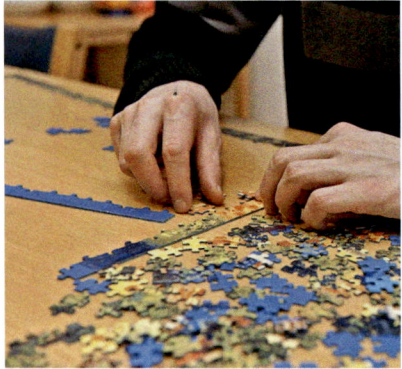

Das ROT war eine der ersten Möglichkeiten, sich mit den Menschen, die verwirrt sind, auseinanderzusetzen und eine positive Interaktion umzusetzen. Anteile des ROT sind in anderen Methoden aufgegangen und werden in vielen Einrichtungen angewandt, in Reinform kommt es kaum noch vor.

Gedächtnis- und Konzentrationstraining

Um das Gedächtnis und die Konzentration zu trainieren, gibt es einfache, gut in den Tagesablauf einzubauende Spiele und Übungen:

- sich mit dem Tagesgeschehen auseinandersetzen
- Gesellschaftsspiele wie Memory
- Kreuzworträtsel lösen

[1]   Puzzeln trainiert die Konzentrationsfähigkeit.

Erinnerungspflege

Die Erinnerungspflege trägt zur Verbesserung der Erinnerungs- und Lebensqualität bei. Betroffene denken an das eigene Leben zurück, werden sich ihrer selbst bewusst und können Beziehungen zu ihren Mitmenschen aktivieren. Es gibt verschiedene Möglichkeiten, Erinnerungspflege im pflegerischen Alltag umzusetzen:

Die **Gruppenaktivierung** beschäftigt sich mit Lebensthemen, die alle Teilnehmerinnen betreffen. Dies kann Kindheit, Kleidung, Spiele, Schule, Beruf oder Familie sein und ist bei vielen mit positiven Gefühlen verbunden. Um die Erinnerungen der Teilnehmerinnen anzuregen, sind unterschiedliche Gegenstände vorhanden. Hierfür kann im Rahmen einer Station oder Einrichtung ein „Erinnerungskoffer" angeschafft werden. Bei Konflikten, Trauer oder anderen schmerzvollen Emotionen ist eine Therapeutin im Hintergrund erreichbar.

Vor dem Hintergrund der Lebenserfahrung der Einzelnen kann die Erinnerungspflege auch als **Einzelaktivierung** durchgeführt werden. Hierbei stehen individuelle Lebensereignisse im Mittelpunkt. Die Erinnerungen können auch hier durch Gegenstände aktiviert werden. Angehörige sind wertvolle Ideengeber, um besondere Erinnerungen zu benennen oder persönlich bedeutsame Erinnerungsstücke zur Verfügung zu stellen.

Biografiearbeit

Die eigene Lebensgeschichte ist weit mehr als der Lebenslauf, wie er etwa in Bewerbungsmappen zu finden ist mit u. a. Geburtsdatum, Schulbildung, Berufsweg. Sie beinhaltet, wie jemand sein Leben gestaltet und erlebt hat, welche Bedeutung bestimmte Ereignisse haben, und sie ist eingebettet in einen geschichtlichen, kulturellen und sozialen Kontext.

In der ambulanten Pflege arbeitet die Pflegekraft im Lebensbereich der Patientin. In der Regel sind dort Gegenstände zu finden – Bilder oder Möbel und andere Erinnerungsstücke –, die für den dort lebenden Menschen eine Bedeutung haben und über die man Fragen stellen kann. In der ambulanten Pflege sind Gewohnheiten und Rituale des Menschen oft leichter erkennbar als in stationären Einrichtungen.

Im stationären Bereich liegt der Fokus der Biografiearbeit zunächst auf den alltäglichen Lebensgewohnheiten. Was isst die Patientin bevorzugt, gibt es Abneigungen? Wie ist sie bisher mit bestimmten Situationen umgegangen? Biografiearbeit lässt Pflegende erkennen, welche Ressourcen eine Patientin hat. Sie kann die Patientin aber auch unterstützen, eigene Bewältigungsstrategien zu entwickeln.

Pflegende können Patientinnen ermutigen aus ihrem Leben zu erzählen. Wichtig ist hierbei, dass die Pflegekraft Zeit hat zuzuhören. Die Pflegekraft kann nach genauen Beschreibungen fragen oder auch an bestimmten Stellen nachhaken und Details erfragen. Es ist für die Betroffene ein gutes Gefühl, wenn sie merkt, dass der andere sich für sie interessiert. Es ist darauf zu achten, dass immer einzelne Fragen gestellt werden und dass die Patientin Zeit zum Nachdenken hat, um die Frage zu beantworten.

Es können auch ganz konkrete Fragen an die Patientin gestellt werden, wenn es darum geht, ihre Vorlieben, Abneigungen oder Interessen herauszufinden. Diese Fragen sind oft geschlossene Fragen (d. h. Fragen, die mit einem Ja oder einem Kopfschütteln beantwortet werden können), während im Gespräch eher offene Fragen gestellt werden, um die Patientinnen zum Erzählen anzuregen.

Biografisches Gespräch	Gewohnheiten und Lebenserfahrungen
■ Möchten Sie mir aus Ihrem Leben erzählen? ■ Was ist damals passiert, als …? ■ Dieses Bild zeigt eine schöne Landschaft, welche Bedeutung hat es für Sie? ■ Wer ist denn das da auf dem Foto?	■ Haben Sie früher gerne ausgeschlafen? ■ Haben Sie ein Lieblingsbuch oder eine Lieblingsautorin? ■ Möchten Sie das mal wieder lesen? ■ Haben Sie früher gesungen oder musiziert? ■ Haben Sie früher selber Ihre Sachen in Handarbeit gefertigt?

Für die Dokumentation der gesammelten Daten gibt es standardisierte Biografiebögen. Die Bögen bieten einen ersten Einblick in die Biografie der Patientinnen. Dadurch können sich alle an der Pflege Beteiligten einen Eindruck von der Lebensgeschichte der Patientinnen machen und ihre Maßnahmen dementsprechend planen. Sie bieten aber wie gesagt nur einen ersten Einblick, ersetzen nicht das individuelle Zuhören und Beobachten.

Körperlich orientierte Verfahren

Als pflegerische Maßnahmen zur Förderung und Stabilisierung biopsychosozialer und kognitiver Fähigkeiten kommen für psychisch veränderte oder verwirrte Menschen auch körperliche Verfahren zum Einsatz, z. B. die Basale Stimulation® oder das Snoezelen.

Die |**Basale Stimulation**® wird eingesetzt bei Menschen mit Wahrnehmungsbeeinträchtigungen. Durch Basale Stimulation® kann mit anderen Menschen Kontakt aufgenommen werden. Es wird hierbei davon ausgegangen, dass Menschen bis zu ihrem Tod wahrnehmungsfähig bleiben, auch wenn sie z. B. ein apallisches Syndrom haben, im Koma liegen oder durch Erkrankungen wie einen Apoplex in ihrer Wahrnehmung gestört sind.

|**Snoezelen** ist ein Kunstwort aus dem Niederländischen und setzt sich zusammen aus den Begriffen schnüffeln, schnuppern und dösen. Es dient der Enspannung durch vielfältige, angenehme Sinneswahrnehmungen in speziell dafür eingerichteten Räumen.

Basale Stimulation® | 373, 609
 Snoezelen | 375

3.1.4 Pflegerische Interventionsmöglichkeiten in besonderen Krisensituationen

Nicht selten werden Pflegekräfte Opfer aggressiver Übergriffe durch Patientinnen. 65–95 % aller Übergriffe von Patientinnen betreffen Pflegende, der größte Teil dieser Übergriffe findet auf Akutaufnahmestationen statt.

Ursachen aggressiven Verhaltens

Es gibt vielfältige Ursachen für aggressives Verhalten. Dazu gehören z. B.

- Verkennung von Situationen auf Grund einer Psychose,
- Unzufriedenheit mit der derzeitigen Lage, wenn sie z. B. als überfordernd oder hoffnungslos erlebt wird,
- Stress im privaten oder sozialen Umfeld oder
- ein langer Aufenthalt in einer Einrichtung mit wenig persönlichem Rückzugsraum (z. B. wenn sich eine Patientin mit einer Fremden ein Zimmer teilen muss).

Vorzeichen für aggressives Verhalten

Aggressive Übergriffe kündigen sich häufig vorher an, daher ist es wichtig, das Verhalten auf Anzeichen für aggressives Verhalten hin zu beobachten, dazu gehören z. B.

- eine angespannte, feindselige Grundstimmung,
- eine angespannte Körperhaltung, einhergehend mit Drohgebärden,
- auf andere zugehen und nur geringe Körperdistanz einhalten,
- Anspannung und psychomotorische Erregung,
- laute Stimme sowie
- Auslassen von Aggressionen an Gegenständen.

Präventivmaßnahmen

Um Übergriffen vorzubeugen, sind deeskalierende Maßnahmen notwendig. Deeskalation bedeutet das Vermeiden von schädigenden Konflikten. Es werden Methoden eingesetzt, die das Aufschaukeln aggressiver Stimmungen vermeiden sollen. Ziel ist es hierbei, von der Gewaltandrohung oder gar Gewaltanwendung zu einer Ebene der Kommunikation zu finden. Menschen, die mit Gewalt drohen oder bei denen „das Fass kurz vorm Überlaufen ist", brauchen authentische und klare Botschaften, die von allen Mitgliedern des Teams mitgetragen werden.

Ein guter Umgang im Team, der geprägt ist von einer wertschätzenden Haltung, ein gewaltarmes Miteinander, das sich durch eine respektvolle Kommunikation auszeichnet, wirkt gewaltpräventiv auf die Stimmung einer Station. Das Team erfüllt eine Vorbildfunktion für die Patientinnen. Dies gilt sowohl für die Kolleginnen und Berufsgruppen untereinander als auch für die Stationsleitungen, die durch ihr Verhalten wiederum Vorbild für Mitarbeiterinnen sind.

Die Führungsphilosophie einer Einrichtung, die ein geringes hierarchisches Gefälle lebt und nach außen präsentiert, stellt einen Faktor dar, der sich ebenfalls präventiv gegen Eskalation und Gewalt auswirkt. Regeln und Verhaltensvorgaben auf einer Station müssen für Patientinnen klar und transparent sein und verständlich gemacht werden. Dadurch kann Regelverstößen vorgebeugt werden, die durch Unwissenheit entstehen.

Grundlegend für deeskalierendes Verhalten ist die Suche nach Ursachen. Was ist in letzter Zeit passiert? Gibt es etwas, das den Betroffenen so aufgebracht hat? Entsprechend kann das Team auf die Situation reagieren.

Lernen am Modell **3** | 341

Folgende Maßnahmen können helfen, Spannungen zu lösen und einer Eskalation der Situation vorzubeugen:

- **Gespräche führen** – Gespräche mit den Betroffenen können helfen, über Spannungen hinwegzukommen, sich besser zu fühlen. In Erregungszuständen kommen ruhige, kurze, klare Sätze besser an als lange Reden.
- **Ruheraum** – Es kann der betreffenden Person helfen, wenn sie in einem Rückzugsraum Abstand zur Situation einnehmen und zur Ruhe kommen kann. In diesem Raum herrscht eine schützende Atmosphäre. Ziel einer Isolierung kann Reizabschirmung und Beruhigung sein. Der Raum darf keine Gegenstände beinhalten, mit denen sich die Betroffene Verletzungen zufügen kann.
- **Zwangsmedikation** – In extremen Fällen kann es nötig sein, eine Zwangsmedikation zu verabreichen. Eine Nachbesprechung über die Gründe der Medikamentenverabreichung ist wichtig.

> ◩ **Es stellt für das Team einen Erfolg dar, wenn eine gewaltarme Umgebung geschaffen wird, in der Zwangsmaßnahmen vermieden werden können.**

Verhalten bei aggressiven Übergriffen

Wenn es trotz aller Umsicht zu einer gefährlichen Situationen kommt, ist es wichtig, Abstand zu nehmen und einzuhalten. Auf die erregte Patientin zuzugehen, kann sie einengen, sie kann sich in die Enge getrieben fühlen. Die persönliche Sicherheit hat Priorität, jederzeit sollte ein möglicher Fluchtweg im Auge behalten werden. Es wird versucht, durch ruhige und gut verständliche Mitteilungen die Lage zu entschärfen.

Fixierung

Wenn sich die Betroffene in unmittelbar gefährlicher Eskalation verbal nicht mehr erreichen lässt, ist die Fixierung das absolut letzte Mittel der Wahl. Sollte es dazu kommen, ist folgende Vorgehensweise zu beachten: Mindestens vier Personen führen die Fixierung durch. Eine zusätzliche Mitarbeiterin übernimmt die Koordination und gibt die Vorgehensweise an. Vor einer solchen Maßnahme werden z. B. Uhren und Ohrringe abgelegt, damit es zu keinen Verletzungen kommt. Eine weitere Person nimmt sich der Mitpatientinnen an, auf die eine solche Maßnahme erschreckend und Angst einflößend wirken kann.

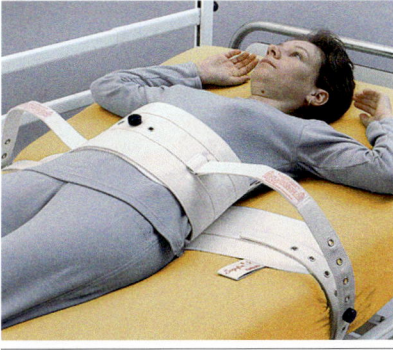

[1] Segufix®-System

Fixierungen müssen schnell geschehen, um eine Traumatisierung der Patientin möglichst zu vermeiden. Der Betroffenen wird in ruhigem Ton und einfachen Sätzen mitgeteilt, dass eine Fixierung durchgeführt wird und aus welchem Grund dies geschieht. Sie soll verstehen, warum es dazu kommt. Bei der Durchführung wird die Patientin mit einem Ein-Punkt-System bzw. einem Drei-Punkt- oder Fünf-Punkt-System fixiert. Die Betroffenen können sich so nicht aus den Gurten lösen oder mit dem Bauchgurt strangulieren. Zur Fixierung werden so genannte Segufix®-Gurte verwendet. Diese haben einen Magnetverschluss zum schnellen Fixieren und Lösen des Systems [Abb. 1].

Während einer Fixierung darf die Betroffene nicht isoliert werden. Sie muss Zuwendung erhalten und darf die Maßnahme nicht als Strafe erleben. Die Fixierung muss dokumentiert werden, d. h., Verlauf und Besonderheiten werden protokolliert. Die Fixierung wird gelöst, sobald die Betroffene ruhiger geworden ist.

Eine Fixierung stellt auch für die durchführenden Mitarbeiterinnen eine erhebliche Belastung dar. Eine Reflexion der Situation ist notwendig. Was ist im Vorfeld geschehen? Was hat die Patientin so aufgebracht? Wie ist die Fixierung durchgeführt worden? Gab es Komplikationen? Wie geht es mir als Pflegende? Wie geht es den anderen Patientinnen?

3.1.5

Selbsthilfe und Beratung für die Angehörigen psychisch beeinträchtigter oder verwirrter Menschen

Die Situation psychisch beeinträchtigter oder verwirrter Menschen und ihrer Angehöriger bekommt in der Öffentlichkeit immer größere Aufmerksamkeit. Es werden Beratungsstellen eingerichtet, die sich um die Anliegen der Betroffenen kümmern. Hier wird Hilfestellung gegeben bei Anträgen, z. B. bei der Krankenkasse oder der Pflegeversicherung. Kontakt können Betroffene und ihre Angehörigen auch zu Selbsthilfegruppen aufnehmen.

www.bapk.de

Bundesverband der Angehörigen psychisch Kranker: Hier finden sich Informationen zu Angehörigengruppen, Beratungsstellen, Veranstaltungen, Hilfestellung bei Anträgen bei der Krankenkasse, Pflegeversicherung u. Ä.

Einbeziehung von Angehörigen

Der Bundesverband der Angehörigen psychisch Kranker e. V. hat 1994 in einer Untersuchung festgestellt, dass die Krankheit eines Familienmitgliedes sich negativ auf die übrigen Familienmitglieder auswirke. Ein Drittel der Befragten gab an, Diskriminierungen der Umwelt erlebt zu haben, ein Drittel der Angehörigen fühlt sich mäßig, ein Drittel stark belastet. Es wurden u. a. gesundheitliche Einschränkungen im Privatleben und in der Freizeitgestaltung als Probleme angegeben.

Oft funktionieren Familiensysteme und die einzelnen Mitglieder halten sich gegenseitig aufrecht. Allerdings können Belastungen irgendwann auch das bestfunktionierende Familiensystem zusammenbrechen lassen. Es besteht die Gefahr, dass Partner, Kinder oder Freunde Schuldzuweisungen oder sogar Bedrohungen wegen ihrer erkrankten Familienmitglieder erleben.

In der Aufnahmesituation können begleitende Angehörige wichtige Informationen über die Betroffenen geben. Sie haben oft einen langen gemeinsamen Weg hinter sich und können viel über das Verhalten ihres Familienmitgliedes oder ihrer Freunde berichten. Diese Beschreibungen erweitern das Bild, denn sie unterscheiden sich oft von der Selbstwahrnehmung und der Selbstbeschreibung der Betroffenen.

Die Angehörigen aber nur als eine Informationsquelle für die Fremdanamnese einzubinden, entspricht nicht ihrer Bedeutung für eine gelungene Therapie und pflegerische Begleitung. Angehörige benötigen ebenso wie die Betroffenen Information, Unterstützung und Begleitung durch die Pflege. Dörner und Plog schreiben hierzu:

> „... die psychiatrisch Tätigen (haben) die Angehörigen weitgehend alleingelassen, ihnen die psychisch Kranken zugemutet, ohne ihnen etwas dafür zu geben. Das hat zur Folge, dass sich die Angehörigenverbände in Italien mit hohem moralischem Gewicht für die Wiederherstellung der psychiatrischen Krankenhäuser einsetzen. Daraus können wir lernen: Je mehr wir die Angehörigen alleinlassen, desto mehr müssen sie auf ihren Schutz bedacht sein; je mehr wir den schweren Weg mit ihnen gemeinsam gehen, desto mutiger können sie sein. Anders ausgedrückt: Ohne oder gegen die Angehörigen können wir nur Rückschritte machen; nur mit ihnen können wir – wenn auch vielleicht langsamer nach vorne gehen."
>
> DÖRNER, K.; PLOG, U.: *Irren ist menschlich* 1. Auflage der völlig neu bearbeiteten Ausgabe, Psychiatrie Verlag, Rehburg-Loccum, 1984, S. 456–457

Vertiefung zum Thema Unterbringung | **400**

Unterstützung der Angehörigen

Pflegende sollten auch auf Sorgen und Ängste der Angehörigen eingehen und sie in der Auseinandersetzung mit ihren Gefühlen unterstützen. Aufklärung über die zu Grunde liegende Erkrankung und eine positive Bestärkung hinsichtlich der getroffenen Maßnahmen können zu einer Entlastung der Angehörigen beitragen.

Bei einer Einweisung gegen den Willen der Betroffenen kann es helfen, die Verantwortung klar von den Angehörigen zu nehmen. Es handelt sich um eine notwendige Entscheidung, die von der Fachärztin getroffen wird.

„Gut mit sich umgehen"

Für die Angehörigen von Menschen mit einer psychischen Erkrankung ist es wichtig, dass sie auch für sich selbst sorgen. Wenn es ihnen gut geht, geht es auch den Erkrankten gut. Diese, wenn auch sehr strikte Aussage, hat etwas Wahres an sich.

Zum „Gut-mit-sich-Umgehen" gehört auch die Fähigkeit, „Nein" zu sagen, also einen gesunden Egoismus zu entwickeln. Viele Angehörige gehen in der Situation auf, sich um die Betroffene und all ihre Belange zu kümmern. Sie reiben sich auf, ihre Kraft lässt nach. Menschen, die psychisch verändert oder verwirrt sind, verlassen sich oft auf ihre Angehörigen und übergeben ihnen die Verantwortung für ihr Leben. Darüber hinaus kann es passieren, dass sie Situationen verkennen, wenn Angehörige ihre Erwartungen nicht erfüllen. Angehörige, die sich eine Auszeit gönnen, wieder Kontakt zu Freunden knüpfen oder sich an Angehörigengruppen wenden, in denen sie offen über ihre Partnerin, ihr Kind reden können, können neue Kraft tanken und mit Distanz anders mit der Situation umgehen. Viele Kliniken bieten Gruppen für Angehörige an. Hier können sie ihre Bedürfnisse einbringen, von zu Hause erzählen, sich beklagen, aber auch mit Stolz über eigene Erfolge berichten.

Darüber hinaus benötigen Angehörige Unterstützung und Beratung in finanziellen und rechtlichen Fragen. Antworten und Hilfen können sie hierfür im Internet finden. Das Psychiatrienetz wird von verschiedenen Organisationen getragen und bietet vielfältige Informationen. Angehörige können hier z. B. Kontakt zu Selbsthilfegruppen knüpfen.

Auch Pflegende können für sich etwas Gutes tun. Manche Situationen machen es notwendig, aus ihnen herauszugehen und Luft zu holen. Gespräche im Team können helfen, die Situation in einem neuen Blickwinkel zu sehen. Sich in der Pflege eine Auszeit zu nehmen, ist absolut legitim. Dies gilt nicht nur für pflegende Angehörige, sondern auch für professionell Pflegende.

Folgenden Appell richtet Erich Schützendorf in seinem Buch „Wer pflegt, muss sich pflegen":

www.psychiatrie.de
Auch die Webseite des Psychiatrienetzes bietet Angehörigen Information und Hilfestellung.

Denken Sie an sich:

Was tut Ihnen gut?

Was gefällt Ihnen?

Was verschafft Ihnen Erholung?

Was erheitert Sie?

Was brauchen Sie, um Ihr Gleichgewicht wiederzufinden?

Was beruhigt Sie?

Wie möchten Sie sich abreagieren?

Welche Fantasie von einem Entspannungsraum haben Sie?

—

SCHÜTZENDORF, ERICH: *Wer pflegt, muss sich pflegen* Springer-Verlag, Wien, 2006

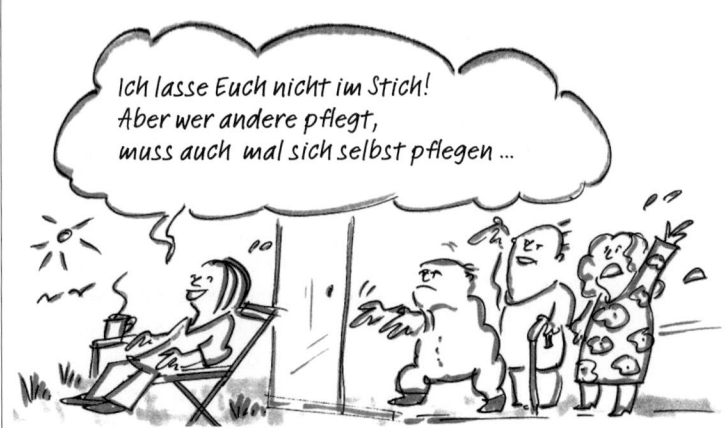

3.2	**Medizinischer Bezug**
3.2.1	**Einführung in psychiatrische Begrifflichkeiten**

Die verwirrte alte Dame mit dem roten Strumpf auf dem Kopf, der orientierungslose Mann auf der Fahrbahnkreuzung oder der halluzinierende jugendliche Partygast. Die meisten haben in ihrem Leben bereits psychisch veränderte oder verwirrte Menschen erlebt. Doch was verbirgt sich hinter dem großen Komplex der psychischen Auffälligkeiten?

Einige Begriffe sollte man in diesem Zusammenhang kennen und verstehen, um Situationen, Ursachen und mögliche pflegerische und therapeutische Interventionen richtig einordnen und durchführen zu können.

Der Begriff „psychische Erkrankung" wurde durch den weniger stigmatisierenden Begriff der „psychischen Störung" ersetzt. Hierunter versteht man eine erhebliche, krankheitswertige Abweichung vom Erleben oder Verhalten. Denken, Fühlen und Handeln sind gestört. Das psychische Leiden des Betroffenen ist neben dem Abweichen von der Norm ein weiteres wichtiges Kriterium.

Ist die Teilhabe am Leben in der Gesellschaft mit hoher Wahrscheinlichkeit (> 50 %) länger als sechs Monate auf Grund von Einschränkungen im Bereich körperlicher Funktionen, geistiger Fähigkeiten oder der seelischen Gesundheit beeinträchtigt, spricht der Gesetzgeber von einer Behinderung (§ 2 Abs. 1 SGB IX). Grundsätzlich können alle psychischen Störungen (nach ICD-10) zu einer seelischen Behinderung führen (§ 3 der Verordnung zum § 47 BSHG).

Verwirrtheit ist durch Störungen im Bereich der Orientierung (zur Zeit, zum Ort, zur Person und zur Situation), innere Unruhe und „Umtriebigkeit", zusammenhangslose oder kaum verständliche Sprache, ungeordnetes sprunghaftes Denken, Gedächtnisstörungen sowie Konzentrationsstörungen gekennzeichnet.

Von einer akuten oder passageren Verwirrtheit ist die Demenz abzugrenzen. Bei einer Demenz kommt es zu einem chronisch fortschreitenden Abbau kognitiver Fähigkeiten. Die Symptomatik muss mindestens über einen Zeitraum von sechs Monaten bestehen, bevor die Diagnose gestellt werden darf. Merke: Es gibt keine akute Demenz!

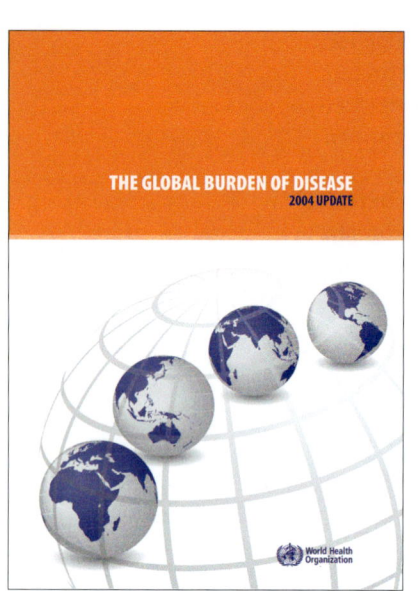

THE GLOBAL BURDEN OF DISEASE
2004 UPDATE

[1] Deckblatt der GBD-Studie der WHO

Epidemiologie

Prävalenz **3** | 176

Psychische Störungen sind weit verbreitet. Die |Lebenszeitprävalenz für die Entwicklung einer psychischen Störung liegt bei etwa 50 %.

Die WHO (World Health Organisation) geht davon aus, dass jede vierte Arztbesucherin an einer psychischen Störung leidet. In der internationalen Studie „Global burden of disease" (deutsch: globale Krankheitsbelastung) kommen Fachleute zu dem Schluss, dass depressive Erkrankungen im Jahr 2020 an zweiter Stelle hinsichtlich der sozioökonomischen Bedeutung für die Gesellschaft stehen werden.

Survey
survey, engl. = Befragung, Reihenuntersuchung

Nach dem |Bundesgesundheitssurvey (1998) lag die Zwölfmonatsprävalenz psychischer Störungen bei Erwachsenen bei 37 % für Frauen und 25,3 % für Männer. Häufige Krankheitsbilder waren bei dieser Untersuchung: affektive und Angsterkrankungen, gefolgt von somatoformen Störungen und Suchterkrankungen. Bei Kindern ergab die Auswertung von 19 Studien eine Zwölfmonatsprävalenzrate für psychische Erkrankungen von etwa 15 – 22 %.

Mit Ausnahme der Alkohol- und Substanzstörungen sowie der psychotischen Störungen sind Frauen im Durchschnitt häufiger betroffen.

Genese

Hinsichtlich der Genese psychischer Störungen hat die Wissenschaft viele Einflussgrößen identifiziert. Diese scheinen in einem komplexen Gefüge für die Krankheits-
entwicklung mitverantwortlich zu sein (multifaktorielle Genese). Unter anderem werden diskutiert:

- genetische Faktoren
- körperliche Faktoren (z. B. Stoffwechselstörungen, Hirnschäden durch
  Verletzungen, Infektionen oder demenzielle Prozesse)
- psychische Faktoren (z. B. traumatische Erfahrungen wie sexueller Missbrauch,
  familiäre Belastungen oder schwere Krankheit)
- psychosoziale Belastungsfaktoren

Grundsätze psychiatrischer Diagnostik

Die psychiatrische Untersuchung hat das Ziel, sich ein genaues Bild von den Krankheitssymptomen, den zeitlichen Abläufen und den möglichen Hintergründen zu verschaffen. Sie setzt sich aus folgenden Komponenten zusammen:

- psychiatrische |Exploration
- körperliche Untersuchung
- Zusatzdiagnostik
  (z. B. Labor, CCT/cMRT, EEG, Lumbalpunktion, Testpsychologie)

> **Exploration**
> lat. = Erkundung, Untersu-
> chung, Erforschung

Die **psychiatrische Exploration** umfasst folgende Bereiche:

- aktueller psychopathologischer Befund
- Krankheitsanamnese (frühere und aktuelle körperliche Erkrankungen,
  psychiatrische Erkrankungen, Suizidversuche, Süchte und Genussmittel,
  medikamentöse Therapie)
- Familienanamnese (z. B. psychische Erkrankungen bei engen Verwandten wie
  Schizophrenie, Depression, Sucht)
- sozialer und psychischer Lebenslauf

Die Fremdanamnese ist, insbesondere bei verwirrten und psychotischen Patientinnen,
von besonderer Bedeutung. Diese kann durch Angehörige, behandelnde Ärztinnen
oder nahestehende Personen erfolgen. Die subjektive Wahrnehmung und Einschätzung der Patientin kann krankheitsbedingt stark von objektiven Tatsachen abweichen.
Daher kann zur Überprüfung des Wahrheitsgehalts eine diagnostische Einordnung
ohne Fremdanamnese schwierig sein.

Die **körperliche Untersuchung** dient dem Ausschluss körperlicher Ursachen für die
psychischen Auffälligkeiten. So sind z. B. eine Exsikkose, ein Infekt oder ein Schlaganfall im geriatrischen Bereich häufig Hauptursachen für akut auftretende Verwirrtheits-
zustände. Die richtige und schnelle Therapie ist für die Prognose entscheidend.

Laborchemische sowie apparative **Zusatzuntersuchungen** sind bei der Diagnostik
sowie zur Überwachung medikamentöser Therapien notwendig.

- **Blutuntersuchungen** dienen u. a. dazu, Entzündungen, Elektrolytentgleisungen,
  Intoxikationen und endokrinologische Erkrankungen als Ursachen auszuschließen.
- **Bildgebende Verfahren** (CCT, cMRT) geben Auskunft über intrakranielle
  Ereignisse (z. B. Schlaganfall, intrazerebrale Blutungen, Tumoren).
- **Neurophysiologische Untersuchungen** wie das EEG sind z. B. bei der Frage
  nach einer zu Grunde liegenden Epilepsie wichtig.
- In der Untersuchung des **Liquors** (Nervenwassers) mittels Lumbalpunktion
  können Hinweise für entzündliche Prozesse (z. B. Neuroborelliose) sowie neu-
  rodegenerative Prozesse (TAU-Protein, β-Amyloid 1 – 42) gefunden werden.

Die psychiatrische Diagnostik stellt insbesondere in Notdienstsituationen eine große Herausforderung an Ärztinnen und Pflegende dar. Nicht selten werden Patientinnen von der Polizei verwirrt aufgegriffen und in die Notaufnahme des nächsten Krankenhauses oder eine psychiatrische Klinik gebracht. Wenn die Patientin nicht in der Lage ist, eine sinnvolle Kommunikation zu führen (z. B. akuter Erregungszustand, geistig verwirrt, delirant) und Hintergrundinformationen fehlen, ist es wichtig über grundlegende Kenntnisse psychischer Störungen und wichtiger Differenzialdiagnosen zu verfügen. Es gilt, zunächst potenziell lebensbedrohliche Zustände auszuschließen (z. B. Intoxikationen, Schlaganfall, Delir). Ein akuter Erregungszustand erfordert häufig ein medikamentöses Durchbrechen (z. B. Diazepam, Olanzapin, Quetiapin). Dabei sollte auf eine ruhige und schützende Atmosphäre geachten werdet. Stets sollte man – auch verwirrte Patientinnen – über die anstehenden Maßnahmen informieren, um eine unnötige Traumatisierung zu vermeiden.

Als Besonderheit psychiatrischer Diagnostik wird in der **Kinder- und Jugendpsychiatrie** zur Diagnosefindung und weiterer Therapieplanung ein Sechs-Achsen-Modell verwendet [Tab. 1]. Der Fokus liegt auf der Beurteilung der individuellen geistigen und körperlichen Entwicklung sowie der Erfassung psychosozialer Belastungen (z. B. Stress im Elternhaus), die für Kinder und Heranwachsende in ihrer besonderen Abhängigkeit vom sozialen Umfeld entscheidend sind.

Achse I	klinisch-psychiatrisches Syndrom (ICD-10)
Achse II	umschriebene Entwicklungsstörungen
Achse III	Intelligenzniveau
Achse IV	körperliche Symptomatik
Achse V	assoziierte, aktuelle, abnorme, psychosoziale Umstände
Achse VI	Globalurteil der psychosozialen Anpassung

[Tab. 1] Multiaxiales Klassifikationssystem der Kinder- und Jugendpsychiatrie

Prävention psychischer Erkrankungen (Risiko- und Protektivfaktoren)

Der Ausbau der Prävention psychischer Störungen sowie die Förderung psychischer Gesundheit rücken zunehmend in den politischen und gesellschaftlichen Fokus. In Deutschland werden derzeit Präventionsprogramme zu folgenden Bereichen relativ breit angeboten: Hilfen zur Stressverarbeitung und Minderung von Scheidungsfolgen; Prävention von sexuellem Missbrauch sowie Drogenmissbrauch, Prävention von Gewalt im schulischen Bereich und Förderung elterlicher Kompetenzen.

Die bisherige Datenlage zur Qualität und Effektivität bislang vorhandener Präventionsprogramme ist jedoch noch gering. Neueren vergleichenden Untersuchungen zufolge sollten in diesen Programmen u. a. folgende Merkmale erfüllt werden:

- Die Programme sollten theoretisch gut begründet sein und möglichst viele Komponenten einbeziehen.
- Kulturelle Hintergründe und persönliche Ressourcen, Fertigkeiten und Defizite sollten berücksichtigt werden.
- Der Einsatz von strukturierten Programmen (Curricula) und qualifizierten Trainerinnen ist empfehlenswert.
- Um einen anhaltenden Effekt zu erzielen, sollte die Maßnahme über mehrere Monate durchgeführt werden.
- Die Trainingsprogramme sollten in die Versorgung eingebunden werden.

Merkmale psychischer und demenzieller Erkrankungen

Es gibt eine Vielzahl psychischer Auffälligkeiten. Hierbei können einzelne Symptome auftreten, ohne dass eine psychische Erkrankung vorliegt. Eine Diagnose ergibt sich erst aus der Zusammenschau mehrerer Symptome. Um sie strukturieren und einer Erkrankung zuordnen zu können, bedarf es einer genauen Exploration und Beobachtung der Betroffenen durch ärztliches und pflegerisches Personal. Der psychopathologische Befund dient der Erfassung und Strukturierung psychiatrischer Symptome.

Bewusstseinsstörungen und Orientierung

Man unterscheidet quantitative und qualitative |Bewusstseinsstörungen. Die **quantitative Bewusstseinsstörung** beschreibt die Bewusstseinshelligkeit (*Vigilanz*). Folgende Abstufungen lassen sich nennen:

Bewusstsein **1** | 429

- Wachheit
- Somnolenz bzw. Benommenheit (Patientin ist schläfrig oder dösig. Sie kann jedoch erweckt werden und eine Kommunikation ist möglich.)
- Sopor (Patientin ist nur mit Mühe erweckbar.)
- Präkoma (Patientin ist nicht erweckbar, reagiert aber auf Schmerzreize mit gerichteter Abwehrbewegung.)
- Koma (Patientin ist nicht erweckbar, auf Schmerzreize reagiert sie ungezielt oder nicht.)

Die **qualitative Bewusstseinsstörung** äußert sich in einem gestörten „Bescheidwissen" und „Sichzurechtfinden" zu Zeit, Ort, Person und Situation (Merkhilfe: ZOPS). Sie ist oftmals Ausdruck einer schweren Störung von Merkfähigkeit oder Gedächtnis.

Die Bewusstseinsstörungen im eigentlichen Sinne stellen das Leitsymptom schwerer organischer Störungen dar.

Aufmerksamkeits- und Gedächtnisstörungen

Aufmerksamkeit bezeichnet die Fähigkeit, sich auf einen Gegenstand bzw. eine Information geistig einzustellen. Für Gedächtnisleistungen ist die Aufmerksamkeit somit Voraussetzung. Wenn eine Information nicht registriert werden kann, sind eine anschließende „Abspeicherung" und ein „Abruf" aus dem Gedächtnis nicht möglich.

Beim Gedächtnis lassen sich grob drei Teile unterscheiden:

- **Intermediär- oder Sofortgedächtnis**: Einspeicherung und unmittelbare Reproduktion von Informationen und Wahrnehmungen
- **Kurzzeitgedächtnis**: Merkfähigkeit, Abspeicherung der Informationen für einige Minuten
- **Langzeitgedächtnis**: das Gedächtnis im engeren Sinne, Abspeicherung über mehrere Minuten bis hin zu Jahrzehnten

Bei **Konzentrationsstörungen** ist die Patientin nicht in der Lage, ihre Aufmerksamkeit ausdauernd auf einen Gegenstand oder eine Tätigkeit zu richten. Neben der Aufmerksamkeit ist das Sofortgedächtnis beeinträchtigt.

Man unterscheidet **Merkfähigkeitsstörungen**, bei denen Informationen nur über ein paar Minuten abgespeichert und reproduziert werden können (Kurzzeitgedächtnis betroffen) von **Gedächtnisstörungen** (Langzeitgedächtnis betroffen), bei denen eine eingeschränkte Fähigkeit besteht, Informationen über einen längeren Zeitraum zu behalten.

Affektivität und Ängste

Unter dem Begriff |Affektivität wird das „Gefühlsleben" verstanden (Affekte, Emotionen, Gefühle von Lust und Unlust). Die beiden Pole sind zum einen die Deprimiertheit, die man z. B. bei Depressionen beobachtet, und zum anderen die Euphorie, Leitsymptom einer Manie.

Deprimiertheit kann sich durch eine gedrückte Stimmung, Niedergeschlagenheit sowie Freud- und Interesselosigkeit auszeichnen. Eine tiefe Traurigkeit muss nicht unbedingt vorhanden sein. Bei schweren Depressionen kann es zum so genannten „Gefühl der Gefühllosigkeit" kommen. Ein sehr quälender Zustand, bei dem die Patientin keinerlei Emotionen mehr wahrnehmen und ausdrücken kann.

Eine gehobene Stimmungslage, ein übersteigertes subjektives Wohlbefinden, Kraft-, Leistungs- und Vitalgefühl kennzeichnet die **Euphorie**. Das Selbstwertgefühl kann bis zu Größenideen gesteigert sein: „Ich bin der Beste, ich bin allen anderen klar überlegen." Eine vermehrte Heiterkeit tritt nicht immer auf.

Dysphorische Menschen erscheinen missmutig, mürrisch, sind gereizter Stimmung und zeigen gelegentlich eine erhöhte Bereitschaft fremdaggressiv zu reagieren.

Insbesondere bei demenziellen Erkrankungen kann es zu einer **Affektlabilität oder Affektinkontinenz** kommen. Hierbei treten schnelle Stimmungswechsel auf. Ein auslösender Reiz ist für die Beobachtenden nicht immer nachvollziehbar.

Das Symptom **Angst** begegnet einem im klinischen Alltag häufig. In vielen Situationen sind sie eine natürliche und adäquate Reaktion (z. B. Angst vor einer großen Operation) ohne pathologischen Charakter. Ebenso kann eine neue Situation, z. B. die Aufnahme in eine psychiatrische Klinik, Angst verursachen. In jedem Fall ist es notwendig, Ängstlichkeit bei der Patientin zu registrieren und zu thematisieren.

Übersteigt die Angst eine gewisse Schwelle, wird sie zum eigenständigen Problem, das die Patientin belastet und in ihrem Alltag oftmals stark einschränkt.

Gefühl der Angst (= Erwartung einer Bedrohung) als:

- **Grundstimmung** (*generalisierte Angst*): oftmals grundlos oder als Befürchtung im Sinne von Sorge, dass unangenehme Ereignisse eintreten könnten
- **Phobie**: sich unkontrolliert aufdrängende Angst vor bestimmten Situationen, Gegenständen oder Tieren ohne reale Bedrohung (z. B. Spinnenphobie)
- **paroxysmale Angst** (*Panikattacken*): meistens grundlose, plötzlich und anfallsartig auftretende Angst; sie äußert sich u. a. durch Tachykardien, Tachypnoe, Parästhesien, Derealisationsgefühle bis hin zu Todesängsten (z. B. Angst vor Herzstillstand)

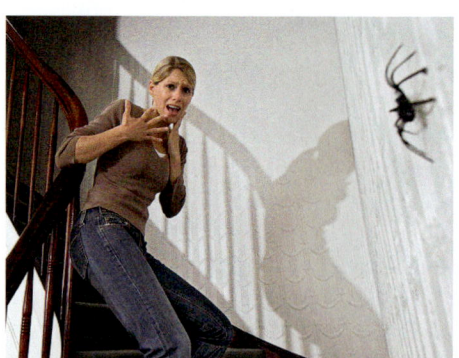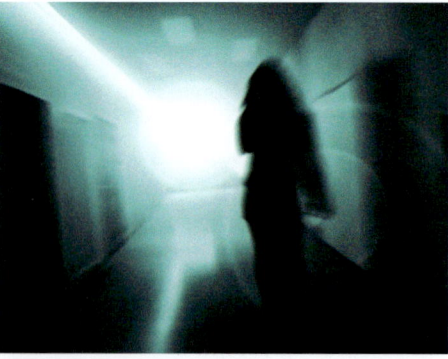

[1] Das Gefühl der Angst kann sich in bestimmten Situationen einstellen, z. B. beim Anblick einer Spinne oder in einer „schaurigen" Umgebung.

Zwang

Zwang umfasst alle Vorstellungen und Impulse, die sich einer Person aufdrängen, denen sie sich i. d. R. nicht widersetzen kann, die sie aber gleichzeitig als unsinnig und verwerflich empfindet. Die Unterdrückung von Zwangssymptomen führt zu Anspannung und Angst. Man unterscheidet:

- **Zwangsgedanken**: sich zwanghaft aufdrängende Gedanken oder zwanghaft persistierende Denkinhalte (z. B. „Ich muss ständig beim Duschen die Zahlenreihe bis 50 zählen, sonst passiert ein Unglück.")
- **Zwangsimpulse**: Sich zwanghaft aufdrängende innere Antriebe, bestimmte Handlungen auszuführen. Diese werden von der Person selber abgelehnt. Bei Zwangsimpulsen kommt es i. d. R. nicht zur Ausübung der befürchteten Handlung (z. B. ein Mann verspürt beim Tanken immer den Impuls, mit einer Zigarette die Tankstelle anzuzünden und in die Luft zu sprengen).
- **Zwangshandlungen**: Gegen den eigenen Willen zwanghaft durchgeführte Handlungen; diese sind häufig mit Zwangsbefürchtungen verbunden (z. B. dass sich eine Person täglich stundenlang die Hände wäscht). Das Unterdrücken führt zu unerträglichen Ängsten, (z. B. dass sie sich mit dem HI-Virus infiziert haben könnte).

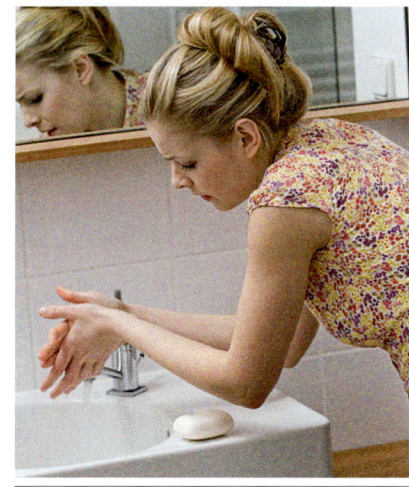

[3] Zwangshandlung (stundenlanges Händewaschen)

Verhalten, Antrieb und Psychomotorik

Antriebsminderung	Der Spontanantrieb ist reduziert. Die Lust und das Interesse an Aktivitäten oder der Teilnahme am Alltag ist reduziert.
Antriebshemmung	Die Betroffene fühlt sich innerlich „gebremst", hat das Gefühl alle Tätigkeiten gegen einen inneren Widerstand zu machen. Hierbei kann es neben Bewegungsverlangsamungen auch zu einer Verlangsamung der Sprache kommen (psychomotorische Hemmung).
Antriebssteigerung	Es kommt zu einer Zunahme von Aktivität, Energie und Initiative. Ist die Sprache betroffen, kommt es zu einem unaufhörlichen Rededrang (Logorrhö).
(psycho)motorische Unruhe	Die Betroffene ist sehr unruhig. Die motorische Aktivität ist ziellos und ungerichtet und kann sich bis hin zum Erregungszustand steigern.
situationsinadäquates Verhalten	Die Betroffene verhält sich im Kontakt nicht wie sozial erwartet. So macht die Betroffene z. B. zu jeder Frage einen Witz oder einen „blöden" Kommentar. Die Stimmung kann albern und teilweise etwas unreif wirken (läppisches Verhalten).
Tics: unwillkürliche Bewegungen oder ständig wiederkehrende Lautäußerungen	Plötzliche, unwillkürliche, rasche Bewegungen oder Lautäußerungen: diese verfolgen keinen Zweck. Beispiele hierfür sind: Augenblinzeln, Kopfwerfen, Schulterzucken (motorisch), Räuspern, Zischen, Wiederholung bestimmter Worte (Echolalie) (vokal).
Stupor	Die Kontaktaufnahme zur Umwelt ist massiv gestört. Die Betroffene antwortet nicht auf Fragen, häufig kommt es zum körperlichen Verharren im Liegen oder Sitzen.

Psychotische Symptome: Wahn, Ich-Störungen, Wahrnehmungsstörungen

Wahn

Der Wahn ist eine Fehleinschätzung der Realität, wobei an der Einschätzung mit subjektiver Gewissheit festgehalten wird. Diese entsteht ohne entsprechende Anregung von außen und wird trotz vernünftiger Gegenargumente aufrechterhalten. Er bezieht sich auf keinen objektivierbaren Sachverhalt und ist somit eine *Störung des Urteilens*. Folgende Kriterien sprechen für das Vorliegen eines Wahns:

- **Subjektive Gewissheit und Evidenz**: Die Betroffene bedarf keiner Argumente, die den Wahn erklären oder objektiv nachvollziehbar machen. Sie ist sich ihres Wahns unmittelbar gewiss.
- Der Wahn ist **unbeeinflussbar und unkorrigierbar durch Erfahrungen**.
- Der **Inhalt** ist nicht real.
- Die soziokulturelle Gemeinschaft teilt den Inhalt nicht.

Beispiele sind:
- Beeinträchtigungs- und Verfolgungswahn
- Eifersuchtswahn (fühlt sich vom Partner betrogen)
- Größenwahn (fühlt sich als etwas ganz Besonderes, anderen Menschen klar überlegen)
- Verarmungswahn (fühlt sich dem finanziellen Ruin nahe)
- nihilistischer Wahn (bis hin zur Verneinung der eigenen Existenz oder der Umwelt)

Wahnhafte Symptome treten bei Schizophrenien, wahnhaften Störungen, affektiven Erkrankungen (Manie, schwere Depression) und bei organischen Störungen (z. B. Demenz) auf.

Ich-Störungen

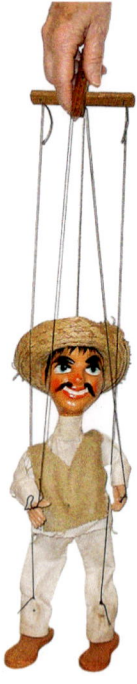

Nach der Definition der Arbeitsgemeinschaft für Methodik und Dokumentation in der Psychiatrie (AMDP) bezeichnet der Begriff „Ich-Störungen" Erlebensweisen, bei denen es zu Störungen der „Ich-Umwelt-Grenze" oder zu Störungen des personalen Einheitserlebens („Ich-Erleben") kommt. Weiterhin zählen dazu Erlebnisweisen, in denen körperliche Vorgänge sowie das eigene Denken, Fühlen oder Handeln als von außen gelenkt empfunden werden.

Bei Ich-Störungen lässt sich die Denk- von der Erlebensebene unterscheiden [Tab. 1]:

Denken	Erleben
Gedankenausbreitung („Meine Gedanken sind für andere lesbar.")	**Depersonalisation** („Mein Körper fühlt sich ganz anders an.")
Gedankeneingebung („Mir werden Gedanken eingegeben.")	**Derealisation** („Das sieht alles so anders und bedrohlich aus.")
Gedankenentzug („Meine Lehrerin entzieht mir meine Gedanken.")	andere **Fremdbeeinflussungserlebnisse** („Manchmal habe ich das Gefühl von außen gesteuert zu werden.")

[Tab. 1] Unterscheidung von Ich-Störungen auf den Ebenen „Denken" und „Erleben"

[1] Manche Menschen mit einer Ich-Störung fühlen sich wie von außen gelenkt.

Ich-Störungen treten z. B. bei psychotischen Erkrankungen (z. B. Schizophrenie), als epileptische Aura, aber auch schon bei Übermüdung auf. Sie sind von verschiedenen Formen des Wahns und anderen Orientierungsstörungen, Denkstörungen und Sinnestäuschungen abzugrenzen.

Wahrnehmungsstörungen (Sinnestäuschungen)

Wahrnehmungsstörungen können sich auf verschiedene Weise zeigen:

- **Wahrnehmungsanomalien**: Die Betroffene nimmt real vorhandene Gegenstände wahr, erlebt sie jedoch in Intensität (z. B. blasse Farben werden intensiver) und Größe verändert oder verzerrt. Es handelt sich um ein unspezifisches Symptom und kommt v. a. bei organischen Störungen (z. B. infolge von Drogenkonsum), Schizophrenie, Angsterkrankungen (z. B. Panikattacken) vor.
- **Illusion; Illusionäre Verkennung**: Etwas real Vorhandenes wird für etwas anderes gehalten, oder einer realen Wahrnehmung wird etwas hinzugefügt (z. B. eine ängstliche Person verkennt nachts Sträucher als Personen). Sie treten häufig bei affektiver Anspannung oder kognitiver Beeinträchtigung (z. B. bei Intelligenzminderung) auf.
- **Halluzinationen**: Hierbei handelt es sich um Wahrnehmungserlebnisse, die keine reale Reizquelle haben. Es können alle Sinnesmodalitäten betroffen sein:
  - akustische Halluzinationen, z. B. Stimmen hören (nicht die eigenen Gedanken)
  - optische Halluzinationen, z. B. Mäuse laufen durch den Raum
  - zoenästhetische Halluzinationen (Körperhalluzinationen, Leibhalluzinationen): z. B. oftmals das Gefühl des Bestrahlt- oder Elektrisiertwerdens. Auch sexuelle Empfindungen können auftreten. Kleine Tierchen werden unter der Haut gespürt (Dermatozoenwahn). Es können Schmerzen und Missempfindungen in einzelnen Organen wahrgenommen werden.
  - olfaktorische und gustatorische Halluzinationen (Geruchs- und Geschmackshalluzinationen), z. B. es riecht nach Gas, das Essen schmeckt vergiftet.

Suizidalität/Selbstgefährdung

Beim Umgang mit psychisch auffälligen oder verwirrten Menschen ist die Beurteilung der Selbstgefährdung von sehr großer Bedeutung. Psychische Erkrankungen stellen einen Hauptrisikofaktor für einen Suizid(-versuch) dar.

Die Frage nach lebensmüden Gedanken bis hin zu konkreten suizidalen Plänen oder Impulsen sind fester Bestandteil einer jeden psychiatrischen Exploration. Entgegen den weit verbreiteten Ängsten, man könne jemanden durch Fragen „in den Suizid treiben", reagieren die meisten Betroffenen entlastet und fühlen sich in ihrer Not ernst genommen.

Fremdaggressivität

Manche Patientinnen können auf Grund ihrer psychischen Störung zu fremdaggressivem Verhalten neigen (es ist immer auch an Intoxikationen zu denken). Hierunter fallen Impulse, Gedanken, Absichten oder Pläne, einem Dritten Schaden zuzufügen oder aggressiv gegen diesen vorzugehen. Nicht zuletzt zum eigenen Schutz ist die Abschätzung des fremdaggresiven Potenzials unbedingt notwendig. Es ist darauf zu achten, dass man im Notfall eine Fluchtmöglichkeit frei hält und nicht alleine in eine kritische Situation hineingeht (z. B. nicht allein mit einer angespannten Patientin in einem Raum sein).

Intelligenzminderung und geistige Behinderung

Eine Intelligenzminderung bzw. Minderbegabung bezeichnet eine sich bereits in der frühen Entwicklung eines Menschen manifestierende, verlangsamte oder unvollständige Entwicklung geistiger Fähigkeiten. Diese umfassen Kognition, Sprache, motorische und soziale Fähigkeiten, die häufig nicht in gleicher Weise betroffen sind. Gemeinsam bilden sie das so genannte Intelligenzniveau. Es wird mit Hilfe von Intelligenztests bestimmt.

Der durchschnittliche IQ liegt zwischen 85 und 114. Eine Lernbehinderung liegt bei Werten zwischen 70 und 84 vor. Hier stehen v. a. schulische Leistungsschwierigkeiten im Vordergrund. Ab einem IQ von unter 70 spricht man auch von einer geistigen Behinderung. Je niedriger der IQ ist, desto größer ist die Intelligenzminderung und somit der Grad der geistigen Behinderung.

3.2.3 Häufigkeitsverteilung psychischer Störungen in verschiedenen Altersstufen

Grundsätzlich können psychische Erkrankungen in allen Lebensphasen und Lebensaltern auftreten. Das Spektrum der psychischen Störungen unterscheidet sich jedoch je nach Lebensphase. So hat der Kinder- und Jugendpsychiater sehr selten mit einem demenziellen Syndrom zu tun, der Gerontopsychiater beschäftigt sich weniger mit Essstörungen (z. B. Anorexie) oder hyperkinetischen Syndromen.

Im Folgenden sind die relevanten psychischen Störungen mit ihrem zeitlichen Auftreten dargestellt.

Kindes- und Jugendalter (0 – 18 Jahre)	Erwachsenenalter (18 – 60 Jahre)	Höheres Lebensalter (> 60 Jahre)
▪ Entwicklungsstörungen ▪ Enuresis/Enkopresis (Einnässen, Einkoten) ▪ Ängste ▪ Zwangsstörungen ▪ hyperkinetisches Syndrom ▪ Störung des Sozialverhaltens ▪ Esstörungen (Anorexie, Bulimie) ▪ affektive Störungen (v. a. Depressionen) ▪ Tic-Störungen, Tourette-Syndrom ▪ Schizophrenie ▪ Sucht (zunehmend)	▪ affektive Erkrankungen (Depression, Manie) ▪ Schizophrenie ▪ Suchterkrankungen ▪ Angststörungen ▪ Essstörungen ▪ Persönlichkeitsstörungen	▪ affektive Erkrankungen (v. a. Depressionen) ▪ Demenz ▪ Schizophrenie ▪ Sucht ▪ Persönlichkeitsstörungen ▪ Angststörungen

Nicht medikamentöse Behandlungsstrategien

Psychotherapeutische Behandlung

Psychotherapeutische Interventionen werden geplant und bewusst durchgeführt. Leidenszustände oder Verhaltensauffälligkeiten können somit beeinflusst werden. Zu Beginn der Therapie wird üblicherweise ein gemeinsames Therapieziel definiert (z. B. Symptomminimierung oder Strukturänderung der Persönlichkeit).

Psychoanalytisch begründete Behandlungsverfahren

Hierbei unterscheidet man zwei wesentliche Therapieformen: die psychoanalytische und die psychodynamische bzw. tiefenpsychologisch fundierte Psychotherapie.

Man geht bei beiden von einer aktuellen „Reaktivierung" unbewusster und ungelöster innerer Konflikte aus, die bis in die frühe Kindheit hineinreichen können. Ziel ist die Identifizierung, Klärung und Lösung dieser Konflikte.

Bei dem ursprünglichen Konzept nach Sigmund Freud (1856 – 1939), dem Begründer der Psychoanalyse, liegt die Patientin auf einer Couch und die Therapeutin sitzt außerhalb des Sichtfelds. Sie bietet eine freie Assoziationsfläche für Gedanken und Empfindungen der Patientin.

Bei der **psychodynamischen bzw. tiefenpsychologisch fundierten Psychotherapie** sitzt die Therapeutin der Patientin gegenüber. Im Rahmen einer ausführlichen Anamnese sollen abgrenzbare Konflikte in der Entwicklung identifiziert werden. Diese helfen der Therapeutin eine Hypothese zur Psychodynamik zu erstellen. Der Grundgedanke ist, dass durch die Bewältigung eines Konfliktes die Gesamtentwicklung der Person verändert werden kann.

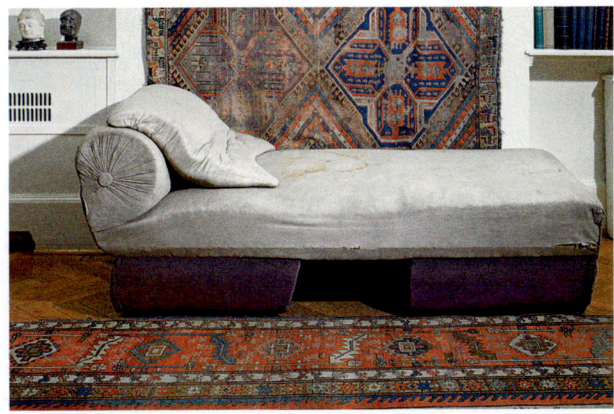

[1] Im Freud-Museum in London steht die berühmte Couch, auf der Freuds Patientinnen lagen.

Verhaltenstherapeutische Methoden

Die Verhaltenstherapie arbeitet nach den lerntheoretischen Grundsätzen, die auf der Lernpsychologie basieren. Erlernte Fehlverhaltensweisen gilt es, durch neue therapeutisch induzierte Lernprozesse zu korrigieren.

Störungsspezifische Therapieprogramme werden u. a. bei folgenden Krankheitsbildern angewendet: Angststörungen, Zwangsstörungen, Essstörungen, affektive Störungen, somatoforme Störungen, Schizophrenie, sexuelle Störungen, Partnerschaftsprobleme, chronische Schmerzzustände, Hyperaktivität und Aggressivität bei Kindern, Sucht und Persönlichkeitsstörungen.

Die Verhaltenstherapie verfolgt einen problem-, ziel- und aktionsorientierten Ansatz. Mittels einer individuellen Problem- und Verhaltensanalyse (die Patientin erstellt z. B. Protokolle über das Auftreten eines Symptoms: Wann tritt es auf? Wie ist der genaue zeitliche Ablauf? Was habe ich dabei für Gefühle und Gedanken?) wird ein spezifisches Ziel herausgearbeitet. Dieses definiert den Inhalt der Therapie.

Die Patientin soll aktiv neue Verhaltensweisen und Problemlösungsstrategien erproben. Zwischen den Sitzungen übt sie, die neu erworbenen Verhaltensstrategien im Alltag anzuwenden. Die Patientin soll erlernen, die erworbenen Fertigkeiten zur selbstständigen Analyse und Bewältigung zukünftiger Probleme einzusetzen: Hilfe zur Selbsthilfe!

Im Folgenden sollen einige wichtige verhaltenstherapeutische Verfahren genannt werden.

- **Reizkonfrontationsverfahren**:
  - *Desensibilisierung*: Erstellen einer Angsthierarchie, stufenweise Konfrontation mit Angst auslösenden Objekten, zuerst in der Vorstellung und dann in der Realität
  - *Konfrontation in vivo* (Exposition): sich der Angst auslösenden Situation aussetzen, zunächst mit Therapeutin und dann alleine, Aushalten der Angst ohne Versuch, diese zu unterdrücken
- **Selbstbehauptungstraining**: meist durch Rollenspiele
- **Aktivitätsplanung**: mittels Erstellung eines Tagesplans werden Handlungen und Verhaltensweisen trainiert; es können Belohnungssysteme oder negative Sanktionen zur Unterstützung eingesetzt werden
- **kognitive Therapie**: Allgemeine und störungsspezifische Kognitionen werden identifiziert, analysiert bzgl. ihrer Verzerrung und Realitätsangemessenheit überprüft und durch adäquate Rekognition ersetzt. Dies erfolgt durch geleitetes Entdecken und eine Hinterfragung der Gedanken und Schlussfolgerungen durch die Patientin selbst. Die Therapeutin gibt somit keine konkreten Antworten bzw. überredet nicht zu bestimmten Interpretationen.

Interpersonelle Therapie (IPT)

Die IPT findet v. a. bei depressiven Störungen Anwendung. Sie dient zur Unterstützung der Patientin bei der Klärung emotionaler Zustände, der Realitätsüberprüfung von aktuellen Wahrnehmungs- und Verhaltensweisen mit dem Ziel der Verbesserung der interpersonellen Kommunikation.

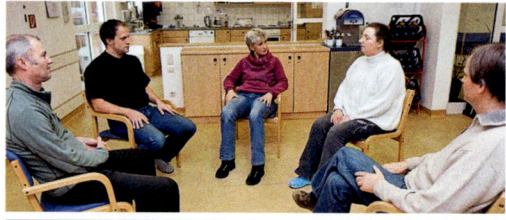

[1]   Gruppenpsychotherapie

Gruppenpsychotherapie

Fast alle psychotherapeutischen Verfahren können auch in der Gruppe angewandt werden. Entscheidende Unterschiede zur Einzeltherapie stellen hierbei die sich automatisch entwickelnden kommunikations- und gruppendynamischen Prozesse dar. Daneben fördert eine Gruppe die Realitätsüberprüfung und Selbsterfahrung des Einzelnen.

Paar- und Familientherapie

Diese Formen der Psychotherapie finden dann Anwendung, wenn ein Familienmitglied erkrankt ist und pathologische Interaktionsmuster innerhalb der Familie für die Entstehung oder Aufrechterhaltung der psychischen Störung mitverantwortlich zu sein scheinen. Klassische Indikation ist z. B. die Anorexia nervosa. Neben dieser Behandlung sollte die Betroffene parallel auch einzeltherapeutisch betreut werden.

Zu Beginn der Therapie wird gemeinsam eine „Familiendiagnose" gestellt. Auf dieser Basis entwickelt die Therapeutin ihr Vorgehen. Die Therapeutin muss allen Familienmitgliedern gegenüber gleichermaßen zugewandt sein (allparteilich). Ziel ist es, das Positive in der Familie zu betonen und Ressourcen zu mobilisieren.

Körperlich orientierte Therapieverfahren

Entspannungsverfahren dienen der bewussten Wahrnehmung von Körperempfindungen und einer therapeutischen Regulation dieser Vorgänge. Sie finden bei einem breiten psychiatrischen und psychosomatischen Störungsspektrum Anwendung.

Autogenes Training

Die Patientin lernt, in Form von Konzentrationsübungen, ihre Körperfunktionen zu beeinflussen. Wird dieses Verfahren gut beherrscht, ermöglicht es der Patientin, Spannungszustände gezielt zu regulieren und abzubauen.

Progressive Muskelrelaxation nach Jacobson

Bei diesem Verfahren werden abwechselnd verschiedene Muskelgruppen in festgelegter Reihenfolge über mehrere Sekunden an- und entspannt. Stufenweise werden über mehrere Sitzungen alle Körperregionen mit eingeschlossen. Das Verfahren soll der Patientin die Möglichkeit geben, auch im Alltag durch den gezielten Einsatz Spannungen und Ängste kontrollieren und abbauen zu können.

Somatisch-biologische Therapien

Lichttherapie

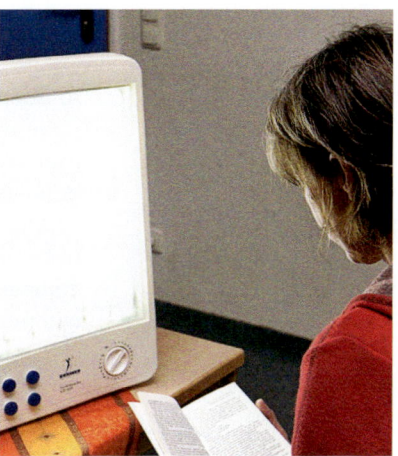

Die Lichttherapie wird unterstützend bei der Depressionsbehandlung angewendet (u. a. bei der saisonal bedingten Depression = Winterdepression). Hierbei wird in Abhängigkeit von der Lichtintensität (zwischen 2 500 und 10 000 Lux) über einen Zeitraum von 30 – 120 Minuten täglich behandelt [Abb. 2]. Die Behandlung findet meist morgens statt. Innerhalb einiger Wochen kann sich die depressive Symptomatik deutlich bessern.

Schlafentzug

Es hat sich gezeigt, dass sich viele depressive Patientinnen nach einer Nacht ohne Schlaf deutlich besser fühlen. Der Effekt hält jedoch häufig nur bis zum erneuten Schlafen an. Unter stationären Bedingungen wird deshalb meist ein |protrahierter Schlafentzug über eine Woche durchgeführt. Hierbei wird nach einem festen Plan der Schlaf gestaffelt entzogen, um einen möglichst stabilen und anhaltenden antidepressiven Effekt zu erzielen.

[2] Lichttherapie

Elektrokonvulsionstherapie (EKT)

Bei der EKT wird in Kurznarkose und unter Muskelrelaxation durch eine kurze elektrische Reizung des Gehirns ein generalisierter Krampfanfall ausgelöst. Hierdurch kommt es nach den heutigen wissenschaftlichen Erkenntnissen zu zahlreichen neurochemischen Veränderungen im Gehirn. Diese scheinen für die Wirkung verantwortlich zu sein. Die EKT wird i. d. R. als Behandlungsserie von acht bis zwölf Sitzungen (zwei bis drei Sitzungen pro Woche) durchgeführt.

Die EKT wird v. a. bei schweren psychiatrischen Erkrankungen sowie nach erfolgloser Psychopharmakotherapie angewandt. Schwerste depressive Störungen mit wahnhaften Anteilen, schwerer Suizidalität oder Nahrungsverweigerung, der depressive Stupor sowie die akute lebensbedrohliche (perniziöse) Katatonie zählen zu den primären Indikationen.

protrahiert
verlängert, verzögert
protrahere, lat. = hervorziehen

3.2.5 Die Psychopharmakotherapie

Die Psychopharmaka lassen sich in folgende Gruppen einteilen:

- Antidepressiva
- Phasenprophylaktika (z. B. Lithium, Carbamazepin, Lamictal, Valproinsäure)
- Antipsychotika
- Tranquilizer, Hypnotika (Beruhigungsmittel)
- Nootropika und |Antidementiva

Antidementiva | 394

Eine in der Bevölkerung häufig befürchtete Abhängigkeitsentwicklung ist für die Gruppe der Tranquilizer bekannt. Antidepressiva, Antipsychotika, Antidementiva sowie Phasenprophylaktika machen dagegen nach derzeitigem Kenntnisstand nicht abhängig.

Die meisten dieser Medikamente sind nur für den Erwachsenenbereich getestet und zugelassen. Der Einsatz im Kinder- und Jugendalter richtet sich nach Leitlinien oder aktueller, anerkannter wissenschaftlicher Literatur. Es gelten eine besondere Aufklärungspflicht und einige haftungsrechtliche Besonderheiten.

Im folgenden Abschnitt soll auf die einzelnen Gruppen und exemplarisch auf einige wichtige Vertreter eingegangen werden.

Antidepressiva (Thymoleptika)

Vereinfachend lassen sich Antidepressiva in solche mit antriebssteigernden, antriebsneutralen und antriebsdämpfenden sowie anxiolytischen (angstlösenden) Wirkungen unterscheiden.

Alle Antidepressiva weisen eine gewisse Wirklatenz (verzögerter Wirkungseintritt) in Bezug auf die stimmungsaufhellende Wirkung auf. Bei bestehender Suizidalität ist zu bedenken, dass der antriebssteigernde Effekt vor dem antidepressivem Effekt auftritt und das Risiko für einen Suizidversuch dadurch steigen kann.

Häufige Anwendungsgebiete von Antidepressiva sind neben Depressionen v. a. Angsterkrankungen, Zwangsstörungen, posttraumatische Belastungsstörungen, Essstörungen, chronische Schmerzen und Entzugssyndrome (z. B. Opiatentzug).

Trizyklische Antidepressiva (TZA)

Trizyklische Antidepressiva haben stimmungsaufhellende und je nach Wirkstoff zugleich aktivierende oder dämpfende Wirkung.

stimmungsaufhellend	z. B. Imipramin, Clomipramin
stimmungsaufhellend und dämpfend	z. B. Amitriptylin, Trimipramin, Doxepin
stimmungsaufhellend und aktivierend	z. B. Desipramin

Anwendungsgebiete	Wirkungsweise	Unerwünschte Arzneimittelwirkungen
u. a. depressive Störungen, Angsterkrankungen, Zwangsstörungen, chronische Schmerzsyndrome, Opiatentzug (Doxepin), Schlafstörungen	**Stimulationseffekte**: Hemmung der Noradrenalin- und Serotoninwiederaufnahme **Dämpfungseffekte**: anticholinerge und antihistaminerge Effekte	u. a. Mundtrockenheit, Obstipation, Sehstörungen, Kreislaufstörungen, Miktionsbeschwerden (Harnverhalt), sexuelle Störungen, Herzrhythmusstörungen, anticholinerges Delir und Intoxikationen (geringe therapeutische Breite)

Besonderheiten: Trizyklische Antidepressiva greifen unselektiv in mehrere Neurotransmittersysteme ein. Hieraus ergeben sich vielfältige unerwünschte Arzneimittelwirkungen (v. a. anticholinerg), die dazu geführt haben, dass TZA nicht mehr Mittel der ersten Wahl bei der Depressionsbehandlung sind. Bei chronischen oder therapieresistenten Depressionen kann auf ihren Einsatz jedoch oftmals nicht verzichtet werden.

[Tab. 1] Anwendungsgebiete, Wirkungsweise und unerwünschte Wirkungen trizyklischer Antidepressiva

Selektive Wiederaufnahmehemmer

Selektive-Serotonin-Wiederaufnahme-Hemmer (SSRI)

z. B. Sertralin, Citalopram, Escitalopram, Paroxetin

Anwendungsgebiete	Wirkungsweise	Unerwünschte Arzneimittelwirkungen
u. a. depressive Störungen, Angsterkrankungen, Zwangsstörungen, chronische Schmerzsyndrome	Hemmung der Serotoninwiederaufnahme, dadurch größere Verfügbarkeit von Serotonin im ZNS	u. a. Übelkeit, Erbrechen, gastrointestinale Störungen, Diarrhö, Kopfschmerzen, innere Unruhe, Schlafstörungen

Selektive-Noradrenalin-Wiederaufnahme-Hemmer (SNRI)

z. B. Reboxetin

Anwendungsgebiete	Wirkungsweise	Unerwünschte Arzneimittelwirkungen
depressive Störungen	Hemmung der Noradrenalinwiederaufnahme, dadurch größere Verfügbarkeit von Noradrenalin	u. a. Mundtrockenheit, Obstipation, Hypotonie, Übelkeit, Kopfschmerzen, vermehrtes Schwitzen, Schlafstörungen, Blasenentleerungsstörungen

Selektive- Serotonin-Noradrenalin-Wiederaufnahmehemmer (SSNRI)

Venlafaxin, Duloxetin

Anwendungsgebiete	Wirkungsweise	Unerwünschte Arzneimittelwirkungen
depressive Störungen, generalisierte Angststörung	Hemmung der Serotonin- und Noradrenalin-Wiederaufnahme, dadurch größere Verfügbarkeit dieser Substanzen	u. a. Übelkeit, Erbrechen, Diarrhö, Schlafstörungen, sexuelle Funktionsstörungen, Blasenentleerungsstörungen, Hypertonie

Selektive Noradrenalin-/Dopamin-Wiederaufnahme-Hemmer (NDRI)

Bupropion

Anwendungsgebiete	Wirkungsweise	Unerwünschte Arzneimittelwirkungen
depressive Störungen	Hemmung der Wiederaufnahme von Noradrenalin und Dopamin, dadurch größere Verfügbarkeit dieser Substanzen	u. a. Schlaflosigkeit, Kopfschmerzen, gastrointestinale Nebenwirkungen, Mundtrockenheit

Andere monoaminerge Antidepressiva

Noradrenerges und serotinerges Antidepressivum

Mirtazapin

Anwendungsgebiete	Wirkungsweise	Unerwünschte Arzneimittelwirkungen
depressive Störungen, Schlafstörungen	Verstärkung der noradrenergen und serotonergen Übertragung	u. a. Gewichtszunahme, Ödeme, Schwindel, Kopfschmerzen

133

MAO-Hemmer

Moclobemid: reversible Hemmung der MAO-A
Trancylpromin: irreversible Hemmung der MAO-A und -B

Anwendungsgebiete	Wirkungsweise	Unerwünschte Arzneimittelwirkungen
u. a depressive Störungen, soziale Phobie	Verminderter Abbau der monaminergen Transmitter (u. a. Noradrenalin, Adrenalin, Serotonin, Dopamin); verminderter Abbau von Tyramin (hyperton wirkendes Amin)	v. a. unter irreversiblen MAO-Hemmern hypertensive Krisen bei übermäßigem Genuss von tyraminhaltigen Lebensmittel (z. B. Käse) möglich; in Kombination mit SSRIs serotinerges Syndrom möglich, also keine Kombinationstherapie!

Besonderheiten: ausführliche Patientenaufklärung notwendig

Phytopharmaka

Johanniskraut ist für die Behandlung von leichten bis mittelschweren Depressionen zugelassen. Auf Grund des Metabolismus (Induktion des Cytochrom P-450 Enzyms, über das ca. 50 % aller Medikamente abgebaut werden) können häufig Wechselwirkungen mit anderen Medikamenten auftreten.

Phasenprophylaktika

Medikamente dieser Gruppe werden v. a. bei affektiven Syndromen eingesetzt. Sie minimieren das Auftreten sowohl manischer wie depressiver Phasen. Hierzu gehören: Lithium, die Antiepileptika Valproinsäure, Carbamazepin und Lamotrigin sowie einige atypische Antipsychotika. Der genaue Wirkmechanismus, der für die stimmungsstabilisierende Wirkung verantwortlich ist, ist bislang nicht geklärt. Exemplarisch wird an dieser Stelle auf Lithium eingegangen.

Lithium

Der antimanische Effekt wurde erstmals von dem australischen Psychiater John F. Cade beschrieben. Seither wurde die Lithiumtherapie immer weiterentwickelt und es zählt bis heute zu einem der wichtigsten psychiatrischen Medikamente.

bipolare Störungen | 344

Wichtige Indikationen für Lithium sind z. B. |bipolar-affektive Störungen oder rezidivierende depressive Störungen, auch in Kombination mit einem Antidepressivum (Augmentationstherapie). Der Wirkmechanismus ist bis heute weitestgehend unbekannt, da Lithium auf eine Vielzahl von Prozessen im menschlichen Körper Einfluss nimmt. Es handelt sich um ein Salz, das zu 95 % über die Nieren ausgeschieden wird. Die Elimination ist eng an die Natriumkonzentration im Harn gekoppelt.

Unerwünschte Arzneimittelwirkungen bei Lithium sind Gewichtszunahme, Kreislaufstörungen, Tremor (v. a. in den Händen), Übelkeit, Erbrechen, Blutbildveränderungen, gesteigerter Durst und vermehrter Harndrang sowie Störungen der Schilddrüsenfunktion (Hypothyreose). Die therapeutische Breite ist bei Lithium sehr gering. Regelmäßige Spiegelkontrollen sind somit notwendig.

Lithium hat eine sehr geringe therapeutische Breite. Eine Intoxikation kann lebensbedrohlich sein.

Ein Konzentrationsanstieg kann verschiedene Ursachen haben: z. B. ein Suizidversuch, eine unkontrollierte Einnahme, eine natriumarme Diät, Durchfälle, Nierenerkrankungen sowie Flüssigkeitsverluste. Wechselwirkungen mit anderen Medikamenten können die Konzentration ebenfalls ansteigen lassen (z. B. Diuretika, nicht steroidale Antiphlogistika, ACE-Hemmer).

Ausprägung der Intoxikation	Symptome
Frühsymptome (leichte Intoxikation)	Erbrechen, Durchfall, grobschlägiger Tremor der Hände, Abgeschlagenheit und psychomotorische Verlangsamung, Schläfrigkeit, Schwindel, verwaschene Sprache
weitere Symptome (mittlere Intoxikation)	Rigor, Reflexsteigerung und faszikuläre Muskelzuckungen
Spätsymptome (schwere Intoxikation)	Krampfanfälle, Nierenfunktionsstörungen bis zum Versagen, Schock, Koma, Herzstillstand

[Tab. 1] Symptome einer Lithiumintoxikation; Gegenmaßnahmen sind u. a.: Lithium absetzen, Magen- und ggf. Darmspülung, Ausgleich des Wasser- und Elektrolythaushaltes, bei schwerer Intoxikation ggf. Hämodialyse und intensivmedizinische Behandlung.

Antipsychotika

Antipsychotika wurden früher auch Neuroleptika genannt. Es sind Substanzen, die – je nach Wirkstoff – mehr oder weniger stark antipsychotisch sowie unterschiedlich stark beruhigend bis sedierend wirken. Einige Substanzen finden auf Grund ihrer antimanischen und stimmungsstabilisierenden Eigenschaften ferner im Rahmen der Behandlung bipolarer Störungen Anwendung.

Typische Antipsychotika (Typika) sind seit etwa 60 Jahren bekannt und greifen v. a. in den Dopaminstoffwechsel ein. Atypische Antipsychotika (Atypika) greifen neben dem Dopaminstoffwechsel noch in andere Transmittersysteme (z. B. Noradrenalin, Histamin) ein. Außer bei Erkrankungen aus dem schizophrenen Formenkreis sowie affektiven Störungen mit psychotischen Symptomen finden einige der neueren Substanzen auch Anwendung bei der Behandlung bipolarer Störungen (Akutbehandlung und Langzeitprophylaxe).

Antipsychotika werden des Weiteren nach ihrer neuroleptischen Potenz unterschieden: je niedriger die neuroleptische Potenz, desto geringer der antipsychotische und desto größer der sedierende und spannungslösende Effekt. Niedrigpotente Antipsychotika werden z. B. bei der Behandlung von Anspannungszuständen, Schlafstörungen und Ängsten eingesetzt. In gewissen Situationen ist eine dämpfende Wirkung, z. B. bei psychomotorischer Erregtheit und Aggression, durchaus beabsichtigt.

Antipsychotika (Beispiele)	Neuroleptische Potenz	
	hochpotent	niedrigpotent
typische Antipsychotika (Typika)		
Haloperidol	+	
Benperidol	+	
Flupentixol	+	
atypische Antipsychotika (Atypika)		
Clozapin	+	
Olanzapin	+	
Quetiapin	+	
Risperidon	+	
Amisulprid	+	
Pipamperon		+
Promethazin		+
Levopromazin		+
Melperon		+
Darreichungsformen		
▪ oral		
▪ Injektionslösungen zur intramuskulären und intravenösen Anwendung und Depotpräparate (jeweils nicht alle Substanzen)		

[Tab. 2] Antipsychotika: Gruppenzugehörigkeit und neuroleptische Potenz

Unerwünschte Arzneimittelwirkungen unter antipsychotischer Therapie

Das Nebenwirkungsspektrum **hochpotenter Antipsychotika** ist von den chemischen Wirkungen der einzelnen Substanzen abhängig. Extrapyramidalmotorische Symptome (EPMS), anticholinerge Begleitphänomene und kardiale Nebenwirkungen sind häufige Komplikationen bei der Behandlung mit Typika.

Bei den Atypika treten diese seltener auf. Gewichtszunahme, vegetative Symptome (z. B. Hypotonie), Glukosestoffwechselstörungen, Blutbildveränderungen (CAVE: toxische Agranulozytose unter Clozapin) und kardiale Komplikationen (Überleitungsstörungen) stehen bei der Behandlung mit Atypika im Vordergrund.

Der Prolaktinspiegel kann deutlich ansteigen und es kann zu einer Galaktorrhö (Milchfluss) und Amenorrhö kommen.

Die anticholinergen Eigenschaften **niedrigpotenter Antipsychotika** führen zu vegetativen Nebenwirkungen. Häufig treten orthostatische Kreislaufprobleme (Hypotonie) auf. Extrapyramidalmotorische Symptome kommen sehr selten vor.

Extrapyramidalmotorische Symptome [Tab. 1] treten v. a. bei der Behandlung mit hochpotenten Typika auf und stellen für viele Patientinnen eine große Belastung dar.

Extrapyramidalmotorische Nebenwirkungen (EPMS)	
Frühdyskinesien	zu Beginn oder im Rahmen von Dosiserhöhungen auftretende Nebenwirkungen, meist innerhalb der ersten Stunden oder Tage ■ krampfartiges Herausstrecken der Zunge ■ Hyperkinesien der mimischen Muskulatur ■ seltener laryngeale und pharyngeale Spasmen ■ psychomotorische Unruhe mit Angst **Maßnahme**: anticholinerge Medikamente, z. B. Biperiden (Akineton)
Parkinson-Syndrom	Manifestation ein bis zwei Wochen nach Therapiebeginn ■ Verminderung des Mitschwingens der Arme ■ kleinschrittiges Gangbild ■ so genanntes Salbengesicht ■ Hypersalivation (vermehrter Speichelfluss) ■ Erhöhung des Muskeltonus (Rigor) **Maßnahme**: anticholinerge Medikamente, Reduktion oder Umsetzen auf ein anderes Medikament mit geringerem EPMS-Risiko (atypische Antipsychotika, Clozapin)
Akathisie	häufig verkannt als Symptomverschlechterung ■ Unruhe, die als sehr quälend erlebt wird ■ Unfähigkeit sitzen zu bleiben, ständiger Bewegungsdrang **Maßnahme**: Dosisreduktion, Umsetzen auf ein anderes Medikament, ggf. vorübergehend zusätzlich Benzodiazepine oder β-Blocker
Spätdyskinesien	Risikofaktoren, die diskutiert werden: höheres Lebensalter, zerebrale Vorschädigung, Dauer der Medikation ■ meist erst nach Jahren auftretende Spätfolgen, größtenteils irreversibel ■ hyperkinetische Dauersymptome mit unwillkürlichen, stereotypen Bewegungen, die v. a. im Bereich der Gesichtsmuskulatur, aber auch an anderen Körperteilen auftreten **Maßnahme**: langsame Dosisreduktion bzw. Absetzen der Antipsychotika, ggf. Umstellung auf Clozapin (Clozapin verursacht keine oder nur sehr selten Spätdyskinesien)

[Tab. 1] Extrapyramidalmotorische Symptome als Nebenwirkung hochpotenter Typika

Malignes neuroleptisches Syndrom als Notfall

Es ist eine sehr seltene, jedoch potenziell lebensbedrohliche Komplikation unter Antipsychotikatherapie. Sie tritt meist innerhalb der ersten zwei Wochen nach Therapiebeginn oder nach Dosissteigerung auf.

Typische Symptome sind extrapyramidale Störungen (v. a. Rigor), Stupor, wechselnde Bewusstseinslage bei sehr hohem Fieber. Vegetative Symptome (Tachykardie, labiler Hypo- oder Hypertonus, Tachy- und Dyspnoe, vermehrter Speichelfluss, Schwitzen und Inkontinenz), Anstieg der Kreatininkinase, Leukozyten- und Transaminasenanstieg. Die Nierenfunktion kann massiv beeinträchtigt sein.

Die Symptomatik entwickelt sich innerhalb von 24 – 72 Stunden. Ca. 20 % der Fälle enden tödlich. Hauptursache dafür sind Sekundärfolgen wie Nierenversagen, Ateminsuffizienz, Herz- und Kreislaufversagen.

Wesentlich ist ein sofortiges Absetzen des Antipsychotikums und eine symptomatische Behandlung, meist auf einer internistischen Intensivstation; im Anschluss erfolgt die Umstellung auf ein anderes Antipsychotikum.

Tranquilizer, Hypnotika (Beruhigungsmittel)

In dieser Medikamentengruppe werden verschiedene Substanzen zusammengefasst, denen ein sedierender und Angst lösender Effekt gemeinsam ist. Hauptvertreter sind die Benzodiazepine, auf die an dieser Stelle genauer eingegangen wird.

Klinisch sinnvoll erscheint die Einteilung der Benzodiazepine (BZD) nach der Halbwertszeit einschließlich wirksamer Metabolite, der Zeit also, nach der sich die Wirkung halbiert hat.

Halbwertszeit
die Zeit, in der sich ein exponentiell mit der Zeit abnehmender Wert halbiert

Benzodiazepine, eingeteilt nach Halbwertszeit	Halbwertszeit, ggf. einschließlich wirksamer Metabolite (HWZ)
lange HWZ mit wirksamen Metaboliten	
▪ Diazepam	20 – 200 h
mittlere bis kurze HWZ	
▪ Alprazolam	10 – 15 h
▪ Bromazepam	10 – 20 h
▪ Flunitrazepam	10 – 30 h
▪ Lorazepam	8 – 24 h
▪ Oxazepam	4 – 15 h
▪ Temazepam	5 – 14 h
▪ Lormetazepam	8 – 15 h
ultrakurze HWZ, keine aktiven Metabolite	
▪ Triazolam	1,5 – 5 h

Benzodiazepine greifen an den GABA-A Rezeptoren an und beeinflussen so den Stoffwechsel der γ-Aminobuttersäure, dem wichtigsten inhibitorischen Transmittersystem.

Benzodiazepine finden bei allen akut psychiatrischen Erkrankungen Anwendung. Vor allem bei Angsterkrankungen, affektiven Erkrankungen und psychovegetativen Erregungszuständen sind sie oftmals in der Akutphase unumgänglich. Bei schweren Depressionen mit Suizidalität werden sie häufig zur Überbrückung der Wirklatenz der Antidepressiva eingesetzt.

Ihre Anwendung sollte zeitlich begrenzt sein und die Notwendigkeit regelmäßig überprüft werden. Patientinnen mit einer Suchtanamnese sollten diese Substanzen, wenn möglich, nicht erhalten.

Unerwünschte Arzneimittelwirkungen:

- Abhängigkeitsrisiko und Suchtpotenzial
- Müdigkeit, Schläfrigkeit, Konzentrationsstörungen und Einschränkung der Aufmerksamkeit (eingeschränkte Fahrtauglichkeit!)
- Dysarthrie, Ataxie und Muskelrelaxation (CAVE: Sturzgefahr bei älteren Menschen!)
- anterograde Amnesie
- Atemdepression, Blutdruckabfall, sehr selten Herz-Kreislauf-Stillstand (v. a. bei schneller i. v. Gabe)
- nach langfristiger Einnahme kognitive Einbußen, psychische Leistungsminderung
- Paradoxphänomene: Agitiertheit, Euphorisierung, Angstzustände und Schlaflosigkeit

Entzugssymptome nach längerer Benzodiazepineinnahme reichen von leichten Symptomen (z. B. vermehrte Angst, innere Unruhe, Übelkeit, Erbrechen, Tachykardie) bis hin zu schwersten Entzugssyndromen mit dem Vollbild eines Entzugsdelirs, z. B. Muskelzittern, psychoseartigen Zuständen mit paranoid-halluzinatorischer oder ängstlich-depressiver Symptomatik.

„Tranquilizer-Dauermedikation" alter Menschen

Ein besonderes Problem im klinischen Alltag stellt die Dauermedikation mit Benzodiazepinen in der Gerontologie bzw. Gerontopsychiatrie dar.

Unruhezustände, depressive Syndrome, Schlafstörungen und vieles mehr werden (häufig unkontrolliert) mit Benzodiazepinen behandelt. Neben dem Abhängigkeitspotenzial stellen insbesondere die erhöhte Sturzgefahr (z. B. Sedierung, Blutdruckabfall, Muskelrelaxation) sowie die Verschlechterung kognitiver Fähigkeiten relevante Probleme bei dieser Patientinnengruppe dar. Nicht selten reagieren besonders ältere Menschen „paradox" auf Benzodiazepine.

Kann auf die Gabe eines Benzodiazepins nicht verzichtet werden, so sollten Benzodiazepine mit kurzer Halbwertszeit bevorzugt und die Dauer der Einnahme möglichst kurzgehalten werden. Dies gilt insbesondere, da sich die Halbwertszeit altersabhängig erheblich verändern kann.

Wechselwirkungen bei zentral angreifenden Pharmaka

Bei jeder pharmakologischen Therapie ist auf mögliche Wechselwirkungen zwischen Medikamenten zu achten. Mögliche Folgen sind:

- Verlängerung oder Verkürzung der Halbwertszeiten
- Wirkungsabschwächung oder -verstärkung
- Verstärkung von unerwünschten Arzneimittelwirkungen (z. B. anticholinerges Delir)
- Intoxikationen durch deutliche Serumkonzentrationsanstiege (z. B. Lithiumintoxikation bei gleichzeitiger Diuretikatherapie)
- kardiale Nebenwirkungen

Hierbei sind auch Interaktionen zwischen internistischen und psychiatrischen Medikamenten nicht selten. Vor Therapiebeginn sind das Risikoprofil und Interaktionspotenzial der Substanzen abzuklären. Hierfür stehen heutzutage Datenbanken zur Verfügung. Bei auftretenden Nebenwirkungen sollten alle eingenommenen Medikamente auf ihr Interaktionsprofil hin überprüft werden.

4 Schmerzbelastete Menschen pflegen

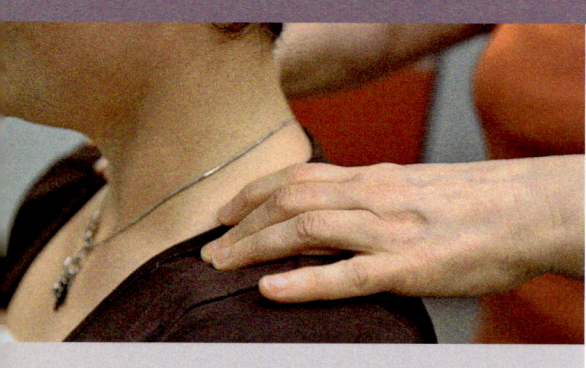

Schmerzbelastete Menschen pflegen

Schmerz ist etwas Unangenehmes, oft Quälendes, das es zu vermeiden gilt. Das ist wohl auch seine von der Natur vorgesehene Funktion: Der Schmerz ist ein Warnsystem und hat eine wichtige Schutz- und Signalfunktion gegenüber bedrohlichen Gefahren von außen und von innen.

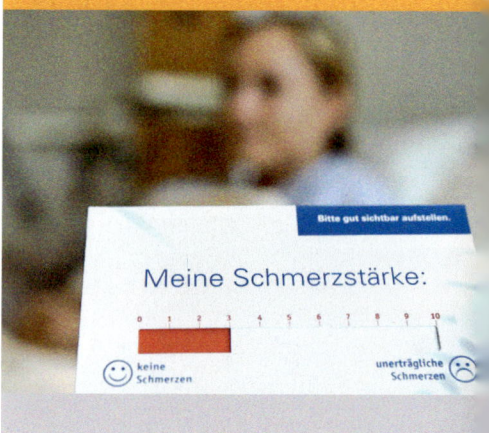

Schmerz hat den Menschen schon immer begleitet, entstanden durch Krankheit oder Verletzung, und schon sehr früh hat man versucht, etwas dagegen zu unternehmen. Opium als schmerzlinderndes Mittel ist seit der Antike bekannt und wurde als göttliches Geschenk angesehen. Unter verschiedenen Namen und Zusammensetzungen wurde es über die Zeiten bis in die Gegenwart hinein gegen den Schmerz eingesetzt. Doch in den meisten Epochen blieb den Menschen nichts anderes übrig, als mit dem vorhandenen Schmerz zu leben, lindern oder beseitigen ließ er sich kaum. Die eventuell existierenden Möglichkeiten zur Schmerzlinderung waren keinesfalls flächendeckend vorhanden. Ausgenommen vielleicht beim Zahnschmerz, hier gab es meistens eine letzte Möglichkeit: den Zahn zu ziehen. Dies geschah nicht selten öffentlich auf Jahrmärkten unter johlender Anteilnahme des Publikums.

Die Ursachen des Schmerzes waren, wenn er nicht von einer offensichtlichen Verletzung herrührte, unbekannt, man versuchte, ihn sich zu erklären durch böse Geister, göttliche Strafe oder einfach als naturgegeben. Als Auslöser für den Zahnschmerz galt jahrhundertelang der „Zahnwurm", dem es mit Tinkturen oder Beschwörungen beizukommen galt. Zahnschmerz wurde aber auch mit Brechmitteln und Aderlässen behandelt, denn getreu der hippokratischen Viersäftelehre – die bis in die Neuzeit die Vorstellung von Gesundheit und Krankheit prägte – war der Grund für Krankheit und Schmerz, also auch Zahnschmerz, in einem Ungleichgewicht der Säfte zu suchen, die entsprechend mit dem Ablassen einzelner Säfte geheilt werden sollte.

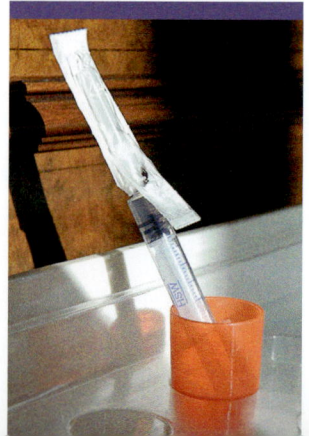

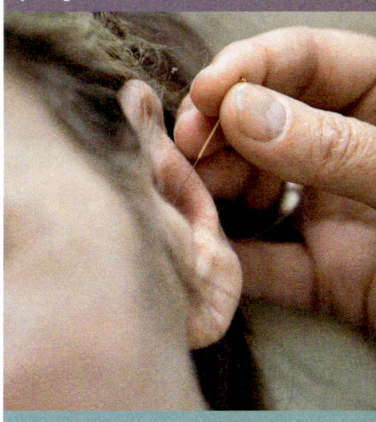

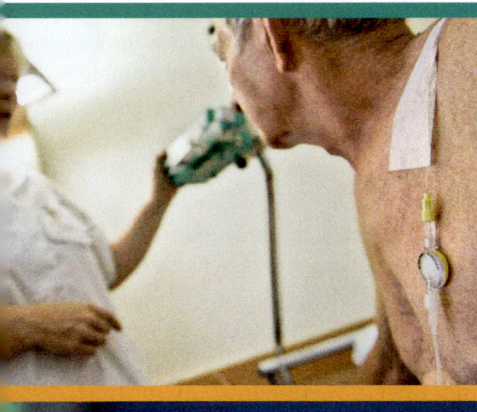

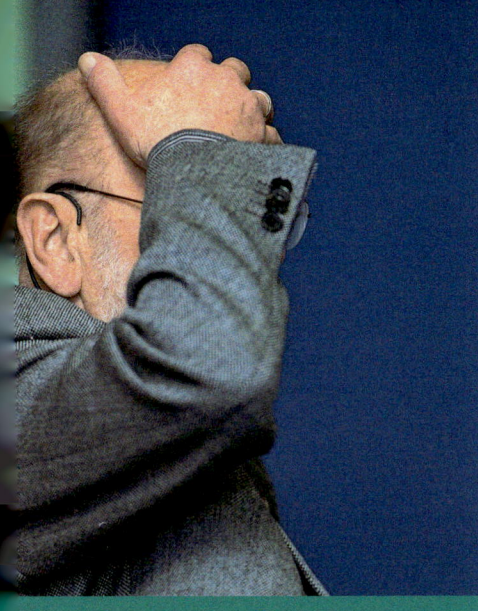

Seit dem 17. Jahrhundert wurde das Phänomen Schmerz mit dem zunehmenden Fortschritt in der Kenntnis anatomischer Strukturen und physiologischer Abläufe auf einen rein körperlichen Prozess reduziert. Die Entwicklung von schmerzstillenden Medikamenten (etwa Morphin) und die Entdeckung, wie man z. B. durch Lachgas eine Narkose herstellt und so schmerzfrei operieren kann, waren Meilensteine in der Geschichte der Schmerzbehandlung. Die Erfolge dieser Medikamente und Verfahren trugen aber dazu bei, den Schmerz als rein körperliches Phänomen zu sehen. Doch ist er mehr als ein neurophysiologischer Vorgang, er umfasst auch emotionale und verhaltensbestimmte Komponenten.

Seit der zweiten Hälfte des 20. Jahrhunderts erfahren traditionelle Behandlungsmethoden eine Renaissance. Das eher mechanistisch geprägte Schmerzverständnis wird kritisch hinterfragt. Heute weiß man, dass der Schmerz nicht nur offenkundige körperliche Grundlagen hat, sondern auch ganz wesentlich durch psychische Vorgänge mitbestimmt wird. Ganzheitliche Modelle versuchen, alle Dimensionen des Schmerzes umfassend zu berücksichtigen.

Zu den bekanntesten Schmerzbehandlungen dieser Art zählt die Akupunktur. Sie ist in vielen Fällen erfolgreich, obwohl es dafür kaum eine medizinische Erklärung gibt, aus physiologischer Sicht lässt sich keinerlei Wirkungszusammenhang entdecken.

Doch Schmerz bedeutet nicht immer etwas Unangenehmes. Wer etwa beim Sport an die eigenen Leistungsgrenzen geht, registriert die schmerzenden Muskeln oder den anschließenden Muskelkater manchmal mit einem gewissen Wohlgefühl. Daneben erleben manche Menschen bei bestimmten und dosierten Formen des Schmerzes sexuelle Lust.

In den meisten Fällen bleibt es aber dabei, dass Schmerz quälend ist und das Leben sehr stark beeinträchtigen kann, gerade bei chronischen Schmerzen.

Die Pflege erfasst systematisch Schmerzen und schmerzbedingten Probleme und schafft somit die Voraussetzung für eine optimale und individuelle Schmerztherapie. Neben der Verabreichung und Überwachung der medikamentösen Therapie liegt ein wesentlicher Schwerpunkt pflegerischen Handelns in der Organisation und Durchführung nicht medikamentöser Behandlungsmethoden sowie der gezielten Beratung und Schulung der Patientinnen und ihrer Angehörigen.

4.1	**Pflegerische Schwerpunkte**

Entsprechend der jeweiligen Situation, in der wir uns gerade befinden, empfinden wir Sinneseindrücke als angenehm oder unangenehm.

Schmerz dagegen ist immer definiert als ein unangenehmes Sinnes- und Gefühlserlebnis, das mit akuter oder potenzieller Gewebsschädigung verbunden ist oder mit Begriffen einer solchen Schädigung beschrieben wird (Definition der *International Association for the Study of Pain*).

Der Punkt, ab dem ein Reiz als schmerzhaft empfunden wird, wird Schmerzschwelle genannt. Der Punkt, bis zu dem jemand bereit ist, den unangenehmen Reiz auszuhalten, wird als Schmerztoleranz bezeichnet. Die Schmerzempfindung ist immer subjektiv und nur bedingt mitteilbar. Somit sind auch Schmerzschwelle und Schmerztoleranz individuell sehr unterschiedlich.

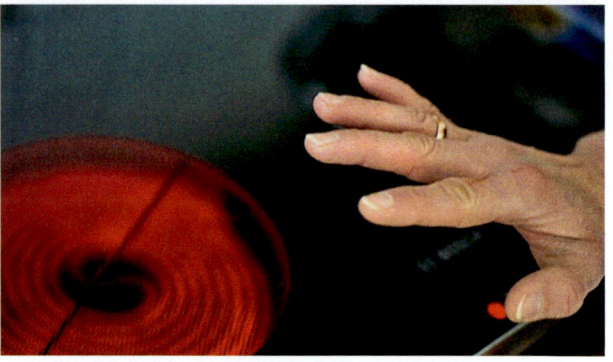

[1] Schmerz dient auch dem Schutz des Organismus

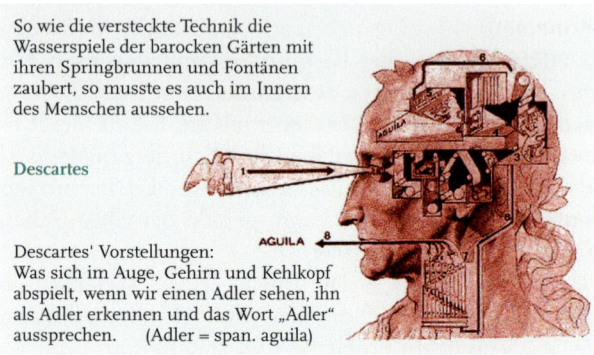

So wie die versteckte Technik die Wasserspiele der barocken Gärten mit ihren Springbrunnen und Fontänen zaubert, so musste es auch im Innern des Menschen aussehen.

Descartes

Descartes' Vorstellungen: Was sich im Auge, Gehirn und Kehlkopf abspielt, wenn wir einen Adler sehen, ihn als Adler erkennen und das Wort „Adler" aussprechen.   (Adler = span. aguila)

[2] Die Vorstellung „Der Mensch als Maschine"

Funktion des Schmerzes

Der Sinneseindruck Schmerz hat eine Signalfunktion und dient dem Schutz des Organismus vor schädigenden Einflüssen [Abb. 1]. Schmerz erhöht die Körperwahrnehmung und ermöglicht somit ein situationsgerechtes Ausweichverhalten. Berühren wir z. B. eine heiße Herdplatte, ziehen wir reflektorisch unsere Hand zurück, bevor uns der eigentliche Hitzeschmerz bewusst wird.

Des Weiteren zwingt der Schmerz die Betroffenen zur Ruhigstellung der entsprechenden Körperregion oder Schonhaltung und trägt damit maßgeblich zum Heilungsprozess bei.

Kultur- und gesellschaftsspezifische Aspekte des Phänomens Schmerz

Schmerz wird insbesondere in den westlichen Industrieländern als unangenehm störendes Sinnes- und Gefühlserlebnis wahrgenommen, das mit allen therapeutischen Mitteln bekämpft werden muss. Aus medizinischer Sicht wird versucht, funktionale Beschwerden mit einem Organ oder Organsystem in Beziehung zu setzen. Schmerz als Leitsymptom gewinnt an Bedeutung, während andere krankheitsbedingte Begleiterscheinungen in den Hintergrund treten und wenig Beachtung finden.

Der medizinhistorische Ursprung für dieses Schmerzverständnis liegt 200 Jahre zurück. Bis in das 17. Jahrhundert galt das Schmerzempfinden als Eigenschaft der Seele, die an unterschiedlichen Stellen des Körpers verortet wurde. Das bis dahin vorherrschende christliche Menschenbild war von der Vorstellung geprägt, dass Leib und Seele untrennbar miteinander verbunden sind. Diese Einheit wurde u. a. durch das mechanistische Denken René Descartes' aufgehoben [Abb. 2].

Das Phänomen Schmerz wurde in den folgenden Jahrhunderten auf einen rein körperlichen Prozess reduziert. Diese Denkweise verstärkte sich zudem durch den zunehmenden Fortschritt in der Kenntnis anatomischer Strukturen und physiologischer Prozesse über den menschlichen Organismus. Die religiösen Dogmen des Mittelalters wie die Auffassung vom Schmerz als Strafe Gottes traten in den Hintergrund.

Dieses moderne Schmerzverständnis führte zu einer |„Medikalisierung" des Schmerzes. Das Schmerzerleben wie auch die Schmerzbewältigung sind jedoch wesentlich komplexer und in kulturelle, soziale und anthropologische Muster eingebettet. Häufig macht das Leben den Schmerz unerträglich und nicht umgekehrt. Dies zeigt sich deutlich am Beispiel des chronischen Schmerzes, dessen Ursachen vielschichtig und häufig nicht identifizierbar sind. Im Vergleich zur westlichen Medizin spielt in der traditionellen chinesischen Medizin die Reduzierung des Schmerzes auf rein organische Beschwerden eine eher untergeordnete Rolle. Subjektive Beschwerden der Patientinnen werden als Krankheitszeichen ernst genommen und zusammen mit den objektiven Beobachtungen der Ärztin bewertet.

Ab der zweiten Hälfte des 20. Jahrhunderts begann man, die mechanistischen Schmerzkonzepte kritisch zu hinterfragen. Schmerz wurde zunehmend als ein besonderes Bewusstseins- und Kommunikationsphänomen verstanden. Es entwickelten sich ganzheitliche Modelle, die versuchten, alle Dimensionen des Schmerzes umfassend zu berücksichtigen. In diesem Zusammenhang kam es zur Neubewertung traditioneller Behandlungsmethoden wie Akupunktur und Homöopathie. Der Schmerzbewältigung wird in diesen Modellen eine höhere Bedeutung beigemessen als der eigentlichen Beseitigung des Schmerzes.

Je nach Kultur unterscheiden sich die Art und Weise der Schmerzreaktionen deutlich. In mediterranen Kulturen z. B. ist eine extrovertierte Darstellung des Leidens häufig zu beobachten. Dabei darf jedoch die Individualität einer jeden Patientin nicht ignoriert werden. Ärztinnen wie auch Pflegende sollten um eine kritische Distanz zum eigenen Schmerzverständnis bemüht sein und jegliche Schmerzäußerung neutral bewerten und ernst nehmen.

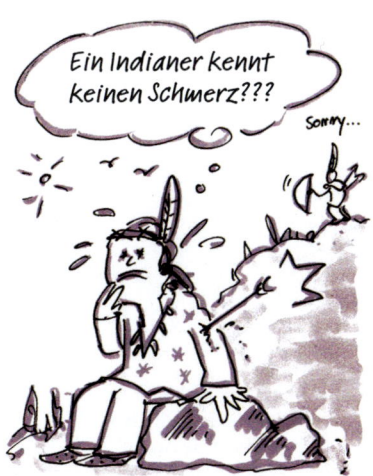

Schmerz und Lebensalter

Die Schmerzeinschätzung bei Früh- und Neugeborenen gestaltet sich sehr schwierig, da sie sich verbal nicht mitteilen können. Man ist daher immer auf eine Fremdeinschätzung angewiesen. Durch die intensivmedizinische Betreuung sind gerade Frühgeborene besonders häufig schmerzhaften diagnostischen und therapeutischen Maßnahmen ausgesetzt. Das |nozizeptive System funktioniert zwar bereits, aber die Unterdrückung und Anpassung des Schmerzreizes durch übergeordnete Zentren erfolgen nur unvollständig. So können die Schmerzerfahrungen im Neugeborenenalter zu einem verstärktem Schmerzempfinden in der Kindheit führen.

Konzepte wie |Minimal Handling und eine adäquate Schmerztherapie gewinnen daher an besonderer Bedeutung. Bei Neugeborenen zeigen sich Schmerzen durch bestimmte Veränderungen des Verhaltens, der Vitalzeichen sowie biochemischer und hormoneller Parameter. Trotz zahlreicher Indikatoren ist es sehr schwierig, die eigentlichen Bedürfnisse des jeweiligen Neugeborenen zu erkennen. Es bedarf daher großer Erfahrung im Umgang mit Früh- und Neugeborenen seitens des medizinisch-pflegerischen Personals.

Medikalisierung
gesellschaftliche Tendenz, bestimmte Lebensbereiche oder -erfahrungen ausschließlich medizinisch zu verstehen und mittels medizinischer Interventionen zu behandeln

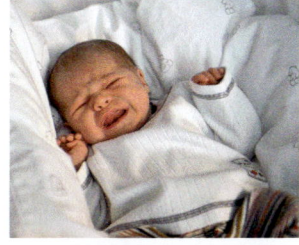

[3] Die Schmerzeinschätzung bei Säuglingen bedarf großer Erfahrung.

Nozizeption | 157

Minimal Handling
Reduzierung aller Maßnahmen auf das Notwendigste, um den Stress für Früh- und Neugeborene zu minimieren

Berücksichtigt man die sprachliche Entwicklung und benutzt eine kindgerechte Sprache, so ist eine Selbsteinschätzung mit Hilfe von Skalen bereits bei Vierjährigen möglich. Ab dem siebten Lebensjahr können Kinder die Intensität, Lokalisation und Qualität von Schmerzen gut bewerten und bereits in der Vergangenheit gemachte Schmerzerfahrungen zur Bewertung der aktuellen Situation heranziehen. Bei Jugendlichen verändert sich durch die Pubertät und das damit verbundene Streben nach Unabhängigkeit das Schmerzverständnis erheblich. Jugendliche wollen ernst genommen werden. Zur Schmerzeinschätzung bei älteren Kindern und Jugendlichen ist daher ein besonderes Einfühlungsvermögen notwendig.

Prävalenz **3** | 176

Schmerz im höheren Lebensalter ist ein häufiges Phänomen. Die |Prävalenz von Schmerzen schwankt hier je nach Studie zwischen 49 % und 83 %. Das Risiko für psychische und soziale Beeinträchtigungen ist deutlich höher als im jüngeren Lebensalter. Häufige Ursachen für chronische Schmerzzustände sind degenerative Gelenkerkrankungen gefolgt von tumorbedingten Schmerzen und Schmerzen bei Osteoporose. Die Schmerzanamnese bei älteren Menschen ist oft durch kognitive und sensorische Beeinträchtigungen stark erschwert. Viele ältere Menschen sehen zudem Schmerzen als ein Phänomen, das im Alter dazugehört, was die Diagnose und Therapie der Schmerzen deutlich erschwert.

Die Frage: „Leiden Sie an Schmerzen?" führt häufig zu falsch negativen Antworten. Die direkte Frage nach dem momentanen Schmerzempfinden wird dagegen häufig positiv beantwortet. Die kognitiven Einschränkungen im Alter führen oft zu einer Fehlinterpretation der Symptome durch die behandelnde Ärztin sowie durch das betreuende Pflegepersonal. Es kommt zu einer Fehleinschätzung des Therapieerfolges und somit zu einer Unterversorgung von älteren Patientinnen mit Schmerzmitteln. Die Ursachen von Schmerzen im Alter sind häufig nicht oder nur sehr schwierig zu beheben. Der Bewertung der Schmerzfolgen wie Schlafstörungen, Lustlosigkeit, Depression und Beeinträchtigung der Aktivitäten des täglichen Lebens insgesamt kommt daher eine besondere Bedeutung zu.

Pflegediagnose
„Schlafstörung
Eine zeitlich begrenzte Unterbrechung/Störung des Schlafs (natürliche, periodische Aufhebung des Bewusstseins), der Schlafquantität und -qualität."
—
Doenges et al.: S. 615

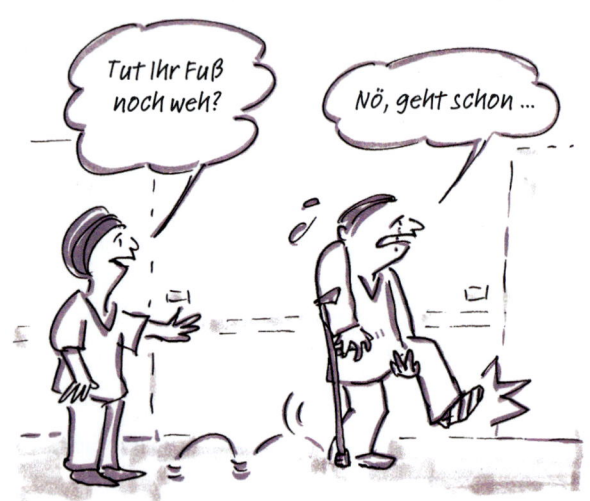

Tut Ihr Fuß
noch weh?

Nö, geht schon …

Einschätzung von Schmerzzuständen

Menschen, die unter Schmerzen leiden, sprechen nicht immer offen und direkt darüber. Somit ist es wichtig, bei jeder Patientin nonverbale Signale in Mimik, Gestik, Lage, Haltung oder Gang wie auch versteckte verbale Äußerungen aufmerksam wahrzunehmen, um mögliche Schmerzzustände zu erkennen.

Die Schmerzanamnese setzt sich aus folgenden Kriterien zusammen:
- Schmerzlokalisation
- Schmerzqualität
- Schmerzintensität
- schmerzlindernde und schmerzverstärkende Einflussfaktoren
- aktuelle und frühere Schmerzbehandlung
- psychosoziale Faktoren

Die **Schmerzlokalisation** und dessen Ausbreitung sind wesentlich für die Beurteilung und liefern wichtige Hinweise für die Schmerzentstehung. In diesem Zusammenhang kann es hilfreich sein, die Schmerzpunkte zusammen mit der Patientin in ein Körperschema einzutragen. Dadurch werden mögliche sprachliche Schwierigkeiten überwunden. Die Schmerzausdehnung kann somit genauer erfasst werden. Kleine Kinder können Schmerzen meistens nicht genau lokalisieren. So beschreiben sie z. B. mit dem Begriff „Bauchweh" ein negatives Gefühl, das den Körperstamm im weitesten Sinne betreffen kann. Die Aufforderung: „Zeig mal, wo es weh tut!" hilft, genauere Informationen zu erhalten.

Die Beschreibung der **Schmerzqualität** ermöglicht eine Aussage zur Schmerzursache und bildet die Grundlage für die Auswahl von Schmerzmedikamenten. Hier kann es hilfreich sein, den Patientinnen schmerzbeschreibende Attribute vorzugeben, um eine genauere Einschätzung der Schmerzqualität zu erhalten. Die Schmerzarten unterscheiden sich deutlich bezüglich ihrer Qualität:

- viszeraler Nozizeptorschmerz – krampfartig, kolikartig
- somatischer Nozizeptorschmerz – ziehend, stechend, bohrend
- neuropathischer Schmerz – brennend, kribbelnd, elektrisierend

Die **Schmerzintensität** kann mittels standardisierter Skalen erfasst werden. Erfragt wird die Schmerzintensität in Abhängigkeit vom Aktivitätsgrad der Patientinnen und der Tageszeit. Sie liefert somit wertvolle Hinweise zum Schmerzverlauf und zur Wirksamkeit der Schmerzbehandlung. Je nach Entwicklungsstand und kognitiven Fähigkeiten kommen unterschiedliche Skalen zum Einsatz:

- Visuelle Analogskala (VAS) [Abb. 1]
- Numerische Rangskala (NRS) [Abb. 2]
- Verbale Ratingskala (VRS) [Abb. 1 | S. 146]
- Smiley Analogskala (SAS); für Kinder ab dem dritten bis vierten Lebensjahr geeignet [Abb. 2 | S. 146]
- Eland-Farbskala zur Ermittlung der Schmerzlokalisation und -intensität mit Hilfe eines Körperschemas; für Kinder ab dem fünften Lebensjahr geeignet [Abb. 3 | S. 146]

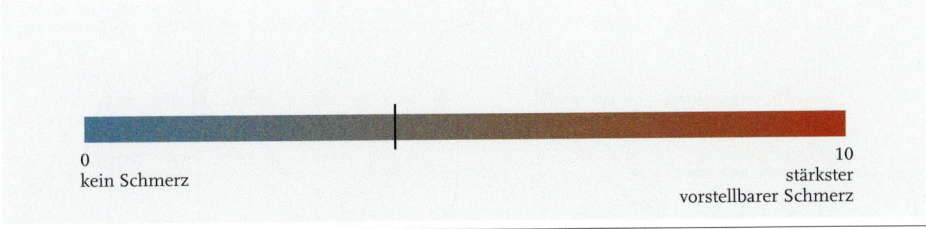

0
kein Schmerz

10
stärkster
vorstellbarer Schmerz

[1]   Visuelle Analogskala (VAS). Die Patientin markiert die Schmerzintensität auf einer 10 cm langen Linie.

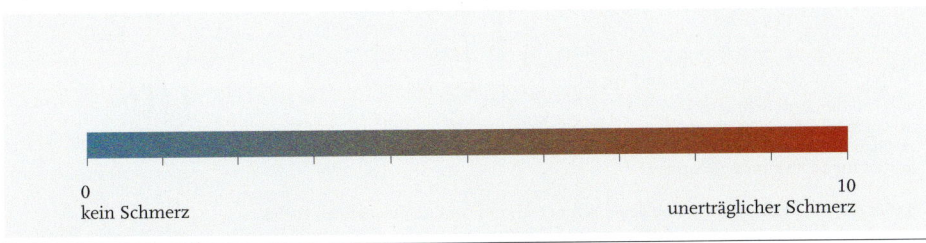

0
kein Schmerz

10
unerträglicher Schmerz

[2]   Bei der Numerischen Rangskala (NRS) ordnet die Patientin die Schmerzintensität auf einer Skala, z. B. von 0 bis 10, ein.

☐ kein Schmerz   ☐ kein Schmerz

☐ gut erträglich   ☐ leichte Schmerzen

☐ eben noch erträglich ☐ mäßige Schmerzen

☐ unerträglich   ☐ starke Schmerzen

                        ☐ sehr starke Schmerzen

                        ☐ nicht stärker vorstellbare Schmerzen

[1]   Zwei Beispiele für eine Verbale Ratingskala (VRS), bei der die Patientin die Schmerzintensität einer vorgegebenen Schmerzbeschreibung zuordnet

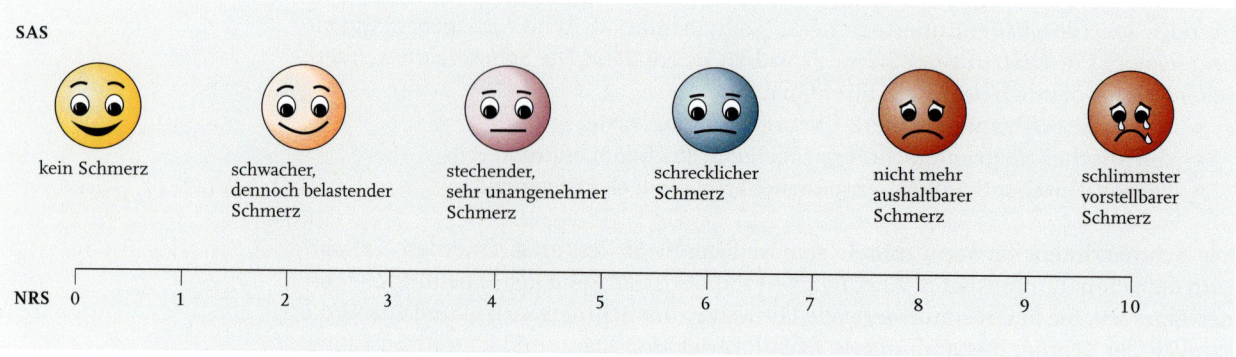

[2]   Smiley Analogskala (SAS), mit deren Hilfe Kinder ab ca. drei Jahren die Schmerzintensität einschätzen können.

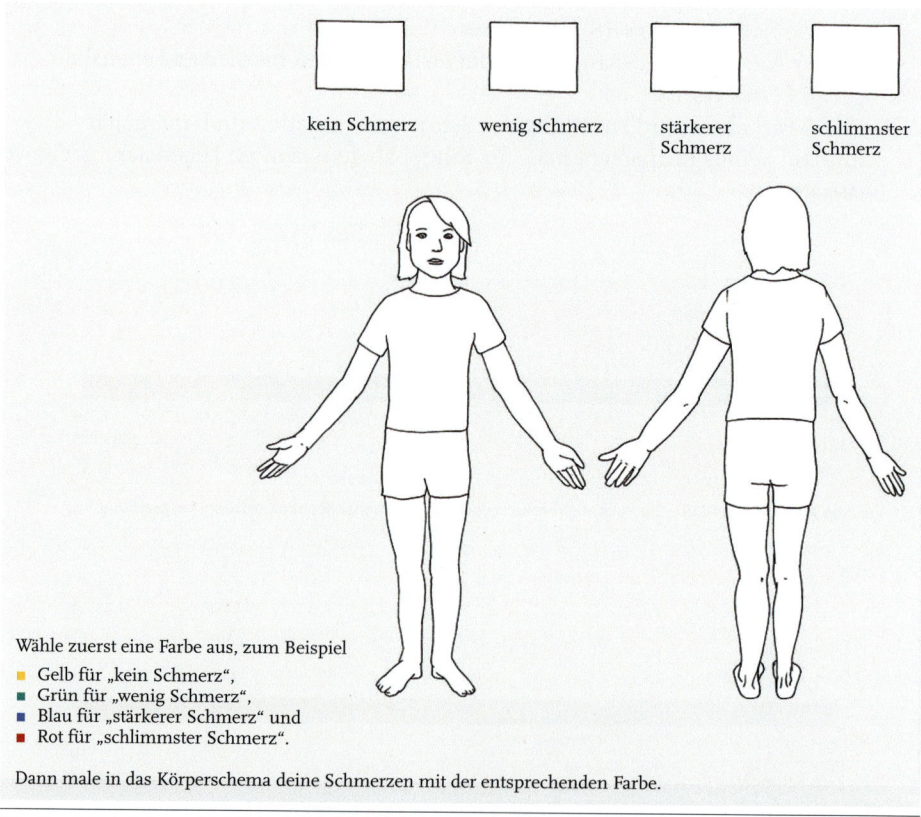

Wähle zuerst eine Farbe aus, zum Beispiel

▪ Gelb für „kein Schmerz",
▪ Grün für „wenig Schmerz",
▪ Blau für „stärkerer Schmerz" und
▪ Rot für „schlimmster Schmerz".

Dann male in das Körperschema deine Schmerzen mit der entsprechenden Farbe.

[3]   Eland-Farbskala zur Ermittlung der Schmerzlokalisation und -intensität mit Hilfe eines Körperschemas. Das Kind legt unterschiedliche Farben für die Schmerzintensitätsgrade fest und ordnet sie der Körperregion zu.

Für Früh- und Neugeborene eignen sich die bisher genannten Skalen nicht, da sie die Schmerzintensität aus Sicht der Betroffenen und nur eindimensional erfassen. Mehrdimensionale Schmerzskalen berücksichtigen unterschiedlichste Schmerzindikatoren und ermöglichen somit eine Fremdeinschätzung.

Zur Einschätzung akuter postoperativer Schmerzen bei Neugeborenen und Kleinkindern existiert für den deutschsprachigen Raum nur ein getestetes Instrument zur Fremdeinschätzung. Die Kindliche Unbehagens- und Schmerzskala (KUSS) erfasst systematisch fünf Verhaltensindikatoren [Tab. 1]. Anhand einer dreistufigen Skala werden diese Parameter kodiert. Ein analgetischer Therapiebedarf ergibt sich ab einem Summenwert von 4.

Verhaltensindikator	Deskriptoren	Punktzahl
Weinen	gar nicht	0
	Stöhnen, Jammern, Wimmern	1
	Schreien	2
Gesichtsausdruck	entspannt, lächelnd	0
	Mund verzerrt	1
	Mund und Augen grimassieren	2
Rumpfhaltung	neutral	0
	unstet	1
	Aufbäumen, Krümmen	2
Beinhaltung	neutral	0
	strampelnd, tretend	1
	Beine an den Körper gezogen	2
motorische Unruhe	nicht vorhanden	0
	mäßig	1
	hoch	2
Gesamtwert		

[Tab. 1] Kindliche Unbehagens- und Schmerzskala (KUSS)
(nach Büttner, Wolfgang: *Die Erfassung des postoperativen Schmerzes beim Kind* Arcis, München, 1998)

Ab dem dritten bis vierten Lebensjahr ist der Einsatz von einfachen Ratingskalen wie der Smiley Analogskala möglich. Zusätzlich sollten Eltern zu den Schmerzerfahrungen und Bewältigungsstrategien ihrer Kinder befragt werden.

Abstrakte Skalen können ab dem sechsten Lebensjahr eingesetzt werden. Je nach Präferenz der Kinder und Jugendlichen kommen Visuelle Analogskalen, Numerische Rangskalen und Verbale Ratingskalen zum Einsatz.

Schmerz ist ein subjektives Phänomen, das in erster Linie nur von den Patientinnen selbst eingeschätzt werden kann. Bei schulfähigen Kindern sowie bei Erwachsenen gilt die verbale Selbsteinschätzung als Goldstandard. Kognitive Einschränkungen bei älteren Patientinnen erschweren jedoch die subjektive Selbsteinschätzung. Die Schmerzintensität kann bei älteren Menschen ebenfalls mit standardisierten Skalen ermittelt werden, es sei denn, die Kommunikationsfähigkeit ist stark beeinträchtigt. Älteren Menschen mit kognitiven Schwierigkeiten fällt es zunehmend schwerer, abstrakt zu denken. Die Visuelle Analogskala ist daher ungeeignet. Empfohlen werden verbale Ratingskalen, Schmerzthermometer oder Gesichter-Ratingskalen.

www.schmerzliga.de
► Aktionen
► Pain check
Ein Beispiel für ein Schmerztagebuch bietet die Deutsche Schmerzliga e.V.

Im Rahmen der Schmerzanamnese werden des Weiteren **schmerzlindernde und schmerzverstärkende Einflussfaktoren** erfragt. Die aktuelle und frühere Schmerzbehandlung wird bezüglich ihrer Wirksamkeit analysiert. Von besonderer Bedeutung sind **psychosoziale Faktoren** wie das familiäre und berufliche Umfeld, die finanzielle Situation und der Informationsstand in Bezug auf die Erkrankung.

Oft ist es hilfreich, die Wahrnehmungen und Einflussfaktoren in einem Schmerztagebuch oder Schmerzprotokoll zusammenzufassen.

Akuter und chronischer Schmerz

Dass Schmerz ein multifaktorielles und mehrdimensionales Phänomen ist, zeigt der Vergleich der Merkmale und Kennzeichen des akuten und chronischen Schmerzes [Tab. 1].

Pflegediagnose

„Akute Schmerzen

Eine unangenehme sensorische und emotionale Erfahrung, die von aktuellen oder potenziellen Gewebeschädigungen herrührt oder mit Begriffen solcher Schädigungen beschrieben werden kann (International Association on the Study of Pain); plötzlicher oder allmählicher Beginn in einer Intensität, die von leicht bis schwer reichen kann, mit einem vorhersehbaren oder vorhersagbaren Ende und einer Dauer von weniger als sechs Monaten."

DOENGES et. al.: S. 630

„Chronische Schmerzen

... mit einem nicht vorhersehbaren oder vorhersagbaren Ende und einer Dauer von mehr als sechs Monaten."

DOENGES et. al.: S. 636

Akuter Schmerz (max. 6 Monate Dauer)	**Chronischer Schmerz** (min. 6 Monate Dauer)
aus Sicht der Patientin	**aus Sicht der Patientin**
▪ Verbale/nonverbale Äußerungen über Schmerz	▪ Anorexie, Gewichtsänderungen
▪ Veränderung des Appetits und der Nahrungsaufnahme	▪ verbale oder indirekte Aussagen über schmerzbezogenes Verhalten
	▪ Schlafstörungen
aus Sicht der Pflegenden	▪ Erschöpfung
▪ schmerzverzerrtes Gesicht	▪ Furcht vor erneuter Verletzung oder Erkrankung
▪ Schon- und Schutzhaltungen	▪ eingeschränkte Fähigkeit, frühere Aktivitäten fortzuführen
▪ angespannte oder verkrampfte Muskulatur	▪ Dauer des Schmerzes länger als 6 Monate
▪ starres, maskenhaftes Gesicht	▪ ständige Auseinandersetzung mit den Schmerzen
▪ Schlafstörungen	▪ Suche nach alternativen Therapien zur Linderung bzw. Kontrolle der Schmerzen
▪ Ich-Bezogenheit	
▪ verändertes Zeitgefühl	**aus Sicht der Pflegenden**
▪ eingeschränktes Denkvermögen	▪ Schon- und Schutzhaltung
▪ Rückzug aus sozialen Kontakten	▪ maskenhafte Gesichtszüge
▪ ablenkendes Verhalten (z. B. Herumwandern, Kontakt zu anderen Menschen und/oder Aktivitäten suchen, wiederholende Aktivitäten)	▪ vorsichtige Bewegungen
	▪ Rastlosigkeit
▪ vegetative Reaktionen (z. B. kalter Schweiß, Blutdruck-, Atmungs- und Pulsänderungen, erweiterte Pupillen)	▪ Niedergeschlagenheit
	▪ Ich-Bezogenheit
▪ vegetativ veränderter Muskeltonus (kann schlaff bis starr sein)	▪ Muskelatrophie
	▪ sozialer Rückzug
▪ expressives Verhalten (z. B. Unruhe, Stöhnen, Weinen, Wachsamkeit, Reizbarkeit, Seufzen)	▪ verändertes Temperaturempfinden
	▪ Überempfindsamkeit
	▪ angespannte und verkrampfte Muskulatur

[Tab. 1] Merkmale des akuten und chronischen Schmerzes

Interventionen in der Schmerztherapie

In vielen Krankenhäusern, Pflegeheimen und ambulanten Pflegeeinrichtungen hat die Einführung des Expertenstandards „Schmerzmanagement in der Pflege" im hohen Maße zur Qualitätsverbesserung der Schmerztherapie beigetragen. Unterteilt in Struktur-, Prozess und Ergebniskriterien beschreibt dieser Expertenstandard die materiellen, personellen und finanziellen Voraussetzungen, die zur Erbringung einer bestimmten Qualität notwendig sind, legt fest, auf welche Art und Weise das angestrebte Qualitätsniveau erreicht und mit welchem Ziel etwas gemacht werden soll.

Schmerz und/oder schmerzbedingte Probleme werden zeitnah und in individuell festzulegenden Zeitabständen durch die Pflegekräfte systematisch erfasst. Die Einschätzung der Schmerzintensität erfolgt mit ein- oder mehrdimensionalen Assessmentinstrumenten.

Ziel ist, dass die Patientinnen schmerzfrei sind bzw. Schmerzen von nicht mehr als $^3/_{10}$ entsprechend der Numerischen Rangskala (NRS) angeben. Steigt die Schmerzintensität über 3, greifen interprofessionell geltende Verfahrensregelungen zur medikamentösen und nicht medikamentösen Schmerzbehandlung.

Im Rahmen dieser Verfahrensregelung haben Pflegekräfte folgende Aufgaben:

- Einholung einer ärztlichen Anordnung
- Anpassung der Schmerzbehandlung
- Überprüfung des Behandlungserfolges
- Sicherstellung einer präventiven Schmerztherapie bei zu erwartenden Schmerzen
- Prophylaxe und Behandlung schmerzmittelassoziierter Nebenwirkungen entsprechend der Vereinbarungen mit der betreuenden Ärztin
- Organisation und Durchführung ergänzender nicht medikamentöser Behandlungsmethoden in Absprache mit den beteiligten Berufsgruppen, den Patientinnen und ihren Angehörigen
- Gewährleistung gezielter Schulungen und Beratungen für Patientinnen und Angehörige

Voraussetzung dafür ist, dass die Pflegekräfte schmerzmittelassoziierte Nebenwirkungen [Tab. 1 | S. 150 und Tab. 2 | S. 151], deren Prophylaxe und Behandlungsmöglichkeiten kennen. Weiterhin müssen die Pflegekräfte über ein sachkundiges Wissen bezüglich nicht medikamentöser Behandlungsmethoden verfügen. Gleiches gilt für die notwendige Beratungs- und Schulungskompetenz in Bezug auf Schmerzen und schmerzbedingte Probleme.

www.dnqp.de
▶ Expertenstandards und Auditinstrumente
▶ Expertenstandard Schmerzmanagement

Das Deutsche Netzwerk für Qualitätsentwicklung in der Pflege (DNQP) stellt die Struktur-, Prozess- und Ergebniskriterien in Form eines Auszugs aus dem Expertenstandard „Schmerzmanagement in der Pflege" bereit.

Medikamente verabreichen
1 | 687

Organ	Mechanismus	Nebenwirkung
Magen-Darm-Trakt	▪ Schädigung der Schleimhaut ▪ Störung der Magensaftsekretion ▪ Motilitätsstörung	▪ Magenbeschwerden ▪ Erosionen, Ulzera ▪ Blutungen ▪ Diarrhö
Niere	▪ Störung der Autoregulation der Nierendurchblutung ▪ chronisch interstitielle Nephropathie ▪ akute interstitielle Nephritis	▪ verminderte Natrium- und Wasserausscheidung ▪ Ödeme ▪ Hyperkaliämie ▪ akutes Nierenversagen
ZNS	▪ ungeklärter Wirkmechanismus	▪ Kopfschmerzen ▪ Schwindel ▪ Hör- und Sehstörungen
Thrombozyten	▪ veränderte Thromboxanfreisetzung	▪ Aggregationshemmung ▪ Vasodilatation
Hämatologisch	▪ Schädigung des Knochenmarks	▪ aplastische Anämie ▪ allergische Agranulozytose
Respirationstrakt	▪ Hemmung der bronchodilatorisch wirksamen Prostaglandine	▪ Bronchokonstriktion ▪ „Aspirin-Asthma"
Haut	▪ Histaminausschüttung	▪ Urtikaria ▪ Erytheme ▪ erhöhte Lichtempfindlichkeit
Leber	▪ hepatotoxisch	▪ Leberentzündungen ▪ Reye-Syndrom (bei Acetylsalicylsäure) ▪ Lebernekrosen (Paracetamol)

[Tab. 1] Wirkmechanismen und Nebenwirkungen nicht opioider Analgetika

Nicht medikamentöse Behandlungsmethoden

Pflegende setzen sich unmittelbar mit den Auswirkungen akuter und chronischer Schmerzzustände der Patientinnen auseinander. Sie unterstützen die Patientinnen in der konkreten Auseinandersetzung mit dem Phänomen Schmerz und versuchen, ein emotionales Gleichgewicht und ein positives Selbstbild der Patientinnen aufrechtzuerhalten.

Ziel ist es, soziale Beziehungen zu bewahren und die Patientinnen in ihrer Selbstständigkeit und Fähigkeit zur Selbstversorgung zu unterstützen. Im Sinne der Umsetzung einer ganzheitlichen Schmerztherapie liegt daher ein wesentlicher Schwerpunkt pflegerischen Handelns in der Organisation und Durchführung nicht medikamentöser Behandlungsmethoden.

Physikalische Therapie

Im Rahmen der Physikalischen Therapie steht eine Vielzahl von Behandlungsmöglichkeiten zur Verfügung. Sie bewirken insgesamt eine Unterbrechung der sich selbst verstärkenden reflektorischen Schmerzprozesse. Die Anwendung ist einfach und birgt kaum Risiken.

Schmerzfreiheit kann mit diesen Methoden nicht garantiert werden. Die Patientinnen erfahren jedoch häufig eine Verringerung der Schmerzintensität und eine positive Veränderung der Schmerzqualität.

Organ	Mechanismus	Nebenwirkung
Atemzentrum	▪ verminderter Atemantrieb auf Grund verminderter CO_2- Empfindlichkeit	▪ Abnahme der Atemfrequenz
Augen	▪ Stimulation des Parasympathikus	▪ Verengung der Pupillen (*Miosis*)
Brechzentrum	▪ Aktivierung	▪ Übelkeit und Erbrechen
ZNS	▪ Anstieg des CO_2-Partialdrucks im Liquor (Atemdepression) ▪ Erweiterung der zerebralen Blutgefäße	▪ Hirndruckanstieg
vegetatives Nervensystem (Sympathikus)	▪ zentrale Symphatolyse	▪ Senkung der Herzfrequenz, des Blutdruckes, des Herzzeitvolumens
quergestreifte Muskulatur	▪ Tonuserhöhung	▪ Versteifung, Verkrampfung der Muskulatur
glatte Muskulatur	▪ Tonuserhöhung	▪ **Magen**: Entleerungsverzögerung auf Grund von Antrum- und Pyloruskonstriktion ▪ **Darm**: Hemmung der Peristaltik, Analsphinkterspasmus, gedämpfter Defäkationsreflex, Obstipation ▪ **Harnblase**: zentral unterdrückter Harndrang, Miktionsbeschwerden und Harnverhalt bei Kontraktion der Harnleiter, Blasenmuskulatur und Sphinkter ▪ **Pankreas**: Sekretstau bei Konstriktion der Gallengänge und der Vaterschen Papille (*Sphinkter oddi*)
weitere Nebenwirkungen: Sedierung, Konzentrationsstörungen, Euphorie, Toleranz, Abhängigkeit		

[Tab. 2] Wirkmechanismen und Nebenwirkungen zentral wirksamer Analgetika (Opioide)

Die **Massage** der betroffenen Körperregionen fördert die Durchblutung und führt zur Reduzierung von Ödemen und Verspannungen. Durch die Berührung erfahren die Patientinnen zudem Zuwendung, was sich positiv auf deren emotionale Verfassung auswirken kann.

Eine spezielle Form stellt die **Bindegewebsmassage** dar. Hier macht man sich die Erkenntnis zu Nutze, dass bei Erkrankungen innerer Organe |viszerale Nozizeptorschmerzen in bestimmte Hautareale (*Head-Zonen*) projiziert werden [Abb. 1]. Durch eine spezielle Massagetechnik des entsprechenden Hautareals wird reflektorisch die Funktion der inneren Organe positiv beeinflusst.

⚠ **Kontraindikationen für eine Massage sind eine erhöhte Blutungsneigung sowie entzündliche Veränderungen der Haut.**

Schmerzpatientinnen sind häufig depressiv verstimmt, leiden unter Schlafstörungen und haben Angst. Die |atemstimulierende Einreibung wirkt hier beruhigend. Die Atmung vertieft und verlangsamt sich. Psychische und körperliche Spannungszustände können auf diese Art und Weise abgebaut werden.

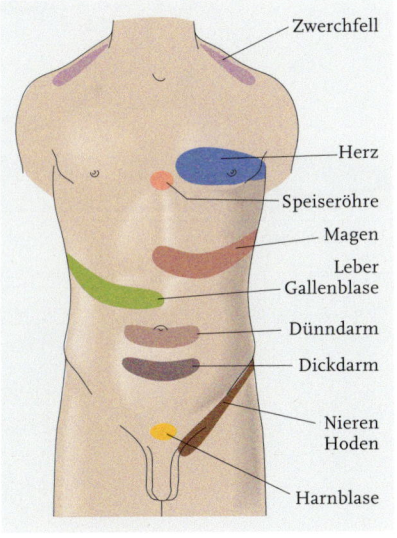

Zwerchfell
Herz
Speiseröhre
Magen
Leber
Gallenblase
Dünndarm
Dickdarm
Nieren
Hoden
Harnblase

[1] Head-Zonen

viszerale Nozizeptorschmerzen | 145
atemstimulierende Einreibung ◼ 1 | 375

Wärme aus physikalischer
Sicht **1** | 412

Die oberflächliche **Anwendung von Wärme oder Kälte** ist eine weitere bewährte Methode zur Schmerzlinderung und Muskelentspannung. |Wärme fördert die Durchblutung des Gewebes und Kälte hemmt entzündliche Prozesse. Hier ist es wichtig, die sich aus der Wirkungsweise von Wärme und Kälte ergebenden Indikationen und Kontraindikationen zu beachten [Tab. 1]. Eine Rücksprache mit der behandelnden Ärztin ist daher erforderlich.

	Wärme	**Kälte**
Indikationen	▪ Muskel- und Menstruations-krämpfe ▪ Gelenkbeschwerden ▪ Rückenschmerzen	akutes Trauma ▪ Blutungen ▪ Schwellungen ▪ akute rheumatische Beschwerden ▪ Kopfschmerzen ▪ Gelenkbeschwerden
Kontra-indikationen	▪ akutes Trauma ▪ Blutungen ▪ Schwellungen ▪ bewusstlose Patientinnen ▪ oberflächliche maligne Prozesse	▪ bei Neugeborenen bis zu drei Monaten ▪ bei Verletzungen der Haut ▪ im Bereich des Kehlkopfes (Vagusreiz) ▪ periphere vaskuläre Erkrankungen (z. B. Raynaud-Syndrom)

Lagern von
Pflegebedürftigen **1** | 135

[Tab. 1]   Indikationen und Kontraindikationen der oberflächlichen Anwendung von Wärme bzw. Kälte

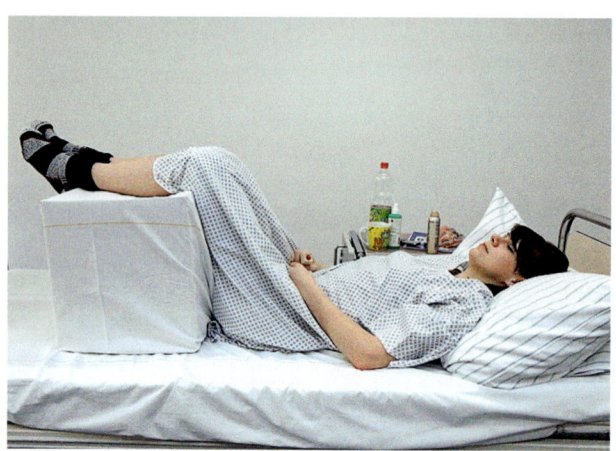

[1]   Stufenlagerung

Ruhigstellung bei bewegungsabhängigen Schmerzen und |**Lagerung** vermindern die Aktivierung der sensibilisierten Schmerzrezeptoren. Stufenlagerung hilft sehr gut bei Bauch- und Rückenschmerzen [Abb. 1]. Des Weiteren kann durch eine regelmäßige Lageveränderung Muskelverspannungen prophylaktisch entgegen gewirkt werden.

Sensorische Reize werden nicht automatisch 1:1 durchgeschaltet und entsprechend wahrgenommen. Absteigende Bahnen mit Ursprung im somatosensorischen Kortex kontrollieren in Thalamus, Mittelhirn und verlängertem Rückenmark den Informationsfluss und haben v. a. eine hemmende Wirkung auf die Informationsweiterleitung. Man spricht daher vom System der absteigenden Hemmung [Abb. 2]. Eine ähnliche Hemmung ist auf Rückenmarksebene möglich [Abb. 3].

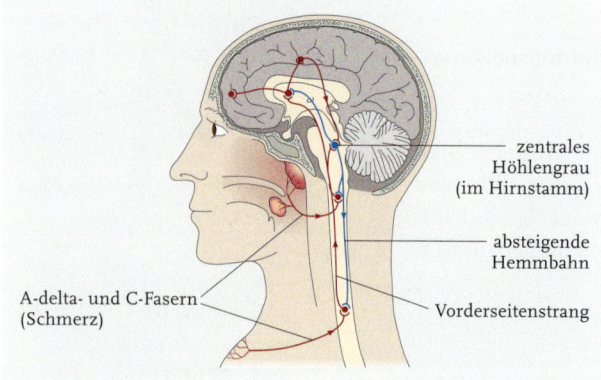

[2]   Absteigende Hemmung

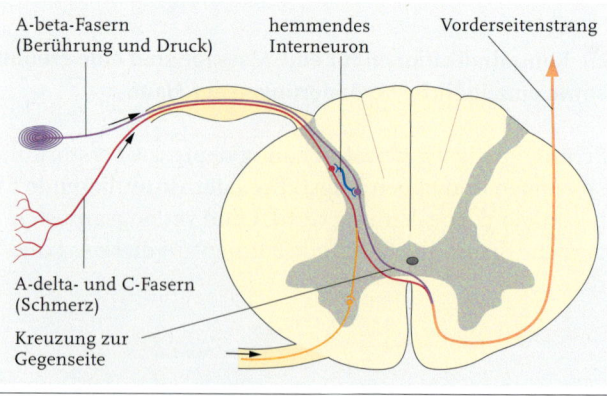

[3]   Segmentale Hemmung durch hemmende Interneurone

Die Wirkungsweise der **Transkutanen Elektrischen Nervenstimulation (TENS** [Abb. 4]**)** beruht auf der Aktivierung genau dieser körpereigenen Schmerzkontrollsysteme. Auf Rückenmarkebene konvergieren viele sensorische Nervenbahnen auf ein einziges Neuron. Mit Hilfe eines Gerätes werden elektrische nicht schmerzhafte Impulse erzeugt und über die Haut über schnell leitende A-beta-Fasern ins Rückenmark geleitet. Diese überlagern kleinkalibrige A-delta- und C-Fasern, die für die Schmerzleitung verantwortlich sind. Zusätzlich werden Endorphine ausgeschüttet, die zentral die Schmerzweiterleitung und Verarbeitung hemmen.

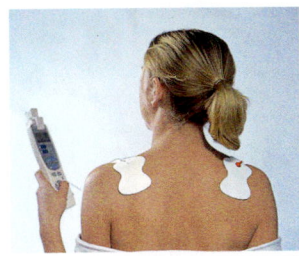

[4]   TENS-Gerät

Ähnlich wie bei der TENS bewirkt die **Akupunktur** eine periphere Stimulation, die zu einer Aktivierung der schmerzhemmenden Kontrollsysteme führt.

Diese eher naturwissenschaftlich geprägte Darstellung der Wirkungsweise ergänzt die Auffassung der traditionellen chinesischen Medizin, wonach Gesundheit ein Gleichgewicht der Lebensenergie mit ihren Anteilen |Yin und Yang [Abb. 5] darstellt und ein Ungleichgewicht auf Dauer zu Krankheit führt.

Durch Akupunktur lässt sich diese Lebensenergie positiv beeinflussen. Die Akupunkturpunkte verteilen sich über den gesamten Körper und verlaufen in Längslinien, den so genannten Meridianen [Abb. 6 und 7].

Es stehen verschiedene Möglichkeiten zur Verfügung, um auf diese Akupunkturpunkte stimulierend einzuwirken. Zur Akupunktur werden Nadeln unterschiedlicher Länge und Dicke verwendet. Mit Ausnahme von Früh- und Neugeborenen kann die Akupunktur bei allen Altersgruppen angewendet werden. Der Grund dafür liegt in dem noch unvollständig entwickelten Schmerzkontrollsystem von Früh- und Neugeborenen.

Statt Nadeln können auch Druck oder Massage angewandt werden. Man spricht dann von **Akupressur**. Wärme, Ultraschall oder Laserstrahlen haben den gleichen Effekt.

Yin und Yang:
Begriffe aus der chinesischen Philosophie für ein dynamisches Paar von Gegensätzen: z. B. Licht und Schatten, kalt und warm, männlich und weiblich

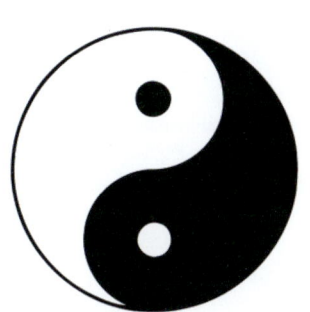

[5]   Yin-Yang-Zeichen

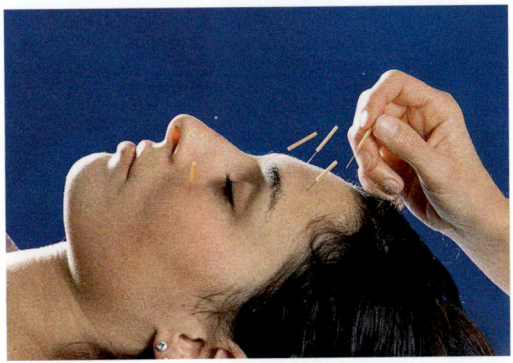

[6]   Akupunktur

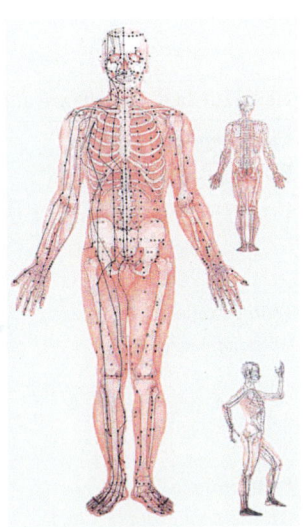

[7]   Meridiane und Akupunkturpunkte

Aus der Forschung

Im Rahmen eines bundesweiten Modellvorhabens wurden vier randomisierte Studien durchgeführt. Verglichen wurde die Wirksamkeit der Körperakupunktur und der leitlinienorientierten Standardtherapie bei Patienten mit Gonarthroseschmerzen und Lumbalgie.

Ergebnis: Die Beschwerden ließen sich deutlich effektiver durch Akupunktur als durch die nach Leitlinien durchgeführte Standardtherapie reduzieren. Als Ergebnis dieser Studie wurde die Empfehlung ausgesprochen, Akupunktur für beide Indikationen in den Leistungskatalog der gesetzlichen Krankenkassen aufzunehmen.

ENDRES, H.G; VICTOR, N., HAAKE, M.; WITTE, S.; STREITBERGER, K.; ZENZ, M.: „Akupunktur bei chronischen Knie- und Rückenschmerzen" in: *Deutsches Ärzteblatt*, 2007, 104 (3), S. 123–130

Homöopathie setzt sich aus den griechischen Worten „Homoin" (ähnlich) und „Pathos" (Leiden) zusammen. Übersetzt bedeutet Homöopathie so viel wie „Ähnliches Leiden". Man verabreicht also eine Arznei, die ähnliche Symptome hervorruft wie die Erkrankung selbst (Ähnlichkeitsprinzip). Voraussetzung für eine wirkungsvolle Behandlung ist eine gründliche Anamnese, da nicht die Krankheitssymptome allein, sondern auch individuelle Faktoren wesentlich für die Auswahl des homöopathischen Mittels ist. Je nach körperlicher Verfassung der Patientinnen können daher unterschiedliche Mittel zur Anwendung kommen.

Ein weiteres Prinzip der Homöopathie ist die Potenzierung. Die jeweilige Substanz wird so stark mit Wasser, Alkohol oder Milchzucker verdünnt, dass sie nur noch gering oder gar nicht mehr nachweisbar ist. Man nimmt an, dass auf diese Weise die unerwünschten Nebenwirkungen reduziert und die erwünschten Effekte sogar noch verstärkt werden. Die Wirksamkeit homöopathischer Behandlungsmethoden ließ sich bisher durch wissenschaftliche Studien nicht belegen.

Die **Phytotherapie**, eine der ältesten Methoden zur Schmerzbehandlung, setzt auf die analgesierende Wirkung diverser Heilkräuter und -pflanzen. Frisch zubereitet oder getrocknet werden sie als Aufguss, Destillat, Tinktur oder Extrakt verabreicht. Die wichtigsten Vertreter zur Behandlung von Schmerzen sind Cayennepfeffer, Teufelkralle, Weidenrinde, Pfefferminze und Johanniskraut [Tab. 1].

Auch wenn bei manchen Heilkräutern Nebenwirkungen selten sind, sollten die Patientinnen auf Unverträglichkeitsreaktionen wie Magen-Darm-Beschwerden und Hauterscheinungen beobachtet werden.

Heilkraut- bzw. Heilpflanze und Wirkstoff		Wirkungsweise
Cayennepfeffer *Wirkstoff*: Capsaicin		▪ fördert, lokal angewendet, die Durchblutung und löst muskuläre Verspannung ▪ hemmt die Freisetzung von Substanz P (Entzündungsmediator)
Teufelskralle *Wirkstoff*: Harpagosid		▪ wird zur Behandlung von Rücken- und Muskelschmerzen verwendet ▪ sinnvolle Ergänzung zur Therapie degenerativer rheumatischer Erkrankungen
Pfefferminze *Wirkstoff*: Menthol		▪ hat einen kühlenden Effekt ▪ wirkt krampflösend bei Muskel- und Gefäßspasmen
Weidenrinde *Wirkstoff*: Salicin		▪ Hemmung der Prostaglandinsynthese
Johanniskraut		▪ wirkt beruhigend und stimmungsaufhellend ▪ ist besonders gut geeignet für Patientinnen mit chronischen Schmerzen, die unter depressiven Verstimmungen leiden ▪ hat häufig Wechselwirkungen mit anderen Arzneimitteln

[Tab. 1] Wirkungsweisen ausgewählter Heilkräuter bzw. -pflanzen

Naturheilverfahren wie die Akupunktur und Homöopathie bewirken in erster Linie eine Anregung der selbst regulierenden Kräfte. Sie eignen sich besonders gut für die Behandlung chronischer mäßig starker Schmerzen und stellen eine sinnvolle Ergänzung zur medikamentösen Schmerzbehandlung dar. Wesentliches Therapiemerkmal aller Naturheilverfahren ist die Umstellung der bisherigen Lebensgewohnheiten. Dies stellt sich im Einzelfall zwar schwierig dar, eröffnet jedoch den Schmerzpatientinnen die Möglichkeit, sich aktiv zu beteiligen und einen eigenen Beitrag zur Schmerzbehandlung zu leisten.

Weitere alternative Methoden zur Schmerzkontrolle sind **Entspannungsübungen**, die meist gemeinsam mit anderen Techniken wie Biofeedback, Imagination, Physiotherapie, Atemübungen und speziellen |Coping-Techniken angewendet werden.

Coping-Techniken (Krankheitsbewältigung) **1** | 504

Schmerz verursacht neben kurzfristigen vegetativen Reaktionen langfristige psychosomatische Beschwerden wie Magenbeschwerden, Schlafstörungen und Unruhe. Entspannungsübungen reduzieren diese Stressreaktionen und lenken teilweise oder ganz vom Schmerz ab. Durch das Gefühl der Selbstkontrolle lernen die Patientinnen, dass sie dem Schmerz nicht hilflos ausgeliefert sind, sondern selbst etwas dagegen tun können. Systematisch angeleitet durch kompetente Fachleute werden die Patientinnen dazu befähigt.

Die bekanntesten Entspannungstechniken sind die |progressive Muskelrelaxation nach Jacobson, |autogenes Training, |Biofeedback, |Imaginations-, Atem- und |Meditationstechniken sowie Körperübungen.

Pflegende unterstützen Patientinnen bei Entspannungsübungen, indem sie z. B. das nötige Umfeld schaffen.

progressive Muskelrelaxation nach Jacobson
Verfahren zur Entspannung durch Wechsel von Muskelanspannung und -entspannung

autogenes Training
Verfahren zum Einüben von Empfindungen der Wärme, Schwere, Ruhe und Stirnkühle mittels suggestiver Selbstanweisung

Biofeedback
Verfahren zur Verbesserung der Wahrnehmung und Kontrolle physiologischer Funktionen mit dem Ziel des Abbaus funktioneller Störungen

Imaginationsübungen
Eingeleitet durch Bilder, Erzählungen oder gedankliche Fantasien macht sich diese Entspannungstechnik die Vorstellungskraft der jeweiligen Patientin zu Nutze.

Meditationstechniken
Ausgerichtet auf religiöse und/oder bewusstseinsverändernde Ziele haben diese Techniken eine entspannende Wirkung (Yoga, Zen, Vipassana, transzendentale Meditation).

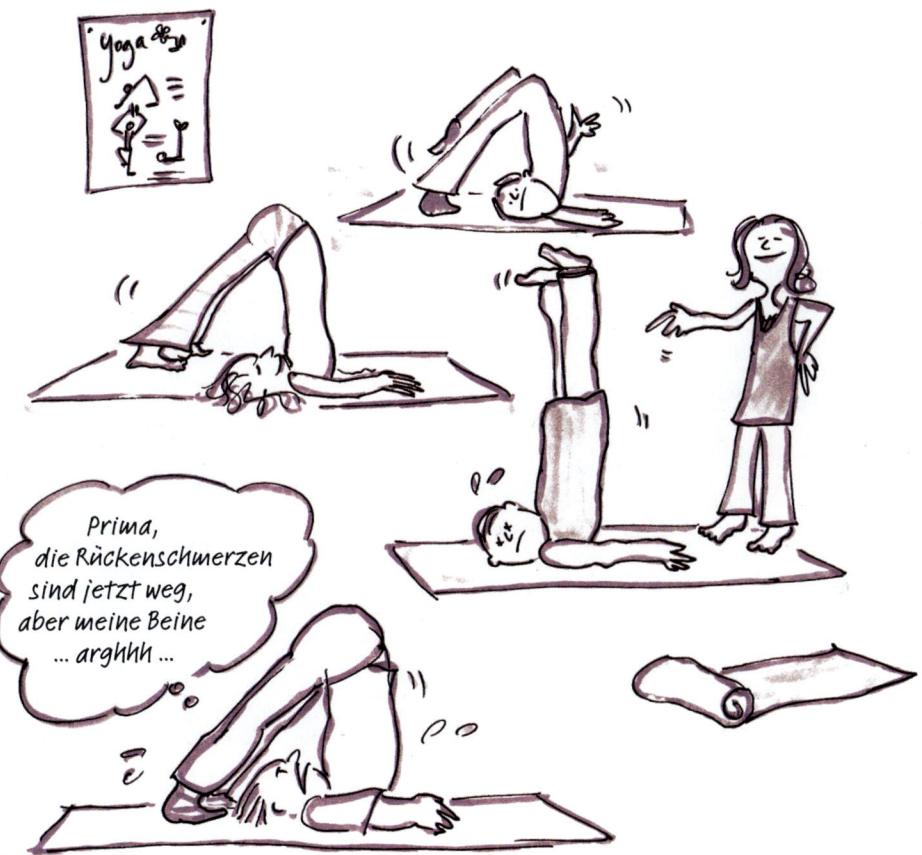

Mit Humor arbeiten **3** | 583

Maßnahmen zur Entspannung und Ablenkung lassen sich nur schwer voneinander abgrenzen. **Ablenkung** hat zum Ziel, das Augenmerk durch einen anderen Reiz vom Schmerz abzulenken. Je nach Alter empfehlen sich unterschiedliche Ablenkungsstrategien:

- allgemeine Ablenkungsstrategien: Imaginationsübungen, Musik, humorvolle Videos, Fernsehen
- bei Säuglingen: Schnuller, Schaukeln und Wiegen, monotone rhythmische Töne niedriger Frequenz, Kontakt zur Mutter
- bei Kleinkindern: Einbeziehen von Objekten (Bilderbücher, Spielzeug), Geschichten und Märchen erzählen, Musik, Singen, physische Aktivitäten (Seifenblasen, Hand der Mutter drücken, Atemübungen)
- im Grundschulalter: Konzentration auf die Umgebung, Ablenkungsfragen, Wort- und Assoziationsspiele
- im Schul- und Jugendalter: ablenkende Gespräche, Denkaufgaben, Witze erzählen, Blödeln, Hand halten

Wichtig bei allen Maßnahmen zur Ablenkung ist es, mehrere Sinne gleichzeitig anzusprechen. Des Weiteren sollten die Maßnahmen zur Ablenkung variieren, da sie bei Wiederholung oft ihre Wirkung verlieren. Ablenkung eignet sich besonders gut für kurzfristige Schmerzepisoden. Patientinnen mit chronischen Schmerzzuständen fehlt dagegen oft die Kraft für ablenkende Maßnahmen.

Pflegende unterstützen Schmerzbetroffene, indem sie Ablenkungsstrategien initiieren oder durchführen oder Angehörige dazu beraten.

Selbsthilfe und Beratung für schmerzbelastete Patientinnen und deren Angehörige

Hilfe und Beratung finden Betroffene und deren Angehörige u. a. bei folgenden Organisationen:

- Forum Schmerz im Deutschen Grünen Kreuz e. V.
- Deutsche Schmerzliga e. V.
- Deutsche Schmerzhilfe e. V.
- Deutsche Gesellschaft zum Studium des Schmerzes e. V.

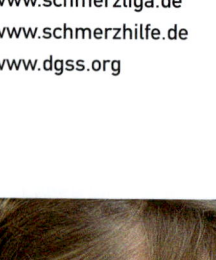

www.forum-schmerz.de
www.schmerzliga.de
www.schmerzhilfe.de
www.dgss.org

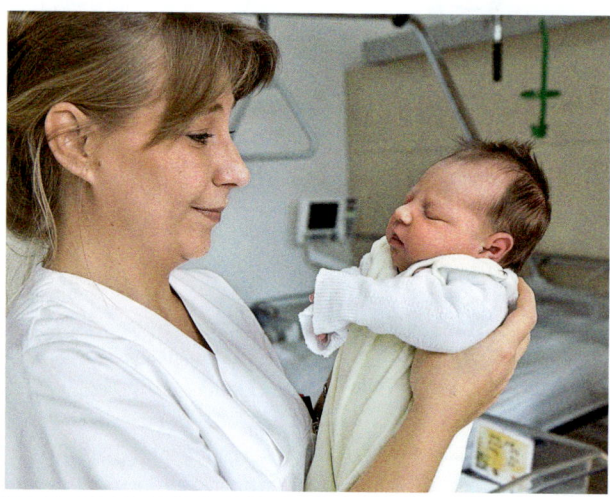

[1] Ablenkung eines Säuglings

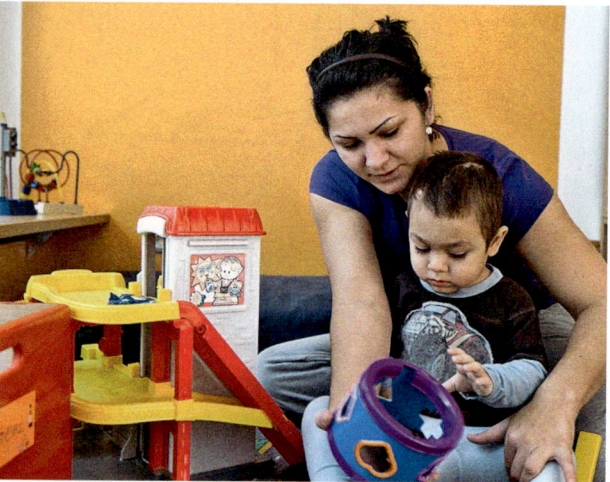

[2] Ablenken durch gemeinsames Spiel

Medizinischer Bezug

Physiologie des Schmerzes

4.2

4.2.1

Schmerzentstehung

Schmerz ist nach der Spezifitätstheorie eine selbstständige Empfindung. Der menschliche Organismus verfügt nach dieser Theorie über spezielle schmerzspezifische |Sinnesrezeptoren, Leitungsbahnen und Zentren. Die |Erregungsschwelle dieser Schmerzrezeptoren ist im Gegensatz zu anderen Sinnesrezeptoren sehr hoch. Notwendig für ihre Aktivierung sind gewebsschädigende bzw. gewebsbedrohende Reize, so genannte **Noxen**. Der Prozess der Aufnahme, Weiterleitung und Verarbeitung von noxischen Reizen wird als **Nozizeption** bezeichnet.

Praktisch in allen Geweben gibt es **Nozizeptoren** (Schmerzrezeptoren), die sich histologisch als freie Nervenendigungen darstellen lassen.

Sie befinden sich überwiegend in der Nähe bindegeweblicher Strukturen kleiner Blut- und Lymphgefäße sowie in Bindegewebsräumen nervaler Strukturen. Sie sind *polymodal*, d.h., sie reagieren auf unterschiedliche Reizqualitäten (mechanisch, thermisch, chemisch).

Kommt es zu einer Gewebsschädigung, werden körpereigene Entzündungsmediatoren freigesetzt. Es zeigen sich die klassischen |Entzündungszeichen, die auf eine gesteigerte Durchblutung und Ödembildung zurückzuführen sind. Die freigesetzten Entzündungsmediatoren verstärken diesen Prozess und lösen Schmerzen aus, sodass die Betroffene zur Ruhigstellung der entsprechenden Körperregion gezwungen wird. Diese Reizverstärkung ergibt sich aus der Sensibilisierung der Nozizeptoren. Die Erregungsschwelle der Nozizeptoren wird herabgesetzt. Normalerweise nicht schmerzhafte Reize aktivieren bereits die Nozizeptoren und lösen Schmerzen aus. Bei Sonnenbrand reagiert die Haut z.B. schon auf Reize mit geringer Intensität (Kleidung oder leichte Berührung) sehr schmerzhaft.

Rezeptoren **1** | 73
Ruhepotenzial und Aktionspotenzial **1** | 738
Entzündungszeichen **1** | 81

Schmerzleitung

Die afferenten nozizeptiven Zuflüsse gelangen dann über die Hinterwurzel ins Rückenmark und werden im Hinterhorn auf die zweiten Neuronen umgeschaltet. Ein Teil dieser Neurone kreuzt im jeweiligen Rückenmarksegment auf die Gegenseite und bildet den Ausgangspunkt für die Vorderseitenstrangbahnen (*Tractus spinothalamicus*) [Abb. 3].

Über diese Vorderseitenstrangbahnen erfolgt dann die Reizweiterleitung zum Thalamus, limbischen System und letztendlich zum somato-sensorischen Kortex. Im somato-sensorischen Kortex wird der Ursprungsort des Schmerzes erkannt.

Die subjektive Bewertung des Schmerzes erfolgt durch das limbische System. Über Kollateralen zur Formatio reticularis des Hirnstammes wird das Atem- und Kreislaufzentrum sowie der Wachheitsgrad beeinflusst.

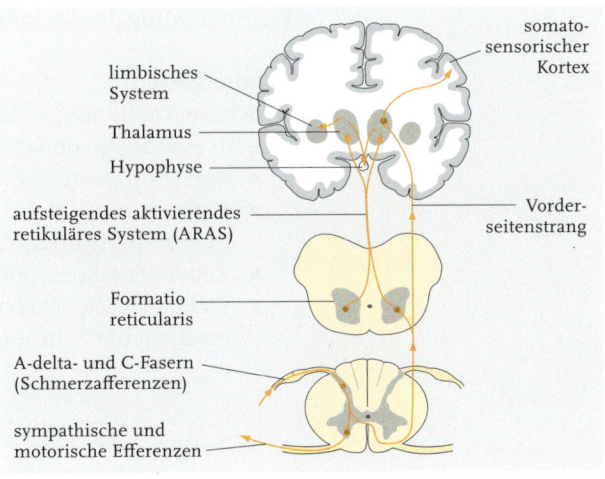

[3] Anatomische Strukturen der Schmerzleitungsbahnen

Des Weiteren existieren im jeweiligen Rückenmarksegment Verbindungen zu motorischen und vegetativen Efferenzen. Neben einfachen monosynaptischen |Reflexen wie dem Wegziehreflex kommt es im Zusammenspiel zwischen spinalen und supraspinalen Neuronenverbänden zu komplexen motorischen Reaktionen wie z. B. der Schonhaltung.

Vegetative Schmerzreaktionen zeigen sich in erster Linie durch die Aktivierung des |Sympathikus. Folgende Symptome sind in diesem Zusammenhang zu beobachten:

- gesteigerte Durchblutung der Skelettmuskulatur
- Erhöhung des Herzzeitvolumens
- verminderte Durchblutung der Haut und des Magen-Darm-Traktes
- Ruhigstellung des Magen-Darm-Traktes
- Aktivierung der Schweißdrüsen und des |Nebennierenmarks (Freisetzung von Katecholaminen wie z. B. Adrenalin und Noradrenalin)
- Erweiterung der Pupillen (|Mydriasis)

Die Nervenimpulse gelangen über unterschiedlich schnelle |Nervenfasern ins Rückenmark. Man unterscheidet hier A-delta-Fasern und C-Fasern. Die A-delta-Fasern sind myelinisiert, haben eine hohe Leitungsgeschwindigkeit und sind für den hellen, gut lokalisierbaren initialen Schmerz verantwortlich. Der dumpfe, schwer lokalisierbare nachfolgende zweite Schmerz wird über die nicht myelinisierten und daher langsamen C-Fasern weitergeleitet.

Die Schmerzbewertung und die damit verbundene Art und Weise der Schmerzäußerung werden maßgeblich durch den Vergleich der aktuellen Schmerzsituationen mit den Schmerzerfahrungen aus der Vergangenheit und ihren damaligen Folgen beeinflusst. Wie wir auf Schmerzen reagieren, ist zum größten Teil nicht angeboren und muss in einer frühen Phase der kindlichen Entwicklung erlernt werden.

Zudem unterliegt die Schmerzbewertung weiteren Einflussfaktoren wie z. B. |kultur- und gesellschaftsspezifischen Faktoren und der Erziehung. Fehlen solche Erfahrungen, wie z. B. bei Früh- und Neugeborenen, oder lässt die kognitive Leistungsfähigkeit im Alter nach, ist eine Schmerzeinschätzung unter Berücksichtigung der subjektiven Wahrnehmung der Betroffenen stark erschwert.

Schmerzarten

Schmerzzustände lassen sich nach verschiedenen Kriterien einteilen, die die Grundlage für eine adäquate Schmerztherapie bilden:

- Entstehungsort (z. B. Kopf-, Bauch-, Gelenkschmerzen)
- Entstehungsursache (z. B. entzündliche oder maligne Prozesse, traumatische Ereignisse)
- Zeitdauer (akuter oder chronischer Schmerz)
- Pathogenese (Nozizeptorschmerz, neuropathischer Schmerz, psychogener Schmerz)

Pathogenese des Schmerzes

Der **Nozizeptorschmerz** wird durch gewebsschädigende Reize ausgelöst. Die Aktivierung der Nozizeptoren erfolgt durch die körpereigenen Entzündungsmediatoren. Je nach Lokalisation unterscheidet man zwischen somatischen und viszeralen Nozizeptorschmerzen.

Somatische Nozizeptorschmerzen werden unterschieden in
- Oberflächenschmerz der Haut (Nadelstichverletzungen, Quetschungen) und
- Tiefenschmerz der Knochen, Muskeln, Gelenke und des Bindegewebes (Muskelkrampf, Kopfschmerzen).

Viszerale Nozizeptorschmerzen sind Schmerzen der Eingeweide (z. B. bei Gallenkolik, Ulcus ventriculi oder Appendizitis).

Viszerale Nozizeptorschmerzen lassen sich häufig schlecht lokalisieren, da sie auf Hautareale übertragen werden. Die Ursache für diesen übertragenen Schmerz ist durch den Aufbau des Rückenmarks begründet. Afferente Nervenfasern viszeraler Organe und somatischer Regionen (Haut, Muskulatur) konvergieren auf dieselben Ursprungsneurone der aufsteigenden Vorderseitenstrangbahnen im Rückenmark (Tractus spinothalamicus).

Beispiele für den übertragenen Schmerz sind die in den linken Arm ausstrahlenden Schmerzen beim Herzinfarkt oder Schulterschmerzen bei einer Peritonitis im Oberbauch. Auf Grund der jahrelangen Erfahrungen interpretiert das zentrale Nervensystem die Erregungen als Haut- oder Muskelschmerz, auch wenn die Nervenimpulse eigentlich viszeralen Ursprungs sind. Es lassen sich viszerale Afferenzen den jeweiligen |Head-Zonen zuordnen.

Head-Zonen | 151

Schädigungen der peripheren Nerven oder des zentralen Nervensystems zeigen sich in Form von **neuropathischen Schmerzen**. Die Impulsauslösung erfolgt normalerweise an den Nozizeptoren und wird dann durch die Nervenfasern weitergeleitet. Sind die Nervenfasern geschädigt, so können auch Impulse in deren Verlauf ausgelöst werden. Das klinische Bild neuropathischer Schmerzen ist sehr vielfältig. Beispiele für neuropathische Schmerzen sind
- komplexe regionale Schmerzsyndrome,
- Phantomschmerz (nach Amputation),
- Polyneuropathien (z. B. bei Diabetes mellitus),
- Nervenengpasssyndrome (z. B. bei Bandscheibenvorfall) und
- zentraler Schmerz (z. B. bei Schlaganfall, Querschnittslähmung, Multiple Sklerose).

Der **Deafferenzierungsschmerz** ist dadurch gekennzeichnet, dass pathologische Nervenimpulse in die rezeptiven Felder des somato-sensorischen Kortex projiziert werden. Beispiele dafür sind der Phantomschmerz nach Amputation einer Extremität oder die mechanische Reizung der Spinalwurzel beim |Bandscheibenvorfall. Das zentrale Nervensystem lokalisiert die pathologischen Nervenimpulse im peripheren Innervationsgebiet der gereizten Nervenfasern. So klagen Patientinnen mit Bandscheibenvorfall über Schmerzen und Taubheitsgefühle in den Beinen, obwohl die Ursache der Schmerzen auf Rückenmarksebene zu suchen ist.

Bandscheibenvorfall | 446

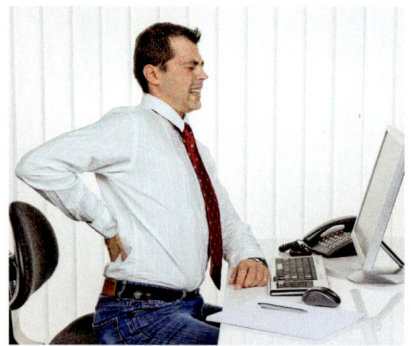

[1] Die Arbeit am Schreibtisch kann Muskelver-spannungen verursachen und reflektorische Schmerzen hervorrufen.

Reflektorische Schmerzen sind Schmerzzustände, die auf Grund gestörter Regelkreise auftreten. Charakteristisch sind reflektorische Schmerzen bei Muskelverspannungen [Abb. 1]. Ursachen dafür sind chronische Fehlhaltungen (z. B.: Schreibtischarbeiten und/oder einseitige monotone körperliche Belastungen) oder seelische Anspannung. Muskelverspannungen führen hier zur Aktivierung der Nozizeptoren. Dadurch werden reflektorisch die Muskelkontraktionen ausgelöst, durch die sie selbst verursacht werden. Rückenschmerzen lassen sich nicht auf erkennbare anatomische Veränderungen der Wirbelsäule zurückführen. Es entsteht ein Teufelskreis (*Circulus vitiosus*), der sich selbst unterhält und die Beschwerden zunehmend verstärkt.

Die Ursache für **psychogene Schmerzen** liegt häufig in der Verselbstständigung einer seelischen Erkrankung. Es treten somatische Schmerzen auf, ohne dass eine erkennbare organische Ursache vorliegt.

Akuter und chronischer Schmerz

Ein weiteres wichtiges Unterscheidungsmerkmal ist die Zeitdauer. Entsprechend lassen sich akute und chronische Schmerzzustände unterscheiden.

Der **akute Schmerz** ist von kurzer Dauer (max. sechs Monate) und hat eine Signal- und Warnfunktion. Er ist gut lokalisierbar und liefert somit wichtige diagnostische Hinweise. Ausgelöst wird er durch eine Verletzung oder Gewebsschädigung und klingt nach Beseitigung der Ursache ab.

Der **chronische Schmerz** dagegen besteht meist weiter über das Abklingen der Grunderkrankung hinaus und stellt eine eigenständige Erkrankung dar. Die Signal- und Warnfunktion ist nicht mehr vorhanden, da die eigentliche Ursache fehlt. Chronische Schmerzzustände dauern länger als sechs Monate und sind mit erheblichen Einschränkungen von sozialen Kontakten und/oder der Mobilität der betroffenen Patientinnen verbunden. Intensität und Dauer wird maßgeblich durch „Lernen" und durch soziale Faktoren bestimmt. Eine Linderung chronischer Schmerzzustände ist trotz eines breiten Therapiespektrums oft nicht möglich.

4.2.2 Schmerzdiagnostik

Einschätzung von Schmerz-zuständen | 144

Bei der im pflegerischen Teil beschriebenen |Einschätzung der Schmerzzustände wirken alle Angehörigen des multiprofessionellen Teams mit.

Der ausführlichen Anamnese, bei der auch psychiatrische Erkrankungen sowie Hinweise auf aktuellen oder früheren Abusus von Alkohol, Medikamenten und Drogen beachtet werden, schließt sich eine umfassende körperliche Untersuchung an. Bei chronischen Schmerzen ist ein Schmerztagebuch für die Einordnung der Schmerzen sehr hilfreich. Entsprechend der vermuteten Schmerzursache werden diese Untersuchungen durch labortechnische und apparative Verfahren ergänzt. Zu den apparativen Verfahren zur Schmerzdiagnostik gehören u. a.

- das Elektroenzephalogramm (EEG) bei Kopfschmerzen,
- die Elektromyografie (EMG) bei Muskelbeschwerden,
- die Messung somato-sensorisch evozierter Potenziale (SSEP) und
- die Erfassung der Nervenleitungsgeschwindigkeit (NLG) zur Diagnostik von Rückenmarksprozessen (maligne Tumoren) oder Erkrankungen der peripheren Nerven (Polyneuropathien).

Instrumente und Methoden zur systematischen Schmerzeinschätzung

Häufig eingesetzte Instrumente und Methoden zur systematischen Schmerzeinschätzung sind:

- Patientengespräch
- Körperskizze, Körperschema, in die die Schmerzlokalisation und ggf. -intensität eingetragen wird
- Deutscher Schmerzfragebogen
- standardisierte Schmerzskalen
- Schmerztagebuch, Schmerzprotokoll
- Instrumente zur Erfassung gesundheitsbezogener Lebensqualität
- Brief Pain Inventory (BPI), bei dem u. a. die Schmerzlokalisation, der maximale, der minimale und der durchschnittliche Schmerz, der Behandlungserfolg durch Medikamente, die Gehfähigkeit, die Stimmung, die Arbeitsfähigkeit abgefragt werden
- McGill Pain Questionnaire, ein umfangreicher Fragebogen zu Schmerzart, -intensität, -dauer und -lokalisation, der auch als Kurzform gebräuchlich ist

Schmerztherapie

4.2.3

Die moderne Schmerztherapie ist multimodal und umfasst medikamentöse, nicht medikamentöse und psychologische Behandlungsmethoden. Grundsätzliches Ziel der Schmerztherapie ist die Beseitigung der Schmerzursache.

Operative Verfahren und der gezielte Einsatz von Antibiotika, Chemotherapie sowie Strahlen- oder Hormonbehandlungen stellen kausale Therapieoptionen dar. Durch die Anwendung nicht medikamentöser Therapieverfahren kann die Freisetzung endogener analgetisch wirksamer Substanzen erreicht werden, ohne die Rate der Nebenwirkungen zu erhöhen.

Unter diesem Gesichtspunkt bieten sich differenzierte Physiotherapie, Physikalische Methoden, Akupunktur, Naturheilverfahren und Nervenstimulationen im Sinne der transkutanen elektrischen Nervenstimulation (TENS) an.

Des Weiteren stellen psychologische bzw. psychotherapeutische Behandlungsmethoden einen wichtigen Bestandteil des therapeutischen Gesamtkonzeptes dar. Diese Methoden berücksichtigen, dass das Schmerzerleben sehr individuell ist und durch verschiedenste psychische wie auch körperliche, soziale und kulturelle Faktoren beeinflusst wird. Durch kognitive und emotionale Prozesse entwickeln die Patientinnen ihre ganz persönlichen Strategien zur Schmerzbewältigung.

Schmerztherapie bei Kindern und Jugendlichen

Wiederholte und/oder anhaltende Schmerzerfahrungen haben langfristig einen negativen Einfluss auf die psychische und körperliche Verfassung von Kindern und Jugendlichen und begünstigen die Entwicklung von chronischen Schmerzen und Schmerzerkrankungen im Erwachsenenalter. Ein besonderes Augenmerk gilt daher der Schmerzprävention. Wesentlich für die Schmerztherapie bei Kindern und Jugendlichen ist die Einbindung der Eltern in das therapeutische Gesamtkonzept. Aufklärung und Information über das therapeutische Vorgehen sind von zentraler Bedeutung. Zusammen mit ihren Eltern sind die Kinder und Jugendlichen dann in der Lage auch nach ihrem stationären Aufenthalt die Schmerzbehandlung eigenverantwortlich fortzusetzen.

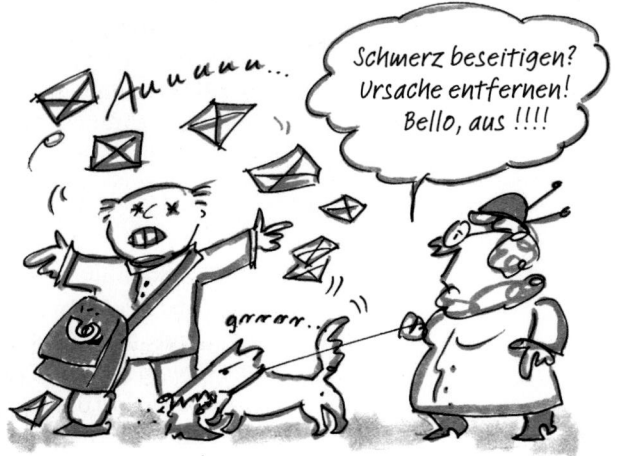

Grundzüge der medikamentösen Schmerztherapie

Im Rahmen der medikamentösen Schmerztherapie kommen systemisch wirksame Analgetika und Lokalanästhetika sowie unterstützend Co-Analgetika, z. B. Antidepressiva, zum Einsatz.

Die **Therapie akuter Schmerzzustände** hat zum Ziel, die Schmerzen so schnell wie möglich zu beseitigen. Verabreicht werden neben einer Therapie der Schmerzursache kurzwirksame Analgetika. Die Anwendung erfolgt bei Bedarf und beschränkt sich auf wenige Stunden bis Tage. Invasive Applikationsformen werden häufig eingesetzt. So führt eine intravenöse Bolusgabe häufig schon nach wenigen Minuten zur Schmerzstillung bzw. deutlichen Reduzierung der Schmerzen.

Sowohl im Rahmen der postoperativen Versorgung als auch in der Palliativmedizin wird häufig eine **Patientenkontrollierte Analgesie (PCA)** durchgeführt. Bei diesem System wird das Analgetikum über eine Pumpe [Abb. 1] entweder intravenös (Patientenkontrollierte intravenöse Analgesie, PCIA) oder epidural (Patientenkontrollierte epidurale Analgesie, PCEA) appliziert. Bei der PCEA liegt ein Periduralkatheter (PDK) im Periduralraum (Epiduralraum).

Die Kontrolle über die Verabreichung der Analgetika liegt überwiegend bei den Patientinnen. Sie bestimmen selbstständig über Beginn und Ende der Schmerzmittelapplikation und erreichen somit den individuell therapeutisch wirksamen Bereich. Nebenwirkungen sind auf ein Minimum reduziert. Eine Überdosierung durch die Patientinnen selbst ist nicht möglich, da die Basisrate und die Intervalle der Bolusgaben und deren Dosierung im Vorfeld genau festgelegt und ggf. im weiteren Behandlungsverlauf angepasst werden.

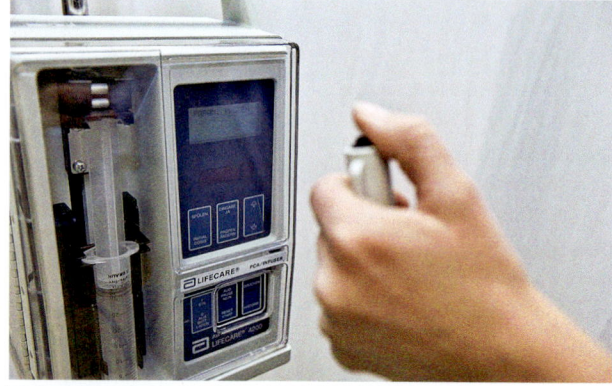

[1] PCA-Pumpe

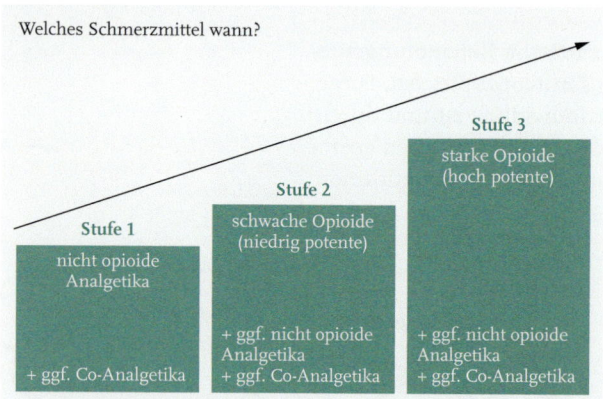

[2] Stufenschema zur Behandlung chronischer Schmerzen (Nach WHO-Stufenschema, World Health Organization: *Cancer pain relief.* 1986)

Die **Behandlung chronischer Schmerzen** verfolgt das Ziel der Schmerzprävention. Ausgerichtet auf den Erhalt der Unabhängigkeit der Patientinnen, erfolgt die Applikation der Medikamente zunächst auf einfachem Wege, d. h. oral, rektal oder transdermal. Erst bei unzureichender Wirkung geht man auf invasive Applikationsformen über (subkutan, intravenös, spinal). Ferner werden konstante Therapieintervalle festgelegt, damit es nicht erst zur Medikamenteneinnahme kommt, wenn die Schmerzen wieder auftreten. Weiterhin ist es sinnvoll, so lange wie möglich Retard-Präparate zu verabreichen und für besondere Erfordernisse eine Bedarfsmedikation zur Verfügung zu stellen.

Eine Monotherapie ist selten effektiv. Eine Kombinationstherapie im Sinne des **WHO-Stufenschemas** ermöglicht eine lang anhaltende Schmerzreduktion mit Verbesserung der Lebensqualität. Entsprechend der WHO-Empfehlung stellen die nicht opioiden Analgetika die erste Stufe der Schmerztherapie dar [Abb. 2]. In Stufe 2 werden sie durch niedrig potente Opioide ergänzt. Bei starken und stärksten Schmerzen werden die nicht opioiden Analgetika mit hoch potenten Opioiden kombiniert. Zusätzlich werden Co-Analgetika und Adjuvanzien verabreicht, die nicht opioide Analgetika und Opioide in ihrer Wirkung unterstützen. Das WHO-Stufenschema eignet sich sowohl für die Behandlung chronischer Schmerzen als auch zur Therapie postoperativer oder posttraumatischer Schmerzen.

Wirkmechanismus nicht opioider Analgetika

Durch die Schädigung des Gewebes werden körpereigene Entzündungsmediatoren freigesetzt. Dazu gehören u. a. Prostaglandine, die die Empfindlichkeit der Schmerzrezeptoren steigern. Nicht opioide Analgetika [Tab. 1] hemmen die Prostaglandinsynthese durch Blockade des Enzyms Cyclooxygenase (COX) und haben eine |analgetische, |antipyretische und |antiphlogistische Wirkung mit unterschiedlicher Ausprägung.

analgetisch
schmerzstillend
antipyretisch
fiebersenkend
antiphlogistisch
entzündungshemmend

Wirkstoff	Merkmale
Acetylsalicylsäure	▪ große therapeutische Breite ▪ NW: gastrointestinale Beschwerden, Asthmaanfall, Beeinträchtigung der Blutstillung (Thrombozytenaggregation)
Paracetamol	▪ gut verträglich ▪ NW: hepatotoxisch bei Überdosierung, Nephropathie
Ibuprofen	▪ niedrig dosiert als Analgetikum ▪ hoch dosiert gute antiphlogistische Wirkung ▪ NW: gastrointestinale Beschwerden, zentralnervöse Störungen
Diclofenac	▪ sehr gute antiphlogistische Wirkung, indiziert bei Knochen- und Weichteilschmerzen ▪ NW: gastrointestinale Beschwerden, allergische Reaktionen, zentralnervöse Störungen, Störung der Leber- und Nierenfunktion sowie der Blutbildung
Metamizol	▪ höchste analgetische und antipyretische Wirkung aller nicht opioiden Analgetika ▪ NW: allergische Reaktionen, Agranulozytose, Schock

[Tab. 1] Nicht opioide Analgetika (Auswahl)

Wirkmechanismus zentral wirksamer Analgetika (Opioide)

Während die nicht opioiden Analgetika direkt auf die Schmerzrezeptoren wirken, hemmen die Opioide zentral die Schmerzleitung, das Schmerzempfinden und die Schmerzbewertung. Ihre Funktion basiert auf einer der körpereigenen, schmerzhemmenden Peptide, Endorphine und Enkephaline ähnlichen Wirkung.

Opioide sind natürliche oder synthetische Substanzen, die sich chemisch von den Opiaten ableiten lassen. Opiate sind natürlich vorkommende Alkaloide, die aus dem Saft des Schlafmohns gewonnen werden. Ein Teil des so gewonnenen Rohopiums setzt sich aus den Alkaloiden Morphin, Codein und Thebain zusammen. Es werden niedrig potente und hoch potente Opioide unterschieden [Tab. 2].

Niedrig potente Opioide	Hoch potente Opioide
▪ Codein ▪ Tramadol ▪ Tilidin ▪ Pethidin (z. B. Dolantin®) ▪ Pirtramid (z. B. Dipidolor®)	▪ Morphin ▪ Fentanyl ▪ Buprenorhin (z. B. Temgesic®) ▪ Levomethadon (z. B. L-Polamidon®)

[Tab. 2] Opioide (Auswahl)

Co-Analgetika und Adjuvanzien

Die wichtigsten Co-Analgetika sind Antidepressiva, Antikonvulsiva, Kortikosteroide und Bisphosphonate:

- Antidepressiva und Antikonvulsiva werden u. a. bei neuropathischen Schmerzen angewendet.
- Kortikosteroide wirken antiödematös und können bei allen Schmerzsyndromen unterstützend eingesetzt werden.
- Bisphosphonate hemmen osteolytische Prozesse und reduzieren somit die Gefahr pathologischer Knochenfrakturen wie auch die bei Osteolyse auftretenden Schmerzen.

Darüber hinaus werden zur Behandlung durch Opioide induzierten Nebenwirkungen (z. B. Übelkeit, Erbrechen, Obstipation) und Angstzuständen Medikamente eingesetzt.

Lokalanästhetika

Lokalanästhetika hemmen zeitlich und örtlich begrenzt die Weiterleitung der Nervenimpulse durch die Nervenfasern. Verschiedene lokalanästhetische Verfahren sind möglich:

- Oberflächenanästhesie – Betäubung der Haut und Schleimhäute (z. B. bei endoskopischen Eingriffen)
- Infiltrationsanästhesie – Applikation subkutan oder intramuskulär (z. B. bei kleineren chirurgischen Eingriffen)
- periphere Nervenblockaden – Injektion in der Nähe von Nerven oder Nervengeflechten (z. B. bei chirurgischen Eingriffen oder schwersten neuropathischen Schmerzen)
- rückenmarksnahe Nervenblockaden

Die rückenmarksnahen Nervenblockaden lassen sich folgendermaßen unterscheiden:

- Spinalanästhesie – Applikation des Lokalanästhetikums in den Subarachnoidalraum (z. B. bei chirurgischen Eingriffen an den unteren Extremitäten und in der Geburtshilfe) [Abb. 1]
- Periduralanästhesie (PDA) – Applikation des Lokalanästhetikums in den Epiduralraum (z. B. zur Therapie chronischer Schmerzen); bei länger anhaltenden Schmerzen Legen eines Periduralkatheters (PDK); ermöglicht eine kontinuierliche Analgetikagabe.

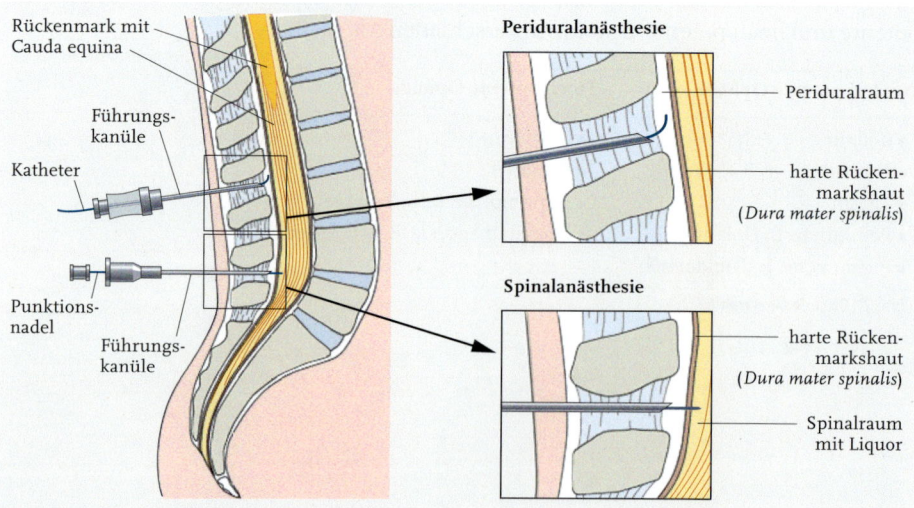

[1]   Spinal- und Periduralanästhesie

Mythos Opiatabhängigkeit

„Opiate machen körperlich und psychisch abhängig, schwächen, können einen Atemstillstand auslösen, bedeuten das Ende und stellen die letzte Therapieoption dar."

Sucht **3** | 544

Die Liste der unbegründeten Ängste und Befürchtungen könnte man getrost weiter fortsetzen. Die Berichterstattung in den Medien über Drogenmissbrauch und deren Auswirkung auf das soziale Leben verstärkt diese Annahmen nur noch und verunsichert viele Schmerzpatientinnen. Des Weiteren verhindern oft unzureichende pharmakologische Kenntnisse bei ärztlichem Personal und Pflegepersonal eine optimale Schmerzeinstellung.

Ja, es stimmt, dass Opiate süchtig und abhängig machen können. Für Schmerzpatientinnen ist die Gefahr einer psychischen Opiatabhängigkeit jedoch sehr gering. Schmerzpatientinnen erhalten Opiate, damit sie schmerzfrei sind, und nicht um ein Glücksgefühl zu erleben. Allerdings kann sich bei langfristiger und regelmäßiger Einnahme von Opiaten eine körperliche Abhängigkeit herausbilden. Um dem entgegenzuwirken, werden Opiate i. d. R. langsam ausgeschlichen. Viele Schmerzpatientinnen haben Angst vor den opiatassoziierten Nebenwirkungen, insbesondere vor der Atemdepression. Schmerzen führen zur Stimulation des Atemzentrums. Orientiert sich die Opiattherapie an der Intensität der Schmerzen, so ist eine klinisch relevante Atemdepression bedingt durch Opiate nur selten bis gar nicht zu beobachten.

Schmerzen, insbesondere chronische Schmerzen, sollten immer so gut wie möglich therapiert werden, egal wie gut oder wie schlecht die Aussicht auf Heilung ist. Opiate werden nicht nur bei chronischen Tumorschmerzen eingesetzt, sondern sind auch in der postoperativen und posttraumatischen Schmerztherapie von zentraler Bedeutung.

Ein weiterer Irrglaube besteht in der Annahme, dass Opiate schwächen und die Teilnahme am sozialen Leben stark beeinträchtigen. Genau das Gegenteil ist der Fall. Ein gut eingestellter Schmerz ermöglicht einen erholsamen Schlaf und die Patientinnen sind dadurch viel mobiler. Soziale Kontakte sind so erst möglich. Opiate sind nicht die Ultima Ratio. Als ein Baustein im therapeutischen Gesamtkonzept ermöglichen sie oft die Umsetzung einer wirksamen Therapie.

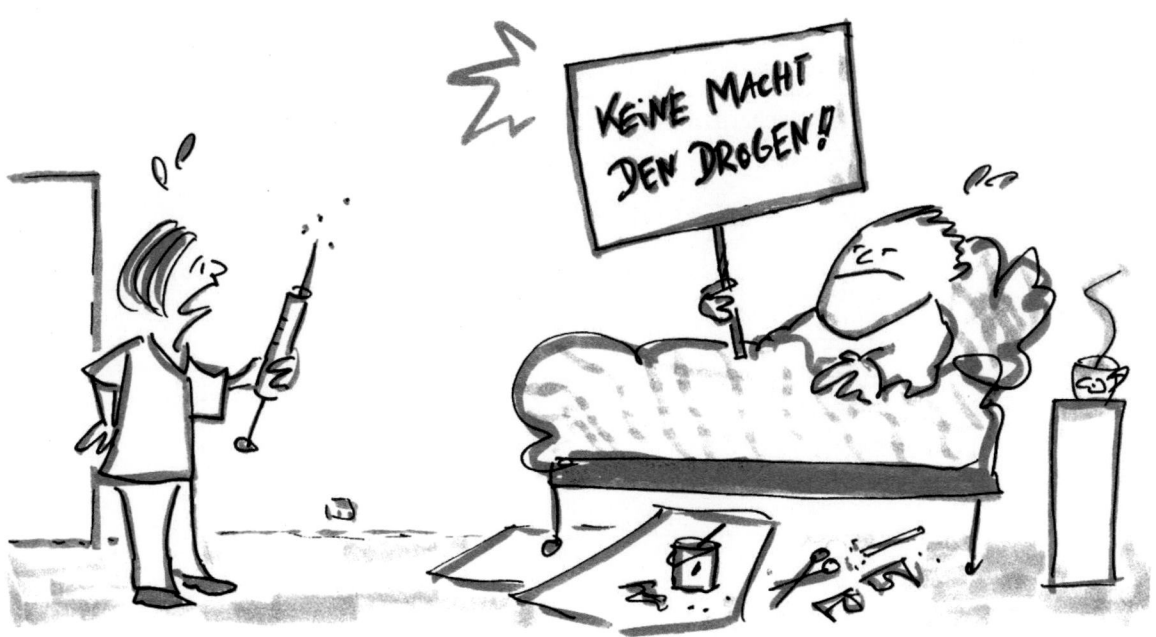

4.3 Rechtlicher Bezug

Arzneimittelgesetz **1** | 717

Betäubungsmittel (BtM) besitzen ein hohes Sucht- und Abhängigkeitspotenzial und unterliegen daher dem Betäubungsmittelgesetz (BtMG) und der Betäubungsmittel-Verschreibungsverordnung (BtMVV). Man unterscheidet

- nicht verkehrsfähige Betäubungsmittel (z. B. Heroin, Haschisch, LSD),
- verkehrsfähige, aber nicht verschreibungsfähige Betäubungsmittel (z. B. Roh- und Grundstoffe sowie Zwischenprodukte, die in der pharmazeutischen Industrie verwendet werden) sowie
- verkehrsfähige und verschreibungspflichtige Betäubungsmittel (z. B. Morphin, Codein, Methadon).

Es bedarf grundsätzlich einer Erlaubnis für den Verkehr mit Betäubungsmitteln durch das Bundesinstitut für Arzneimittel und Medizinprodukte. Aus dieser Erlaubnis ergeben sich folgende Regeln für den Umgang mit Betäubungsmitteln:

1 Die Verschreibung, Verabreichung und Überlassung zum sofortigen Verbrauch durch einen Arzt oder Zahnarzt ist nur zulässig, wenn durch die Gabe peripherer Analgetika und/oder anderer nicht medikamentöser Maßnahmen keine ausreichende Wirkung erzielt werden kann.

2 Betäubungsmittel sind gesondert aufzubewahren und vor unbefugtem Zugriff zu sichern.

3 Verfallene Betäubungsmittel werden in Gegenwart von zwei Zeugen so vernichtet, dass eine teilweise Wiederverwertung nicht möglich und der Schutz von Mensch und Umwelt vor schädlichen Einflüssen gewährleistet ist.

4 Zu Bruch gegangene Ampullen werden unter Zeugen dokumentiert und entsprechend entsorgt.

Das dreiteilige Betäubungsmittelrezept [Abb. 1] darf nicht älter als sieben Tage sein und enthält folgende Angaben:

1 Name und Adresse der Patientin

2 Ausstellungsdatum

3 Bezeichnung und Menge des Medikaments

4 Einnahmevorschriften

5 verordnende Ärztin (Name, Berufsbezeichnung, Adresse, Telefonnummer)

6 Unterschrift der Ärztin

Im stationären Bereich wird der Bestand in BtM-Karten oder -Büchern fortlaufend dokumentiert. Folgende Angaben sind notwendig:

1 Datum und Menge des Zu- und Abgangs

2 Lieferantin/Empfängerin mit Anschrift, sonstige Herkunft oder Verbleib

3 Name/Adresse der anfordernden Ärztin

4 Nummer des BtM-Rezeptes

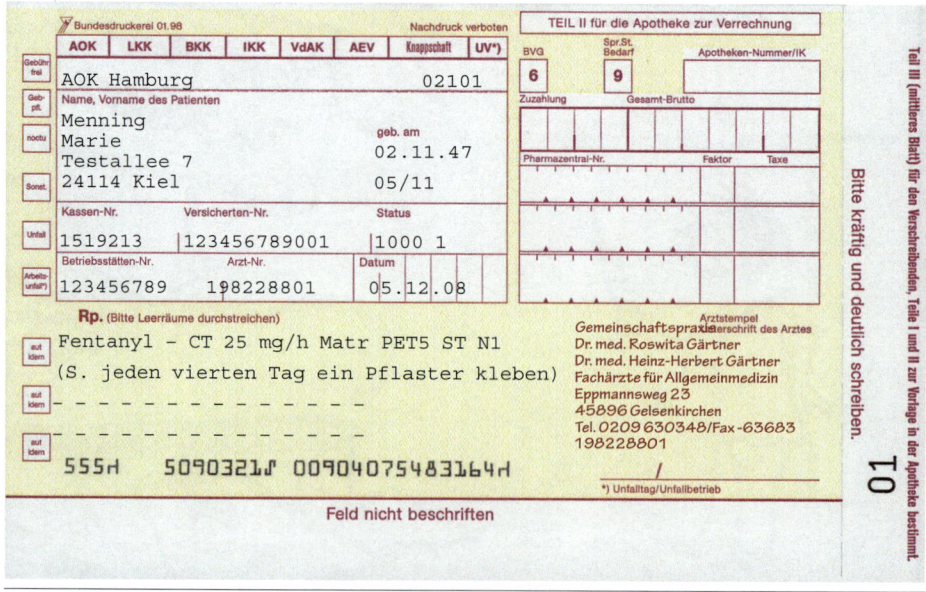

[1] Ausgefülltes BtM-Rezept

5 Chronisch kranke Menschen pflegen

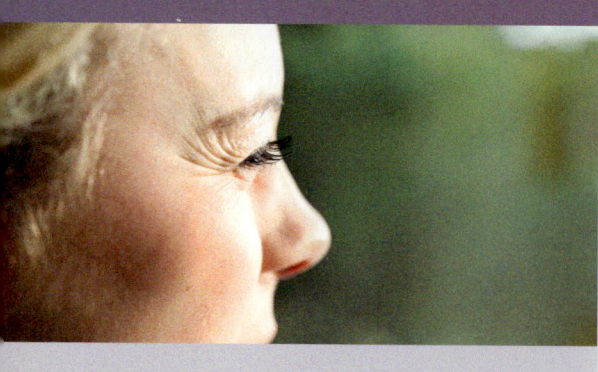

Chronisch
kranke Menschen pflegen

Endlosschleife

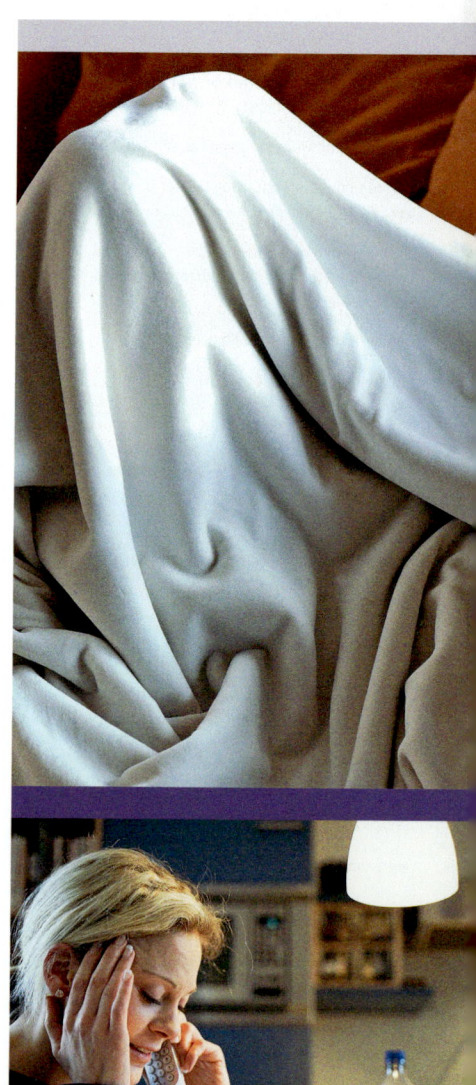

Als sie aufwachte, wusste sie, dass heute wieder so ein Tag war, so einer, der am besten nur fünf Minuten dauerte – um einen Kaffee zu trinken oder etwas spazieren zu gehen. Mehr brauchte heute nicht passieren. Mehr würde heute nicht passieren. Sie drehte sich um und schloss die Augen wieder, versuchte zu vergessen, versuchte zu verdrängen, wollte nicht an das denken, was sich in ihrem Kopf breitmachte. Sie presste die Augen zusammen, als ob es Linderung verschaffen würde, doch nichts half – es wurde nur schlimmer. Zitternd hob sie ihren Kopf, setzte sich auf, streifte mit den Füßen den Boden, setzte sie auf, lehnte sich nach vorne – und erhob sich. Schmerz! Da war er wieder, schon wieder. Lichtblitze schossen durch ihren Kopf und erzeugten ein buntes Feuerwerk. Sie war versucht, sich wieder fallen zu lassen, riss sich zusammen und machte den ersten Schritt. Bis zu ihrem kleinen Tisch mit dem Telefon, es waren nur drei Meter, schien es eine unüberwindbare Distanz zu sein. Langsam schob sie sich vorwärts, Schritt für Schritt. Sie griff das Telefon und schleppte sich zurück zum Bett, wo sie sich fallen ließ – das war ein Fehler! Wie ein Geschoss bohrte sich der Schmerz in ihren Kopf, brach ein Loch in die Hülle und explodierte dort. Alles schien auseinanderzubrechen, fast meinte sie, die Teile ihres explodierten Kopfes an den Wänden sehen zu können. Alles reduzierte sich auf einen einzigen, alles umfassenden: Schmerz! Jegliche Emotionen schienen ausgelöscht, alle Empfindungen wie durch ein schwarzes Loch davongesaugt.

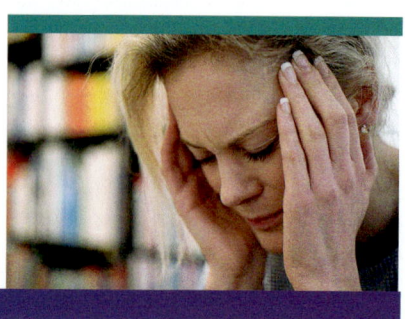

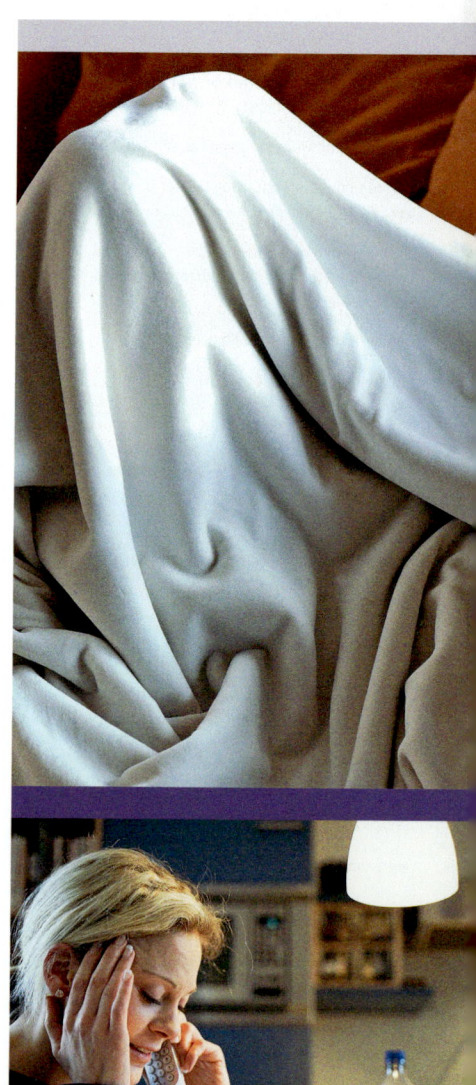

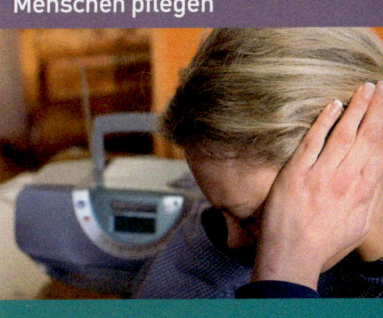

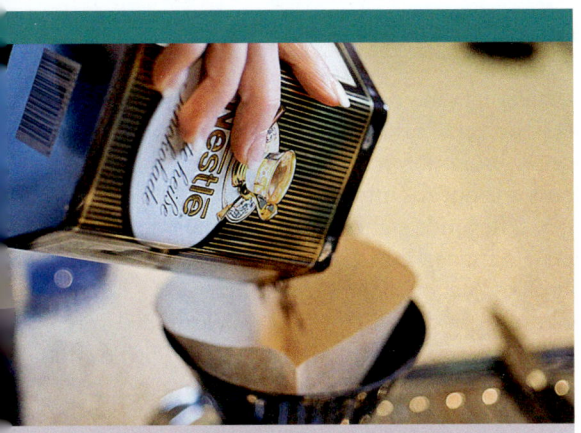

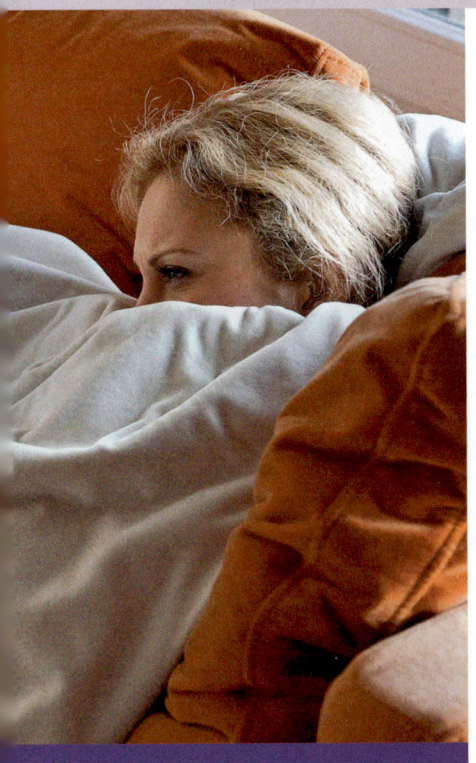

Sie nahm alle Kraft zusammen und wählte die Nummer, sie konnte sie auswendig. „Tuut!" Dieses Geräusch schoss durch ihren Kopf wie eine Harpune. „Friedrich-Nietzsche-Oberstufenzentrum, Sekretariat Michaelis am Apparat", tönte es aus dem Lautsprecher. Sie holte Luft, dann sagte sie mit beschlagener Stimme: „Hier spricht Laura Mertens, ich möchte mich krankmelden." „Ach Laura ... wieder die Kopfschmerzen, nicht wahr? Ich reiche es ihrem Tutor zu, alles andere ist ja klar." „Danke", presste sie hervor. „Keine Ursache, ich wünsche gute Besserung", entgegnete die Stimme aus dem Apparat, doch über Lauras Bewusstsein schob sich wieder ein dunkler Schleier; sie legte auf. Stille breitete sich über die Wohnung. „Warum ich? Warum diese Kopfschmerzen? Ich hasse es!", murmelte sie vor sich hin. Stück für Stück hatte es sie zerstört, immer wieder Kopfschmerzen, Schmerzen, Schmerzen. Immer mehr Ausfälle, Fehlstunden. Bis zur zehnten Klasse war sie gekommen, hatte die elfte angefangen, abgebrochen, war zwei Monate zur Kur gewesen, jetzt war sie auf dem OSZ gelandet und versuchte, ihr Abitur nachzuholen. Doch die Kopfschmerzen ließen sie nicht in Ruhe, sie war jetzt in der zwölften Klasse und dicht an der Grenze der erlaubten Fehltage. Sie verfluchte sich und ihre Kopfschmerzen; mindestens einen Tag im Monat, meist drei oder vier, fiel sie dadurch aus.

Sie ließ die Jalousien herunter, das helle Tageslicht war ihr unerträglich. Trotzdem erhob sie sich wieder; langsamer jetzt als vorhin und sorgsam darauf bedacht, nirgends anzustoßen. Jede Erschütterung und jedes Geräusch musste unbedingt vermieden werden. Vorsichtig schlich sie in die Küche und setzte Wasser auf, nahm eine Tasse aus dem Schrank und bereitete sich einen Kaffee zu. Sie trank ihn mit geschlossenen Augen in kleinen Schlucken.

Als sie ihn ausgetrunken hatte, ging sie wieder zu ihrem Bett, legte sich hin und schloss die Augen. Sie musste sich noch einige Male von rechts auf links und wieder zurückdrehen, bis sie endlich einschlief.

Aaron Pohl

<table>
<tr><td>5.1</td><td></td></tr>
</table>

| 5.1 | Pflegerische Schwerpunkte |

Pflegerische Schwerpunkte

5.1.1 Ziele und Konzepte der Pflege sowie der integrierten und kontinuierlichen Betreuung chronisch Kranker

Die Situation in der Pflege chronisch Kranker ist eine besondere, da die Patientinnen einerseits Betreuung, Beratung und Pflege von Fachkräften erwarten, andererseits aber meist bereits Jahre oder Jahrzehnte mit ihrer Erkrankung leben und sich mit ihr arrangiert haben. Sie kennen sich mit der Erkrankung gut aus und wissen i. d. R. sehr gut, was sie selbst in welchen Situationen benötigen. Pflegende stehen hier vor der Herausforderung, das Expertentum der Patientin einerseits anzuerkennen und ihr Wissen zu nutzen und andererseits beratend und ggf. korrigierend wirksam zu werden.

Im Umgang mit chronisch Kranken kommt in der Pflege das |Trajektmodell von **Corbin und Strauss** zur Anwendung. Die Patientin wird dabei als aktive Partnerin verstanden. In diesem Modell wird der |Verlauf einer chronischen Erkrankung anhand der folgenden Phasen dargestellt [Abb. 1]:

- Das **Vorstadium** umfasst die Zeit vor dem Ausbruch der Erkrankung. Diese Zeit wird einbezogen, um die Bedeutung der Prävention hervorzuheben.
- Danach folgt die Phase des Krankheitsbeginns, der **Verlaufskurvenbeginn** mit dem Auftreten erster Symptome. In dieser Phase besteht eine akute Gesundheitsgefährdung der Patientin, auch als Krise bezeichnet. Hier ist oft die Unterstützung und Betreuung in einer Klinik erforderlich.
- Danach schließt sich bei optimaler Betreuung eine Phase der Stabilität an. Die Patientin ist in den meisten Fällen in der Lage, sich weitgehend selbst zu versorgen. Es kommen die Strukturen des Selbstmanagements zum Tragen.
- Diese Phase wird immer wieder unterbrochen von Zeiten der **Instabilität**, in denen sich die Erkrankung verschlechtert [Abb. 1]. Wenn **akute Schübe** auftreten, ist die Patientin oft auf pflegerische und medizinische Betreuung angewiesen. Diese Phasen der Instabilität können direkt durch einen akuten Schub der Erkrankung verursacht werden. Eine andere Möglichkeit ist von der eigentlichen Erkrankung unabhängig, z. B. durch einen schwereren Verlauf einer Allgemeinerkrankung. Dies bezeichnet man als indirekt.
- Verschlechtert sich die Erkrankung, kann es zur **Krisenphase** kommen, die eine kritische oder gar lebensbedrohliche Situation darstellt.
  - In der Zeit der **Normalisierung** können vorhandene Ressourcen genutzt werden. Der Kurvenverlauf ist aufwärtsgerichtet.
  - Bei Verschlechterungen ist der Kurvenverlauf abwärtsgerichtet, man spricht von einer Abwärtsphase.
  - Die Zeitspanne und die Häufigkeit des Wechsels von stabilen und instabilen Phasen werden von der Gesamtsituation der Patientin, der Art und Weise der Erkrankung und der Qualität der Versorgungsstrukturen bestimmt.
  - Kann sich die Patientin nicht mehr von einer Phase der Instabilität erholen, folgt als letzte Phase die **Sterbephase**.

Trajektmodell

Modell, das den Verlauf der Erkrankung in den Mittelpunkt rückt;

trajectory, engl. = Flugbahn, Verlaufsschiene

Phasen einer chronischen Erkrankung (Grundmodell)

1 | 522

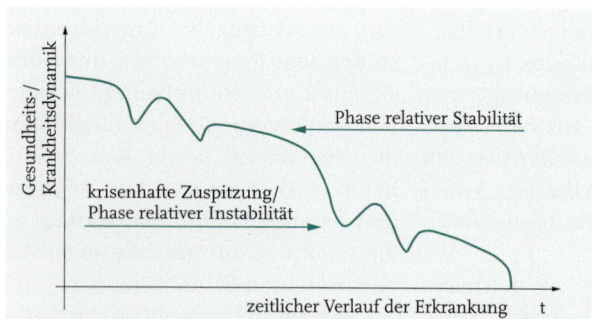

[1] Exemplarische Verlaufskurve mit langfristiger Abwärtstendenz bei chronischer Erkrankung; die Verlaufskurve folgt im Wesentlichen dem Grundmodell von Corbin und Strauss.

Die grafische Darstellung dieser Phasen ergibt die Pflege- und Krankheitskurve. Diese wird individuell und retrospektiv erstellt. Durch den Vergleich mit den Kurven anderer Patientinnen mit gleicher Erkrankung und ähnlichen Bedingungsfaktoren können vorsichtige Prognosen über den möglichen weiteren Verlauf erstellt werden. Zudem können durch die intensive Beobachtung und Aufzeichnung des Krankheitsverlaufes Veränderungen schnell erkannt und entsprechende Maßnahmen in der Versorgung eingeleitet werden. Die Bedeutung dieses Ansatzes für die Pflege besteht darin, dass so der individuelle Verlauf chronischer Erkrankungen berücksichtigt werden kann. Der Verlauf der Erkrankung wird als Gesamtverlauf betrachtet. Jeder neue Krankenhausaufenthalt wird nicht isoliert gesehen, sondern in den individuellen Gesamtprozess eingebettet. Dadurch wird eine bessere Verzahnung von ambulanter und stationärer Pflege ermöglicht.

Die Aufgaben der Pflegenden in diesem Modell lassen sich in fünf Phasen gliedern:
- **Assessment** der Bedarfe der Patientin in ihrer Familie bzw. Bezugsgruppe
- **Bedingungsanalyse**: Einschätzung der Umstände, die das Erreichen der Ziele fördern bzw. hemmen
- **Prioritätensetzung**: gemeinsames Festlegen eines oder mehrerer Interventionsschwerpunkte
- **Pflegeintervention**: aktuelle, flexibel an die jeweilige Situation angepasste Auswahl und Durchführung von Pflegehandlungen
- **Evaluation**: gemeinsame Überprüfung der Effektivität der Pflegeinterventionen

Die erfolgreiche Umsetzung dieses Modells setzt einen vertrauensvollen Umgang aller Beteiligten miteinander voraus. Idealerweise kommt ein |Bezugspflegesystem zur Anwendung. Auch Pflegetheoretikerinnen, wie z. B. Dorothea Orem, berücksichtigen die Besonderheiten der Pflege chronisch Kranker.

Bezugspflegesystem **1** | 600
Dorothea Orem **3** | 399

Zu verschiedenen chronischen Erkrankungen bestehen |**Disease-Management-Programme** (DMP) bei Krankenkassen. Die gesetzliche Grundlage ist § 137 f SGB V. Dieses Gesetz trat am 1. Juli 2002 in Kraft. Die Programme orientieren sich an der evidenzbasierten Medizin und enthalten Behandlungsleitlinien, an die sich teilnehmende Ärztinnen halten müssen, um die Leistungen von der Krankenkasse erstattet zu bekommen. Ziel der Einführung dieser Programme ist eine bessere Versorgung chronisch Kranker, indem sie im Risiko-Struktur-Ausgleich besonders berücksichtigt werden. Es werden auch eine abgestimmte und koordinierte Behandlung chronisch Kranker sowie eine Kostensenkung angestrebt. Hierfür sollen sich niedergelassene Ärztinnen, Krankenhäuser, Apotheken und Rehabilitationseinrichtungen miteinander abstimmen und eine gemeinsame Therapiestrategie für die Patientin verfolgen.

Disease-Management-Programm
strukturierte Behandlungsprogramme für die ärztliche Therapie

Für folgende Erkrankungen steht derzeit ein DMP zur Verfügung:
- Diabetes mellitus Typ 1 und 2
- |Koronare Herzkrankheit (KHK) mit Modul Herzinsuffizienz
- |chronisch obstruktive Lungenerkrankungen (*chronic obstructive pulmonary disease*, COPD)
- |Brustkrebs
- Asthma bronchiale

Koronare Herzkrankheit | 506
obstruktive und restriktive Lungenerkrankungen **1** | 397
Mammakarzinom | 258

In regelmäßigen Dokumentationen werden Laborparameter, diagnostische Maßnahmen, Haupt- und Nebendiagnosen, therapeutische Maßnahmen, Schulungsmaßnahmen und die Daten der behandelnden Ärztin erfasst. Die Patientin wird regelmäßig geschult, erhält Informationsmaterial und wird an Kontrolltermine erinnert. Zum Anreiz wird die Praxisgebühr rückerstattet. Das Ausscheiden aus dem Programm erfolgt bei unzureichender Dokumentation, mangelnder Teilnahme der Patientin an Untersuchungen, bei Tod, Wechsel der Krankenkasse und bei bestimmten Kriterien, die auf eine Genesung schließen lassen (z. B. keine Rezidive 5,5 Jahre nach der Erstmanifestation bei Brustkrebs).

5.1.2

Besonderheiten
bei der Pflege Diabeteskranker und ihrer Angehörigen

Bedarf an Energie liefernden
Nährstoffen **1** | 285
Nährstoffe aus chemischer
Sicht **1** | 281

Die pflegerische Betreuung diabeteskranker Menschen beinhaltet die Bereiche
- Beratung und Unterstützung bei der Ernährung,
- Beratung und Unterstützung bei der Überprüfung bzw. Veränderung der Bewegungsgewohnheiten,
- Durchführung der medikamentösen Therapie und Anleitung zur selbstständigen Therapie sowie
- Beratung und Unterstützung bei der Haut-, Fuß- und Nagelpflege.

www.deutsche-diabetes-
gesellschaft.de
►Leitlinien
►Evidenzbasierte Leitlinien
Hier finden Sie evidenzbasierte
Ernährungsempfehlungen zur
Behandlung und Prävention
des Diabetes mellitus

Beratung und Unterstützung bei der Ernährung

Die Ernährung diabeteskranker Menschen wurde lange Zeit sehr restriktiv geregelt. Passend zu der medikamentösen Einstellung durften Patientinnen nur eine bestimmte Menge Kohlenhydrate am Tag nach einem festen Plan zu sich nehmen. Sie mussten ihre Ernährung nach strengen Diätvorschriften gestalten. So wurde der Kohlenhydratgehalt der Lebensmittel in Broteinheiten (BE) umgerechnet und es wurde festgelegt, wie viele BE über den Tag verteilt aufgenommen werden durften. Da eine solche Einschränkung nur von sehr disziplinierten und gut informierten Patientinnen eingehalten werden konnte, war der Therapieerfolg oft nur gering. Mit Einführung einer intensivierten und individuellen Therapie gibt es evidenzbasierte Empfehlungen zur Ernährung, die einfacher gestaltet sind. So taucht die Bezeichnung Broteinheiten in den Leitlinien zur Ernährung bei Diabetes mellitus i. d. R. gar nicht mehr auf.

Über folgende Grundprinzipien, die den allgemeinen Empfehlungen für eine gesunde Ernährung ähneln, sollten Diabetikerinnen informiert und individuell beraten werden:

BMI **1** | 233
Übergewichtige **1** | 234

- **Energiebilanz und Körpergewicht**: Ein |BMI von 18,5 – 24,9 kg/m^2 ist anzustreben. |Übergewichtige Diabetikerinnen sollten die Energieaufnahme reduzieren und den Energieverbrauch steigern, um sich diesem Gewicht anzunähern. Wenn sie auf energiedichte Lebensmittel, insbesondere solche, die viel gesättigte Fette und freie Zucker enthalten, verzichten, wird für gewöhnlich eine Gewichtsabnahme erreicht, ohne dass eine strikte Kalorienbeschränkung notwendig ist.

> ↘ Schon eine moderate Gewichtsabnahme von etwa 10 % des ursprünglichen Körpergewichts verbessert die Insulinempfindlichkeit sowie die Glukosetoleranz und senkt die Serumlipidspiegel sowie den Blutdruck.

diabetische
Nephropathie| 192, 193
Fettsäuren **1** | 284

- **Protein**: Diabetikerinnen ohne Anzeichen einer |Nephropathie können 10 – 20% ihrer Gesamtenergie in Form von Eiweißen zu sich nehmen. Insbesondere Typ-1-Diabetikerinnen mit einer Nephropathie sollten jedoch täglich nicht mehr als 0,8 g pro Kilogramm Normalgewicht an Eiweiß zu sich nehmen, da eine höhere Proteinzufuhr die Entwicklung einer Albuminurie begünstigt.
- **Fette**: Die Gesamtfettaufnahme sollte nicht über 35 %, bei Übergewichtigen nicht über 30 % der Gesamtenergiezufuhr liegen. Dabei sollten gesättigte und mehrfach ungesättigte |Fettsäuren jeweils nicht mehr als 10 % der Gesamttagesenergie ausmachen. Günstige Fettlieferanten sind Öle, die reich an einfach ungesättigten Fettsäuren sind. Die Aufnahme von Cholesterin sollte 300 mg/Tag nicht überschreiten. Der Verzehr von 2 – 3 Portionen Fisch pro Woche wird empfohlen, da dieser wichtige Omega-3-Fettsäuren enthält.

■ **Kohlenhydrate:** Die Kohlenhydrataufnahme kann zwischen 45 und 60 % der Gesamtenergiezufuhr betragen. Dabei sollten insbesondere Gemüse, Hülsenfrüchte, Obst und Getreideprodukte aus vollem Korn gewählt werden, da diese die Ballaststoff- und Vitaminaufnahme gewährleisten und durch Förderung des Sättigungsgefühls die Gewichtsabnahme erleichtern. Bei Diabetikerinnen, die Insulin spritzen oder orale Antidiabetika einnehmen, sollten der Zeitpunkt und die Dosierung der Medikation mit der Menge und der Art der Kohlenhydrate abgestimmt werden. Der glykämische Index (GI) klassifiziert kohlenhydrathaltige Lebensmittel nach ihrer blutzuckersteigernden Wirkung. Die blutzuckersteigernde Wirkung von 50 g Traubenzucker wird einem GI von 100 gleichgesetzt. Im Verhältnis dazu wird bestimmt, wie andere Lebensmittel den Blutzuckerspiegel verändern. Lebensmittel, die einen schnellen und hohen Blutzuckeranstieg auslösen, haben einen hohen GI, während Lebensmittel mit einem niedrigen GI den Blutzuckerspiegel nur langsam und geringfügig erhöhen. Daher sollten kohlenhydrathaltige Nahrungsmittel mit einem niedrigen GI gewählt werden, um die Regulation des Blutzuckerspiegels zu verbessern.

Da es aber auch Lebensmittel gibt, die trotz eines niedrigen GI reichlich gesättigte Fettsäuren oder Zucker enthalten, sollten stets alle Qualitäten des Nahrungsmittels berücksichtigt werden.

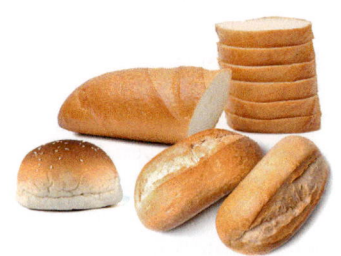

[1] Einen hohen GI haben u. a. Weißbrot, Cornflakes, Pommes und Honig.

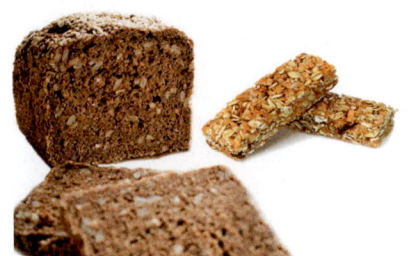

[2] Einen mittleren GI haben u. a. Bananen, Ananas, Müsliriegel, Vollkornbrot.

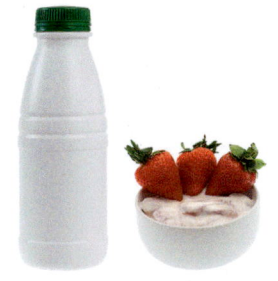

[3] Einen niedrigen GI haben u. a. Joghurt, Äpfel, Erbsen, Milch.

■ **Haushaltszucker (Saccharose)/ freie Zucker:** Unter freiem Zucker versteht man die Einfach- oder Zweifachzucker, die Lebensmitteln hinzugefügt werden. Im Allgemeinen sollten nicht mehr als 10 % der Gesamtenergie in Form von Zucker zu sich genommen werden. Nach Aussage des Expertenrats der WHO „Diät, Ernährung und Prävention chronischer Erkrankungen" können Diabetikerinnen mit gut eingestellten Blutzuckerspiegeln bis zu 50 g Zucker pro Tag bedenkenlos konsumieren.

■ **Vitamine, Mineralstoffe, Spurenelemente:** Es gibt zurzeit keine Studien, die belegen, dass der Bedarf von Diabetikerinnen an Vitaminen, Mineralstoffen oder Spurenelementen anders ist als der der Allgemeinbevölkerung. Der Konsum von reichlich Obst und Gemüse wird auch hier empfohlen. Die Salzaufnahme sollte bei unter 6 g/Tag liegen, bei Diabetikerinnen mit einer Hypertonie sollte sie noch weiter eingeschränkt werden.

■ **Alkohol:** Eine moderate Alkoholaufnahme (Frauen bis zu 10 g/Tag; Männer bis zu 20 g/Tag) ist auch bei Diabetikerinnen akzeptabel, wenn nicht weitere Erkrankungen wie |Neuropathien, |Hypertonie oder |Pankreatitis bestehen. Übergewichtige Diabetikerinnen sollten auf Grund des hohen Energiegehalts des Alkohols geringere Mengen zu sich nehmen. Da Alkohol eine ausgeprägte und lang andauernde Hypoglykämie auslösen kann, sollte er von Diabetikerinnen, die Insulin spritzen, mit einer kohlenhydrathaltigen Mahlzeit konsumiert werden.

diabetische Neuropathien | **193**
Polyneuropathien | **449**
Hypertonie | **511**
Pankreatitis | **721**

Auf Diätprodukte kann verzichtet werden, da Zuckeraustauschstoffe keinen Gewinn für die diabetesgerechte Ernährung darstellen.

Aus der Forschung

Der Genuss von Tee und/oder Kaffee kann das Risiko, an Diabetes mellitus Typ 2 zu erkranken, verringern. Zu diesem Ergebnis kommt eine holländische Forschergruppe, die Fragebögen von über 40 000 Studienteilnehmern statistisch auswertete. Untersucht wurden die Angaben zu Ess- und Trinkverhalten hinsichtlich alleinigen Tee- bzw. Kaffeekonsums und für beide zusammen. Der risikomindernde Effekt wurde hierbei für einen täglichen Konsum von wenigstens drei Tassen Tee und/oder Kaffee festgestellt. Magnesium, Kalium, Koffein und gesteigerter Blutdruck ließen sich dabei nicht als die verursachenden Faktoren belegen.

van DIEREN, S.; UITERWAAL, C. S. P. M.; van der SCHOUW, Y. T.; van der A, D. L.; BOER, J. M. A.; SPIJKERMAN, A.; GROBBEE, D. E.; BEULENS, J. W. J.: „Coffee and tea consumption and risk of type 2 diabetes" in: *Diabetologia*, 2009, 52 (12), S. 2561–2569

Beratung und Unterstützung bei der Überprüfung bzw. Veränderung der Bewegungsgewohnheiten

Parallel zur Ernährung wird die Patientin zu ihrem Bewegungsverhalten beraten. Ziel ist ein normales Maß von täglich ein bis zwei Stunden Bewegung und wöchentlich ca. zwei Stunden Sport. Bei vielen Typ-2-Diabetikerinnen können sich die Blutzuckerwerte bereits durch die Umstellung der Ernährung und mehr Bewegung normalisieren [Abb. 1]. Grundsätzlich können Diabetikerinnen alle Sportarten ausüben. Besonders geeignet sind Ausdauersportarten, da sie sich auch positiv auf das Herz-Kreislauf-System auswirken. Mit Blick auf die |Hypoglykämie, die eine eingeschränkte Urteilsfähigkeit zur Folge hat, sind Sportarten mit erhöhten Risiken, wie z. B. Tauchen, Fallschirmspringen, Klettern in großen Höhen oder Drachenfliegen, nicht zu empfehlen. Bei älteren Diabetikerinnen oder Patientinnen mit Spätfolgen sind bei der Wahl der Sportart auch andere körperliche Beeinträchtigungen zu beachten. Diabetikerinnen, die mit Insulin oder |Sulfonylharnstoffen behandelt werden, sollten die Medikamentendosis der geplanten körperlichen Belastung anpassen und vor, während und nach der sportlichen Betätigung ihren Blutzucker messen, um Hypoglykämien zu vermeiden.

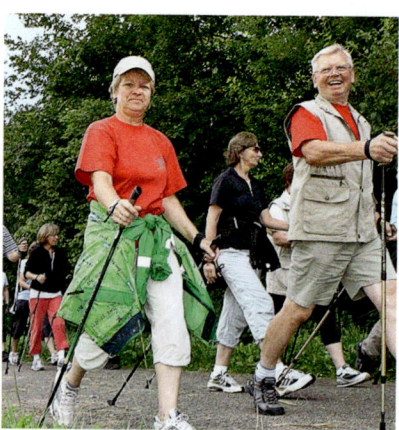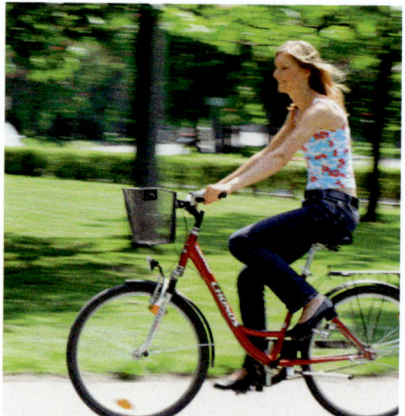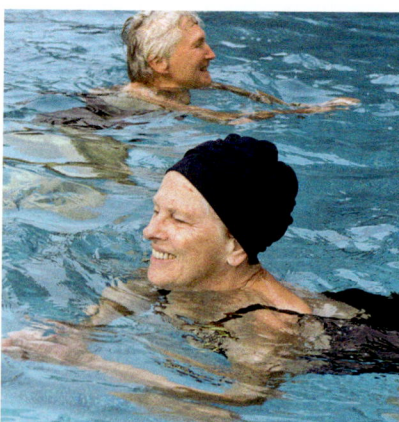

[1]   Typ-2-Diabetikerinnen sollten auf genügend Bewegung achten.

Durchführung und Anleitung zu selbstständiger medikamentöser Therapie

Bestehen trotz der Umstellungen weiterhin zu hohe Blutzuckerwerte, erhalten Patientinnen mit Diabetes mellitus Typ 2 eine medikamentöse Therapie. Zu Beginn werden orale **Antidiabetika** verabreicht, bei nicht ausreichendem Erfolg wird eine Insulintherapie durchgeführt. Bei Typ-1-Diabetikerinnen erfolgt die medikamentöse Therapie ausschließlich mit Insulin. Die Pflegende übernimmt zunächst die Verabreichung der oralen Medikamente und die subkutane Injektion von **Insulin**. Ziel ist die selbstständige Durchführung der Therapie durch die Patientin. Zur Insulininjektion werden im Wesentlichen die Grundsätze der s. c.-Injektion beachtet.

Subkutane Injektionen **1** | 703

Insulinvorräte werden im Kühlschrank bei 2 – 8 °C aufbewahrt. Aktuell verwendetes Insulin kann bei Zimmertemperatur aufbewahrt werden, sollte aber vor direkter Sonneneinstrahlung und Gefrieren geschützt sein. Es muss innerhalb eines Monats aufgebraucht werden. In Gebrauch befindliche Pens dürfen auf Grund einer möglichen Luftblasenbildung nicht im Kühlschrank gelagert werden. Insulinsuspensionen, wie z. B. |NPH-Insulin, müssen vor dem Aufziehen mindestens 20-mal langsam gekippt oder gerollt werden, da eine unzureichende Durchmischung zu Über- oder Unterdosierungen führen könnte. Starkes Schütteln zerstört die Insulinmoleküle und führt zu Schaumbildung mit Luftblasen in der Ampulle und sollte deshalb vermieden werden.

Insulinpens sind Applikationshilfen, die das Aufziehen von Insulin überflüssig machen [Abb. 2].

NPH-Insulin (neutrales Protamin Hagedorn-Insulin) an basisches Eiweiß (Protamin) gebundenes Insulin, das eine verzögerte und verlängerte Wirkung hat

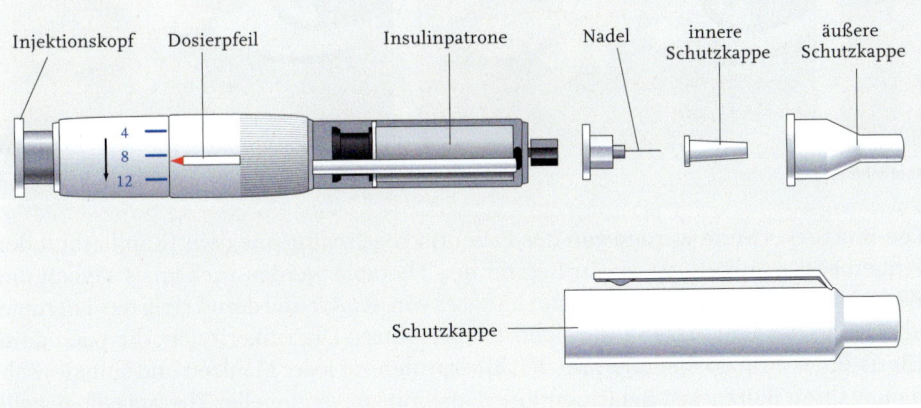

[2]   Bestandteile eines Pens

Injektionskopf   Dosierpfeil   Insulinpatrone   Nadel   innere Schutzkappe   äußere Schutzkappe

Schutzkappe

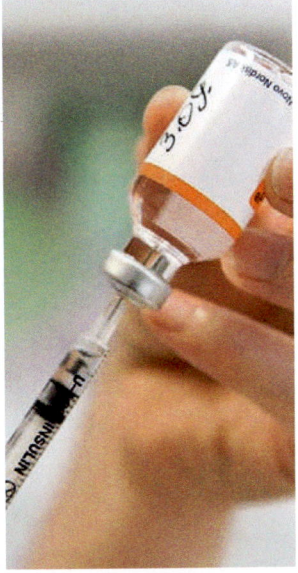

[3]   Aufziehen von Insulin

Jeder Diabetikerin, die Insulin spritzt, sollte jedoch auch das Aufziehen und Injizieren mit einer konventionellen Spritze vertraut sein, da sie auch in Situationen, in denen keine Pens zur Verfügung stehen, in der Lage sein sollte, sich Insulin zu verabreichen. Das Insulin in Pen-Ampullen hat eine andere Konzentration (U100 = 1 ml entspricht 100 Insulineinheiten) als das Insulin in herkömmlichen Ampullen (U40 = 1 ml entspricht 40 Insulineinheiten). Wird in Ausnahmefällen Insulin aus einer Pen-Ampulle entnommen, so wird eine entsprechend skalierte Spritze verwendet.

Die **Injektion mit Hilfe eines Pens** erfolgt so:

- Hände waschen
- nach Wechsel der Insulinpatrone zur Vermeidung von Luftblasen kleinste einstellbare Insulindosis bei senkrecht nach oben gehaltenem Pen in die Luft spritzen
- Einstellen der benötigten Insulinmenge durch Drehen am Dosierknopf
- Injektionsort auswählen laut Plan
- Hautdesinfektion in der Klinik laut Hygieneplan (entfällt im Privathaushalt)
- Hautfalte bilden [Abb. 1]
- Einstechen der Nadel im 90°-Winkel
- durch Drücken auf den Knopf die Dosis injizieren
- Kanüle erst nach mindestens zehn Sekunden herausziehen, (durch das geringe Lumen der Penkanülen erfolgt die Injektion sehr langsam)
- Hautfalte verstreichen lassen
- in der Klinik wird nach jeder Injektion die Kanüle gewechselt, im häuslichen Umfeld erfolgt der Wechsel seltener

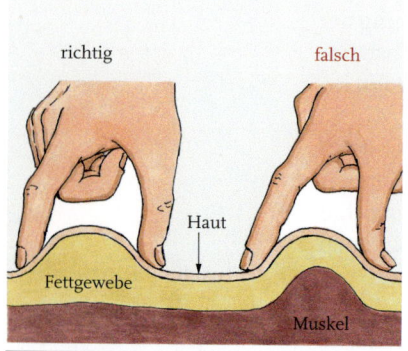

[1] Faltenbildung

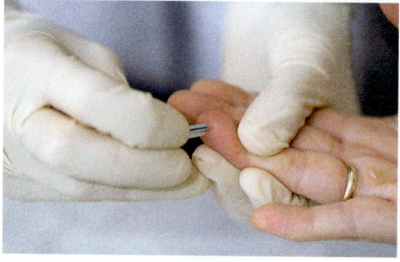 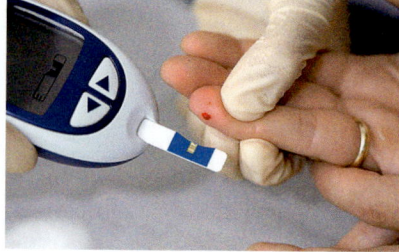 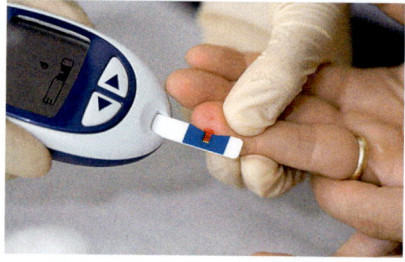

[2] Blutzuckerbestimmung (Kapillarblutentnahme)

kapillare
Blutentnahme **1** | 848
Basis-Bolus-Prinzip | 188

Die Blutzuckerwerte werden von der Patientin regelmäßig aus dem |Kapillarblut der Fingerbeere ermittelt [Abb. 2]. Zu Beginn der Therapie werden mehrmals täglich die Werte bestimmt. Im weiteren Verlauf hängt es von der Art und dem Erfolg der Therapie ab, wie oft der Blutzucker kontrolliert werden muss. Diabetikerinnen, die nach dem |Basis-Bolus-Prinzip therapiert werden, überprüfen vor jeder Mahlzeit und situationsabhängig ihren Blutzucker. Bei Patientinnen, die mit konventioneller Therapie eingestellt sind, ist es oft nur noch einmal in der Woche notwendig, ein Tagesprofil zu erstellen.

Beratung und Unterstützung bei der Haut-, Fuß- und Nagelpflege

Ein weiterer Schwerpunkt in der Betreuung Diabeteskranker ist die Hautpflege. Auf Grund der zu hohen Blutzuckerkonzentration kommt es zur Schädigung freier Nervenendigungen in der Epidermis, daraus folgen

- eine verminderte Schweiß- und Talgdrüsenproduktion mit schuppender Haut und quälendem Juckreiz sowie
- fehlendes bzw. vermindertes Schmerzempfinden.

Pflegediagnose

„Gefahr einer Hautschädigung

Gefahr einer negativen Veränderung der Haut."   Doenges et al.: S. 403

„Hautschädigung

Veränderung der Epidermis (Oberhaut) und/oder Dermis (Lederhaut)."

Doenges et al.: S. 397

Langes und häufiges Baden oder Duschen wie auch heißes Wasser sind für die Haut belastend. Der Säureschutzmantel wird beeinträchtigt und die Haut ausgetrocknet. Dies wirkt sich bei Diabetikerinnen besonders aus, da sowohl Säureschutz als auch Hautfettung ohnehin vermindert sind. Diabetikerinnen sollten daher sanftes Waschen oder kurze Duschbäder bevorzugen. Um Verletzungen vorzubeugen, sollte die Haut nicht zu stark trocken gerieben werden. Ein gutes Abtrocknen, insbesondere in den Hautfalten, ist aber wichtig, um Hautinfektionen vorzubeugen. Dem zum Teil unerträglichen Juckreiz kann die Patientin durch kühle Waschungen mit beruhigenden Zusätzen wie Kamille, Lavendel oder Aloe vera begegnen. Sie sollte Kleidungsstücke aus atmungsaktiven Stoffen tragen und die Haut regelmäßig mit speziell für Diabetikerinnen entwickelten Pflegemitteln und Cremes pflegen. Empfehlenswert sind z. B. harnstoffhaltige Lotionen (mit Urea), die die Hautregeneration anregen und feuchtigkeitsspendend wirken. Die Hautpflege an Händen und Füßen ist im Winter besonders wichtig.

Die zu hohe Blutzuckerkonzentration führt auch zu Durchblutungsstörungen und zu Wundheilungsstörungen. Im Zusammenspiel der verminderten Schmerzempfindung und der Wundheilungsstörungen sind besonders die Füße der Patientin für Verletzungen gefährdet. Es kann zum |diabetischen Fußsyndrom als Komplikation kommen. Eine wichtige pflegerische Aufgabe ist es daher, Verletzungen an den Füßen zu vermeiden. Durch folgende Handlungen kann die Betroffene das Verletzungsrisiko einschränken:

diabetisches Fußsyndrom | 194

- weiche, bequeme Schuhe aus Leder tragen; neue Schuhe am Nachmittag kaufen, da die Füße im Laufe des Tages oft anschwellen
- Strümpfe aus Wolle oder Baumwolle tragen, die den Fuß gut atmen lassen
- drückende Nähte oder Stopfstellen vermeiden; weiche Bettsocken sind angenehm
- Schuhe regelmäßig auf Steinchen oder andere Fremdkörper kontrollieren
- barfuß laufen vermeiden
- Füße oft in lauwarmem Wasser waschen, wenig Seife verwenden und besonders sorgfältig abtrocknen, lange und heiße Fußbäder vermeiden
- Fußnägel geradefeilen, nur an den äußeren Ecken leicht abrunden, keine schneidenden Werkzeuge verwenden; Hornhaut ggf. mit einem Bimsstein nach einem Fußbad entfernen; Fuß- und Nagelpflege nach Möglichkeit von einer Fachkraft/ Podologin durchführen lassen
- täglich die Füße und Fußsohlen mit einem Spiegel inspizieren [Abb. 3]
- auch kleine Verletzungen sofort fachgerecht versorgen lassen

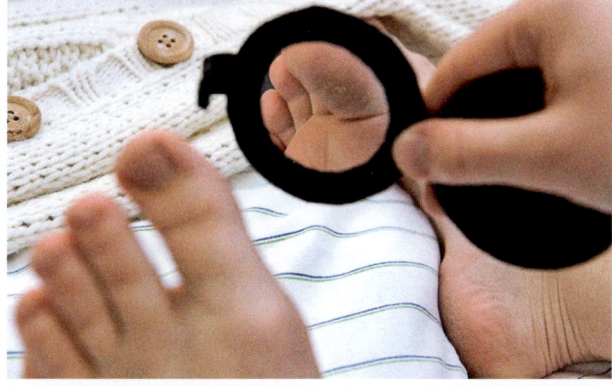

[3]   Inspektion der Füße mit einem Spiegel

Maßnahmen bei diabetischem Koma und Hypoglykämie

Zu den weiteren Aufgaben der Pflegenden gehört die aufmerksame Beobachtung der Patientinnen, um eine mögliche |Hypo- oder Hyperglykämie oder ein |diabetisches Koma zu vermeiden bzw. rechtzeitig zu erkennen, um entsprechende Maßnahmen einleiten zu können. Die Patientinnen werden über die Anzeichen dieser Komplikationen und die notwendigen Reaktionen darauf informiert und beraten. So sollten sie stets ihren Pen, ein BZ-Messgerät, ihren Gesundheitspass Diabetes und eine Notration Traubenzucker bei sich tragen. Angehörige, Freunde, Kolleginnen und Lehrerinnen sollten über die Erkrankung der Betroffenen und die Notfallmaßnahmen ebenfalls informiert werden.

Hypoglykämie | 190
diabetisches Koma | 189

5.1.3
Besonderheiten bei der Pflege Asthmakranker und ihrer Angehörigen

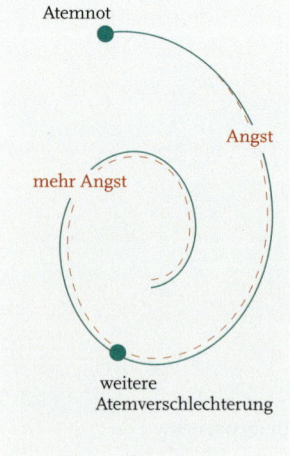

[1] Teufelskreisartiger Zusammenhang von Atemnot und Angst

Die Betreuung Asthmakranker und ihrer Angehörigen bezieht sich in erster Linie auf Situationen der Atemnot sowie auf die Schulung zur Vermeidung solcher Situationen bzw. zum selbstständigen und sicheren Umgang mit Notfallsituationen.

> **Atemnot verursacht Todesangst. Nur der ruhige und sichere Umgang mit dieser Situation vermittelt der Patientin und ihren Angehörigen die notwendige Ruhe, um die Angst zu bewältigen und in folgenden Anfallsituationen nicht in Panik zu verfallen.**

Die eigentliche Gefahr beim Asthmaanfall ist der Sauerstoffmangel.

Pflegediagnose

„Unwirksamer Atemvorgang"

Inspirations- und/oder Expirationsvorgang, der nicht zu einer adäquaten Belüftung der Lungen führt."
DOENGES et al.: S. 167

Angst oder Panik führen dazu, dass die Obstruktion weiter zunimmt und sich die Atmung weiter verschlechtert. So kommt es zu einem Teufelskreis [Abb. 1].

Maßnahmen in Atemnotsituationen
Zu den Maßnahmen in Atemnotsituationen gehören:
- Patientin aufrichten, bei atemerleichternder Haltung wie Kutschersitz [Abb. 2] oder Torwarthaltung [Abb. 3] unterstützen oder Arme seitlich aufstützen lassen, um so die Atemhilfsmuskulatur einzusetzen
- beengende Kleidung entfernen
- Atmung beobachten und zur ruhigen Atmung anregen: selbst langsam und gleichmäßig voratmen, die Patientin kann dann intuitiv mitatmen
- zur dosierten Lippenbremse (die Betroffene atmet normal ein und durch den fast geschlossenen Mund wieder aus, sodass die Luft beim Ausatmen etwas zurückgehalten wird und ein exspiratorischer Atemwiderstand entsteht) anregen [Abb. 4]
- Fenster öffnen, sofern nicht Pollen o. Ä. die Auslöser sind
- Patientin von der Allergenquelle wegführen (z. B. bei Tierhaarallergie)
- Notfallmedikamente verabreichen (wenn vorhanden): Kortison oder Betasympathikomimetikum als |Dosieraerosol
- |Pulsoxymetrie
- Sauerstoffgabe 2 – 4 l/min über eine Maske
- Vorbereitungen zum Legen eines intravenösen Zuganges und zur Bestimmung der Blutgaswerte

Dosieraerosol **1** | 396
Pulsoxymetrie **1** | 386

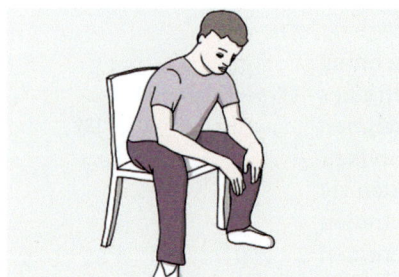

[2] Kutschersitz

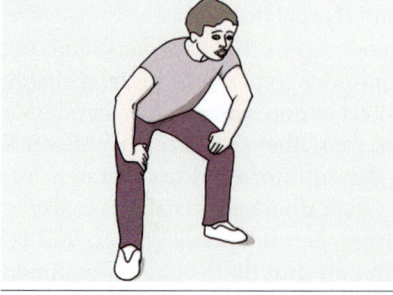

[3] Torwarthaltung

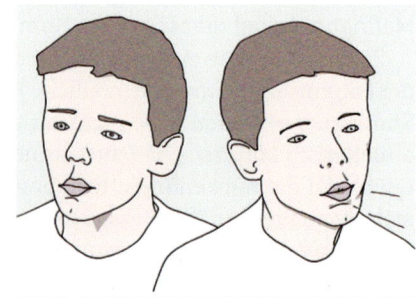

[4] Dosierte Lippenbremse

5.1

Verhalten in anfallfreien Zeiten

In anfallfreien Zeiten beraten Pflegende die Patientin zu prophylaktischen Maßnahmen und leiten sie im Umgang mit dem Dosieraerosol, zu Atem- und Entspannungstechniken und zur regelmäßigen Inhalation an. Des Weiteren sollte die Patientin den Umgang mit dem |Peak-Flow-Meter [Abb. 5 und 6] erlernen und ein Tagebuch über die Atemsituation und Lungenwerte führen. Zur einfacheren Einschätzung der Atemsituation dient ein Ampelschema [Abb. 7], z. B. das der Deutschen Atemwegsliga e. V.

Nachdem für die Patientin ein individueller Bestwert ermittelt wurde, werden die täglich gemessenen Peak-Flow-Werte zu diesem Wert ins Verhältnis gesetzt. Die Patientin trägt ihre Werte in der entsprechenden Farbe des Schemas in ihr Tagebuch ein und passt ggf. ihr Verhalten und ihre Medikamenteneinnahme an. Bei Kontrolluntersuchungen kann die Ärztin auf einen Blick sehen, wie sich die Atemsituation der letzten Zeit gestaltete.

Bei asthmakranken Kindern kommt den Eltern eine besondere Rolle zu. Sie erlernen die Übungen und Maßnahmen mit ihrem Kind zusammen, um im Anfall anleitend und unterstützend helfen zu können.

Die Einhaltung folgender Regeln dient der **Vermeidung von Asthmaanfällen**:
- regelmäßig inhalieren und Medikamente einnehmen
- Teilnahme am Sportunterricht /sportlichen Aktivitäten nur nach richtiger Aufwärmung; wenn trotz regelmäßiger Medikamenteneinnahme Atembeschwerden auftreten, vor dem Sport zusätzlich Medikamente einnehmen
- Lehrerinnen / Kolleginnen, besonders Sportlehrerinnen, über die Erkrankung und Notfallmaßnahmen informieren
- Notfallplan auswendig können, Telefonnummern parat haben
- Notfallmedikamente bzw. Dosieraerosol mit in die Schule/zur Arbeit nehmen
- Stress in der Schule / bei der Arbeit möglichst vermeiden: auf Klassenarbeiten/wichtige Meetings gut vorbereiten, Entspannungstechniken anwenden, mit Lehrerinnen und Eltern / Kolleginnen und Angehörigen über Probleme sprechen

Weitere Maßnahmen, um Anfälle zu vermeiden, sind:
- Freunde über die Erkrankung informieren, besonders wenn neue Freundschaften geknüpft werden und evtl. Haustiere gehalten werden oder andere Auslöser vorkommen
- Freunden das Dosieraerosol erklären, um die Akzeptanz der Erkrankung zu fördern
- vor körperlichen Aktivitäten Medikamente einnehmen
- Rauchen meiden, auch passives

Der Notfallplan wird individuell erstellt und enthält folgende Punkte:
- Welche Haltung, Körperstellung hilft bei Atemnot?
- Welche Medikamente helfen im Notfall? Wenn atemerleichternde Stellung, Lippenbremse und Medikament nicht helfen, welche Zusatzmedikamente helfen dann?
- Telefonnummer von Eltern/Angehörigen, Haus- bzw. Notärztin bei sich tragen

Peak-Flow-Meter
misst den Höchstwert des Luftstroms bei kräftiger Ausatmung
engl. = Spitzendurchfluss-Messgerät

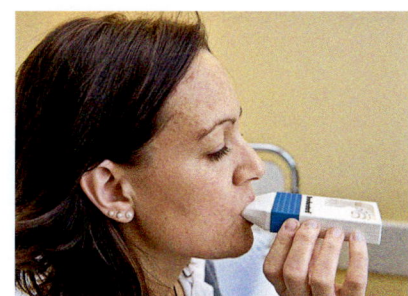

[5]   Maximaler Atemausstoß

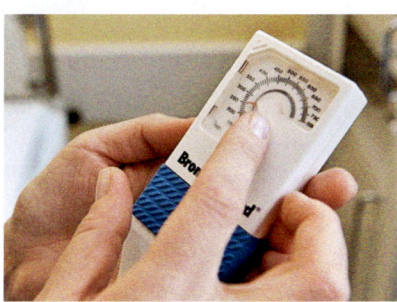

[6]   Ablesen der Wert

Gefahr! Das Peak-Flow-Meter zeigt Werte unter 50% des persönlichen Bestwertes trotz Inhalation.
- versuchen, ruhig zu bleiben
- atemerleichternde Haltung (z. B. Kutschersitz, Torwartstellung) einnehmen, dosierte Lippenbremse anwenden
- Notfallmedikamente einnehmen

Wenn die Peak-Flow-Werte nach 20 Minuten nicht um wenigstens 40–50 Einheiten steigen, Notärztin rufen (Tel. 112) **spätestens aber am nächsten Tag die behandelnde Ärztin aufsuchen (auch bei Besserung).**

Achtung Wenn die Peak-Flow-Werte zwischen 50 und 80% des persönlichen Bestwertes liegen, haben sich die bronchiale Entzündung und die Verkrampfungsbereitschaft verstärkt.
– Arzttermin für die nächsten Tage vereinbaren
– Peak-Flow-Werte viermal täglich messen

Freie Fahrt Wenn diePeak-Flow-Werte zwischen 80 und 100% des persönlichen Bestwertes liegen, ist das Asthma gut eingestellt.

[7]   Einordnung der abgelesenen Werte per Ampelschema

5.1.4 Besonderheiten bei der Pflege Rheumakranker und ihrer Angehörigen

Einschätzung von Schmerzzuständen | 144

Pflegerische Gesichtspunkte bei Schmerzen und Bewegungseinschränkungen

Für Patientinnen, die an einer rheumatischen Erkrankung leiden, steht der Schmerz, der die Beweglichkeit deutlich einschränkt, im Vordergrund.

Pflegediagnose

„Beeinträchtigte körperliche Mobilität

Eine Einschränkung der unabhängigen, zielgerichteten physischen Bewegung des Körpers oder einer oder mehrerer Extremitäten." Doenges et al.: S. 517

Die Schmerzeinschätzung anhand eines Assessmentinstrumentes und die Dokumentation sowie die Dokumentation der Medikamentenwirkung stehen daher an erster Stelle der pflegerischen Aufgaben.

Kinästhetik 1 | 158
Bewegung 1 | 170
Nahrungsaufnahme 1 | 239
interdisziplinäre Zusammenarbeit 3 | 450
Kälte 1 | 420

Die schmerzarme Lagerung sollte nach |kinästhetischen Gesichtspunkten erfolgen. Bewegung ist außerordentlich wichtig, um die Beweglichkeit der Gelenke zu erhalten und durch Kräftigung der Muskulatur die Gelenke zu entlasten. Folglich sollte die Pflege der Patientin aktivierend sein, wobei eine Überforderung vermieden und Schmerzäußerungen der Patientin ernst genommen werden sollten. Passive und aktive Bewegungsübungen werden mehrfach täglich durchgeführt. Die Physiotherapeutin übt dazu mit den Betroffenen spezielle Kräftigungs- und Bewegungsübungen in Einzelbehandlungen und auch in Gruppen ein. Ergotherapeutische Behandlungen helfen, Handlungen im Alltag zu meistern. Vielfach werden Hilfsmittel z. B. zur |Bewegung oder zur |Nahrungsaufnahme eingesetzt. Zum Umgang damit werden die Patientinnen beraten und angeleitet. Bei all diesen Aufgaben arbeiten Pflegende im |interdisziplinären Team mit anderen Berufsgruppen eng zusammen.

Physikalische Therapie Rheumakranker

Die Anwendung von Wärme bzw. |Kälte, auch im Rahmen der physiotherapeutischen Behandlung, dient der Schmerzlinderung und der Verbesserung der Beweglichkeit der Patientin. Eine spezielle Form der Kältetherapie ist die Behandlung mit Eisbeuteln oder Coolpacks (– 10 °C) oder die Behandlung in einer Kältekammer.

Die **Eisbeutel** bzw. **Coolpacks** werden in ein Handtuch gehüllt, um lokale Hautschäden zu vermeiden und auf das betroffene Gelenk gelegt [Abb. 1 und 2]. Die Auflagezeit richtet sich nach der Größe der Gelenke. Kleine Gelenke, wie Finger- oder Handgelenke, sollten nicht länger als fünf Minuten, große Gelenke, wie Knie- oder Hüftgelenke, höchstens 15 bis 20 Minuten gekühlt werden. Etwa alle drei Stunden kann die Behandlung wiederholt werden. Die Kälteanwendung ist sofort zu beenden, wenn statt des Kältegefühls ein Kälteschmerz auftritt.

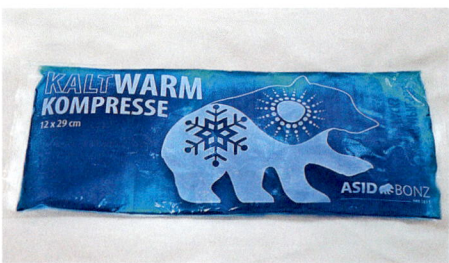

[1]   Coolpack

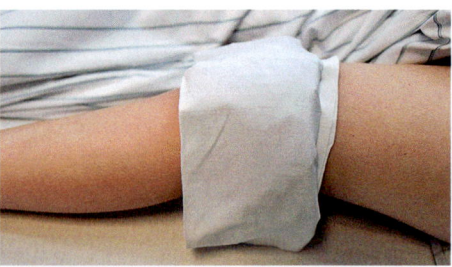

[2]   Zur Vermeidung von lokalen Hautschäden wird das Coolpack in ein Handtuch geschlagen

Die **Kältekammer** besteht aus einer Vor- und einer Hauptkammer [Abb. 3]. Die Vorkammer dient der Lufttrocknung, um Nebel und Kondensationsfeuchtigkeit in der Hauptkammer zu vermeiden. Die Temperatur in der Hauptkammer beträgt bis zu −120 °C. Die Hauptkammer wird von der Patientin für 1–1,5 Minuten besucht. Die Patientin trägt Badekleidung, Handschuhe und Mütze, Strümpfe und Mundschutz [Abb. 4]. Während des Aufenthalts steht sie in Sicht- und Sprechkontakt mit einer Therapeutin, sodass ein Eingreifen jederzeit möglich ist.

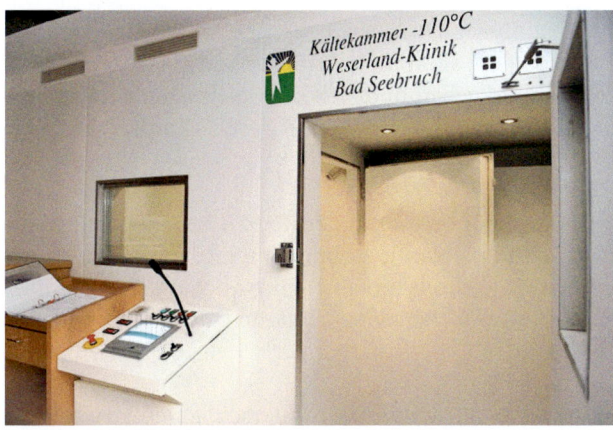

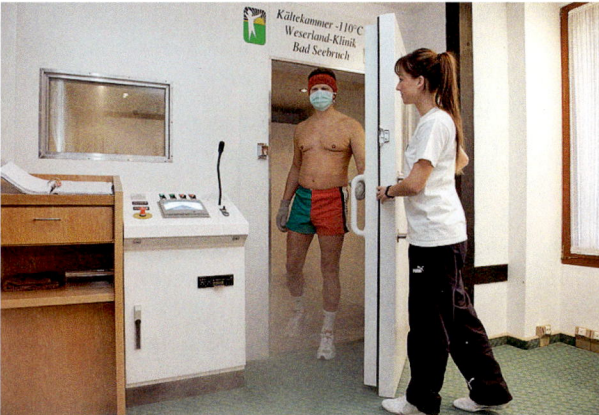

[3] Kältekammer

[4] Kleidung für die Kältekammer

Medikamentöse Therapie Rheumakranker

Die medikamentöse Therapie wird von den Pflegenden verabreicht, appliziert und überwacht. Es gelten die |Regeln zum Umgang mit Medikamenten. Dabei sollte auf die Besonderheiten der |Basistherapeutika geachtet werden. Medikamente aus der Gruppe der |Zytostatika machen besondere Maßnahmen zur Lagerung und zum Umgang erforderlich.

Bei der Therapie mit |nicht steroidalen Antirheumatika ist es notwendig, die Patientin auf die häufig auftretende Schädigung der Magenschleimhaut als Nebenwirkung hinzuweisen und magenschützende Maßnahmen zu ergreifen, um einem Magenulkus vorzubeugen. Zu diesen Maßnahmen gehören

- die Gabe von Antazida,
- Stressoren vermeiden und
- regelmäßig kleine Mahlzeiten einzunehmen.

Bei der Beobachtung der Patientin ist es wichtig, die Symptome eines |blutenden Magenulkus zu erkennen.

Regeln zum Umgang mit Medikamenten **1** | 695

Basistherapeutika | 204

Zytostatika | 236

nicht steroidale Antirheumatika | 204

blutendes Magenulkus | 689, 742

5.1.5   Möglichkeiten der Selbsthilfe und Beratung für chronisch Kranke und ihre Angehörigen

Angehörigen- und Selbsthilfegruppen **1** | 549

Neben den Leistungen von Professionellen im Gesundheitssystem und der meist alltagsorientierten Unterstützung durch Angehörige, Freunde und soziale Netzwerke kommt der |Selbsthilfe eine besondere Bedeutung zu. Chronisch Kranke und ihre Angehörigen treffen in Selbsthilfegruppen und Einrichtungen der Selbsthilfe wie Selbsthilfekontaktstellen und Selbsthilfeverbänden auf Menschen, die sich in einer ähnlichen Situation wie sie selbst befinden. Sie können Erfahrungen austauschen, sich gegenseitig praktische Tipps und Hilfen geben und sich bei vielen Problemen unterstützen. Außerdem können sie als Gruppe ihre Interessen gesellschaftlich und politisch effektiv vertreten.

Chronisch Kranke und ihre Angehörigen werden mit der Zeit zu Expertinnen für ihr individuelles Krankheitsgeschehen und die damit verbundenen Phänomene. Durch die Erweiterung der Perspektive in der Selbsthilfe erweitert sich auch ihr Expertentum. Somit stellt Selbsthilfe eine Verbindung zwischen dem primären Laiensystem und den professionellen Hilfen dar.

Selbsthilfegruppen, -verbände und -kontaktstellen sind unterschiedlich strukturiert. Einige beziehen sich auf eine bestimmte Erkrankung (z. B. Diabetes mellitus), einige auf mehrere Erkrankungen eines Organsystems oder eines Formenkreises (z. B. Atemwegserkrankungen, Allergien) und andere beziehen sich auf bestimmte Phänomene, die im Zusammenhang mit der Erkrankung auftreten (z. B. Schmerz, Inkontinenz). Das Internet bietet zum einen die Möglichkeit, Adressen regionaler Selbsthilfegruppen, -verbänden und -kontaktstellen zu beziehen. Zum anderen besteht die Möglichkeit, in Foren und Chats direkt mit anderen Betroffenen zu kommunizieren.

online

Adressen von Selbsthilfeeinrichtungen sind z. B. auf folgenden Webseiten zu finden:

www.bag-selbsthilfe.de
Homepage der Bundesarbeitsgemeinschaft Selbsthilfe von Menschen mit Behinderung und chronischer Erkrankung und ihren Angehörigen e. V.

www.nakos.de
Homepage der Nationalen Kontakt- und Informationsstelle zur Anregung und Unterstützung von Selbsthilfegruppen

www.diabetikerbund.de
Homepage des Deutschen Diabetiker Bundes

www.lungenaerzte-im-netz.de
Infoportal der Deutschen Gesellschaft für Pneumologie und Beatmungsmedizin (DGP) sowie des Bundesverbandes der Pneumologen e. V. (BdP)

www.rheuma-online.de
▶ Selbsthilfegruppen
Hier findet sich eine Übersicht über Selbsthilfegruppen für Rheumakranke.

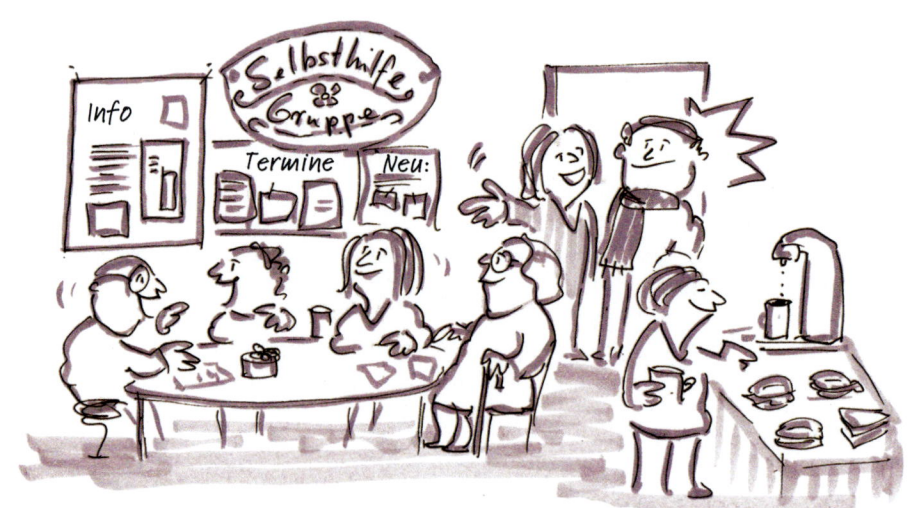

Sich selbst helfen – aber gemeinsam!

Medizinischer Bezug

5.2

Diabetes mellitus

5.2.1

Der Diabetes mellitus („honigsüßer Durchfluss") ist eine chronische Störung des Kohlenhydratstoffwechsels. Charakterisiert wird der Diabetes mellitus durch hohe Blutzuckerwerte, die auf einen Insulinmangel bzw. auf eine gestörte Effektivität des Insulins zurückzuführen sind.

Bauchspeicheldrüse **1** | 271

Die Zahl der Erkrankten nimmt ständig zu. So stieg die Anzahl der Diabetespatientinnen von 4,8 Millionen im Jahre 1998 auf 6,5 Millionen im Jahre 2004. Dies entspricht einer Zunahme der |Prävalenz um 33 %. Schätzungsweise 7,9 % der Gesamtbevölkerung in Deutschland sind an Diabetes mellitus erkrankt.

Prävalenz **3** | 176

Risikofaktoren für die Entstehung eines Diabetes mellitus sind
- familiäre Disposition,
- Übergewicht,
- Bluthochdruck,
- Fettstoffwechselstörungen und
- Schwangerschaft.

In der Antike wurde die Diagnose durch eine Geschmacksprobe des Urins gestellt: Der Urin schmeckte süß.

Klassifikation

Die American Diabetes Association unterteilt den Diabetes mellitus nach immunologischen Veränderungen, genetischen Defekten, Insulinfreisetzung aus den B-Zellen des Pankreas sowie nach Mechanismen der Glukoseaufnahme an den peripheren Zellen:
- **Typ-1-Diabetes**: absoluter Insulinmangel durch Zerstörung der |B-Zellen im Pankreas
  - Typ 1a: autoimmunologisch
  - Typ 1b: Ursache unklar
- **Typ-2-Diabetes**: zunehmende Insulinresistenz mit anfänglicher |Hyperinsulinämie und im Verlauf nachlassender Insulinproduktion
- **Typ-3-Diabetes**: andere spezifische Typen
  - MODY (maturity onset diabetes of the young): steht für eine Anzahl an genetischen Defekten der B-Zellfunktion
  - seltene genetische Defekte der Insulinwirkung
  - Pankreaserkrankungen (z. B. |chronische Pankeatitis)
  - endokrine Störungen (z. B. |Akromegalie, |Cushing-Syndrom)
  - medikamentös induziert (z. B. Glukokortikoide, Schilddrüsenhormone)
  - Infektionen (Röteln, Zytomegalie-Virus)
- |Schwangerschaftsdiabetes

B-Zellen **1** | 271

Hyperinsulinämie
hohe Konzentration von Insulin im Blut

chronische Pankreatitis | 721
Akromegalie | 732
Cushing-Syndrom | 732
Schwangerschaftsdiabetes | 50

Diabetes mellitus Typ 1

Der Diabetes Typ 1 betrifft ca. 10 % aller Diabetiker und ist charakterisiert durch eine progrediente Zerstörung der B-Zellen der Langerhans-Inseln im Pankreas durch immunologische Prozesse. Diese Prozesse beginnen oft schon Jahre vor der Manifestation der Krankheit (Prädiabetes). Ist die Zerstörung der B-Zellen entsprechend fortgeschritten, manifestiert sich der Diabetes relativ rasch [Abb. 1].

Der Diabetes Typ 1 wird in einen Typ 1a und 1b eingeteilt. Typ 1a stellt nach dieser Definition die klassische Form des Diabetes Typ 1 mit nachweisbaren Autoantikörpern dar, während es sich beim Typ 1b um eine Form handelt, deren Ursache unklar ist und bei der keine Antikörper nachweisbar sind.

Der Diabetes Typ 1 kann in jedem Alter auftreten. Die meisten Betroffenen sind zu Erkrankungsbeginn zwischen 15 und 24 Jahre alt. Der Körperbau der Betroffenen ist schmal bis asthenisch (zart).

Vorgang auf Zellebene im Körper:
- Am Anfang steht eine Hyperglykämie, wegen des Insulinmangels,
- wodurch sich der Glukosegehalt im Urin erhöht (Glukosurie).
- Die Glukose im Urin ist osmotisch wirksam.
- Es kann nicht mehr genügend Wasser rückresorbiert werden.
- Dadurch kommt es zu einer vermehrten Urinausscheidung (Polyurie [Abb. 2]).
- Als Folge dessen leiden die Betroffenen unter starkem Durstgefühl, verlieren an Gewicht und entwickeln eine Exsikkose.
- Durch Nährstoffmangel in den Zellen kommt es zur Lipolyse mit Anstieg der Ketonkörper und Entwicklung einer |Azidose.

Azidose **1** | 350

Zu Beginn können unspezifische Allgemeinsymptome wie Müdigkeit und Leistungsminderung auftreten. Die Symptome entwickeln sich dann rasch zu einer Ketoazidose mit deutlich reduziertem Allgemeinzustand, Kussmaul'scher Atmung und Bauchschmerzen. Die Stoffwechsellage ist instabil und eine Insulintherapie ist erforderlich.

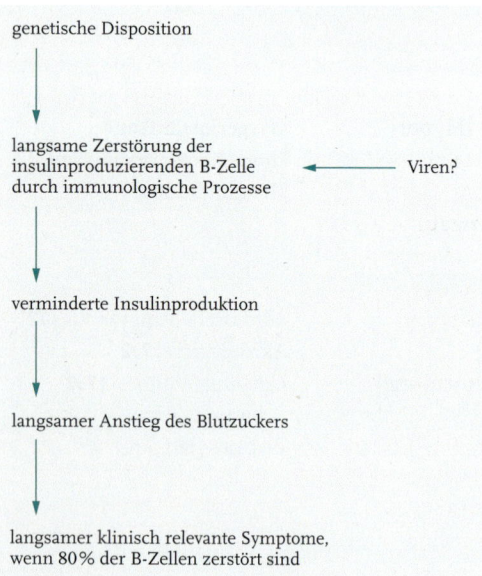

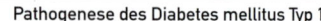

[1]   Pathogenese des Diabetes mellitus Typ 1

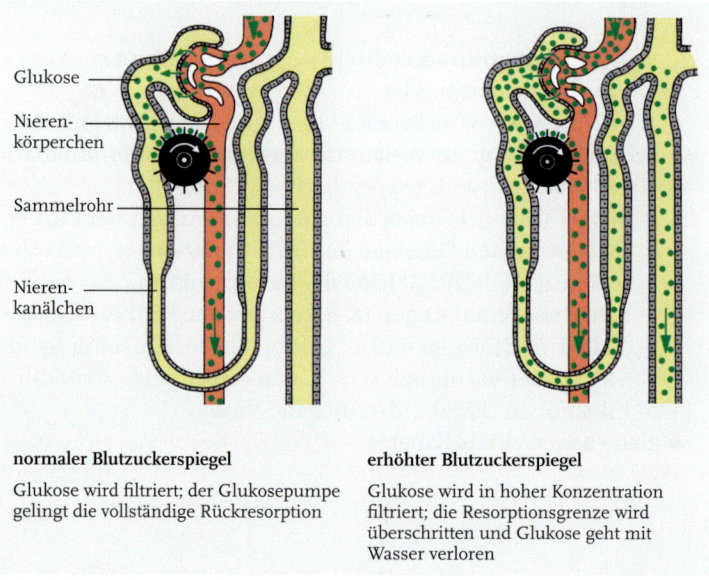

normaler Blutzuckerspiegel

Glukose wird filtriert; der Glukosepumpe gelingt die vollständige Rückresorption

erhöhter Blutzuckerspiegel

Glukose wird in hoher Konzentration filtriert; die Resorptionsgrenze wird überschritten und Glukose geht mit Wasser verloren

[2]   Physiologische Verhältnisse und Entstehung der Polyurie

Diabetes mellitus Typ 2

Der Diabetes Typ 2 ist durch eine chronische Hyperglykämie gekennzeichnet. Diese meist bei älteren und häufig übergewichtigen Personen auftretende Diabetesform ist je nach Phase der Diabeteserkrankung durch eine verminderte Insulinwirkung (Insulinresistenz) oder gestörte Insulinsekretion gekennzeichnet [Abb. 3].

Vorgang auf Zellebene:

- Die Mehrzahl der Erkrankungen entwickelt sich auf der Basis eines metabolischen Syndroms. Bei metabolischem Syndrom bestehen eine Insulinresistenz, Hyperinsulinämie, erhöhte Blutfettspiegel und Hypertonie sowie i. d. R. Übergewicht. Dabei steht die Insulinresistenz der insulinabhängigen Gewebe (z. B. Muskelzellen) im Vordergrund.
- Dadurch werden erhöhte Insulinspiegel zur zellulären Glukoseverwertung notwendig,
- woraus eine Hyperinsulinämie resultiert.
- Diese erhöht das Hungergefühl, führt zu Übergewicht und verstärkt die Entwicklung einer Arteriosklerose.
- Ist der Insulinspiegel ständig erhöht, vermindert sich die Empfindlichkeit und die Anzahl der Insulinrezeptoren, die Insulinresistenz nimmt weiter zu.
- Daraus resultiert wiederum eine weitere Steigerung des Insulinspiegels.

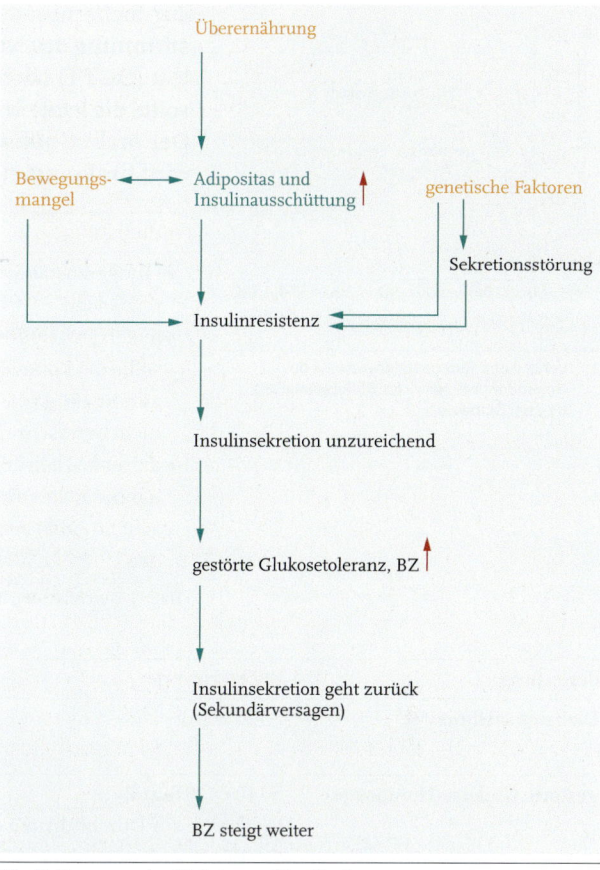

[3]   Pathogenese des Diabetes mellitus Typ 2

Es entwickelt sich ein regelrechter Teufelskreis.

Arteriosklerose | 500

Im Gegensatz zum Diabetes Typ 1 manifestiert sich der Diabetes Typ 2 schleichend und unbemerkt. Die Hyperinsulinämie bewirkt im Anfangsstadium zeitweise einen Abfall des Blutzuckerspiegels. Symptomatisch zeigt sich dies durch das Auftreten von Heißhunger, Schwitzen und Kopfschmerzen. Genauso wie beim Diabetes Typ 1 leiden die Betroffenen unter allgemeiner Schwäche und Leistungsminderung. Gehäuft treten Harnwegs- und Pilzinfektionen auf. Starkes Durstgefühl, Polyurie und Gewichtsabnahme zeigen sich erst im fortgeschrittenen Stadium der Diabeteserkrankung. Die Stoffwechsellage ist stabil. Die Betroffenen sprechen gut auf orale Antidiabetika an. Eine Insulintherapie ist erst notwendig, wenn die Insulinreserve erschöpft ist.

Diagnostik

Auf Grund der Pathogenese ergibt die **Anamnese** beim Diabetes Typ 1 häufig eindeutigere Hinweise als beim Diabetes Typ 2. Der absolute Insulinmangel beim Diabetes Typ 1 führt rasch zu den typischen Diabetessymptomen wie Durst, Polyurie, Schwäche und Gewichtsverlust. Nicht selten stellt sich die Erstmanifestation des Diabetes Typ 1 als Koma dar. Der Diabetes Typ 2 wird dagegen häufig zufällig bei Routineuntersuchungen diagnostiziert. Erhöhte Blutzuckerwerte (> 200 mg/dl) zu jeder Tageszeit ohne Beziehung zu Mahlzeiten, so genannte **Gelegenheitsblutzucker**, sprechen bereits für Diabetes und sollten diagnostisch abgeklärt werden. Um einen Diabetes mellitus rechtzeitig zu erkennen, sind in der Anamnese die Risikofaktoren zu erfragen.

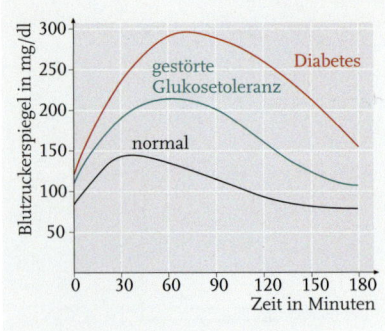

[1] Verlauf des Glukosetoleranztests bei Gesunden, bei gestörter Glukosetolaranz und bei Diabetes

Zur Sicherung der Diagnose lässt sich der Diabetes mellitus durch die **Bestimmung des Nüchternblutzuckers** und durch den **oralen Glukosetoleranztest (OGTT)** nachweisen [Abb. 1]. Zur Bestimmung des Nüchternblutzuckers sollte die letzte Nahrungsaufnahme mindestens acht Stunden zurückliegen. Der orale Glukosetoleranztest ist bei unklaren Fällen von Bedeutung und wird für Routineuntersuchungen nicht empfohlen.

Vorbereitung	Durchführung	Störfaktoren
▪ Hungerzustände sind zu vermeiden ▪ in den letzten drei Tagen sollte die Kohlenhydratzufuhr 150 g pro Tag nicht unterschreiten ▪ die letzte Nahrungsaufnahme sollte mindestens acht Stunden zurückliegen	▪ Bestimmung des Nüchternblutzuckers ▪ Trinken der Testlösung (75 g Glukose) ▪ Bestimmung des Blutzuckers nach zwei Stunden	▪ febrile Erkrankungen ▪ Menstruation ▪ Herzinfarkt ▪ Bettlägerigkeit ▪ Teilresektionen des Magens oder des oberen Dünndarm, Malabsorptionssyndrom

[Tab 1] Durchführung des oralen Glukosetoleranztests

Bewertung	Nüchternwerte	Gelegenheitsblutzucker	OGTT
Diabetes mellitus	≥ 126 mg/dl	≥ 200 mg/dl Diabetessymptome	2-h-Wert ≥ 200 mg/dl
gestörte Glukose-Homöostase	≥ 110 < 126 mg/dl Indikation zur Durchführung eines OGTT		pathologische Glukosetoleranz 2-h-Wert ≥ 140 mg/dl < 200 mg/dl
normal	< 110 mg/dl		2-h-Wert < 140 mg/dl

[Tab 2] Bewertung der BZ-Werte im Kapillarblut

Die **Bestimmung des C-Peptids** ermöglicht eine Aussage über die Funktion der B-Zellen. Das C-Peptid entsteht durch die Spaltung von Proinsulin in Insulin und C-Peptid. Da das C-Peptid im Gegensatz zum Insulin eine längere biologische Halbwertszeit hat, kann so eine sichere Aussage über die Restproduktion von Insulin getroffen werden.

Ab einem Blutzuckerwert von 160–180 mg/dl scheidet die Niere Glukose aus (Nierenschwelle), da ab diesem Wert die Rückresorptionskapazität erschöpft ist. Bei fortgeschrittener Nierenschädigung kann die Nierenschwelle jedoch erhöht sein. Der wiederholte Nachweis von **Glukose im Urin** lässt mit wenigen Ausnahmen auf einen Diabetes mellitus schließen.

Zum Ausschluss einer Ketoazidose, die durch einen gesteigerten Fettabbau unter absolutem Insulinmangel entstehen kann, ist eine **Bestimmung von Ketonkörpern** im Blut oder mittels Teststreifen im Urin möglich.

Der **HbA$_{1C}$-Wert** ist ein Standardparameter zur Bestimmung der Stoffwechsellage innerhalb der letzten zwölf Wochen. Man spricht auch von „Blutzuckergedächtnis", da sich die Glukose abhängig vom Blutzuckerspiegel fest an Hämoglobinmoleküle anlagert. Diätfehler oder Phasen instabiler Stoffwechsellagen lassen sich so trotz normaler Blutzuckerwerte während einer Routineuntersuchung nachweisen. Der Normalwert liegt abhängig von der Messmethode bei ca. 6,5 %. Studien haben gezeigt, dass HbA$_{1C}$-Werte von 7 % das Herzinfarktrisiko um 40 %, HbA$_{1C}$-Werte um 8 % sogar auf 80 % erhöhen.

Therapie

Therapie des Diabetes mellitus Typ 1

Die Grundlage der Therapie für den Diabetes Typ 1 stellt die subkutane Gabe von Insulin dar. Ziel ist es, die Zufuhr von Insulin und Nahrung optimal aufeinander abzustimmen, um den Blutzucker dauerhaft zu senken und auch das Blutzuckertagesprofil dem eines Gesunden anzugleichen. Letzteres beruht auf der Erkenntnis, dass bereits kurzfristige Blutzuckerspitzen nach Mahlzeiten die Prognose ungünstig beeinflussen. Diabetische Nephro-, Retino- und Neuropathie entwickeln sich umso schneller, je schlechter der Blutzucker eingestellt ist.

Es gibt verschiedene **Insulinarten**: Zum Einsatz kommen gentechnisch produzierte Humaninsuline, die dem körpereigenen Insulin entsprechen, und Insulinanaloga. Diese werden ebenfalls gentechnisch hergestellt und unterscheiden sich im Aufbau von den Humaninsulinen durch eine veränderte Abfolge der Aminosäuren.

Aus der Forschung

In ihrer Studie widmeten sich die Forscher der epidemologisch belegten Tatsache, dass Insulin nicht nur metabolisch wirkt, sondern auch schwache mitogenetische, also Zellteilung auslösende Eigenschaften besitzt. Vor diesem Hintergrundwissen verglichen sie herkömmliches Humaninsulin mit drei Typen neuartigen Analoginsulins und stellten für beide Insulinarten einen Zusammenhang zwischen der Höhe der Dosisrate und dem Auftreten malignen Zellwachstums fest. Für eines der drei Analoginsuline (Glargine) ließ sich bei steigender Dosisrate ein signifikant höheres Entartungsrisiko erheben.

Die Studienergebnisse setzten eine heftige Diskussion in Gang. Wissenschaftler und auch Pharmafirmen warfen den Forschern vor, methodisch falsch gearbeitet zu haben und Panik zu verbreiten.

HEMKENS, L. G.; GROUVEN, U.; BENDER, R.; GÜNSTER, C.; GUTSCHMIDT, S.; SELKE, G. W.; SAWICKI, P. T.: „Risk of malignancies in patients with diabetes treated with human insulin or insulin analogues: a cohort study" in: *Diabetologia*, 2009 52 (9), S. 1732 – 1744

Insuline werden grundsätzlich in zwei Gruppen eingeteilt: kurzwirkende Insuline und Verzögerungsinsuline.

Zu den **kurzwirkenden Insulinen** gehören das Normalinsulin (Altinsulin) und die sofort wirksamen Insulinanaloga. Diese Insuline werden beim Basis-Bolus-Prinzip eingesetzt. Der Spritz-Ess-Abstand beträgt bei Normalinsulin 15 – 30 Minuten. Bei den Insulinanaloga tritt die Wirkung sehr rasch ein, sodass kein Spritz-Ess-Abstand mehr einzuhalten ist.

Zu den **Verzögerungsinsulinen** gehören die langwirkenden Insulinanaloga, Intermediär- und Langzeitinsuline. Das Wirkprinzip der **langwirkenden Insulinanaloga** beruht darauf, dass die zunächst vollständig gelöste Substanz nach der Injektion ausfällt und ein Kristalldepot bildet. Als Basisinsulin verwendet, erfolgt so eine konstante Freisetzung über 24 Stunden. Bei **Intermediär- und Langzeitinsulinen** wird Normalinsulin an Substanzen wie Protamin oder Zink gekoppelt. Diese Substanzen bewirken eine verzögerte Freisetzung von Insulin im Gewebe. Intermediärinsuline finden in der konventionellen Insulintherapie Anwendung. Der Spritz-Ess-Abstand beträgt 30 – 60 Minuten. Langzeitinsuline dienen zur Abdeckung des Basisinsulinbedarfs bei der intensivierten konventionellen Insulintherapie.

Des Weiteren besteht die Möglichkeit, Normal- und Verzögerungsinsuline in einem Präparat zu kombinieren. Das Normalinsulin bewirkt einen schnellen Initialeffekt und die Verzögerungsinsuline verlängern je nach Mischungsverhältnis die Wirkdauer bis zu zwölf Stunden. Anwendung finden diese Kombinationspräparate in der konventionellen Insulintherapie.

Die Verabreichung des Insulins im Rahmen der **konventionellen Insulintherapie** erfolgt zu festgelegten Tageszeiten [Abb. 1]. Verwendet werden meist Kombinationsinsuline, die zu $^1/_3$ aus Normalinsulin und zu $^2/_3$ aus Intermediärinsulin bestehen. Das Essverhalten kann nicht flexibel gestaltet werden. Der Spritz-Ess-Abstand von 30 Minuten sollte eingehalten werden.

Die **intensivierte Therapie** (Basis-Bolus-Prinzip) ermöglicht auf Grund eines variablen Ess-Spritz-Abstandes eine individuelle Lebensgestaltung [Abb. 2]. Der Basisbedarf wird mit Verzögerungsinsulin abgedeckt. Je nach Appetit, Tageszeit, Blutzuckerspiegel und körperliche Belastung erfolgt eine zusätzliche Gabe von Normalinsulin als Bolus vor den Mahlzeiten. Die Insulinmenge jedes einzelnen Bolus wird festgelegt, indem die Patientin vor jeder Mahlzeit den BZ misst und aus dem Messwert und dem Kohlenhydratanteil der Mahlzeit die vor dem Essen zu spritzende Normalinsulinmenge passend berechnet. Diese Methode kann nur von gut geschulten Patientinnen angewendet werden, die in der Lage sind, ihren Insulinbedarf selbstständig zu bestimmen.

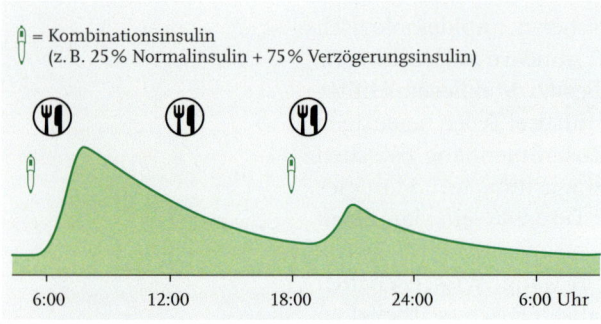

[1] Insulinfreisetzung bei konventioneller Therapie

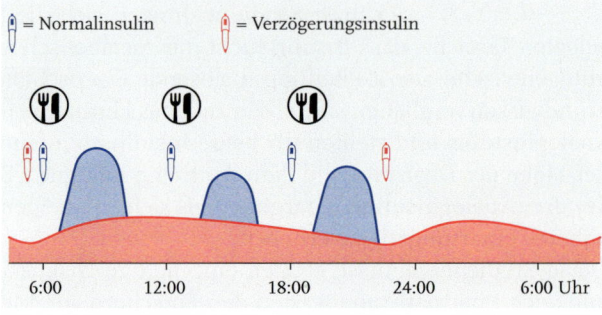

[2] Insulinfreisetzung bei intensivierter Therapie

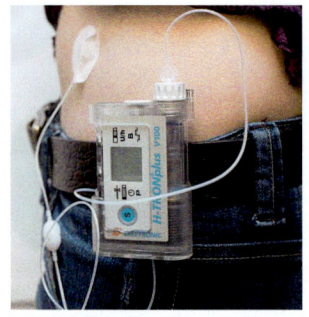

[3] Insulinpumpe

Eine dritte Möglichkeit, den Insulinbedarf zu decken, ist die Insulinpumpentherapie [Abb. 3]. Im Gegensatz zur intensivierten Insulintherapie wird bei dieser Methode nur Normalinsulin verwendet. Der Basisbedarf wird kontinuierlich subkutan verabreicht. Entsprechend dem Basis-Bolus-Prinzip verabreicht sich die Patientin je nach BZ-Wert, Nahrungszufuhr und körperlicher Belastung zusätzlich einen Bolus.

Therapie des Diabetes mellitus Typ 2

Die Therapie des Diabetes Typ 2 verändert sich auf Grund der veränderten Insulinresistenz und nachlassender Insulinproduktion während des Krankheitsverlaufs.

Grundlage der Therapie für übergewichtige Typ-2-Diabetikerinnen ist die Gewichtsreduktion durch **diätetische Maßnahmen und körperliche Betätigung**.

Reichen diese Maßnahmen nicht aus, um den Blutzuckerspiegel zu normalisieren, erhalten die Patientinnen zusätzlich eine Monotherapie mit Glukosidasehemmern oder Biguaniden [Abb. 4]. Durch Hemmung des Enzyms Glukosidase werden Kohlenhydrate langsamer gespalten. Die Resorption von Glukose verzögert sich, sodass der Blutzuckerspiegel insbesondere nach den Mahlzeiten langsamer ansteigt. Biguanide verstärken die Insulinwirkung, ohne den Insulinspiegel zu erhöhen. Die Glukoseaufnahme in die Muskulatur wird gefördert. Die Glukoseneubildung in der Leber und die Resorption von Kohlenhydraten im Darm werden gehemmt. Des Weiteren hemmen Biguanide die Resorption von Glukose in die Fettzellen. Dies bewirkt eine Gewichtsreduktion, die sich gerade bei adipösen Patientinnen günstig auswirkt. Bei normalgewichtigen Patientinnen wird auch eine Monotherapie mit Sulfonylharnstoffen empfohlen.

Bei unzureichender Wirkung der Monotherapie erfolgt im nächsten Schritt eine Kombination mehrerer oraler **Antidiabetika**. Zusätzlich zu den bereits genannten Wirkstoffen können Glitazone (Insulinsensitizer) oder Sulfonylharnstoffe verabreicht werden. Glitazone verbessern die Insulinwirkung an Fett- und Muskelzellen sowie in der Leber. Sulfonylharnstoffe besitzen die größte antidiabetische Wirkung. Sie fördern die Insulinfreisetzung durch Erhöhung der Empfindlichkeit der B-Zellen für Glukose und hemmen die Glukoseneubildung in der Leber. Die Empfindlichkeit der Insulinrezeptoren nimmt zu und die Verringerung der Insulinrezeptoren erfolgt langsamer. Im Gegensatz zu den anderen oralen Antidiabetika erhöhen Sulfonylharnstoffe die Gefahr einer Hypoglykämie. Des Weiteren bewirken Sulfonylharnstoffe eine Hyperinsulinämie und fördern somit ein metabolisches Syndrom und die daraus resultierenden Komplikationen.

Einnahmehinweise der Antidiabetika Sulfonylharnstoffe: unmittelbar vor den Mahlzeiten; Glukosidasehemmer: mit den Mahlzeiten; Glitazone: vor den Mahlzeiten; Biganuide: nach den Mahlzeiten

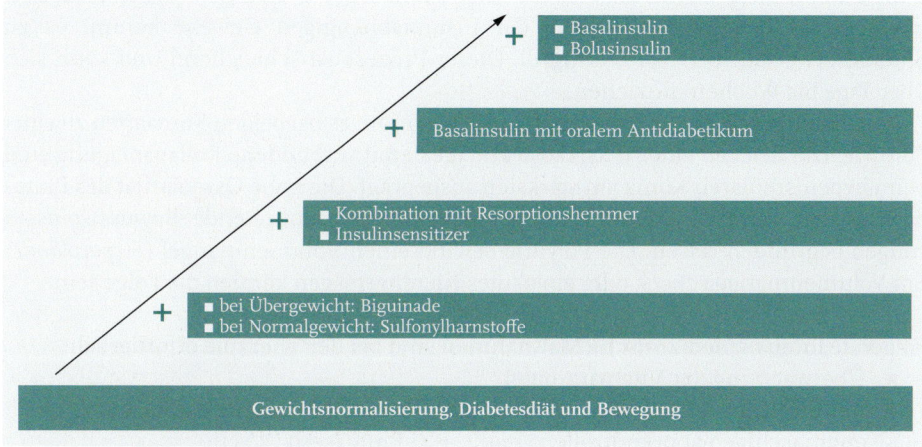

[4] Therapie von Diabetes mellitus Typ 2

Die beschriebenen Therapieformen zur Behandlung des Diabetes mellitus sind nicht als starre Konstrukte zu betrachten, von denen nicht abgewichen werden darf. Die Individualität der einzelnen Krankheitsverläufe und Begleiterkrankungen führt in der praktischen Anwendung von Insulin und oralen Antidiabetika zu zahlreichen Therapievarianten. Entscheidenden Einfluss auf die Art und Weise der Therapie haben die kognitiven Fähigkeiten, das Essverhalten und die Lebensweise der Patientinnen.

Komplikationen
Diabetisches Koma

Sowohl beim Diabetes Typ 1 als auch beim Diabetes Typ 2 kann das diabetische |Koma als Erstmanifestation der Erkrankung auftreten. Wird der Diabetes mellitus bereits therapiert, so können folgende Umstände zu dieser lebensbedrohlichen Komplikation führen:

- erhöhter Insulinbedarf bei Infekten (z. B. Pneumonie, Harnweginfekte)
- zerebrale Erkrankungen
- operative Eingriffe und Unfälle
- |Hyperthyreose
- Therapie mit |Saluretika oder Glukokortikoiden

Koma **1** | 439
Hyperthyreose | 730

Saluretika
Diuretika, deren Wirksamkeit auf einer verstärkten Natriumausscheidung durch Hemmung der tubulären Natriumresorption beruht

Man unterscheidet zwei Formen des diabetischen Komas.

Typisch für die Manifestation des Diabetes Typ 1 ist das **ketoazidotische Koma**. Das Vollbild entwickelt sich innerhalb von Stunden bis Tagen. Zu beobachten sind Blutzuckerwerte zwischen 300 und 500 mg/dl. Der absolute Insulinmangel führt dazu, dass der Körper zur Deckung des Energiebedarfs auf den Abbau des Fettdepots angewiesen ist. Es entstehen vermehrt Ketonkörper als Abbauprodukt des Fettstoffwechsels. Bedingt durch die vermehrte Anhäufung von Ketonkörpern entwickelt sich eine metabolische Azidose. Der pH-Wert im Blut sinkt. Zunächst kann das Absinken des pH-Wertes respiratorisch kompensiert werden. Symptomatisch dafür ist eine abnorm vertiefte, aber regelmäßige Atmung (|Kussmaulatmung). Der Körper versucht so, vermehrt Kohlendioxid abzuatmen, um die metabolische Azidose zu kompensieren. Neben der Kussmaulatmung ist der Azetongeruch in der Atemluft typisch für ein ketoazidotisches Koma. Weitere Symptome, die auftreten können, sind Reizungen des |Peritoneums (*Pseudoperitonitis*) bis hin zur Magen-Darm-Atonie.

Das **hyperosmolare Koma** ist typisch für den Diabetes Typ 2, da die noch selbst produzierten Insulinmengen ausreichen, um den Fettabbau (*Lipolyse*) zur Energiegewinnung zu hemmen. Damit entstehen keine Ketonkörper. Durch den relativen Insulinmangel und die Insulinresistenz der insulinabhängigen Gewebe kommt es zu Blutzuckerwerten von über 600 mg/dl. Dieser Prozess ist schleichend und kann sich über Tage bis Wochen hinziehen.

Durch den erhöhten Glukosegehalt im Urin kommt es bei beiden Komaarten zu einer Polyurie. Die Zeichen einer |Exsikkose und die damit verbundene Kollapsneigung sind beim hyperosmolaren Koma am stärksten ausgeprägt. Die hohe Osmolarität des Blutes bewirkt eine intrazelluläre Dehydratation, womit sich auftretende Bewusstseinsstörungen begründen lassen. Die Polyurie bewirkt einen Volumenmangel (*Hypovolämie*). Ein Volumenmangelschock oder ein akutes Nierenversagen können die Folge sein.

Folgende **intensivmedizinische Maßnahmen** sind bei der Therapie erforderlich:

- Überwachung der Vitalparameter
- Kontrolle des Wasser- und Elektrolythaushaltes (Bilanzierung, ZVD, engmaschige Laborkontrollen von K^+, BZ, Blutgasen)
- Ausgleich des Volumenmangels in Abhängigkeit vom ZVD und Senkung der Blutosmolarität mit physiologischer Kochsalzlösung
- Senkung des Blutzuckers um maximal 100 mg/dl pro Stunde auf Werte um 250 mg/dl (zu schnelle Absenkung kann zu Hirnödem oder Retinaschäden führen, langsame BZ-Reduzierung verringert das Risiko für eine Hypokaliämie und Hypoglykämie), dann Reduzierung der Insulingabe bei gleichzeitiger Substitution von 5%iger Glukoselösung
- Azidoseausgleich vorsichtig wegen Gefahr der Hypokaliämie
- Elektrolytsubstitution (K^+ und Na^+)

Hypoglykämie

⚠ **Alkohol hemmt die Glukoseneubildung in der Leber und verhindert somit eine Gegenregulation**.

Man spricht von einer Hypoglykämie, wenn der Blutzucker unter 40 mg/dl bzw. 2,5 mmol/l sinkt. Die häufigste Ursache für eine Hypoglykämie im Zusammenhang mit Diabetes mellitus ist eine relative Überdosierung von Insulin oder Sulfonylharnstoffen. Die betroffenen Patientinnen verändern ihre Essgewohnheiten oder lassen Mahlzeiten aus, ohne die Dosis der Antidiabetika entsprechend anzupassen. Weitere **Ursachen** sind

- körperliche Belastung,
- absolute Überdosierung (mit oder ohne Absicht) sowie
- Alkoholgenuss.

Des Weiteren verstärkt sich das Risiko einer Hypoglykämie durch Wechselwirkungen mit diversen Medikamenten (z. B. |Betablocker, |ACE-Hemmer, Sulfonamide). Durch Abfall des Blutzuckers kommt es zunächst zu einer Gegenregulation seitens des vegetativen (autonomen) Nervensystems.

Betablocker | 505, 507, 537
ACE-Hemmer | 505, 507, 538

In dieser Phase zeigen sich folgende **Symptome**:
- Heißhunger, Unruhe
- Tremor, Tachykardie
- kaltschweißige, blasse Haut

> **Bei autonomer Neuropathie können die Symptome einer Hypoglykämie fehlen, da sie über den Sympathikus vermittelt werden.**

In der zweiten Phase entwickeln sich infolge des Glukosemangels im Gehirn **zentralnervöse Symptome**:
- Kopfschmerzen und Konzentrationsschwäche
- Reizbarkeit und Verwirrtheit
- quantitative Bewusstseinsstörungen (Somnolenz bis Koma)
- neurologische Ausfälle (z. B. |Hemiplegien, |Aphasien)
- zentrale Atem- und Kreislaufstörungen

Hemiplegie | 439
Aphasien | 440

> **Solange die Patientin noch bei Bewusstsein ist, heißt die Devise: „Erst essen, dann messen!"**

Durch Zufuhr von 5 – 20 g Glukose können die Symptome einer Hypoglykämie schnell behoben werden. Handelt es sich um eine schwere Hypoglykämie und die Patientin ist bewusstlos, so werden in kurzer Zeit 25 – 100 ml 40 %ige Glukoselösung intravenös verabreicht.

Befindet sich die Betroffene nicht in einer Klinik oder ist ein intravenöser Zugang nicht möglich, so besteht die Möglichkeit, eine Glukagon-Fertigspritze intramuskulär oder subkutan zu verabreichen [Abb. 1]. Glukagon bewirkt die Umwandlung der in der Leber gespeicherten Glykogenreserve in Glukose und erhöht somit den Blutzucker. In Schulungen erlernen Diabetikerinnen, Frühsymptome einer Hypoglykämie rechtzeitig zu erkennen.

> **Bei unklarer Bewusstlosigkeit, insbesondere bei bewusstlosen Diabetikerinnen, ist immer zuerst an eine Hypoglykämie zu denken. Mit der Verabreichung von Glukose kann man zunächst nichts falsch machen. Handelt es sich um eine Hyperglykämie, verursacht die zugeführte Glukose keine weitere Schädigung. Insulin würde im Falle einer Hypoglykämie den Zustand der Patientin nur noch verschlimmern.**

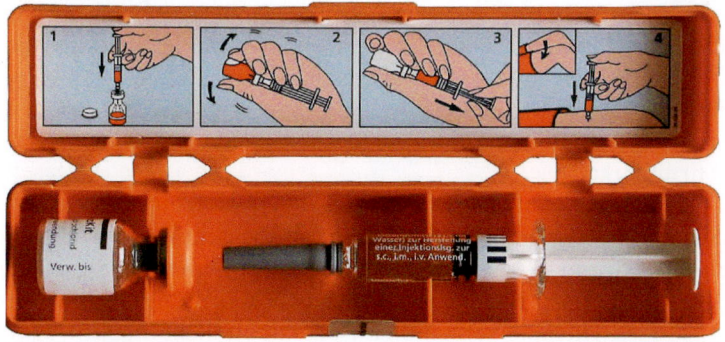

[1] Glukagon-Notfallset

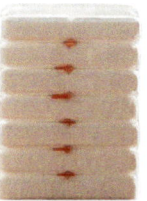

[2] Traubenzucker

Spätfolgen des Diabetes mellitus

Glukose als Energielieferant ist unverzichtbar. Es stellt sich daher die Frage, wie so ein lebenswichtiger Stoff solch negative Auswirkungen auf den gesamten menschlichen Organismus haben kann.

Durch den erhöhten Blutzucker kommt es zur |Glykolysierung der Zellen. Sämtliche Eiweiße auf der Oberfläche unserer Körperzellen werden durch hohe Glukosekonzentrationen glykolysiert und so verändert, dass sie ihre Aufgaben nicht mehr wahrnehmen können. Die Schädigung wirkt sich beim Diabetes mellitus v. a. auf die arteriellen Gefäße aus und betrifft somit den gesamten Organismus [Abb. 1].

Glykolysierung
Verzuckerung
Mikroangiopathie
Veränderung der kleinen Blutgefäße
Makroangiopathie
Erkrankung der großen Gefäße

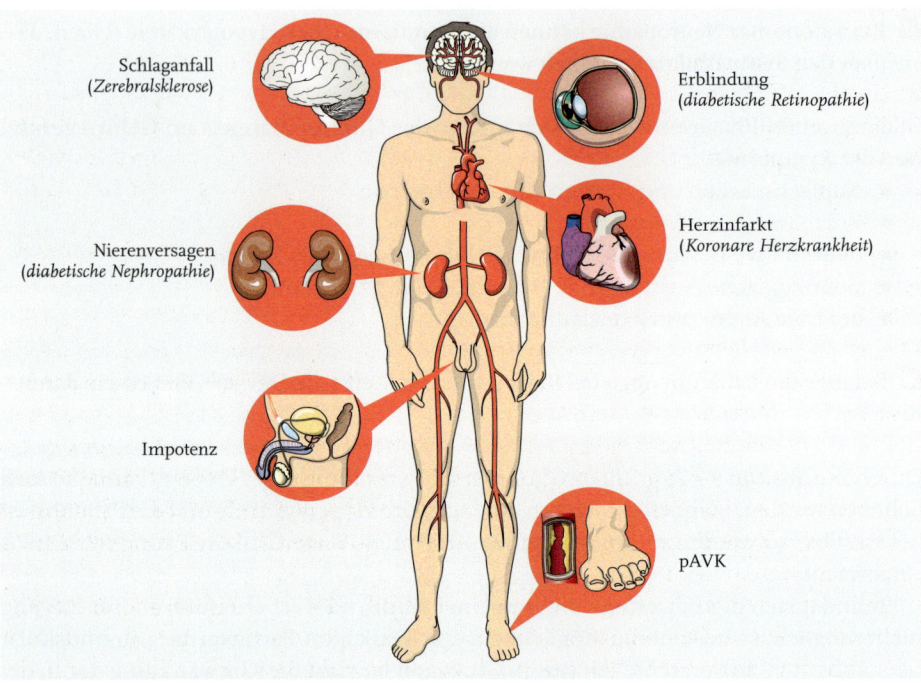

Schlaganfall
(*Zerebralsklerose*)

Erblindung
(*diabetische Retinopathie*)

Nierenversagen
(*diabetische Nephropathie*)

Herzinfarkt
(*Koronare Herzkrankheit*)

Impotenz

pAVK

[1]   Diabetes mellitus-Folgeerkrankungen durch Mikro- und Makroangiopathie

Die diabetesassoziierten Gefäßschäden unterteilt man in Makro- und |Mikroangiopathie. Patientinnen mit Diabetes Typ 2 sind häufiger von einer |Makroangiopathie betroffen. Bedingt durch die Insulinresistenz produziert die Bauchspeicheldrüse vermehrt Insulin (Hyperinsulinämie). Insulin fördert neben dem Transport von Glukose in Muskel- und Fettzellen die Synthese von Fettsäuren, Triglyceriden und Cholesterin. Lipide werden durch Insulin vermehrt in die Gefäßwände eingebaut [Abb. 2], dies führt zu einer Verdickung der Arterienwände. Des Weiteren bewirkt die vermehrte Insulinproduktion eine Natriumrückresorption in der Niere und eine Stimulation des Sympathikus. Als Folge dessen entsteht bzw. verstärkt sich eine bereits bestehende Hypertonie. Die Fettstoffwechselstörung und die Hypertonie fördern letztendlich die Entstehung einer Arteriosklerose. Typische Krankheitsbilder sind

- Koronare Herzkrankheit (KHK),
- periphere arterielle Verschlusskrankheit (pAVK) und
- ischämischer Hirninfarkt.

Claudicatio intermittens |514

Leitsymptome wie Schmerzen, Angina pectoris und Belastungsschmerz bei |Claudicatio intermittens sind auf Grund der autonomen (vegetativen) Neuropathie weniger stark ausgeprägt oder können sogar fehlen. Die rechtzeitige Einleitung von notwendigen, sogar lebensrettenden Therapiemaßnahmen ist somit oft nicht möglich. 55 % aller Diabetiker sterben an einem Herzinfarkt.

Die |Mikroangiopathie ist im Gegensatz zur Makroangiopathie diabetesspezifisch.

Mikroangiopathie | 192

Hauptsächliche Lokalisationsorte der Mikroangiopathie sind die Niere (diabetische Nephropathie), die Augen (diabetische Retinopathie) und das Nervensystem (diabetische Neuropathie).

Die **diabetische Nephropathie** führt zur Entwicklung einer |Glomerulosklerose. Die Filterfunktion der Nierenkörperchen ist dadurch gestört. Bei zunächst noch normaler Nierenfunktion zeigt sich zunächst eine |Mikro- bzw. Makroalbuminurie. Mit Fortschreiten der pathologischen Umbauprozesse innerhalb der Niere entwickelt sich eine Niereninsuffizienz. 75 % der Typ-1- und 20 % der Typ-2-Diabetikerinnen entwickeln innerhalb von 20 Jahren eine terminale Niereninsuffizienz und sind somit auf eine Nierenersatztherapie (|Dialyse) angewiesen.

Bei der **diabetischen Retinopathie** kommt es zu pathologischen Gefäßveränderungen der Netzhaut (*Retina*) [Abb. 3]. Typisch sind Durchblutungsstörungen, Aussackungen und Gefäßneubildungen, die zu Einblutungen sowie Netzhautablösungen führen können. Die diabetische Retinopathie ist die häufigste Ursache für Erblindung in Deutschland. Daher sind Kontrolluntersuchungen und Therapie (Laserbehandlung) besonders wichtig.

Die **diabetische Neuropathie** zeigt sich durch Mikrozirkulationsstörungen innerhalb der Kapillaren, welche die Nerven versorgen und zu einer Funktionsstörung der Nerven selbst führen. Am stärksten sind die Nerven betroffen, die distal liegen. Am häufigsten (ca. 80 %) ist die **periphere sensomotorische Polyneuropathie**. Sie tritt symmetrisch besonders an den Füßen und Unterschenkeln auf („burning feet"). Die Patientinnen klagen über Parästhesien (Missempfindungen) unterschiedlichster Qualität (z. B. Kribbeln, Jucken, Brennen). Im weiteren Verlauf können auch motorische Störungen dazu kommen.

Die zweithäufigste Neuropathie betrifft das vegetative Nervensystem. Das vegetative Nervensystem bezeichnet man auch als autonomes Nervensystem, da es ohne die Kontrolle höherer Zentren der Großhirnrinde arbeitet und willkürlich nicht direkt beeinflussbar ist. Das |vegetative Nervensystem regelt den Blutkreislauf, die Atmung, die Körpertemperatur, die Funktion des Gastrointestinaltraktes und das Urogenitalsystem. Diabetesassoziierte Störungen des vegetativen Nervensystems sind

vegetatives Nervensystem **1** | 440

- Herzrhythmusstörungen,
- Blutdruckschwankungen,
- Druck- und Völlegefühl im Oberbauch bei Magenentleerungsstörung,
- Durchfall/Obstipation,
- Blasenentleerungsstörungen,
- Störungen der Potenz und
- verminderte Schweißproduktion.

Glomerulosklerose
Verhärtung der Nierenkörperchen
Mikro- bzw. Makroalbuminurie
erhöhte Ausscheidung des körpereigenen Eiweißes Albumin im Urin

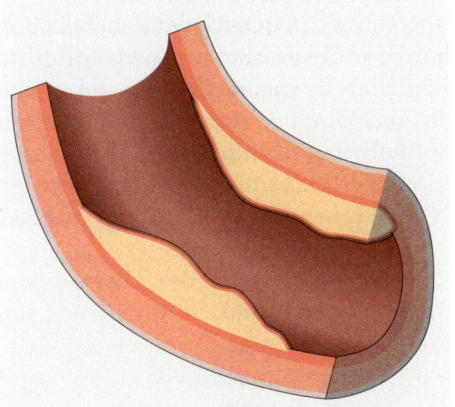

[2] Vermehrter Lipideinbau in die Gefäßwände

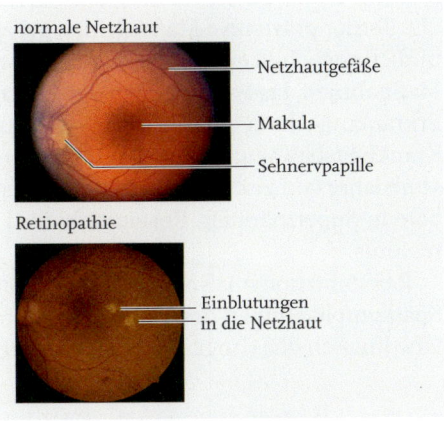

normale Netzhaut
— Netzhautgefäße
— Makula
— Sehnervpapille

Retinopathie
— Einblutungen in die Netzhaut

[3] Normaler Augenhintergrund (oben) und diabetische Retinopathie mit Einblutungen und Gefäßaussackungen (Mikroaneurysmen)

Diabetisches Fußsyndrom

Eine Komplikation, die überwiegend ältere Diabetikerinnen betrifft, ist der diabetische Fuß. Arteriosklerotische Veränderungen der Gefäße führen zu einer Minderversorgung des Gewebes. Zusätzlich ist die Sensibilität gestört. Die Patientinnen haben ein gestörtes Schmerz- und Druckempfinden. Durch eine gestörte Abrollbewegung kommt es zur Überlastung im Vorfußbereich. Kleinere Verletzungen, auch durch fehlende oder falsche Fußpflege, bleiben zunächst unbemerkt oder werden bagatellisiert. Diese Mikrotraumen können sich zu einem infizierten Ulkus entwickeln [Abb. 1 und 2]. Erfolgt keine adäquate Druckentlastung, Antibiotikatherapie oder Beseitigung der Ischämie durch einen gefäßchirurgischen Eingriff kann eine |Amputation die Folge sein.

Gangrän-Amputation | 536

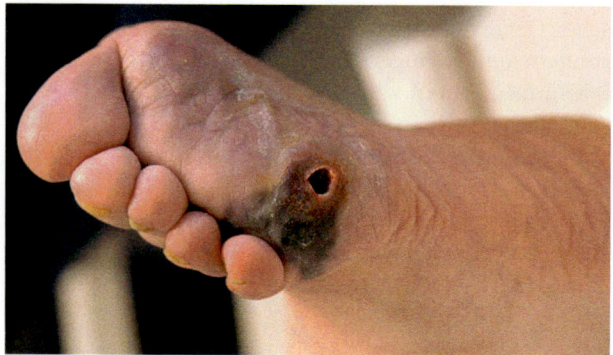

[1] Diabetisches Fußulkus

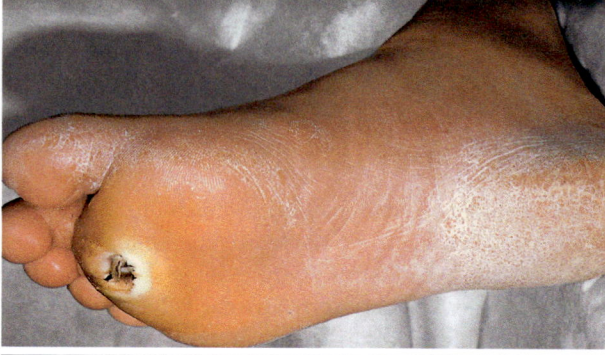

[2] Diabetisches Fußulkus

www.diabetes-deutschland.de

Informationen zu Diabetes, basierend auf evidenzbasierten Leitlinien der Deutschen Diabetes Gesellschaft sowie auf aktuellen Forschungsergebnissen der deutschen und internationalen Fachliteratur

www.diabsite.de

unabhängiges Diabetesportal

www.diabetes.de

Infoportal des Pharmaunternehmens Novo Nordisk

Prävention und Rehabilitation

Weltweit wird die Zahl der an Diabetes mellitus erkrankten Personen ansteigen. Die überwiegende Mehrheit ist dabei vom Diabetes mellitus Typ 2 betroffen. Zwischen 2000 und 2020 ist mit einem weltweiten Anstieg um 46 % auf ca. 220 Millionen Betroffene zu rechnen. Studien zufolge kann das Diabetesrisiko durch präventive Maßnahmen erheblich reduziert werden. Auf allen Ebenen der Prävention sind Maßnahmen möglich. Man unterscheidet primäre, sekundäre und tertiäre Präventionsmaßnahmen.

Im Rahmen der Primärprävention können Interessierte an Kursen zur Veränderung des Ernährungs- und Bewegungsverhaltens teilnehmen. Zudem kann bereits auf struktureller Ebene in Kindergärten und Schulen an einem gesunden Ernährungsverhalten gearbeitet werden. Maßnahmen wie Beratung und Anleitung zur Gewichtsreduktion und Informationen zur Diabetesfrüherkennung und -verhütung zählen zu den sekundär präventiven Maßnahmen. Viele Internetseiten zum Thema Diabetes mellitus bieten einen Test an, der eine Ersteinschätzung des Diabetesrisikos ermöglicht. Tertiär präventive Maßnahmen gehören bereits in den Bereich der Rehabilitation und ermöglichen ein Leben mit und trotz Krankheit. Sie verhindern durch geeignete Maßnahmen das Fortschreiten der Erkrankung. Diabetes mellitus ist eine chronische Erkrankung, die den Betroffenen viel Disziplin und Motivation abfordert. Seminare zur Krankheitsbewältigung und Schulungen zur Stoffwechselkontrolle und -einstellung sind daher von zentraler Bedeutung. Des Weiteren erleichtern spezielle Speisenangebote in Supermärkten, Restaurants und Cafés das Leben mit der Diagnose Diabetes mellitus.

Rehabilitationsmaßnahmen haben besondere Bedeutung bei der Therapie von Spätkomplikationen des Diabetes mellitus. Zum Beispiel wird nach Amputation von Gliedmaßen der Umgang mit der Prothesenversorgung erlernt.

Asthma bronchiale

Asthma bronchiale ist eine chronisch-entzündliche Erkrankung der Atemwege mit variabler, reversibler Atemwegsobstruktion. Auf dem Boden einer chronischen Entzündungsreaktion erhöht sich die Empfindlichkeit der Atemwege auf eine Vielzahl von Reizen unserer täglichen Umwelt.

Asthma bronchiale gehört zu den häufigsten chronischen Erkrankungen. Die Prävalenz ist steigend und in den westlichen Industrieländern deutlich höher als in Osteuropa sowie in den Entwicklungs- und Schwellenländern. Ca. 10 % der Kinder und 5 % der Erwachsenen in Deutschland sind betroffen.

Ätiologie

Unabhängig von der Ursache ist die Reaktion des Organismus sehr ähnlich. An der Entzündungsreaktion sind |Lymphozyten, |Mastzellen und |eosinophile Granulozyten beteiligt. Freigesetzte Botenstoffe, so genannte Entzündungsmediatoren, regulieren die Gefäßweite und die Permeabilität der Lungenkapillaren. Die erhöhte Permeabilität und Durchblutung der Lungenkapillaren führt zu einem Schleimhautödem. Des Weiteren bewirken diese Botenstoffe eine Stimulation der Schleimhautsekretion. Bronchospasmus, Schleimhautödem und vermehrte Schleimproduktion führen durch eine Verengung der Bronchien zum typischen Symptom der Atemnot, das anfallsartig auftritt [Abb. 4].

Die Patientinnen klagen über einen quälenden Hustenreiz. Während des Asthmaanfalls sitzt die Patientin aufrecht und aktiviert somit ihre |Atemhilfsmuskulatur [Abb. 5]. Die Phase der |Exspiration ist deutlich verlängert und erschwert. Oft wird die Exspiration von pfeifenden Atemgeräuschen begleitet (Giemen, Brummen, Schnurren). Das Sputum der Patientin besteht aus glasig-zähem Schleim (außer bei Infektasthma, hier ist es eventuell grün-gelblich gefärbt).

Die Ursachen für Asthma bronchiale sind trotz intensiver Forschung bisher nicht geklärt. Bekannt sind dagegen zahlreiche Auslöser. Asthma bronchiale weist eine starke familiäre Häufung auf. Die genetische Disposition allein reicht für die Entstehung jedoch nicht aus. Allergien, Infekte und Umwelteinflüsse sind wesentliche Faktoren, die zur Entstehung von Asthma bronchiale beitragen. Man unterscheidet zwischen allergischem (extrinsic) und nicht allergischem (intrinsic) Asthma. Allergisches Asthma tritt häufig bei Kindern und Jugendlichen auf, während die nicht allergischen Formen im mittleren Lebensalter (> 40 Jahre) überwiegen. Das allergische Asthma im Kindesalter hat eine günstige Prognose. Mehr als 50 % der Betroffenen sind im weiteren Leben beschwerdefrei.

Mastzelle
Untergruppe der weißen Blutkörperchen (Erythrozyten)
eosinophile Granulozyten
Subpopulation der Leukozyten, vermehrt bei allergischen Reaktionen, Parasiten und Autoimmunerkrankungen

Lymphozyten **1** | 266, 800
Atemhilfsmuskulatur **1** | 393
Exspiration **1** | 366

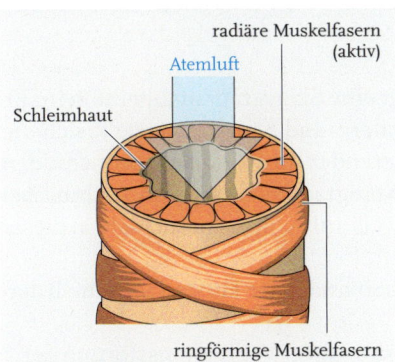

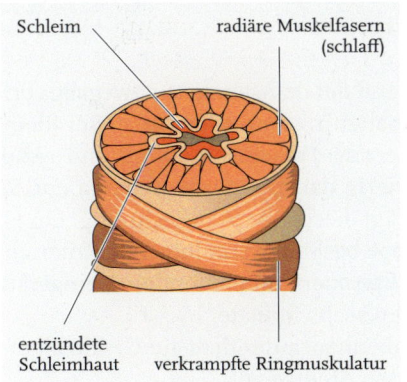

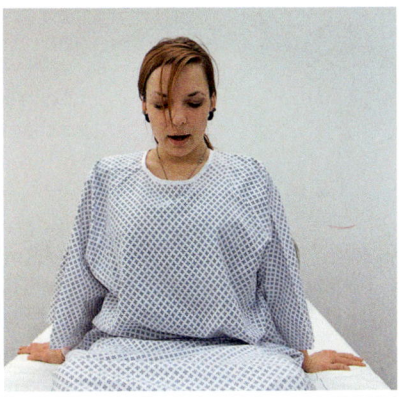

[3] Querschnitt eines gesunden Bronchus

[4] Querschnitt eines erkrankten Bronchus

[5] Beim Asthmaanfall sitzt die Patientin aufrecht und stützt sich auf.

Asthmaformen	Auslöser
allergisches Asthma 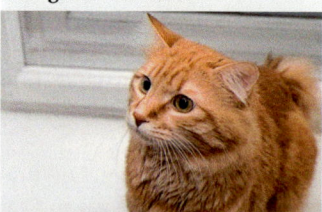	▪ Hausstaub ▪ Tierhaare ▪ Blütenpollen ▪ chemische Substanzen ▪ Nahrungsbestandteile
nicht allergisches Asthma 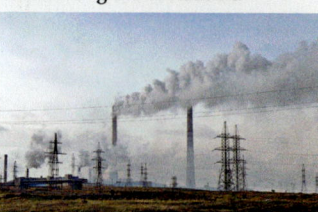	▪ Atemwegsinfekte ▪ Analgetika (ASS) ▪ Betablocker, Parasympathikomimetika ▪ unspezifische chemische oder physikalische Reize (Abgase, Smog, Rauch, trockene Heizluft, kalte Luft, Nebel) ▪ nach starker körperlicher Belastung (Anstrengungsasthma)

Symptome

Asthma bronchiale kann sich im klinischen Verlauf unterschiedlich darstellen.

- **Asthmahusten** hält länger als sechs Wochen an und betrifft meist Klein- und Vorschulkinder. Der unproduktive und trockene Husten tritt gehäuft nachts und nach körperlicher Belastung auf.
- **Asthmaattacken** beginnen plötzlich (z. B. nach Allergenkontakt) und klingen je nach Schwere unter antiobstruktiver Therapie nach wenigen Minuten bis Stunden ab.
- **Asthmaepisoden** zeigen einen Verlauf über zwei bis sieben Tage. Induziert durch Atemwegsinfekte treten Asthmahusten oder Asthmaattacken unterschiedlicher Schweregrade auf.
- Beim **Status asthmaticus** leiden die Patientinnen über mehrere Stunden unter schwerer Atemnot. Es besteht Lebensgefahr, da dieser Zustand sich unter antiobstruktiver Therapie gar nicht oder nur für sehr kurze Zeit bessert. Eine stationäre Behandlung ist daher erforderlich.
- Die **maligne (hypoxische) Asthmakrise** tritt gehäuft bei Schulkindern und Jugendlichen auf und ist durch eine plötzlich einsetzende, schwere |Dyspnoe gekennzeichnet. Die Betroffenen können innerhalb weniger Minuten bewusstlos werden oder sogar sterben. Die Letalität der malignen Asthmakrise liegt bei 50 %.

Dyspnoe ▇1▇ | 368

Entsprechend der deutschen Atemwegsliga erfolgt eine Schweregradeinteilung im Erwachsenenalter in vier Stufen [Tab. 1]. Bei Kleinkindern und Säuglingen stellt sich die Differenzierung zwischen Asthma und rezidivierenden obstruktiven Bronchitiden sehr schwierig dar. Das Stufenschema zur Schweregradeinteilung von Asthma bei Kindern trägt diesem Aspekt Rechnung. Ein Hinweis auf Asthma bronchiale in dieser Altersgruppe besteht, wenn folgende Kriterien zutreffen:

- drei Episoden mit pfeifenden Atemgeräuschen und/oder Husten innerhalb der letzten sechs Monate
- Krankenhausaufenthalt auf Grund einer obstruktiven Ventilationsstörung der unteren Atemwege
- pfeifende Atemgeräusche und/oder Husten unter körperlicher Belastung
- familiäre Disposition für Asthma und/oder atopisches Ekzem

Stufe	Kindesalter		Erwachsenenalter		
	Symptome	Lungenfunktion (LuFu)	Symptome (tagsüber)	Symptome (nachts)	FEV$_1$
I intermittierendes Asthma	intermittierender Husten, leichte Dyspnoe, symptomfreie Intervalle > 2 Monate	oft noch normal FEV$_1$ > 80 % PEF-Variabilität < 20 %	< 1 × pro Woche	≤ 2 × pro Monat	≥ 80 %
II persistierendes leichtes Asthma	Abstand zwischen den Episoden < 2 Monate	Veränderung der LuFu in obstruktiven Episoden FEV$_1$ < 80 % PEF-Variabilität < 20 %	> 1 × pro Woche, < 1 × pro Tag beeinträchtige körperliche Leistungsfähigkeit im Rahmen einer Exazerbation	> 2 × pro Monat	≥ 80 %
III persistierendes mittelschweres Asthma	mehrmals pro Woche auch nachts	Veränderung der LuFu auch in symptomfreien Intervallen FEV$_1$ < 80 % PEF-Variabilität > 30 %	tägliche Einschränkung der körperlichen Belastbarkeit	> 1 × pro Woche	> 60 % bis < 80 %
IV persistierendes schweres Asthma	anhaltend tägliche Symptome, häufig auch nachts	FEV$_1$ < 60 % PEF-Variabilität > 30 %	ständige Einschränkung der körperlichen Belastbarkeit	häufig	≤ 60 %

[Tab. 1] Schweregradeinteilung von Asthma im Kindes- und Erwachsenenalter

Diagnostik

Die Symptomatik kann von Patientin zu Patientin sehr unterschiedlich sein. Nicht selten sind in symptomfreien Intervallen die Ergebnisse der körperlichen Untersuchung und der Lungenfunktionsprüfung völlig unauffällig.

Zu den grundlegenden diagnostischen Maßnahmen gehören
- Anamnese,
- körperliche Untersuchung,
- Spirometrie und
- ggf. ein Bronchospasmolysetest.

Die **Anamnese** dient der Erfassung einer möglichen familiären Veranlagung. Des Weiteren werden die Art, die Auslöser und der zeitliche Verlauf der Beschwerden erfasst. Bei Kindern führt die körperliche Untersuchung häufig zu auffälligen Befunden. Körpergröße und Gewicht sind oft nicht altersentsprechend, die Kinder sind zu klein und zu leicht. Deformationen des Thorax als Folge der chronischen Überblähung können auftreten.

Die **Spirometrie** dient der Erfassung der Lungenvolumina und verschiedener Strömungswerte [Tab. 1 | S. 198]. Mit dem **Bronchospasmolysetest** bei der Spirometrie lässt sich feststellen, ob und in welchem Ausmaß eine Verengung der Atemwege reversibel ist.

intermittierend
lat. = wiederkehrend mit Unterbrechungen
persistierend
lat. = vorbestehend, dauerhaft
PEF
peak expiratory flow (exspiratorischer Spitzenfluss)
Exazerbation
lat. = Verschlechterung

Messwert	gemessene Parameter
Einsekundenkapazität (FEV$_1$)	■ Volumen, das nach maximaler Einatmung innerhalb einer Sekunde ausgeatmet werden kann (Normalwert >70)
exspiratorischer Spitzenfluss (PEF = peak expiratory flow)	■ Messung der maximalen Atemstromstärke bei forcierter Ausatmung, erfasst das Ausmaß einer bestehenden Obstruktion ■ Therapieumstellung erforderlich bei sinkenden Werten
maximaler exspiratorischer Fluss	■ exspiratorischer Fluss nach 75 %, 50 % und 25 % der Vitalkapazität, dient der Erfassung von obstruktiven Veränderungen der kleinen und mittleren Atemwege

[Tab. 1] Wichtige Parameter der Lungenfunktionsprüfung

Im Rahmen der weiterführenden Diagnostik wird nach auslösenden Faktoren gesucht und der Schweregrad bestimmt. Die **Body-Plethysmografie** [Abb. 1] ist eine spezielle Lungenfunktionsprüfung, die in einer geschlossenen Kammer durchgeführt wird. Sie dient u. a. der Erfassung der unterschiedlichen Lungenvolumina und des Atemwegswiderstands. Zum Nachweis einer erhöhten Empfindlichkeit der Bronchien gegenüber der Atemluft (*hyperreagibles Bronchialsystem*) führt man einen Provokationstest mit Histamin oder Metacholin durch. Allergene werden in symptomfreien Intervallen durch einen |**Pricktest** (Intrakutantest) ermittelt. Mit dem **Radio-Allergo-Sorbent-Test** (RAST) können spezifische Antikörper gegen verdächtige Allergene im Blut bestimmt werden. Bei Kindern wird mittels |**Schweißtest** differenzialdiagnostisch eine Mukoviszidose ausgeschlossen.

Weitere diagnostische Maßnahmen sind
- Blutbild (Leukozytose?, Elektrolyte),
- Blutgasanalyse (Ausschluss einer respiratorischen Insuffizienz),
- Röntgen des Thorax in zwei Ebenen (z. B. Ausschluss einer Fremdkörperaspiration, vorbestehende Anomalien, |Atelektasen) sowie
- EKG (Bestimmung der Rechtsherzbelastung durch sekundäre pulmonale Hypertonie).

Pricktest | 657

Schweißtest
Der Schweiß von Mukoviszidosepatientinnen weist einen erhöhten Salzgehalt auf. Der Schweißtest ist Goldstandard für die Diagnose von Mukoviszidose.
Atelektase
luftleeres Lungengewebe

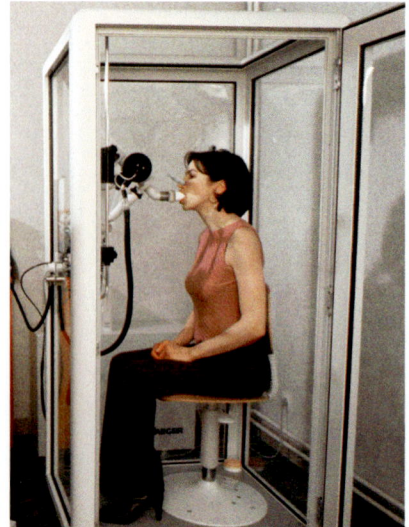

[1] Body-Plethysmografie

Therapie

Eine kausale Therapie des Asthma bronchiale ist nur begrenzt möglich. Ist die Ursache allergisch bedingt, sollten die auslösenden Faktoren gemieden werden. Das ist natürlich nicht immer praktikabel. Eventuell kann eine Heilung durch eine **Hyposensibilisierung** erreicht werden. Hierbei werden der Patientin kleinste Dosen des inhalativen Allergens subkutan gespritzt. Die Dosierung wird langsam gesteigert. Ziel ist es, eine Toleranz der Patientin gegenüber dem betreffenden Allergen zu erreichen. Trotz der eingeschränkten Heilungsmöglichkeiten kann die Lebensqualität durch eine optimale medikamentöse Therapie deutlich verbessert werden.
Aus der Pathogenese des Asthma bronchiale ergeben sich als Therapieziele:
- Hemmung der chronisch entzündlichen Prozesse
- Verminderung der bronchialen Hyperreagibilität
- Beseitigung der Dyspnoe

Zum Einsatz kommen daher entzündungshemmende und bronchodilatative Medikamente [Tab. 2]. Entsprechend dem Schweregrad der Asthmaerkrankung werden diese nach einem Stufenschema kombiniert t [Tab. 1 | S. 200].

Medikamentengruppe/▶Wirkstoffe	Wirkungsweise	unerwünschte Wirkungen
β_2-Sympathikomimetika (β_2-Sympathomimetika) ▶z. B. Salbutamol, Terbutalin	▪ bewirken eine Erschlaffung der glatten Brochialmuskulatur und somit eine Erweiterung der Atemwege, indem sie β_2-Rezeptoren stimulieren	▪ Tachykardie ▪ Herzrhythmusstörungen ▪ Hypertonie ▪ Unruhe ▪ Zittern ▪ Kopfschmerzen
Anticholinergika ▶z. B. Ipratropiumbromid	▪ blockieren den Rezeptor für Azetylcholin ▪ Azetylcholin als Botenstoff des Nervus vagus (Parasympathikus) bewirkt eine Verengung der Atemwege	▪ Schweißdrüsensekretionsabnahme (Wärmestau) ▪ Hautrötungen ▪ Unruhe ▪ Halluzinationen ▪ Grüner Star ▪ Mundtrockenheit ▪ Tachykardie ▪ Miktionsbeschwerden ▪ Magen-Darm-Beschwerden
Xanthinderivate ▶ Theophyllin	▪ bewirken eine Erschlaffung der glatten Brochialmuskulatur und somit eine Erweiterung der Atemwege, indem sie den Botenstoff Adenosin und den Abbau des Botenstoffs CAMP hemmen ▪ steigern die Aktivität der Flimmerhärchen ▪ hemmen Entzündungen, indem sie die Freisetzung von Histamin blockieren	▪ Unruhe ▪ Schlafstörungen ▪ Kopfschmerzen ▪ Zittern, Hypotonie ▪ Tachykardie ▪ Magen-Darm-Beschwerden
Glukokortikosteroide ▶z. B. Budesonid, Fluticason	▪ dringen in die Zielzelle ein und beeinflussen somit den gesamten Stoffwechsel der Zelle ▪ Nebenwirkungen sind bei modernen Präparaten stark reduziert (auch für Kinder geeignet)	bei Inhalation: ▪ Mundtrockenheit ▪ Pilzinfektion (daher nach Applikation Mund ausspülen)
Cromone ▶z. B. Cromoglicinsäure, Nedocromil	▪ stabilisieren die Mastzellen und reduzieren somit die Freisetzung von Botenstoffen wie Histamin	▪ Schleimhautreizung
Leukotrien-Rezeptor-Antagonisten ▶Montelukast	▪ hemmen den Einstrom von eosinophilen Granulozyten und reduzieren die Bronchokonstriktion (Leukotriene bewirken eine Gefäßerweiterung, Permeabilitätssteigerung der Gefäße und Bronchokonstriktion)	bei Kindern < 2 Jahre: ▪ Diarrhö ▪ Hyperaktivität ▪ Asthmaverschlimmerung ▪ Ekzeme bei älteren Kindern und Erwachsenen: ▪ Kopfschmerzen ▪ Magen-Darm-Beschwerden
Antihistaminika ▶z. B. Cetirizin, Ketotifen	▪ blockieren die Freisetzung von Histamin	▪ Müdigkeit ▪ Kopfschmerz ▪ Schwindel ▪ Mundtrockenheit ▪ Übelkeit ▪ Asthmaverschlimmerung

[Tab. 2] Medikamentöse Therapie bei Asthma bronchiale

	Bedarfsmedikation	Dauermedikation
Stufe I intermittierendes Asthma	kurzwirksames β_2-Sympathikomimetikum (Anticholinergikum)	keine
Stufe II persistierendes leichtes Asthma	wie Stufe I	niedrig dosierte inhalative Glukokortikosteroide, bei Kindern Cromoglycinsäure oder Nedocromil
Stufe III persistierendes mittelschweres Asthma	wie Stufe I	Kombination von inhalativen Glukokortikosteroiden mittlerer Dosierung mit langwirksamen β_2-Sympathikomimetika, Theophyllin oder Leukotrien-Rezeptor-Antagonisten
Stufe IV persistierendes schweres Asthma	wie Stufe I	wie Stufe III, hohe Dosierung der inhalativen Glukokortikosteroide, zusätzliche systemische Glukokortikosteroidtherapie

[Tab. 1] Stufenschema zur Behandlung von Asthma bronchiale

Bei optimaler Therapie entspricht die Lebenserwartung einer Asthmatikerin der eines gesunden Menschen.

Therapie bei akutem Asthmaanfall

Im akuten Asthmaanfall erhält die Patientin 2 – 4 l/min Sauerstoff über eine Sonde oder Maske, um eine Sauerstoffsättigung von mehr als 90 %, bei Schwangeren und Patientinnen mit Herzkrankheiten mehr als 95 % zu erhalten. Um die Bronchien zu erweitern, werden zwei bis vier Hübe eines kurzwirksamen β_2-Sympathikomimetikums (z. B. Salbutamol) inhalativ verabreicht, bei Bedarf auch subkutan oder intravenös. Zur Entzündungshemmung kommen intravenös verabreichte Kortikosteroide zum Einsatz.

Falls eine Besserung ausbleibt, wird im Krankenhaus zusätzlich Theophyllin oral oder intravenös gegeben. Da einige Beruhigungsmittel den Atemantrieb dämpfen, wird auf eine Sedierung möglichst verzichtet. Unter Umständen werden Intubation und Beatmung nötig, wenn sich die Atemlage dramatisch verschlechtert und bei der Patientin zunehmende Erschöpfung oder Bewusstseinstörungen auftreten.

Prävention und Rehabilitation

Die Ursachen für Asthma bronchiale sind bisher nicht geklärt. Sinnvolle primär präventive Maßnahmen zur Krankheitsverhütung stehen somit bisher nicht zur Verfügung.

Tabakabstinenz, insbesondere während der Schwangerschaft, reduziert die Inzidenz von Asthma bronchiale. Des Weiteren werden in Leitlinien die Allergenkarenz und die Vermeidung von Haustierkontakt bzw. -haltung empfohlen. Für folgende Maßnahmen zur Prävention von Asthma ist der Nutzen nicht ausreichend wissenschaftlich belegt:

- Stillen (bei hypoallergener Diät der Mutter)
- hypoallergene Nahrung bzw. späte Einführung von Breikost
- Reduktion des Einflusses bestimmter Lebensmittel und Nährstoffe
- Reduktion von Hausstaubmilben

Rehabilitative Maßnahmen dienen der Wiedereingliederung in das berufliche und gesellschaftliche Leben. Diese werden notwendig, wenn durch dauerhafte asthmatische Beschwerden und Lungenfunktionseinschränkungen die Berufsfähigkeit sowie der Erwerb eines Schulabschlusses bzw. einer Berufsausbildung gefährdet sind. Weitere Gründe sind eine drohende Pflege- und Hilfsbedürftigkeit sowie rehabilitationsspezifische Maßnahmen, die nicht im Rahmen einer regulären, ambulanten ärztlichen Versorgung durchgeführt werden können (z. B. Schulungen, Physiotherapie, Tabakentwöhnung).

Rheuma

Der Begriff Rheuma leitet sich aus dem altgriechischen „Rheo" ab und bedeutet „ich fließe". Er steht für eine Vielzahl von Erkrankungen, die den Bewegungsapparat betreffen. Die Leitsymptome Schmerz und Einschränkung der Beweglichkeit sind nicht auf Verletzungen oder tumoröse Prozesse zurückzuführen. Betroffen sind Gelenke, Gelenkkapseln, Knochen, Muskulatur sowie Sehnen und Bänder. Des Weiteren können auch das Bindegewebe und die Gefäße betroffen sein. Die Erkrankungen des rheumatischen Formenkreises betreffen somit den gesamten Organismus.

Auf Grund der Vielzahl rheumatischer Erkrankungen lässt sich die Häufigkeit nur schwer abschätzen. Zudem vergehen zwischen dem Auftreten erster Symptome und der Diagnosestellung oft Jahre. Fest steht, dass sich jährlich 15 % der Bevölkerung wegen rheumatischer Beschwerden in ärztliche Behandlungen begeben. Frauen sind statistisch häufiger betroffen als Männer. Mehr als 15 % aller verlorenen Erwerbsjahre werden durch rheumatische Erkrankungen verursacht.

Ätiologie

Die Erkrankungen lassen sich in vier Hauptgruppen unterteilen:

- entzündlich-rheumatische Erkrankungen
- degenerativ-rheumatische Erkrankungen
- extraartikulärer Rheumatismus (Weichteilrheumatismus)
- Stoffwechselerkrankungen mit rheumatischen Beschwerden (z. B. Gicht)

Neben einer |genetischen Veranlagung sind exogene Faktoren für die Mehrzahl dieser Erkrankungen von zentraler Bedeutung:

- Gut belegt ist der Einfluss von Infektionen, mechanischen Ursachen und der Ernährung.
- Der Einfluss von UV-Licht, Chemikalien (Medikamente) und Hormonen (z. B. Östrogene, Prolaktin) wird im Zusammenhang mit der Pathogenese des systemischen Lupus erythematodes diskutiert.

Verlust der Toleranz des Immunsystems gegenüber körpereigener Substanzen

↓

Aktivierung von B- und T-Lymphozyten

↓

Zerstörung körpereigener Zellen (Knorpelgewebe, Gefäße, Bindegewebe)

[1] Pathogenese autoimmunbedingter Gelenkentzündungen (Arthritiden)

Bei entzündlich-rheumatischen Erkrankungen geht die physiologische Toleranz des Immunsystems gegenüber körpereigenen Strukturen verloren [Abb. 1]. Das Immunsystem wird irrtümlich aktiviert, wodurch sich autoreaktive B- und T-Lymphozyten gegen körpereigene Zellen richten. Davon können verschiedene Organe betroffen sein.

Degenerative rheumatische Erkrankungen, die so genannten Arthrosen, entstehen aus einem Missverhältnis zwischen Gelenkbelastung und der tatsächlichen Gelenkbelastbarkeit und weisen als aktivierte Arthrose nur sekundär entzündliche Veränderungen auf. Autoimmunbedingte Gelenkentzündungen (*Arthritiden*) können wiederum langfristig zu degenerativen Veränderungen der Gelenke führen.

genetische Disposition
Diverse rheumatische Erkrankungen sind mit bestimmten HLA-Typen verknüpft. Träger dieser HLA-Typen haben ein höheres Risiko, eine rheumatische Erkrankung zu bekommen. Beispiel: Nachweis des HLA-Markers B27 bei M. Bechterew (Häufigkeit: 90 %)

Diagnostik

Das klinische Erscheinungsbild rheumatischer Erkrankungen ist sehr vielfältig. Schmerz als wesentliches Kennzeichen rheumatischer Erkrankungen ist weder durch Bluttests noch durch bildgebende Verfahren wie Röntgen, CT oder MRT nachweisbar. Eine ausführliche Anamnese und körperliche Untersuchung stehen daher am Anfang und bilden die Grundlage für die Auswahl zusätzlicher diagnostischer Methoden. Die Vielzahl weitergehender Untersuchungen dient dazu, den Verdacht bzw. die Art der rheumatischen Erkrankung zu bestätigen sowie den Krankheitsverlauf zu dokumentieren.

Schmerzanamnese | 144

Der |**Schmerzanamnese** kommt eine zentrale Bedeutung in der Erhebung der Krankheitsgeschichte zu. Unterschiede bzgl. Lokalisation, Intensität, Qualität, Zeitpunkt, Dauer, Verlauf und Rhythmus der Schmerzen liefern wertvolle Hinweise für eine genaue Diagnose [Tab. 1].

Entzündliche Ursache	Degenerative Ursache
Schmerzen in Ruhe	Schmerzen unter Belastung und beim Anlaufen
Morgensteifigkeit der Gelenke über Stunden	tageszeitunabhängige Anlaufsteifigkeit über Minuten
Besserung der Beschwerden durch Bewegung	Verstärkung der Beschwerden bei Bewegung
Besserung im weiteren Tagesverlauf	Verstärkung im weiteren Tagesverlauf

[Tab. 1] Unterschiedliche Schmerzsymptomatik bei rheumatischen Gelenkbeschwerden

Des Weiteren werden mögliche Begleitumstände erfasst. Dazu gehören Fieber, Krankheitsgefühl, Hautveränderungen, Kreuzschmerzen, Gewichtsverlust, Depression und Durchfallerkrankungen. Ein besonderes Augenmerk in der Anamnese liegt auf bestehenden Stoffwechselerkrankungen (z. B. Gicht, Diabetes mellitus), Infektionserkrankungen (z. B Tonsillitis, Urethritis), Hypertonie, Augenerkrankungen (z. B. Konjunktivitis, Iritis) sowie Operationen und Unfällen. Erfragt wird außerdem eine familiäre Häufung von rheumatischen oder stoffwechselbedingten Erkrankungen. Zusätzlich wird die Therapie der rheumatischen Beschwerden als auch bereits bestehender Erkrankungen erfasst.

Um eine frühzeitige Rehabilitation zu gewährleisten, sollten die Auswirkungen der rheumatischen Erkrankung auf das soziale Umfeld der Patientin ermittelt werden.

Die **körperliche Untersuchung** umfasst
- Inspektion und Palpation,
- Prüfung der Gelenkbeweglichkeit,
- Funktionsprüfung der Wirbelsäule und
- Beurteilung des Verteilungsmusters der betroffenen Gelenke.

Durch die Inspektion und Palpation können Achsenabweichungen sowie Schwellungen, Rötungen und Überwärmungen diagnostiziert werden.

Die Prüfung der Gelenkbeweglichkeit erfolgt mit der Neutral-0-Methode. Die Patientinnen stehen dabei zunächst aufrecht und gerade mit gestreckten Armen und Daumen nach vorne. Ausgehend von der Nullstellung der zu untersuchenden Gelenke werden alle Gelenkachsen mit einem Winkelmesser aktiv und passiv vermessen.

Bei der Funktionsprüfung der Wirbelsäule nach Schober und Ott vergrößern sich die Messstrecken bei Rumpfbeugung physiologisch um 4 – 6 cm. Geringere oder keine Veränderungen der Messstrecke sprechen für eine eingeschränkte Beweglichkeit.

Das Verteilungsmuster der betroffenen Gelenke wird mit Hilfe von Vordrucken, z. B. eines |„Männchen-Schemas", ermittelt und dokumentiert. Die unterschiedlichen Verteilungsmuster liefern wertvolle Hinweise auf die Ursache der rheumatischen Gelenkbeschwerden [Tab. 2].

„Männchen-Schema"
„Strichmännchen", bei dem die großen und kleinen Gelenke erkennbar sind; die betroffenen Gelenke werden farblich markiert.

Verteilungsmuster	Mögliche rheumatische Erkrankung
ausschließlicher polyartikulärer Befall der kleinen Gelenke	rheumatoide Arthritis
strahlenartiger Befall der Finger oder Zehen	Psoriasis-Arthritis
Fingermittel- und -endgelenke, Daumensattelgelenk	Polyarthrose
Sakroiliitis	Spondylarthriden
oligo- oder polyartikulärer Befall der großen Gelenke	rheumatoide Arthritis bei älteren Menschen
Monoarthritis	Gicht, Borreliose, reaktive oder infektiöse Arthritis
Knie- und Hüftgelenke, beid- oder einseitig	Arthrose

[Tab. 2] Verteilungsmuster der Gelenkbeschwerden und mögliche rheumatische Erkrankung

Die Muskulatur wird auf Atrophien und Druckschmerz hin überprüft. Die Ärztin untersucht des Weiteren die grobe Kraft der Patientin (z. B. Prüfung des Händedrucks).

Wegen häufiger extraartikulärer Manifestationen werden im Rahmen der Erhebung des Ganzkörperstatus Haut, Fingernägel, Schleimhäute, Augen, Herz und Nervensystem überprüft.

Unterstützend zur klinischen Diagnose werden zur weiteren Differenzierung der rheumatischen Erkrankungen verschiedene Laborparameter ermittelt. Die Schwere der Entzündungsreaktion lässt sich mit der Blutsenkungsgeschwindigkeit, dem CRP-Wert und einer Elektrophorese darstellen.

Autoantikörper sind meist nicht spezifisch und eignen sich in erster Linie zum |Screening. Nur wenige |Autoantikörper sind für bestimmte rheumatische Erkrankungen kennzeichnend.

Der Einsatz bildgebender Verfahren erfolgt entsprechend der Fragestellung [Tab. 3].

Fragestellung	Bildgebendes Verfahren
■ Erhebung des Ausgangsbefundes ■ Darstellung von Erosionen als Zeichen der Knorpel- und Knochenschädigungen	Röntgen
■ Lokalisation und Aktivität der entzündlichen Prozesse	Szintigrafie
■ Flüssigkeitsansammlungen ■ Weichteil- und Knochenläsionen	Sonografie
■ Ausschluss anderer Erkrankungen	CT, MRT, Angiografie

[Tab. 3] Bildgebende Verfahren in der Diagnostik von Erkrankungen aus dem rheumatoiden Formenkreis

Biopsien als invasive diagnostische Maßnahme werden bei Vaskulitiden und Kollagenosen durchgeführt. Durch eine Gelenkpunktion und anschließender Analyse der Synovialflüssigkeit lassen sich entzündliche und degenerative Prozesse differenzialdiagnostisch unterscheiden.

Screening
ein auf bestimmte Kriterien ausgelegter Siebtest
Autoantikörper
Antikörper, die sich gegen körpereigene Zellen oder Zellbestandteile richten, da die Toleranz verloren gegangen ist
Rheumafaktor: unspezifisch für rheumathoide Arthritis
Anti-nukleäre Antikörper (ANA): unspezifisch bei Lupus erythematodes
Anti-neutrophile zytoplasmatische Antikörper (ANCA): spezifisch bei Morbus Wegner

Therapie

Die Therapie der rheumatischen Erkrankungen setzt sich aus mehreren Ansätzen zusammen. Aufbauend auf der medikamentösen Therapie tragen physikalische Therapie, Physiotherapie, Ergotherapie und Ernährungsberatung wesentlich zur Verbesserung der rheumatischen Beschwerden bei. Eine kausale Therapie für rheumatische Erkrankungen gibt es zurzeit noch nicht. Die Therapie ist daher auf die Linderung der Symptome und auf die Verlangsamung der chronisch-entzündlichen Prozesse ausgerichtet [Abb. 1].

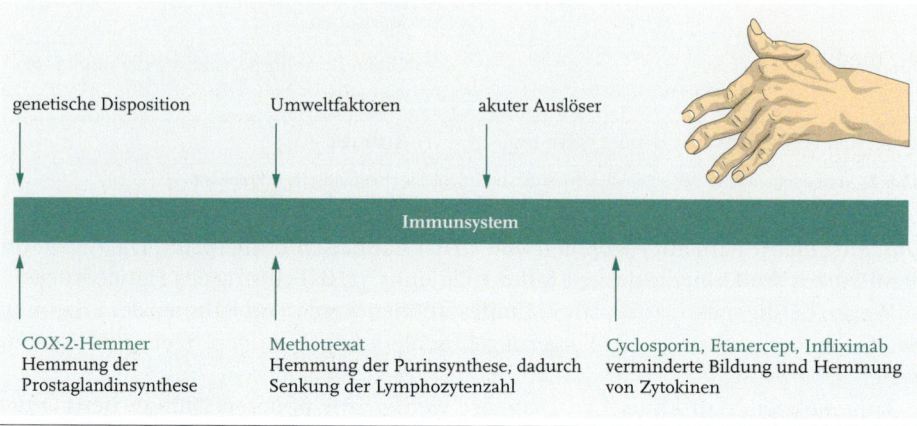

genetische Disposition   Umweltfaktoren   akuter Auslöser

Immunsystem

COX-2-Hemmer
Hemmung der
Prostaglandinsynthese

Methotrexat
Hemmung der Purinsynthese, dadurch
Senkung der Lymphozytenzahl

Cyclosporin, Etanercept, Infliximab
verminderte Bildung und Hemmung
von Zytokinen

[1] Ansatzpunkte der Therapie

Nicht steroidale Antirheumatika (NSAR)

Antirheumatika, die kein Steroidgerüst aufweisen und i. d. R. die Prostaglandinsynthese hemmen. Zu den NSAR gehören
– Acetylsalizylsäure (ASS, z. B. Aspirin®),
– Diclofenac (z. B. Voltaren®),
– Ibuprofen (z. B. Ibuhexal®),
– Piroxicam (z. B. Felden®),
– Indometacin (z. B. Amuno®).
NSAR gehören zu den nicht opioiden Analgetika. Durch die Hemmung der Prostaglandinsynthese kann es zu schmerzlosen Magenulzera und -blutungen kommen.

Die konventionelle **medikamentöse Therapie** besteht in der Gabe von nicht steroidalen Antirheumatika (NSAR), Glukokortikoiden und so genannten Basistherapeutika:

- **NSAR** wirken antiphlogistisch und analgetisch. Der Einsatz erfolgt bedarfsorientiert bei akuten Symptomen und ggf. als Langzeittherapie.
- **Glukokortikoide** unterdrücken das Immunsystem und haben eine antiphlogistische Wirkung. Indiziert sind sie bei akuten Schüben. Die Anwendung sollte auf Wochen bis Monate begrenzt sein. Niedrig dosiert können sie als Langzeittherapie eingesetzt werden.
- **Basistherapeutika** unterdrücken nachweislich die immunologische Entzündungsreaktion und werden kontinuierlich über einen längeren Zeitraum gegeben. Die Wirksamkeit lässt sich erst nach Wochen bis Monaten einschätzen. Die unerwünschten Wirkungen der Basistherapeutika erstrecken sich von Übelkeit und Erbrechen über Infektionen bis hin zu Knochenmarksschädigungen und Leberfunktionsstörungen. Einige Basistherapeutika wirken karzinogen (Methotrexat, Cyclophosphamid). Daher sollte der Einsatz sorgfältig abgewogen werden. Je ungünstiger die Prognose, desto früher und aggressiver erfolgt die Therapie [Tab. 1].

Konventionelle Basistherapie	Schweregrad
Methotrexat (MTX) niedrig dosiert, Chloroquin, Hydrochloroquin oder Sulfasalazin	Mittel
D-Penicillamin, Gold	
Azathioprin	
Cyclophosphamid	Hoch

[Tab. 1] Einsatz verschiedener Basistherapeutika in Abhängigkeit vom Schweregrad der Erkrankung

Zur konventionellen Basistherapie gesellten sich in den letzten Jahren neu entwickelte selektive **COX-2-Hemmer**, das neue Basistherapeutikum Leflunomid (Arava®) und Hemmstoffe gegen das entzündungsfördernde Zytokin Tumor-Nekrose-Faktor alpha (TNFα). Zu diesen Hemmstoffen gehören das TNFα-Rezeptor-Fc-Fusionsprotein Etanercept (Enbrel®) und der monoklonale Antikörper Infliximab (Remicade®). Umfassende Erfahrungen mit diesen Medikamenten stehen noch aus, doch sind die Ergebnisse bislang vielversprechend. Da auch hier ähnlich wie bei den konventionellen Basistherapeutika schwere unerwünschte Wirkungen auftreten können, ist es erforderlich, die Patientinnen sorgfältig aufzuklären und zu beobachten.

Die medikamentöse Therapie hilft letztendlich, die Entzündungsreaktion zu unterdrücken. **Physio- und Ergotherapie** tragen wesentlich zum Erhalt bzw. der Wiederherstellung der Gelenkfunktion bei. Im akuten Schub können durch eine Zugbehandlung (Traktionsbehandlung) Wirbelsäule, Muskulatur und Gelenke entlastet werden. Des Weiteren können in der akuten Phase die Gelenke passiv durchbewegt werden. Es gilt, die Gelenkfunktion durch regelmäßige Mobilisation zu erhalten. Die Ergotherapie hat zum Ziel, die vorhandenen Fertigkeiten zu erhalten und Alltagshandlungen ggf. durch den Einsatz von Hilfsmitteln wie orthopädischem Schuhwerk, Manschetten, Anziehhilfen sowie Spezialbesteck und -geschirr zu unterstützen und zu verbessern [Abb. 2].

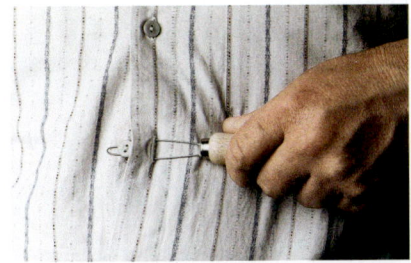 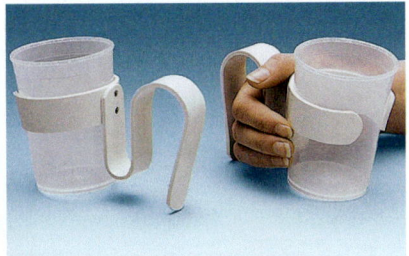 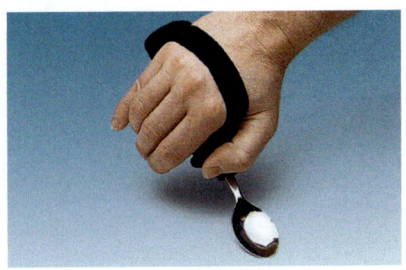

[2] Hilfsmittel für Patientinnen mit Bewegungseinschränkungen bzw. Handverformungen: Anziehhilfe (links), Trinkbecher (Mitte), Spezialbesteck mit Besteckgriffband (rechts).

Weitere mögliche Maßnahmen sind:

- Kryotherapie: Einsatz von Kälte auf akut entzündete Gelenke
- Wärmebehandlung: z. B. bei M. Bechterew, fördert die Durchblutung und reduziert Muskelverspannungen
- Diät: fleischarme Mischkost
- Synoviorthese: Verödung der |Synovialis bei rezidivierenden Ergüssen
- orthopädische Eingriffe: Synovektomie, Gelenkersatz, Gelenkversteifung

Synovialis
Gelenkinnenhaut; ernährt mit Hilfe von Synovia (Gelenkflüssigkeit) den Gelenkknorpel und „schmiert" das Gelenk

Ausgewählte Krankheitsbilder
Rheumatoide Arthritis (rA) / chronische Polyarthritis (cP)

Die rheumatoide Arthritis (rA), auch chronische Polyarthritis (cP) genannt, ist die häufigste Form der Gelenkentzündung in den westlichen Industrieländern. Etwa 1 % der deutschen Bevölkerung ist erkrankt. Die jährliche Inzidenz liegt bei 70/100 000 Einwohner.

Charakteristisch sind Phasen ausgeprägter Aktivitätssymptome und Phasen der Remission. Eine chronische Entzündung der Synovialis, die sich schubweise verschlimmert, führt zu destruktiven Veränderungen der Gelenke bis hin zur Gelenkversteifung (*Ankylose*).

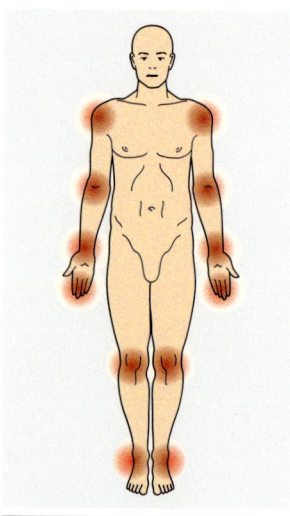

[1] Befallsmuster bei rheumatoider Arthritis

Osteoporose | 592

Anfangs treten bei der rheumatoiden Arthritis neben unspezifischen Allgemeinsymptomen wie Abgeschlagenheit und subfebrilen Temperaturen, Schwellungen und Morgensteifigkeit der kleinen Hand- und Fußgelenke auf. Die Betroffenen geben Schmerzen beim Händedruck (Gänslen-Zeichen) und eine Verminderung der groben Kraft an.

Im weiteren Verlauf schränken sichtbare Gelenkdeformationen die Beweglichkeit und damit die Funktionsfähigkeit der Gelenke beträchtlich ein [Abb. 2]. Die rheumatoide Arthritis zeigt dabei ein typisches Befallsmuster [Abb. 1]. Zu beobachten ist ein symmetrischer Befall der kleinen und großen peripheren Gelenke mit Ausnahme der Hüft- und Fingerendgelenke.

50 % der Patientinnen entwickeln neben der Synovialitis extraartikuläre Manifestationen:

- Rheumaknoten sind meist periartikulär lokalisiert [Abb. 3], aber auch in anderen Körperregionen (z. B. Lunge, Pleura oder Perikard) zu finden.
- Das sekundäre Sjögren-Syndrom ist eine autoimmunbedingte Entzündung exokriner Drüsen mit Sicca-Symptomatik (u. a. trockene Augen und trockener Mund).
- Das nephrotische Syndrom und eine chronische Niereninsuffizienz sind Folge einer Amyloidose nach langjährigem Verlauf.
- Auch eine |Osteoporose ist möglich.
- Eine rheumatoide Vaskulitis (nekrotisierende Gefäßentzündung) kann alle Organsysteme befallen; sie ruft bei Befall der Haut Fingerkuppennekrosen hervor, am Herzen eine Perikarditis, an der Lunge eine Lungenfibrose, an den Augen eine Skleritis.

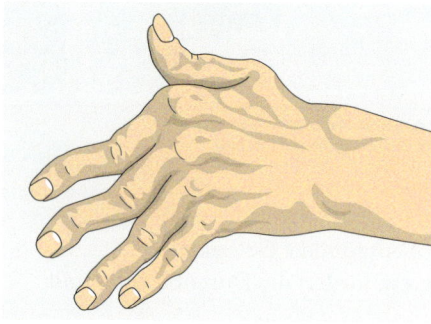

[2] Deformation der Hand im Spätstadium der rheumatoiden Arthritis (Schwanenhalsdeformität)

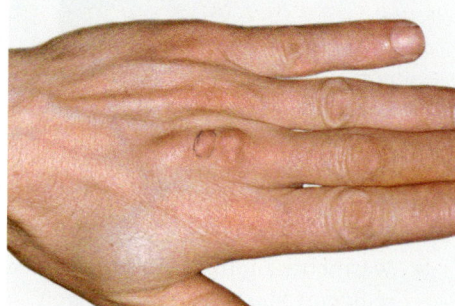

[3] Rheumaknoten

Spondylarthritiden

Eine zweite große Gruppe der entzündlich-rheumatischen Erkrankungen sind die Spondylarthritiden. Dabei handelt es sich um entzündliche Erkrankungen der Wirbelsäule und der peripheren Gelenke. Zu den Spondylarthritiden gehören Morbus Bechterew und reaktive Arthritis.

Der **Morbus Bechterew** (*Spondylitis ankylans*) ist durch eine chronische Entzündung der Wirbel-, Kreuzbein- und Darmbeingelenke gekennzeichnet. Die Prävalenz liegt in Deutschland bei 1 %. Männer sind dreimal so häufig betroffen wie Frauen. Das Manifestationsalter liegt im Durchschnitt bei 17 bis 25 Jahren. Im fortgeschrittenen Stadium führt diese Erkrankung zu einer Versteifung (*Ankylose*) der betroffenen Gelenke. Eine Beteiligung peripherer Gelenke ist möglich.

Es findet sich bei über 90 % der Erkrankten eine genetische Disposition (HLA B27). Der eigentliche Auslöser ist jedoch unbekannt. Diskutiert wird eine durch gramnegative Bakterien ausgelöste Autoimmunreaktion, die zu einer Vermehrung von Bindegewebe im Bereich der betroffenen Gelenke führt.

Dieses Bindegewebe wandelt sich zunächst in Knorpel um und verkalkt im weiteren Verlauf (*Ossifikation*). Zudem bilden sich Erosionen an Wirbelgelenken, Wirbelkörpern und Bandscheiben. Die Lendenlordose verringert sich zunehmend und die Brustkyphose wird ausgeprägter. Ferner ist die Halswirbelsäule überstreckt [Abb. 4].

Klinisches Leitsymptom ist der lang andauernde (> 3 Monate) frühmorgendliche Rückenschmerz, der sich durch Bewegung bessert. Weitere mögliche Symptome sind schmerzhafte Entzündungen der Sehnenansätze (*Enthesiopathien*) und Oligoarthritiden (Sprung- und Handgelenk). Selten sind Entzündungen am Auge sowie kardiale und renale Komplikationen. Durch die zunehmende Versteifung der Wirbelgelenke reduziert sich die Vitalkapazität der Lunge.

Im Röntgenbild lassen sich die knöchernen Ausziehungen (*Syndesmophyten*) von einer Wirbelkante zur nächsten nachweisen. Die Laborparameter sind eher unspezifisch. Neben der Funktionsüberprüfung der Wirbelsäule werden das Menell-Zeichen (Schmerz im Iliosakralgelenk nach Retroflexion des Oberschenkels in Bauchlage), Kinn-Sternum-Abstand (bei M. Bechterew > 2 cm; normal 0 cm) und Atembreite (bei M. Bechterew < 6 cm; normal ≥ 6 cm) ermittelt, um den Verlauf und das Fortschreiten der Erkrankung zu erfassen und zu dokumentieren.

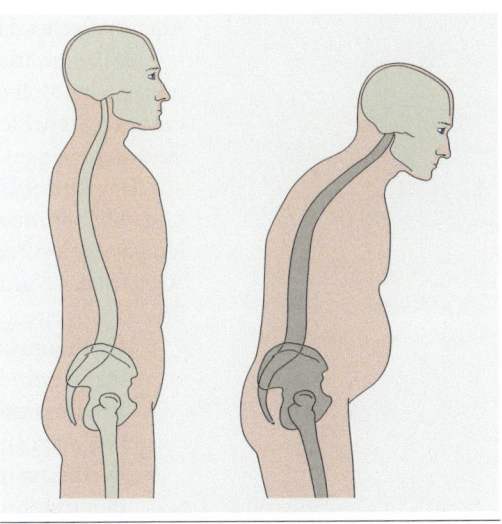

[4] Physiologische Körperhaltung (links); Veränderungen bei fortgeschrittenem Morbus Bechterew: Hüftbeugestellung, Überstreckung der Halswirbelsäule, verstärkte Brustwirbelsäulen-Kyphose, abgeschwächte Lendenlordose (rechts)

Die Erkrankung verläuft sehr unterschiedlich. Eine Invalidisierung lässt sich oft durch eine adäquate physiotherapeutische Betreuung vermeiden. Ungünstig sind ein frühes Manifestationsalter (< 25 Jahre) und frühzeitige periphere Arthritiden.

Bei der **reaktiven Arthritis** handelt es sich um eine nicht infektiöse Gelenkerkrankung der unteren Extremitäten, die sekundär nach gastrointestinalen (z. B. |Salmonellose) oder urethritischen (z. B. |Gonorrhö, Chlamydieninfektion) bakteriellen Infektionen auftreten kann. 2 – 3 % der Patientinnen mit diesen Infektionen entwickeln diese Folgeerkrankung. Auch hier besteht eine genetische Prädisposition, 80 % weisen HLA B27 auf. Männer und Frauen sind gleichermaßen betroffen. Die Mehrzahl der Patientinnen ist unter 40 Jahre alt.

Salmonellose | 712
Gonorrhö | 795

Pathogenetisch führen einige Erreger zu einer persistierenden Infektion, die bei entsprechender genetischer Disposition eine reaktive Arthritis auslösen kann. Bei anderen Erregern kann der Infekt bereits abgeklungen sein. Die Arthritis selbst ist in jedem Fall aseptisch, sodass im Gelenk keine Erreger nachweisbar sind.

Charakteristisch sind mono- bzw. oligoarthritische Beschwerden der unteren Extremitäten, die asymmetrisch auftreten. Weitere Hauptsymptome sind eine Urethritis, Konjunktivitis/Iritis oder eine Reiterdermatose (psoriasisähnliche Hautveränderung). Zudem können als Begleitsymptome Fieber, schmerzhafte Veränderungen der Sehnenansätze sowie eine Beteiligung innerer Organe (z. B. Endokarditis, Pleuritis) auftreten.

Manifestieren sich mindestens drei der Hauptsymptome, so bezeichnet man das klinische Vollbild der reaktiven Arthritis als Reiter-Syndrom. Besteht der Infekt fort, werden neben den Medikamenten zur Behandlung der Arthritis (NRSA, Glukokortikoide, Basistherapeutika) kurzfristig Antibiotika gegeben.

Auch wenn die reaktive Arthritis dramatisch beginnen kann, heilt sie i. d. R. aus. Die mittlere Erkrankungsdauer beträgt sechs Monate. Bei etwa einem Drittel der Patientinnen entwickeln sich chronische Arthritiden, Gelenkschmerzen oder Sehnenprobleme.

Rheumatisches Fieber

Das rheumatische Fieber lässt sich pathogenetisch den reaktiven Arthritiden zuordnen. Es handelt sich um eine infektinduzierte Autoimmunreaktion, die sich infolge einer Racheninfektion mit Streptokokken der Gruppe A manifestieren kann. Hierzulande tritt wegen der frühzeitigen Antibiotikatherapie das rheumatische Fieber selten auf. Der Altersgipfel liegt zwischen 5 und 15 Jahren. Das rheumatische Fieber beginnt 1–3 Wochen nach der Streptokokkeninfektion. Klinisch zeigt sich akut eine von Gelenk zu Gelenk springende Arthritis. Betroffen sind meist die großen Gelenke insbesondere das Sprunggelenk. Weitere Hauptsymptome sind eine Karditis und Enzephalitis. Des Weiteren können folgende Hauterscheinungen auftreten:

- **Erythema anulare** (marginatum): bläulich-rosafarbene, ringförmige Hautveränderungen am Körperstamm
- **Rheumaknoten**: subkutane Knoten an den Streckseiten der Extremitäten (0,5–2 cm)
- **Erythema nodosum**: erhabene, druckschmerzhafte, bläulich-livide Knoten an den unteren Extremitäten

Die Diagnose ergibt sich aus der körperlichen Untersuchung, dem EKG und der Herzauskultation. Die Entzündungsparameter sind deutlich erhöht. Zudem steigt der Antikörper-Titer gegen Streptokokkenanteile. Die Diagnosekriterien des rheumatischen Fiebers sind (nach Jones):

Chorea minor
unwillkürliche Bewegungen
und Grimassieren
Arthralgie
Gelenkschmerzen

- **Hauptkriterien**: Polyarthritis, Karditis, |Chorea minor, subkutane Knötchen, Erythema anulare (marginatum)
- **Nebenkriterien**: Fieber, |Arthralgie, BSG und CRP erhöht, verlängerte PQ-Zeit im EKG, rheumatisches Fieber oder Karditis in der Anamnese

Die Diagnose gilt als gesichert, wenn zwei Hauptkriterien oder ein Haupt- und zwei Nebenkriterien nachweisbar sind.

Die Therapie des rheumatischen Fiebers besteht neben der antirheumatischen Therapie mit nicht steroidalen Antirheumatika und Glukokortikoiden aus einer umfassenden Behandlung des Infekts mit einem erregerspezifischen Antibiotikum. Die Rezidivprophylaxe beim rheumatischen Fieber mit Penicillin erstreckt sich über mindestens zehn Jahre. Kinder sollten bis ins Erwachsenenalter behandelt werden. Das rheumatische Fieber ist nach arteriosklerotischen Veränderungen die zweithäufigste Ursache von erworbenen Herzklappenfehlern.

Kollagenosen

Bei den Kollagenosen handelt es sich um eine Gruppe entzündlicher Bindegewebserkrankungen. Die Beteiligung der Gelenke steht hier im Hintergrund. Die Inzidenz liegt bei 5–10/100 000 Einwohner jährlich.

Zu den Kollagenosen gehören klar definierte Krankheitsbilder wie die progressive systemische Sklerodermie (PSS), das Sjögren-Syndrom, der systemische Lupus erythematodes (SLE) und verschiedene Vaskulitiden.

Die Symptome dieser Erkrankungen können überlappen und zu Mischformen führen. Diese Mischkollagenosen werden unter dem Begriff Sharp-Syndrom zusammengefasst. Charakteristisch für Kollagenosen ist die Bildung organunspezifischer Autoantikörper. Diese setzen sich aus verschieden Subgruppen zusammen, die eine genaue Diagnosestellung ermöglichen.

In der Therapie kommen daher NSAR, Kortison, Zytostatika und Immuntherapeutika zum Einsatz.

Die **progressive systemische Sklerodermie (PSS)** wird auch als **systemische Sklerose** bezeichnet. Sie ist durch eine Regulationsstörung der Fibroblasten gekennzeichnet. Die Inzidenz liegt bei 1/100 000 Einwohner pro Jahr, wobei Frauen viermal häufiger betroffen sind als Männer. Der Altersgipfel der Erstmanifestation liegt bei 30 – 50 Jahren.

Die Ursache für die Entstehung der progressiven systemischen Sklerodermie ist unbekannt. Bei dieser Erkrankung wird übermäßig viel Kollagen produziert. Die Kollagenanhäufung führt zu fibrotischen Veränderungen der Haut und der inneren Organe. Es kommt zu Gefäßverengungen, die wiederum zu Haut- und Organinfarkten führen können.

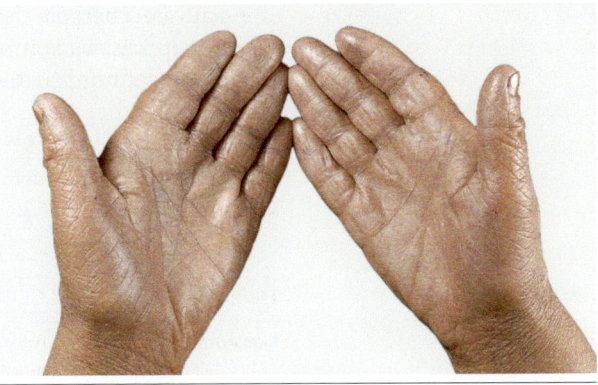

[1] Hände einer Patientin mit Sklerodermie. Die Haut glänzt wachsartig, die Hände sind geschwollen.

Erste Symptome treten an den Händen auf [Abb. 1]. Es bilden sich zunächst Ödeme („*puffy hands*"). Im weiteren Verlauf kommt es zu einer Verhärtung des Gewebes (*Induration*), die in eine Atrophie übergeht. Die betroffenen Patientinnen entwickeln ein sekundäres |Raynaud-Syndrom. Durch die Schrumpfung der Haut (*Sklerodaktylie*) bilden sich schmerzlose Kontrakturen, die von Ulzerationen und Nekrosen begleitet sein können (Rattenbissnekrosen). Zu beobachten sind eine mimische Erstarrung des Gesichts, eine Verkleinerung der Mundöffnung (*Mikrostomie*) und radiale Faltenbildung um den Mund (Tabakbeutelmund). Es können Mikroverkalkungen des subkutanen Gewebes (*Calcinosis cutis*) auftreten.

Raynaud-Syndrom
Gefäßkrämpfe im Bereich der Finger mit Weißwerden der Finger, häufig ausgelöst durch Kälte

Weitere Symptome sind
- Arthralgien,
- gastrointestinale Beschwerden,
- Schluckstörungen (*Dysphagie*),
- interstitielle Lungenerkrankungen (Lungenfibrose),
- Herzbeteiligung,
- sekundäre Hypertonie oder
- multiple Niereninfarkte.

Es werden eine diffuse systemische und eine limitierte (begrenzte) Verlaufsform unterschieden.

Die diffuse systemische Sklerodermie wird unterteilt in:
- **stammbetonte Sklerodermie**: Hautbefall hauptsächlich im Thoraxbereich, führt zu einer panzerartigen Ummauerung mit zunehmender Einschränkung der Atembewegung
- **viszerale Veränderungen**: zunehmende Ösophagushypomotilität, Dysphagie, Refluxösophagitis, Malabsorption, interstitielle Lungenerkrankungen
- **weitere Organbeteiligungen**: Perikarditis bzw. Myokardbeteiligung, Nierenfunktionsstörungen, arterielle Hypertonie

Die limitierte Verlaufsform (CREST-Syndrom) umfasst folgende Symptome:
C   Calcinosis
R   Raynaud-Syndrom
E   Oesophagusbeteiligung
S   Sklerodaktylie
T |Teleangioektasien

Teleangioektasien
erweiterte Kapillargefäße der Haut

Eine kausale Therapie der Sklerodermie ist nicht bekannt. Neben dem Einsatz von Immunsuppressiva kommt der organspezifischen unterstützenden Therapie eine besondere Bedeutung zu [Tab. 1].

Betroffenes Organ	Organspezifische unterstützende Therapie
Lunge	Impfung gegen Pneumokokken
Niere	ACE-Hemmer, Kalziumantagonisten, Dialyse keine Betablocker (verengen Gefäße!)
Herz	ACE-Hemmer
Gastrointestinaltrakt	Protonenpumpenhemmer (z. B. Omeprazol) Motilitätsfördernde Medikamente (z. B. Metoclopramid) Pankreasenzymsubstitution
Haut	fettende Cremes, Vermeidung von Wasserkontakt niedermolekulares Heparin oder Marcumar

[Tab. 1] Organspezifische unterstützende Therapie bei Sklerodermie

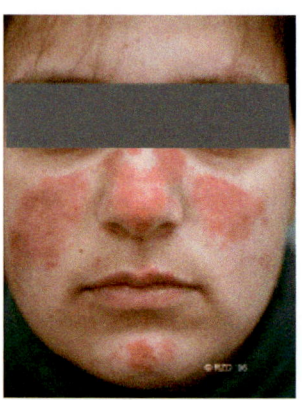

[1] Schmetterlingserythem bei systemischem Lupus erythematodes

Weitere therapeutische Maßnahmen sind
- Phototherapie (Suppression pathogener T-Lymphozyten),
- physikalische Maßnahmen zur Vermeidung von Kontrakturen,
- Prophylaxe gegen das Raynaud-Syndrom (Kälteschutz, Nifedipin, Nitroglycerin) und
- Einsatz von Prostacyclinen (Iloprost) zur Verbesserung der peripheren Durchblutung.

Weitere Kollagenosen

Das **Sjögren-Syndrom** ist eine durch Autoantikörper bedingte chronische Entzündung exokriner Drüsen. Es äußert sich u. a. in einem Versiegen der exokrinen Drüsenproduktion (Speichel-, Tränen und Talgdrüsen), einer Untersäuerung des Magens, einer exokrinen Pankreasinsuffizienz, einer Parotitis und einer frühzeitigen Entwicklung von Karies.

Der **systemische Lupus erythematodes (SLE)** ist eine in Schüben verlaufende Autoimmunerkrankung der Haut und des Gefäßbindegewebes zahlreicher Organe. Das klinische Bild ist gekennzeichnet durch
- ein |Schmetterlingserythem [Abb. 1],
- |diskoide Hautveränderungen,
- gesteigerte Photosensibilität,
- orale und nasale Ulzera,
- Arthritis, Perikarditis, Peritonitis, Pleuritis, Nephritis,
- ZNS-Beteiligung (Vigilanzstörungen, epileptische Anfälle, Apoplex, MS-ähnliche Verläufe),
- Blutbildveränderungen und
- spezielle immunologische Befunde (Autoantikörper-Nachweis).

Schmetterlingserythem
schmetterlingsförmiges Erythem an Wangen- und Nasenrücken mit perioraler Aussparung
diskoide Hautveränderungen
leuchtend rote Papeln mit Schuppenbildung und Hyperkeratosen übermäßige Verhornung der Haut

Vaskulitiden

Vaskulitiden sind autoimmunbedingte Gefäßentzündungen unklarer Genese. Es können kleine, mittelgroße oder große Arterien betroffen sein. Der Entzündungsprozess kann |granulomatös oder nekrotisierend verlaufen und führt zu einer Obstruktion der Gefäße bis hin zur Ischämie.

Das klinische Bild der Vaskulitiden ist sehr variabel, da es vom Ausmaß und der Lokalisation der betroffenen Gefäße und Organe abhängt. Man unterscheidet primäre und sekundäre Vaskulitiden. Die sekundären Vaskulitiden können durch andere Erkrankungen und durch Medikamente ausgelöst werden. Die primären Vaskulitiden lassen sich danach einteilen, welche Gefäße befallen sind [Tab. 2].

granulomatöse Entzündung
durch das Auftreten knötchenartiger Zellansammlungen gekennzeichneter Entzündungsprozess

petechiale Blutungen bei Purpura Schönlein-Henoch | 254

Gefäßbefall	Vaskulitisform (exemplarisch)	Klinisches Bild
kleine Gefäße	Schönlein-Henoch-Purpura	■ petechiale Blutungen ■ Fieber ■ Gelenk- und Bauchschmerzen ■ gastrointestinale Blutungen ■ Makrohämaturie
	Wegner-Granulomatose	■ ausgedehnte Nekrosen der respiratorischen Schleimhaut ■ beginnt mit ulzerierenden Granulomen der Nasenschleimhaut
mittelgroße Gefäße	klassische Panarteriitis nodosa	■ Hautulzerationen und Erytheme mit schmerzhaften subkutanen Knoten ■ Muskel- und Gelenkschmerzen ■ kolikartige Bauchschmerzen ■ Nierenfunktionsstörungen ■ neurologische Funktionsstörungen
	Morbus Kawasaki	■ Erkrankung bei Kleinkindern ■ allgemeine Infektionszeichen ■ Lymphknotenschwellungen ■ Stomatitis ■ Rötung der Handflächen und Fußsohlen
große Gefäße (Riesenzellarteriitis)	Arteriitis temporalis Horton	■ schmerzhaft verhärtete Arteria temporalis ■ Kopfschmerzen im Bereich der Schläfen ■ Schmerzen beim Kauen ■ Augenschmerzen und Sehstörungen
	Polymyalgia rheumatica	■ starke, symmetrisch auftretende Schmerzen im Schulter- und Beckengürtel
	Takayasu-Arteriitis	■ Verschluss der vom Aortenbogen ausgehenden Arterien ■ Schmerzen in den Armen und im Halsbereich ■ Pulsabschwächung ■ Blutdruckdifferenz an den Armen ■ Sehstörungen ■ Apoplex ■ Herzinfarkt

[Tab. 2] Einteilung der primären Vaskulitiden

5.3	**Gesundheits- und sozialwissenschaftlicher Bezug**
5.3.1	**Das Phänomen „chronische Krankheit"**

Chronische Krankheiten zählen weltweit zu den größten Herausforderungen in der Gesundheitsversorgung. Auch in Deutschland führen sie die Liste der häufigsten Erkrankungen an. In der Versorgung chronisch erkrankter Menschen nehmen Pflegende eine zentrale Rolle ein. Zum Beispiel beraten, begleiten und unterstützen sie Erkrankte und Familienangehörige in Diagnosephasen. Pflegende vermitteln ihnen Wissen, um mit einer dauerhaften Erkrankung im Alltag umgehen zu können. Zugleich übernehmen Pflegende Aktivitäten des täglichen Lebens, die von den Erkrankten oder ihren Angehörigen nicht bzw. nicht mehr selbst durchgeführt werden können.

Definition „chronische Krankheit"

chronisch
lang andauernd;
chrónos, griech. = die Zeit
Latenz
Verzögerungszeit;
latens, lat. = verborgen

Eine |chronische Krankheit ist dadurch definiert, dass sie längere Zeit oder gar lebenslang besteht, nicht spontan heilt und nicht kurativ behandelbar ist. Im englischen Sprachraum wird zudem zwischen Erkrankung (*disease*) und Krankheit (*illness*) unterschieden. Wenn von Erkrankung gesprochen wird, so sind damit v.a. strukturelle und funktionale Veränderungen eines Organismus gemeint. Ein Beispiel hierfür ist die pathologische Veränderung von Lungengewebe durch Asthma bronchiale, die zu Atembeschwerden führt. Der Begriff Krankheit bezieht sich dagegen darauf, wie eine Person diese asthmatische Erkrankung, die Symptome, Beeinträchtigungen und das Leiden erlebt und wie sie, aber auch ihre Familie, darauf reagiert.

Für die pflegerische Versorgung ist es deshalb wichtig, neben den pathophysiologischen Prozessen einer chronischen Erkrankung auch die individuellen Erfahrungen und Reaktionen von Patientinnen zu verstehen und zu berücksichtigen.

⊠ **Aus Sicht der professionellen Pflege kann chronische Krankheit verstanden werden als irreversibles (unumkehrbares) Vorhandensein oder die Zunahme bzw. dauerhafte |Latenz von Krankheitszuständen oder Beeinträchtigungen, die sich auf den gesamten Lebensbereich und alle Lebensphasen einer Person auswirken können.**

Eine unterstützende Pflege chronisch Erkrankter zielt daher darauf ab, ihre Selbstmanagementkompetenzen zu fördern, ihre Funktionsfähigkeit zu erhalten und Folgeerkrankungen und Behinderung zu verhindern. Dabei ist das Umfeld der Betroffenen mit einzubeziehen.

Merkmale einer chronischen Krankheit im Gegensatz zu akuten Erkrankungen

akut
mit plötzlichem Beginn und
eher kurzer Dauer;
acutus, lat. = scharf, spitz

Wenn eine Person |akut erkrankt, etwa an einer viralen Grippe, so setzen i.d.R. rasch spezifische Krankheitssymptome ein. Akute Erkrankungen klingen meist nach einigen Tagen oder Wochen von selbst oder mit Hilfe einer Therapie wieder ab. Sie sind also episodenhaft und zeitlich begrenzt. Bei einer starken Verschlechterung des Gesundheitszustands können aber auch akute Erkrankungen zum Tod führen.

Chronische Krankheiten sind dagegen durch folgende Merkmale gekennzeichnet:

- Sie haben meist unterschiedliche, nicht klar voneinander abgrenzbare Ursachen und werden durch |endogene (z. B. genetische Anlagen) sowie |exogene Faktoren (z. B. Umwelteinflüsse) verursacht.
- Chronische Krankheiten können i. d. R. nicht geheilt werden. Allerdings sind sie durch Therapie, Gesundheitsförderung, Prävention und Rehabilitation beeinflussbar. Dadurch können Symptome gelindert und das Leben verlängert werden (z. B. antiretrovirale Medikamente bei |HIV-Infektionen).
- Chronische Krankheiten sind dauerhaft, d. h., sie erstrecken sich über Jahre oder gar Jahrzehnte und sind nicht zeitlich begrenzt.
- Chronische Krankheiten haben einen charakteristischen Erkrankungsverlauf. Sie weisen eine wechselnde Abfolge von krisenhaften, stabilen und instabilen Phasen auf und ihr Verlauf ist dynamisch. Die grafische Darstellung einer chronischen |Krankheitsverlaufskurve verdeutlicht dies. Klar zu erkennen sind die für dauerhafte Erkrankungen typischen Auf- und Abwärtsbewegungen.
- Chronische Krankheiten werden mit der Zeit immer komplexer. Im Verlauf der Erkrankung kommt es häufig zu Folgeerkrankungen und |Komorbiditäten oder unerwünschten Arzneimittelwirkungen. Zu den körperlichen oder psychischen Leiden der Betroffenen können zusätzlich psychosoziale oder finanzielle Schwierigkeiten hinzukommen. Dadurch können neue Herausforderungen und Krankheitskrisen entstehen. Als Folge werden das Versorgungsgeschehen und der Versorgungsbedarf komplexer [Abb. 1].
- Chronische Krankheiten führen i. d. R. mittel- oder langfristig zu Einschränkungen der Leistungs- und Funktionsfähigkeit einer erkrankten Person. Dadurch beeinflussen sie die Selbstversorgungskompetenz, die autonome Lebensführung und die Alltagsbewältigung von Patientinnen.
- Chronische Krankheiten können Hilfe- oder |Pflegebedürftigkeit verursachen. Gerade in späteren Krankheitsphasen führen chronische Erkrankungen häufig dazu, dass die Erkrankten dauerhaft auf Unterstützung durch Pflegende, Angehörige, Freunde oder Bekannte angewiesen sind.

Chronische Krankheiten sind durch Dauerhaftigkeit, eine spezifische Verlaufsdynamik, ihre Komplexität sowie oftmals eine verminderte Belastbarkeit, einen gestiegenen Hilfebedarf und Pflegebedürftigkeit gekennzeichnet.

Auf Grund des über Jahre und nicht selten Jahrzehnte andauernden Verlaufs spricht man auch von Patientenkarrieren der Erkrankten.

Chronische Krankheiten sind nicht heilbar, wohl aber beeinflussbar und ihr Verlauf kann durch therapeutische und pflegerische Interventionen begünstigt werden.

---

endogen
griech. = im Innern erzeugt
exogen
griech. exo = von außen, außerhalb und gen = etwas hervorbringen, verursachen

HIV-Infektion | 476
exemplarische Verlaufskurve | 170
Phasen einer chronischen Erkrankung (Grundmodell) 1 | 522
Pflegebedürftigkeit 3 | 210

Komorbidität
eine zur bereits bestehenden Krankheit abgrenzbare, neu hinzutretende Erkrankung, die mit der Grunderkrankung ursächlich zusammenhängen kann, aber nicht muss

---

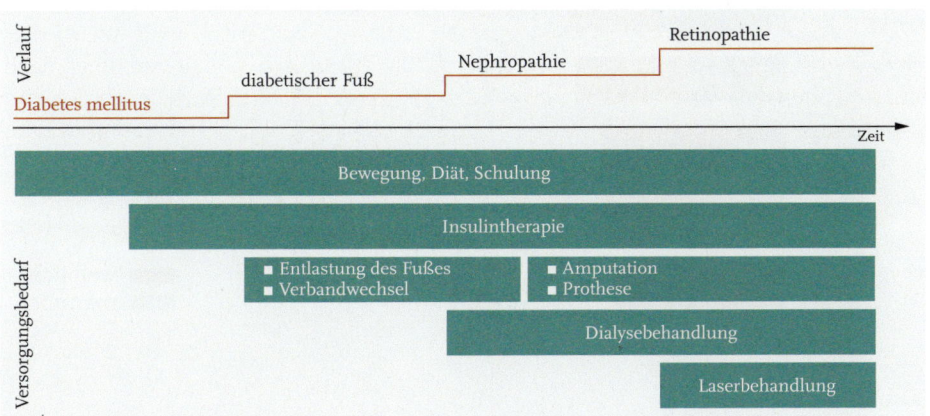

[1]   Verlaufsdynamik und Versorgungsbedarf bei chronischer Krankheit am Beispiel von Diabetes mellitus

Epidemiologische Daten

Chronische Erkrankungen dominieren das Krankheitsspektrum in Deutschland. Genaue Angaben zu Inzidenz, Prävalenz, Morbidität und Mortalität einzelner chronischer Erkrankungen zu machen, ist auf Grund der lückenhaften Datenlage momentan schwierig und nur vereinzelt möglich. Im Folgenden werden Eckpunkte und Trends der gesundheitlichen Situation in der deutschen Bevölkerung wiedergegeben.

Inzwischen leiden 44 % der gesetzlich Versicherten und 36,5 % der privat Versicherten unter mindestens einer chronischen Erkrankung. In Deutschland leben schätzungsweise 6,5 Millionen Menschen, die an Diabetes erkrankt sind, 22 % der Frauen und 15 % der Männer in Deutschland leiden an chronischen Rückenschmerzen, über 400 000 Menschen erkranken jährlich an Krebs und nahezu genauso viele sterben an einer Erkrankung des Herz-Kreislauf-Systems wie etwa der |Koronaren Herzkrankheit (KHK). Herz-Kreislauf-Erkrankungen und Krebserkrankungen verursachen etwa 70 % aller Todesfälle in Deutschland und chronische Erkrankungen wie etwa Herzleiden, Schlaganfall, Lungen- und Brustkrebs führen die Sterbestatistik an [Abb. 1].

Koronare Herzkrankheit | 506

Bei Frauen waren sowohl 1990 als auch im Jahr 2007 Herz-Kreislauf-Krankheiten, Brustkrebs- und Darmkrebsleiden die häufigsten Todesursachen. Bei Männern zählten in diesem Zeitraum Herz-Kreislauf-Krankheiten, Lungen- und Prostata-, Dickdarm- und Pankreaskrebsleiden sowie chronische Lungenkrankheiten zu den Haupttodesursachen. Herz-Kreislauf-Krankheiten sind also sowohl bei Frauen als auch bei Männern die häufigsten Todesursachen in Deutschland. Im Krankheitsspektrum zeichnet sich aber eine Verschiebung ab. Insbesondere psychische und demenzielle Erkrankungen nehmen in ihrer Häufigkeit stark zu, auch wenn diese in der Todesursachenstatistik keine oberen Ränge einnehmen.

www.rki.de

Auf den Internetseiten des Robert Koch-Institutes finden Sie Dokumente zur gesundheitlichen Situation der Bevölkerung in Deutschland, wie z. B. die Gesundheitsberichterstattung des Bundes.

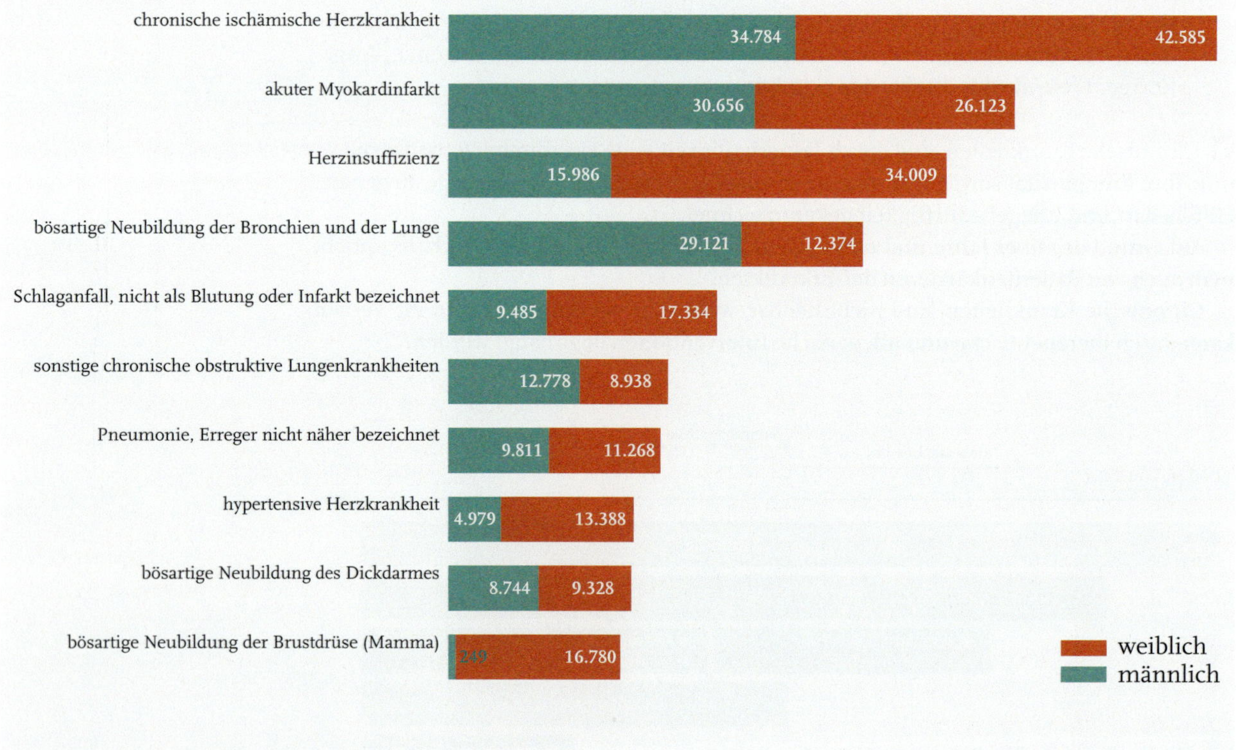

	männlich	weiblich
chronische ischämische Herzkrankheit	34.784	42.585
akuter Myokardinfarkt	30.656	26.123
Herzinsuffizienz	15.986	34.009
bösartige Neubildung der Bronchien und der Lunge	29.121	12.374
Schlaganfall, nicht als Blutung oder Infarkt bezeichnet	9.485	17.334
sonstige chronische obstruktive Lungenkrankheiten	12.778	8.938
Pneumonie, Erreger nicht näher bezeichnet	9.811	11.268
hypertensive Herzkrankheit	4.979	13.388
bösartige Neubildung des Dickdarmes	8.744	9.328
bösartige Neubildung der Brustdrüse (Mamma)		16.780

Quelle: Statistisches Bundesamt, Wiesbaden 2008

[1]   Die zehn häufigsten Todesursachen in Deutschland 2007

Risiko- und Protektivfaktoren

Zu den wichtigsten **Risikofaktoren** zählen neben dem Rauchen v. a. Übergewicht, mangelnde körperliche Bewegung, Bluthochdruck und Fettstoffwechselstörungen. Sie sind für den Großteil der Krankheitsbelastung in Deutschland verantwortlich.

Diese Risikofaktoren lassen sich v. a. auf die persönliche Lebensweise zurückführen. Einige zählen zu den häufigsten Diagnosen von Allgemeinärztinnen und Internistinnen. In Deutschland sind z. B. etwa ein Drittel der Frauen und die Hälfte der Männer übergewichtig, wobei |sozial benachteiligte Bevölkerungsgruppen besonders oft betroffen sind. Grundsätzlich hängt die gesundheitliche Situation sehr von der sozialen Lage, dem Bildungsniveau, dem individuellen Lebensstil sowie von Umweltbelastungen ab.

sozial benachteiligte Menschen **3** | 171

Den Risikofaktoren steht eine Vielzahl von **Protektivfaktoren** gegenüber, die auch als Gesundheitsressourcen bezeichnet werden. Sie lassen sich in persönliche (interne) und umweltbezogene (externe) Ressourcen einteilen [Tab. 1]. Je mehr Ressourcen eine Person hat, desto erfolgreicher kann sie akute, aber auch chronische Belastungssituationen bewältigen.

Persönliche Gesundheitsressourcen	Umweltbezogene Ressourcen
▪ stabiles, widerstandsfähiges Immunsystem ▪ positives Selbstwertgefühl ▪ gutes Selbstvertrauen ▪ aktives Problemlöseverhalten ▪ Überzeugung, das eigene Leben sowie Lebenskonflikte meistern zu können (Selbstwirksamkeitserwartung)	▪ Sicherung von Grundbedingungen des Lebens wie Arbeit, angemessene Ernährung ▪ sozialer Rückhalt

[Tab. 1] Protektivfaktoren

Chronische Erkrankungen und Lebensalter

Obwohl Menschen aller Altersstufen von chronischen Krankheiten betroffen sein können, nehmen viele Erkrankungen, wie z. B. Krebserkrankungen, Diabetes, Osteoporose, Schlaganfall und Demenz, mit steigendem Lebensalter zu.

demografische Aspekte zum Altern **3** | 92

Im Jahr 2006 lag die durchschnittliche Lebenserwartung in Deutschland für Frauen bei 82,4 und für Männer bei 77,2 Jahren. Im Vergleich zum Jahr 1990 stieg damit die Lebenserwartung bei Frauen um 3,9 und bei Männern um 5,2 Jahre. Mit steigender Lebenserwartung in Deutschland ist mit einer weiteren Zunahme chronischer Erkrankungen zu rechnen. Der demografische Wandel hat zur Folge, dass die Menschen zwar mit einem langen Leben rechnen können, gleichzeitig aber häufiger dauerhaft erkranken. Ein Beispiel: Weniger als 2 % der 65- bis 69-Jährigen sind von Demenz betroffen; die Häufigkeit dieser Erkrankung steigt bei über 90-Jährigen jedoch auf mehr als 30 % an. Heute liegt die Zahl der an Demenz erkrankten Menschen bei rund einer Million. Geschätzt wird, dass sich ihre Zahl durch den demografischen Alterungsprozess bis zum Jahr 2050 verdoppeln kann.

Im Kindes- und Jugendalter sieht das Spektrum chronischer Erkrankungen anders aus. Hier zählen obstruktive Bronchitis, Neurodermitis und Heuschnupfen mit Prävalenzen von über 10 % zu den drei häufigsten chronischen Erkrankungen. Mit deutlichem Abstand folgen Skoliose (Wirbelsäulenverkrümmung), Asthma bronchiale und epileptische Anfälle. Die Prävalenzen von Herzkrankheiten, Migräne, Blutarmut, Schilddrüsenkrankheiten und Diabetes mellitus liegen dagegen unter 3 %.

5.3.2 Leben mit chronischer Krankheit

Phasen einer chronischen Erkrankung (Grundmodell)
1 | 522
exemplarische Krankheitsverlaufskurve | 170

Selbstmanagement bei chronischer Krankheit
mit den durch eine dauerhafte Krankheit hervorgerufenen subjektiven Anpassungs- und Bewältigungserfordernissen umgehen, d. h. krankheits-, alltags-, biografie- und versorgungsbezogene Aufgaben im Alltag selbst bewältigen

Lebenssinn und die Frage „Wozu?" **3** | 102

Nicht nur die Frage, wie viele Menschen chronisch erkrankt sind und daran sterben, ist wichtig. Für Pflegende ist v. a. relevant, was es für die Erkrankten bedeutet, mit einer dauerhaften Krankheit zu leben, und welche Herausforderungen damit verbunden sind. Chronisch kranke Menschen leben oft über Jahre und Jahrzehnte mit ihrer Erkrankung.

Jeder Krankheitsverlauf kann in unterschiedliche Phasen eingeteilt werden. Unterschieden werden akute Krankheitsphasen, Phasen der Normalisierung, stabile und instabile Phasen, Phasen der Verschlechterung sowie die |Sterbephase.

Chronisch kranke Menschen sind also nicht nur kranke „Patientinnen", etwa bei einem Klinikaufenthalt oder dem Besuch einer Arztpraxis. Ist ihre Erkrankung unter Kontrolle und befinden sie sich in einer stabilen Phase, fühlen sie sich „bedingt gesund". Chronisch Erkrankte werden daher nicht nur „versorgt" und „empfangen" pflegerische Leistungen – sie sind in allen Krankheitsphasen gefordert, selbst mit den Krankheitserfordernissen umzugehen. Das erfasst der aus dem Englischen stammende Begriff des |Selbstmanagements bei chronischer Krankheit, das in erster Linie im Alltag stattfindet, also zu Hause, in der Schule oder am Arbeitsplatz.

Irritationen des Selbst und der Biografie

Beginn und Diagnose einer chronischen Krankheit stellen i. d. R. ein kritisches Lebensereignis dar. Kritische Lebensereignisse sind Herausforderungen im Laufe des Lebens, die eine Bewältigung erfordern. Sie können positiv (z. B. Geburt eines Kindes) oder negativ (z. B. Krankheit) sein und stellen Umbruchsituationen im Leben dar.

Nicht selten wird die Diagnose einer chronischen Krankheit von den Patientinnen als tiefer biografischer Einschnitt (Zäsur) erlebt. Sie manifestiert sich als grundlegende und unumkehrbare Veränderung im Leben der Betroffenen und durchkreuzen oder zerstören nicht selten Zukunftswünsche, -vorstellungen und -pläne von Menschen. Besonders bei schweren und potenziell tödlichen Erkrankungen wird ihnen plötzlich bewusst, dass ihr Leben endlich und ihr Körper verletzlich ist.

Das gilt für alle Altersgruppen, aber einige Betroffene haben damit besonders zu kämpfen. Das bisherige Selbstkonzept einer Person ist mit der durch den Krankheitsbeginn eingetretenen Situation nicht mehr zu vereinbaren. Diese Erfahrung kann Betroffene nicht nur hinsichtlich ihrer Biografie, sondern auch ihrer |Identität irritieren.

Die Mitteilung der Diagnose wird deshalb häufig als Beginn eines Trauerprozesses, als ein entscheidender Wendepunkt im Leben, bezeichnet. Sie ist häufig Auslöser von Gefühlen wie Ohnmacht, Resignation, Verzweiflung und Angst vor dem Weiterleben mit der Krankheit und dem eventuell nahen Tod.

Identität
die den Menschen kennzeichnende und als Individuum von anderen Menschen unterscheidende Eigentümlichkeit seines Wesens; von lat. idem = derselbe, der gleiche

Beispiel Der 7-jährige Fritz kann wegen einer kindlichen Arthrose nicht mehr mit Freunden in die Turnstunde gehen.

Die 15-jährige Simone Fröhlich kann durch die Diagnose von Asthma ihren Berufswunsch Bäckerin nicht mehr realisieren.

Der 75-jährige Herr Overbeck hat bisher alleine gelebt, sich selbst versorgt und unabhängig gefühlt, ist aber durch Krankheitsfolgen plötzlich auf die Hilfe anderer angewiesen.

Krankheitsbedingte Anpassungs- und Handlungsherausforderungen

Das direkte Krankheitsgeschehen geht für die Erkrankten mit zahlreichen Handlungserfordernissen einher. Schon der Weg zu einer gesicherten Diagnose ist oft eine |Odyssee, wenn sich Schwierigkeiten bei der Diagnosestellung ergeben und verschiedene Ärztinnen aufgesucht werden müssen.

Problematisch kann auch die Suche nach geeigneten Behandlungsmethoden sein. Häufig ist es schwierig, an notwendige Informationen zu gelangen und wichtige Fragen beantwortet zu bekommen.

Hinzu kommen körperliche Einschränkungen, unerwünschte Arzneimittelwirkungen, Komplikationen oder weitere Krankheitskrisen. Chronisch erkrankte Menschen erleben all dies als hochgradig beängstigend und müssen Gefühle der Unsicherheit und Hilflosigkeit bewältigen.

Eine Rolle spielt außerdem die Symptomwahrnehmung und -kontrolle bei chronischer Krankheit. Die Erkrankten müssen lernen, Krankheitszeichen richtig zu deuten. Das kann besonders zu Beginn schwierig sein, weil Symptome |diffus sein können.

Symptommanagement ist jedoch wichtig, um eine Erkrankung im Alltag zu kontrollieren. Außerdem gehen chronisch Erkrankte jeden Tag mit einem oft komplexen Therapie- und Medikamentenregime um. Sie müssen die Wirkungsweise, Dosierung und Einnahmezeiten ihrer Arzneimittel kennen.

Sie entwickeln häufig Routinen im Tagesablauf, um ihre Medikamente nicht zu vergessen, und müssen Routinen anpassen, wenn neue oder andere Arzneimittel dazukommen. Dabei sind chronisch Erkrankte häufig früher oder später auf die (Mit-)Hilfe Anderer angewiesen. Sie erhalten z. B. professionelle Hilfe durch Ärztinnen oder Pflegende und informelle Unterstützung durch Familienangehörige, Nachbarinnen oder Freunde und Bekannte.

Die Herausforderungen ändern sich im Krankheitsverlauf immer wieder. Das Hauptziel chronisch Erkrankter ist häufig, ihr Leben so „normal" wie möglich führen zu können. Allerdings kommt das Krankheitsgeschehen selten zum Stillstand.

Angst **3** | 632

Odyssee
aus der griechischen Mythologie stammendes Synonym für lange Irrfahrten
diffus
nebelhaft, unklar; diffundere, lat. = ausgießen, zerstreuen

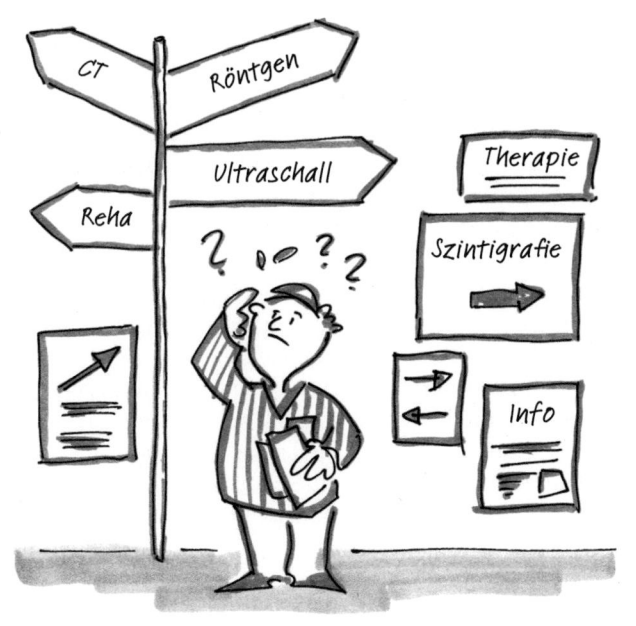

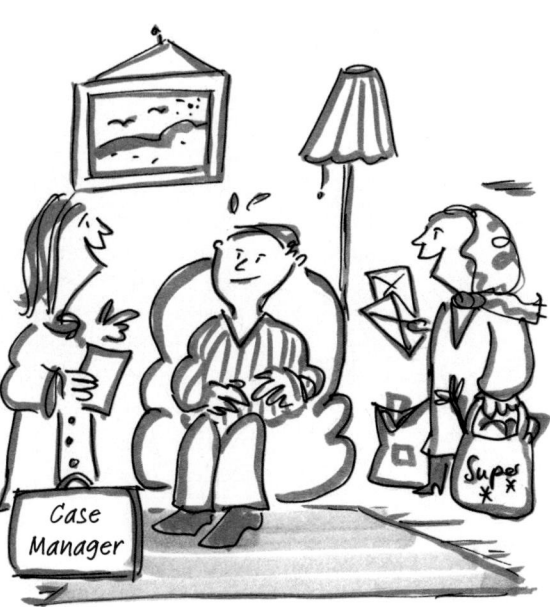

Der Krankheitsverlauf wird durch Krankheitskrisen, Arzneimittelnebenwirkungen oder weitere Erkrankungen dynamisch. Das bringt für chronisch Erkrankte |Dilemmata mit sich: Was etwa für die medikamentöse Therapie sinnvoll ist, stört den Tagesablauf und das Familienleben; was für die Behandlung der Grunderkrankung erforderlich ist, kann Komorbiditäten nach sich ziehen. Mit chronischer Krankheit zu leben heißt also immer, mit Unsicherheit und Kompromissen zu leben.

Beispiel Herr Heinrich ist 78 Jahre alt, Diabetiker, und kontrolliert seinen Blutzucker mehrfach täglich. Er achtet auf seine Ernährung, macht ausgedehnte Spaziergänge mit seiner Frau. So kommt er ohne Insulingabe aus. Seit einiger Zeit leidet er an peripherer arterieller Verschlusskrankheit. Er bekommt zusätzliche Medikamente verordnet. Aber er hat Beschwerden beim Gehen und das Schwimmbad auf der anderen Seite der Stadt erreicht er schlecht, da er kein Auto besitzt. Ihm fehlt seine tägliche Bewegung, seine Blutzuckerwerte „entgleisen" und seine Insulinmenge muss daher erhöht werden.

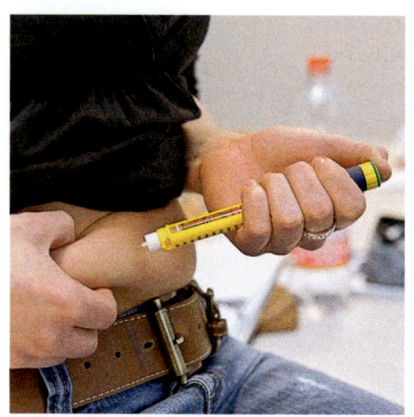

[1]   Integration der Medikation in den Tagesablauf

Veränderungen des Alltagslebens und des sozialen Gefüges

Chronische Krankheiten haben Konsequenzen für das gesamte Leben einer Person, wenn etwa Berufs- oder Freizeitaktivitäten krankheitsbedingt verändert oder aufgegeben werden müssen. Außerdem beansprucht das Selbstmanagement einer chronischen Krankheit Raum und Zeit im Alltag. Chronisch Erkrankte entwickeln z. B. beim Umgang mit Medikamenten Routinen und integrieren diese in den Tagesablauf von Beruf oder Familie. Krankheitsbezogene Erfordernisse müssen also an den Alltag angepasst werden – und umgekehrt: Der Alltag muss an die Erkrankung angepasst werden. Das hat oft Konsequenzen für die Lebensgestaltung der Erkrankten.

Neben der chronisch erkrankten Person ist ihr gesamtes soziales Umfeld – besonders die Familie – von der Erkrankung betroffen. Dort erhalten chronisch Erkrankte oft Rückhalt, soziale und emotionale Unterstützung. Außerdem wird ein Großteil der v. a. in Spätphasen chronischer Krankheit erforderlichen Hilfe, Unterstützung und Pflege in der Familie erbracht.

Allerdings verändern sich durch eine dauerhafte Erkrankung Rollen und Interaktionsmuster in der Familie oder Partnerschaft. Die erkrankte Person hat Rolleneinbußen zu bewältigen (etwa in der Kindererziehung oder im Sexualleben) und Familienmitglieder nehmen zusätzliche Aufgaben wahr. Das kann das Gleichgewicht in familiären Beziehungen stören. Auch die Ressourcen zur emotionalen und sozialen Unterstützung sind in der Familie begrenzt. Im Krankheitsverlauf können nicht nur Krankheitskrisen, sondern gerade krankheitsbedingte psychosoziale Probleme das Alltags- und Familienleben aus der Balance bringen.

Beispiel Frau Niemeyer ist an Multipler Sklerose erkrankt und fragt sich, wie sie ihre Rolle als Mutter einer 12-jährigen Tochter und eines 9-jährigen Sohnes weiter wahrnehmen kann. Im ganzen Alltagstrubel zwischen Hausaufgaben der Kinder und Hausarbeit vergisst sie manchmal, ihre Tabletten einzunehmen. Verschlechtert sich ihr Gesundheitszustand bei einem Krankheitsschub, so „fällt sie teilweise ganz aus". Dann übernehmen ihr Ehemann und die Kinder einen Teil ihrer Alltagsaufgaben und auch ihre Versorgung. Das bleibt nicht ohne Spannungen. Schon mehrfach hat sie sich überlegt, ob sie sich nicht besser von ihrem Mann trennen sollte.

Angewiesenheit auf gesundheitliche Versorgung

Durch eine dauerhafte Krankheit haben die Erkrankten immer häufiger Kontakt mit dem Gesundheitswesen, das vorher eine eher untergeordnete Rolle innehatte. Bei Krankheitsbeginn sind sie meistens nur kurz auf die Hilfe von Ärztinnen, Pflegenden und anderen Gesundheitsprofessionen angewiesen. Im Krankheitsverlauf steigt der Hilfe-, Unterstützungs- oder Pflegebedarf i. d. R. an.

Je nach Krankheitsphase müssen die Erkrankten unterschiedliche Versorgungseinrichtungen aufsuchen. Sie kommen mit vielen Expertinnen in Kontakt und erleben es oft als schwierig, sich in den verschiedenen Bereichen und Instanzen des Gesundheitswesens zu bewegen. Die Versorgungsnutzung bringt für chronisch kranke Menschen eigene Schwierigkeiten mit sich: Sie müssen nach optimalen Behandlungsmöglichkeiten suchen, rechtliche und finanzielle Fragen der Gesundheitsversorgung klären und lernen, die Fachsprache der Gesundheitsprofessionen zu verstehen.

Außerdem sind den Pflegenden und Ärztinnen oft andere Aspekte der Erkrankung wichtig als den Erkrankten. So können in der Klinik oder Arztpraxis wichtige alltägliche Schwierigkeiten des Umgangs mit der Krankheit unberücksichtigt bleiben.

Beispiel Herr Schmidt kommt mit akuten Schmerzen im Brustbereich ins Krankenhaus. Er ist ganz benommen. In der Aufnahmestation spricht die behandelnde Ärztin von „Angina pectoris" und diagnostiziert eine „KHK". In der Funktionsabteilung erhält er ein „EKG" und eine „PTCA". Nach erfolgreicher Behandlung soll er in der Apotheke ein Rezept für „Nitrate" und „Betablocker" einlösen. Wieder zu Hause muss er sich erst einmal sortieren. Gemeinsam mit seiner Frau sucht er in einem alten Medizinbuch nach den Fachwörtern …

Aus der Forschung

Eine qualitative Studie zum Umgang mit Arzneimitteln zeigte, dass chronisch Erkrankte in unterschiedlichen Phasen des Krankheitsverlaufs vor immer neuen Herausforderungen stehen. Sie müssen Routinen mühsam selbst entwickeln, um Medikamente zu Hause nicht zu vergessen. Ihre Alltagsschwierigkeiten mit Medikamenten sind Ärztinnen, Apothekerinnen und Pflegenden meist nicht bekannt. Daher erhalten die Erkrankten oft nicht die Unterstützung, die sie sich erhoffen.

Im Krankheitsverlauf wird das Medikamentenregime durch Krankheitskrisen, Arzneimittelwirkungen oder weitere Erkrankungen immer komplexer und unübersichtlicher. Chronisch Erkrankte versuchen dann, dem entgegenzuwirken, und passen ihr Selbstmanagement an: Sie verändern die Dosierung, den Einnahmezeitpunkt oder brechen eine Arzneimitteltherapie ganz ab.

Aus Sicht der Gesundheitsprofessionen ist das unzureichende Therapietreue oder „Noncompliance" – für die Erkrankten ist es der Versuch, wieder Kontrolle über ihre Medikamente und ihr Leben zu erlangen. Sie wollen der Komplexitätssteigerung im Medikamentenregime begegnen.

HASLBECK, JÖRG: „Bewältigung komplexer Medikamentenregime aus Sicht chronisch Kranker" in: *Pflege & Gesellschaft*, 2008, 13 (1), S. 48 – 61

HASLBECK, JÖRG: *Medikamente und chronische Krankheit. Selbstmanagementerfordernisse im Krankheitsverlauf aus Sicht der Erkrankten.* Huber, Bern, 2010.

5.3.3 Bewältigung bzw. Verarbeitung chronischer Krankheit

Die Diagnose und der Verlauf einer chronischen Krankheit nehmen großen Einfluss auf das gesamte Leben einer Person und haben physische, psychische, soziale und ökonomische Auswirkungen. Dabei laufen Krankheitsbewältigungsprozesse ab. Nachfolgend werden zentrale Aspekte zu Wahrnehmungs- und Bewertungsprozessen sowie zur Bewältigung chronischer Krankheit dargestellt, bei der professionell Pflegende Patientinnen unterstützen können.

Wahrnehmungs- und Bewertungsprozesse

Auf eine Diagnose und den Verlauf einer chronischen Erkrankung reagieren Menschen unterschiedlich. Eine chronische Krankheit wird von jedem Menschen anders erlebt, da die Erkrankungssituation individuell bewertet wird.

Eine Rolle spielen die Wahrnehmung der Krankheit, ihre Bedeutung für das Leben oder verfügbare Ressourcen (physische, psychische, soziale, finanzielle) zur Auseinandersetzung mit krankheitsbedingten Belastungen.

Von Bedeutung ist also nicht nur die Schwere oder die Prognose einer Erkrankung. Die aktuelle Lebenslage, zurückliegende Lebens-, Krankheits- und Versorgungserfahrungen, Grundhaltungen und Überzeugungen, aber auch die soziale Situation spielen eine wesentliche Rolle.

Individuelle Wahrnehmungs- und Bewertungsprozesse sind folglich von vielen Faktoren abhängig, die sich von Mensch zu Mensch, von Erkrankung(sphase) zu Erkrankung(sphase) und von Situation zu Situation unterscheiden können. Als Ausgangspunkt des Krankheitsbewältigungsprozesses sind sie wiederum entscheidend für den weiteren Verlauf der Krankheitsbewältigung.

Bewältigungsformen, -strategien, -stile und -ressourcen

Chronisch kranke Menschen haben v. a. ein Ziel: trotz der Krankheit ein „normales" Leben führen zu können. Dazu müssen sie sich stetig verändernden Bedingungen anpassen. Der Umgang mit den schwierigen krankheitsbedingten Ereignissen wird als Krankheitsbewältigung oder |Coping bezeichnet: nicht die Erkrankung selbst soll überwunden, sondern die mit ihr verbundenen Belastungen bewältigt werden.

Coping ▮1▮ | 504

Auch wenn in der Coping-Forschung viele Fragen noch nicht abschließend geklärt sind, gibt es bereits wichtige Erkenntnisse. Beispielsweise zeigen chronisch kranke Menschen individuelle Strategien und Stile der Bewältigung. Diese nehmen Einfluss auf den Erfolg oder Misserfolg der Bewältigungsarbeit und können sich sogar begünstigend oder hinderlich auf den somatischen Krankheitsverlauf auswirken.

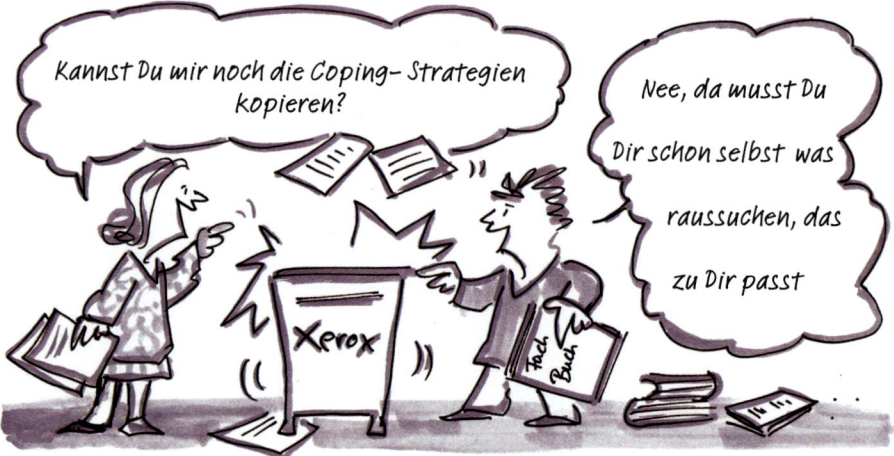

Kennzeichen für ein effektives Coping sind u. a.

- aktive und realistische, problemorientierte Strategien,
- eine tendenziell optimistische und kämpferische Grundhaltung sowie
- die Mobilisierung von unterstützenden Ressourcen, etwa aus dem sozialen Umfeld.

Zwar kann es in Krankheitsphasen normal, ja sogar entlastend sein, die Erkrankung zu verleugnen, sich abzulenken oder auch depressiv verstimmt zu sein. Zur effektiven Krankheitsbewältigung ist es aber wichtig, die Krankheit zu akzeptieren und die mit ihr verbundenen Bedingungen ernst und anzunehmen.

Passive Bewältigungsformen können sich nachteilig auswirken, da sie oft in Hoffnungslosigkeit und Resignation münden. Problematisch ist es etwa, wenn Erkrankte in eine soziale Isolation geraten oder sich zurückziehen, unentwegt über ihre Krankheit grübeln, sich selbst anklagen sowie die Krankheit dauerhaft verleugnen.

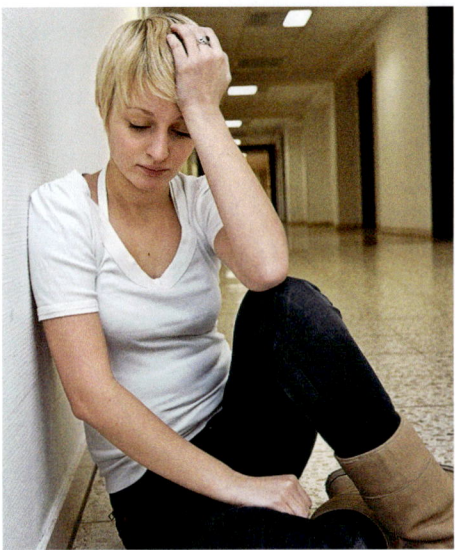 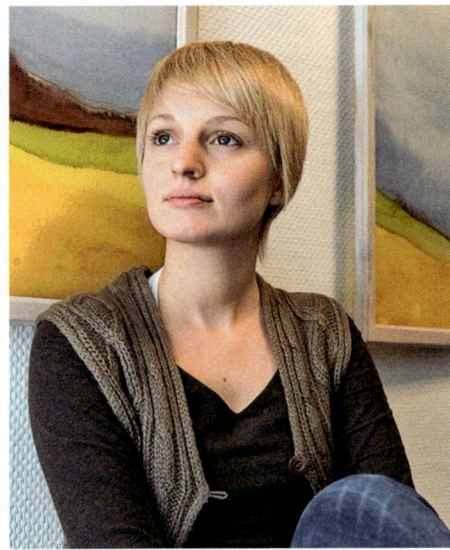

[1] Resignation versus optimistische Grundhaltung

Bewältigungsanforderungen:
krankheits-, personen-, umwelt- und versorgungsbezogene Aufgaben

Aus den Herausforderungen des Lebens mit chronischer Erkrankung ergeben sich krankheits-, personen-, umwelt- und versorgungsbezogene Aufgaben.

Krankheitsbezogene Aufgaben sind z. B.

- die Wahrnehmung, Auseinandersetzung, Anerkennung und Bewältigung von krankheitsbezogenen Symptomen wie Schmerzen oder Bewegungseinschränkungen sowie
- die Auseinandersetzung mit und Akzeptanz der notwendigen medizinischen Versorgung und Therapie.

Die emotionale Bewältigungsarbeit zur Aufrechterhaltung eines emotionalen Gleichgewichts sowie die Aufrechterhaltung eines stabilen und ausreichenden Selbstwertgefühls sind eher den **personenbezogenen Aufgaben** zuzuordnen.

Pflegediagnose

„Unwirksames Coping
(Unwirksames Problembewältigungsverhalten)
Eine Störung der Anpassungs- und der Problemlösungsfähigkeiten eines Menschen in Bezug auf die Einschätzung von Situationen, die Auswahl geeigneter Reaktionen und die Unfähigkeit, vorhandene Ressourcen zu nutzen."

DOENGES et al.: S. 195

„Behinderndes
familiäres Coping
Ein Verhalten einer Bezugsperson (Familienmitglied oder andere Bezugsperson), das sie selbst und/oder den Patienten behindert, die notwendige Anpassung an den veränderten Gesundheitszustand zu leisten."

DOENGES et al.: S. 206

„Bereitschaft für ein verbessertes familiäres Coping
Effektive Bewältigung von Anpassungsleistungen durch die mit gesundheitlichen Herausforderungen konfrontierten Familienmitglieder, die nun den Wunsch und die Bereitschaft äußern, einen verbesserten Gesundheitszustand und eine verbesserte Entwicklung für sich und den Klienten zu erreichen."

DOENGES et al.: S. 216

Als primär **umweltbezogene Aufgabe** wird z. B. die Beziehungsarbeit im Familien-, Freundes- und Bekanntenkreis gesehen.

Die Auseinandersetzung mit den Institutionen und Professionen des Gesundheitswesens und auch den Kostenträgern gehört z. B. zu den **versorgungsbezogenen Aufgaben**.

Für Pflegende ist es wichtig, sich die unterschiedlichen Ebenen der Bewältigungsanforderungen immer wieder bewusst zu machen. Dadurch können sie vermeiden, z. B. nur die krankheitsbezogenen Aufgaben zu realisieren und einseitige Unterstützungsangebote zu geben.

Krankheitsbewältigung:
intrapsychische und aktive Bewältigungsformen, soziale Unterstützung

Um krankheitsbedingte Herausforderungen zu bewältigen, müssen Erkrankte Belastungen emotional/kognitiv (innerpsychisch) oder durch aktives, zielgerichtetes Handeln auffangen und verarbeiten [Abb. 1].

Auch hier ist soziale Unterstützung durch ein funktionierendes soziales Netzwerk wichtig, zumal eine chronische Erkrankung zur zentralen Herausforderung der gesamten Familie – und mit Einschränkungen des gesamten sozialen Netzwerkes – werden kann.

Neben Angehörigen, Freunde und Bekannten haben professionell Pflegende eine wichtige Rolle inne. Als Ansprechpartnerinnen können sie den Prozess der Krankheitsbewältigung durch sensible Kommunikation, Informationen und praktische Hilfen motivierend unterstützen. Außerdem können sie das Selbstmanagement der Erkrankten fördern, aktivierend pflegen und ressourcenorientiert handeln. Wichtig ist es, eine Abhängigkeit der Erkrankten von gegebenen Hilfen zu vermeiden, da sonst Gefühle des Autonomieverlustes sowie der Kontroll- und Hilflosigkeit entstehen oder verstärkt werden.

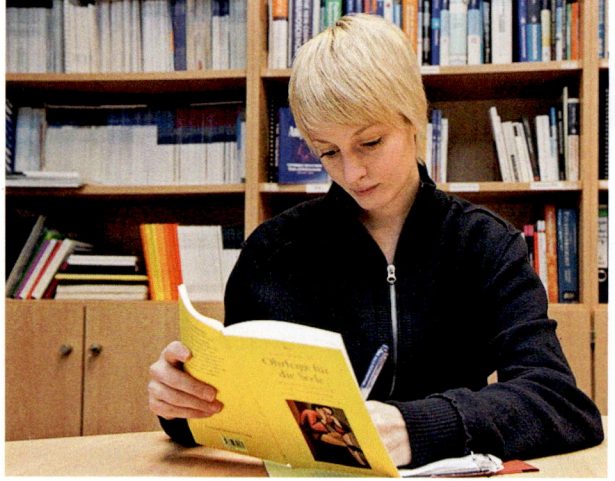

[1] Informationen einzuholen ist ein Baustein innerpsychischer Bewältigung.

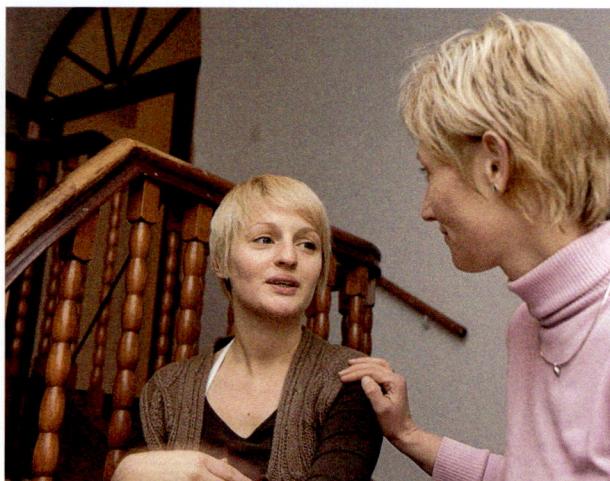

[2] Soziale Unterstützung

6 Tumorkranke Menschen pflegen

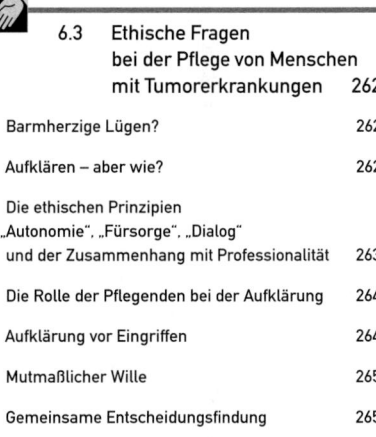

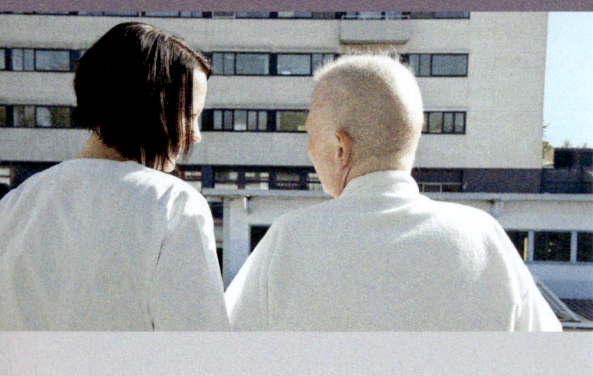

Tumorkranke Menschen pflegen

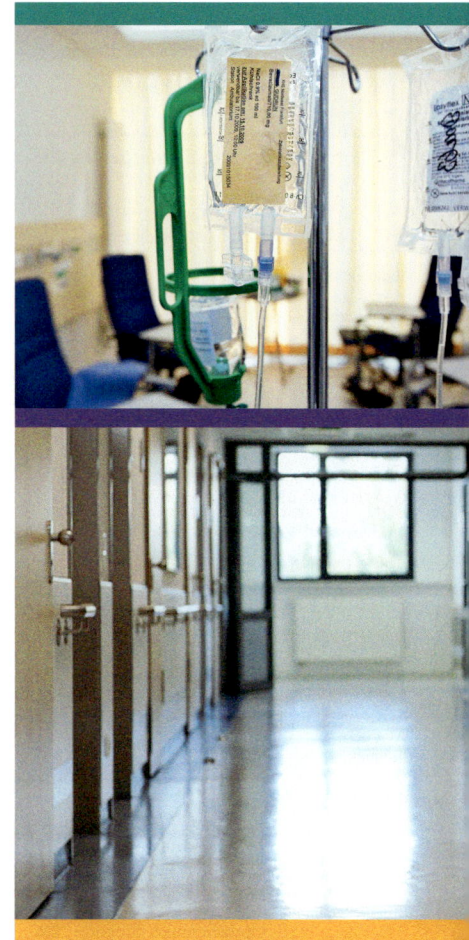

Die Diagnose Krebs trifft einen Menschen meistens wie ein Schock, denn trotz vieler Erfolge in der Therapie sind die Folgen zumeist äußerst schwerwiegend. In vielen Fällen ist heute eine Verlängerung der Lebenszeit möglich, in manchen Fällen über Jahrzehnte. Das führt zwangsläufig zu einem zahlenmäßigen Anstieg chronischer Verlaufsformen.

Diese lang andauernden Prozesse, gekennzeichnet von wechselnden episodenhaften Ereignissen, verursachen unterschiedliche medizinische, psychologische und soziale Probleme, die den Patientinnen und deren Angehörigen ein großes Maß an emotionaler, sozialer und körperlicher Anpassungsleistung abfordern.

Pflege und Medizin setzen sich mit Sekundärproblemen auseinander, die durch die Erkrankung selbst und durch die Therapie hervorgerufen werden. Dazu gehören körperliches und emotionales Leiden für alle Beteiligten.

Insbesondere Pflegekräfte sind durch ihre patientennahe Tätigkeit unmittelbar mit den Reaktionen der Patientinnen auf aktuelle und potenzielle Gesundheitsprobleme im Zusammenhang mit der Krebserkrankung konfrontiert. Sie vermitteln wichtige Erfahrungen und Kenntnisse über mögliche Folgen der Therapie und der Krebserkrankung und tragen dadurch maßgeblich dazu bei, die Belastungen für die Patientinnen zu reduzieren.

„Seit ich denken kann, hatte ich eine unbegrenzte Verehrung für den Musiker Johannes Brahms. Und gerade in seiner letzten Lebenszeit hatte ich mich in seine Musik, vor allem in seine Kammermusik, so hineingefühlt, dass sie mir – von Beethoven abgesehen – über alles ging. Ich war denn auch tief unglücklich, als ich erfuhr, dass Brahms offenbar schwer krank sei und mein Vater seine Behandlung übernommen hatte (...).

Am 2. April fragte mich mein Vater, ob ich die Nacht über bei Brahms

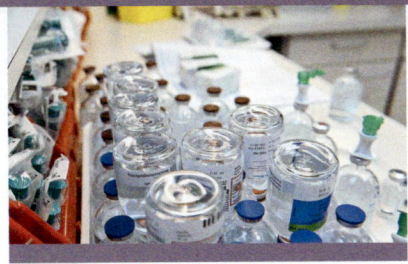

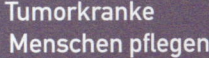

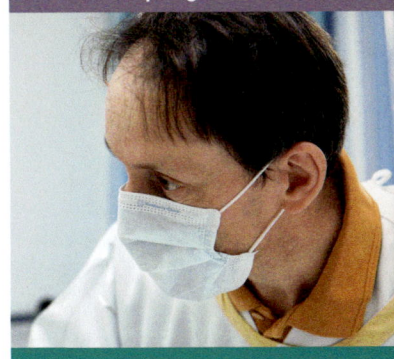

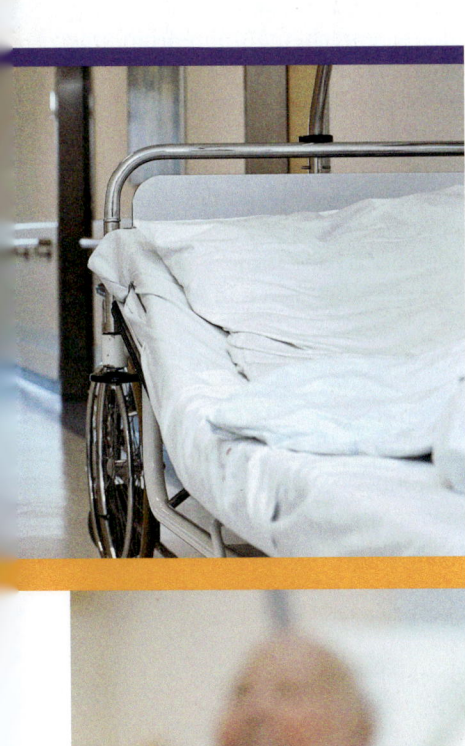

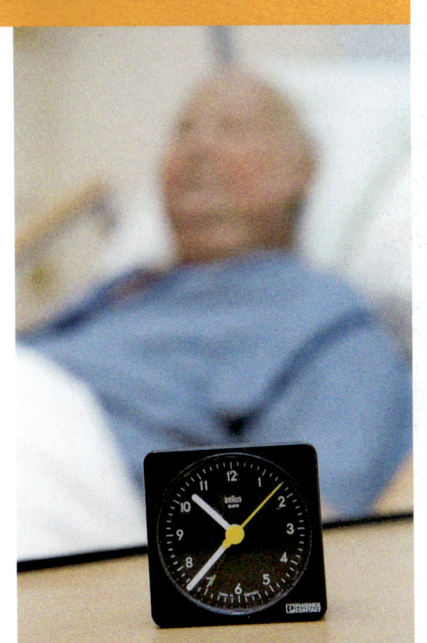

bleiben wolle. Er habe eine schwere Darmblutung gehabt, blute noch und werde wohl nicht mehr lange aushalten können. Es sei recht wahrscheinlich, dass er während der Nacht ärztlichen Beistand brauchen werde.

Abends um halb zehn Uhr gingen wir zu Brahms. (...) Er war sehr freundlich und dankte uns beiden. Auf meines Vaters Frage, ob er Schmerzen habe, antwortete er, nein, er fühle sich nur sehr matt. Er schlummerte auch bald ein, und mein Vater ging.

Brahms sah furchtbar abgemagert aus, seine Hautfarbe war womöglich noch dunkler geworden, seit ich ihn, einige Wochen vorher, zum letzten Male gesehen hatte. Er fieberte leicht, der Puls war sehr beschleunigt und sehr schwach.

Ich zog mich in das Arbeitszimmer zurück, wo mir Frau Truxa auf dem Sofa ein Lager improvisiert hatte (...). Auf dem Klavierpult lag aufgeschlagen eine Motette von Bach in der großen Bach-Ausgabe. Die aufgeschlagenen Seiten waren, wie viele andere, am Rande mit Notizen von Brahms' Hand versehen.

Gegen Mitternacht meldete mir Frau Truxa, Brahms sei erwacht und scheine ihr unruhig. Ich ging zu ihm und fragte, ob er Schmerzen habe. Ja, antwortete er, er fühle eine schmerzhafte Spannung im Leibe. Ob es ihm recht sei, wenn ich ihm eine Injektion mache? ›Ja‹, sagte er, ›bitte, tun Sie's, wenn Sie es für gut halten.‹ – Ich machte ihm eine Morphiuminjektion, er dankte und schlummerte wieder ein.

Gegen vier Uhr wurde der Kranke wieder unruhig. Ich fragte ihn, ob er vielleicht Durst habe. Er bejahte, und ich goss ihm ein Glas Rheinwein ein. Da setzte er sich mit ganz geringer Unterstützung fast vollständig auf, fasste das Glas mit beiden Händen und trank es in ein paar langsamen Zügen aus. Dann sagte er, tief aufatmend und mit einem Ausdruck aufrichtigen Behagens: ›Ach, das schmeckt schön!‹ Das waren die letzten Worte, die ich ihn sprechen hörte. Er schlummerte bald wieder ein, und auch ich legte mich wieder nieder. Als ich gegen halb fünf Uhr geweckt wurde, lag Brahms in tiefer, schlafähnlicher Bewusstlosigkeit. Der Puls war nahezu unfühlbar geworden. – Ich habe Brahms nicht mehr lebend gesehen: Um acht Uhr musste ich gehen. Er soll nachher noch einmal erwacht sein und gesprochen und geklagt haben. Ich weiß darüber nichts zu sagen.“

Dr. Robert Breuer (1912)

6.1	**Pflegerische Schwerpunkte**
6.1.1	**Pflege bei tumorbedingten körperlichen Beschwerden**

www.deutsche-fatigue-gesellschaft.de

Die deutsche Fatigue-Gesellschaft zur Erforschung tumorbedingter und anderer Erschöpfungszustände informiert über das Phänomen auf ihrer Homepage.

Anämie | **250**

Müdigkeit und Erschöpfung

Müdigkeit und Erschöpfung werden in der Fachsprache als *Fatigue* bezeichnet, wenn das Müdigkeitsgefühl anhaltend und überwältigend ist und mit einer verminderten Fähigkeit einhergeht, körperliche und geistige Arbeit zu leisten. Fatigue ist noch vor Schmerzen das häufigste Symptom bei Krebserkrankungen. Die betroffenen Patientinnen fühlen sich trotz ausreichenden Schlafs abgeschlagen, benommen und schwach. Schon geringste Anstrengungen führen zu einer Überforderung der Patientinnen. In der Folge reduzieren sie private und berufliche Aktivitäten.

Grundsätzlich sind Erschöpfungszustände eine normale Reaktion des Körpers auf Überbeanspruchung. Bei Fatigue-Patientinnen versagen jedoch die Erholungsmechanismen. Die ursprüngliche Leistungsfähigkeit wird durch Ruhe und Schlaf nicht wieder hergestellt.

Die Ursachen für Fatigue sind sehr vielschichtig und nicht vollständig geklärt. Eine wichtige Ursache ist die |Anämie als Symptom der eigentlichen Tumorerkrankung oder als Nebenwirkung der Strahlen- und Chemotherapie. Durch die fehlenden roten Blutkörperchen sind die Sauerstoffversorgung der Zellen und damit ihre Leistungsfähigkeit nicht gewährleistet. Als weitere Ursachen gelten:

- **Tumorerkrankung und Folgen der Tumortherapie**: Sowohl die Tumorentstehung als auch die therapiebedingte Zersetzung gehen mit einer Reaktion des Immunsystems und einem großen Energiebedarf einher.
- **Ernährungsdefizite**: Sowohl der erhöhte Energiebedarf des Tumors als auch die therapiebedingten Nebenwirkungen, wie Übelkeit, Erbrechen und Appetitlosigkeit, führen häufig zu Ernährungsdefiziten.
- **hormonelle Störungen**: Hormonelle Regelkreise des Schlaf- und Wachrhythmus sowie der Kreislauffunktionen können gestört sein.
- **Schlafstörungen**: Patientinnen können durch die starken psychosozialen Belastungen oder Schmerzen nicht schlafen. Durch das Schlafdefizit in der Nacht fühlen sie sich am Tag müde und erschöpft.
- **Infektionen**: Müdigkeit ist ein typisches Erstsymptom einer Vielzahl von Erkrankungen u. a. von Infektionen. Infektionen verstärken daher die Fatigue-Symptomatik.
- **Muskelschwund** entsteht durch mangelnde körperliche Aktivität.
- **Angst, Depression, Stress** sowie
- andere **Begleiterkrankungen** (z. B. Störung des Elektrolythaushaltes)

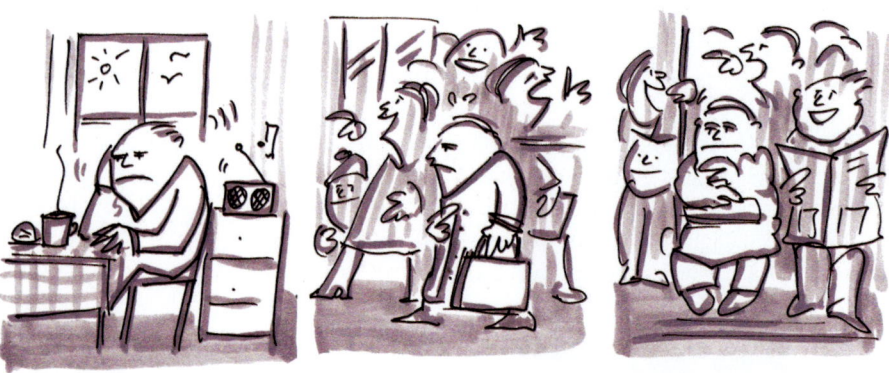

Fatigue ist ein subjektiv wahrgenommenes Phänomen und daher von außen schwer zu objektivieren und zu messen. Die WHO hat einen Kriterienkatalog entwickelt, mit dem Fatigue diagnostiziert werden kann. Danach liegt Fatigue dann vor, wenn sich mindestens sechs der folgenden Symptome nachweisen lassen:

- unverhältnismäßige Müdigkeit, Kraftlosigkeit oder gesteigertes Bedürfnis nach Ruhe
- allgemeine Schwäche
- Konzentrationsstörungen
- Desinteresse oder fehlende Motivation für alltägliche Aktivitäten
- Schlafstörungen (Schlaflosigkeit oder vermehrtes Schlafbedürfnis)
- keine Erholung bzw. Regeneration nach Schlaf
- Aktivitäten kosten viel Überwindung
- emotionale Reaktionen (Traurigkeit, Frustration oder Reizbarkeit)
- Bewältigung des Alltags stellt sich schwierig dar
- Einschränkungen des Kurzzeitgedächtnisses
- lang anhaltendes Unwohlsein nach Anstrengung

Fatigue wird selten durch die Patientinnen selbst angesprochen. Aus diesem Grund kommt im Rahmen der Pflegeanamnese der Ermittlung der individuellen Beeinträchtigung durch Fatigue eine besondere Bedeutung zu. Pflegende unterstützen die Patientinnen bei der Bewältigung ihrer individuellen Einschränkungen durch Fatigue. Es werden Ruhepausen zwischen einzelnen Aktivitäten (z. B. Musik hören, Entspannungsübungen) eingeplant und die Patientinnen werden aktiv in die Planung der Aktivitäten mit einbezogen.

Die Durchführung der Aktivitäten erfolgt unter Berücksichtigung der aktuellen Belastbarkeit der Patientinnen. Bei Anzeichen von Überanstrengung werden die Betroffenen dazu angehalten, die Aktivitäten zu reduzieren. Kleinste Fortschritte werden sichtbar gemacht. Wichtig ist, dass die Patientinnen die Ursachen und Zusammenhänge, die zur Entstehung von Fatigue führen, verstehen. Die Beratung und Information von Fatigue-Patientinnen zu Themen wie gesunde Ernährung, Bewältigungsstrategien und Informationsquellen ist ein zentraler Bestandteil pflegerischen Handelns.

Aus Sicht der Palliativmedizin gehört Fatigue zum natürlichen Sterbeprozess. Das kann heißen, dass auf eine aktivierende Pflege verzichtet und der Zustand der Erschöpfung durch alle Beteiligten akzeptiert wird. Eine |kompensierende Pflege ist in diesen Situationen angebracht.

kompensieren
ausgleichen, aufwiegen, ersetzen

Schmerzen

Entscheidend für die Schmerzbewertung sind oft die Umstände, unter denen Schmerzen auftreten. Bricht man sich das Bein, so existieren häufig verlässliche Orientierungshilfen und möglicherweise Vorerfahrungen, die den Patientinnen helfen, die Schmerzen zu bewältigen. Die Aussicht auf Genesung beeinflusst die Schmerzwahrnehmung und Verarbeitung beträchtlich. Je nach Art der Tumorerkrankung ist diese Aussicht nur bedingt gegeben. Nicht jede Tumorart führt zwangsläufig zu Schmerzen. Fest steht jedoch, dass 60 – 80 % aller Tumorpatientinnen im Verlauf ihrer Erkrankung schmerzhafte Episoden durchmachen. Bewährte Methoden der Schmerzbewältigung greifen hier häufig nicht, da das Schmerzereignis häufig unerwartet auf einen unzureichend vorbereiteten Menschen trifft.

Die Schmerzqualität ist nach Lokalisation völlig unterschiedlich. Die häufigsten tumorbedingten Schmerzen werden durch Knochenmetastasen, Nervenkompressionen oder Infiltration eines Hohlorgans verursacht.

Schmerzbelastete Menschen pflegen | 139

6.1.2 Prophylaxe und Therapie radiologisch, chemo- und hormontherapeutisch bedingter Nebenwirkungen

Haar-, Haut- und Schleimhautprobleme

Haarausfall

Alopezie [1] | 37
Haaraufbau [1] | 77

Der plötzliche Verlust des Kopfhaares (|Alopezie) ist für die Betroffenen nicht nur ein ästhetisches Problem, sondern macht auch die Krebserkrankung für alle sichtbar. Die betroffenen Patientinnen sind nun allen Vorurteilen der Gesellschaft gegenüber Krebs schutzlos ausgeliefert. Die Veränderung des Körperbildes während einer Krebserkrankung wird daher von vielen Patientinnen als einschneidende und schlimme Erfahrung wahrgenommen.

Chemotherapie und lokale Strahlentherapie führen dazu, dass die |Haarwurzeln keine Haarsubstanz mehr produzieren. In der Folge wächst das Haar zwar nach, fällt aber nach ca. zwei bis vier Wochen aus, da die „brüchige", durch die Störung des Haarwuchses verursachte Stelle, an die Hautoberfläche kommt. Zumeist fällt das Haar büschelweise aus.

Grundsätzlich ist der Haarausfall reversibel (außer bei hochdosierter Schädelbestrahlung). Pflegende informieren die Patientinnen frühzeitig über diese Nebenwirkung und beraten sie zum Einsatz von Perücken oder Kappen, Kurzhaarschnitten und anderen kosmetischen Möglichkeiten. Über folgende Punkte sollten die betroffenen Patientinnen informiert werden:

- Die Haare fallen unterschiedlich schnell, aber i. d. R. büschelweise aus.
- Die Irritation der Haarwurzel kann Schmerzen verursachen. Insbesondere bei langen Haaren ist ein kurzer Haarschnitt vor Therapiebeginn zu empfehlen.
- Nach Abschluss einer Chemotherapie setzt das Haarwachstum nach ca. zwei bis vier Wochen wieder ein.
- Nach Abschluss einer Strahlentherapie setzt das Haarwachstum nach ca. sechs Wochen wieder ein.
- Haarbeschaffenheit und Farbe können sich ändern.
- Milde Shampoos und weiche Bürsten sind vorzuziehen, um die strapazierte Kopfhaut nicht zusätzlich zu reizen.
- Die Kopfhaut ist vor Kälte, Hitze und direkter Sonneneinstrahlung zu schützen.
- Die Augen sind bei Verlust der Wimpern und Augenbrauen mit einer Sonnenbrille vor Wind und Sonne zu schützen.
- Auf Dauerwellen oder Haarfarbe bzw. -tönung sollte verzicht werden.

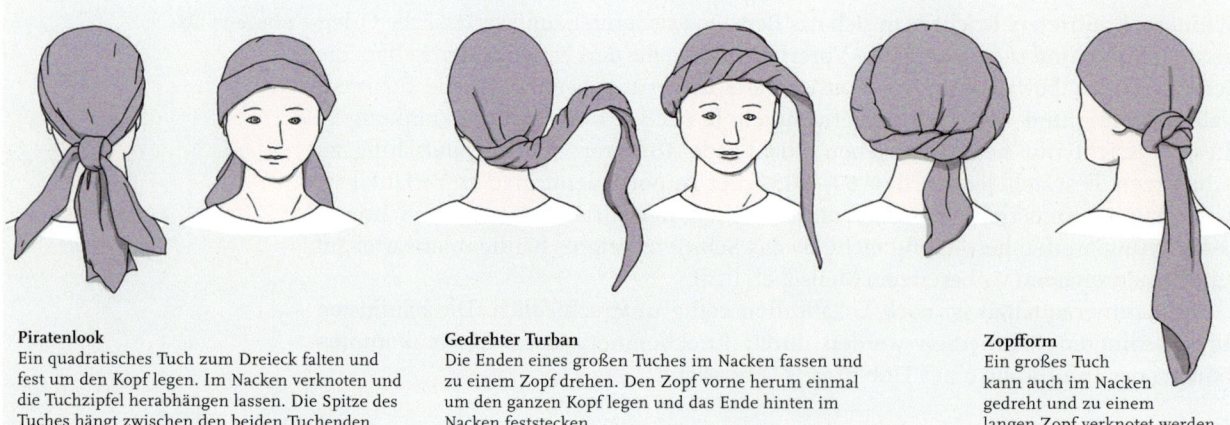

Piratenlook
Ein quadratisches Tuch zum Dreieck falten und fest um den Kopf legen. Im Nacken verknoten und die Tuchzipfel herabhängen lassen. Die Spitze des Tuches hängt zwischen den beiden Tuchenden.

Gedrehter Turban
Die Enden eines großen Tuches im Nacken fassen und zu einem Zopf drehen. Den Zopf vorne herum einmal um den ganzen Kopf legen und das Ende hinten im Nacken feststecken.

Zopfform
Ein großes Tuch kann auch im Nacken gedreht und zu einem langen Zopf verknotet werden.

[1] Wickeltechniken für Tücher bei Alopezie

Besonderheiten bestrahlter Haut

Um maligne Veränderungen in tiefer liegenden Strukturen durch Strahlentherapie erfolgreich behandeln zu können, wird zwangsläufig die Haut, ggf. die Schleimhaut mitbestrahlt. Auf Grund ihrer hohen Teilungsrate reagiert die Haut besonders empfindlich auf die Strahlenexposition. Abhängig von der Strahlendosis treten akute Hautreaktionen innerhalb der ersten sechs Wochen auf. Im Bestrahlungsfeld sind zu beobachten:

- Hautrötungen (*Erytheme*)
- Blasenbildung, Schmerzen
- Nekrosen, irreversible Schäden
- trockene Abschuppung
- Juckreiz, Brennen
- verminderte Talg- und Schweißdrüsenfunktion (*Xerodermie*)
- verminderter Speichelfluss (*Xerostomie*)

✉ **Um Hautschäden zu vermeiden, dürfen im Bestrahlungsfeld weder Injektionen erfolgen noch Pflaster aufgeklebt werden.**

Der Zustand der Haut wird täglich und besonders nach Strahlenexposition im Bereich der Ein- und Austrittstelle der Strahlung begutachtet. Pflegende informieren die Patientinnen und deren Angehörige über die möglichen Hautprobleme und leiten sie zu selbstständigen Beobachtungen sowie prophylaktischen Maßnahmen an. Dazu gehören:

Haut und Körper pflegen **1** | 30

- Schutz des Bestrahlungsfelds bzw. der Markierung vor Wasser (v. a. beim Duschen) [Abb. 2]
- Hautpflege mit dermatologisch getesteten, parfümfreien Wasch- und Hautlotionen (z. B. panthenolhaltig, W/O-Emulsion)
- Verzicht auf direkten Parfumkontakt im Bestrahlungsfeld
- Vorziehen von natürlichen und weiter geschnittenen Textilien
- Schutz der Haut vor direkter Sonneneinstrahlung, Hitze oder Kälte

Treten akute Strahlenschäden der Haut, kommen die Prinzipien der Behandlung von chronischen |Wunden zur Anwendung.

chronische Wunden **1** | 755

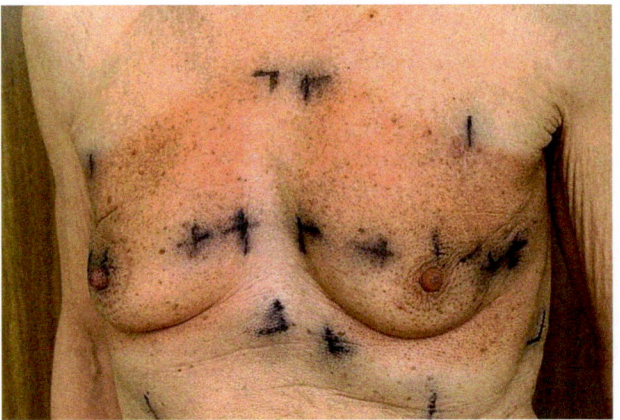 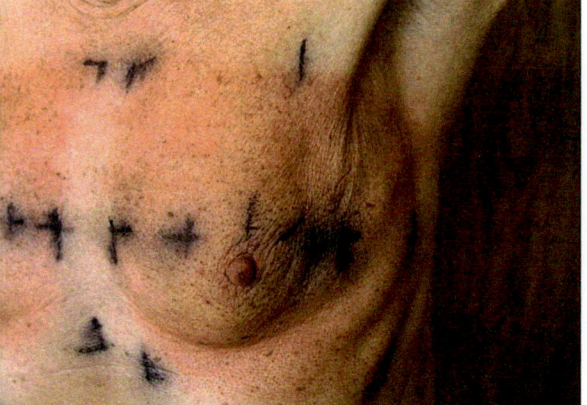

[2]   Erythem im Bereich des Bestrahlungsfeldes

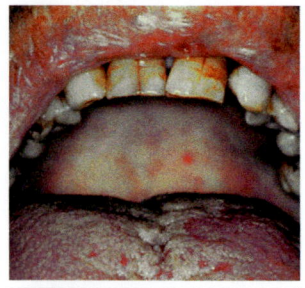

[1] Schleimhautblutung nach Chemotherapie

Pflegediagnose

„Beeinträchtigte Mundschleimhaut

Ein Zustand, bei dem die Gewebeschichten in der Mundhöhle verändert sind."

—

DOENGES et al.: S. 523

Veränderungen der Mundschleimhaut

Die Strahlen- und Chemotherapie bewirken eine direkte Schädigung der Mundschleimhaut (*orale Mucositis*). Zunächst kommt es zu einer Rötung. Im weiteren Verlauf klagen die Patientinnen über ein brennendes Gefühl, Schluckbeschwerden und Schmerzen. Je nach Intensität der Strahlen- und Chemotherapie sind die Betroffenen nicht mehr in der Lage zu essen und zu trinken. Der Geschmackssinn verändert sich und verstärkt zusätzlich die therapiebedingte Appetitlosigkeit. Es bilden sich Beläge, schmerzhafte |Aphthen und Ulzerationen. Das Sprechen fällt zunehmend schwerer.

Die Mundschleimhaut stellt eine wichtige Barriere gegen Krankheitserreger dar. Gleichzeitig bewirkt die Tumortherapie häufig eine Reduzierung der |Leukozyten (v. a. der Granulozyten) und der |Thrombozyten. Neben der direkten Schädigung der Mundschleimhaut erhöht sich somit das Risiko für Infektionen und Blutungen [Abb. 1] erheblich. Ausdehnung und Schweregrad der oralen Mucositis wirken sich auf Heilungsraten und Überlebenschancen aus.

Zurzeit stehen keine ausreichend überprüften Wirkstoffe oder Methoden zur Verfügung, mit denen der Entstehung von oraler Mucositis präventiv entgegengewirkt werden kann. Daher bleibt die wichtigste Maßnahme zur Prophylaxe und Therapie der oralen Mucositis die |Mundspülung. Sie sollte vier- bis sechmal täglich durchgeführt werden. Wasser, physiologische Kochsalzlösung oder Tees (Kamille, Salbei) haben sich dabei als sehr wirksam erwiesen.

Um die Mundschleimhaut feucht zu halten und den Speichelfluss anzuregen, ist auf eine ausreichende Flüssigkeitszufuhr zu achten. Des Weiteren ist eine vitamin- und kalorienreiche Ernährung von zentraler Bedeutung, um eine optimale Wundheilung zu gewährleisten. Auf Nikotin, Alkohol und scharfe Gewürze sollte verzichtet werden. Je nach Zustand der Mundschleimhaut und Anzahl der Thrombozyten ist eine normale Zahnreinigung mit einer weichen Zahnbürste möglich. Die Durchführung der Zahnpflege sollte mindestens 2× täglich erfolgen. Um Mikrotraumen vorzubeugen, ist bei einer Thrombozytenzahl von unter 10 000/μl von der Benutzung der Zahnbürste abzuraten. In diesen Fällen kommen ausschließliche Mundspülungen zur Anwendung.

Die Schmerzlinderung ist wesentlicher Bestandteil der Mucositistherapie. Eine optimale Schmerzeinstellung ermöglich den Erhalt und die Förderung einer ausreichenden Nahrungs- und Flüssigkeitsaufnahme und führt zur Optimierung des Allgemeinzustandes. Dazu gehört ein regelmäßiges |Schmerzassessment.

Die therapiebedingte Immunschwäche begünstigt die Entstehung von viralen, bakteriellen und Pilzinfektionen in der Mundhöhle. Die |Soorstomatitis wird durch den Pilz Candida albicans ausgelöst. Bei viralen Infektionen lassen sich am ehesten |Herpessimplex-Viren oder Varizellen nachweisen. Bakterielle Infektionen mit Pseudomonas oder Staphylococcus aureus sind eher selten. Durch eine regelmäßige Inspektion der Mundhöhle können Symptome rechtzeitig erkannt und eine Therapie eingeleitet werden.

Pflegende beraten die Patientinnen hinsichtlich weiterer Maßnahmen:
- zahnreinigende Kaugummis zur Anregung des Speichelflusses
- Anwendung lokaler Anästhetika (z. B. Lidocain viscös®) zur Schmerzbekämpfung
- Tragen von Zahnprothesen nur zu den Mahlzeiten, um Druckstellen zu vermeiden
- pürierte Kost, um Schleimhautverletzungen zu vermeiden
- Getränke und Speisen mit starkem Eigengeschmack (z. B. saure Gurken, Brühe, Cola) bevorzugen, da milde Speisen nicht „geschmeckt" werden können

Stoffwechselstörungen

Die Nebenwirkung der Strahlen- und Chemotherapie sind sehr vielfältig und betreffen den gesamten Organismus. Zu Beginn der Therapie wird versucht, die Tumormasse so weit wie möglich zu reduzieren, so dass im günstigsten Fall eine komplette Remission erreicht wird.

Der therapiebedingte Tumorzerfall führt häufig zu Entgleisungen des Stoffwechsels und Störungen des Elektrolythaushaltes:

Durch die Zerstörung der Tumorzellen fallen vermehrt Purine (Bausteine der Nukleinsäuren) an. Der Harnsäurespiegel im Blut steigt an. Harnsäure hat die Eigenschaft, dass sie schon bei geringer Konzentrationserhöhung ausfällt. Die ausgefallenen Harnsäurekristalle schädigen die Nierentubuli und schränken somit die Nierenfunktion ein. Ein akutes Nierenversagen kann die Folge sein.

Des Weiteren fallen große Mengen Kalium und Phosphat an. Unbehandelt führt eine Hyperkaliämie zu Herzrhythmusstörungen oder sogar zum Herzstillstand. Prophylaktisch erhalten die Patientinnen vermehrt Flüssigkeit (3 – 4 l/d). Die medikamentöse Therapie umfasst die Diuretikagabe, durch deren forcierte Diurese die Elimination von Kalium gefördert wird, sowie die Gabe von Allopurinol zur Vermeidung einer Hyperurikämie.

Um Nebenwirkungen rechtzeitig zu erkennen, beobachten Pflegende folgende Aspekte:

- Vitalzeichen
- neurologische Veränderungen
- Flüssigkeitshaushalt
- Urin-pH-Wert
- Haut (Hautausschlag als Nebenwirkung von Allopurinol)

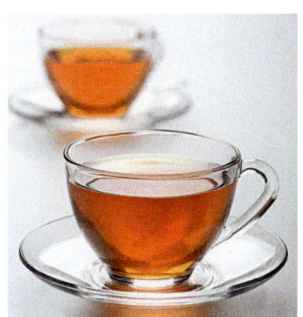

[2] Eine erhöhte Flüssigkeitszufuhr während der Strahlen- und Chemotherapie trägt zur Prophylaxe von Hyperkaliämie bei.

Übelkeit und Erbrechen

Strahlen- und Chemotherapie bewirken eine Reizung des Brechzentrums und verursachen somit Übelkeit und Erbrechen. Abhängig vom |ematogenen Potenzial tritt Übelkeit und/oder Erbrechen akut oder verzögert auf. Akute Übelkeit tritt innerhalb der ersten 24 Stunden nach Therapiebeginn auf. Verzögerte Übelkeit kann ein bis fünf Tage nach Therapiebeginn einsetzen. Als Ergebnis einer unzureichenden Emesiskontrolle können Übelkeit und/oder Erbrechen vorwegnehmend (antizipatorisch) auftreten (selten bei Strahlentherapie).

ematogen
Übelkeit hervorrufend

Übelkeit und Erbrechen müssen nicht immer gemeinsam auftreten. Meist nehmen die Patientinnen Übelkeit als belastender wahr als das Erbrechen. Daher wird nicht erst interveniert, wenn die Patientin erbricht, sondern die Übelkeit wird prophylaktisch kontrolliert. Aus diesem Grund sollten im Vorfeld der Therapie folgende Punkte abgeklärt werden:

Unterstützung beim Erbrechen **1** | 642

- subjektive Bedeutung von Übelkeit und Erbrechen für die Patientin
- früheres Verhalten bei Übelkeit
- eventuelle Erfahrungen mit Strahlen- oder Chemotherapie
- wirksame |Antiemetika
- Wünsche der Patientinnen, wenn Übelkeit auftritt

Antiemetika **1** | 360

Kommt es zu Übelkeit und Erbrechen, unterstützen die Pflegenden die Betroffenen.

Pflegediagnose

„Übelkeit

Unangenehme, wellenartige Empfindung im Rachen, Epigastrium oder gesamten Abdomen, die zu Erbrechen führen kann."   Doenges et al.: S. 771

Diarrhö und Obstipation

Beschwerden im Bereich des Magen-Darm-Traktes gehören zu den häufigsten Nebenwirkungen. Bedingt durch eine hohe Teilungsrate ist die Schleimhaut des gesamten Verdauungstraktes besonders empfindlich gegenüber zytotoxischen Substanzen und ionisierender Strahlung. Es können sich Ulzerationen und Nekrosen bilden. Ein effektiver Schutz vor Bakterien ist nicht mehr gewährleistet. Die Gefahr für eine Sepsis erhöht sich somit beträchtlich.

|Diarrhö als ein Symptom einer Vielzahl von Erkrankungen kann durch Strahlen- und Chemotherapie induziert werden. Der Allgemeinzustand der Betroffenen kann durch die Diarrhö so stark reduziert sein, dass die Durchführung der Therapie stark gefährdet ist.

Die Behandlung der tumortherapieinduzierten Diarrhö hat zum Ziel, das subjektive Wohlbefinden der Patientin zu steigern. Unterstützend erfolgt die Zufuhr von Flüssigkeit und Elektrolyten. Eine Ernährungsumstellung auf fett-, milchzucker- und ballaststoffarme Kost ist sinnvoll. Die Stuhlkonsistenz kann durch Zugabe löslicher Ballaststoffe wie Pektin, Guar oder Johannisbrotkernmehl positiv beeinflusst werden. Zudem fördern diese Zusätze das Wachstum der natürlichen Darmflora und den Aufbau der Darmschleimhaut. Die Diarrhö führt nicht selten zu einer akuten Gefährdung der Patientin, so dass eine symptomatische medikamentöse Therapie notwendig wird. Zum Einsatz kommen motilitätshemmende Substanzen wie |Opiate oder Loperamid. Die gesteigerte Sekretionsbereitschaft des Darms kann durch Somatostatin-Analoga (Octreotid) oder Prostaglandinsynthesehemmer (ASS, Kortison) reduziert werden. Intraluminal wirkende Substanzen wie Pektin oder Aktivkohle erhöhen die Viskosität des Stuhlganges.

Genauso wie bei der Diarrhö sind die Ursachen der |Obstipation bei Tumorpatientinnen sehr vielfältig. Oft besteht ein mechanisches Hindernis (Tumorwachstum innerhalb des Darms oder des Bauchraums) oder die Obstipation wird durch Medikamente verursacht (bestimmte Zytostatika, Opiate). Insbesondere die im Rahmen der Schmerztherapie eingesetzten Opiate bewirken eine Lähmung der Darmmuskulatur und eine Tonuszunahme der Schließmuskeln. Die Verweildauer erhöht sich und der Stuhl wird durch Wasserentzug immer fester. Serotoninantagonisten (Navoban®, Zofran®), die zur Emesiskontrolle eingesetzt werden, vermindern zusätzlich die Motilität des unteren Magen-Darm-Traktes.

Häufig sind Tumorpatientinnen in ihrem Allgemeinzustand so sehr geschwächt, dass viele prophylaktische und nicht medikamentöse Maßnahmen nicht bzw. nur eingeschränkt durchführbar sind. Daher werden sowohl zur Prophylaxe als auch zur Therapie der Obstipation verschiedene Wirkstoffe mit unterschiedlichen Wirkprinzipien eingesetzt: Der Defäkationsreflex kann durch Einläufe oder Suppositorien gefördert werden. Die Spülflüssigkeit dehnt die Darmwand und reizt somit die Dehnungsrezeptoren. Dies führt zu einer verstärkten Peristaltik im Dickdarm und Rektum. Zusätze wie Glycerin, Sorbitol oder CO_2-Bildner verstärken diesen Reiz zusätzlich. Intravenös kann Neostigmin (Cholinesterasehemmer), Metoclopramid (Dopaminantagonist) oder Takus (Cholinergikum) zur Motilitätssteigerung verabreicht werden.

◪ **Erhalten Patientinnen Opiate, reicht ein Hinweis auf ballaststoffreiche Ernährung zur Obstipationsprophylaxe keinesfalls mehr aus. Hier muss parallel zur Opiattherapie eine medikamentöse Prophylaxe erfolgen.**

Diarrhö ▮ | 311, 359

Pflegediagnose
„Diarrhö
Ausscheiden von dünnem, wässrigem, ungeformtem Stuhl."
—
Doenges et al.: S. 226

Opiate | 163

Obstipation ▮ | 316

Pflegediagnose
„Obstipation
Verminderung der normalen Defäkationsfrequenz, begleitet von einer erschwerten oder unvollständigen Stuhlpassage und/oder der Ausscheidung von sehr hartem, trockenem Stuhl."
—
Doenges et al.: S. 540

Blutungen

Die Blutungsneigung von Tumorpatientinnnen ist auf eine |Thrombozytopenie zurückzuführen. Ursache dafür ist die knochenmarkdepressive Wirkung der Strahlen- und Chemotherapie oder die Tumorerkrankung selbst. Das Blutungsrisiko erhöht sich beträchtlich bei Thrombozytenwerten unter 30 000/µl. Bei diesen Patientinnen können folgende Symptome beobachtet werden:

- Zahnfleisch- und Nasenbluten
- stecknadelkopfgroße, flohstichartige Hauteinblutungen bevorzugt an den unteren Extremitäten (*Petechien*) [Abb. 1]
- kleinflächige Hauteinblutungen (|Purpura)
- Einblutungen in die Unterhaut und Muskulatur (*Hämatome*) [Abb. 2]
- Blutungen im Magen-Darm- und Urogenitaltrakt
- Blutungen im Bereich der Atemwege
- Hirnblutungen

Thrombozytopenie
Thrombozytenzahl
<150 000/µl

Purpura | 254

Die Patientinnen werden dazu angeleitet, eine Selbstkontrolle der Haut und Schleimhäute durchzuführen. Bei Kindern übernehmen dies meist die Eltern. Sehstörungen und Kopfschmerzen müssen sofort mitgeteilt werden, da dies erste Symptome für eine Hirnblutung sein können. Pflegende bereiten medizinische Maßnahmen, wie z. B. regelmäßige Kontrolle der Thrombozytenwerte, Thrombozytentransfusionen, diagnostische Maßnahmen (CT, MRT, ÖGD) und die Verabreichung gerinnungshemmender Medikamente, vor.

Pflegende leiten Patientinnen und Angehörige zu folgenden blutungsprophylaktischen Maßnahmen an oder übernehmen diese, falls die Patientinnen zu geschwächt sind:

- Rasuren mit Trockenrasierer durchführen, um Schnittwunden zu vermeiden
- vorsichtige Mundpflege mit weicher Zahnbürste oder nur Mundspülungen, um Mundschleimhautverletzungen vorzubeugen
- Nasen- und Lippenpflege zur Förderung einer intakten Haut
- Obstipationsprophylaxe, um durch harten Stuhl bedingte Analfissuren zu vermeiden
- keine Einläufe oder rektale Temperaturmessungen
- Verzicht auf Abklopfen, klassische Massage und Wärmeanwendung, um einer Hämatombildung [Abb. 2] oder sogar inneren Blutungen vorzubeugen
- Sturzprophylaxe, da sturzbedingte Unfälle nicht selten zu inneren Blutungen führen können, die bei Thrombozytopenie lebensbedrohliche Auswirkungen haben
- Verzicht auf unnötige invasive Eingriffe (i.m.-Injektionen, Punktionen, Zahnextraktionen)

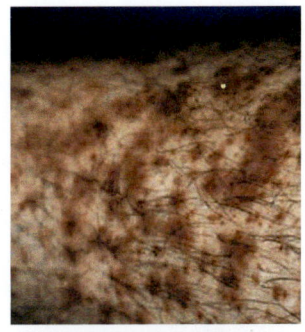

[1]   Petechien am Unterarm

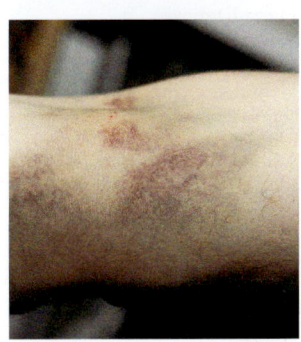

[2]   Hämatome

Pflegende beobachten die Patientinnen auf Anzeichen von Blutungen im Magen-Darm-Trakt bzw. leiten sie dazu an, dies selbst zu beobachten:

- Stuhlgang und ggf. Erbrochenes auf Blutbeimengungen (Teerstuhl, kaffeesatzartiges Erbrechen) kontrollieren
- Vitalzeichenkontrolle, bei starkem Blutverlust kommt es zu |Schocksymptomatik

Schock ▮1▮ | 823

Kommt es zu Nasenbluten, können folgende Maßnahmen Abhilfe schaffen:

- Coolpack in den Nacken legen (bewirkt reflektorisch eine Vasokonstriktion der Nasenschleimhaut)
- Nasentropfen (Vasokonstriktion der Nasenschleimhaut)
- Nasentamponade

Infektionen

Tumorpatientinnen sind bei Vorliegen einer |Neutropenie stark infektionsgefährdet. Erreger können sich im Mund, Rachen, Anal- und Genitalbereich ungestört vermehren. 80 % der Infektionen sind endogen, d. h. durch die residente (körpereigene) Bakterienflora verursacht. Eine weitere Bedrohung für neutropene Patientinnen stellen |nosokomiale Infektionen dar. Kleinste Verletzungen oder grippeähnliche Symptome können sich in kürzester Zeit zu einer lebensbedrohlichen Sepsis entwickeln. Die notwendige intensive Antibiotikatherapie begünstigt zusätzlich die Entstehung von Pilzinfektionen (z. B. Candida albicans, Aspergillus).

Um Patientinnen mit Neutropenie vor Infektionen zu schützen, gelten strenge Richtlinien zur Keimreduzierung:

- |Umkehrisolation, 1-2-Bett-Zimmer
- gründliche Händedesinfektion
- Tragen von Mundschutz, Schutzkitteln oder Bereichskleidung
- aseptische Arbeitsweise bei jeder Art von Verbandswechsel
- keimarme Kost (z. B. kein rohes Fleisch, Rohmilchprodukte)
- tägliche Flächen- und Wischdesinfektion des Zimmers und der sanitären Einrichtungen
- kein Besuch von erkrankten Angehörigen und Kindern unter 10 Jahren (Gefahr von viralen Infektionen)
- kein Kontakt zu Haustieren, keine Blumen oder Grünpflanzen im Zimmer

Jeder Defekt der Haut bzw. der Schleimhäute ist eine potenzielle Eintrittspforte für Krankheitserreger. Daher inspizieren Pflegende täglich Haut, Schleimhäute und alle Kathetereintrittsstellen auf Rötung oder andere Infektionszeichen [Abb. 2]. Auch erhöhte Temperatur, Schüttelfrost, Schmerzen, Juckreiz, Durchfall, Husten, schmerzhaftes und/oder häufiges Wasserlassen sind Anzeichen für eine Infektion und bedürfen sofortiger Verständigung ärztlichen Personals.

Bei der Körperpflege leiten Pflegende die Patientinnen hinsichtlich besonderer infektionsprophylaktischer Maßnahmen an bzw. übernehmen diese:

- tägliche Körperpflege mit hautfreundlichen Pflegemitteln (pH-neutral, Wasser-Öl-Emulsionen), um eine intakte Haut zu fördern
- vorsichtiges Abtrocknen (besser Tupfen) zur Vermeidung von Mikroverletzungen
- sorgfältige Intimpflege (anschließend gründliche Händedesinfektion) zur Vermeidung von aufsteigenden Infektionen
- insbesondere regelmäßige Mundpflege sowie soorprophylaktische Maßnahmen nach den Mahlzeiten zur Vermeidung von Infektionen der Mundhöhle
- Nasen- und Lippenpflege
- Verzicht auf Schneiden der Fuß- und Fingernägel, um keine Erregereintrittspforten durch Mikrotraumen zu verursachen
- täglicher Wäschewechsel

Neutropenie
Mangel an neutrophyilen Granulozyten (< 500/µl bzw. 1 000 Leukozyten/µl)

nosokomiale
Infektion | 465, **1** | 676
Umkehrisolation | 459

Beobachtung von Haut und Körper **1** | 34

Pflegediagnose
„**Infektionsgefahr**
Ein Zustand, bei dem ein Mensch ein erhöhtes Risiko hat, von pathogenen Organismen infiziert zu werden."
—
Doenges et al.: S. 443

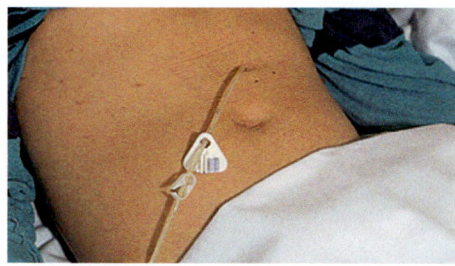
[1] Unauffällige Kathetereintrittsstelle

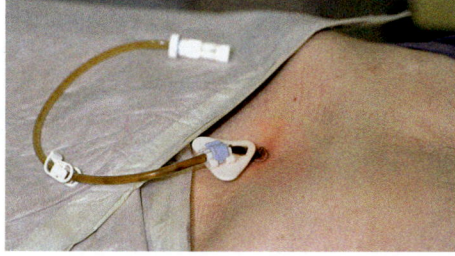
[2] Wundinfektion einer Kathetereintrittsstelle

Besondere pflegerische Assistenzaufgaben

Assistenz bei der Knochenmarkpunktion

Die Knochenmarkpunktion dient der Diagnosesicherung bei hämatologischen Erkrankungen und zur Abklärung einer möglichen Tumorinfiltration. Insbesondere bei hämatologischen Erkrankungen wird sie auch zur Verlaufs- und Therapiekontrolle eingesetzt.

Mögliche Entnahmeorte sind der Beckenkamm oder das Brustbein (*Sternum*) [Abb.3]. Die Beckenkammpunktion hat den Vorteil, dass sie weniger schmerzhaft ist und Komplikationen seltener auftreten. Das Sternum ist zwar gut zugänglich und besser zu überwachen; die Punktion des Sternums ist jedoch mit mehr Komplikationen behaftet.

Je nach Fragestellung wird eine Knochenmarkpunktion oder -biopsie durchgeführt. Bei der Knochenmarkpunktion werden nur Zellen entnommen und anschließend untersucht. Will man die Beschaffenheit des Knochenmarks (Histologie) insgesamt beurteilen, so ist eine Knochenmarkbiopsie indiziert, bei der ein Stanzzylinder entnommen wird.

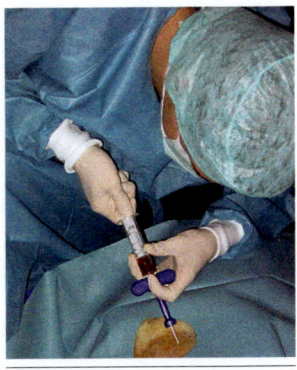

[3] Knochenmarkpunktion

Notwendige Materialien:

- sterile Abdecktücher, sterile Handschuhe, Spritzen, Kanülen
- Einmalrasierer, Verbandsmaterial, Sandsack
- Lokalanästhetikum, Probenröhrchen
- Yamshidi-Stanznadel (Beckenkammbiopsie), Westermann-Jensen-Nadel (Sternumpunktion)

Die Patientin wird angehalten, die Blase zu entleeren. Falls nötig, wird die Punktionsstelle rasiert. Nach ärztlicher Anordnung erhält die Patientin eine Prämedikation (z. B. Diazepam, Dormicum®). Wichtig ist es, die Patientin über mögliche Schmerzen während des Aspirationsvorganges aufzuklären. Bei der Sternumpunktion liegt die Patientin flach auf dem Rücken. Die Beckenkammpunktion wird i. d. R. in Seitenlage mit angewinkelten Knien durchführt. Die Lagerung wird durch die betreuende Pflegekraft sichergestellt. Zudem vermittelt sie der Patientin ein Sicherheitsgefühl und sorgt somit für den reibungslosen Ablauf der Knochenmarkpunktion.

Die Punktionsstelle wird nach der Punktion für mindestens drei Minuten komprimiert und anschließend mit einem Druckverband versorgt. Die Nachblutungsgefahr lässt sich zusätzlich durch Auflegen eines Sandsackes verringern. Die Patientin sollte für eine Stunde Bettruhe einhalten. Der Druckverband wird zunächst alle zwei Stunden auf Nachblutungen kontrolliert. Nach Kurznarkose bleibt die Patientin für zwei Stunden nüchtern. Des Weiteren werden die Vitalzeichen regelmäßig kontrolliert.

Besonderheiten bei Kindern:

Die Knochenmarkpunktion erfolgt meist unter Kurznarkose. Die Punktion des Sternums kann erst ab dem zehnten Lebensjahr erfolgen. Zusätzlich besteht die Möglichkeit, das Schienbein (*Tibia*) zu punktieren [Abb. 4]. Die Bettruhe nach der Knochenmarkpunktion erstreckt sich über vier Stunden bzw. bis zum Nachlassen der Kurznarkose.

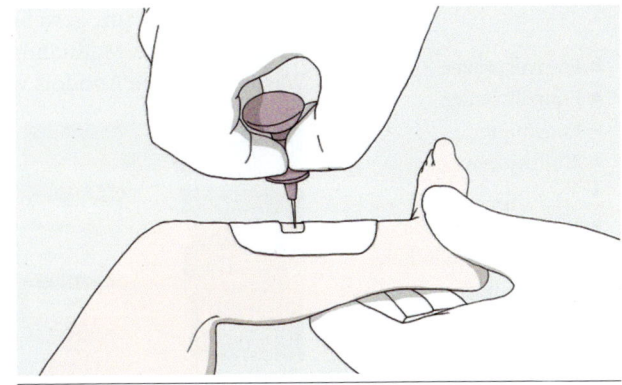

[4] Punktion der Tibia bei einem Kleinkind

Umgang mit Zytostatika und Paravasaten

Zytostatika haben eine kanzerogene, mutagene und reproduktionsschädigende Wirkung, insbesondere wenn es sich um therapeutische Dosierungen handelt. Aus diesem Grund sind spezielle Schutzvorschriften bei der Zubereitung, Verabreichung und Entsorgung von Zytostatika zu beachten. Die Verabreichung der Zytostatika erfolgt durch ärztliches Personal.

Aus der Forschung

Freiburger Modell der intravenösen Applikation von Zytostatika als pflegerische Aufgabe

In einem Artikel über die intravenöse Applikation von Zytostatika durch Pflegende porträtieren die Autoren das „Freiburger Modell". In der internistisch-onkologischen Abteilung der Freiburger Universitätsklinik wird seit über zehn Jahren diese nicht unumstrittene Delegation einer bis dato rein ärztlichen Tätigkeit praktiziert. Im Artikel wird entlang der fünf zentralen Punkte des Modells „Einverständnis des Patienten", „schriftliche Anordnung des Arztes", „persönliches Tätigwerden eines Arztes ist nicht nötig", „der Delegat beherrscht die Tätigkeit" sowie „Weigerungsrecht" beschrieben, wie die Aufgabendelegation in der Freiburger Uniklinik organisiert ist.

—

NAEGELE, MATTHIAS; HASEMANN, MONIKA; BUCHSTOR, BEATE: „Intravenöse Applikation von Zytostatika – Eine pflegerische Aufgabe" in: *Die Schwester/Der Pfleger*, 2007, (46) 11, S. 978 – 983

Als **Paravasat** wird das Austreten von Flüssigkeit aus dem Blutgefäß ins umliegende Gewebe bezeichnet. Erste Symptome sind Schmerzen, Brennen und Schwellungen im Bereich der Injektionsstelle. Je nach Art des Zytostatikums reicht die Spannbreite der Nebenwirkung von keinen bis hin zu schweren Gewebsschäden (Nekrosen) [Abb. 2]. Folgende allgemeine Maßnahmen sind durchzuführen:

- Injektion/Infusion stoppen
- Kanüle zuerst belassen, damit das Paravasat ggf. aspiriert werden kann
- Ärztin informieren
- Paravasate-Set [Abb. 1] holen
- durchgeführte Maßnahmen und Paravasatbefund dokumentieren

Nach ärztlicher Anordnung erfolgen weiterhin:

- i. v.-Zugang bei gleichzeitiger Aspiration entfernen
- betroffenen Arm ruhig stellen und hoch lagern
- Patientin und Angehörige über Geschehen informieren/aufklären
- weiteren Verlauf kontrollieren

Handelt es sich um gewebereizende bzw. gewebsschädigende Zytostatika, können substanzspezifische Maßnahmen eingeleitet werden (Einsatz topische trockene Kälte oder Wärme, spezielle Antidots wie Dimethylsulfoxid oder Hyaluronidase).

- Einmalspritzen
- Einmalkanülen
- Kugeltupfer
- Mullkompressen
- Fixierpflaster
- sterile Handschuhe
- Zytostatikahandschuhe
- Hyaluronidase
- Dimethylsulfoxid (DMSO)

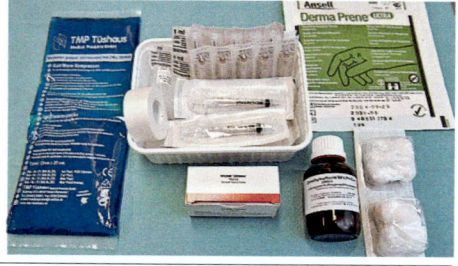

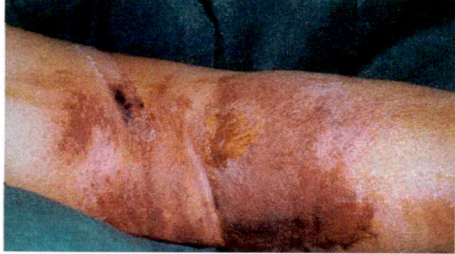

[1] Inhalt des Paravasate-Sets

[2] Paravasat

Besonderheiten der Pflege
von Frauen mit Mammakarzinom

6.1.4

Präoperative Vorbereitung und Betreuung

Neben den allgemeinen präoperativen Maßnahmen und der Information über notwendige Prophylaxen steht die besondere psychische Situation der Patientinnen im Vordergrund. Pflegende ermöglichen durch ihre Gesprächsbereitschaft eine Auseinandersetzung der jeweiligen Patientin mit ihren körperlichen Veränderungen. Im Rahmen dieser Gespräche werden die Patientinnen über die Möglichkeiten der prothetischen Versorgung informiert. Sie erhalten bei Bedarf Informationen über Selbsthilfegruppen, Sportangebote für brustamputierte Frauen sowie Leistungen der Sozialversicherung.

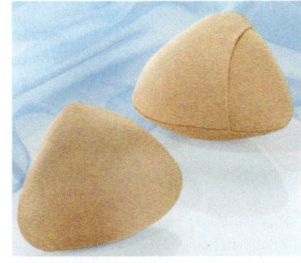

[3] Hautfreundliche Erstprothesen

Postoperative Überwachungsmaßnahmen

Hauptaufgabe der Pflegenden ist die Überwachung des Wundgebiets auf Veränderungen und Infektionszeichen. Durch Verletzung während der OP und Schrumpfung der Narbe können Nerven in ihrer Funktion beeinträchtigt sein. Anzeichen dafür sind Stechen und Brennen im Wundgebiet sowie Taubheitsgefühle in der Achselhöhle und an der Oberarminnenseite.

Zur Entlastung des Wundgebietes wird der betroffene Arm in Abduktionsstellung gelagert. Zusätzlich erfolgt eine Hochlagerung des Arms mit Unterstützung der Achselhöhle. Ab dem ersten postoperativen Tag wird eine physiotherapeutische Behandlung mit dem Ziel durchgeführt, die Mobilität des Schultergelenks zu erhalten und zu verbessern. Die Patientinnen tendieren unbewusst zur Adduktion des Arms mit hochgezogenem Schultergürtel. Dies führt häufig zu schmerzhaften Muskelverspannungen.

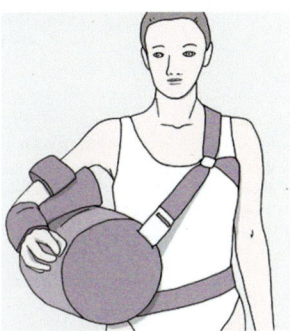

[4] Abduktionsstellung des Armes mit Unterstützung der Achselhöhle

Die Lymphödemprophylaxe gehört zu den wichtigsten postoperativen Prophylaxen und muss auch nach der Entlassung konsequent durchgeführt werden. Ein Lymphödem beginnt mit einer schmerzlosen Schwellung und entsteht nach radikaler |Mastektomie besonders häufig. Typische Symptome sind ein Spannungs- und Schweregefühl im betroffenen Arm sowie eine glatte, gespannte und teigige Haut. Bei starker Ausprägung kann das Lymphödem sehr schmerzhaft sein.

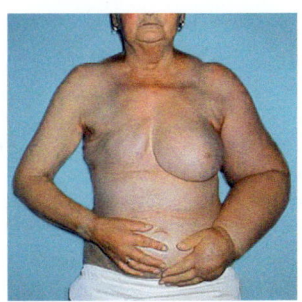

[5] Lymphödem nach Brustamputation

Pflegerische Maßnahmen zur Lymphödemprophylaxe

- Anleitung zur Selbstpflege
- Hautpflege mit pH-neutralen Pflegemitteln
- Entlastungsmaßnahmen, um Belastungen des betroffenen Armes zu vermeiden
- Hochlagerung und Ausstreichen des betroffenen Arms
- Anlegen eines Armstrumpfes
- physiotherapeutische Lymphdränage organisieren
- keine Blutdruckmessungen, Injektionen und Blutentnahmen am betroffenen Arm
- Schutz vor Verletzungen
- keine einseitige und monotone Dauerbelastung
- Sportarten mit kontrollierbaren Bewegungsabläufen (z. B. Schwimmen, Tennis oder Golf sind eher ungeeignet) bevorzugen

Mastektomie | 259

6.1.5 Möglichkeiten der Selbsthilfe und Beratung für Krebskranke und ihre Angehörigen

Pflegende nehmen die Reaktionen der Patientinnen auf aktuelle und potenzielle Gesundheitsprobleme wahr, die durch die Tumorerkrankung oder die Therapie und deren Nebenwirkungen verursacht werden. Die immer effektiveren Therapieformen führen zu einer Lebenszeitverlängerung. Dadurch gewinnen neben somatischen psychosoziale Aspekte in der supportiven Therapie an Bedeutung. Beratung und Anleitung haben daher insbesondere in der Pflege von tumorkranken Menschen einen hohen Stellenwert. Pflegekräfte vermitteln wichtige Erfahrungen und Kenntnisse über mögliche Folgen der Therapie und der Krebserkrankung. Auf Grund ihres engeren Kontakts registrieren sie Stimmungen, Gefühle und Reaktionen der Patientinnen viel eher und haben somit eine Vermittlerfunktion zwischen Ärztin und Patientin. Die Patientinnen erlangen im Laufe der Zeit mehr Kontrolle über ihr eigenes Leben zurück und können somit aktiv am Heilungsprozess mitwirken. Die Reduzierung von Unwissenheit und den damit verbundenen Ängsten führt nachweislich zu einer besseren Verträglichkeit der Therapie.

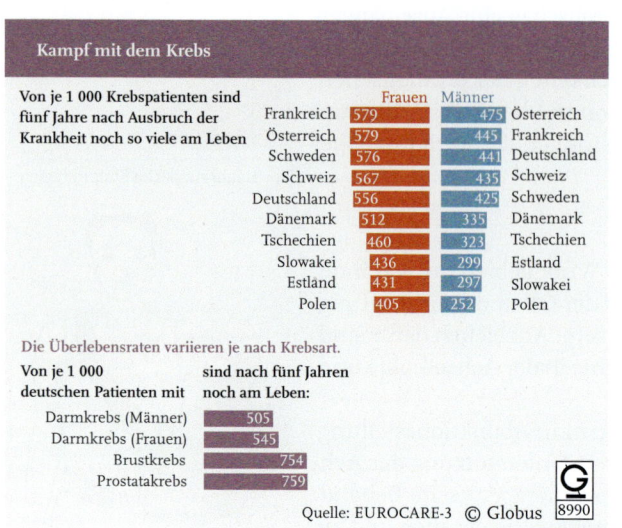

Kampf mit dem Krebs

Von je 1 000 Krebspatienten sind fünf Jahre nach Ausbruch der Krankheit noch so viele am Leben

	Frauen	Männer	
Frankreich	579	475	Österreich
Österreich	579	445	Frankreich
Schweden	576	441	Deutschland
Schweiz	567	435	Schweiz
Deutschland	556	425	Schweden
Dänemark	512	335	Dänemark
Tschechien	460	323	Tschechien
Slowakei	436	299	Estland
Estland	431	297	Slowakei
Polen	405	252	Polen

Die Überlebensraten variieren je nach Krebsart.

Von je 1 000 deutschen Patienten mit	sind nach fünf Jahren noch am Leben:
Darmkrebs (Männer)	505
Darmkrebs (Frauen)	545
Brustkrebs	754
Prostatakrebs	759

Quelle: EUROCARE-3 © Globus 8990

Des Weiteren können Selbsthilfegruppen maßgeblich zur Bewältigung von Krankheit, Behinderung und psychosozialen Problemen beitragen. Andere Betroffene kennen die mit der Erkrankung verbundenen Gefühle und Ängste aus eigener Erfahrung. Zudem gestalten sie ein Leben mit der Krankheit und können so als Vorbild dienen. Erkrankte erfahren häufig erst auf diesem Weg, dass ein Leben mit der Krebserkrankung möglich ist. Allerdings kann es auch sein, dass Betroffene Selbsthilfegruppen ablehnen, weil sie die Konfrontation mit den vielen „Spiegelbildern der eigenen Situation" zu sehr belastet.

Mittlerweile sind unter der Schirmherrschaft der Deutschen Krebshilfe acht große Bundesverbände der Krebsselbsthilfe organisiert. Die Geschäftsstellen dieser Bundesverbände befinden sich seit 2006 unter einem gemeinsamen Dach, dem „Haus der Krebs-Selbsthilfe" (HKSH). Im Zeitalter des World Wide Web ist der einfachste und schnellste Weg, Kontakt mit Selbsthilfegruppen aufzunehmen das Internet.

Bundesverbände im Haus der Krebs-Selbsthilfe

- Arbeitskreis der Pankreatektomierten e. V. (AdP)
- Bundesverband der Kehlkopflosen und Kehlkopfoperierten e. V.
- Deutsche Hirntumorhilfe e. V.
- Bundesverband Prostatakrebs Selbsthilfe e. V.
- Deutsche Leukämie- & Lymphom-Hilfe e.V. (DLH)
- Deutsche ILCO e. V.
- Frauenselbsthilfe nach Krebs e. V.
- Selbsthilfe-Bund Blasenkrebs e. V.

www.nakos.de

Die Nationale Kontakt- und Informationsstelle zur Anregung und Unterstützung von Selbsthilfegruppen der Deutschen Arbeitsgemeinschaft Selbsthilfegruppen e. V. (NAKOS) bietet eine Übersicht von Selbsthilfegruppen im In- und Ausland.

Medizinischer Bezug — 6.2

Einführung — 6.2.1

Begriffsbestimmung

Ein Tumor im weiteren Sinne ist eine Schwellung, im engeren Sinne wird unter Tumoren eine Neubildung (*Neoplasie*) von Gewebe verstanden, die auf genetische Veränderungen der Zellen basiert. Die Einteilung der Tumoren erfolgt nach Wertigkeit (*Dignität*), nach dem Ursprungsgewebe und nach dem |Tumorstadium. Die Dignität bezieht sich auf die Eigenschaften eines Tumors. Man unterscheidet so genannte gutartige (*benigne*), bösartige (*maligne*) und semimaligne Tumoren.

Tumorstadium | 241

	Benigne Tumoren	**Maligne Tumoren**
Zellteilungsrate	niedrig	unterschiedlich
histologische Differenzierung	entspricht weitgehend dem Ursprungsgewebe	Ursprungsgewebe oft nicht mehr erkennbar
Mitose	verläuft normal	verläuft atypisch
Invasion	wächst verdrängend, aber nicht invasiv	wächst invasiv und zerstört umliegendes Gewebe
Metastasen	keine	häufig
Beispiele für Ursprungsgewebe		
Epithel	Adenom	Karzinom
Knochengewebe	Osteom	Osteosarkom
Nervengewebe	Gliom	Glioblastom

gutartiger Tumor — bösartiger Tumor — Metastasen gelangen in die Blutbahn

Die Namensgebung der Tumoren leitet sich i. d. R. aus dem von ihr betroffenen Ursprungsgewebe ab. Den meisten Tumoren ist gemein, dass ihre lateinischen Fachbegriffe auf *-om* enden.

Benigne Tumoren

Benigne Tumoren werden wegen ihres Wachstumsverhaltens als gutartig bezeichnet. Sie sind lokal begrenzt, wachsen i. d. R. langsam und zeigen im Gegensatz zu bösartigen Tumoren keine Tendenzen zur Zellabsiedlung in andere Organsysteme (*Metastasierung*). Benigne Tumoren verdrängen das umliegende Gewebe und führen dadurch zu klinisch relevanten Symptomen. Gutartig bedeutet leider nicht zwangsläufig, dass eine Heilung möglich ist. Teilweise sind benigne Tumoren inoperabel oder lassen sich nicht vollständig entfernen (z. B. inoperables Meningeom).

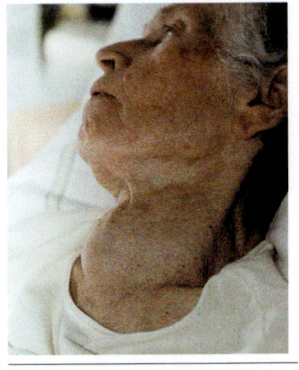

[1] Schilddrüsenadenom

Maligne Tumoren

Maligne Tumoren sind bösartige Tumoren und zeichnen sich durch ein invasives Wachstum aus. Sie sind in der Lage, das umliegende Gewebe zu infiltrieren und letztendlich zu zerstören. Bei Kontakt mit Blut- bzw. Lymphgefäßen ist eine Absiedlung in andere Organe möglich. Dort bilden die Primärtumoren dann Tochtergeschwülste (*Metastasen*). Vorstufen maligner Entartung werden als *Präkanzerose* bezeichnet.

Die Fähigkeit von malignen Tumoren zur Metastasierung ist ein entscheidender Faktor, der die Prognose für die Betroffenen maßgeblich beeinflusst. Viele Patientinnen versterben nicht am Primärtumor, sondern an dessen Metastasen. Die Metastasierung erfolgt lymphogen und hämatogen. Bei der lymphogenen Ausbreitung siedeln sich die Metastasen zunächst in den regionären Lymphknoten an. Hämatogen sind verschiedene Metastasierungstypen bekannt [Tab. 1]. Eine Sonderform stellt die kavitäre Metastasierung dar, bei der so genannte Abtropfmetastasen durch Einbruch des Primärtumors in Körperhöhlen entstehen (z. B. Bauchhöhle, Pleura oder Perikard).

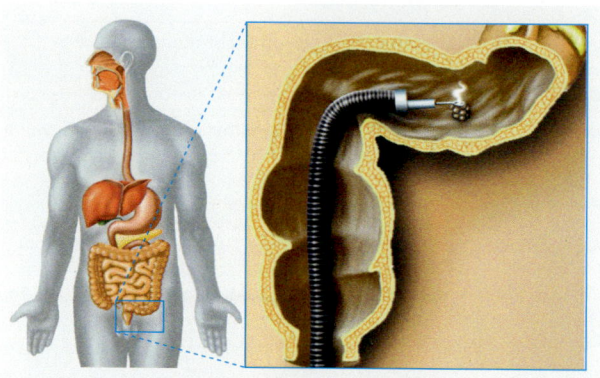

[1] Eine typische Präkanzerose stellen Darmpolypen dar. Hier ist die Entfernung eines Darmpolypen während einer Darmspiegelung gezeigt.

[2] Ovarialkarzinome metastasieren häufig lymphogen.

Cava-Typ	Metastasierung	über Vena cava in die Lunge
	Lokalisation des Primärtumors	Kopf, Hals, Niere, Leber, tiefe Rektumabschnitte
Lungen-Venen-Typ	Metastasierung	über Lungenvenen ins gesamte arterielle System
	Lokalisation des Primärtumors	Lunge
Pfortader-Typ	Metastasierung	über Pfortader in die Leber
	Lokalisation des Primärtumors	Magen, Darm (Ausnahme: tiefe Rektumabschnitte), Bauchspeicheldrüse, Milz

[Tab. 1] Hämatogene Metastasierung

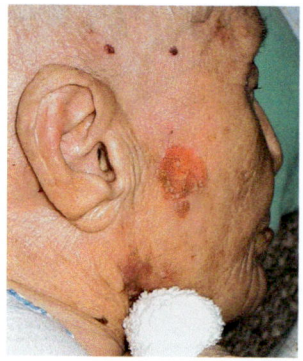

[3] Basaliom an der Wange (ein semimaligner Tumor)

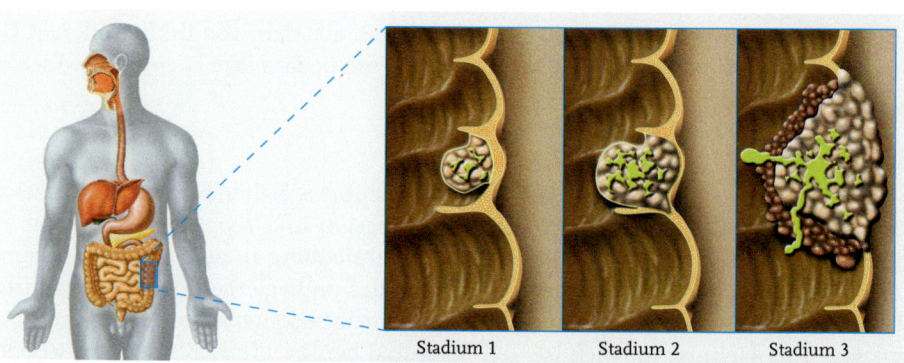

[4] Unterschiedliche Stadien einer Darmkrebserkrankung mit zunehmender Infiltration in das gesunde Gewebe und Ausbildung neuer Blutgefäße; bei zunehmender Entdifferenzierung des Tumors werden die bösartigen Zellen dem Gewebe, dem sie ursprünglich entstammen, immer unähnlicher.

Semimaligne Tumoren

Semimaligne Tumoren sind bzgl. ihres Wachstumsverhaltens nicht eindeutig klassifizierbar. Sie wachsen infiltrierend und zerstören somit das umliegende Gewebe. Metastasen treten dagegen i. d. R. nicht auf. Das Basaliom [Abb. 3] als ein Tumor der Haut gehört auf Grund seiner Eigenschaften zu den semimalignen Tumoren.

Tumorklassifikation

Die Klassifizierung maligner Tumoren erfolgt mit dem TNM-Schema. „T" steht für Tumor und beschreibt organspezifisch die Größe des Primärtumors. „N" steht für Noduli (lat. = Knoten) und beschreibt das Ausmaß der Lymphknotenmetastasierung und „M" gibt Auskunft über das Vorhandensein von Fernmetastasen.

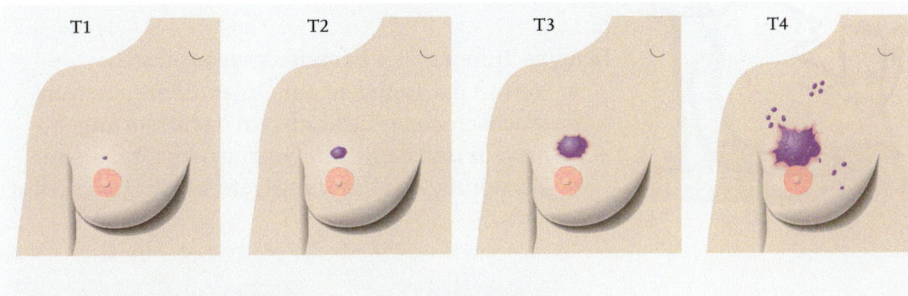

TX – keine Beurteilung möglich
T0 – kein Anhalt für Primärtumor
Tis – |Carcinoma in situ

T1 – Tumor bis 2 cm
T2 – Tumor 2–5 cm
T3 – Tumor größer als 5 cm
T4 – beliebige Tumorgröße mit Ausdehnung auf die Brustwand oder multipel simultane Tumoren

Carcinoma in situ
Bei einem Carcinoma in situ durchbricht der Tumor die Basalmembran nicht. Daher kann keine Metastasierung vorliegen und mit Entfernung des Tumors ist eine Heilung sicher.

[5] TNM-Klassifikation am Beispiel vom Mamma-Ca

Um den Grad der Bösartigkeit (*Malignität*) eines Tumors zu bestimmen, ist die TNM-Einstufung nicht ausreichend, sondern es wird der Grad der Differenzierung festgestellt [Tab. 2]. Ein differenzierter Tumor hat mehr Ähnlichkeit mit dem Ursprungsgewebe als ein undifferenzierter Tumor. Differenzierte Tumoren wachsen i. d. R. langsamer und metastasieren weniger und haben somit einen geringeren Malignitätsgrad. Aussagen zur Prognose und Therapieoptionen werden somit ermöglicht. Durch histologische Untersuchungen kann ein differenzierter Tumor oder auch eine Metastase einem bestimmten Gewebetyp (Ursprungsgewebe) zugeordnet werden [Tab. 3].

Grad	Erläuterung
G1	gut differenziert
G2	mäßig differenziert
G3	schlecht differenziert
G4	undifferenziert

[Tab. 2] Grad der Differenzierung

Tumortyp	Ursprungsgewebe	
Karzinom	epithelialen Ursprungs	
	Adenokarzinome gehen vom Drüsenepithel der Schleimhäute aus (z. B. Darm, Leber, Niere, Bauchspeicheldrüse).	*Plattenepithelkarzinome* entstehen in der Haut oder in mit Plattenepithel bedeckten Schleimhäuten (z. B. Bronchien, Speiseröhre, Harnblase).
Sarkom	Ursprung im Binde- und Stützgewebe	
hämatologische Tumorerkrankungen	Erkrankungen des blutbildenden und lymphatischen Systems (Leukämien, maligne Lymphome, Plasmozytom)	
ZNS-Tumoren	Ursprung im Bindegewebe des Gehirns und des Rückenmarks (z. B. Glioblastom, Astrozytom, Olgodendrogliom)	
andere Tumoren	malignes Melanom, Keimzelltumoren	

[Tab. 3] Einteilung nach dem Ursprungsgewebe

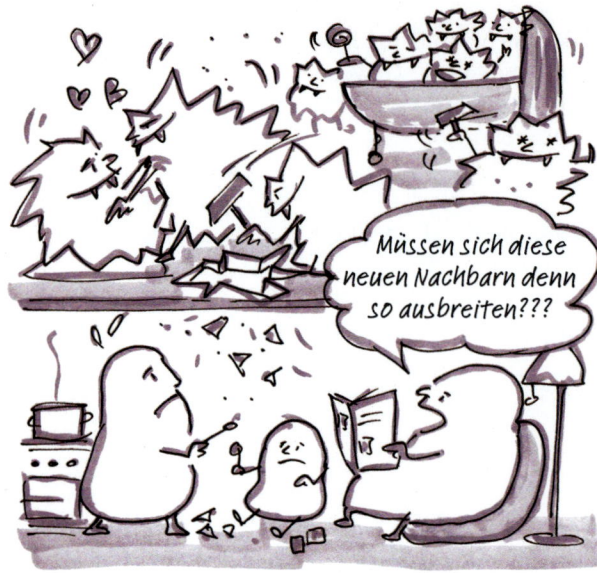

Genese von Tumorerkrankungen

Eine gesunde Körperzelle unterliegt diversen Kontrollmechanismen, die dafür sorgen, dass der Zellteilungszyklus nach einem in der DNS festgelegten Programm abläuft. Der Zellteilungszyklus wird über diverse Proteine (z. B. Wachstumsfaktoren, Hormone) gesteuert, die stimulierend oder hemmend einwirken. Die Produktion dieser Proteine wird durch Gene, die stimulierenden Onkogene und die hemmenden Tumorsupressorgene, reguliert. Dieser Regelmechanismus ist bei Tumoren durch eine Veränderung der DNS außer Kontrolle geraten. Dadurch beginnt ein autonomes Wachstum der Zellen.

Maligne Tumorzellen zeichnen sich aus durch:

- Verlust der Fähigkeit zur Organdifferenzierung
- Wachsen ohne Rücksicht auf das Ursprungsgewebe und damit auf Organe oder Organismus
- Zerstörung des Ursprungsgewebes und sich selbst

Bei den meisten Krebserkrankungen wird die Veränderung der DNS durch ein multifaktorielles Geschehen bewirkt. Dabei machen erbliche Gendefekte und spontane Mutationen ungefähr ein Viertel der Ursachen aus, drei Viertel beruhen auf Umwelteinflüssen (z. B. Tabakrauch, Ernährung, Strahlung, Infektionen). Diese Anteile sind je nach Art des Tumors sehr unterschiedlich. Bislang sind die genauen Ursachen für die maligne Entartung von Zellen aber nicht abschließend geklärt. Grundsätzlich lässt sich für Erwachsene festhalten: Je höher die familiäre Disposition, die Exposition schädlicher Umwelteinflüsse und das Alter sind, desto höher ist das Risiko, an Krebs zu erkranken.

Gesundheitsförderung auf nationaler Ebene **3** | 234

Prävention von Tumorerkrankungen

Im Vordergrund aller krebspräventiven Maßnahmen steht die Reduktion von schädlichen Umwelteinflüssen. Bestimmte Stoffe gelten als kanzerogen, d. h. krebsfördernd. Dazu gehören z. B. Tabakrauch, Asbest und UV-Strahlung. Insbesondere die Gefahr, durch Rauchen an Lungenkrebs zu erkranken, ist durch groß angelegte Aufklärungskampagnen inzwischen weitgehend bekannt. Dies gilt auch für starke Sonneneinwirkung als erheblicher Risikofaktor für Hautkrebs. Verschiedene Institutionen öffentlicher Gesundheitsförderung, wie z. B. die Bundeszentrale für gesundheitliche Aufklärung oder das Robert Koch-Institut, informieren regelmäßig über Möglichkeiten der Krebsprävention.

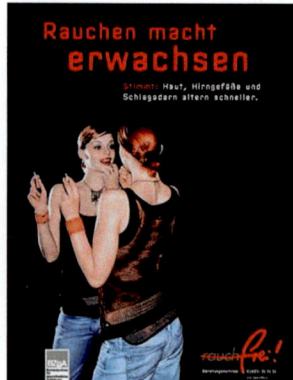

[1] Poster der Anti-Rauch-Kampagne „Rauchfrei" der Bundeszentrale für gesundheitliche Aufklärung (BzgA)

In groß angelegten Ernährungsstudien konnte belegt werden, dass bestimmte Ernährungsgewohnheiten das Risiko für bestimmte Krebserkrankungen senken. So senkt z. B. eine hohe Ballaststoffaufnahme das Risiko an Darmkrebs zu erkranken. Grundsätzlich scheinen eine gesunde und ausgewogene Ernährung sowie tägliche Bewegung das Krebsrisiko, genauso wie das von vielen anderen Erkrankungen auch, zu senken.

Im Volksmund als Krebsvorsorge bezeichnete Maßnahmen der Früherkennung können hingegen eine Erkrankung nicht vermeiden, jedoch durch eine frühzeitige Diagnose und Therapie die Prognose erheblich verbessern. Neben verschiedenen ärztlich-diagnostischen Verfahren wird die Bevölkerung im Rahmen der |Gesundheitsbildung über Symptome aufgeklärt, die auf eine Krebserkrankung hindeuten. So lernen z. B. Frauen, ihre Brust auf Knoten (|Anzeichen für Mamma-Ca) abzutasten.

Gesundheitsbildung **3** | 227
Selbstuntersuchung
der Brust | 261

Epidemiologie von Tumorerkrankungen

Wurden im Jahr 2000 weltweit noch 10 Millionen Krebsdiagnosen gestellt, waren es 2005 bereits 15 Millionen. Die Tendenz ist weiterhin steigend. Weltweit sterben ca. 10 % aller Menschen an Krebs.

In Deutschland erkrankten 2005 ca. 425 000 Menschen an Krebs, 212 000 verstarben an ihrer Krankheit. Damit erkrankt ab einem bestimmten Alter jeder dritte Einwohner in Deutschland an Krebs, jeder vierte verstirbt an der Erkrankung. Männer waren etwas häufiger von Neuerkrankungen betroffen als Frauen. Auch lag ihre 5-Jahres-Überlebensrate mit 46 % deutlich unter der von Frauen (58 %). Das mittlere Erkrankungsalter von Männern und Frauen liegt bei 69 Jahren. Die Häufigkeit und Verteilung der Krebserkrankungen variiert jedoch zwischen den Geschlechtern [Grafik].

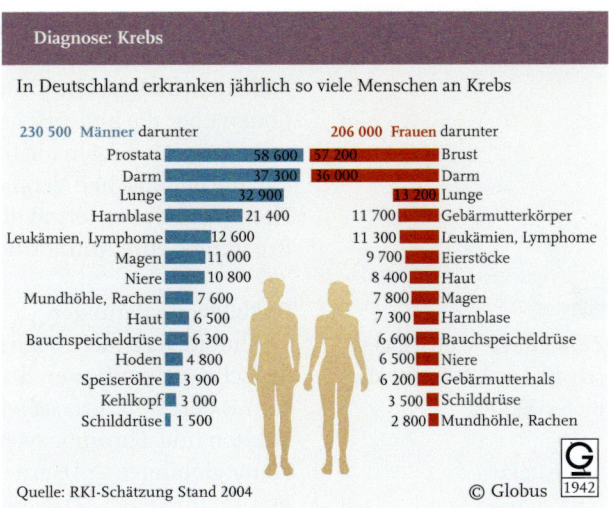

Diagnose: Krebs

In Deutschland erkranken jährlich so viele Menschen an Krebs

230 500 **Männer** darunter — 206 000 **Frauen** darunter

Männer		Frauen	
Prostata	58 600	57 200	Brust
Darm	37 300	36 000	Darm
Lunge	32 900	13 200	Lunge
Harnblase	21 400	11 700	Gebärmutterkörper
Leukämien, Lymphome	12 600	11 300	Leukämien, Lymphome
Magen	11 000	9 700	Eierstöcke
Niere	10 800	8 400	Haut
Mundhöhle, Rachen	7 600	7 800	Magen
Haut	6 500	7 300	Harnblase
Bauchspeicheldrüse	6 300	6 600	Bauchspeicheldrüse
Hoden	4 800	6 500	Niere
Speiseröhre	3 900	6 200	Gebärmutterhals
Kehlkopf	3 000	3 500	Schilddrüse
Schilddrüse	1 500	2 800	Mundhöhle, Rachen

Quelle: RKI-Schätzung Stand 2004 © Globus 1942

Diagnostik, Therapie und Rehabilitation von/bei Tumorerkrankungen

6.2.2

Diagnoseverfahren

Typisch für Krebserkrankungen ist, dass die Symptome zumindest in frühen Stadien eher unspezifisch sind. Zur Diagnosestellung spielt nicht die Quantität der möglichen Untersuchungsmethoden eine Rolle, sondern eine sinnvolle Kombination diagnostischer Maßnahmen und deren Bewertung.

Eine ausführliche |**Anamnese und körperliche Untersuchung** geben Aufschluss über familiäre Disposition, unspezifische Symptome und körperliche Befunde, die einzeln nicht unbedingt auf ein Tumorgeschehen hindeuten würden. In der Kombination jedoch können sie ein Hinweis auf eine Krebserkrankung sein.

Anamnese **1** | 587

An Krebs erkrankte Patientinnen geben häufig Symptome wie Fieber, Appetitlosigkeit und Gewichtsverlust an. Typisch sind weiterhin Nachtschweiß und Zeichen der Anämie, wie Blässe der Haut und Schleimhäute, sowie körperliche Schwäche. Verursacht werden diese unspezifischen Symptome im Fall einer Krebserkrankung durch den Tumor selbst.

Daneben können Tumoren funktionelle Störungen verursachen, in Gewebe oder Blutgefäße einwachsen und so spezifische Symptome oder Blutungen verursachen. Zum Beispiel kann ein Darmtumor zum |Ileus führen oder ein Bronchialkarzinom zu |Hämoptysen.

Ileus | 696

Hämoptyse
Ausspucken oder Aushusten von blutig gefärbtem Sputum oder geringen Blutmengen

Weiterhin sind entartete Zellen in der Lage, Hormone oder hormonähnliche Substanzen zu produzieren oder gesunde Körperzellen dahingehend zu stimulieren. Dieses Phänomen nennt man paraneoplastisches Syndrom. Es simuliert eine endokrinologische Erkrankung (z. B. erhöhte Insulinproduktion bei Leberzellkarzinom oder erhöhte Ausschüttung von ACTH bei Bronchialkarzinom mit der Folge eines |Cushing-Syndroms).

Cushing-Syndrom | 732

Medizinische Diagnoseverfahren **1** | 855

Besteht nach der Anamnese der Verdacht auf eine Erkrankung, kann dieser durch gezielte **Laboruntersuchungen** verstärkt werden. So können im Blut die durch ein paraneoplastisches Syndrom hervorgerufenen Hormone nachgewiesen werden. Veränderungen des Blutbilds geben Aufschluss über die Blutarmut, andere Laborparameter können organspezifische Hinweise über Art, Lokalisation und Stadium einer Krebserkrankung geben. Hierzu zählen Tumormarker. Dies sind Eiweiße, die von den entarteten Zellen produziert werden.

Zur Sicherung der Diagnose müssen **zytologische/histologische Untersuchungen** (aus Gewebe bzw. Körpersekreten) und **bildgebende Verfahren** durchgeführt werden. **Molekularbiologische Untersuchungsmethoden** liefern hierbei zusätzliche Informationen über die biologischen Eigenschaften bzw. das Verhalten von entarteten Körperzellen. Durch die genaue Identifizierung von tumorspezifischen Oberflächenmerkmalen und genetischen Veränderungen werden Aussagen zum Krankheitsverlauf und zu Therapieoptionen ermöglicht, z. B. wird bei Vorliegen von Hormonrezeptoren bei Brustkrebs eine Antihormontherapie durchgeführt.

Blutbildveränderungen

Blutbildveränderungen stellen die häufigste Komplikation bei hämatologisch/onkologischen Patientinnen dar [Abb. 1 und 2]. Alle zellulären Bestandteile des Blutes können vermindert sein. Erfasst wird bei einer Untersuchung die Zahl der Erythrozyten, Leukozyten und Thrombozyten. Das kleine Blutbild ermöglicht weiterhin Aussagen zum Hämoglobingehalt, Hämatokrit und zu Größe und Hämoglobingehalt eines einzelnen Erythrozyten. Zusätzlich ist eine Differenzierung der Leukozyten in ihre Untergruppen und die Bestimmung der Retikulozytenzahl möglich (*Differenzialblutbild*).

Die Verminderung des Hämoglobingehaltes, des Hämatokrits und der Anzahl der Erythrozyten sind Anzeichen für eine Anämie.

Die Ursachen dafür liegen in

- der Störung der Hämatopoese als Reaktion des Organismus auf die Krebserkrankung,
- invasivem Wachstum der Tumorzellen ins Knochenmark,
- der Zerstörung der Stammzellen durch Chemotherapie,
- Strahlentherapie sowie
- im chronischen Blutverlust bei Tumoren des Gastrointestinaltrakts.

Bei Tumorinfiltration im Knochenmark ist nicht nur die Bildung der Erythrozyten betroffen. Auch die Bildung der Leuko- und Thrombozyten kann beeinträchtigt sein. Man spricht dann von einer Leukopenie bzw. Thrombopenie. Symptomatisch zeigt sich dies häufig durch eine erhöhte Infektanfälligkeit und Blutungsneigung.

Veränderungen im Differenzialblutbild sind typisch für maligne Erkrankungen des blutbildenden und lymphatischen Systems (z. B. maligne Lymphome und Leukämien).

Nicht zu unterschätzen ist der Einfluss der Therapie auf die Hämatopoese. Da die Zellen der Hämatopoese eine hohe Teilungsrate aufweisen, bewirkt die Strahlen- und Chemotherapie neben der Zerstörung von Tumorzellen dosisabhängig eine Reduzierung der Erythro-, Leuko- und Thrombozyten.

Tumormarker

Tumormarker sind körpereigene Substanzen, die auf eine Krebserkrankung hinweisen können. Der Nachweis von Tumormarkern allein reicht jedoch nicht aus, um eine Diagnose zu sichern, da die Werte auch bei gutartigen Erkrankungen erhöht sein können (z. B. benigne Prostatahyperplasie). Zudem lassen sich erhöhte Werte nicht automatisch bei jeder malignen Erkrankung nachweisen.

Tumormarker lassen sich zur Verlaufsbeobachtung heranziehen. Erhöhte Werte sollten unter der Therapie abnehmen. Steigt der Tumormarker wieder an, führt dies zum Verdacht auf ein Rezidiv oder Metastasen, weswegen v. a. in der Krebsnachsorge den Tumormarkern eine wichtige Bedeutung zukommt.

Zusammensetzung, Eigenschaften und Aufgaben des Blutes **1** | 792

Hämatokrit
prozentualer Anteil der zellulären Blutbestandteile am Blutvolumen; Normalwerte: 37–47 % (Frauen)/40–45 % (Männer)

Hämatopoese
Blutbildung, Bildung der Zellen des Blutes

Leukopenie **1** | 99
Thrombopenie **1** | 99
benigne
Prostatahyperplasie **1** | 355

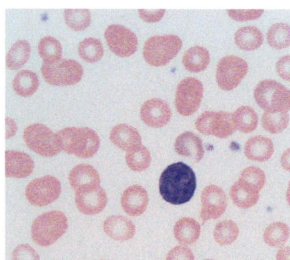

[1] Normales Blutbild

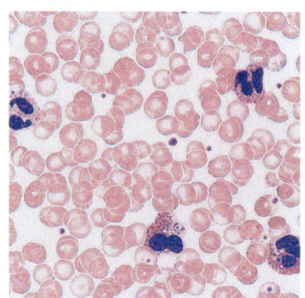

[2] Blutbild bei Leukämie

6.2

Therapieziele

Grundsätzlich hat eine Tumortherapie das Ziel, alle Tumorzellen vollständig zu entfernen, also die Krankheit zu heilen (kurativer Ansatz). Ob und inwieweit dies gelingt, ist jedoch von der Art und dem Stadium der Tumorerkrankung abhängig. In der Onkologie und Hämatologie kann der Therapieerfolg erst nach Jahren bestimmt werden.

Sind nach einer Therapie keine Tumorzellen mehr nachweisbar, spricht man von einer kompletten Remission. Dieser Zustand ist allerdings oft zeitlich begrenzt. Kommt es zum Wiederauftreten der Erkrankung, nennt man dies ein Rezidiv. Daher kommt der 5-Jahres-Überlebensrate eine große Bedeutung zu [Grafik|S. 238]. Kommt es in diesem Zeitraum zu keinem Rezidiv, liegen die Chancen einer dauerhaften Heilung sehr gut.

Kommt es zu einem Rezidiv, ist eine kurative Therapie oft nicht mehr möglich. Das gilt auch, wenn die Erkrankung erst in einem fortgeschrittenen Zustand mit Metastasenbildung diagnostiziert wird. In diesen Fällen kann sich die Behandlung auf palliative Maßnahmen beschränken. Bei einer fortgeschrittenen Krebserkrankung können der Zustand der Patientin und ihre Begleiterkrankungen nur eine Reduzierung der Tumormasse ermöglichen. Damit liegt das Therapieziel in der Linderung der Beschwerden. Maßnahmen zur Verbesserung bzw. dem Erhalt der Lebensqualität der Patientin stehen dann an erster Stelle und beeinflussen maßgeblich den weiteren Therapieverlauf.

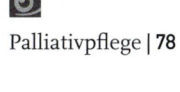
Palliativpflege | 78

Die Art der Therapie kann großen Einfluss auf die Lebensqualität der Patientinnen und ihrer Angehörigen haben. Daher wird im Vorfeld einer Therapie mit den Betroffenen das Therapieziel abgeklärt. Dazu werden folgende Aspekte besprochen:

- Verlauf der Erkrankung ohne Therapie
- mögliches Therapieziel (Heilung?)
- zu erwartende Nebenwirkungen und Komplikationen durch die Therapie
- Allgemeinzustand (zusätzliche Begleiterkrankungen)
- Einfluss auf die Lebensqualität (Berücksichtigung der Patientinnenperspektive)

Therapieziele	kurativ	adjuvant	neoadjuvant	palliativ
Voraussetzungen	totale Entfernung des Tumors oder fortgeschrittene Stadien mit gut chemosensitiven Tumorarten	totale Entfernung des Tumors mit kurativer Intention	primär operabler Tumor, der durch eine Chemotherapie verkleinert werden soll	fortgeschrittene Stadien bei weniger chemosensitiven Tumorarten Heilung unwahrscheinlich
Ziele	komplette Remission mit dem Ziel der Heilung	Behandlung von möglichen Mikrometastasen nach Entfernung des Primärtumors, Verringerung des Rückfallrisikos	Verbesserung der Operabilität, Erhalt des Organs und dessen Funktion, Verhinderung von Mikrometastasierungen	Verbesserung der Lebensqualität oder Verlängerung der Lebenszeit

Therapieverfahren

Unabhängig von den Therapiezielen stützt sich die Tumortherapie vorwiegend auf drei Säulen, die selten einzeln und zumeist in Kombination eingesetzt werden:

- Tumorchirurgie
- Strahlentherapie
- medikamentöse Therapie

Tumorchirurgie

Die, wenn möglich, vollständige Entfernung eines soliden Tumors durch einen operativen Eingriff stellt die häufigste therapeutische Behandlung dar. In den letzten Jahren hat sich das Bild der Tumorchirurgie gewandelt. Durch zunehmende wissenschaftliche Erkenntnisse in der Tumorbiologie haben sich neue Therapieoptionen ergeben. Lebensqualitäterhaltende Operationen treten zunehmend an die Stelle von radikalen Operationsmethoden mit Verlust des Organs und dessen Funktion.

Ziel der Tumorchirurgie ist die Entfernung des Primärtumors, ggf. betroffener Lymphknoten sowie von Fernmetastasen. Bei eingeschränkt radikalen Operationsmethoden wird versucht, so viel gesundes Gewebe wie möglich zu erhalten, während bei radikalen Operationsmethoden ein größerer Sicherheitsabstand gehalten wird, durch den nicht selten ganze Organabschnitte und makroskopisch nicht befallene Lymphknoten zusätzlich entfernt werden. Hintergrund dieses Ansatzes ist das Wissen um das schnelle Tumorwachstum sowie -metastasierung bestimmter Tumorarten.

Radioaktivität **3** | 252

DNS **1** | 62

Strahlentherapie

Durch die ionisierende Strahlung wird das Erbgut einer Zelle in ihrer Struktur verändert. Dies betrifft in besonderer Weise sich teilende Zellen. Daher werden Tumorzellen, aber auch Schleimhautzellen des Magen-Darm-Traktes besonders stark geschädigt. Die Schädigung der |DNS führt zum Zelltod. In der Zelle bestehende Reparaturmechanismen geschädigter DNS sind zudem bei Tumorzellen weniger ausgeprägt als bei gesunden Zellen. Daher sterben sie in höherem Maße ab.

In 70–80 % der Fälle ist eine ambulante Durchführung der Strahlentherapie möglich. Die Gesamtdosis wird auf Einzeldosen (*Fraktionen*) aufgeteilt. Die Aufteilung der Gesamtdosis ist notwendig, da sonst die Reparaturprozesse in den gesunden Körperzellen nicht mehr möglich wären und es zu lebensgefährlichen Nebenwirkungen der Strahlentherapie kommen könnte. Man unterscheidet zwei verschiedene Verfahren zur Strahlenbehandlung.

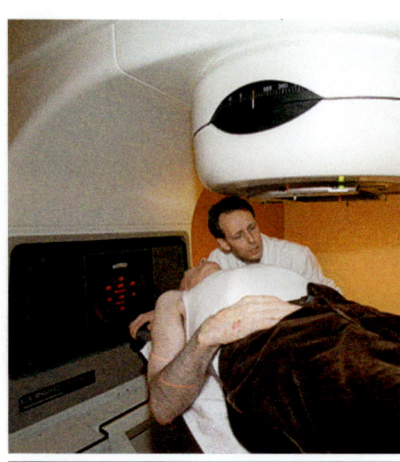

[1] Externe Strahlentherapie

Bei der **externen perkutanen Strahlentherapie** erfolgt die Bestrahlung von außen. Sie stellt die häufigste und wichtigste Bestrahlungsart dar. Zum Einsatz kommt ionisierende Strahlung aus Photonen und Elektronen. Elektronen kommen nur zur Behandlung oberflächlich gelegener Tumoren in Frage, da ihre Eindringtiefe deutlich geringer ist.

In der **Brachytherapie** (Kontaktbestrahlung) kommen radioaktive Substanzen mit kurzer Reichweite in unmittelbarer Nähe des Tumors zum Einsatz. Die Bestrahlung erfolgt häufig von innen, indem spezielle Metallhülsen in das Gewebe oder in Körperhöhlen eingebracht werden, die in einem zweiten Schritt an eine Strahlenquelle angeschlossen werden. Dieses Verfahren nennt man Afterloading. Durch dieses punktgenaue Verfahren wird das umliegende Gewebe geschont. Auch die Belastung der Umwelt ist gering, da die hierbei verwendete Strahlenmenge geringer als bei der externen perkutanen Strahlentherapie ist.

Medikamentöse Therapie

Die Möglichkeiten der medikamentösen Therapie haben sich in den letzten Jahren erheblich erweitert. Zur etablierten Chemo- und Hormontherapie gesellen sich Therapieansätze mit Immuntherapeutika und solche, die zielgerichtet und damit selektiv gegen Tumorzellen wirken.

|Zytostatika sind natürliche oder synthetisch hergestellte Substanzen, die das Zellwachstum hemmen [Tab. 1]. Sie wirken auf normale (gutartige) Zellen genauso wie auf bösartige Zellen, insbesondere bei der Zellteilung. Tumorzellen unterscheiden sich von normalen Zellen durch ihr ungehemmtes Zellwachstum. Die Phasen der |Zellteilung sind praktisch identisch. Eine spezifische Abtötung, wie in der antibakteriellen Therapie, ist in der Tumortherapie nicht möglich. Aus diesem Grund wirken Zytostatika besonders gut bei Tumorarten mit hohen Teilungsraten, wie z. B. akute Leukämie und Hodenkarzinome. Die Wirkung der Zytostatika auf langsam wachsende Tumoren lässt sich schwieriger erklären.

Umgang mit Zytostatika | 236
Zellteilung **1** | 66

Wirkstoffgruppe	Wirkungsweise
Alkylanzien (z. B. Cyclophosphamid)	Schädigung der DNS durch Anlagerung von Alkylgruppen
zytostatische Antibiotika (z. B. Adriamycin)	Schädigung der DNS durch Einbau des Zytostatikums
Antimetabolite (z. B. Methotrexat)	Hemmung der Bausteinsynthese, z. B. des Enzyms für die Purinsynthese
Antimetabolite (z. B. 5-Fluoruracil)	Einbau falscher Bausteine hemmt die DNA/RNA-Synthese
Spindelgifte (z. B. Vinblastin)	Hemmung des Aufbaus der Mitosespindel verhindert die Zellteilung

[Tab. 1] Wirkungsweise verschiedener Zytostatika

Gesundes Gewebe mit hohem Zellumsatz wird ebenfalls durch Zytostatika geschädigt. Betroffen sind Knochenmark, Schleimhäute, Haarwurzel und Keimdrüsen. Die dadurch bedingten Nebenwirkungen begrenzen sehr häufig die mögliche Dosis der Chemotherapie. Durch den Einsatz eines granulozytenstimulierenden Faktors ist die Behandlung der gefürchteten |Neutropenie erleichtert. Damit sind lebensgefährliche Infektionen unter Chemotherapie seltener geworden.

Neutropenie | 234
Hormone | 724

|Hormone können das Tumorwachstum beeinflussen, da sie u. a. das Wachstum und damit die Zellteilung stimulieren. Folgende Hormone können bei bestimmten Tumorursprungsgeweben mit Hormonantagonisten blockiert werden:

- **Östrogen**: Brustdrüse, Gebärmutterschleimhaut
- **Androgen**: Prostata
- **TSH**: Stimulation der Schilddrüse

Um die Wirksamkeit einer Hormontherapie nachzuweisen, wird beim |Mammakarzinom das entfernte Tumorgewebe auf entsprechende Östrogen- und Progesteronrezeptoren untersucht und deren Anzahl bestimmt. Die Hormontherapie ist sehr zielgerichtet mit deutlich weniger Nebenwirkungen als die Chemotherapie.

Mammakarzinom | 258

Auch andere Wirkstoffe werden heute zur **zielgerichteten Therapie** eingesetzt. Immer ist die gestörte Kontrolle des Zellwachstums Ansatz der Therapie. Dazu werden Zielstrukturen in den Tumorzellen identifiziert, die in normalen gesunden Körperzellen von geringer Bedeutung sind. Nebenwirkungen sind dadurch deutlich geringer ausgeprägt als bei der Strahlen- und Chemotherapie. Formen der zielgerichteten Therapie sind

- Hemmung des Wachstums durch Gabe von rezeptorspezifischen Antikörpern oder anderer Inhibitoren,
- Immuntherapie (Stimulation des Immunsystems) sowie
- Hemmung der Gefäßneubildung (Angiogenese).

Die **Stammzelltransplantation** hat zum Ziel, das blutbildende System einer Patientin durch Spenderstammzellen zu ersetzen. Dies kann zum einen durch Stammzellen eines fremden Spenders erfolgen (*allogene Stammzelltransplantation*) oder durch eigene Stammzellen (*autologe Stammzelltransplantation*).

Knochenmark **1** | 177

Der Begriff Stammzelltransplantation umfasst sowohl die Knochenmarktransplantation (KMT), bei der es sich um die Entnahme von Stammzellen aus dem |Knochenmark handelt, als auch die periphere Blutstammzelltransplantation (PBSZT), bei der die Stammzellen aus dem peripheren Blut gesammelt werden. Hierfür wird die Bildung von Stammzellen zunächst mit Wachstumsfaktoren angeregt.

Die allogene Stammzelltransplantation hat zum Ziel, das Immunsystem der Empfängerin zu stärken. Das Immunsystem der Patientin kann die entarteten körpereigenen Zellen nicht erkennen und effektiv bekämpfen. Das Immunsystem der Spenderin, so der therapeutische Ansatz, erkennt die entarteten Zellen als fremd und bekämpft wirkungsvoll die Krebserkrankung. Durch eine Kombination von Strahlen- und Zytostatikatherapie wird die Patientin auf die Transplantation vorbereitet. Dieses Verfahren bezeichnet man als Konditionierung. Ziel der Konditionierung ist die

- Herstellung einer Knochenmarkaplasie mit Zerstörung der malignen Zelllinien und
- Immunsuppression der Empfängerin.

Die Transplantation selbst ist aus medizinischer Sicht ein einfacher und meist komplikationsloser Eingriff, hat aber für die Patientinnen einen sehr hohen emotionalen Stellenwert (Stichwort: „2. Geburtstag"). Die schweren und oft lebensbedrohlichen Komplikationen wie Infektionen, Abstoßungsreaktionen und GvHD können sich erst Wochen bis Monate nach der Transplantation zeigen.

GvHD bedeutet „graft versus host disease" – Transplantat-gegen-Wirt-Reaktion. Die T-Lymphozyten des Transplantats erkennen die Zellen des Empfängerorganismus als fremd und reagieren mit einer Immunantwort. Aus diesem Grund sollte die Antigenstruktur der Zelloberflächen von Spenderin und Empfängerin möglichst ähnlich sein – HLA identisch. HLA bedeutet „Humane Leukozyten Antigene" und stellt genetisch festgelegte Oberflächenmerkmale kernhaltiger Zellen dar. Je mehr Oberflächenmerkmale von Spenderin und Empfängerin übereinstimmen, desto geringer ist das Risiko für eine Abstoßungsreaktion oder GvHD.

Auf Grund der Komplikationen ist eine Stammzelltransplantation mit einem erhöhten therapeutischen Aufwand verbunden. Jedoch stellt die Stammzelltransplantation oft die einzige Chance auf vollständige Heilung dar.

Die autologe Stammzelltransplantation ermöglicht eine erhebliche Dosissteigerung der Zytostatikatherapie. Zum Einsatz kommt diese Methode bei hämatologischen bzw. onkologischen Erkrankungen, die durch eine konventionelle Therapie nicht geheilt werden können. Ziel ist, die Phase der Knochenmarkaplasie nach einer hoch dosierten Zytostatikatherapie zu verkürzen. Dazu ist eine Reinfusion von zuvor gesammelten Stammzellen notwendig. Die Patientin erhält nach der hochdosierten Chemotherapie ihre körpereigenen Stammzellen zurück. Im Vergleich zur allogenen Stammzelltransplantation ist die Komplikationsrate deutlich kleiner. Das Hauptproblem stellen Rezidive bei hämatologischen Grunderkrankungen dar. Bei Verdacht auf eine Tumorinfiltration des Knochenmarks wird versucht, die Tumorzellen durch Zytostatika oder spezifische Antikörper abzutöten. Dies erfolgt sofort nach Entnahme der Stammzellen im Vorfeld der eigentlichen Transplantation in der Blutbank.

Rehabilitation

Die Wiedereingliederung von Krebspatientinnen umfasst Maßnahmen der medizinischen, beruflichen und sozialen Rehabilitation. Die medizinische Rehabilitation wird durch die Renten- und Krankenversicherung finanziert und kann ambulant oder stationär durchgeführt werden. Vorausgesetzt die Patientin ist mobil und kann sich selbst versorgen, besteht die Möglichkeit direkt oder spätestens zwei Wochen nach der Entlassung die Anschlussheilbehandlung anzutreten. Der Antrag dafür wird bereits im Krankenhaus gestellt und vom Sozialdienst entsprechend bearbeitet. Die Dauer der Anschlussheilbehandlung ist zunächst auf drei Wochen begrenzt, kann aber aus medizinischen Gründen verlängert werden. Die Höhe der Zuzahlung richtet sich nach dem Kostenträger. Im Rahmen der onkologischen Rehabilitation kann nach Beendigung der Erstbehandlung eine Nach- bzw. Festigungskur beantragt werden. Sie dient der körperlichen und psychischen Stabilisierung und soll dabei helfen, ins alltägliche Leben und in den beruflichen Alltag zurückzufinden. In den ersten beiden Jahren nach der Erstbehandlung besteht im Einzelfall die Möglichkeit, eine weitere Kur zu beantragen. Gründe dafür können die Tumorerkrankung selbst, Komplikationen oder die Folgen der Tumortherapie sein. Der nächste Kurantrag kann dann erst wieder nach vier Jahren gestellt werden.

Teilsysteme der sozialen
Versicherung **3** | 202
Rehabilitation **3** | 160

Wirtschaftlich abgesichert ist man durch das Übergangsgeld, das gezahlt wird, wenn die Lohnfortzahlung durch den Arbeitgeber entfallen sollte. Das Übergangsgeld wird vom jeweiligen Rentenversicherungsträger gezahlt. Voraussetzung dafür ist, dass man entsprechende Beiträge zur Rentenversicherung entrichtet hat.

Ist absehbar, dass die Krebserkrankung eine langfristige Behinderung nach sich zieht, so kann beim zuständigen Versorgungsamt ein Schwerbehindertenausweis beantragt werden. Die Gültigkeit des Schwerbehindertenausweises ist i. d. R. auf fünf Jahre begrenzt und muss dann neu beantragt werden.

Die berufliche Rehabilitation erfolgt schrittweise (z. B.: |Hamburger Modell). Kann der bisherige Beruf nicht mehr ausgeübt werden, so werden die beruflichen Anpassungs- und Weiterbildungsmaßnahmen finanziert.

[1] Formular „Stufenweise Wiedereingliederung in das Erwerbsleben"

Erwerbsminderungsrente kann gezahlt werden, wenn man nur noch teilweise oder gar nicht mehr erwerbstätig sein kann. Der Anspruch auf volle Erwerbsminderungsrente besteht, wenn man nur noch weniger als drei Stunden täglich arbeiten kann, unabhängig vom erlernten Beruf. Der Gesetzgeber sieht vor, dass im Rahmen der Restleistungsfähigkeit jede Tätigkeit angenommen werden muss. Die Erwerbsminderungsrente ist zunächst auf drei Jahre befristet. Es bedarf dann einer erneuten Überprüfung der Ansprüche.

Die soziale Rehabilitation hat die Integration der Betroffenen in die Gesellschaft zum Ziel. Es werden Maßnahmen und Hilfsmittel finanziert, die den Alltag erleichtern und eine Teilnahme am gesellschaftlichen und kulturellen Leben ermöglichen.

Hamburger Modell
Maßnahme zur schrittweisen Eingliederung ins Berufsleben nach längerer krankheitsbedingter Arbeitsunfähigkeit; Dauer der Maßnahme: wenige Wochen bis zu 6 Monaten

6.2.3   Hämatologische Erkrankungen

Veränderungen der Erythrozyten

Ist der Hämoglobingehalt im Blut vermindert, spricht man von einer Anämie [Werte | Tab. 1].

Männer	< 13,5 g/dl	< 8,7 mmol/l
Frauen	< 12,0 g/dl	< 7,5 mmol/l
Säuglinge und Kinder ab dem 3. Monat	< 11,0 g/dl	< 6,8 mmol/l
Neugeborene	< 15,0 g/dl	< 9,3 mmol/l

[Tab.1] Grenzwerte des Hämoglobingehaltes

Man unterteilt die Anämien nach ihren Ursachen wie folgt:

Anämieform	Ursache	Erkrankungen
Anämien durch Blutbildungsstörungen	Störung der erythropoetische Stammzelle	aplastische Anämien, Myelodysplastisches Syndrom (MDS)
	DNA-Bildungsstörungen	megaloblastäre Anämie (Vitamin-B_{12}- und Folsäuremangel)
	Hb-Bildungsstörungen	Eisenmangelanämie
	Mangel an Erythropoetin	renale Anämie, Tumoranämie
Anämien durch gesteigerten Erythrozytenabbau (hämolytische Anämien)	Erythrozytendefekte	Kugelzellanämie, Thalassämie, Sichelzellanämie
	extraerythrozytäre Faktoren	hämolytische Anämie durch ▪ Medikamente (z. B. Penicillin, Sulfonamide) ▪ Antikörper (Morbus hämolyticus neonatorum, Transfusionszwischenfälle) ▪ Infektionskrankheiten (z. B. Malaria) ▪ mechanische Ursachen (z. B. Herzklappenersatz) ▪ chemische Substanzen (z. B. Schlangengifte) ▪ Enzymmangel mit bestimmten Lebensmitteln (z. B. Saubohnen)
Blutungsanämien	äußere und/oder innere Verletzungen	
Anämie durch Verteilungsstörung	Ansammlung (Pooling) des Blutes in der vergrößerten Milz	Hyperspleniesyndrom

[Tab.2] Einteilung der Anämien

Weitere Einteilungen erfolgen
- nach dem Hämoglobingehalt eines Erythrozyten in normo-, hypo- oder hyperchrome Anämien (Laborwert MCH),
- nach dem Erscheinungsbild der Zellen (Morphologie) in normo-, mikro- oder makrozytäre Anämien (Laborwert MCV),
- nach der Blutbildung (Erythropoese) in normo-, hypo- oder hyperregenerative Anämien,
- in akute oder chronische Anämien sowie
- in angeborene oder erworbene Anämien.

Eisenmangelanämie

Die Eisenmangelanämie ist die häufigste Anämieform. Betroffen sind überwiegend Frauen und Kinder. Die Gründe dafür liegen im wachstumsbedingten erhöhten Bedarf bei Kindern und Jugendlichen. Frauen haben einen Mehrbedarf an Eisen auf Grund von Schwangerschaften, Stillzeiten und Menstruation. Die Eisenmangelanämie ist eine hypochrome mikrozytäre Anämie.

Die Ursachen einer Eisenmangelanämie sind vielfältig:

- chronische Blutungen (häufigste Ursache)
- mangelnde Zufuhr von Eisen
- mangelhafte Resorption
- Operationen/Unfälle
- Hämodialyse, häufige Blutentnahmen, Blutspenden
- krankhaft gesteigerte Blutungsneigung

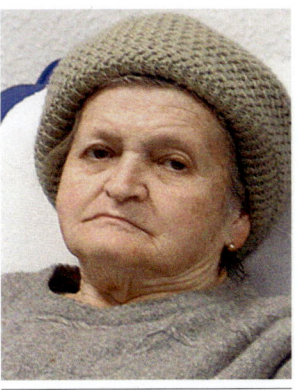

[1]   Blasse Haut infolge einer Anämie

Die Symptome einer Eisenmangelanämie sind häufig eher uncharakteristisch. Die Haut und die Schleimhäute sind blass. Die Betroffenen fühlen sich schwach, müde und sind eventuell kurzatmig. Hinzu kommen:

- brüchige Nägel, Hohlnägel und Rillenbildung der Nägel
- Haarausfall
- Mundwinkelrhagaden
- trockene Haut, Juckreiz

Unspezifische neurologische oder psychische Symptome, wie z. B. Kopfschmerzen, Konzentrationsstörungen oder Übererregbarkeit sowie ungewöhnliche Nahrungswünsche (in der Schwangerschaft), ergänzen das klinische Bild.

Neben der Behebung der zu Grunde liegenden Ursache ist Ziel der Therapie, den Eisenmangel auszugleichen. Eine Umstellung der Ernährung auf eisenhaltige Produkte (z. B. Fleisch, grünes Gemüse) kann einen Eisenmangel nur bedingt kompensieren. Daher wird i. d. R. zweiwertiges Eisen oral verabreicht, was häufig zu gastrointestinalen Beschwerden führt. Parenteral kann auch dreiwertiges Eisen zugeführt werden, diese Therapie wird jedoch oft schlecht vertragen (Hypotonie). Sie sollte daher nur erfolgen, wenn im Darm nicht genügend Eisen resorbiert werden kann oder ein rascher Ausgleich des Eisendefizits notwendig ist.

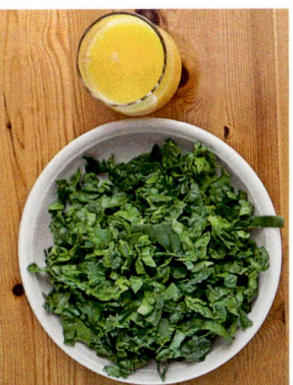

[2]   Vor allem die Aufnahme von pflanzlichem Eisen wird durch die gleichzeitige Einnahme von Vitamin-C-haltigen Nahrungsmitteln verbessert.

Megaloblastäre Anämie

Die megaloblastäre Anämie entsteht durch einen Mangel an Vitamin B_{12} und/oder Folsäure. Sie ist eine hyperchrome makrozytäre Anämie.

Sowohl Vitamin B_{12} als auch Folsäure werden für die DNS-Synthese benötigt. Sind sie nicht ausreichend im Körper vorhanden, fehlt die DNS zur Zellteilung und es kommt zu vergrößerten Zellen, die einen hohen Hämoglobingehalt haben. Für einen Vitamin-B_{12}- und Folsäuremangel gibt es verschiedene Ursachen [Tab. 3].

Vitamin-B_{12}-Mangel	Folsäuremangel
- vegane Kost (selten)	- einseitige Kost (Alkoholismus, hohes Lebensalter)
- Zustand nach Magenresektion (Mangel an Intrinsic Factor)	- Darmerkrankungen
- Autoimmunerkrankung (perniziöse Anämie, richtet sich gegen Magenschleimhaut)	- Schwangerschaft, Milchbildung (erhöhter Verbrauch)
- Darmerkrankungen (z. B. Morbus Crohn)	- maligne Erkrankungen
- Fischbandwurm (erhöhter Verbrauch)	- Behandlung mit Folsäureantagonisten (z. B. Methotrexat)
- bakterielle Überwucherung	
- Schwangerschaft (erhöhter Verbrauch)	

[Tab.3] Ursachen für Vitamin-B_{12}-Mangel und Folsäuremangel

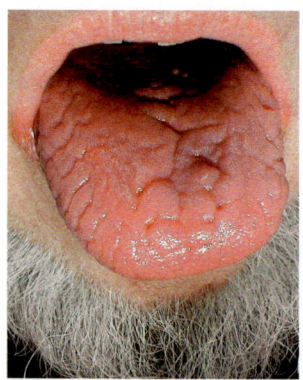

[1] Atrophische Glossitis

Die megaloblastäre Anämie beginnt gewöhnlich schleichend. Die ineffektive Erythropoese im Knochenmark führt zu einem erhöhten Hämoglobinabbau, der sich in Blässe und leichtem Ikterus zeigt.

Zu den hämatologischen Symptomen gesellen sich im Vollbild der Erkrankung noch gastrointestinale und neurologische Symptome. Es kommt zu typischen Schleimhautveränderungen. Die Zunge ist glatt, gerötet und schmerzhaft (atrophische Glossitis, [Abb. 1]) und auf Grund von leichten Malabsorptionsstörungen kann es zu Gewichtsverlust kommen.

Die neurologischen Symptome entstehen durch den Rückgang der Myelinscheide und den damit verbundenen Ausfällen, wie z. B. Ataxie, Neuropathien (z. B. Polyneuropathie, Neuritis; nur bei Vitamin-B_{12}-Mangel), psychische Veränderungen.

Neben der Bestimmung von Vitamin B_{12} bzw. von Folsäure im Serum hat die Diagnostik zum Ziel, die Ursache des Mangels zu finden. Dazu dienen Antikörperbestimmung bei Verdacht auf eine atrophische Gastritis (Antikörper gegen die Belegzellen der Magenschleimhaut), Vitamin-B_{12}-Resorptionstest (Schilling-Test, bei Verdacht auf Intrinsic-Factor-Mangel) und Knochenmarkpunktion bei Verdacht auf abnorme Erythrozytenvorstufen.

Die Therapie erfolgt durch Substitution von Vitamin B_{12} (intramuskulär) und Folsäure (oral) sowie, wenn möglich, kausal.

Hämolytische Anämien

Hämolytische Anämien zeichnen sich durch einen beschleunigten Erythrozytenabbau aus (< 120 Tagen). Die Ursachen für eine hämolytische Anämie liegen in Defekten der Eyrthrozyten oder in extraerythrozytären Faktoren begründet.

Neben den typischen Anämiesymptomen (z. B. Leistungsminderung, Blässe) weisen die betroffenen Patientinnen einen leichten rezidivierenden Ikterus und eine Vergrößerung der Milz auf (Splenomegalie). Es können vermehrt Gallensteine als Folge des erhöhten Bilirubingehaltes in der Gallenflüssigkeit auftreten.

Die Behandlungsstrategie richtet sich nach der Ursache der hämolytischen Anämie. Bei Defekten der Erythrozytenmembran oder des Hämoglobins kann eine Entfernung der Milz in Betracht gezogen werden. Dadurch kann der Abbau der Erythrozyten eingeschränkt werden. Des Weiteren sollten auslösende Noxen wie bestimmte Medikamente und Lebensmittel gemieden werden. Immunsuppressiva kommen bei antikörpervermittelten hämolytischen Anämien zum Einsatz. Bei schweren Verlaufsformen besteht die Möglichkeit einer Stammzelltransplantation.

Sichelzellanämie

Die Sichelzellanämie wird durch einen Hämoglobindefekt verursacht und ist genetisch bedingt. Man unterscheidet eine hetero- und homozygote Verlaufsform.

Bei der **heterozygoten Sichelzellanämie** handelt sich um eine gutartige, normozytäre Verlaufsform. Es liegen keine Anämiezeichen vor. Das häufigste Symptom ist eine Hämaturie. Unter Sauerstoffmangelzuständen, während Schwangerschaften und Narkosen ist Vorsicht geboten, da es zu hämolytischen Krisen kommen kann.

Hämaturie **1** | 318

◤ **Träger des Sichelzellanämiegens sind gegen Malaria resistent.**

Die **homozygote Sichelzellanämie** ist durch immer wieder auftretende schwere Krisen gekennzeichnet. Bedingt durch das abnorme Hämoglobin, nehmen die Erythrozyten eine Sichelform an. Die Sichelzellen verstopfen kleinste Kapillargefäße und führen somit zu Mikroembolien und Infarkten. Die Gefäßverschlüsse können verschiedene Organsysteme betreffen und schmerzhafte Krisen auslösen. Schwere aplastische Krisen sind infolge von Infektionen möglich.

Hämorrhagische Diathesen

Eine hämorrhagische Diathese ist eine krankhaft gesteigerte Blutungsneigung, die sich in einer verlängerten Blutungszeit, Blutergüssen ohne Gewalteinwirkung sowie inneren Blutungen zeigt. Sie basiert auf Störungen der Blutgerinnung (*Koagulopathien*), Verminderung der Thrombozyten (*Thrombopenie*), Veränderungen der Thrombozyten (*Thrombozytopathie*) oder einem Mangel an Blutgerinnungsfaktoren.

Verbrauchskoagulopathie

Bei der Verbrauchskoagulopathie oder auch disseminierte intravasale Gerinnung (DIC) werden sämtliche Gerinnungsfaktoren und Thrombozyten verbraucht.

Ausgelöst wird diese Reaktion durch gerinnungsfördernde Substanzen (z. B. Bakterientoxine, Fruchtwasser) und/oder ausgedehnte Endotheldefekte (z. B. nach Operationen, Verbrennungen). Die Ablagerung der Thromben an den Gefäßwänden führt zur Aktivierung der |Fibrinolyse. Dies bedingt den Verbrauch von Gerinnungsfaktoren und Thrombozyten und führt zur zunehmenden Blutungsneigung. Die sich zunächst bildenden Mikrothromben führen zu Ischämien von Extremitäten und/oder Organen. Im weiteren Verlauf zeigen sich dann generalisierte Blutungszeichen.

Fibrinolyse | 540

Therapiert wird zunächst die zu Grunde liegende Ursache. Bei beginnender DIC wird Heparin eingesetzt. In der Akutphase erfolgt eine Behandlung mit Fresh Frozen Plasma (FFP) und Thrombozytenkonzentraten. Blutverluste werden durch die Gabe von Erythrozytenkonzentraten kompensiert. Des Weiteren wird Antithrombin III (AT III) substituiert.

Hämophilie

Die Hämophilie, auch Bluterkrankheit genannt, ist eine durch defekte Gerinnungsfaktoren bedingte Blutgerinnungsstörung. Man unterscheidet Hämophilie A mit einer Veränderung des Faktors VIII von der Hämophilie B, bei der Faktor IX gestört ist. Hämophilien sind genetischer Ursache. Sie werden entweder x-chromosomal rezessiv vererbt oder entstehen durch Spontanmutationen. Durch die x-chromosomal-rezessive Vererbung sind überwiegend Männer betroffen. Die Hämophilie A ist fünfmal häufiger als die Hämophilie B und stellt die häufigste erblich bedingte Blutgerinnungsstörung dar.

Im klinischen Bild zeigen sich Spontanblutungen in Gelenken und Weichteilen. Nach kleinen Verletzungen sind ausgedehnte Blutungen zu beobachten. Schmerzhafte Gelenk- und Muskeleinblutungen, nicht selten mit der Folge von Gelenkdeformationen, treten gehäuft auf. Für Hämophiliebetroffene stellen alle chirurgischen Eingriffe sowie innere Blutungen z. B. durch Unfälle eine große Gefahr dar.

Die Behandlung erfolgt durch Substitution der entsprechenden Gerinnungsfaktoren und bedarf einer intensiven psychosozialen Betreuung und Beratung zur Lebensführung.

www.dhg.de
Auf der Homepage der Deutschen Hämophiligesellschaft finden Sie weitere Informationen und Materialien zur Patientenberatung zum Thema.

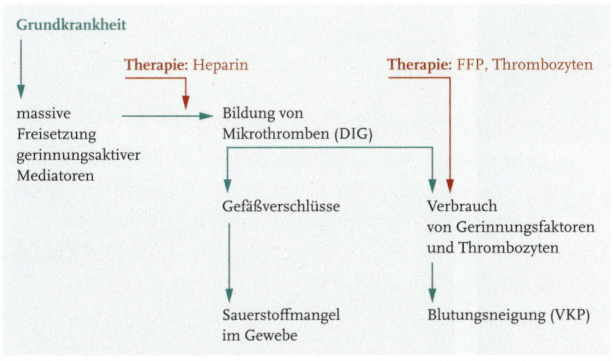

[2] Pathomechanismus der Verbrauchskoagulopathie

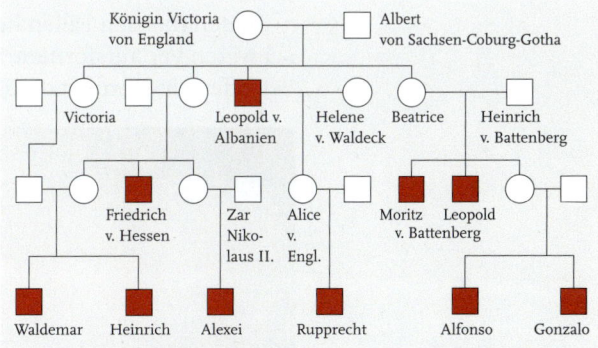

[3] Die Hämophilie trat insbesondere in europäischen Fürstenhäusern gehäuft auf, sodass sie auch den Namen „Krankheit der Könige" trägt. An dem Stammbaum des englischen Königshauses wird die x-chromosomale rezessive Vererbung deutlich: alle Söhne eines Erkrankten sind gesund, alle Töchter obligate Überträgerinnen. Deren Kinder wiederum sind jeweils zur Hälfte erkrankt (Söhne) bzw. Überträgerinnen (Töchter).

www.itp-information.de

Hier finden Sie weitere Informationen und Materialien zur Patientenberatung zum Thema Morbus Werlhof.

Idiopathische thrombozytopenische Purpura

Im Rahmen einer idiopathischen thrombozytopenischen Purpura (ITP, auch Morbus Werlhof) kommt es zu einer Abnahme der Thrombozytenzahl und somit zu einer Erhöhung der Blutungsneigung. Idiopathisch bedeutet, dass die Ursachen bisher nicht geklärt sind. Ein Zusammenhang besteht jedoch mit bestimmten Virusinfektionen, Autoimmunerkrankungen (z. B. systemischer Lupus erythematodes, Morbus Hodgkin) und Medikamenten.

Es werden akute und chronische Verlaufsformen beschrieben. Die Inzidenz der akuten Form ist bei Kindern am höchsten. Ausgelöst wird die akute ITP durch Impfungen oder virale Infektionen. In den meisten Fällen kommt es zu einer spontanen Rückbildung. 5 – 10 % der Fälle verlaufen jedoch chronisch (länger als sechs Monate).

Typische Symptome sind

Petechien | 233

- |Petechien (an den unteren Extremitäten beginnend),
- Hämatome nach geringer mechanischer Einwirkung,
- Nasen- und Zahnfleischbluten oder
- intrakranielle Blutungen (selten).

Im Blutbild zeigt sich eine Verringerung der Thrombozytenzahl. Durch eine Knochenmarkpunktion und den Nachweis von Antikörpern kann die Diagnose gesichert werden.

Die Therapie erfolgt kausal. Die akute ITP bedarf keiner Behandlung, solange keine schwer wiegenden Blutungszeichen vorliegen. Bei chronischen Verlaufsformen kommen Immunsuppressiva und Immunglobuline zum Einsatz. Die Entfernung der Milz wird empfohlen, wenn es unter der Gabe von Immunsuppressiva zu keiner Besserung der Symptomatik kommt.

Purpura Schönlein Henoch

Bei der Purpura Schönlein Henoch (PSH) kommt es durch entzündliche Prozesse in den kleinen Blutgefäßen zu spontanen Blutungen. Betroffen sind die kleinen Blutgefäße der Haut, der Gelenke, des Darms und der Niere.

Die Ursache für die PSH ist unbekannt. Häufig entwickelt sich das Krankheitsbild nach einem Infekt im Kindes- und Jugendalter. An der Hautoberfläche zeigen sich der typische Hautausschlag in Form von rötlichen Papeln oder Flecken. Infolge der Einblutung verfärben sich dann diese dunkelrot bis lila. Dazu kommen Symptome wie Fieber, Gelenk- und Bauchschmerzen. Gleichzeitig treten Blutungen im Gastrointestinaltrakt

Makrohämaturie ▮1▮ | 318

auf. Ist die Niere betroffen (*Glomerulonephritis*), ist häufig eine |Makrohämaturie zu beobachten.

In den meisten Fällen heilt die PSH ohne Medikamentengabe vollständig aus. Bei schweren Verlaufsformen, insbesondere wenn die Niere und der Gastrointestinaltrakt betroffen sind, erfolgt die Therapie mit Immunsuppressiva.

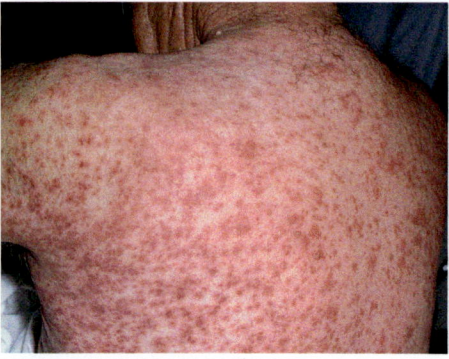
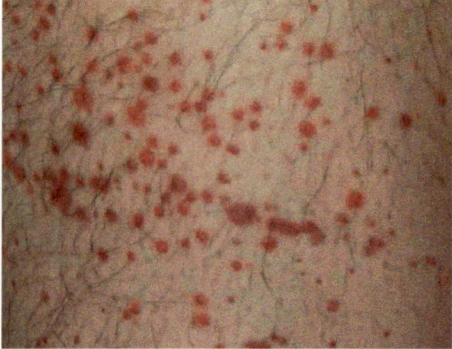

[1] Erscheinungsbild der Purpura Schönlein Henoch

Maligne hämatologische Erkrankungen

Ausgangspunkt für maligne hämatologische Erkrankungen sind das lymphatische System oder die pluripotente Stammzelle im Knochenmark. Man unterscheidet daher maligne Lymphome, Leukämien, chronische |myeloproliferative Erkrankungen und |myelodysplastische Syndrome.

Hodgkin-Lymphom

Das Hodgkin-Lymphom (auch Morbus Hodgkin oder Lymphogranulomatose) ist ein malignes Lymphom mit unklarer Genese. Man vermutet, dass virale Infektionen, insbesondere Infektionen mit dem Epstein-Barr-Virus, eine Ursache sein können. Als Risikofaktoren gelten familiäre Disposition und Umweltfaktoren.

Die häufigsten Symptome umfassen:

- schmerzlose Lymphknotenschwellungen mit asymmetrischer Verteilung
- derbe, gummiartige Konsistenz der Lymphknoten
- Lokalisation zu 80 – 90 % oberhalb des Zwerchfells (im Halsbereich am häufigsten)
- lokale Begrenzung zu Beginn der Erkrankung mit zunehmender Ausbreitung über das lymphatische System in andere Organsysteme (z. B. Milz, Leber, Haut)

Neben dem klinischen Bild sind bei der Diagnostik v. a. Labor und Histologie von Bedeutung. Neben dem Blut werden Knochenmark und Lymphknoten punktiert. Charakteristisch ist der Nachweis von Sternberg-Reed-Zellen und Hodgkin-Zellen. Um die Ausbreitung des malignen Lymphoms zu erkennen, kommen diverse bildgebende Verfahren zum Einsatz (CT, Sonografie, Szintigrafie, PET).

Das therapeutische Vorgehen ist kurativ und orientiert sich an der Ausbreitung des Hodgkin-Lymphoms. Therapiert wird mit Strahlen- und/oder Chemotherapie. Auch bei Rezidiven wird kurativ therapiert. Ist das Hodgkin-Lymphom weiterhin chemotherapiesensibel, erhöht eine autologe Stammzelltransplantation die Heilungswahrscheinlichkeit.

Die Prognose für das Hodgkin-Lymphom ist im Vergleich zu anderen Krebserkrankungen sehr gut. Je nach Stadium, Alter der Patientin und Histologie des Hodgkin-Lymphoms schwankt die 5-Jahres-Überlebensrate zwischen 50 und über 90 %. Einschränkend ist zu sagen, dass die Langzeittoxizität der Strahlen- und Chemotherapie das Risiko für Zweittumoren insbesondere für Mamma- und Schilddrüsenkarzinom sowie für akute myeloische Leukämie erhöht. Engmaschige Kontrollen in den ersten drei Jahren, dann halbjährlich ab dem sechsten Jahr jährlich sind obligat.

myeloproliferative Erkrankungen
bösartige Entartung von Knochenmarkszellen mit vermehrter Bildung von Zellen
myelodysplastische Syndrome
Erkrankungen mit erworbener Bildung von funktionsbeeinträchtigten Zellen aus genetisch veränderten Stammzellen

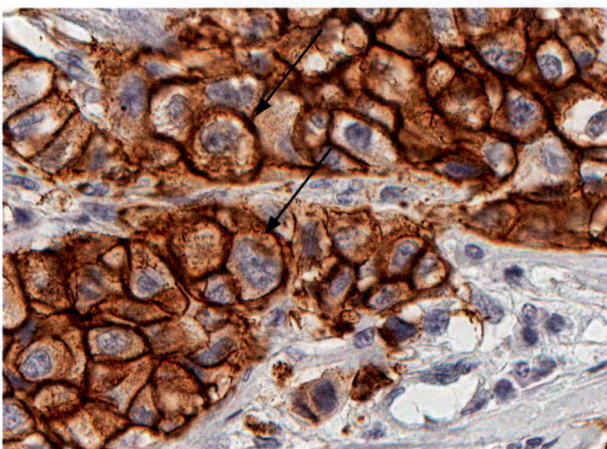

[2] Sternberg-Reed-Zellen in einem histologischen Präparat

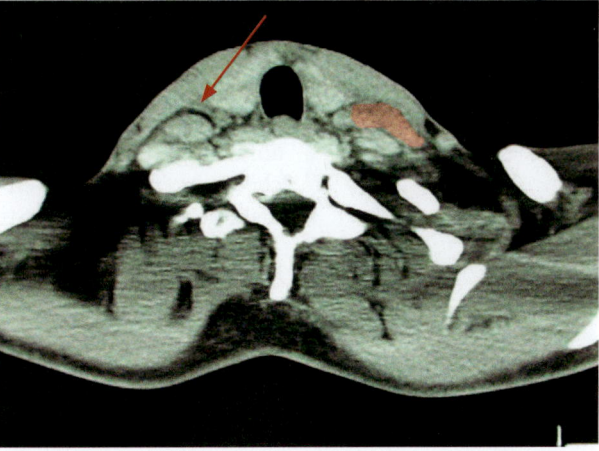

[3] Im CT sind die für das Hodgin-Lymphom typischen Lymphknotenschwellungen erkennbar.

Non-Hodgkin-Lymphom

Auch die Non-Hodgkin-Lymphome zählen zu den malignen Lymphomen. Die Art und Weise ihrer klinischen Manifestation und die Ursachen der Non-Hodgkin-Lymphome sind vielfältiger als bei den Hodgkin-Lymphomen. |Extranodale Manifestationen sind häufiger zu beobachten ebenso wie leukämische Verlaufsformen.

Als Ursachen bzw. Risikofaktoren gelten:

- altersbedingte Mutationen
- Immunschwäche (HIV, Zustand nach Organstransplantation)
- ionisierende Strahlung
- als Sekundärtumor nach Chemotherapie
- Pestizide und Lösungsmittel
- virale und bakterielle Infektionen (EBV, HTLV-1, Heliobacter pylori)

Der extranodale Befall manifestiert sich häufig im Mund-Rachen-Raum und im Gastrointestinaltrakt. Nicht selten finden sich die Tumoren im Bereich der Haut, des Gehirns, der Hoden und der Schilddrüse. Ansonsten sind die Symptome der Non-Hodgkin-Lymphome eher unspezifisch und oft gering ausgeprägt. Das diagnostische Vorgehen entspricht im Wesentlichen dem des Hodgkin-Lymphoms.

Die Therapie ist abhängig vom Malignitätsgrad und der Ausbreitung des Non-Hodgkin-Lymphoms: Niedrig maligne Non-Hodgkin-Lymphome zeigen unbehandelt einen Krankheitsverlauf, der sich über Jahre hinziehen kann. Sie sprechen zwar gut auf eine Chemotherapie an, sind aber nur in seltenen Fällen heilbar. Die Behandlung erfolgt zunächst abwartend mit einem palliativen Ansatz. Hochmaligne Non-Hodgkin-Lymphome verlaufen sehr aggressiv. Unbehandelt ist die Überlebenszeit sehr kurz. Heilung ist jedoch möglich, da die hochmalignen Non-Hodgkin-Lymphome gut auf eine kombinierte Strahlen- und Chemotherapie ansprechen. Lassen sich zudem auf den entarteten Lymphozyten bestimmte Oberflächenmerkmale (Antigene) nachweisen, kann zusätzlich eine Antikörpertherapie durchgeführt werden. Bei |therapierefraktären Verlaufsformen und bei Rezidiven wird i. d. R. eine Hochdosischemotherapie mit anschließender autologer Stammzelltransplantation durchgeführt.

Die Prognose fällt je nach histologischen Typ, Stadium, Lebensalter und Allgemeinzustand der Patientin unterschiedlich aus. In frühen Stadien liegt die 5-Jahres-Überlebensrate für niedrig maligne Non-Hodgkin-Lymphome zwischen 65 – 100 % und für fortgeschrittene Stadien bei ca. 50 %. Die 5-Jahres-Überlebensrate für hochmaligne Nonhodgkin-Lymphome schwankt entsprechend der vorhandenen Prognosefaktoren zwischen 20 und 80 %. Insgesamt liegt sie zwischen 40 und 50 %.

Plasmozytom

Das Plasmozytom (auch multiples Myelom) gehört zu den niedrigmalignen Non-Hodgkin-Lymphomen, das vom |B-Zell-System ausgeht und zu Osteolyse (Knochenauflösung) führt. Die krankhaften Plasmazellen verdrängen zudem das gesunde Knochenmark und hemmen somit die Hämatopoese. Die Ursachen sind unklar. Man diskutiert ionisierende Strahlung und Umwelteinflüsse.

Die Erkrankung beginnt oft schleichend mit unspezifischen Symptomen. Durch die Osteolyse kommt es zu Knochenschmerzen und Spontanfrakturen. Durch die Verdrängung des gesunden Knochenmarks sind die Patientinnen oft anämisch. Die Blutungs- und Infektionsneigung ist erhöht. Die Nierenfunktion ist gestört. Im Urin lässt sich das pathologische Bence-Jones-Protein nachweisen. Eventuell tritt eine Hyperkalziämie auf.

Der Therapieansatz ist meist palliativ, da das Plasmozytom nur mit Stammzelltransplantation heilbar ist. Die Überlebenszeit ist sehr unterschiedlich und schwankt zwischen wenigen Monaten und bis über zehn Jahre.

---

extranodal
außerhalb der Knoten
extra, lat. = außer(halb)
nodus, lat. = Knoten

therapierefraktär
durch übliche Behandlungen nicht beeinflussbar

B-Zell-System | 469

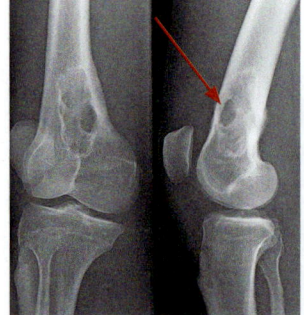

[1] Osteolyse durch Plasmozytom am distalen Ende des Oberschenkelknochens

Leukämien

Leukämien sind charakterisiert durch die Vermehrung von maligne entarteten Leukozyten im Knochenmark und im Blut. Durch die Verdrängung der normalen Hämatopoese kommt es zu Zeichen der Anämie sowie zu einer erhöhten Infektions- und Blutungsanfälligkeit. Des Weiteren sind Infiltrationen anderer Organsysteme typisch (z. B. Leber, Milz, Lymphknoten, Hirnhäute, Gehirn, Haut).

Leukämien lassen sich in vier Gruppen einteilen. Man unterscheidet akute und chronische Formen. Abhängig davon, ob die Leukämiezellen ihr Ursprungsgewebe erkennen lassen, belegt man die akuten als auch die chronischen Verlaufsformen mit dem Merkmal myeloisch oder lymphatisch.

Bei der akuten myeloischen Leukämie (AML) werden die Vorstufen der Granulozyten, Erythrozyten und Thrombozyten durch Blasten verdrängt. Die akute lymphatische Leukämie (ALL) ist durch eine Anhäufung von entarteten lymphatischen Vorläuferzellen charakterisiert. Die Leukämiezellen der chronischen myeolischen und lymphatischen Leukämien (CML, CLL) sind gut differenziert. Die CML ist eine Erkrankung der pluripotenten Stammzelle im Knochenmark, die CLL zeigt eine monoklonale Vermehrung reifer Lymphozyten. Neben der vermehrten Bildung ist die normale Apoptose („programmierter Zelltod") beeinträchtigt, sodass es zu einer starken Vermehrung dieser abnormen Zellpopulationen kommt.

Als Ursachen für Leukämien gelten:
- ionisierende Strahlung, myelotoxische Zytostatika, Benzol
- genetische Faktoren (Philadelphia-Chromosom, Häufung bei Trisomie 21 und Klinefelter-Syndrom)
- Entwicklung einer AML auf dem Boden eines myelodysplastischen Syndroms oder einer myeloproliferativen Erkrankung
- Virusinfektionen (HTLV-1)

Die Symptome der ALL und AML sind sich sehr ähnlich und umfassen:
- Allgemeinsymptome (körperliche Schwäche, Fieber, Nachtschweiß)
- Neutropenie mit Infektanfälligkeit
- Zeichen der |Anämie (Blässe, Dyspnoe, Müdigkeit)
- |Thrombopenie (Blutungen)
- Lymphknotenschwellungen sowie Vergrößerung der Leber und Milz bei der ALL
- Meningeosis leucaemica besonders bei ALL (Infiltrate am Augenhintergrund und neurologische Symptome)
- leukämische Infiltrate in der Haut und anderen Organsystemen
- Verbrauchskoagulopathie bei AML

Die Symptome der chronischen myeloischen Leukämie (CML) umfassen:
- Allgemeinsymptome (körperliche Schwäche, Fieber, Nachtschweiß)
- Leukozytose (Leukozytenzahl: 50 000 – 500 000/µl)
- Anämiesymptome/Blutungszeichen (Hämatome, Nasenbluten)
- Gicht und/oder Nierenfunktionstörung als Folge der Hyperurikämie

Die Symptome der chronischen lymphatischen Leukämie (CLL) umfassen:
- symmetrische schmerzlose Vergrößerung der peripheren Lymphknoten
- Lymphozytose (Lymphozytenzahl: 5 000 – 300 000/µl)
- langsamer und symptomloser bzw. -armer Verlauf
- unklare Hautausschläge und Juckreiz (Hautinfiltration)
- erhöhte Infektionsneigung als Folge der zunehmenden Abwehrschwäche (z. B. Pilze, Herpes zoster)
- Anämiesymptome/Blutungszeichen (Hämatome, Nasenbluten)

www.kompetenznetzwerk-leukaemie.de

Dies ist die Seite des Kompetenznetzwerks „Akute und chronische Leukämien", das das Ziel verfolgt, die bevölkerungsbezogene Versorgung und die gesundheitsbezogene Forschung bei akuten und chronischen Leukämien zu verbessern.

Anämie | 250
Thrombopenie 1 | 99

Die Therapie der akuten Leukämien gliedert sich in unterschiedliche Phasen. In der Phase der Induktionstherapie wird versucht, die Tumorlast so weit zu reduzieren, dass eine Remission erreicht wird. Im Labor als auch im klinischen Bild lässt sich dann die Erkrankung nicht mehr nachweisen. Die Konsolidierungstherapie besteht aus mehreren Therapiezyklen, die sich mit therapiefreien Intervallen abwechseln. Ziel ist es, noch verbliebene Leukämiezellen zu eliminieren. Die Erhaltungstherapie bei der ALL erfolgt über zwei bis drei Jahre, um das Rezidivrisiko zu senken. Die autologe oder allogene Stammzelltransplantation bei der AML erfolgt abhängig von der Histologie im Anschluss an eine Hochdosischemotherapie.

Die CLL gehört zu den niedrig malignen Non-Hodgkin-Lymphomen und wird entsprechend behandelt. Für die CML existieren unterschiedliche kurative Therapieansätze. Als Standard gilt die allogene Stammzelltransplantation in der chronischen Phase der CML.

6.2.4   Mammakarzinom

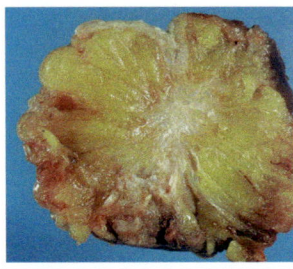

[1] Operativ entferntes, ca. 2 cm großes Mammakarzinom

Das Mammakarzinom ist ein maligner Tumor der Brustdrüse. Ausgehend vom Epithel der Milchgänge (*Ductus lactiferi*) oder der Drüsenläppchen (*Lobuli glandulae mammaria*) unterscheidet man duktale und lobuläre Mammakarzinome:

- **duktales Mammakarzinom**: 85 – 90 % aller Fälle
- **lobuläres Mammakarzinom**: 10 – 15 % aller Fälle
- **Sonderformen**: inflammatorisches Mammakarzinom, Paget-Karzinom

Die genaue **Ursache** des Mammakarzinoms ist unbekannt. Meist entstehen diese spontan. Bei ca. 5 % der betroffenen Frauen besteht eine familiäre Disposition. Als Risikofaktoren für die Entstehung eines Mammakarzinoms gelten

- höheres Lebensalter,
- Mammakarzinom der anderen Brust,
- Kinderlosigkeit,
- späte Erstschwangerschaft (nach dem 30. Lebensjahr),
- frühe Menarche (vor dem 12. Lebensjahr), späte Menopause (nach dem 50. Lebensjahr),
- Adipositas,
- Erkrankung der Mutter oder der Schwester,
- Mastopathie,
- Hormontherapie in den Wechseljahren,
- starker Alkoholkonsum sowie
- maligne Erkrankung der Eierstöcke, der Gebärmutter oder des Darms.

Im Frühstadium zeigt das Mammakarzinom keine äußerlich sichtbaren Symptome. Es kann nur durch eine Mammografie bzw. Sonografie diagnostiziert werden. Stellt die Patientin Symptome fest, ist die Krankheit bereits in einem fortgeschrittenen Stadium. Zu diesen Symptomen gehören

- derber, nicht schmerzhafter Knoten (Leitsymptom),
- Unverschieblichkeit der Haut über der Verhärtung,
- Einziehung oder Vorwölbung der Mamille oder lokal begrenzter Hautabschnitte,
- Seitenungleichheit der Brüste,
- Orangenhautphänomen,
- umschriebene Hautrötung (Erythem),
- Ausfluss aus der Mamille,
- ekzemartige Veränderungen der Brust sowie
- axilläre und supraclaviculäre Lymphknotenschwellungen.

Hauptlokalisation des Mammakarzinoms ist der äußere obere Quadrant der Brust. Weitere Tumorherde können gleichzeitig auch in anderen Quadranten der Brust auftreten. Man spricht dann von einem multizentrischen Wachstum. Es besteht ein direkter Zusammenhang zwischen Größe des Tumors und dem Grad der Metastasierung. Die Metastasierung erfolgt lymphogen in die regionären Lymphknoten (Achselhöhle, Schlüsselbein und Sternum) und hämatogen in Knochen, Lunge, Leber, Gehirn und Eierstöcke. Drei Viertel aller tumorartigen Veränderungen der Brust werden, wenn auch meist sehr spät, durch die Frau selber ertastet.

Folgende Verfahren kommen bei der **Diagnostik** des Mammakarzinoms zum Einsatz:
- Inspektion und Palpation der Brust und der regionären Lymphknoten
- |bildgebende Verfahren (Mammografie, Sonografie, Galaktografie, Kernspin-Mammografie)
- Ausschluss von Metastasen (Staginguntersuchungen): Sonografie der inneren Geschlechtsorgane und des Oberbauchs, Skelettszintigrafie, Röntgen-Thorax, Schädel-CT
- Biopsie zum endgültigen Tumornachweis
- Suche nach Oberflächenmerkmalen für Östrogen, Progesteron, und/oder Herceptin-2-Rezeptoren
- Blutuntersuchungen (BSG, BB, Leberwerte, Geschlechtshormone, Tumormarker)

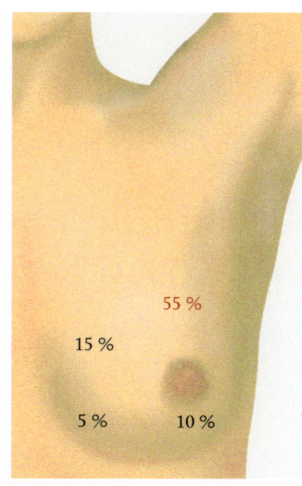

[2] Häufigkeitsverteilung des Brustkrebs

bildgebende Verfahren **1** | 858

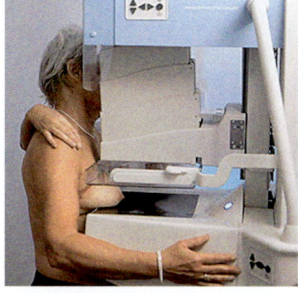

[3] Mammografie

[4] Normaler Mammografiebefund mit gleichmäßiger Darstellung des Drüsengewebes

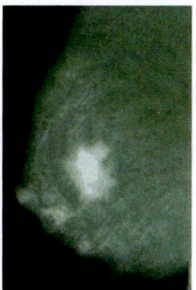

[5] Mammografiebefund bei Mammakarzinom: Der Tumor zeigt sich als verdichtetes, verkalktes Gewebe.

Das Mammakarzinom metastasiert frühzeitig. Das Vorhandensein von Metastasen entscheidet über die Art und Weise der **Therapie**. Sind noch keine Metastasen nachweisbar, erfolgt die Therapie mit kurativer Zielsetzung. Das Mammakarzinom wird chirurgisch entfernt. Danach erfolgt eine Strahlen-, Chemo- und Hormontherapie mit dem Ziel, mögliche Mikrometastasen zu vernichten bzw. das Rezidivrisiko zu senken.

Grundsätzlich kann man zwischen brusterhaltender (BET) und radikaler *Mastektomie* (Amputation der Brust) unterscheiden. Ist die Entfernung des Tumors im Gesunden möglich, wird die brusterhaltende Therapie favorisiert. Wächst das Mammakarzinom invasiv, multizentrisch oder handelt es sich um ein Rezidiv innerhalb der Brust wird i. d. R. eine radikale Mastektomie durchgeführt.

Lymphödem | 237

Bei der klassischen radikalen Mastektomie werden der Drüsenkörper, der Pektoralismuskel, die Lymphknoten derselben Körperseite und das axilläre Fettgewebe entfernt. Da diese Methode mit erheblichen Einschränkungen (|Lymphödeme) für die Patientin verbunden ist, wird die radikale Mastektomie heutzutage modifiziert durchgeführt. Eine weitere Methode ist die subkutane Mastektomie. Die Haut und die Brustwarze bleiben erhalten. Nur der Drüsenkörper wird entfernt.

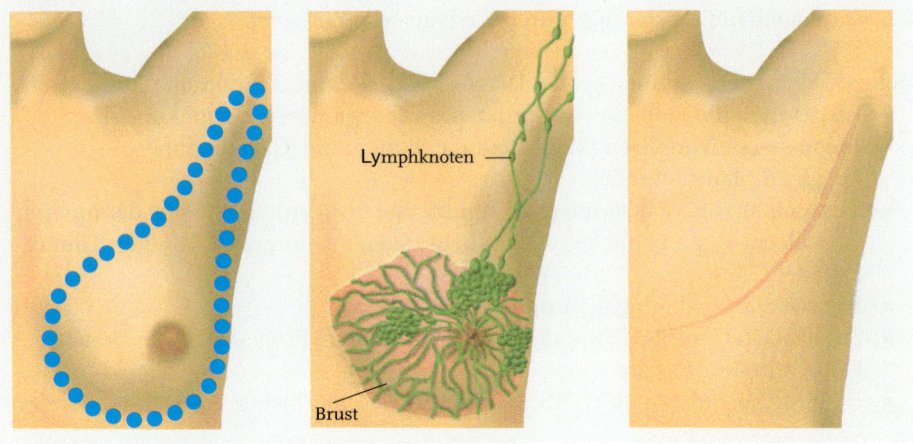

Lymphknoten

Brust

[1]   Radikale Mastektomie einschließlich Lymphknotenentfernung

Lymphsystem 1 | 799

Bei der BET als auch bei der radikalen Mastektomie werden die axillären Lymphknoten entfernt. Das Ausmaß des Lymphknotenbefalls ist der wichtigste Prognosefaktor. Um den Lymphabfluss so wenig wie möglich zu behindern, besteht zunächst die Möglichkeit, nur den Wächterlymphknoten (*sentinel node*) zu entfernen. Ist der Wächterlymphknoten tumorfrei, kann auf eine komplette Entfernung der axillären Lymphknoten verzichtet werden.

Während der Erstoperation oder nach Beendigung der |Strahlen- und |Chemotherapie besteht die Möglichkeit einer Brustrekonstruktion.

Strahlentherapie | 246
Chemotherapie | 247

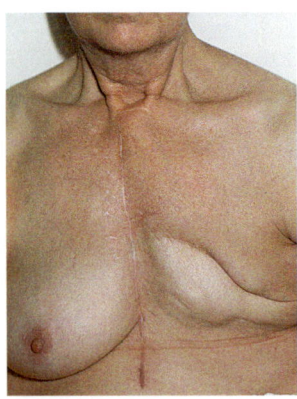

[2]   Linksseitige Mastektomie

Postoperativ bestrahlt wird nach einer brusterhaltenden Operation, um ein Rezidiv zu verhindern. Nach radikaler Mastekotmie erfolgt nur in Ausnahmefällen eine Bestrahlung. Für die adjuvante Chemotherapie stehen je nach Höhe des Rezidivrisikos unterschiedliche Therapieschemen zur Verfügung. Lassen sich im Tumorgewebe entsprechende Hormonrezeptoren nachweisen, sollte nach der Chemotherapie eine ergänzende Hormontherapie durchgeführt werden.

Hat das Mammakarzinom bereits metastasiert, ist eine Heilung meist nicht mehr möglich. Maßgeblich für die Art und Weise der Therapie ist die Erhaltung bzw. die Verbesserung der Lebensqualität. Je nach Allgemeinzustand, Symptomen und Vorstellungen der Patientin sind verschiedene Therapieoptionen möglich. Zur Anwendung kommen Chemo-, Hormon- und Immuntherapien, allein oder in Kombination. Operative Eingriffe kommen nur bei operablen Metastasen in Frage, deren Entfernung zur Verbesserung der Lebensqualität führt und sich positiv auf das Langzeitüberleben auswirkt. Bei Knochenmetastasen wird häufig eine palliative Bestrahlung durchgeführt. Sie dient der Schmerztherapie und der Prävention pathologischer Frakturen.

www.brustkrebs-info.de
Hier finden Sie weitere Informationen zur Erkrankung sowie zur Brustselbstuntersuchung.

Auf Grund des progredienten Verlaufs des Mammakarzinoms kommt der **Früherkennung** eine besonders große Bedeutung zu. Daher sind Frauen aufgefordert, jährlich bei der Gynäkologin eine Tastuntersuchung durchführen zu lassen. Hinzu kommt das Angebot, ab dem 50. Lebensjahr in regelmäßigen Abständen eine Mammografie durchführen zu lassen. Der Schwerpunkt der Früherkennung liegt aber nach wie vor auf der Selbstuntersuchung der Brust.

Selbstuntersuchung der Brust

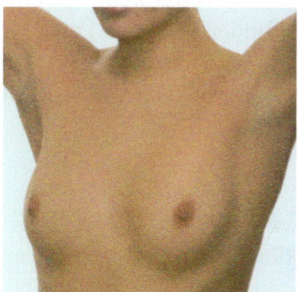

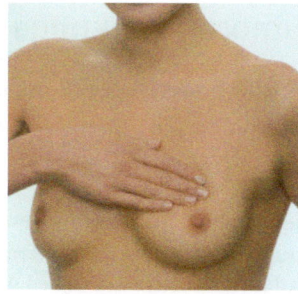

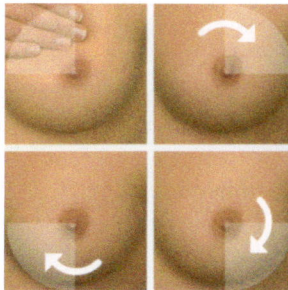

[3] Heben Sie die Arme hoch und betrachten Sie – jeweils von vorne und von beiden Seiten – Ihre Brüste.

[4] Tasten Sie dann – zunächst im Stehen – Ihre Brust mit den drei mittleren Fingern der flach aufliegenden Hand ab.

[5] Beginnen Sie im oberen äußeren Viertel – hier ist das Brustgewebe bei den meisten Frauen dichter – und fahren Sie im Uhrzeigersinn fort.

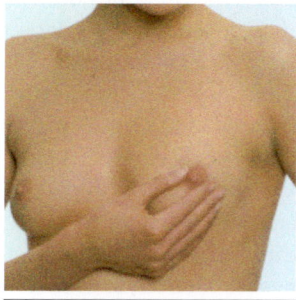

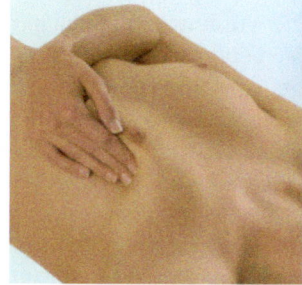

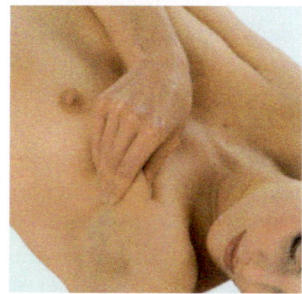

[6] Dann drücken Sie jede Brustwarze einzeln zwischen Daumen und Zeigefinger und achten darauf, ob Flüssigkeit austritt.

[7] Anschließend wiederholen Sie das Abtasten im Liegen – wieder kreisförmig ein Viertel nach dem anderen.

[8] Suchen Sie mit den Fingern nach tastbaren Lymphknoten in den Achselhöhlen.

Früherkennung von Brustkrebs

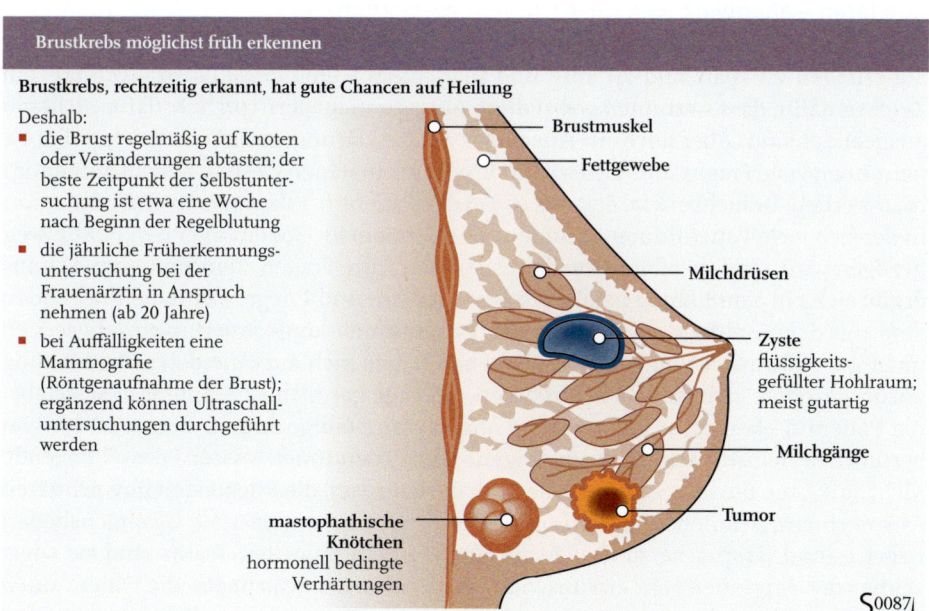

Brustkrebs möglichst früh erkennen

Brustkrebs, rechtzeitig erkannt, hat gute Chancen auf Heilung

Deshalb:
- die Brust regelmäßig auf Knoten oder Veränderungen abtasten; der beste Zeitpunkt der Selbstuntersuchung ist etwa eine Woche nach Beginn der Regelblutung
- die jährliche Früherkennungsuntersuchung bei der Frauenärztin in Anspruch nehmen (ab 20 Jahre)
- bei Auffälligkeiten eine Mammografie (Röntgenaufnahme der Brust); ergänzend können Ultraschalluntersuchungen durchgeführt werden

Brustmuskel

Fettgewebe

Milchdrüsen

Zyste
flüssigkeitsgefüllter Hohlraum; meist gutartig

Milchgänge

mastophathische Knötchen
hormonell bedingte Verhärtungen

Tumor

S0087

6.3 Ethische Fragen bei der Pflege von Menschen mit Tumorerkrankungen

Im Umgang mit tumorkranken Menschen sind eine angemessene Aufklärung und die Einbeziehung in die Behandlungsentscheidungen zentrale ethische Probleme.

Barmherzige Lügen?

Weil die Diagnose „Krebs" mit Todesnähe gleichgesetzt wird, ruft sie bei Beteiligten mehr Schrecken und Angst hervor als andere Diagnosen, die ebenso stark lebensverkürzend sein können wie etwa Herzinsuffizienz oder Leberversagen.

Deshalb sind Gespräche, in denen diese Diagnosen mitgeteilt werden, schwierig. Lange Zeit wurde das medizinische Personal auch unzureichend darin ausgebildet, Gespräche zu führen. Alle kennen Geschichten von Menschen, denen ihre Krebsdiagnose verschwiegen wurde, weil die Angehörigen oder Ärztinnen meinten, sie könnten die Wahrheit nicht ertragen und würden womöglich gar Suizid begehen. Wer solchen Menschen begegnet ist oder sie gepflegt hat, kennt das moralische Dilemma des Lügenmüssens, oft mit der Folge, dass alle das Zimmer mieden und die Kranken im wahrsten Sinn des Wortes alleingelassen wurden. Auch wenn es heute noch immer vorkommt, dass nicht die Wahrheit gesagt wird, so haben sich doch einige Erkenntnisse herumgesprochen und gehören zum anerkannten fachlichen Standard:

- Kranke Menschen haben das Recht, über ihre Krankheit informiert zu werden.
- Ärztinnen haben die Pflicht zur wahrheitsgemäßen Information.
- Erfahrungen und entsprechende Forschungen zeigen, dass Menschen es meist ahnen, wenn ihnen die Wahrheit verschwiegen wird.
- Angehörige haben kein Recht auf Aufklärung, außer die Patientin wünscht dies. Sie dürfen auch nicht entscheiden, ob eine Patientin aufgeklärt wird. Ist eine Patientin nicht einwilligungsfähig, sollten Angehörige zur Erkundung des mutmaßlichen Willens einbezogen werden

Aufklären – aber wie?

Die ärztlichen Aufklärungsgespräche sind vielerorts noch verbesserungsbedürftig: Sie erfolgen zu spät, sind zu kurz und manchmal wenig einfühlsam – oftmals ein Zeichen dafür, dass Ärztinnen selbst diese Aufgabe nicht gern tun bzw. dafür nicht gut ausgebildet sind. Aber auch im Anschluss an Aufklärungsgespräche tauchen bei Patientinnen viele Fragen auf. Vieles kann in einem einzelnen Gespräch nicht aufgenommen werden, braucht etwas Zeit, bis es bei der Patientin ankommt. In einer Situation, in der sich viele Patientinnen so fühlen, als ob ihnen der Boden unter den Füßen weggezogen wird, sind sie oft nicht in der Lage, sofort ihre Fragen zu formulieren. Daraus ergibt sich ein Konfliktpotenzial zwischen Medizin und Pflege. Denn die Pflegenden sind mit den Gefühlen und Fragen der Patientinnen konfrontiert, wenn diese sich nicht gut informiert fühlen. Viele Pflegende haben sich auf eine defensive Haltung zurückgezogen: „Ich darf nicht aufklären, ich sage gar nichts." Damit lassen sie aber die Patientin ebenso im Stich wie die auskunftsunwillige Ärztin. Besser ist es, hier berufliches Selbstbewusstsein zu zeigen. Die Patientinnen wissen, dass Pflegende nicht aufklären dürfen. Sie fragen sie auch deshalb, weil die Pflegenden ihre primären Ansprechpartnerinnen sind, und um ein Signal zu geben, dass sie Gesprächsbedarf haben – und Gespräche sind nicht verboten. In eingespielten Teams sind sie sogar seitens der Ärztinnen sehr erwünscht, weil so beide Berufsgruppen die Patientinnen darin unterstützen können, den Schock einer Krebsdiagnose zu verarbeiten. Man darf aber auch nicht außer Acht lassen, dass manche Patientinnen es lieber nicht so genau wissen wollen. Gerade bei schweren und unheilbaren Krankheiten gibt es auch ein „Recht auf Nichtwissen".

Die ethischen Prinzipien „Autonomie", „Fürsorge", „Dialog" und der Zusammenhang mit Professionalität

Der Umgang mit Menschen, die wegen einer Tumorkrankheit behandelt und gepflegt werden, ist geprägt von der Lebenskrise, die für viele aus der Diagnose entsteht und den Ängsten vor möglichen bevorstehenden Verlusten: Verlust der Kraft, vielleicht der Arbeitsfähigkeit, Verlust von körperlicher Attraktivität, Verlust der Selbstständigkeit, Verlust der Kontrolle über den eigenen Körper – und schließlich Verlust des Lebens.

Bei der Diskussion um ethische Aspekte der Betreuung von Tumorkranken stehen Fragen der Selbstbestimmung im Vordergrund, z. B. wenn es um Aufklärung und um Entscheidungen über die Therapie geht.

Dabei wird aber leicht übersehen, dass Menschen in einer solchen existenziellen Krise besonders auch auf die Fürsorge und Professionalität der Helferinnen und ihrer persönlichen Umgebung angewiesen sind.

Fürsorge heißt hier, der Betroffenen beizustehen, ihre Fragen auszuhalten, sich ihr in ihrer Not verbunden zu fühlen, Teilnahme zu zeigen, zu trösten. Fürsorge kann auch heißen, für sie einzutreten, wenn andere sie übergehen oder überreden wollen. Fürsorge kann auch heißen, sie zu bestärken, ihre Fragen zu stellen, ihre Einwände vorzubringen, ihre eigene Entscheidung zu treffen. Diese positive Fürsorge, die sich an der Patientin orientiert (und nicht an Standards, welcher Art auch immer), beinhaltet immer auch den Respekt vor ihrer Autonomie.

Sowohl in Bezug auf die Aufklärung als auch in der Begleitung der Patientin auf ihrem Weg ist dialogisches Verhalten ethisch geboten. Ausweichendes Verhalten bezüglich der Diagnose und Prognose und schlechte Absprachen zwischen den Helferinnen belasten unmittelbar den kranken Menschen. Andererseits verbessert gute Kommunikation das Arbeitsklima und die Arbeitsergebnisse.

Im Umgang mit Menschen in einer Lebenskrise ist Professionalität der Helferinnen gefordert. Was ist der ethische Gehalt von Professionalität, die ja mitunter mit kühler Sachlichkeit und Routine verwechselt wird? „Echte" Professionalität beinhaltet eine bewusste und mit Sachkenntnis gestaltete Beziehung zur Patientin. Es geht v. a. um eine persönliche Grundhaltung, weniger um Faktenwissen. Diese Haltung umfasst den kompetenten Umgang mit eigenen und fremden Gefühlen, die Fähigkeit, persönliche Betroffenheit und berufliches Handeln auseinanderzuhalten und sich fortlaufend selbst zu reflektieren. Wichtig ist auch die Erfahrung, wie Menschen in existenziellen Lebenskrisen reagieren können, damit man etwas theoretisch Gelerntes, wie die berühmten Phasen des Abschiednehmens nach Kübler-Ross, auch im wirklichen Leben brauchen kann.

Menschen, die mit einer unheilbaren Krankheit ringen, können mutlos, ungerecht, überdreht sein, sie können den Ernst der Lage verleugnen, sie können aggressiv und verletzend sein. Professionalität ist wie ein Filter, der solche „Angriffe" von Patientinnen einordnen hilft, ein Stück Abstand davon nimmt und einen Abgleich mit Erfahrungen und Fachwissen vornimmt. Eine professionell arbeitende Pflegekraft fühlt sich nicht leicht persönlich angegriffen, sondern kann trotz einer unfreundlichen Reaktion der Patientin noch ihre Not sehen und mit Bedacht reagieren.

Zur Professionalität von Pflegenden gehört übrigens auch die Fähigkeit, Grenzen zu ziehen und für sich selbst zu sorgen, aber eben ohne andere zu verletzen oder zurechtzuweisen, sondern im Bewusstsein der Asymmetrie der Beziehung, die dem Stärkeren eine besondere Verantwortung auferlegt.

Ethische Prinzipien **3** | 423
Berufsethische
Kodizes **3** | 436

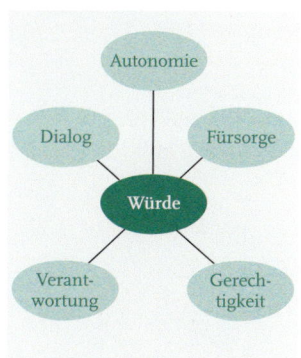

[1] Ethische Prinzipien

Die Rolle der Pflegenden bei der Aufklärung

Viele Pflegende kennen die Schrecksekunde, wenn eine Patientin ganz unvermittelt fragt: „Schwester, muss ich jetzt sterben?" oder „Gell, ich habe Krebs?" Sie fühlen sich ratlos. Was kann man bloß sagen auf eine solche Frage?

- Man kann ein Signal geben, dass man das Signal hört: „Sie machen sich Sorgen, ob Sie wieder gesund werden können. Sie machen ja gerade auch einiges mit durch die ganzen Untersuchungen!" – Das spiegelt die Angst der Patientin und zeigt Anteilnahme.
- Man kann sich die Reaktionen auf die „Unglücksdiagnose" anhören und behutsam trösten, ohne zu beschwichtigen (der Satz „Das wird schon wieder!" ist unangemessen).
- Man kann anbieten, als „Vermittlerin" tätig zu werden und der Ärztin den Wunsch nach weiteren Informationen zu übermitteln.

Pflegekräfte werden als professionell wahrgenommen, wenn sie sich aus dem schwierigen Thema Aufklärung nicht einfach ausklinken, sondern ihre Verantwortung in der Vertrauensbeziehung zur Patientin wahrnehmen.

Aufklärung vor Eingriffen

Neben der Aufklärung über eine Diagnose ist vor Eingriffen, diagnostischen wie therapeutischen, eine Aufklärung erforderlich. Der Begriff des |„informed consent" umfasst das, was gute Aufklärung im Allgemeinen ausmacht. Die wichtigsten Punkte sind, dass die Patientin

informed consent
(informierte Zustimmung) als Voraussetzung für die Rechtmäßigkeit einer Behandlung

- über alle relevanten Fakten ausführlich informiert wird,
- diese Information versteht,
- ihre Entscheidung freiwillig, d. h. frei von Zwang und Manipulation, treffen kann und sie entscheidungsfähig ist.

Die Empfehlungen der Deutschen Krankenhausgesellschaft (DKG) zur Aufklärung von Krankenhauspatienten über vorgesehene ärztliche Maßnahmen, welche unter Mitwirkung der Bundesärztekammer erstellt wurden, enthalten folgende Grundsätze:

- Die Aufklärung muss individuell in einem Gespräch erfolgen.
- Ein Merkblatt kann ein Aufklärungsgespräch nicht ersetzen.
- Fragen der Patientin muss die Ärztin wahrheitsgemäß, vollständig und verständlich beantworten.
- Der geforderte Umfang der Aufklärung hängt vom Bildungs- und Wissenshintergrund der Patientin ab und muss keine Einzelheiten enthalten.
- Über typische Risiken eines Eingriffs oder einer Behandlung muss aufgeklärt werden.
- Über mögliche schwere Nebenwirkungen eines Medikaments ist aufzuklären, besonders wenn es sich um ein Medikament handelt, das in Deutschland noch nicht zugelassen ist.
- Die Aufklärung muss rechtzeitig erfolgen, sodass die Patientin Zeit zum Überlegen hat und kein Zeitdruck entsteht, d. h. bei stationären Eingriffen muss die Aufklärung mindestens am Vortag erfolgen, bei ambulanten kann die Aufklärung am OP-Tag genügen.
- Die Einwilligung erstreckt sich nur auf den Eingriff, der im Aufklärungsgespräch besprochen wurde. Erscheint während der Operation eine Erweiterung nötig, so muss das Risiko einer Unterbrechung des Eingriffs mit erneuter Narkose abgewogen werden gegen das Risiko, den erweiterten Eingriff ohne ausdrückliche Zustimmung durchzuführen.

Mutmaßlicher Wille

Wie kann der Wille von Menschen erfasst werden, die sich nicht (mehr) äußern können, weil sie bewusstlos oder im Koma sind, schwer psychisch krank (Wahnvorstellungen) oder dement? Bei den so genannten einwilligungsunfähigen Patientinnen muss versucht werden, den mutmaßlichen Willen der Patientin zu erfassen. Am einfachsten ist das, wenn eine |Patientenverfügung vorliegt. Der dort erklärte Wille ist nach neuer Rechtslage maßgeblich. Ein von der Patientin eingesetzter Bevollmächtigter (Vorsorgevollmacht) oder Betreuer (Betreuungsverfügung) darf stellvertretend für die Patientin Entscheidungen in ihrem Sinn treffen. Wenn sich Bevollmächtigter oder Betreuer der Patientin und ihre behandelnde Ärztin nicht über das richtige Vorgehen einigen können, muss ein Betreuungsgericht entscheiden.

Patientenverfügung | 102

Bevollmächtigte und Betreuer sind gehalten, Entscheidungen nicht an ihren eigenen Wertvorstellungen auszurichten, sondern dabei den mutmaßlichen Willen der Patientin zu Grunde zu legen. Angehörige und Freunde sind besonders geeignet, als Bevollmächtigte und Betreuer zu fungieren, weil sie die Patientin gut kennen. Sie müssen aber darauf achten, eigene Gefühle und eigene Betroffenheit stets vom mutmaßlichen Willen der Patientin zu unterscheiden.

Weil viele Menschen sich nicht gern Gedanken über die Möglichkeit eines vorzeitigen Todes machen, hat es in der Familie und im Freundeskreis oft genug keine Gespräche gegeben, aus denen die Bevollmächtigten oder Betreuer Anhaltspunkte für den mutmaßlichen Willen gewinnen können. Sie müssen sich deshalb Gedanken machen über das, was sie von der Kranken wissen, von ihren Ängsten und Wertvorstellungen, ihren Hoffnungen und ihren Überzeugungen, und diese für die aktuelle Situation deuten. Auch die Wahrnehmung dessen, wie die schwer Kranke im Bett liegt, ihre Vitalität, ihre Ausstrahlung, können Indikatoren sein für Menschen, die die Betroffene gut kennen.

Hinweise der Angehörigen und Freunde sind eine Unterstützung für die Ärztinnen, die evtl. eine Entscheidung über die Weiterführung der Therapie oder über invasive Diagnostik treffen müssen. Entscheidend ist dabei die Grundhaltung zu den „nicht einwilligungsfähigen" Menschen. Unterstellt man, dass sie auf Grund ihres Zustandes schlicht keine Autonomie mehr haben, dann gibt es auch keinen aktuellen Willen. Man versucht einfach, das Beste für sie zu tun, und was das Beste ist, definieren die anderen. Geht man aber davon aus, dass auch ein bewusstloser, psychisch kranker oder dementer Mensch weiter als Person anzuerkennen ist, wird man versuchen, seinen Zustand, seine Stimmung seinen Willen in diesem Anderssein zu erfassen und in die Entscheidungen einzubeziehen. Dies geht nur in gemeinsamer Überlegung, in der jede sich ohne Furcht äußern kann und in der niemand „das Sagen" hat.

Gemeinsame Entscheidungsfindung

Der Begriff des |„shared decision making" bezeichnet in der internationalen Debatte um Ethik im Gesundheitswesen die anzustrebende Vorgehensweise bei Entscheidungen über die Behandlung oder deren Begrenzung. Es geht nicht nur darum, dass die Ärztin als Expertin die Patientin informiert, sondern mit der Patientin als Expertin ihrer selbst eine Entscheidung findet oder stellvertretend mit Angehörigen und Freunden in der Situation der Bewusstlosigkeit bzw. des Komas. Dies setzt eine veränderte Haltung des ärztlichen Personals voraus: Sie müssen „auf Augenhöhe" mit der Patientin sprechen und ihre Wünsche und Eigenheiten respektieren, auch wenn die Patientinnen ihrem ärztlichen Rat nicht folgen.

shared decision making
(partizipative Entscheidungsfindung)
Entscheidung unter Mitwirkung der Patientin

Gemeinsame Entscheidungsfindung ist ein Meinungsbildungs- oder Aushandlungsprozess über das, was das Beste für die Patientin ist. Viele Ärztinnen sind es gewohnt, dass ihr Behandlungsvorschlag von der Patientin akzeptiert wird und reagieren unwillig, ablehnend und unterschwellig drohend, wenn jemand „Widerstand" zeigt. „Dann können wir Sie eben nicht hier bei uns behandeln", heißt es, was einem Rückzug des Hilfsangebots gleichkommt.

Mit der gemeinsamen Entscheidungsfindung wird versucht, die grundsätzliche Asymmetrie im Verhältnis zwischen Ärztin und Patientin zu mildern und gemeinsam eine Entscheidung zu finden und zu verantworten: Es geht schließlich um ihr Leben, auch um ihre ganz persönliche Auffassung von einem guten Leben.

Klinische Studien bei Tumorpatientinnen

Forschungsethik **3** | 444

Viele Tumorpatientinnen werden im Rahmen von klinischen Studien behandelt. Dabei geht es meist um groß angelegte Therapie-Optimierungsstudien der Phase III. Die verabreichten Medikamente sind bereits zugelassen, es geht aber darum, unter Studienbedingungen zu vergleichen, welche Dosierung oder Wirkstoffkombination gegen die einzelnen Tumorarten am besten wirkt. Die Studien sind nicht plazebokontrolliert, denn es wäre ethisch nicht vertretbar, schwer kranken Menschen ein Plazebo statt wirkstoffhaltiger Medikamente zu verabreichen. Das Studiendesign ist meist so angelegt, dass z. B. eine herkömmliche bewährte Medikamentenkombination mit einem neuen Medikament oder einer neuen Kombination verglichen wird oder dass verschiedene Dosierungen verglichen werden. Erklärt sich die Patientin zur Teilnahme an der Studie bereit, so wird sie nach dem Zufallsprinzip einer der Gruppen zugeteilt. Bei dem so genannten „doppelblinden" Design weiß weder die behandelnde Ärztin noch die Patientin, welchem Studienarm die Patientin zugeteilt ist. Eine „Entblindung" ist durch die Studienleiterin möglich, wenn z. B. Komplikationen auftreten.

Die ethische Problematik liegt darin, dass viele Patientinnen auf ein Wunder hoffen, auf ein „neues" Medikament, das ihnen helfen kann. Dabei blenden sie die Gefahren aus, die mit Studien immer verbunden sind: Man macht ja die Studie, weil man noch nicht genau weiß, ob dieses Medikament, diese Dosis oder diese Wirkstoffkombination besser wirkt als das herkömmliche Medikament. Die Patientinnen geben also möglicherweise keine wohlerwogene Einwilligung, sondern eine von (falschen) Hoffnungen beeinflusste. Nicht selten werden die Aufklärungsgespräche auch in einer suggestiven Weise geführt, sodass die Patientinnen v. a. die Hoffnung sehen, nicht aber die Gefahren. Denn ein weiteres ethisches Problem kann darin bestehen, dass die behandelnde Ärztin mit sich selbst im Widerstreit ist: Als Ärztin würde sie der Patientin eigentlich keine Therapie mehr empfehlen, weil sie merkt, dass ihr Zustand sich kontinuierlich verschlechtert, als Forscherin möchte sie aber möglichst viele Patientinnen in die Studie einschließen. Deshalb können Ärztinnen auch zögerlich sein, wenn die Patientinnen die Therapie beenden möchten. Wenn sie im Rahmen einer Studie behandelt werden, bedeutet es, dass sie für die Studie ausfallen, d. h., die ganze Arbeit, die bisher erhobenen Daten waren umsonst. Pflegende sollten sich über klinische Studien in ihrem Bereich gut informieren. Offene Information über die zurzeit laufenden Studien ist ein Zeichen einer positiven Stationskultur. Pflegende sollten diese Informationen aktiv einfordern. Die verbreitete pauschale Ablehnung klinischer Studien durch Pflegende beruht meist auf Vorurteilen oder falschen Annahmen, wie z. B., dass „die Ärzte" damit viel Geld verdienen. Für die Ärztinnen und Ärzte geht es meist um die Finanzierung von Stellen und die Möglichkeit wissenschaftlicher Publikationen, die für die Promotion oder Habilitation benötigt werden. Klinische Studien sind für die Therapieoptimierung wichtig und haben die Krebstherapie auf den entwickelten Stand gebracht, den wir heute haben. Sie sind nicht an sich moralisch problematisch, sondern nur dort, wo Forschungsinteressen in Konflikt mit dem Wohl oder dem Willen der Patientinnen geraten.

1 Früh- und kranke Neugeborene pflegen

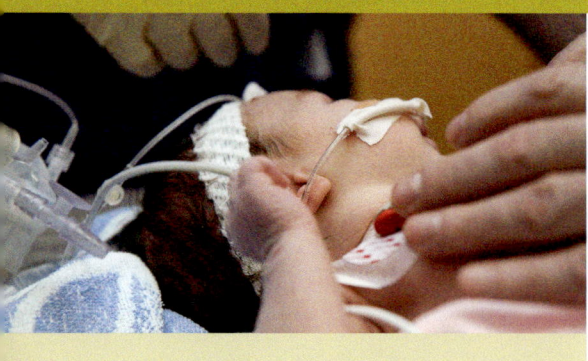

Früh- und kranke Neugeborene pflegen

Lennart wurde acht Wochen vor dem errechneten Termin geboren. Zart und winzig sieht er aus im Inkubator der Kinderintensivstation. Der kleine Brustkorb hebt und senkt sich zügig. Ab und zu streckt er ruckartig einen Fuß in die Luft, der kaum größer ist als das Daumenendglied eines Erwachsenen. In dem Glaskasten, der mit 37 °C und 85 % Luftfeuchtigkeit die Umgebung im Mutterleib simuliert, wird er umsorgt. Medizinische Geräte und Monitore blinken und leuchten um ihn herum. Die Mutter steht am Inkubator und denkt traurig, dass sie sich so darauf gefreut hat, ihren Sohn nach der Geburt im Arm zu halten.

In Deutschland kommen jährlich ca. 70 000 Kinder zu früh auf die Welt. Das bedeutet, dass jedes zehnte Kind vor Vollendung der 37. Schwangerschaftswoche das Licht der Welt erblickt. Sie bilden damit die größte pädiatrische Patientengruppe. Berichten der WHO zufolge ist der Anteil an Frühgeburten mit ca. 85 % in den Entwicklungsländern am höchsten. Aber auch Industriestaaten sind betroffen. So ist beispielsweise die Anzahl der Frühgeburten in den USA in den letzten Jahren gestiegen, weil die Frauen häufiger älter als 35 Jahre alt sind und künstliche Befruchtungen zunehmen.

Medizinische Fortschritte haben in den letzten Jahrzehnten zu einer enormen Steigerung der Überlebenschancen von Frühgeborenen und kranken Neugeborenen geführt. Die Behandlung von Frühgeborenen ist stärker auf unterstützende Betreuung ausgerichtet und weniger auf aggressive Therapien.

Seit April 2009 gilt in Deutschland eine neue Richtlinie, wonach sehr kleine Frühgeborene nur dort zur Welt kommen sollen, wo mindestens 14 solcher Fälle pro Jahr behandelt werden. Denn es geht nicht nur darum, das Überleben der Kinder zu sichern, sondern vor allem auch um die Linderung langfristiger Folgen. So zeigen Studien, dass verbesserte Ernährungsstrategien sich positiv auf die Entwicklung von Frühgeborenen auswirken. In den 1980er Jahren lag

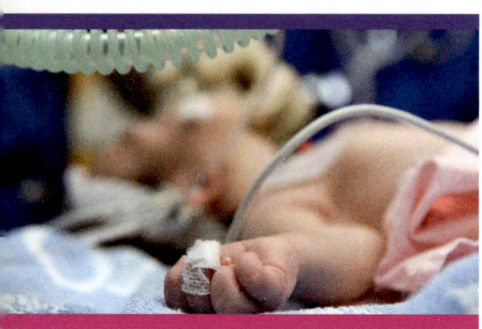

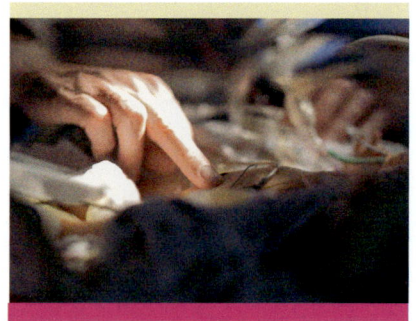

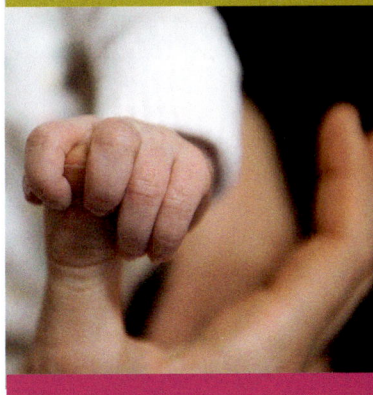

Kleine Hände

Sind so kleine Hände, winz'ge Finger dran.
Darf man nie drauf schlagen, die zerbrechen dann.

Sind so kleine Füße, mit so kleinen Zeh'n.
Darf man nie drauf treten, könn'n sie sonst nicht geh'n.

Sind so kleine Ohren, scharf und ihr erlaubt.
Darf man nie zerbrüllen, werden davon taub.

Sind so schöne Münder, sprechen alles aus.
Darf man nie verbieten, kommt sonst nichts mehr raus.

Sind so klare Augen, die noch alles seh'n.
Darf man nie verbinden, könn'n sie nichts versteh'n.

Sind so kleine Seelen, offen und ganz frei.
Darf man niemals quälen, geh'n kaputt dabei.

Ist so'n kleines Rückgrat, sieht man fast noch nicht.
Darf man niemals beugen, weil es sonst zerbricht.

Grade klare Menschen, wär'n ein schönes Ziel.
Leute ohne Rückgrat, hab'n wir schon zuviel.

Bettina Wegener

ein Frühgeborenes häufig ruhiggestellt, künstlich beatmet und ernährt im Inkubator. Heute wird schon ab dem ersten Tag die Ernährung mit Muttermilch angestrebt. Ebenso verzichtet man weitestgehend auf die maschinelle Beatmung und fördert die Spontanatmung.

Eltern sind nach einer Frühgeburt oder der Geburt eines kranken Neugeborenen Ängsten und Schuldgefühlen ausgesetzt. Sie erleben die Situation als große Belastung und fühlen sich überfordert. Durch Inkubator, medizinische Apparate, Kanülen und Schläuche ist es für sie schwierig, eine enge Beziehung zu ihrem Kind aufzubauen, die aber für die Entwicklung des Kindes von großer Bedeutung ist. Die Eltern benötigen psychosoziale Unterstützung und umfassende Betreuung. Der Kontakt zum Kind wird so oft und intensiv wie möglich gefördert und die Sicherheit im Umgang mit dem Kind eingeübt. Anfangs stehen Gespräche und das Nehmen der Ängste im Vordergrund. Die Eltern wissen oft nicht, was sie tun sollen und machen sich Sorgen, wie es ihrem Kind in der Zukunft gehen wird. Deshalb ist es wichtig, ihnen ein offenes Ohr und konkrete Hilfe anzubieten und gemeinsam den Zeitraum nach der Entlassung zu organisieren.

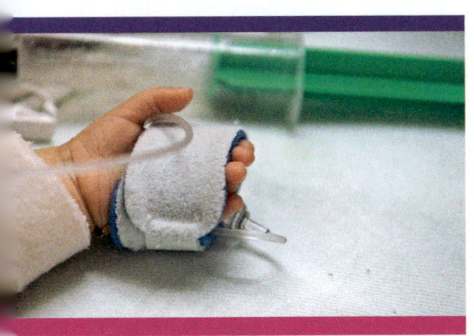

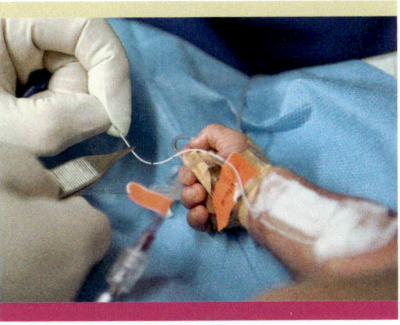

1.1	# Pflegerische Schwerpunkte
1.1.1	## Erstversorgung auf der Intensivstation

www.uni-duesseldorf.de/awmf
- ► Leitlinien
- ► Aktuelle Leitlinien (Volltext)
- ► Leitlinien nach Fächern

Hier finden Sie ärztliche Leitlinien mit Hinweisen zur Pflege für den Bereich Neonatologie und pädiatrische Intensivstation.

Etwa 10 % aller Neugeborenen müssen nach der Geburt in die Kinderklinik verlegt werden. 25 % hiervon sind intensivpflegebedürftige Frühgeborene oder reife Neugeborene mit Auffälligkeiten oder Anpassungsstörungen. Sie werden auf einer neonatologischen Station versorgt, deren personelle und materielle Gegebenheiten auf eine intensivmedizinische und -pflegerische Behandlung und Betreuung ausgerichtet sind.

Als Frühgeburt wird ein Kind bezeichnet, das vor der vollendeten 37. Schwangerschaftswoche (SSW) geboren wird. Ein Neugeborenes mit Geburtsgewicht unter 2500 g wird als hypotrophes Kind bezeichnet. Heute haben Frühgeborene mit einem Gestationsalter < 32 SSW und Neugeborene mit sehr niedrigem Geburtsgewicht (< 1500 g) eine erheblich höhere Überlebenschance als noch vor 20 Jahren. Sie liegt auf Grund der verbesserten medizinischen Versorgung inzwischen bei 90 %.

Vorbereitung des Intensivplatzes

Alle Intensivplätze sind nach dem hauseigenen Standard vorzubereiten [Abb. 1]. In der Regel gibt es eine Standardausstattung, die ggf. mit besonderen Gerätschaften ergänzt wird. Zur Standardausstattung gehören:

- Anschlüsse für Sauerstoff, Druckluft, Strom
- Monitor mit Monitorzubehör (z. B. passende Kabel, Elektroden, Sättigungssensor)
- Absauganlage mit Zubehör
- Respirator
- Infusomaten und Perfusoren

Pflegematerialien und Einwegmaterialien (wie z. B. Spritzen, Nasensonden, Windeln) werden entweder im Zimmer für mehrere Intensivplätze vorgehalten oder stehen direkt am Platz bereit. Oberstes Prinzip ist die ständige Verfügbarkeit aller medizinisch und pflegerisch notwendiger Materialien.

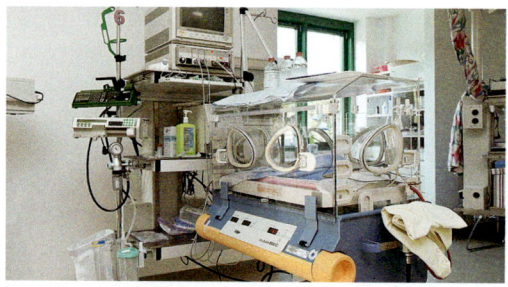

[1] Vorbereiteter Intensivplatz

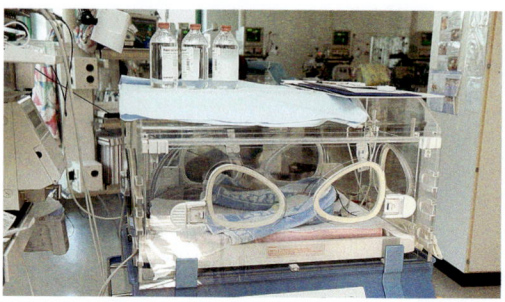

[2] Vorbereiteter Inkubator

Vorbereitung des Inkubators

Ein Inkubator [Abb. 2] besteht aus Plexiglas, das durch mehrere Öffnungen unterbrochen wird. Im Inneren des Inkubators herrscht ein besonderes, den Bedürfnissen des Frühgeborenen angepasstes Klima. Wärme und Feuchtigkeit sowie Sauerstoffsättigung können von außen gesteuert werden.

Auf neonatologischen Stationen sollten immer ein oder mehrere funktionsfähige Inkubatoren zum Einsatz vorbereitet sein. Dabei sind die Matratzen bezogen und der Inkubator vorgewärmt. Mehrere Stoffwindeln zum Betten und Lagern liegen parat. Die Luftfeuchtigkeit wird bezogen auf die Bedürfnisse des Kindes eingestellt, sie richtet sich in erster Linie nach dem Körpergewicht, aber auch nach Gestations- und Lebensalter sowie Hautreife.

Vorbereitung des Wärmebetts

In Wärmebetten liegen |Risikoneugeborene oder Frühgeborene, die sich im Inkubator bereits stabilisiert haben bzw. ihre Temperatur weitgehend selbst regulieren können, liegen in Wärmebetten [Abb. 3]. Wie beim Inkubator ermöglicht das Plexiglas eine gute Beobachtung und es besteht die Möglichkeit, Wärmelampen und Lampen zur Fototherapie einzusetzen, ohne das Kind zusätzlich zu belasten. Wärmebetten können als Waage genutzt werden, ihre Höhe und Ausrichtung kann zur Lagerung und im Sinne einer guten Arbeitshöhe verstellt werden. Die Vorbereitung umfasst:

- Das Bett wird gereinigt und frisch bezogen, die Pflegematerialien werden vorbereitet.
- Die Temperatur der beheizbaren Matratze und ggf. der Wärmelampe wird je nach Bedarf eingestellt.
- Ein Deckel und/oder ein Tuch in warmen Farben wird vorbereitet, um dem Kind Privatsphäre bei gleichzeitig guten Beobachtungsmöglichkeiten zu ermöglichen.
- Es werden die evtl. notwendigen Hilfsmittel am |Intensivplatz bereitgelegt.

Übernahme des Früh- oder Neugeborenen

Die Früh- oder Neugeborenen werden meist im Transportinkubator übernommen. Zu den Routinemaßnahmen bei der Aufnahme gehören:

- Kind aus dem Transportinkubator nehmen, auf einer vorbereiteten Waage wiegen und in den stationären Inkubator, i. d. R. bei mehr als 1 500 g Geburtsgewicht in ein Wärmebett, legen
- bei beatmeten Kindern stationären Respirator nach vorgegebenen Parametern einstellen (lassen), Heizung des Anfeuchters einschalten sowie Wasserzufuhr öffnen und Beatmungsschlauch anschließen; bei nicht beatmeten Kindern ggf. Luft mit Sauerstoff anreichern
- Kind an stationären Monitor anschließen
- Infusionen anschließen, ggf. neue Infusionslösung sowie angeordnete Medikamente vorbereiten und verabreichen

Pflegerische sowie weitere Aufnahmeparameter sollten im Laufe der ersten 24 Stunden erhoben werden. Dazu gehören u. a. Körperlänge und Kopfumfang, Blutdruckwerte aller vier Extremitäten zum Ausschluss einer |Aortenisthmusstenose, Ausführung weiterer ärztlicher Anordnungen (z. B. Abstriche, Blutabnahmen).

Der Transportinkubator wird im Anschluss gereinigt und für den nächsten Einsatz aufgerüstet. Dazu werden alle verbrauchten Materialien ersetzt bzw. aufgefüllt. Das Beatmungsschlauchsystem wird gewechselt und der Inkubator auf folgende Punkte hin überprüft:

- Funktionsfähigkeit von Respirator und Respiratorsystem, Absauganlage sowie Monitor
- Füllung von Sauerstoff- und Druckluftflaschen
- Ladung der Batterien

Vorbereitung des Intensivplatzes | 270

Aortenisthmusstenose | 526

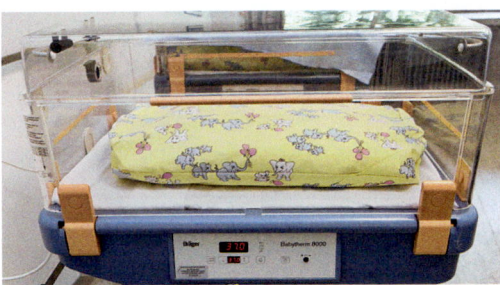

[3]   Wärmebett

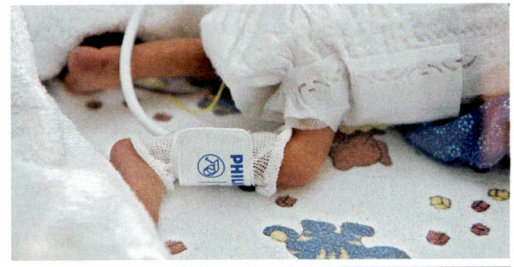

[4]   Zum Hautschutz wird unter die Blutdruckmanschette eine Kompresse gelegt.

1.1.2 Besonderheiten bei der Pflege Früh- bzw. Risikoneugeborener

www.fruehgeborene.de

Homepage der Dachorganisation der Elterninitiativen und Fördervereine für Frühgeborene und kranke Neugeborene

www.charite.de/neonat-ccm

▶ Klinik für Neonatologie im Campus Virchow-Klinikum
▶ Elterninfo
▶ Elternheft

Beispiel für eine Beratungsbroschüre für Eltern/Bezugspersonen

Pflegediagnose

„Gefahr einer beeinträchtigen Eltern-Kind-Bindung

Eine Unterbrechung des interaktiven Prozesses zwischen Eltern/wichtigen Bezugspersonen und dem Kind, der die Entwicklung einer schützenden und fürsorglichen gegenseitigen Beziehung gefährdet."

Doenges et al.: S. 269

Erleben aus Sicht des Kindes und seiner Eltern/Bezugspersonen

Der abrupte Übergang in die extrauterine Welt bedeutet für den kindlichen Organismus eine große Herausforderung, die mit gravierenden Anpassungsleistungen verbunden ist. Bei zu früh geborenen Kindern wird dieser Umstand dadurch erschwert, dass ihr Organsystem noch nicht darauf vorbereitet ist. Die Organe können ihre Funktionen noch nicht voll aufnehmen, der kindliche Organismus ist daher auf intensivmedizinische Unterstützung angewiesen.

Durch die intensive medizinische Betreuung von Anfang an kann die „normale" Bindung über Blick- und Hautkontakt an die Eltern erschwert sein. Neben häufig bleibenden gesundheitlichen Schäden wiesen Frühgeborene in der Vergangenheit immer wieder zahlreiche Verhaltensauffälligkeiten und andere psychische Störungen auf, deren Ursache in der gestörten Bindungsphase zwischen Eltern und Frühgeborenen gesehen wird. Daher wird heute besonders auf den engen, körperlichen Kontakt zu Eltern und Bezugspersonen geachtet. Intensivmedizinische Maßnahmen werden nicht mehr routiniert eingeleitet (z. B. Intubation), sondern erfolgen nach individueller Abschätzung von Nutzen und Risiko.

Eltern wiederum sehen ihr viel zu kleines, zerbrechlich wirkendes Kind an den Monitor angeschlossen, ggf. mit Atemunterstützungen und/oder zahlreichen weiteren Zugängen. Das kindliche Aussehen entspricht nicht dem Erwarteten. Die Eltern fühlen Hilflosigkeit, innere Leere, Angst vor Behinderung oder Tod ihres Kindes und tiefe Trauer. Die erzwungene (körperliche) Isolation des Kindes verstärkt diese Emotionen.

Insbesondere die Mütter fühlen sich am Zustand ihres Kindes (mit)schuldig. Ihre Gedanken kreisen um mögliches Fehlverhalten in der Schwangerschaft, zu starken beruflichen Einsatz oder zu geringe körperliche Schonung. Sie sehen sich als Urheberinnen der eingeschränkten Lebensfähigkeit des Kindes. Väter wiederum tendieren dazu, die Schuld in fehlender oder mangelhafter medizinischer Betreuung zu sehen, was nicht selten zu Konflikten mit dem Krankenhauspersonal führen kann.

Zusätzlich sind viele Eltern durch ihre beruflichen und familiären Rahmenbedingungen belastet. Sie fühlen sich verpflichtet, Tag und Nacht am Bett des Kindes zu wachen, können aber vergleichsweise wenig „tun". Will gleichzeitig ein Geschwisterkind versorgt werden oder der Arbeitgeber des Vaters erwartet ein schnelles Zurückkehren an den Arbeitsplatz, können schnell Stresssymptome bis hin zur psychischen Dekompensierung auftreten. Nicht alle Betroffenen können in diesen Situationen auf das familiäre und freundschaftliche Umfeld zurückgreifen, da Außenstehenden häufig das Verständnis fehlt.

Aufgabe der Pflegenden ist es, die Familien insoweit zu unterstützen, dass die Belastungen reduziert werden können. Sie stehen den Familien kontinuierlich als Ansprechpartnerinnen zur Verfügung und machen ihnen vielfältige Angebote, die nachfolgend ausgeführt werden.

Aus der Forschung

Die ausführliche internationale Literaturrecherche der Autorin führt zu interessanten Befunden über das Erleben von Eltern nach der Frühgeburt ihres Kindes. In ihrer Übersichtsarbeit beschreibt sie zentrale Aspekte des Erlebens vom Zeitpunkt der Geburt über die Entlassung bis zu den ersten Lebensjahren des Kindes.

Bruns-Neumann, Erdmut: „Das Erleben von Eltern nach der Frühgeburt ihres Kindes" in: *Pflege*, 2006, (19) 3, S. 146–155

Spezielle Pflegekonzepte

Die strukturelle und funktionelle Unreife der Frühgeborenen sowie die für sie unphysiologischen Lebensbedingungen sind bezeichnend für ihre Situation. Neben den enormen Fortschritten in der medizinischen Versorgung sind zunehmend pflegerische Gesichtspunkte in den Mittelpunkt gerückt. Sie können unter dem Begriff der sanften Frühgeborenenpflege zusammengefasst werden. Ihnen allen gemein ist eine pflegerische Haltung, die über das technische Handling hinausgeht und |Berührung mit all ihren Facetten als Konzept in den Mittelpunkt stellt. Dazu gehören die Vermittlung von Sicherheit, positive Stimulation, Wärme und Geborgenheit, die sich auf die Reifung der Frühgeborenen positiv auswirken sollen.

Berührung **1** | 9

Minimal Handling

Minimal Handling ist ein Konzept für Früh- und Neugeborene. Oberstes Ziel ist die Stressvermeidung durch Reduzierung und Bündelung aller pflegerischen und medizinischen Maßnahmen auf ein Nötigstes. Dies gilt insbesondere für schmerzhafte und belastende Eingriffe.

Alle pflegerischen Maßnahmen werden in einem zeitlichen Schema geplant und vorausschauend mit medizinisch-diagnostischen Verfahren gebündelt. Vor jeder Maßnahme erfolgt eine |Initialberührung [Abb. 1]. Dieses Ritual kann durch eine leise Ansprache unterstützt werden.

Initialberührung | 611

Die Umgebung des Kindes sollte sowohl der im mütterlichen Körper nachempfunden werden als auch möglichst reizarm sein. Daher werden Licht- und Geräuschquellen so gut als möglich abgeschirmt, indem Personal und/oder Eltern
- den Inkubator mit einem Tuch in einer warmen Farbe abdecken,
- die Lichtquellen dimmen,
- plötzliche und/oder laute Geräusche vermeiden (z. B. durch leises Schließen der Inkubatorklappen, Leisestellen der Monitoralarme) sowie
- lange und laute Diskussionen im Patientenzimmer vermeiden.

Gleichzeitig können leise Musik oder Geräusche, die den Körpergeräuschen der Mutter ähneln, eine Annäherung an die intrauterine Umgebung darstellen. Ein Tag-Nacht-Rhythmus sollte durch längere Ruhepausen in der Nacht ermöglicht werden.

Auch bei der Lagerung wird versucht, den Grenzen des Mutterleibs nachzukommen und damit Geborgenheit zu vermitteln. Dazu können Stoffwindeln oder Handtuchrollen genutzt werden, auf bzw. in denen die Kinder in Embryonalstellung gelagert werden. Der Kopf wird durch einen Wattering vorsichtig gesichert. Die Kinder können auch in einer Hängematte gelagert werden.

Alle schmerzhaften Interventionen sollten auf das Nötigste reduziert und von einem effektiven Schmerzmanagement begleitet werden. Dazu gehören jegliche Art von Punktion, das endotracheale Absaugen und das Absaugen des Nasenrachenraums sowie diagnostische Maßnahmen. So sollten z. B. Röntgenplatten vor dem Einlegen in das Bettchen mindestens Raumtemperatur haben und von einem Handtuch o. Ä. abgedeckt werden. Alle Routinemaßnahmen werden auf ihre Notwendigkeit überprüft.

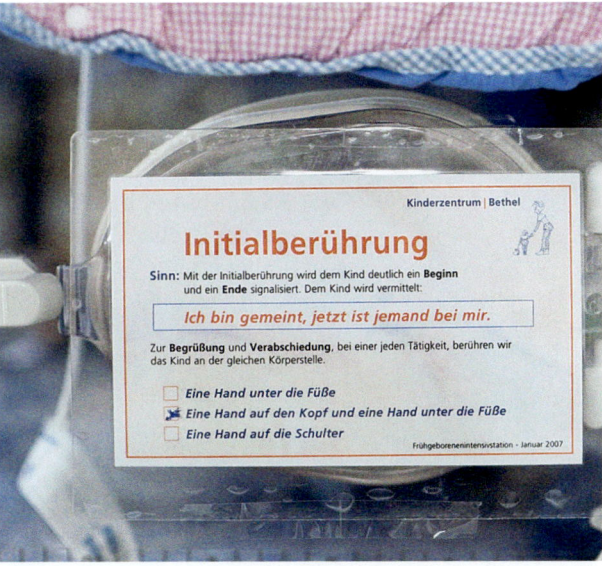

[1]   Initialberührungsschild

www.velb.org

▶ Wissenswertes

▶ Mother-Kanguroo-Care

Hier finden Sie die deutsche Fassung der WHO-Richtlinie zum Känguruing.

Känguru-Methode

Bei der Känguru-Methode (auch Känguruing) liegt das Frühgeborene/der Säugling auf dem nackten Oberkörper der Eltern bzw. Bezugsperson und den damit verbundenen direkten Hautkontakt. Ziel dieser Methode ist die direkte Übertragung der Körperwärme auf das Kind sowie der Beziehungsaufbau durch die körperliche Nähe [Abb. 1]. Das Kind hört den vertrauten Herzschlag und nimmt den Geruch des Gegenübers wahr. Damit werden seine Sinne vielfältig stimuliert, ohne dass eine Reizüberflutung ausgelöst wird.

Der Ursprung der Methode liegt in einem Mangel begründet: 1979 entschlossen sich kolumbianische Kinderärzte wegen fehlender Inkubatoren, die Körperwärme der Mütter zu nutzen. Angeregt war dieses Vorgehen durch die Aufzucht der Känguru-Jungen. Stand in vielen Schwellen- und Entwicklungsländern die Wärmeübertragung im Vordergrund der Methode, wurde in den Industriestaaten schnell der beziehungsfördernde Aspekt entdeckt. Nach Angaben der WHO konnte ein positiver Effekt des Känguruing in Studien bislang nur für Frühgeborene ohne medizinische Probleme gezeigt werden.

Zahlreiche Kliniken nutzen diese Methode mit guten Erfahrungen und leiten die Eltern kontinuierlich zum Känguruing an. Dazu wird den Eltern das Ziel der Methode erklärt und durch die kontinuierliche Anwesenheit von Pflegepersonal bei den ersten Versuchen Sicherheit vermittelt. Im Vorfeld sollte mit dem ärztlichen Personal abgeklärt werden, ob der gesundheitliche Zustand diese Maßnahme zulässt. Gemeinsam mit den Eltern wird ein geeigneter Zeitpunkt ausgewählt. Bewährt haben sich die Abendstunden vor der Nahrungsgabe, da der Stationsablauf ruhiger ist und die Verdauung des Kindes durch die vermehrte Bewegung nicht beeinträchtigt wird.

Aufgabe der Pflegenden beim Känguruing ist es zunächst, alle Zu- und Ableitungen auf ausreichende Länge zu überprüfen und sie über Führungskabel oder -schienen zu bündeln, sodass sie beim Umlagern nicht durcheinandergeraten oder gar hängen bleiben. Dies gilt insbesondere für die Beatmungsschläuche. Es sollte ein bequemer Liegesessel o. Ä. nahe am Inkubator bereitgestellt werden. Mutter bzw. Vater nehmen hierauf eine komfortable Liegeposition ein und entkleiden den Brustbereich. Die Pflegende legt ihnen das Kind auf die Brust und deckt es entweder mit der Kleidung der Eltern bzw. Bezugsperson oder mit einem Handtuch oder Fell zu. Kopf und Füße des Kindes werden ggf. durch Mütze und Socken vor Wärmeverlust geschützt.

Die Eltern werden darauf hingewiesen, dass das Kind zur Vermeidung von Hirnblutungen nicht in Kopftieflage geraten darf. Während der ca. eine Stunde andauernden Känguruing-Phase bleibt das Kind an den Monitor angeschlossen und unter pflegerischer Beobachtung. Bei zu kurzen Känguruing-Phasen ist die Belastung für das Kind höher als der Gewinn.

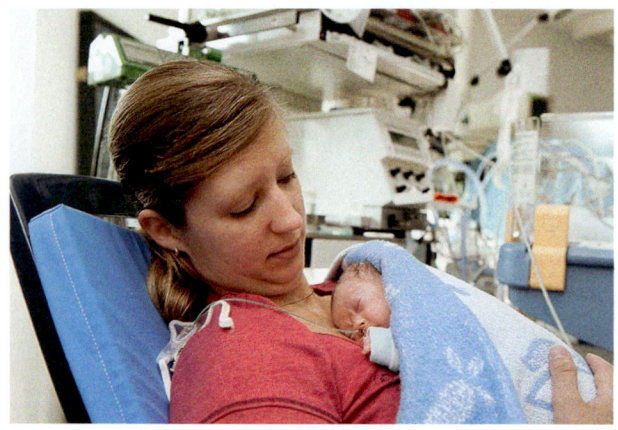
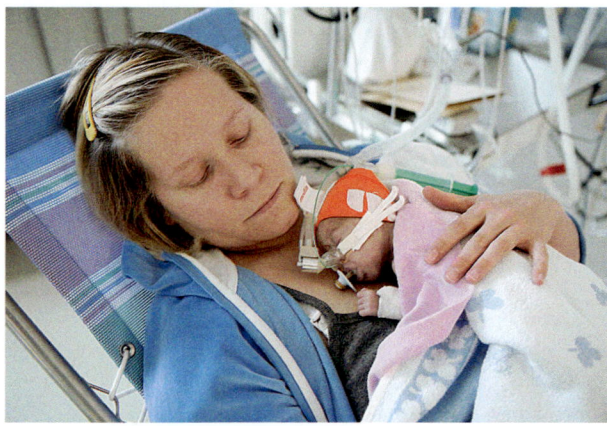

[1] Känguru-Methode

Basale Stimulation®

Basale Stimulation® | 609

Alle Prinzipien der |Basalen Stimulation® können auf Frühgeborene angewendet werden. Ziel ist es, durch gezielte Stimulation die Entwicklung zu fördern. Neben der Gestaltung der Umgebung (z. B. in Anlehnung an die intrauterinen Lebensbedingungen) gehört dazu der Einsatz gezielter taktiler Reize, z. B. durch Babymassage. Auch die Initialberührung immer an derselben Körperstelle hat sich als Begrüßungsritual vor jeder pflegerischen und/oder medizinischen Intervention bewährt. Eltern/ Bezugspersonen können frühzeitig in das Konzept der Basalen Stimulation® eingewiesen werden, um es in Absprache mit Pflegepersonal selbstständig durchzuführen. Sie werden u. a. dazu angeleitet,

- täglich Kontakt mit ihrem Kind aufzunehmen und es dabei auditiv (durch direkte Ansprache, Vorlesen oder Vorsingen) und basal (durch Berührung) zu stimulieren,
- die Berührung nach den Prinzipien der Basalen Stimulation® zu initiieren (Initialberührung), zu halten (großflächige Berührung mit sanftem Druck, kontinuierliche Berührung) und zu beenden (Abschlussberührung, z. B. am Fuß) sowie
- eine Babymassage [Abb. 2] selbstständig durchzuführen.

Aus der Forschung

In ihrem Forschungsprojekt untersuchten die Wissenschaftler den Einfluss von Basal Stimulierender elterlicher Kontaktpflege auf die klinischen Effekte bei sehr kleinen Frühgeborenen. Sie führten ihre Studie in insgesamt fünf Zentren der Frühgeborenenversorgung durch und kamen u.a. zu dem Schluss, dass sich alle Maßnahmen nicht negativ auf die Frühgeborenen auswirkten.

—

ISFORT, M.; BRÜHL, A.; BÜNTE, A.; JORCH, G.; KRAY, A. (2008): „Beiträge einer Basal Stimulierenden elterlichen Kontaktpflege (BSK) im Rahmen der Konzeption einer sanften Frühgeborenenversorgung" [http://www.dip.de/fileadmin/data/pdf/material/Forschungsbericht_BSK_2008.pdf]

Die Babymassage sollte nicht bei sehr unreifen Frühgeborenen (23. – 25. SSW) durchgeführt werden, da die Belastung für den Organismus zu groß und die Haut noch sehr empfindlich ist. Während der gesamten Massage werden das Kind und sein Befinden genau beobachtet. Die Babymassage sollte im Inkubator oder bei etwas reiferen Kindern unter der Wärmelampe durchgeführt werden. Die Hände werden mit einem hautverträglichen Babyöl geschmeidig gemacht.

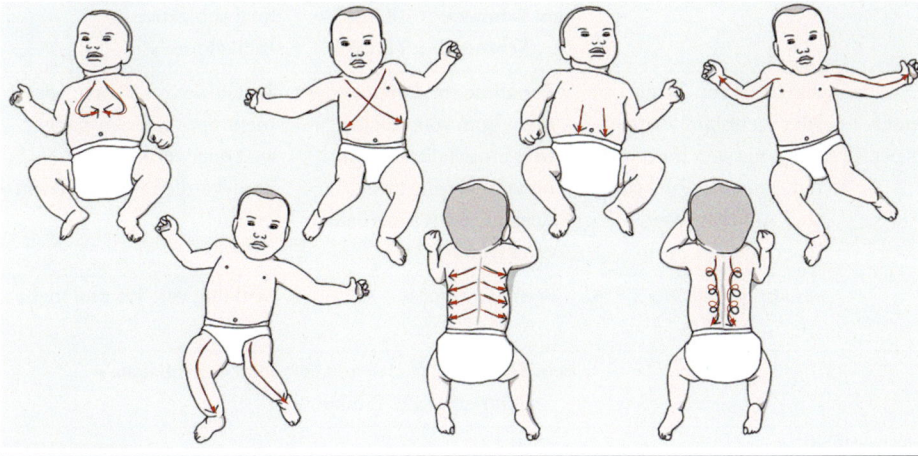

[2] Babymassage

Beobachtung, Überwachung und Pflege des Kindes im Inkubator

Auf Grund ihres erhöhten Wärmebedarfs liegen Frühgeborene und kranke Neugeborene in den ersten Lebenstagen im Wärmebett oder im Inkubator. Der Inkubator versorgt ähnlich der Situation im Mutterleib das Baby mit Wärme und Feuchtigkeit und er bietet eine gewisse Schallisolation. Für Pflegende ermöglicht die Inkubatorpflege eine gute Beobachtung des Kindes. Ein zentrales **Beobachtungskriterium** sind Schmerzanzeichen.

Frühgeborene zeigen deutliche Schmerzreaktionen, wie Grimassen, Wegziehreflexe, erhöhte Köperspannung und schrilles Schreien. Ebenso sind eine erhöhte Herzfrequenz und ein veränderter Blutdruck zu beobachten. Auf Grund der Komplexität der Schmerzäußerungen ist es sinnvoll, |Assessmentinstrumente einzusetzen, die sowohl verhaltensorientierte als auch physiologische Parameter messen. Zum Beispiel erfüllt der BSN (= Berner Schmerzscore für Neugeborene) diese Anforderung [Tab. 1].

Assessmentinstrumente

1 | 588

Parameter	0	1	2	3
Schlaf	ruhiger Schlaf oder Phase physiologischer Wachheit	oberflächlicher Schlaf mit Augenblinzeln	erwacht spontan	kann nicht einschlafen
Weinen	kein Weinen	kurze Weinphase (weniger als 2 min)	vermehrtes Weinen (mehr als 2 min)	vermehrtes und schrilles Weinen (mehr als 2 min)
Beruhigung	keine Beruhigung notwendig	weniger als 1 min zur Beruhigung nötig	mehr als 1 Minute zur Beruhigung nötig	mehr als 2 min zur Beruhigung nötig
Hautfarbe	rosig	gerötet	leicht blass, evtl. marmoriert	blass, marmoriert, zyanotisch
Gesichtsmimik	Gesicht entspannt	vorübergehendes Verkneifen des Gesichts	vermehrtes Verkneifen des Gesichts und Zittern des Kinns	dauerhaftes Verkneifen des Gesichts und Zittern der Kinns
Körperausdruck	Körper entspannt	vorwiegend entspannt, kurze Verkrampfung	häufige Verkrampfung, aber auch Entspannung möglich	permanente Verkrampfung
Atmung	normal und ruhig (Ausgangswert)	■ oberflächlich, Zunahme der Frequenz um 10 bis 14 innerhalb von 2 min und/oder ■ thorakale Einziehungen	■ oberflächlich, Zunahme der Frequenz um 15 bis 19 innerhalb von 2 min ■ vermehrt thorakale Einziehungen	■ oberflächlich und unregelmäßig ■ Zunahme der Frequenz um ≥ 20 innerhalb von 2 min und/oder ■ thorakale Einziehungen
			kein Schmerz: 0 – 8 Punkte **Schmerz:** ≥ 9 Punkte	**total subjektive Indikatoren ▶**
Herzfrequenz	normal (Ausgangswert, gemessen in bpm = beats per minute)	Zunahme von 20 bpm oder mehr bpm vom Ausgangswert innerhalb von 2 min **mit** Rückgang zum Ausgangswert innerhalb von 2 min	Zunahme von 20 bpm oder mehr bpm vom Ausgangswert innerhalb von 2 min **ohne** Rückgang zum Ausgangswert innerhalb von 2 min	Zunahme von 30 bpm oder mehr bpm vom Ausgangswert oder vermehrte Bradykardien innerhalb von 2 min
O_2-Sättigung	Senkung von 0 % – 1,9 %	Senkung von 2 % – 2,9 %	Senkung von 3 % – 4,9 %	Senkung von 5 % und mehr
			kein Schmerz: 0 – 10 Punkte **Schmerz:** ≥ 11 Punkte	**total Gesamtskala ▶**

[Tab. 1]   Berner Schmerzscore für Neugeborene (BSN)

Um rechtzeitig auf eine Verschlechterung des Allgemeinzustands reagieren zu können, werden alle Vitalwerte durch Monitoring **überwacht**. Zur Routineüberwachung gehören EKG, Pulsoxymeter, Temperatur- und Blutdruckmessung. Bei bestimmten Krankheitsbildern werden noch weitere Parameter erfasst (wie z. B. das ausgeatmete CO_2 bei atemunterstützten Kindern mit Hilfe von Kapnometrie). Ein- und Ausfuhr (inkl. abgenommenem Blut) werden dokumentiert und bilanziert.

Vor allen **pflegerischen Maßnahmen** werden die notwendigen Materialien in Griffnähe bereitgelegt und die Hände desinfiziert. Eine ausreichende Einwirkzeit außerhalb des Inkubators verhindert, dass die Kinder durch den Geruch belastet werden. Bei beatmeten Kindern werden die Maßnahmen zu zweit durchgeführt.

> Nach einfühlsamer Anleitung und sofern sie es sich zutrauen können Eltern in die pflegerischen Maßnahmen einbezogen werden, um die Eltern-Kind-Beziehung zu fördern.

Bei der **Körperpflege** steht das Wohlbefinden des Kindes im Vordergrund. Auf Grund der sehr zarten Haut empfiehlt es sich, die Körperwäsche nur bei Bedarf durchzuführen und auf Zusätze (z. B. |Syndets) zu verzichten. Die Eltern sollten frühzeitig in die Körperpflege mit einbezogen werden bzw. zur selbstständigen Durchführung angeleitet werden.

Syndets **1** | 38

Stabile Kinder können außerhalb des Inkubators gewaschen werden. Dazu wird die Wärmelampe oberhalb des Waschplatzes ca. eine viertel Stunde vorher angeschaltet, damit sich die Umgebungstemperatur nicht von der Inkubatortemperatur unterscheidet. Nachdem das Kind aus dem Inkubator herausgenommen wurde, bereitet eine zweite Pflegeperson den Inkubator auf (Überprüfung der Technik, ggf. Wechsel der Wäsche). Das Kind wird zügig und mit kontinuierlichem Druck der Hände entsprechend der Prinzipien der Basalen Stimulation® gewaschen und sofort abgetrocknet. Grundsätzlich bleibt immer eine Hand am kindlichen Körper, um Sicherheit zu vermitteln. Sollte die Waschung unterbrochen werden müssen, darf das Kind nicht unbedeckt verbleiben.

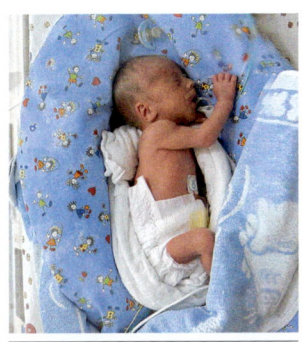

[1] Nestchenlagerung

Müssen die Kinder auf Grund ihres instabilen Allgemeinzustands innerhalb des Inkubators gewaschen werden, muss nach dem Waschen darauf geachtet werden, dass keine feuchten Materialien im Inkubator verbleiben (Gefahr des Luftfeuchtigkeitsanstiegs).

Frühgeborene können bei stabilem Allgemeinzustand auch gebadet werden. Hierbei erfolgt eine Initialberührung mit Wasser (z. B. am Fuß). Die Wassertemperatur sollte 37 °C nicht überschreiten und die Badezeit nur wenige Minuten betragen, um den Kreislauf nicht zu belasten.

Beim **Wickeln** ist darauf zu achten, dass spezielle Frühchenwindeln verwendet werden, die der Körpergröße angemessen sind. Bei Hautirritationen können spezielle Pflegeprodukte nach ärztlicher Anordnung bzw. Hausstandard eingesetzt werden. Muss die Ein- und Ausfuhr bilanziert werden, werden die Windeln im Vorfeld gewogen (ggf. das Gewicht auf der Windel notiert) und nach jedem Windelwechsel erneut das Gewicht der Windel ermittelt. Die Gewichtsdifferenz wird als Ausfuhr dokumentiert.

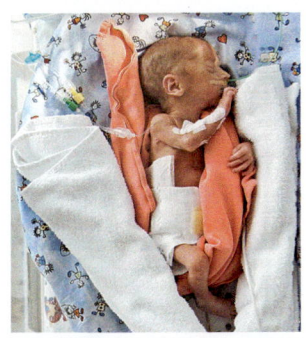

[2] Seitenlagerung mit Lagerungsschlange

Beispiel Eine Windel wiegt 26 g. Nach dem Windelwechsel wird ein Gewicht von 63 g ermittelt. Die Ausfuhr beträgt somit 63 g − 26 g = 37 g; dies entspricht ca. 37 ml, die dokumentiert werden.

Oberstes Prinzip der **Lagerung** ist es, eine stabile Körperflächenbegrenzung für das Kind zu schaffen [Abb. 1 – 3]. Zur besseren Perfusion der Lungen, Druckentlastung der Haut sowie zur Vermeidung von Deformationen des Kopfes werden die Kinder regelmäßig umgelagert (ca. alle 3 – 4 Stunden, bei Bedarf häufiger). Als mögliche Lagerungshilfsmittel werden Handtücher, Stoffwindeln oder Lagerungsschlangen eingesetzt.

> Die Bauchlagerung ist in den ersten drei bis vier Lebenstagen obsolet, da das Abdrehen des Kopfes den venösen Rückfluss behindert und somit eine Hirnblutung fördern kann.

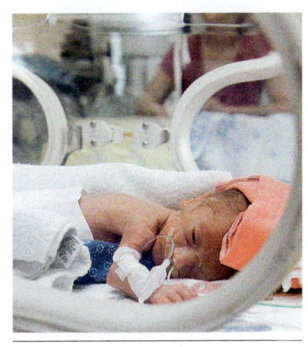

[3] Bauchlagerung (im Inkubator)

Besonderheiten bei der Ernährung

Der Nahrungsaufbau bei Frühgeborenen ist noch unzureichend erforscht. Bis vor wenigen Jahren wurde sehr spät mit dem enteralen Kostaufbau begonnen, da man von einer absoluten Unreife des Verdauungstrakts ausging. Heute weiß man, dass durch das Schlucken und Ausscheiden des Fruchtwassers im Uterus auch Frühgeborene bereits über physiologische Ressourcen verfügen. Schon ab der 20. SSW sind die wichtigsten Verdauungsenzyme nachweisbar. Die Fähigkeit, Nahrungsbausteine über die Wände des Magen-Darm-Trakts aufzunehmen, entwickelt sich zwischen der 14. und 24. SSW. Schon sehr früh funktioniert das Schlucken, allerdings sind Frühgeborene erst ab ca. der 34. SSW in der Lage, Saugen, Schlucken und Atmen zu koordinieren.

Mit diesem Wissen erfolgt in den meisten Kliniken und abhängig von sonstigen gesundheitlichen Beeinträchtigungen des Kindes ein sehr früher enteraler Kostaufbau, der durch parenterale Ernährung unterstützt wird. Gleichzeitig findet eine orale Stimulation mit Saug-/Schlucktraining statt, sodass möglichst frühzeitig auf orale Ernährung umgestiegen werden kann.

Frühgeborene haben einen hohen Nährstoffbedarf, da sie mit geringen Nahrungsreserven geboren werden. Der Energiebedarf variiert zwischen einzelnen Kindern, aber auch zwischen verschiedenen Wachstumsphasen. Es wird empfohlen, die Energiezufuhr u. a. an der Gewichtszunahme zu orientieren. Als Richtwert für stabile Frühgeborene gilt eine Energiezufuhr von 110 – 120 kcal/kg Körpergewicht/Tag. Die Empfehlungen für die Zusammensetzung der Nährstoffe gehen stark auseinander. Hier sollte sich an den Hausstandards angelehnt werden. Ziel ist eine Gewichtszunahme, die in etwa dem intrauterinen Wachstum entsprochen hätte. Das bedeutet, dass im Idealfall zum „normalen" Geburtstermin ein „normales" Geburtsgewicht erreicht ist.

Enterale Ernährung

Bei der enteralen Ernährung wird dem Kind die Nahrung anfangs häufig über eine nasal gelegte Magensonde zugeführt [Abb. 1]. Als Nahrungsmittel dient dabei entweder ein speziell auf die Bedürfnisse von Frühgeborenen abgestimmtes Formula-Produkt oder abgepumpte Muttermilch, die ggf. durch Nährstoffe (Eiweiß, Mineralstoffe, Spurenelemente und Vitamine) supplementiert wird, um den erhöhten Nährstoffbedarf der Frühgeborenen abzudecken.

Da Muttermilch die beste Versorgung bietet, werden Mütter, die stillen wollen, frühzeitig durch eine gute Stillberatung zum Abpumpen angeleitet [Abb. 2]. Als milchbildungsfördernd hat sich dabei das |Känguruing gezeigt. Wichtig ist, dass alle hygienischen Prinzipien im Umgang mit Muttermilch berücksichtigt werden (Händedesinfektion und Reinigung der Brust vor dem Abpumpen, Einhaltung der Kühlkette nach Abpumpen der Muttermilch, hygienische Aufbereitung von Pumpe und Auffangbehältern).

Känguruing | 274

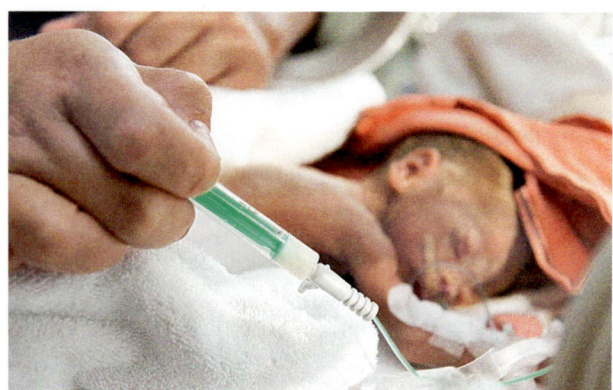

[1] Zuführung von Nahrung über eine Magensonde

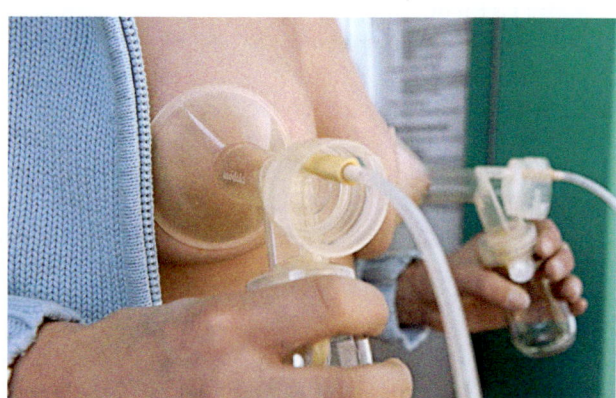

[2] Abpumpen von Muttermilch in einem dem Saugen des Kindes nachempfundenen Rhythmus

Während der |Verabreichung der Sondenkost sollte sich das Kind auf dem Arm der Eltern oder einer Pflegenden befinden, um eine positive Assoziation zum Essen zu entwickeln. Ihm werden zum Saugen entweder ein spezieller Sauger oder die mütterliche Brust angeboten. Ist das Kind für ein Füttern außerhalb des Inkubators zu instabil, sollte ebenfalls eine Möglichkeit zum Saugen angeboten werden, wobei eine Hand das Kind hält, um eine Fütterhaltung zu simulieren. Im Anschluss an die Nahrungsverabreichung wird das Kind so lange gehalten, bis es eingeschlafen ist. Neben der regelmäßigen Auskultation durch die Ärztin beobachten die Pflegenden das Kind, besonders nach den ersten enteralen Kostgaben, auf die Verträglichkeit der Nahrung. Dazu gehört die Beobachtung von

Verabreichung von Sonden-kost **1** | 253

- Anzeichen von Unwohlsein oder Schmerzen,
- Hautfärbung,
- Größe des Bauchumfangs,
- Form des Bauches,
- Magenrestvolumen und -farbe vor jeder Fütterung sowie
- Stuhlfarbe und -frequenz.

Orale Ernährung

Sobald das Frühgeborene stabil ist und keine medizinischen Kontraindikationen (z. B. zerebrale Störungen) vorliegen, können die ersten Trinkversuche durchgeführt werden. Diese können mit einem Tropfen Milch auf dem Schnuller beginnen. Dabei werden die Kinder auf dem Arm gehalten und kontinuierlich beobachtet.

◤ **Auch kleine Mengen verworfenen Magensekrets müssen bilanziert werden.**

Reagieren die Frühgeborenen mit Erschöpfung, vermehrten |Apnoen und/oder |Bradykardien, werden die Trinkversuche abgebrochen und später wieder aufgenommen. Sind die ersten Trinkversuche erfolgreich, kann die Trinkmenge langsam gesteigert werden.

Apnoe **1** | 368
Bradykardie **1** | 725

Die Milch kann mit dem Löffel, kleinen Bechern oder dem Fläschchen verabreicht werden [Abb. 3 und 4]. Sollte die Mutter stillen können, werden so schnell als möglich erste Stillversuche unternommen. Die Förderung der Stillbeziehung hat oberste Priorität und wird durch die Pflegenden unterstützt.

Parenterale Ernährung

Die parenterale Ernährung erfolgt i. d. R. bei Frühgeborenen, die vor der 35. SSW geboren sind, sowie bei kranken Neugeborenen entweder als partielle parenterale Ernährung zur Ergänzung oder als vollständige parenterale Ernährung.

◤ **Die Infusionstherapie muss durch engmaschige Blutzuckerkontrollen begleitet werden, da der Blutzuckerspiegel insbesondere in den ersten Tagen nach der Geburt enorm schwanken kann. Die geringen Energiereserven führen zu |Hypoglykämie, gleichzeitig kann es jedoch durch eine |Insulinresistenz auch zur Hyperglykämie kommen.**

Die parenterale Ernährung erfolgt i. d. R. über |periphere Venenverweilkatheter. Nur bei zusätzlich notwendigen Medikamentengaben i. v. oder dem Einsatz von hochosmolaren Lösungen ist die Anlage eines |ZVK sinnvoll.

Als Basis für die parenterale Ernährung und die Abdeckung des Energiebedarfs wird meistens Glukoselösung eingesetzt. Diese wird durch geringe Mengen Fett- und Eiweißlösungen ergänzt.

peripherer Venenverweil-katheter **1** | 782
ZVK **1** | 782
Hypoglykämie | 190
Insulinresistenz | 185

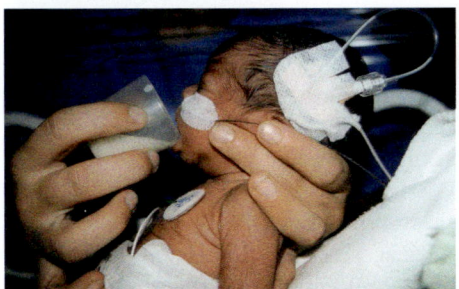

[3] Füttern eines Frühgeborenen mit einem kleinen Becher

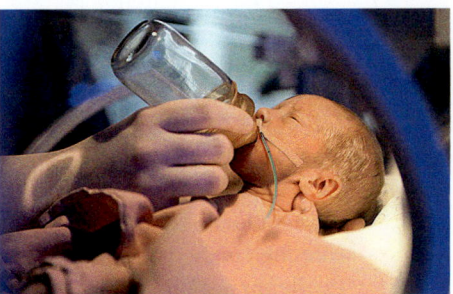

[4] Füttern eines Frühgeborenen mit einem Fläschen

Pflege von Neugeborenen mit speziellen Erkrankungen
Ikterus

Hyperbilirubinämie | 302

Der Ikterus ist Folge einer |Hyperbilirubinämie. Bei reifen und gesunden Neugeborenen tritt er in der ersten Woche auf und hat keinen Krankheitswert (physiologischer Neugeborenenikterus). Hält er länger an oder steigt das Bilirubin im Blut über bestimmte Grenzwerte, wird er behandlungspflichtig. Fettlösliches Bilirubin lagert sich im Gehirn ab und kann so zu geistiger Behinderung führen. Leichte Formen können mit Fototherapie behandelt werden, bei schweren Formen kann eine Blutaustauschtransfusion notwendig werden.

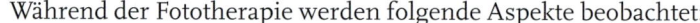

Ziel der **Fototherapie** [Abb. 1] ist die Umwandlung des in der Haut eingelagerten nicht löslichen Bilirubins in wasserlösliches Bilirubin, das über den Harn ausgeschieden werden kann. Zur Vorbereitung werden die Lichtquelle und ggf. eine Leuchtmatte (Bestrahlungskissen) sowie eine Schutzbrille am Inkubator bereit gelegt. Die Geräte werden auf ihre Funktionsfähigkeit überprüft. Die Lampe wird im vorgeschriebenen Abstand zum Kind platziert. Bei Einsatz einer Leuchtmatte wird diese in den Inkubator gelegt und das Kind darauf gelagert.

Um die Bestrahlung aller Körperregionen zu sichern, wird das Kind nur mit einer schmalen Windel und der Schutzbrille (Fototherapiebrille) „bekleidet" und es erfolgt ein regelmäßiger Lagerungswechsel, vorrangig in Bauch- und Rückenlage [Abb. 2 und 3]. Die Fototherapie kann kontinuierlich oder intermittierend durchgeführt werden. Meistens wird in einer Lagerung für drei bis vier Stunden bestrahlt und die Fototherapie nach Umlagerung weitergeführt. Die Gesamtbestrahlungszeit beträgt zwölf Stunden. Wenn eine abwechselnde Lagerung nicht möglich ist, werden nach jeweils vier Stunden Bestrahlung drei bis vier Stunden Pause eingelegt.

Während der Fototherapie werden folgende Aspekte beobachtet:

- **Körpertemperatur**: Eventuell muss die Inkubatortemperatur angepasst werden.
- **Atmung und Kreislauf**: Auf Grund der fehlenden neuronalen Entwicklung neigen untergewichtige Neugeborene zu Apnoen und Bradykardie. Daher ist eine Hautbeobachtung bei abgeschalteter Fototherapie bzw. außerhalb des Inkubators vorzunehmen, um ggf. eine |Zyanose oder andere Veränderungen erkennen zu können.
- **Flüssigkeits- und Elektrolythaushalt**: Ein- und Ausfuhr sollten ausgeglichen sein. Für ausreichende Flüssigkeitszufuhr bei erhöhtem Bedarf muss gesorgt sein, einerseits durch die Wärmeentwicklung andererseits über die forcierte Bilirubinausscheidung mit wässrigen Stühlen und erhöhter Urinausfuhr.
- **Trinkverhalten**: Bei Trinkschwäche des Kindes sollte die Mutter dazu angeregt werden, den Milchfluss durch regelmäßiges Abpumpen in Gang zu halten.
- **Haut**: Es ist auf durch die Bestrahlung hervorgerufene trockene Haut und Risse zu achten. Körperpflegeprodukte dürfen nicht auf Öl-/Fettbasis sein, um einen Wärmestau der Haut zu vermeiden. Windeln sind in kürzeren Abständen zu wechseln, damit es durch die wässrigen Stühle nicht zu Hautirritationen kommt.

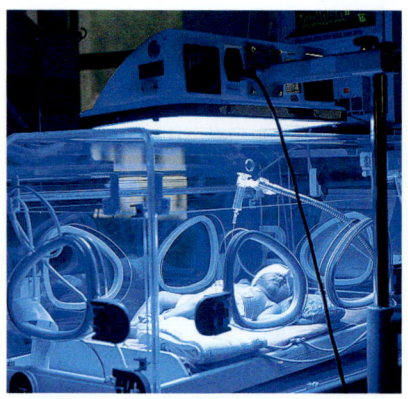

[1] Ein Kind unter Fototherapie

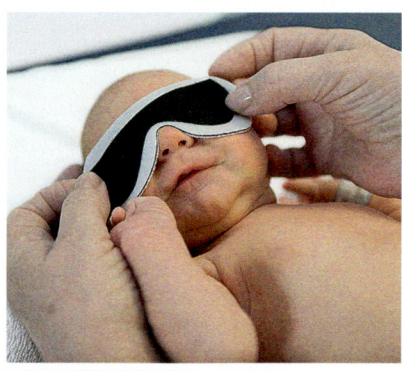

[2] Anbringen der Schutzbrille

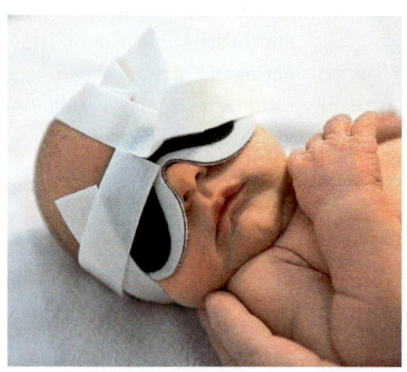

[3] Angelegte Schutzbrille

Zyanose ▮ 1 | 34

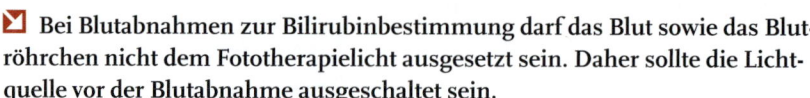

▶ **Bei Blutabnahmen zur Bilirubinbestimmung darf das Blut sowie das Blutröhrchen nicht dem Fototherapielicht ausgesetzt sein. Daher sollte die Lichtquelle vor der Blutabnahme ausgeschaltet sein.**

Atemstörungen

Atemstörungen (Apnoen und (Tachy-)Dyspnoen) bei Neugeborenen haben verschiedene Ursachen. Häufig treten sie bei Surfactantmangel, allgemeiner Unreife, Pneumonien und so genannter |feuchter Lunge ("wet lung syndrome") auf. Atemstörungen sind über Zyanose, Atempausen, verstärkte Atemgeräusche und/oder das so genannte Nasenflügeln festzustellen. Auch am Heben des Brustkorbs bzw. der Rippen können Auffälligkeiten bemerkt werden [Abb. 4]. Am Monitor können ein Abfall der Sauerstoffsättigung, ein Anstieg der Kohlenstoffdioxidsättigung sowie ggf. Tachy- oder Bradykardien zu beobachten sein. Ziel aller pflegerischen Maßnahmen ist die Stabilisierung der Atmung sowie die Vermeidung länger andauernder Hypoxien.

feuchte Lunge | 286

- Bei Apnoen mit Bradykardien wird das Kind geweckt, die Fußsohlen durch Reiben stimuliert und nur in schweren Fällen eine Maskenbeatmung initiiert.
- Bei Dyspnoen wird das Kind in Bauchlage mit erhöhtem Oberkörper gelagert, um die Lungenentfaltung zu fördern.
- Wird eine |Sauerstoffgabe notwendig, müssen die O_2- und CO_2-Sättigung kontinuierlich überwacht werden.
- Ist der Nasen-Rachen-Raum verlegt, muss abgesaugt werden.
- Ist eine maschinelle Beatmung notwendig, müssen alle Maßnahmen der |Beatmungspflege umgesetzt werden.

Sauerstoffgabe 1 | 386
Beatmungspflege | 648
Herzfehlbildungen | 523

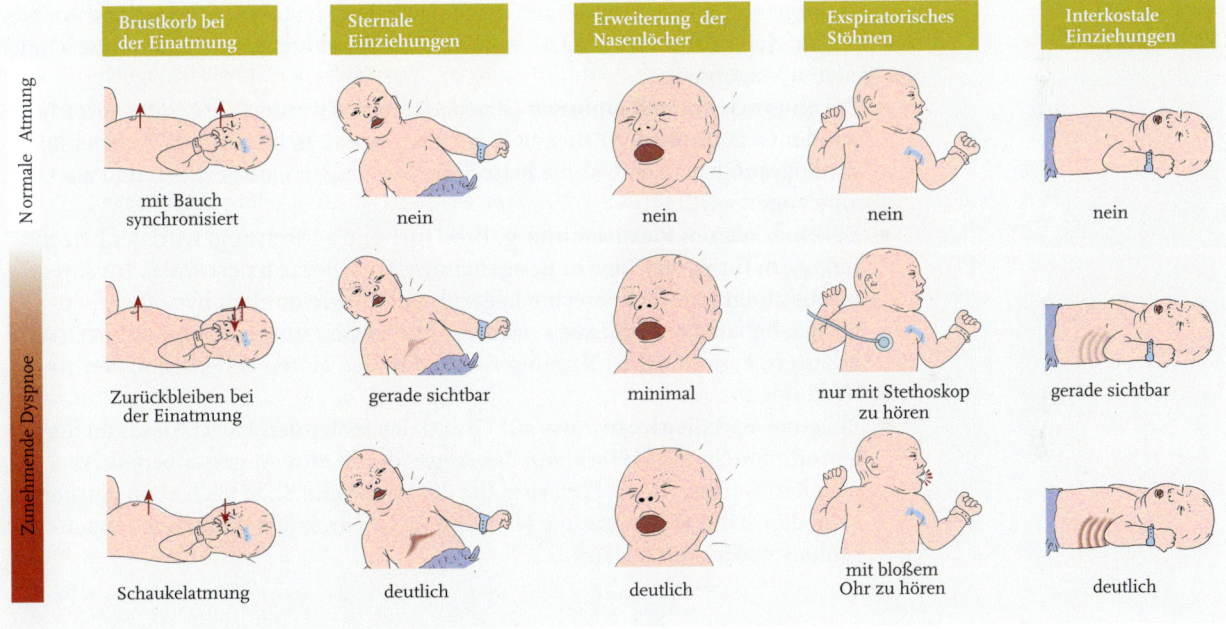

[4]   Sichtbare und hörbare Dyspnoe-Zeichen beim Neugeborenen

Fetopathia diabetica

Ein unerkannter und/oder nicht eingestellter Diabetes mellitus der Mutter in der Schwangerschaft führt zu übergewichtigen Kindern mit unreifen Organen und möglicher Vergrößerung der Leber sowie gehäuft zu |Herzfehlbildungen. Es kommt oft zu neonatalen Anpassungsstörungen. Ein besonderes Augenmerk liegt dabei auf Hypoglykämien, der Entwicklung eines Neugeborenenikterus, Atemstörungen und Hypokalziämie.

Neben der kontinuierlichen Beobachtung erhalten die betroffenen Kinder zur Vermeidung von Hypoglykämien Glukose parenteral, bis sich die Insulinproduktion eingepegelt hat. Glukose- und Kalziumspiegel im Blut werden in regelmäßigen Abständen kontrolliert

Sepsis

Eine |Sepsis ist eine vital bedrohliche Situation für Neugeborene, die schwer festzustellen ist. Da sie noch keine ausgereifte Immunabwehr haben und die Barrierefunktion noch nicht voll entwickelt ist, kommt es vermehrt (bei 1–3 % der Neugeborenen) zu generalisierten bakteriellen Infektionen. Diese äußern sich meist ohne spezifische Symptome in schlechtem Allgemeinbefinden und können zu verschiedenen Komplikationen führen.

Im Vordergrund stehen daher das Monitoring, die Antibiotikagabe sowie ggf. die Überwachung der Beatmungstherapie. Nach ärztlicher Anordnung wird Blut abgenommen (Blutbild, Blutkultur, Entzündungsparameter) sowie ggf. anderes Untersuchungsmaterial (z. B. Trachealsekret, Katheterspitzen, Muttermilch) auf Bakterienbefall für das Labor aufbereitet.

Kephalhämatom

Die Kopfblutgeschwulst (*Kephalhämatom*) ist ein Bluterguss unter der Knochenhaut. Die Eltern werden über die Entstehung sowie Besonderheiten im Umgang damit beraten. Da das |Kephalhämatom einen idealen Nährboden für Keime bietet, ist es wichtig, Hautläsionen in diesem Bereich zu vermeiden. Das Kind wird nicht auf dem Hämatom gelagert und der Kontakt mit Wasser (Gefahr der Hautmazeration) sollte vermieden werden.

Frakturen und Lähmungen

|Frakturen und Lähmungen können unter der Geburt entstehen. Pflegende beobachten das Kind auf Schmerzzeichen, lagern es fachgerecht und beraten die Eltern hinsichtlich der weiteren Versorgung.

- Bei einem **Schlüsselbeinbruch** (*Klavikulafraktur*) werden die Kinder vorsichtig auf der Gegenseite der Bruchstelle gelagert [Abb. 1]. Beim An- und Auskleiden wird darauf geachtet, dass die betroffene Seite zuletzt ausgezogen und zuerst angezogen wird.
- Bei einer **oberen Plexuslähmung** (Erb-Duchenne-Lähmung) wird der betroffene Arm für einige Tage in Beugehaltung am Thorax fixiert [Abb. 1]. Im Anschluss folgt eine fachgerechte Lagerung mit begleitender physiotherapeutischer Behandlung, die auch nach der Entlassung fortgesetzt wird. Eltern wird erläutert, dass sich die Lähmung zumeist in den ersten Lebensmonaten zurückbildet.
- Bei einer **Fazialisparese** muss auf Grund des fehlenden Lidschlusses an der betroffenen Seite die Hornhaut des Auges durch eine Augensalbe feucht gehalten werden. Beim Füttern sollte die betroffene Seite nach oben gelagert sein, damit die Milch bzw. die Nahrung nicht durch den fehlenden Lippenschluss wieder hinausläuft.

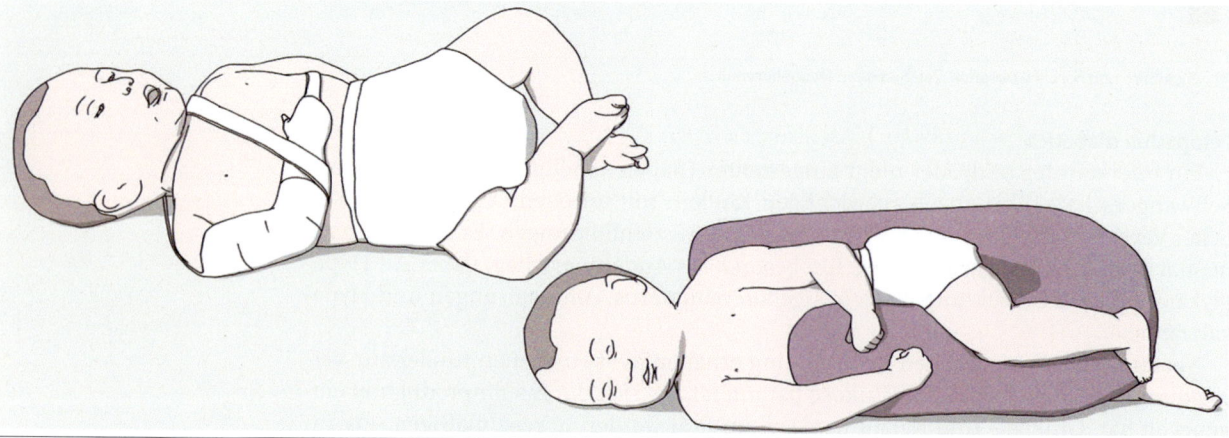

[1]   Lagerung bei Erb-Duchenne-Lähmung (links) und bei Klavikulafraktur (rechts)

Überleitungs- und Entlassungsmanagement

Versorgungskontinuität und angemessenes Entlassungsmanagement sind Teil der Gesundheitsvorsorge. Der Prozess der optimalen Begleitung der Familien in das häusliche Umfeld braucht Zeit und beginnt deshalb nicht erst bei der Entlassung nach evtl. wochenlangem Aufenthalt. Grundlage der Zusammenarbeit ist eine Vertrauensbeziehung und ein kontinuierlicher Austausch. Ziele des Entlassungsmanagements sind

Entlassungs-
management **1** | 640

- Förderung der Eltern-Kind-Beziehung,
- Förderung der Lebensqualität der Familie und der elterlichen Kompetenz,
- Verkürzung des Aufenthalts und Vermeidung weiterer Aufenthalte im Krankenhaus,
- ein gut vorbereiteter und sicherer Übergang in die häusliche Situation,
- kontinuierliche und stärkende Versorgung – mit Angeboten der Nachsorge sowie
- Fördern der familiären und sozialen Faktoren und der Bewältigung.

Pflegende führen folgende Maßnahmen durch bzw. leiten sie ein:

- individuelles Assessment – Erfassen der elterlichen Bedürfnisse und der Inhalte, die bei der Förderung des Kindes wichtig sind
- Aufklärung, Beratung [Abb. 2 und 3], Anleitung und Schulung, z. B. Stillanleitungen oder Badeanleitungen
- Koordination notwendiger Aufgaben und Termine
- pflegerische Entlassungsgespräche, bei welchen eine Informationsmappe ausgehändigt wird (mit Informationen zur Entwicklung des Kindes, Beobachtungskriterien, Ernährung, Schlafverhalten; Verweise auf Ansprechpartner, Selbsthilfegruppen, Gruppenangebote in der Klinik wie Elterngruppen, Stillkurse oder Säuglingspflegekurse)
- ambulante Nachsorgetelefonate und Gruppenangebote
- evtl. Hausbesuche

Schon während des Aufenthalts werden die Eltern kontinuierlich an pflegerische Maßnahmen herangeführt, die sie im häuslichen Bereich übernehmen können. So kann die Beobachtung des Frühgeborenen ebenso Teil der Entlassungsvorbereitung sein wie die Ernährung über die Magensonde. Im psychosozialen Bereich richtet das interdisziplinäre Team seinen Fokus auf die Eltern-Kind-Bindung. Berührungsängste werden gemeinsam abgebaut, Verlustängste reduziert und Bewältigungsstrategien vermittelt, um die Entwicklung des Kindes auch langfristig zu fördern.

Kriterien für die Entlassung nach Hause sind:

- Das Kind kann seine Rektaltemperatur ohne äußere Wärmezufuhr im physiologischen Bereich zwischen 36,5 °C und 37,5 °C halten und der Blutzucker ist stabil.
- Das Kind nimmt an Gewicht zu, es trinkt ausreichend und eigenständig bzw. die Eltern/Bezugspersonen gehen sicher mit alternativen Ernährungsformen um.
- Es stehen keine dringenden Behandlungen oder Befunde an.
- Die Eltern/Bezugspersonen fühlen sich sicher im Umgang mit dem Kind und sind bezüglich möglicher Ansprechpartner und Unterstützungsmöglichkeiten informiert.

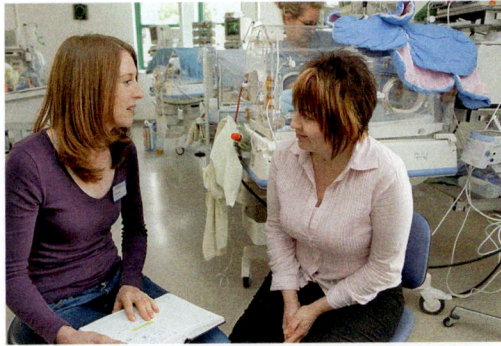

[2]   Beratungsgespräch auf der neonatologischen Station

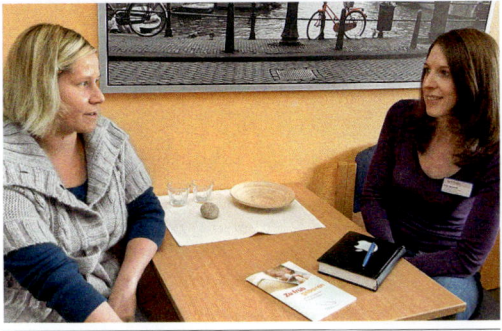

[3]   Beratungsgespräch im Kontext der Entlassungsvorbereitung

1.2   Medizinischer Bezug

1.2.1   Früh- und Risikoneugeborene

> Wenn der Zustand des Kindes es zulässt, wird es auf die Brust der Mutter gelegt, um den Aufbau der Beziehung (Bonding) zwischen Mutter und Kind zu fördern. Meist bekommen die Mütter ihre frühgeborenen Kinder nur für einen kurzen Augenblick zu sehen, um sie dann in die Obhut eines professionellen Teams für die Erstversorgung zu übergeben.

CTG | 35. 58
Episiotomie | 60

Besonderheiten bei der Entbindung Frühgeborener

Frühgeborene werden häufiger durch Kaiserschnitt entbunden als reife Neugeborene, da eine vaginale Entbindung die Kinder stark belastet. Bei vaginaler Entbindung erhöht sich das Risiko eines Sauerstoffmangels und einer Hirnblutung. Deshalb wird diese nur angestrebt, wenn das |CTG unauffällig ist, der Muttermund sich zügig öffnet und das Kind in Schädellage liegt.

Während der Entbindung erfolgt eine dauerhafte CTG-Überwachung. Die Fruchtblase wird so lange wie möglich erhalten, um die geburtstraumatischen Belastungen zu minimieren. Eine frühzeitige |Episiotomie verhindert starke Kompressionen des Kopfes und reduziert das Hirnblutungsrisiko. Die Entbindung mit Saugglocke ist auf Grund des Hirnblutungsrisikos kontraindiziert.

Erstversorgung und weitere Behandlung Frühgeborener

Die Erstversorgung im Kreißsaal bzw. OP erfolgt durch Gesundheits- und Kinderkrankenpflegerin, Hebamme und Kinderärztin. Um einem Körperwärmeverlust vorzubeugen, wird das Kind sofort abgetrocknet und in angewärmte sterile Tücher eingewickelt. Dabei ist darauf zu achten, dass die empfindliche Haut nicht verletzt wird. Bei extrem unreifen Kindern (< 25. Schwangerschaftswoche) wird zum Hautschutz, wenn möglich, auf das Kleben von Elektroden verzichtet. In den ersten Minuten nach der Geburt werden Apgar-Index und pH-Wert des Nabelarterienblutes bestimmt. Anhand dieser Parameter sowie des Allgemeinzustands werden die erforderlichen Maßnahmen abgestimmt:

- achsengerechte Rückenlagerung zur Vermeidung einer Hirnblutung
- zur Gewährleistung des venösen Rückflusses Lagerung des Kopfes in Schnüffelposition (leicht überstreckt und nicht seitlich) [Abb. 1]
- ggf. kurzes orales Absaugen zur Schonung der Schleimhäute sowie zur Vermeidung von Schwellungen

CPAP | 299

- ggf. Unterstützung der Spontanatmung durch O_2-Sonde, |CPAP oder druckunterstützte Beatmung (über Maske oder nasalen Tubus)
- Legen einer Magensonde, um den Magen-Darm-Trakt zu entlasten
- Legen eines zentralen Zugangs

Das Kind wird in den vorbereiteten Transportinkubator gelegt und erschütterungsfrei unter kontinuierlichem Monitoring zur Frühgeborenenintensivpflegestation (FIPS) bzw. Neonatologie gebracht.

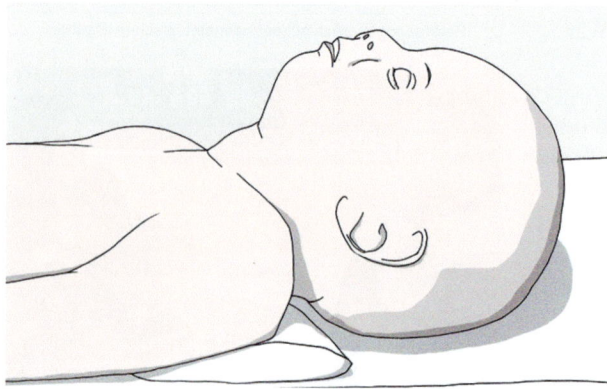

[1]   Lagerung des Kopfes in Schnüffelposition

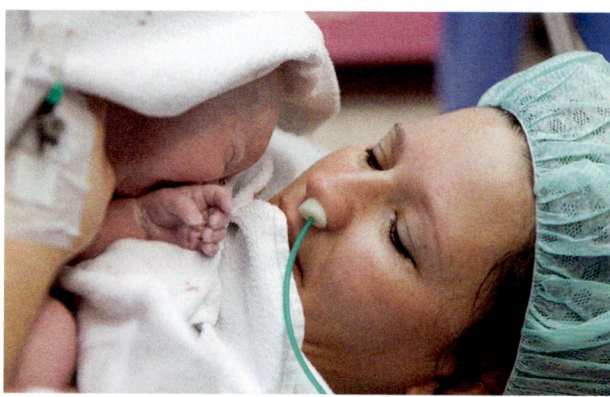

[2]   Mutter mit Frühgeborenem kurz nach der Entbindung

Schmerzmanagement

Bei Feten entwickelt sich die Schmerzbahn während der Organogenese etwa ab der 22. Schwangerschaftswoche. Ab diesem Zeitpunkt empfinden sie Schmerzen. Frühgeborene sind schmerzempfindlicher als reife Neugeborene, da die körpereigenen Mechanismen der Schmerzhemmung noch nicht ausgereift sind und mehr als die Hälfte der Opioidrezeptoren fehlen. Zudem ist die Schmerzschwelle auf Grund der Unreife des Gehirns niedriger.

Bei unreifen Kindern ist die Hirnblutung eine der gefürchtetsten Folgekomplikationen auf Schmerz und Stress, da sie mit erhöhtem Blutdruck reagieren. Je unreifer die Kinder sind, desto intensiver ist die notwendige Therapie. Das führt dazu, dass sie bis zu 16-mal am Tag Schmerzen durch Blutentnahmen und andere diagnostische und therapeutische Interventionen erfahren. Da sich Frühgeborene nicht differenziert äußern können, sind sie auf |Fremdeinschätzung ihrer Schmerzen durch Pflegende angewiesen.

Einschätzung von Schmerzzuständen | 144

Schmerzvermeidung ist die beste Therapie und wird ab dem Zeitpunkt der Geburt angestrebt. Im Vordergrund der Stressvermeidung steht das |Minimal Handling. Grundvoraussetzung bei schmerzhaften Maßnahmen ist immer Zuwendung und Spenden von Trost.

Minimal Handling | 273

Eine nicht medikamentöse Schmerzlinderung ist die Gabe von wenigen Tropfen 30%iger Glukoselösung vor anstehenden Maßnahmen. Dadurch wird eine Endorphinausschüttung provoziert, welche die Schmerzreaktion abschwächt. Andere nicht medikamentöse Maßnahmen sind die Känguru-Methode, Stillen und mulitsensorische Stimulation (taktil, auditiv, olfaktorisch und orogustatorisch).

Die Schmerzerfassung sowie nicht medikamentöse Interventionen können losgelöst von ärztlichen Anordnungen durchgeführt werden.

Die Datenlage zu Wirksamkeit und Sicherheit nicht medikamentöser und medikamentöser Schmerztherapie bei Frühgeborenen ist derzeit spärlich. Daher müssen stets Nutzen und Risiko der Therapie sorgfältig abgewogen werden.

Aus der Forschung

Stoffel et al. untersuchten in ihrer Forschungsarbeit die Effektivität nicht medikamentöser Interventionen zur Schmerzreduktion in der Pflege von Früh- und Neugeborenen. Sie kamen zu dem Ergebnis, dass die nicht medikamentösen Interventionen bewirkten, dass die Kinder deutlich weniger Schmerz- und Stresszeichen zeigten.

—

STOFFEL, L.; CIGNACCO, E.; HAMERS, P. H. J.; VAN LINGEN, A. R.; MCDOUGALL, J.; NELLE, M.: „Die Effektivität nicht medikamentöser Interventionen in der Schmerzbehandlung von Früh- und Termingeborenen." in: *Pflege*, 2005 (18) 3, S. 147–158

Die Gabe von Analgetika geht mit potenziellen Nebenwirkungen einher. Deshalb werden in der neonatologischen Intensivpflege nicht medikamentöse Behandlungsmethoden zur Schmerzbehandlung empfohlen. Außerdem liegen wenige Studien zur Pharmakokinetik bei Frühgeborenen vor.

Umstellungs- und Anpassungsvorgänge
Atemfunktion

Nach der Geburt stimulieren O_2-Mangel und CO_2-Überschuss den Atemantrieb und führen zur Entfaltung der Lunge. Speziell bei Frühgeborenen treten häufig Ateminsuffizienzen bei der Umstellung vom plazentaren auf pulmonalen Gasaustausch auf, weil Lunge und Gehirn noch unreif entwickelt sind. Die respiratorische Anpassung nach der Geburt kann verzögert sein durch

- unreife Lungen (|Surfactantmangel),
- Sauerstoffmangel unter der Geburt,
- unreifes Atemzentrum,
- Aspiration von Fruchtwasser,
- Infektionen oder
- die so genannte |feuchte Lunge.

Ebenso führen kardiovaskuläre (z. B. pulmonale Hypertonie bei |persistierendem Ductus arteriosus Botalli) oder zentrale Störungen (z. B. |intrakranielle Blutung) zu unterschiedlichen pathophysiologischen Beeinträchtigungen der Atmung. Es zeigen sich eine verminderte Lungenventilation, beeinträchtigter Gasaustausch, reduzierte Lungenperfusion und ein gestörter O_2-Transport. Die Kinder können ein |Atemnotsyndrom entwickeln. Besonders während des Schlafes fällt es ihnen schwer, die kontinuierliche Atmung aufrechtzuerhalten.

Herz- und Kreislauffunktion

Der fetale Kreislauf ist durch verschiedene Shuntverbindungen gekennzeichnet, die den rechten und linken Kreislauf verbinden. Durch die Entfaltung der Lungen und die Zunahme der pulmonalen Blutzirkulation kommt es zu Kreislaufumstellungen [Abb. 1].

Normalerweise schließen sich durch die veränderten Fluss- und Druckverhältnisse die Shuntverbindungen. Bei Frühgeborenen kann der Verschluss des Ductus arteriosus Botalli oder des Foramen ovale verzögert sein oder ausbleiben. Sowohl bei einem persistierenden Ductus arteriosus Botalli (PDA) als auch bei einem offenen Foramen ovale ist der Blutfluss der Pulmonalgefäße gesteigert. Der Widerstand im Lungenkreislauf steigt und das rechte Herz wird stark belastet. Hierdurch können eine respiratorische Verschlechterung und eine ausgeprägte Hypoxie eintreten.

---

feuchte Lunge
(engl. = wet lung)
verzögerte nachgeburtliche Entfaltung der Lungenbläschen durch Flüssigkeitsreste, die durch fehlenden Druck auf den Brustkorb nicht ausreichend entfernt wurden (z. B. bei Kaiserschnitt, Beckenendlage, raschen Geburten)

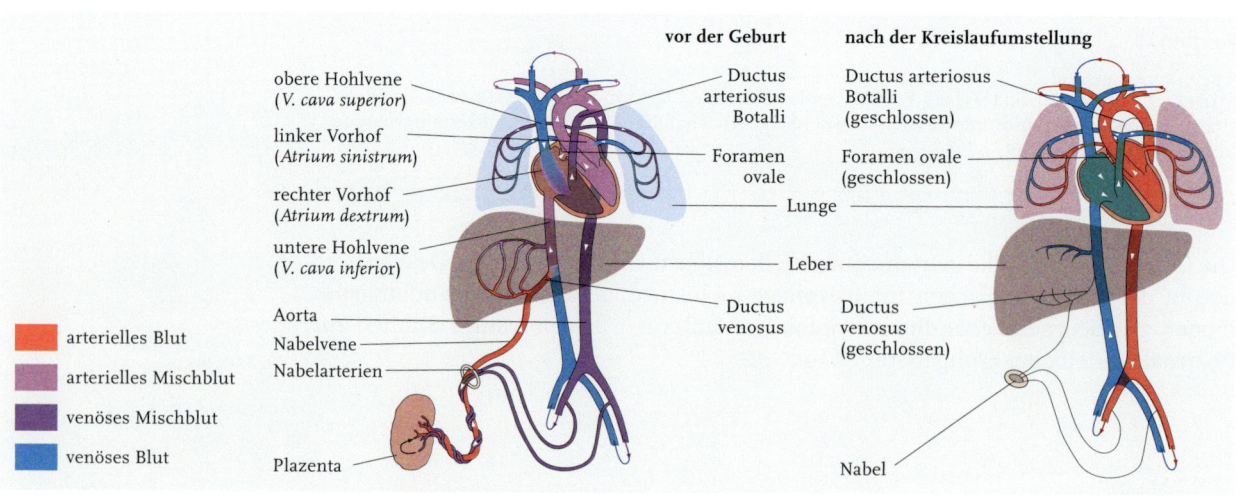

vor der Geburt — nach der Kreislaufumstellung

obere Hohlvene (V. cava superior)
linker Vorhof (Atrium sinistrum)
rechter Vorhof (Atrium dextrum)
untere Hohlvene (V. cava inferior)
Aorta
Nabelvene
Nabelarterien
Plazenta

Ductus arteriosus Botalli
Foramen ovale
Ductus venosus

Ductus arteriosus Botalli (geschlossen)
Foramen ovale (geschlossen)
Lunge
Leber
Ductus venosus (geschlossen)
Nabel

arterielles Blut
arterielles Mischblut
venöses Mischblut
venöses Blut

[1] Der fetale Kreislauf und die Kreislaufumstellungen nach der Geburt

Blut- und Bilirubinbildung, Blutgerinnung

Vor der Geburt wird der Fetus über die Plazenta mit Sauerstoff und Nährstoffen versorgt. Das fetale Blut unterscheidet sich vom mütterlichen, da eine andere Hämoglobinstruktur vorliegt. Dies erleichtert die Sauerstoffaufnahme bei erniedrigtem Sauerstoffgehalt. Die Blutbildung findet vor der Geburt auch in Leber und Milz statt. Nach der Geburt geht die Blutbildung vorübergehend zurück. Daher kommt es typischerweise im dritten Lebensmonat zu einer Anämie. Diese kann wegen der Unreife des Blutbildungssystems bei Frühgeborenen besonders ausgeprägt sein. Eine ausgeprägte Anämie wird mit Eisenpräparaten oder der Gabe von Erythrozytenkonzentrat therapiert.

Bilirubin entsteht durch Abbau des |Hämoglobins. Es ist nicht wasserlöslich und somit kein ausscheidungsfähiges Bilirubin (= indirektes Bilirubin). Damit es trotzdem ausgeschieden werden kann, wird es in der Leber an |Glukuronsäure gebunden und in direktes Bilirubin umgewandelt.

In den ersten Tagen nach der Geburt ist die Leber noch nicht reif genug, um die gesamte Menge des anfallenden Bilirubins an Glukuronsäure zu binden, weil das verantwortliche Enzym Glucuronyltransferase noch sehr unreif ist. Deshalb kann es bei gesunden Neugeborenen zu einem **physiologischen Ikterus** kommen, der sich bis zum zehnten Lebenstag zurückbildet und nicht behandlungsbedürftig ist. Bei einem pathologischen Geschehen steigt das indirekte Bilirubin übermäßig an und es entwickelt sich eine |Hyperbilirubinämie. Das erhöhte Bilirubin kann sich dann im Gehirn der Neugeborenen anlagern und dort zu Schädigungen führen. Als Therapie wird eine Fototherapie durchgeführt, bei der das Bilirubin in der Haut gespalten wird und dann ausgeschieden werden kann.

Da **Blutgerinnungsfaktoren** nicht plazentagängig sind und die Leber funktionell noch unreif ist, sind die Gerinnungsfaktoren bei Neugeborenen vermindert und die Prothrombinzeit (*INR = international normalized ratio*) verlängert. Vitamin K, welches zu ca. 50 % von Bakterien im Dickdarm gebildet wird, ist für die Bildung von Gerinnungsfaktoren erforderlich. Der Darm von Neugeborenen und speziell Frühgeborenen ist funktionell noch nicht ausgereift. Da Vitamin K nach der Geburt nicht ausreichend über die Muttermilch zugeführt wird, können Neugeborene einen Mangel an Vitamin K haben, welcher mit einer erhöhten Blutungsgefahr einhergeht. Um Blutungen zu vermeiden, wird daher nach der Geburt eine Vitamin-K-Prophylaxe verabreicht.

Hämoglobin **1** | 793

Glukuronsäure
dient der Verstoffwechselung (Entgiftung) von Hormonen, Arzneimitteln und anderen Giftstoffen, indem es diese in wasserlösliche Substanzen umwandelt und ausscheidungsfähig macht.

Hyperbilirubinämie | 302

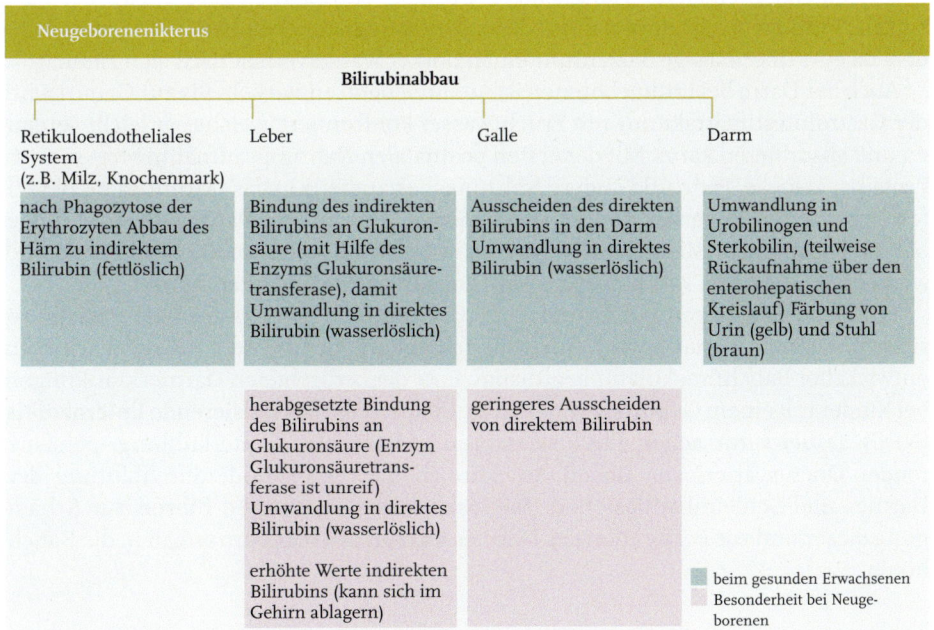

Neugeborenenikterus

Bilirubinabbau

Retikuloendotheliales System (z.B. Milz, Knochenmark)	Leber	Galle	Darm
nach Phagozytose der Erythrozyten Abbau des Häm zu indirektem Bilirubin (fettlöslich)	Bindung des indirekten Bilirubins an Glukuronsäure (mit Hilfe des Enzyms Glukuronsäuretransferase), damit Umwandlung in direktes Bilirubin (wasserlöslich)	Ausscheiden des direkten Bilirubins in den Darm Umwandlung in direktes Bilirubin (wasserlöslich)	Umwandlung in Urobilinogen und Sterkobilin, (teilweise Rückaufnahme über den enterohepatischen Kreislauf) Färbung von Urin (gelb) und Stuhl (braun)
	herabgesetzte Bindung des Bilirubins an Glukuronsäure (Enzym Glukuronsäuretransferase ist unreif) Umwandlung in direktes Bilirubin (wasserlöslich) erhöhte Werte indirekten Bilirubins (kann sich im Gehirn ablagern)	geringeres Ausscheiden von direktem Bilirubin	

☐ beim gesunden Erwachsenen
☐ Besonderheit bei Neugeborenen

Thermoregulation

Die Gefahr einer Unterkühlung bei Neugeborenen ist auf Grund ihrer großen Körperoberfläche im Verhältnis zum Wärme produzierenden Körperkern hoch. Die optimale Umgebungstemperatur, in der das Frühgeborene am wenigsten Energieaufwand zur Wärmeproduktion benötigt, liegt in den ersten sechs Wochen bei 34 – 35°C. Die dünne Haut mit gering ausgeprägten Fettpolstern leitet die Wärme wesentlich schneller an die Umgebung ab als bei Erwachsenen und führt zur |**Hypothermie**.

Hypothermie **1** | 419

Neugeborene sind noch nicht in der Lage, über Zittern Wärme zu produzieren. Sie nutzen zur Wärmegewinnung braunes Fettgewebe. Dieses ist bei Frühgeborenen unzureichend entwickelt, zudem sind die Glukosespeicher zur Energiegewinnung nur gering ausgeprägt. Daher kann es bei Frühgeborenen besonders leicht zur Unterkühlung kommen. Durch Unterkühlung oder Überwärmung steigt der Sauerstoffbedarf an. Deshalb kann eine Hypothermie außerdem zu einem Sauerstoffmangel und einer metabolischen |Azidose führen. Das Vermeiden einer Unterkühlung zählt so zu den wesentlichen Interventionen in der Betreuung von Frühgeborenen.

Azidose **1** | 350

Verdauungs- und Ausscheidungsfunktion

Die unreife Leber und die gering angelegten Glykogenspeicher verursachen bei Frühgeborenen häufig eine **Hypoglykämie**.

Urin wird schon ab der zwölften Schwangerschaftswoche produziert. Dennoch ist die Niere des Neugeborenen und v. a. des Frühgeborenen noch unreif, was zur **Einschränkung der glomerulären Filtrationsrate sowie der tubulären Rückresorption** führt. Das bedeutet, dass überschüssige Flüssigkeit und andere nierengängige Substanzen nur schwer ausgeschieden werden können. Die Halbwertzeit verabreichter Medikamente erhöht sich dadurch drastisch.

Beispiel Die Halbwertzeit des Antibiotikums Gentamicin beträgt bei reifen Neugeborenen etwa fünf Stunden und kann bei extrem unreifen Frühgeborenen bis auf eine Woche ansteigen.

Eine Einschränkung der glomerulären Filtrationsrate kann auch durch eine perinatale |Asphyxie oder zu niedrigen Blutdruck ausgelöst werden. Bei unreifen Neugeborenen und Frühgeborenen ist die Fähigkeit zur Urinkonzentration eingeschränkt. Die Flüssigkeits- und Elektrolytzufuhr muss deshalb dem individuellen Bedarf angepasst werden, da eine übermäßige Salzzufuhr einen hohen Wasserverlust nach sich zieht.

Asphyxie
Aussetzen der Atmung durch Störung des Atemzentrums

Auch der Darm bei Frühgeborenen ist unzureichend entwickelt. Bis zur Geburt wird der Gastrointestinaltrakt nur mit Fruchtwasser konfrontiert, welches er leicht verdauen und absorbieren kann. Mit der ersten postnatalen Nahrungsaufnahme treten auch Proteine, Laktose, Fette und andere Nahrungsbestandteile in das Darmlumen. Bei reifen Neugeborenen werden dadurch verschiedene Enzyme im Darm aktiviert. Frühgeborene haben einen Mangel an Enzymen zur Spaltung von Eiweißen und Fetten und weniger Magensäure, was häufig zu **Nahrungsunverträglichkeiten** führt.

Frühgeborene zeigen auf Grund ihrer Darmunreife gastrointestinale Passagestörungen. Dieser Umstand wird durch die fehlende Bauchpresse auf Grund schwach entwickelter Bauchmuskulatur begünstigt. Eine der befürchteten Darmerkrankungen bei Kinder mit einem Geburtsgewicht unter 1500 g ist die **nekrotisierende Enterokolitis** (NEC). Dabei verursachen Einflussfaktoren wie Hypoxie, Unterkühlung, persistierender Ductus arteriosus Botalli, Infektionen u. a. eine Minderdurchblutung des Darmes und Schleimhautläsionen. Nekrosen in der Darmwand führen zur Schädigung dieser und zur Perforation des Darmes mit Austritt von Darminhalt in die Bauchhöhle.

Flüssigkeits- und Elektrolythaushalt

Die Unreife der Regulationsmechanismen bei Früh- und Risikoneugeborenen führen häufig zum Ungleichgewicht im Wasser- und Elektrolythaushalt. Bei unreif geborenen Kindern kommt es in den ersten Tagen der postnatalen Phase zu hohen Wasserverlusten über Haut und Atmung. Das kann Störungen des Elektrolythaushaltes nach sich ziehen. Die Kinder verlieren reichlich Natrium, da sie dieses über die Niere ausscheiden. Zusätzlich wird wenig Natrium über den distalen Tubus und den Darm rückresorbiert. Andererseits können die Kinder rasch eine **Hypernatriämie** durch den Flüssigkeitsverlust über die Haut entwickeln.

Der Kalziumbedarf ist zum Ende der Fetalzeit und in den ersten Lebensmonaten besonders hoch. Normalerweise wird Kalzium bei Bedarf aus den Knochen mobilisiert, was bei unreifen Kindern nicht optimal funktioniert. Auch durch Nahrung kann dieser Mangel nicht ausreichend ersetzt werden. Eine **Hypokalzämie** ist umso wahrscheinlicher, je unreifer die Kinder geboren werden.

Immunologische, neurologische und sensorische Funktionen

Frühgeborene haben auf Grund ihres unreifen Immunsystems eine **erhöhte Infektanfälligkeit** und Probleme bei der Infektüberwindung. Die Anfälligkeit gegen bakterielle Infektionen ist besonders hoch und Bakterien können leicht über den Blutweg zu anderen Organen (Hirnhäute, Lungen) gelangen.

Bei Frühgeborenen findet die Reifung des Gehirns außerhalb des Mutterleibes und in ständiger Interaktion mit der Umgebung über mehrere Sinne statt. Zum Zeitpunkt der Geburt sind auch sehr unreife Frühgeborene in der Lage, ihre Umwelt wahrzunehmen. Somit wird die Entwicklung der Hirnstruktur in einer Umgebung geformt, die nicht der natürlichen Entwicklung entspricht. **Entwicklungsstörungen** können die Folge sein. Ein weiteres Problem ist, dass der Inkubator die Stimme der Eltern bzw. Bezugspersonen dämpft. Dadurch wird das konkrete Zuordnen der Stimmen zu bestimmten visuellen Stimuli, wie dem Gesicht der Mutter, erschwert.

Stresssituationen wie Lärm, häufige Interventionen oder Schmerz lösen physische Reaktionen beim Frühgeborenen aus. Es zeigen sich möglicherweise ein erhöhter Sauerstoffbedarf sowie ein schwankender Blutdruck und Puls. Dabei verbraucht das Kind viel Energie, welches es eigentlich für Wachstum und Entwicklung benötigt.

Schlaf-Wach-Rhythmus

Der Schlaf-Wach-Rhythmus bei Frühgeborenen ist unausgereift, da sie vorzeitig aus dem Mutterleib entbunden wurden und nach der Geburt einer lauten, hellen und kalten Umgebung ausgesetzt sind. Zusätzlich muss das Frühgeborene andere physiologische Prozesse des Körpers regulieren. Um einen regelmäßigen Schlaf-Wach-Rhythmus entwickeln zu können, werden ihm bewusst Wechsel von Phasen mit Ruhe und Aktivität angeboten.

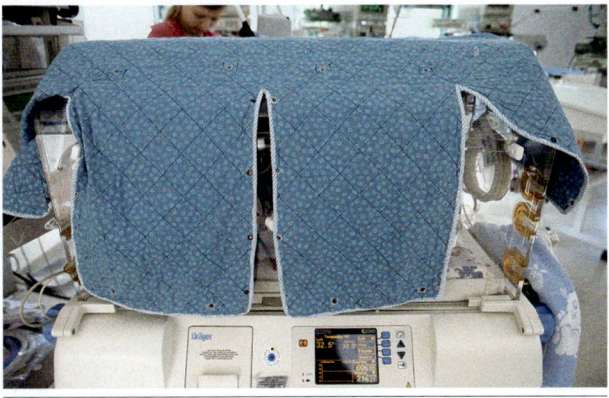

[1]   Zur Reduktion von Reizen kann der Inkubator abgedunkelt werden.

1.2.2   Pränatale Erkrankungen

Störungen der Erbsubstanz

Abweichungen an den Chromosomen (*Chromosomenaberration*) betreffen entweder den strukturellen Aufbau (*Chromosomenmutation*) oder die Anzahl der Chromosomen (*numerische Aberration*). Während der Zellteilung kann es zu einer Fehlverteilung der Chromosomen kommen. Bei strukturellen Chromosomenstörungen geht entweder genetisches Material verloren, verdoppelt sich oder ist zwar vorhanden, aber falsch verteilt.

Zu den Ursachen für Chromosomenaberrationen ist wenig bekannt. Exogene Einflüsse wie ionisierende Strahlen, chemische Faktoren oder Virusinfektionen werden als Auslöser in Betracht gezogen. Mit steigendem Alter der Schwangeren erhöht sich das Risiko für eine Chromosomenabberation.

Beispiel Das Risiko für die Geburt eines Kindes mit Trisomie 21 nimmt mit steigendem Alter der Mutter zu. Während das Risiko bei einer 20-jährigen Frau etwa bei 1 : 1 000 liegt, beträgt es bei einer 40-jährigen Frau 1 : 100.

Die **strukturellen Aberrationen** sind im Gegensatz zu den klinischen Veränderungen der numerischen Anomalien weniger charakteristisch und zeigen eine hohe Variabilität. Beispiele hierfür sind das Katzenschrei-Syndrom und das Wolf-Syndrom. Beide werden durch Verlust an genetischem Material (*Deletion*) verursacht. Die Kinder zeigen ähnliche klinische Symptome, wie z. B. vermindertes Geburtsgewicht, geistige und motorische Retardierung, kleiner Kopf, kleines Kinn und eine Vierfingerfurche. Typisch für das Katzenschrei-Syndrom sind hohe, schrille katzenschreiartige Lautäußerungen im frühen Kindesalter. Das Wolf-Syndrom kann zusätzlich verschiedene Organfehlbildungen an Herz, Niere, Bewegungsapparat und Augen aufweisen.

Bei den **numerischen Aberrationen** unterscheidet man zwischen Monosomien und Trisomien [Abb. 1]. Bei Monosomien kommt ein bestimmtes Gen in jeder Körperzelle nur einmal und nicht doppelt vor. Die Folgen sind so gravierend, dass die meisten Monosomien zu Fehl- bzw. Totgeburten führen. Gleiches gilt für die Trisomien mit Ausnahme der Trisomie 21, die gut mit dem Leben vereinbar ist, und für die Trisomien 13 und 18, deren Lebensfähigkeit allerdings stark eingeschränkt ist.

Treten numerische Aberrationen bei den Geschlechtschromosomen auf, sind die klinischen Ausprägungen weniger stark, da das Y-Chromosom nur sehr wenige Gene trägt und überzählige X-Chromosomen beim Menschen fast vollständig inaktiviert werden. Frauen mit einer Trisomie des X-Chromosoms sind völlig gesund, die Trisomie lässt sich lediglich in einem Karyogramm feststellen. Haben Männer ein zusätzliches X-Chromosom, kann es durch die Unterentwicklung der Hoden zur Sterilität kommen. Steril sind auch Frauen mit einer Monosomie des X-Chromosoms.

Zu den am häufigsten vorkommenden numerischen Aberrationen der Geschlechtschromosomen zählen das Ullrich-Turner-Syndrom (UTS) und das Klinefelter-Syndrom. Da beim UTS nur ein X-Chromosom vorhanden ist, entwickelt sich ein Mädchen bzw. eine Frau. Die Betroffenen leiden unter unterschiedlichen Symptomen. Allen ist gemein, dass es ohne eine hormonelle Behandlung nicht zur Pubertät und damit zur Ausbildung der sekundären Geschlechtsmerkmale kommt. Da keine Eierstöcke angelegt sind, geht es mit Unfruchtbarkeit (*Infertilität*) einher. Das Klinefelter-Syndrom führt zur Entwicklung von Jungen/Männern, bei denen durch das zusätzliche X-Chromosom die männlichen Geschlechtsorgane vermindert ausgebildet sind. Auch dieses Syndrom führt zu Infertilität.

normale Spermien (n)		mutierte Eizelle (*n*)	
		23 + 1 XX	23 − 1 –
23 X		2n: 46 + 1 XXX Poly-X-Syndrom	2n: 46 − 1 X– Ullrich-Turner-Syndrom
23 Y		2n: 46 + 1 XXY Klinefelter-Syndrom	2n: 46 − 1 Y– letal †
		Trisomien	Monosomien

[1] Numerische Chromosomenabberationen

Mit einer durchschnittlichen Häufigkeit von ca. 1 : 700 Lebendgeborenen ist die **Triso-mie 21** die häufigste Chromosomenaberration. Sie wird nach ihrem „Entdecker" John Langdon-Down auch Down-Syndrom genannt. Bei den betroffenen Kindern ist das Chromosom 21 dreimal statt zweimal vertreten. Jungen sind insgesamt häufiger betroffen als Mädchen.

Die Ursachen für die Chromosomenabweichung sind nicht genau bekannt. Primär ist die fehlerhaft verlaufende Teilung der Keimzellen (*Meiose*) verantwortlich. Sie kommt mit steigendem Alter der Mutter häufiger vor, aber auch andere Faktoren scheinen eine Rolle zu spielen.

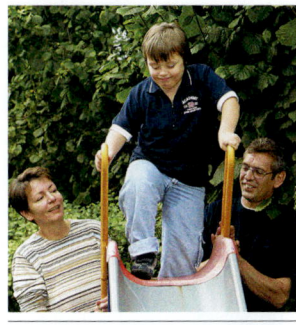

[2] Kinder mit Trisomie 21 zeigen ein typisches Äußeres und auch Familienähnlichkeit.

Beispiel Der Einfluss ionisierender Strahlung verstärkt vermutlich das Auftreten einer Trisomie 21. So stieg nach der Tschernobylkatastrophe 1986 der Anteil der Geburten von Kindern mit Genmutationen (auch Trisomie 21) in den betroffenen Gebieten an.

Die Kinder weisen ein typisches äußeres Erscheinungsbild auf. Dazu gehören:

- Schrägstellung der Lidachsen und weit auseinanderstehende Augen [Abb. 3]
- steil abfallender Hinterkopf
- breite Nase, mit tief liegender Nasenwurzel
- große gefurchte Zunge
- Ohrmuschelanomalien
- breite kurze Hände und Füße
- Vier-Finger-Furche [Abb. 4]

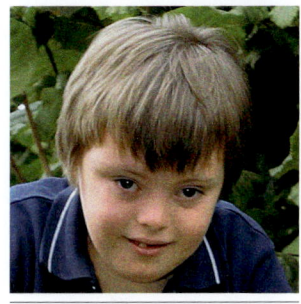

[3] Die Schrägstellung der Lidachsen sowie die weit auseinander stehenden Augen sind ein typisches äußeres Merkmal für Menschen mit Trisomie 21.

Zusätzlich kommt es zu verschiedenen klinischen Auswirkungen:

- angeborener Herzfehler bei mehr als 50 % der Kinder
- Sehstörungen und Schwerhörigkeit
- muskuläre Hypotonie mit verzögerter motorischer Entwicklung
- Missbildungen des Verdauungstraktes und Fehlfunktionen der Schilddrüse
- Infektanfälligkeit und ein höheres Risiko an Leukämie zu erkranken auf Grund der Anomalien im Immunsystem
- Unfruchtbarkeit der Männer

Die geistige Entwicklung ist individuell sehr verschieden und auch von der Förderung des Kindes abhängig. Die meisten Kinder lernen heute lesen und schreiben. Schweregrad, Anzahl und Ausprägung der Symptome variieren beträchtlich. Deshalb erfolgt die Diagnosesicherung durch eine Chromosomenanalyse.

Da die Symptome der Trisomie 21 durch eine Chromosomenaberration begründet sind, ist die Trisomie als solche nicht behandelbar. Therapierbar sind die Begleiterscheinungen wie Herzfehler, Sehschwäche oder andere Folgeerkrankungen. Der Schwerpunkt liegt auf integrativen Angeboten und Frühförderungsprogrammen, um die motorische und geistige Entwicklung erfolgreich zu beeinflussen. Dazu zählen in erster Linie Physiotherapie, Ergotherapie und Logopädie. So ist es möglich, die motorischen Fähigkeiten sowie die kognitive und psychosoziale Entwicklung zu fördern. Kinder mit Down-Syndrom brauchen Rücksicht und Einfühlungsvermögen, da sie bei Überforderung mit Rückzug reagieren.

Das Suchen von Nähe und Zuwendung ist bei Kindern mit Trisomie 21 charakteristisch. Der liebevolle Umgang und die Akzeptanz in der Familie sowie Integrationseinrichtungen sind entscheidend für ihre Entwicklung. Die Lebenserwartung und die Lebensqualität haben sich verbessert. Früher starben etwa 75 % die Kinder vor der Pubertät und 90 % erreichten nicht das 25. Lebensjahr. Auf Grund der heutigen medizinischen Versorgung und der Rehabilitations- sowie Integrationsmöglichkeiten werden viele Betroffene 50 – 60 Jahre und älter.

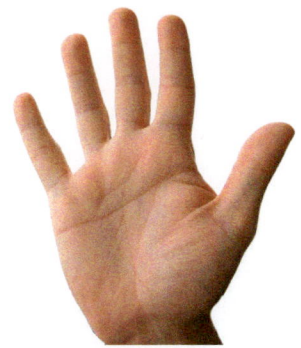

[4] Die Vier-Finger-Furche verläuft vom Klein- bis zum Zeigefinger parallel zu den Fingergrundgelenken.

Erkrankungen infolge von Gifteinflüssen

Es gibt viele verschiedene Faktoren, welche die pränatale Entwicklung des Embryos negativ beeinflussen können. Die schädlichen Einflüsse rufen nicht nur körperliche Schäden hervor, auch die kognitive und soziale Entwicklung der Kinder können darunter leiden.

Medikamente

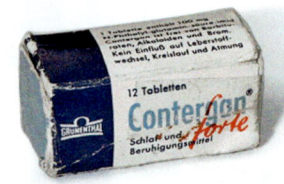

[1] Contergan®

Jedes Medikament, das plazentagängig ist, gelangt in den Blutstrom des Embryos und kann dessen Entwicklung beeinflussen. Daher ist jede Medikamenteneinnahme mit der Ärztin zu besprechen, um das Kind nicht zu schädigen. Auch rezeptfrei erhältliche Medikamente wie Acetylsalicylsäure können erhebliche Folgen haben: Bei Einnahme zu Beginn der Schwangerschaft kann es zu Fehlbildungen kommen, und zum Ende der Schwangerschaft ist es kontraindiziert, da es zu einem vorzeitigen Schluss des Ductus arteriosus Botalli führen kann. Weiterhin konnte in Studien bei regelmäßiger Einnahme ein reduziertes Geburtsgewicht und eine verzögerte motorische Entwicklung nachgewiesen werden.

Beispiel In den 1960er Jahren kam es im Zusammenhang mit Medikamenteneinnahme und pränataler Entwicklung zu einem weltweiten Skandal: Das Beruhigungsmittel Thalidomid (Contergan®, [Abb. 1]) war für Frauen leicht erhältlich. Wenn es vier bis sechs Wochen nach der Befruchtung eingenommen wurde, erzeugte es bei den Kindern Entwicklungsstörungen an Armen und Händen.

Alkohol

Alkohol in der Schwangerschaft ist in Deutschland die häufigste Ursache angeborener geistiger Behinderungen. Fetale Schädigungen infolge von Alkoholkonsum in der Schwangerschaft treten bei etwa einem von 350 Neugeborenen auf. Damit sind sie doppelt so häufig wie Trisomie 21. Spezifische Schädigungen und Fehlbildungen infolge von Alkoholkonsum in der Schwangerschaft werden als **Fetales Alkoholsyndrom (FAS)** bezeichnet. Heute wird vorwiegend der Begriff FASD (*fetal alcohol spectrum disorder*) verwendet, weil er alle Symptome und Beeinträchtigungen einschließt. Alkohol kann die Plazentaschranke ungehindert passieren, sodass das Kind einen ähnlichen Alkoholspiegel hat wie die Mutter.

Die Kinder zeigen in erster Linie eine geistige Retardierung, eine beeinträchtigte Bewegungskoordination, Kleinwuchs, Hyperaktivität, Aufmerksamkeitsdefizite und ein typisches Gesichtsmuster: weit auseinanderliegende Augen, kleine nach oben gerichtete Nase, kurze Oberlippe und einen kleinen Kopf. Die Kinder können das Wachstum nicht mehr aufholen und die geistige Behinderung bleibt ebenfalls bestehen. Später zeigen sich Schwächen in der Informationsverarbeitung sowie der Urteilsfähigkeit.

Fest steht, dass Alkoholkonsum der Mutter schädigenden Einfluss auf das ungeborene Kind hat. Welche Schädigungen auftreten, ist sehr variabel. Daher wird heute dazu geraten, während der gesamten Schwangerschaft keinen Alkohol (auch keine kleinen Mengen) zu konsumieren. Eine spezielle FASD-Therapie gibt es nicht, denn mögliche therapeutische Interventionen müssen individuell angepasst werden. Hierzu zählen Physiotherapie, Logopädie, Ergotherapie, Psychotherapie und Familienhilfe. Die medikamentöse Therapie mit Methylphenidat beginnt frühzeitig bei starken Konzentrations- und Impulsstörungen.

Nikotin

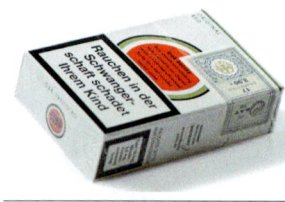

[2] Warnhinweis auf einer Zigarettenschachtel

Rauchen verursacht eine Gefäßverengung (*Vasokonstriktion*) und vermindert den Blutfluss in die Plazenta. Die Kinder werden mit Sauerstoff und Nährstoffen unterversorgt. Folgen sind eine Häufung von Frühgeburten, Fehlgeburten, Ateminsuffizienz des Kindes, Gefahr des |plötzlichen Kindstodes im Säuglingsalter und das Risiko, im

plötzlicher Kindstod | 302

späteren Kindesalter Krebs zu entwickeln. Die Schäden müssen nicht sofort nach der Geburt erkennbar sein. Selbst wenn das Kind zur Geburt einen guten körperlichen Eindruck macht, kann es im weiteren Entwicklungsverlauf Auffälligkeiten zeigen. Studien haben ergeben, dass Neugeborene rauchender Mütter weniger auf Geräusche reagieren und oft einen erhöhten Muskeltonus aufweisen. Später zeigen sie Lern- und Konzentrationsschwächen sowie Verhaltensauffälligkeiten. Egal zu welchem Zeitpunkt der Schwangerschaft die Mutter sich entschließt, mit dem Rauchen aufzuhören, reduziert sie die Wahrscheinlichkeit, dass ihr Kind künftig unter gesundheitlichen Beschwerden leidet.

Illegale Drogen

Die Anzahl der so genannten „Kokainbabys" hat besorgniserregend zugenommen. Kokain verursacht eine Vasokonstriktion, welche die Sauerstoffzufuhr für den kindlichen Organismus drosselt. Die Kinder haben ein höheres Risiko, früher geboren zu werden, ein niedrigeres Geburtsgewicht aufzuweisen sowie mit körperlichen Schäden und Atemschwierigkeiten auf die Welt zu kommen. Zusätzlich kommen diese Kinder drogensüchtig zur Welt. Sie sind reizbar, haben Schlafstörungen und ihr Schreien ist sehr schrill. Im weiteren Verlauf reagieren sie oft verlangsamt und die motorische Entwicklung ist verzögert.

Kinder von Müttern, die Crack rauchen, haben ein sehr niedriges Geburtsgewicht und schwere Schädigungen des ZNS. Marihuana verursacht einen kleinen Kopf mit vermindertem Hirnwachstum, Schlafstörungen, Schreckreaktion in der Neugeborenenperiode sowie Aufmerksamkeitsdefizite im Säuglings- und Kleinkindalter.

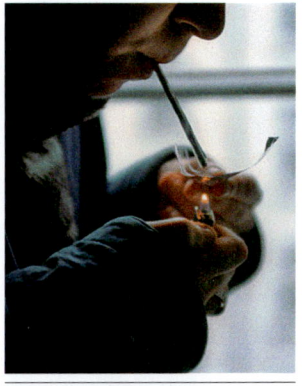

[3] Crackrauchen

Amphetamine und Ecstasy haben eine schädigende Wirkung auf das ungeborene Kind. Das Risiko für Fehl- und Frühgeburten, die Ausbildung körperlicher Anomalien und einer Schädigung des ZNS ist deutlich erhöht.

Nach derzeitigem Erkenntnisstand geht man davon aus, dass Heroin allein keine fetusschädigende Wirkung hat. Das Risiko für ein geringes Geburtsgewicht sowie für Früh- und Fehlgeburten ist jedoch erhöht. Das Kind entwickelt im Mutterleib eine Abhängigkeit und zeigt nach der Geburt Entzugssymptome. Später können die Kinder Entwicklungs- und Verhaltensstörungen zeigen.

Heroinabhängigen Schwangeren wird empfohlen, das Opiat nicht abrupt abzusetzen, sondern zu substituieren. Die Substitution erfolgt mit Subutex®, da es eine geringere körperliche Abhängigkeit hervorruft als Methadon. Die Entzugssymptomatik nach Methadon kann sich beim Neugeborenen über einen längeren Zeitraum (Wochen bis Monate) erstrecken.

Generell sollte auf Drogenkonsum in der Schwangerschaft verzichtet werden. Unterstützung bieten hierbei Drogenberatungsstellen und die behandelnde Gynäkologin. Auch nach der Geburt sollten die Mütter die Hilfsangebote von Hebamme, Beratungstellen (z. B. pro familia) oder Seelsorge in Anspruch nehmen.

Strahlung

Erste Auswirkungen von Strahlung auf die embryonale Entwicklung wurden im Zweiten Weltkrieg durch den Bombenabwurf über Hiroshima und Nagasaki deutlich. Nach dem Reaktorunfall in Tschernobyl 1986 zeigten sich ähnliche Effekte. Es kam vermehrt zu Fehlgeburten. Die lebend geborenen Kinder wiesen körperliche Deformitäten sowie Entwicklungsstörungen des Gehirns auf. Dementsprechend sind bei den Betroffenen physische Entwicklungsstörungen, emotionale Störungen, Sprachstörungen und eingeschränkte Intelligenz festzustellen. Ebenso ist das Risiko, an Krebs zu erkranken, erhöht.

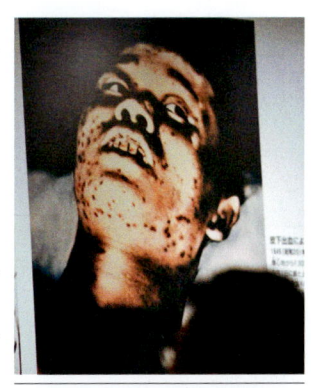

[4] Foto eines Strahlenopfers im Hiroshima Peace Memorial

Infektionskrankheiten | 472

Pränatale Infektionen

Der Begriff pränatale Infektionen bzw. konnatale Infektionen (= angeborene Infektionen) umfasst alle auf das Kind übertragenen Infektionen der Mutter. Die Infektionen können auf verschiedene Weise übertragen werden:

- über die Plazenta (*transplazentar*)
- unter der Geburt (*subpartal*)
- aufsteigend vom Genitalbereich der Mutter in die Bauchhöhle (*aszendierend*)

Die wichtigsten Erreger lassen sich unter dem Begriff „TORCH" zusammenfassen.

T = Toxoplasma gondii, überträgt Toxoplasmose
O = Others (z. B. Parovirus B19, Streptokokken, HIV)
R = Rubellavirus, überträgt Röteln
C = Zytomegalievirus (CMV)
H = Herpesvirus

Toxoplasmose

Die Toxoplasmose kann bei der Mutter symptomarm mit uncharakteristischen Erkältungszeichen verlaufen. Je früher die Infektion in der Schwangerschaft stattfindet, desto größer ist die Schädigung des Kindes. Häufig verlieren die Mütter bei Infektion im ersten Trimenon das Kind. Überlebt das Kind die Schwangerschaft, kann eine klassische Trias festgestellt werden: |Hydrozephalus, intrakranielle Verkalkungen, Chorioretinitis (Entzündung der Netzhaut und der Aderhaut des Auges). Ein großer Teil der Kinder ist bei der Geburt unauffällig. Störungen zeigen sich erst später, z. B. verzögerte psychomotorische Entwicklung oder zerebrale Krampfanfälle.

Bei Erstinfektion in der Schwangerschaft erfolgt bis zur 16. Schwangerschaftswoche eine präventive Chemotherapie mit Spiramycin. Anschließend wird eine Kombinationstherapie aus Sulfadiazin und Pyrimethamin über einen Zeitraum von vier Wochen verabreicht, ggf. bis zum Schwangerschaftsende.

Im Rahmen der Vorsorgeuntersuchungen erfolgt eine serologische Diagnostik zur Früherkennung. Zur Prävention sollten die Mütter verschiedene Vorsichtsmaßnahmen beachten. Dazu gehören eine sorgfältige Händehygiene, Verzicht auf Verzehr von rohem Fleisch, kein Kontakt mit Katzenkot, ausschließlich Verzehr von gewaschenem Obst und Gemüse sowie Durchführung von Gartenarbeit mit Handschuhen.

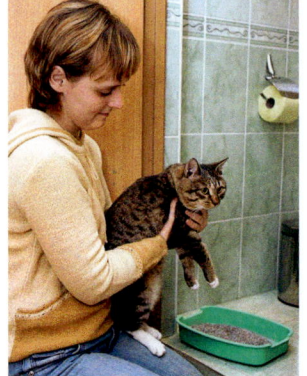

[1] Katzenkot enthält nicht selten die Toxoplasmose-Erreger. Daher sollten Schwangere keine Katzenklos reinigen, da es durch das Einatmen von verschmutzten Katzenstreupartikeln zu einer Erregerübertragung kommen kann.

Hydrozephalus | 442
Röteln | 472

Röteln

|Rötelninfektionen haben in der Frühschwangerschaft schwere Folgen für das ungeborene Kind. Selten kommt es zu Fehl- oder Totgeburten. Häufig beeinträchtigt der Rötelnvirus aber die Ausbildung der angelegten Organe. Die Art und die Schwere der Schäden hängen vom Zeitpunkt der Infektion ab. Das höchste Risiko besteht zwischen der ersten und zwölften Schwangerschaftswoche. In späteren Schwangerschaftswochen nimmt das Risiko einer Schädigung ab.

◤ **In Deutschland sind etwa 5 – 10 % der Frauen im gebärfähigen Alter auf Grund von unzureichender oder fehlender Impfung nicht immun.**

Der Rötelntiter wird im Rahmen der Schwangerschaftsvorsorge ermittelt. Bei Kinderwunsch kann die Bestimmung noch vor der Schwangerschaft vorgenommen werden und es kann bei unzureichendem Titer eine Impfung erfolgen.

Die betroffenen Kinder kommen meist zu früh auf die Welt und weisen eine Röteln-embryopathie auf. Dieses Fehlbildungssyndrom umfasst folgende Merkmale:

- Fehlbildungen am Herzen (persistierender Ductus arteriosus Botalli, Pulmonalstenose)
- Fehlbildungen an den Augen (Retinopathie = Erkrankung der Netzhaut, Katarakt = Linsentrübung)
- Fehlbildungen an den Ohren (Schwerhörigkeit, Taubheit)
- unterentwickelte und untergewichtige Neugeborene
- psychomotorische Entwicklungsstörungen

Die Therapie erfolgt symptomatisch. Da Kinder mit einer Rötelnembryopathie schwere Defekte davon tragen, müssen sie umfangreich betreut werden. Dazu ist ein multiprofessioneller Therapieansatz notwendig. Neben der medizinischen Therapie z. B. von angeborenen Herzfehlern sollten auch physiotherapeutische, ergotherapeutische und logopädische Anwendungen erfolgen. Vor allem bei psychomotorischen Entwicklungsstörungen ist eine frühzeitige Förderung von besonderer Bedeutung. Die beste Prophylaxe ist ein ausreichender |Impfschutz der Mutter.

Impfschutz | 471

Zytomegalie

Der Zytomegalievirus (CMV) zählt zur Gruppe der |Herpesviren. Die angeborene Zytomegalie wird durch die Erstinfektion der Mutter in der Schwangerschaft verursacht. In Deutschland tritt sie mit einer Häufigkeit von ca. 0,2 % der Neugeborenen auf. Immunstarke Erwachsene zeigen kaum Symptome nach einer CMV- Infektion. Bei immunschwachen Patientinnen hingegen kommt es häufig zu Pneumonien, chronischen Durchfällen oder Hepatitis. 90 % der intrauterin infizierten Kinder haben im Neugeborenenalter keine Symptome. Mögliche Symptome sind niedriges Geburtsgewicht, Trinkschwäche, Mikrozephalus, |Hepatosplenomegali e. Bei etwa 20 – 30 % treten kindliche Spätfolgen wie Hörschäden und psychomotorische Retardierung auf.

Herpesinfektion | 296

Diagnostisch kann der CMV aus Urin, Speichel, Blut und anderen Körperflüssigkeiten isoliert und nachgewiesen werden. Es gibt keine wirksame Therapie während der Schwangerschaft. Bei Erregernachweis der Kinder können diese wie Erwachsene mit Ganciclovir über sechs Wochen behandelt werden. Ganciclovir wirkt gegen alle Herpesviren, v. a. aber gegen CMV, wodurch Akutsymptome und Folgeschäden reduziert werden können.

Hepatosplenomegalie
gleichzeitige Schwellung bzw. Vergrößerung der Leber und der Milz

HIV-Infektion

Feten und Neugeborene können durch ihre HIV-positiven Mütter intrauterin und während der Geburt infiziert werden. Eine Übertragung über die Muttermilch ist in Deutschland selten, da den betroffenen Müttern vom Stillen abgeraten wird. Durch die Einführung der |antiretroviralen Transmissionsprophylaxe ist die HIV-Übertragungsrate von 30 % (1995) auf ca. 1 – 2 % (heute) zurückgegangen. In der Frühschwangerschaft ist das Übertragungsrisiko von HIV gering. Ab der 30. SSW steigt es an und am höchsten ist es kurz vor und während der Geburt.

antiretrovirale Transmissionsprophylaxe
medikamentöse Kombinationstherapie, um einer Übertragung des HIV auf das Kind vorzubeugen

Zur Früherkennung der Infektion werden in der Schwangerschaftsvorsorge kostenlose HIV-Tests empfohlen. Das Infektionsrisiko kann durch Kaiserschnittentbindung vor Beginn der Wehen, eine antiretrovirale Postexpositionsprophylaxe des Neugeborenen sowie Stillverzicht reduziert werden.

Die Prognose im Kindesalter ist ungünstig. Die Behandlung HIV-infizierter Kinder mit antiretroviralen Medikamenten sollte unter Anleitung in spezialisierten Zentren erfolgen, da sie starke Nebenwirkungen hervorrufen. Außerdem beruhen die Wirksamkeit und die Verträglichkeit der antiretroviralen Medikamente bei Kindern auf noch nicht gesicherten Erkenntnissen. Die Behandlung erfolgt lebenslang. Die Eltern müssen aufgeklärt werden und eine hohe Therapietreue sicherstellen. Bei falscher Dosierung besteht die Gefahr, dass der HIV resistent gegen die Medikamente wird.

Herpesinfektion

Es werden zwei Typen von Herpesviren (Herpes-simplex-Virus, HSV) unterschieden. Der HSV-1 verursacht meist Erkrankungen der Haut und Schleimhaut oberhalb der Gürtellinie, wohingegen Infektionen durch HSV-2 vorwiegend im Genitalbereich zu finden sind und beim Geschlechtsverkehr übertragen werden. Beide besitzen die Fähigkeit, lebenslang im Körper zu verweilen und Rezidive zu verursachen. Bei Feten und Neugeborenen ist v. a. das HSV-2 für Erkrankungen verantwortlich. Die Übertragung erfolgt hier durch die Geburt.

Die Infektion mit HSV-1 verläuft bei 90 % der immunstarken Patientinnen asymptomatisch. Bei Neugeborenen und immunschwachen Patientinnen stellt sich fast immer ein klinisches Krankheitsbild ein. Bei intrauteriner Infektion ist das Kind hypotroph, zeigt ein blasiges Exanthem, einen Mikrozephalus und eine Beteiligung der Augen.

Wird das HSV bei der Passage durch den Geburtskanal auf das Kind übertragen, spricht man von *Herpes neonatorum*. Das infizierte Kind erkrankt nach ca. einer Woche manchmal auch erst nach mehreren Wochen. Die sich darstellenden Formen können unterschiedlich schwere Verläufe nehmen und betreffen verschiedene Organe:

- Erkrankung der Haut, Schleimhaut, Augen
- Erkrankung des ZNS (Herpesenzephalitis)
- systemische Infektion (sepsisartige Erkrankung mit Beteiligung der Haut, Schleimhaut, Leber, Lunge und ZNS)

Die Diagnose wird durch einen Erregernachweis mittels Abstrich von Haut und Schleimhaut gesichert. Die bestmögliche Prognose wird durch frühen Therapiebeginn (innerhalb von 24 Stunden nach dem Auftreten erster Symptome) mit Aciclovir erzielt. Wird die HSV-Infektion nicht rechtzeitig behandelt, ist mit neurologischen Spätschäden und einer hohen Letalitätsrate zu rechnen. Eine floride Entzündung von HSV-2 mit Bläschenbildung ist eine Indikation für einen Kaiserschnitt.

Blutgruppenunverträglichkeit

Rhesussystem **1** | 798
Hyperbilirubinämie | 302

Die Ursachen der Erkrankung ist die Unverträglichkeit zwischen dem |Rh-negativen Blut der Mutter und dem Rh-positiven Blut des Kindes. Deshalb wird sie auch als Rh-Inkompatibilität bezeichnet. Kommt es zum Übertritt fetalen Blutes in den mütterlichen Kreislauf, bildet die Mutter Antikörper gegen den Rhesusfaktor. Gelangen nun IgG-Antikörper der Mutter über die Plazenta in den fetalen Kreislauf, führen sie zu einer Hämolyse. Das Kind entwickelt eine Anämie. Durch den vermehrten Abbau von Hämoglobin fällt vermehrt Bilirubin an, was nach der Geburt rasch toxische Werte annehmen kann (|Hyperbilirubinämie).

Die Neugeborenen fallen durch starke Blässe und Hepatosplenomegalie auf. Die schwerste Komplikation ist der |Hydrops congenitus universalis. Durch die schwere Anämie und die sich daran anschließende Hypoxie kommt es zur Gewebsazidose. Folglich treten Gewebeschäden und eine erhöhte Permeabiltät auf. Es entstehen Ödeme und Ergüsse in Körperhöhlen.

Hydrops congenitus universalis
Ergüsse in Körperhöhlen und generalisierte Ödeme, die eine intensivmedizinische Versorgung erfordern; auch als Hydrops fetalis bezeichnet

Die Diagnostik umfasst die Feststellung der Blutgruppe. Um den Zustand des Kindes bei Vorliegen einer Rh-Inkompatibilität zu beurteilen, wird mit |Amniozentese das Fruchtwasser auf den Bilirubingehalt untersucht.

Es können bereits intrauterin Therapiemaßnahmen notwendig werden. In schweren Fällen ist die Möglichkeit, eine Transfusion über die Nabelschnur zu verabreichen die einzige lebensrettende Maßnahme. Bei postnataler Hyperbilirubinämie erfolgt eine intensive |Fototherapie.

Amniozentese | 54
Fototherapie | 208

Alle Rh-negativen Mütter erhalten unter der Geburt vorbeugend Rh-Antikörper (Anti-D-Prophylaxe). Dadurch werden vom Kind übertragene Erythrozyten mit Antikörpern beladen und in der mütterlichen Milz abgebaut, bevor das mütterliche Immunsystem das fremde Blutgruppenmerkmal erkennen und eigene Antikörper ausbilden kann.

Erkrankungen des Neugeborenen

Fehlbildungen

Angeborene Fehlbildungen werden bei 3 – 5 % aller Neugeborenen beobachtet und sind nach der Frühgeburtlichkeit die zweithäufigste Ursache der Säuglingssterblichkeit.

Fehlbildungen umfassen strukturelle Defekte des Körpers und/oder von Organen, die die Lebensfähigkeit und Lebensqualität beeinflussen bzw. einer medizinischen Intervention bedürfen. Primäre Fehlbildungen beruhen auf endogenen Anlagestörungen. Sekundäre Fehlbildungen entstehen, wenn sich primär normal angelegte Organe abnorm entwickeln. Fehlbildungen können ohne erkennbare Ursache auftreten, genetisch bedingt sein oder durch äußere Einflüsse (z. B. Gifteinflüsse) ausgelöst werden.

Zu den häufigsten Fehlbildungen im Neugeborenenalter zählen die |angeborenen Herzfehler. Auch Fehlbildungen anderer innerer Organe treten auf. Daneben treten verschiedene Fehlbildungen anderer Organsysteme auf. So können Fehlbildungen am Skelettsystem wie Vielfingrigkeit (*Polydaktylie*) oder |Deformitäten der Extremitäten angeboren sein.

angeborener Herzfehler | 523
Deformitäten (häufig vorkommende Fehlbildungen oder Fehlstellungen) | 579

Neuralrohrdefekte bezeichnen die gesamte Gruppe neuraler Verschlussstörungen und setzen sich aus *Anenzephalie, Spina bifida* und *Enzephalozele* zusammen, wobei die Spina bifida als häufigste Fehlbildung auftritt. Die Anenzephalie beschreibt das partielle Fehlen des Schädeldaches, der bedeckenden Haut und des Gehirns. Die Spina bifida bezeichnet eine Gruppe von Verschlussdefekten des Spinalkanals, die einen Austritt von Rückenmark und/oder Hirnhäuten zur Folge haben und durch den unvollständigen Verschluss der Wirbelsäule entstehen. Als Enzephalozele wird eine Fehlbildung bezeichnet, die durch den Austritt von Gehirn oder Hirnhäuten durch einen Defekt im knöchernen Schädel charakterisiert ist.

Ungefähr 15 % aller Fehlbildungen sind **Lippen-Kiefer-Gaumen-Spalten**. In der embryonalen Entwicklung schließt sich die Mundpartie nicht normal. Ursächlich geht man von genetischen und exogenen Faktoren aus. Exogene Ursachen sind Sauerstoffmangel, Infektionskrankheiten der Mutter, Rauchen, Alkohol oder Vitaminmangel während der Schwangerschaft.

Man unterscheidet die |Lippen-Kiefer-Spalte von der Gaumenspalte, welche auch in Kombination auftreten können. Bei der Lippen-Kiefer-Spalte sind die Oberlippe und der zahntragende Teil des Oberkiefers betroffen. Der geringste Schweregrad der Gaumenspalte ist durch einen Spalt im Gaumenzäpfchen charakterisiert. Es kann jedoch auch ein Spalt im weichen Gaumen (Segelspalte) oder die vollständige Trennung des weichen und des harten Gaumens vorliegen. Der Mund- und Nasenraum sind dann nicht voneinander getrennt.

Lippenkerbe, Lippenspalte, Gaumenspalte | 733

Die Kinder sind in ihrer Kau- und Beißfunktion sowie in ihrer Sprachentwicklung eingeschränkt. Die Nasenatmung ist durch Krümmung der Nasenscheidewand beeinträchtigt. Durch die Minderbelüftung des Mittelohres können Hörstörungen auftreten.

Therapieziel ist ein ästhetisch und funktionell optimales Ergebnis im Erwachsenenalter. Die Behandlung erstreckt sich deshalb von der Geburt bis zum Wachstumsabschluss und findet idealerweise im Rahmen eines interdisziplinären Verbundes (Vertreter aus der Mund-Kiefer-Gesichtschirurgie, Kieferorthopädie, HNO-Heilkunde, |Phoniatrie und |Pädaudiologie, Logopädie sowie der Still- und Ernährungsberatung) statt. Wichtig ist eine Frühförderung zur Vorbeugung bzw. Behandlung psychosozialer Probleme.

Phoniatrie
medizinische Disziplin, die sich mit Störungen der Stimme, des Sprechens, der Sprache und des Schluckakts befasst

Pädaudiologie
medizinische Disziplin, die sich mit Hörstörungen und auditiven Wahrnehmungen im Kindesalter beschäftigt

Geburtstraumatische Verletzungen

Frakturen

Die häufigste geburtstraumatische Fraktur ist die Klavikulafraktur. Frakturen anderer Röhrenknochen wie Humerus oder Femur sind selten. Ursachen sind eine erschwerte Geburt bei sehr großen Kindern oder starke mechanische Belastungen bei der Geburtshilfe (z. B. Geburtszange, Beckenendlage, unsachgemäße Entbindung der Schultern). Klinisch lässt sich eine Schwellung und eine so genannte |Krepitation feststellen. Oft zeigt sich eine Schonhaltung des betroffenen Armes. Der |Moro-Reflex ist abgeschwächt bzw. aufgehoben. Die Diagnose wird oft erst an der Kallusbildung durch die Entwicklung eines Knotens erkannt. Eine Reposition oder spezielle Therapie ist nicht notwendig, da die Fraktur spontan ausheilt.

Lähmungen

Geburtstraumatisch können verschiedene Lähmungen hervorgerufen werden. Bei der *Fazialisparese* handelt es sich um eine Lähmung des N. facialis durch die Kompression der peripheren Äste des N. facialis (z. B. bei Zangengeburt). Auffällig ist der fehlende Lidschluss auf der betroffenen Seite. Beim Schreien wird der Mund zur gesunden Seite verzogen und auf der erkrankten Seite fehlt die Nasolabialfalte [Abb. 1]. Die Symptome bilden sich bei ca. 90 % der Kinder innerhalb weniger Wochen zurück.

Neben der Fazialisparese unterscheidet man weiterhin die obere und die untere Plexuslähmung. Bei der oberen Plexuslähmung (*Erb-Duchenne*) sind die Nervenfasern der Segmente C5 – C6 beschädigt, bei der unteren Plexuslähmung (*Klumpke*) die Segmente C7 – C8. Beide Schädigungen gehen mit Lähmungen sowie Sensibilitäts- und Schweißsekretionsstörungen der betroffenen Region einher.

Ursachen sind starke |Lateralflexionen des Kopfes oder starker Zug am Arm während der Geburt. Die Symptomatik der oberen Plexuslähmung ist charakterisiert durch Adduktion, Innenrotation und Pronation des Armes sowie eine Streckung im Ellenbogengelenk. Hebt man den Arm an, fällt er schlaff nach unten. Die Fingerbeweglichkeit bleibt erhalten. Im Gegensatz dazu können Finger und Handgelenk bei der unteren Plexuslähmung nicht bewegt werden. Somit fehlt der Greifreflex. Durch physiotherapeutische Maßnahmen bilden sich die Einschränkungen i. d. R. in den ersten Lebensmonaten zurück.

Kephalhämatom

Ein Kephalhämatom ist ein Hämatom unter der Knochenhaut des Schädelknochens, das während des Geburtsvorganges entsteht [Abb. 2]. Durch die Scherkräfte kommt es zur Verschiebung zwischen Schädelknochen und Periost, mit Zerreißung kleiner Gefäße. Die dabei entstehende Blutung hebt die Knochenhaut vom Schädelknochen ab und es entsteht eine Schwellung, meist im Bereich des Scheitelbeins (*Os parietale*). Gewöhnlich tritt das Kephalhämatom einseitig auf und ist durch die Schädelnähte begrenzt. Die Resorption des Hämatoms erfolgt im Verlauf einiger Wochen.

Krepitation
schmerzhaftes, hörbares und fühlbares Aneinanderreiben von Frakturteilen

Moro-Reflex
(Umklammerungsreflex)
bei Erschütterung oder plötzlichem Senken des Neugeborenen aus einer sitzenden Position spreizt das Kind ruckartig die Arme und die Finger

Lateralflexion
Seitwärtsneigung

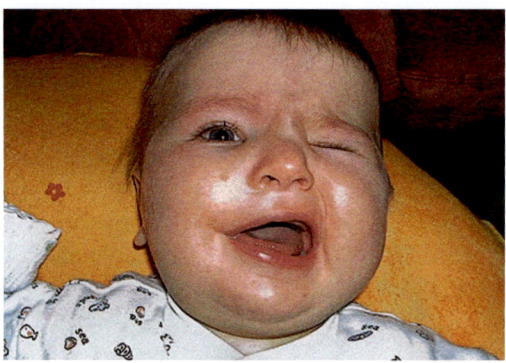

[1] Säugling mit Fazialisparese

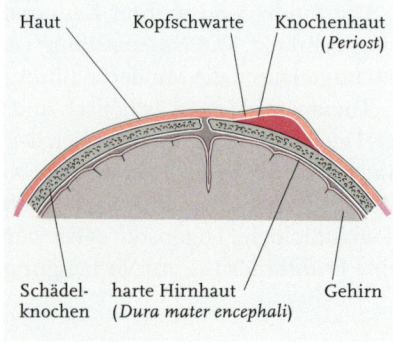

[2] Kephalhämatom

Atemerkrankungen

Das Atemnotsyndrom des Neugeborenen (hyalines Membransyndrom, *respiratory distress syndrome*, RDS; Surfactantmangelsyndrom) umschreibt verschiedene Erkrankungen des Neugeborenen mit dem Leitsymptom Atemnot. Dementsprechend sind die Ursachen für das Atemnotsyndrom vielfältig, z. B. |Pneumonie, Aspirationssyndrom, |Pneumothorax.

Die größte Bedeutung hat jedoch der Mangel an |Surfactant. In diesem Zusammenhang wird auch der Begriff Surfactantmangelsyndrom oder IRDS (*infant respiratory distress syndrome*) verwendet. Durch den Mangel an Surfactant verschlechtert sich zunehmend der Gasaustausch, da die Alveolen kollabieren und die Gasaustauschfläche sich verkleinert.

Der Surfactantmangel betrifft i. d. R. unreife Frühgeborene. Aber auch termingerecht geborene Kinder können einen Mangel aufweisen, wenn z. B. die Surfactant-Produktion durch Hypoxie, Azidose oder Infektionen gehemmt ist, wenn die Lungenreifung verzögert (Kinder diabetischer Mütter, Thyroxinmangel) oder die Wirkung des Surfactant durch Aspiration oder Ödeme beeinträchtigt ist. Die Kinder werden nach mehreren Stunden durch zunehmende |Tachypnoe und |Dyspnoe auffällig und es zeigt sich das klinische Bild der Atemnot mit expiratorischem Stöhnen. Sternale und interkostale Einziehungen sowie Nasenflügeln vervollständigen das Bild.

Die Diagnose wird durch die klinischen Symptome, die Blutgasanalyse und den Röntgenbefund gesichert. In der Therapie steht das Vermeiden von Wärmeverlust und unnötigen Belastungen im Vordergrund. Das Kind muss intensiv beobachtet und überwacht werden.

Die kausale Therapie besteht in der endotrachealen Substitution von Surfactantpräparaten (synthetische Präparate oder natürliche aus Rinder- oder Schweinelungen). Sie führt zur Verbesserung der Oxygenierung und des Gasaustausches.

Die Sauerstoffsättigung wird durch kontrollierte O$_2$-Zufuhr stabilisiert. Verschlechtert sich die Symptomatik, kann eine |CPAP-Atemmaske die Atmung unterstützen. Bei der Nutzung der CPAP-Therapie müssen die betroffenen Kinder in der Lage sein, spontan zu atmen, auch wenn dieses erschwert und unzureichend stattfindet. Durch das positive Druckniveau (Druck ist höher als der atmosphärische Druck) wird ein alveolarer Kollaps vermieden. Kann die CPAP-Atemhilfe die Oxygenierung nicht gewährleisten, wird das Kind intubiert und kontrolliert beatmet [Abb. 4].

Bei einer Langzeitbeatmung kann es durch die hohen Sauerstoffgaben zu Schäden an der Netzhaut (*Retinopathie*) kommen. Der Sauerstoff in Verbindung mit hohen Beatmungsdrücken kann auch zur Veränderung des Lungengewebes mit der Folge einer |bronchopulmonalen Dysplasie führen.

Pneumonie **1** | 400
Pneumothorax | 672

> **Surfactant**
> Phospholipidgemisch, welches sich filmartig auf der Alveolaroberfläche ausbreitet und die Oberflächenspannung herabsetzt, sodass es weder zum Kollaps noch zur Überblähung der Alveolen kommt. Ausschüttung des Surfactant beginnt ab der 23. SSW.

Tachypnoe **1** | 368
Dyspnoe **1** | 368

> **CPAP-Beatmung (continuous positive airway pressure)**
> Beatmungsmodus, der die (zu schwache) Einatmung des Kindes unterstützt

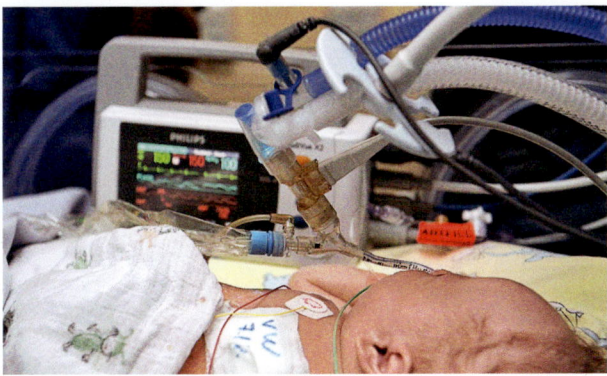

[3]   Beatmetes Neugeborenes

bronchopulmonale
Dysplasie | 668

Aus der Forschung

Morley et al. untersuchten in ihrer Forschungsarbeit, ob der frühzeitige Einsatz von CPAP- Therapie das Auftreten einer bronchopulmonalen Dysplasie gegenüber der herkömmlichen Intubation, Surfactantgabe und Beatmung reduzieren konnte.

—

Morley, C. J.; Davis, P. G.; Doyle, L. W.; Brion, L. P.; Hascoet, J.-M.; Carlin, J. B.: „Nasal CPAP or Intubation at Birth for Very Preterm Infants" in: *New England Journal of Medicine*, 2008, 358 (7), S. 700 – 708

Neurologische Erkrankungen

Intrakranielle Blutungen

Intrakranielle Blutungen bei reifen Neugeborenen sind selten und meist geburtstraumatisch bedingt. Durch Zangengeburt, Spontangeburt durch ein enges Becken oder schwere Entbindung aus Beckenendlage entstehen kleine Einrisse im Bereich des großen venösen Blutleiters (*Sinus*).

Die Blutung breitet sich meist im Subdural- oder Subarachnoidalraum aus. Neben mechanischen Einwirkungen können auch Gerinnungsstörungen die Ursache für intrakranielle Blutungen sein. Darüber hinaus können gerade bei Frühgeborenen Blutungen ins Hirngewebe und in die Ventrikel auftreten. Hierfür sind die mangelnde Reife, die Fragilität der Gefäße und Stress ursächlich. Bis zu 50 % der Kinder mit einem Geburtsgewicht bis 1500 g sind betroffen. Als Prophylaxe sollten Transporte vermieden werden und die Geburt kleiner Frühgeborener in Perinatalzentren erfolgen.

Leichte Blutungen äußern sich durch Blässe, Tachypnoe, Übererregbarkeit oder Apathie. Ausgeprägte Symptome wie Muskelsteifheit, Streckhypertonie, Pupillenstarre oder Krämpfe weisen auf eine schwere Blutung hin, die zum Tod führen kann. Der Verdacht auf eine intrakranielle Blutung wird durch eine Schädelsonografie, gelegentlich auch durch ein CT bestätigt.

Zerebrale Anfälle | 431

Neugeborenenkrämpfe

Generalisierte tonisch-klonische Anfälle, bei denen die Skelettmuskulatur verkrampft und anhaltend rhythmische Zuckungen auftreten, sind bei Neugeborenen auf Grund des unreifen Nervensystems äußerst selten. Häufiger lassen diskrete neurologische Symptome den Verdacht auf ein Krampfgeschehen vermuten.

Diese äußern sich teilweise durch Gähnen, Schmatzen oder feine Zuckungen. Auch Apnoen oder auffallende Apathie geben Hinweise auf einen Krampfanfall.

Ursachen für Neugeborenenkrämpfe können Stoffwechselstörungen, perinataler Sauerstoffmangel, Traumata, Infektionen oder Missbildungssyndrome sein.

Jeder Krampfanfall bei Neugeborenen muss durch Labordiagnostik, Schädelsonografie, CT und Ausschluss metabolischer Erkrankungen abgeklärt werden.

Eine frühzeitige Therapie ist wichtig, da wiederholte Anfälle das Gehirn schädigen können. Sie richtet sich nach den Ursachen. So wird z. B. bei Hypoglykämie oder Hypokalzämie entsprechend Glukose oder Kalzium substituiert. Die Therapie bei Hypoxie liegt in der Atemunterstützung (ggf. mit Sauerstoffgabe). Halten die Krämpfe an, wird Phenobarbital i. v. verabreicht. Zeigt sich auch dann kein positiver Therapieeffekt, wird langsam Phenytoin infundiert (unter Kontrolle von Blutdruck und Herzfrequenz).

Neugeborenensepsis

Die Neugeborenensepsis ist eine prä-, peri- oder postnatal erworbene bakterielle Infektion des gesamten Organismus und die häufigste Ursache für tödlich verlaufende Infektionen bei Neugeborenen. Begünstigt wird sie durch die erhöhte Anfälligkeit auf Grund der noch nicht ausreichend entwickelten Immunabwehr.

Beginnt die Sepsis in den ersten 72 Stunden nach der Geburt spricht man von einer Frühform (*early onset*), nach dem dritten Lebenstag von einer Spätform (*late onset*). Die Frühsepsis wird v. a. durch β-hämolysierende Streptokokken, E. coli, Staphylococcus aureus, Klebsiellen und andere Erreger verursacht, wobei diese meist als aufsteigende Infektion aus den mütterlichen Geburtswegen entsteht. Die Spätsepsis wird vorwiegend durch Umgebungskeime (nosokomiale Infektion durch z. B. Staphylokokken, Enterobacter, Pseudomonas aeruginosa) oder als Sekundärinfektion durch hämatogene Streuung einer lokalen Infektion (z. B. Nabelinfektion) verursacht.

Die Symptome sind zu Beginn eher unspezifisch („Das Kind sieht nicht gut aus"). Im weiteren Verlauf sind typisch:

- **Allgemeinzustand**: blasses, fahles Hautkolorit, Thermoregulationsstörungen (Hypo- oder Hyperthermie), Trinkschwäche, Berührungsempfindlichkeit, muskuläre Hypotonie
- **Kreislauf**: Tachykardie, Hypotonie, schlechte Hautperfusion (kühle Extremitäten)
- **Atmung**: Tachypnoe, Dyspnoe, thorakale Einziehungen, Stöhnen
- **ZNS**: Bewusstseinseintrübung, Krampfanfälle, gespannte Fontanelle
- **Gastrointestinaltrakt**: Erbrechen, geblähtes Abdomen, reduzierte Peristaltik

Die Diagnose wird durch verschiedene Blutuntersuchungen (Blutbild, CRP, Elektrolyte) und durch einen Erregernachweis mit Blutkultur gestellt. Therapeutisch wird bei begründetem Verdacht sofort nach Abnahme der Kulturen mit einem Breitbandantibiotikum begonnen, welches das gesamte Spektrum der in Frage kommenden Erreger abdeckt. Jede Antibiotikatherapie sollte nach Erhalt der Kulturergebnisse und der Resistenzlage an den Erreger angepasst werden. Neben der antibiotischen Therapie ist die Stabilisierung der Vitalfunktionen von besonderer Bedeutung. Deshalb muss bei einem respiratorisch instabilen Kind eine Beatmung in Betracht gezogen, Volumen substituiert und der Elektrolythaushalt normalisiert werden.

Nabelheilungsstörungen

Nach korrekter Abnabelung im Anschluss an die Geburt ist eine sorgfältige |Nabelpflege wichtig, um eine bakterielle Besiedlung zu vermeiden und die Heilung der Nabelwunde zu fördern. Spätestens in der zweiten Lebenswoche fällt der Nabelschnurrest ab. Gelegentlich bildet sich am Nabelgrund Granulationsgewebe (*Nabelgranulom*), das die Heilung verzögert und zu blutigen oder eitrigen Absonderungen führen kann. Möglicherweise bleibt auch die Verbindung zwischen Dünndarm und Nabel (*Ductus omphaloentericus*) teilweise oder vollständig offen. Dies äußert sich durch einen nässenden Nabel. Wegen der Gefahr einer Infektion ist dann eine operative Korrektur indiziert.

Nabelpflege **1** | 59

Eine weitere Nabelheilungsstörung ist die Nabelinfektion (*Omphalitis*), die bei korrekter Nabelversorgung sehr selten ist [Abb. 1]. Verursachende Erreger sind Staphylococcus aureus und Streptococcus pyogenes. Der Nabel und die umgebende Bauchhaut sind gerötet und ödematös geschwollen. Zusätzlich kann sich schmierig-eitriger Belag absondern. Es besteht Sepsisgefahr wegen der Nähe der großen Gefäße. Der Erreger wird mittels eines Abstriches nachgewiesen. Neben der gründlichen Nabelpflege wird eine Antibiotikatherapie eingeleitet.

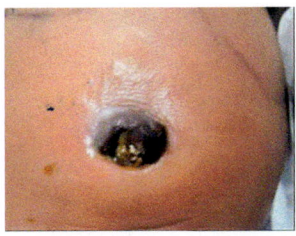

[1] **Omphalitis**

Hyperbilirubinämie

Die Hyperbilirubinämie wird auch als Neugeborenengelbsucht oder *Icterus neonatorum* bezeichnet. Grundsätzlich werden die indirekte und die direkte Hyperbilirubinämie unterschieden. Indirektes oder unkonjugiertes Bilirubin entsteht durch den Blutabbau und ist fettlöslich. Direktes oder auch konjugiertes Bilirubin ist nach dem Umbau in der Leber wasserlöslich und kann über die Nieren ausgeschieden werden. Beim physiologischen Neugeborenenikterus handelt es sich um eine indirekte Hyperbilirubinämie. Ihre Ursache ist der Abbau von Erythrozyten, bei dem die Leberfunktion nicht für die Umwandlung des Bilirubins ausreicht.

Bei einem physiologischen Ikterus (bei reifen Neugeborenen) liegt das Gesamtbilirubin bei maximal 17 mg/dl (Beginn am dritten Lebenstag, Dauer maximal acht Tage). Ein pathologischer Ikterus liegt vor bei Werten von >12 mg/dl (200 µmol/l) in den ersten 36 Lebensstunden (*Icterus praecox*) bzw. bei einem Gesamtbilirubin von > 20 mg/dl (340 µmol/l) (*Icterus gravis*).

Bei Überschreiten der Grenzwerte kann das indirekte Bilirubin die Blut-Hirn-Schranke überwinden, sich im Gehirn anlagern und Hirnstrukturen dauerhaft schädigen. Ein Kernikterus (auch Bilirubinenzephalopathie genannt) verursacht anfangs Trinkschwäche, Schläfrigkeit und eine muskuläre Hypotonie. Im weiteren Verlauf treten schrilles Schreien, Muskelhypertonie, Taubheit, Krampfanfälle, schwere zerebrale Schäden bis zum tödlichen Verlauf hinzu.

Diagnostisch wird in erster Line das indirekte und direkte Bilirubin bestimmt. Zusätzlich sollten Infektionskrankheiten oder andere zu Grunde liegende Erkrankungen ausgeschlossen werden.

Um einem Kernikterus vorzubeugen, erfolgt bei erhöhten indirekten Bilirubinwerten eine Fototherapie. Bei direkter Hyperbilirubinämie ist eine Fototherapie kontraindiziert, da es zu graubraunen Hautkoloritveränderungen („Bronze-Baby") kommt. Durch die Bestrahlung mit blauem Licht wird die Doppelbindung im Bilirubinmolekül aufgespalten, sodass dieses in wasserlösliches ausscheidungsfähiges Bilirubin umgewandelt wird. Je nach Verlauf wird die Therapie bis zum Absinken des Bilirubinwertes fortgesetzt. Allerdings nur solange wie nötig. Reicht eine Fototherapie nicht aus, ist eine Austauschtransfusion indiziert. Sie erfolgt meist über die Nabelvene mit Hilfe eines Nabelvenenkatheters. Im Wechsel werden kleine Blutmengen (5 – 20 ml) entfernt und Spenderblut injiziert. Verwendet wird ein Gemisch aus blutgruppengleichem rh-negativem Erythrozytenkonzentrat und Frischplasma.

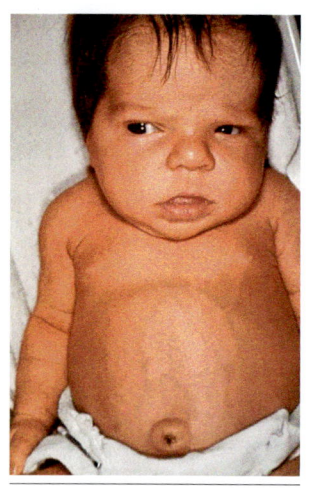

[1] Neugeborenes mit Neugeborenenikterus

Fetopathia diabetica

Bei Fetopathia diabetica kommt es auf Grund eines schlecht eingestellten Diabetes der Mutter während der Schwangerschaft zu einem erhöhten Übertritt von Glukose über die Plazenta zum Fetus. Der Glukosegehalt im Nabelvenenblut beträgt etwa 70 % des Glukosegehaltes im mütterlichen Blut. Hohe Blutzuckerwerte führen beim Kind zu einer erhöhten Insulinausschüttung.

Durch die vermehrte Glykogenspeicherung sowie die gesteigerte Fett- und Eiweißsynthese erreichen die Kinder ein sehr hohes Geburtsgewicht (> 4 000 g). Die Neugeborenen weisen eine Stammfettsucht, ein Vollmondgesicht und eine Hepatosplenomegalie auf. Nach der Geburt neigen sie durch die erhöhte Insulinausschüttung besonders zu Hypoglykämie sowie zu Hypokalzämie und zur Entwicklung eines |Surfactantmangel-Syndroms. Deshalb müssen sie streng überwacht und beobachtet werden.

Blutzuckerwerte und Elektrolyte müssen stets kontrolliert werden. Besteht der mütterliche Diabetes bereits vor der |Konzeption, ist das Fehlbildungsrisiko erhöht. Am häufigsten sind dann Fehlbildungen an ZNS und Herz. Um solchen Komplikationen vorzubeugen, ist es wichtig, den Diabetes in der Schwangerschaft engmaschig zu kontrollieren und den Blutzucker sorgfältig einzustellen.

Der plötzliche Kindstod

Der plötzliche Kindstod (engl. *sudden infant death syndrome*, SIDS) ist der plötzliche und unerwartete Tod eines Säuglings, für den bei einer Obduktion keine Ursache gefunden werden kann. Das Versterben tritt zumeist während der Schlafenszeit auf.

In den Industrienationen ist SIDS die häufigste Todesursache von Kindern. 2004 verstarben in Deutschland 323 Babys durch SIDS, das entspricht einer Inzidenz von 0,46 Fällen pro 1 000 Lebendgeburten. Besonders häufig sind Kinder mit niedrigem Geburtsgewicht, Mehrlinge sowie Kinder aus benachteiligten Familien betroffen. Jungen sterben häufiger an SIDS als Mädchen (ca. 3 : 2). 80 % der Fälle treten im ersten Lebensjahr auf, besonders gehäuft zwischen dem zweiten und vierten Lebensmonat.

Die Ursache des SIDS ist unbekannt und es wird weiterhin danach geforscht. Es werden verschiedene Faktoren diskutiert. Bei Untersuchungen konnte jedoch festgestellt werden, dass bestimmte Aspekte das SIDS vermeiden können. Dazu gehören:

- Schlafen in Rückenlage
- kühle Schlafumgebung (Raumtemperatur ca. 18 °C)
- 24 Stunden rauchfreie Umgebung des Säuglings
- Schlafen im elterlichen Schlafzimmer im eigenen Bett
- Stillen

Das SIDS kann nur nach dem Tod durch Ausschlussverfahren diagnostiziert werden. Wird bei einem verstorbenen Kind keine andere Todesursache gefunden, liegt nach Definition ein plötzlicher Kindstod vor.

Da das Hauptmerkmal von SIDS das plötzliche und unerwartete Auftreten ist, gibt es keine wirksame Therapie. Auch Reanimationsversuche bleiben i. d. R. erfolglos. Als wichtigste Maßnahme gilt daher in den letzten Jahren die intensive Beratung und Aufklärung junger Eltern über Präventionsmaßnahmen. Seitdem sind die Inzidenzraten kontinuierlich rückgängig – allerdings mit sehr unterschiedlichen Erfolgen. So konnte in den Niederlanden durch ein einheitliches Beratungskonzept mit 0,09 Fällen auf 1 000 Lebendgeburten die niedrigste Rate weltweit erreicht werden. Wesentliche Bestandteile dieses Konzepts waren ein multimediales Angebot, das in verschiedenen Sprachen erstellt wurde und die Gepflogenheiten der verschiedenen Kulturen berücksichtigte. Gleichzeitig bestand in den Niederlanden ein Expertenkonsens über die zu empfehlenden Aspekte.

Auch in Deutschland gibt es inzwischen vereinzelte bundesländerweite Initiativen zur Prävention von SIDS (z. B. in Bayern und Nordrhein-Westfalen). Doch fehlt eine nationale Aufklärungskampagne. Zunehmend haben sich jedoch Beratungsinhalte durchgesetzt. Damit die Präventionsangebote funktionieren, sind drei Punkte von enormer Bedeutung:

- Die Beratung sollte mündlich erfolgen und durch Informationsbroschüren ergänzt werden. Broschüren alleine erfüllen ihren Zweck nicht. Beratung und Broschüre sind möglichst auf die sprachlichen und kognitiven Ressourcen der Eltern ausgerichtet (keine komplizierten und langen Texte).
- Alle an der Neugeborenenversorgung Beteiligten sollten einheitliche Informationen weiterreichen. Verschiedene Informationen zum selben Thema verwirren die jungen Eltern und führen eher dazu, das Thema nicht ernst zu nehmen.
- Die an die Eltern empfohlenen Präventionsmaßnahmen müssen auch in den Geburtskliniken konsequent umgesetzt werden. So gibt es inzwischen Initiativen, bei denen jedes in der Klinik Neugeborene einen Babyschlafsack erhält, in dem es auch schon im Krankenhaus schläft.

www.geps.de
Hier finden Sie die Homepage der Gemeinsamen Elterninitiative Plötzlicher Kindstod e.V. mit zahlreichen Informationen zum Thema.

Folgende Präventionsmaßnahmen sollten die Eltern umsetzen.

Rückenlage	Das Kind sollte vom ersten Tag an immer in Rückenlage schlafen, sowohl am Tag als auch in der Nacht. Während wachen Phasen kann es bei kontinuierlicher Anwesenheit eines Elternteils oder einer Bezugsperson zur Entwicklung motorischer Fähigkeiten auf dem Bauch liegen.	
Rauchfreiheit	In der Wohnumgebung und bei Anwesenheit des Babys sollte auf das Rauchen verzichtet werden. Auch durch das Rauchen in der Schwangerschaft wird das SIDS-Risiko erhöht, wie auch das Risiko für viele andere Krankheiten.	
Stillen	Durch eine Stillzeit von sechs Monaten wird das SIDS-Risiko gesenkt. Schon das Stillen in den ersten zwei Wochen wirkt sich positiv auf das Kind aus, wahrscheinlich durch die in der Muttermilch vorhandenen Immunglobuline.	
Schlafen im Elternschlafzimmer im eigenen Bett	Die Anwesenheit der Eltern beim Schlaf senkt das Risiko. Allerdings gilt das Schlafen im Elternbett v. a. in den ersten Lebenswochen sowie bei rauchenden Eltern als Risikofaktor. Daher wird empfohlen, dass die Kinder in einem eigenen Bett im elterlichen Schlafzimmer schlafen.	
Schlafsack	Das Schlafen in einem Schlafsack verhindert, dass der Kopf des Kindes durch Decken, Kissen o. Ä. verdeckt wird. Der Schlafsack sollte eine adäquate Größe haben, bei der die Halsöffnung nicht größer als der Kopfumfang ist. Sollte das Kind frieren, lieber wärmere Kleidung anziehen als eine zusätzliche Decke verwenden.	
Schutz vor Überwärmung	Die Schlafumgebung des Kindes sollte auch im Winter nicht wärmer als 18 °C sein. Im Sommer sind auch wärmere Temperaturen annehmbar, Klimaanlagen oder Ventilatoren sind nicht notwendig. Mit der Hand kann die angenehmste Temperatur im Nacken des Kindes geprüft werden: Die Haut sollte warm und trocken sein. Sobald das Kind im Nacken schwitzt, sollte auf leichtere Kleidung ausgewichen werden.	

2 Psychisch erkrankte Menschen pflegen

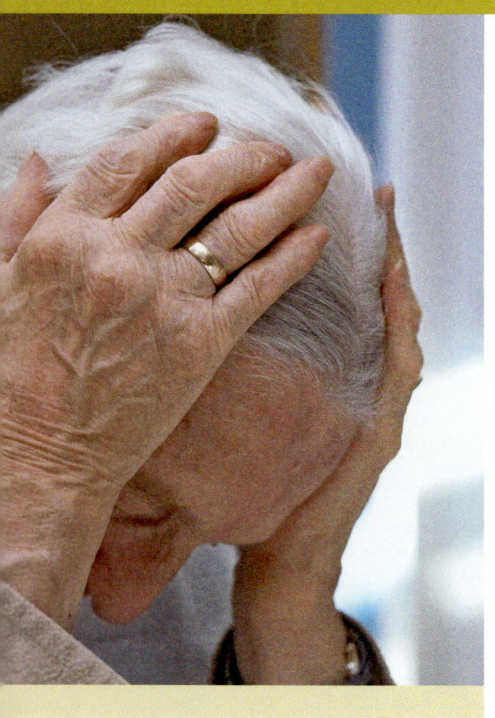

Psychisch erkrankte Menschen pflegen

Psychische Erkrankungen können Menschen aller Altersgruppen treffen, unabhängig vom Einkommen oder sozialen Status. Psychische Erkrankungen sind keine Erfindung des 21. Jahrhunderts, Erkrankungen wie Schizophrenie oder Depressionen hat es schon immer gegeben. Nur die Bezeichnungen haben sich im Laufe der Zeit immer wieder geändert und ebenso der Umgang mit den Betroffenen.

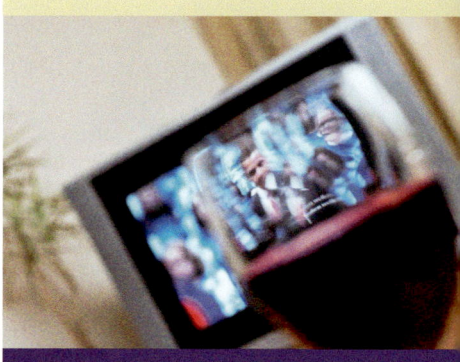

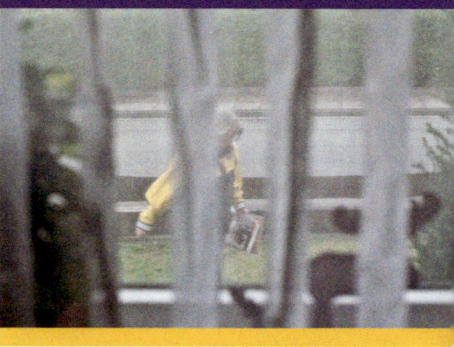

Auch wenn man selbst nicht von einer psychischen Erkrankung betroffen ist, kann man auf vielfältige Weise damit in Berührung kommen.

Christoph ist acht Jahre alt. Er erfährt von seiner Mutter, dass sich sein Lieblingsfußballspieler das Leben genommen hat. Er ist ganz traurig darüber. Er fragt seine Mutter, warum Menschen so etwas tun.

Die 15-jährige Carla nimmt in der Schule das Thema Nationalsozialismus durch. Sie hört auch von der „T₄-Aktion", Vernichtung „unwerten Lebens" und Euthanasie. Sie beschäftigt sich näher mit den Themen und erfährt, dass Krankenschwestern an der Tötung von psychisch kranken Menschen beteiligt gewesen sind. Wie kann so etwas sein? Ihre Mutter ist Krankenschwester und sie kann sich nicht vorstellen, dass sie so etwas getan hätte.

Tom geht in die vierte Klasse. Eines Tages kommt sein Freund Ronny nicht in die Schule. Die Klassenlehrerin sagt den Mitschülern, dass Ronny die nächsten Wochen nicht am Unterricht teilnehmen wird. Es gehe ihm nicht gut. Tom ist traurig. Mit Ronny konnte er immer so gut Blödsinn machen und hatte viel Spaß mit ihm im Unterricht. Nur einmal haben sie sich richtig gestritten. Tom hatte danach ein blaues Auge.

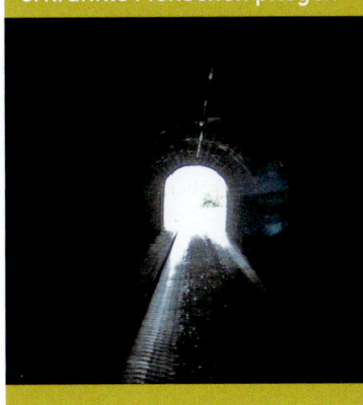

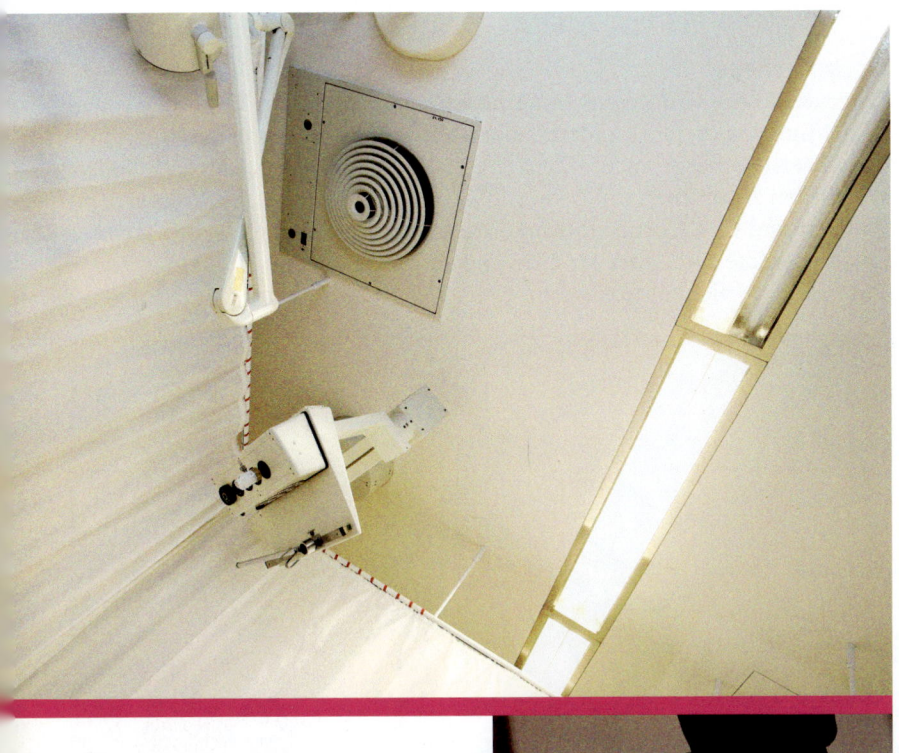

Diese Beispiele zeigen mögliche Situationen und Ereignisse, in denen man mit Menschen zu tun haben kann, die an einer psychischen Erkrankung leiden. Diese Menschen sind nicht immer weit weg in einer psychiatrischen Einrichtung, die man nur vom Hörensagen kennt, sondern oft ganz nahe, leben in der unmittelbaren Umgebung.

Das folgende Kapitel beschäftigt sich sich mit der Pflege in der Psychiatrie. Es wird die Entwicklung der Pflege von der Verwahrung in Irrenanstalten bis zur Entstehung einer professionellen Pflege betrachtet.

Es werden spezielle psychiatrische Krankheitsbilder, verschiedene Behandlungskonzepte und Therapien vorgestellt. Darüber hinaus geht es um Besonderheiten in der psychiatrischen Pflege sowohl bei Erwachsenen als auch bei Kindern.

Anna möchte ein freiwilliges soziales Jahr machen. Sie erfährt von einem Wohnheim, in dem Menschen mit psychischen Erkrankungen leben. Dort kann sie die Pflegenden unterstützen. Sie besichtigt die Einrichtung und ist ganz überrascht, dass es dort so wohnlich und gemütlich aussieht. Im Aufenthaltsraum gibt es gemütliche Sofaecken, ein Aquarium ist vorhanden. Sie hatte sich vorgestellt, dass die Fenster vergittert sein würden und sie hat Probleme, die Pflegenden unter den Bewohnern zu erkennen. Alle tragen normale Kleidung und es findet viel Beschäftigung statt. Im Aufenthaltsraum steht ein Fußball-Kicker, in der Küche backen Bewohnerinnen Kuchen, und eine Gruppe kommt gerade von einem Waldspaziergang zurück. So hatte sie sich eine psychiatrische Einrichtung nicht vorgestellt. Sie dachte, hier sind kranke Menschen, also müsste es doch auch aussehen wie im Krankenhaus!

2.1

Pflegerische Schwerpunkte

2.1.1

Geschichte und Gegenwart der Psychiatrie

Geschichte und Gegenwart
der Pflegeberufe **3** | 470

Anfänge der „Irrenpflege"

Die Anfänge der Pflege von „Irren" – so eine früher gängige Bezeichnung – gehen zurück auf die Mitte des 19. Jahrhunderts. Bis dahin war die Situation der Menschen, die in „Irrenhäusern" untergebracht waren, mehr als trostlos. Die „Narren", „Tollen" oder „Irren" wurden zusammen mit Bettlern, Vagabunden, Dirnen, Verbrechern, politisch Auffälligen und Geschlechtskranken eingeschlossen und nicht selten angekettet. Aufsicht führten die Zuchtmeister oder andere Mitgefangene. Von einer Pflege oder Betreuung konnte nicht die Rede sein.

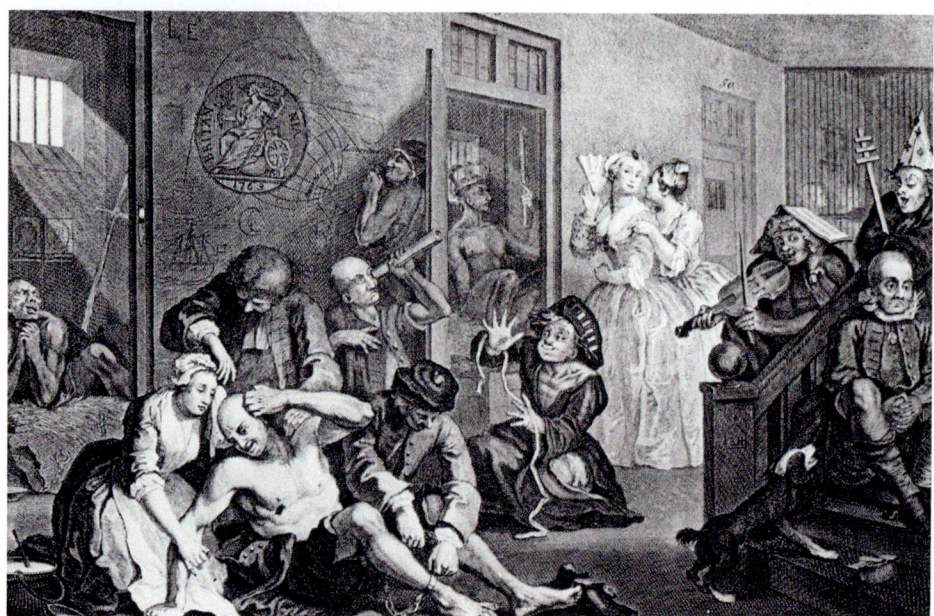

[1] „Im Irrenhaus" (In The Madhouse) – Das Bild von William Hogarth (1697–1764) zeigt die im 18. Jahrhundert üblichen Besuche im Bethlem Royal Hospital in London. Die Besuche dienten dem Amusement „hochgestellter" Personen.

Die ab dem 19. Jahrhundert als eigene Wissenschaft neu entstehende Psychiatrie orientierte sich vermehrt an der naturwissenschaftlichen Medizin. Sie verbesserte die Therapien und stellte an sich den Anspruch, viele der psychisch Kranken heilen zu können und sie dazu zu befähigen, in die Gesellschaft integriert zu werden. Aus Irrenanstalten wurden Heil- und Pflegeanstalten. In dieser Zeit bildete sich auch das Berufsbild des „Irrenwärters" aus. Jedoch zeigten sich einige Probleme, das richtige Personal zu finden. Ernst Horn (1774–1848), ärztlicher Direktor der Berliner Charité, bemerkte im Jahre 1819:

„Ohne Unterricht und Anweisung lassen sich tüchtige Irrenwärter nicht anschaffen, veraltete Tagelöhner, verdorbene Handwerksgesellen und zweideutig abgelebte Mädchen, die ehemals dem Bordell angehörten und jetzt zu alt und kränklich sind, um ein solches Sündenleben fortzusetzen: Solche Individuen können die Bestrebungen des Irrenarztes nicht befördern."

Die Forderungen Horns wurden damals nicht umgesetzt. Es dauerte noch bis ins 20. Jahrhundert, bis es zu Änderungen der Ausbildung und der Berufsbedingungen kam.

Der Beruf des Irrenwärters hatte ein schlechtes Ansehen in der Gesellschaft. Die Bezahlung und die Arbeitsbedingungen waren schlecht, die Irrenwärter mussten bei den Kranken schlafen, damit sie dem Arzt genau Bericht erstatten konnten, und waren dort keineswegs besser gestellt als die Patienten. Ihr Bett durfte sich nicht von dem des Kranken unterscheiden. Zur Verbesserung ihrer Situation sollten sie Ausbildung, Erholungsmöglichkeiten und eine Alterssicherung erhalten, und schließlich gab es auch einige berufspolitische Veränderungen:

- 1897 gründete Konrad Alt die Zeitschrift „Irrenpflege".
- 1899 veröffentlichte der Psychiater Ludwig Scholz das Buch „Leitfaden für Irrenpfleger".

Verschiedene Berufsorganisationen trugen dazu bei, dass es zu einer Vereinheitlichung der Situation der Pflegekräfte in den Heilanstalten kam. Bis dahin unterlag der Beruf in den verschiedenen deutschen Staaten unterschiedlichen Bestimmungen: Die Bezahlung unterschied sich ebenso wie die Unterrichtsstunden, und auch die Erlaubnis zu heiraten war nicht überall gegeben.

Im Jahr 1907 kam es zu einer ersten rechtlichen Regelung der Krankenpflege in Preußen. Die Irrenpflege blieb hiervon ausgeschlossen, erst 1967 wurde sie in die allgemeine Krankenpflege einbezogen. An den psychiatrischen Kliniken wurden Krankenpflegeschulen eingerichtet, um den Nachwuchsmangel zu beheben. In der Folge gründeten sich auch die Weiterbildungsstätten für die Fachkrankenpflege in der Psychiatrie.

Zeit des Nationalsozialismus

Für die Nationalsozialisten galten Menschen mit Behinderungen und psychisch Erkrankte als „unwertes Leben". Mit der ihnen eigenen Brutalität und Konsequenz entwickelten sie ab 1935 Pläne für die „Vernichtung unwerten Lebens", die ab 1939 auch in die Tat umgesetzt wurden.

Unter Beteiligung von Pflegenden wurden zehntausende Menschen getötet, was mit dem schönfärbenden Begriff |Euthanasie verschleiert wurde. Davon betroffen waren u. a. Menschen mit einer Schizophrenie, Epilepsie, Demenz oder anderen neurologischen Erkrankungen sowie Patienten, die seit fünf Jahren in einer Anstalt lebten. Sie alle sollten nach und nach ermordet werden.

Euthanasie
griech. *eu*=leicht, schön und *thanatos*=Tod

Die Vernichtungsaktion war zunächst von einer Berliner Zentrale organisiert, und nach ihrer Adresse in der Tiergartenstraße 4 sprach man von „T4-Aktionen". Von dort wurden Meldebögen an die Anstalten verschickt, nach deren Auswertung über Leben und Tod entschieden wurde, und von dort kamen auch die der Tötung dienenden Medikamente. Die Anstalten mussten alle behinderten Kinder melden, mindestens 5 000 von ihnen wurden daraufhin ermordet („Kindereuthanasie").

Ab 1941 bis zum Kriegsende entschieden die ärztlichen Leiter selber in vielen Anstalten über Leben und Tod. Diese Phase wird als „wilde Euthanasie" bezeichnet. In dieser Zeit übernahmen Pflegekräfte die Tötungen auf Anordnung der Ärzte auch selbstständig. Dazu nutzten sie Medikamente, Spritzen mit Luft oder sie ließen die Menschen verhungern. Natürlich gab es daneben auch Versuche, Patienten zu retten, indem Pflegende die Familien informierten, falsche Angaben machten oder auch Patienten versteckten. Ärzte versuchten, die Meldebögen zu fälschen oder gar nicht auszufüllen. Solche Versuche wurden bei Bekanntwerden schwer bestraft.

Im Euthanasieprozess von 1947 beriefen sich alle angeklagten Pflegekräfte darauf, nur auf Anordnung der Ärzte gehandelt zu haben. Sie übernahmen keine Verantwortung für ihr Handeln.

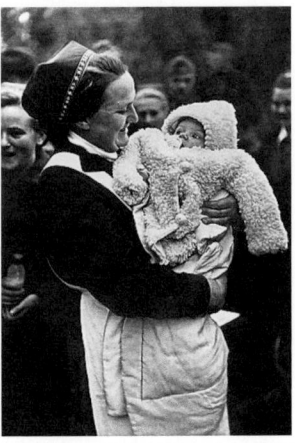

[2] „Braune Schwestern": Gemeindeschwestern, die sich um die Betreuung „erbgesunder" Mütter und Kinder kümmerten

www.antipsychiatrie.de

Webseite des Irrenoffensive e. V.

Antipsychiatrie

In den 1960er Jahren formierte sich in den USA und Europa die Bewegung der Antipsychiatrie. Sie setzt sich bis heute kritisch mit der Psychiatrie auseinander, zum Teil wird sie als solche grundlegend in Frage gestellt. Die Kritik gilt der Ausgrenzung und der Definition von psychisch krank als Abweichung von dem, was gegenwärtig als normal angesehen wird. Aus der Antipsychiatrie-Bewegung hat sich in Deutschland z. B. der Verein Irrenoffensive e. V. gegründet. Ihre gedanklichen Anstöße erhielt die Bewegung u. a. aus Veröffentlichungen von Michel Foucault (1926 – 1984) und Erving Goffman (1922 – 1982).

Foucault beschreibt in seinem Frühwerk „Wahnsinn und Gesellschaft", wie im Wandel der Geschichte die „Wahnsinnigen" noch im Mittelalter in die Gesellschaft integriert waren und zunehmend seit dem 16. Jahrhundert als krank definiert, weggesperrt und unterdrückt wurden. Die Entstehung der Irrenhäuser wird bei ihm zum Ausdruck der Ausgrenzung und Verdrängung.

Goffman stellt in seinem Buch „Asyle" die Merkmale einer „totalen Institution" dar und nennt als Beispiele geschlossene Welten wie Gefängnisse, Kasernen, Internate, Klöster, Altenheime oder Irrenhäuser. Solche totalen Institutionen zeichnen sich durch folgende Merkmale aus:

- Alle Angelegenheiten des Lebens finden an ein und derselben Stelle statt unter ein und derselben Autorität.
- Die Mitglieder der Institution führen alle Phasen ihrer täglichen Arbeit in unmittelbarer Gesellschaft einer großen Gruppe von Schicksalsgenossen aus, wobei allen die gleiche Behandlung zuteil wird und alle die gleiche Tätigkeit gemeinsam ausführen müssen.
- Alle Phasen des Arbeitsprozesses sind exakt geplant, eine geht zu einem vorher bestimmten Zeitpunkt in die nächste über, und die ganze Folge der Tätigkeiten wird von oben durch ein System expliziter Regeln und durch einen Stab von Funktionären vorgeschrieben.
- Die verschiedenen erzwungenen Tätigkeiten werden in einem einzigen rationalen Plan vereinigt, der angeblich dazu dient, die offiziellen Ziele der Institution zu erreichen.

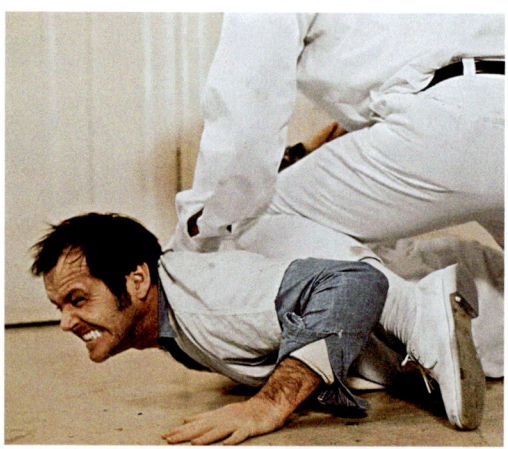

[1] Der Film „Einer flog übers Kuckucksnest" hat die mitunter willkürliche Behandlung von Patienten gezeigt und unmenschliche Zwangsmaßnahmen dargestellt.

In der modernen Gesellschaft dagegen schläft, spielt und arbeitet man an verschiedenen Orten und hat dabei mit unterschiedlichsten Menschen zu tun. Es gibt verschiedene Autoritäten und keinen rationalen Plan, der alles bis ins Detail vorschreibt. Einrichtungen, die wie totale Institutionen aufgebaut sind, sind daher undenkbar als Umgebung für Menschen, die psychisch verwirrt oder verändert sind, und können nur in Ausnahmefällen ihre Berechtigung haben.

Die Antipsychiatrie-Bewegung war politisch geprägt und wollte die Gesellschaft wach rütteln. Sie machte auf unhaltbare Zustände und Behandlungsmethoden in psychiatrischen Einrichtungen aufmerksam. In verschiedenen europäischen Ländern gilt sie als ein Auslöser für die Psychiatrie-Reformen in den 1970er Jahren. So wurden in Italien im Jahr 1978 per Gesetz alle psychiatrischen Anstalten aufgelöst, und auch in Deutschland kam es zur Öffnung der psychiatrischen Anstalten.

Die Antipsychiatriebewegung hat etliche Anstöße gegeben für positive Veränderungen in psychiatrischen Einrichtungen und die Auseinandersetzung mit der Situation in Psychiatrien.

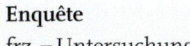

Psychiatrische Pflege heute

Heutzutage sehen psychiatrische Einrichtungen ganz anders aus als noch vor wenigen Jahrzehnten, sie sind oft als solche kaum noch zu erkennen. Sie haben einen wohnlichen Charakter und finden sich mittlerweile in zentralen Ballungsräumen. Die Psychiatrie hat sich vom Land in die Städte verlagert. Zu stationären Einrichtungen sind teilstationäre und ambulante Angebote hinzugekommen. Menschen, die verwirrt oder psychisch verändert sind, haben die Möglichkeit, am gesellschaftlichen Leben teilzuhaben. Dies ist ein Schritt, Ängste ihnen gegenüber abzubauen und psychischen Krankheiten den Schrecken zu nehmen.

Politische Weichenstellungen: die Psychiatrie-|Enquête

Im Jahr 1975 wurde der „Bericht zur Lage der Psychiatrie in der Bundesrepublik Deutschland" veröffentlicht, der von einer Sachverständigenkommission im Auftrag des Deutschen Bundestages erstellt worden war. Der Bericht zeigt die damalige Situation der ambulanten und stationären psychiatrischen Versorgung.

Daraus leitete die Psychiatrie-Enquête die Grundforderung ab, in vorhandenen Einrichtungen einen ausreichenden Standard für die Versorgung psychisch Kranker und Behinderter zur Befriedigung humaner Grundbedürfnisse zu gewährleisten.

Als geeignete Maßnahmen wurden vorgeschlagen:
- eine gemeindenahe Versorgung
- die bedarfsgerechte und umfassende Versorgung aller psychisch Kranker und Behinderter
- die bedarfsgerechte Koordination aller Versorgungsdienste
- die Gleichstellung psychisch Kranker mit körperlich Kranken

Nicht krankenhausbedürftige Kranke und Behinderte wurden in angemessene Betreuungsformen überführt. Für die Patientinnen, die in psychiatrischen Einrichtungen viele Jahre ihres Lebens verbracht hatten, war die Öffnung der Psychiatrien und die Entlassung in Wohnheime oft ein Schock. Sie verloren ihre gewohnte Umgebung und mussten das Leben in anderer Umgebung neu lernen.

Im Rahmen der Psychiatrie-Enquête wurde der Ausbau der Aus-, Fort- und Weiterbildung gefordert. Außerdem sollten für psychisch auffällige Kinder und Jugendliche und Menschen mit Abhängigkeitserkrankungen spezielle Angebote etabliert werden.

Enquête
frz. = Untersuchung

Verordnung über Maßstäbe und Grundsätze für den Personalbedarf in der stationären Psychiatrie
(Psychiatrie Personalverordnung – PsychPV)

In der Folge des Berichts der Psychiatrie-Enquête trat 1991 die Psychiatrie Personalverordnung (PsychPV) in Kraft. Sie regelt Maßstäbe und Grundsätze zur Ermittlung des Personalbedarfs für Ärztinnen, Pflegepersonal und sonstiges therapeutisches Fachpersonal in psychiatrischen Einrichtungen und findet noch heute Anwendung. Ziel ist die ausreichende, zweckmäßige und wirtschaftliche Behandlung im stationären bzw. teilstationären Bereich.

Zurzeit diskutieren Vertreter aus Politik und Berufsverbänden über eine Veränderung der Finanzierung der Pflege in psychiatrischen Krankenhäusern. Die Behandlung von Menschen, die verwirrt oder psychisch verändert sind, hat sich verändert, weitere Behandlungsangebote wie teilstationäre Behandlung oder die Betreuung durch Institutsambulanzen sind hinzugekommen.

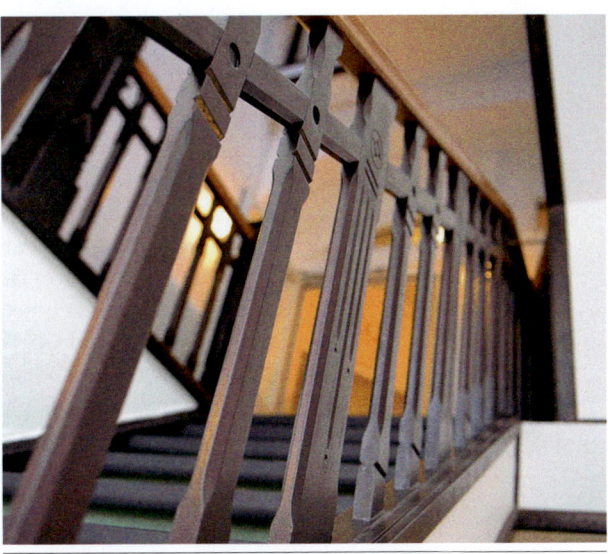

[2]   Treppenhaus einer modernen psychiatrischen Einrichtung

2.1.2 Berufs- und personengruppenübergreifende Konzepte und Zusammenarbeit

Im Folgenden werden einige Formen des Miteinanders bei der Therapie und Betreuung Betroffener beschrieben. Hierbei werden verschiedene Berufsgruppen, Angehörige und auch die Betroffenen selber in die Behandlung einbezogen. Die Zusammenarbeit der verschiedenen Gruppen ist förderlich, da Ursachen und Behandlung einer psychischen Erkrankung in multikausalen Zusammenhängen stehen und ein angemessener Umgang daher in der Berücksichtigung möglichst vieler Facetten liegt.

Psychose-Seminare

Seit den 1990er Jahren gibt es in Deutschand so genannte Psychose-Seminare. Dabei geht es um ein Gespräch zwischen drei Parteien: den Professionellen (ärztliches und pflegerisches Personal), Angehörigen und Patientinnen. Alle Beteiligten können von den Erfahrungen der anderen lernen. Es geht nicht nur um reine Wissensvermittlung, sondern um einen offenen und gleichberechtigten Austausch untereinander.

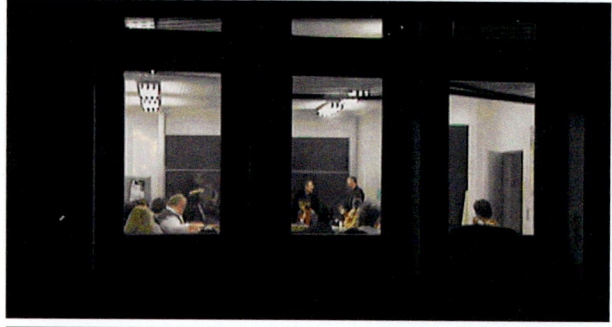

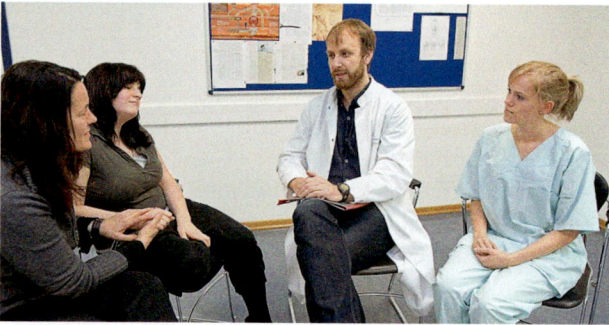

[1] Der Film „Raum 4070" hat ein Psychose-Seminar über mehrere Jahre begleitet und zeigt, wie sich die Menschen austauschen, ihre Gefühle offenbaren.

[2] Psychose-Seminar

Psychoedukation bei Erkrankungen aus dem schizophrenen Formenkreis

Beim Konzept der Psychoedukation stehen Menschen mit Erkrankungen aus dem schizophrenen Formenkreis im Mittelpunkt. Es geht um Informationen über die Krankheit, Verbesserung der sozialen Kompetenzen, den Umgang mit den Angehörigen und Stressbewältigung. Die Arbeitsgruppe Psychoedukation hat ihre Ziele folgendermaßen beschrieben:

Unter dem Begriff Psychoedukation werden nach der Definition der „Arbeitsgruppe Psychoedukation" systematische, didaktisch-psychotherapeutische Maßnahmen zusammengefasst, welche dazu geeignet sind, Patientinnen und ihre Angehörigen über die Krankheit und ihre Therapie zu informieren. Ferner dient Psychoedukation dazu, das Krankheitsverständnis und einen selbstverantwortlichen Umgang mit der Krankheit zu fördern und die Patientinnen bei der Krankheitsbewältigung zu unterstützen.

Die Psychoedukation richtet sich sowohl an Betroffene als auch ihre Angehörigen. Es gibt Gruppenangebote für beide. Die Leitung der Gruppen wird von Ärztinnen, Psychologinnen und Co-Therapeutinnen übernommen. Zur letzteren Gruppe gehören auch Pflegende, die auf Grund ihres Fachwissens und ihres täglichen Umgangs mit den Betroffenen die Gruppenleitungen übernehmen oder unterstützen.

Das Konzept der Psychoedukation ist auf Einzel- oder Gruppengespräche ausgerichtet. Es gibt Gruppen, die nur Betroffene oder die Angehörigen ansprechen, aber auch gemischte Gruppen. Besuche der Gruppe können einmalig oder über einen längeren Zeitraum hinweg stattfinden. Sie können sowohl im ambulanten Bereich durchgeführt als auch im stationären Setting implementiert werden.

Soteria

Das Soteria-Konzept wurde in den USA Ende der 1960er Jahre entwickelt. Es entstammt ursprünglich der Antipsychiatrie-Bewegung. Der amerikanische Psychiater Loren Mosher gründete eine Einrichtung, die einer Wohngemeinschaft glich. Hier wurden Menschen mit Erkrankungen aus dem schizophrenen Formenkreis behandelt. Ziel der Einrichtung war es, Wachstum, Entwicklung und die Gesundung zu fördern. Die familiäre Umgebung half den Betroffenen, sich wieder im Leben zu orientieren. Der Begriff Soteria bedeutet Hilfe, Heilung, Erlösung, Geborgenheit.

Das Milieu in einer Soteria-Einrichtung ist geprägt durch eine wohnliche Atmosphäre, in der die Gemeinschaft gelebt werden kann. Es gibt keinen typischen Klinikcharakter. Hier können sich Beziehungen entwickeln, die nicht nur auf die Krankheit fokussiert sind.

Ein so genanntes „weiches Zimmer" hilft den Betroffenen, sich mit ihren Ängsten und Gefühlen in der Akutphase auseinanderzusetzen. Hier wird eine 1:1-Begleitung gewährleistet. Die Betroffenen sind in der ersten Phase nicht auf sich allein gestellt.

Nach der Akutphase nehmen die Betroffenen am Alltagsleben teil. Die Erfahrungen während der akuten Phase werden in Gesprächen reflektiert. Ebenso beginnt die Auseinandersetzung mit der Erkrankung. Vor der Entlassung werden Perspektiven für die Zeit nach der Behandlung und eine Rückfallprophylaxe erarbeitet.

Medikamente werden nur mit dem Einverständnis der Betroffenen gegeben und dies in möglichst geringer Dosis.

Umgesetzt wird der Soteria-Gedanke z. B. in der Soteria Bern. In Deutschland werden Anteile des Soteria-Gedankens in verschiedenen psychiatrischen Einrichtungen umgesetzt. In Frankfurt/Main gibt es einen Verein, der das Soteria-Konzept fördert.

Die Mitarbeiterinnen haben eine Ausbildung im pflegerischen oder sozialpädagogischen Bereich. Der Einbezug psychiatrischer „Laien" hat sich in Moshers Konzept als Bereicherung erwiesen. Die Laien bringen als Qualifikation u. a. Toleranz, Offenheit, Lernbereitschaft und Lebenserfahrung mit. Die professionell Pflegenden verfügen neben ihrer fachlichen Qualifikation über soziale Kompetenzen wie Reflexions- und Kommunikationsfähigkeit. Ihre Aufgabe ist es die Betroffenen im Bezugspflegesystem zu begleiten. Ärztliches Personal ist 24 Stunden täglich zu erreichen.

 www.soteria-netzwerk.de
Homepage der Internationalen Arbeitsgemeinschaft Soteria (IAS)

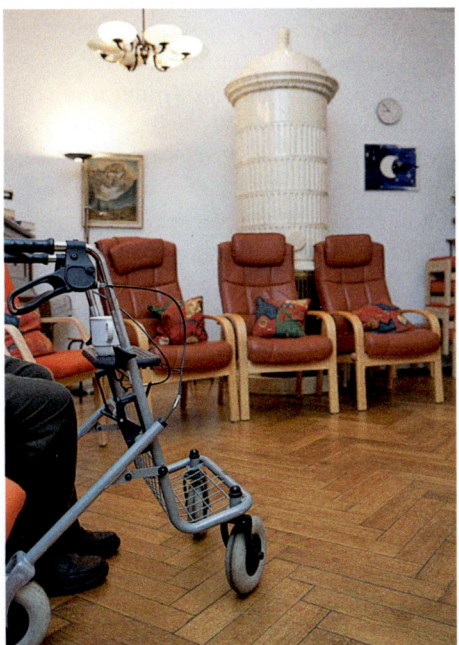

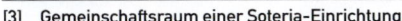

[3]   Gemeinschaftsraum einer Soteria-Einrichtung

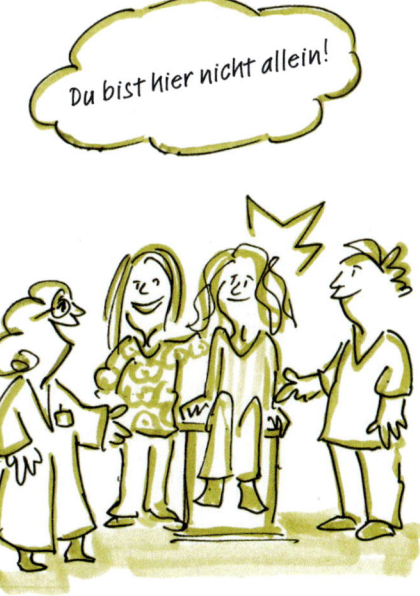

Du bist hier nicht allein!

2.1.3   Die Pflege psychisch erkrankter Kinder und Jugendlicher

Pflege von Kindern mit Enuresis (Einnässen) oder Enkopresis (Einkoten)

Enuresis | 339

Die |Enuresis ist die häufigste kinder- und jugendpsychiatrische Erkrankung ab dem fünften Lebensjahr. Leitsymptom ist der unwillkürliche Harnabgang ohne erkennbare organische Ursache. Sie kann nachts (*Enuresis nocturna*) oder am Tage auftreten (*Enuresis diurna*). Jungen sind häufiger betroffen. Eine Primäre Enuresis liegt vor, wenn das Kind noch nie „trocken" war und eine Sekundäre Enuresis, wenn dies schon der Fall war. Das Einnässen geschieht mehrfach in der Woche und hält über einen Zeitraum von mindestens drei Monaten an.

Die Enuresis ist für Eltern wie Kinder schuld- oder schambesetzt, beide glauben etwas falsch zu machen oder gemacht zu haben. Schnell entsteht ein negativer Zirkel, ein Teufelskreis aus Einnässen, Scham bzw. Bestrafung, Angst vor dem Einnässen, Einnässen. Erfolgreicher ist jedoch wie bei jedem Lernen ein positiver Zirkel aus Erfolg, Belohnung und Erfolg. Um ihn dauerhaft in Gang zu setzen, braucht es jedoch viel Geduld; Rückschläge sind unvermeidlich. Viele Eltern ergreifen zur Lösung des Problems zu wenig oder gar nicht hilfreiche Maßnahmen wie Trinkverbot am Abend, nächtliches Wecken zum Toilettengang, Windeln anlegen oder Bestrafen.

Die Entlastung der Eltern von dem Gefühl, etwas falsch gemacht zu haben, das Wiedererlangen eines positiven Familienklimas und die Motivation und Begleitung des Kindes bei der Mitwirkung an den therapeutischen Maßnahmen stehen im pflegerischen Alltag im Vordergrund.

Im Folgenden werden hilfreiche pflegerische Maßnahmen und Hinweise für die Eltern genannt:

- gezielte Beobachtung des Kindes auf Vorzeichen des Einnässens (z. B. unruhiges Herumrutschen oder Rückzug)
- Veränderung im Erziehungsverhalten (z. B. keine Belohnung fürs Bettnässen, wie noch mal ins Elternbett zum Kuscheln, keine Bestrafung für nasses Bett oder nasse Hose)
- Lob bei jedem trockenen Bett und Mitarbeit (stärkt das Selbstbewusstsein des Kindes und motiviert)
- Perspektivwechsel: weg vom Problem hin zu Fähigkeiten des Kindes
- positive Seiten des Kindes hervorheben
- praktische Ratschläge für zu Hause (z. B. Anschaffen eines Bettschutzes/waschbare Bettdecken)
- gemeinsame Vereinbarungen zwischen Kind und Eltern treffen (z. B. Kind hilft beim Neubeziehen des Bettes mit, entsorgt die nasse Hose selbst)

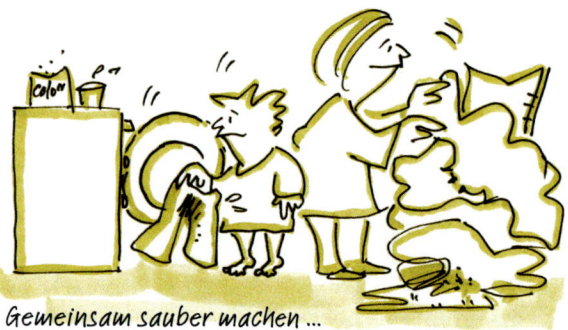

Gemeinsam sauber machen ...

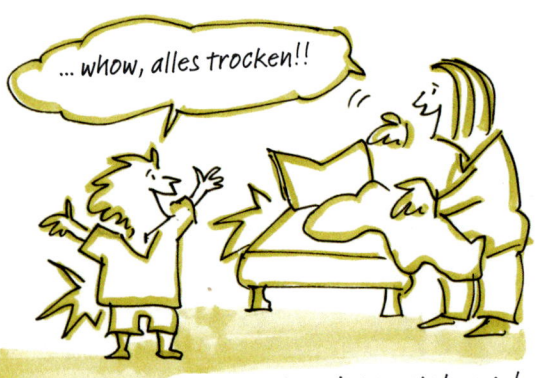

... whow, alles trocken!!

... gemeinsam stolz sein!

Pflegediagnose

„Beeinträchtigte Urinausscheidung

Eine Störung der Urinausscheidung."   DOENGES et al.: S. 790

„Stuhlinkontinenz

Eine Veränderung der normalen Stuhlgewohnheiten, die durch ungewollte Stuhlentleerung gekennzeichnet ist."   DOENGES et al.: S. 721

- Absprache von regelmäßigen Toilettengehzeiten, also Toilettentraining (Kind setzt sich für ca. fünf Minuten auf die Toilette, egal ob es „muss" oder nicht. Ältere Kinder können sich durch eine elektronische Hilfe, z. B. Eieruhr, digitale Uhr mit Weckfunktion, gut selbst erinnern.)
- Einführung eines „Sonne-Wolken-Kalenders" ggf. nach ärztlicher Anordnung (für trockene Nächte oder eine trockene Hose darf sich das Kind eine Sonne eintragen, für nasse eine Wolke oder einen Strich); Fortschritte werden so sichtbar gemacht und mit Lob verstärkt. Nach Absprache gibt es für mehrere trockene Tage eine größere Belohnung, z. B. gemeinsames Spielen, Geschichte vorlesen (soziale Verstärker) oder auch mal ein Eis oder einen Kinobesuch.
- Anwendung einer „Klingelhose" (tragbares Gerät) oder „Klingelmatte" (Bettgerät) bei nächtlichem Einnässen. Beide geben durch den Kontakt mit Feuchtigkeit ein akustisches Signal, wodurch das Kind geweckt bzw. aufmerksam gemacht wird und zur Toilette geht. Wichtig ist das Demonstrieren des Gerätes und die Begleitung des Kindes auf die Toilette.

Das Einnässen wird meistens ambulant und nur in komplizierten Verläufen teilstationär oder stationär behandelt.

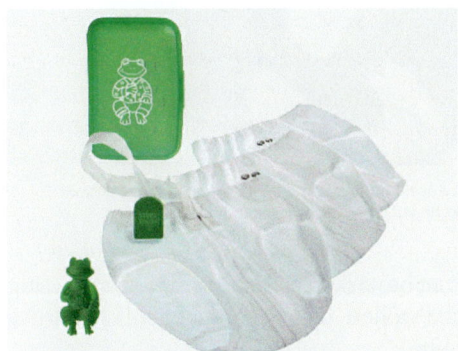

[1] Eine Klingelhose ist über eine ärztliche Anordnung (Rezept) in der Apotheke erhältlich.

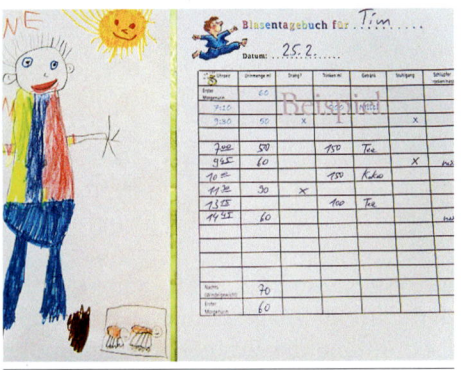

[2] „Blasentagebuch", das in Verbindung mit einem Verstärkerplan eingesetzt werden kann

Eine |**Enkopresis** liegt vor, wenn Kinder nach dem Erlernen der Stuhlkontrolle in die Kleidung einkoten. Die betroffenen Kinder fallen durch ihren Körpergeruch auf und werden deshalb häufig in der Gruppe gemieden.

Enkopresis | 339

Die Maßnahmen bei der Enkopresis sind ähnlich wie beim Einnässen. Das Kind wird im Anschluss an die Mahlzeiten zur Toilette geschickt. Es wird zusätzlich empfohlen, die Dauer der Toilettengehzeit zu erhöhen (ca. zehn Minuten). Das Kind kann sich hierfür ein Buch mit auf die Toilette nehmen. Angenehmer ist es für das Kind, wenn die Toilette ansprechend gestaltet ist, z. B. mit lustigen Bildern, und es dort auch nicht z. B. zu kalt ist. Eine Nachkontrolle der Hose nach dem Toilettengang durch einen Erwachsenen ist sinnvoll, da manche Kinder auf Nachfrage gerne mal schummeln. Ein Verstärkerplan unterstützt die Maßnahmen und visualisiert den Verlauf.

Damit das Kind lernt, die Verantwortung für sein Tun mit zu übernehmen, hilft es beim Auswaschen der eingekoteten Unterhose. Nach dem Einkoten sollte das Kind zur Körperpflege angehalten werden, da die betroffenen Kinder den eigenen Kotgeruch nicht wahrnehmen.

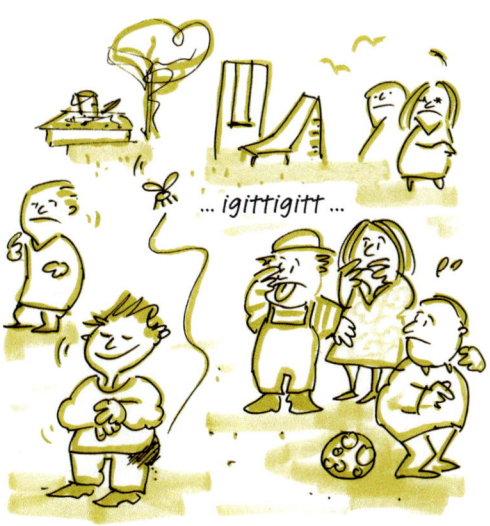

... igittigitt ...

Pflege von Kindern und Jugendlichen mit Anorexia nervosa oder Bulimia nervosa

Die Essstörungen |Anorexia nervosa und |Bulimia nervosa haben gemeinsam, dass die Betroffenen einen bedeutenden Gewichtsverlust herbeiführen wollen. (Eine Bulimia nervosa muss nicht zwingenderweise mit einem Gewichtsverlust einhergehen.) Die Pflege für die Betroffenen unterscheidet sich kaum.

Patientinnen mit einer Essstörung werden stationär betreut, wenn sie extrem untergewichtig sind oder der Therapieverlauf kompliziert ist. Beobachtungsschwerpunkte sind das Essverhalten, körperliche Aktivitäten, Erbrechen und weitere durch den Nahrungsentzug bedingte Begleiterkrankungen. Vorrangige Zielsetzung sind Gewichtszunahme, Gewichtserhalt, Beibehaltung der Nahrung und der Aufbau von Selbstbewusstsein und Selbstvertrauen.

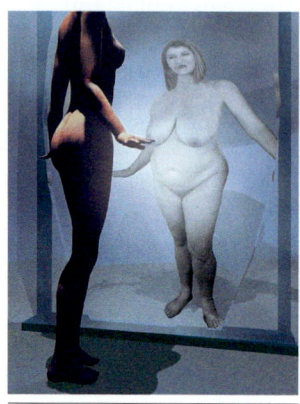

[1] Thematisierung der Körperschemastörung bei Anorexia nervosa

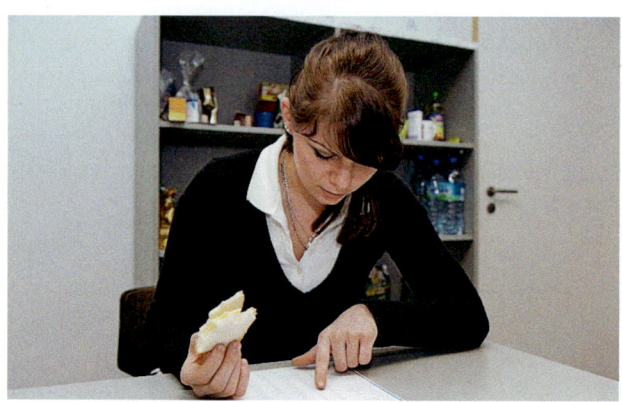

[2] Die permanente Auseinandersetzung mit dem Kaloriengehalt von Lebensmitteln kann auf eine Essstörung hindeuten.

Auf so genannten „Pro-Ana-Seiten" im Internet bestärken sich Betroffene gegenseitig darin, immer magerer und leichter werden zu wollen, die Magersucht soll Ausdruck ihrer Autonomie, ihrer Selbstbestimmtheit sein.

Eine Essstörung kündigt sich häufig durch eines oder mehrere der folgenden Warnzeichen an: Ein Kind bzw. ein(e) Jugendliche(r)

- isst über einen längeren Zeitraum nur wenig und wenn, dann kalorienarme Kost,
- erbricht nach dem Essen,
- verliert zunehmend an Gewicht,
- will nicht mehr an gemeinsamen Mahlzeiten teilnehmen,
- hat ständig Ausreden wie: „Ich habe bereits gegessen." oder „Keinen Hunger."
- treibt extrem viel Sport, ist ständig in Bewegung,
- hat das Gefühl dicker zu sein als sie in Wirklichkeit ist,
- ist ständig mit dem Thema Essen beschäftigt,
- verändert sich psychisch, wird interesselos, verletzlich, traurig oder aggressiv, zieht sich zurück oder
- nimmt Abführmittel, Appetitzügler oder harntreibende Medikamente ein.

Der Aufbau einer tragfähigen Beziehung zu den Betroffenen durch kommunikative Strategien und vertrauensbildende Maßnahmen (Empathie, Ehrlichkeit, Akzeptanz, Einhaltung aller Absprachen, klare Positionierung für eine Gewichtszunahme, ein konsequenter Umgang mit Täuschungsversuchen) ist wichtig. Viele Patientinnen testen immer wieder die Glaubwürdigkeit der Pflegenden und die Grenzen der Therapie durch Lügen, Manipulation oder Senden von Doppelbotschaften aus.

Bei Patientinnen mit extremem Untergewicht ist die Gewichtszunahme das oberste Behandlungsziel. Zwangsernährung durch die Sonde gegen den Willen der Patientin ist immer die letzte Maßnahme und nur bei vitaler Gefährdung akzeptabel. In diesem kritischen Zustand wird meistens Bettruhe für die Betroffenen ärztlich angeordnet, um Bewegung und damit Energieverbrauch zu vermeiden. Aufgabe der Pflegenden in diesem Stadium ist die Unterstützung und Überwachung der Bettruhe und des Gewichtsaufbaus, die Kontrolle der körperlichen Funktionen sowie die psychische Betreuung.

Gemeinsam mit der Patientin wird in einem „Vertrag" das Zielgewicht festgelegt. Bei Einhalten des Plans erhält die Patientin Belohnungen oder Vergünstigungen, bei Nichteinhalten entsprechend negative Sanktionen. Das Zielgewicht und Verstärker (positiv z. B. Ausgangslockerung, negativ z. B. Kalorienerhöhung) werden individuell als Vertrag festgelegt.

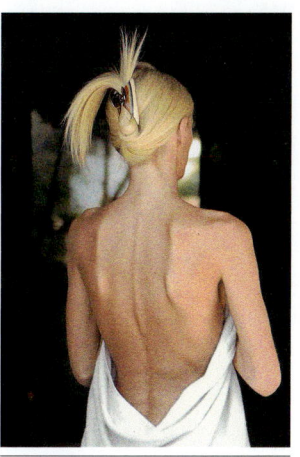

[3] Die Betroffenen fühlen sich bei der Anorexia nervosa trotz Untergewichts noch zu dick.

Verstärkerplan für Gewichtszunahme

Aufnahmekörpergewicht: 33 kg bei 158 cm Körpergröße

Gewicht	Aktivität/Belohnung bei Erreichen des Gewichts
33 kg	Essensplan, eine Stunde Ruhe nach den Mahlzeiten, Ausgang nur in Begleitung einer Pflegekraft
35 kg	Stundenbesuch nach Hause
37 kg	Teilnahme an einer Schulstunde
39 kg	Erweiterung der Besuchszeiten am Wochenende
40 kg	zwei Stunden Unterricht am Tag und Teilnahme an Aktivitäten außerhalb der Station
42 kg	Zwischenmahlzeit selbst zusammenstellen
44 kg	ganzer Schultag, freie Essensauswahl von Frühstück und Abendessen
46 kg	Essen nach Wahl, Wochenendbesuch zu Hause

[Tab. 1] Vertrag zwischen Patientin, der Stationsärztin und Bezugspflegekraft

Weitere pflegerische Maßnahmen können sein:

- Förderung des normalen Essverhaltens z. B. durch begleitetes Esstraining mit Einüben und Besprechen normalen Essverhaltens
- Anleitung zum Führen eines Ernährungstagebuchs für Bulimieerkrankte
- Informationen über gesunde Ernährung z. B. durch Aufklärung über Notwendigkeit regelmäßigen Essens
- Aufklärung über Schädlichkeit von Diäten
- Körperbildstörungen bearbeiten zum Aufbau eines positiven Selbstwerts
- Steigerung des körperlichen Wohlbefindens durch Bäder, Aromatherapie, Massagen und Entspannungsübungen
- Gespräche über Kleidung oder Kosmetik, Auseinandersetzung mit dem eigenen Geschlecht
- Förderung sozialer Kompetenzen
- Gruppenangebote zum Umgang mit Konflikten, Ängsten und Stress
- Erfassen und Fördern von Ressourcen wie Freizeitinteressen oder andere individuelle Fähigkeiten

☒ **Essgestörte sind Profis im Kalorienzählen, aber ihr Wissen über gesunde Ernährung ist meistens gering.**

Pflege suizidgefährdeter
Patientinnen | 329

Symptomatik
der Depression | 344

Pflege depressiver sowie suizidgefährdeter Kinder und Jugendlicher

Bei Kindern und Jugendlichen mit einer Depression stehen für die Pflege das Verständnis und der Aufbau einer vertrauensvollen Beziehung im Vordergrund. Hinzu kommt eine genaue Beobachtung ihres Verhaltens – das sich von introvertiert und traurig bis aggressiv |äußern kann – und ihres Umfeldes. Häufig ist die Beziehung zu Eltern oder Bezugspersonen problematisch und es liegen auf beiden Seiten Überforderungen vor.

Pflegerisches Ziel ist die gemeinsame Klärung der familiären Situation und das Wiedererlangen von Lebensfreude sowie der Aufbau einer Zukunftsperspektive.

Kinder bzw. Jugendliche mit einer Depression wirken hoffnungslos, sehen keine Zukunftsperspektive und ziehen sich oft zurück.

Die wichtigsten **Signale für eine erhöhte Suizidalität** sind die direkte oder indirekte Ankündigung des Suizides oder eine plötzliche Änderung des bisherigen Verhaltens. Die Betroffene hat in dieser Situation drängende Suizidgedanken, entwickelt konkrete Ideen zur Durchführung eines Suizids und kann sich auch auf Nachfrage hin nicht von Suizidgedanken distanzieren.

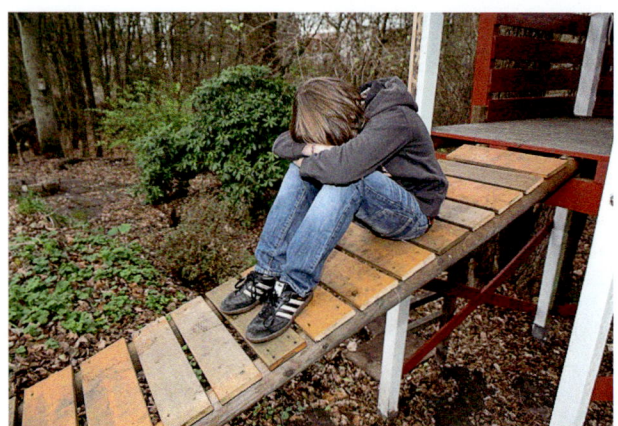

[1] Oftmals ziehen sich Kinder und Jugendliche mit einer Depression zurück, v. a. wenn sie sich überfordert fühlen.

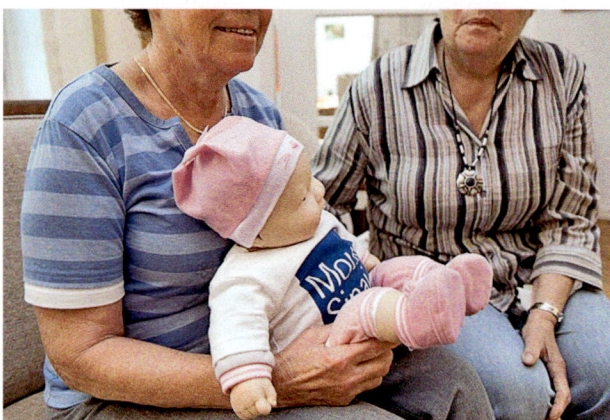

[2] Bei Kindern gelingt die Kontaktaufnahme gut über (Hand)Puppen oder anderes Spielmaterial.

Folgende pflegerischen **Maßnahmen** erweisen sich bei depressiven und suizidgefährdeten Jugendlichen als sinnvoll: Es empfiehlt sich den Kontakt durch Anwesenheit, kurzes, verständnisvolles empathisches Gespräch oder ein Beschäftigungsangebot engmaschig zu gestalten. Dies signalisiert: „Ich bin für dich da, wenn du mich brauchst."

Gute Erfahrungen hat man mit dem Ansprechen der depressiven und suizidalen Gedanken gemacht, da die Betroffenen sich dadurch mit dem schwierigen Thema auseinandersetzen. Scheinbare Tröstungen wie „Kopf hoch, ist doch alles gar nicht so schlimm" oder „Du bist doch noch so jung ..." sind zu vermeiden, da dieses eher zynisch als aufbauend auf die Betroffenen wirkt.

Eine gemeinsame Tagesstrukturierung mit der Patientin vermittelt Stabilität und Sicherheit. Dadurch wird versucht von der gedanklichen Einengung der Patientin abzulenken. Die Betroffene wird von den Pflegekräften zur Teilnahme am Gemeinschaftsleben und zur Übernahme von Aufgaben auf Station angehalten. Rückzug und übermäßiges Schlafen sind ungünstige Verhaltensweisen. Für die Unterbringung auf Station empfehlen sich Doppel- oder Mehrbettzimmer.

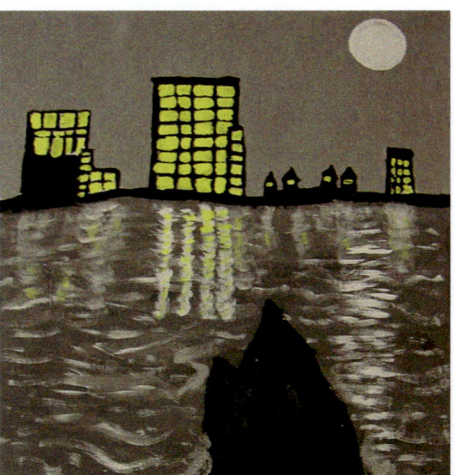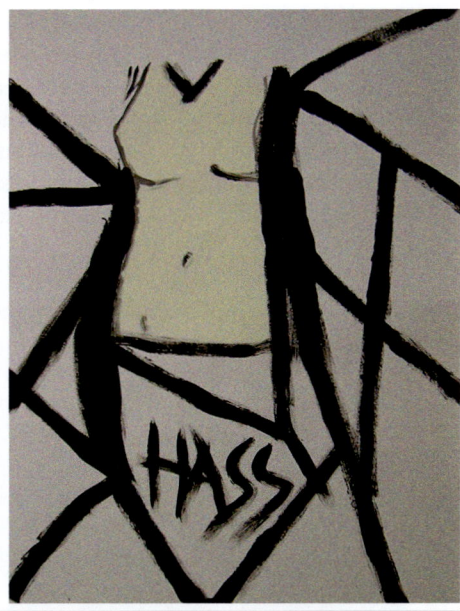

[3] Kreative Methoden wie Zeichnen und Malen sind nützlich, um der Patientin die Möglichkeit zu geben, sich nonverbal auszudrücken.

Der Austausch unter Gleichaltrigen in der Kinder- oder Jugendgruppe z. B. durch Gruppenaktivitäten oder themenbezogene Gesprächsgruppen ist wichtig, da dadurch die Möglichkeit besteht, eigene Probleme zu relativieren und neue Erfahrungen zu machen. Die Einbeziehung der Eltern und des sozialen Umfeldes ist notwendig, um ein gegenseitiges Verständnis füreinander zu entwickeln. Der Lernprozess besteht darin, die Erkrankung ihres Kindes zu akzeptieren, anstatt zu kritisieren, zu bestrafen, zu bagatellisieren oder umgekehrt dem Kind alles abzunehmen. Eine Erziehungsberatung bei belasteten Familienverhältnissen kann eine sinnvolle therapeutische Ergänzung sein.

Im weiteren Therapieverlauf empfiehlt es sich, entlastende Veränderungsmöglichkeiten im sozialen Umfeld des Kindes oder Jugendlichen zu suchen, z. B. bei Leistungsüberforderung einen Schulwechsel vorzunehmen.

Besonders wichtig ist es bei akut suizidalen Patientinnen **Sicherheitsmaßnahmen** zu ergreifen. Dazu gehören:

- Verwahren von potenziell gefährlichen Gegenständen, wie z. B. Messer, Rasierklingen, Glas, Kabel, Gürtel, Waschmittel
- Vermeiden von suizidherausfordernden Umgebungskonstellationen wie offene Fenster, Balkone, Treppenhäuser
- Verschluss oder Demontage von Fenstergriffen
- situativ eine 1:1-Betreuung, Personenbegleitung
- Abschließen eines „Nichtsuizidvertrages" (Treffen zeitlicher Absprachen)
- Kontrolle der Medikamenteneinnahme
- Verlegung in ein Überwachungszimmer

Die Pflege von suizidalen Patientinnen und das Bewältigen von Suiziden gehört mit zu den schwierigsten zwischenmenschlichen und fachlichen Herausforderungen in der psychiatrischen Arbeit. Der vollendete Suizid ist für alle Beteiligten ein |traumatisches Erlebnis und erfordert professionelle Aufarbeitung.

Die Beobachtungen über die Absprachefähigkeit und Suizidalität sollten kontinuierlich dokumentiert werden.

Belastungen aller Betroffenen nach einem Suizid(versuch) | 330

Pflege abhängiger bzw. suchtkranker Kinder und Jugendlicher

Abhängige und suchtkranke Kinder oder Jugendliche fallen oft auf durch plötzliche Aggressivität, starke Gefühlsschwankungen – ein Hin-und-her-gerissen-Sein zwischen Abhängigkeitsbedürfnissen und Autonomiewünschen. Hinzu kommen Auffälligkeiten im Bereich des Erlebens wie Selbstwertkonflikte, Schuldgefühle, Versagensängste.

Viele Abhängige kommen erst durch äußeren Druck zur Therapie. Eltern und Bezugspersonen fühlen sich zumeist hilflos und schuldig.

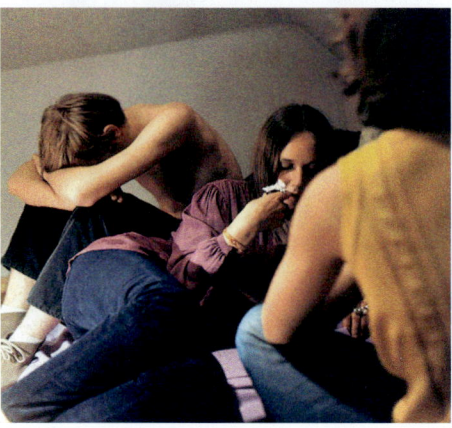

[1]   Einige Suchtkranke haben sich von ihrer Familie gelöst und leben auf der Straße.

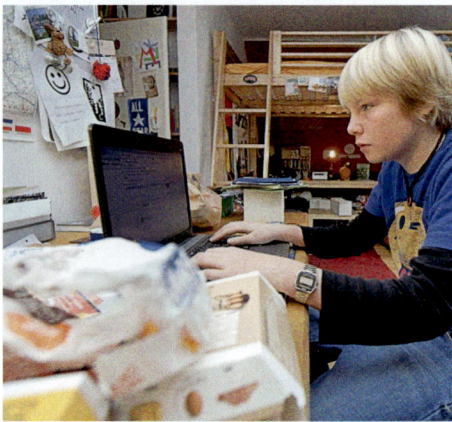

[2]   Der exzessive Gebrauch von Internet- und Computerspielen steigt an und kann ebenfalls zu süchtigem Verhalten führen.

Das pflegerische Ziel ist die Unterstützung zur Eigenmotivation der Jugendlichen zu einem Leben ohne die Droge. Ziel aller Betreuungsmaßnahmen ist es, die Jugendlichen in ihrer Eigenmotivation zu einem Leben ohne Drogen zu unterstützen.

Falls schwere Entzugserscheinungen vorliegen, empfiehlt es sich, vor der psychotherapeutischen Behandlung einen körperlichen Entzug durchzuführen.

Die pflegerische Betreuung von Drogenabhängigen beinhaltet
- Beziehungsaufbau,
- Strukturbildung z. B. durch geregelten Tagesablauf,
- Achten auf konsequente Regeleinhaltung (kein Drogenkonsum) mit entsprechenden Belohnungen und negativen Konsequenzen bei Nichteinhaltung,
- Behandlung körperlicher Folgeschäden des Drogenkonsums,
- Motivierung der Patientinnen zu mehr Eigenverantwortlichkeit und Selbstständigkeit in Alltag und Schule oder Ausbildung,
- Förderung sozialer Kompetenzen wie Kommunikations- und Konfliktfähigkeit, gegenseitige Rücksichtnahme,
- Förderung lebenspraktischer Kompetenzen wie Erziehung zur Hygiene und Gesundheit, hauswirtschaftliche Tätigkeiten, Umgang mit Geld,
- Zusammenarbeit und Unterstützung als Co-Therapeutin in Psychotherapiegruppen,
- Leitung milieutherapeutischer Gruppen,
- Planung und Durchführung von Freizeitangeboten, um neue Interessen anzuregen sowie
- Elternberatung: Eltern anhalten, das Problem ihres Kindes ernst zu nehmen, nicht zu verheimlichen, sondern offen dazu zu stehen, mit Eltern den Weg aus der Koabhängigkeit erarbeiten, wie z. B. in kleinen Schritten Grenzen ziehen und Konsequenzen aushalten können.

Bei der Pflege von Drogenabhängigen ist Zusammenhalt und Konsequenz des Teams gefragt. Sie müssen bei dem ständigen Drängen der Süchtigen nach Drogen konsequent bleiben und dabei eine sorgfältige Überwachung durchführen. Es empfiehlt sich die üblichen Verstecke und Tarnungsmöglichkeiten von Drogen zu kennen (u. a. Darm, Vagina, Haschisch in Kuchen einbacken, als Tee zubereiten, Alkohol in Extrabehältern, die im Flüssigwaschmittel versteckt werden, Postkarte mit LSD-getränkter Briefmarke).

Der Umgang mit Frustration im Pflegeteam sollte stets thematisiert werden, da die Erfolgsquoten trotz hohem therapeutischen und pädagogischen Aufwand niedrig sind.

Zahlreiche Einrichtungen und Beratungsstellen bieten Hilfe für die Betroffenen, doch der Schritt weg von der Droge und zu der Einsicht, dass das allein nur unter großen Schwierigkeiten gelingen kann und man sich helfen lassen muss, dauert bei den meisten sehr lange. Hier sind niedrigschwellige ambulante Angebote zur Drogenberatung z. B. STEP/ Drobs und Prisma hilfreich. Neben der Beratung können Drogensüchtige hier u. a. saubere Spritzen, Versorgung von Wunden, Adressen für Essensvergabe, Unterkünfte für die Nacht oder einfach nur eine „offenes und verständnisvolles Ohr" erhalten.

Beispiele für Therapieeinrichtungen für drogenabhängige Kinder und Jugendliche sind das „Teen Spirit Island" (TSI) oder die Dietrich Bonhoeffer Klinik.

Prävention und Gesundheitsförderung bei Kindern und Jugendlichen **3** | 82

ww.eve-rave.de
Informationen über Partydrogen

Beratungsstellen:
www.step-hannover.de
www.drogenberatungprisma.de
Die Suchtberatung STEP/ Drobs sind über das Messenger-Programm von ICQ über den Account: 368256184 zu erreichen. Sie bieten ebenfalls eine Erste Hilfe über eine 24-h-Hotline unter der Tel.-Nr.: 05 11 - 70 14 60 an.

Therapieeinrichtungen für drogenabhängige Kinder und Jugendliche:
www.kinderkrankenhaus–auf-der-Bult.de
▶ Teen Spirit Island
Station mit 12 Therapieplätzen in der Kinder- und Jugendpsychiatrieabteilung des Kinderkrankenhauses
www.dietrich-bonhoeffer-klinik.de
Fachkrankenhaus für abhängigkeitskranke Jugendliche und junge Erwachsene in Großen kneten/Ahlhorn

Die eigene Gesundheit erhalten und fördern: Sucht
3 | 544

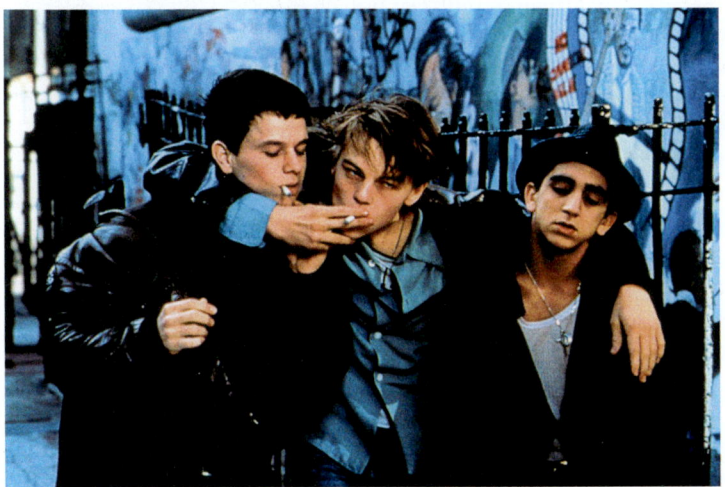

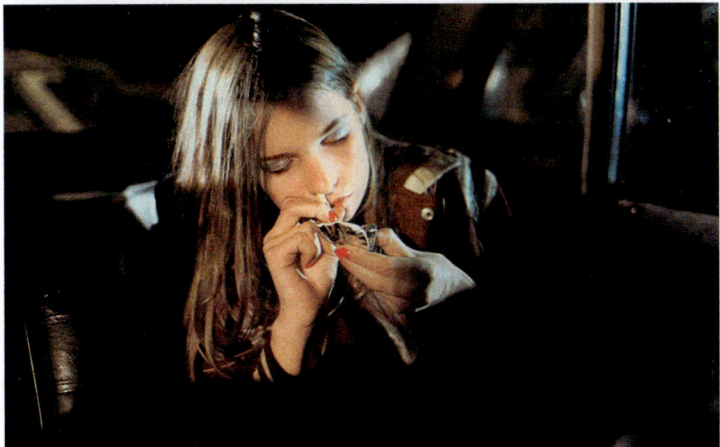

[3] Die Filme „Jim Carroll – In den Straßen von New York" oder „Wir Kinder vom Bahnhof Zoo" zeigen eindrücklich den Einstieg in die Sucht und den Verfall durch Drogenkonsum.

Pflege misshandelter oder vernachlässigter Kinder und Jugendlicher

Vernachlässigung

- *Körperliche Vernachlässigung*: Unzureichende Versorgung und Gesundheitsfürsorge, die zu massiven Gedeih- und Entwicklungsstörungen führen können

Deprivation

deprivare, lat. = berauben

- *Emotionale Vernachlässigung* – |*Deprivation*: Unzureichendes oder ständig wechselndes und dadurch unzureichendes emotionales Beziehungsangebot

Misshandlung

- *Körperliche Misshandlung*: direkte Gewalteinwirkung (z. B. Schütteln, Schlagen, Verbrennen, Verätzen) oder Vergiftung
- *Emotionale Kindesmisshandlung*: Offene oder indirekte Feindseligkeit oder Ablehnung eines Kindes; weiterhin alle Formen von „erzieherischem Sadismus" oder emotionale Überforderung eines Kindes
  Sonderform: |*Münchhausen-by-Proxy-Syndrom*

Münchhausen-by-Proxy-Syndrom (Münchhausen-Stellvertreter-Syndrom)

psychiatrische Erkrankung, bei der die Betroffene, z. B. die Mutter, bei anderen Menschen, z. B. dem eigenen Kind, Krankheiten bewusst herbeiführt oder vortäuscht, um eine medizinische Behandlung dieses anderen Menschen zu erreichen (daher wird das Kind u. a. wiederholt zu medizinischen Behandlungen und Untersuchungen gebracht)

- *Sexueller Kindesmissbrauch*: jeder sexuelle Kontakt eines Erwachsenen oder eines deutlich älteren Jugendlichen mit einem Minderjährigem

Die Grenzen zwischen Vernachlässigung und |Misshandlung sind häufig fließend und die Entscheidung darüber, ob eine Vernachlässigung oder eine Misshandlung vorliegt, muss äußerst sorgfältig erfolgen. Dabei ist u. a. zu berücksichtigen:

- Wie ist der Gesundheitszustand des Kindes bzw. Jugendlichen? Wie wird das gesundheitliche Vorsorgesystem eingehalten?
- Wie ist die Versorgung mit Kleidung und Nahrung?
- Wie ist die körperliche, geistige und psychische Entwicklung des Kindes?
- Wie ist die Interaktion zwischen Kind bzw. Jugendlichen und Eltern?
- Gibt es körperliche oder psychische Anzeichen für Vernachlässigung, Missbrauch oder Gewalt?
- Gibt es Verhaltensauffälligkeiten?
- Wie äußert sich das Kind oder der Jugendliche zur eigenen Situation? Hierbei ist darauf zu achten, dem Kind keine suggestiven Fragen zu stellen, mit dem man ihm sozusagen die Worte in den Mund legt.

Vorgehen bei Misshandlungen **1** | 51

Die professionelle Beobachtung auf Verwahrlosungs- oder Missbrauchssymptome sowie die Dokumentation von Verwahrlosungs- oder Missbrauchssymptomen sind notwendig, damit Interventionsmöglichkeiten so früh wie möglich eingeleitet werden können.

Der Vorwurf des Missbrauchs oder der Vernachlässigung ist sehr schwerwiegend und hat bei Bestätigung weit reichende Konsequenzen: Da der Missbrauch häufig innerhalb der Familie stattfindet, wird die Familie zerrissen, das betroffene Kind verliert seine Bezugspersonen und die Verantwortlichen werden strafrechtlich belangt.

Pflegende sind durch ihre Nähe zu den Patientinnen und deren Umfeld besonders geeignet, ungewöhnliche Verhaltensweisen oder Warnsignale bzgl. eines Missbrauchs oder Vernachlässigung zu erkennen. Pflegerisches Ziel ist der Schutz des Kindes und die Unterstützung der betroffenen Familie zur Wahrung des Kindswohles.

Pflegediagnose

„Beeinträchtigte elterliche Fürsorge

Unfähigkeit einer erziehenden Person, eine Umgebung zu schaffen, zu erhalten oder wiederherzustellen, in der ein Kind optimal wachsen und sich entwickeln kann."

DOENGES et al.: S. 259

2.1

In Deutschland entstehen zunehmend an Kinderkliniken angesiedelte Kinderschutzgruppen. Darin finden sich Mitarbeiterinnen unterschiedlicher Berufsgruppen, die sich in gebündelter Kompetenz um die Verdachtsabklärung und die medizinische und sozialpädagogische Betreuung kümmern. In der Schweiz und in Österreich sind die Kinderschutzgruppen bereits gesetzlich verpflichtend.

Wenn sich der Verdacht auf Missbrauch oder Vernachlässigung bestätigt, ist es für die Betroffenen hilfreich, wenn sie von den Pflegenden – so weit dies machbar ist – folgende Angebote erhalten:

- Beziehungsaufbau z. B. über Zuwendung, Gespräche, Beschäftigungsangebote
- Struktur, Stabilität und Sicherheit z. B. durch geregelten Tagesablauf, zuverlässige Absprachen
- weiterhin systematische Beobachtung auf Missbrauchssymptome, Hinweise werden dokumentiert
- Unterstützung weiterer therapeutischer Angebote wie Ergotherapie oder Logopädie
- Förderung lebenspraktischer Kompetenzen und der Selbstständigkeit, wie z. B. für die eigene Kleidung sorgen, regelmäßiges Zähneputzen, Nahrung zubereiten (altersentsprechend)
- Förderung sozialer Kompetenzen wie z. B. Nein-Sagen können, sich Hilfe zu holen, Umgang mit Ängsten
- Aufbau des Selbstwertgefühls z. B. durch Loben von Fähigkeiten
- gemeinsame Freizeitangebote, um neue Interessen anzuregen und Spaß zu haben
- Elternberatung: Erarbeitung sinnvoller Erziehungsmaßnahmen

online
www.selbstschutz-fibel.de
Verhalten und Hilfen bei Gewalterfahrungen
www.violetta-hannover.de
kostenlose Fachberatungsstelle gegen sexuellen Missbrauch an Mädchen und jungen Frauen

▶ Der Grundsatz lautet immer: „Hilfe im Sinne des Kindes".

Pflegerischer Umgang mit selbstverletzendem Verhalten (SVV)

Bei Kindern bzw. Jugendlichen sind selbstverletzende Handlungen häufig Folge traumatischer Erlebnisse wie Vernachlässigung oder Missbrauch. Es sind meist junge Mädchen, die sich nach traumatischen Erlebnissen v. a. an den Armen, aber auch an anderen Körperteilen, mit scharfen Gegenständen ritzen. In so einem Fall werden folgende Verhaltensweisen empfohlen:

Pflegediagnose

„Gefahr der selbstgefährdenden Gewalttätigkeit
Risiko, dass eine Person Verhaltensweisen zeigt, mit denen er/sie sich selbst körperlichen, emotionalen und/oder sexuellen Schaden zufügen könnte."

DOENGES et al.: S. 375

„Selbstverletzungsgefahr
Gefahr eines bewussten selbstverletzenden Verhaltens, das zu einem Gewebeschaden führt, in der Absicht, aus Gründen des Spannungsabbaus eine nicht-tödliche Verletzung zu setzen."

DOENGES et al.: S. 655

vor der Selbstverletzung	■ empathisch-akzeptierende Grundhaltung in der Beziehungsarbeit ■ offene, klare und ehrliche Kommunikation zwischen Patientin und Team, Vertrauensbasis aufbauen ■ Alternativen zum SVV finden wie Auspowern auf Trimmrad, Entspannungsmethoden, Massage ■ Absprachen mit Patientin treffen, wie lange sie es schafft, nicht zu ritzen, ggf. 1:1-Betreuung
während der Selbstverletzung	■ SVV durch Eingreifen unterbinden, in dieser Phase die „Regie übernehmen"; z. B. durch Hand halten, die Betroffene aus dem Entfremdungserleben herausholen ■ Berührungen fürsorglich, warm, bewusst ausführen ■ Schutz und Sicherheit vermitteln
nach der Selbstverletzung	■ Wundversorgung in ruhiger Atmosphäre ■ eine vorwurfsfreie Haltung zum Ausdruck bringen ■ Patientin nach Empfindungen fragen ■ Handlung mit Patientin nachbesprechen

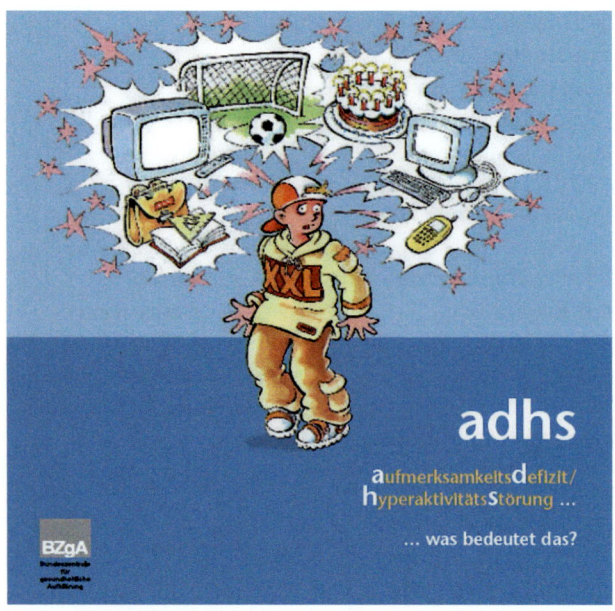

[1] Informative und kostenlose Broschüre über das ADHS von der Bundeszentrale für gesundheitliche Aufklärung

Pflege aufmerksamkeitsgestörter und |hyperaktiver Kinder und Jugendlicher

Kinder und Jugendliche mit einem ADHS – einem **A**ufmerksamkeits-**D**efizit-**H**yperaktivitäts-**S**yndrom – fallen v. a. durch drei Verhaltensweisen auf:

- gestörte Aufmerksamkeit (sie lassen sich ganz schnell ablenken)
- impulsives unvorhersehbares Verhalten
- körperliche Unruhe (sie können nicht still sitzen)

Außerdem zeigen sie oft ein Verhalten, das trotzig und störend wirkt, haben große Schwierigkeiten, sich an Regeln und Gebote zu halten und integrieren sich sehr schwer in die Gemeinschaft.

Die Bezugspersonen sind oft extrem belastet, überfordert, äußern Selbstzweifel an den eigenen erzieherischen Fähigkeiten und schämen sich, als Eltern versagt zu haben.

hyperaktive Kinder und Jugendliche | 342

Tipps und Methoden für den Umgang mit einem aufmerksamkeitsgestörten und hyperaktiven Kind oder Jugendlichen

Sowohl für Pflegende als auch für die Eltern und für andere Bezugspersonen eines Kindes mit einem ADHS gibt es einige hilfreiche Tipps, die, aufbauend auf einer empathischen Haltung, den Umgang mit dem Kind erleichtern:

Regelwerk erstellen	▪ Absprache klar und gut strukturierter Regeln, am besten schriftlich und gut sichtbar festhalten ▪ liebevolles, aber konsequentes Erziehungsverhalten ▪ bei Nichteinhalten abgesprochener Regeln erfolgt eine Konsequenz, die eng mit dem Problem verknüpft und dem Fehlverhalten angemessen ist ▪ In Gruppensituationen, wie z. B. Mahlzeiten, das Kind bzw. den Jugendlichen neben Erwachsenen sitzen lassen; dieser kann ihn/es bei der Regeleinhaltung unterstützen ▪ Strukturvermittlung, fester Zeitplan, Rituale, organisatorische Strategien: Listen, Planungskalender, große Aufgaben in kleinere unterteilen
Rückzugsmöglichkeit anbieten	▪ z. B. Kuschelecke, ruhiges Zimmer, sich alleine mit etwas beschäftigen ▪ solche Rückzugsmöglichkeiten sind auch sehr gut bei einer „Auszeit" (Time-out) einzusetzen. ▪ Möglichkeiten zu körperlicher Betätigung geben
Bestätigung geben	▪ dem Kind Aufgaben geben, die es bewältigen kann, bei dem es das Gefühl hat, etwas gut und richtig zu machen ▪ dem Kind das Gefühl geben, dass es trotz seines Verhaltens immer noch gemocht wird. (Die Aktion war schlecht, du als Mensch bist in Ordnung.)

Das Kind oder der Jugendliche sollte immer die Möglichkeit zu einem Neuanfang haben.

Bei Klein- und Grundschulkindern hat sich das langsame Sprechen, ruhige Atmosphäre, Spiel-Stopp, In-die-Augen-Sehen und Wiederholenlassen von Aufforderungen bewährt.

In eskalierenden Situationen empfiehlt es sich, dem Kind eine „Auszeit" zu geben (die Gruppe oder Situation für eine gewisse Zeit zu verlassen, z. B. ins Zimmer gehen).

Aufmerksamkeitsgestörte und hyperaktive Kinder und Jugendliche brauchen mehr Zuneigung, Führung, Strukturen und Grenzen als andere Kinder.

Andere Kinder lernen aus ihren Fehlern, ADHS-Kinder haben dabei große Schwierigkeiten, sie scheinen nicht aus ihren Fehlern zu lernen. Dadurch wirkt ihr Verhalten häufig provokativ, obwohl es ein Symptom ihrer Erkrankung ist.

▶ Kinder oder Jugendliche mit einem ADHS geraten schnell in eine Sündenbockrolle.

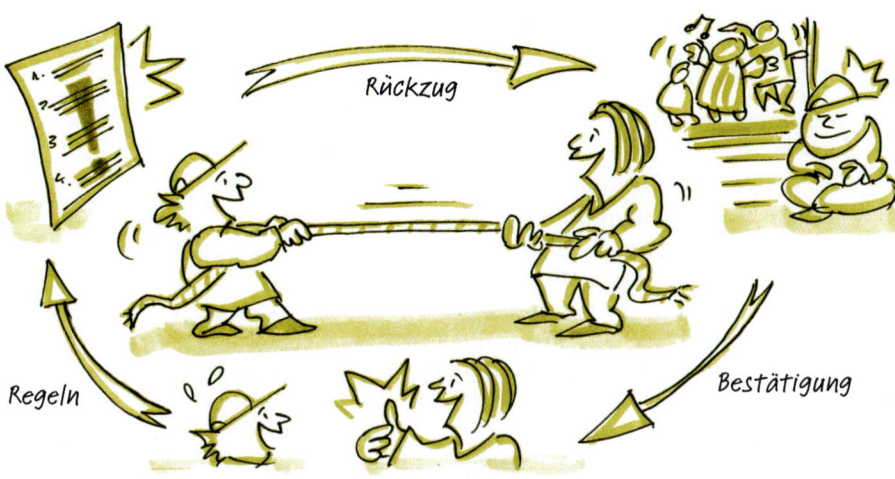

Viele betroffene Kinder und Jugendliche haben durch die geschilderte Symptomatik Schwierigkeiten in der Schule. Zu Hause gestaltet sich v. a. die Hausaufgabensituation bei vielen katastrophal. Die Elternarbeit, z. B. Aufklärung über das Krankheitsbild und die gemeinsame Erarbeitung pädagogischer Maßnahmen, ist ein wichtiger Anteil im pflegerischen Alltag.

Damit sich die Eltern eines Kindes mit einem ADHS nicht dauerhaft überfordert fühlen, sind folgende Prinzipien hilfreich:

Acht Grundprinzipien für Eltern mit hyperkinetischen Kindern

1 Tun Sie etwas für sich selbst!
2 Versuchen Sie nicht, perfekt zu sein!
3 Stärken Sie die positive Beziehung zu Ihrem Kind!
4 Stellen Sie klare Regeln auf! (kurz und überschaubar)
5 Loben Sie Ihr Kind! (für gutes Benehmen, gute Arbeit, gute Taten, keine leeren Lobe)
6 Seien Sie konsequent! (festes routiniertes Regelverhalten)
7 Versuchen Sie, die Probleme vorherzusehen!
8 Behalten Sie die Übersicht!

Döpfner; Frölich; Lehmkuhl (Hrsg.) *Wackelpeter und Trotzkopf.*
Hilfen für Eltern bei hyperkinetischem und oppositionellem Verhalten. Weinheim 2000, S. 25

2.1.4 Die Pflege psychisch erkrankter Erwachsener

Pflegediagnose
„**Gestörte Denkprozesse**
Eine Störung kognitiver Abläufe und Vorgänge.“
—
DOENGES et al.: S. 220

Pflege von Patientinnen mit Wahnvorstellungen

Menschen, die an Wahnvorstellungen leiden, wirken im Kontakt oft befremdlich. Sie sind mitunter misstrauisch, haben Angst und stehen allen Beschreibungen, die die Sicht ihrer Realität in Frage stellen, verschlossen gegenüber. Trotz aller Widersprüche halten sie unbeirrbar am subjektiv erlebten Wahn als ihrer Wirklichkeit fest.

Die vielfältigen Erscheinungsformen von Wahnideen können grob eingeteilt werden in:

- **Liebeswahn**: Die wahnhafte Überzeugung, von einer bestimmten Person geliebt zu werden.
- **Schuldwahn**: Die Betroffene ist fest überzeugt, sich gegen Gott, seine Gebote oder eine andere Instanz versündigt und Schuld auf sich geladen zu haben.
- **Verarmungswahn**: Die Betroffene sieht ihre finanzielle Sicherheit und Zukunft bedroht durch den vermeintlichen Verlust ihrer Finanzen.
- **Größenwahn**: Die wahnhafte Selbstüberschätzung; sie kann bis zur Identifikation mit berühmten Persönlichkeiten gehen.
- |**Nihilistischer Wahn**: Die Betroffene hat das Gefühl, sich aufzulösen, unsichtbar zu werden.
- **Verfolgungswahn**: Die Betroffene glaubt, verfolgt zu werden. Hierbei kann es sich um Geheimdienste, andere Einrichtungen oder Personen handeln.
- **Vergiftungswahn**: Die Betroffene leidet unter der wahnhaften Überzeugung, dass sie vergiftet werden soll.

nihil
lat. = nichts

Der Versuch, einen Wahn auszureden, erschwert meist den Beziehungsaufbau und kann Ablehnung und Misstrauen bei der Betroffenen hervorrufen. Es hilft aber den Betroffenen, mit ihnen über ihre Ideen und die daraus resultierenden Gefühle zu sprechen. Im Gespräch klingen die eigenen Gedanken auch für die Betroffenen manchmal ganz anders, als wenn sie immer nur im eigenen Kopf kreisen. Im Aussprechen kommen sie ihnen manchmal selber etwas seltsam vor. Es ist besser, die Betroffenen nicht in ihrer Vorstellung durch Bestätigung zu bestärken, sondern den eigenen Standpunkt deutlich zu machen („Ich sehe das so." „Das ist meine Realität."). Ziel ist es, dass sich die Betroffenen langfristig von ihrer Wahnidee distanzieren können und dass sie in ihrem Wahn weder sich noch anderen Schaden zukommen lassen.

Die Teilnahme an Beschäftigungs-, Arbeits- oder Sporttherapien wird ermöglicht, dies kann von den Wahnideen ablenken. Die Maßnahmen werden individuell auf die Betroffenen abgestimmt.

Wenn jemand vom Personal zum Gegenstand einer Wahnidee einer Betroffenen wird, kann es zu Konflikten kommen. Die Betroffene fühlt sich von einer Pflegenden verfolgt, deutet ihre Gestik und Mimik falsch oder fühlt sich zu ihr hingezogen. In so einem Falle sollten diese Kolleginnen der Betroffenen fernbleiben. Eine Abgrenzung ist notwendig, damit das Denken der Betroffenen sich nicht nur um die Pflegekraft dreht und weitere Wahnideen entstehen. In manchen Fällen ist als letzte Möglichkeit die Verlegung der Patientin in Betracht zu ziehen.

Nach dem Abklingen wahnhafter Phasen kann ein Gespräch für Klärung sorgen. Oft ist den Patientinnen das Geschehene im Nachhinein unangenehm.

Pflege depressiver Patientinnen

Menschen, die an einer der vielfältig auftretenden Formen einer Depression leiden, fordern die Pflegenden im Alltag oft stark heraus. Ihre Depression kann sich als Zurückgezogenheit und Antriebslosigkeit äußern. Sie können aber auch ein stetiges unruhiges Hin- und Hergehen zeigen, das mit Weinen oder Schluchzen verbunden ist. Ihre Gedanken kreisen um ein und dasselbe Thema, das sie nicht mehr loslässt, sie wirken oft von ihren Gedanken gequält. Auch Wahnideen können vorkommen, insbesondere Versündigungswahn oder Verarmungswahn.

Pflegende stehen zunächst vor der Aufgabe, eine vertrauensvolle Beziehung zu den Betroffenen aufzubauen. Dies kann durch Gespräche und Unterstützung der Alltagsbewältigung geschehen. Die Patientinnen benötigen Zeit, sich auf die Bezugspflegekraft einzulassen. Die Pflegenden versuchen zu motivieren, aber nicht zu überfordern.

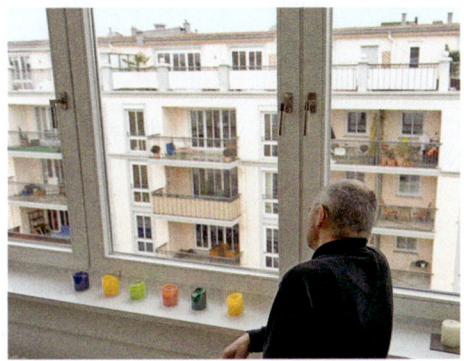

[1]   Eine Depression kann sich in einem Rückzug äußern.

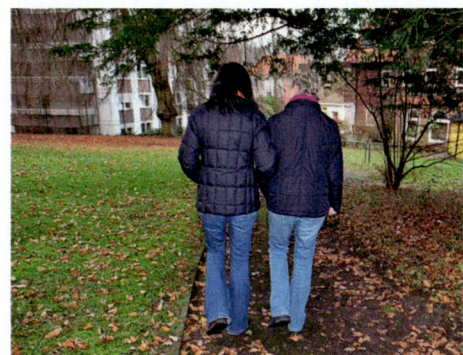

[2]   Ein Gespräch zwischen Bezugspflegekraft und Betroffener

Den Nachtwachen kommt die Aufgabe zu, das Schlafverhalten der Patientinnen zu beobachten. Oft ist zu merken, dass sie im Bett liegen, aber nicht schlafen. Sie grübeln über ihre Situation nach, können nicht abschalten und kommen nicht zur Ruhe.

Angehörige werden über die Erkrankung aufgeklärt, sie haben häufig eine schwierige Zeit hinter sich. Es gibt ambulante Angebote wie Selbsthilfegruppen, an die sich Angehörige wenden können.

Eine wichtige Pflegemaßnahme ist es, die Betroffenen am Alltag innerhalb der Station teilhaben zu lassen, ihnen Aufgaben zu geben, denen sie gewachsen sind, die sie aber auch nicht unterfordern. Die Zeit, bis die medikamentöse Therapie Wirkung zeigt, bedarf besonderer Aufmerksamkeit, sie wird gefüllt durch Beschäftigungstherapie, Aufgaben im stationären Rahmen und Gestaltung der Freizeit durch das Team.

Überwachung der medikamentösen Therapie

|Antidepressiva haben häufig unerwünschte Wirkungen, die die Betroffenen zusätzlich zu ihrer Situation belasten können, z. B.: Antidepressiva | 132

- Obstipation
- Harnverhalt
- Mundtrockenheit
- Akkomodationsstörungen: Es können Sehstörungen auftreten. Eine neue Brille ist zumeist nicht erforderlich, da die Beschwerden i. d. R. rückläufig sind. Kommt es zu stärkeren Sehstörungen oder Augenschmerzen, ist ärztliches Personal hinzuziehen. Es kann sich um einen akuten Glaukomanfall handeln.
- Fingertremor: Angemessene Angebote für die Freizeitgestaltung machen; Überforderung kann bei den Betroffenen wieder zum Gefühl des Versagens oder Nichtkönnens führen. Spaziergänge sind angebracht.

Kritische Phase der medikamentösen Therapie

Bei vielen Menschen mit Depressionen besteht die Gefahr eines Suizides. Die stimmungsaufhellende Wirkung von Antidepressiva tritt erst nach zwei bis vier Wochen ein, die antriebssteigernde Wirkung wesentlich früher. Falls die Betroffene Suizidgedanken hat, und das ist bei einer Depression nicht selten, ist diese Übergangsphase gefährlich, denn der Antrieb und die Energie, die ihr möglicherweise vor der medikamentösen Behandlung für die Umsetzung der Suizidgedanken fehlte, ist nun vorhanden. Eine engmaschige Betreuung ist nun außerordentlich wichtig. Dies gilt es, im Team immer zu bedenken, gerade wenn es zu Verhaltensänderungen oder auffälligem Verhalten kommt. Die Suizidprophylaxe ist ein wichtiger Bestandteil des therapeutischen Konzeptes.

Im ambulanten Setting bzw. in Tageskliniken ist die Befindlichkeit der Patientinnen abzuklären. Wie geht es Ihnen heute? Auch hier ist ein Augenmerk auf mögliche suizidale Tendenzen beim Betroffenen zu legen.

Mitwirkung bei der (psycho)therapeutischen Behandlung

Die Pflegenden bieten den Betroffenen Gespräche an. Das Gespräch kann unter Umständen dem beständigen Grübeln und Nachdenken entgegenwirken und Erleichterung schaffen. Es fällt den Betroffenen oft schwer, einem langen und ausschweifenden Gespräch zu folgen, daher können Fragen dazu motivieren, die eigene Befindlichkeit zu schildern.

Die Konzentrationsfähigkeit hängt auch von der Tagesform ab. Abends geht es den Betroffenen oft etwas besser. Sie haben den Tag überwunden, der am Morgen noch wie ein unüberwindlicher Berg vor ihnen lag.

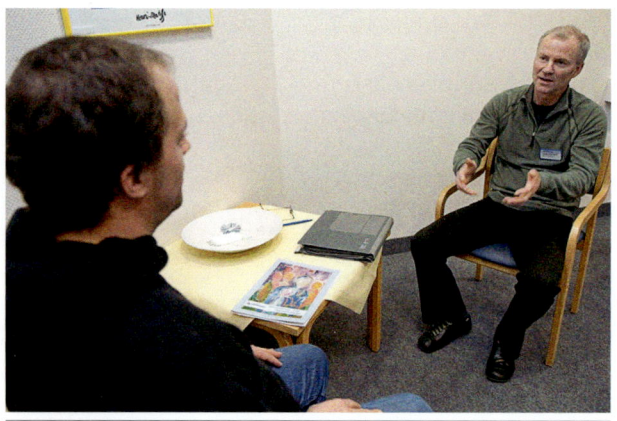

[1] Die Pflegenden bieten den Betroffenen Gespräche an (ohne sie zu bedrängen).

Besondere Unterstützung bei der Alltagsgestaltung und -strukturierung

Ein strukturierter Tagesablauf hilft, wieder am „normalen" Leben teilzuhaben. Die Übernahme von Aufgaben im Stationsalltag hilft den Betroffenen, sich an die Erfüllung von Aufgaben zu gewöhnen und gibt ihnen das Gefühl, gebraucht zu werden.

Die Aktivitäten werden auf die Fähigkeiten und Bedürfnisse der Betroffenen abgestimmt. Angehörige können Auskunft darüber geben, welche Interessen oder Hobbys die Betroffenen zu Hause hatten. Die Freizeitgestaltung findet Unterstützung durch die Pflegenden. Gesellschaftsspiele, Spaziergänge, Koch- und Backgruppen helfen, Zeit sinnvoll zu füllen und eine Aufgabe zu haben.

Pflegeinterventionen zur Förderung der Selbstständigkeit und Aktivität

Viele Betroffene benötigen Unterstützung bei der Körperpflege, beim Essen und Trinken. Durch die Antriebslosigkeit werden alltägliche Dinge wie Kleider wechseln, Haare kämmen unterlassen. Am Anfang der Behandlung kann die Übernahme der Körperpflege, die Hautbeobachtung notwendig sein. Vitalzeichenkontrolle und die Beobachtung des Ess- und Trinkverhaltens sind pflegerische Aufgaben. Die Ablehnung von Essen und Trinken kann möglicherweise auf Suizidgedanken hinweisen.

Schlafrituale und -gewohnheiten helfen den Betroffenen, zur Ruhe zu kommen.

Pflege suizidgefährdeter Patientinnen

Menschen, die sich das Leben nehmen wollen, begehen einen Suizidversuch. Wird dieser vollendet, spricht man vom |Suizid. Unter Suizidalität versteht man die Suizidgefährdung.

Signale, die auf eine Suizidabsicht hinweisen können

Bevor es zu einem Suizidversuch kommt, lässt sich bei vielen Betroffenen das so genannte **präsuizidale Syndrom** beobachten. Es zeichnet sich aus durch das Gefühl von Eingeengtheit, Autoaggression und Frustration. Situationen werden als weitaus schlimmer wahrgenommen als sonst, ein Gefühl der Überforderung tritt auf. Die Betroffene zieht sich von ihrer Umwelt zurück. Bestehende zwischenmenschliche Beziehungen werden entwertet und nicht mehr gepflegt. Die Betroffene ist isoliert und ihre Gedanken haben negativen Inhalt mit vagen bis sehr konkreten Suizidgedanken, die anfänglich aktiv intendiert sind und sich später aufdrängen. Die Gefühle sind reduziert auf Angst und depressive Stimmung.

Suizid

sui cidere, lat. = sich selbst töten

Pflegediagnose

„Suizidgefahr
Gefahr einer selbst zugefügten, lebensbedrohenden Verletzung.“

Doenges et al.: S. 731

„Chronisch geringes Selbstwertgefühl
Langdauernde negative Selbsteinschätzung/negative Gefühle in Bezug auf sich selbst oder die eigenen Fähigkeiten.“

Doenges et al.: S. 668

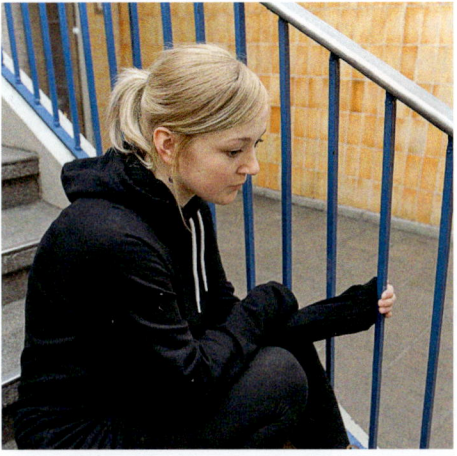

[2] Eine reduzierte Gefühlswelt kann ein Zeichen von Suizidalität sein.

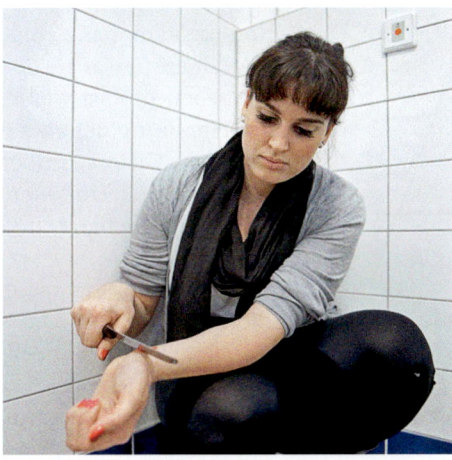

[3] Autoaggression

Der Kontakt zur Betroffenen und die Beobachtung ihres Verhaltens sind notwendig, um Hinweise auf Suizidabsichten frühzeitig zu erkennen. Mögliche Anzeichen dafür können sein:

- Es kommt zum Rückzug der Betroffenen, das Verhalten ändert sich, Gespräche und Kontakte werden vermieden.
- Die Betroffenen fühlen sich überfordert: „Ich kann das nicht, ich schaffe das nicht!“
- Die bisherigen Interessen rücken in den Hintergrund und werden vernachlässigt.
- Die Gedanken kreisen um Tod und Sterben. Das Interesse liegt bei Nachrichten mit ähnlichem Inhalt.
- Das Selbstwertgefühl ist zerrüttet, Aufmerksamkeiten und freundliche Gesten können nicht angenommen werden, da die Betroffene glaubt, nichts wert zu sein.
- Es kann zu autoaggressiven Handlungen kommen.
- Die Stimmungslage ändert sich deutlich, möglicherweise auch zum scheinbar Positiven: Wenn eine Patientin plötzlich gelöst und heiter wirkt, könnte der Auslöser dafür auch der feste Entschluss zum Suizid sein.
- Handlungen wie Sammeln von Medikamenten (evtl. für eine Überdosis) oder das Verschenken persönlicher Gegenstände (Abschied) können ebenfalls ein Hinweis auf Suizidgedanken sein.

Möglichkeiten der Suizidprophylaxe

Die Suizidgefährdung zu erkennen ist eine verantwortungsvolle Aufgabe der Pflegenden und des therapeutischen Teams. Die **Basissuizidalität** (latente Suizidalität) wird in psychiatrischen Einrichtungen im Rahmen der Aufnahmeprozedur eingeschätzt. Die Einschätzung der Basissuizidalität besagt nichts über die aktuelle Situation der Betroffenen, sondern ist eine Erfassung folgender Risikofaktoren:

- Diagnose einer Psychose, beginnenden Demenz oder Abhängigkeitserkrankung,
- vorangegangene Suizidversuche
- suizidales Verhalten bzw. Suizidalität als Anlass der jetzigen Aufnahme oder während des jetzigen Aufenthaltes
- Hoffnungslosigkeit als fehlende Zukunftsperspektive im Erleben des Betroffenen oder in der Einschätzung der Therapeutin (gescheiterte Therapieversuche, Arbeitsplatzverlust, erlebter sozialer Abstieg, Trennungssituationen, häufige Wiederaufnahmen)
- Suizide im sozialen Umfeld

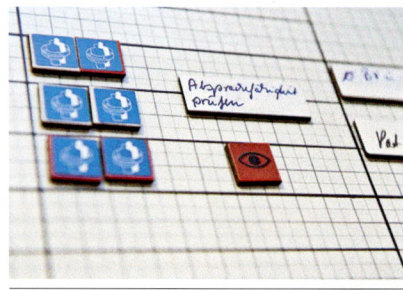

[1] Ein deutlich sichtbarer Magnet weist auf eine Suizidgefährdung hin.

Die Betroffene kann ganz konkret nach Suizidideen oder Fantasien befragt werden. Auch die Tatsache, ob es in ihrer Familie, im Freundeskreis schon Suizide gegeben hat, ist wichtig. Dies kann ein Hinweis auf eine Nachahmung der Handlung der anderen sein. Man braucht keine Scheu davor zu haben, dass ein Gespräch über Suizidgedanken ein bestärkende Wirkung haben könnte. Die Betroffenen empfinden es im Gegenteil nicht selten als erleichternde Möglichkeit, über die eigenen bedrückenden Gedanken zu sprechen.

Alle Mitglieder des therapeutischen Teams müssen über die Suizidgefährdung informiert werden. Die Suizideinschätzung wird deutlich erkennbar dokumentiert. Hierfür dienen bestimmte Dokumente oder ein gezogener Reiter an der Patientenakte.

Bei suizidalen Patientinnen im ambulanten und teilstationären Bereich sowie bei einer Behandlung auf einer offenen Station ist abzuklären, ob sie sich glaubhaft von ihren Suizidgedanken distanzieren können. Voraussetzung hierfür ist eine tragfähige Beziehung zur Patientin. Bestehen Zweifel oder die Patientin kann sich nicht von ihren Suizidgedanken distanzieren, ist unter Umständen eine stationäre Aufnahme auf einer „geschlossenen" psychiatrischen Station notwendig.

Pflege und Begleitung von Patientinnen mit akuter und andauernder Suizidgefahr

Unterbringung | 400

Menschen, die als akut suizidal eingestuft werden, werden eng begleitet. Nach Möglichkeit besteht dauernder Sichtkontakt zu den Betroffenen. Eine Verlegung (|Unterbringung) auf eine geschützte Station ist daher notwendig.

Bei einer andauernden Suizidgefahr wird geklärt, welche Möglichkeiten der Begleitung es auch langfristig gibt.

Belastungen aller Betroffenen nach einem Suizid(versuch)

Ein vollendeter Suizid stellt alle Beteiligten vor Fragen, auf die es oft keine Antworten gibt. Habe ich etwas übersehen? Warum ist das geschehen? Hätte der Suizid verhindert werden können? Es ist wichtig, im Team über die eigenen Gefühle, Ängste und möglicherweise Selbstvorwüfe zu sprechen und hierfür einen geeigneten Rahmen zu finden. |Teamsupervision oder Intervision bieten sich hierfür an.

Supervision 3 | 604

Pflege abhängiger bzw. suchtkranker Patientinnen

Die Pflege Abhängiger bzw. Suchtkranker sollte möglichst patientenorientiert organisiert sein. Die Betroffenen haben neben den körperlichen Abhängigkeits- und Entzugserscheinungen (einschließlich Nebenwirkungen) große psychische und soziale Aufgaben zu bewältigen. Ein Leben ohne Drogen bedeutet, sich dem Alltag mit seinen Herausforderungen zu stellen, einen anderen Lebensinhalt als die Droge selbst zu finden und zu leben. Um dies zu schaffen, brauchen die Betroffenen nicht nur den unbedingten Willen dazu, sondern auch ein passendes therapeutisches Milieu. Zusammen mit anderen Berufsgruppen (z. B. Ärztinnen, Therapeutinnen, Sozialarbeiterinnen) werden individuelle Behandlungspläne erstellt und umgesetzt. Die Pflege umfasst neben den grundlegenden krankenpflegerischen Maßnahmen zahlreiche Aufgabengebiete wie Entspannungs- und Kommunikationsangebote, Kontaktherstellung zu Selbsthilfegruppen und Beratungsstellen, Trainingsangebote, Prävention, Krisenintervenion und Nachsorge.

Entzug und Entwöhnung von der Droge sind v. a. langfristig sehr schwierig, nicht selten brechen Betroffene ihren Entzug ab oder werden nach kurzer Zeit wieder rückfällig.

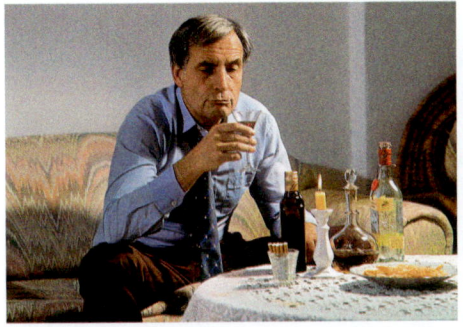

[2] Das so genannte „Erleichterungstrinken" kann der Einstieg in die Alkoholabhängigkeit sein.

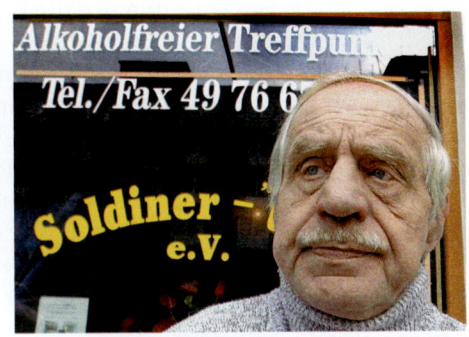

[3] Selbsthilfe-Treffpunkt für Menschen mit Alkoholproblemen

Pflegerische Betreuung von Patientinnen im |Delirium tremens

Delirium tremens | 349

Bei Patientinnen, die im Alkoholentzug in ein Delirium tremens fallen, ist besondere Beobachtung geboten. Es kann zu einem lebensbedrohlichen Zustand führen.

Pflegerische Aufgabe ist die Beobachtung und Vitalzeichenkontrolle der Betroffenen. Letzteres ist dringend notwendig, um ein Delirium tremens frühzeitig zu erkennen. Die Vitalzeichen der Betroffenen werden nach ärztlicher Anordnung und nach Veränderung der Werte ca. halbstündlich kontrolliert. Neben der Vitalzeichenkontrolle kann auch die Bestimmung des Atemalkoholwertes notwendig sein, da |Clomethiazol in Kombination mit Alkohol zu Atemlähmungen führen kann. Die Gabe von Clomethiazol wird daher erst bei einem niedrigen Atemalkoholwert begonnen. In Folge der Medikamenteneinnahme kann es zu einer Atemdepression kommen.

Clomethiazol | 348

Pflegerische Mitwirkung bei der Rehabilitation sowie Möglichkeiten der Rückfallprophylaxe

Betroffene aus einer Einrichtung zu entlassen, bedeutet auch immer, dass sie auf eigenen Füßen stehen müssen und allein in Situationen sind, in denen es zu einem Rückfall kommen kann.

Um diesen Situationen gewachsen zu sein, bieten viele Selbsthilfegruppen Hotlines an, die rund um die Uhr erreichbar sind. Auch nach einer Entwöhnungsbehandlung ist eine Anbindung an ambulante Einrichtungen wichtig. Dies können Selbsthilfegruppen oder Angebote stationärer Einrichtungen sein, die sich in so genannten Institutsambulanzen etabliert haben. Es gibt darüber hinaus Gruppenangebote, die sich an Betroffene wenden. Während der Entwöhnungsbehandlung erlernen Betroffene neue Verhaltensweisen, um Konfliktsituationen gewachsen zu sein. Auch „Nein-Sagen" wird gelernt.

Pflege verwahrloster Menschen

Der Begriff Verwahrlosung bezeichnet einerseits eine Persönlichkeitsstörung, bei der die Betroffenen sich selbst und ihre häusliche Umgebung zunehmend vernachlässigen. Sie minimieren die Körperpflege, wechseln die Keidung kaum noch, die Wohnung wird nicht mehr aufgeräumt, der Müll nicht mehr weggeworfen. Das kann so weit gehen, dass die Wohnung völlig zugemüllt ist und unbewohnbar wird. Andererseits wird als Verwahrlosung ein Zustand bezeichnet, der die (wechselnden) Mindesterwartungen der Gesellschaft an eine Person, ein Tier oder eine Sache nicht erfüllt. In diesem Sinne spricht man z. B. von einer verwahrlosten Gegend.

Die Verwahrlosung im ersten Sinne wird auch **Vermüllungssyndrom** genannt oder |**Diogenes-Syndrom**. Kennzeichnend für das Diogenes-Syndrom sind

- Vernachlässigung der eigenen Person,
- Vernachlässigung der Wohnung,
- Leidenschaft für das Sammeln und Horten von Gegenständen,
- Unfähigkeit sich von Gegenständen zu trennen sowie
- Ablehnung von Hilfe und sozialer Rückzug.

Die Grenzen zum so genannten |**Messie-Syndrom** sind fließend, ein „Messie" hat jedoch noch etwas mehr Kontrolle und kann seinen Alltag in vielen Fällen noch bewältigen.

Das **Diogenes-Syndrom** ist benannt nach dem antiken Philosophen Diogenes, der eine völlige Unabhängigkeit des Menschen von der Außenwelt und allen konventionellen Verhältnissen für erstrebenswert hielt.

Messie
engl. *mess* = Unordnung

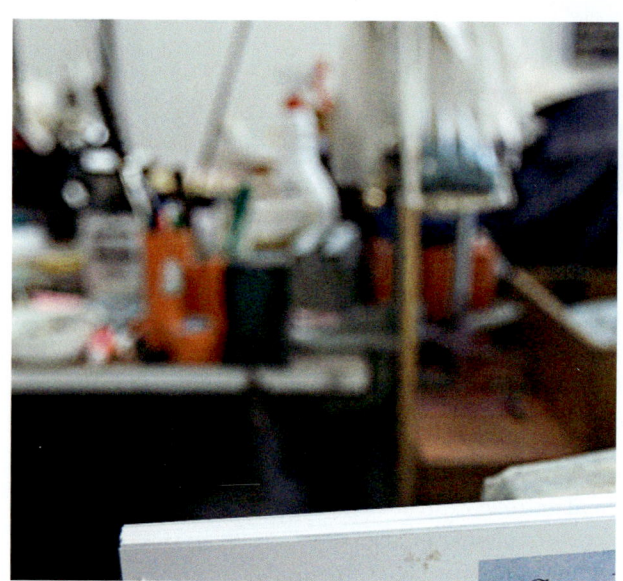

[1] In Extremfällen wird die Wohnung eines Menschen mit einem Diogenes-Syndrom unbewohnbar.

In manchen Fällen wird der Zustand der Wohnung durch Geruchsbelästigung oder Schäden an der Bausubstanz durch z. B. Schimmel für Nachbarn und Vermieter unzumutbar und es erfolgt eine Räumungsklage. Spätestens dann nimmt sich der sozialpsychiatrische Dienst der Landkreise oder Gemeinden der Betroffenen an. Ziel der Hilfestellung ist, die Selbstständigkeit zu erhalten und die Verwahrlosung zu verringern. Dies kann durch ambulante Therapien oder bei Einverständnis durch betreutes Wohnen erreicht werden. Typisch ist bei den Betroffenen, dass sie sich in ihrer Umgebung sicher fühlen und diese meistens unter keinen Umständen verlassen wollen.

Die Pflege dieser Menschen ist schwierig, weil sie Hilfe kaum zulassen. In der ambulanten Pflege geht es daher zunächst um Kontaktaufnahme zu den Betroffen. Es kann sich über einen langen Zeitraum und häufige Besuche hinziehen, bis es zu einer Vertrauensbeziehung kommt. Kleinschrittige Ziele werden geplant, lebenspraktische Dinge wie regelmäßiges Waschen, Essen und Trinken. Die Versorgung der Betroffenen wird gewährleistet durch die Koordination von Hilfseinrichtungen wie dem Pflegedienst, Essen auf Rädern, Kooperation mit der Hausärztin. Dies dient dem Ziel, der Betroffen das Leben in ihrer gewohnten Umgebung zu ermöglichen.

Im stationären Bereich werden Personen gepflegt, die aus gesundheitlichen Gründen nicht mehr zu Hause bleiben können. Hier steht die Aufnahmesituation im Vordergrund: Was benötigt die Betroffene an Hilfsmitteln? Was bringt sie von zu Hause mit? Wie ist ihr körperlicher und psychischer Zustand? Welche Unterstützung braucht sie von den Pflegenden? Die Abklärung der Lebensplanung nach dem stationären Aufenthalt ist wichtig.

2.2

Medizinischer Bezug

2.2

Entwicklung psychischer Störungen
im Kindes- und Jugendalter

2.2.1

Kinder und Jugendliche sind in besonderer Weise von den psychischen und sozialen „Umweltbedingungen" abhängig. Gemeinsam mit den genetischen Anlagen bilden sie den Erfahrungshintergrund, der das Kind bzw. den Jugendlichen in seiner Beziehung zur Umwelt und in seinem Verhalten prägt.

Mit der Entstehung psychischer Störungen im Kindes- und Jugendalter setzt sich die Entwicklungspsychiatrie auseinander. Sie unterscheidet zwischen Risikofaktoren und stabilisierenden Faktoren (*protektive Faktoren*). Das Verhältnis dieser beiden Pole bildet die Anfälligkeit (*Vulnerabilität*) bzw. die Widerstandsfähigkeit (*Resilienz*) eines Individuums in Bezug auf die Entwicklung einer psychischen Störung. Wie gut Entwicklungsaufgaben, alltägliche Belastungen, aber auch besonders schwierige Situationen bewältigt werden können, ist für die Ausbildung einer psychischen Störung entscheidend. Reichen die Bewältigungsmöglichkeiten (*Coping-Strategien*) eines Kindes nicht mehr aus, um ein Problem zu lösen oder sich in einer schwierigen Situation zurechtzufinden, kommt es zur Dekompensation. Krankheitsspezifische Faktoren sowie Belastungen, die durch die Erkrankung entstehen, bestimmen den weiteren Verlauf. Therapeutisch wird versucht, durch das Erlernen neuer Bewältigungsstrategien die Entwicklung positiv zu beeinflussen.

Psychoreaktive Störungen im Kindes- und Jugendalter

Bei der Beurteilung kindlicher **Ängste** ist zwischen physiologischen, alterstypischen und pathologischen Ängsten zu unterscheiden. Ursachen für Angstsyndrome können z. B. belastende Faktoren wie die Trennung der Eltern, psychischer, körperlicher oder sexueller Missbrauch sein. Eine erhöhte individuelle Angstbereitschaft und ein sehr besorgtes, überängstliches Umfeld begünstigen die Entwicklung von Ängsten. Psychische Störungen der Eltern, die einen häufigen Wechsel an emotionaler Zuwendung mit sich bringen, stellen einen weiteren Risikofaktor dar.

Aggressionen können vielfältige Ursachen haben. So können sie einerseits im Rahmen der Persönlichkeitsentwicklung Ausdruck von Vitalität, dem Streben nach Eigenständigkeit und Selbstbehauptung sein, andererseits können Aggressionen bewusst oder unbewusst bei der Angstbewältigung eine Rolle spielen. In diesem Rahmen nutzen Kinder sie oftmals als Ventil innerer Spannungen.

Werden Aggressionen gegen sich selbst gewandt, spricht man von Autoaggressionen. Diese entstehen häufig vor dem Hintergrund subjektiver Angst, Verzweiflung und Ausweglosigkeit und können zudem einen demonstrativen Charakter haben, um Zuwendung und Aufmerksamkeit zu erlangen.

Kinder und Jugendliche

3 | 64

www.uni-duesseldorf.de/AWMF
Webseite der Arbeitsgemeinschaft der Wissenschaftlichen Medizinischen Fachgesellschaften e. V., die weiterführende Informationen zu einzelnen Krankheitsbildern und über die AWMF-Therapieleitlinien bereitstellt

hyperkinetisches Syndrom
| 342

Wenngleich die psychosozialen Umstände nicht ursächlich für die Entstehung eines |hyperkinetischen Syndroms sind, so werden die Ausprägung und der Verlauf eines hyperkinetischen Syndroms dennoch durch das psychosoziale Umfeld mit beeinflusst. So können sich unangemessene stimulative und ängstigende sowie wenig Halt bietende Erziehungsumstände oder eine massive Überforderung eines intellektuell gering entwickelten Kindes bzw. eine chronische Unterforderung eines begabten Kindes negativ auswirken.

Auch wenn eine primär organisch bedingte funktionelle Genese von **Sprachstörungen** (z. B. Stottern) angenommen werden kann, ist doch eine reaktive Komponente (z. B. durch häufige Kränkungen) als aufrechterhaltender Faktor anzunehmen.

Das **Einnässen** am Tage sowie die **Enkopresis** werden auch mit belastenden Umweltfaktoren in Zusammenhang gebracht.

Adoleszentenkrise (Pubertätskrise)

Die Pubertät stellt aus vielerlei Hinsicht eine besondere Entwicklungsphase für Jugendliche und ihr Umfeld dar und kann nicht selten auch als Krise erlebt werden. Der eigene Körper verändert sich, neue Interessen und sexuelle Triebe erwachen und die eigene Rolle im sozialen Umfeld (Eltern, Freunde) und in der Gesellschaft wird neu definiert. Dies läuft i. d. R. nicht unbemerkt und ohne Verhaltensauffälligkeiten ab.

Ob ein bestehendes auffälliges Verhalten für diese Entwicklungsphase adäquat ist oder ob es sich um eine behandlungsbedürftige Symptomatik mit einer Gefährdung der Entwicklung handelt, ist oftmals nicht einfach voneinander abzugrenzen.

Der Begriff „Krise" wird im psychiatrischen Sinne zur Kennzeichnung interventionsbedürftiger oder gefährdender Zustände verwendet. Es werden besonders die Bereiche: Befinden, Verhaltensorientierung, Leistungs- und Beziehungsmöglichkeiten berücksichtigt.

Therapeutisch sollte ein individuelles Therapiekonzept festgelegt werden. Wird die Entwicklungskrise nur unzureichend überwunden, steigt das Risiko, eine psychiatrische Störung (z. B. affektive Störung, psychotische Störung) zu entwickeln.

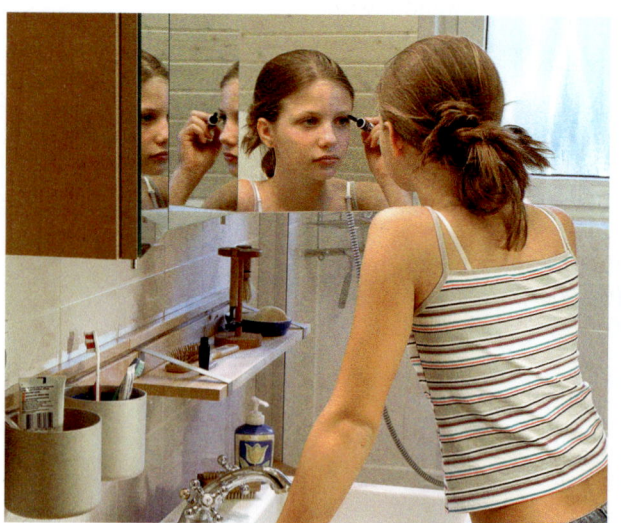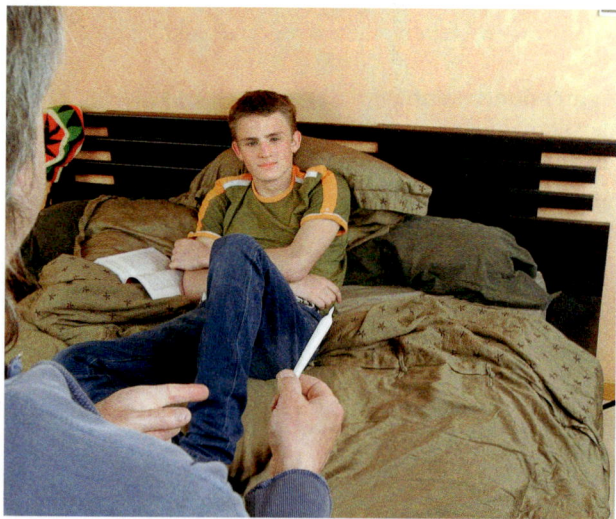

[1]   Mit der Pubertät gehen eine Reihe von Veränderungen einher. u. a. auch in Bezug auf die Neudefinition der eigenen Rolle im sozialen Umfeld.

Kindesmisshandlung, Vernachlässigung, sexueller Missbrauch und deren Folgen

Es gibt kein einheitliches klinisches Bild als Folge von Vernachlässigung, Misshandlung oder sexuellem Missbrauch. Dies ist abhängig vom Ausmaß der Grenzüberschreitung (Intensität und Dauer der Traumatisierung) und den protektiven und kompensierenden Möglichkeiten der Betroffenen. Das Spektrum umfasst unspezifische psychosomatische Symptome, Schulleistungsknicks, reaktive Bindungsstörungen, Anpassungsstörungen (mit depressiver Symptomatik, Angst oder Störung des Sozialverhaltens) bis hin zu post-traumatischen Belastungsstörungen. Chronische Handlungen und Übergriffe durch enge Bezugspersonen sind für die Kinder und Jugendlichen in besonderer Weise belastend und bergen ein hohes Risiko für die Entwicklung psychischer Auffälligkeiten. Folgende Schweregrade der |Deprivation sind zu unterschieden:

Deprivation | 322

- **Separationsschock** (*nach Bowlby*): Kinder „protestieren" je nach Alter und Charakter still autoaggressiv oder offen, sie wirken verzweifelt und lehnen eine Zuwendung durch andere ab.
- **Anaklitische Depression** (*nach Spitz*): Es folgt der apathische Rückzug und die Resignation. Der Übergang ist schleichend – zu Beginn ist ein Wechsel mit Protest möglich. Im Verlauf zeigen sich erste Retardierungszeichen (psychisch, sprachlich, kognitiv).
- **Mentale Inanition** (*nach Tramer*): psychosomatische Symptomatik, erste irreversible Retardierungen treten auf.
- **Hospitalismus** (*nach v. Pfaundler*): Schwerste Form der Deprivation: schwere psychische oder physische Schäden bis hin zu vitaler Bedrohung und Tod; klinische Symptome sind z. B. Stereotypien, Schaukelbewegungen, Pseudo-debilität oder wahlloses Essen.

Bei dem Verdacht auf Vernachlässigung, Misshandlung oder sexuellen Missbrauch ist immer eine kinder- und jugendpsychiatrische Diagnostik erforderlich. Zumeist sind eine Krisenintervention sowie eine anschließende psychotherapeutische Betreuung notwendig. Neben einer ausführlichen Eigen- und Familienanamnese sollte immer auch auf weitere Informationsquellen (z. B. Schule, Kindergarten) zurückgegriffen werden. Dies kann etwaige Verschleierungstendenzen aufdecken und ggf. auch aus forensischen Gründen wichtig werden. Die Beobachtung der Eltern-Kind-Beziehung ist ein weiteres wichtiges Diagnostikum.

Die körperliche Untersuchung muss immer erfolgen. Weiterhin können Laboruntersuchungen, radiologische Diagnostik (z. B. Röntgen, CT) sowie gynäkologische oder urologische Untersuchungen notwendig sein.

Im Vordergrund stehen das Wohl und der Schutz des Kindes. Um dies zu gewährleisten, ist zunächst ein sensibler Umgang mit allen Beteiligten notwendig. Konsequenzen oder juristische Schritte sollten erst nach sorgfältiger Prüfung und Ausschluss anderer Ursachen erfolgen, da sie eine zusätzliche Traumatisierung und Verschlimmerung der Allgemeinsituation hervorrufen können. Das Kind muss in einer geschützten Position sein (z. B. Möglichkeit der Inobhutnahme nach § 42 |SGB VIII oder stationäre Aufnahme im Hintergrund), bevor die Sorgeberechtigten mit einem Misshandlungs-, Missbrauchs- oder Vernachlässigungsvorwurf konfrontiert werden. Dem Kind dürfen keine falschen Versprechungen gemacht werden. Im Gespräch muss auf die konkreten Ängste (z. B. eine vom Peiniger oftmals angedrohte Heimunterbringung im Falle der Offenbarung) eingegangen werden und konkrete Hilfsmöglichkeiten erklärt und angeboten werden. Irrationale Ängste gilt es zu benennen und abzubauen. Eine absolute Verschwiegenheit sollte dem Kind nicht zugesichert werden. Behält man ein anvertrautes Geheimnis für sich, macht man sich zum ohnmächtigen Mitwisser des Misshandlungssystems.

> **Juristische Maßnahmen in der Akutsituation:**
> § 42 SGB VIII (KJHG): Inobhutnahme
> § 1666 und § 1666 a BGB: vorläufige Einschränkung des elterlichen Aufenthaltsbestimmungsrechts
> § 158 FamFG: Verfahrensbeistand

2.2.3 Psychosen und Neurosen (Historie)

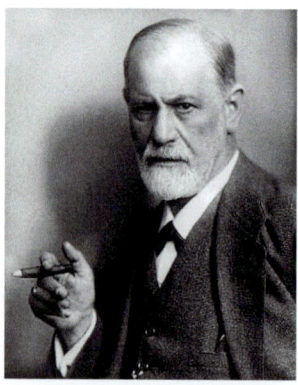

[1] Sigmund Freud (1856–1939) hat den Begriff der Neurose in die Psychologie eingeführt.

Die Nomenklatur in der Psychiatrie befindet sich in einem fortlaufenden Änderungsprozess. Heute erfolgt die diagnostische Einteilung primär nach der Psychopathologie und dem Verlauf (ICD-10). Dennoch werden der Psychose-, der Neurosen- und der Endogenitätsbegriff im klinischen Alltag gelegentlich noch verwandt, sodass eine Kenntnis der historischen Begrifflichkeiten weiterhin hilfreich und sinnvoll sein kann.

Historisch wird in Anlehnung an das Triadische System der deutschen Psychiatrietradition wie folgt unterschieden:

- psychiatrische Erkrankungen, die durch morphologisch fassbare Substrate verursacht werden = **Psychosen**; Krankheiten im engeren Sinne
- **exogene (organische) Psychosen** – somatisches Korrelat ist bekannt
- **endogene Psychosen** – organisches Korrelat wird postuliert, ist aber noch nicht bekannt
- psychiatrische Erkrankungen, die durch psychische oder psychosoziale Faktoren verursacht werden; zu dieser Gruppe werden u. a. auch die **Neurosen** gezählt

Die Psychosen, als Krankheiten im engeren Sinne, wurden den Neurosen, als psychogene, überwiegend umweltbedingte Erkrankungen, gegenüber gestellt. Verschiedene psychotherapeutische Schulen haben sich mit der Begriffsdefinition der Neurosen auseinandergesetzt. Das psychoanalytische Verständnis geht bei der Neurose von einem unzureichenden Verarbeitungsversuch von Konflikten und Traumata aus, die überwiegend in der frühen Entwicklung entstanden sind. Die Lerntheorie postuliert, dass neurotische Symptome fehlerhafte Lernprozesse widerspiegeln, die im Verlauf auch wieder korrigiert bzw. „verlernt" werden können.

Folgen von Krankheiten (= Psychosen oder krankhafte Störungen)	körperlich begründbare Psychosen (exogene Psychosen)	hirnbeteiligende Erkrankungen	■ Intoxikationen ■ Infektionen ■ internistische Erkrankungen
		(primäre) Hirnerkrankungen	■ entzündliche Hirnerkrankungen ■ Multiple Sklerose ■ Hirntraumata ■ Hirngefäßprozesse ■ Atrophien ■ senile Demenz ■ Epilepsie
	noch nicht körperlich begründbare Psychosen (endogene Psychosen)		■ Schizophrenie ■ schizoaffektive Störung ■ manisch-depressive Erkrankung
abnorme Variationen seelischen Wesens (keine Folgen von Krankheiten)			■ abnorme Verstandesanlagen ■ abnorme Persönlichkeiten ■ abnorme Erlebnisreaktionen und Entwicklungen (Neurosen) ■ abnorme Triebanlagen (sexuelle Deviation) ■ Süchte

[Tab. 1] Frühere Einteilung der psychiatrischen Erkrankungen in Anlehnung an das Triadische System der deutschen Psychiatrietradition

Persönlichkeitsstörungen

Persönlichkeitsstörungen entwickeln sich hochwahrscheinlich in der Kindheit oder Jugend und können zeitlebens andauern. Im Vergleich zur Mehrheit der Bevölkerung kommt es bei den Betroffenen zu einem deutlichen Abweichen im Wahrnehmen, Denken, Fühlen und in zwischenmenschlichen Beziehungen. Es besteht ein persönlicher Leidensdruck und häufig wird eine gestörte soziale Interaktionsfähigkeit sichtbar. Je nach Symptommuster werden spezifische Persönlichkeitsstörungen unterteilt.

Eine multifaktorielle Genese wird angenommen. Relevante Einflussgrößen scheinen dabei die Erziehung, Vorbilder und das soziale Milieu zu sein. Frühkindliche Traumatisierungen und sexueller Missbrauch stellen besondere Risikofaktoren dar. Genetische und neurobiologische Faktoren werden diskutiert.

Spezifische Persönlichkeitsstörungen (PST)

- paranoide PST
- schizoide PST
- dissoziale PST
- emotional-instabile PST impulsiver Typus
- emotional-instabile PST Borderline-Typus
- histrionische PST
- anankastische PST (zwanghafte)
- ängstlich vermeidende PST
- abhängige (asthenische) PST

Beispiele für Symptomatik und Verlauf verschiedener Persönlichkeitsstörungen:

Zwanghafte Persönlichkeitsstörung: Herr Krause trägt meist einen grauen Anzug und ist Angestellter im gehobenen Dienst. Er ist pflichtbewusst und erledigt seine Aufgaben sehr gewissenhaft. Dabei bearbeitet er alles streng nach Plan, möchte alles perfekt machen und verliert sich dabei oft im Detail. Stets muss er alles unter Kontrolle haben, meidet Alkohol und lebt sehr bescheiden.

Ängstlich-vermeidende Persönlichkeitsstörung: Frau Meier ist Hausfrau und Mutter von drei Kindern. Sie ist von einer ständigen Sorge getrieben, dass etwas Schlimmes passieren könnte. Für ihren Mann und die Kinder tut sie alles, kann Ablehnung nur schwer ertragen. Im Umgang mit Menschen ist sie sehr unsicher und fühlt sich ihnen gegenüber minderwertig.

Dissoziale (antisoziale) Persönlichkeitsstörung: Kevin ist 25 Jahre alt und sitzt seit drei Monaten wegen schwerer Körperverletzung im Gefängnis. Es ist bereits seine dritte Haftstrafe. Sein Vorstrafenregister ist sehr lang. Bereits im Alter von 13 Jahren ist er durch Einbrüche und Körperverletzung aufgefallen. Immer wieder ist er in Schlägereien verwickelt, provoziert und macht illegale Geschäfte. Die Schule hat er abgebrochen. Mit zwölf Jahren hat er angefangen, regelmäßig Alkohol zu trinken, mittlerweile hat er alle Drogen durchprobiert, kifft täglich und nimmt regelmäßig Amphetamine.

Paranoide Persönlichkeitsstörung: Hannes ist 18 Jahre alt und besucht das Gymnasium. Er ist ein zurückgezogener und etwas kauzig wirkender junger Mann. Immer hat er das Gefühl, dass andere Schüler hinter seinem Rücken über ihn reden und sich mit den Lehrern gegen ihn verschworen haben. In der Schule fällt er durch seine Selbstgerechtigkeit und Überheblichkeit auf, kann Kritik nicht ertragen und reagiert mit aggressivem Verhalten. Seine Exfreundin bezichtigte er ständig fremdzugehen, duldete es nicht, wenn sie sich mit anderen Jungs unterhielt. Die meiste Zeit spielt er brutale Computerspiele, legte sich über Jahre ein Arsenal seltener Waffen im Keller seiner Eltern an. Als er auf Grund seines delinquenten Verhaltens der Schule verwiesen werden soll, läuft er Amok und erschießt drei Lehrer, zwei Mitschüler und dann sich selber.

Emotional instabile Persönlichkeitsstörung vom Borderline-Typus – Borderline-Störung

Diese Persönlichkeitsstörung stellt in der klinischen Versorgung eine besondere Herausforderung an das gesamte therapeutische Team dar und soll aus diesem Grund genauer dargestellt werden.

Eine multifaktorielle Genese wird angenommen. Emotional belastende und traumatisierende Ereignisse (z. B. sexueller Missbrauch, körperliche Misshandlungen) in der Kindheit sowie zerrüttete Familienverhältnisse stellen relevante Risikofaktoren dar. Genetische Faktoren werden auf Grund von Zwillingsstudien angenommen.

Neben den allgemeinen Kriterien für eine Persönlichkeitsstörung sind folgende Symptome charakteristisch für die Borderline-Störung:

- Es bestehen Störungen und Unsicherheiten bzgl. des eigenen Selbstbildes, den Zielen und „inneren Präferenzen" (einschließlich sexueller).
- Oftmals lassen sich die Betroffenen in intensive, aber instabile Beziehungen ein, mit der Folge von emotionalen Krisen.
- Sie neigen zu übertriebenen Bemühungen, das Verlassenwerden zu vermeiden. Hierbei kann es immer wieder auch zu Drohungen oder Handlungen mit Selbstschädigung kommen.
- Anhaltende Gefühle von Leere sind typisch.

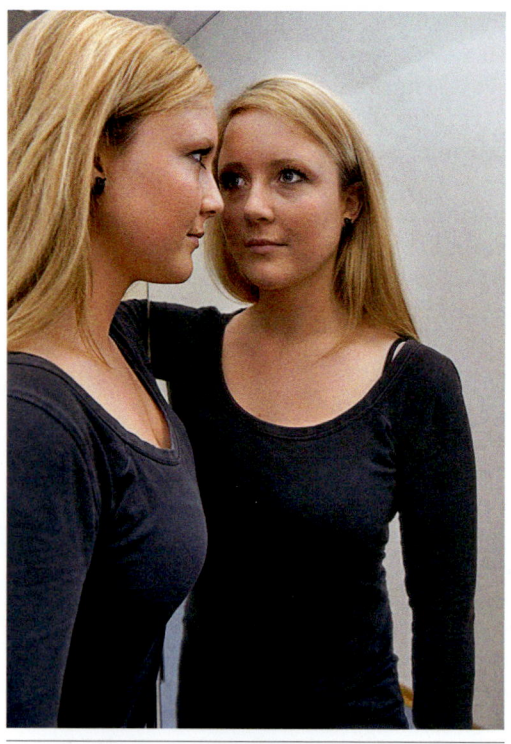

[1] Bei der Borderline-Störung treten Unsicherheiten über das eigene Selbstbild auf.

Die zwischenmenschlichen Beziehungen sind durch stark wechselnde Gefühle gekennzeichnet (ausgeprägtes Nähe-Distanz-Problem). Nicht selten versuchen Patientinnen durch Drohungen („Ich bring mich um, wenn Sie mich entlassen.") oder übertriebene Bemühungen („Ich tue alles, was Du willst.") ihre inneren Konflikte zu lösen und ein Verlassenwerden zu vermeiden. Dissoziative Zustände, Gefühle ausgeprägter Leere („Ich fühle nichts.") oder starke Spannungszustände prägen das klinische Bild und können zu autoaggressiven Handlungen (z. B. Schneiden, Zigarettenausdrücken) führen. Ca. 10 % dieser Patientinnen suizidieren sich. Häufig treten komorbide psychische Störungen (z. B. Sucht, Depressionen) auf.

Die Therapie besteht in Psychotherapie und medikamentöser Behandlung, je nach im Vordergrund stehender Symptomatik. Viele Patientinnen profitieren von Krisenintervention (z. B. kurzzeitige Aufnahme auf eine geschützte Station bei emotionalen Krisen oder Suizidalität) und Soziotherapie. Komorbide psychische Störungen sollten zeitnah mitbehandelt werden.

Psychische Erkrankungen mit somatischen Symptomen

Enuresis (Einnässen)

Die Enuresis ist definiert als ein unwillkürlicher Harnabgang bei Tag oder bei Nacht ab einem Lebens- und geistigen Entwicklungsalter von fünf Jahren. Dabei ist das Einnässen nicht Folge epileptischer Anfälle, einer neurologisch bedingten Inkontinenz, einer anatomischen Abweichung des Urogenitaltraktes oder irgendeiner anderen nicht psychiatrischen, medizinischen Gegebenheit. Sie tritt wiederholt über einen Zeitraum von mindestens drei Monaten auf.

Hat das Kind seit der Geburt keine länger andauernde Trockenphase erreicht (< 6 Monate), spricht man von einer primären Enuresis. Tritt sie nach bereits im Vorfeld erworbener Blasenkontrolle auf, spricht man von einer sekundären Enuresis. Die Enuresis kann als alleinige Störung auftreten oder von einer emotionalen oder Verhaltensstörung begleitet sein. Durch Stigmatisierung oder durch die enuresisbedingten Belastungen können sich emotionale Störungen entwickeln.

Das nächtliche Einnässen ist zwei- bis dreimal häufiger als das Einnässen tagsüber. Jungen sind etwas häufiger betroffen als Mädchen (1,1 bis 2 : 1).

Beispiel Julian ist acht Jahre alt. Nächste Woche steht eine dreitägige Klassenfahrt an. Er kann sich nicht auf den Ausflug freuen, da er fast jede Nacht einnässt. Aus Sorge vor einem peinlichen Unfall sagt er ab. Er zeigt in der Folge depressive Symptome, fühlt sich als Außenseiter und reagiert häufig mit aggressiven Durchbrüchen.

Nach dem multifaktoriellen Ätiologiemodell spielen genetische und Umweltfaktoren mit unterschiedlicher Gewichtung eine Rolle. Bei der nächtlichen Enuresis wird eine genetische Belastung als Hauptrisikofaktor angenommen. Bei Rückfällen scheinen dagegen psychiatrische Störungen des Kindes, belastende Lebensereignisse und psychosoziale Stressoren aus dem Umfeld des Kindes als Auslöser eine große Bedeutung zu haben. Beim Einnässen während des Tages scheinen mit einigen wenigen Ausnahmen (Drang- und Lachinkontinenz) Umweltfaktoren vorherrschend zu sein.

Zu Beginn der Therapie stehen die Aufklärung, die Beratung und die Entlastung der Betroffenen und ihrer Familien. Häufig bestehende Versagensängste und Vorwürfe sollten angesprochen und geklärt werden. Nicht medikamentöse Therapien stehen an erster Stelle. Medikamentöse Maßnahmen können u. a. bei folgenden Umständen sinnvoll und notwendig sein:

- bei Therapieresistenz gegenüber anderen Maßnahmen
- wenn familiäre oder sonstige Belastungen eine aufwändige Behandlung verhindern
- wenn andere spezifische Indikationen gegeben sind, z. B. zum kurzfristigen Trockenwerden vor Schulausflügen

Pflege von Kindern mit Enuresis und Enkopresis | 314

Enkopresis (Einkoten)

Von einer Enkopresis spricht man, wenn es zu einem willkürlichen oder unwillkürlichen Stuhlabgang an Stellen kommt, die im soziokulturellen Umfeld der Betroffenen nicht dafür vorgesehen sind. Die Kinder müssen ein chronologisches oder Entwicklungsalter von vier Jahren aufweisen. Das Einkoten muss wiederholt und über einen Zeitraum von mindestens sechs Monaten auftreten. Folgen von Substanzkonsum (z. B. Laxanzien) oder andere organische Ursachen sind vor Diagnosestellung auszuschließen. Die Enkopresis kann als alleinige Störung oder als Teil einer umfassenderen Störung (v. a. bei emotionalen Störungen oder bei einer Störung des Sozialverhaltens) auftreten. Die Komorbidität mit psychiatrischen Störungen ist bei Kindern mit Enkopresis deutlich erhöht.

Die zwei wichtigsten Unterformen sind nach heute herrschender Meinung:
- die Enkopresis mit Obstipation
- die Enkopresis ohne Obstipation

Wie bei der Enuresis wird zwischen primären Formen (die Stuhlkontrolle wurde nie erreicht) und sekundären Formen („Rückfälle") unterschieden. Jungen sind drei- bis viermal häufiger betroffen als Mädchen.

Die Ursachen der Enkopresis sind bislang nur unzureichend erforscht. Bei der Enkopresis mit Obstipation scheinen exogene körperliche Auslöser, wie z. B. Schmerzen beim Stuhlgang oder psychisch belastende Lebensereignisse, neben genetischen Faktoren eine wichtige Rolle zu spielen. Die Ätiologie der Enkopresis ohne Obstipation ist bislang weitestgehend unbekannt. Unspezifische psychogene Faktoren scheinen die Entstehung und Aufrechterhaltung der Symptomatik zu begünstigen.

Therapeutisch sollte zunächst eine ausführliche Eltern- und Kindberatung durchgeführt werden. Eines ihrer Ziele ist die emotionale Entlastung. Bei Enkopresis mit Obstipation ist der erste Schritt die Entleerung des Darmes durch abführende Maßnahmen. Im weiteren Verlauf sollte eine erneute Stuhlretention durch Ernährungs- und medikamentöse Maßnahmen verhindert werden. Bei Enkopresis ohne Obstipation sind abführende Maßnahmen nicht indiziert. Psychotherapeutische Maßnahmen sowie die Behandlung etwaiger komorbider psychischer Störungen sind weitere wichtige Bausteine der Therapie.

Essstörungen: Anorexia nervosa, Bulimia nervosa

Anorexia nervosa

Als Anorexia nervosa bezeichnet man einen selbst herbeigeführten, bedeutsamen Gewichtsverlust. Die Betroffenen haben ein für das Alter zu niedriges Körpergewicht oder eine unzureichende Gewichtszunahme. Auf Grund einer so genannten Körperschemastörung nehmen sich die Betroffenen trotz deutlichem Untergewicht als zu dick wahr. Der Häufigkeitsgipfel liegt um das 14. Lebensjahr, Mädchen sind häufiger betroffen als Jungen. Im Verlauf kann es neben sekundären körperlichen Störungen (z. B. sekundäre Amenorrhö, hormonelle Entgleisungen, kardiale Probleme) auch zu depressiven Entgleisungen kommen.

Es wird eine multifaktorielle Genese angenommen. Genetische Faktoren scheinen eine Rolle zu spielen.

Kernsymptome der Anorexia nervosa sind die Gewichtsabnahme und die Angst, zu dick zu sein oder zu werden. Die meisten Patientinnen zeigen zunächst keinerlei Krankheitsbewusstsein, lehnen dabei ärztliche oder psychologische Hilfe häufig ab. Folgende Verhaltensweisen und Persönlichkeitsmerkmale werden oft schon zu Beginn der Störung beobachtet:
- Das Essverhalten wird umgestellt. Es werden Diätpläne erstellt, v. a. kalorienarme Speisen zu sich genommen oder die Nahrungsmenge insgesamt stark reduziert.
- Es kommt zu einem deutlichen Gewichtsverlust, der meist über 25 % des Ausgangsgewichts beträgt.
- Die Betroffenen sind ständig mit der Kontrolle des Gewichtes und dem eigenen Aussehen beschäftigt.
- Exzessives Sporttreiben, um den Kalorienverbrauch zu steigern, gehört zu einem der häufigsten Phänomene.
- Körperschemastörung: Diese Wahrnehmungsstörung ist durch gegenteilige Argumente des Umfeldes kaum zu korrigieren.
- Meist zeichnen sich die Betroffenen durch einen großen Ehrgeiz und starke Leistungsorientiertheit aus.

Der Verlauf anorektischer Störungen ist sehr variabel,
- ca. $^1/_3$ erreichen eine vollständige und stabile Remission,
- ca. $^1/_3$ erreichen ein normales Körpergewicht bei persistierender Körperschemastörung (fluktuierender Verlauf mit gelegentlichen Rückfällen) und
- ca. $^1/_3$ entwickeln eine schwere chronische Störung.

Die Lebenszeitletalität liegt bei etwa 5 – 10 %.

Therapeutisch findet ein multimodales Behandlungskonzept Anwendung. Nicht selten werden therapeutische Maßnahmen erst durch ein massives Drängen des Umfeldes (Eltern, Verwandte, Ärztinnen) in Anspruch genommen. Primäre Behandlungsziele sind die Gewichtsnormalisierung und eine Veränderung des Essverhaltens. Bei extrem niedrigem Körpergewicht ist oftmals eine stationäre Behandlung notwendig (ggf. Festlegung einer Gewichtsuntergrenze für das Legen einer Magensonde).

Eine individuelle Psychotherapie sollte durchgeführt werden. Gruppen- und Familientherapien, Übungen zur Körperwahrnehmung, Entspannungstechniken sowie Selbstsicherheitstrainings haben sich bei der Behandlung bewährt.

Bulimia nervosa

Bei der Bulimia nervosa handelt es sich um wieder auftretende Essattacken gefolgt von dem Versuch, durch Erbrechen, Laxanzienabusus oder Fasten dem dick machenden Effekt der Nahrung entgegenzuwirken. Es besteht eine krankhafte Furcht, zu dick zu werden bzw. zu sein. Der Häufigkeitsgipfel liegt bei 18 – 20 Jahren, auch hier ist wie bei der Anorexia nervosa das weibliche Geschlecht häufiger betroffen.

Es wird eine multifaktorielle Genese angenommen. Individuelle Risikofaktoren können Störungen der Selbst- und Körperwahrnehmung, Persönlichkeitsfaktoren (insbesondere Steuerungsunfähigkeit), Adipositas sowie chronisch-körperliche Erkrankungen (z. B. Diabetes mellitus) sein. Anders als „Anorektikerinnen" zeichnen sich „Bulimikerinnen" meist durch ein sehr niedriges Selbstbewusstsein aus. Intrafamiliär scheinen sich Essstörungen in der Familiengeschichte, Alkoholismus oder affektive Störungen sowie ein gestörtes Bindungsverhalten negativ auszuwirken. Chronische Belastungen wie Beziehungskonflikte, Einsamkeit und Verlusterlebnisse spielen bei der Entstehung eine große Rolle.

Wiederholte „objektive" Essattacken sehr großer Nahrungsmengen mit einem im Anschluss selbst induzierten Erbrechen kennzeichnen die Symptomatik. Oftmals wird ein Abusus von Laxanzien, |Diuretika, Appetitzüglern oder anderen Medikamenten zur Gewichtsreduktion betrieben. Phasenweise kommt es zu einer restriktiven Nahrungszufuhr oder übermäßiger sportlicher Aktivität. Es besteht eine Überbewertung von Gewicht und der eigenen Figur. Bei einigen Patientinnen treten zusätzlich Impulskontrollstörungen auf: Diebstahl von Lebensmitteln, Alkohol-, Tabletten- oder Drogenabusus bis hin zur Abhängigkeit. Autoaggressives Verhalten ist häufig. Die Bulimia nervosa zeichnet sich durch einen suchtähnlichen Charakter aus.

Häufige komorbide psychische Störungen sind Depressionen, Angststörungen, Sucht und Persönlichkeitsstörungen (z. B. Borderline-Störung).

Prognostische Angaben schwanken zwischen 30 – 90 % Besserung bzgl. des Essverhaltens. Unbehandelt besteht eine große Gefahr der Chronifizierung mit jahrzehntelangen Verläufen. Diese Patientinnen begeben sich oftmals erst auf Grund schwer wiegender somatischer Komplikationen in medizinische Behandlung.

Folgende körperliche Komplikationen können sowohl bei der Anorexia nervosa als auch bei der Bulimia nervosa eintreten:
- Zahnschmelzerosionen
- Ösophagitis, Ösophagusruptur
- Fremdkörper im Ösophagus/ Magen
- Elektrolytentgleisungen
- Nephropathien
- Pseudo-Bartter-Syndrom (sekundärer Hyperaldosteronismus)
- Osteoarthropathie als Folge eines langjährigen Laxanzienabusus

Diuretika | 815

Es findet ein multimodales Behandlungskonzept Anwendung. Neben der Überwachung und Therapie somatischer Folgeschäden lassen sich folgende Grundprinzipien der Therapie nennen:

- Psychotherapie, z. B. Verhaltenstherapie, Gruppentherapie
- Selbsthilfegruppen
- psychopharmakologische Akut- und Erhaltungstherapie
- Behandlung der häufig bestehenden komorbiden psychiatrischen Störungen

Hyperkinetische Störungen (nach ICD-10)

Das bekannteste Kind mit einer hyperkinetischen Störung ist der „Zappel-Philipp" im Struwwelpeter, der nicht still am Tisch sitzen will.

Der Erkrankungsbeginn liegt vor Beendigung des siebenten Lebensjahres. Die Prävalenz liegt bei 1 – 2 %. Jungen sind deutlich häufiger betroffen.

Die Kernsymptome der hyperkinetischen Störung sind:

- Aufmerksamkeitsdefizite
- motorische Hyperaktivität
- mangelnde Impulskontrolle

Häufig sind sie mit bestimmten Entwicklungsstörungen assoziiert (meist sprachliche und schriftsprachliche Defizite) und im weiteren Verlauf mit Angstsymptomen und dissozialem Verhalten. Eine multifaktorielle Genese wird angenommen. Eine familiäre Häufung wird häufig beobachtet.

Intrafamiliäre Konflikte oder psychosoziale Belastungsfaktoren können den Ausprägungsgrad mit beeinflussen, sind jedoch nicht ursächlich für die Störung.

Folgende Hypothesen gibt es derzeit zur Entstehung der hyperkinetischen Störung:

- Umweltfaktoren: Schwangerschafts- und Geburtskomplikationen, entzündliche oder toxische Einflüsse
- Funktionsstörungen im Frontalhirnbereich (Stirnhirn)
- Störungen einzelner Transmittersysteme
- genetische Faktoren
- Nahrungsmittelallergene (umstritten)

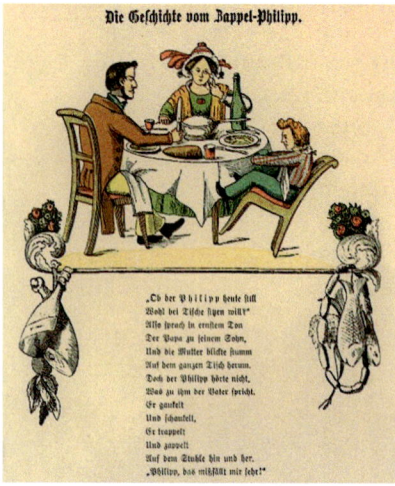 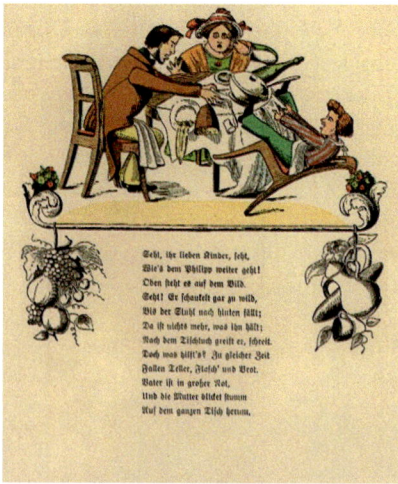 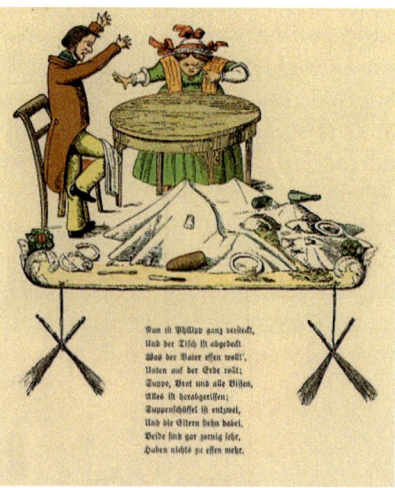

[1]   Die Geschichte vom Zappel-Philipp

Beispiel Der achtjährige Lukas wird auf Drängen der Lehrer in der kinder- und jugendpsychiatrischen Ambulanz vorgestellt, da sie nicht wissen, wie es mit Lukas schulisch weitergehen soll. Seit der Einschulung habe Lukas massiv den Unterricht gestört. Im Schulbericht heißt es: „Lukas ist ständig in Bewegung, kann kaum auf seinem Platz sitzen bleiben, ruft dazwischen, pfeift, singt und kann nicht warten, bis er an der Reihe ist. Die ständigen Störungen haben bereits zu Spannungen mit den anderen Kindern geführt. Zunehmend gerät Lukas in die Außenseiterrolle. Er kann dem Unterricht selten folgen, die Heftführung ist chaotisch, die Hausaufgaben sind mit vielen Flüchtigkeitsfehlern gespickt. Die Mutter berichtet von einem hohen Aktivitätsniveau bereits im Säuglings- und Kleinkindalter. Lukas erkenne Gefahren nicht, handle impulsiv, ohne die Konsequenzen zu bedenken. Dadurch habe er sich wiederholt in gefährliche Situationen gebracht. Er fange viele Dinge an, führe sie dann aber nicht zu Ende.

Einige Kinderärzte seien der Auffassung gewesen, die kindliche Unruhe werde sich im Verlauf verwachsen; andere, dass die mütterliche Nervosität sich auf das Kind übertrage. Der Vater berichtet, dass er als Kind ebenfalls sehr lebhaft gewesen und auch heute noch impulsiv und umtriebig sei.

Lukas' Krankengeschichte stellt einen klassischen Verlauf einer hyperkinetischen Störung dar. Bagatellisierungen und die Annahme, familiäre Strukturen seien für das auffällige Verhalten verantwortlich, sind keine Seltenheit und erschweren Diagnosefindung und Therapie. Die Dauerbelastung der Familie durch das auffällige Verhalten des Kindes bringt Eltern an ihre Grenzen, führt zu Spannungen und Nervosität und Streit. Dies sind Folgen, aber keine Ursachen der Störung. Die Diagnose wird oft erst im Schulalter gestellt. Insbesondere die strukturierten Arbeitsanforderungen in der Klassengemeinschaft stellen eine Überforderung für Kinder mit HKS dar. Sie haben Schwierigkeiten, sich den Rahmenbedingungen anzupassen und stören durch ihre Verhaltensauffälligkeiten oftmals massiv den Unterricht. Unbehandelt besteht ein erhöhtes Risiko für Unfälle, Substanzabusus und Delinquenz.

Die Symptomatik verändert sich im Verlauf der weiteren persönlichen Entwicklung. Bei kleineren Kindern besteht neben der Unaufmerksamkeit eine ausgeprägte motorische Hyperaktivität. Mit steigendem Alter tritt impulsives Verhalten in den Vordergrund, während die „Zappeligkeit" häufig über die Zeit nachlässt.

Um die Diagnose zu stellen, benötigt man eine umfangreiche Anamnese (einschließlich Kindergarten- und Schulberichte, Informationen über Schwangerschaft, Geburt und frühe Entwicklung). Psychologische Untersuchungen und spezielle Fragebögen können bei der Diagnosefindung hilfreich sein.

Zu Beginn der Behandlung sollten zunächst das Kind und die Familie entlastet und über Ursachen und Möglichkeiten der Behandlung aufgeklärt werden. Das therapeutische Modell muss individuell angepasst werden. Folgende syndrombezogenen Interventionen stehen zur Verfügung:

- Eltern-, Kindergärtnerinnen- und Lehrerinnenberatung
- Verhaltenstherapie und Trainingsprogramme
- medikamentöse Behandlung: Stimulanzien (z. B. Methylphenidat, Atomoxetin)

2.2.6 Affektive Störungen

Depression, Manie, manisch-depressive Erkrankungen (bipolare Störung, Zyklothymie)

Affektive Störungen zeichnen sich durch derart massive Veränderungen der Stimmung, des Antriebs und des Gefühlslebens aus, dass sie Krankheitswert bekommen. Sie können zeitlebens, einmal oder mehrmals (episodenhafter, rezidivierender Verlauf) auftreten. Die beiden Auslenkungspole sind die Depression und die Manie.

Unipolare depressive Störungen sind am häufigsten. Depressionen, die bereits im Kindes- und Jugendalter auftreten, bestehen häufig bis in das Erwachsenenalter fort. Sie greifen somit in die gesamte Entwicklung ein und beeinträchtigen die Bewältigung von Entwicklungsaufgaben. Die WHO stellte nach einer Längsschnittstudie 1996 fest, dass keine andere Erkrankung die Lebensqualität im Jugendalter so einschränkt wie die Depression. Im Alter ist die Depression die häufigste psychische Erkrankung, doch auch heute wird sie nur selten erkannt und einer adäquaten Therapie zugeführt.

Bei der unipolaren Störung treten entweder nur depressive oder nur manische Episoden auf. Bei der bipolar-affektiven Störung kommt es zu depressiven und manischen Episoden. Wechseln manische und depressive Phasen sehr häufig und in kurzen Abständen spricht man von einem „Rapidcycling".

▶ **15 % der Patientinnen, die an affektiven Erkrankungen leiden, sterben durch Suizid.**

Eine multifaktorielle Genese wird angenommen, genetische Faktoren, biologische Faktoren und psychosoziale Belastungsfaktoren werden intensiv diskutiert.

Symptomatik der Depression

Die ICD-10 unterscheidet zwischen leichten, mittelschweren und schweren depressiven Symptomen (mit oder ohne psychotisches Erleben) sowie der Verlaufsform (z. B. rezidivierend).

Depressive Menschen sprechen von einer inneren Leere, fühlen sich versteinert, unlebendig, ausgebrannt und gleichgültig. Dieser Zustand hat nichts mit der jedem bekannten Traurigkeit zu tun. Der Antrieb ist meist reduziert, man kann sich zu nichts aufraffen, verübt Tätigkeiten gegen einen ständig vorhandenen inneren Widerstand. Jede Tätigkeit wird zur Qual. Die schwerste Form der Antriebsstörung ist der depressive Stupor. Nicht selten besteht gleichzeitig eine innere Unruhe, die sich über den gesamten Körper ausbreiten kann. Tritt sie nach außen (hektische Bewegungen, ständiges Umherlaufen) spricht man von einer Agitiertheit.

Das Denken ist eingeengt auf wenige, meist belastende Themen. Es kommt zum stundenlangen Grübeln, das nur schwer durchbrochen werden kann. Die Patientin ist in ihren negativen Gedankenspiralen gefangen. Die Konzentrationsfähigkeit ist meist stark reduziert. Bei schweren Depressionen kann es zu wahnhaftem Erleben kommen. Typische depressive Wahninhalte sind: Versündigungswahn, Verarmungswahn, nihilistischer Wahn sowie hypochondrischer Wahn. Schwere Depressionen sind von suizidalen Gedanken bis hin zu konkreten Suizidplänen begleitet.

Häufige somatische Symptome sind: Abgeschlagenheit, Schlafstörungen (oft Früherwachen), Appetitlosigkeit, Verstopfung, Druckgefühl im Kopf oder auf der Brust, diffuse Schmerzen, sexuelle Funktionsstörungen und vermindertes sexuelles Verlangen. Vor allem im Alter treten somatische Beschwerden oftmals in den Vordergrund und erschweren so die Diagnosefindung.

Schwankungen im Tagesverlauf (depressives Morgentief) kommen häufig vor.

Die Psychopathologie der **kindlichen Depression** unterscheidet sich deutlich vom Erwachsenenalter. Kleinkinder können ihre emotionalen Befindlichkeiten entwicklungsbedingt noch nicht sprachlich formulieren. Bis zum Jugendalter gleicht sich die Symptomatik weitgehend der Depression im Erwachsenenalter an [Tab. 1].

Kleinkind- und Vorschulalter	Schulalter
▪ vermehrtes Weinen	▪ Schlafstörungen
▪ gestörtes Essverhalten	▪ Appetitverlust und Gewichtsabnahme
▪ Bauchschmerzen	▪ verminderte Mimik und Gestik
▪ Irritierbarkeit	▪ Introvertiertheit und Rückzugsverhalten
▪ Schlafstörungen	▪ Stimmungslabilität und Gereiztheit

[Tab. 1] Depressive Symptomatik; nach Alter gestaffelt

Symptomatik der Manie

Der manische Mensch „strotzt vor Energie". Er benötigt kaum Schlaf, ist ständig unterwegs, plant oder organisiert viele Dinge und ändert hierbei wiederholt seine Pläne oder Ziele. Das Denken ist beschleunigt, immer wieder kommt es zu raschen Gedankensprüngen und -abrissen. Im Gespräch können diese Menschen durch einen unerschöpflichen Rededrang (Logorrhö) auffallen, bei dem man dem hohen Tempo und den Gedankensprüngen oftmals nur schwer folgen kann. Die Selbsteinschätzung kann bis zum Größenwahn gesteigert sein („Ich bin der Beste, der Retter der Welt."). Sie neigen zu tollkühnem und leichtsinnigem Verhalten, schätzen Risiken falsch oder gar nicht ein. Hierbei werden nicht immer soziale Normen eingehalten, was häufig zu Konflikten und Auseinandersetzungen führt. Sexuelle Triebe können gesteigert oder „sexuelle Abenteuer" die Folge sein. Die Stimmung muss nicht immer lustig und fröhlich sein. Viele „Maniker" weisen eine gereizte oder angespannte Grundstimmung auf.

Zur **Therapie** findet ein multimodales Behandlungskonzept Anwendung. Eine Kombination aus psychotherapeutischen Interventionen und einer medikamentösen Behandlung scheint einer Monotherapie (Psychotherapie oder medikamentöse Therapie) überlegen zu sein. Bei schwerer Symptomausprägung kann auf den Einsatz von Psychopharmaka i. d. R. nicht verzichtet werden. Liegt eine akute Eigen- oder Fremdgefährdung vor, ist die Unterbringung auf einer geschützten (geschlossenen) psychiatrischen Station notwendig – dies zur Not auch per PsychKG gegen den Willen der Patientin. Bei rezidivierenden Störungen ist eine medikamentöse Langzeitprophylaxe anzustreben.

Unterbringung | 400

Bei der Behandlung depressiver Störungen finden weiterhin der Schlafentzug und die Lichttherapie (v. a. bei saisonalen Depressionen) Anwendung. Die Elektrokonvulsionstherapie (EKT) wird bei therapieresistenten Störungen angewendet. Diese wird in spezialisierten Kliniken durchgeführt.

Erkrankung	Antidepressiva	Antipsychotika	Moodstabilizer *	Benzodiazepine (CAVE: Sucht)
unipolare Depression	+	+ (wahnhafte Depression)	+	+ (Akutphase)
unipolare Manie	–	+	+	+ (Akutphase)
bipolar affektive Störung	+	+	+	+ (Akutphase)

[Tab. 2] Medikamentöse Therapieoptionen (Vorschläge)
* Moodstabilizer (Beispiele): Lamotrigin, Valproinsäure, Lithium, Carbamazepin, atypische Antipsychotika

▶ Antidepressiva weisen eine Wirklatenz hinsichtlich des antidepressiven Effekts von zwei bis vier Wochen auf, Antriebssteigerung setzt früher ein; Vorsicht bei Suizidalität, ggf. zusätzlich Benzodiazepine, Aufnahme auf eine geschützte psychiatrische Station

Tiefgreifende Entwicklungsstörungen (autistische Störungen)

Bei den tiefgreifenden Entwicklungsstörungen handelt es sich um Störungen, die durch qualitative Beeinträchtigungen in sozialen Interaktionen und Kommunikationsmustern sowie durch ein eingeschränktes, stereotypes, sich wiederholendes Repertoire von Interessen und Aktivitäten charakterisiert sind. Der Ausprägungsgrad ist individuell unterschiedlich. Die Entwicklung ist meist von frühester Kindheit an auffällig. Mit einigen wenigen Ausnahmen manifestieren sich die Störungen innerhalb der ersten fünf Lebensjahre. Nicht selten bestehen zusätzlich organische Erkrankungen (z. B. |Epilepsie, Fragile-X-Syndrom). Es werden unterschiedliche ätiologische Einflussfaktoren angenommen [Abb. 1].

Epilepsie | 433

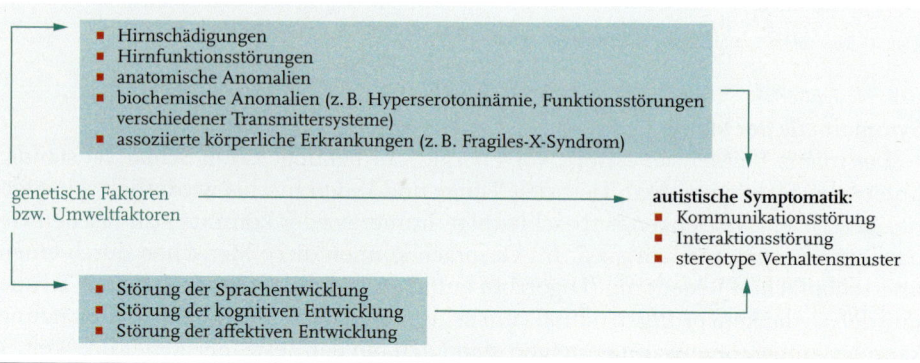

- Hirnschädigungen
- Hirnfunktionsstörungen
- anatomische Anomalien
- biochemische Anomalien (z. B. Hyperserotoninämie, Funktionsstörungen verschiedener Transmittersysteme)
- assoziierte körperliche Erkrankungen (z. B. Fragiles-X-Syndrom)

genetische Faktoren bzw. Umweltfaktoren

autistische Symptomatik:
- Kommunikationsstörung
- Interaktionsstörung
- stereotype Verhaltensmuster

- Störung der Sprachentwicklung
- Störung der kognitiven Entwicklung
- Störung der affektiven Entwicklung

[1]   Stark vereinfachtes Schema zur Ätiologie autistischer Störungen

Die beiden häufigsten Vertreter dieser Gruppe werden im Folgenden genauer dargestellt.

Das klinische Bild des **frühkindlichen Autismus (Kanner-Syndrom)** ist meist von einer schweren Kontakt- und Beziehungsstörung, motorischen und vokalen Stereotypien, Handlungen mit Zwangscharakter, Sprach- und Sprechstörungen sowie Veränderungsängsten geprägt. Häufig besteht eine Intelligenzminderung. Die motorische Entwicklung ist meist unauffällig. Im Verlauf sind ca. 60 – 70 % der Betroffenen dauerhaft beeinträchtigt, etwa 25 % sind relativ integriert.

Kinder mit einem **Asperger-Syndrom** weisen i. d. R. eine durchschnittliche bis überdurchschnittliche Intelligenz auf und verfügen dadurch oftmals über eine hohe Fähigkeit, logisch und abstrakt zu denken. Bei leichten Formen erscheinen die Betroffenen eher als „Sonderling" mit umfangreichem Spezialwissen in umschriebenen Bereichen (z. B. kennen sie alle Dinosaurier mit allen anatomischen Besonderheiten). Auf Grund der oftmals bestehenden Ungeschicklichkeit meiden viele Kinder mit einem Asperger-Syndrom sportliche Aktivitäten, beschäftigen sich lieber mit sprachgebundenen intellektuellen Aufgaben. Sie können sich nur begrenzt auf Mitmenschen oder soziale Situationen einstellen. Viele Betroffene wünschen sich durchaus soziale Kontakte, wissen jedoch nicht, wie sie diese eingehen sollen. Oftmals reagieren sie im emotionalen Bereich „anders". Sie haben Schwierigkeiten, emotionale Regungen bzw. Gefühle Dritter zu erkennen oder einzuordnen. Die Prognose ist im Vergleich zum frühkindlichen Autismus deutlich besser. Vielfach kommt es im Erwachsenenalter zu einer Abmilderung der Symptomatik. Können die bestehenden Sonderinteressen und -begabungen für den beruflichen Werdegang genutzt werden, hilft dies bei der sozialen Integration.

Bei den tiefergreifenden Entwicklungsstörungen ist eine Heilung im engeren Sinne nicht möglich. Ziel aller therapeutischen Interventionen ist die Förderung und Verbesserung der Alltagskompetenz. Es findet ein spezialisiertes, multimodales Behandlungskonzept Anwendung. Hierbei sollte ein symptomzentriertes, individuelles Therapiekonzept erarbeitet und angewendet werden. Medikamente können bei begleitenden Auffälligkeiten (z. B. Depressivität, Ängstlichkeit, Autoaggressionen) eingesetzt werden.

Alkohol-, Medikamenten- und Drogenabhängigkeit

Suchterkrankungen sind häufig und stellen eine große sozioökonomische Belastung dar. Laut Statistik der Deutschen Hauptstelle gegen die Suchtgefahr gab es in Deutschland 2007 schätzungsweise 15 Mio. Nikotinabhängige, 3 Mio. Alkoholkranke, 2 Mio. medikamentenabhängige und 2 Mio. cannabisabhängige Menschen. Neben den so genannten stoffgebundenen Abhängigkeiten werden auch Tätigkeitssüchte wie Spielsucht oder Internetsucht beschrieben.

Eine Abhängigkeit entwickelt sich immer allmählich. Zunächst besteht ein **Missbrauch**, bei Medikamenten z. B. von der ärztlichen Verordnung abweichender erhöhter Konsum. Bei Alkohol spricht man von einem riskanten Konsum bei einem täglichen Alkoholkonsum von 20 g bei Frauen und 30 g bei Männern, dies entspricht ca. 0,4 l Bier mit 5 % Alkohol. Die nächste Phase nennt man **Abusus** (schädlicher Gebrauch). Durch den Substanzkonsum sind bereits körperliche oder psychische Folgeschäden aufgetreten. Bei einer **vollständigen Abhängigkeit** von einer Substanz besteht ein starkes, teilweise zwanghaftes Bestreben, die Substanz zu konsumieren. Die Kontrolle über die Menge und Häufigkeit der Einnahme geht verloren. Gewohnheiten und soziale Aktivitäten werden zu Gunsten des Konsums eingeschränkt und gemieden. Darauf angesprochen reagieren viele Betroffene mit Verleugnung. Trotz bereits gravierender körperlicher Folgeerscheinungen wird die Substanz weiter eingenommen.

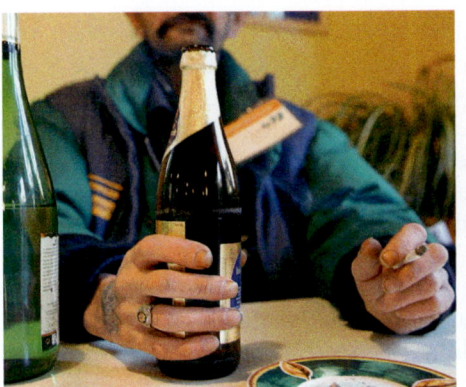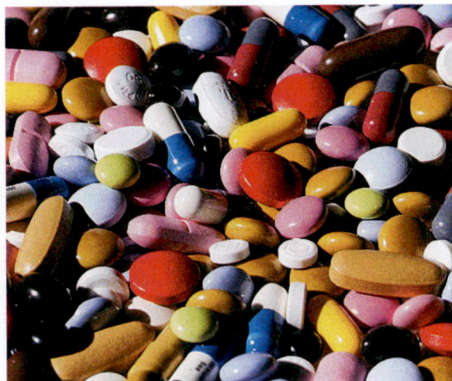

[2]   Die stoffgebundenen Abhängigkeiten machen einen Großteil der Suchterkrankungen aus.

Als Ursache spielen genetische und neurobiologische Faktoren, persönlichkeitsassoziierte Merkmale, das psychosoziale Umfeld und damit verbundene Stresssituationen sowie kulturelle Einflüsse eine Rolle.

Ursachen, prädisponierende Faktoren, Art und Dauer des Konsums sowie bereits bestehende Folgeschäden sind individuell sehr unterschiedlich. Allen gemeinsam ist, dass das Suchtmittel zunehmend zu einem zentralen Punkt im Leben wird. Trotz der Kenntnis über Risiken, große finanzielle Schwierigkeiten oder eine zunehmende Ablehnung der eigenen Person durch das Umfeld wird die Substanz weiter konsumiert. Nicht selten werden die negativen psychosozialen Folgen im weiteren Verlauf sogar als Ursache für die Aufrechterhaltung angeführt.

Bei den meisten Substanzen entwickelt sich neben der psychischen auch eine körperliche Abhängigkeit. Der Körper reagiert auf eine fehlende Substanzzufuhr mit Entzugssymptomen (Schwitzen, Zittern, Blutdruckanstieg, „Entzugskrampfanfall", Delir). Nicht selten kommen die Betroffenen erst durch diese Symptomatik mit dem medizinischen Hilfesystem in Kontakt.

Entzugsbehandlung

Suchttherapien gliedern sich in verschiedene Phasen:

Kontakt- und Motivationsphase: Zunächst gilt es, die Patientin für einen Entzug und zur Abstinenz zu motivieren. Hierbei sollte man über neue Lebensperspektiven sprechen und auf Möglichkeiten der langfristigen Betreuung und Unterstützung hinweisen (z. B. sozialpsychiatrische Dienste, Suchtberatungsstellen, Selbsthilfegruppen), um die Angst und die Sorgen der Patientin zu verringern. Der letztendliche Entschluss zur Abstinenz muss jedoch von der Patientin selbst gefasst werden.

Entgiftungsphase: Die körperliche Entgiftung wird i. d. R. stationär in einem psychiatrischen Krankenhaus durchgeführt. Die ersten Tage sind für die Betroffenen sehr schwierig. Der so genannte „Suchtdruck" ist meist sehr hoch, die Tage sind durch körperliche Entzugssymptome gekennzeichnet. Treten Entzugskrampfanfälle oder eine delirante Symptomatik auf, können akutmedizinische bis hin zu intensivmedizinischen Maßnahmen notwendig werden. Nach Stabilisierung der körperlichen Entzugssymptomatik gilt es, gemeinsam mit der Patientin die individuelle Suchtentstehung, das Konsumverhalten, negative Folgen, bisherige Entzugsbehandlungen u. a. zu bearbeiten und sie zur Abstinenz zu motivieren (qualifizierter Entzug). Hier sollte bereits der Kontakt zu regionalen Selbsthilfegruppen gebahnt und über ambulante Anlaufstellen (z. B. Suchtberatungstellen) informiert werden. Der Antrag für eine stationäre Langzeitentwöhnungstherapie sollte ggf. bereits in dieser Phase gestellt werden.

Die **Entwöhnungsphase** findet meist in qualifizierten Langzeiteinrichtungen statt. Die Aufenthaltslänge liegt i. d. R. zwischen vier bis zwölf Wochen. Kostenträger ist meist der Rentenversicherungsträger, alternativ die Krankenkasse. Hier liegt der Schwerpunkt auf der Stabilisierung der Patientin und der Bearbeitung von Zukunftsperspektiven (sozial, beruflich). Nicht selten sind Betroffene auf Grund ihrer Abhängigkeit ins „soziale Abseits" geraten, müssen wieder neu lernen, mit Konfliktsituationen umzugehen, um die Flucht in die Droge zu vermeiden.

Nachsorgephase: Bei Suchterkrankungen handelt es sich um chronische Erkrankungen, bei denen eine langfristige Betreuung durch das Suchthilfesystem sinnvoll ist. Neben einer festen Anbindung an eine Suchttherapeutin oder eine Suchtambulanz hat sich die regelmäßige Teilnahme an Selbsthilfegruppen als stabilisierend erwiesen. Eine ambulante Betreuung kann bei der Alltagsbewältigung helfen.

Alkoholentzug

Auf Grund zu befürchtender schwerer bis lebensbedrohlicher Entzugserscheinungen sollte der Entzug stets unter stationären Bedingungen und unter ärztlicher Aufsicht durchgeführt werden. Dabei wird der Alkohol abrupt abgesetzt.

Vitamin B1, Magnesium und Kalium werden in den ersten Tagen substituiert. Zur Behandlung der Symptome werden Clomethiazol und Benzodiazepine (z. B. Diazepam) beim Alkoholentzug in Deutschland am häufigsten eingesetzt. Sie sollten auf Grund einer kumulativen Sedierung und der Gefahr eines Atemstillstandes bei erhöhten Blutalkoholspiegeln, frühestens ab einem Blutalkoholspiegel unter 1 ‰ gegeben werden. Zusätzlich können blutdrucksenkende Medikamente (z. B. Clonidin) notwendig werden. Zur Krampfprophylaxe können Antiepileptika angesetzt werden (z. B. Carbamazepin). Der körperliche Entzug kann, je nach Schwere der Abhängigkeit, mehrere Tage bis Wochen andauern. Danach ist der Körper vom Alkohol entgiftet.

Eine ambulante Verordnung der o. g. Medikamente zum Alkoholentzug kommt wegen möglicher schwer wiegender Nebenwirkungen sowie einem hohen Abhängigkeitspotenzial (v. a. Clomethiazol, Diazepam) nicht in Frage.

Das |**Delirium tremens** ist eine potenziell lebensbedrohliche Komplikation bei lang-jähriger Alkoholabhängigkeit oder schwerer Benzodiazepinabhängigkeit. Meist tritt es im Rahmen eines Entzugssyndroms auf.

Das klinische Bild ist durch psychotische und neurovegetative Symptome gekenn-zeichnet. Gedächtnisstörungen und Desorientiertheit, affektive Störungen mit Heiter-keit oder Angst (CAVE: Eigen- oder Fremdgefährdung), motorische Unruhe, Überer-regbarkeit und Schlafstörungen, optische Halluzinationen (z. B. „kleine weiße Mäuse"), illusionäre Verkennungen (z. B. der Krankenpfleger wird als Kellner wahrgenommen) und eine erhöhte Suggestibilität (Patientin liest z. B. von einem leeren Blatt ab oder fädelt einen Faden in eine imaginäre Nadel ein) können auftreten. Epileptische Anfälle kommen, meist in der Anfangsphase des Delirs (*Prädelir*), vor. Typische neurovegeta-tive Symptome sind Tremor, Hyperhidrosis (übermäßiges Schwitzen), Hypertonie, Tachykardie und erhöhte Temperaturen (meist bis 38,5 °C).

Eine frühzeitige und adäquate Entzugsmedikation kann die Auftrittswahrschein-lichkeit des Delirium tremens vermindern. Entwickelt sich ein Delir, muss die Patien-tin unter ständiger ärztlicher Kontrolle in einer Klinik behandelt werden. Es sollte auf eine ruhige und schützende Atmosphäre geachtet werden. Medikamentös werden Benzodiazepine, Clomethiazol und Antiepileptika (v. a. Carbamazepin) angewendet. Beim schweren Delir ist eine Behandlung auf einer Intensivstation notwendig.

Die Letalität eines unbehandelten Delirs wird mit etwa 15 % angenommen. Unter optimaler Therapie liegt sie bei etwa 1 – 2 %.

Medikamentenentzug

Die Schmerzmittel- (v. a. opioide Analgetika) und Benzodiazepinabhängigkeit gehö-ren zu den häufigsten Medikamentenabhängigkeiten. Die Entscheidung zu einer Ent-zugsbehandlung wird nicht selten erst auf Grund von unerwünschten Arzneimittel-wirkungen (z. B. Kreislaufprobleme, Obstipation, kognitive Defizite) getroffen. Bei der Entzugsbehandlung wird das Medikament stufenweise reduziert. Bei schwerer und langjähriger Abhängigkeit ist der Entzug häufig von massiven psychovegetativen Symp-tomen geprägt. Um eine nachhaltige Abstinenz zu erreichen, ist eine stabile und lang-fristige Betreuung der Patientinnen nötig. Oftmals bestehen große Ängste vor einer Schmerzzunahme oder einer Dekompensation der psychischen Gesundheit. Psycho-therapeutische Maßnahmen (Einzel- und Gruppentherapien) sowie eine multiprofes-sionelle Zusammenarbeit (z. B. mit Schmerztherapeutinnen, Orthopädinnen und Neu-rochirurginnen) können bei der Bearbeitung von Ängsten helfen und neue Wege aufzeigen.

Heroinentzug

Der Entzug von Heroin sowie dem meist gleichzeitig bestehenden multiplen Sub-stanzmissbrauch gestaltet sich oft schwierig. Nicht selten kommt es zu Therapieabbrü-chen. Eine stationäre Langzeittherapie sollte bereits vor der Entgiftung beantragt und gebahnt sein. Es gibt eine Vielzahl von ambulanten Beratungsstellen und Therapiean-geboten. Die Drogensucht bringt viele Betroffene in das soziale Abseits, daher gilt es, gemeinsam mit der Patientin Wege aus der Isolation zu finden und neue Bewälti-gungsstrategien zu entwickeln. Eine Besonderheit stellt die Substitutionsbehandlung (z. B. Methadon, Polamidon) dar. Die „Ersatzdroge" wird täglich verabreicht, wenn ein vollständiger Entzug nicht möglich ist. Diese Therapie wird durch spezialisierte nieder-gelassene Ärztinnen oder Ambulanzen durchgeführt. Es bestehen strenge Auflagen für die Teilnahme an einem Substitutionsprogramm. Durch regelmäßige Urinkontrollen wird überprüft, ob keine weiteren Drogen konsumiert werden. Die Substitution kann Patientinnen aus der Beschaffungskriminalität befreien und die Teilnahme an einem regelmäßigen Tagesablauf ermöglichen. Die Motivation für einen vollständigen Ent-zug sollte im Verlauf jedoch regelmäßig überprüft werden.

Delirium tremens
eine potenziell lebensbedroh-liche Komplikation, die v. a. im Rahmen des Alkoholent-zuges und bei Benzodiazepi-nabhängigkeit auftreten kann

2.2.8   Schizophrenien

Als Ursache wird eine multifaktorielle Genese angenommen. Derzeit am besten akzeptiert ist das „Vulnerabilitäts-Stress-Coping-Modell". Es ist davon auszugehen, dass es auf Grund genetischer und biologischer Faktoren (z. B. Geburtskomplikationen) eine erhöhte Anfälligkeit (Vulnerabilität) für die Entwicklung einer Schizophrenie gibt. Der Einfluss multipler biologischer und psychosozialer Stressoren führt im Weiteren zum Ausbruch der Erkrankung. Gute Coping-(Bewältigungs)-Möglichkeiten können sich dagegen positiv auswirken. Etwa 50 % des Risikos für die Entwicklung einer Schizophrenie sind wahrscheinlich genetisch bedingt.

Schizophrene Patientinnen sind in ihrem Denken und ihrer Wahrnehmung (zeitweise) in „ihrer eigenen Welt", die Außenstehenden nicht verständlich oder zugänglich ist. Das Denken kann bis zur völligen Verständnislosigkeit verzerrt und die Wahrnehmung durch wahnhaftes Erleben geprägt sein. Häufig hören die Patientinnen Stimmen, die sie auch beschimpfen oder ihnen Anweisungen erteilen können. Betroffene können häufig antriebslos sein, wirken vom äußeren Erscheinungsbild etwas skurril oder verwahrlost und vom Gefühlsleben eher verflacht.

Psychopathologisch unterscheidet man zwischen Positivsymptomatik (es kommt etwas hinzu) und Negativsymptomatik (es fehlt etwas).

Positivsymptomatik	Negativsymptomatik
▪ paranoide Gedanken ▪ Halluzinationen (meist akustische) ▪ Fremdbeeinflussungserleben und Gedankeneingebung ▪ Inkohärenz, Zerfahrenheit	▪ Affektverflachung ▪ Anhedonie (Freud- und Lustlosigkeit) ▪ emotionaler und sozialer Rückzug ▪ Antriebsminderung und reduzierte Belastbarkeit ▪ Sprachverarmung ▪ Knick in der Lebenslinie ▪ mangelnde Selbstversorgung

Zu unterscheiden sind Verläufe, bei denen es wiederholt zu akut psychotischen Phasen kommt, und solche, bei denen eine chronische psychotische oder anhaltende Negativsymptomatik besteht. Oft kann es zu Beeinträchtigungen im sozialen und kognitiven Bereich kommen, die v. a. bei chronischen Verläufen besonders ausgeprägt sind. Die Positivsymptomatik tritt rezidivierend auf und ist Anlass für die Inanspruchnahme medizinischer Hilfe. Sie kann i. d. R. durch Antipsychotika gut behandelt werden. Anhaltende kognitive Beeinträchtigungen, Affektstörungen, Antriebs- und Konzentrationsstörungen können eine berufliche Karriere oder den Aufbau von Beziehungen beeinträchtigen. Viele schizophrene Patientinnen sind in ihrem Alltag isoliert. Es werden verschiedene Formen der Erkrankung – je nach im Vordergrund stehender psychopathologischer Symptomatik – unterschieden.

Paranoid-halluzinatorische Schizophrenie

Sie stellt mit etwa 80 – 85 % die häufigste Schizophrenieform dar. Psychotische Symptome wie Wahnvorstellungen, akustische Halluzinationen und Ich-Störungen prägen das klinische Bild. Der Beginn liegt meist zwischen dem 20. – 25. Lebensjahr.

Beispiel Sebastian ist 26 Jahre alt und studiert Jura. Er fühlt sich vom Geheimdienst der USA bespitzelt. Mittels von Satelliten gesteuerten Kräften fühlt er sich seiner Energie beraubt, erhält regelmäßig Stromstöße, die ihn daran hindern sollen, den „Komplott" aufzudecken. Stimmen sprechen zu und über ihn („Du Scheißkerl! Wir machen dich fertig!"). Sebastian hat sich total zurückgezogen. Aus Sorge, das Essen könne vergiftet sein, isst er nur noch Fertigprodukte. Innerhalb eines Jahres hat er 10 kg an Gewicht verloren. Auf Drängen der Eltern erfolgt eine stationäre Aufnahme in die Psychiatrie.

Hebephrene Schizophrenie (Hebephrenie)

Die Betroffenen wirken im Kontakt läppisch und zeigen nur wenig emotionale Regungen. Die bestehenden Defizite scheinen sie kaum zu tangieren. Oftmals lächeln sie, wirken teilnahmslos und zeigen wenig Verständnis für die Sorgen ihres Umfelds. Auffallend ist eine ausgeprägte Ziel- und Planungslosigkeit. Psychotische Symptome wie wahnhaftes Erleben, Halluzinationen und Ich-Störungen treten selten auf.

Katatone Schizophrenie (Katatonie)

Hierbei handelt es sich um eine psychomotorische Störung, bei der es zu raschen Wechseln zwischen Erregung und einem Starrezustand des gesamten Körpers (Stupor) kommt. Tritt zusätzlich Fieber auf, spricht man von einer febrilen Katatonie (maligne oder perniziöse Katatonie). Bei längerem Anhalten der Symptomatik besteht Lebensgefahr.

Bei der Therapie der Katatonie kommen Benzodiazepine, Antipsychotika, intensivmedizinische Überwachung und ggf. notfallmäßig Elektrokonvulsionstherapie zum Einsatz.

Schizoaffektive Psychosen

Bei schizoaffektiven Psychosen treten neben psychotischen Symptomen, wie bei der Schizophrenie, auch depressive (schizodepressiv) oder manische (schizomanisch) Symptome auf. Die Ursachen sind multifaktoriell.

Die medikamentöse Therapie richtet sich nach den im Vordergrund stehenden Symptomen.

Therapie schizophrener Störungen

Die Behandlung schizophrener Störungen bedarf eines multimodalen Behandlungskonzepts. Es ist sehr wichtig, eine stabile therapeutische Basis aufzubauen. Häufig handelt es sich bei den Betroffenen um junge Menschen, die am Anfang ihres selbstständigen Lebens stehen. Die Diagnose kann mit dem Abschied von persönlichen Zielen und Träumen verbunden sein, eine langjährige Therapie notwendig werden.

Nicht selten führen mangelnde Krankheitseinsicht und/oder unangenehme Medikamentennebenwirkungen (z. B. Gewichtszunahme, Sedierung, sekundäre Ammenorrhö) zu einem Absetzen der Antipsychotika. Das Risiko für ein Rezidiv steigt dadurch an und kann einen erneuten Klinikaufenthalt notwendig machen. Bei sehr geringer Therapieverlässlichkeit besteht die Möglichkeit einer Depotmedikation, bei der die Patientin alle zwei bis drei Wochen per intramuskulärer Injektion das Antipsychotikum verabreicht bekommt. Es sollte versucht werden, gemeinsam mit der Patientin Wege zu finden, eine für sie passende „Nische" im Leben zu finden. Es gibt verschiedene Angebote, z. B. Psychosegruppen mit psychoedukativem Charakter oder Rehabilitationseinrichtungen, die bei der Krankheitsbewältigung helfen können. Auch Angehörigengruppen haben sich als sehr hilfreich erwiesen.

2.2.9   Suizidalität

Bei der Suizidalität handelt es sich nicht um eine eigenständige Diagnose, sondern um einen Zustand, der bei allen psychischen Störungen auftreten kann. Die Einschätzung der akuten Eigengefährdung ist eine der wichtigsten Aufgaben bei der Betreuung psychisch kranker Menschen, ein Nichterkennen mit fatalen Folgen verbunden.

Suizidalität tritt in allen Lebensabschnitten auf. Im Alter zwischen 10 und 19 Jahren ist der Suizid die dritthäufigste Todesursache. Die Suizidrate ist bei männlichen Jugendlichen höher, die Rate der Suizidversuche dagegen bei weiblichen Jugendlichen. Häufigste Suizidmethoden bei Jugendlichen sind Erhängen sowie selbst herbeigeführte tödliche Unfälle.

Suizidversuche sind bei Frauen in allen Lebensaltern häufiger (Suizidversuche: Suizid; Frauen 12:1, Männer: 3:1). Etwa 70 % aller Suizide werden durch Männer begangen. Besonders im hohen Alter steigt das Suizidrisiko unter Männern nochmals deutlich an. Generell neigen Männer zu „harten" Suizidmethoden, wie z. B. Erhängen, Erschießen. Frauen greifen eher zu „weichen" Methoden wie Tabletten und Alkohol.

Psychische Erkrankungen, Krebserkrankungen (in den ersten Jahren nach Diagnosestellung), soziale Belastungen (Arbeitsplatzverlust, Trennung vom Lebenspartner, soziale Isolation) erhöhen die Suizidgefährdung.

Ein Suizid geschieht sehr selten aus einem plötzlichen Entschluss heraus. In den meisten Fällen haben die Menschen im letzten halben Jahr vor dem Suizid eine Ärztin aufgesucht, oftmals sogar mehrfach. Es häufen sich Gespräche über das Sterben, die Betroffenen sehnen sich nach Ruhe. Der Sinn des Lebens geht verloren, schwere Schicksalsschläge sind zu verarbeiten, für die das Selbstwertgefühl und die Kraft fehlen. Selbstvorwürfe und Schuldgefühle treten auf, die Betroffenen sehen keinen Ausweg mehr aus ihrer misslichen Lage. Diese Signale sind als erste Anzeichen einer suizidalen Entwicklung zu werten, die Betroffene sollte durch ihr Umfeld zur Inanspruchnahme professioneller Hilfe motiviert werden.

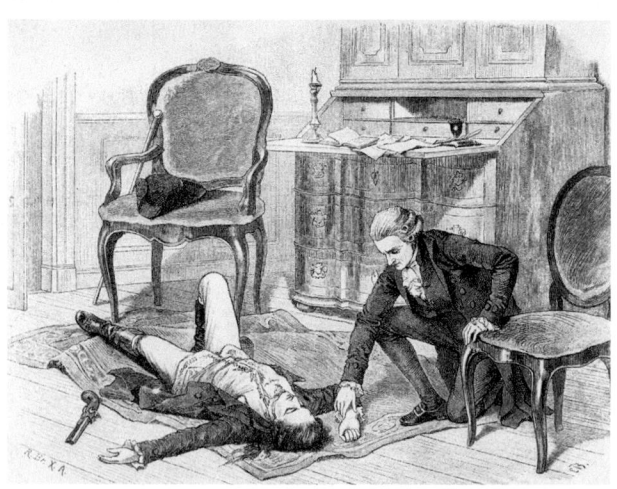

[1]   Werther-Effekt: In Goethes Erfolgsroman „Die Leiden des jungen Werthers" (1774) tötet sich die Hauptfigur selbst. In der Folge gab es zahlreiche Suizide, die auf dieses Vorbild zurückzuführen gewesen seien.

Pöldinger unterteilte die suizidale Entwicklung in drei Phasen. Zu Beginn besteht die Phase der **Erwägung**. Gedanken an den Tod und die Möglichkeit des Freitods treten auf. Hierbei spielen Aggressionen, die nicht nach außen gewandt werden können, sondern gegen das eigene Selbst gerichtet werden, eine besondere Rolle.

Berichte über Suizidversuche prominenter Menschen in Fernsehen und Presse führen ebenfalls zu einem vorübergehenden Anstieg der Suizidrate (Werther-Effekt).

Im Stadium der **Ambivalenz** kommt es zum „inneren Kampf" zwischen Selbstzerstörung und Selbsterhaltung. Nun kommt es zu mehr oder weniger offenen Suizidankündigungen. Dies kann in Form von Andeutungen, Drohungen oder Voraussagen sein. Acht von zehn Suiziden sind zuvor angekündigt.

Im Stadium des **Entschlusses** hat sich die Betroffene zur Selbstzerstörung durchgerungen. Nun tritt häufig eine „Ruhe vor dem Sturm" auf. Erscheint die Patientin plötzlich völlig entspannt, spricht sie nicht mehr von suizidalen Gedanken, dann sollte man als professionell tätige Kraft hellhörig werden. Nun ist ein gezieltes Nachfragen nach suizidalen Gedanken oder Plänen notwendig. Ein zu leichtes Abwimmeln durch oberflächliche Antworten ist nicht hilfreich und bietet der Betroffenen keine Entlastung.

3 Demenziell erkrankte Menschen pflegen

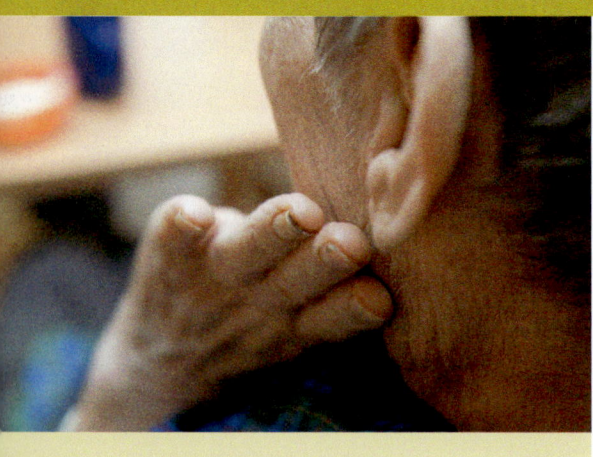

Demenziell erkrankte Menschen pflegen

In Deutschland leben gegenwärtig etwa 1,1 Millionen Menschen mit einer Demenz; zwei Drittel von ihnen haben die Alzheimer-Krankheit. Jedes Jahr kommen mehr als 250 000 Neuerkrankungen hinzu. Da die Lebenserwartung und damit die Anzahl älterer Menschen weiter ansteigt, wird auch die Zahl der Demenzen weiter, zunehmen, denn ab dem 65. Lebensjahr nimmt die Wahrscheinlichkeit einer Erkrankung rapide zu. Sofern kein Durchbruch in Prävention und Therapie gelingt, wird sich nach Vorausberechnungen die Krankenzahl bis zum Jahr 2050 auf etwa 2,6 Millionen erhöhen.

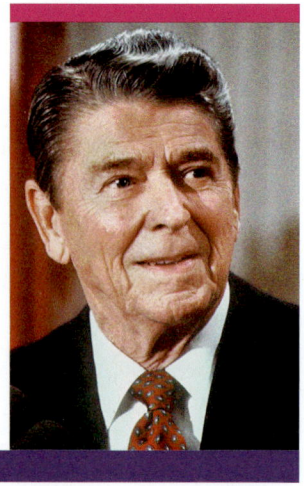

Häufigste Ursache einer Demenz ist in den westlichen Ländern die Alzheimer-Krankheit, deren Anteil auf mindestens zwei Drittel der Krankheitsfälle geschätzt wird, gefolgt von den durch Schädigungen der Blutgefäße des Gehirns verursachten vaskulären Demenzen. Oft treten Mischformen der beiden Krankheitsprozesse auf.

In der Öffentlichkeit wurde das Thema lange Zeit nur wenig wahrgenommen, nämlich dann, wenn es Prominente wie den ehemaligen amerikanischen Präsidenten Ronald Reagan oder den früheren Fußball-Bundestrainer Helmut Schön betraf. Doch inzwischen ist die Zahl der Erkrankungen zu groß geworden, um das Thema zu übersehen.

Viele demenziell erkrankte Menschen leben zu Hause (ca. 80–85 %) und werden von ihren Angehörigen gepflegt. Oft erleben die Angehörigen Überforderungen gerade im letzten Stadium der Erkrankung. Professionelle Hilfe kann durch stationäre Langzeiteinrichtungen geschehen, aber auch durch ambulante Pflegedienste und weitere Angebote für Betroffene. Es gibt viele Konzepte, durch deren Anwendung Betroffene ihren Bedürfnissen entsprechend betreut werden können. Dies sind Hilfen, die sowohl von Angehörigen erlernt als auch von Pflegenden im ambulanten und stationären Bereich angewandt werden können.

Es gibt auch zahlreiche Romane, Filme und Erzählungen, in denen Geschichten von Menschen erzählt werden, die von einer Demenz betroffen sind, als Erkrankte oder als ihnen Nahestehende. Drei Beispiele seien hier genannt: In dem Buch „Elegie für Iris" beschreibt John Bayley das Leben seiner Frau Iris Murdoch, einer berühmten englischen Schriftstellerin, die an Alzheimer erkrankt ist. Arto Paasilinna erzählt in „Der Sommer der lachenden Kühe", wie ein alter Mann mit Demenz von einem Taxifahrer quer durch Finnland gefahren wird, und Nicholas Sparks beschreibt in „Wie ein einziger Tag" aus der Perspektive eines Ehemannes die Erkrankung seiner Frau.

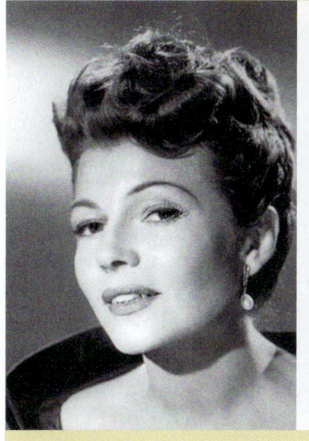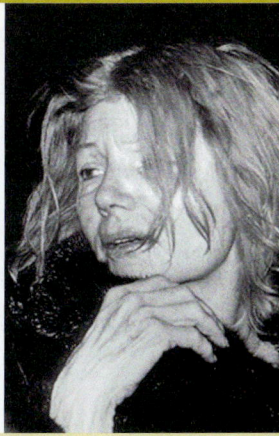

Rita Hayworth –
als weltbekannte Schauspielerin und später
von den Folgen der Alzheimer-Demenz gekennzeichnet.

Ein Mensch mit einer Demenz verliert nach und nach seine Erinnerungen, seine geistigen, sozialen und schließlich seine körperlichen Fähigkeiten. In den meisten Fällen ist dieser Weg vorgezeichnet und kann nicht verhindert, aber verlangsamt werden. Dies auszuhalten und zu begleiten – als Angehörige oder als professionell Pflegende – ist eine schwere Aufgabe. Sie kann erleichtert werden durch Verständnis für die jeweilige Erkankung und für die Art der Veränderungen in der Wahrnehmung, dem Erleben und Verhalten der Betroffenen.

Menschen mit einer Demenz halten sich nicht an Regeln, kümmern sich nicht um Pflegekonzepte oder einen ordentlichen Stationsablauf. Und das nicht, weil sie das nicht wollen, sondern weil ihnen nach und nach die Fähigkeit dazu verloren geht. Was sie brauchen ist ein Umfeld, in dem ihre Verhaltensweisen nicht als abweichend, sondern als normal angesehen werden, in dem sie Freiraum haben. Begleitende Personen und Einrichtungen, die sich um Menschen mit einer Demenz kümmern, tun sich selbst und den Betroffenen einen Gefallen, wenn sie ein wenig Unordnung und Chaos zulassen: Nicht jeder Fleck muss gleich beseitigt werden, nicht jede schief geknöpfte Jacke „richtig" angezogen werden.

Alter	Betroffene in %	Betroffene in Zahlen
65 – 69 Jahre	1,2 %	50 000
70 – 74 Jahre	3,8 %	101 000
75 – 79 Jahre	6,0 %	170 000
80 – 84 Jahre	12,3 %	196 000
85 – 89 Jahre	23,9 %	260 000
90+ Jahre	34,6 %	177 000

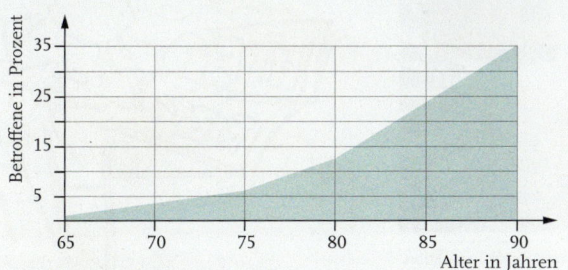

nach „The Lancet" 12/2005, Übers. d. Verf.
nach: Demenz, Verbraucherzentrale NRW, S. 12

Zahl der Demenzkranken in Deutschland (geschätzt)

3.1 Pflegerische Schwerpunkte

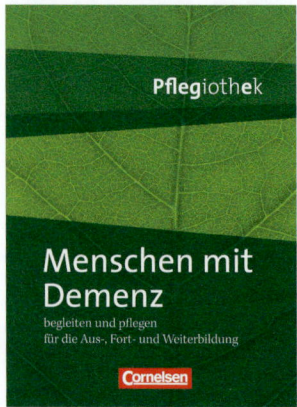

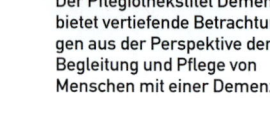

www.deutsche-alzheimer.de

Wenn jemand in Folge etwa einer Alzheimer-Krankheit dement wird, so bedeutet das die Aussicht auf ein weiteres Leben, das geprägt ist von Verlusten: Verlust der Erinnerung, der Merkfähigkeit, der Sprachfähigkeit, des praktischen Handelns. Große Teile der Persönlichkeit gehen verloren, ganze Jahrzehnte können aus der Erinnerung der betroffenen Person gelöscht werden. Die Aufmerksamkeitsspanne verringert sich, was länger als eine Minute zurückliegt, ist, als hätte es nie existiert. Die Orientierung geht verloren: Wo bin ich hier gelandet, wie bin ich hierhergekommen, wer sind diese fremden Menschen um mich herum? Im fortgeschrittenen Stadium gehen auch elementare Kenntnisse verloren: Wozu benutzt man einen Löffel oder ein Stück Seife?

Die betroffene Person bemerkt zu Beginn ihr Scheitern an alltäglichen Aufgaben, bemerkt, wie die Kommunikation mit ihren Mitmenschen schwieriger wird und dass sie immer mehr vergisst. Alles dies zu erleben, führt oft zu Depressionen, Ängsten, Unruhe, Verzweiflung oder Aggressionen.

Aber nicht nur für sie, sondern auch für die begleitenden Personen, also Angehörige und Pflegende, bedeutet eine Demenz eine große Herausforderung. Der Umgang mit einer Demenz braucht gutes Einfühlungsvermögen, Empathie, eine wertschätzende Haltung und gute Kenntnisse über die Erkrankung. Erst das Wissen um die Besonderheiten und Wirkungsweisen einer Demenz auf das Erleben und Verhalten der betroffenen Menschen macht eine angemessene Pflege möglich.

Für Angehörige bedeutet eine Demenz, jeden Tag große und kleine Abschiede zu nehmen von denjenigen, die sie bis gestern noch gut gekannt haben.

Auf der Webseite der Deutschen Alzheimer Gesellschaft finden sich zahlreiche Informationen und Hilfestellungen zum Thema Demenz.

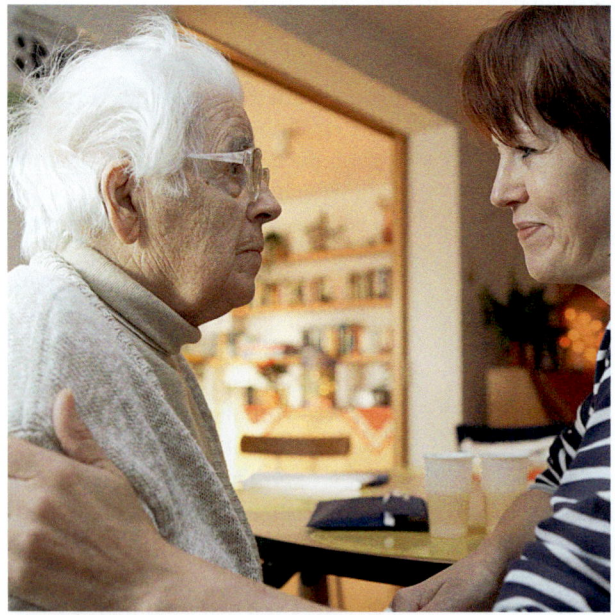

[2] Menschen mit einer Demenz benötigen Zuwendung und Kommunikation.

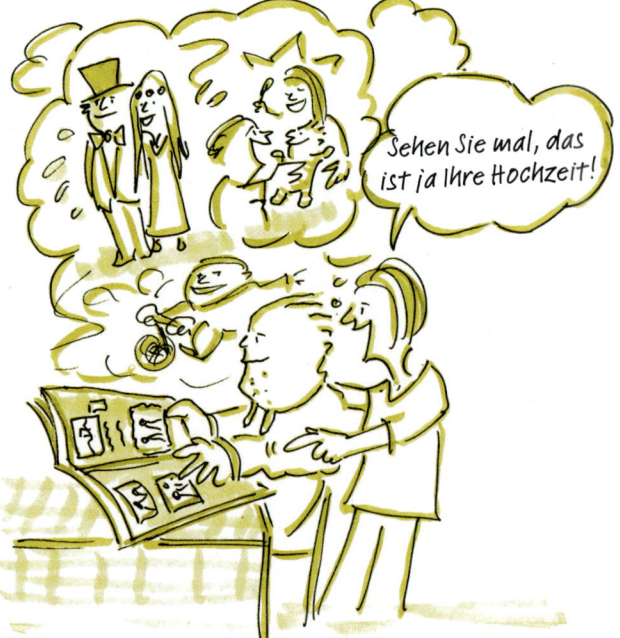

Pflegeziele

Menschen mit einer Demenz benötigen individuell auf sie abgestimmte Unterstützung, je nach dem Grad ihrer Fähigkeiten bzw. Einschränkungen. Für Pflegende ist es wichtig, die notwendigen Hilfestellungen zu erkennen, sie in verständlicher Weise anzubieten und zu einem richtigen Verhältnis zwischen Unterstützung, Zuwendung und Anforderungen zu kommen. Überforderung kann ebenso wie Unterforderung zu Unruhe, Angst oder Verweigerung der Kooperation führen. Die Menschen mit einer Demenz sollen möglichst lange ihre verbliebenen Fähigkeiten anwenden und ihre Selbstständigkeit behalten. Eine grundlegende Aufgabe ist hierbei die Vermeidung von körperlichem, psychischem und sozialem Leid.

Vermeiden körperlichen Leids

Im Verlauf demenzieller Erkrankungen können eine Vielzahl somatischer Beschwerden und Symptome auftreten. Hierzu gehören u. a. die Harninkontinenz, Verdauungsprobleme (z. B. Obstipation), Hautveränderungen oder Atembeschwerden. Auf Grund der zunehmenden kognitiven Einschränkungen können die Betroffenen diese jedoch oftmals nicht (mehr) adäquat äußern. Nicht selten reagieren sie auf Beschwerden mit motorischer Unruhe oder Verhaltensauffälligkeiten, deren Ursachen es seitens der Pflege zu erkennen gilt.

Die übergreifenden Prophylaxeprinzipien sind zu beachten.

Zur |**Dekubitusprophylaxe** sind geeignete Sitzmöbel zu wählen, in denen sich die Betroffenen bewegen können bzw. aus denen sie gut mobilisiert werden können. Bei Patientinnen, die nach Lagerungsmaßnahmen wieder in die vorherige Position rücken, sind Maßnahmen der Weichlagerung und Mikrolagerung zu wählen.

Als **atemunterstützende Maßnahmen** können gemeinsam Lieder gesungen, eine gezielte Anleitung zum bewussten Atmen gegeben oder Maßnahmen der |Kontaktatmung durchgeführt werden.

Dekubitusprophylaxe **1** | 146
Kontaktatmung **1** | 374

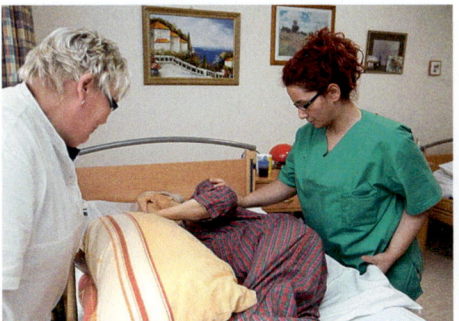
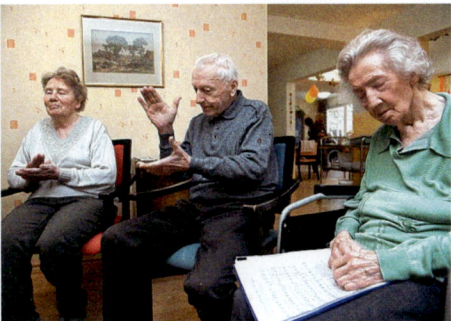

[3] Pflegemaßnahme   [4] Gemeinsames Singen

Unterstützende Maßnahmen zur **Obstipationsprophylaxe** lassen sich nach Informationen durch Angehörige wählen. Was hat die Patientin früher gerne gegessen und was eignet sich davon zur Obstipationsprophylaxe?

Bei |**Harndrang** äußern die Betroffenen ihr Bedürfnis oft nonverbal durch Unruhe und Mimik. Pflegende bieten einen Toilettengang an bzw. begleiten sie zur Toilette. Um die Kontinenz zu fördern, benötigen Patientinnen Unterstützung durch die Pflegenden. Der angebotene Toilettengang senkt die Inkontinenzepisoden.

Harninkontinenz **1** | 356

Erkennen von Schmerzen

Es ist oft schwierig zu beurteilen, ob und wie stark Menschen mit einer Demenz an Schmerzen leiden, da sich viele von ihnen nicht mehr verbal äußern können. Sie zeigen den Schmerz eher nonverbal (laufen viel umher, ziehen sich aus). Zur Beobachtung und Erfassung solcher Ausdrucksformen stehen verschiedene Instrumente zur Verfügung.

Das ECPA-Instrument hilft bei der Erfassung von Schmerzen [Tab. 1]. ECPA ist die Abkürzung von *Echelle comportementale de la douleur pour personnes âgées non communicantes* und bedeutet übersetzt „Schmerzanamnese für ältere Personen mit Kommunikationseinschränkungen".

Anhand des Fragebogens werden Äußerungen wie Stöhnen, Klagen, Weinen, der Gesichtsausdruck und eine spontane Ruhehaltung regelmäßig beurteilt. Zur Anwendung dieses Instruments ist Schulung und Übung erforderlich.

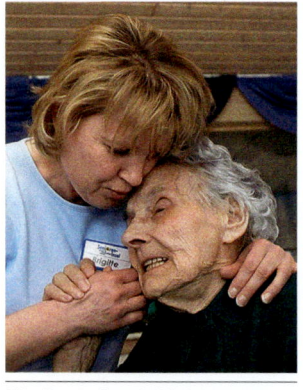

[1] Zuwendung bei Schmerzen

Dimension 1
Beobachtungen außerhalb der Pflege

ITEM 1 Verbale Äußerungen
(Stöhnen, Klagen, Weinen, Schreien)

0 Patientin macht keine Äußerungen
1 Schmerzäußerungen, wenn Patientin angesprochen wird
2 Schmerzäußerungen, sobald jemand bei der Patientin ist
3 spontane Schmerzäußerungen oder leises Weinen, Schluchzen
4 spontanes Schreien bzw. qualvolle Äußerungen

ITEM 2

Gesichtsausdruck (Blick und Mimik)

0 entspannter Gesichtsausdruck
1 besorgter, gespannter Blick
2 ab und zu Verziehen des Gesichts, Grimassen
3 verkrampfter und/oder ängstlicher Blick
4 vollständig starrer Blick/Ausdruck

ITEM 3

Spontane Ruhehaltung

0 keinerlei Schonhaltung
1 Vermeidung einer bestimmten Position, Haltung
2 Patientin wählt eine Schonhaltung (aber kann sich bewegen)
3 Patientin sucht erfolglos eine schmerzfreie Schonhaltung
4 Patientin bleibt vollständig immobil

Total Punkte ....
0 = kein Schmerz
44 = maximaler Schmerz

Dimension 2
Beobachtungen während der Pflege

ITEM 4

Ängstliche Abwehr bei der Pflege

0 Patientin zeigt keine Angst
1 ängstlicher Blick, angstvoller Ausdruck
2 Patientin reagiert mit Unruhe
3 Patientin reagiert aggressiv
4 Patientin schreit, stöhnt, jammert

ITEM 5

Reaktionen bei der Mobilisation

0 Patientin steht auf/lässt sich mobilisieren ohne spezielle Beachtung
1 Patientin hat gespannten Blick/scheint Mobilisation und Pflege zu fürchten
2 Patientin klammert mit den Händen/macht Gebärden während Mobilisation und Pflege
3 Patientin nimmt während der Mobilisation/Pflege Schonhaltung ein
4 Patientin wehrt sich gegen Mobilisation und Pflege

ITEM 6

Reaktionen während der Pflege schmerzhafter Zonen

0 keinerlei negative Reaktionen während der Pflege
1 Schmerzäußerung, wenn man sich an die Patientin wendet
2 Schmerzäußerung, sobald Pflegende bei der Patientin ist
3 spontane Schmerzäußerung oder spontanes leises Weinen, Schluchzen
4 spontanes Schreien bzw. qualvolle Äußerungen

ITEM 7
verbale Äußerungen während der Pflege

0 keine Äußerungen während der Pflege
1 Schmerzäußerung, wenn man sich an die Patientin wendet
2 Schmerzäußerung, sobald Pflegende bei der Patientin ist
3 spontane Schmerzäußerung oder spontanes leises Weinen, Schluchzen
4 spontanes Schreien bzw. qualvolle Äußerungen

Dimension 3
Auswirkungen auf Aktivitäten

ITEM 8

Auswirkungen auf den Appetit

0 keine Veränderungen bezüglich Appetit
1 leicht reduzierter Appetit, isst nur einen Teil der Mahlzeiten
2 muss animiert werden, einen Teil der Mahlzeiten zu essen
3 isst trotz Aufforderung nur ein paar Bissen
4 verweigert jegliche Nahrung

ITEM 9

Auswirkungen auf den Schlaf

0 guter Schlaf, beim Aufwachen ist die Patientin ausgeruht
1 Einschlafschwierigkeiten oder verfrühtes Erwachen
2 Einschlafschwierigkeiten und verfrühtes Erwachen
3 zusätzliches nächtliches Erwachen
4 seltener oder fehlender Schlaf

ITEM 10

Auswirkungen auf Bewegungen

0 Patientin mobilisiert und bewegt sich wie gewohnt
1 Patientin bewegt sich wie gewohnt, vermeidet aber gewisse Bewegungen
2 seltenere/verlangsamte Bewegungen
3 Immobilität
4 Apathie und Unruhe

ITEM 11

Auswirkungen auf die Kommunikation/Kontakttätigkeit

0 üblicher Kontakt
1 Herstellen von Kontakt erschwert
2 Patientin vermeidet Kontaktaufnahme
3 Fehlen jeglichen Kontaktes
4 totale Indifferenz

[Tab. 1] ECPA-Schmerzschema zur Erfassung von Schmerzen bei alten Menschen mit stark eingeschränkter Kommunikation

Ein weiteres Instrument zur Beurteilung des Schmerzes ist die von der Deutschen Gesellschaft zum Studium des Schmerzes (DGSS e. V.) empfohlene BESD-Skala (*Beurteilung von Schmerzen bei Demenz*).

Anhand eines Fragebogens werden verschiedene Aspekte des Verhaltens beobachtet und anhand eines Punktesystems ausgewertet:

- Atmung (normal, angestrengt, hyperventilierend)
- Lautäußerungen wie Stöhnen, Ächzen, Rufen oder Weinen
- Gesichtsausdruck (neutral, lächelnd, traurig, sorgenvoll, grimassierend)
- Körpersprache (entspannt, angespannt, nervös, aufgewühlt, aggressiv)
- Trost (es wird gefragt, ob Trösten nötig oder möglich ist)

Die erreichte Punktzahl gibt Aufschluss darüber, ob eine Schmerzbehandlung nötig ist.

Vermeiden psychischen Leids

Ängste und Überforderungsgefühle können in allen Demenzphasen auftreten. Zu Beginn der Erkrankung erleben die Betroffenen bewusst ihr Scheitern bei vielen alltäglichen Aufgaben. Dies kann zu Unruhe, Ärger, Ängsten und depressiven Verstimmungen führen. Im fortgeschrittenen Stadium kann etwa mangelnde Orientierung Unruhe und Ängste hervorrufen – z. B. wenn eine Patientin nicht weiß, wo sie ist und wie sie dorthin gekommen ist.

Das Verhalten der Betroffenen kann Hinweise auf Ärger, Verzweiflung und Traurigkeit geben. Diese gilt es wahrzunehmen und der Betroffenen mit Verständnis und Empathie gegenüberzutreten. Es gibt kein „falsches" Verhalten der Betroffenen. Die Äußerungen und Verhaltensweisen erfolgen ganz „logisch" aus der Art, wie sie die Welt wahrnehmen und erleben, auch wenn dies nicht mit der Wahrnehmung anderer Menschen übereinstimmt. Viele Menschen mit einer Demenz leben gedanklich in der Vergangenheit, sie sorgen sich um lange zurückliegende Verantwortlichkeiten oder das Wohlergehen von Menschen, die möglicherweise gar nicht mehr leben. Auch eine neue Umgebung (z. B. Klinik, Pflegeheim) kann Ängste hervorrufen.

Durch Kommunikation oder Techniken der Validation kann die Befindlichkeit der Betroffenen wahrgenommen werden. Eine passende Gestaltung der Umgebung vermindert Ängste (Milieutherapie). Persönliche Gegenstände von zu Hause vermitteln Geborgenheit. Gezielte Berührungen wie eine Umarmung oder die Hand halten beruhigen die Betroffenen.

Die Anwendung von Konzepten wie z. B. Validation, Milieutherapie und Biografiearbeit helfen, Situationen der Überforderung und des Angsterlebens zu vermeiden.

www.dgss.org
► Arbeitskreise
► Schmerz und Alter
► Schmerz relevante Instrumente validiert für Ältere
BESD-Skala der Deutschen Gesellschaft zum Studium des Schmerzes

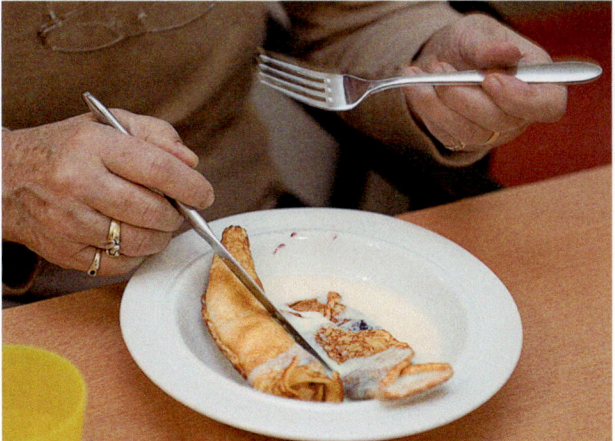
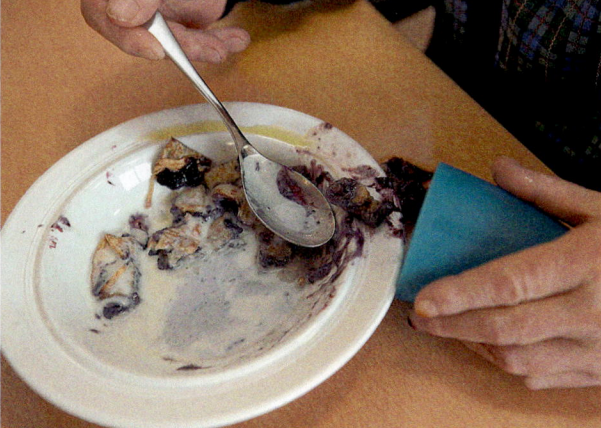

[2] Das Essen wird individuell nach den eigenen Möglichkeiten gestaltet.

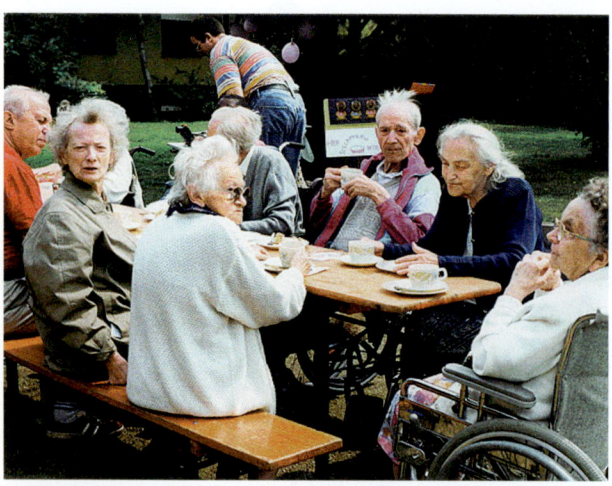

[1] Geselliges Beisammensein steigert das Wohlbefinden und die Lebensqualität.

Vermeiden sozialen Leids

Ein weiteres Ziel der pflegerischen Betreuung demenziell erkrankter Menschen ist die Vermeidung sozialen Leids, dazu gehören Vereinsamung, Ängste, Verunsicherung oder Langeweile.

Daher sind Geselligkeit und Beschäftigung wichtige Faktoren, die das Wohlbefinden und die Kooperationsbereitschaft fördern. Die Integration in die Gemeinschaft ist wichtig, damit die Betroffenen keine soziale Isolation erleben. Alltagskontakte können im stationären Bereich in Koch-, Backgruppen oder durch gemeinsames Singen geknüpft werden. Es spricht nichts dagegen, dass die Bewohnerinnen einer Einrichtung den größten Teil des Tages in den Gemeinschaftsräumen verbringen. Zugleich ist es auch wichtig, Rückzugsräume für diejenigen zu schaffen, die sich zurückziehen und sich mit Dingen beschäftigen möchten, die sie besonders interessieren.

3.1.2 Betreuungsleitlinien

Erkunden und Verstehen der „inneren Welt"

„Es geht darum, die richtigen Schlüssel zu finden, um in Kontakt mit der scheinbar verschlossenen und versunkenen Welt von Menschen mit Demenz zu gelangen. Je mehr Schlüssel und damit Türöffner man findet, desto besser."

—

(KDA – Kuratorium Deutsche Altershilfe)

Mit dem Fortschreiten der Demenz entfernt sich die Betroffene zunehmend von der Welt ihrer Mitmenschen, lebt immer mehr in ihrer eigenen Welt. Sie behält jedoch ihre Empfindungen (sehen, hören, fühlen ...), Gefühle (Freude, Furcht ...), Bedürfnisse und ihr Menschsein. Um zu einem angemessenen, wertschätzenden Umgang zu kommen, sind folgende Leitlinien hilfreich:

- Pflegende und Angehörige informieren sich gründlich über die individuelle Demenz-Erkrankung.
- Der Mensch mit der Demenz wird angenommen, wie er ist. Er lebt in seiner eigenen Welt.
- Pflegende und Angehörige tragen Verantwortung für die Betroffenen.
- Mit Hilfe von Informationen über das frühere Leben lassen sich Anknüpfungspunkte und Verständnis für die Verhaltensweisen der Betroffenen entwickeln.
- Pflegende und Angehörige sorgen für sich durch Urlaub, Entspannung und Rückzugsmöglichkeiten.

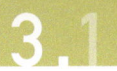

Kommunizieren

Beispiel „Dieses Ding soll so sein."
„Er geht und kommt, bringt das dahin!"

Pflegende und Angehörige berichten immer wieder, dass Menschen mit einer Demenz Sätze äußern, deren Sinn sie nicht verstehen. Eine Demenz führt nach und nach zum Verlust von u. a. Sprachverständnis und Merkfähigkeit. Dadurch wird i. d. R. eine verbale Kommunikation immer schwieriger, die Betroffene hat die Frage, die ihr eben gestellt wurde, vergessen, ebenso wie das, was sie vorhatte, darauf zu antworten. Die betroffenen Menschen äußern dann in solchen Sätzen ihr Befinden, ihre Wünsche oder Ängste. Es sind Bilder ihrer „inneren Welt". Mit ihren Äußerungen drücken sie eine Erwartung an ihre Umgebung aus und verfolgen ein Ziel. Sehr wichtig ist es, den verborgenen Sinn dieser Äußerungen (Gefühle und Bedürfnisse) zu erkennen und mit entsprechender Verständigkeit darauf einzugehen. Angehörige können helfen, den Sinn zu erkennen. Gibt es etwas aus der Lebensgeschichte der Betroffenen, das eine Bedeutung haben könnte? Um zu einer gelingenden Kommunikation zu gelangen, können folgende Handlungsempfehlungen helfen:

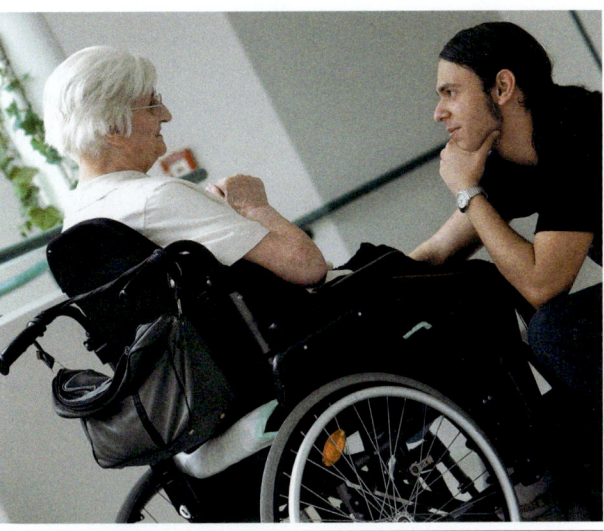

[2] Jede Kontaktaufnahme, ob als Ankündigung einer Pflegemaßnahme oder als Beginn eines Gespräches, sollte möglichst auf Augenhöhe stattfinden, zugewandt und unterstützt durch eine Berührung.

- Betroffene immer von vorne und auf Blickhöhe ansprechen
- Hör- und Sehstörungen klären (lassen)
- Äußerungen der Betroffenen ernst nehmen
- für eine ruhige Atmosphäre (Umgebung) ohne störende Geräusche Sorge tragen
- nicht lauter oder leiser sprechen als gewöhnlich
- in kurzen, einfachen und deutlichen Sätzen sprechen
- in der Alltagssprache reden
- Ausreden lassen (wenn die andere mit dem Satz fertig ist, nicken)
- auf eine Antwort warten (Pausen machen, abwarten, beobachten)
- Fragen nach dem „Warum" vermeiden
- Diskussionen vermeiden
- Korrekturen und Appelle an den Verstand („Überlegen Sie doch mal, Ihr Mann ist doch längst gestorben ...") vermeiden

Wegen der zunehmenden Störung in der verbalen Kommunikation und den kognitiven Fähigkeiten gewinnt die nonverbale Kommunikation (Gesichtsausdruck, Körpersprache, Berührung) immer mehr an Bedeutung. Berührungen unterstützen die Kommunikation, kommen aber nur dann zum Einsatz, wenn sie von beiden Beteiligten akzeptiert werden.

Pflegediagnose

„Beeinträchtigte verbale Kommunikation

Verminderte, verzögerte oder fehlende Fähigkeit, ein System von Zeichen und Symbolen zu empfangen/verstehen, zu verarbeiten, weiterzugeben und zu nutzen."

DOENGES et al.: S. 459

Abstimmen und Anpassen

Zu einer angemessenen Pflege gehört es, die Besonderheiten jedes einzelnen demenziell erkrankten Menschen zu erkennen und sie zu berücksichtigen. Der Alltag und die pflegerischen Maßnahmen sollten nach Möglichkeit auf die individuellen Bedürfnisse und Fähigkeiten der Pflegebedürftigen abgestimmt und angepasst werden.

Dazu zählen folgende Maßnahmen:

- alte Gewohnheiten praktizieren lassen und evtl. daran teilnehmen
- Tempo dem der Betroffenen anpassen (z. B. beim Essen)
- Selbstständigkeit fördern und die Betroffenen einfach tun lassen
- Situationen gezielt gestalten: z. B. das Frühstück mit eigenem Geschirr einnehmen, hinterher gemeinsamer Abwasch, gemeinsam Kochen und Backen
- Umgebung mit eigenen Möbeln und Bildern ausstatten
- Arbeit am Schreibtisch ermöglichen bei Betroffenen, die im Büro gearbeitet haben, körperliche Aktivität bei denen, die viel draußen und körperlich gearbeitet haben (z. B. ein ehemaliger Landwirt oder Gärtner)
- persönliche Vorlieben und Abneigungen beachten
- Glauben praktizieren lassen durch Beten oder Teilnahme am Gottesdienst
- Kontakte mit Tieren ermöglichen

Im Alltag geschieht es nicht selten, dass eine Betroffene Hilfe ablehnt oder die Kooperation verweigert. Menschen, die früher sehr eigenständig waren, fällt es oft besonders schwer Hilfe anzunehmen. Anpassen bedeutet in diesem Fall, die Ablehnung zu akzeptieren und zu tolerieren, dass z. B. die Kleidung nicht richtig angezogen ist. Etwas später kann die Pflegeperson ihre Hilfe erneut anbieten.

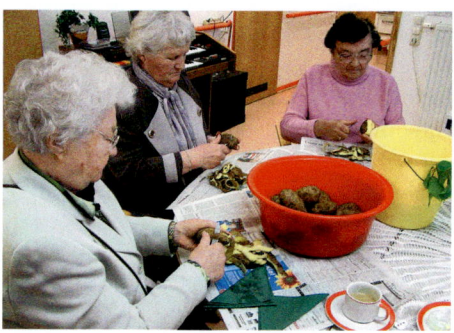

[1]   Im Alltag mithelfen je nach den persönlichen Fähigkeiten sorgt für sinnvolle Beschäftigung.

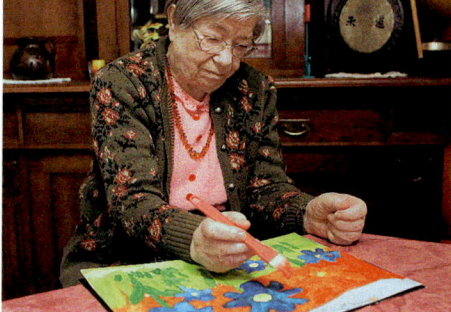

[2]   Malen entspannt.

Strukturieren, Aktivieren und Trainieren
Strukturieren

Ein fester Tagesablauf und die damit gegebene Strukturierung helfen bei der Orientierung, sie verringern das Gefühl der Überforderung oder Situationen, in denen sich die Betroffene nicht zurecht findet.

Die Tagesaktivitäten gliedern sich z. B. in

- Mahlzeiten,
- Mittagsruhe,
- Zeiten der Beschäftigung und
- Zeiten der Geselligkeit.

Auch wöchentliche feste Termine, wie z. B. ein Gottesdienst am Sonntag, ein Grillen oder Waffeln backen am Mittwoch, können begreiflich gemacht werden, auch wenn dies immer wieder neu geschieht.

Aktivieren

Durch Aktivierung kann Unruhe der Patientinnen aufgefangen werden. Hierzu können alltägliche Aktivitäten im Rahmen der Station genutzt werden, je nach den Neigungen und Fähigkeiten der jeweiligen Person.

Sinnvoll ist eine 10-Minuten-Aktivierung. Sie kann in der Gruppe oder mit einzelnen Personen durchgeführt werden.

Beispiel Eine 10-Minuten-Aktivierung kann z. B. so aussehen: Es werden Kartons oder Koffer mit verschiedenen Materialien angelegt, die Gegenstände zu einem Thema enthalten, z. B. Kochen, Handwerken, Handarbeiten. Die Teilnehmerinnen beschäftigen sich mit den Gegenständen und tauschen sich darüber aus. Sie erhalten je nach individuellen Fähigkeiten kleine, lösbare Aufgaben wie Sortieren, Benennen, Aufstellen oder Zählen. Nach zehn Minuten wird die Aktivierung beendet.

Gegenstände, an denen sich jemand verletzen könnte, gehören nicht in die Sammlung. Vorteil dieser Maßnahme ist, dass sie sich in den Stationsablauf ohne großen Aufwand einbauen lässt.

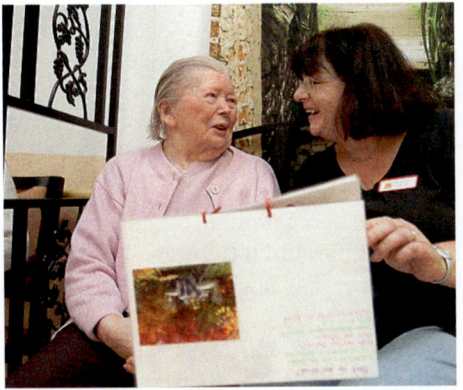
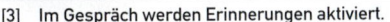

[3]   Im Gespräch werden Erinnerungen aktiviert.

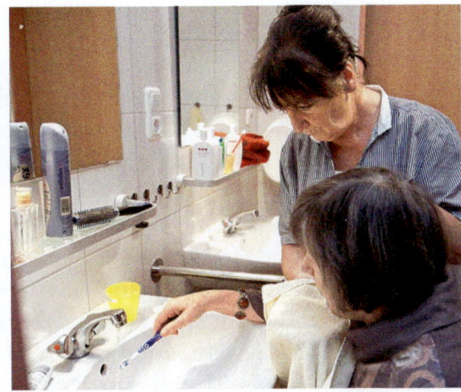

[4]   Aktivierung zur Selbstpflege

Pflegediagnose

„**Verletzungsgefahr**
Ein erhöhtes Risiko einer Körperschädigung durch äußere Gewalteinwirkung (z. B. Wunde, Verbrennung, Fraktur)."

—

Doenges et al.: S. 835

Trainieren

Das Trainieren von Alltagtätigkeiten, wie sich waschen, Zähne putzen oder Haare kämmen, fördert den Erhalt der Selbstständigkeit und schafft Beschäftigung und Lebensqualität für die Betroffenen. Da die verbliebenen Fähigkeiten sehr unterschiedlich sind, braucht auch jede Person eine andere Form des Trainierens.

Trainieren erfordert Ruhe und Geduld der Pflegenden. Sie achten darauf, dass Patientinnen Tätigkeiten ganz oder teilweise selbstständig umsetzen. So mag es sein, dass jemand zwar nicht mehr weiß, was ein Handtuch ist, aber wenn man es ihr nach dem Hände waschen in die Hand gibt, trocknet sie sie selbstständig ab. Und wenn ihr anschließend gezeigt wird, wo das Handtuch hingehört, kann sie es vielleicht selbst dorthin hängen.

Pflegende loben eigenständige Tätigkeiten, auch wenn das Ergebnis unvollkommen erscheint. Das Lob sollte aufmunternd und herzlich sein. Trainieren kann in vielen Fällen in die täglichen Verichtungen des Alltags integriert werden, z. B. beim Essen, Ankleiden, Waschen.

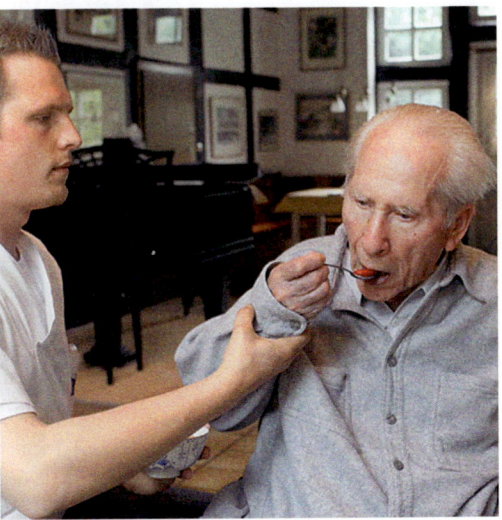

[5]   Unterstützung der Armführung beim Essen

363

3.1.3 Handlungsmöglichkeiten in schwierigen Situationen

Psychomotorische Auffälligkeiten
Hinlaufen und Herumwandern

Viele Menschen mit einer Demenz haben ständig das Bedürfnis, sich zu bewegen, oftmals begleitet von einer starken inneren Unruhe. Das Hinlaufen ist oft mit dem Bedürfnis verbunden, an ein Ziel zu gelangen, etwas zu erreichen. Oder sie schließen sich einer Gruppe von Personen an und laufen in deren Begleitung einfach mit. Hierbei erleben sie ein Zugehörigkeitsgefühl und es gibt ihnen Sicherheit.

Motorische Unruhe oder ein auf Außenstehende zunächst plan- und ziellos wirkendes Weglaufen treten häufig in fortgeschrittenen Demenzstadien auf.

✉ Der früher übliche Begriff „Weglauftendenz" wurde mittlerweile durch den Begriff „Hinlauftendenz" ersetzt, da die Betroffenen zumeist ein für sie plausibles Ziel vor Augen haben.

Die Ursachen motorischer Unruhe sind vielfältig. Einige wichtige sind
- Schmerzen, Durst, Harndrang oder Obstipation,
- das Gefühl eingesperrt zu sein,
- das Gefühl, am falschen Ort zu sein und „nach Hause" zu müssen,
- der Wunsch, etwas Dringendes zu erledigen,
- die Suche nach den Kindern, den Eltern, dem Ehepartner,
- mangelnde Beschäftigung.

Pflegende können durch Anwendung von Konzepten herausfinden, welche Ursachen das Hinlaufen und Herumwandern haben kann und hierdurch Geborgenheit, Sicherheit und Verständnis vermitteln. Die Angehörigen können Auskunft über die Betroffenen geben und somit zur Klärung der Situation beitragen.

Durch konkrete Maßnahmen kann Ablenkung bzw. Abhilfe geschaffen werden. Hierzu gehören Gesellschaftsspiele, Spaziergänge, Kochen oder Backen und weitere Beschäftigungen, die den Bedürfnissen der Betroffen entsprechen.

Um die Betroffene zu schützen, sind folgende Maßnahmen hilfreich:
- Der Betroffenen Umgebungswechsel ersparen, um weiterhin Sicherheit zu geben.
- Die Betroffene erhält Orientierungshilfen in Form von Piktogrammen, großer Schrift.
- Das Tragen von Hausschuhen kann bewirken, dass die Betroffene „so" nicht nach draußen geht.
- Ausgänge sind unauffällig gestaltet oder hinter Vorhängen, sodass sie leicht übersehen werden können.
- In manchen Einrichtungen erhalten Personen, die sich öfters enfernen und dann nicht zurückfinden, Arm- oder Umhängebänder mit Namen, Anschrift und Telefonnummer.

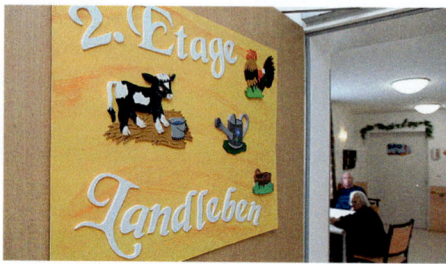

[1]   Freundlich gestaltete Orientierungshilfe

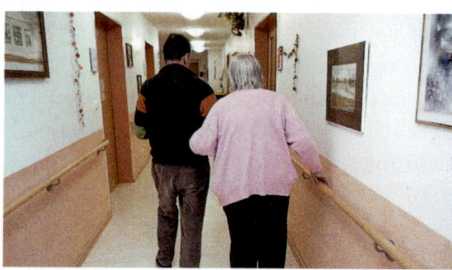

[2]   Ein Angehöriger begleitet eine Bewohnerin.

Durch die Gabe von Medikamenten kann die |Sturzgefährdung ansteigen. Es kann aber passieren, dass die Betroffenen trotz der Medikamente weiter unruhig sind, womit das Sturzrisiko steigt. Insofern sind Maßnahmen der Sturzprophylaxe wichtig.

Sturzprophylaxe 1 | 139

„Sinnlose" Handlungen

Nicht selten führen Betroffene Handlungen durch, deren Sinn von außen zunächst nicht erkennbar ist, z. B.:

- Horten von Sachen
- Sammeln von Nahrungsmitteln
- etwas tragen, das von Dritten nicht zu sehen ist
- Spielen, z. B. mit der Tischdecke, dem Essen

Aus ihrer Sicht der Welt sind solche Verhaltensweisen in diesem Moment konsequent und notwendig. Die Ursachen für das Sammeln und Horten können auf Erfahrungen beruhen, die die Betroffenen in früheren Lebensphasen gemacht haben, z. B. die Erfahrung von Krieg und Hunger.

So lange das gehortete Essen nicht fault oder schimmelt, kann das Sammeln zugelassen werden. Sollte die Person etwas sammeln, was nicht erwünscht ist (z. B. die Schuhe der Zimmernachbarn), bieten die Pflegenden Alternativen an, z. B. Schuhe aus der Altkleidersammlung.

Durch vertrauensbildende Maßnahmen und durch Beziehungsgestaltung können Ängste genommen werden. Dadurch, dass die Betroffene etwas Eigenes besitzt, das ihr nicht genommen wird, kann sie erkennen, dass für sie keine Gefahr besteht. Ein „Schatz", den eine Patientin gesammelt hat, wird bei ihr gelassen und mit ihr liebevoll gehütet. Die Bedeutung kennt nur die Betroffene selber.

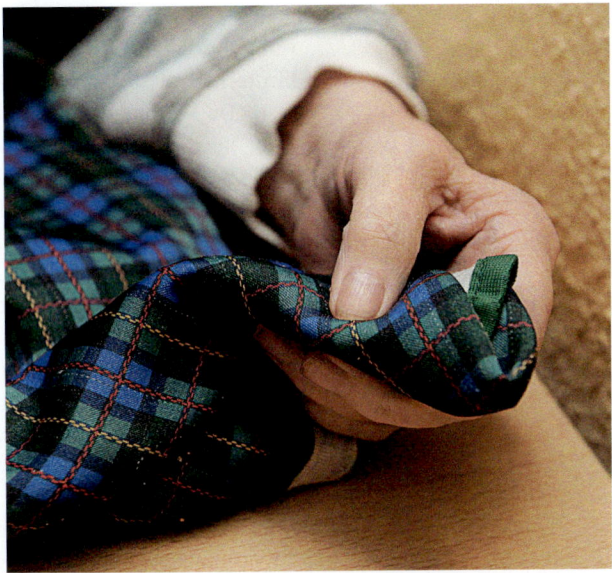

[3] Spielen mit einer Decke

Das „Spielen" mit der Tischdecke kann etwas Beruhigendes haben. Sollte es nötig sein, die Tischdecke wegzunehmen, bekommt die Patientin dafür etwas anderes in die Hände, mit dem sie sich beschäftigen kann.

Sich und andere gefährdende Handlungen

Neben solchen vergleichsweise harmlosen Handlungen gibt es auch solche, die gefährlich sein können:

- die Station in unangemessener Kleidung verlassen (zu dünn angezogen im Winter, falsches Schuhwerk)
- Handlungen, die auf Suizidgedanken hinweisen können, wie z. B. Rückzug, Ablehnung von Essen und Trinken

Auch hier gilt es, die Ursachen des Verhaltens zu erkunden. Viele Betroffene erleben ihre Situation als hoffnungslos, wenn sie in einer neuen Umgebung sind und merken, dass ihre Situation sich verändert hat. Gerade dann brauchen sie es, dass man ihnen ein Gefühl der Sicherheit vermittelt.

Eine Fixierung der Patientin ist das letzte Mittel.

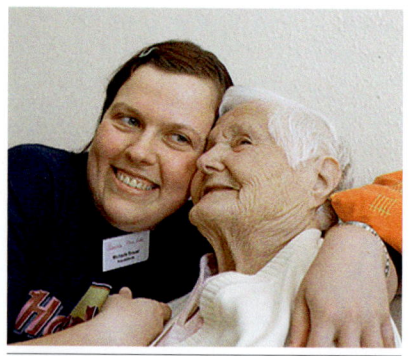

[1] Nähe zwischen Bewohnerin und Pflegender

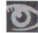

Sexuelle Belästigung **3** | 670

Sexuelle Auffälligkeiten

Das Bedürfnis nach körperlicher Zuwendung und Liebe bleibt oftmals bis ins hohe Alter bestehen. Auch Menschen mit einer Demenz können diese Bedürfnisse haben. Das Bedürfnis nach Sexualität äußert sich in unterschiedlicher Weise.

Es kommt vor, dass sich Bewohnerinnen und Bewohner einer Einrichtung untereinander verlieben und ihr spätes Glück genießen. Oder eine Patientin verliebt sich in eine Pflegekraft, die einem früheren Partner ähnelt. Mitunter sind die Pflegenden von „sexuellen Wünschen" oder Übergriffen betroffen. Schwierig und sogar belastend sind Übergriffe in Form von anzüglichen Bemerkungen, Entblößen oder Anfassen, z. B. wenn Hilfe bei der Körperpflege als Angebot missverstanden wird.

Pflegende sollten bei sexuellen Auffälligkeiten ihrer Klientinnen folgende mögliche Hintergründe bedenken:

- Da Menschen mit einer Demenz gedanklich oft in früheren Jahren oder Jahrzehnten leben, können sie sich jung und attraktiv fühlen.
- Bei einigen Formen der Demenz kann es zu einem Verlust der sozialen Kontrolle kommen, die anerzogene oder verstandesgesteuerte Scheu geht verloren. Menschen, die davon betroffen sind, verlieren die Hemmungen, benehmen sich auffällig, provokativ, entkleiden sich in der Öffentlichkeit oder werden sexuell übergriffig.
- Das Ausziehen der Kleidung muss nicht unbedingt sexuell motiviert sein. Es kann auch eine Vorbereitung des Toilettengangs sein oder die Kleidung ist einfach unbequem.
- „Sexuelle Wünsche" sind oft mit der Suche nach Geborgenheit, positiven Berührungen, Sicherheit und menschlicher Wärme verbunden.

Viele Pflegende erleben sexuell auffällige Situationen als beschämend und sogar beängstigend. Für das Wohlbefinden aller Beteiligten ist es wichtig, nach Lösungen zu suchen, die einerseits den Betroffenen die Möglichkeit geben, ihre sexuellen Bedürfnisse zu leben und andererseits für die Pflegenden tolerabel sind.

Dazu ist es nötig, die Situation und einzelne Vorfälle im Team offen zu thematisieren. Sexuelle Übergriffe, gerade wenn sie beschämend und belastend sind, werden nicht schweigend erduldet – sei es aus Furcht oder aus Gefühlen der Peinlichkeit –, sondern es wird offen darüber gesprochen und nach Möglichkeiten der Abhilfe gesucht. Das Team oder die Teamleitung kann beschließen, dass eine Pflegende nicht gegen ihren Willen mit einer bestimmten Person arbeiten muss. Oder sie führt nur noch solche Tätigkeiten aus, die wenig Körperkontakt erfordern. Pflegende müssen zu ihrem eigenen Schutz den Mut zu einer klaren Grenzziehung haben oder erlernen. Ein klares „Nein", verbunden mit einer deutlichen Geste, hilft in vielen Fällen schon weiter. Auch wenn das Gegenüber die Worte nicht mehr versteht, so spürt es doch die Verärgerung. Für Menschen mit einem Drang zum Ausziehen können Nischen eingerichtet werden, in denen sie sich aufhalten und ihren Drang ausleben können.

Die Angehörigen demenzkranker Menschen reagieren auf sexuelle Auffälligkeiten oft irritiert oder entsetzt, da sie ihre Eltern zuvor nie so „schamlos" erlebt haben. Aufklärung über die Erkrankung verhilft hier zu einem besseren Verständnis. Man kann den Angehörigen empfehlen, an einer Angehörigengruppe teilzunehmen, in der sie sich austauschen können und gegenseitige Unterstützung finden.

Nächtliches Aktivsein: Gestörter Tag-Nacht-Rhythmus

Viele Menschen mit einer Demenz haben einen veränderten Schlafrhythmus, d. h. die Schlafphasen treten tagsüber verstärkt auf und das Schlafbedürfnis in der Nacht lässt nach. Wenn dem entgegengewirkt werden soll, helfen Aktivitäten am Tage. Die Patientinnen können entsprechend ihrer Fähigkeiten und Bedürfnisse die Pflegenden im Alltag unterstützen. Dies können kleine Tätigkeiten sein wie Fegen, Blumen gießen, Wäsche zusammenlegen. Gartenarbeit ist eine Möglichkeit, die männliche Betroffene eher anspricht als klassische Hausarbeiten.

Durch die Beschäftigung wird nicht nur die Müdigkeit am Tage bekämpft. Es werden auch andere Probleme der Betroffenen aufgefangen: Das Gefühl gebraucht zu werden, stärkt ihr Selbstwertgefühl. Sie fühlen sich respektiert und wertvoll. Dies hat ein Gefühl der Ausgeglichenheit und Zufriedenheit zur Folge.

Neben den allgemeinen schlafunterstützenden Pflegemaßnahmen können folgende Punkte helfen:

schlafunterstützende Pflege-
maßnahmen **1** | 427

- Das Einschlafen kann durch „Abendrituale" erleichtert werden.
- Es ist hilfreich, herauszufinden, wann die Betroffene gewöhnlich zu Bett gegangen ist.
- Das Gefühl von Geborgenheit kann verstärkt werden durch angenehme Gerüche oder ein beruhigendes Fußbad. Durch Körperkontakt wird positive Zuwendung vermittelt, die beruhigend wirkt.
- Für ängstliche Menschen kann es hilfreich sein, nachts ein kleines Licht brennen zu lassen.
- Bei mancher Betroffenen hilft Beten oder einfach etwas erzählen (ein nicht belastendes, angenehmes Thema anregen).
- Nächtliche Störungen wie laute Geräusche oder Licht einschalten werden reduziert oder vollständig ausgeschlossen.
- Bei manchen Menschen kann Kaffee eine paradoxe Wirkung haben und das Einschlafen erleichtern.
- Medikamente als Einschlafhilfe werden nach ärztlicher Rücksprache verabreicht.

Im stationären Bereich haben sich „Nachtcafés" für Patientinnen mit einem gestörten Tag-Nacht-Rhythmus bewährt. Die Stationsküche oder der Tagesraum ist so Anlaufpunkt in der Nacht. Hier können die Patientinnen etwas essen, trinken, Entspannungsmusik hören oder sich unterhalten.

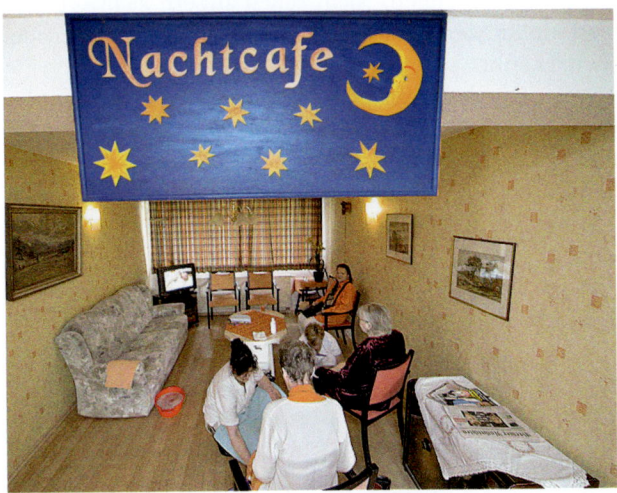

[2] Die Bewohnerinnen können das Nachtcafé aufsuchen.

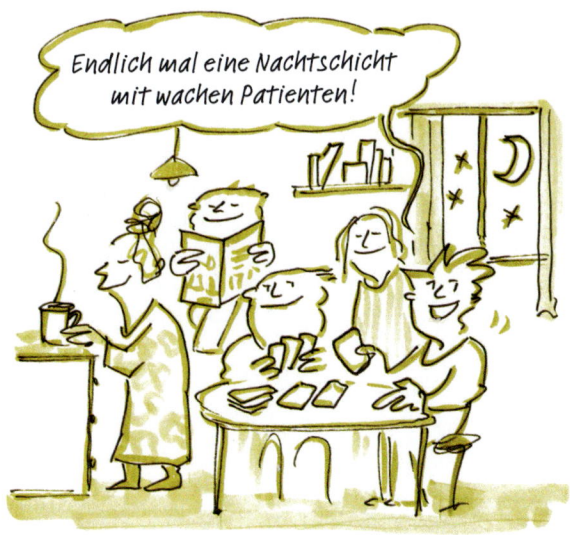

Wahnvorstellungen und Verkennungen

Der Begriff Wahnvorstellung im Zusammenhang mit einer Demenz ist schwierig zu beurteilen und vorsichtig zu gebrauchen.

Beispiel Frau Schreiner lebt in einer Einrichtung für betreutes Wohnen und hat starke Gedächtnisstörungen. Sie kommt auf die Idee, ihren Kleiderschrank aufzuräumen und beginnt damit, ihn auszuräumen. Dann wird sie kurz abgelenkt, verlässt den Raum. Als sie wieder zurückkehrt sieht sie, dass da jemand ihren Schrank durchwühlt hat, kann sich aber nicht erinnern, dass sie das selber war. Nun fragt sie sich ärgerlich, wer das gewesen sein kann und sucht nach Erklärungen: Die Nachbarn? Die Pflegenden?

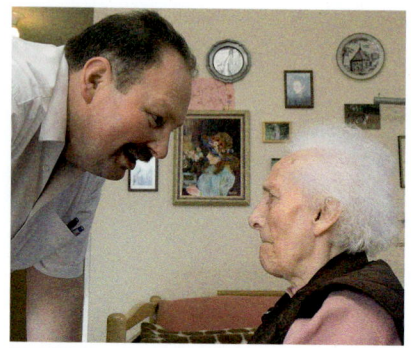

[1] Bei der Kommunikation mit Schwerhörigen kann es zu Missverständnissen und Fehlinterpretationen kommen.

Frau Schreiners Vermutung ist eine Verkennung der Situation auf Grund ihrer Gedächtnisstörung, sie sucht nach plausiblen Zusammenhängen, nach Erklärungen auf der Basis ihrer alten Erfahrungen. Für Patientinnen mit Demenz sind bei Verkennungen die dadurch ausgelösten Gefühle besonders bedeutsam (Ärger, Angst).

Verkennungen können auch durch körperliche Beeinträchtigungen entstehen. Wenn jemand z. B. einen Bademantel oder ein anderes Kleidungsstück für eine Person hält, kann das auf Sehstörungen beruhen. Die Betroffenen leiden oft an Sehschwäche, die Brillenstärke ist nicht angemessen. Bei Schwerhörigkeit kann es zu Fehlinterpretationen des Gesagten und zu Aggressionen kommen.

Um Verkennungen vorzubeugen, werden körperliche Ursachen für Fehlwahrnehmungen ausgeschlossen. Dies kann durch die Anschaffung einer neuen Brille geschehen. Eine gute Ausleuchtung der Umgebung (auch nachts) verringert verwirrende Schattenspiele, die zu Fehlinterpretationen führen können.

Wahnvorstellungen äußern sich als misstrauisches Verhalten gegenüber anderen oder der Angst bestohlen zu werden. Viele Wahnvorstellungen beruhen eher auf einem Delir als auf einer Demenz.

Verbale und physische Aggressivität

Manche Menschen mit einer Demenz zeigen aggressives Verhalten wie Anschreien, Fluchen, Beschuldigungen oder Beschimpfungen. Nicht selten äußern sich Aggressionen in aggressiven Handlungen wie Kratzen, Kneifen, mit Gegenständen werfen oder schlagen. Auslöser für Aggressivität können u. a. sein:

- Die Betroffene fühlt sich unter Druck gesetzt, weil sie Fragen beantworten soll, die sie überfordern. Sie fühlt sich in die Enge getrieben.
- Bei der Körperpflege werden Schamgefühle verletzt.
- Ihr fremde Personen – die schon lange mit ihr arbeiten, an die sie sich aber nicht erinnert – wollen etwas von ihr, sie fühlt sich überrumpelt.
- Die Betroffene hat Schmerzen.
- Geräusche stören und belasten sie.
- Sie kann Harndrang haben oder unter Obstipation leiden.

Ziel im Umgang mit Betroffenen ist es, aggressivem Verhalten vorzubeugen bzw. dieses frühzeitig zu erkennen. Herauszufinden, unter welchen Umständen aggressives Verhalten auftritt, gelingt durch Beobachten des Verhaltens und durch Empathie: „Wie würde ich reagieren, wenn mich eine Situation überfordert?"

Zur |Prophylaxe von Aggressionen bei Betroffenen eignen sich folgende Maßnahmen:

Gewaltprophylaxe **3** | 662

- Bei pflegerischen Handlungen zuerst eine Beziehung aufbauen durch Ansprechen, verbunden mit direktem Ansehen und evtl. einer Berührung.
- Berührungen können allgemein ein Gefühl von Sicherheit vermitteln. Dies kann eingesetzt werden, wenn die Betroffene sich darauf einlässt.
- Der Betroffenen den Alltag vereinfachen, komplizierte Tätigkeiten vermeiden. Dies gilt für Beschäftigungen, bei denen feinmotorische Fähigkeiten notwendig sind. Oft sind Betroffene dazu nicht mehr in der Lage. Tätigkeiten wählen, die zu bewältigen sind und ein Erfolgserlebnis zeigen.
- Die Betroffene positiv in ihrem Tun bestärken.
- Auch |Humor, das gemeinsame Lachen, kann Aggressionen vorbeugen.

Mit Humor arbeiten **3** | 584

- Man sollte Hektik vermeiden und der Patientin Zeit lassen.
- Störreize wie laute Musik, Fernsehen oder eine hektische Umgebung vermeiden und für eine ruhige Atmosphäre sorgen.
- Diskussionen und Appelle an den Verstand sind nicht sinnvoll, weil die kognitiven Fähigkeiten der Betroffenen dazu oft nicht mehr ausreichen.
- Durch Intervision oder Supervision im Team kann Frustration und Mutlosigkeit seitens der Pflegenden aufgearbeitet bzw. vermieden werden.

Dennoch gibt es Situationen, in denen trotz vieler Bemühungen der Pflegenden eine schwierige Situation eskaliert und es zu tätlichen Handlungen der demenziell Erkrankten kommen kann. Um sich als Pflegende zu schützen, ist es hilfreich

- Ruhe zu bewahren,
- gelassen zu reagieren,
- eine ruhige Stimme beizubehalten,
- die Betroffene abzulenken,
- den Überblick zu bewahren und einen Fluchtweg zu sichern sowie
- das Spannungsfeld (z. B. Zimmer, Badezimmer oder Tagesraum) zu verlassen.

Angehörige werden über mögliches aggressives Verhalten der Betroffenen aufgeklärt. Es ist notwendig, ihnen Verhaltensweisen nahezulegen, die ihnen in solchen Situationen helfen können. Kommt es häufig zu angespannten Situationen im häuslichen Bereich, können sich Angehörige bei Beratungsstellen Hilfe holen. Ambulante Pflegedienste bieten Tagesangebote für die Betroffenen an und können so für Entlastung sorgen. Die Gabe von Medikamenten kann nach ärztlicher Absprache eine Unterstützung sein.

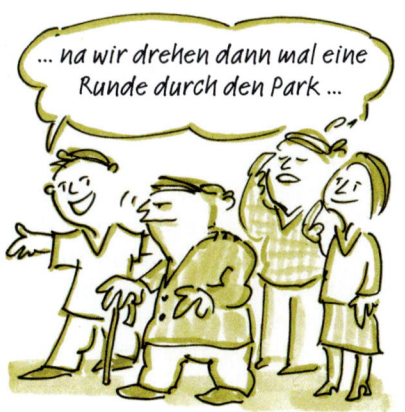

... na wir drehen dann mal eine Runde durch den Park ...

Depressionen und Suizidgedanken

Depression | 132

Vor allem zu Beginn der Erkrankung können |depressive Symptome auftreten. Das Realisieren der zunehmenden eigenen Defizite wird oftmals als sehr belastend erlebt. Das Auftreten depressiver Symptome wird thematisiert und ernst genommen. Nicht selten stehen bei der Altersdepression somatische Beschwerden im Vordergrund, während der gedrückte Affekt weniger ausgeprägt ist. Auch die Unterscheidung, ob eine Demenz oder eine Depression vorliegt, kann sehr schwierig sein.

Die Einbindung in das Tagesgeschehen, Unterstützung bei der Alltagsgestaltung werden genutzt, um die Patientinnen positiv zu bestärken. Bei schweren depressiven Episoden können Antidepressiva zum Einsatz kommen. Die regelmäßige Einnahme wird durch die Pflegenden unterstützt.

Durch das Vorhandensein einer Demenz kann das Erkennen der Depression erschwert sein. Es besteht die Gefahr, dass Suizidgedanken nicht erkannt werden. Wenn Betroffene Sätze äußern wie den Wunsch, nicht mehr leben zu wollen oder das Leben habe für sie keinen Sinn mehr, müssen diese Äußerungen ernst genommen werden. Sie können ein Hinweis auf Suizidgedanken sein. Auch das Ablehnen von Essen und Trinken und die Tatsache, dass sich Betroffene aus dem Bett fallen lassen, können darauf hindeuten, dass sie sich nach dem Tod sehnen. Suizidalität wird offen angesprochen und mögliche Maßnahmen werden im Team und mit dem betreuenden Arzt besprochen.

Akutsuizidale Patientinnen sollten ständig beobachtet werden. Gegenstände, mit denen sie sich verletzen können, werden aus ihrer Nähe entfernt. Eventuell ist eine stationäre Aufnahme (geschützte Station) erforderlich.

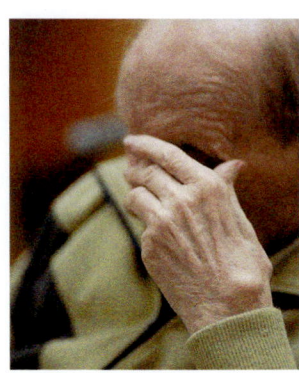

[1] Niedergeschlagenheit

Ernähren **1** | 229

www.dnqp.de

▶ Expertenstandards und Auditinstrumente Expertenstandard der DNQP „Ernährungsmanagement zur Sicherstellung und Förderung der oralen Ernährung in der Pflege"

Pflegediagnose

„Gefahr eines Flüssigkeitsdefizits Ein Zustand, bei dem ein Mensch der erhöhten Gefahr einer intravasalen, intrazellulären oder interstitiellen Dehydratation ausgesetzt ist."

DOENGES et al.: S. 328

Essen und Trinken

Essen und Trinken zu gestalten ist eine anspruchsvolle Aufgabe der Pflege. Im Anfangsstadium der Demenz leben viele Betroffene zu Hause. Hier ist es nur schwer überprüfbar, ob sie genug zu sich nehmen, einkaufen gehen, sich Essen zubereiten. Bei Gewichtsabnahme und Auftreten einer Exsikkose intervenieren die Pflegenden und planen mit Hilfe der Angehörigen Maßnahmen, um diese Zustände zu verbessern. Einkäufe werden gemeinsam mit den Betroffenen unternommen, Dokumentation der Nahrung und Trinkmenge, gemeinsames Gestalten der Mahlzeiten, externe Hilfen wie Essen auf Rädern können organisiert werden.

Viele Betroffene nehmen nicht ausreichend Essen und Trinken zu sich. Sie nehmen an Mahlzeiten nicht teil, essen nicht zu Ende, spucken Nahrung aus, stehen auf und gehen umher. Ursachen hierfür können sein:
- keine Wahrnehmung von Hunger- und Durstgefühl
- Beeinträchtigung von Geruchs- und Geschmackssinn
- Unruhe, Bewegungsdrang, Ablenkbarkeit
- Vergessen von Weiteressen und -trinken
- Misstrauen, die Furcht davor, vergiftet zu werden
- Nichterkennen von Speisen, der Nutzen des Bestecks ist unklar
- Depression, die einhergehen kann mit Appetitlosigkeit
- Nebenwirkungen von Medikamenten (Appetitverlust)
- Schluck- und Kaubeschwerden, Zahnprothese sitzt nicht richtig, Zahnfleischentzündung

Ziel ist die Aufrechterhaltung eines angemessenen Ernährungszustandes. Hierfür ist es wichtig, die Risiken der Mangelernährung zu überprüfen und passende Interventionen zu entwickeln, z. B. Betroffene über verschiedene Sinne zum Essen anzuregen und an das Weiteressen zu erinnern. Dabei ist allerdings auch die ethische Problematik zu reflektieren, dass es nicht zu einer „Zwangsernährung" kommt, die gegen den Willen und die Autonomie der Patientin verstößt.

Zur Gestaltung gemeinsamer Mahlzeiten können folgende Maßnahmen umgesetzt werden:

- gemeinsames Vorbereiten der Mahlzeiten wie Tisch eindecken
- Essen in der Gemeinschaft (wirkt anregend)
- keine abwertenden Bemerkungen über Flecken der Nahrung auf der Kleidung
- selbstständiges Bedienen an Schüsseln und Essensplatten auf dem Tisch

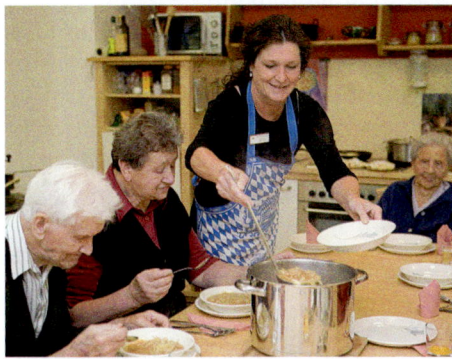

[2] Gemeinsame Mahlzeiten strukturieren den Tag und bilden ein entscheidendes Element des sozialen Austauschs.

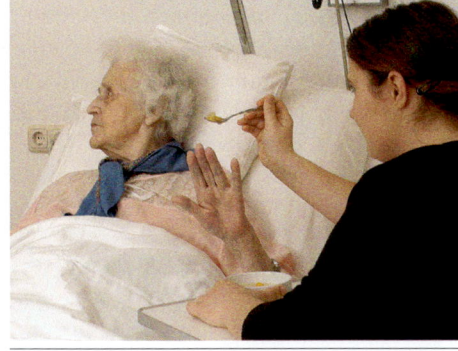

[3] Hier wird das Essen abgelehnt.

Pflegende unterstützen die Betroffenen beim Essen durch folgende Maßnahmen:

- verbale, anbahnende Anleitung wie Löffel in die Hand geben und zum Mund führen (freundliche und ermunternde Berührungen am Unterarm können das Essverhalten günstig beeinflussen)
- selbst etwas essen, um Betroffene zum Nachahmen anzuregen
- einfarbiges Geschirr, das sich von der Tischoberfläche abhebt
- Fingerfood und Nahrungsmittel, die leicht essbar sind, anbieten
- Einrichten von Essstationen, um Betroffenen mit Bewegungsdrang Nahrung anzubieten und sie so zu einer höheren Verzehrmenge zu bewegen

Bei Betroffenen, die wegen Zahnbeschwerden nicht essen wollen, werden diese behoben. Hierzu kann die Behandlung des entzündeten Zahnfleischs oder die Vorstellung beim Zahnarzt gehören.

Funktionale und organische Schluckstörungen

Schluckstörungen sind eine häufige Begleiterscheinung einer Demenz. **Funktionale Schluckstörungen** haben keine organische Grundlage, sondern basieren eher auf einem „Unwillen zu essen", Vergessen oder großer Schwäche. **Organische Schluckbeschwerden** entstehen infolge von Demenz, Schlaganfällen oder anderen Hirnerkrankungen. Es besteht beim Essen die Gefahr der Aspiration und Aspirationspneumonie. Entsprechende Maßnahmen sind beim Anreichen von Essen und Trinken zu beachten. Auch ein |Schlucktraining kann hilfreich sein.

Schlucktraining | 423
Patientenverfügung | 102

Bei unzureichender Nahrungsaufnahme im stationären Bereich ist es ärztliche und pflegerische Aufgabe, die Ursachen zu klären und einzuschätzen, ob eine künstliche Ernährung sinnvoll ist. Das Legen einer transnasalen Ernährungssonde oder PEG muss sorgfältig abgewogen werden. Eine allgemeine Empfehlung kann nicht ausgesprochen werden, es findet eine Entscheidung im Einzelfall statt. Um die Wünsche der Patientin zu berücksichtigen, ist es wichtig, die Angehörigen einzubeziehen. Eine |Patientenverfügung macht den Wunsch der Betroffenen deutlich.

3.1.4   Betreuungskonzepte und -verfahren

Milieutherapie

Unter Milieutherapie versteht man die bewusste Umgebungsgestaltung, die eine positive Auswirkung auf den Alltag und die Entwicklung der Betroffenen haben soll. In der Milieutherapie werden Interaktionen in der Gemeinschaft therapeutisch genutzt, und zwar durch soziales Lernen und freie Kommunikation.

Ziel ist es, den Patientinnen ein Gefühl der Geborgenheit zu vermitteln und alltägliche Normalität zu bewahren. Die Milieutherapie orientiert sich an der Lebensgeschichte der Patientinnen. Es wird eine Umgebung bzw. eine Atmosphäre geschaffen, in der sich die Betroffenen geborgen und aufgehoben fühlen. Dies fördert den Erhalt der kognitiven Fähigkeiten, die Selbstständigkeit und Orientierung der Betroffenen. Zugleich können damit Unruhezustände und Aggressionen verringert werden. Zu einer gelungenen Milieugestaltung gehört auch die Möglichkeit, soziale Kontakte zu pflegen, dies verringert Einsamkeit und Langeweile .

Zur Gestaltung einer Umgebung, in der sich demenziell Erkrankte orientieren und wohlfühlen können, gehört:

- eigene Möbelstücke
- Bilder von Angehörigen und nahestehenden Personen
- Reizüberflutung durch zu viele Bilder und Dekoschmuck vermeiden
- keine verwirrenden Muster auf dem Fußboden, die als Hindernisse wahrgenommen werden können
- wenig spiegelnde Glasflächen (Türen)
- Wahrnehmungsstörungen durch gut ausgeleuchtet Räume vermeiden
- unterschiedliche Gestaltung der Wände und Türfarben in verschiedenen Räumen
- Piktogramme anbringen (z. B. WC-Symbol)
- Uhr und Kalender anbringen
- Umgebung der Jahreszeit entsprechend gestalten

Die Milieutherapie lässt sich gut im stationären Alltag umsetzen. Es wird eine Atmosphäre für die Betroffenen geschaffen, in der sie sich wohlfühlen können und die sie an ihre Vergangenheit, ihr Selbst erinnern lässt. Die Orientierung wird erleichtert, sodass negative Gefühle, die mit Desorientierung einhergehen, vermieden werden. Durch die Förderung des sozialen Lebens werden die Menschen vor Isolation und Einsamkeit geschützt.

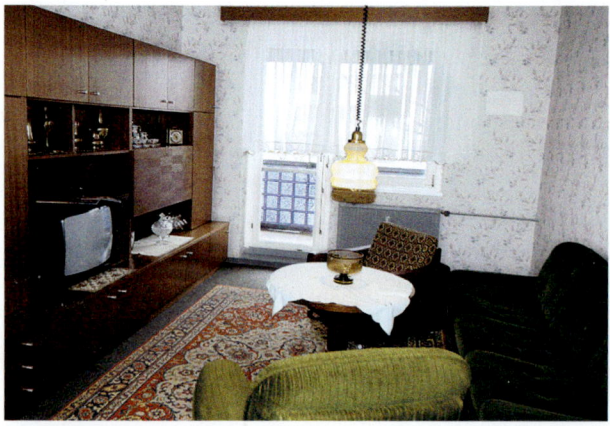

[1]   Wohnzimmer als vertrauter Ort

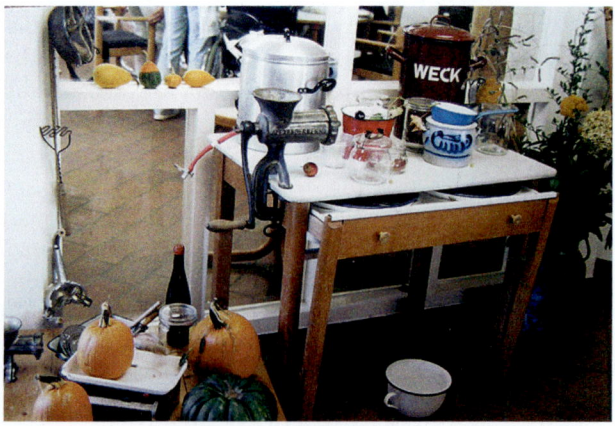

[2]   Ältere Küchengeräte erinnern an frühere Tätigkeiten im Haushalt.

Kognitive Trainings

Mit kognitiven Trainings soll die geistige Leistungsfähigkeit erhalten und gefördert werden. Sie empfehlen sich v. a. für Demenzkranke des ersten Stadiums, die zum größten Teil noch zu Hause wohnen und dort von Angehörigen (oder auch dem Pflegedienst) betreut werden.

In späteren Stadien wirkt so ein Training zumeist als Überforderung. Die Betroffenen fühlen sich unter Druck gesetzt und bloßgestellt. Es kann sein, dass sie darauf mit aggressivem Verhalten oder mit dem Versuch wegzulaufen reagieren.

Zum kognitiven Training gehören Gedächtnisübungen, wie z. B. Gesellschaftsspiele, Puzzles, Kreuzworträtsel.

Körperlich orientierte Verfahren

Bei den körperlich orientierten Verfahren werden die Wahrnehmung und Sinne der Betroffenen angesprochen. Dies fördert das Körperempfinden und kann je nach Maßnahme anregend oder beruhigend wirken,

Basale Stimulation®, Aromatherapie, Physiotherapie und |atemstimulierende Einreibung haben sich bewährt.

Die |**Basale Stimulation**® bietet sich im körpernahen Kontakt zu den Patientinnen an, sie kann in die alltägliche Arbeit integriert werden.

Bei der Basalen Stimulation® geht es darum, durch unterschiedliche Sinneseindrücke den eigenen Körper zu spüren und sich so als Person wahrzunehmen:

atemstimulierende Einreibung **1** | 375
Basale Stimulation® | 609

Berührung/ haptische Wahrnehmung	Durch verschiedene Materialien (Frottee, Lammfell, Massagehandschuh, Igelball) die Haut stimulieren. Hierbei kann mit verschiedenem Druck gearbeitet werden. Tafeln mit verschiedenen Materialien (Bürsten, Schwämme, Teppichreste) regen zum Fühlen an.
Geschmack	Durch süß, sauer, bitter, salzig werden die Geschmacksknospen und die Erinnerung an verschiedene Geschmacksrichtungen angeregt.
orale Wahrnehmung	Durch Streichen der Lippen kann der Saug-, Schluckreflex angeregt werden.
Gleichgewicht	Durch Liegen im Schaukelstuhl, Sessel, auf der Matratze u. Ä. kann Beruhigung und Entspannung erreicht werden.
Geräusche	Die Kommunikation kann durch Musik, Töne, Rhythmen gefördert werden.
visuelle Wahrnehmung	Farbgestaltung der Umgebung durch unterschiedliche Wände, Türen. Bilder und Pflanzen regen zum Ansehen an.

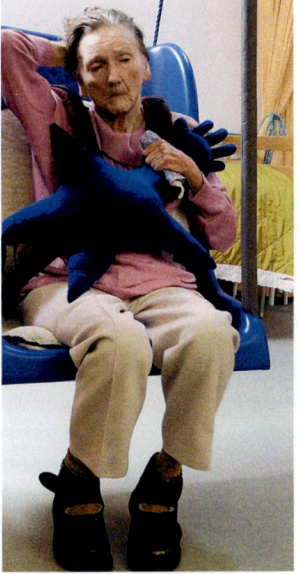

[3] Das Sitzen auf einer Schaukel sensibilisiert das Gleichgewichtsgefühl und die gesamte Körperwahrnehmung.

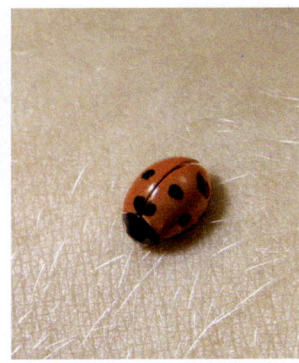

[4] Marienkäfer auf der Haut

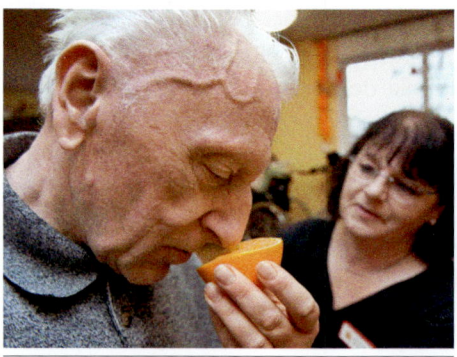

[1] Anregung des Geruchsinns

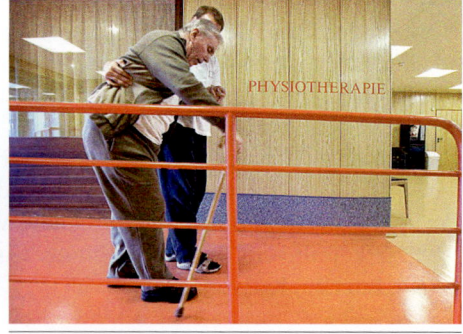

[2] Physiotherapie zur Verbesserung der Mobilität

Die **Aromatherapie** arbeitet mit verschiedenen Gerüchen und ätherischen Ölen. Düfte und beruhigende Einreibungen können positive Auswirkungen auf die Betroffenen haben. Dabei ist darauf zu achten, dass Betroffene allergisch oder unruhig auf Öle und Düfte reagieren können. Und es wird geklärt, ob die Aromatherapie mit der medikamentösen Therapie vereinbar ist. Vor Anwendung der Aromatherapie ist Biografiearbeit von Bedeutung. Hierbei können die Pflegenden erfahren, welche Gerüche die Betroffene besonders ansprechen.

Die **Physiotherapie** fördert die Beweglichkeit und bei Patientinnen, die noch mobil sind, die Gangsicherheit. Hierzu werden Übungen durchgeführt, die die Muskulatur und das Gleichgewicht unterstützen, um so das sichere Gehen zu stärken. So genannte Gebrauchsbewegungen werden trainiert, um alltägliche Verrichtungen durchführen zu können.

Biografiearbeit

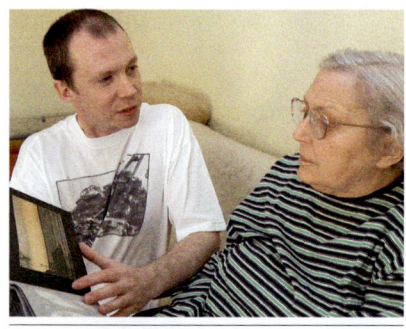

[3] Fotos unterstützen die Erinnerung und regen zum Erzählen an.

Die Haltung eines Menschen entwickelt sich über Jahrzehnte und bestimmt auch bei einer Demenz das Verhalten. Beispielsweise ist die Art mit Konflikten oder Krisen umzugehen – z. B. still oder lautstark, allein oder mit Hilfe anderer – individuell unterschiedlich, ob mit oder ohne Demenz.

Um das Verhalten einer Betroffenen angemessen einzuschätzen, ist es daher wichtig herauszufinden, was für ein Mensch sie früher gewesen ist. Was hat ihr Leben besonders bestimmt? Welche Wesenszüge prägen sie? Was war wichtig für sie im Leben? Die Biografiearbeit setzt sich mit dem Leben der Betroffenen auseinander, und zwar als eine Voraussetzung für die Umsetzung pflegerischer Konzepte.

Viele Menschen mit einer Demenz leben auf Grund der Einschränkungen ihres Gedächtnisses in lange zurückliegenden Episoden der Vergangenheit. Wenn man als Pflegende etwas über diese Vergangenheit weiß, bietet das eine Möglichkeit, die Person zu verstehen, über die gleichen Dinge zu reden, mit ihr in Beziehung zu treten. Man spricht über den früheren Beruf, den früheren Wohnort, blättert in Fotoalben oder lässt sich Erinnerungsstücke zeigen. Durch die Erinnerung wird die Vergangenheit wieder erlebt, neu bewertet, geordnet und vielleicht auch verarbeitet.

Die heute lebenden älteren Menschen haben fast alle traumatisierende Erfahrungen im Zweiten Weltkrieg gemacht: Bombardierung, Zerstörung, Vertreibung, Vergewaltigung, Hunger und Tod. Wie auch sonst in der Pflege (z. B. Intimpflege) können insbesondere in der Biografiearbeit auch solche belastenden Erlebnisse reaktiviert, uralte Ängste wieder lebendig werden. Die Biografiearbeit kann aber v. a. positive Gefühle anstoßen, die Kreativität fördern und gibt außerdem die Möglichkeit, ein Stück Identität zu bewahren. Sie fördert das Vertrauen, das Wohlbefinden und die Kooperationsbereitschaft der Betroffenen.

Um etwas über den jeweiligen Lebensverlauf zu erfahren, sollten die Angehörigen befragt werden, da die Betroffene oft nur noch bruchstückhaft darüber erzählen kann. So können auch Vorlieben und Abneigungen in Erfahrung gebracht werden, deren Beachtung der Betroffenen wohltun und den Pflegealltag erleichtern. Das biografische Wissen sollte stichpunktartig festgehalten und anderen Pflegenden zugänglich gemacht werden.

Snoezelen

Das Snoezelen bezeichnet eine Möglichkeit der Enstpannung in einem eigens dafür gestalteten Raum. Der Raum enthält bequeme Polster, warme, bunte Farben und Beleuchtung, angenehme Düfte und ruhige Musik. Man legt sich dort hin, lässt die angenehmen Reize auf sich wirken. Die Vielzahl angenehmer multisensorische Reize wirkt entspannend und beruhigend. Dies kann geschehen durch akustische, olfaktorische (das Riechen betreffend), taktil-haptische, verstibuläre und vibratorische Angebote. Durch diese Angebote kann festgestellt werden, welches Sinnesorgan bei den Betroffenen am stärksten ausgeprägt ist und wann sich ein Wohlgefühl einstellt.

Snoezelen muss nicht immer in einem festen Raum stattfinden. Es bieten sich Nischen auf dem Flur, Wohlfühlecken oder Bäder an. Bretter mit verschiedenen Stoffen können als transportable Einheiten dienen. Betroffene, deren Demenz weiter fortgeschritten ist, reagieren mit Neugierde oder Erstaunen auf diese Angebote. Bei der Auswahl von Musik, Material und Düften sollten die Vorlieben der Bewohner berücksichtigt werden, damit es wirklich als angenehm und entspannend erlebt wird.

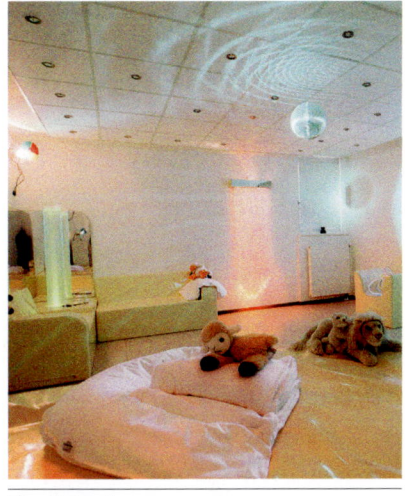

[4] Snoezelraum

Kreative Therapien

Kreative Therapien bieten den von einer Demenz Betroffenen die Möglichkeit, sich zu beschäftigen, Erfolgserlebnisse zu haben oder sich auf andere Weise als durch Sprache auszudrücken. Die praktische Tätigkeit kann eine schöne Erfahrung sein und eine Plattform bieten, sich auszutauschen und mitzuteilen. Je nach individuellen Fähigkeiten und Bedürfnissen bieten sich z. B. Malen, Kneten, Modellieren und Holzbearbeiten an.

Diese Therapieformen fördern und unterstützen

- die Selbstwahrnehmung,
- soziale Kompetenzen,
- kognitive Fähigkeiten,
- Fähigkeiten der Beweglichkeit, Geschicklichkeit.

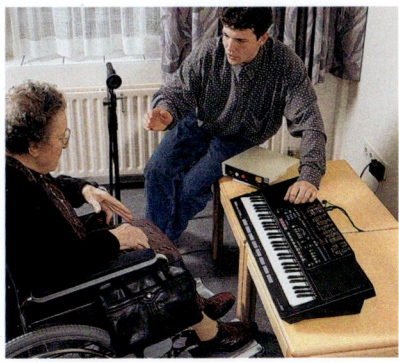

[5] Kreative Tätigkeit

Musik und Rhythmus

Musik verändert die Stimmung und verbessert kognitive Leistungen. Musik scheint das Auftreten bzw. die Zunahme von Demenzsymptomen hinauszuzögern. Bei den Betroffenen kann Musik Erinnerungen wecken und Assoziationen an Vergangenes auslösen. Dies hilft den Betroffenen, sich ihrer selbst zu vergewissern, einen Teil ihrer Erinnerungen und damit ihrer Identität zu erhalten.

Das Abspielen von Hintergrundmusik scheint einen positiven Einfluss auf Gedächtnisleistungen zu haben. Das Singen bei pflegerischen Interventionen hat häufig eine positive Wirkung auf die Patientinnen. Pflegemaßnahmen können so besser angenommen werden. Bei Patientinnen, die kognitiv schwer eingeschränkt sind und mit denen eine verbale Kommunikation nicht mehr möglich ist, kann Musik als Kommunikationshilfe bzw. -verstärker eingesetzt werden. Die Betroffenen singen meistens mit, auch wenn sie sonst nicht mehr sprechen.

[6] Musik kann auf vielfältige Weise erzeugt werden.

Musik und Rhythmus können eingesetzt werden durch Gesang bei der Körperpflege, als Entspannungsmusik beim Zubettgehen, bei Tanztees im stationären Rahmen, in Verbindung mit Ausflügen und dem Besuch von Konzerten. Es wird Musik gewählt, die den Patientinnen aus früherer Zeit bekannt ist, also vorzugsweise aus den 1940er, 1950er, 1960er Jahren.

Bewegung und Tanz

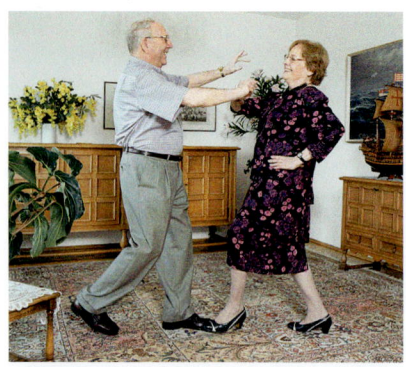

[1]   Tanzen erhöht die Lebensqualität.

Studien belegen, dass Bewegung demenzielle Prozesse verzögern kann, während Inaktivität und mangelnde Bewegung die Gesundheit und das Wohlbefinden der Betroffenen beeinträchtigen.

Betroffenen, die eine gewisse Unruhe bzw. einen Bewegungsdrang haben, wird eine angemessene Bewegung ermöglicht. Durch Tanzen und Spaziergänge kann nächtliches Aktivsein reduziert werden. Es ist wichtig, die Bewegungsangebote individuell auf die Betroffenen abzustimmen. Ein Mensch, der an einer leichten Form der Demenz leidet, ist bewegungsfähiger als ein Mensch, der infolge einer schweren Demenz immobil geworden ist. Für diese Betroffenen gibt es Übungen im Sitzen, im Bett oder passive Bewegungsübungen.

Arbeit mit Angehörigen(gruppen)

www.alzheimerforum.de

Homepage der Alzheimer Angehörigen Initiative e. V.

Seit Jahren bestehen in der Bundesrepublik Deutschland verschiedene Gesprächsgruppen für Angehörige von Menschen mit einer demenziellen Erkrankung. Ihre Gründung war geprägt von der Hilflosigkeit und von dem Bedürfnis der Angehörigen, sich mit Menschen in ähnlichen Situationen auszutauschen. Sie bieten zudem Informationen zu der Erkrankung, z. B. über Krankheitsbild, Krankheitsverlauf, Umgang mit den Erkrankten und Entlastungsmöglichkeiten. Angehörigengruppen sind für alle an der Pflege beteiligten Personen da, also nicht nur für Verwandte.

Solche Gruppen werden von verschiedenen stationären und ambulanten Pflegeeinrichtungen angeboten. Viele regionale, kirchliche und freie Träger haben Pflegeberatungsstellen eingerichtet. Angehörige erhalten hier Informationen zu weiteren Hilfs- und Entlastungsangeboten wie so genannten „Demenz-Cafés", die ambulante Pflegedienste anbieten. Mehrmals in der Woche werden Betroffene hier betreut, sodass die Angehörigen in dieser Zeit entlastet sind. Angehörige haben auch die Möglichkeit, sich gemeinsam mit der Betroffenen langfristig eine Einrichtung für die Pflege und Betreuung auszusuchen und sich darüber beraten zu lassen.

Es handelt sich bei den Angehörigengruppen um niederschwellige Angebote. Das heißt, es gibt keine Teilnahmeverpflichtung, eine unregelmäßige Teilnahme ist möglich und die Gruppen sind meist kostenlos.

Validation und andere interaktionsbezogene Modelle 3.1.5

Im Folgenden wird eine Auswahl an Ansätzen vorgestellt, die z. T. eigens aus der Ratlosigkeit beim Umgang mit demenziell erkrankten Menschen entstanden sind. Einige dieser Modelle sind recht komplex, ihre Anwendung erfordert Ausbildung und Übung. Die meisten dieser Ansätze haben Befürworter und Gegner, ihnen wird z. T. entgegengehalten, dass sie von falschen Voraussetzungen ausgehen oder zu normativ seien.

Validation

Naomi Feil, Sozialarbeiterin aus den USA, hat das Konzept der |Validation zwischen 1963 und 1980 entwickelt. Danach sollen die Pflegenden in einer bestimmten Art der Kommunikation die Demenzkranken in ihrer Welt mit ihren Gefühlen bestätigen. Ziel der Validation ist es, einen Weg zur inneren Ruhe und Zufriedenheit zu bereiten. Nicht bewältigte Konflikte aus der Vergangenheit werden mit passenden Kommunikationsverfahren aufgearbeitet, wodurch die Betroffene „reinen Tisch" machen kann, um letztlich in Ruhe zu sterben. Naomi Feil sieht die Demenzerkrankung als Folge einer unbewussten Regression. Deshalb und weil von den begleitenden Personen quasi therapeutische Erfolge erwartet werden, ist ihr Ansatz umstritten, doch können die Prinzipen und Techniken der Validation im Pflegealltag hilfreich sein.

Nicole Richard (Diplom-Pädagogin und Diplom-Psychogerontologin) hat das Konzept der Validation in den 1990er Jahren modifiziert. Richard hat sich von Naomi Feils Auffassung distanziert, Demenz sei eine Möglichkeit der Erfüllung unvollendeter Lebensaufgaben. Sie orientiert sich an den verbliebenen Fähigkeiten der Betroffenen. Diese werden aktiviert und in die Pflege integriert.

> **Validation,**
> validus, lat. = stark, wirksam, gesund

Acht Prinzipien der Validation

Die Validation, wie sie Naomi Feil entwickelt hat, beruht auf acht Prinzipien:

- Schmerzliche Gefühle, die ausgedrückt, anerkannt und von einem Zuhörer validiert werden, verringern sich.
- Schmerzliche Gefühle, die man ignoriert und unterdrückt, werden immer stärker und können vergiftend wirken.
- Frühe, bewährte und emotionale Erinnerungen bleiben auf einer bestimmten Stufe im hohen Alter übrig.
- Wenn das Kurzzeitgedächtnis nachlässt, versuchen ältere Erwachsene, ihr Leben wieder in ein Gleichgewicht zu bringen, indem sie auf frühere Erinnerungen zurückgreifen.
- Wenn die Sehstärke nachlässt, sehen die Betroffenen mit dem „Inneren Auge". Wenn das Gehör nachlässt, hören sie Klänge aus der Vergangenheit.
- Menschen haben mehrere Bewusstseinsebenen.
- Wenn die reale Gegenwart zu schmerzlich wird, helfen sich einige Menschen selbst, indem sie sich in sich zurückziehen und Erinnerungen aus der Vergangenheit wiederbeleben.
- Gefühle aus der Gegenwart können ähnliche Gefühle aus der Vergangenheit hervorrufen.

Für die praktische Anwendung stehen verschiedene **Validationstechniken** zur Verfügung:

Zentrieren	Durch Zentrieren haben die Pflegenden die Möglichkeit, Ärger und Frustration durch den Atem auszustoßen und sind offen für die Gefühle der Betroffenen. Dauer: 3 – 5 Minuten. Auf einen Punkt ca. 5 cm unterhalb des Bauchnabels konzentrieren, durch die Nase einatmen, durch den Mund ausatmen. Die Konzentration ruht auf der eigenen Atmung.
Verwenden von eindeutigen nicht wertenden Wörtern, um Vertrauen herzustellen	Nicht nach dem „Warum" fragen, sondern „wer, was, wo, wann, wie?". Betroffene, die mangelhaft orientiert sind, können zumeist die Frage nach dem Warum nicht mehr beantworten.
Umformulieren	Den Sinn dessen, was verstanden worden ist, wiedergeben und Schlüsselbegriffe verwenden (die Worte der Betroffenen nutzen).
Extreme einsetzen	Die Betroffene auffordern, an etwas sehr Negatives zu denken. Dadurch kann sie Ärger abbauen.
sich das Gegenteil vorstellen	Dies kann dazu führen, sich an eine bereits bekannte Lösung des Problems zu erinnern.
Erinnern	… tut der Seele gut. „Was war der schönste Moment in Ihrem Leben?" An die vorher genannte Technik kann angeknüpft werden.
ehrlichen, engen Augenkontakt halten	Durch Anblicken Anteilnahme vermitteln. Dies bedeutet auch, die Betroffene als Menschen wahrzunehmen.
„Mehrdeutigkeit": unbestimmte Fürwörter einsetzen, die mehrere Lösungen zulassen	„Er, sie, es, etwas" einsetzen. Die Betroffenen können sich weiterhin mitteilen und fühlen sich verstanden.
klar, sanft und liebevoll sprechen	Ungeduld, Unfreundlichkeit führen dazu, dass Betroffene zornig werden. Eine klare, sanfte Stimme ist ansprechend.
Beobachten und dann die Bewegungen und Gefühle der Person spiegeln	Vertrauen wird aufgebaut, eine Beziehung ohne Worte hergestellt.
das Verhalten mit dem Grundbedürfnis verbinden, das nicht erfüllt wird	Verhaltensweisen können Bedürfnisse wie Liebe oder „Gebrauchtwerden" ausdrücken.
das bevorzugte Sinnesorgan erkennen und benutzen	Beobachten der Betroffenen: Auf welche Anregung reagiert sie besonders?
Berühren	… kann angemessen sein. Zeigt jemand Unwohlsein, unterbleiben die Berührungen.
Musik einsetzen	Lieder oder Melodien, die man früh gelernt hat, bleiben gespeichert. Musik kann der Betroffenen Energie geben.

Integrative Validation (IVA) nach Nicole Richard

Der Schwerpunkt der IVA liegt in der Vermittlung und Förderung praktischer Fähigkeiten bei den Betroffenen. Sie erleben durch die Anwendung der IVA ein Sicherheits- und Zugehörigkeitsgefühl, ein verbessertes Selbstwertgefühl und die Reduktion von Angst und Stress. Richard orientiert sich an den verbliebenen Fähigkeiten der Betroffenen. Sie hebt zwei zentrale Ressourcen hervor:

- „Antrieb": Dies sind früh erlernte Normen einer Generation. Das Handeln wird durch sie geprägt.
- „Gefühle": Sie drücken momentane Befindlichkeit aus und bringen die innere Erlebenswelt der Betroffenen zum Ausdruck.

Um Ressourcen zu aktivieren, versucht sich die Pflegeperson in die Zeit- und Erlebnisebene der Betroffenen einzufühlen. Antrieb und Gefühle können so wiedergegeben werden. Die Kommunikation erfolgt verbal, nonverbal und über die Betonung der Sätze.

Die IVA sieht verschiedene Verständigungsebenen vor, um die demenziell Erkrankten zu erreichen, z. B.:

- bei einer Äußerung das dahinterliegende Gefühl oder den dahinterliegenden Antrieb erspüren, z. B. die Betroffene ist aufgeregt, unruhig, hilflos, unsicher, fühlt sich verlassen, hat Kummer, will ihren Pflichten nachkommen
- diese Gefühle und Antriebe zulassen, akzeptieren, wertschätzen, sie in kurze Sätze fassen, z. B.:

Da sind Sie ganz aufgeregt! *Das macht Sie ganz unruhig!*	*Sie fühlen sich hilflos!*
Sie haben Kummer!	*Das verunsichert Sie!*
Sie fühlen sich einsam!	*Das enttäuscht Sie.*
Das macht Sie traurig.	*Sie wollen schließlich ihren Pflichten nachkommen!*

Die IVA eignet sich besonders im Anfangsstadium einer Demenzerkrankung, da ihr Schwerpunkt auf der sprachlichen Ebene liegt:

- eindeutig formulierte Sätze
- Verwendung einer an das Alter angepassten Wortwahl
- Verwendung von Metaphern oder Sprichwörtern
- Einsatz von Ritualen
- Biografiearbeit als Voraussetzung für eine auf die Betroffene abzielende Kommunikation.

Voraussetzungen für die Anwendung der IVA sind z. B.:

- personzentrierte und wertschätzende Grundhaltung
- Wahrnehmungskompetenz der Pflegenden
- Umsetzung der Validationstechniken
- Einbringen von Konzepten wie Biografiearbeit, Milieutherapie, Basale Stimulation®

Selbst-Erhaltungs-Therapie (SET)

Die Selbst-Erhaltungs-Therapie wurde Anfang der 1990er Jahre von der Neuropsychologin Barbara Romero entwickelt. Ziel dieser Therapie ist die Erhaltung des personalen Selbst. Romero versteht das Selbst als ein zentrales kognitives Schema, das Informationen über die eigene Person und die Umgebung aufnimmt, verarbeitet und aufrechterhält. Entscheidungen können infolgedessen gefällt, Einstellungen und Haltungen eingenommen und Situationen eingeschätzt werden. Das Erhalten eines stabilen Selbst hat positiven Einfluss auf das Selbstwertgefühl und die Identität der Person.

Um ein stabiles Selbst zu erreichen oder zu erhalten sind folgende Maßnahmen geeignet:

Bewahren der Kontinuität	Räumliche Umgebung, Gegenstände und Bezugspersonen sind konstant. Es herrschen angemessene soziale Umgangsformen. Beschäftigungsangebote orientieren sich an den früheren Interessen der Betroffenen
Bewahren des Identitätsgefühls	Durch Erleben von Situationen (z. B. Müdigkeit nach einem Spaziergang) wird das Identitätsgefühl gefördert. Der Erlebnisarmut wird entgegengewirkt und die Betroffenen haben durch diese Erlebnisse das Gefühl, sich selber nah zu sein.
Bewahren des |Kohärenzsinns	Das Kohärenzgefühl befähigt Menschen dazu, trotz großer Belastungen psychisch gesund zu bleiben. Das Verstehen beinhaltet Maßnahmen, die es der Betroffenen erleichtern, Alltägliches zu verstehen und nachzuvollziehen: ■ Strukturierung des Tagesablaufs ■ Aufklärung der Betroffenen über ihre Erkrankung ■ Zuversicht vermitteln ■ angemessene Umgangsformen nutzen ■ Über- und Unterforderung vermeiden ■ Erleben von Sinnhaftigkeit durch ein Weiterführen eines normalen Alltags und das Verfolgen bestehender Lebensziele
Bewahren des selbstnahen Wissens	In Therapiesitzungen wird die Betroffene zum Erzählen motiviert. Themen, die über einen längeren Zeitraum wiederholt in den Erzählungen auftauchen, werden als Erinnerungsfiguren bezeichnet. Mit Hilfe von Bildaufnahmen werden diese festgehalten. Diese Aufnahmen, Lieder oder Gedichte dienen als „externes Gedächtnis" zu bestimmten Themen (z. B. Heimat). In weiteren Sitzungen wird die Betroffene mit Hilfe dieses „externen Gedächtnisses" zum freien Erzählen motiviert. Neben dem Erinnern erhöht sich das Wohlbefinden der Betroffenen und steigert sich deren Selbstgefühl.

Kohärenzsinn **3** | 225

Personzentrierte Interaktion nach Tom Kitwood

Dieser Ansatz wurde von dem Sozialpsychologen Tom Kitwood 1987 – 1995 entwickelt. Im Mittelpunkt des Konzeptes steht das „Personsein" der Erkrankten. Das Personsein wird von Kitwood verstanden als ein Stand und Status, welcher dem einzelnen Menschen im Kontext von sozialem Sein und Beziehung von anderen verliehen wird. Der Begriff „Personsein" impliziert Anerkennung, Respekt und Vertrauen. Personsein ist gekennzeichnet durch Autonomie und Rationalität. Menschen mit einer Demenz verlieren beides durch ihre Erkrankung. Sie werden häufig von der Gesellschaft diskriminiert. Dem „Personsein" entsprechen sie also nicht mehr. Kitwood bezeichnet diesen Verlust als Depersonalisierung.

|Depersonalisierung als Abwehrmechanismus

Depersonalisierung **3** | 18

Demenz kann bei Pflegenden Ängste auslösen, da sie sich mit ihrer eigenen Endlichkeit und ihrer möglichen eigenen geistigen Instabilität auseinandersetzen müssen. In der Folge können sich bei Pflegenden unangemessene Verhaltensweisen einstellen, die Betroffenen das Gefühl geben, nicht mehr als Person gesehen zu werden.

Kitwood nennt 17 Verhaltensweisen, die das Personsein unterdrücken:

- Betrügen   anlügen, täuschen
- Entmächtigen   nicht gestatten, Fähigkeiten zu nutzen, Dinge abnehmen
- Infantilisieren   wie ein Kind behandeln (z. B. durch die Anrede)
- Einschüchtern   durch Drohungen, physische Gewalt, Angst machen
- Etikettieren   Person über Verhalten beschreiben, z. B. „der Schreier"
- Stigmatisieren   Person wie einen Gegenstand behandeln
- Überholen   schneller handeln, als es bei der Person angemessen ist
- Invalidieren   subjektive Wirklichkeit nicht anerkennen
- Verbannen   Wegschicken, ausschließen, nicht teilhaben lassen
- Zum Objekt machen   Person wie einen Gegenstand ohne Gefühle behandeln
- Ignorieren   so tun, als wäre die Person nicht anwesend
- Zwingen   keine Wahlmöglichkeiten einräumen
- Vorenthalten   Aufmerksamkeit, Kontakt verweigern
- Anklagen   beschuldigen („Was haben Sie denn da gemacht?")
- Unterbrechen   die Handlung, Interaktion einer Person stören
- Spotten   sich über Handlungen oder Bemerkungen lustig machen
- Herabsetzen   Selbstwertgefühl kränken

Organisationsstil

Nach Kitwood wirkt sich der Organisationsstil einer Einrichtung auf die Situation der Pflegenden aus, und dies kann sich auf die Situation der Patientinnen auswirken. Starke hierarchische Strukturen behindern eine befriedigende Kommunikation zwischen Pflegenden und Betroffenen.
Unterstützung durch die Organisation geschieht durch

- angemessene Bezahlung,
- gute Einarbeitung,
- Angebot von Supervision und Fortbildungen,
- Förderung von Teamarbeit,
- Möglichkeit der beruflichen Beförderung und
- effiziente Qualitätssicherung in der Pflegeplanung.

Durch diese Maßnahmen wird die Arbeit als angenehmer erlebt und die Arbeitszufriedenheit steigt. Einer Betreuung der Betroffenen, die auf die Minimalversorgung reduziert ist, wird vorgebeugt. Fehlen diese Maßnahmen, kann es nach Kitwood zu einer Kultur der Entfremdung und des Sich-Abwendens kommen.

Eine personzentrierte Pflege kann den Prozess einer Demenzerkrankung positiv beeinflussen. Der Erhalt des Personseins kann durch die Befriedigung der folgenden, nicht klar voneinander trennbaren Bedürfnisse erfolgen:

- Liebe als allumfassendes Bedürfnis
- Trost, infolge starker Verluste
- Bindung, um ein Sicherheitsgefühl zu haben
- Einbeziehung, um sich als Teil einer Gruppe zu fühlen
- Beschäftigung, also der Wunsch, etwas Sinnvolles zu tun
- Identität (durch eine demenzielle Erkrankung wird das Identitätsgefühl stark bedroht)
- Förderung einer guten Pflegequalität durch eine positive Pflegebeziehung und hohe Interaktionsfähigkeit der Pflegenden

Timalation
Zusammensetzung aus timao, griech. = ich würdige, ich halte in Ehren und stimulatio, lat. = Anreiz, Anregung

Um dies zu erreichen, unterscheidet Kitwood verschiedene Formen positiver Interaktion [Tab. 1]:

Anerkennen	die Betroffene als Person anerkennen und wahrnehmen
Verhandeln	nach Bedürfnissen fragen und diese im Alltag umsetzen
Zusammenarbeiten	Aktivitäten mit der Betroffenen durchführen, sie aktiv an Pflege und Stationsalltag teilnehmen lassen
Spielen	Platz für Spontaneität und Selbstausdruck geben
Timalation	die Sinne ansprechen (Berührung, Düfte)
Feiern	Ein Gefühl der Nähe und Gleichheit entsteht, die Unterschiede zwischen Pflegenden und zu Pflegenden werden bewusst aufgehoben.
Entspannen	z. B. durch Körperkontakt (wie Arm-, Handmassagen)
Validation	Wertschätzung, Kommunikation findet auf der Gefühlsebene statt
Halten	Gefühl von Sicherheit geben. „Halt geben" kann auch durch körperliche Nähe geschehen.
Erleichtern	unterstützen, wenn es angebracht ist
Schöpferisch sein	z. B. durch Tanzen, Malen, Musik machen
Geben	Der Betroffenen ermöglichen, seine Beziehung zur Pflegekraft auszudrücken. Auch negative Gefühle können ausgedrückt werden.

[Tab. 1] Positive Interaktionen nach Kitwood
— (KITWOOD, TOM: *Der person-zentrierte Ansatz im Umgang mit verwirrten Menschen* Huber, Bern, 5., ergänzte Auflage, 2008)

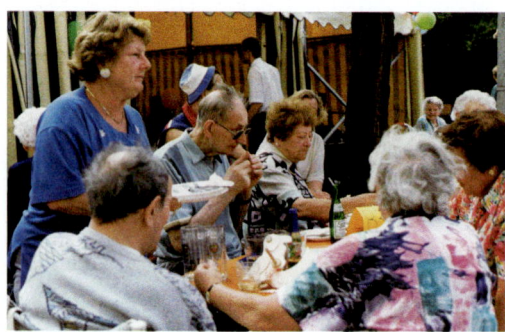

[1]   Feiern ist in fast jeder Lebenslage möglich.

Infolge dieser Interaktionen kommt es zur
- Reduktion von Stresssituationen für die Betroffenen,
- individuellen Förderung von Fähigkeiten und Ressourcen der Betroffenen,
- Entwicklung kreativer Fähigkeiten der Pflegenden im Umgang mit herausforderndem Verhalten,
- Reduzierung des herausfordernden Verhaltens.

Tom Kitwood entwickelte auch das **Dementia Care Mapping (DCM)**, ein Instrument, mit dessen Hilfe das Wohlbefinden und die Zufriedenheit demenziell erkrankter Menschen bestimmt werden kann.

Entlastungsmöglichkeiten für Pflegende

Die Pflege von Demenzkranken stellt eine hohe Belastung für die Pflegenden dar. Es besteht die Gefahr, dass sie sich allein gelassen, unsicher, frustriert oder verärgert fühlen. Diese Gefühle können durch geeignete organisatorische Maßnahmen abgebaut oder verringert werden. Eine wichtige Voraussetzung für eine engagierte und zugleich nicht belastende Pflege ist die persönliche und soziale Kompetenz. Dazu zählen u. a. folgende Aspekte:

Prävention und Bewältigung von Burnout-Phänomenen **3** | 688

- Motivation, freiwillige Entscheidung für diesen Aufgabenbereich
- persönliche Reife
- Belastbarkeit, Konflikt- und Kritikfähigkeit
- Empathie
- Distanzfähigkeit
- Geduld und Humor
- Bereitschaft, an Fortbildungen und Supervisionen teilzunehmen

Die Erweiterung der fachlichen Kompetenzen (z. B. Basale Stimulation®) erleichtert die Arbeit; Patientinnen, deren Pflege optimal ist, sind zufriedener, seltener aggressiv und eher bereit zu kooperieren.

Personalräume

Die Personalräume werden so gestaltet, dass sie die Möglichkeit zur Erholung bieten. Der Personalraum soll eine Oase darstellen und kann mit Gegenständen von zu Hause gemütlich gestaltet werden (Tischdecken, die Lieblingstasse oder gemalte Bilder von den Kindern).

In der Praxis hat sich gezeigt, dass die Pflegekräfte ihre Pausen nur selten alleine nutzen wollen, sondern eher das private Gespräch unter Kollegen genießen. Wichtig ist deshalb, dass z.B. im Personalraum eine Atmosphäre herrscht, in der sich die Pflegenden möglichst wohl fühlen. Nach Wunsch können sich die Pflegenden auch im Snoezelraum entspannen.

Mitgestaltung des Dienstplans

Bei der Gestaltung des Dienstplans werden folgende Punkte berücksichtigt:
- Entscheidungsfreiräume bei der Gestaltung von Aktivitäten
- regelmäßige Teambesprechungen einplanen
- Zeit und Möglichkeit zur Supervision einplanen

Themenbezogene Fortbildungen

Qualitätsvolle gerontopsychiatrische Pflege übt sich in der aktiven und echten Anerkennung der Welt der Betroffenen. Die richtige Mischung von Fachkenntnissen und Menschlichkeit können die Bedürfnisse der Patientinnen befriedigen und die Pflegenden vor Überforderung schützen.

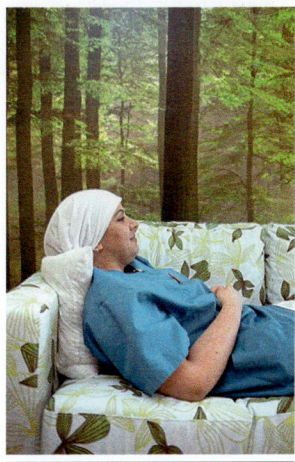

[2] Entspannung in der Pause

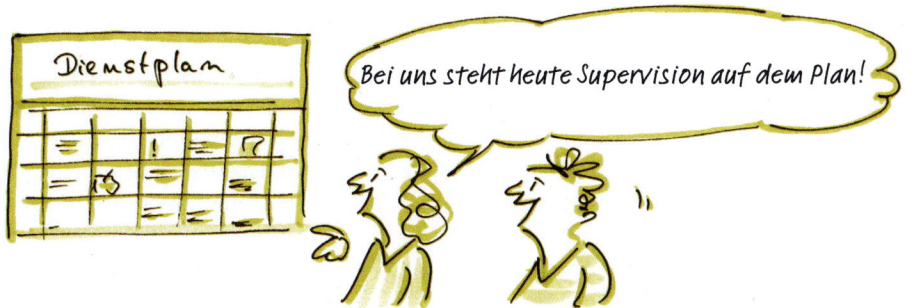

3.2	**Medizinischer Bezug**
3.2.1	**Einführende Begriffsbestimmung**

Bei einer Demenz (de mentia, lat. = ohne Geist) kommt es zu Defiziten im Bereich der kognitiven, emotionalen und sozialen Fähigkeiten. Diese führen zu einer signifikanten Beeinträchtigung sozialer und alltagsrelevanter Funktionen.

Leitsymptom ist die Gedächtnisstörung. Zu Beginn betrifft dies typischerweise Aufnahme, Speicherung und Wiedergabe neuer Informationen. In den späteren Stadien können auch früher gelernte und vertraute Gedächtnisinhalte verloren gehen. Es sind jedoch eine Vielzahl weiterer höherer kortikaler Funktionen (z. B. Denkvermögen, Urteilsfähigkeit) betroffen.

Aus der Forschung

Ein in der Literatur immer wieder auftauchender Begriff ist die so genannte **„Pseudodemenz"**. Er wurde von C. Wernicke zur Beschreibung eines scheinbaren Verlustes intellektueller Fähigkeiten bei unterschiedlichen psychiatrischen Erkrankungen eingeführt. Depressive Syndrome stehen als Auslöser „pseudodementer Symptome" an erster Stelle. Der Begriff „Pseudodemenz" bringt jedoch erhebliche Probleme, da er unscharf definiert ist und dem heutigen Krankheitsverständnis nicht mehr entspricht. Er sollte daher eher durch die Bezeichnung Demenzsyndrom bei Depression ersetzt werden.

—

WORMSTALL, H.; STEVENS, A.; MORAWETZ, C.: „Demenz und Depression – ein Beitrag zur Begriffsbestimmung und Differenzialdiagnostik der so genannten Pseudodemenz" in: *Schweizer Archiv für Neurologie und Psychiatrie*, 1998, (149) 3, S. 92 – 99

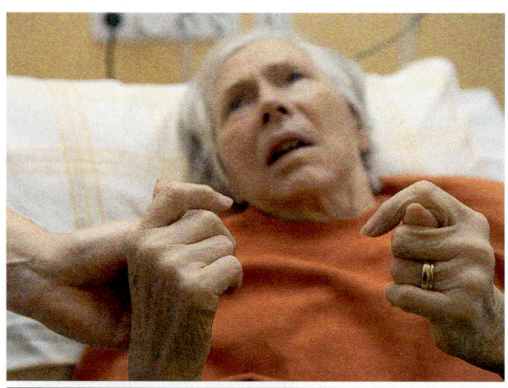

[1]   Individuelle Zuwendung und Betreuung

MMST | 391
Epilepsie | 433

Myoklonien
kurze, ruckartige Zuckungen von Muskeln

Beim Verlauf einer Demenz lassen sich drei Stadien unterscheiden. Im **leichten Stadium** bestehen kognitive Defizite, die bereits zu einer Beeinträchtigung der Alltagsaktivitäten führen. Eine selbstständige Lebensführung ist noch möglich. Konzentrationsstörungen, Überforderungsgefühle, rasche Erschöpfbarkeit, Antriebsarmut, Interesselosigkeit sowie diffuse Ängste treten häufig auf. Weiterhin kann es zu Gewichtsverlust kommen und es können depressive Symptome auftreten (Richtwert: |MMST 20 – 24 Punkte). Das **mittelschwere Demenzstadium** ist durch eine deutliche Zunahme der kognitiven Einschränkungen gekennzeichnet. Die zeitliche und örtliche Orientierung ist häufig gestört. Die Betroffene benötigt nun in vielen sozialen Bereichen die Unterstützung durch Dritte, da das Urteilsvermögen meist stark eingeschränkt ist. Zunehmend können nicht kognitive Symptome in Form von Verhaltensauffälligkeiten auftreten, z. B. Unruhe, Wutausbrüche (Richtwert: MMST 10 – 20 Punkte).

Bei einer **schweren Demenz** ist die selbstständige Lebensführung gänzlich aufgehoben. Gedankengänge können i. d. R. nicht mehr sinnvoll nachvollzogen werden. Es treten zunehmend stereotype Verhaltensweisen wie z. B. Nesteln oder Schreien auf. Meist kommt es zu einem gestörten Tag-Nacht-Rhythmus. Die zunehmenden motorischen Ausfälle führen im Endstadium meist zu einer umfassenden Pflegebedürftigkeit. Es kann zu |Myoklonien und |epileptischen Anfällen kommen (Richtwert: MMST weniger als 10 Punkte).

Verschiedene Formen demenzieller Erkrankungen

Im klinischen Alltag teilt man die Demenzen nach ihrer Ätiologie (Ursache) ein.

Liegt der Demenz eine ursächliche Erkrankung des Gehirns zu Grunde, spricht man von einer **primären Demenz**. Die mit Abstand häufigste Vertreterin dieser Gruppe ist die Demenz vom Alzheimer-Typ (DAT). Die Lewy-Body-Demenz, die fronto-temporale Demenz und die vaskuläre Demenz gehören ebenfalls in diese Gruppe.

Aber auch andere somatische oder psychiatrische Erkrankungen können Ursache für Symptome einer Demenz sein. In diesem Fall spricht man von einer **sekundären Demenz**.
Die wichtigsten Ursachen einer sekundären Demenz:

- **metabolisch**: z. B. Hypothyreose, Vitamin-B12-Mangel, hepatische Enzephalopathie
- **toxisch**: z. B. Alkohol, medikamenteninduziert
- **traumatisch**: z. B. Schädel-Hirn-Trauma
- **entzündlich**: z. B. Multiple Sklerose
- **infektiös**: z. B. HIV-Enzephalopathie, Neuroborreliose, Lues, Creutzfeldt-Jakob-Erkrankung

Primär degenerative Demenz
Demenz vom Alzheimer-Typ

Epidemiologie

Erstmals wurde diese Form der Demenz Anfang des 20. Jahrhunderts von Alois Alzheimer beschrieben. Die |Prävalenz steigt von < 1 % bei den 60- bis 64-Jährigen bis auf über 30 % bei den Über-90-Jährigen. Die Inzidenz steigt von etwa 0,3 – 0,4 % bei den 65- bis 69-Jährigen auf etwa 10 % bei den Hochbetagten an. Derzeit schätzt man die Zahl der Menschen, die in Deutschland an der Alzheimerkrankheit leiden, auf etwa 1 000 000.

Prävalenz, Inzidenz **3** | 176

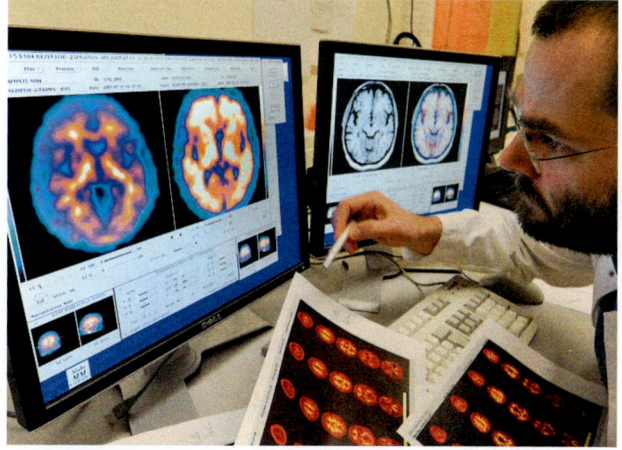

[2] Alzheimerforschung

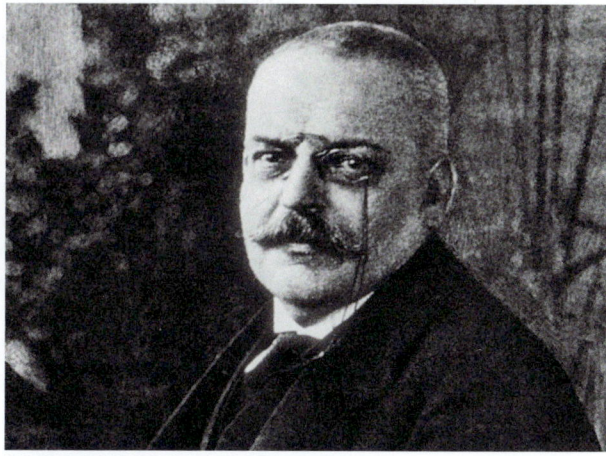

[3] Alois Alzheimer (1864 – 1915)

Ätiologie/Neuropathologie

Die Ätiologie der Alzheimerdemenz ist bislang nur teilweise geklärt. Das Zusammentreffen mehrerer Faktoren und deren Wechselwirkungen im Verlauf des Lebens scheinen entscheidend zu sein.

Relevante Risikofaktoren für die Alzheimerkrankheit:

- höheres Lebensalter
- positive Familienanamnese, also das Auftreten von Demenzen bei Verwandten, insbesondere bei Eltern und Geschwistern
- genetische Faktoren (z. B. Apolipoprotein E4)
- Alkoholkonsum (U-Kurve), protektiver Effekt bei geringem und deutlich schädigender Effekt bei hohem Konsum
- Rauchen (scheint nach derzeitiger Datenlage die Auftrittswahrscheinlichkeit zu erhöhen)
- vaskuläre Risikofaktoren (arterielle Hypertonie, Diabetes mellitus, erhöhte Cholesterinspiegel, Hyperhomozysteinämie)

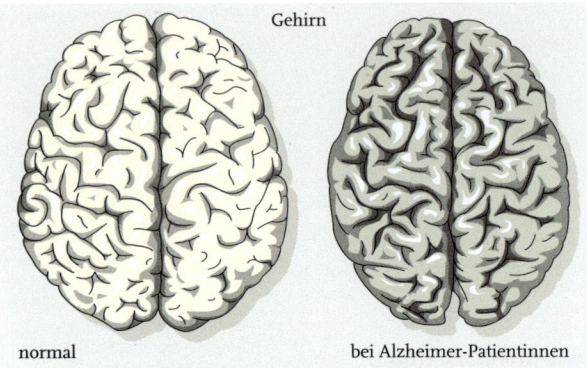

Gehirn

normal   bei Alzheimer-Patientinnen

[1] Gehirnoberfläche eines normalen Gehirns und einer Alzheimer-Patientin. Die Gehirnmasse beim Alzheimer-Gehirn schrumpft, sodass die Rindenfurchen deutlicher hervortreten.

Genetisch vererbte Formen der Alzheimerdemenz sind insgesamt sehr selten.

Bei der Demenz vom Alzheimertypus (DAT) kommt es zu Ablagerungen größerer Mengen unlöslicher Amyloidplaques sowie neurofibrillärer Tangles. Es gibt Hinweise, dass nicht die Amyloidplaques selbst, sondern ihre Vorstufen neurotoxisch und somit für die Zellzerstörung verantwortlich sein könnten..

Ein für die Demenzentstehung zentraler Botenstoff ist das Azetylcholin. Schon sehr früh im Krankheitsverlauf kommt es zu einer erheblichen Beeinträchtigung der cholinergen Transmitterfunktion. Im basalen Vorderhirn (*Nucleus basalis*, auch Meynert-Basalkern) tritt eine Atrophie cholinerger Neurone auf. Je mehr Neurone in Mitleidenschaft gezogen werden, desto größer scheint das kognitive Defizit zu sein.

Die Konzentration von Glutamat, einem Transmitter, der für Lern- und Gedächtnisvorgänge wichtig ist, steigt zunächst an. Eine Übererregung der Zellen und eine gestörte Verarbeitung von (Lern)Signalen ist die Folge. Erhöhte Glutamatkonzentrationen wirken neurotoxisch und so kommt es im weiteren Verlauf zum Zelltod. Je mehr Nervenzellen absterben, desto ausgeprägter sind die Defizite im kognitiven Bereich und die Einschränkungen der Alltagsfunktionen.

Auch die Neurotransmission von Serotonin und Noradrenalin ist bei der Alzheimerdemenz eingeschränkt.

Klinik

Der Beginn ist schleichend. Der klinische Verlauf der Alzheimerdemenz ist durch ein langsames Fortschreiten der kognitiven Beeinträchtigungen geprägt. Es kommt zu einer Störung der Informationsverarbeitung. Die frühe Krankheitsphase ist häufig durch einen sozialen Rückzug, Initiativlosigkeit, emotionale Irritabilität, eine rasche Erschöpfbarkeit in Kombination mit einem Überforderungsgefühl, Konzentrationsstörungen und häufig depressiven Symptomen geprägt. Diese Probleme können bereits lange vor der Diagnosestellung auftreten.

Die **Gedächtnisstörung** ist eins der zentralen Symptome. Hierbei ist v. a. zu Beginn der Erkrankung die Abspeicherung neuer Informationen gestört. Ereignisse, die bereits lange zurückliegen, z. B. Kindheitserinnerungen und biografische Daten (insbesondere personengebundene Gedächtnisinhalte), werden noch über einen längeren Zeitraum sicher erinnert und wiedergegeben.

Auch die **sprachgebundenen Leistungen** werden bei der DAT beeinträchtigt. Die Sprache erscheint weniger flüssig. Es treten vermehrt Benennungsschwierigkeiten auf. Im Gespräch werden die Antworten ungenauer, der Informationsgehalt nimmt kontinuierlich ab. Zunehmend kommt es zu **Orientierungsstörungen und Fehlern bei alltäglichen Aufgaben**: z. B. Anziehen, Essen, Kochen, Körperhygiene.

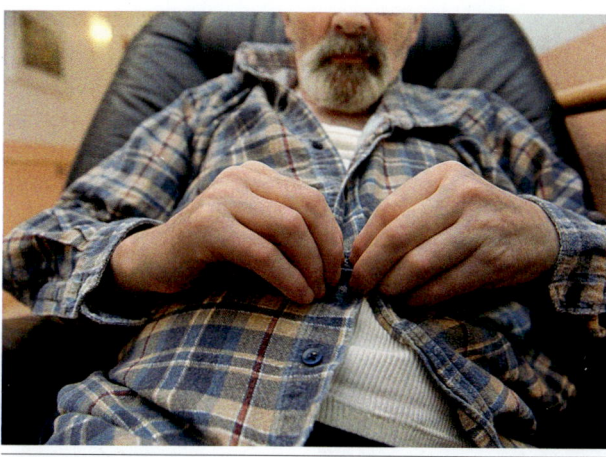

[2] „Falsch" zugeknöpftes Hemd

Neben den kognitiven Symptomen treten im fortgeschrittenen Stadium zunehmend auch **Verhaltensstörungen, wahnhafte Störungen sowie psychotisches Erleben** auf.

Auslöser für Misstrauen und psychotische Symptome ist oftmals eine unzureichende Erfassung der Umweltsituation. So wird z. B. eine Pflegeperson nicht erkannt. Die Patientin fühlt sich bedroht, kann die Situation nicht richtig einschätzen und reagiert mit Misstrauen oder aggressivem Verhalten. Es kann zu Angst, Unruhe und Verwirrtheitszuständen kommen.

Stereotype Bewegungsmuster wie z. B. ständiges Kramen im Kleiderschrank, Umherwandern oder auch Schreien treten in späten Krankheitsphasen auf (30 – 70 %).

Durch Störungen zentraler Steuerungszentren kommt es zu Irritationen im Bereich der **zirkadianen Rhythmik**, der Vigilanz, der Aufmerksamkeit und des Wach-Schlaf-Rhythmus.

Inkontinenz kann bereits im mittleren Erkrankungsstadium auftreten.

zirkadian
über den ganzen Tag verteilt
Vigilanz
Wachheit

Vaskuläre Formen der Demenz
Epidemiologie

Vaskuläre Formen der Demenz (VaD) machen etwa 20 % aller Demenzen aus. Man unterscheidet rein vaskuläre Demenzen (ca. 10 %) und Mischformen aus vaskulären und Alzheimer-Typen (ca. 10 %).

Insgesamt ist die Anzahl vaskulärer Demenzen rückläufig. Neuere Untersuchungen zeigen, dass allein durch eine effektive Blutdrucksenkung bei arterieller Hypertonie das Erkrankungsrisiko deutlich abnimmt. Entsprechende Aufklärung und Präventionsmaßnahmen können somit das Auftreten vaskulärer Demenzen reduzieren.

Ätiologie/Neuropathologie

Bei der vaskulären Demenz kommt es auf Grund mehrerer oder auch nur eines einzigen Infarktereignisses zu einer Beeinträchtigung der regionalen Hirndurchblutung. Eine gestörte Hirnfunktion ist die Folge.

Bei den *kortikalen Demenzen* treten Infarkte auf, die den Kortex mit einbeziehen. Zum überwiegenden Teil handelt es sich dabei um thrombotische oder embolische Verschlüsse der großen Hirnarterien. Risikofaktoren sind z. B. der Diabetes mellitus, die arterielle Hypertonie sowie Fettstoffwechselstörungen.

Subkortikale Demenzen (z. B. Morbus Binswanger) werden durch multiple Verschlüsse kleiner Gefäße (Arteriolen) im Marklager oder im Bereich der Stammganglien verursacht. Als Hauptursache wird die arterielle Hypertonie angenommen.

Klinik

Auf Grund Heterogenität hinsichtlich Ursachen und Pathophysiologie ist auch die Klinik der vaskulären Formen der Demenz nicht einheitlich.

Der Beginn kann akut, subakut, aber auch schleichend sein. In der Regel besteht ein plausibler Zusammenhang zwischen ischämischen Ereignissen und dem Beginn der kognitiven Einschränkungen.

In Abgrenzung zur Alzheimerdemenz ist der Verlauf meist fluktuierend mit vorübergehenden Remissionsphasen. Häufig wird eine stufenweise Verschlechterung beobachtet.

Oft kommt es neben den kognitiven Defiziten auch zu fokal neurologischen Ausfällen (z. B. Paresen einer Extremität). Schluckstörungen sowie eine oftmals früh einsetzende Harninkontinenz sind für den pflegerischen Einsatz von besonderer Bedeutung.

Etwa die Hälfte aller Patientinnen weisen im Verlauf depressive Symptome auf.

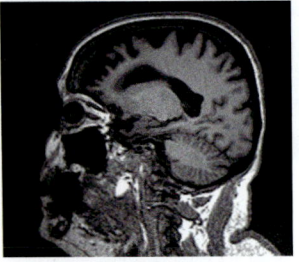

[1] Frontal betonte Hirnatrophie im Rahmen einer FTD

Frontotemporale Demenz

Epidemiologie

Die frontotemporale Demenz (FTD) stellt einen Anteil an präsenilen Demenzen (Krankheitsbeginn < 65 Jahren) von etwa 20 %. Der Häufigkeitsgipfel liegt um das 60. Lebensjahr. Bei etwa 50 % der Fälle liegt eine familiäre Häufung vor (familiäre Prädisposition).

Ätiologie/Neuropathologie

Vor allem in frontalen sowie temporalen Gehirnabschnitten kommt es zur Bildung und Ablagerung unterschiedlicher Proteinaggregate (Tau, TDP-43).

Klinik

In der frühen Erkrankungsphase stehen meist Veränderungen der Stimmung (gehobene oder depressive Stimmung), eine gestörte Sprachproduktion sowie ein auffälliges Sozialverhalten (z. B. Distanzlosigkeit, verminderte Kontroll-, Kritik- und Urteilsfähigkeit) im Vordergrund. Dies stellt für Angehörige und Pflegende häufig eine besondere Herausforderung dar. Kognitive Defizite und Orientierungsstörungen treten meist deutlich später auf.

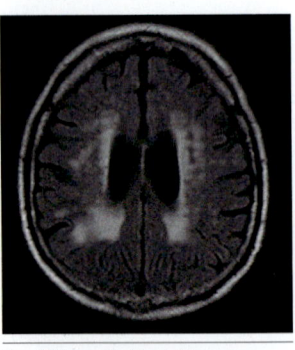

[2] Mikrovaskuläre Läsionen (symmetrisch periventrikulär) im Rahmen eines arteriellen Hypertonus

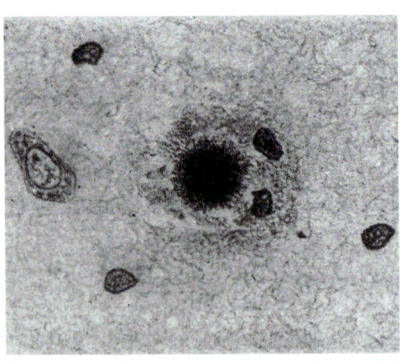

[3] Lewy-Body-Körper

Idiopathisches Parkinson-Syndrom und Lewy-Body-Demenz

Beide Erkrankungen sind durch motorische Symptome wie Bradykinese (Verlangsamung), Rigor (Muskelsteifigkeit) und Tremor gekennzeichnet. Im Verlauf eines idiopathischen Parkinson-Syndroms (Morbus Parkinson) kann in 10–40 % der Fälle eine Demenz auftreten. Bei der Lewy-Body-Demenz (LBD) treten spätestens ein Jahr nach den ersten Symptomen eines Parkinson-Syndroms Demenzsymptome auf, die häufig von visuell-szenischen Halluzinationen begleitet sind. Charakteristisch für die Lewy-Body-Demenz sind auch Fluktuationen der Vigilanz und eine Überempfindlichkeit gegen Antipsychotika. Während das idiopathische |Parkinson-Syndrom gut medikamentös behandelbar ist, sprechen nur etwa 50 % aller LBD-Patientinnen auf Parkinsonmedikamente an.

Parkinson-Syndrom | 444

Diagnostik der Demenz

Diagnostische Kriterien

Eine Demenz ist von einem Delir sowie von Verwirrtheit oder Depressionserscheinungen abzugrenzen. Dies ist bei der Diagnosestellung zu beachten. Zentral bei einer Demenz ist eine Störung des Gedächtnisses. Daneben liegt häufig eine der folgenden Störungen vor:

- **Aphasie** ist eine Störung der Sprache, des Sprachverständnisses sowie der Sprachflüssigkeit.
- **Apraxie** ist eine Beeinträchtigung der Fähigkeit, motorische Aktivitäten (sinnvoll) auszuführen.
- **Agnosie** ist die Unfähigkeit, Gegenstände korrekt zu identifizieren bzw. wiederzuerkennen.
- **Störung der Exekutivfunktionen**: Das Planen und Strukturieren, das Umsetzen von Plänen, die Bewertung und die Beurteilung sind gestört.

Für die Diagnosestellung (nach |ICD-10) ist Voraussetzung, dass

- das Gedächtnis abnimmt, wobei verbales und nonverbales Gedächtnis betroffen sind und keine Bewusstseinstrübung vorliegt,
- eine Verminderung der Affektkontrolle, des Antriebs oder des Sozialverhaltens besteht (z. B. emotionale Labilität, Apathie),
- bereits eine deutliche Beeinträchtigung sozialer oder beruflicher Funktionen besteht,
- die Defizite über mindestens sechs Monate vorhanden sind,
- eine Verschlechterung gegenüber einem früheren Leistungsniveau vorliegt (z. B. in Abgrenzung zu einer seit Geburt bestehenden Beeinträchtigung intellektueller Funktionen).

> **ICD**
> Internationale statistische Klassifikation der Krankheiten und verwandter Gesundheitsprobleme (engl. International Statistical Classification of Diseases and Related Health Problems, ICD) ist das wichtigste Diagnoseklassifikationssystem der Medizin. Die ICD wird von der WHO herausgegeben und ist weltweit anerkannt. Die aktuelle Ausgabe ist die ICD-10, Version 2006.

Diagnostischer Prozess

- **Anamnese/Fremdanamnese**
  Bei der Abklärung demenzieller Prozesse kommt der Fremdanamnese durch den oftmals langjährigen Partner oder eine enge Bezugsperson besondere Bedeutung zu. Durch die tägliche Beobachtung ist die Schilderung der Betreuer von großer Relevanz im diagnostischen Prozess sowie bei der Verlaufsbeurteilung.
- **Erhebung eines psychopathologischen Befundes**
  Feststellung psychischer Phänomene, die zur Diagnosestellung beitragen, wie z. B. Halluzinationen bei der Lewy-Body-Demenz.
- **Körperlich neurologische Untersuchung**
  Neurologische Auffälligkeiten, die Hinweise auf vaskuläre Schädigungen oder neurodegenerative Prozesse sind, finden besondere Bedeutung bei der Untersuchung. Es sollte auf Hinweise, die für das Vorliegen anderer Erkrankungen sprechen, geachtet werden.

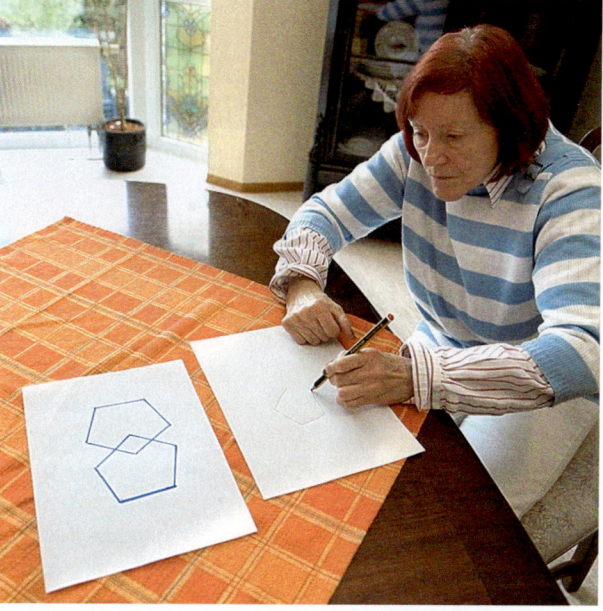

[4] Ein Testverfahren im Rahmen der Diagnostik der Demenz

- **Neuropsychologische Screening- und Testverfahren**
  Die Verfahren stellen wichtige diagnostische Bausteine bei der Erkennung und Differenzierung demenzieller Prozesse sowie bei der Verlaufsbeobachtung dar.
- **Laborchemische Untersuchung**
  Die Blutuntersuchung dient der Suche nach möglichen somatischen Erkrankungen und Ursachen für die bestehende Symptomatik. Neben der Routineuntersuchung sollten Vitaminmangelzustände (Vitamin B_{12}), Schilddrüsenfunktionsstörungen (TSH basal) sowie infektiologische Ursachen ausgeschlossen werden.
- **Bildgebende Verfahren**
  Bildgebende Verfahren wie *craniale Computertomografie* (CCT), *craniale Magnetresonanztomografie* (cMRT) geben Aufschluss über die Größe des Gehirns, die Durchblutungssituation, die Zirkulationsverhältnisse des Liquors und über etwaige entzündliche Prozesse und Tumoren.
  Die funktionell bildgebenden Verfahren wie die *Positronen-Emissionstomografie* (PET) [Abb. 1 und 2], die den Glukose-Stoffwechsel untersuchen, oder die *Einzelphotonen-Emissionstomografie* (SPECT), bei der die Hirndurchblutung abgebildet wird, zeichnen sich durch eine hohe diagnostische Sensitivität aus. Im klinischen Alltag kommt jedoch meist nur die SPECT in Zentren mit einer nuklearmedizinischen Abteilung zum Einsatz.

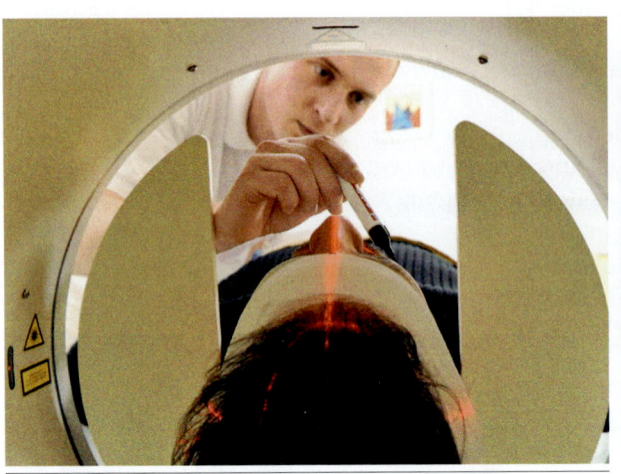

[1] Alzheimer-Diagnostik mit dem PET an der Uniklinik Leipzig

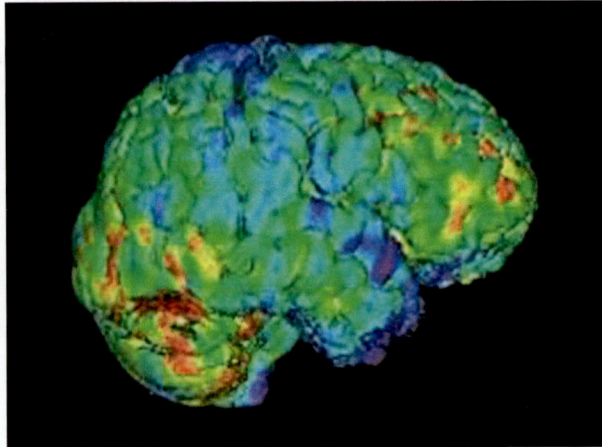

[2] Die Positronen-Emissions-Tomografie (PET) ist ein Verfahren der Nuklearmedizin, das Schnittbilder von lebenden Organismen erzeugt.

- **Neurophysiologische Untersuchungen – EEG**
  Das EEG ist kein Bestandteil der Routinediagnostik. Es kann wertvolle Hinweise bei Verdacht auf das Vorliegen metabolischer Störungen oder pharmakogen induzierter Störungen geben. Weiterhin ist es bei der Abklärung epileptischer Anfälle ein wichtiges Verfahren.
- **Liquordiagnostik**
  Die Untersuchung des Liquors (Nervenwasser) gehört ebenfalls nicht zur Routinediagnostik. Durchgeführt werden sollte sie in jedem Fall bei jüngeren Patientinnen, bei unklarer Anamnese bzw. wenn der Verdacht auf eine entzündliche (z. B. Creutzfeld-Jacob-Demenz, AIDS-Demenz-Komplex) oder eine neoplastische Genese der Demenz besteht.

Screeningverfahren

Screeningverfahren erlauben eine erste Einschätzung, ob eine Demenzerkrankung vorliegt. Die Sensitivität, d. h. die Genauigkeit, mit der eine Krankheit identifiziert werden kann, variiert jedoch je nach Messinstrument. Durch fehlende Erfahrung im Umgang mit den Messinstrumenten und den Betroffenen können zusätzlich Messungenauigkeiten entstehen. Die Aussagekraft kann bei hochbetagten und multimorbiden Menschen auf Grund der Aufgabenstruktur reduziert sein. Die Tests prüfen verschiedene kognitive Funktionen, die bei einer Demenzerkrankung beeinträchtigt sein können:

- die *Orientierung* bezüglich Zeit, Ort und Person
- *sprachliche Funktionen* durch Benennungsaufgaben, Sätze schreiben oder sprechen
- die *verbale Flüssigkeit* (die Probandin muss innerhalb einer bestimmten Zeit – meist einer Minute – Tiernamen, Wörter mit gleichem Anfangsbuchstaben oder Dinge, die es im Supermarkt zu kaufen gibt, benennen)
- das *Erinnerungsvermögen* durch das Erlernen von Wortlisten (dabei werden der unmittelbare sowie der zeitlich verzögerte Abruf geprüft)
- die *visuell-räumliche Kompetenz*, hier v. a. der Uhrenzeichentest

Während der Tests sollte ein angenehmes Klima gegeben sein. Insbesondere die Anwesenheit des Partners oder enger Bezugspersonen während der Testung kann zusätzlichen Druck und Nervosität hervorrufen und sollte deshalb vermieden werden.

Mini-Mental-Status-Test (MMST)

Der Mini-Mental-Status-Test (Abk. |MMST) ist ein einfaches Verfahren zur Feststellung kognitiver Defizite. Der geringe zeitliche Aufwand ist für den klinischen Einsatz günstig. Für die Lösung unterschiedlicher Aufgaben werden maximal 30 Punkte vergeben. Bei Punktwerten unter 25 besteht ein starker Demenzverdacht und es sollte eine weiterführende Diagnostik eingeleitet werden. Die durchschnittliche Verschlechterung pro Jahr, z. B. beim Vorliegen einer Demenz vom Alzheimertyp, liegt bei etwa drei bis vier Punkten.

> **MMST**
> Der MMST ist ein weltweit eingesetztes Messinstrument, das 1975 von Folstein et al. entwickelt wurde und gut validiert ist.

Die Aufteilung des MMST ist wie folgt:

- Überprüfung der *Orientierung* (zeitlich, örtlich)
- *Merkfähigkeit* (drei Wörter werden erfragt, sofort und nach fünf Minuten.)
- *Aufmerksamkeit* und *Rechenfähigkeit* (von der Zahl 100 beginnend fünf Mal rückwärts sieben abziehen, alternativ das Wort Radio rückwärts buchstabieren)
- *Sprache und andere Funktionen* (benennen von zwei Gegenständen, Nachsprechen eines Satzes, mehrschrittige Kommandos befolgen, einen Satz schreiben, Nachzeichnen einer geometrischen Figur)

Uhrenzeichentest (UZT)

Der UZT dient zur Überprüfung visuokonstruktorischer Funktionen in Zusammenhang mit abstraktem Denken und Gedächtnisfunktionen. Er ist trotz seiner sehr einfachen Struktur hoch spezifisch und sensitiv. Dies gilt auch für die Gruppe der Hochbetagten und der Menschen, die erst an einer leichten Demenz leiden.

Man gibt dem Probanden einen Kreis vor. Die Testinstruktion lautet: „Dies soll eine Uhr sein. Ich bitte Sie, die Zahlen so einzutragen, dass ein Ziffernblatt entsteht. Danach zeichnen sie die Zeiger so ein, dass die Uhr auf zehn Minuten nach elf steht."

Es wird dadurch die visuokonstruktive Fähigkeit sowie die Merkfähigkeit (Merken der Aufgabenstellung) überprüft.

Die Auswertung erfolgt nach den Kriterien:

- Alle zwölf Zahlen sind vorhanden.
- Die Zwölf ist korrekt platziert.
- Die Zeiger haben eine korrekte Proportion.
- Der Proband liest die Zeit korrekt vor.

Man sollte auch auf die Bearbeitungsgeschwindigkeit und die Durchführung achten, da dies ein erster Hinweis auf visuokonstruktive Schwächen sein kann.

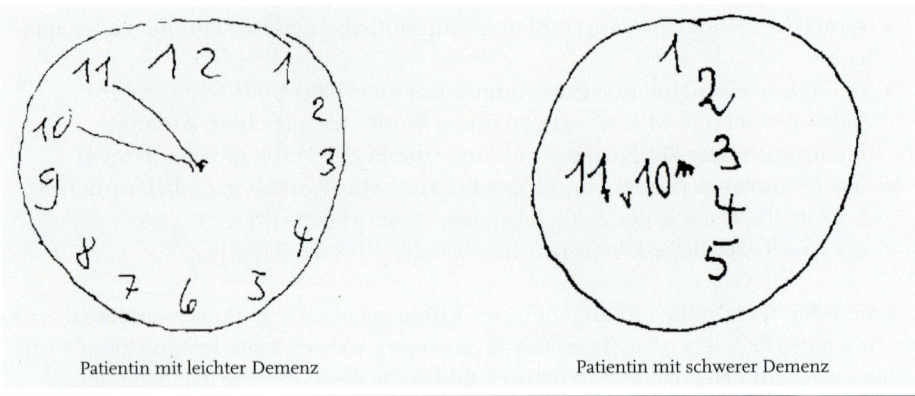

Patientin mit leichter Demenz   Patientin mit schwerer Demenz

[1]   Beispiel für den Uhrentest

DemTect

Dieser Test scheint im Vergleich zum MMST eine höhere Sensitivität im Bereich der Frühdiagnostik von Demenzen aufzuweisen. Es fehlen jedoch noch breite Erfahrungen, insbesondere in Bezug auf das Abgrenzen zu Nicht-Alzheimer-Demenzen und bei der Gruppe der Hochbetagten.

Folgende Rubriken gibt es beim DemTect:

- *Merkfähigkeit* (Erlernen einer 10-Wort-Liste, direkter und verzögerter Abruf)
- *Zahlenumwandeln* (Umwandeln von Ziffern zu Wörtern, z. B. „5" zu „fünf" mit steigendem Schwierigkeitsgrad)
- *Wortflüssigkeit* (z. B. innerhalb einer Minute alle Dinge, die es im Supermarkt gibt, aufzählen)
- *Zahlenfolgen rückwärts* (jeweils zwei Versuche, nach korrekter Antwort längere Zahlenfolge)

Die neuropsychologische Untersuchung

Von den Screeningverfahren abzugrenzen ist die neuropsychologische Untersuchung, die v. a. in den Gedächtnisambulanzen durchgeführt wird. Es handelt sich um eine umfassende Prüfung aller bei einer Demenz betroffenen Funktionen des Gehirns. Sie dient der Objektivierung und Dokumentation kognitiver Defizite. Der zeitliche Aufwand liegt bei ca. 30–60 Minuten und erfordert gute Kenntnisse über neuropsychologische Zusammenhänge.

Es stehen verschiedene normierte Testbatterien für die Untersuchung von Demenzen, insbesondere der DAT, zur Verfügung.

CERAD
Consortium to Establish a
Registry of Alzheimer's
Disease

Die am häufigsten verwendeten Testbatterien sind die |CERAD-neuropsychologische Testbatterie und die Alzheimer's Disease Assessment Scale (ADAS). Letztere findet v. a. im wissenschaftlichen Bereich bei der Überprüfung der Wirksamkeit antidementiver Therapien Anwendung.

Therapeutische Ansätze

Grundsätzliches

Die Therapie von Demenzen umfasst ein mehrschichtiges Behandlungskonzept. Medikamentöse und nicht medikamentöse Behandlungsstrategien sollten aufeinander abgestimmt werden. Insbesondere bei der Behandlung der nicht kognitiven Störungen sollten zunächst milieutherapeutische Maßnahmen zur Anwendung kommen. Bei unzureichendem Effekt kann auf den Einsatz von Medikamenten oftmals nicht verzichtet werden. Ein differenzierter Umgang mit den zur Verfügung stehenden Medikamenten ist bei dieser Patientinnengruppe besonders wichtig, da unerwünschte Arzneimittelwirkungen und Interaktionen einzelner Medikamente häufig auftreten.

Am Anfang der Therapie steht die Vermittlung der Diagnose. Die Patientin hat ein Recht darauf, ihre Diagnose zu erfahren, und viele Betroffene reagieren „erleichtert", wenn sie die Ursache für die beobachteten Schwächen kennen. Es sollte offen über die Prognose und den Verlauf gesprochen werden. **Es handelt sich bei den (primären) Demenzen zumeist um chronisch progrediente Erkrankungen, die bis heute nicht mit den zur Verfügung stehenden Mitteln geheilt werden können.**

Man sollte die Patientin, wenn sie noch geschäftsfähig ist, über die Möglichkeiten einer Vorsorgevollmacht sowie einer Patientenverfügung aufklären. Wartet man zu lange, oder geht man dem Problem aus dem Weg, nimmt man der Betroffenen die Chance, ihren Willen selbst festzulegen.

Die Angehörigenaufklärung und -schulung ist ein weiterer wichtiger Baustein. In den therapeutischen Prozess sollte man die Angehörigen und Pflegenden immer mit einbeziehen. Sie sind wichtige Begleiter und im therapeutischen Konzept wichtige Informationsquellen bei der Beurteilung von Verlauf und klinischer Symptomatik.

Um eine sekundäre Demenz auszuschließen, sollte zunächst eine Überweisung an die Spezialisten (z. B. Internistin zur Diagnose und Behandlung von Leber-, Schilddrüsenerkrankungen oder Vitaminmangelzuständen) erfolgen. Durch eine adäquate Therapie der zu Grunde liegenden Störungen sind sekundäre Demenzen oftmals (teilweise) reversibel.

Nicht medikamentöse Therapieverfahren

Nicht medikamentösen Therapieverfahren [Tab. 1] kommt bei der Behandlung von Menschen mit einer Demenz eine große Bedeutung zu und sie sollten vom gesamten betreuenden Team beherrscht und differenziert angewandt werden. Kontrollierte Studien liegen für einen Großteil der zur Verfügung stehenden Verfahren bislang nicht vor. Dies sollte jedoch nicht auf eine Unwirksamkeit dieser Verfahren schließen lassen. Ein wesentlicher Effekt vieler nicht medikamentöser Verfahren ist eine Steigerung des Wohlbefindens und eine Besserung affektiv bedingter Phänomene (z. B. Unruhe). Der Schweregrad einer demenziellen Erkrankung bildet die Grundlage bei der Auswahl der geeigneten Maßnahmen. Über die in der Tabelle aufgeführten Verfahren hinaus kommen auch Musiktherapie, Lichttherapie, Umgebungsgestaltung und Milieutherapie zum Einsatz.

Therapieverfahren	Beispiele
Trainingsverfahren (kommen vorrangig in Anfangsstadien zum Einsatz)	■ Hirnleistungstraining ■ körperliches Training ■ Toilettentraining ■ Training tagesstrukturierender Elemente
sinnesorientierte Verfahren (kommen auch in späten Stadien zum Einsatz)	■ Basale Stimulation® ■ Snoezelen ■ Aromatherapie ■ Massage, Bäder

[Tab. 1] Nicht medikamentöse Therapieverfahren bei Demenzbehandlung

3.3 Pharmakologische Aspekte

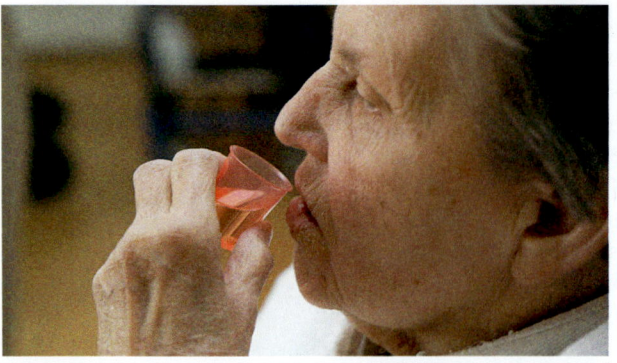

[1] Unerwünschte Arzneimittelwirkungen treten häufig auf.

Die medikamentöse Therapie ist eine rein symptomatische Behandlung. Die Heilung einer Demenz wie eine durch die Alzheimerkrankheit verursachte Demenz ist bislang nicht möglich. Die Antidementiva sind ausschließlich für die Behandlung der Alzheimerdemenz zugelassen. Es ist jedoch anzunehmen, dass sie auch bei einem Teil der vaskulären Demenzen (z. B. Mischformen aus vaskulärer und Alzheimerdemenz) eine positive Wirkung haben.

Die frontotemporale Demenz weist kein anticholinerges Defizit auf. Azetylcholinesterasehemmer wie Donezipil, Rivastigmin und Galantamin sind somit unwirksam und finden keine Anwendung.

Antidementiva

Eine Therapie mit Antidementiva orientiert sich am Schweregrad der durch die Alzheimerkrankheit verursachten Demenz [Tab. 1].

Anwendungsgebiete	Wirkungsweise	Häufige unerwünschte Arzneimittelwirkungen
Donepezil (z. B. Aricept®), **Rivastigmin** (z. B. Exelon®), **Galantamin** (z. B. Reminyl®)		
leicht- und mittelgradige Demenz vom Alzheimer-Typ (DAT)	▪ Hemmung der Azetylcholinesterase, dadurch Verstärkung der cholinergen Funktionen im Gehirn und Stabilisierung der kognitiven Leistungen und Verbesserung der DAT assoziierten Verhaltensstörungen	▪ z. B. Übelkeit, Erbrechen, Diarrhö, Dyspepsie, Bradykardie (durch vagotone Wirkung) ▪ Hypotonie und Obstipation ▪ Verschlechterung z. B. eines Asthma bronchiale
Memantine (z. B. Axura®, Ebixa®)		
mittelschwere und schwere Demenz vom Alzheimer-Typ	Verminderung der glutamatvermittelten Neurotoxizität	▪ z. B. motorische Unruhe ▪ Müdigkeit ▪ Verwirrtheitszustände ▪ Halluzinationen ▪ erhöhte Krampfgefahr ▪ Gangstörungen ▪ Übelkeit ▪ Erbrechen ▪ Obstipation

[Tab. 1] Antidementiva

Medikamentöse Therapie nicht kognitiver Symptome

Es sollte zunächst stets versucht werden, potenziell auslösende oder verstärkende Faktoren zu analysieren. Unruhe kann z. B. eine Reaktion auf eine irritierende Umgebung, andererseits aber auch Ausdruck bestehender Schmerzen sein. Es sollten zunächst milieutherapeutische Maßnahmen ausgeschöpft oder somatische Ursachen behoben werden.

Antipsychotika sind bei der Behandlung von Verhaltensstörungen (Unruhe, Aggressivität), wahnhaftem Erleben und Halluzinationen Mittel der ersten Wahl. Atypische Antipsychotika (z. B. Risperidon) sind auf Grund einer besseren Verträglichkeit (z. B. geringere Wahrscheinlichkeit für extrapyramidal-motorische Nebenwirkungen) im Vergleich zu den typischen Antipsychotika (z. B. Haloperidol) vorzuziehen. Bei der Lewy-Body-Demenz und bei der parkinsonassoziierten Demenz sollten auf Grund der hohen Empfindlichkeit gegenüber diesen Substanzen vorrangig |Quetiapin und |Clozapin eingesetzt werden.

Quetiapin | 135
Clozapin | 135

Die benötigte Dosis liegt bei dementen Patientinnen meist niedriger als bei jüngeren Menschen. Eine Akkumulation (Anhäufung) dieser Substanzen im Körper kann auch bei niedrigen Dosierungen auftreten. Grundsätzlich sollte die Notwendigkeit einer antipsychotischen Therapie regelmäßig überprüft werden (Auslassversuch).

Medikamentöse Therapie depressiver Symptome

Bei der pharmakologischen Behandlung depressiver Symptome bei Demenz sollten vorrangig Substanzen gewählt werden, die keine anticholinergen Nebenwirkungen aufweisen (z. B. Citalopram oder Sertralin). Trizyklische Antidepressiva sollten auf Grund des Nebenwirkungsprofils nicht eingesetzt werden. Möchte man zusätzlich einen sedierenden Effekt erzielen, wird heute u. a. häufig Mirtazapin eingesetzt.

Experimentelle Ansätze in der Alzheimertherapie

Im Rahmen klinischer Studien werden derzeit Wirkstoffe untersucht, die zum einen die Aggregation von Tau oder β-Amyloid hemmen sollen oder die Produktion des β-Amyloid-Peptids verhindern. Alternativ wird durch aktive oder passive Immunisierung (Impfung) versucht, die bereits entstandenen Aggregate wieder aufzulösen. Eine abschließende Bewertung dieser Studien gibt es derzeit jedoch noch nicht. Sie gehören somit (noch) nicht zum Therapiestandard.

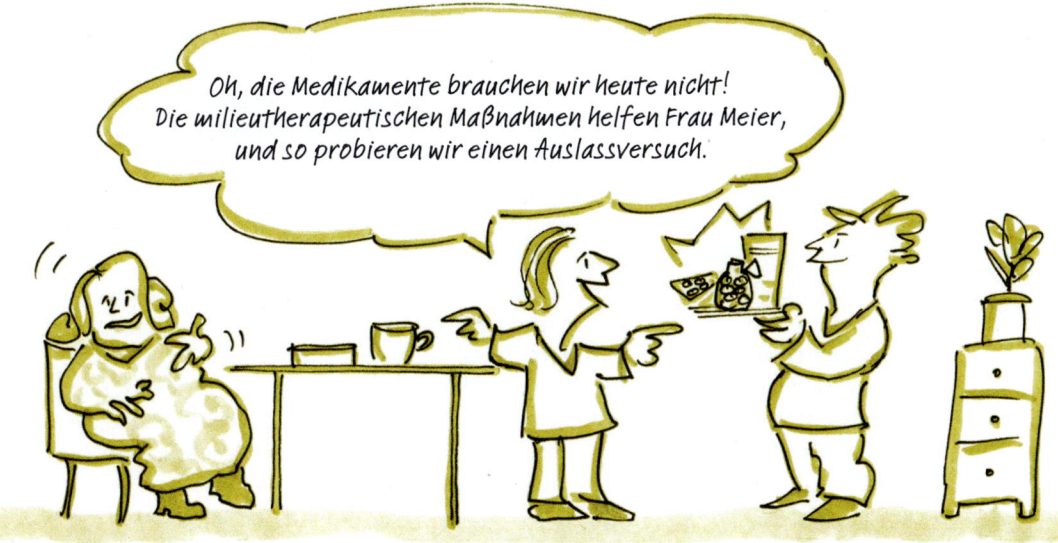

3.4	## Rechtlicher Bezug
3.4.1	## Gesetzliche Betreuung

Wenn Menschen nicht mehr in der Lage sind, sich um ihre eigenen Angelegenheiten zu kümmern, z. B. auf Grund einer demenziellen Erkrankung, erhalten sie eine gesetzliche Betreuerin, die als ihre rechtliche Vertretung ihrem Wohl dient.

Vorgeschichte des derzeit gültigen Betreuungsrechts

Am 1. Januar 1992 ist das „Gesetz zur Reform des Rechts der Vormundschaft und Pflegschaft für Volljährige" in Kraft getreten. Es regelt im Bürgerlichen Gesetzbuch (BGB) die gesetzliche Betreuung in den §§ 1896 ff. Bis dahin standen Betroffene unter **Vormundschaft oder Gebrechlichkeitspflegschaft.**

Eine Vormundschaft hat es bis dahin nur gegeben, wenn im Vorfeld eine Entmündigung stattgefunden hat. Bei einer Entmündigung auf Grund einer „Geisteskrankheit" führte dies für die Betroffene zur Geschäftsunfähigkeit, eine Eheschließung war nur mit Einverständnis des Vormundes möglich und die Betroffene hat ihr Wahlrecht verloren.

Eine Gebrechlichkeitspflegschaft kam in Frage, wenn eine Volljährige, die nicht unter Vormundschaft stand, infolge geistiger oder körperlicher Gebrechen einzelne ihrer Angelegenheiten – hier wurden insbesondere ihre Vermögensangelegenheiten genannt – nicht zu besorgen vermochte. Die Betroffene musste mit der Gebrechlichkeitspflegschaft einverstanden sein, sofern eine Verständigung mit ihr möglich war. Personen, die eine Gebrechlichkeitspflegschaft erhielten, war es wie bei der Vormundschaft verboten zu heiraten und zu wählen. Dies entfiel mit dem Betreuungsgesetz von 1992 ersatzlos.

Vor der Reform des Betreuungsrechts standen in der Bundesrepublik Deutschland etwa 250 000 Menschen unter Gebrechlichkeitspflegschaft, ca. 60 000 hatten ein Entmündigungsverfahren hinter sich gebracht.

Mit der Reform des Betreuungsrechts 1992 rückt die Rechtsfürsorge zum Wohl der Betroffenen in den Vordergrund. Das Aufgabenfeld der Betreuerin wird genau festgelegt. Eine Betreuerin, die für die Vermögenssorge zuständig ist, darf sich auch nur um diesen Bereich kümmern. Sollte sie feststellen, dass die Betreute weitere Unterstützung benötigt, darf sie dies nicht selbstständig übernehmen, sondern muss sich an das Betreuungsgericht wenden.

Durch die Reform des Betreuungsrechts wurde das Selbstbestimmungsrecht der Einzelnen gestärkt, sie wird so weit wie möglich in die sie betreffenden Entscheidungen einbezogen.

Einrichtung einer Betreuung: Voraussetzungen, Verfahren

Um eine Betreuung einzurichten, müssen bestimmte Voraussetzungen vorliegen. Die Betroffene muss volljährig und bedingt durch ihre psychische Krankheit oder seelische Behinderung unfähig sein, ihre Angelegenheiten ganz oder teilweise zu besorgen. Das alleinige Vorliegen einer psychischen Krankheit oder seelischen Behinderung reicht nicht aus, um die Bestellung einer Betreuerin zu rechtfertigen. Es muss ein ursächlicher Zusammenhang bestehen zwischen ihren eingeschränkten Fähigkeiten und ihrer Erkrankung (§ 1896 Abs. 1 BGB).

Bevor eine Betreuerin bestellt wird, wird geprüft, ob dies erforderlich ist oder ob die Betroffene Hilfen anderer Art zur Verrichtung täglicher Aufgaben erhalten kann. Dies können Familienangehörige sein, soziale Dienste oder Beratungsstellen, die beim Ausfüllen von Formularen Hilfestellung leisten können. Ein Mensch, der seine Wohnung nicht mehr sauber halten kann, braucht keine Betreuerin, sondern lebenspraktische Unterstützung (§ 1896 Abs. 2 BGB).

Voraussetzung einer Betreuung

Eine Betreuung kann angeordnet werden, wenn Menschen auf Grund
- psychischer Krankheiten,
- geistiger Behinderung,
- seelischer Behinderung
- und in Ausnahmefällen körperlicher Behinderung

nicht in der Lage sind, ihre Angelegenheiten ganz oder zum Teil zu regeln.

Zu den **psychischen** Krankheiten gehören
- körperlich nicht begründbare seelische Krankheiten (z. B. Psychosen),
- seelische Störungen, die körperliche Ursachen haben,
- Abhängigkeitserkrankungen,
- Persönlichkeitsstörungen.

Geistige Behinderungen sind solche, die
- angeboren sind,
- während der Geburt entstanden sind oder
- durch frühkindliche Hirnschädigungen erworben sind und einen Intelligenzdefekt zur Folge haben.

Zu den **seelischen** Behinderungen zählen bleibende psychische Beeinträchtigungen,
- die als Folge von Erkrankungen
- und als Auswirkungen des Altersabbaus entstanden sind.

Bei **körperlichen** Behinderungen darf eine Betreuung nur angeordnet werden, wenn die Betroffene dies selber beantragt hat.

Zu der Krankheit oder Behinderung muss ein Fürsorgebedürfnis hinzukommen. Das Betreuungsgericht hat daher zu prüfen, in welchen Bereichen die Betroffene Unterstützung benötigt, und auch nur für diese Bereiche wird eine Betreuerin bestellt.

Verfahren einer Betreuung

Das Verfahren einer Betreuung ist seit 1.9.2009 geregelt. Im Gesetz über das Verfahren in Familiensachen und die Angelegenheiten der freiwilligen Gerichtsbarkeit (FamFG) sind allgemeine Vorschriften über das Verfahren und über Rechtsmittel gegen gerichtliche Entscheidungen enthalten. In weiteren Abschnitten finden sich besondere Vorschriften für einzelne Angelegenheiten der freiwilligen Gerichtsbarkeit, z. B. das Betreuungsverfahren und das Unterbringungsverfahren.

Die Betreuerin wird vom Betreuungsgericht bestellt. Auf Anregung Dritter wie Familienangehörige oder Hausärztinnen entscheidet das Gericht über eine Betreuung. Nur bei Betroffenen, die körperlich behindert sind, entscheidet das Gericht infolge eines durch sie selber gestellten Antrages.

Einzelne Schritte des Betreuungsverfahrens

- Antrag beim zuständigen Vormundschaftsgericht
- Bereitstellung einer Verfahrenspflegerin für die Betroffene, falls nötig
- Einholung eines Sachverständigengutachtens
- persönliches Gespräch mit der Betroffenen durch das Gericht
- Bekanntgabe der Entscheidung

Der Betroffenen kann eine Verfahrenspflegerin zur Seite gestellt werden, die sie über die Schritte des Gerichts informiert und ggf. in ihrem Sinne Anträge stellt oder Rechtsmittel einlegt.

Das Gericht hat die Pflicht, sich mit der Betroffenen persönlich auseinanderzusetzen. Dies soll, wenn diese sich nicht in ihrer Privatsphäre gestört fühlt, in ihrer gewohnten Umgebung stattfinden. Gibt es eine Verfahrenspflegerin, muss diese bei den Gesprächen anwesend sein.

Um den Sachverhalt zu klären, muss das Gericht i. d. R. ein Sachverständigengutachten einholen. Dieses legt die Notwendigkeit, den Umfang der Betreuung und die voraussichtliche Dauer der Hilfsbedürftigkeit fest. Die Sachverständige ist verpflichtet, die Betroffene persönlich zu untersuchen und zu befragen, bevor das Gutachten erstellt wird.

Bestellung bzw. Auswahl einer Betreuerin

Die Betroffene kann Wünsche äußern, wer die Betreuung übernehmen soll. Ihren Wünschen ist vom Gericht eine große Bedeutung beizumessen. Schlägt die Betroffene eine geeignete Person vor, die bereit ist, die ehrenamtliche Betreuung zu übernehmen, ist das Gericht i. d. R. an diesen Vorschlag gebunden. Ungeeignet ist eine Person, wenn deren Bestellung dem Wohl der Betroffenen zuwiderlaufen würde.

Aufgaben und Rechtsstellung der Betreuerin

Die Betreuerin vertritt die Betreute in den ihm übertragenen Wirkungskreis. Die wichtigsten Aufgabenkreise sind:
- Aufenthaltsbestimmungsrecht
- Vermögensverwaltung
- Gesundheitsfürsorge
- Wohnungsangelegenheit

§

Persönliche Betreuung und Wohl und Wünsche der Betreuten

Bei der Durchführung der Betreuung hat die Betreuerin die Pflicht, die Betroffene persönlich zu betreuen. Sie muss deren Wohl und Wünsche berücksichtigen. Der Betreuten wird so die Möglichkeit gegeben, ihr Leben nach den eigenen Vorstellungen zu gestalten. Sollte es nicht möglich sein, die Wünsche der Betreuten festzustellen, muss die Betreuerin versuchen, diese über dritte Personen wie Familienangehörige zu klären.

Falls die Gefahr besteht, dass die Betreute bei einem ärztlichen Eingriff ihr Leben verliert oder schweren und länger dauernden gesundheitlichen Schaden nimmt, bedarf die Einwilligung der Betreuerin einer Genehmigung durch das Betreuungsgericht.

Dauer einer Betreuung

Die Dauer einer Betreuung darf nicht länger als notwendig anhalten. Sobald die Gründe wegfallen, die eine Betreuung notwendig gemacht haben, haben die beteiligten Personen dem Betreuungsgericht diese Veränderung mitzuteilen.

Darüber hinaus wird in die gerichtliche Entscheidung über die Bestellung einer Betreuerin der genaue Termin aufgenommen, an dem das Gericht die Bestellung erneut überprüft. Spätestens nach sieben Jahren muss über Aufhebung oder Verlängerung entschieden werden.

Rechtsfolgen für die Betreute

Grundsätzlich bleibt die Betreute voll geschäftsfähig, d.h. sie kann wirksam eigene Willenserklärungen abgeben. Willenserklärungen können Schenkungen, Vertragsabschlüsse und Einwilligungen oder Verweigerung ärztlicher Heilmaßnahmen sein. Auch eine Eheschließung und die Teilnahme an Wahlen ist möglich. Das Wohl der Betreuten steht nach der Gesetzesänderung von 1992 im Vordergrund: Ihre Wünsche müssen hierbei berücksichtigt werden.

Der Einwilligungsvorbehalt stellt eine Ausnahme der fortbestehenden Geschäftsfähigkeit dar. Die Betroffene benötigt dann die Einwilligung ihrer Betreuerin. Diese Maßnahme dient dem Schutz der Betroffenen, falls die Gefahr besteht, dass sie sich selber oder ihr Vermögen beschädigt.

Unterbringung

3.4.2

Es kann unter bestimmten Umständen notwendig sein, dass Menschen in Einrichtungen untergebracht werden müssen, auch gegen ihren Willen. Dies bedeutet nicht, dass ein Mensch willkürlich „weggeschlossen" werden kann: Durch die gesetzlichen Regelungen für eine Unterbringung wird einer Willkür vorgebeugt.

Rechtsgrundlagen für die Unterbringung in einem Heim oder Krankenhaus

Rechtsgrundlage für die betreuungsrechtliche Unterbringung ist §1906 BGB; für die Unterbringung nach Landesgesetz sind dies die Psychisch-Kranken-Gesetze (UBG/PsychKG).

Genehmigung einer Unterbringung nach § 1906 BGB

Unter bestimmten Umständen kann eine Betreuerin die Betreute mit gerichtlicher Genehmigung in einer geschlossenen Einrichtung unterbringen. Dies muss zum Wohl der Betreuten erforderlich sein. Zulässig ist die Unterbringung nur,

- wenn bei der Betreuten auf Grund einer psychischen Krankheit oder geistigen oder seelischen Behinderung die Gefahr besteht, dass sie sich tötet oder erheblichen gesundheitlichen Schaden zufügt oder
- eine Untersuchung, Heilbehandlungoder oder ein ärztlicher Eingriff notwendig ist, die bzw. der ohne die Unterbringung nicht durchgeführt werden kann.

Unterbringung nach Landesgesetz

In den Psychisch-Kranken-Gesetzen (PsychKG) der einzelnen Bundesländer ist die Unterbringung von Menschen geregelt, die sich oder anderen Personen einen Schaden infolge psychischer Krankheit oder geistigen oder seelischen Behinderung zufügen wollen.

Verfahren bei Unterbringung und unterbringungsähnlichen Maßnahmen

Das Verfahren einer Unterbringung nach den Psychisch-Kranken-Gesetzen ist systematisch geregelt und ergibt sich aus den gesetzlichen Vorgaben. Vor einer Unterbringung müssen die Voraussetzungen hierfür genannt sein. Beispielhaft ist hier § 16 NPsychKG genannt:

„Die Unterbringung einer Person ist nach diesem Gesetz nur zulässig, wenn von ihr infolge ihrer Krankheit oder Behinderung im Sinne der § 1 Nr. 1 **eine gegenwärtige erhebliche Gefahr (...) für sich oder andere** ausgeht und diese Gefahr auf andere Weise nicht abgewendet werden kann."

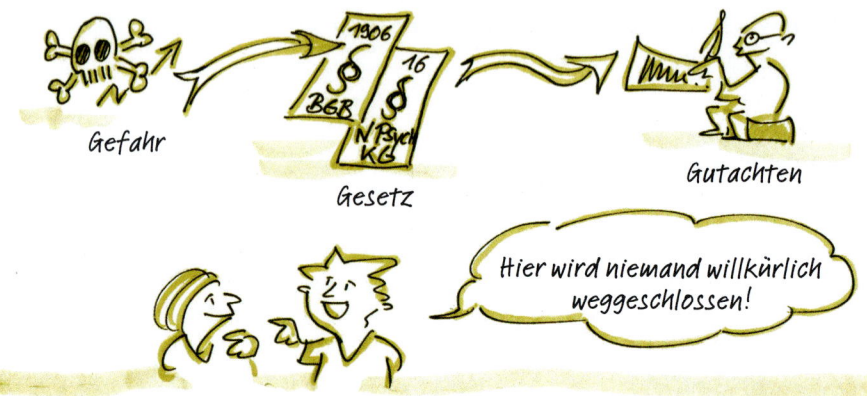

Die Voraussetzungen für eine Unterbringung sind:

- Vorliegen einer Gefahr
- gegenwärtig und erheblich
- für sich oder andere
- infolge von Krankheit, Behinderung
- nicht anders abwendbar

Im letzten Punkt findet sich der Verhältnismäßigkeitsgrundsatz wieder. Die Maßnahme muss im Verhältnis stehen zu der Gefahr, die abgewendet werden soll.

Der Betroffenen kann eine Verfahrenspflegerin zur Seite gestellt werden. Ähnlich wie beim Verfahren zur Einrichtung einer Betreuung muss die Betroffene auch bei diesem Verfahren persönlich vom Gericht angehört werden. Der unmittelbare Eindruck wird von der Richterin in der natürlichen Umgebung der Betroffenen eingeholt.

Zur Klärung der Notwendigkeit einer Unterbringung können dritte Personen oder Behörden vom Gericht gehört werden. Das Einholen eines Sachverständigengutachters ist Pflicht. Die Sachverständige muss hierbei Ärztinnen mit Erfahrungen auf dem Gebiet der Psychiatrie, i. d. R. eine Fachärztin für Psychiatrie, sein.

Um das Verfahren weiter fortzuführen, darf die Ärztin, die das Gutachten ausgestellt hat, nicht mehr an der Entscheidung über die Unterbringung beteiligt sein. Dies dient dem Schutz der Betroffenen. Die Entscheidung wird der Betroffenen persönlich bekannt gegeben.

Vorläufige Einweisung

Eine Person kann längstens bis zum Ablauf des folgenden Tages vorläufig in eine geeignete Einrichtung eingewiesen werden. Dadurch kann ein sofortiges Eingreifen erfolgen, falls das Gericht eine Entscheidung nicht rechtzeitig herbeiführen kann. Die richterliche Entscheidung ist unverzüglich einzuholen.

Vorläufige Unterbringungsmaßnahme

Die vorläufige Unterbringungsmaßnahme kann bis zu sechs Wochen gelten und unterscheidet sich von einer vorläufigen Einweisung dadurch, dass sie durch das Gericht festgelegt wird. Voraussetzungen hierfür sind dringende Gründe, die darauf schließen lassen, dass die Voraussetzungen für eine endgültige Unterbringungsmaßnahme gegeben sind:

- Mit dem Aufschub der Maßnahme ist Gefahr verbunden.
- Ein ärztliches Zeugnis über den Zustand der Betroffenen muss vorliegen.
- Eine Verfahrenspflegerin muss bestellt sein.
- Die Betroffene und ihr Verfahrenspflegerin müssen vom Gericht persönlich angehört worden sein.
- Bestimmte Personen müssen Gelegenheit bekommen haben, sich zu äußern.

Die letzten drei genannten Punkte kommen nicht zum Tragen, falls Gefahr im Verzug ist und eine Entscheidung schnell getroffen werden muss.

Die Betroffene wird entlassen, wenn das Gericht die Unterbringungsmaßnahme aufhebt oder aussetzt, die Unterbringungsfrist abgelaufen ist oder im Falle des § 18 NPsychKG bis zum Ablauf des folgenden Tages kein gerichtlicher Unterbringungsbeschluss vorliegt. Eine Unterbringung kann vorzeitig aufgehoben werden. Die ärztliche Leitung eines Krankenhauses muss eine Verhaltensveränderung, die dieses unterstützt, dem Gericht sofort mitteilen.

Unterbringungsähnliche Maßnahmen

Hierzu zählen Maßnahmen, bei denen der Betreuten die Freiheit entzogen wird und sie nicht untergebracht wird. Diese Maßnahmen bedürfen der Einwilligung der Betreuerin und der Genehmigung durch das Gericht. Dies ist in § 1906 Abs. 4 BGB geregelt. Dies umfasst bei einer Betroffenen, die sich in einer Anstalt, einem Heim oder ähnlichen Einrichtungen aufhält, mechanische oder chemische **Fixierungen**.

Zu den mechanischen Fixierungen gehören

- Fesselungen mit entsprechenden Gurten (z. B. Segufix®) mit Magnetverschlüssen im Bett, Stuhl, Rollstuhl,
- Nutzen von Stecktischen für Rollstühle,
- Anbringen von Bettgittern,
- Absperren von Zimmern, Abteilungenn sowie
- Einsperren in so genannten Isolationszimmern zur Beruhigung einer Person.

Chemische Fixierungen finden durch Medikamentengabe statt, bei denen Patientinnen ruhig gestellt werden.

Das folgende Beispiel zeigt, welche Relevanz die unterbringungsrechtlichen Bestimmungen im Pflegealltag haben können.

Beispiel Herr Günther hat eine bekannte psychiatrische Erkrankung und fällt durch selbst verletzendes Verhalten auf, das über Alkoholkonsum und Aggressivität hinausgeht. Die Situation spitzt sich zu, als Herr Günther auf einer „geschlossenen" psychiatrischen Station aufgenommen werden soll. Hierfür ist eine ärztliche Einweisung notwendig.

Herr Günther verhält sich gegenüber den Pflegenden aggressiv. Er verkennt die Situation und beschuldigt die Pflegekräfte und das ärztliche Personal, ihn bestehlen zu wollen. Herr Günther hat sich im Laufe des Abends eine Riss-Quetsch-Wunde zugezogen, die ärztlich versorgt werden muss. Die diensthabende Ärztin entscheidet, dass Herr Günther in dieser Situation eine Gefahr für sich selber darstellt, und hält sich an § 16 NPsychKG. Eine Richterin, die Bereitschaft hat, wird informiert. Die Pflegenden beruhigen Herrn Günther so weit, dass weitere Maßnahmen nicht notwendig erscheinen. Herr Günther lässt die Behandlung der Wunde zu und erhält ein Bett im Wachsaal der Station.

Bei Betroffenen, die einer Unterbringung unterliegen, ist es immer wichtig, sie mit Respekt zu behandeln. Das Gefühl, nicht mehr über sich selber bestimmen zu können, kann das Selbstwertgefühl verletzen und zu Aggressionen führen. Eine wertschätzende Haltung von allen an der Behandlung Beteiligten ist wichtig.

4 Menschen mit Erkrankungen des zentralen Nervensystems pflegen

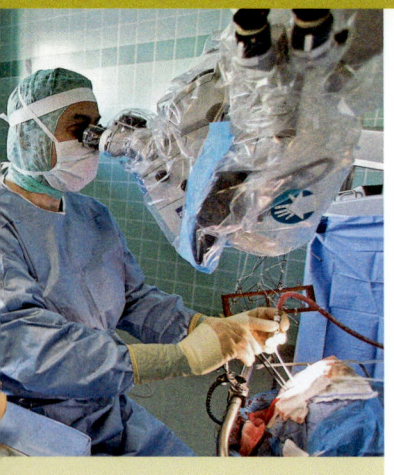

Menschen mit Erkrankungen des zentralen Nervensystems pflegen

Bereits vor 12000 Jahren wurden Öffnungen des Schädels vorgenommen – und das erfolgreich. Viele dieser Menschen haben nach dem Eingriff noch lange gelebt, wie die Verheilungsspuren beweisen. Es überrascht, dass ausgerechnet die uns heute riskant erscheinenden Schädelöffnungen (Trepanationen) schon so früh durchgeführt wurden. Vermutlich ging es dabei nicht um Erkrankungen des zentralen Nervensystems – ein moderner, funktionaler Begriff, der früheren Zeiten und Kulturen nicht geläufig war. Über die Funktion des Gehirns gab es in verschiedenen Zeiten und Kulturen recht unterschiedliche Auffassungen: So galt es im alten Ägypten als Sitz der Seele, dagegen schrieb einer der bedeutendsten Denker der Antike, Aristoteles (384–322 v. Chr.), dass es lediglich zur Kühlung des Körpers diene.

Über die Gründe für die Durchführung von Trepanationen kann man nur spekulieren, denn außer den Knochenfunden sind keine Aufzeichnungen überliefert. Aber wahrscheinlich haben religiöse Handlungen oder die Austreibung von Dämonen dabei eine Rolle gespielt. Ein weiterer Grund für frühe Schädelöffnungen und -operationen mag darin bestanden haben, dass es immer schon Kopfschmerzen und Schädelverletzungen gegeben hat, z. B. durch Jagdunfälle, bei kriegerischen Auseinandersetzungen oder beim Bau von Gebäuden. Die Versorgung dieser Wunden bzw. sogar deren Operation erfolgte wahrscheinlich vorwiegend bei wichtigen Persönlichkeiten. Dass diese Behandlungen oder Operationen häufig erfolgreich waren, lässt sich bei archäologischen Funden daran erkennen, dass sich neues Knochengewebe an den Rändern der Verletzungsstelle gebildet hat. Bei manchen Funden wurden Goldeinsätze gefunden, die die Öffnung in der Schädeldecke wieder verschließen sollten. Einige Menschen wurden sogar mehrfach trepaniert, es gibt Schädelfunde, an denen mehrere Öffnungen sichtbar sind. Die Trepanation ist neben der Amputation die älteste bekannte Operationstechnik.

Die steinzeitliche Operationsmethode ist ein langsames Abschaben des Schädelknochens bis zur harten Hirnhaut. In der Antike wurden dann Bohrwerkzeuge entwickelt, mit der eine Knochenplatte herausgebohrt wurde. Dieses Prinzip liegt noch den heutigen chirurgischen Methoden zu Grunde.

Trepanationen waren in vielen Zeiten und Kulturen üblich. Aus der Jungsteinzeit (ca. 5500–2000 v. Chr.) gibt es archäologische Funde von Trepanationen (mit Verheilungsspuren) aus ganz Europa.

Im alten Ägypten wurden ab ca. 3000 v. Chr. Schädelöffnungen durchgeführt, wahrscheinlich um von schweren Krankheiten zu heilen oder Dämonen auszutreiben. Starb der Patient, so wurde vermutlich der operierende Arzt getötet. Die Öffnung des Schädels wurde auch als Therapie bei schweren psychischen Erkrankungen eingesetzt – so z. B. bei epileptischen Anfällen, die nicht in das damals bekannte Krankheitsspektrum einzuordnen waren.

Aus der Antike sind von Hippokrates (450–370 v. Chr.) vorgenommene Trepanationen bekannt.

Im frühen Mittelalter waren Trepanationen aus christlich-religiösen Gründen verboten, sie sind erst aus dem 13. Jahrhundert wieder bekannt.

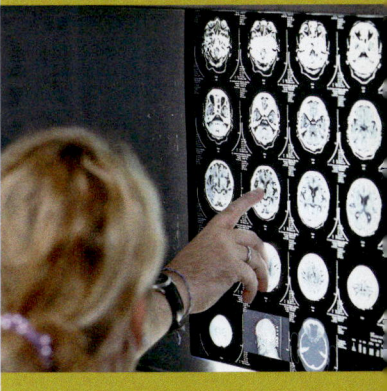

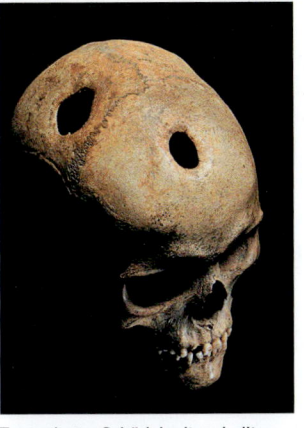

Trepanierter Schädel mit verheilten Wundrändern aus der Jungsteinzeit, der bei Merseburg gefunden wurde.

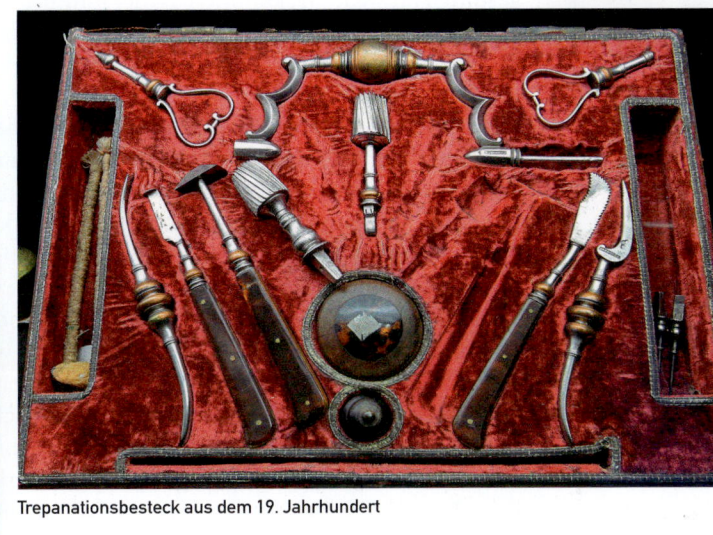

Trepanationsbesteck aus dem 19. Jahrhundert

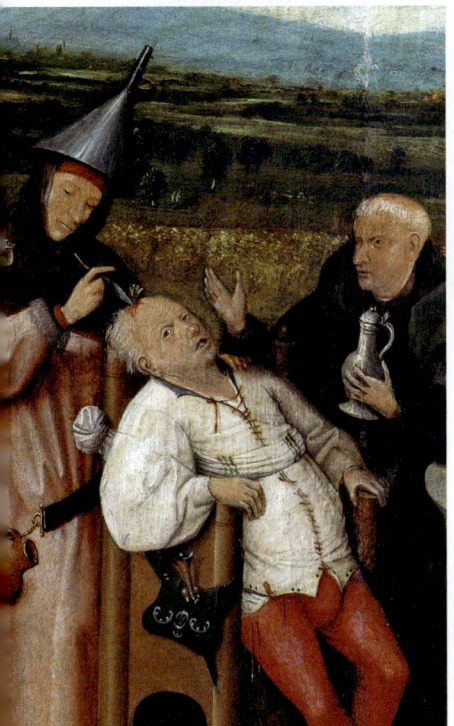

Hieronymus Bosch, Das Steinschneiden. Ein Scharlatan entfernt den „Stein der Narrheit".

Seit dem 16. Jahrhundert werden in Mitteleuropa wieder vermehrt Schädeloperationen durchgeführt, teilweise sogar auf Jahrmärkten von Scharlatanen. Den Menschen wurde vorgegaukelt, ihnen würden Steine, Gegenstände oder Tiere aus dem Kopf geschnitten.

Auch außerhalb Europas gab es schon in früher Zeit Trepanationen. So fand man in Nord- und in Südamerika 2000 Jahre alte trepanierte Schädel mit Knochenheilungsmerkmalen.

In Afrika lebte die uralte Tradition der Schädelöffnungen bis in die 1970er Jahre des 20. Jahrhunderts fort. Sie wurden dort von Medizinmännern durchgeführt, die Technik ähnelte dem seit der Steinzeit überlieferten Muster.

Seit dem Beginn der Antiseptik und der Narkose in der Mitte des 19. Jahrhunderts wurde auch die Operationstechnik immer mehr verfeinert und modernisiert. Die Trepanation wird in der modernen Hirnchirurgie noch immer eingesetzt, etwa zur Entlastung des Hirndrucks und zur Ausräumung von Blutungen. Auch für hirnchirurgische Operationen wird eine Öffnung des Schädels benötigt, so z. B. bei Hirntumoren.

4.1 | Pflegerische Schwerpunkte

Chronisch kranke Menschen pflegen | 167
Traumatisch verunfallte Menschen pflegen | 597

Oft stehen Erkrankungen des zentralen Nervensystems in enger Verbindung mit physischen und psychischen Folgeschäden. Somit ergeben sich für Betroffene und ihre Familien neue Herausforderungen und Veränderungen in ihrem Alltags- und Familienleben, wie dies bei chronisch kranken Menschen zu beobachten ist. Weitere Parallelen zeigen sich auch zu der Pflege traumatisch verunfallter Patientinnen.

4.1.1 | Pflege neuropädiatrisch erkrankter Kinder/Jugendlicher

Für eine altersentsprechende Entwicklung sind das Wahrnehmen von Reizen und die Durchführung von Bewegungen existenziell. Sind diese Fähigkeiten auf Grund verschiedener Erkrankungen gestört, kann es somit auch zu einer verzögerten oder sogar zu einer gestörten Entwicklung kommen. Daher nimmt die gezielte Förderung von Wahrnehmung und Bewegung für die Pflege neuropädiatrisch erkrankter Kinder einen hohen Stellenwert ein.

Bewusstseins-, Wahrnehmungs- und Koordinationsstörungen

Kinder mit Bewusstseins- und Wahrnehmungsstörungen reagieren auf äußere Reize oftmals anders, als wir es erwarten. Um Situationen richtig einschätzen zu können und Veränderungen rechtzeitig zu erkennen, ist eine ausführliche |Pflegeanamnese bei diesen Kindern besonders wichtig. Sinnvoll ist es, die Eltern dabei einzubeziehen, da sie ihr Kind am besten kennen. Da sich die Kinder oft nicht eindeutig verständlich machen können, ist es für sie besonders bedeutsam, dass ihre Bedürfnisse erkannt und, wenn möglich, zufrieden gestellt werden.

Pflegeanamnese **1** | 583

Im Rahmen der Pflege neuropädiatrisch erkrankter Kinder ist die Berücksichtigung entwicklungsfördernder Maßnahmen wichtig. Daher nehmen Aktivierung und Förderung in der Interaktion mit ihnen einen breiten Raum ein. Pflegende unterstützen Physio- und Ergotherapeutinnen in ihrer Arbeit (und wirken dabei mit), indem sie Prinzipien der Behandlungskonzepte in die Pflege einbauen. Wichtig hierbei ist die Integration der Eltern, da sie ihr Kind am besten kennen und dauerhaft in Kontakt mit ihm stehen.

Dabei finden verschiedene Konzepte Anwendung:

Basale Stimulation® | 275. 609

- |**Basale Stimulation®**: Hierbei werden die verschiedenen Wahrnehmungsbereiche der Kinder angeregt, um die Eigenaktivität zu fördern. Dabei spielen der Haut- und Körperkontakt sowie die Ressourcen des Kindes eine bedeutende Rolle [Abb. 1].

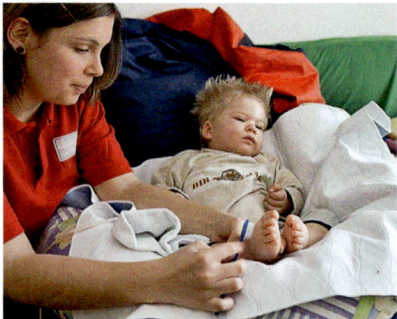

[1] Basale Stimulation® beim Kleinkind mittels Zahnbürste

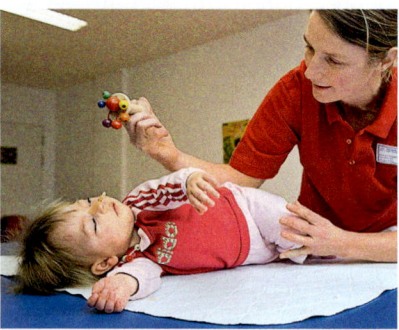

[2] Anregen zum Drehen im Rahmen einer Bobath-Therapie

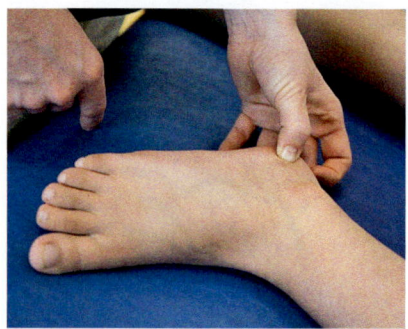

[3] Druckpunkt an der Ferse im Rahmen der Vojta-Therapie

- **Bobath-Konzept**: Das |Bobath-Konzept basiert auf neurophysiologischen Grundlagen und betrachtet das Kind in seiner ganzen Persönlichkeit, um seine funktionellen Fähigkeiten zu fördern und seinen Handlungsspielraum zu erweitern [Abb. 2].
- **Vojta-Therapie**: Hierbei werden bestimmte Bewegungsmuster durch gezielte Reizsetzung ausgelöst [Abb. 3]. Die Vojta-Therapie für Kinder wird jedoch kontrovers diskutiert, da sie unangenehm ist, sodass die Kinder unter der Therapie häufig weinen.
- **Psychomotorik**: Bei dieser Therapieform wird das kindliche Bewegungsverhalten in Bezug zum psychischen Erleben gesehen. Die Psychomotorik verfolgt einen ganzheitlichen Gedanken und fördert sowohl die Wahrnehmung als auch die Bewegung des Kindes [Abb. 4].
- **Snoezelen**: Beim |Snoezelen halten sich die Kinder in einem gemütlichen Raum auf, in dem sie liegen oder sitzen können und dabei von leiser Musik und Lichteffekten umgeben sind. Diese Therapieform soll die sensorische Wahrnehmung fördern und dient gleichzeitig der Entspannung [Abb. 5].
- **Physiotherapie**: Ziel der Physiotherapie ist es, den betroffenen Kindern anhand spezieller Übungen zur Förderung von Sensibilität und Motorik eine optimale Entwicklung zur Selbstständigkeit zu ermöglichen.
- **Ergotherapie**: Auch mit Hilfe ergotherapeutischer Maßnahmen soll den Kindern eine möglichst große Selbstständigkeit und Handlungsfreiheit ermöglicht werden. Dazu werden beeinträchtigte Funktionen und Fähigkeiten durch spezielle Übungen verbessert, wiederhergestellt oder kompensiert, ggf. werden auch spezielle Schienen angefertigt.

Bobath-Konzept | 415

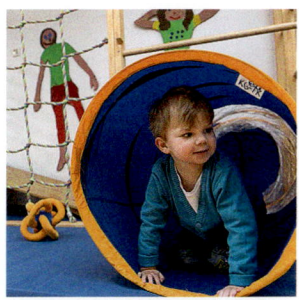

[4] Anwendbare Geräte im Rahmen von Psychomotorik

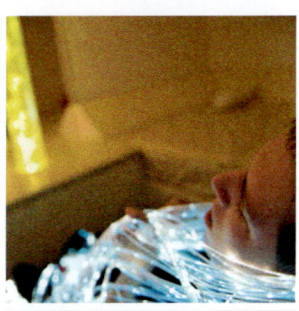

[5] Betroffene in einem Snoezelen-Raum

Die Ziele der genannten Therapien können jedoch nur erreicht werden, wenn das Team |interdisziplinär zusammenarbeitet. Das heißt, alle an der Pflege und Betreuung des Kindes Beteiligten sollten die angewandten Behandlungskonzepte kennen und im Rahmen des Gesamttherapiekonzeptes nach ihnen handeln. Wichtig für den Therapieerfolg ist eine intensive professionsübergreifende Kommunikation.

Snoezelen | 375
interdisziplinär **3** | 450

Kau- und Schluckstörungen

Kau- und Schluckstörungen können dazu führen, dass sich die betroffenen Kinder bei einer mangelnden Nährstoffversorgung körperlich nicht altersentsprechend entwickeln. Um einem reduzierten Ernährungszustand, einem gestörten Elektrolyt- und Wasserhaushalt sowie einer Aspiration vorzubeugen, gibt es verschiedene Möglichkeiten:

- bei Flaschennahrung stets ein kleines Saugerloch verwenden
- die Nahrung ggf. andicken
- bei älteren Kindern sollte die Nahrung nicht zu fest sein (breiig/passiert)
- Anbieten häufiger, kleinerer Mahlzeiten
- sich Zeit nehmen und Geduld haben
- Kinder in einer möglichst aufrechten Position füttern
- wenn die spontane Nahrungsaufnahme nicht mehr ausreichen sollte, kann eine Magensonde gelegt werden, über die das Kind ernährt wird
- PEG-Sonde bei Notwendigkeit einer längerfristigen/dauerhaften Sondierung

Enterale Ernährung **1** | 243

Sofort- und Anschlussmaßnahmen bei Akutsituationen

Akutsituationen sind in der Neuropädiatrie sehr vielfältig, wie z. B. rapide Bewusstseinsveränderungen, rascher Hirndruckanstieg, Infektionen im Bereich des zentralen Nervensystems, verstopfter oder infizierter Shunt, |Status epilepticus oder Komplikationen nach operativen Eingriffen. Grundlegende Aufgabe von Pflegenden ist es, Akutsituationen rechtzeitig zu erkennen und diese sofort dem ärztlichen Personal mitzuteilen. Meist sind diese Situationen nur durch ärztliche Maßnahmen zu beheben.

Status epilepticus | 433

Aufgaben, die in den Zuständigkeitsbereich der Pflegenden fallen, sind folgende:

- engmaschige Überwachung von Vitalzeichen und Bewusstseinszustand
- ggf. Verabreichung von Medikamenten laut ärztlicher Anordnung
- perioperative Pflegemaßnahmen
- Betreuung und Information (laut Zuständigkeitsbereich) der Eltern
- Vorbereitung und Assistenz bei ärztlichen Maßnahmen

4.1.2 Pflege von Kindern/Jugendlichen mit einem operativen Eingriff

Prä-, intra- und postoperative Pflege **1** | 834

Präoperative Besonderheiten

Bei Kindern und Jugendlichen mit einem neurochirurgischen Eingriff gelten die allgemeinen präoperativen Maßnahmen. Hinzu kommt jedoch noch ein neurologisches Assessment, um das Bewusstsein und mögliche Komplikationen nach dem erfolgten operativen Eingriff besser einschätzen zu können. Dieses neurologische Assessment umfasst Aspekte der geistigen, körperlichen und sprachlichen Entwicklung des Kindes sowie die Bewusstseinseinschätzung mit der |Glasgow-Koma-Skala. Gerade bei entwicklungsverzögerten oder behinderten Kindern ist es wichtig, dass bereits bestehende Abweichungen von der altersentsprechenden Entwicklung vorab festgehalten werden, um diese nicht postoperativen Komplikationen zuzuschreiben.

Glasgow-Koma-Skala | 616, **1** | 430

Postoperative Besonderheiten

Auch hier gelten die allgemeinen postoperativen Maßnahmen, bei neurologischen Eingriffen ist zusätzlich auf den Austritt von Liquor zu achten sowie auf Anzeichen eines steigenden Hirndrucks. Um im Rahmen der **Beobachtung des Bewusstseins** die Bewusstseinslage der Kinder einschätzen zu können, ist es bedeutsam, die altersentsprechenden Fähigkeiten des Kindes zu kennen. Um Veränderungen zu erkennen, können Pflegende dem Kind altersentsprechende Fragen stellen oder Anweisungen geben. Weiterhin können sie das Verhalten und die Reflexe des Kindes bei pflegerischen und ärztlichen Tätigkeiten beobachten. Stellen Pflegende eine Bewusstseinsveränderung fest, ist die Ärztin umgehend zu informieren.

Neben diesen allgemeinen Möglichkeiten zur Überprüfung der Bewusstseinslage kann die Glasgow-Coma-Scale verwendet werden. Mit dieser Skala soll eine einheitliche Beurteilung des Bewusstseins durch eine genaue Einschätzung des Bewusstseinsstadiums ermöglicht werden. Diese Skala wurde ursprünglich für Erwachsene entwickelt und ist für Kinder verschiedener Altersstufen modifiziert worden. Sie umfasst die verbale und motorische Reaktion, das Augenöffnen und die Augenbewegung.

Ein weiterer Bestandteil der Überwachung ist die Pupillenkontrolle. Dabei erfassen Pflegende die Pupillenweite, ihre Form sowie die Reaktion auf Licht als auch eine evtl. vorhandene Seitendifferenz. Normalerweise sollten die Pupillen in ihrer Form rund sein und seitengleich auf Licht reagieren. Kommt es jedoch postoperativ zu einem Anstieg des Hirndrucks, zu Hirnblutungen oder zu einem Hirnödem, zeigt sich dies u. a. an den Pupillen [Tab. 1]. Allerdings können auch Medikamente oder Entzündungen (Iridozyklitis) Größe und Form der Pupillen beeinflussen.

Beobachtungskriterium	Beschreibung	Mögliche Ursache
Pupillenweite (bei Tageslicht)	eng	Schädigung der zentralen Sympathikusbahnen bei Kindern, die Opiate erhalten
	mittel	normale Pupillenweite
	weit	Hirnödem
Pupillenreaktion	prompt	normale Pupillenreaktion
	verlangsamt	erhöhter Hirndruck
	keine	Schädigung des N. occulomotoricus, z. B. durch Hirnblutung, keine intakte Hirnstammfunktion
Seitendifferenz	nein	normaler Zustand
	ja	Hirnblutung
Pupillenform	rund	normale Pupillenform
	entrundet	Schädel-Hirn-Trauma

[Tab. 1] Beobachtbare Veränderungen der Pupille bei der Pupillenkontrolle

Generell sollte bei Kindern und Jugendlichen mit neurologischen Störungen eine **entlastende und entspannte Lagerung** unter Berücksichtigung der Dekubitus- und |Kontrakturprophylaxe sowie im Sinne der |Basalen Stimulation® (körperumgrenzende Lagerung) erfolgen. Bei Kindern mit zerebralen Bewegungsstörungen ist die korrekte Lagerung entscheidend für ihre Entwicklung. Pflegende sollten darauf achten, dass die Kinder so gelagert werden, dass eigene Aktivitäten möglich sind. Um dies zu gewährleisten, sollten z. B. Kinder mit einem muskulären Hypertonus in Seiten- oder Bauchlage gelagert werden [Abb. 1].

Bei bestimmten Erkrankungen oder nach diagnostischen bzw. therapeutischen Eingriffen sollten spezielle Lagerungen durchgeführt werden:

- Nach operativen Maßnahmen sollten Kinder generell nicht auf der operierten Seite gelagert werden.
- Kinder, bei denen ein |Shunt gelegt wurde, sollten eine Mittelstellung des Kopfes einhalten, um eine bestmögliche Funktionsfähigkeit des Ventils zu ermöglichen [Abb. 2]. Um den Liquorabfluss zu fördern, können diese Kinder auch in Oberkörperhochlage oder Schräglage gelagert werden. Dies gilt ebenfalls für Kinder mit einem erhöhten Hirndruck.
- Nach einer Lumbalpunktion ist dagegen die flache Rückenlage und ggf. eine leichte Kopftieflage angezeigt, um ein Postpunktionssyndrom zu verhindern.
- Nach einer Operation am Rücken (z. B. bei |Spina bifida) erfolgt die Lagerung in Bauchlage [Abb. 3].

Kontrakturprophylaxe **1** | 143
Basale Stimulation® | 275, 609

Shunt | 443
Spina bifida | 584

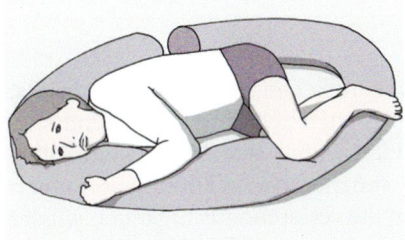

[1] Seitenlagerung

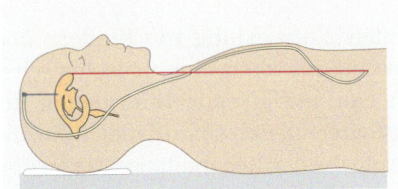

[2] Kopf-Mittelstellung bei einem Shunt

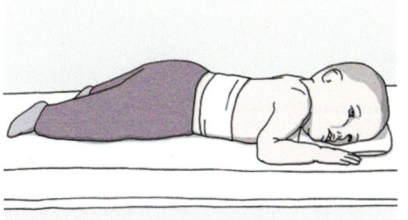

[3] Bauchlage nach Operation am Rücken

Bei Kindern und Jugendlichen mit |Lähmungen ist eine entsprechende Lagerung der betroffenen Extremitäten bedeutsam, da es durch eine mehr oder minder ausgeprägte Spastik zu Fehlhaltungen kommen kann. Ebenso sollte frühzeitig mit passiven und aktiven Bewegungsübungen zur Mobilisation bzw. Aktivierung begonnen werden. Dies geschieht meist nach dem Bobath-Konzept.

Je nachdem, wie stark die Lähmung ausgeprägt ist, kann es nötig sein, Hilfsmittel zur Mobilisation einzusetzen, wie z. B. |Orthesen oder einen Rollstuhl [Abb. 4 – 6].

Lähmungen **1** | 194
Orthesen | 565

[4] Arm-Orthese bei einem Kind mit Lähmung im Bereich des Armes

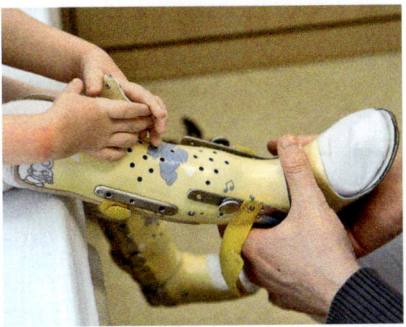

[5] Bein-Orthese bei einem Kind mit Lähmung im Bereich des Beines

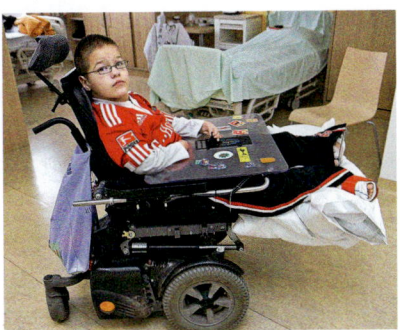

[6] kindgerechter Rollstuhl bei einem Kind mit Lähmungen

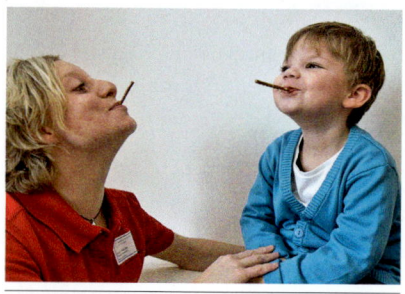

[1] Anleitung beim Erlernen einer Technik zur Entwicklung der Mundmotorik

nonverbale Kommunikation

1 451

Bei Kindern und Jugendlichen mit neuropädiatrischen Erkrankungen können in Abhängigkeit ihrer Beschwerden **Kommunikationsprobleme und -einschränkungen** auftreten. Um die Kommunikationsfähigkeit zu fördern, gibt es verschiedene Maßnahmen, die Pflegende durchführen können:

- Kommunikationsabsichten erkennen und positiv darauf reagieren
- sich Zeit nehmen
- langsam und deutlich sprechen
- Mimik und Gestik einsetzen, um Gesagtes zu verdeutlichen
- Verwenden von Bildern und Gegenständen
- Logopädinnen hinzuziehen
- bei schweren Sprachstörungen kann das Erlernen von |nonverbalen Kommunikationstechniken hilfreich sein
- bei der Ernährung Techniken benutzen, die der Entwicklung der Mundmotorik dienen [Abb. 1]

Pflegediagnose

„Beeinträchtigte verbale Kommunikation

Verminderte, verzögerte oder fehlende Fähigkeit, ein System von Zeichen und Symbolen zu empfangen/verstehen, zu verarbeiten, weiterzugeben und zu nutzen."

DOENGES et al.: S. 459

www.kindernetzwerk.de

► Schlagworte A – Z
Adressdatei des Kindernetzwerk e. V. für Kinder, Jugendliche und (junge) Erwachsene mit chronischen Krankheiten und Behinderungen

Für die weitere Entwicklung von Kindern und Jugendlichen mit einer neuropädiatrischen Erkrankung kann eine neurologische Frührehabilitation entscheidend sein. Wichtig ist eine umfassende **Information der Eltern über Rehabilitationsmöglichkeiten**. Die Rehabilitation sollte dabei individuell, ganzheitlich und familienorientiert erfolgen. Aufgabe der Rehabilitation ist nicht nur, die verlorenen Fähigkeiten wiederherzustellen, sondern dem Kind eine Ausgangssituation zu schaffen, die eine weitestgehend altersgerechte Entwicklung ermöglicht.

Aufgabe der Pflegenden ist es, die Eltern dahingehend zu informieren und ihnen mögliche Ansprechpartnerinnen zu vermitteln. Dies können Sozialarbeiterinnen, Vereine oder aber Selbsthilfegruppen sein. Neben einer Anschlussheilbehandlung nach einem Krankenhausaufenthalt besteht auch die Möglichkeit, Rehabilitationsmaßnahmen wie Physiotherapie, Ergotherapie oder Logopädie ambulant durchzuführen.

Aus der Forschung

In einer Studie an 36 Kindern mit operativ versorgten Hirntumoren, sammelten die Autoren Daten zur perioperativen Flüssigkeits- und Elektrolyttherapie. Im Zentrum der Studie stand dabei die Messung des Natriumwertes, der ein geeigneter Marker für postoperative Störungen in der Flüssigkeitsbilanz ist und zudem gut vom pädiatrischen Pflegepersonal kontrolliert und eingeschätzt werden kann. Ein zu hoher wie auch zu niedriger Na$^+$-Wert kann beim operierten Kind zu Folgeerkrankungen führen. 40 % der gewonnenen Messwerte wiesen eine Abweichung vom Normwert auf. Daraus schließen die Autoren, dass eine adäquate, wenn möglich fachspezifische, perioperative Betreuung dieser Patientinnengruppe wichtig ist.

MADDEN, JENNIFER R.; DOBYNS, EMILY; HANDLER, MICHAEL; FOREMAN, NICHOLAS K.: „Experience With Electrolyte Levels After Craniotomy for Pediatric Brain Tumors" in: *Journal of Pediatric Oncology Nursing*, 17. August 2009, o. S. [Onlinevorabdruck]

Pflege von Patientinnen mit Multipler Sklerose

4.1.3

Unterstützung, Schonung und Förderung bei körperlichen Problemen

Je nach Ausprägung der Erkrankung und Lokalisation der Entzündungsherde haben die Betroffenen unterschiedliche Probleme. Zu Beginn einer schubweise verlaufenden Multiplen Sklerose treten meist Ermüdbarkeit, Sehstörungen, |Parästhesien und plötzlich auftretende Bewegungsstörungen auf. Nach Abklingen eines Schubes bilden sich die Symptome zunächst vollständig, später teilweise, zurück.

Die Problematik der Patientin in der Phase der Symptomfreiheit besteht darin, die Erkrankung in ihrer Schwere und Ernsthaftigkeit wahrzunehmen und die notwendigen medikamentösen und physiotherapeutischen Maßnahmen kontinuierlich durchzuführen.

Im fortgeschrittenen Stadium der Erkrankung stehen meist Spastizität, |Paresen, |Ataxie, |Tremor, Sprachstörungen, Schmerzen und vegetative Störungen wie Obstipation und Inkontinenz im Vordergrund.

Um diese Probleme so weit wie möglich hinauszuzögern, werden neben den pflegerischen Maßnahmen [Tab. 1] auch eine medikamentöse Therapie und Physiotherapie durchgeführt.

Parästhesie
Missempfindung, z. B. Kribbeln, Taubheitsgefühl
Parese
unvollständige Lähmung
Ataxie
Störung der Koordination von Bewegungsabläufen
Tremor
Zittern (v. a. der Hände)

Problem	Pflegerische Maßnahmen
Spastizität	Lagerung, Dekubitusprophylaxe nach Einschätzung mit einem Assessmentinstrument, Kontrakturprophylaxe, Bewegungsübungen
Parese	Lagerung, Dekubitusprophylaxe nach Einschätzung mit einem Assessmentinstrument, Kontrakturprophylaxe, Bewegungsübungen, Schutz vor Verletzungen
Ataxie, Tremor	Bewegungsübungen, Schutz vor Verletzungen, so weit wie möglich Alltagshandlungen selbstständig ausführen lassen
Sensibilitätsstörungen	Schutz vor Verletzungen, physikalische Maßnahmen (Wasseranwendungen, Massage, Wärme, Kälte), je nachdem, was der Patientin Linderung verschafft
Sprachstörungen	langsame Sprache, Ja/Nein-Fragen, Piktogramme, Geduld, da die Patientin unter der Verständigungsschwierigkeit leidet
Obstipation	Obstipationsprophylaxe
Inkontinenz	Versorgung mit an Form und Ausmaß der Inkontinenz angepassten Inkontinenzmaterialien
Müdigkeit	Tagesplanung an die Leistungsfähigkeit anpassen, Pausen einplanen, Überforderung bzw. Unterforderung vermeiden, ggf. Wechsel der Arbeitsstelle, um eine abwechslungsreiche Tätigkeit ausüben zu können
Schmerzen	physikalische Maßnahmen, medikamentöse Maßnahmen, behutsame Handhabung und Geduld bei Lagerung und anderen Pflegemaßnahmen (Dekubitus- und Kontrakturprophylaxe und Bewegungsübungen)

[Tab. 1] Symptome der Erkrankung und pflegerische Maßnahmen für die Betreuung von Patientinnen mit Multipler Sklerose

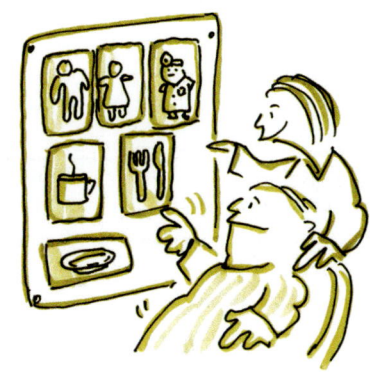

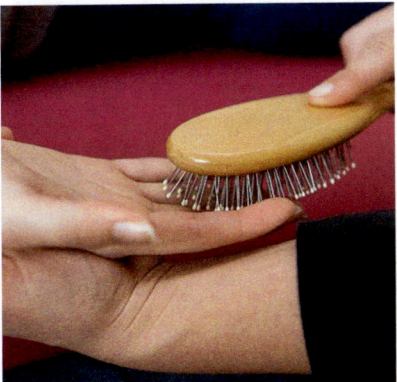

[2] Ausstreichen der Hand mit einer Bürste zur Sensibilitätsförderung

Unterstützung und Begleitung der Patientin bei psychosozialen Problemen

Abhängig von der Schwere der Erkrankung kann die Selbstständigkeit der Betroffenen stark eingeschränkt sein, was häufig gravierenden Einfluss auf Motivation und Stimmung ausübt und bis hin zu Wesensveränderungen führen kann. In symptomfreien Phasen dagegen kann es sein, dass die Erkrankung negiert wird und alle Therapien abgebrochen werden, da keinerlei Leidensdruck besteht.

Die gesamte Familie wird durch die Erkrankung Multiple Sklerose beeinflusst.

Beispiel Frau H. ist 49 Jahre alt und seit zehn Jahren an Multipler Sklerose erkrankt, die Erkrankung verläuft chronisch progredient. Sie ist verheiratet und hat zwei Kinder. Frau H. ist an manchen Tagen auf den Rollstuhl angewiesen, an anderen geht es ihr gut und sie kann kurze Strecken allein laufen. Ihr Mann würde ihr gerne häufiger helfen, aber Frau H. lässt seine Hilfe nur begrenzt zu und besteht sogar manchmal darauf, häusliche Arbeiten wie Bodenwischen selbst durchzuführen. Herr H. kann dabei nur schwer zusehen, da sie sich für Arbeiten, die er in zehn Minuten schaffen würde, stundenlang quält. Die Tochter ist bereits ausgezogen und hat eine Lehre in 600 km Entfernung begonnen, weil sie die Situation nicht mehr ausgehalten hat.

An diesem Beispiel zeigt sich das große Spektrum der Probleme, die Angehörige und Patientinnen im Alltag mit der Erkrankung haben können. Für Angehörige ist es schwer, das richtige Maß an Hilfestellung zu finden, ohne die Betroffene zu unter- oder überfordern. Wichtig ist es dabei, Kindern eine eigenständige Entwicklung zu ermöglichen. Für Freunde bestehen ähnliche Probleme: Sie sind unsicher, ob sie unterstützend in eine Situation eingreifen sollen, oder ob es für das Selbstbewusstsein der Betroffenen wichtig ist, eine Handlung sehr langsam, aber selbst auszuführen. Unterstützung und Beratung ist am besten in Selbsthilfegruppen auch für Angehörige zu finden.

Information hinsichtlich lebenspraktischer Fragen

Das Beratungsspektrum reicht von der Beratung zur Erstdiagnose „MS" bis hin zur Beratung der Angehörigen bei der Pflege zu Hause und der Beantragung von Hilfsmitteln. Wichtig ist, dass Patientinnen und Angehörige sich aktiv mit der Erkrankung auseinandersetzen und lernen, ihre Lebensmöglichkeiten trotz der Erkrankung wahrzunehmen und für sich zu gestalten. Die medikamentöse und physiotherapeutische Therapie ermöglichen über lange Zeit ein selbstständiges Leben mit MS. Hierfür ist es hilfreich, dass sich die Betroffene in ihrem Alltag auf die Erkrankung einstellt. Dazu gehört das Minimieren von Bildschirmarbeit, Einplanen von Pausen, Einlegen von Bewegungspausen und Entspannungsübungen.

MS-Beratungsstellen und Selbsthilfeorganisationen sind im Internet u. a. unter den links genannten Adressen zu finden.

online

www.dmsg.de
Deutsche Multiple Sklerose Gesellschaft (DMSG)

www.multiple-sklerose-e-v.de
Bundesverband Initiative Selbsthilfe Multiple Sklerose Kranker e. V.

www.ms.ms-angehoerige.de
für Angehörige und Freunde von MS-Patientinnen

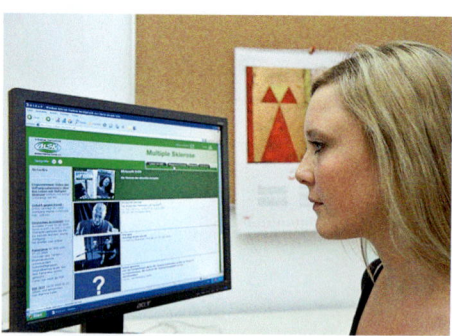

[1] Zum aktiven Auseinandersetzen mit der Erkrankung kann das selbstständige Recherchieren und Informieren im Internet beitragen.

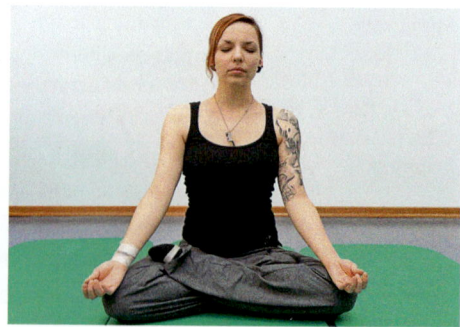

[2] Yoga als Maßnahme zur Entspannung

Pflege von Patientinnen mit Parkinson-Syndrom

Unterstützung, Schonung und Förderung bei körperlichen Problemen

Menschen, die am Parkinson-Syndrom erkrankt sind, haben insbesondere Probleme mit dem Start und der Änderung motorischer Aktivitäten. Durch den Dopaminmangel werden die Bewegungsimpulse deutlich langsamer übertragen als bei anderen Menschen. Daraus entstehen die Grundsymptome (*Kardinalsymptome*) |Akinese, |Rigor und Tremor. Weitere Symptome sind Sensibilitäts-, Sprach- und vegetative Störungen, Schmerzen, emotionale und psychische Belastungen. Die Patientinnen wirken häufig teilnahmslos, da die Mimik stark eingeschränkt bzw. in manchen Fällen kaum noch vorhanden ist.

Akinese | **444**
Rigor | **444**

Das oberste Prinzip bei der Betreuung von Parkinsonpatientinnen lautet daher:

> ⚡ **Alle Tätigkeiten langsam und geduldig ausführen, Betroffene in ihrem Tempo handeln lassen.**

Problem	Pflegerische Maßnahmen
Akinese	morgendliche Medikamentengabe einige Zeit vor der Morgentoilette, Geduld haben, Tempo durch die Patientin bestimmen lassen
Rigor	Bewegungsübungen, rutschfeste Schuhsohlen zum Schutz vor |Stürzen
Tremor	Tassen nur halb füllen, Unterstützung bei der Nahrungsaufnahme
Sensibilitätsstörungen	Schutz vor Verletzungen, Schuhwerk sollte weich sein und gut sitzen
Sprachstörungen	langsame Sprache, einfache Kommunikation (die kognitiven Funktionen sind nur sehr selten eingeschränkt, Betroffene sind nicht geistig eingeschränkt)
vegetative Störungen (Obstipation, Schwitzen, Impotenz, Inkontinenz, Gewichtsverlust durch erhöhten Leistungsumsatz bei Tremor, Appetitlosigkeit, Übelkeit, Schluckstörungen)	Versorgung mit angemessenem Inkontinenzmaterial, regelmäßiges Wechseln von Kleidung und Bettwäsche, Obstipationsprophylaxe, bei Impotenz Gesprächsmöglichkeit für das Paar vermitteln (ärztliche Beratung, Selbsthilfegruppe), auf eine energetisch ausgewogene Ernährung achten, häufige kleine Mahlzeiten
Schmerzen	nach Einschätzung mit einem Assessmentinstrument schmerzarme Lagerung, physikalische und medikamentöse Schmerztherapie
emotionale und psychische Belastungen	Geduld haben, Tempo durch die Patientin bestimmen lassen, Patientin als erwachsene Person mit klarem Verstand behandeln, offen sein für Gespräche, Selbsthilfegruppen vermitteln

Sturzprophylaxe ▮**1**▮ | 139

[Tab. 1] Kardinalsymptome der Erkrankung und pflegerische Maßnahmen für die Betreuung von Patientinnen mit Morbus Parkinson

Überwachung der medikamentösen Therapie

Unter der medikamentösen Therapie bessern sich die Symptome Akinese, Rigor und Tremor i. d. R. gut, Voraussetzung dafür ist, dass der notwendige Wirkstoffspiegel im Blut gleichmäßig aufrechterhalten wird. Aus diesem Grund ist die regelmäßige Medikamenteneinnahme besonders wichtig, ansonsten kann es zur „On-off-Symptomatik" kommen: die Symptome verstärken sich bei abnehmendem Wirkstoffspiegel und bessern sich drastisch innerhalb kurzer Zeit nach der Medikamenteneinnahme. Für die Patientin ist dieser Wechsel von Bewegungslosigkeit und Beweglichkeit sehr belastend, da ihr Körper nicht ihrem Willen unterliegt. Eine wichtige Aufgabe der Pflegenden ist es daher, genau auf die Einnahmezeiten der Medikamente zu achten und dafür zu sorgen, dass es zu keinen Verzögerungen kommt.

Bei der Langzeittherapie mit Antiparkinsonmedikamenten kann es als Nebenwirkung zum Auftreten von |Psychosen kommen. Dies ist auch möglich, wenn eine Patientin, die lange Zeit gut eingestellt war, sich einer Operation unterzieht und dadurch die Medikamenteneinnahme kurzzeitig unterbrochen wird. Im Zusammenspiel mit der Narkose kann dies zu psychotischen Störungen führen.

www.parkinson-vereinigung.de
Homepage der Deutschen Parkinson-Vereinigung e. V.

Amimie
fehlende Mimik, z. B. bei Morbus Parkinson

Psychosen | 336

Unterstützung und Begleitung bei psychosozialen Problemen

Belastungen für Angehörige von Parkinsonpatientinnen ergeben sich aus der erschwerten Kommunikation mit dem Betroffenen. Durch die Akinese, leise Sprache und |Amimie kann er abwesend und teilnahmslos wirken, obwohl er durchaus interessiert den Familienalltag verfolgt. Ihn dennoch immer wieder anzusprechen und ins Familienleben einzubinden, erfordert viel Geduld und Kraft der Angehörigen, ist aber für den Betroffenen dringend notwendig, um sich wohlzufühlen. Oft empfindet er Wut über seine Hilflosigkeit und Abhängigkeit. Diese Emotionen treffen häufig die Angehörigen und belasten das Zusammenleben zusätzlich. Häufig leidet er unter depressiven Verstimmungen. Wichtigstes Mittel, um damit umzugehen, ist das gemeinsame Gespräch über die Wünsche, Bedürfnisse und Möglichkeiten aller Beteiligten. Gezielte Unterstützung finden Betroffene und Angehörige in Selbsthilfegruppen, die es in Wohnortnähe zu finden gibt.

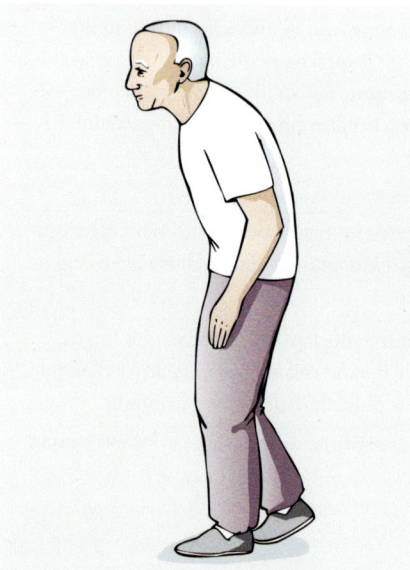

[1] Typisches Gangbild von Parkinsonpatientinnen: kleinschrittig, schlurfend, vornüber gebeugter Oberkörper, fehlendes Mitschwingen der Arme

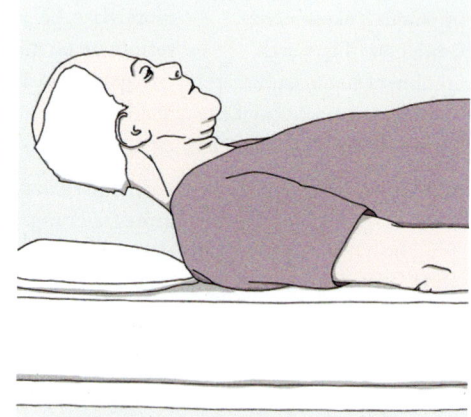

[2] Durch den Rigor der Halsmuskulatur schwebt der Kopf wie auf einem unsichtbaren Kissen.

Pflege von Patientinnen mit einem Schlaganfall

Pflegeziele und -prinzipien im Sinne von Bobath

Das **Bobath-Konzept** wurde aus der Betreuung von Patienten (verletzte Soldaten aus dem Zweiten Weltkrieg) mit einer Halbseitenlähmung heraus von dem Ehepaar Bobath entwickelt. Sie stellten fest, dass sich spastische Lähmungen beeinflussen lassen. Das Konzept wird sehr oft bei Patientinnen mit einem |Schlaganfall (*Apoplex*) angewendet. Ziel ist, dass die Patientinnen ihre stärker betroffene Seite wieder mit einbeziehen, sie wieder bewegen können und im Alltag selbstständiger werden. Die Annahme, dass die Mobilität nach einem Schlaganfall wieder hergestellt werden kann, basiert auf der Tatsache, dass nicht betroffene Hirnareale die Aufgaben der verletzten bzw. zerstörten Areale übernehmen können und das ZNS die Fähigkeit besitzt, sich an Änderungen anzupassen (Plastizität des Gehirns). Da im Bereich des verlängerten Marks ca. 90 % der Nervenbahnen der |Pyramidenbahn kreuzen und ca. 10 % seitengleich bleiben, betrifft eine Schädigung in einer Hirnhälfte nicht ausschließlich die gegenüberliegende Körperhälfte. Daraus folgt, dass es eine mehr und eine weniger betroffene Seite gibt und dass Bewegungen und Bewegungsmuster neu erlernt werden können.

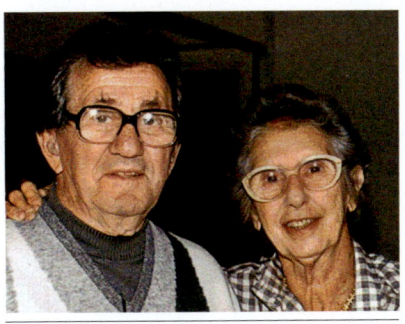

[3]   Das Ehepaar Bobath

Das Bobath-Konzept wurde in den letzten Jahren mehrfach überarbeitet. Heute geht man davon aus, dass das Wohlbefinden der Patientin und die Förderung ihrer Aktivität und ihrer Körperwahrnehmung im Vordergrund stehen. Angestrebt werden eine verbesserte Körperwahrnehmung und eine Normalisierung des Muskeltonus sowie eine Anbahnung normaler Bewegungsabläufe. Im Sprachgebrauch wird von einer mehr bzw. stärker und einer weniger betroffenen Seite statt gesunder und kranker Seite und von einer Plus- bzw. Minussymptomatik statt |spastischer oder schlaffer Lähmung gesprochen, da keine irreversible Lähmung wie beim Querschnittsyndrom vorliegt. Geführte Bewegungen werden erst bei einem vorhandenen Grundtonus der Muskulatur durchgeführt, da passive Übungen an Extremitäten mit Minussymptomatik zu Verletzungen in den Gelenken führen können.

Folgende Prinzipien gelten für jegliche Aktivität und Anwendung (Körperpflege, Ankleiden, Essen, Mobilisation):

- Alle Bewegungen und Lagerungen sind so normal wie möglich durchzuführen, die Patientin soll so bequem wie möglich liegen.
- Stress gilt es zu vermeiden.
- Die Patientin wird über die mehr betroffene oder die weniger betroffene Seite angesprochen, je nachdem worauf sie besser – also stressärmer – reagiert bzw. welche Seite für die Betreuenden rückenschonender ist. Ziel ist eine normale Bewegung über beide Seiten.
- Die Körperwahrnehmung der Patientin soll verbessert werden.
- Geführte Bewegungen sollen erst dann durchgeführt werden, wenn ein Grundtonus in der Extremität vorhanden ist und wenn die Patientin mit einer Eigenbewegung beginnt. Ziel ist das Erreichen eines normalen Muskeltonus.
- In ausgewählten, alltagsnahen Situationen gilt es, die mehr betroffene Hand mit der weniger betroffenen Hand führen zu lassen.
- Spitzfußprophylaxe wird durch gezielten und physiologischen Druck auf die Fußsohle im Ballenbereich erreicht, bei ausgeprägter Minussymptomatik kann der Fuß durch Lagerungshilfsmittel in der Rückenlage unterstützt werden. Es sollte jedoch kein Gegendruck provoziert werden.
- Im Stadium der Minussymptomatik wird die Patientin in 30°-Rückenlage mit entlasteter Schulter der weniger betroffenen Seite gelagert.

Apoplex | **439**
Pyramidenbahn   **1** | **437**
spastische Lähmung   **1** | **194**

Die Lagerungen nach Bobath

Kinästhetik **1** | 28

Die Patientin wird nach |kinästhetischen Gesichtspunkten bewegt. Eine weitere Möglichkeit der Bewegung orientiert sich an den Prinzipien: „Schlüsselpunkte zur Anbahnung von Bewegungen nutzen", „möglichst große Unterstützungsfläche nutzen" und „ein günstiges Verhältnis zur Schwerkraft gewinnen". Die gezielten Lagerungswechsel nach Bobath werden in speziellen Kursen erlernt und geübt.

Beim Training der Alltagshandlungen wird von Pflegenden und von der Ergotherapeutin beachtet, dass die Patientin von der stärker betroffenen Seite aus angesprochen wird und dass eine Handlung unterbrochen wird, sobald eine Spastik auftritt. Beim Ankleiden wird zuerst die mehr betroffene Extremität in die Kleidung geführt und danach die weniger betroffene, beim Auskleiden ist die Reihenfolge umgekehrt.

▶ **Die Lagerungen sind prinzipielle Empfehlungen. Das oberste Prinzip bei der Lagerung einer Patientin mit Hemiplegie ist das Wohlbefinden und die Schmerzfreiheit. Sollte die Patientin mit Gegenspannung oder Spastik reagieren, ist eine andere Lagerung zu wählen.**

Bei der klassischen Anwendung des Bobath-Konzepts werden verschiedene Formen der Lagerung beschrieben. Ziel dieser Lagerungen ist es, dass die Patientin ihre stärker betroffene Seite wieder mehr wahrnimmt und sie in die normalen Bewegungsabläufe einbezieht. Mit der Lagerung soll ein normaler Muskeltonus gefördert und Spastiken sowie Kontrakturen vorgebeugt werden [Tab.1].

Es werden als Lagerungsmaterialien mindestens zwei Kissen à 80×40 cm, ein kleines Kissen für den Kopf, eine Knierolle und ein bis zwei schmale Kissen benötigt. Steht eine Lagerungsschlange zur Verfügung, können verschiedene Kissen dadurch ersetzt werden.

Lagerung		Vor- und Nachteile
90°-Lagerung auf der weniger betroffenen Seite		
▪ Der weniger betroffene Arm liegt ausgestreckt vor oder hinter der Patientin. ▪ Stärker betroffene Extremitäten werden mit Kissen unterlagert, sodass sie auf einer Ebene mit Schulter bzw. Hüfte liegen. ▪ Gelenke befinden sich in physiologischer Mittelstellung /fast 90°-Beugung, Kopf wird mit kleinem Kissen unterlagert. ▪ Patientinnenklingel in die weniger betroffene Hand geben, das untere Bein liegt gestreckt in 10°-Beugung.	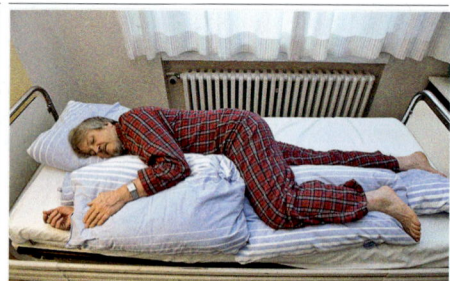	**Vorteil** ▪ gute Lymphödemprophylaxe **Nachteil** ▪ Patientin fühlt sich hilflos, da sie die weniger betroffene Seite nicht bewegen kann ▪ Dekubitusgefahr
90°-Lagerung auf der mehr betroffenen Seite		
▪ Der stärker betroffene Arm liegt in leichter Hochlagerung vor der Patientin; Schulter wurde hervorgezogen; Patientin wird im Rücken mit einem Kissen oder einer Lagerungsschlange stabilisiert. ▪ Weniger betroffene Extremitäten werden mit Kissen unterlagert, sodass sie auf einer Ebene mit Schulter bzw. Hüfte liegen; Gelenke in physiologischer Mittelstellung bzw. fast 90°-Beugung; Bewegungsfreiheit muss möglich sein; Kopf wird mit kleinem Kissen unterlagert; Patientinnenklingel in die weniger betroffene Hand geben bzw. in Reichweite legen; das untere Bein liegt gestreckt in 10°-Beugung.	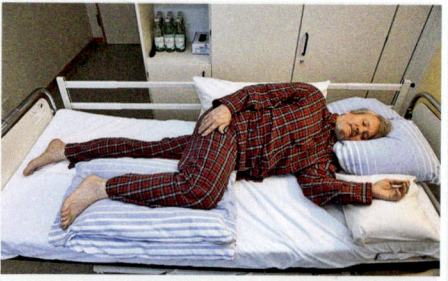	**Vorteil** ▪ Patientin kann die weniger betroffene Seite gut bewegen und sich so beschäftigen; gute Sensibilisierung der mehr betroffenen Seite **Nachteil** ▪ Gefahr des Schulter-Arm-Syndroms bei der Lagerung; Dekubitusgefahr, da die Sensibilität auf der mehr betroffenen Seite herabgesetzt ist

Rückenlage

- Zwei Kissen werden zur Unterstützung der Schultern zum „A" gelegt; darauf achten, dass die Wirbelsäule vollständig aufliegt, ggf. eine Knierolle verwenden, wenn ein Hohlkreuz gebildet wird; beide Beine sollten in physiologischer Mittelstellung und weder innen- noch außenrotiert liegen.
- Die Füße können zur Spitzfußprophylaxe mit einem Kissen unterstützt werden, wobei zu beachten ist, dass das Aufstellen und die physiologische Haltung beim Sitzen die beste Spitzfußprophylaxe sind.

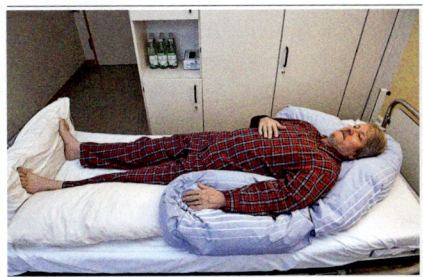

Vorteile
- Patientin kann das Geschehen im Zimmer gut verfolgen
- Patientin kann sich gut beschäftigen
- viele Menschen schlafen gern in Rückenlage

Nachteile
- Spitzfußgefahr
- Dekubitusgefahr
- stärker betroffene Seite wird weniger gut sensibilisert

135°-Lage

- Diese Lagerung wird am besten mit einer Lagerungsschlange durchgeführt. Die Patientin liegt wie zur 90°-Lagerung, dabei werden aber Becken und Schultergürtel weiter zum Rücken zu herausgeholt, sodass die Patientin auf die Lagerungsschlange oder Kissen gerollt wird. Mit beiden Armen kann sie dann um die Schlange herumgreifen. Das untere Bein liegt ausgestreckt 10°-Beugung und das obere Bein liegt in einer nicht ganz vollständigen 90°-Beugung. Der Kopf liegt auf einem kleinen Kissen oder auch noch auf einem Teil der Schlange.

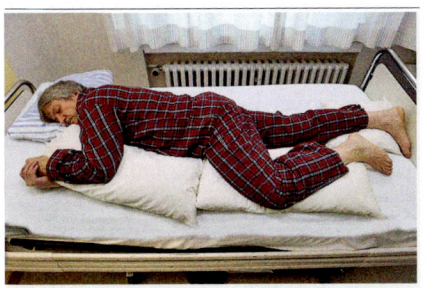

Vor- und Nachteile entsprechen denen der 90°-Lagerung mit der großen Ausnahme, dass die Dekubitusgefahr deutlich niedriger ist, da die Patientin nicht auf den gefährdeten Knochenvorsprüngen liegt.

Sitzen im Bett

- Patientin sitzt aufrecht im Bett, beide Seiten werden mit Kissen stabilisiert und die Arme liegen auf Ellenbogenhöhe auf Kissen; die Beine liegen leicht gespreizt, Knierolle unter den Knien; Ellenbeugen und Knie sollen in physiologischer Mittelstellung liegen.
- Das stärker betroffene Bein wird bei Außenrotation mit einem Kissen stabilisiert;
- Wichtig ist, dass die Beugung im Hüftgelenk auf Höhe des Bettknickes vom Kopfteil zu liegen kommt.

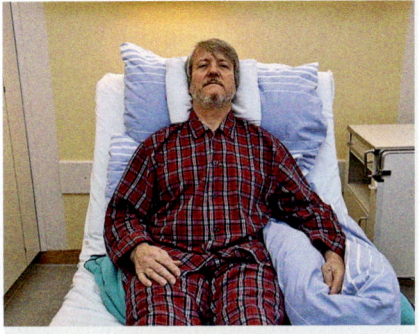

Vorteil
- Patientin kann das Geschehen im Zimmer gut verfolgen, kann so gut essen und sich gut beschäftigen

Nachteile
- Rumpfstabilität muss gegeben sein
- Dekubitusgefahr
- Spitzfußgefahr

Sitzen am Tisch

- Patientin sitzt aufrecht im Stuhl mit Armlehnen, beide Seiten und die Lendenwirbelsäule werden mit Kissen stabilisiert.
- Die Arme liegen auf Ellenbogenhöhe auf dem Tisch; die Beine haben festen Stand, Füße stehen fest auf dem Boden und hüftbreit auseinander.

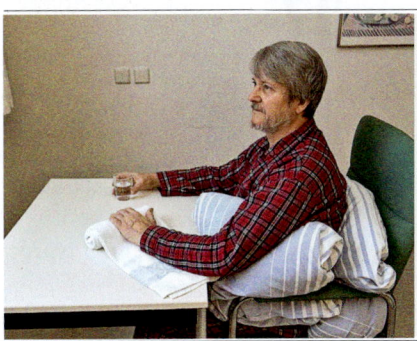

Vorteile
- Patientin kann das Geschehen im Zimmer gut verfolgen, kann so gut essen und sich gut beschäftigen
- gute Spitzfußprophylaxe

Nachteile
- Rumpfstabilität muss gegeben sein
- Dekubitusgefahr

[Tab. 1] Lagerungen nach dem Bobath-Konzept

Pflegeziele und -prinzipien im Sinne Basaler Stimulation®

Basale Stimulation® | 275, 609

Pflegediagnose
„**Körperbildstörung**
Unklarheit und Verwirrung
des mentalen Bildes des körperlichen Selbst einer Person."
—
DOENGES et al.: S. 471

Die mit dem Konzept der |Basalen Stimulation® verfolgten Ziele sind Sensibilisierung und Aktivierung der mehr betroffenen Seite. Den Betroffenen sollen die Körpergrenzen bewusst gemacht werden und sie sollen die Sensibilität wiedererlangen. Hierbei wird die Wahrnehmung von der weniger betroffenen Seite bewusst auf die mehr betroffene Seite hinübergelenkt. Die Basale Stimulation® findet Anwendung im Rahmen der Körperpflege und beim Ankleiden. Beim Lagern und bei der Mobilisation werden diese Prinzipien ebenfalls berücksichtigt, indem auf besondere Weichlagerungsmatratzen bzw. Wechseldruckmatratzen verzichtet wird, da diese eine vorhandene Körperbildstörung noch verstärken würden.

Pflegeschwerpunkte in der akuten und der rehabilitativen Betreuungsphase

Stroke Unit
spezialisierte Station für
schlaganfallspezifische Diagnostik und Therapie im
Akutstadium
Lysetherapie
medikamentöses Auflösen
eines Blutgerinnsels

Die Versorgung in der **Akutphase** erfolgt idealerweise auf einer Spezialstation, der |Stroke Unit. Die Patientinnen werden von einem multiprofessionellen Team betreut bei einer Liegezeit von wenigen Tagen. Hier stehen zunächst lebenserhaltende und intensivpflegerische Schwerpunkte im Vordergrund. Dazu gehören

- Vitalzeichenüberwachung mit Monitoring,
- Überwachung und Unterstützung bei einer eventuellen |Lysetherapie,
- Überwachung des Bewusstseinszustandes,
- Temperaturkontrolle,
- Flüssigkeitsbilanzierung,
- Infusionstherapie,
- parenterale oder enterale Ernährung,
- Pflege bei Inkontinenz,
- Prophylaxen entsprechend der Einschätzung mit einem Assessmentinstrument und
- psychische Betreuung der Patientinnen und Angehörigen.

Hilfsmittel | 1 | 170, 551
SHT | 616

Bereits während der Betreuung auf der Stroke Unit werden die Prinzipien der Konzepte Bobath und Basale Stimulation® angewendet. Im Rahmen der physiotherapeutischen Betreuung und der Mobilisation besteht das erste Ziel in der so genannten Rumpfstabilität: Die Patientin soll möglichst bald im Stuhl sitzen können und möglichst wenig Hilfsmittel dafür benötigen. Ist dieses Ziel erreicht, kann die Mobilisation zum Laufen angestrebt werden.

In der **Rehabilitationsphase** steht das Erlangen einer möglichst großen Selbstständigkeit im Vordergrund. Dazu werden Bewegungs- und Mobilisationsübungen durchgeführt sowie Waschtraining, Anziehtraining, Unterstützung bei der Nahrungsaufnahme bzw. Üben der Selbstständigkeit. Betroffene werden über mögliche |Hilfsmittel informiert und zum Umgang mit diesen angeleitet. Dazu gehören z. B. individuell angepasste Rollstühle, Toilettensitzerhöhung, Gehhilfen, Greifhilfen oder auch Orthesen [Abb. 1 und 2].

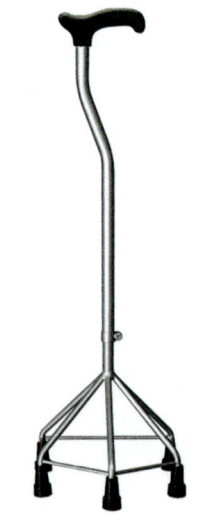

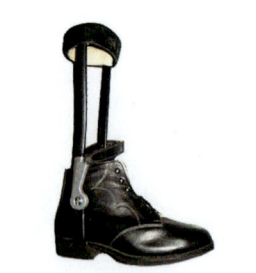

Neurologische Rehabilitation findet in spezialisierten Kliniken statt. Eine Rehabilitation ist für alle Betroffenen möglich, einziges Ausschlusskriterium ist eine mehr als 24-stündige Beatmungspflicht (z. B. bei schweren Erkrankungen des ZNS, dazu gehören Schlaganfall und |SHT). Der Rehabilitationsprozess neurologischer Erkrankungen wird in fünf Phasen eingeteilt mit unterschiedlich starker Beteiligung der Pflege in den einzelnen Phasen unter Einbeziehen der Angehörigen entsprechend ihrer Möglichkeiten.

[1] Ein Vierpunktstock bietet mehr Sicherheit als einfache Gehstöcke oder Unterarmgehhilfen.

[2] Valenser Schiene zur stabilen Fußführung beim Gehen

Ausgewählte Pflegemaßnahmen

Phänomen	Manifestation	Pflegemaßnahmen
Hemiplegie	einseitige Lähmung	▪ Anwendung des Bobath-Konzeptes
Körperbildstörung	veränderte bis zu fehlender Wahrnehmung einer Körperhälfte	▪ Körpergrenzen erfahrbar machen bei den Pflegehandlungen ▪ keine Weichlagerung, keine Wechseldruckmatratze ▪ Konzept der Basalen Stimulation®
Neglect	Nichtwahrnehmen der Umgebung im Bereich der mehr betroffenen Seite, Teller wird nur zur Hälfte aufgegessen, auf dem Flur wird nur die weniger betroffene Seite bemerkt	▪ Patientin von vorn oder sogar von der weniger betroffenen Seite her ansprechen ▪ Aufmerksamkeit auf die andere Seite hinüberziehen ▪ Teller um 180° drehen, wenn eine Seite abgegessen wurde, Patientin darüber informieren ▪ auf dem Flur die Aufmerksamkeit auf beide Seiten lenken, sonst erkennt die Patientin ggf. den Rückweg nicht
Pusher-Syndrom/ Kompensation	Patientin hat eine verschobene Körpermitte, drückt sich immer auf die weniger betroffenen Seite durch fehlende Propriozeption der mehr betroffenen Seite oder übermäßige Aktivität der weniger betroffenen Seite	▪ Beobachtung von Haltung und Bewegung zur gezielten Intervention ▪ Rumpfstabilisierung durch verbale und taktile Aufforderung ▪ zunächst Transfer und Mobilisation über die weniger betroffene Seite, um Sicherheit zu geben und die Überaktivität dieser Seite zu mindern, ▪ fester Stand für die Füße, Mobilisierung des Beckens und kleinschrittiger Transfer, ▪ Lagerungshilfsmittel verwenden, um Verletzungen zu vermeiden ▪ bei der Lagerung auf die tatsächliche Körpermitte aufmerksam machen
Störungen im facio-oralen Bereich	z. B. Schluckstörungen	▪ Aspirationsprophylaxe ▪ Schlucktraining ▪ Speisen und Getränke andicken
Aphasie	Sprachstörung	▪ langsame Kommunikation ▪ an die Form der Aphasie anpassen ▪ Patientin aussprechen lassen ▪ ruhige Umgebung ▪ Blickkontakt halten ▪ nonverbale Hilfsmittel (Mimik, Gestik) nutzen ▪ Ja/Nein-Fragen ▪ eigene Aussagen variieren ▪ Schreiben nutzen (so weit möglich) ▪ Gedanken nicht vorwegnehmen, Sätze nicht ergänzen ▪ gemeinsames Singen
kognitive und sensorische Einschränkungen	Denkprozesse können verlangsamt sein, Agnosie und Apraxie können auftreten	▪ abwartende, geduldige Haltung stärkt das Selbstvertrauen und eröffnet die Möglichkeit der Rehabilitation ▪ Unterstützung und Hilfe leisten, wo sie notwendig sind
psychoreaktive Phänomene	plötzliche Gefühlsausbrüche, Depressionen, unmotiviertes Weinen können aus Enttäuschung und Wut über das eigene Unvermögen entstehen	▪ Information von Patientin und Angehörigen darüber, dass der Verlust und die Einschränkungen verarbeitet werden müssen ▪ Information über Rückbildung der Phänomene ▪ Depressionen werden evtl. medikamentös behandelt ▪ Ziel ist es, die Motivation zur Rehabilitation zu fördern

Pflegediagnose

„Neglect

Fehlende Bewusstheit und Aufmerksamkeit für eine Körperseite." DOENGES et al.: S. 529

www.schlaganfall-hilfe.de
Homepage der Stiftung Deutsche Schlaganfall-Hilfe

Unterstützung und Begleitung der Angehörigen

Die oben beschriebenen Handlungen und Haltungen sind auch für Angehörige im Umgang mit Schlaganfallpatientinnen zutreffend. Wichtig ist dabei, dass Angehörige über die möglichen Symptome sowie deren Rückbildungsmöglichkeiten informiert werden und die Möglichkeit haben, sich mit anderen Betroffenen auszutauschen. Besonders wichtig ist die Betreuung der Angehörigen, wenn die Patientin verhältnismäßig jung ist und durch die Erkrankung aus dem Arbeitsleben gerissen wird. Austauschmöglichkeiten und Beratungen sind in Selbsthilfegruppen möglich, Adressen sind von der Stiftung Deutsche Schlaganfall-Hilfe zu erhalten. Die Angebote richten sich an Patientinnen und Angehörige gleichermaßen.

Interdisziplinäre Zusammenarbeit

interdisziplinäre Zusammenarbeit **3** | 450

Bei der Betreuung und Rehabilitation von Schlaganfallpatientinnen kommt der |interdisziplinären Zusammenarbeit eine herausragende Bedeutung zu, da die Konzepte (Bobath, Basale Stimulation®) durchgängig von allen an der Betreuung der Patientin Beteiligten angewendet werden sollten, um bestmögliche Ergebnisse zu erreichen.

Berufsgruppe	Aufgaben
Pflegende	Betreuung und Unterstützung der Patientin in den ATL´s
Physiotherapeutinnen	Muskelaufbau, Rumpfstabilisierung, Bewegungsübungen
Logopädinnen	Behandlung von Schluckstörungen, Sprachübungen
Ergotherapeutinnen	Anziehtraining, Waschtraining, Übungen zur Nahrungsaufnahme und zur Alltagsbewältigung
Ärztin/Neurologin	medizinische Betreuung

Assessmentinstrument **1** | 588

Die Einschätzung des Hilfebedarfs und insbesondere die von der Kasse zu finanzierende Unterstützung erfolgt durch den Sozialdienst anhand des Barthel-Indexes bzw. des Frühreha-Barthel-Indexes. Der Barthel-Index ist ein |Assessmentinstrument zur systematischen Erfassung grundlegender Alltagsaktivitäten, das 1965 in den USA entwickelt wurde. Folgende Tätigkeitsbereiche werden dazu mit Punkten bewertet:

- Essen
- Baden
- Körperpflege
- An- und Auskleiden
- Stuhlkontrolle
- Urinkontrolle
- Toilettenbenutzung
- Bett- bzw. Stuhltransfer
- Mobilität
- Treppensteigen

Komplexe Tätigkeiten wie Einkaufen, Haushaltsführung oder Kochen werden mit diesem Assessmentinstrument nicht berücksichtigt. Der Barthel-Index gibt lediglich Hinweise auf nötigen Unterstützungsbedarf und Rehabilitationsziele sowie benötigte Hilfsmittel.

Für den Frührehabilitationsbereich werden zusätzlich Beatmung, Absaugpflichtigkeit, Kommunikationsstörungen sowie Orientierungsstörungen im Rahmen des Frühreha-Barthel-Index bewertet.

Pflege von Patientinnen mit einem Bandscheibenvorfall

Bei einem |Bandscheibenvorfall (*Diskusprolaps*) wird die Wurzel des Spinalnerven durch den verschobenen Gallertkern (*Nucleus pulposus*) der Bandscheibe komprimiert. Meist, aber nicht ausschließlich, betrifft dies die Lendenwirbelsäule. Deshalb wird im Folgenden exemplarisch auf den Lendenwirbelsäulenbandscheibenvorfall Bezug genommen.

Bandscheibenvorfall | 446

Entlastende bzw. entspannende Lagerung und Mobilisation

Im Fall eines Bandscheibenvorfalles steht die Schmerzentlastung an erster Stelle. Die Schmerztherapie erfolgt medikamentös, physikalisch und mit physiotherapeutischen Methoden. Alle Lagerungen und Haltungen, die zur Dehnung der Lendenwirbelsäule führen, wirken entlastend und damit schmerzlindernd. Bei der Mobilisation ist darauf zu achten, dass sie ebenfalls zur Entlastung der Lendenwirbelsäule führt und Drehbewegungen in der Lendenwirbelsäule vermieden werden.

Zu entlastenden und entspannenden Maßnahmen gehören:

- Stufenlagerung (entlastende Lagerung, [Abb. 1])
- Bauchlage mit Unterlagerung der Lendenwirbelsäule (Kissen)
- Seitenlage mit angewinkelten Beinen [Abb. 2]
- Mobilisation über die Bauchlage
- Sitzen vermeiden
- Schlingentischbehandlung (im Rahmen der Physiotherapie, [Abb. 3])
- Fangopackungen
- trockene Wärme durch Heublumen- oder Kirschkernkissen

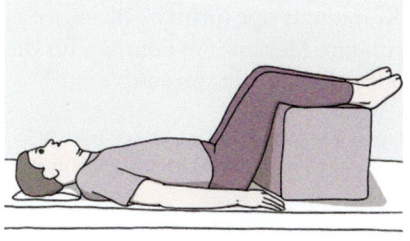

[1] Stufenlagerung mit einem Schaumstoffblock

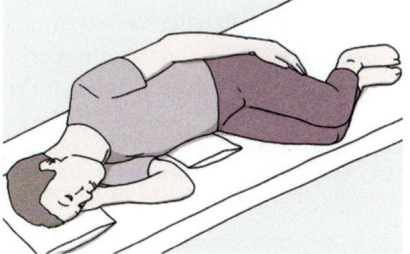

[2] Seitenlage mit angewinkelten Beinen und kleinem Kissen in der Taille

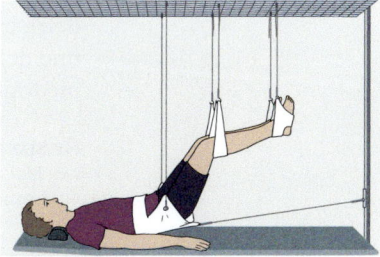

[3] Aufhängung im Schlingentisch mit Traktion der Lendenwirbelsäule

Ein plötzliches Schmerzende kann den vollständigen Ausfall des Nervs anzeigen und sollte sofort abgeklärt werden. Wird der Bandscheibenvorfall operativ behandelt, ähneln die postoperativen Prinzipien denen bei der Querschnittslähmung:

- Bettruhe
- en bloc aufstehen (abends oder am ersten postoperativen Tag)
- stehen und liegen statt sitzen
- Stärkung der umgebenden Muskulatur durch physiotherapeutische Übungen

Unterstützung bei Schmerzen und psychischen Problemen

Menschen mit einem Bandscheibenvorfall leiden einerseits unter den Schmerzen und der daraus folgenden Bewegungseinschränkung, andererseits sind Sorgen um die weitere Berufsausübung ein häufiges Problem. Da eine Überlastung bzw. falsche Belastung der Wirbelsäule im Berufsalltag häufig die Ursache der Erkrankung ist, kann es nach der Erkrankung notwendig sein, die Tätigkeit zu wechseln. Dies kann zu starker Unsicherheit über die berufliche Zukunft führen. Ein weiteres Folgeproblem kann eine Depression sein. Im Rahmen der Rehabilitation werden prophylaktische Übungen zur Schonung der Wirbelsäule erlernt und durchgeführt.

www.bdr-ev.de

Homepage des Bundesverbandes der deutschen Rückenschulen (BdR) e. V.

Präventions- und Rehabilitationsmöglichkeiten

Eine wichtige Rolle kommt der **Prävention** zu. Verschiedene Krankenkassen bieten spezielle Präventionskurse oder Kuren für besonders gefährdete Versicherte an. Gefährdet sind Menschen mit überwiegend sitzenden oder stehenden Tätigkeiten, Menschen, die schwere Lasten tragen und heben müssen, und Personen, die einseitige Bewegungen bzw. Haltungen im Beruf ausüben müssen. Inhalt der Beratung sind dementsprechend auch Umschulungsmaßnahmen und Umgestaltung des Arbeitsplatzes, z. B. durch rückengerechtes Sitzen mit Keilkissen oder auf Spezialstühlen. In präventiven Rückenschulkursen soll durch Kräftigungs- und Koordinationsübungen für die Rücken- und Rumpfmuskulatur einer Verschlimmerung oder Chronifizierung der Rückenschmerzen bzw. einem Diskusprolaps vorgebeugt werden. Es werden rückenschonende und physiologische Bewegungsmuster beim Aufstehen, Heben und Tragen von Lasten und besonders beim Sitzen eingeübt.

Ziel der **Rehabilitation** ist es, eine Einschränkung der Teilhabe Betroffener am sozialen und beruflichen Leben zu verhindern. Rehabilitationen sind sowohl ambulant als auch stationär in den unterschiedlichen Kliniken und Kurorten möglich. Eine Übersicht ist bei der jeweiligen Krankenkasse zu erfragen.

Aus der Forschung

In ihrem Artikel berichten die Forscher über ihre vergleichende Studie zum Ausgang verschiedener Rehabilitationsmaßnahmen an arbeitsunfähig geschriebenen Probandinnen, die unter (chronischen) Schmerzen im Lendenwirbelbereich litten. Dabei verglichen sie die Effektivität niedrig-intensiver Rückenschule (über vier Wochen, je eine Sitzung pro Woche) mit hoch-intensiver Rückenschule (über acht Wochen, je zwei Sitzungen pro Woche) und gewöhnlicher Behandlung (jeweilige Betriebsärztin). Hinsichtlich der Verkürzung der Krankheitstage (primäre Messgröße) und der Verbesserung der Schmerzsituation (sekundäre Messgröße) konnten für die niedrig-intensive Rückenschule die besten Ergebnisse festgestellt werden.

HEYMANS, MARTIJN W.; DE VET, HENRICA C. W.; BONGERS, PAULIEN M.; KNOL, DIRK L.; KOES, BART W.; VAN MECHELEN, WILLEM: „The Effectiveness of High-Intensity Versus Low-Intensity Back Schools in an Occupational Setting" in: *Spine*, 2006, 31 (10), S 1075 – 1082

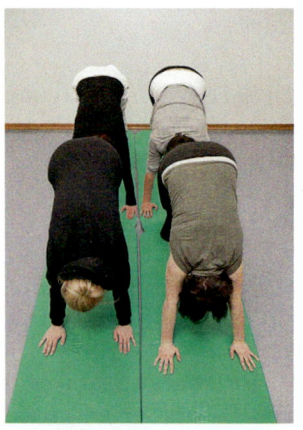
[1] Rückenschule in einer Gruppe

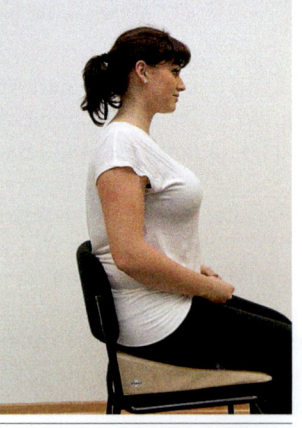
[2] Keilkissen sind Teil einer Umgestaltung des Arbeitsplatzes

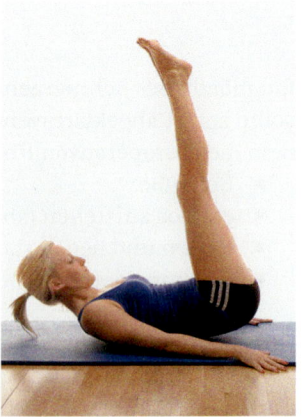
[3] Kräftigungsübung der Bauchmuskulatur

Schlucktraining

Bestimmte Erkrankungen, wie z. B. der Apoplex, können eine Schluckstörung (*Dysphagie*) verursachen. Das heißt, der normale |Schluckakt ist in einer oder mehrerer seiner vier Phasen gestört. Schluckstörungen können in den meisten Fällen durch eine gezielte Förderung wieder zurückgebildet werden. Dieses Schlucktraining können Pflegende mittels gezielter Übungen durchführen.

Schluckakt **1** | 261

Welche Methode bei welcher Patientin angewendet wird, hängt von ihrer individuellen Situation ab. In der Regel sollten die Übungen mindestens dreimal täglich durchgeführt werden.

Folgende Materialien werden zum Schlucktraining benötigt [Abb. 4]:

- ein Paar Handschuhe
- Pupillenleuchte
- zwei bis drei Holzspatel
- zwei kleine Watteträger
- vier bis sechs große Watteträger
- Becher/Glas mit klein gestoßenem Eis (wenn möglich aus der Eismaschine)
- kleines Gefäß mit Honig
- Strohhalm
- eine kleine Kompresse
- 10 ml physiologische Kochsalzlösung (0,9 % NaCl) oder Aqua dest.
- Kunststoffpipette

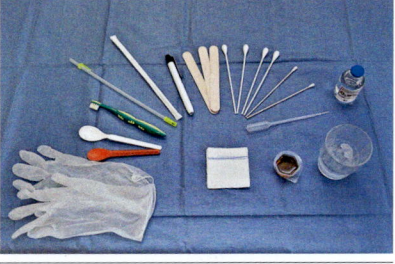

[4] Materialien für Schlucktraining

Stimulation des Schluckreflexes

Um zu überprüfen, ob die Patientin einen Schluckreflex hat, fordert die Pflegende sie auf, „trocken" – d. h. den eigenen Speichel – zu schlucken. Dabei legt die Pflegende den Zeige- und Mittelfinger einer Hand an den Kehlkopf der Patientin und kontrolliert, ob sich der Kehlkopf hebt und senkt. Lässt sich diese kurze Bewegung fühlen, ist der Schluckreflex vorhanden.

Fehlt der Schluckreflex, kann er durch einen Kältereiz stimuliert werden. Dazu lässt man vier bis sechs große Watteträger etwa drei Minuten in einem Becher mit zerkleinertem Eis abkühlen. Nun hält man einen Watteträger für ca. drei Sekunden an den hinteren Gaumenbogen [Abb. 5]. Zur besseren Orientierung sollte der Mundraum mit der Taschenlampe ausgeleuchtet werden. Diese Stimulation wird im Wechsel jeweils fünfmal am rechten und am linken Gaumenbogen durchgeführt. Nach jeder Kältereizung wird die Patientin aufgefordert zu schlucken. Die Übung sollte so lange mindestens dreimal täglich durchgeführt werden, bis die Patientin wieder schlucken kann.

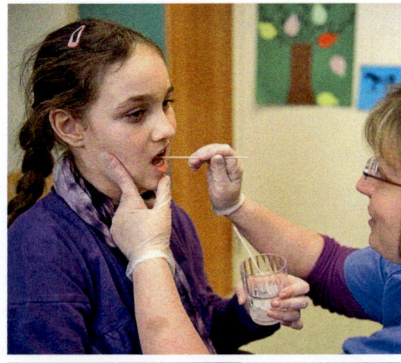

[5] Stimulation des Schluckreflexes mit einem gekühlten Watteträger

Passive Zungenübungen

Passive Zungenübungen sind dann sinnvoll, wenn die Patientin nicht in der Lage ist, ihre Zunge zu bewegen. Bei dieser Übung trägt die Pflegende zum Selbstschutz Handschuhe. Mit einer kleinen Kompresse nimmt sie die Zunge der Patientin vorsichtig zwischen den Zeigefinger und den Daumen. Nun zieht sie behutsam die Zunge nach vorn, oben, unten, rechts und links [Abb. 6]. Diese Übung wird in jeder Richtung fünfmal durchgeführt.

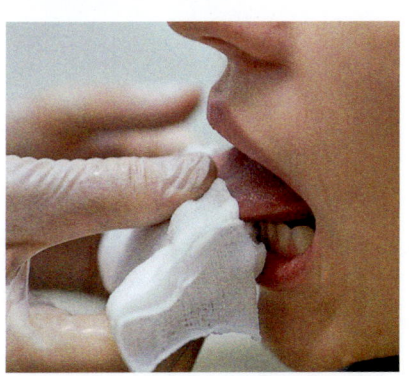

[6] Passives Bewegen der Zunge

Pflegediagnose

„**Schluckstörung**
Anormales Funktionieren des Schluckvorgangs in Verbindung mit strukturellen oder funktionellen Veränderungen der Mundhöhle, des Rachens oder der Speiseröhre."

—

DOENGES et al.: S. 623

Aktive Zungenübungen

Ist die Zunge in ihrer Kraft gemindert, kann aber noch selbstständig bewegt werden, sollten aktive Übungen zur Kräftigung der Zungenmuskulatur durchgeführt werden. Um die Zungenkraft beurteilen zu können, werden folgende Tests durchgeführt:

- Fordern Sie die Person auf, ihre Zunge so kräftig wie möglich gegen eine Wange zu drücken. Von außen üben Sie dabei durch Ihre auf die Wange gelegten Finger einen Gegendruck aus. Führen Sie den Test an beiden Wangen durch.
- Nehmen Sie einen Holzspatel. Lassen Sie die Person die Zunge herausstrecken und kräftig gegen diesen Holzspatel drücken [Abb. 1].

Mit beiden Tests lässt sich feststellen, ob die Kraft der Zunge nur in eine bestimmte Bewegungsrichtung (rechts, links, vorne) oder in alle Bewegungsrichtungen gemindert ist. Abhängig von der vorliegenden Einschränkung werden die Untersuchungstests nun als Trainingsübungen eingesetzt (Zungenbewegung in alle Richtungen). Die Patientin wird aufgefordert, die jeweilige Übung fünfmal hintereinander durchzuführen.

Eine weitere Möglichkeit, die Zungenkraft zu trainieren, ist die Honigstimulation. Hierbei wird mit dem Finger oder einem kleinen Watteträger Honig auf die Ober- und Unterlippe oder in den gesamten Mundraum der Patientin gestrichen. Diese soll nun versuchen, den Honig von den Lippen zu lecken oder zu schmatzen. Abhängig vom persönlichen Geschmack der Person können alle Lebensmittel verwendet werden, die streichfähig sind, also z. B. Sahne, Nuss-Nougat-Creme, Marmelade, Ketchup.

Übungen für den Lippenschluss

Ein fehlender oder reduzierter Lippenschluss, z. B. bei Gesichtslähmungen, verhindert, dass Nahrung in der Mundhöhle gehalten werden kann. Dadurch können feste, breiige oder flüssige Nahrung und Speichel unkontrolliert heraustreten (so genanntes Sabbern). Um den Lippenschluss zu trainieren, bieten sich einfache Übungen mit dem Strohhalm an: Die Patientin kann mehrmals durch einen Strohhalm pusten oder saugen [Abb. 2].

Übungen zur Mundöffnung

Bei bestimmten Erkrankungen (z. B. Hirnstamminfarkten) kann die Mund- und Kiefermuskulatur in erhöhtem Maß angespannt sein. In der Folge lässt sich der Mund nicht oder nur sehr eingeschränkt öffnen, sodass keine oder kaum Nahrung aufgenommen werden kann. Auch Lähmungen einzelner Muskeln können zu diesem Problem führen.

Um die Mund- und Kiefermuskulatur zu entspannen und den Mund zu öffnen, legen Pflegende ihren Daumen zwischen Unterlippe und Kinn der Patientin. Dabei wird ein leichter Druck nach unten ausgeübt. Der Zeigefinger liegt an der Wange an. Mit der anderen Hand wird nun sehr schnell auf die Unterlippe getippt. Dadurch wird provoziert, dass sich der Mund öffnet [Abb. 3]. Die Übung sollte fünf Minuten lang und mindestens zehn Minuten vor dem Essenreichen durchgeführt werden.

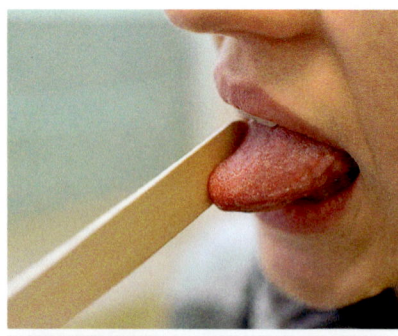

[1] Test der Zungenkraft mit einem Holzspatel

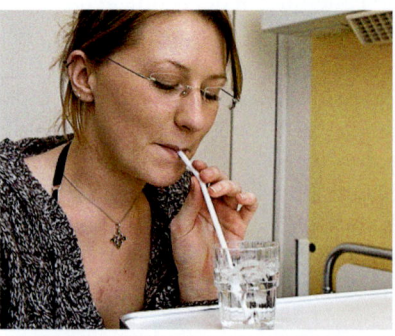

[2] Trainieren des Lippenschlusses durch Pusten durch einen Strohhalm

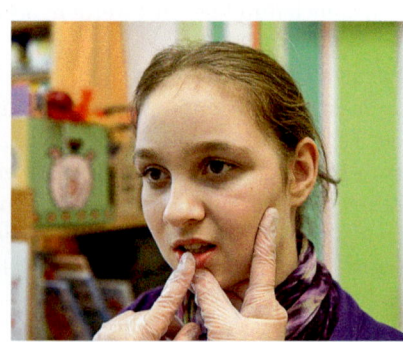

[3] Grifftechnik zum Einüben der Mundöffnung

Die ersten Schluckversuche

Erste Schluckversuche werden unter folgenden Voraussetzungen vorgenommen:

- **Patientin ist bei vollem Bewusstsein**: d. h. sie ist ansprechbar und reagiert situationsentsprechend.
- **Patientin ist in der Lage zu |husten**: Husten erfüllt eine wichtige Schutzfunktion beim Essen und Trinken. Verschluckt man sich, so wird reflektorisch gehustet und dadurch die Nahrung wieder nach oben befördert. Das Husten kann auch willkürlich erfolgen. Sowohl das reflektorische als auch das willkürliche Husten schützt die Atemwege vor Aspiration. Um zu überprüfen, ob die Patientin husten kann, fordert man sie dazu auf, kräftig zu husten.

Husten **1** | 370

- **Würgreflex ist auslösbar**: Auch dieser Reflex ist ein Schutzmechanismus, um unerwünschte Fremdkörper aus dem Rachen nach oben zu transportieren. Zur Prüfung des Würgreflexes wird der hintere Teil der Zunge oder der weiche Gaumen mit einem kleinen Watteträger berührt. Das Ergebnis ist positiv, wenn sich die Rachenwände und der weiche Gaumen zusammenziehen bzw. wenn die betroffene Person würgt.
- **Schluckreflex ist vorhanden**: Ohne Schluckreflex ist eine orale Nahrungsaufnahme nicht möglich. Um diesen zu überprüfen, fordert man die betroffene Person auf, „trocken" zu schlucken.

Schluckversuche werden im therapeutischen Team geplant und abgesprochen. Gibt es keine Kontraindikationen, werden 10 ml physiologische Kochsalzlösung oder destilliertes Wasser mittels einer Kunststoffpipette auf die Mitte der Zunge der Patientin geträufelt. Diese Lösung verwendet man, damit im Falle einer Aspiration die Flüssigkeit vom Lungengewebe resorbiert werden kann und keine Infektion entsteht. Die Patientin wird aufgefordert zu schlucken. Dabei überprüft die Pflegende nochmals den Schluckreflex. Kommt es zum Einsetzen des Husten- oder Würgereflexes, sollte der Schluckversuch abgebrochen werden.

War der erste Schluckversuch erfolgreich, lässt man die Patientin beim zweiten Versuch 20 ml stilles Mineralwasser oder Kamillentee mit einem Strohhalm trinken. Durch das Nutzen des Strohhalms kann die Patientin das Schlucken besser kontrollieren.

Hat die Patientin ohne Beschwerden getrunken, wird ihr nun ein Teelöffel voll neutralen Joghurts angeboten. Kann sie auch dieses ohne Mühe schlucken, können weitere Schluckversuche mit passierter Kost folgen. Bei den ersten Schluckversuchen sollte besonders auf Folgendes geachtet werden:

- Die Betroffene isst und trinkt langsam, nimmt kleine Bissen und Schlucke zu sich.
- Sie trinkt nur mit dem Strohhalm und nicht aus der Schnabeltasse. (Beim Trinken aus der Schnabeltasse fließt die Flüssigkeit zu schnell in den Rachen. Weiterhin wird durch das Saugen am Strohhalm die Lippen- und Mundmuskulatur gekräftigt.)
- Die Betroffene soll nach jedem Schluck oder Bissen noch einmal „trocken" nachschlucken, damit die Nahrung wirklich in die Speiseröhre transportiert wird.
- Sie soll den Hustenreiz möglichst nicht unterdrücken.
- Bei der Auswahl der Nahrung ist darauf zu achten, dass die Speisen nicht krümelig oder zu trocken sind.

Essen oder trinken Betroffene zu schnell, können sie sich ab und zu „verschlucken" und Speisereste aspirieren. Bei vermehrtem Husten sollte die Ärztin informiert werden, um eine eventuelle Aspiration abzuklären.

Neben den ersten Schluckversuchen mit passierter Kost kann die Patientin einmal täglich ein Fruchteis am Stil lutschen. Eislutschen ist die einfachste und beste Schlucktherapie. Durch das Lutschen werden die Lippen, die Zunge und die gesamte Mund- und Kiefermuskulatur auf eine angenehme Art trainiert und gekräftigt.

4.1.8 Pflegetechnische Besonderheiten bei Diagnose- und Therapiemaßnahmen

Pflegetechnische Besonderheiten bei der Liquorpunktion

Eine Liquorpunktion (*Lumbalpunktion*) ist eine Punktion des |Lumbalkanals mittels einer langen Hohlnadel [Abb. 1]. Die häufigste Punktionsstelle befindet sich im Lumbalbereich zwischen dem dritten und vierten oder dem vierten und fünften Lendenwirbel, seltener sind Subokzipitalpunktion (auch Zisternenpunktion genannt, [Abb. 2]) und die Ventrikelpunktion bei Säuglingen.

Eine Liquorpunktion kann zu diagnostischen oder aber auch zu therapeutischen Zwecken durchgeführt werden, Kontraindikationen sollten jedoch zuvor ausgeschlossen werden.

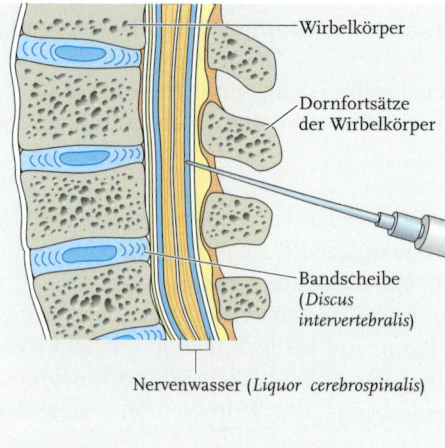

Wirbelkörper

Dornfortsätze der Wirbelkörper

Bandscheibe (*Discus intervertebralis*)

Nervenwasser (*Liquor cerebrospinalis*)

Hirnhaut (*Arachnoidea*)

Kleinhirn (*Cerebellum*)

Verlängertes Mark (*Medulla oblongata*)

[1] Liquorpunktion zwischen dem 3. und 4. Lendenwirbel

[2] Subokzipitalpunktion unterhalb des Kleinhinrs im Subarachnoidalraum

Hydrozephalus | 442

intrathekal
im Liquorraum bzw. zwischen innerem und äußerem Blatt der Dura mater spinalis

Diagnostik	Therapie	Kontraindikationen
▪ Liquordruckmessung ▪ mikroskopische Zellzahlbestimmung ▪ bakteriologische/serologische Untersuchungen	▪ Spinalanästhesie ▪ Druckentlastung bei |Hydrozephalus ▪ |intrathekale Gabe von Zytostatika	▪ infizierte Haut an der Punktionsstelle ▪ erhöhter Hirndruck (erkennbar u. a. an einer Stauungspapille) ▪ Blutgerinnungsstörungen ▪ kardiorespiratorische Instabilität ▪ Reye-Syndrom

[Tab. 1] Indikationen und Kontraindikationen für eine Liquorpunktion

Eine Liquorpunktion sollte möglichst mit zwei Pflegefachkräften durchgeführt werden. Dabei übernimmt die erste Pflegefachkraft alle Aufgaben, die die Patientin bzw. das Kind betreffen und die zweite Pflegefachkraft kümmert sich um die Materialien.

Zur Vorbereitung auf die Liquorpunktion übernimmt die erste Pflegefachkraft bei der Betreuung der Betroffenen folgende Aufgaben:

- altersentsprechende Information, ggf. Einbeziehen der Eltern
- sich Zeit nehmen, um Ängste abzubauen und um die Kooperation zu fördern
- geschlossene Fenster, angenehme Raumtemperatur im Untersuchungszimmer
- Überwachungsgeräte und Notfallwagen bereitstellen
- Blutzuckerkontrolle
- Lagerung der Betroffenen auf der Patientinnenliege
- ggf. Rasur der Punktionsstelle
- ggf. Schmerzmedikation/Emlapflaster nach ärztlicher Anordnung

Unter Einhaltung der hygienischen Grundregeln werden durch die zweite Pflegekraft die Materialien vorbereitet:

- Beistelltisch mit Abwurfbehälter, Lagerungshilfsmittel (Sandsack, Molton), anästhesierende Salbe und dazugehöriger Pflasterverband, Einmalrasierer, unsterile Unterlage, Hautdesinfektionsmittel, steriler Kittel, sterile Handschuhe, Mundschutz, unsteriler Kittel und Handschuhe für Pflegeperson, steriles Lochtuch, sterile Nierenschale
- Tablett mit sterilen Tupfern, Material für Lokalanästhesie (1er-Kanüle zum Aufziehen, 18er-Kanüle zur Injektion, Lokalanästhetikum), evtl. Skalpell, Liquorpunktionskanüle, zwei bis drei sterile Liquorentnahmeröhrchen
- Laborschein, Verbandmaterial, Schere, Pflaster (braun)

Während der Punktion sollte die Patientin bzw. das Kind von der ersten Pflegefachkraft gehalten und beruhigt sowie hinsichtlich Atmung und Sauerstoffsättigung beobachtet werden, da die Gefahr von Apnoeanfällen während der Punktion besteht. Weiterhin sollte die Patientin bzw. das Kind auf Verhalten, Bewusstseinslage und Aussehen kontrolliert werden. Die Patientin bzw. das Kind wird sofort nach der Punktion in Bauchlage gelagert. Anschließend sollte eine flache Lagerung für mindestens zwei Stunden eingehalten werden. Die zuständige Pflegefachkraft beobachtet die Patientin bzw. das Kind auf Komplikationen wie Kopfschmerzen, Schwindel, Übelkeit, Erbrechen, Bewusstseinsveränderungen, Lähmungserscheinungen oder auf Nachblutungen und Infektionszeichen der Punktionsstelle. Um das |Postpunktionssyndrom zu reduzieren, sollten die Punktierten in den ersten zwei Stunden nach der Punktion ausreichend trinken. Eventuell können sie auch noch zusätzlich in einer leichten Kopftieflage gelagert werden.

Die zweite Pflegefachkraft assistiert der Ärztin während der Punktion und legt nach der Punktion einen sterilen Verband an. Anschließend kümmert sie sich um den Versand des Punktats und um die fachgerechte Entsorgung des Materials.

Abschließend erfolgt die Dokumentation mit Angaben zu Punktionszeit, Punktatmenge, verabreichte Medikamente, Vitalzeichen und eventuelle Komplikationen.

Postpunktionssyndrom
Bedingt durch veränderte Druckverhältnisse im Liquorraum kommt es zu Kopfschmerzen, Schwindel, Übelkeit oder Erbrechen.

Sonnenuntergangsphänomen
Die Iris verschwindet teilweise hinter dem Unterlid des Auges bei geöffneten Augen.

Pflegetechnische Besonderheiten bei Hirndruckkontrolle und Hirnödemprophylaxe

Die Aufgabe der Pflegenden ist es, Betroffene entsprechend der alterstypischen Anzeichen auf erhöhten Hirndruck zu beobachten sowie auf Veränderungen der Vitalzeichen, der Augen, der Bewusstseinslage, der Motorik und des Muskeltonus.

Hirndruckzeichen bei Säuglingen	Hirndruckzeichen bei Kindern, Jugendlichen und Erwachsenen
■ angespannte, gewölbte Fontanelle normale Pulsierung fehlt ■ schrilles Schreien ■ Reizbarkeit ■ Weinen, wenn es aufgeweckt wird ■ erhöhter Kopfumfang ■ erweiterte Kopfvenen ■ |Sonnenuntergangsphänomen [Abb. 3]	■ Kopfschmerzen ■ Übelkeit bis hin zu schwallartigem Erbrechen ■ verschwommenes Sehen ■ Reizbarkeit ■ Unruhe ■ Benommenheit ■ Teilnahmslosigkeit ■ verminderte Leistungsfähigkeit ■ erhöhtes Schlafbedürfnis ■ Krampfanfälle

[Tab. 2] Hirndruckzeichen

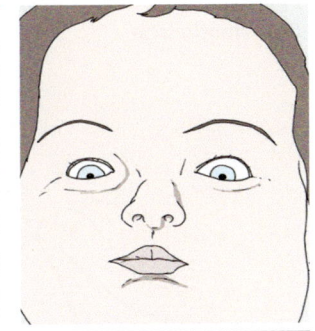

[3] Sonnenuntergangsphänomen

Um einem Hirnödem vorzubeugen, lagern Pflegende die Betroffene in 15°- bis 30°-Oberkörperhochlage und richten den Kopf gerade aus. Somit wird der venöse Rückfluss erleichtert. Weiterhin sollte einer |Obstipation vorgebeugt werden, damit der Hirndruck nicht durch starkes Pressen erhöht wird. Emotionale Belastungen und Schmerzen sollten in einer ruhigen Atmosphäre so weit wie möglich gelindert werden.

Obstipation 1 | 329

4.2	**Medizinischer Bezug**
4.2.1	**Entzündliche Erkrankungen des Gehirns**

Meningitis

Die **Meningitis** ist eine Entzündung der |Hirn- bzw. der Rückenmarkshäute und des |Subarachnoidalraumes. Bei der Meningitis werden zwei Formen unterschieden: die bakterielle und die virale Meningitis.

Die bakterielle Meninigits wird auch als eitrige Meningitis bezeichnet und, wie der Name bereits sagt, durch Bakterien verursacht. In den ersten Lebensmonaten wird diese Form der Meningitis häufig durch β-hämolysierende-Streptokokken, E. coli und Listerien verursacht. Während ab dem vierten Lebensmonat und im Kleinkindalter als Auslöser Meningokokken, Pneumokokken und Hämophilus influenzae vorherrschen, verursachen bei Schulkindern und Jugendlichen Meningokokken, Pneumokokken und Borrelien die Meningitis. Bei dieser Form der Meningitis besteht stets Meldepflicht.

Die virale Meningitis wird auch als nicht eitrige Meningitis oder seröse Meningitis bezeichnet. Diese Art der Meningitis wird durch Viren hervorgerufen, meist durch Herpesviren, FSME-Viren, ECHO-Viren oder Coxsackieviren. Eine Meldepflicht liegt nur bei der Frühsommer-Meningoenzephalitis (FSME) vor.

Eine Meningitis kann sowohl durch eine Tröpfcheninfektion als auch hämatogen übertragen werden. Weiterhin kann sie auch fortgeleitet durch benachbarte Infektionen entstehen. Typische Symptome einer Meningitis sind

- Nackensteifigkeit,
- Kopfschmerzen,
- Berührungsempfindlichkeit,
- Lichtempfindlichkeit,
- Übelkeit und Erbrechen,
- Fieber,
- Müdigkeit bis hin zu einer leichten Bewusstseinseintrübung und
- Krampfanfälle.

Opisthotonus
Kopf und Rumpf sind überstreckt durch Kontraktionen oder einen Krampf der Streckmuskulatur.

Bei Säuglingen kann die Fontanelle gespannt sein und es können auch |Hirndruckzeichen auftreten. Weiterhin können Säuglinge und Kleinkinder eine |Opisthotonushaltung aufweisen [Abb. 1]. Die für eine Meningitis charakteristischen so genannten meningitischen Zeichen [Tab. 1] treten erst ab dem Kleinkindalter auf:

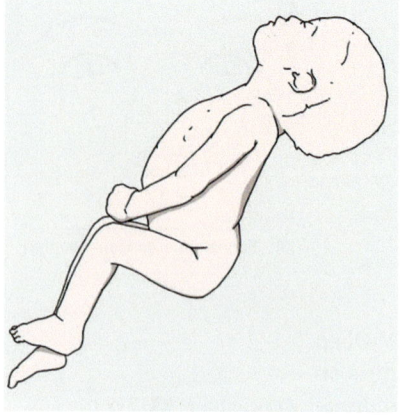

[1] Kleinkind in Opisthotonushaltung

Knie-Kuss-Phänomen	Kind kann im Sitzen nicht den Kopf bis zu den Knien beugen
Dreifuß-Zeichen	sitzendes Kind mit angestellten Beinen, stützt sich hinter dem Rücken mit beiden Händen ab
Kernig-Zeichen	Beugung im Hüftgelenk führt zur Beugung im Kniegelenk
Brudinski-Zeichen	passive Kopfbewegung nach vorn führt zum reflektorischen Anziehen der Beine
Lasègue-Zeichen	Rückenschmerz bei Anheben des gestreckten Beines in flacher Rückenlage

[Tab. 1] Zeichen einer meningealen Reizung

Um die Diagnose Meningitis zu sichern, werden eine |Liquorpunktion und bildgebende Verfahren durchgeführt. Anhand der Liquordiagnostik kann die Form der Meningitis festgestellt werden [Tab. 2].

Liquordiagnostik	Normalbefund	Virale Meningitis	Bakterielle Meningitis
Aussehen	klar	klar	trüb
Zellzahl	sehr wenige Zellen	mehrere Hundert/µl	mehrere Tausend /µl
Zelltyp	Lymphozyten	Lymphozyten	Granulozyten
Eiweiß	0,2–0,4 g/l	normal	erhöht
Glukose	60 % des BZ	normal	erniedrigt
Laktat	< 3,5 mmol /l	< 3,5 mmol /l	> 3,5 mmol /l

[Tab. 2] Liquordiagnostik bei viraler und bakterieller Meningitis

Liquorpunktion | 426
Hydrozephalus | 442
Parkinson-Syndrom | 444

Die bakterielle Meningitis wird mit einer sofortigen Antibiotikagabe therapiert. Dauer und Art des Antibiotikums richten sich nach der Art des Erregers und dem Antibiogramm. Trotz Therapie kann es zu Komplikationen und Spätfolgen kommen. Die gefürchtetste Komplikation ist das |Waterhouse-Friderichsen-Syndrom. Weiterhin kann sich auch eine Sepsis bis hin zum septischen Schock entwickeln. Mögliche Spätfolgen können Hörstörungen, psychische Veränderungen, Intelligenzdefekte, bleibende Behinderungen oder aber auch eine Meningoenzephalitis sein. Schwerwiegendere Folgeschäden wären Krampfanfälle, die Ausbildung eines |Subduralempyems, die Entwicklung eines |Hydrozephalus oder aber auch das Auftreten einer Hirnnervenlähmung.

Vorbeugend kann gegen Hämophilus influenzae, Pneumokokken und Meningokokken geimpft werden. Um Personen zu schützen, die intensiven Kontakt zu den Betroffenen hatten bzw. haben, kann zusätzlich eine |Chemoprophylaxe durchgeführt werden.

Waterhouse-Friderichsen-Syndrom
Schock und Sepsis infolge einer Nebenniereninsuffizienz mit perkutanen Einblutungen
Subduralempyem
Eiteransammlung unter der Dura mater
Chemoprophylaxe
prophylaktische Behandlung mit Chemotherapeutika vor erfolgter Ansteckung

Enzephalitis

Wenn sich die Infektion der Hirnhäute auch auf das Gehirn ausbreitet, spricht man von einer **Meningoenzephalitis**. Besteht eine alleinige Entzündung des Gehirns, so wird diese als **Enzephalitis** bezeichnet [Abb. 2]. Verursachende Erreger sind, wie auch bei der Meningitis, sowohl Bakterien als auch Viren. Meist ist eine Enzephalitis die Folge einer Viruserkrankung, wie z. B. Mumps oder Herpes simplex.

Die Symptome einer Enzephalitis ähneln denen der Meningitis, zusätzlich treten jedoch weitere Symptome auf:
- Bewusstseinsveränderungen bis hin zum Bewusstseinsverlust
- neurologische Ausfälle
- Lähmungen
- Wesensveränderungen
- Aggressivität
- Unruhe
- Orientierungslosigkeit

Zur Behandlung der bakteriellen Enzephalitis werden Antibiotika verabreicht, bei einer Herpes-simplex-Infektion wird Aciclovir gegeben. Wie auch bei der Meningitis können bei der Enzephalitis Komplikationen und Spätfolgen auftreten. Diese sind denen der Meningitis ähnlich und betreffen v. a. Krampfanfälle und bleibende Behinderungen. Hinzu kommt jedoch als eine mögliche Spätfolge die Ausbildung eines sekundären |Parkinson-Syndroms.

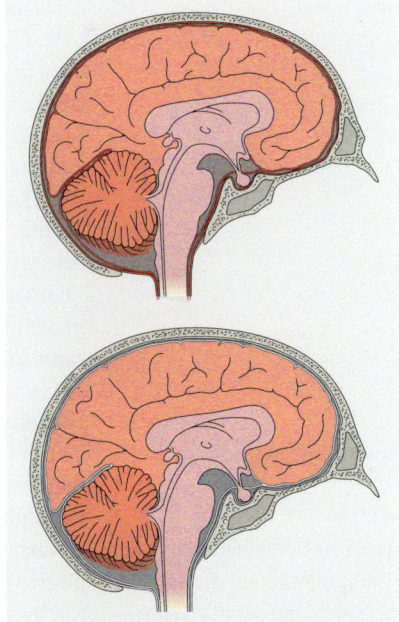

[2] Ausbreitung der Entzündung auf Hirn und Hirnhäute bei Meningoenzephalitis (oben) und allein auf das Gehirn bei Enzephalitis (unten)

Multiple Sklerose

Die Multiple Sklerose ist eine entzündliche Erkrankung des zentralen Nervensystems. Auf Grund einer Autoimmunreaktion wird die |Myelinscheide der zentralen Nervenbahnen und des Gehirns herdförmig zerstört. Die Reizweiterleitung ist dadurch erschwert und bei fortschreitender Erkrankung unterbrochen, im Gehirn und Rückenmark sind so genannte Entmarkungsherde zu sehen [Abb. 1]. Die Ursachen der Erkrankung sind nicht vollständig bekannt, es wird vermutet, dass eine Virusinfektion die Autoimmunreaktion mit einer Latenz von ca. 15 Jahren auslöst. Die Multiple Sklerose kann zumeist schubweise, aber auch chronisch progredient verlaufen [Abb. 2]. Die |Prävalenz liegt in Deutschland bei 70 Erkrankten auf 100 000 Einwohner. Am häufigsten erkranken Frauen zwischen dem 20. – 40. Lebensjahr an Multipler Sklerose.

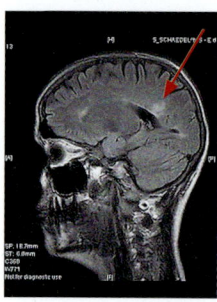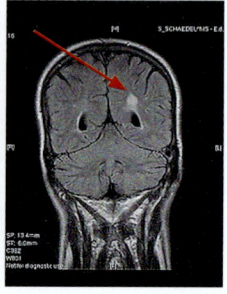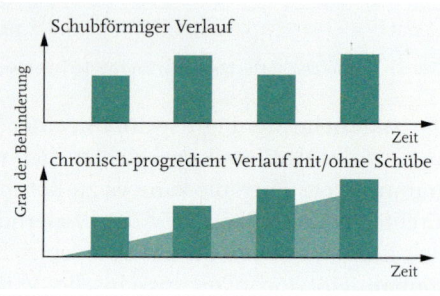

[1]   Entmarkungsherde bei MS im MRT   [2]   Verläufe der Multiplen Sklerose

Die **Hauptsymptome** sind Sensibilitätsstörungen in den distalen Abschnitten der Extremitäten oder nur einer Hälfte des Körpers oder des Gesichtes, zentrale Paresen, Schmerzen und Koordinationsstörungen. Daneben finden sich |Ataxien, |Miktionsstörungen, Spastiken, Störungen der Augenbeweglichkeit, Sehstörungen und Doppelbildsehen, Entzündung des Nervus opticus und psychische Symptome wie depressive Verstimmungen oder Euphorie. Treten |Nystagmus, abgehacktes/skandierendes Sprechen und Intentionstremor gemeinsam auf, wird dies als Charcot-Trias bezeichnet. Zur **Diagnostik** werden neurologischer Status, MRT, visuell evozierte Potenziale (VEP) evtl. Liquordiagnostik und CT durchgeführt. Im Magnetresonanztomografie (MRT) sind Entmarkungsherde zu sehen, das VEP zeigt die verzögerte Reizleitung im Bereich der Entmarkungen der Sehbahn, im Liquor finden sich Autoantikörper und vermehrt Eiweiße und im CT ist eine unspezifische Hirnatrophie im Verlauf der Erkrankung sichtbar. Die **Therapie** während des Schubes besteht in einer antiinflammatorischen medikamentösen Therapie mit Kortison i. v. über drei bis fünf Tage. Weitere Medikamente, die die Schubrate senken und den Verlauf der Erkrankung günstig beeinflussen, sind Copolymer-1 und Interferon-beta-1b. Bei progredienten Verläufen erfolgt die Therapie mit immunsuppressiven und zytotoxischen Medikamenten wie Cyclophosphamid, Mitoxantron und Methotrexat. Weitere Bereiche der Therapie sind Physiotherapie zum Erhalt der Beweglichkeit, Blasentraining und Logopädie.

Hirnabszess

CCT
(craniale Computertomografie)
Computertomografie des
Schädels, bei der das Gehirn
gut dargestellt werden kann

Ein |Hirnabszess ist die Folge einer bakteriellen, selten durch Toxoplasmen oder Pilze (bei Immunschwäche) hervorgerufenen Infektion von Hirnhäuten oder Gehirn. Die Häufigkeit beträgt 0,4 / 100 000 Einwohner. Der Hirnabszess geht mit Kopfschmerzen, Übelkeit und Erbrechen, Fieber und neurologischen Ausfällen bzw. einer Hirndrucksymptomatik einher. Im Blutbild sind die Entzündungsparameter erhöht. Der diagnostische Nachweis erfolgt über |CCT, MRT und Erregernachweis im Liquor. Der Hirnabszess ist von der intrakraniellen Blutung differenzialdiagnostisch abzugrenzen. Zur Therapie wird der Abszess ausgeräumt und eine hoch dosierte Antibiose durchgeführt.

Zerebrale Anfälle

Krampfanfälle können direkt zentral bedingt sein, aber auch durch Stoffwechselstörungen, Vergiftungen (*Intoxikationen*) oder psychogen hervorgerufen sein.

Ein Krampfanfall ist eine Antwort des Gehirns auf exogene oder endogene Faktoren, die zu neurologischen Veränderungen führt. Krampfanfälle sind von außen bedrohlich anzusehen, aber im Einzelfall oft keine Bedrohung für den Menschen. Sie äußern sich in abnormen, plötzlich auftretenden stereotypischen Bewegungen, die in Verbindung mit überschießenden elektrischen Aktivitäten zerebraler Neurone einhergehen. Weiterhin treten häufig Bewusstseinsstörungen oder Verhaltensauffälligkeiten auf. Dabei sind die Anfallsmuster sehr individuell und vom Alter abhängig. Von Bedeutung für diese Reaktion des Körpers ist die Grunderkrankung.

Zerebrale Anfälle werden in verschiedene Formen unterteilt:

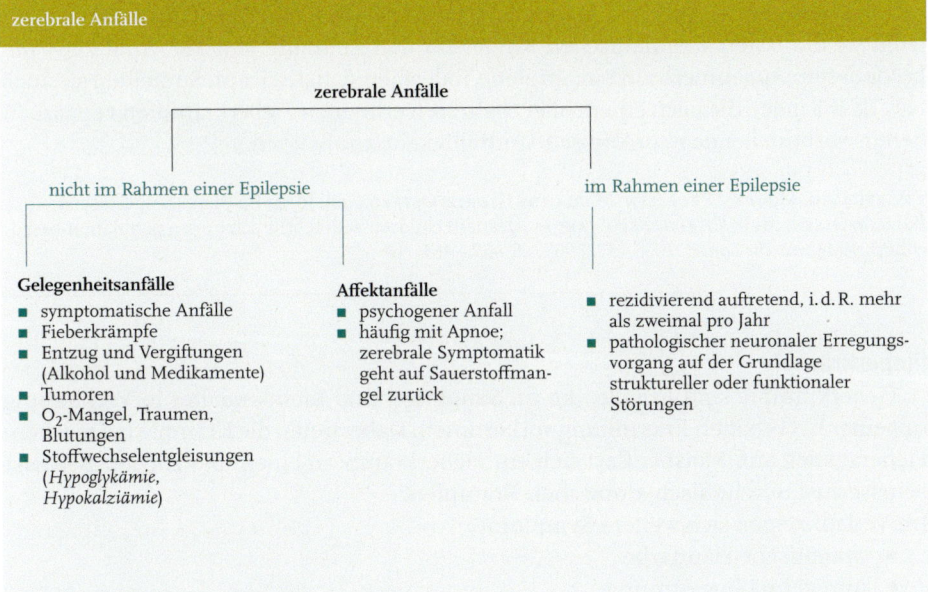

Zu den **Gelegenheitskrämpfen** zählen Neugeborenenkrämpfe, posttraumatische Anfälle, Infekt- oder Fieberkrämpfe und Krampfanfälle, die durch eine Entzündung, Blutung oder einen Tumor im Gehirn hervorgerufen werden. Der respiratorische Affektkrampf zählt zu den psychogenen Anfällen, |Kloni treten bei Sauerstoffmangel im Gehirn auf.

Neugeborenenkrämpfe treten meist direkt nach der Geburt während der ersten Lebenstage auf. Sie haben wegen der Unreife des Gehirns unspezifischen Charakter. Anzeichen dafür sind z. B.

- plötzliches Augenverdrehen
- Apnoen
- |Myoklonien
- Schluckauf
- Schmatzen
- muskuläre Hypotonie
- plötzliche Streckbewegungen
- vegetative Reaktionen

Klonus
als Antwort auf einen Dehnungsreiz auftretende, unwillkürliche (reflektorisch), sich schnell wiederholende Muskelkontraktionen
Myoklonien
kurze, ruckartige Zuckungen von Muskeln

Neugeborenenkrämpfe können sowohl intra- als auch extrazerebral bedingt sein, ihre Behandlung richtet sich nach der Ursache [Tab. 1].

Intrazerebrale Ursachen	Extrazerebrale Ursachen
▪ perinatale Hypoxämien	▪ metabolische Störungen (Hypokalzämie, Hypoglykämie)
▪ intrakranielle Blutungen	▪ pulmonale und kardiale Erkrankungen
▪ ZNS-Infektionen	▪ Vitamin-B6-Mangel
▪ Missbildungssyndrome	

perinatale Hypoxämien | 51
intrakranielle Blutungen | 619

[Tab. 1] Ursachen von Neugeborenenkrämpfen

Aus der Forschung

Kinder, die einen oder mehrere Fieberkrämpfe erleiden, unterliegen keiner signifikant höheren Sterblichkeitsrate als Kinder ohne Fieberkrämpfe. Diese für betroffene Eltern wichtige Beobachtung konnte die Forschergruppe um Mogens Vestergaad in Dänemark als Ergebnis ihrer epidemiologischen Studie nachweisen. Ermöglicht durch die gute Dokumentation der Melde- und Krankenhausregister bereiteten sie die Daten aller dänischen Kinder für den Zeitraum von 1977 und 2004 mit besonderem Augenmerk auf eingetretene Todesfälle statistisch auf. So stellten sie auch fest, dass Kinder, die nach einem oder mehreren erlittenen Fieberkrämpfen verstarben, bereits vorbestehende neurologische Auffälligkeiten aufwiesen.

—

VESTERGAARD, MOGENS; PEDERSEN, MARIANNE GIØRTZ; ØSTERGAARD, JOHN R.; PEDERSEN, CARSTEN BØCKER; OLSEN, JØRN; CHRISTENSEN, JAKOB: „Death in children with febrile seizures: a population-based cohort study" in: *The Lancet*, 2008, (372) 9637, S. 457–463

Fieberkrämpfe

Fieberkrämpfe sind Anfälle, die im Säuglings- und Kleinkindalter in Verbindung mit einer fieberhaften Erkrankung vorkommen. Dabei treten die Krämpfe bei raschem Fieberanstieg auf. Meist äußert sich ein Fieberkrampf in einem plötzlichen Bewusstseinsverlust und tonisch-klonischen Krämpfen.

tonisch-klonische
Krämpfe | 300, 433

Im Verlauf zeigen sich weitere Symptome:

- zyanotische Hautfarbe
- unregelmäßige Atmung
- mangelnde Sauerstoffsättigung
- vermehrter Speichelfluss und
- erweiterte Pupillen

In den meisten Fällen dauert er nur wenige Minuten, hört von allein wieder auf und verursacht meist keine Folgeschäden. Neben dieser Form des Fieberkrampfes gibt es den komplizierten Fieberkrampf, der länger als 15 Minuten andauert. Zur Akuttherapie kann rektal Diazepam verabreicht werden. Symptomatisch sollte das Fieber gesenkt und das Kind notfalls beatmet werden. Diagnostisch sollten entzündliche Erkrankungen der Hirnhäute und des Gehirns ausgeschlossen und ein EEG durchgeführt werden.

Epilepsie

Treten Krampfanfälle nicht als Gelegenheitskrämpfe, sondern im Rahmen einer eigenständigen Erkrankung auf, spricht man von einer Epilepsie. Dabei werden die generalisierte und die fokale Form unterschieden. Bei der generalisierten Epilepsie ist das gesamte Gehirn betroffen. Im Gegensatz dazu ist die fokale Form auf bestimmte Hirnregionen beschränkt.

Epilepsieform		Krampfgeschehen
generalisierte Formen		
Grand-Mal-Anfall (Dauer: 1–3 Minuten)	generalisierter tonisch-klonischer, großer Anfall	■ evtl. vorausgehende Aura (subjektive Wahrnehmung unterschiedlicher vegetativer und sensorischer Phänomene, wie z. B. Wahrnehmung von Übelkeit, optische Halluzinationen) ■ Bewusstseinsverlust ■ Begleitsymptome / vegetative Phänomene: Inkontinenz, Stuhlentleerung, lichtstarre Pupillen
		■ tonische Krampfphase: gesamte Muskulatur verkrampft sich, oft Apnoe und Zyanose
		■ klonische Krampfphase: rhythmische Muskelzuckungen, Zungenbiss, Schaumbildung
		■ postkonvulsive Phase: Terminalschlaf, Dämmerzustand, Kopfschmerz, Amnesie, evtl. Muskelkater
Petit-Mal-Anfall (Dauer: einige Sekunden)	Absenzen	■ abrupt einsetzende Bewusstseinsstörung zwischen 5–20 Sekunden ■ starrer Blick, Augen meist nach oben verdreht ■ Unterbrechen der Tätigkeit
	myoklonische Anfälle	■ kurze Muskelzuckungen
	tonische Anfälle	■ dauerhafte Muskelverkrampfungen
	astatische Anfälle	■ Tonusverlust der Muskulatur und dadurch Sturz
	BNS-Krämpfe (treten im Säuglings- und Kleinkindalter auf)	■ Blitz (plötzliches Zusammenzucken) ■ Nick (Beugung des Kopfes nach vorn) ■ Salaam (langsame Beugung von Rumpf und Extremitäten nach vorn)
fokale Formen		
fokal motorische Anfälle		■ die Betroffene ist i. d. R. ansprechbar ■ abhängig von der betroffenen Region: halbseitige Zuckungen (Jackson-Anfälle) ■ können von sensiblen, somatosensorischen Wahrnehmungen begleitet sein
psychomotorische Anfälle		■ meist vorausgehende Aura ■ Automatismen wie Schmatzen, Lecken, Nesteln, Klopfen, Treten oder Scharren mit den Füßen ■ vegetative Anzeichen

► **Folgen epileptische Anfälle direkt aufeinander, ohne dass das Bewusstsein wiedererlangt wird, handelt es sich um einen Status epileptikus. Dieser stellt einen medizinischen Notfall dar.**

Die **Ursachen** für epileptische Anfälle sind vielseitig. Epilepsie kann z. B. bedingt sein durch genetische Faktoren, Hirnmissbildungen, |Hydrozephalus oder langsam wachsende Hirntumoren. Auch kann sich eine Epilepsie nach einem Trauma entwickeln. In vielen Fällen ist die Genese unklar.

Neben den aufgeführten Krampfäußerungen können bei Neugeborenen und Kindern weitere Anzeichen für ein Krampfgeschehen sprechen, besonders wenn sie häufiger in gleicher Weise auftreten:

- plötzliche auffällige Verhaltensveränderungen und/oder Bewusstseins- veränderungen, Unruhe, Angst
- plötzlich veränderter Muskeltonus (Spannung, Erschlaffung, rhythmische Zuckungen, plötzlich einschießende Bewegungen, Bewegungen sind nicht zu unterbinden, unsicherer Gang)
- verzögerte Reaktionen
- unkoordinierte und fahrige Bewegungen (Nesteln, Schmatzen, Veränderungen der Mimik, Gestik, Kau- und Schluckbewegungen)
- Augen verdrehen, starrer Blick, |Nystagmus, Zucken der Augenlider
- bei Frühgeborenen: Apnoe, Bradykardie, Sauerstoffsättigungsabfälle, Veränderungen des Hautkolorits
- Begleitsymptome: Stürze, Einnässen, Einkoten, Zungenbiss, Blässe, Akrozyanose, Nachschlaf

Nystagmus
Augenzittern, unwillkürliche Augenbewegungen

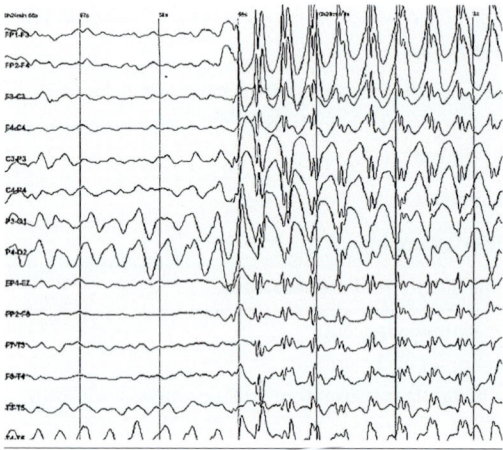

[1] Epilepsie-Anfall im EEG

Zur **Diagnostik** wird eine klinische Untersuchung durchgeführt. Dazu gehören u. a. neurologische Untersuchungen, Blut- und Liquoruntersuchungen, Schädel-CT, Untersuchung des Augenhintergrundes und EEG [Abb. 1]. Um die Form des Anfalls zu spezifizieren, ist weiterhin eine genaue Beobachtung des Anfallgeschehens unabdingbar.

Sofortmaßnahmen bei einem Grand-Mal-Anfall bestehen aus folgenden Maßnahmen:

- ärztliches Personal informieren
- Betroffene nicht alleinelassen
- Anfall genau beobachten
- vor Verletzungen schützen
- Betroffene während des Anfalls nicht festhalten
- harte Gegenstände außer Reichweite bringen
- falls möglich weich und flach lagern

Bei Erbrechen während des Anfalls sollte versucht werden, die Betroffene in die stabile Seitenlage zu bringen. Bei Hypoxie ist eine Sauerstoffzufuhr und eine medikamentöse Unterbrechung des Krampfanfalls notwendig. Dabei folgt die medikamentöse Therapie der ärztlichen Anordnung. Bei Kindern handelt es sich um Antikonvulsiva in Form von Zäpfchen oder Rektiolen, bei Erwachsenen werden sie i. v. verabreicht.

Therapeutisch stehen verschiedene Medikamente zur Auswahl. Ziel der Therapie ist die Anfallsfreiheit, deshalb sollte mit der Therapie so früh wie möglich begonnen werden. Weiterhin ist darauf zu achten, dass die Therapie konsequent und über einen langen Zeitraum eingehalten wird. Außerdem ist eine Überwachung der Medikation notwendig. Dazu zählen die Beobachtung auf Wirksamkeit, Nebenwirkungen und Blutspiegelbestimmung. Über die Beendigung der Therapie entscheiden das klinische Bild und der EEG-Befund.

Hirntumoren

4.2.3

Gutartige (*benigne*) und bösartige (*maligne*) Tumoren des Nervensystems stellen etwa 10 % der Tumoren insgesamt dar. Kinder sind im Verhältnis häufiger betroffen als Erwachsene. Frauen/Mädchen erkranken häufiger an gutartigen Tumoren, Männer/Jungen häufiger an bösartigen. Die Symptome zeigen sich zunächst meist in Kopfschmerzen und in Form psychischer Veränderungen der betroffenen Person. Sie wird antriebslos und verändert ihre Interessen bzw. vernachlässigt diese. Epileptische Anfälle treten in 15 – 20 % der Erkrankungen auf, jeder erste epileptische Anfall kann ein Hinweis auf einen Hirntumor sein. Die neurologischen Ausfallserscheinungen sind abhängig von der Lage des Tumors und progredient:

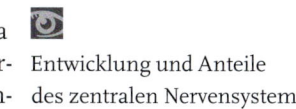

Entwicklung und Anteile des zentralen Nervensystems **1** | 435

Lokalisation des Tumors	Zugeordnete neurologische Ausfälle
Tumor im Hinterhauptslappen/im Bereich der Sehrinde	Beeinträchtigung der Verarbeitung von Seheindrücken
Tumor im Bereich der Sehnervenkreuzung	Sehstörungen, Gesichtsfeldeinschränkung
Tumor im Stirnlappen	Persönlichkeitsveränderungen
Tumor im linken Schläfenlappen/sensorischen Sprachzentrum	Sprachstörungen
Tumor im Bereich des sensorischen Rindenfeldes	Störung der Wahrnehmung von taktilen Reizen
Tumor im Bereich des motorischen Rindenfeldes	motorische Ausfälle

Bei weiterem Tumorwachstum kommt es zu Hirndruckzeichen. Bei schnell wachsenden malignen Tumoren treten diese rasch auf, bei benignen Tumoren treten die Hirndruckzeichen später auf. Bei Kindern können Übelkeit und Erbrechen das einzige Symptom sein. Zu den Hirndruckzeichen gehören außerdem:

- Kopfschmerzen, die sich beim Vorbeugen verstärken oder am Morgen am stärksten sind
- Pupillenveränderungen
- Störungen der |Vigilanz
- |Stauungspapille

Vigilanz
Wachheit

Stauungspapille **1** | 220

Zur **Diagnostik** gehören die Anamnese und dabei insbesondere die Beschreibung der Persönlichkeitsveränderungen und Ausfallserscheinungen, die Hinweise auf die Lokalisation des Tumors geben. Weitere diagnostische Maßnahmen sind:

- neurologischer Status
- EEG
- CCT mit Kontrastmitteldarstellung
- MRT
- Angiografie der Hirngefäße
- Liquoruntersuchung (erhöhter Eiweißgehalt und Tumorzellen)
- stereotaktische bzw. offene Biopsie zur Gewinnung von Tumorgewebe (ggf. im Rahmen der operativen Therapie)

Die **Therapie** besteht in der Operation mit Resektion des Tumors. Bei der Tumorentfernung ist zu beachten, dass postoperativ neurologische Ausfälle auftreten, die von der Lage im Gehirn abhängig und umso gravierender sein können, je größer der Tumor ist. Dies hat zur Folge, dass nur kleine und mittelgroße Tumoren vollständig entfernt werden können. Weiterhin finden Chemotherapie und Bestrahlung Anwendung.

4.2.4 Zerebrovaskuläre Erkrankungen

Spontane Hirnblutungen

Als spontane Hirnblutungen werden alle Blutungen ohne traumatische Ursache bezeichnet. Sie stellen in 15–20% die Ursache für einen Schlaganfall dar. Die Häufigkeit beträgt insgesamt elf Erkrankte auf 100 000 Personen. Ursachen sind

- Hypertonie,
- Gefäßmissbildungen,
- Gerinnungsstörungen bzw. infolge einer Therapie mit Antikoagulanzien,
- schwere Elektrolytstörungen mit nachfolgender Schädigung der Gefäßwand,
- arteriosklerotische Veränderungen und
- Hirnmetastasen.

Risikofaktoren für spontane Hirnblutungen sind Rauchen, Alkoholabusus und Hypertonie.

Durch die Blutung kommt es zu einer Raumforderung und Kompression von Nervengewebe, die betroffenen Areale werden mangeldurchblutet, es bildet sich eine Nekrose und die betroffenen Gebiete verlieren ihre Funktion. Die **Symptome** entsprechen einem Schlaganfall:

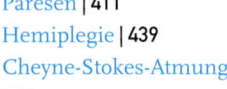
- Kopfschmerzen
- zunehmende neurologische Ausfälle: Seh- und Sprachstörungen, |Paresen und |Hemiplegie, Beeinträchtigungen von Vigilanz und Bewusstsein
- Blutdruckanstieg
- Erbrechen
- epileptische Anfälle
- Koma (evtl. mit |Cheyne-Stokes-Atmung)
- Blickwendung zum Blutungsherd (*Déviation conjugée*)

Die Symptome treten im Gegensatz zum ischämischen Insult meist tagsüber im Rahmen einer Hypertonie auf. **Diagnostiziert** wird die Hirnblutung durch die klinischen Symptome, eine neurologische Untersuchung und die craniale Computertomografie (CCT). Im Liquor ist Blut nachweisbar. Die **Therapie** richtet sich nach Lage und Schwere der Blutung. Die konservative Therapie kommt bei kleinen Blutungen, die nicht zur Verschlechterung der Vigilanz führen, zur Anwendung. Dazu gehören

- Lagerung in Rückenlage mit Kopflagerung in 30°,
- ZVD-Kontrollen,
- evtl. Beatmung sowie
- Osmotherapie mit Mannitol 20% und Glycerol 10% bei Zunahme der Vigilanzstörung.

Verschlechtert sich der Zustand der Patientin unter der konservativen Therapie, wird die Blutung operativ ausgeräumt oder über eine Bohrung abgesaugt, des Weiteren wird Liquor extern abgeleitet. Bei Hypertonie wird der Blutdruck langsam gesenkt, es sollen systolische Werte zwischen maximal 160–180 mm Hg erreicht werden, um Kreislaufkomplikationen zu vermeiden. Hirnblutungen verlaufen zu 25–50% letal, Todesursache ist meist ein zerebrales Kompressionssyndrom. Ein Viertel der Betroffenen behält eine neurologische Einschränkung.

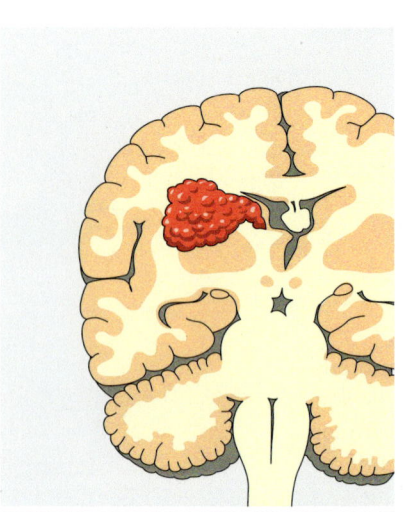

[1] Hirneinblutung mit Mittelhirnverlagerung

Gefäßmissbildungen

Die häufigsten Gefäßmissbildungen der Hirngefäße sind Aneurysmen und Angiome. Ein **Aneurysma** ist eine dauerhafte pathologische Erweiterung des Arterienlumens. Es kann die gesamte Arterienwand oder nur Teile der Arterienwand betreffen. Aneurysmen sind im Lauf des Lebens erworbene Gefäßwandveränderungen, sie treten meist zwischen dem 40. und dem 60. Lebensjahr auf. Es sind 3 – 4 % der Bevölkerung davon betroffen. Aneurysmen sind i. d. R. asymptomatisch. Die Erweiterung ist sackförmig oder spindelförmig. Sind alle Wandschichten betroffen, spricht man vom Aneurysma verum [Abb. 2a]. Besteht ein Riss durch ein oder zwei Wandschichten mit einem Hämatom zwischen den Schichten, spricht man vom Aneurysma falsum [Abb. 2c]. Im Fall der Dissektion ist ein zweites Gefäßlumen/Blutbahn entstanden, der Blutstrom fließt teilweise zwischen den Wandschichten entlang [Abb. 2b]. Allen Formen gemeinsam ist die **Rupturgefahr** und damit eine große Blutungsgefahr. Im Fall eines Hirngefäßes besteht die Gefahr eines Schlaganfalls.

Die **Symptome** eines zerebralen Aneurysmas sind gut lokalisierbare Kopfschmerzen und Gesichtsschmerzen. Tritt eine Ruptur ein, werden die Schmerzen unerträglich und es kommt zum Meningismus. Komprimiert das Aneurysma Hirnnerven, kommt es zu Ausfällen der komprimierten Bereiche. Meist betrifft es Augenmuskelnerven mit Okulomotoriuslähmung (Lähmung des N. oculomotorius, der die äußeren Augenmuskeln versorgt), Diplopie (Doppeltsehen), Visusstörungen (Störungen der Sehschärfe) und Gesichtsfeldausfällen. 90 % der symptomatischen Aneurysmen rupturieren und führen zu Blutungen und Schlaganfallsymptomatik, 10 % wirken sich durch Kompression aus.

Die **Diagnostik** erfolgt durch CT mit Kontrastmittelgabe, MRT und MR-Angiografie. Vor einer Operation wird eine Darstellung aller Hirngefäße durchgeführt. Die Therapie besteht bei rupturierten Aneurysmen immer in einer operativen Versorgung der Blutung. Bei nicht rupturierten Aneurysmen entscheidet die Blutungswahrscheinlichkeit über eine Operation. Die jährliche Blutungswahrscheinlichkeit steigt mit folgenden Faktoren:

- frühere Blutungen
- Lokalisation und Größe (im vorderen Kreislauf des |Circulus arterious Willisii >7 mm um 0,5 %, >13 mm um 2,9 %; im hinteren Kreislauf >7 mm um 2,9 %, >13 mm um 3,7 %)

Circulus arterious Willisii | **440**

Die operative Therapie besteht (ab einer Größe von 7 mm) in der |Klippung des Aneurysmas oder der Einsetzung eines Ballons oder |Coils. Eine kontinuierliche Überwachung erfolgt weiterhin, da sich neue Veränderungen an den Gefäßen bilden können.

> **Klippung**
> Verschließen eines Aneurysma mit einem Metallklipp
> **Coil**
> Platinspirale, die in das Aneurysma eingesetzt wird, dieses stabilisiert und die Rupturwahrscheinlichkeit herabsetzt.

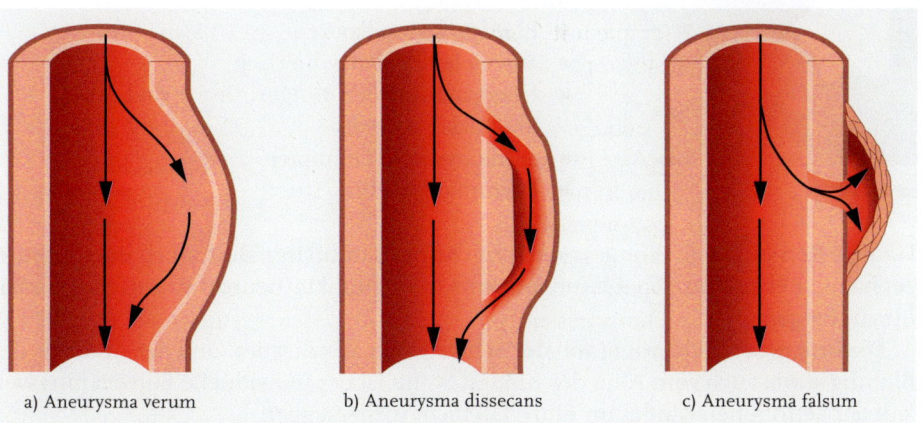

a) Aneurysma verum   b) Aneurysma dissecans   c) Aneurysma falsum

[2] Aneurysmaformen

Neurologische Erkrankungen
des Neugeborenen | 300

Hirnblutungen bei Frühgeborenen/Neugeborenen

Intrakranielle Blutungen stellen ein bedeutendes Problem in der Neonatologie dar. Dabei nimmt sowohl das Risiko für eine Hirnblutung als auch deren Schweregrad mit der Unreife des Kindes zu. Intrakranielle Blutungen zeigen sich häufig schon am ersten Lebenstag. Die jeweilige Form der Hirnblutung ist abhängig vom Gestationsalter des Kindes [Tab. 1].

Blutungsart	Reife des Kindes	Häufigkeit	Ursache		Symptomatik
subdurale Blutung	eher bei reifen Neugeborenen	selten	Trauma (schwere Geburt)		neurologische Ausfälle, Koma, |Opisthotonus, Apnoen, |Augendeviation, meist schneller letaler Verlauf
primär subarach-noidale Blutung	eher bei Frühgeborenen	häufig	Trauma, Hypoxie		häufig ohne klinische Symptome, blutiger Liquor, Krämpfe, selten neurologische Spätschäden, evtl. Entwicklung eines |Hydrozephalus
peri-/ intraventrikuläre Blutung	eher bei Frühgeborenen	häufig	Neugeborene: Trauma, Hypoxie, Vit.-K-Mangel	Frühgeborene: |Asphyxie bei Unreife	▪ **akut** Lethargie, Koma, Apnoen, Krämpfe, fehlende Pupillenreaktion, schlaffe Tetraparese, RR-Abfall, vorgewölbte Fontanelle, Temperaturstörungen, metabolische Azidose, Hk-Abfall ▪ **subakut** verändertes Bewusstsein, reduzierte Bewegungen, Muskelhypotonie, unvollständige Kniestreckung, Hk-Abfall ▪ **Spätfolgen** neurologische Auffälligkeiten, Behinderung

[Tab. 1] Blutungsarten je nach Gestationsalter des Kindes

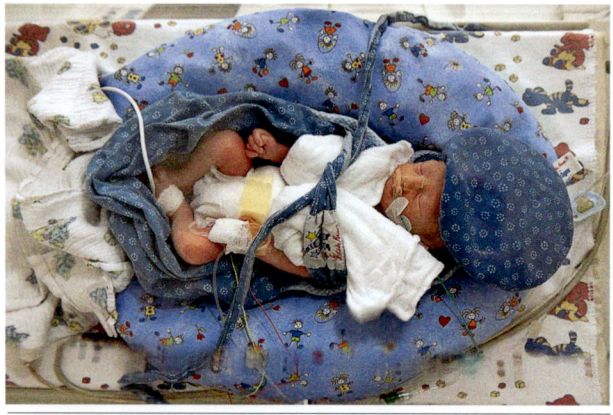

[1] Lagerung Früh-/Neugeborener entsprechend Minimal-Handling-Grundsätzen

Um Hirnblutungen zu diagnostizieren, wird bei Frühgeborenen und auffälligen Neugeborenen eine zerebrale Sonografie durchgeführt. Bei reifen Neugeborenen können weiterhin das MRT oder das CT hinzugezogen werden. Eine weitere diagnostische Maßnahme ist die Messung des Kopfumfanges, die Aufgabe des Pflegepersonals ist.

Die Therapie Früh-/Neugeborener mit intrazerebralen Blutungen erfolgt konservativ:

- Blutdruck stabilisieren
- ausreichende Oxygenierung
- Überwachung der Blutgerinnung und des Blutzuckerspiegels
- antikonvulsive Therapien
- \|Minimal Handling [Abb. 1]

Opisthotonus | 428
Augendeviation | 436
Hydrozephalus | 442
Asphyxie | 60, 288
Minimal Handling | 273, 143

Häufige Komplikation Frühgeborener mit intraventrikulären Blutungen ist ein Hydrozephalus. Bei subduralen Blutungen wird frühzeitig ein neurochirurgisches Konsil hinzugezogen.

Die Prognose ist abhängig von der Schwere, der Lokalisation und der Ätiologie der Blutung sowie auch vom Alter des Kindes. Somit ist der individuelle Entwicklungsverlauf der betroffenen Kinder im Einzelfall nicht vorhersagbar.

Apoplex

Der Schlaganfall (*Apoplex*) wird auch als apoplektischer Insult bezeichnet. Auf Grund von Durchblutungsstörungen im Gehirn gehen betroffene Nervenzellen zu Grunde. Die Ursachen sind:

- Durchblutungsstörungen (*ischämischer Insult*, 80 %) mit Embolie nach Arteriosklerose oder bei Vorhofflimmern durch intrakardiale Thrombenbildung
- Blutungen (*hämorrhagischer Insult*, 20 %) nach Gefäßruptur mit Massenblutung, vorangegangen sind dabei meist Hypertonie, |Arteriosklerose oder Gefäßmissbildungen, |hämorrhagische Diathese

Arteriosklerose | **500**
hämorrhagische Diathese | **253**
Metabolisches Syndrom | **185**

Als Risikofaktoren gelten arterielle Hypertonie, Hyperlipidämie, Diabetes mellitus und das |Metabolische Syndrom.

Die **Symptome** sind

- plötzlich einsetzende Halbseitenlähmungen [Abb. 4.|S. 441] und Sensibilitätsausfälle entsprechend dem betroffenen Blutgefäß bzw. Versorgungsgebiet,
- Sprach- und Sprechstörungen (*Aphasie*),
- Bewusstseinsstörungen,
- Unfähigkeit, Handlungen folge- und sinnrichtig auszuführen, wenn die sprachdominante Hirnhälfte betroffen ist (*Apraxie*), bei den meisten Menschen handelt es sich dabei um die linke Hirnhälfte,
- komplettes Negieren von Sinneseindrücken auf der betroffenen Seite (*Neglect*) [Abb. 3|S. 441],
- Sprechstörungen (*Dysarthrie*),
- Schluckstörungen,
- Unfähigkeit, die eigene Erkrankung und/oder Einschränkungen zu erkennen (*Anosognosie*) und
- Unfähigkeit, Gegenstände oder Zusammenhänge sinnrichtig zu erkennen (*Agnosie*).

Entwicklung und Anteile des zentralen Nervensystems
1 | 434

Hemiplegie
vollständige Lähmung einer Körperhälfte. Bei einer Hemiparese ist die Lähmung inkomplett.

Betroffenes Blutgefäß	Bereich	Symptome
A. cerebri anterior dexter	Stirnlappen, Scheitellappen	|Hemiplegie links, Störungen des Antriebs, Inkontinenz
A. cerebri media dexter	Teile des Frontallappens, Schläfenlappen	Hemiplegie und sensible Ausfälle links, Orientierungsstörung im Raum, Agnosie, Neglect
A. cerebri posterior dexter	Hinterhauptslappen rechts	Gesichtsfeldausfall links, Lesestörungen
A. cerebri anterior sinister	Frontallappen, Scheitellappen	Hemiplegie rechts, Abulie, motorische Aphasie, Apraxie, Inkontinenz
A. cerebri media sinister	Teile des Frontallappens, Schläfenlappen	Hemiplegie und sensible Ausfälle rechts, Aphasie, Apraxie
A. cerebri posterior sinister	Hinterhauptslappen links	Gesichtsfeldausfall rechts, Lesestörungen
Basilararterie	Hirnstamm und Hinterhauptslappen	Hirnnervenausfälle, Tetraparese, Bewußtseinsstörung, Lähmung der Augenmuskulatur, Blindheit (fehlende Verarbeitung der Seheindrücke), |Locked-in-Syndrom
A. cerebelli inferior	Kleinhirn, |Medulla oblongata	Wallenberg-Syndrom (Schwindel, Erbrechen, Störungen der Temperaturregulation, Nystagmus, Schluckstörungen, Sprechstörungen, sensible Störungen im Bereich des Gesichtes, Störungen der Schmerzempfindung)

[Tab. 2] Die Symptome des Apoplex variieren in Abhängigkeit von dem betroffenen Blutgefäß.

Locked-in-Syndrom | **624**
Medulla oblongata **1** | **438**

Die Aphasie wird in verschiedene Formen eingeteilt:

- **motorische Aphasie (Broca-Aphasie)**: Stark verlangsamte, undeutliche und erschwerte Sprachbildung, das Brocazentrum ist beeinträchtigt und die Patientin hat Probleme, Worte zu bilden und auszusprechen. Ebenso treten Wortfindungsstörungen auf und der Wortschatz ist eingeschränkt. Die Patientinnen verwenden oft Füllworte wie „Dingsda" oder Oberbegriffe wie Tier statt Hund. Der Sprachinhalt und das Sprachverständnis sind kaum betroffen.
- **sensorische Aphasie (Wernicke-Aphasie)**: Hierbei ist in erster Linie das Sprachverständnis gestört und die Sprachproduktion ist überschießend und meist sinnentleert. Die Patientin paraphrasiert viel, aber sie spricht deutlich. Die Wernickeaphasie kann zur |Logorrhö werden.
- **amnestische Aphasie**: Wortfindungsstörung, gering eingeschränktes Sprachverständnis und gute Sprachproduktion, Paraphrasierung
- **globale Aphasie**: durch erhebliche Beeinträchtigung von Sprachverständnis und Sprachproduktion gekennzeichnet

Logorrhö | 125

Zur **Diagnostik** des Apoplex gehören folgende Maßnahmen:

Untersuchungsinstrument	Ergebnis
neurologische Untersuchung	Grad der Beeinträchtigung feststellbar
craniale Computertomografie (CCT)	zeigt Lokalisation und Ausmaß der Ischämie bzw. Blutung und des begleitenden Ödems [Abb. 2]
Dopplersonografie der zuführenden Blutgefäße	kann eine Arteriosklerose als Risikofaktor weiterer Verschlüsse zeigen
Echokardiografie	kann ein Vorhofflimmern und intrakardiale Thromben nachweisen

Die **Therapie** erfolgt auf spezialisierten Intensivstationen bzw. auf Stroke Units nach den Prinzipien des Bobath-Konzeptes. Ziel ist die Überwachung der Vitalfunktionen, Blutdrucksenkungen und die Behandlung eines Hirnödems. Ein ischämischer Insult kann mittels einer |Lysetherapie behandelt werden. Im Fall einer massiven Blutung wird eine neurochirurgische Therapie durchgeführt. Alle therapeutischen Maßnahmen sollten so früh wie möglich umgesetzt werden, um das Ausmaß dauerhafter Schädigungen so gering wie möglich zu halten.

Lysetherapie | 509

Die Prognose des Apoplex ist abhängig vom Ausmaß des betroffenen Gebietes, bei hämorrhagischen Insulten beträgt die Letalität bis zu 50 %, bei ischämischen Insulten beträgt sie etwa 20 %.

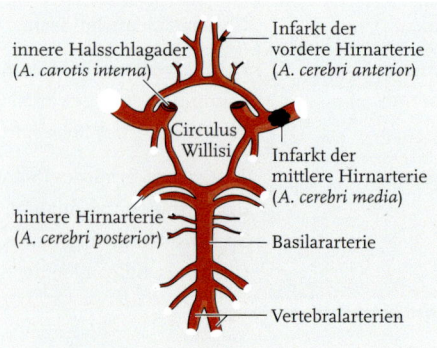

[1] Eine Embolie der Gefäße an der Hirnbasis kann zu einem ischämischen Insult führen.

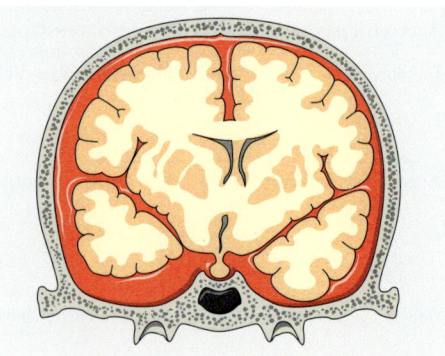

[2] Blutungen in den Subarachnoidalraum können zum hämorrhagischen Insult führen.

Der Apoplex wird in verschiedene **Stadien** eingeteilt. Dies sind Hirndurchblutungsstörungen mit reversiblen oder irreversiblen zerebralen Ausfällen, die durch eine |Arteriosklerose der zuführenden Blutgefäße, Stenosen oder Embolien aus dem linken Herzen verursacht werden. Sie treten meist bei Männern nach dem 50. Lebensjahr auf. Die o. g. Risikofaktoren des Apoplex treffen auch auf die Durchblutungsstörung (*Ischämie*) des Gehirns zu.

Arteriosklerose | 500

In Abhängigkeit vom Schweregrad der Ischämie wird der Apoplex in vier Stadien eingeteilt:

- **Stadium I**: asymptomatische Stenose
- **Stadium II a**: transsitorische ischämische Attacke (TIA); die Ausfälle betreffen Sehstörungen, Kopfschmerzen, Halbseitenlähmung/-schwäche und bilden sich innerhalb von 24 Stunden vollständig zurück.
- **Stadium II b**: prolongiertes reversibles ischämisches neurologisches Defizit (PRIND); die Symptome entsprechen der TIA. Sie bilden sich allerdings verzögert erst innerhalb von sieben Tagen zurück. Die Einordnung als eigenes Stadium wird vereinzelt bezweifelt.
- **Stadium III**: fortschreitender Hirninfarkt (*progressive stroke*); Symptome halten über Stunden und Tage an, die neurologischen Defizite steigern sich in dieser Zeit, eine Rückbildung ist möglich.
- **Stadium IV**: vollständiger Hirninfarkt (*complete stroke*); neurologische Defizite bleiben chronisch bestehen.

Die **Therapie** in Stadium I, II a und b besteht in erster Linie in der Ausschaltung der Risikofaktoren und der Beobachtung der Patientin. Ziel ist es, einen Apoplex zu verhindern bzw. frühzeitig zu erkennen und eine adäquate Therapie frühzeitig einleiten zu können. Besonders wichtig ist hierbei die Therapietreue (Compliance) der Patientin, um die Ernsthaftigkeit der Erkrankung zu erkennen und den Risikofaktoren aktiv entgegen zu wirken. Zur Therapie werden Thrombozytenaggregationshemmer (medikamentöse Langzeittherapie mit ASS) verabreicht. Zum Ausschluss der Risikofaktoren wird die Hypertonie medikamentös behandelt, Stenosen im Bereich der Karotisarterien werden operativ behandelt. Bei Vorhofflimmern wird eine Antikoagulation eingeleitet.

In den Stadien III und IV erfolgt die Therapie wie oben beschrieben.

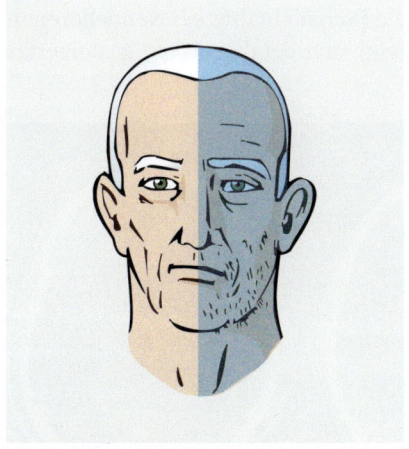

[3]   Linksseitiger Neglect

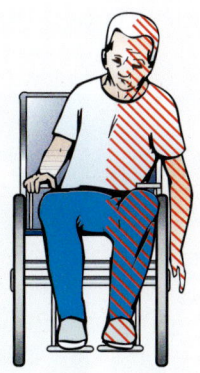

[4]   Halbseitenlähmung links

4.2.5   Liquorzirkulationsstörungen

www.asbh.de
Homepage der Arbeitsgemeinschaft Spina bifida und Hydrocephalus e. V.

dysrhaphische Fehlbildungen (Dysrhaphiesyndrome)
von einem unvollständigen Schluss des Neuralrohrs gekennzeichnete, angeborene Entwicklungsstörungen der Neuralanlage unterschiedlicher Art und Ausprägung; z. B. Verschlussstörung der Wirbelsäule [Neuralrohrdefekte S. 297]
Arnold-Chiari-Malformation
Verschiebung von Kleinhirnanteilen und Medulla oblongata in den Spinalkanal, häufig bei Myelomeningozele

Hydrozephalus

Ein Hydrozephalus ist eine durch übermäßige Flüssigkeitsansammlung verursachte Erweiterung der |Liquorräume des Gehirns. Dies ist durch ein Missverhältnis zwischen der Liquorproduktion und -resorption bedingt. Ursachen für diese Diskrepanz können sowohl eine Liquorüberproduktion als auch angeborene oder erworbene Abfluss- oder Resorptionshindernisse sein. Angeborene Erkrankungen, die häufig mit einem Hydrozephalus einhergehen, sind z. B. |dysrhaphische Fehlbildungen, Hirnfehlbildungen, pränatale Infektionen oder die |Arnold-Chiari-Malformation. Neben diesen angeborenen Ursachen kann sich ein Hydrozephalus jedoch auch infolge verschiedener Erkrankungen entwickeln, wie z. B. nach |Meningitis/Enzephalitis, Hirnblutungen, traumatischen Ereignissen, Operationen oder Tumoren.

Die **Einteilung** des Hydrozephalus erfolgt nach verschiedenen Kriterien, wie z. B. Entstehungsmechanismus, Verlauf:

- angeborener oder erworbener Hydrozephalus
- akuter oder chronischer Hydrozephalus
- Erweiterung der inneren Liquorräume (|Hirnventrikel, *Hydrocephalus internus*)
- Erweiterung von äußeren Liquorräumen (|Subarachnoidalraum, *Hydrocephalus externus*)
- Erweiterung der inneren und äußeren Liquorräume (*Hydrocephalus communicans*)
- innerer und äußerer Hydrozephalus auf Grund von Hirngewebsschwund (*Hydrocephalus e vacuo*)
- Passagebehinderung innerhalb der Hirnwasserkammern mit Verschluss im Ventrikelsystem (*Okklusionshydrocephalus*)
- Passagebehinderung in äußeren Liquorräumen mit Verschluss im Ventrikelsystem (*kommunizierender Hydrozephalus*)
- Störungen an den Liquorresorptionsorten (*malresorptiver/aresorptiver Hydrozephalus*)
- Normaldruckhydrozephalus/Altershydrozephalus

Das **klinische Bild** des Hydrozephalus kann in Abhängigkeit von Hydrozephalusform, Entstehungszeit, Hirndruck und Alter der Betroffenen sehr variabel sein (|alterstypische Anzeichen auf erhöhten Hirndruck). Da die |Schädelnähte bei Neugeborenen und Säuglingen noch nicht verschlossen sind, zeigt sich bei diesen ein gesteigertes Schädelwachstum.

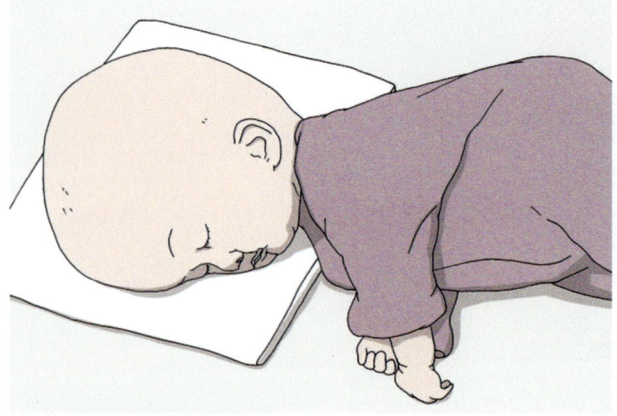

[1]   Hydrozephalus bei einem Säugling

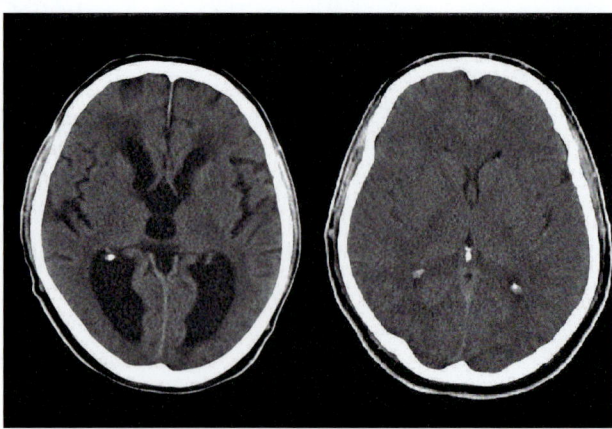

[2]   CT-Aufnahme des Schädels mit Hydrozephalus (links) im Vergleich zum gesunden Zustand (rechts)

Im Säuglingsalter erfolgt die **Diagnosestellung** auf Grund des übermäßigen Schädelwachstums und dem Ergebnis der Schädelsonografie. Bei älteren Kindern wird zur Diagnosesicherung ein CT oder MRT des Kopfes durchgeführt. Diese Untersuchungen stellen so genannte Basisuntersuchungen dar. Neben diesen gibt es jedoch auch noch zusätzliche diagnostische Verfahren, wie z. B. den |Spinal Tab Test, die Hirndruckmessung oder die Messung des Abflusswiderstandes des Liquors.

Spinal Tab Test
vorübergehende Liquordränage zur Therapiesicherung der Shuntanlage

Die **Therapie** ist ebenso wie die Symptomatik abhängig von der Art des Hydrozephalus. Die konservative Therapie des Hydrozephalus besteht aus folgenden Maßnahmen:

- tägliches Messen des Kopfumfangs
- 30°- Hochlagerung
- achsengerechte Rückenlagerung mit Kopfmittelstellung
- Versorgung in einer reizarmen Umgebung
- häufige und kleine Mahlzeiten

Zur Behandlung bei dauerhaft erhöhtem Hirndruck oder bei extremer Hirndrucksteigerung ist eine operative Therapie erforderlich. Neurochirurgisch besteht die Möglichkeit einer Ableitung oder endoskopischer Verfahren zur Gewährleistung des Liquorabflusses.

Bei der Ableitung wird der überschüssige Liquor über ein Schlauchsystem abgeleitet. Hier werden externe und interne Ableitungen unterschieden:

- externe Liquorableitung: nach außen; diese Therapieform ist eine vorübergehende Behandlung bei kurzfristigen Liquorzirkulationsstörungen und bei blutigem oder eiweißreichem Liquor
- interne Liquorableitung (Shunt): in andere Bereiche des Körpers; hier werden der ventrikuloperitoneale Shunt (|VP-Shunt) und der ventrikuloatriale Shunt (|AV-Shunt) unterschieden [Abb. 3]

VP-Shunt
überschüssiges Hirnwasser wird in den Bauchraum abgeleitet
AV-Shunt
überschüssiges Hirnwasser wird in den rechten Vorhof abgeleitet

Patientinnen mit einem Shunt müssen dauerhaft beobachtet werden, um Shuntkomplikationen (z. B. Infektionen oder Verstopfungen) frühzeitig zu erkennen. Weiterhin muss die Liquorableitung bei noch wachsenden Kindern und Jugendlichen in ihrer Länge angepasst werden. Bei Infektionen oder Verstopfung der Liquorableitung ist eine rasche operative Revision erforderlich.

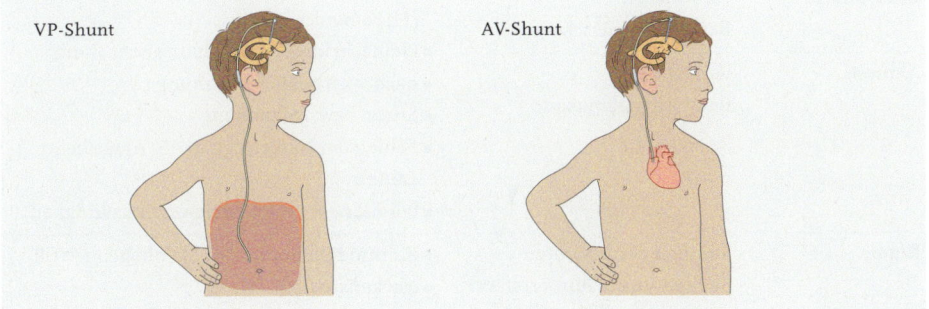

[3]   Interne Liquorableitungen

Eine weitere therapeutische Maßnahme ist die endoskopische Ventrikulozisternostomie. Diese kann jedoch nur bei einem Verschlusshydrozephalus (z. B. bei Aquäduktstenose) durchgeführt werden. Dabei wird die Hirnkammerwand am Boden des dritten Ventrikels auf endoskopischem Weg perforiert und so der aufgestaute Liquor auf physiologischem Weg an die Hirnoberfläche abgelassen.

Die **Prognose** für Kinder mit einem Hydrozephalus ist abhängig von der Ausdehnung der präoperativen Druckschädigung und der Art des Hydrozephalus'. Es besteht sowohl die Möglichkeit, dass sich die Kinder altersgerecht entwickeln als auch die Gefahr einer Behinderung.

4.2.6 | Extrapyramidale Erkrankungen

Das |extrapyramidale System besteht aus zahlreichen Kerngebieten und Bahnen des Gehirns, die zusammen mit der Pyramidenbahn die Motorik steuern und beeinflussen. Wichtigster Bestandteil sind die |Basalganglien. Es sind Kerne, die aus grauer Substanz bestehen und in der Tiefe des Großhirns sowie im Mittelhirn liegen.

Parkinson-Syndrom

Das Parkinson-Syndrom ist eine degenerative Erkrankung der Basalganglien. Es ist die häufigste neurologische Erkrankung ab dem 60. Lebensjahr, ca. 1 % der über 60-Jährigen sind davon betroffen. Männer sind häufiger betroffen als Frauen.

Bei der Parkinsonerkrankung kommt es zu einem Ungleichgewicht zwischen den |Transmittern Azetylcholin und Dopamin. In der |Substantia nigra des Mittelhirns fehlen dopaminproduzierende Neurone. Durch dieses relative Übergewicht des Azetylcholins gegenüber einem relativen Mangel an Dopamin kommt es zu Störungen in der Motorik und in vegetativen Funktionen.

Dopamin ist für die Übermittlung von Informationen zur Planung und zur Änderung von Bewegungen notwendig, wohingegen Azetylcholin die Reizübertragung im |vegetativen Nervensystem und an der motorischen Endplatte übermittelt [Abb. 1]. Aus dem Ungleichgewicht dieser Transmitter [Abb. 2] ergeben sich die Kardinalsymptome Akinese, Rigor und Tremor.

Die Patientinnen sind eingeschränkt in der Planung, dem Beginn und der Änderung einer Bewegung. Einmal gestartete, automatisierte Bewegungsmuster hingegen laufen ab und können nur schwer unterbrochen werden. Aus diesen so genannten Kardinalsymptomen ergeben sich weitere **Symptome** [Tab. 1].

Kardinalsymptom	Erklärung	Weitere Symptome
Hypokinese	zeitlich verlangsamte Bewegung	• leise Sprache mit Verlust der Sprachmelodie
		• Schriftverkleinerung (*Mikrografie*)
Bradykinese	verminderter Bewegungsausschlag	• verminderte Gesichtsmuskelaktivität (*Hypomimie*)
		• kleinschrittiger und schlurfender Gang
Akinese	Verlust der Bewegungsfähigkeit	• nach vorn gebückte Haltung
		• Sturz- bzw. Fallneigung
		• Fehlen der Mitbewegung der Arme beim Laufen
		• bei Akinese fehlende Bewegungsfähigkeit
Rigor	Steifheit der gesamten Skelettmuskulatur, verstärkt die Flexoren betreffend	• Zahnradphänomen im Ellenbogengelenk
		• Nackensteifheit
		• Muskelschmerzen
Tremor	grobschlägiger Ruhetremor, der sich bei Bewegung verringert	• Pillendreherphänomen an den Händen/Fingern

[Tab. 1] Kardinalsymptome und weitere Symptome bei der Parkinsonerkrankung

Durch das Übergewicht von Azetylcholin kommen **vegetative Symptome** hinzu:

- so genanntes Salbengesicht
- Verringerung der Sexualfunktion
- Traurigkeit
- Melancholie

Beim primären Parkinson-Syndrom ist für die degenerativen Veränderungen des ZNS meist keine Ursache erkennbar. Beim sekundären Parkinson-Syndrom sind Entzündungen und Traumata vorangegangen oder es tritt als Folge von Toxinen und Medikamenten auf. Besonders Antipsychotika können die Symptome des Parkinson-Syndroms auslösen, hierbei fehlt oft der Tremor. Die Symptome klingen nach Absetzen des Medikaments wieder ab.

Die **Diagnostik** erfolgt anhand der klinischen Symptome und der indirekte Nachweis besteht in der Besserung der Symptome unter der Zufuhr von Dopamin.

Die medikamentöse **Therapie** besteht in der Substitution von Dopamin bzw. in der Hemmung von Azetylcholin [Tab. 2]. Intensive Physiotherapie, Ergotherapie und ggf. Psychotherapie kommen zur Anwendung.

cholinerg
auf den Transmitter Azetylcholin ansprechend

Wirkstoff und Präparate	Wirkungsweise	Nebenwirkung
Anticholinergika	■ hemmen Azetylcholin in seiner Wirkung ■ lindern Rigor, Tremor	Müdigkeit, Übelkeit, vegetative Störungen
Levodopa	■ ist eine Vorstufe des Dopamin, kann die Blut-Hirn-Schranke passieren, Substitution von Dopamin ■ bei Rigor und Tremor	On-off-Phänomen, Magen-Darm-Beschwerden, Übelkeit, Muskelzuckungen, Arrhythmien, psychische Veränderungen
Dopaminagonisten	■ haben dopaminartige Wirkung ■ bei Rigor, Akinese	
Decarboxylasehemmer	■ hemmt die Umwandlung von Levodopa zu Dopamin außerhalb des ZNS	
Monoaminoxidasehemmer	■ verlangsamen den Abbau des Dopamin im synaptischen Spalt	orthostatische Hypotonie, Schlafstörungen, Mundtrockenheit

[Tab. 2] In der Therapie des Parkinson-Syndroms eingesetzte Medikamente

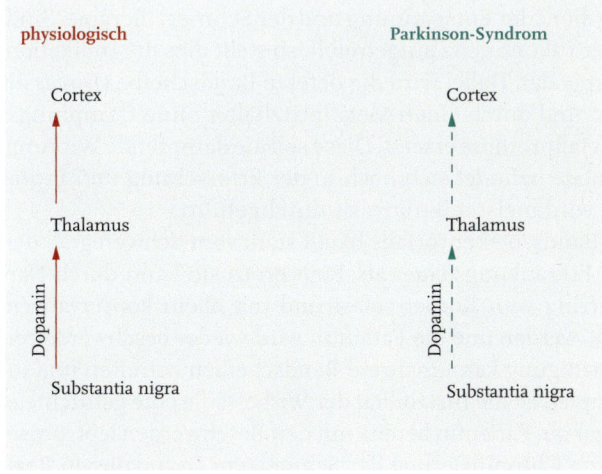

[1] Wirkmechanismus des Dopamin

[1] Relatives (Un-)Gleichgewicht von Dopamin und Azetylcholin

4.2.7 Bandscheibenvorfall

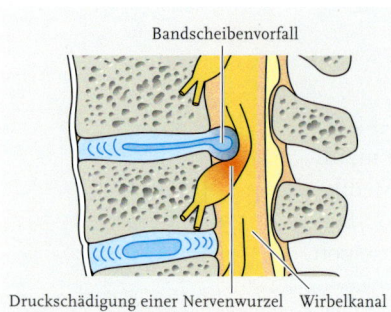

[1] Kompression der Nervenwurzel

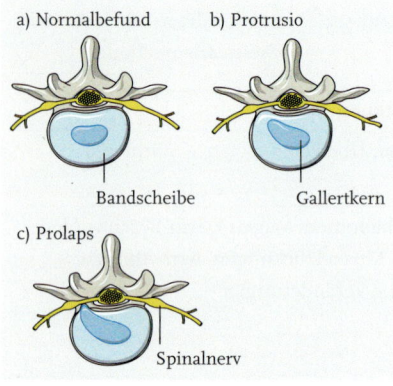

[2] Stadien des Bandscheibenvorfalls

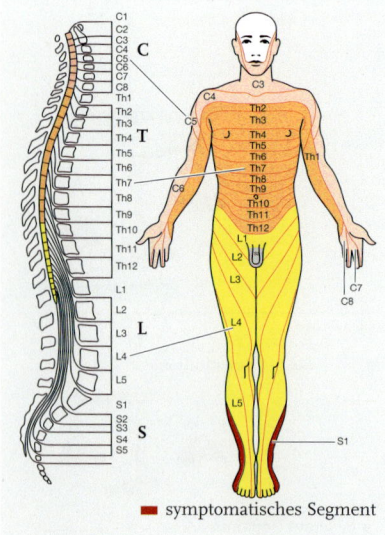

[3] Je nachdem, welcher Nerv komprimiert wird, zeigen sich ausstrahlende Schmerzen bzw. Funktionseinschränkungen; hier bei Kompression von S1.

Die so genannten Bandscheiben sind Zwischenwirbelscheiben, die sich zwischen den einzelnen Wirbeln der Wirbelsäule befinden. Sie bestehen aus Faserknorpelring und Gallertkern. Beim Bandscheibenvorfall ist der Faserknorpelring durch unphysiologische Belastung abgenutzt und der Gallertkern wird so verschoben, dass er die Nervenwurzel oder das Rückenmark komprimiert [Abb. 1].

Man unterscheidet dabei die Vorwölbung (*Protrusio*) und den Vorfall (*Prolaps*) [Abb. 2] und je nach Lokalisation laterale, mediolaterale und mediale Vorfälle. Am häufigsten sind die Bandscheiben der Lendenwirbelsäule (Altersgipfel 30.–50. Lebensjahr) betroffen. Danach folgen die der Halswirbelsäule (Altersgipfel 40.–60. Lebensjahr), d.h. die Bereiche der Wirbelsäule mit Lordose sind gefährdet für eine unphysiologische Abnutzung der Bandscheiben. Durch die Kompression der Nervenfasern kommt es entsprechend dem Rückenmarkssegment zu den **Symptomen** Schmerzen bzw. ausstrahlende Schmerzen [Abb. 3], die zum Kreislaufkollaps führen können, Sensibilitätsstörungen, Parese bzw. Plegie, ggf. Harn- und Stuhlinkontinenz und sexuelle Funktionsstörungen

Zur **Diagnostik** wird eine Anamnese erhoben, das klinische Bild und eine neurologische Untersuchung vervollständigen das Bild. Mit Hilfe einer Magnetresonanztomografie (MRT) wird der diagnostische Nachweis erbracht und es kann ein Prolaps von einer Protrusio unterschieden werden.

Die **Therapie** besteht in einer oralen Schmerztherapie (laut WHO-Stufenplan). Auch eine direkte Injektion von Schmerzmitteln und entzündungshemmenden Medikamenten in die betroffene Nervenwurzel ist möglich. Weiterhin werden physiotherapeutische Maßnahmen mit Schwerpunkt auf der Stärkung der Bauch- und Rückenmuskulatur, um die Bandscheiben zu entlasten, angewendet. Die Patientin wird aufgefordert, sich weiterhin zu bewegen und dabei ausreichende Ruhepausen einzuplanen. Es soll ein ausgeglichener Wechsel zwischen Ruhe und Bewegung erreicht werden. Wichtig ist, dass die Patientin Verspannung und Schonhaltungen vermeidet, da dadurch zusätzliche Schmerzen entstehen können. Entspannend wirkt auch die Stufenbettlage. Ergänzend soll eine Rückenschule durchgeführt werden, um die schädigenden Bewegungsmuster zu durchbrechen. Die progressive Muskelentspannung dient der Entspannung und der Schmerztherapie. Sind bereits Lähmung oder Inkontinenz aufgetreten, so stellt dies die Indikation zur operativen Therapie dar. Dabei wird die defekte Bandscheibe (*Discus intervertebralis*) entfernt und durch einen Metallplatzhalter ohne Dämpfungsfunktion oder eine Metallprothese ersetzt. Diese soll die dämpfende Wirkung ersetzen. Diese Methode befindet sich noch in der Erforschung und Erprobung. Die Operation wird meist mikroinvasiv durchgeführt.

Die **Prognose** des Bandscheibenvorfalls hängt stark vom Schweregrad der Erkrankung und der Erkrankungsdauer ab. Eine Protrusio kann durch Narbenbildung am Faserring vom Körper selbst und mit allein konservativen Maßnahmen „geheilt" werden und die Patientin wird wieder beschwerdefrei. Eine umfassende Schädigung kann mehrere Bandscheiben betreffen und infolge operativer Therapien ist die Instabilität der Wirbelsäule eine gefürchtete Komplikation. Je länger die Patientin bereits mit den Beschwerden lebt, umso wahrscheinlicher ist ein Chronifizierung der Schmerzen. Dazu können Rezidive auftreten. **Prophylaxe** mit einer Rückenschule und physiotherapeutische Betreuung sind die wichtigsten Maßnahmen für eine gute Prognose.

Erkrankungen des peripheren Nervensystems

Das |periphere Nervensystem besteht aus Hirn- und Rückenmarksnerven.

Kompressionssyndrome

Als Kompressionssyndrome werden Schädigungen peripherer Nerven bezeichnet, die durch einen Engpass bzw. eine Kompression der Nervenbahnen hervorgerufen werden. Von besonderer Bedeutung sind hierbei folgende Syndrome:

peripheres Nerven-
system **1** | 189
N. medianus **1** | 190
N. ulnaris **1** | 190

Syndrom	Anatomische Gegebenheit	Symptome
Karpaltunnelsyndrom Retinaculum flexorum	Handgelenk: Karpaltunnel im Handgelenk, gebildet durch Handwurzelknochen und das Retinaculum flexorum, |N. medianus wird komprimiert	Parästhesien in der Hand, Schwellung, Lähmung und Taubheitsgefühl im Bereich der ersten drei Finger, Schmerzen nachts
Sulcus-Ulnaris-Syndrom Sulcus ulnaris	Ulnarisrinne: Rinne am distalen, medialen Humerusende, |N. ulnaris wird komprimiert	Schmerz strahlt vom Ellenbogen aus in den Kleinfinger und den Ringfinger, pelziges Gefühl in den beiden Fingern und Muskelschwäche im Kleinfinger
Meralgia paraesthetica Leistenband (*Lig. inguinale*)	im Bereich des Leistenbandes wird der N. cutaneus femoris lateralis komprimiert	Taubheitsgefühl und brennende Schmerzen an der Oberschenkelaußenseite
hinteres Tarsaltunnnelsyndrom Retinaculum musculorum flexorum	N. tibialis posterior wird durch Fettgewebe und Blutgefäße im Bereich des |Retinaculum musculorum flexorum komprimiert	nächtliche Schmerzen und pelziges Gefühl im Fuß und besonders der Fußsohle

[Tab. 1] Kompressionssyndrome

Die häufigsten Ursachen der Kompression sind mechanische Engen und Verletzungen, |Diabetes mellitus, |Akromegalie, Borreliose und Sehnenscheidenentzündung. Folgende **Symptome** treten im Versorgungsgebiet des betroffenen Nerven auf:

- Schmerzen
- Parästhesien
- Schwellungen
- Muskelschwäche bis hin zu Lähmungen

Retinaculum musculorum flexorum
Band am Innenknöchel analog zum Karpaltunnel an der Hand

Diabetes mellitus | 183
Akromegalie | 732

Die **Therapie** besteht zunächst aus konservativen Maßnahmen. Neben einer Ruhigstellung und nächtlichen Schienung des betroffenen Gelenkes und Armes kann Kortison injiziert werden, zusätzlich wird Physiotherapie durchgeführt. Wenn die konservative Therapie nicht zu einem Rückgang der Symptomatik führt, besteht die Möglichkeit, durch eine mikroinvasive Operation die Engstelle zu weiten bzw. die einengenden Bandstrukturen operativ zu spalten.

Verletzungen peripherer Nerven

Verletzungen peripherer Nerven betreffen 30 von 100 000 Personen, Männer sind eher betroffen als Frauen. **Ursachen** hierfür sind Verletzungen durch Schnitte, Quetschungen, Zerrungen und Kompressionen (z. B. durch Tumoren).

schlaffe Lähmungen **1** | 194

Die **Symptome** treten distal der Verletzung auf.

Teilweise Durchtrennung	Vollständige Durchtrennung	Verletzung gemischter Nerven
▪ Schmerzen sofort nach der Verletzung	▪ schlaffe Lähmungen ▪ Empfindungslosigkeit bzw. Parästhesien ▪ Schmerzlosigkeit	▪ Störungen der vegetativen Regulation und trophische Störungen (Atrophie von Haut, Haaren, Nägeln und Muskeln) ▪ im weiteren Verlauf Neuromschmerzen ▪ Kausalgie

Neuromschmerzen
Narbenschmerz am Nerv; verursacht durch eine Auftreibung des Nervenendes (Neurom)

Kausalgie
brennende Schmerzen, die von emotionalen Stimmungen abhängig sind

EMG
Elektromyografie

ENG
Elektroneurografie

NLG
Nervenleitgeschwindigkeit

Phantomschmerzen | 159, 578

Zur **Diagnostik** gehören die Anamnese und die neurologische Untersuchung, um die neurologischen Ausfälle distal der Verletzung zu erfassen. Des Weiteren werden EMG, ENG, NLG und Nervenbiopsie durchgeführt.

Die **Therapie** besteht in der operativen Versorgung der Durchtrennung und in einer End-zu-End-Anastomose, anhand der vorhandenen Nervenfasern ist eine Regeneration der Nervenbahn möglich. Die Rehabilitation umfasst dabei insbesondere physiotherapeutische Betreuung, um die Beweglichkeit zu erhalten und Impulse zur Regeneration zu geben. Der Nerv benötigt dabei pro Millimeter Längenwachstum ca. einen Tag. Eine vollständige Wiederherstellung von Sensibilität und Motorik ist selten, die besten **Prognosen** haben Verletzungen bei Kindern und distale Verletzungen, die frühzeitig behandelt werden. Patientinnen mit einer vollständigen Nervdurchtrennung bzw. Amputation bilden häufig das so genannte Phantomerleben aus: die betroffene Extremität wird als vorhanden bzw. funktionstüchtig wahrgenommen und es kann infolgedessen zu Stürzen oder Verletzungen kommen. Manche Patientinnen bilden im Lauf der Erkrankung Phantomschmerzen aus.

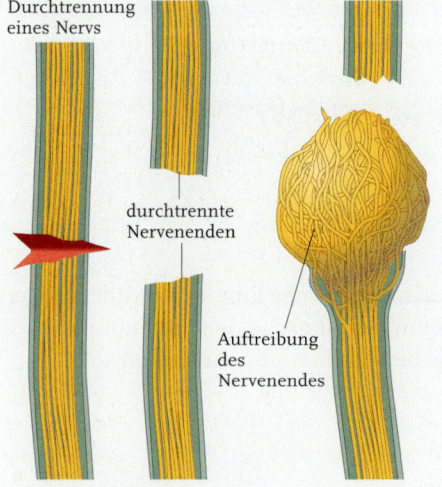

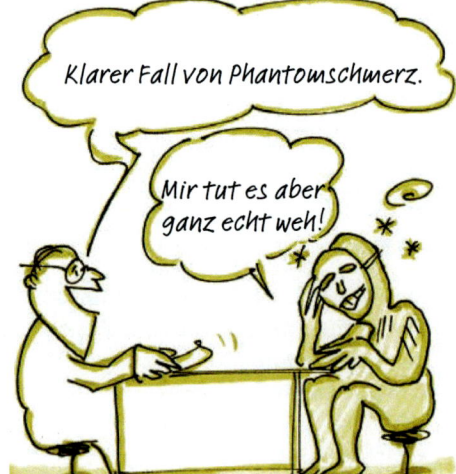

[1] Entstehung eines Neuroms bei Verletzung eines Nerven

Polyneuropathie

Als Polyneuropathie werden Erkrankungen der peripheren Nerven bezeichnet, die nicht durch ein Trauma verursacht wurden und viele Nerven betreffen.

Die wichtigsten **Ursachen** der Polyneuropathie sind
- Stoffwechselstörungen (z. B. Diabetes mellitus),
- Urämie,
- Ischämie,
- genetisch bedingte Ursachen,
- Malabsorption/Malnutrition,
- Borreliose,
- Hypothyreose,
- Akromegalie,
- Vergiftungen (z. B. Alkohol, Blei, Thallium) sowie
- immunologische Erkrankungen (z. B. HIV).

Die **Symptome** beginnen meist an den distalen Enden der unteren Extremitäten und breiten sich nach proximal aus. Sie sind meist symmetrisch, bei Vaskulitis und Diabetes mellitus treten sie auch asymmetrisch auf.
Anfangs stehen folgende Symptome im Vordergund:
- Sensibilitätsstörungen [Abb. 3] und
- verminderte Druck- und Vibrationsempfindlichkeit.

Im Verlauf der Erkrankung kommt es zu:
- schlaffen Lähmungen der Extremitäten,
- Muskelatrophie [Abb. 2] und
- Ausbleiben von Reflexen.

Infolge der Schädigung autonomer Nerven kommt es zu vegetativen Störungen wie Blutdruckabfall, Inkontinenz oder auch Störungen der Sexualfunktion.

Die **Diagnose** wird mittels neurologischer Untersuchung, EMG, ENG und Biopsie peripheren Nervengewebes gestellt.

Die **Therapie** setzt sich aus einem Ausschalten der Auslöser, der Behandlung der Grunderkrankung sowie physiotherapeutischen Übungen zum Erhalten der Beweglichkeit zusammen. Die Folgen der Neuropathie können Verletzungen und Infektionen der Extremitäten sein, da Schmerz als Warnsymptom nicht mehr ausreichend wahrgenommen wird.

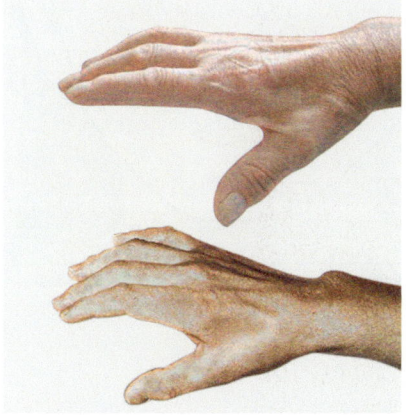

[2] Muskelatrophie im Bereich der Daumenmuskulatur

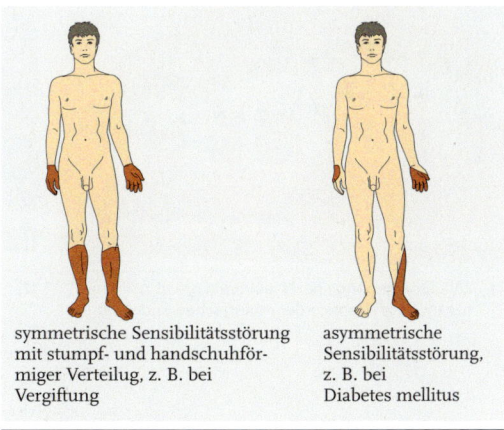

symmetrische Sensibilitätsstörung mit stumpf- und handschuhförmiger Verteilug, z. B. bei Vergiftung

asymmetrische Sensibilitätsstörung, z. B. bei Diabetes mellitus

[3] Typische Ausprägung von Sensibilitätsstörungen bei Polyneuropathie

4.2.9 Muskelerkrankungen

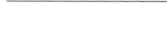

www.dgm.org

Homepage der Deutschen Gesellschaft für Muskelkranke (DGM) e. V.

Myasthenie

Das Myastheniesyndrom bezeichnet die abnorme Ermüdung der Skelettmuskulatur. Diese steigert sich unter gleichförmiger Belastung und bildet sich in Ruhe zurück. In der Elektromyografie sind typische Reaktionen nachweisbar. Es gibt verschiedene Formen, hier werden die Myasthenia gravis pseudoparalytica, die okuläre Myasthenie und die symptomatische Myasthenie vorgestellt.

Die **Myasthenia gravis pseudoparalytica** wird auch als Erb-Goldflam-Krankheit bezeichnet. Es handelt sich dabei um eine Autoimmunerkrankung. Im Blutserum der Erkrankten befinden sich Antikörper gegen den Neurotransmitter Azetylcholin, dadurch wird die Reizübertragung an der motorischen Endplatte behindert. Bei Belastung ermüdet die Skelettmuskulatur ungewöhnlich schnell, besonders betroffen sind die Muskeln im Bereich der Augen, des Gesichtes und des Rachens. Die Patientinnen fallen buchstäblich mit dem Gesicht in den Suppenteller. Eine gefürchtete Folge der Erkrankung sind Atemlähmungen. Der Nachweis erfolgt durch Gabe von Azetylcholinesterasehemmern, den Nachweis der Antikörper im Serum und im Elektromyogramm. Die Azetylcholinesterasehemmer verlangsamen den Abbau von Azetylcholin und verstärken dadurch dessen Wirkung; die Patientin wacht unter dem Medikament eindrucksvoll auf. Die Therapie besteht in der Gabe von Azetylcholinesterasehemmern, Immunsupressiva oder auch einer |Thymektomie. Die Thymektomie ist eine empirisch wirksame Maßnahme, deren Wirkzusammenhang noch nicht vollständig erforscht ist.

Thymektomie
operative Entfernung des Thymus

Die **okuläre Myasthenie** ist eine Sonderform der Myasthenia gravis, die sich auf die äußere Augenmuskulatur beschränkt: Der Patientin fallen die Augen zu [Abb. 2]. Sie wird wie die Myasthenia gravis diagnostiziert und behandelt.

Die **symptomatische Myasthenie** ist eine Muskelschwäche, die zum Myastheniesyndrom führen kann. Sie wird ausgelöst durch Autoimmunerkrankungen (|Lupus erythematodes), Virusinfektionen (|Poliomyelitis) oder Medikamente (verschiedene Antibiotika).

Lupus erythematodes | 210
Poliomyelitis | 473

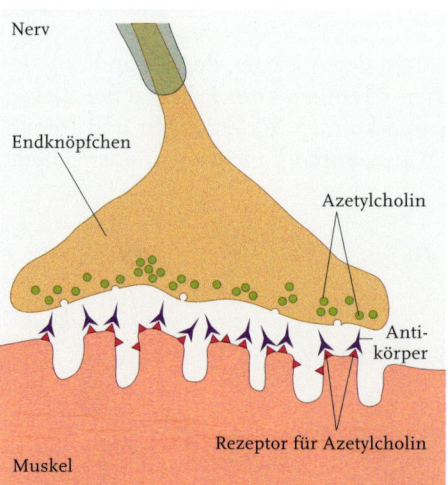

[1] Zelluläre Vorgänge bei Myasthenia gravis pseudoparalytica im Bereich der motorischen Endplatte

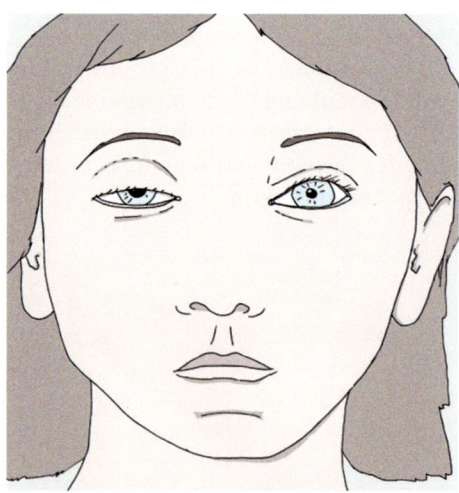

[2] Patientin mit okulärer Myasthenie im Bereich des rechten Auges

5 Menschen mit Infektions-erkrankungen pflegen

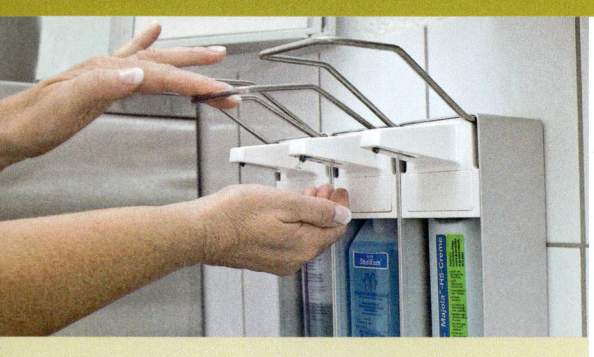

Menschen mit Infektions-
erkrankungen pflegen

Infektionskrankheiten mit zum Teil seuchenhafter Verbreitung waren bis vor 100 Jahren eine alltägliche, oft lebensgefährliche Bedrohung für alle Menschen.

Auch wenn nicht jede Infektion krank macht oder gar gefährlich ist, so gab es für Menschen, die an Cholera oder Pocken erkrankten, nur geringe Überlebenschancen. Eine Diagnose wie etwa TBC, in früheren Zeiten auch Schwindsucht genannt, zu erhalten, war fast ein Todesurteil; ein langsames, manchmal jahrelanges Dahinsiechen die unausweichliche Folge.

In einigen Fällen traten Infektionskrankheiten seuchenartig, d.h. hochansteckend und in großer Ausbreitung, auf. Eine der größten Seuchen der Geschichte war die Pest im 14. Jahrhundert. Der „schwarze Tod" verbreitete über ganz Europa seinen Schrecken und forderte etwa 25 Millionen Tote, ein Drittel der damaligen Bevölkerung. Ganze Städte und Landstriche waren für lange Zeit entvöl-

kert. Eine weitere große Epidemie war die so genannte Spanische Grippe im Jahr 1918, die mehr Todesopfer forderte als der Erste Weltkrieg. Lange Zeit stand man solchen Infektionskrankheiten hilflos gegenüber. Das Wissen über Ursachen und Verbreitung war dürftig, man vermutete göttliche Strafe oder giftige Ausdünstungen des Bodens. Die Bedeutung von Mikroorganismen als Krankheitsverursacher wurde erst im 19. Jahrhundert erkannt, ebenso die enorm hilfreiche Funktion der Hygiene.

Ignaz Semmelweis gelang in den 1840er Jahren erstmals der Nachweis, dass Desinfektion die Übertragung von Krankheiten eindämmen kann. Er stellte fest, dass das Desinfizieren oder auch einfaches Händewaschen vor einer Entbindung die Zahl der Frauen, die sich mit Kindsbettfieber infizierten und daran starben, erheblich reduzierte. Semmelweis wurde für seine Empfehlung an seine Studenten und Kollegen, sich vor einer Entbindung die Hände zu waschen, lange Zeit verlacht und verspottet, trotz seiner gravierenden Erfolge. Ende des 19. Jahrhunderts entdeckte Robert Koch den Erreger der Tuber-

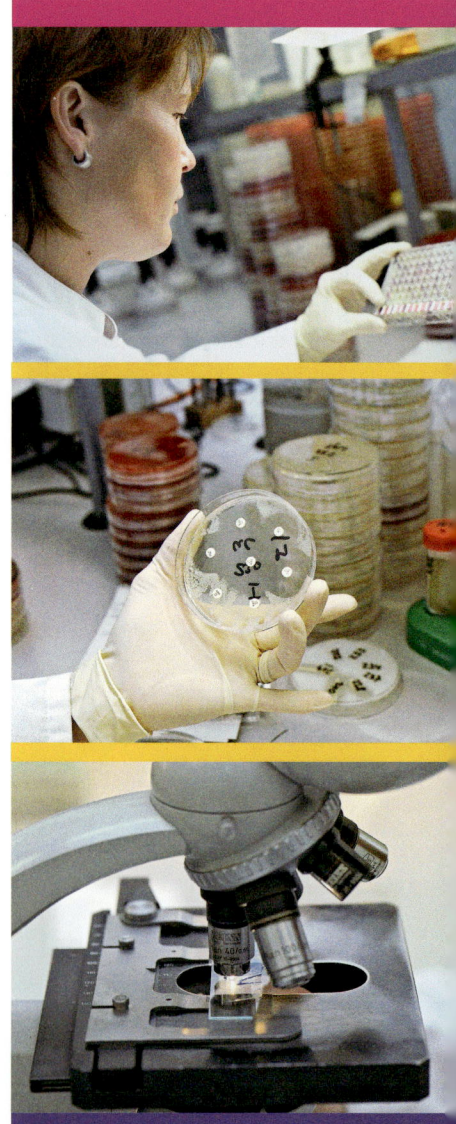

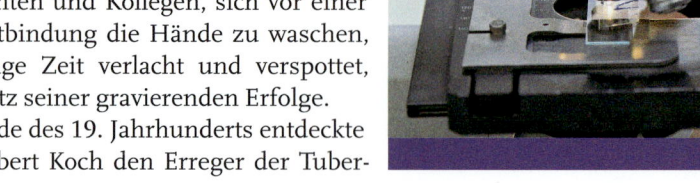

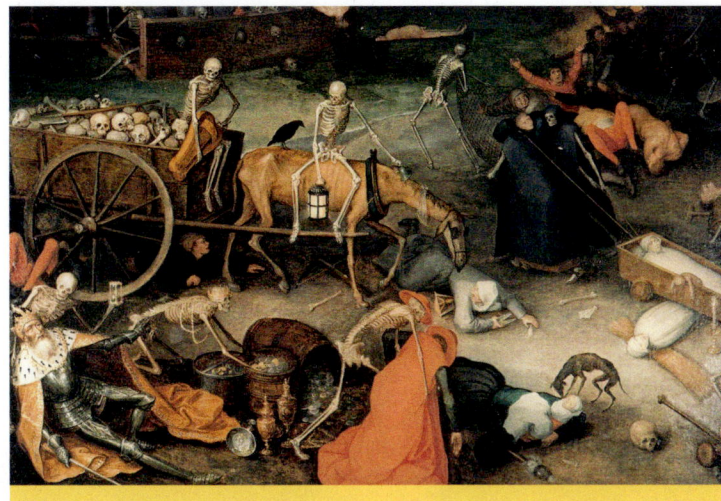

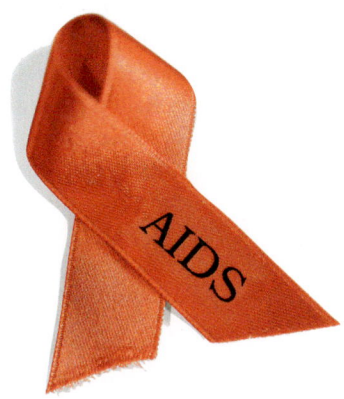

kulose und der Cholera und entwickelte das Tuberkulin. Der französische Chemiker und Biologie Louis Pasteur fand erste Impfstoffe gegen Infektionskrankheiten wie den Milzbrand und die bis dahin stets tödlich verlaufende Tollwut. 1897 entdeckte der Franzose Ernest Duchesne die antibakterielle Wirkung einiger Schimmelpilzarten. Er heilte mehrere erkrankte Versuchstiere, indem er ihnen die aus dem Pilz gewonnene Tinktur injizierte. Seine Doktorarbeit wurde jedoch beim Institut Pasteur nicht angenommen, sodass erst 30 Jahre später der englische Mediziner Alexander Fleming die antibiotische Wirkung des Schimmelpilzstammes Penicillin notatum der Öffentlichkeit zugänglich machen konnte.

Mitte des 20. Jahrhunderts gehörten Infektionskrankheiten in Europa nicht mehr zur Haupttodesursache und einige Infektionserkrankungen, wie z. B. Pocken, konnten durch eine Schutzimpfung ausgerottet werden. Seit 1977 gibt es keinen bekannten Fall mehr.

Nach dem Rückgang im 20. Jahrhundert nehmen Erkrankungen durch Mikroorganismen weltweit wieder zu.

Jedes Jahr werden neue Infektionserreger entdeckt, breiten sich schnell aus und fordern zum Teil Todesopfer. Anfang der 1990er Jahre kam es zum Ausbruch von BSE bei Rindern durch infiziertes Tiermehlfutter. Die Krankheit bei Rindern breitete sich von Großbritannien über die Ländergrenzen auch auf Deutschland aus. Zwischen 1995 und 2004 starben ca. 150 Menschen durch eine auf den Menschen übertragbare Form des Rinderwahnsinns, die neue Variante der Creutzfeldt-Jakob-Krankheit.
Weltweite Influenza-Epidemien, wie etwa SARS (2003), die Vogelgrippe (1997, 2003 – 2006), die Schweinegrippe (2009) oder auch das Norovirus, grassieren weltweit und fordern Todesopfer. Und noch immer sterben jährlich Millionen Menschen an heilbaren Infektionskrankheiten wie Malaria, weil sie zu arm für Impfungen oder Medikamente sind.

Mikroorganismen werden aber auch als biologische Waffe eingesetzt. Bei den „Anthrax attacks" wurden in den USA eine Woche nach den Terroranschlägen vom 11. September 2001 Briefe mit Milzbranderregern an mehrere Nachrichtensender und Se-

natoren verschickt. Fünf Menschen starben.

Die Epidemie mit den schwersten menschlichen und wirtschaftlichen Folgen verursacht das HI-Virus. Etwa 33 Millionen Menschen infizierten sich bis jetzt weltweit (WHO Stand: 2007) und eine Heilung ist noch nicht in Sicht. In den afrikanischen Ländern südlich der Sahara mit den weltweit höchsten Infektionsraten erkranken und sterben an AIDS v. a. die 15- bis 49-Jährigen und hinterlassen über 11 Millionen Waisenkinder, welche bei den Großeltern oder auf der Straße aufwachsen.

Die Pflege von infektionserkrankten Menschen wird auch in Zukunft einen wichtigen Bestandteil der Pflegetätigkeit ausmachen und in jeder stationären wie auch ambulanten Einrichtung zu finden sein. Ein umfangreiches Fachwissen über die Infektionserkrankungen sowie die medizinische Therapie und pflegerische Betreuung sind ebenso notwendig wie geeignete hygienische Maßnahmen, um eine Übertragung auf andere zu verhindern.

5.1 Pflegerische Schwerpunkte

Juckreiz | 461

Infektionserkrankungen rufen eine Vielzahl unterschiedlicher Symptome hervor, die von lokalem |Juckreiz bis hin zu vitalbedrohlichem Organversagen führen können. Die Pflege von Infektionserkrankten richtet sich daher i. d. R. nach den entsprechenden Pflegeproblemen/-ressourcen bzw. -diagnosen. Unabhängig davon erfordern viele Infektionserkrankungen besondere hygienische Schutzmaßnahmen, um eine Verbreitung der Erkrankung zu vermeiden.

Auf der anderen Seite führen die hygienischen Prinzipien dazu, dass die Patientinnen unabhängig von den Krankheitssymptomen nicht oder nur bedingt am öffentlichen Leben teilhaben können, im schlimmsten Fall sogar von der Öffentlichkeit fern-

Quarantäne | 481

gehalten werden müssen (|Quarantäne). Diese Situation führt bei vielen zu einer besonderen psychischen Belastung. Insbesondere für Kinder sind die (Bewegungs-) Einschränkungen häufig nur schwer zu ertragen.

Einige Infektionserkrankungen sind nicht heilbar oder so gefährlich, dass es zu einem tödlichen Verlauf kommen kann. Diese Situation führt dazu, dass sich die Patientinnen und auch die Angehörigen mit Gedanken an Sterben, Tod und Trauer auseinandersetzen müssen.

5.1.1 Pflege von Menschen mit HIV/AIDS

www.aidshilfe.de

Die Deutsche AIDS-Hilfe e. V. (DAH) bietet auf ihrer Internetseite alle wichtigen Informationen und Adressen zur Unterstützung Betroffener und ihrer Betreuerinnen.

HIV-Infektion/AIDS | 476

Besonderheiten bei der Pflege von Menschen mit HIV-Infektion/AIDS

Eine besondere Situation stellt die Pflege von Menschen mit |HIV-Infektion/AIDS dar. In den Industrieländern sind überwiegend so genannte gesellschaftliche Randgruppen (z. B. Homosexuelle, Drogenkonsumentinnen) von HIV-Infektionen betroffen, sodass bis heute Vorurteile und Stereotype die Diskussion um die Erkrankung beeinflussen. Noch bis heute gilt sie für viele, genauso wie z. B. auch Geschlechtskrankheiten, als „selbst verschuldete" Infektion, die Folge eines „verantwortungslosen" Lebens sei.

Das HI-Virus wird in Deutschland durch eine hohe freiwillige Testbereitschaft der Bevölkerung meist in einem frühen Stadium diagnostiziert. Mit der Entwicklung wirksamer Medikamente wurde aus einer früher tödlichen Diagnose ein chronisch-progredienter Krankheitsverlauf. HIV-infizierte Menschen leben mittlerweile über viele Jahre eine „Alltagsnormalität" mit dem Wissen, dass sich der Verlauf sehr schnell ändern kann. Der strenge Therapieplan mit seinen unerwünschten Wirkungen und die Erhaltung der psychischen Stabilität bestimmen den Alltag. Pflegerische Interventionen werden i. d. R. erst bei Ausbruch der Krankheit mit dem Auftreten opportunistischer Erkrankungen erforderlich.

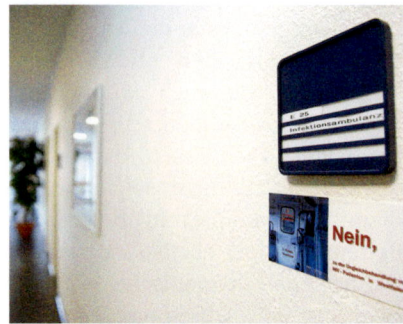

Heute leben in Deutschland ca. 60 000 Menschen mit HIV-Infektion. Pflegende im Krankenhaus haben eher selten Kontakt zu Betroffenen, da die meisten HIV-infizierten/AIDS-Kranken nur in Akutphasen in spezialisierten Abteilungen behandelt werden und bei Pflegebedürftigkeit zumeist von spezialisierten ambulanten Pflegediensten betreut werden.

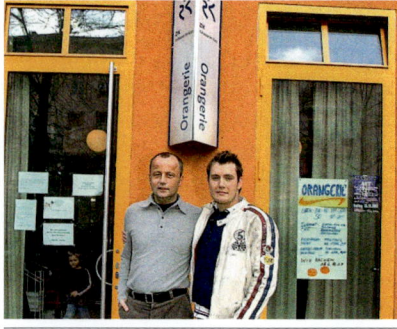

[1] Eine HIV-Ambulanz

[2] Büro eines auf die Pflege von HIV-Infizierten spezialisierten Pflegedienstes

Pflege in den unterschiedliche Phasen des Krankheitsverlaufs

AIDS-Erkrankte werden in Akutphasen meistens in spezialisierten Kliniken behandelt. Sie leiden im Verlauf ihrer Krankheit immer häufiger an Symptomen, die eine stationäre Behandlung notwendig machen. So kehren viele Patientinnen über Jahre immer wieder auf dieselbe Station zurück, woraus sich nicht selten eine enge Bindung mit den Pflegenden entwickelt.

Steht im Krankenhaus die Behandlung der akuten Erkrankung im Vordergrund, liegt der Fokus im ambulanten Bereich auf der Alltagsbewältigung. Grundsätzlich kennen sich die meisten Betroffenen sehr gut mit dem Krankheitsbild und seinen möglichen Folgen aus. Hinzu kommt, dass sich bei Menschen mit AIDS die Pflegeziele ständig verändern können. Daher geht es bei der Pflege in erster Linie darum, zu motivieren, zu beraten und anzuleiten sowie zu unterstützen. Folgende Aspekte sind dabei zu berücksichtigen:

Beobachtung Körperliche Veränderungen können auf den Beginn von |opportunistischen Infektionen hinweisen. Ohne überängstlich zu sein, sollte z. B. eine neu aufgetretene Lymphknotenschwellung dokumentiert und der Ärztin vorgestellt werden.

opportunistische Infektion | 478

Ernährung Die meisten Menschen mit AIDS sind relativ jung. Mit der klassischen Krankenhausküche oder ambulanten Anbietern von Mahlzeiten mit ihrem Fokus auf ältere Menschen kann man sie daher kaum begeistern. Gleichzeitig leiden Menschen mit AIDS häufig unter Appetitverlust bzw. Völlegefühl, Übelkeit und Erbrechen. Schmerzen im Mund z. B. durch |Soor verleiden das Essen zusätzlich. Daher sollte für eine Wunschkost in kleinen Portionen gesorgt werden. Auch im stationären Bereich sollten immer kleine Snacks vorgehalten werden, um auf spontanen Appetit reagieren zu können.

Soor ▮ | 112

Körpertemperatur Die meisten opportunistischen Infektionen kündigen sich durch Fieber an. Auch ohne zusätzliche Infektionen können die Abwehrprozesse im Körper zum Anstieg der Körpertemperatur führen. Daher sollte die Körpertemperatur regelmäßig gemessen werden und auf Fieber mit pflegerischen Maßnahmen reagiert werden.

Mundpflege Der Mund ist eine Haupteintrittspforte für Erreger. Daher ist eine sorgfältige Mundpflege vonnöten. Weiche Zahnbürsten verhindern bei Blutungsneigung Zahnfleischblutungen. Mundspülungen können das physiologische Milieu unterstützen.

Körperpflege Viele Menschen mit AIDS schämen sich ob der körperlichen Veränderungen. Magerkeit durch starken Gewichtsverlust, |Kaposi-Sarkome oder |Fettverteilungsstörungen sind häufige Begleiterscheinungen der Erkrankung bzw. medizinischen Therapie. Daher wird ihnen bei der Körperpflege der Verlust körperlicher Attraktivität besonders deutlich. Eine empathische Haltung sowie ein tatvoller Umgang unterstützen hierbei die Betroffene.

Kaposi-Sarkom | 479
Fettverteilungsstörungen | 480
Obstipation ▮ | 322
Diarrhö ▮ | 322

Bewegung Viele Begleiterkrankungen führen zu Immobilität. In diesen Fällen liegt ein besonderer Fokus auf den notwendigen Prophylaxen.

Sehstörungen Bestimmte komplizierende Infektionen können zu Einschränkungen des Gesichtsfeldes und zu Sehstörungen führen. Erste Symptome müssen sofort weitergeleitet werden, um die Infektion zu behandeln und damit einer Erblindung vorzubeugen. Kommt es doch zu einer Erblindung, müssen Raumgestaltung, Alltagsunterstützung und Pflege darauf ausgerichtet werden.

Ausscheidung Sowohl |Obstipation als auch |Diarrhö sind häufige unerwünschte Wirkungen der medikamentösen Therapie.

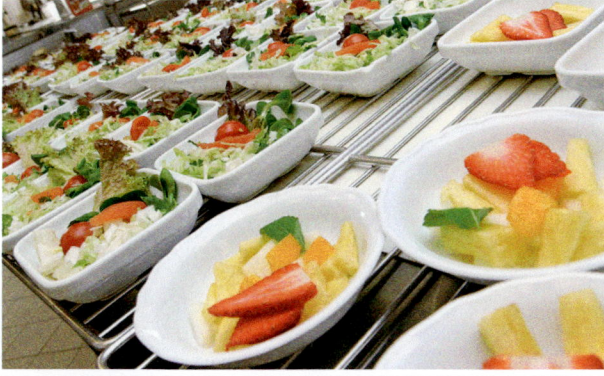

[3] Eine ausgewogene Ernährung kann auch von einer Großküche bereitgestellt werden.

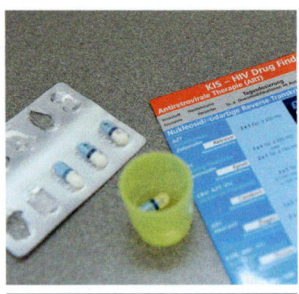

[1] Medikamente für die HAART

Compliance **1** | 504

Beratung **1** | 503

Hochprävalenzland
Land mit einer hohen Anzahl an HIV-Infizierten bezogen auf die Einwohnerzahl. Hierzu gehören v. a. afrikanische, aber auch zunehmend osteuropäische Staaten.

Unterstützung bei medikamentöser Therapie

Die hochaktive antiretrovirale Therapie (HAART) ist ein lebenslanges strenges Behandlungsregime, das gekennzeichnet ist durch

- eine hohe Anzahl verschiedener Medikamente mit strikt einzuhaltenden Einnahmezeiten sowie
- vielfältige, unterschiedlich ausgeprägte unerwünschte Wirkungen und Resistenzenbildung bei Unterbrechung oder Nichteinhaltung der Therapie.

Somit erfordert die HAART ein hohes Maß an Selbstdisziplin und |Compliance von den Betroffenen, insbesondere vor dem Hintergrund, dass das Aussetzen der Therapie zu Komplikationen führen kann. Die Krankheitseinsicht und -bewältigung kann durch verschiedene Faktoren teilweise oder längerfristig beeinträchtigt sein:

- Verleugnen der Krankheit, gefördert durch symptomfreie Phasen ohne Krankheitsgefühl
- eine fatalistische Lebenseinstellung (es hat sowieso keinen Sinn mehr)
- allgemein erschwerende Lebensumstände (Partnerkonflikte, fordernder Berufsalltag, Zwang zur Geheimhaltung, unregelmäßiger Lebensstil, Isolation)
- Konsum von Drogen
- zusätzliche Erkrankungen mit psychischen Veränderungen und evtl. dem Abbau geistiger Fähigkeiten

Pflegende zeigen Verständnis für die Situation und motivieren die Betroffenen sowie deren Angehörige durch |Beratung, emotionale Unterstützung und Stärkung der individuellen Einsichts- und Handlungsfähigkeit.

Berücksichtigung besonderer Lebenswelten

Von HIV und AIDS Bedrohte und Betroffene stammen häufig aus besonderen Lebenswelten. Bis heute sind in den Industrieländern überwiegend homo- oder bisexuelle Männer, Prostituierte, Drogenkonsumentinnen und Migrantinnen aus |Hochprävalenzländern betroffen. Damit berührt AIDS Themen wie Sex zwischen Männern oder außerhalb fester Beziehungen, Sexarbeit, Drogengebrauch sowie Sterben und Tod. All diese Themen sind in unserer Gesellschaft mit Tabus belegt, die betroffen Gesellschaftsgruppen nicht selten stigmatisiert und diskriminiert.

Ein Großteil der HIV-/AIDS-Betroffenen kommt also aus Lebenswelten, die uns fern, mitunter sogar unheimlich sind. Dennoch gehört zu einer empathischen pflegerischen Betreuung eine möglichst große Akzeptanz dieser Lebenswelten mit dem Ziel, das Selbst- und Gesundheitsbewusstsein sowie die gesellschaftliche Teilhabe der Betroffenen zu fördern und ihnen gleichzeitig für Gesundheitsförderung wichtige Informationen zu vermitteln.

Die gesellschaftliche Situation für **homosexuelle oder bisexuelle Menschen** hat sich in den letzten Jahrzehnten verbessert. V. a. in größeren Städten treten viele Schwule und Lesben selbstbewusst auf und gestalten ihr Leben nach ihren Bedürfnissen. Dennoch gilt in großen Teilen der Bevölkerung Homosexualität nach wie vor nicht als „normal". Ob in ländlichen Gegenden oder in bestimmten Großstadtbezirken – v. a. Männer, die ihr Schwulsein öffentlich zeigen, sind nach wie vor von körperlicher und verbaler Gewalt bedroht. Das führt dazu, dass gerade jugendliche Schwule und Lesben sich schwer damit tun, ihre sexuelle Identität und damit auch ein Selbstwertgefühl zu entwickeln. Doch nur, wer sich selbst schätzt, schützt sich und andere. Daher sind gerade junge Homosexuelle nach wie vor Zielgruppe von Präventionskampagnen.

HIV-Infizierte aus **Hochprävalenzländern** reisen nicht selten nach Deutschland ein, ohne von ihrer Infektion zu wissen. Sie suchen meist erst dann medizinische Hilfe, wenn sich erste schwere Symptome zeigen und die Erkrankung weit fortgeschritten ist. Gerade Menschen, die sich ohne legalen Aufenthaltsstatus in Deutschland befinden und/oder der deutschen Sprache nicht mächtig sind, kennen das hiesige Versorgungs-system nicht, wissen es nicht zu nutzen oder der Zugang ist ihnen sogar verwehrt. Häufig sind sie aus Ländern geflohen, in denen Krieg, Folter und Hunger zum Alltag gehören. Erleben sie zusätzlich in Deutschland Fremdenfeindlichkeit, materielle Not oder die Angst vor Abschiebung, werden körperliche Symptome aus ihrer Perspektive zweitrangig. Diese Situation ist in zweifacher Hinsicht brisant: nicht nur, weil durch die soziale Ausgrenzung sowie fehlende Sprachkenntnisse die stark auf Compliance ausgerichtete Therapie schwer zu erklären und damit zu koordinieren ist, sondern auch dann, wenn durch mangelnde Aufklärung präventive Maßnahmen zum Schutz vor Weitergabe der Infektion nicht wahrgenommen werden.

▶ **Die Deutsche AIDS-Hilfe e. V. bietet Informationsmaterialien in verschiedenen Sprachen an.**

Konsumentinnen illegaler Drogen müssen nicht automatisch süchtig sein und nicht alle illegale Drogen werden in einer Form appliziert, die zu einer Infektion führen kann. Dennoch finden sich Drogenkonsumentinnen häufig schnell in einem Teufels-kreis aus Entzugserscheinungen, Beschaffungskriminalität und Prostitution, polizei-lichen Festnahmen und Haftstrafen wieder. Folgen darauf gesellschaftliche Ausgren-zung, Verelendung, |Wohnungslosigkeit sowie schlechte Ernährung und gesundheit-liche Versorgung, erhöht sich auch das Krankheitsrisiko um ein Vielfaches. Dies gilt insbesondere für Konsumentinnen von intravenös applizierbaren Drogen wie Heroin oder Kokain, aber auch von „gesnieften" (über die Nasenschleimhaut aufgenommene) Drogen wie Amphetaminen. „Safer Use", der ausschließlich einmalige Gebrauch von Drogenbesteck wie Spritzen oder Nasenröhrchen, ist daher die wichtigste Präventions-maßnahme. Leider führen zunehmende Abhängigkeit sowie die beschriebene Vere-lendung zu einer gewissen Gleichgültigkeit für den eigenen Körper. Daher sind gerade bei dieser Zielgruppe niederschwellige Angebote von sterilen Drogenbestecken, Dro-genkonsumräumen und Zugang zu Kondomen sowie Substitutionsprogramme von äußerster Wichtigkeit.

wohnungslose Menschen ❸ | 187

　　Prostituierte sind auf Grund kontinuierlicher Präventionsarbeit in Deutschland zu-meist sehr gut aufgeklärt und die Zahl an Neuinfektionen dieser Berufsgruppe hat stark nachgelassen. Dies hat auch damit zu tun, dass Prostituierte sich nicht nur vor HIV, sondern auch vor anderen sexuell übertragbaren Krankheiten schützen müssen. Dennoch kann der (finanzielle) Druck gerade für sich nicht freiwillig prostituierende Menschen (z. B. Drogenabhängige, Migrantinnen ohne Aufenthaltsstatus) so groß werden, dass sie auf Schutz verzichten. Gerade hier ist kontinuierliche Aufklärung sowie ein niederschwelliger Zugang zu Kondomen äußerst wichtig.

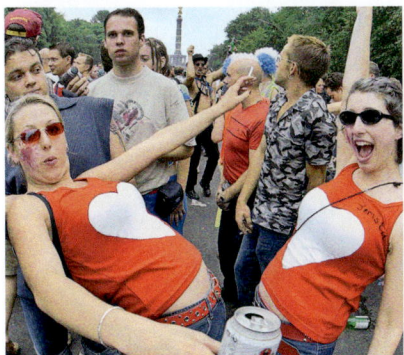

[2]　Eine bekannte Großveranstaltung Homosexu-eller ist der „Christopher Street Day" in Erinnerung an den ersten Aufstand Homo-sexueller in der Christopher Street, New York.

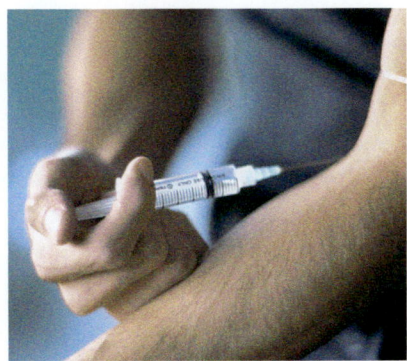

[3]　Die mehrmalige Verwendung von Drogen-besteck kann ebenso wie die Verwendung verschmutzten Drogenbestecks zu einer HIV-Infektion führen.

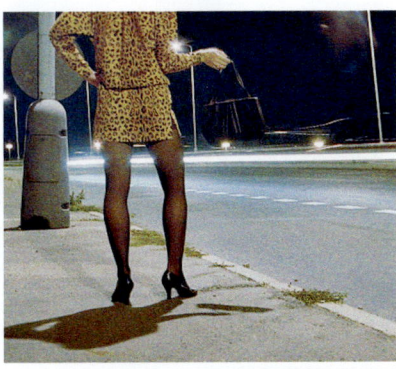

[4]　Für Prostituierte ist die Nutzung von Kondo-men besonders wichtig, um sich vor HIV und anderen sexuell übertragbaren Krankheiten schützen zu können.

5.1.2

Berücksichtigung hygienischer Prinzipien bei der Pflege infektionserkrankter Menschen

Hygienisch arbeiten **1** | 665

Menschen mit infektiösen Krankheiten werden in Einzelzimmern auf normalen Stationen und Pflegeeinrichtungen integriert. Um die Infektion nicht weiterzutragen, müssen dazu besondere Schutzvorkehrungen eingerichtet werden:

- Information des Betroffenen sowie aller Kontaktpersonen (Personal, Besucherinnen) über die Übertragungswege und Schutzmaßnahmen
- hygienisches Arbeiten inkl. korrekter Durchführung der Händedesinfektion

Prinzip der Distanzierung

Unter dem Prinzip der Distanzierung versteht man alle Maßnahmen zum Eigen- und Fremdschutz, durch die eine bestimmte Distanz zwischen Infektionsquelle (infektiöses Material) und gefährdeter Person (Personal) hergestellt wird. Durch die Distanzierung soll der Übertragungsweg blockiert werden. Zur Distanzierung tragen bei

- das Benutzen von Schutzhandschuhen bzw. Instrumenten, z. B. beim Verbandswechsel,
- die fachgerechte Entsorgung von (potenziell) infektiösem Material,
- die räumliche Trennung durch Schleusen und Sicherheitszonen sowie
- das Tragen von Schutzkleidung in Ergänzung zur Dienstkleidung.

▶ **Das Prinzip der Distanzierung gilt im Umgang mit infektiösen Materialien, nicht aber im Umgang mit den Patientinnen**

Schutzkittel	Mund-Nasenschutz	Kopf-Haarschutz	Augenschutz	Schutzschuhe
Einweg oder Mehrweg	Maske	Kopfhaube	Schutzbrille oder Augenschild	
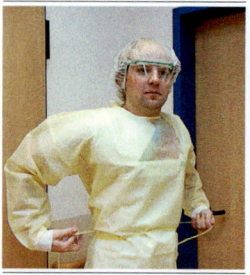	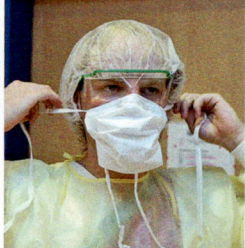	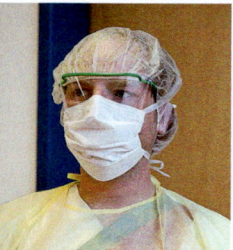	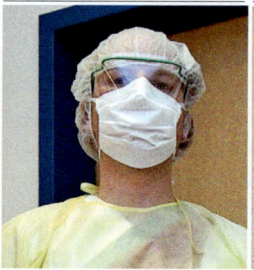	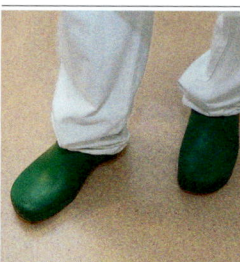
Personal- und Patientinnenschutz, Kurz- oder Langarm, flüssigkeitsabweisend, steril oder unsteril: Der Kittel ist sofort zu wechseln bzw. abzulegen nach Kontamination, Beendigung der Arbeit an der Patientin oder Patientenwechsel.	zum Personalschutz und Patientinnenschutz vor Tröpfcheninfektionen oder flüssig-infektiösem Material	zum Schutz des Personals vor Kontamination, nur in definierten Bereichen	zum Schutz des Personals vor Kontamination mit infektiösem Material oder chemischen Gefahrstoffen	nur in definierten Bereichen

[Tab. 1]   Schutzkleidung zum Eigen- und Fremschutz

Prinzip der Isolierung

Um die Verbreitung von Erregern zu vermeiden, greift das Prinzip der Isolierung. Es birgt die größten Einschränkungen im Alltag sowohl für die isolierte Person als auch für das Personal. Patientinnen sind stark in ihrer Kontakt- und Bewegungsfreiheit eingeschränkt, was zur psychischen Belastung werden kann. Aus diesem Grund sollten Kontakte zur „Außenwelt" durch Telefonanschluss, Fernseher und ggf. Internetanschluss gefördert werden.

Während es in großen Kliniken durchaus Infektionseinheiten bzw. -stationen mit speziellen Isolationseinheiten gibt, wird die Isolierung auf anderen Stationen durch einfache Maßnahmen umgesetzt. Je nach Pathogenität und Übertragungsweg des Erregers sind unterschiedliche Formen von Isolation anzusetzen.

Standardisolierung	Strikte Isolierung	Protektive (Umkehr-)Isolation
für Menschen mit einer meldepflichtigen Erkrankung zur Vermeidung von Infektionsübertragung durch – direkten Kontakt, – infektiöse Körperflüssigkeiten, oder Ausscheidungsprodukte	bei meldepflichtigen Erkrankungen mit hohem Infektionsrisiko bei direktem Kontakt, Kontakt mit infektiösen Körperflüssigkeiten und aerogenem Übertragungsrisiko	Schutz der Betroffenen vor Gefährdung durch andere (Personal, Besucherinnen), für Menschen mit geschwächter Immunabwehr: AIDS-Erkrankung, Einnahme von Immunsuppressiva, nach Organtransplantation und bei Verbrennungen
Die Patientin darf ihr Zimmer jederzeit verlassen.	Die Patientin darf ihr Zimmer nur zu diagnostisch-therapeutischen Zwecken mit Mundschutz verlassen; Mundschutz anschließend entsorgen.	
Besuch von Angehörigen und Freunden möglich korrekte Anwendung der Schutzmaßnahmen	Besuch nur von engsten Angehörigen möglich, bei strikter und korrekter Anwendung der vorgeschriebenen Schutzmaßnahmen	
bei patientennahen Tätigkeiten sowie bei Kontakt mit patienteneigenen Utensilien oder Sekreten, Schutzkittel und Handschuhe tragen	**Eigenschutz** vor Betreten des Zimmers immer Schutzkittel, Handschuhe, Mundschutz, Haube und evtl. Schutzbrille anziehen	**Patientinnenschutz** vor Betreten des Zimmers immer Schutzkittel, Handschuhe, Mundschutz und Haube anziehen
Vor dem Betreten ebenso wie nach dem Verlassen des Zimmers immer hygienische Händedesinfektion durchführen!		
Der Schutzkittel wird mit der **äußeren Seite nach außen *im* Zimmer** aufgehängt.		Der Schutzkittel wird mit der **inneren Seite nach außen *vor* dem Zimmer** aufgehängt.
Die Betroffene wird immer am Ende einer Pflegerunde betreut.		Die Betroffene wird immer zu Beginn einer Pflegerunde betreut.
Patienteneigene Toilette, Nachtstuhl oder Steckbecken/Urinflasche, bleiben im Zimmer bis zur Entlassung.		
Thermometer und Blutdruckmessgeräte sowie Pflegeutensilien (z. B. Kämme, Waschschüssel) sind nur von einer Erkrankten zu benutzen und bis zur Entlassung möglichst im Zimmer zu belassen.		
Wäsche nur bei **massiver Kontamination** durch Sekrete und Exkremente in gekennzeichneten Säcken im Doppelsackverfahren mit der Aufschrift „Infektionswäsche" entsorgen	**gesamte Wäsche** in farblich gekennzeichneten Säcken im Doppelsackverfahren mit der Aufschrift „Infektionswäsche" entsorgen	normale Entsorgung
Abfall nur bei **massiver Kontamination** nach ┃Abfallschlüssel 180103 entsorgen	**sämtliche Abfälle** nach ┃Abfallschlüssel 180103 entsorgen	normale Entsorgung

[Tab. 2]   Isolationsformen

Abfallschlüssel 3 | 260

5.1.3   Besonderheiten bei der Pflege infektionserkrankter Kinder

Betreuung von Kindern und
Jugendlichen im Krankenhaus
3 | 25

Infektionsschutzgesetz | 480

Kinder sind häufig von Infektionskrankheiten betroffen. Ansteckungsfreundliche Übertragungswege wie aerogene Tröpfcheninfektion, ein oft wenig ausgeprägtes Hygieneverhalten und der enge Kontakt der Kinder in Gemeinschaftseinrichtungen wie Kindergarten und Schule führen bei vielen Infektionskrankheiten zu einer schnellen Verbreitung. Eine Isolierung von anderen nicht infizierten Kindern während des Ansteckungszeitraums kann nach dem |Infektionsschutzgesetz notwendig sein. Insbesondere die Unterbrechung des Kontakts zu Säuglingen und immungeschwächten Menschen hilft, die Infektionsausbreitung einzudämmen und Komplikationen zu vermeiden.

In der Regel erfolgt die pflegerische Betreuung im häuslichen Umfeld durch vertraute Personen. Eine Einweisung ins Krankenhaus ist nur selten notwendig. Pflegerische Interventionen sind v. a. bei den Pflegeproblemen Mangelernährung, Flüssigkeitsdefizit, Kontakt- und Kommunikationsmangel, Bewegungsmangel und Juckreiz erforderlich.

Mangelernährung

Infektionserkrankte Kinder leiden häufig an Appetitlosigkeit oder bei Infektionen im Mundbereich an Kaubeeinträchtigungen oder Schluckbeschwerden, z.B. bei Mumps oder Pfeiffer-Drüsenfieber.

Vitamine **1** | 290

Da harte Nahrungsmittel wie z. B. Obst oft gemieden werden, kann eine ausreichende |Vitaminzufuhr durch Pürierung von Obst gesichert werden. Eine Wunschkost kann den Appetit steigern. Zur Sicherung der Energiezufuhr können komplette Mahlzeitenbestandteile püriert, Fertigbrei aus Kindergläsern oder energiereiche Sondennahrung in verschiedenen Geschmacksrichtungen angeboten werden.

Pflegediagnose

„**Mangelernährung**

Nahrungszufuhr, die den Stoffwechselbedarf nicht deckt."   DOENGES et al.: S. 510

Flüssigkeitsdefizit

Wassergehalt **1** | 346
Diarrhö **1** | 311

Kinder besitzen einen höheren |Wassergehalt als Erwachsene und im Vergleich zu ihrem Körpervolumen eine größere Transpirationsoberfläche. Leiden Kinder an Infektionen mit fieberhaften Verläufen und ggf. |Diarrhö, kann ein starker Flüssigkeitsverlust eintreten. Kommt eine geringe Flüssigkeitszufuhr auf Grund von Schluckbeschwerden oder Schmerzen im Mundbereich hinzu, kann es schnell zu einer kritischen Entgleisung des Flüssigkeitshaushalts kommen.

Pflegende beobachten aufmerksam das Trinkverhalten und die Ausscheidung der Kinder und sorgen für eine ausreichende Flüssigkeitszufuhr, indem sie z. B. immer wieder schluckweise Lieblingsgetränke anbieten.

Kontakt- und Kommunikationsmangel

Müssen infektionserkrankte Kinder z. B. bei Diphtherie oder Keuchhusten isoliert werden, fühlen sie sich häufig einsam und verlassen. Ist im stationären Bereich eine zusätzliche Distanzierung über Handschuhe, Schutzkittel, Mund-Nasen-Schutz und Haube notwendig, können sie sich bedroht und ausgegrenzt fühlen.

Sie können Ängste entwickeln und mit Apathie und Rückzug reagieren. Die Aktivität des Immunsystems kann eingeschränkt sein und eine Zusammenarbeit mit dem pflegerischen Personal wird erschwert.

Abhängig vom Sprachverständnis nehmen Kinder neben dem Inhalt v. a. die Tonlage des Gesagten wahr und die Gestik und Mimik, welche durch das Tragen von Mund- und Nasenschutz stark eingeschränkt ist. Hilfreich sind:

- bei Säuglingen und Kleinkindern Mitaufnahme einer Bezugsperson
- Begleitung bei diagnostischen und therapeutischen Situationen ermöglichen
- gezielt Gestik durch Hände und den Körper einsetzen
- kindgerechte Erklärungen, z. B. in Form von Geschichten
- Einbeziehen des Kuscheltiers
- je nach Immunitätsstatus großzügiger Besuch durch Geschwisterkinder, Freunde
- Nutzung von Kommunikationsplattformen im Internet

www.vernetzte-welt.org
Homepage des Vereins Vernetzte Welt für Kinder e. V., der eine Software entwickelt hat, die es isolierten Kindern ermöglicht, miteinander zu chatten, zu spielen und in ausgewählten Bereichen des Internets zu surfen.

Bewegungsmangel

Bewegung ist eine wichtige Voraussetzung für die Konzentrationsfähigkeit und für das Einhalten von Ruhephasen. Das Kind erschließt sich dadurch seine Umwelt und lernt bei Spiel und Sport seine Kraft und Ausdauer einschätzen. Ein Kind, bei welchem eine Isolierung wegen einer hohen Ansteckungsgefahr notwendig ist (z. B. Masern, Windpocken), kann seinen Bewegungsdrang nicht ausleben. Ein individuell abgestimmtes Beschäftigungs- und Förderungskonzept ist deshalb notwendig. Möglichkeiten sind:

- altersentsprechende und Platz sparende Bewegungs- und Geschicklichkeitsspiele, z. B. Hüpfkästchen im Zimmer aufmalen
- altersentsprechende Beschäftigungsalternativen, z. B. Spiele, Bücher, Musik/Hörbücher, Mal- und Bastelutensilien
- Möglichkeiten und Ruhephasen schaffen für Erhalt und Erledigung von Schulaufgaben

Juckreiz

Einige Infektionskrankheiten wie Windpocken, Röteln, Scharlach oder Masern gehen mit |Exanthemen der Haut einher, die von einem mehr oder weniger starken Juckreiz begleitet werden können. Die Achsel-, Hals- sowie Leistenbereiche sind bei Säuglingen oder Kleinkindern durch direkten Haut-auf-Haut-Kontakt bzw. durch Kontakt mit Stuhl und Urin sowie den „luftabschließenden" Windeln besonders infektionsgefährdet und daher juckempfindlich. Durch Kratzen versuchen Kinder den Juckreiz loszuwerden. Werden tiefere Hautschichten verletzt, können bakterielle Hautinfektionen und Narben die Folge sein.

Exanthem **1** | 83

Lindernde Maßnahmen sind v. a. vor dem Schlafen durchzuführen. Der Juckreiz verstärkt sich durch Bettwärme und wenn Kinder müde werden:

- weitgehender Verzicht auf Seifen und Syndets
- fett- und feuchtigkeitsspendende Pflegemittel (W/Ö-Emulsionen)
- kühlende Umschläge, Spülungen oder Bäder, ggf. mit Zusätzen wie Kamille oder Eichenrinde in Form eines Teeaufgusses (1 gehäufter Teelöffel Kamillenblüten mit 150 ml kochendem Wasser übergießen und 5 – 10 Minuten ziehen lassen; 2 Esslöffel Eichenrinde mit 500 ml Wasser für 15 – 20 Minuten gekocht und abgegossen)
- das Zimmer relativ kühl halten
- einen kühlen Stein auflegen, vielleicht einen Lieblingsstein
- luftdurchlässige Kleidung aus Seide oder Baumwolle
- saugstarke, unparfümierte Einmalwindeln sind geeigneter als Stoffwindeln
- Fingernägel kurz schneiden, um größere Wunden und Narben zu vermeiden
- bei Säuglingen „Fäustlinge" anziehen
- Kratzersatz anbieten, z. B. Kratzkissen
- ggf. lokal wirkende Antihistaminika auftragen und nicht einmassieren

5.2	Naturwissenschaftlich-medizinischer Bezug
5.2.1	Grundlagen der Infektiologie

Bakterielle und virale Infektionen

Eine **Infektion** ist das Besiedeln oder Eindringen von Mikroorganismen (Bakterien, Viren, Pilze, Protozoen) in den menschlichen Körper, das eine Abwehrreaktion auslöst. In diesem Fall wird der Mikroorganismus als Gast und der Mensch als Wirt bezeichnet. Ob und wie durch diese Infektion eine Krankheit entsteht, ist von verschiedenen Faktoren abhängig (z. B. Disposition des Wirts, Erregermenge des Gasts). Das alleinige Besiedeln ohne Abwehrreaktion wird als Kolonisation bezeichnet.

Wird keine Erkrankung ausgelöst, spricht man von einer stummen bzw. latenten Infektion. Kommt es zu leichten, uncharakteristischen Erscheinungen, wird die Infektion als abortiv bezeichnet. Kommt es zu einem Krankheitsausbruch, spricht man von einer Infektionserkrankung. Sie zeichnet sich durch unspezifische Vorläufersymptome (Prodromalsysmtome, z. B. Fieber) und spezifische, meist organbezogene Symptome aus. Im Laufe der Erkrankung durchläuft der Körper verschiedene Phasen:

Infektion	Inkubationszeit	Infektionskrankheit	Rekonvaleszenz
Eindringen der Erreger und Vermehrung	Zeit von der Infektion bis zur Infektionskrankheit	Infektion + Symptome durch die Abwehrmaßnahmen des Körpers	Zeit zwischen Infektionskrankheit und vollständiger Gesundung
z. B. Tröpfcheninfektion bei Grippe	1–3 Tage Während dieser Zeit vermehren sich die Erreger weiter, bis das Immunsystem aktiv wird.	erste Prodome, d. h. unspezifische Vorläufersymptome (z. B. Fieber, Müdigkeit, Gliederschmerzen)	ggf. wochenlange Phase verminderter Leistungsfähigkeit

[Tab. 1]   Schematischer Verlauf einer Infektionskrankheit

(● Krankheitserrreger   ⚬ Antikörper = Abwehrwerkzeug)

Zellaufbau **1** | 62

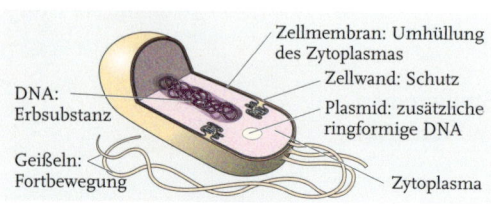

[1]   Grundaufbau der Bakterienzelle

Bakterien sind Einzeller mit eigenem Stoffwechsel. Sie sind 0,5 – 20 μm groß und haben einen gemeinsamen Grundaufbau, bestehend aus Zellwand, Zellmembran, Zytoplasma sowie Ribosomen zur eigenen Proteinbiosynthese und DNS [Abb. 1]. Bakterien sind *Prokaryoten* und besitzen im Gegensatz zu den Körperzellen (*Eukaryoten*) keinen Zellkern oder Organellen. Die DNS liegt frei im Zytoplasma und wird als Kernäquivalent bezeichnet. Manchmal befinden sich zusätzlich kleine Ringe frei im Zytoplasma, welche als *Plasmide* bezeichnet werden. Die in den Plasmiden enthaltenen Gene können z. B. für eine Antibiotika-Resistenz verantwortlich sein.

Kokken: kugelförmige Bakterien	**Stäbchen:** stabförmige Bakterien	**Spirochäten:** schlangen- oder schraubenförmig gewundene Bakterien
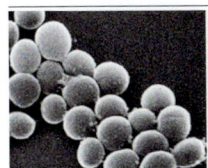 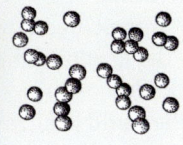	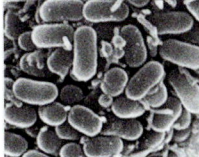 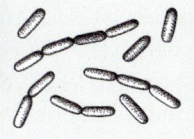	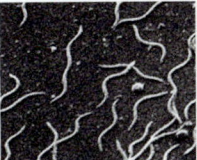 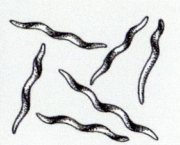

[Tab. 2] Bakterienarten

Bakterien unterscheiden sich bei gemeinsamem Grundaufbau in ihren Formen [Tab. 2]:

- **Kokken** sind kugelförmige Bakterien, die sich verschieden aneinanderlegen:
  - Staphylokokken, trauben- oder haufenförmig angeordnet,
  - Streptokokken, perlschnurartig aneinandergereiht, Ketten,
  - Diplokokken, paarmäßig angeordnet.
- **Stäbchen** sind die häufigste Bakterienform, sie besitzen häufig zusätzlich Geißeln oder Haare.
- **Spirochäten** sind schlangen- oder schraubenförmig gewunden.

Weiterhin unterscheidet man Bakterien nach ihrem Sauerstoffbedarf und ihrem Zellwandaufbau. Aerobe Bakterien (*Aerobier*) benötigen zum Überleben Sauerstoff. Anaerobe Bakterien dagegen können ohne Sauerstoff überleben (*Anaerobier*), einige sterben sogar unter Sauerstoff ab (obligate Aerobier). Je nach Art und Dicke ihrer Zellwand erscheinen sie nach |Gramfärbung unter dem Mikroskop rot (*gramnegativ*) oder blau (*grampositiv*), [Abb. 3]. Alle Bakterien vermehren sich durch Zellteilung [Abb. 2]. Dabei vermehren sich die verschiedenen Bakterien unterschiedlich schnell. Salmonellen können ihre Anzahl z. B. etwa alle 20 Minuten verdoppeln, während z. B. Tuberkelbakterien über eine sehr lange Teilungszeit verfügen.

Bakterien benötigen zum Überleben und Vermehren Wasser und Nährstoffe (Eiweiß, Zucker). Der menschliche Organismus bietet dafür eine ideale Basis. Bakterien bilden im und auf dem menschlichen Körper ein physiologisches Milieu (*Standort- oder Residenzflora*), das viele Stoffwechselvorgänge unterstützt. Alleine im Mund leben insgesamt ca. 10 Milliarden Bakterien. Mehr als 100 Billionen Mikroorganismen leben in unserem Magen-Darm-Trakt und ermöglichen die Verdauung. Pathogene Bakerien dringen in den Körper ein, siedeln sich im Gewebe des Eindringungsortes an (*lokale Infektion*) bzw. wandern über den Blut- und Lymphweg in andere Gewebe und/oder Organe (*systemische Infektion*) und vermehren sich, sofern das Immunsystem nicht ausreichend reagieren kann. Fakultativ pathogene Bakterien können unter bestimmten Umständen eine Infektion hervorrufen. Dazu zählen opportunistische Infektionen bei AIDS.

Nur ca. ein Prozent aller bekannten Bakterien haben eine für den Menschen schädliche Wirkung, die bakterielle Infektionen hervorrufen kann. Diese pathogenen Bakterien können den Organismus schädigen durch

- Bildung von Exotoxinen (vom Bakterium abgesondertes Gift, meist ein Protein),
- Bildung von Endotoxinen (Gift, das beim Zerfall des Bakteriums aus seiner Membran entsteht, v. a. bei gramnegativen Bakterien) sowie
- ihre chemische Beschaffenheit und Enzyme.

Gramfärbung

Färbeverfahren benannt nach Hans Gram, einem dänischen Bakteriologen, der um 1900 die Zellwandeigenschaft der Bakterien mit der nach ihm benannten Färbetechnik entdeckte.

grampositiv
z.B. Streptokokken, Staphylokokken

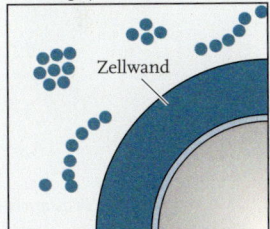
Zellwand

gramnegativ
z.B. Gonokokken, E. coli, Pseudomonas aeruginosa

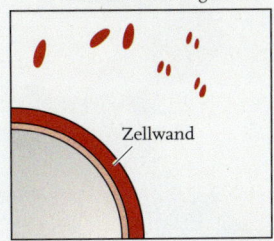
Zellwand

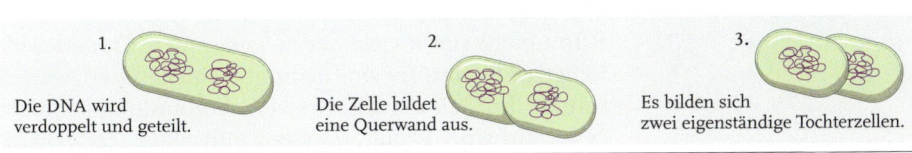

1. Die DNA wird verdoppelt und geteilt.
2. Die Zelle bildet eine Querwand aus.
3. Es bilden sich zwei eigenständige Tochterzellen.

[2] Alle Bakterien vermehren sich durch Zellteilung.

[3] Grampositive und gramnegative Bakterien

Viren sind etwa 100-mal kleiner als Bakterien. Sie können nicht selbstständig überleben und sind daher auf „Wirte" angewiesen. Jedes Virus besteht nur aus einem Nukleinsäurefaden (DNS oder RNS), der von einer Proteinhülle, ggf. noch von einer Lipidhülle, umgeben ist. Die Außenhülle (*Kapsid*) hat unterschiedliche Formen, vielfach auch „Stacheln" (*Kapsid-Fortsätze*), die teilweise der Zellmembran des befallenen Wirtes entstammen [Abb. 1]. Sie dienen dem „Andocken".

Viren sind im Gegensatz zu Bakterien keine Zellen und besitzen auch keinen eigenen Stoffwechsel. Daher sind sie bei ihrer Vermehrung auf die Zellen des Wirts angewiesen. Die Virusvermehrung verläuft in vier Schritten:

1. Andocken	2. Einschleusen	3. Reproduzieren	4. Ausschleusen
Das Virus befestigt sich mit seinen Kapsid-Fortsätzen an der Zellmembran der Wirtszelle.	Die Virus-DNS oder -RNS wird in den Zellkern eingeschleust und in die Erbsubstanz der Wirtszelle eingebaut.	Auf dem Erbgut des Virus liegen die genetischen Codes für die Virusbestandteile und die benötigten Enzyme. Sie werden durch die Proteinbiosynthese der Körperzelle massenhaft produziert und zu neuen Viren zusammengesetzt.	Nach einer Wachstums- bzw. so genannten Reifungsphase schleusen sich die Viren unter Zerstörung der menschlichen Zelle aus.

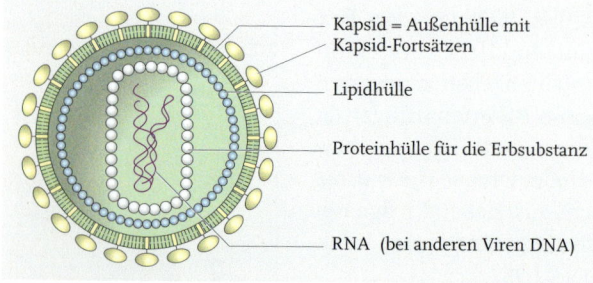

Kapsid = Außenhülle mit Kapsid-Fortsätzen

Lipidhülle

Proteinhülle für die Erbsubstanz

RNA (bei anderen Viren DNA)

[1] Grundaufbau eines Virus am Beispiel des HI-Virus (schematisch)

Viren werden u. a. danach eingeteilt, in welchen Wirten sie sich vermehren. Die meisten Viren infizieren auch nur in ihrer Wirtsgruppe. Viren können folgende Wirtsspektren befallen:

- Bakterien (*Bakteriophagen*), [Abb. 2]
- Algen, Pilze und Protozoen
- Pflanzen (*Viroide*)
- Tiere

Viele Virusinfektionen können durch serologische Methoden (Nachweis viraler Antigene oder humaner Antikörper im Blutserum) nachgewiesen werden (z. B. enzyme-linked immuno sorbent assay, ELISA). Im klinischen Alltag erfolgt die Diagnose häufig anhand des klinischen Erscheinungsbildes.

Virale Infektionen treten noch häufiger als bakterielle auf, z. B. sind die meisten Erkältungskrankheiten (z. B. Schnupfen) sowie viele der so genannten Kinderkrankheiten (z. B. Masern) viral bedingt. Manche Viren werden mit der Entstehung von Krebs in Verbindung gebracht (z. B. humane Papilloma-Viren mit dem Zervixkarzinom).

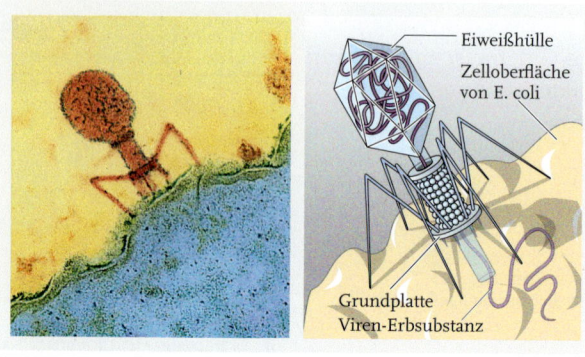

Eiweißhülle

Zelloberfläche von E. coli

Grundplatte
Viren-Erbsubstanz

[2] Ein Bakteriophage befällt ein Bakterium.

Pathogenität der Erreger, Infektionsquellen, Übertragungswege und Eintrittspforten

Nicht jeder Erreger ist für den Menschen gleichermaßen krankheitserregend (*pathogen*). Die aggressiven Eigenschaften der Mikroorganismen werden durch Pathogenität und Virulenz bestimmt. **Pathogenität** beschreibt die Fähigkeit von Mikroorganismen, Erkrankungen bei ihren Wirten hervorzurufen. Mit **Virulenz** bezeichnet man die Gesamtheit aller pathogenen Eigenschaften eines Krankheitserregers. Dazu gehören

- Haften am und Eindringen in den Wirt (*Invasiviät*),
- Vermehren und Widersetzen gegen die Abwehrmechanismen (*Vitalität*),
- Bildung von für den Wirt giftigen Stoffen (*Toxizität*).

Auf Grund der Herkunft der Erreger (**Infektionsquelle**) wird unterschieden zwischen

- *endogener Infektion*, ein körpereigener Mikroorganismus (z. B. Darmbakterium) verursacht eine Infektion (z. B. Harnweginfekt), geschieht häufig bei geschwächtem Immunsystem,
- *exogener Infektion*, Infektion durch einen Erreger aus der Umwelt,
- *nosokomialer Infektion*, Sonderform der exogenen Infektion, bei der die Infektion in einem Krankenhaus erworben wurde, häufig mit typischen Krankenhauserregern,
- *iatrogener Infektion*, Einbringen von Erregern in den Körper durch medizinische Eingriffe sowohl durch medizinisches als auch durch pflegerisches Personal.

Infektionen erfolgen auf verschiedenen **Übertragungswegen** [Abb. 3]:

- *Kontaktinfektion*, bei direktem Kontakt zwischen Menschen und ihren Körperflüssigkeiten (Schmierinfektion), z. B. bei MRSA
- *orale Infektion*, Aufnahme der Keime erfolgt über den Mund, v. a. durch fäkal-orale Übertragung (Stuhl, verschmutzte Hände, Lebensmittel, Nahrungsaufnahme)
- *aerogene Infektion*, auch *Tröpfcheninfektion*, beim Husten, Niesen oder bei „feuchter Aussprache" werden die Erreger im Bronchialsekret/Speichel „herausgeschleudert", häufig bei Erkältungskrankheiten
- *perkutane Infektion*, infizierter Überträger durchdringt die Haut, z. B. bei Bissen oder Stichen durch Tiere (Anophelesmücke, Fuchs, Würmer) oder bei kontaminiertem Drogenbesteck
- *transplazentare Infektion*, Übertragung der Erreger aus dem Blut der Mutter über die Plazenta in den Blutkreislauf des Fötus, z. B. bei Röteln

☑ In Gesundheits- und Pflegeeinrichtungen übertragen häufig die Hände bzw. Handschuhe des Personals die Krankheitserreger vom Infizierten zum Gesunden.

Die Eintrittsstellen der Krankheitserreger in den menschlichen Körper werden **Eintrittspforten** genannt. Hierbei unterscheidet man die enterale Infektion (Eintritt über den Mund-Magen-Darm-Trakt) von der parenteralen Infektion (Eintritt direkt über das Blut).

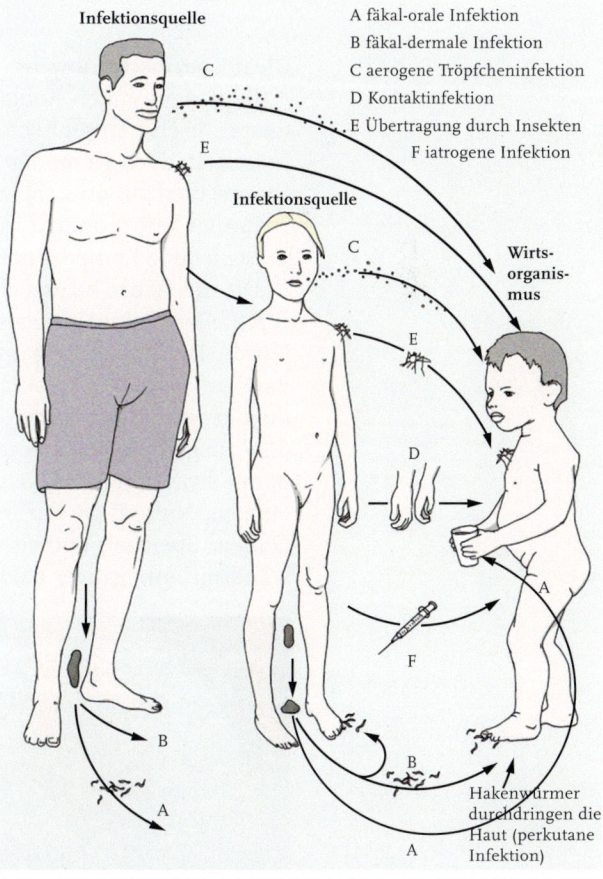

Infektionsquelle

A fäkal-orale Infektion
B fäkal-dermale Infektion
C aerogene Tröpfcheninfektion
D Kontaktinfektion
E Übertragung durch Insekten
F iatrogene Infektion

Infektionsquelle

Wirts-organis-mus

Hakenwürmer durchdringen die Haut (perkutane Infektion)

[3] Mögliche Übertragungswege von Infektionen

Aufbau und Funktion des Immunsystems

Der Mensch wird wie alle anderen Organismen tagtäglich von unzählbaren Mikroorganismen attackiert. Um ihr Überleben zu sichern, besitzen alle vielzelligen Tiere eine angeborene, unspezifische Abwehr, die sich gegen diese fremden Eindringlinge richtet. Sie wird **Resistenz** genannt. Zusätzlich zur Resistenz entwickelten die Wirbeltiere im Laufe der Evolution ein zweites, feineres System, eine spezifische Abwehr, die erst im Laufe des Lebens erworben wird. Sie heißt **Immunität** und kooperiert eng mit der Resistenz. Sie entwickelt sich nach Kontakt mit bestimmten Krankheitserregern und bildet ein „Gedächtnis".

Beide Abwehrsysteme zusammen bilden das Immunsystem [Tab. 1]. Es liegt nicht in einem Organ, sondern ist dezentral organisiert. Es besteht zum einen aus dem |Lymphsystem und zum anderen aus ein bis zwei Billionen Abwehrzellen (*zelluläre Komponente*) und Abwehrproteinen (*humorale Komponente*), die u. a. in |Knochenmark und Leber gebildet werden. Die verschiedenen Bestandteile der Systeme arbeiten eng zusammen.

Lymphsystem **1** | 799
Knochenmark **1** | 177

	Zelluläre Komponenten	Humorale Komponenten und Komplementsystem
unspezifische Abwehr (**Resistenz**), angeboren	Phagozyten (Monozyten, Granulozyten) Lymphozyten (Natürliche Killerzellen)	Lysozyme Komplementfaktoren Zytokine
spezifische Abwehr (**Immunität**), erworben	Lymphozyten (T- und B-Lymphozyten)	Antikörper

[Tab. 1] Übersicht: Das Immunsystem mit seinen Bestandteilen

Die unspezifische Abwehr

Bei jedem ersten Kontakt mit einem eindringenden Mikroorganismus greift die unspezifische Abwehr schnell und unmittelbar. Dies erfolgt immer mit der gleichen Intensität, auch wenn der Erreger bereits „bekannt" ist. Hierin liegt der gravierende Unterschied zur erworbenen Abwehr, der Immunität. Es wird angenommen, dass ca. 90 % aller Infektionen durch die unspezifische Abwehr erfolgreich bekämpft werden. Verschiedene Komponenten sind an der unspezifischen Abwehr beteiligt.

Epithelien **1** | 67

Die **mechanische und chemische Abwehr** agiert auf der Körperoberfläche bzw. den |Epithelien. Diese Gewebeschicht ist im intakten Zustand eine kaum zu überwindende Hürde. Die Ansiedlung unerwünschter Gäste wird sowohl durch diese mechanische Barriere verhindert als auch durch das leicht saure Milieu, das Talg und Schweiß sowie die dazugehörigen Bakterien (Residenzflora) bilden. Schleimhäute haben eine besonders ausgereifte Technik entwickelt. Ihr schleimiges Sekret schließt den Erreger ein, damit dieser im Anschluss durch Flimmerepithel [Abb. 1] oder durch Kontraktion (z. B. Husten, Niesen) wieder in die Außenwelt befördert wird. Ihr flüssiges Sekret (z. B. Tränen, Speichel) enthält bakterienhemmende Proteine, wie die Lysozyme, die die Wände gramnegativer Bakterien zerstören.

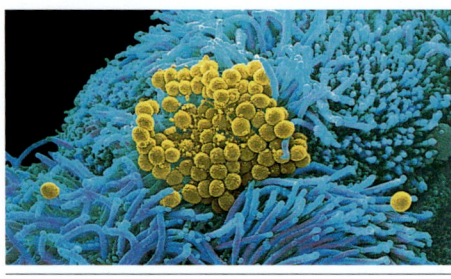

[1] Flimmerepithel

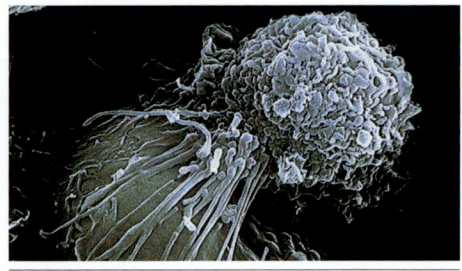

[2] Makrophage

Die **Abwehrzellen** beseitigen eingedrungene Fremdkörper oder Reste eigener Zellen v. a. durch Phagozytose (|Leukozyten). Dies übernehmen Phagozyten wie Granulozyten und Monozyten bzw. aus ihnen entstandene Makrophagen [Abb. 2]. Phagozyten umfließen eingedrungene Fremdlinge, zerstören ihre Zellwände und/oder nehmen sie in sich auf und verdauen sie in ihren Lysosomen [Abb. 3]. Neutrophile Granulozyten zerstören sich dabei selbst. Ihre Überreste sind ein Hauptbestandteil von Eiter. Natürliche Killerzellen (NK) sind Abkömmlinge von T-Lymphozyten. Sie erkennen und zerstören körpereigene Zellen, deren Stoffwechsel entgleist ist (Tumorzellen) oder die von Viren befallen sind. Auch diese Zellreste werden phagozytiert.

Leukozyten **1** | 794

Das **Komplementsystem** besteht aus Plasmaproteinen, die gegen Mikroorganismen und andere unerwünschte Stoffe vorgehen. Es ergänzt die bereits genannten Komponenten und wird sowohl der spezifischen als auch der unspezifischen Abwehr zugeordnet. Die Plasmaproteine (Komplementproteine)

- locken durch chemische Stoffe Phagozyten an,
- bedecken die Oberfläche von Erregern und machen sie damit für die Phagozyten „schmackhaft" (so genannte Opsonisierung) und
- können Bakterien zerstören, indem sie Poren in der Zellmembran der Erreger bilden, durch diese Elektrolyte und Flüssigkeit in die Zelle eindringen und sie zum Platzen bringen können.

Die Komplementproteine werden durch eine Kaskade ähnlich der |Gerinnungskaskade nacheinander aktiviert. Sie fördern eine lokale oder systemische Entzündungsreaktion zur Bekämpfung der Erreger.

Gerinnungskaskade **1** | 796

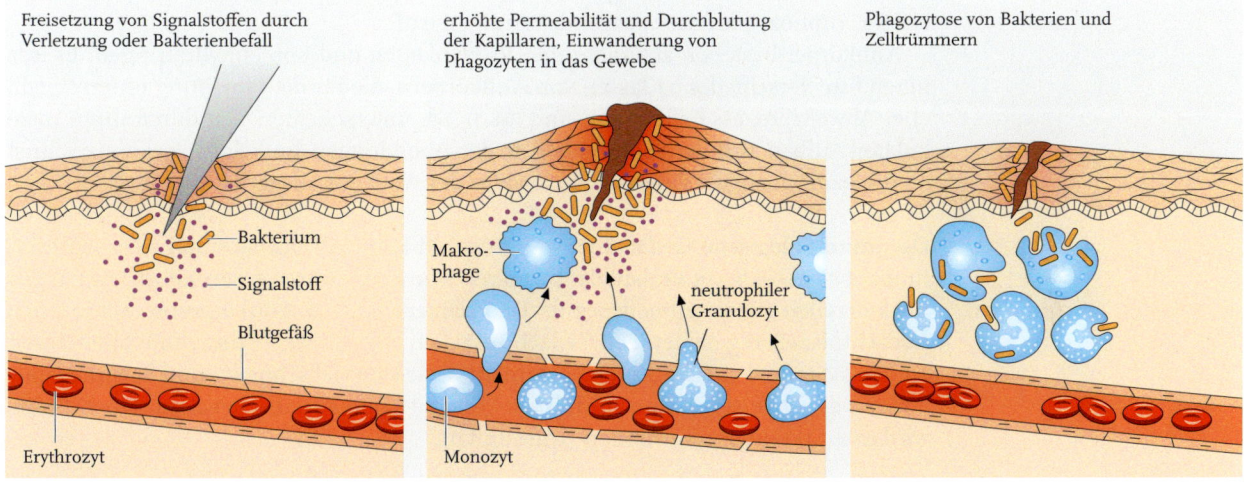

Freisetzung von Signalstoffen durch Verletzung oder Bakterienbefall

erhöhte Permeabilität und Durchblutung der Kapillaren, Einwanderung von Phagozyten in das Gewebe

Phagozytose von Bakterien und Zelltrümmern

Bakterium

Signalstoff

Blutgefäß

Makrophage

neutrophiler Granulozyt

Erythrozyt

Monozyt

[3]   Unspezifische Abwehr löst eine Entzündungsreaktion aus.

Zytokine sind hormonartige Botenstoffe und werden von vielen Abwehrzellen produziert. Heute sind weit über 100 Zytokine bekannt. Im Immunsystem verstärken und koordinieren sie die Abwehrprozesse, sind aber auch für die Bildung und Differenzierung von Zellen wichtig:

- Interleukine (IL) aktivieren u. a. T-Helferzellen.
- Der Tumor-Nekrose-Faktor (TNF) kann durch den Verschluss kleiner Blutgefäße Infektionen lokal eingrenzen.
- Interferone (IFN) hemmen die Virenvermehrung, regen die natürlichen Killerzellen an und erhöhen die Resistenz gesunder Zellen gegen natürliche Killerzellen.

⬐ **Zahlreiche Zytokine werden inzwischen als Medikamente eingesetzt. Allerdings lösen sie häufig unerwünschte Wirkungen aus, da ihre Wirkungsweise äußerst vielfältig ist.**

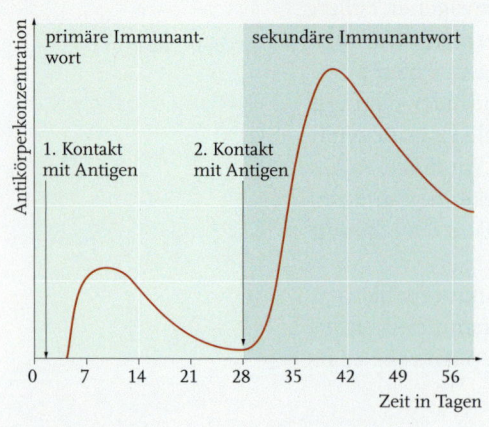

[1] Zeitlicher Verlauf von primärer und sekundärer Immunantwort

Die spezifische Abwehr

Die spezifische Abwehr passt sich neuen Erregern gegenüber an und setzt gezielt zelluläre Abwehrmechanismen sowie humorale Antikörper ein. Sie zeichnet sich aus durch

- verfeinerte Selbst-Fremd-Unterscheidung,
- spezifische Immunantwort sowie
- immunologisches Gedächtnis.

Die **Selbst-Fremd-Unterscheidung** vermeidet den Angriff des spezifischen Immunsystems auf körpereigene gesunde Zellen. Vor der Geburt „lernen" die Abwehrzellen, körpereigene Zellen als solche zu erkennen. Dies funktioniert durch spezielle Proteinmoleküle (MHC-Moleküle), die sich in der Membran aller Körperzellen befindet. Die Proteinmoleküle sind bei jedem Individuum einzigartig mit Ausnahme von eineiigen Zwillingen. Bei Versagen der Selbsterkennung kommt es durch einen Angriff auf körpereigene Zellen zu Autoimmunerkrankungen.

Antigene

aus dem Englischen stammende Abkürzung *anti*body *gene*rating, engl. = Antikörper produzierend

Alle Stoffe, die eine **spezifische Immunantwort** auslösen, heißen |Antigene (z. B. Bakterienbestandteile). Man unterscheidet die humorale von der zellulären Immunantwort. Die humorale Immunantwort erfolgt durch Moleküle des Immunsystems. Sie werden Antikörper (Ak) oder Immunglobuline (Ig) genannt. Antikörper sind entweder als Antigenrezeptoren Bestandteile der Zellmembran von B-Lymphozyten oder kommen frei in Körperflüssigkeiten vor. Jeder Antikörper einer bestimmten Spezifität wird von Plasmazellen eines einzigen B-Lymphozyten produziert (Effektorzelle), sobald dieser B-Lymphozyt auf das „passende" Antigen trifft.

Antikörper bestehen aus mehreren Proteinketten und Kohlenhydratringen. Es existieren fünf verschiedene Klassen von Antikörpern, die für die Einleitung unterschiedlicher Abwehrprozesse zuständig sind [Tab. 1]. Sie unterscheiden sich durch ihren molekularen Aufbau. Ihre variablen Stellen, in den Abbildungen dunkelgrün gekennzeichnet, sind spezifisch auf die Oberflächenstruktur des Antigens ausgerichtet.

Das **immunologische Gedächtnis** weist zwei Phasen auf: primäre und sekundäre Immunantwort [Abb. 1]. Im Verlauf der primären Immunantwort werden sofort reagierende Effektorzellen sowie antigenspezifische Plasmazellen zur Antikörperproduktion und Gedächtniszellen gebildet. Die Gedächtniszellen können viele Jahrzehnte überdauern. Treffen sie erneut auf das Antigen, vermehren sie sich viel schneller und bewirken eine äußerst effektive sekundäre Immunantwort mit Hilfe spezifischer Antikörper. Damit wird eine Erkrankung verhindert (Immunität).

Klasse	IgG	IgM	IgA	IgD	IgE
Hauptfunktionen	häufigster Antikörper in Blut und Lymphe; Schutz vor zirkulierenden Bakterien, Viren und Toxinen; Komplementaktivierung	nach Infektion erster Antikörper im Blut; hohe Effizienz durch viele Bindungsstellen; Agglutination von Antigenen; Komplementaktivierung	in allen Körpersekreten wie Speichel, Schweiß und Tränen; auf Schleimhäuten und im Darm; verhindert Anheftung von Viren und Bakterien an Epithelien	Antigenrezeptor der B-Lymphozyten; notwendig für Differenzierung dieser in Plasma- und Gedächtniszellen	bindet mit Fußregion an Mastzellen sowie basophile Granulozyten (Histaminausschüttung, allergische Reaktion); Parasitenabwehr

[Tab. 1] Antikörperklassen und ihre Kennzeichen

Antikörper können an ganz bestimmte Antigenabschnitte (*Epitope*) anbinden, wie ein Schlüssel in ein Schloss. Die daraus entstehende Verknüpfung, der so genannte Antigen-Antikörper-Komplex (Immunkomplex), leitet die weiteren Abwehrmechanismen ein, auf die die Phagozytose oder Lyse des Eindringlings folgt [Abb. 2]:

- **Neutralisation**: Die Antikörper besetzen eine sensible Stelle des Erregers, z. B. die zum Andocken an die Wirtszelle erforderlichen Virusrezeptoren.
- **Agglutination**: Bakterienteilchen werden verklumpt, dadurch unbeweglich und für Phagozyten leicht zu bewältigen.
- **Präzipitation**: Lösliche Antigene werden verknüpft und sind nicht mehr im Serum oder anderen Körperflüssigkeiten löslich, sie fällen aus.
- **Komplementaktivierung**: Antikörper binden sich an Komplementfaktoren und aktivieren damit die Komplementkaskade.

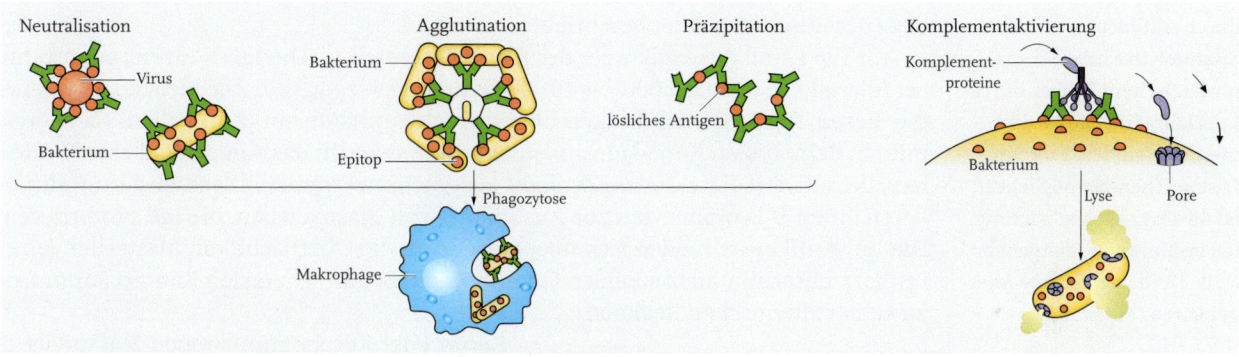

[2] Durch Antikörper vermittelte Abwehrmechanismen der humoralen Immunantwort

Die **zelluläre Immunantwort** erfolgt durch körpereigene Zellen. Diese bekämpfen die Erreger, die bereits in andere körpereigene Zellen eingedrungen sind. Die zelluläre Immunantwort wird durch die in der Thymusdrüse ausgereiften T-Lymphozyten gewährleistet. Diese reagieren mit ihren T-Zell-Rezeptoren ausschließlich auf die Epitope, die auf der Oberfläche von körpereigenen Zellen präsentiert werden. Passt der T-Zell-Rezeptor auf das präsentierte Antigen sowie andere Oberflächenmerkmale der Zelle, dockt der T-Lymphozyt an und differenziert sich in vier Untergruppen auf, die verschiedene Aufgaben erfüllen:

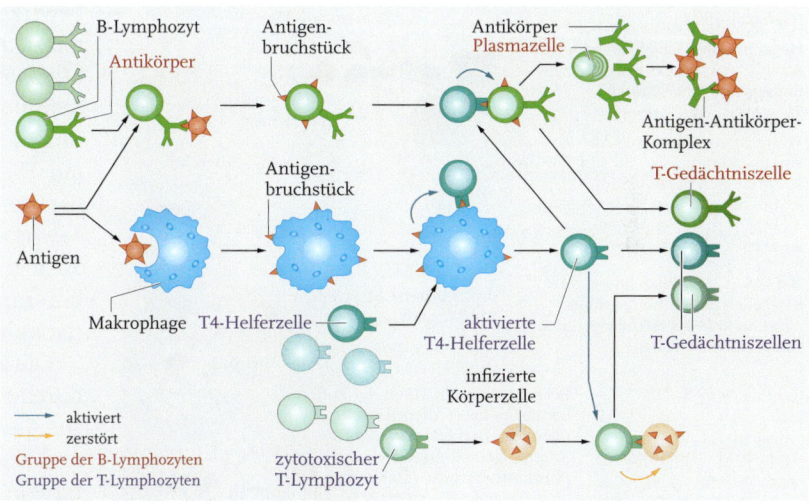

[3] Spezifische Abwehr

1 T4-Helferzellen produzieren die Zytokine, die die B-Lymphozyten und andere Abwehrzellen zur Vermehrung anregen. Sie besitzen das Oberflächenmolekül CD4.

2 Zytotoxische T-Lymphozyten vernichten körpereigene Zellen, deren Stoffwechsel entgleist oder die von Viren befallen sind. Ihr veralteter Name ist T-Killerzellen. Sie besitzen das Oberflächenmolekül CD8.

3 T-Suppressorzellen bremsen überschießende Abwehrreaktionen bzw. beenden eine Immunreaktion, sobald keine Antigene mehr vorhanden sind.

4 T-Gedächtniszellen bilden das immunologische Gedächtnis.

Allergische Reaktionen

Als |Allergie bezeichnet man eine überschießende Immunreaktion auf bestimmte, normalerweise harmlose Umweltstoffe. Diese Antigene aus der Umwelt werden Allergene genannt.

Man unterscheidet heute fünf Typen allergischer Reaktionen:

1. **Typ I**: IgE-gebundener Soforttyp, z. B. Heuschnupfen
2. **Typ II**: zytotoxischer Typ, z. B. |Blutgruppenunverträglichkeit
3. **Typ III**: Immunkomplextyp, z. B. |Lupus erythematodes
4. **Typ IV**: T-Zell-vermittelter Spättyp, z. B. Nickelallergie
5. **Typ V**: stimulatorischer Immunreaktion, z. B. |Morbus Basedow

◤ Allergien werden bei Auftreten symptomatisch z. B. durch Antihistaminika oder Spasmolytika bzw. bei anaphylaktischem Schock durch kreislaufwirkende Medikamente behandelt. Eine langfristige Therapiemöglichkeit ist die Hyposensibilisierung, bei bestimmten Allergenen (z. B. Tierhaare) ist eine Allergenkarenz sinnvoll.

Typ I und Typ IV treten am häufigsten auf und unterscheiden sich dadurch, dass Typ I die humorale und Typ IV die zelluläre Abwehr auf den Plan ruft. Daher werden sie an dieser Stelle eingehender beschrieben.

Am **Typ I** sind die Antikörper der Klasse IgE beteiligt. Die IgE-Konzentration kann bei Allergikern um das 1 000- bis 10 000-fache angestiegen sein. Die meisten Allergene, die diesen Typ auslösen, dringen über die Schleimhäute ein (z. B. Pollen, Nahrungsmittel). Beim ersten Kontakt (*Sensibilisierungsphase*) trifft das Antigen auf eine T4-Helferzelle, aktiviert diese, sodass Zytokine ausgeschüttet werden. Diese wiederum stimulieren einen B-Lymphozyten zur Ausbildung von Plasmazellen, die IgE produzieren. Die IgE-Antikörper binden sich überwiegend an die Oberfläche von Mastzellen (eine Leukozytenform) und basophilen Granulozyten. Bei diesem ersten Kontakt kommt es zu keiner allergischen Reaktion.

Kommt der Körper zum zweiten Mal mit dem Allergen in Kontakt (*Effektorphase*), werden die Allergene an die IgE-Moleküle gebunden und bewirken damit die Freisetzung von Mediatoren (z. B. Histamin) aus der Mastzelle. Diese Mediatoren lösen wiederum die allergischen Symptome wie Juckreiz, Rötung und Schwellung der Haut oder Niesen aus. Im schlimmsten Fall können die Mediatoren eine generalisierte Permeabilitätserhöhung der Gefäße bewirken, sodass Serum aus den Blutgefäßen austritt und es zu einem abrupten Blutdruckabfall mit lebensbedrohlichen Folgen kommt (|anaphylaktischer Schock).

Die allergische Reaktion vom **Typ IV** erfolgt durch spezifisch sensibilisierte T-Lymphozyten. Die Allergene kommen in Kontakt mit der Haut und lösen dort Ekzeme aus, weshalb auch häufig von einer Kontakt- oder Ekzemallergie gesprochen wird. Die Kontaktallergene überwinden die mechanische Barriere der Haut (v. a. bei vorgeschädigter Haut) und werden dort von bestimmten Zellen abgefangen. Diese Zellen präsentieren die Allergene auf ihrer Oberfläche als „fremd" und lösen damit eine zelluläre Immunantwort aus. Nach dieser ersten Sensibilisierung verstärkt sich die Reaktion bei jedem weiteren Kontakt, da die Gedächtnis- und Effektorzellen jedes Mal schneller reagieren können.

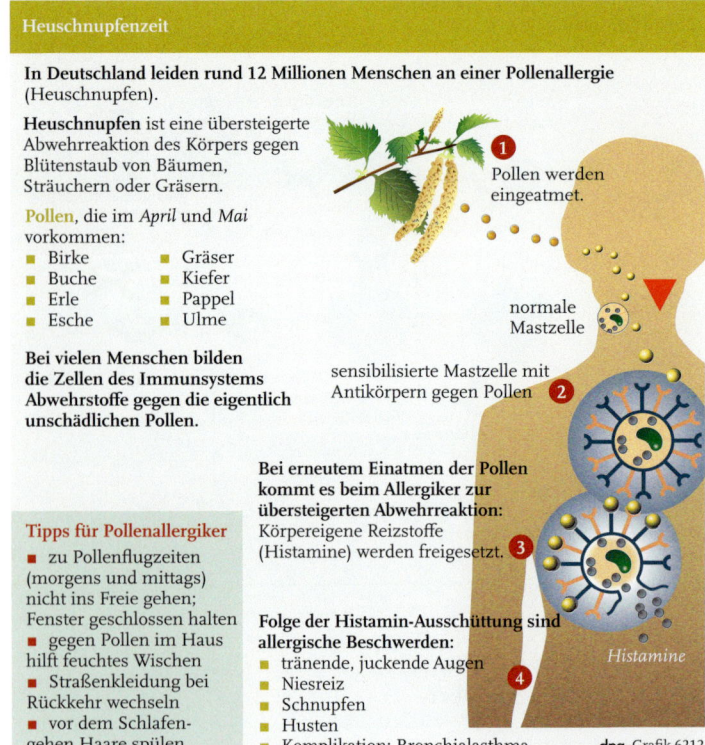

Heuschnupfenzeit

In Deutschland leiden rund 12 Millionen Menschen an einer Pollenallergie (Heuschnupfen).

Heuschnupfen ist eine übersteigerte Abwehrreaktion des Körpers gegen Blütenstaub von Bäumen, Sträuchern oder Gräsern.

Pollen, die im *April* und *Mai* vorkommen:
- Birke
- Buche
- Erle
- Esche
- Gräser
- Kiefer
- Pappel
- Ulme

Bei vielen Menschen bilden die Zellen des Immunsystems Abwehrstoffe gegen die eigentlich unschädlichen Pollen.

Tipps für Pollenallergiker
- zu Pollenflugzeiten (morgens und mittags) nicht ins Freie gehen; Fenster geschlossen halten
- gegen Pollen im Haus hilft feuchtes Wischen
- Straßenkleidung bei Rückkehr wechseln
- vor dem Schlafengehen Haare spülen

1 Pollen werden eingeatmet.

normale Mastzelle

sensibilisierte Mastzelle mit Antikörpern gegen Pollen 2

Bei erneutem Einatmen der Pollen kommt es beim Allergiker zur übersteigerten Abwehrreaktion: Körpereigene Reizstoffe (Histamine) werden freigesetzt. 3

Folge der Histamin-Ausschüttung sind allergische Beschwerden:
- tränende, juckende Augen
- Niesreiz
- Schnupfen
- Husten
- Komplikation: Bronchialasthma

Histamine

4

dpa-Grafik 6212

Immunität und Immunisierung

Immunität bedeutet, dass ein immunologisches Gedächtnis für einen bestimmten Erreger im Körper vorliegt. Eine **aktive Immunität** wird dadurch erworben, dass eine Person eine bestimmte Infektionskrankheit durchlebt. Dadurch besitzt sie erregerspezifische Antikörper und Gedächtniszellen. Die aktive Immunität kann natürlich oder künstlich durch Impfung erworben werden. Die Impfung wird auch **Immunisierung** genannt.

Die **passive Immunität** entsteht, wenn Antikörper von einem Organismus auf den anderen übertragen werden. Als natürlicher Vorgang findet sich dies in der Schwangerschaft, wenn IgG-Moleküle vom mütterlichen Blut über die Plazenta in den kindlichen Organismus übergehen und eine Erstimmunisierung des Säuglings bewirken, die fast das gesamte erste Lebensjahr anhalten kann. Eine künstlich erzeugte passive Immunität kann durch eine Injektion von antikörperhaltigem Serum erreicht werden. Auch dieser Schutz bleibt nur so lange erhalten, bis die Antikörper abgebaut sind. Antikörperhaltige Seren können auch als Therapie von bestimmten Infektionen oder Vergiftungen eingesetzt werden (z. B. als |Postexpositionsprophylaxe oder bei Schlangenseren).

Entsprechend der passiven und aktiven Immunität wird auch zwischen einer passiven und aktiven Impfung unterschieden. Bei der aktiven Impfung werden verschiedene **Impfstoffe** eingesetzt. Man unterscheidet Lebendimpfstoffe (z. B. inaktivierte oder abgeschwächte Erreger) von Totimpfstoffen (z. B. abgetötete Erreger oder Bakterientoxine). Bei Lebendimpfstoffen sorgen die Erreger mit ihren Antigenen für eine Grundimmunisierung, die erst nach mehreren Jahren aufgefrischt werden muss. Bei Totimpfstoffen sind die Abstände i. d. R. kürzer, da sie eine schwächere Immunreaktion hervorrufen. Bei passiven Impfungen mit Antikörperseren hält die Immunität nur wenige Monate an und wird in Notfällen bei fehlendem Impfschutz angewendet. Werden aktive und passive Impfung kombiniert, spricht man von einer Simultanimpfung. Dies ist z. B. bei Tetanus oder Tollwut der Fall.

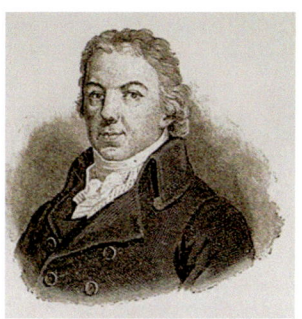

[1] Der englische Arzt Edward Jenner beobachtete im 18. Jh., dass an harmlosen Kuhpocken erkrankte Bäuerinnen gegen „menschliche" Pocken immun waren. Sein darauf folgender erster Impfversuch endete erfolgreich. Dieser Versuch ist noch immer durch ein „Namensüberbleibsel" dokumentiert: Impfstoffe werden bis heute Vakzine (von vacca, lat. = Kuh) genannt.

Postexpositionsprophylaxe | 477

Durch Impfung geschützt

Aktive Impfung:

1. Ein abgeschwächter Krankheitserreger (Impfstoff) wird injiziert. Das Immunsystem bildet Antikörper, die sich für längere Zeit an den Erreger erinnern.

— Impfstoff

— Antikörper

2. Bei einer weiteren Infektion erkennen die Antikörper den Erreger und machen ihn unschädlich.

Passive Impfung:

Antikörper gegen einen bestimmten Krankheitserreger werden verabreicht. Sie können eine bestehende Infektion stoppen oder einen kurzzeitigen Schutz erzeugen.

— Antikörper

Für Erwachsene werden nach der Ständigen Impfkommission (STIKO) in Deutschland folgende Impfungen empfohlen:

	Impfung gegen	Grundimmunisierung (G)	Routine-Auffrischung (A)
für alle Erwachsene	Tetanus	3 Mal	alle 10 Jahre, bei Verletzung schon früher
	Diphterie	3 Mal	alle 10 Jahre
	Polio	2–3 Mal (je nach Impfstoff)	alle 10 Jahre bei Reisen in Risikogebiete
für Personen über 60 Jahre und Risikopatientinnen	Influenza	1 Mal	jährlich
	Meningokokken	1 Mal	alle 2–3 Jahre
	Pneumokokken	1 Mal	alle 6 Jahre
	Varizellen* (Windpocken)	2 Mal	
	Hepatitis B	3 Mal	alle 10 Jahre
für Frauen mit Kinderwunsch	Röteln*	1 Mal	
	Varizellen*	2 Mal	
für bestimmte Berufsgruppen und Reisende in Risikogebiete	FSME (durch Zecken übertragen)		
	Hepatitis A, B		
	Masern*		
	Meningokokken		
	Mumps*		
	Pertussis (Keuchhusten)		
	Röteln*		
	Tollwut		
	Varizellen* (Windpocken)		

* nur für Personen ohne Antikörper, die diese Krankheit noch nicht gehabt haben

© Globus 2489

Impfkalender der STIKO
Stand Juli 2008

Impftermine	Alter in Monaten					Alter in Jahren		
	2	3	4	11–14	15–23	5–6	9–11	12–17
zeitgleich mit den Früherkennungsuntersuchungen	U4			U6	U7	U9		J1

Impfung gegen	Grundimpfschutz (G)						Auffrischungsimpfung (A)		
Tetanus (T) (Wundstarrkrampf)	G1	G2	G3	G4				A1	A2
Diphtherie (D/d)					Kombinationsimpfung	Kombinationsimpfung	Kombinationsimpfung	A1	A2
Keuchhusten (aP)								A1	A2
Hib (Haemophilus influenzae Typ B)									
Kinderlähmung (IPV)								A	
Hepatitis B (HB)								G	
Pneumokokken	G1	G2	G3	G4					
Meningokokken				G (ab 12 Monate)					
Masern, Mumps, Röteln, Windpocken (MMR)									
Varizellen (V) (Windpocken)					G1*	G2**			
Gebärmutterhalskrebs (HPV)								G1–3	
Grippe (Influenza)	jährlich bei Kindern und Jugendlichen mit chronischen Erkrankungen								

* G2 bei kombinierter Impfung mit MMR
** G ohne frühere Windpockenerkrankung /-impfung

5.2.2 Typische Infektionserkrankungen

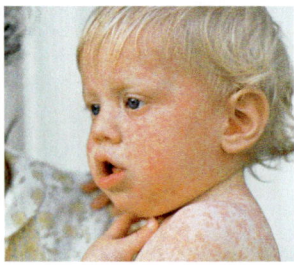

[1] Masern-Exanthem

Masern (*Morbilli*)

Erreger Masernvirus

Epidemiologie weltweit verbreitet, eine der häufigsten Infektionskrankheiten

Übertragungsweg aerogene Tröpfcheninfektion

Ansteckungszeitraum 5 Tage vor bis 4 Tage nach Ausbruch des Exanthems

Symptomatik und Verlauf 8 – 10 Tage nach Ansteckung treten unspezifische Symptome wie Rhinitis, Fieber und bellender Husten auf. Die Erkrankten haben eine ausgeprägte Lichtscheu und verstärkten Tränenfluss auf Grund der |Konjunktivitis, sowie ein aufgedunsenes Gesicht. Typisch ist ein Enanthem an der Wangenschleimhaut. Nach weiteren 4 – 6 Tagen entsteht ein typisch großfleckiges Exanthem am gesamten Körper.

Komplikationen in ca. 15 % der Fälle |Otitis media; seltener Pneumonie, Laryngotracheitis mit Krupp (Erstickungsgefahr!), |Enzephalitis

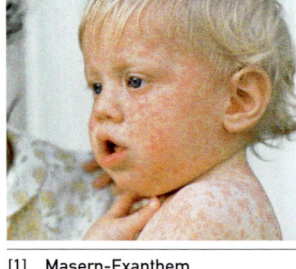

[2] Röteln-Exanthem am Rücken

Röteln (*Rubella, Rubeola*)

Erreger Rötelnvirus

Epidemiologie weltweit verbreitet, ohne Impfung erkranken ca. 90 % der Kinder

Übertragungsweg aerogene Tröpfcheninfektion

Ansteckungszeitraum 7 Tage vor bis 7 Tage nach Exanthembeginn

Symptomatik und Verlauf 2 – 3 Wochen nach Ansteckung entsteht kein oder mäßiges Fieber, danach linsengroße Flecken über ca. 3 Tage hinter den Ohren, an Hals und Brust sowie sehr starke Lymphknotenschwellungen im Nacken und hinter den Ohren. Bei Kindern folgt in 50 % der Fälle ein symptomloser Verlauf, bei Schwangeren besteht das Risiko der kindlichen Schädigung v. a. im 1. Schwangerschaftstrimenon mit den Folgen: Retinopathie, Augenkatarakt, Taubheit, Herzdefekte, zerebrale Schäden mit geistiger Retardierung sowie Wachstumsstörungen.

Komplikationen selten bei Kindern, bei Erwachsenen häufiger vorkommend: Enzephalitis, |Thrombozytopenie mit Blutungsneigung, Arthritis

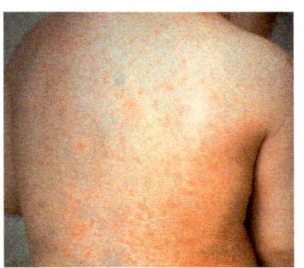

[3] Windpocken

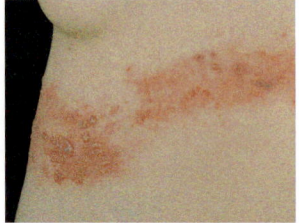

[4] Gürtelrose

Windpocken/Gürtelrose

Erreger Varizellen-Zoster-Virus (VZV), das Virus verursacht im Kindesalter Windpocken (*Varizellen*); v. a. im höheren Lebensalter erkranken 20 % der ehemals an Windpocken Erkrankten ein zweites Mal in Form der Gürtelrose (*Herpes zoster*).

Epidemiologie weltbreit verbreitet, häufigste Infektionskrankheit im Kindesalter

Übertragungsweg direkter Kontakt mit Bläscheninhalt, aerogene Tröpfcheninfektion

Ansteckungszeitraum 2 Tage vor Exanthemausbruch bis zur vollständigen Verkrustung aller Bläschen (ca. 5 – 10 Tage)

Symptomatik und Verlauf 10 – 21 Tage nach Ansteckung Beginn mit Fieber; nach etwa einem Tag bildet sich zuerst im Bereich des Kopfes und Rumpfes, später am ganzen Körper ein Exanthem mit linsengroßen, roten Flecken, welche sich erst zu Knötchen und später zu Bläschen mit infektiösem Inhalt umwandeln, bis sie schließlich platzen und verkrusten. Sie sind in verschiedenen Stadien vorhanden und verursachen oft Juckreiz. Beim Krankheitsbild der Gürtelrose findet sich das Exanthem meist am Stamm und einseitig in einem |Dermatom (gürtelartig), es tritt aber auch im Kopfbereich auf.

Varizellenkomplikationen bei Kindern meist komplikationslos, Schwangere haben ein erhöhtes Pneumonierisiko; selten erfolgt eine Übertragung auf das ungeborene Kind mit Hautdefekten und/oder Nervenschädigung

Zosterkomplikationen häufig: starke, brennende (Nerven-)Schmerzen länger als 4 Wochen, |Meningoenzephalitis, selten |Facialisparese, bei schwacher Immunabwehr Erkrankung innerer Organe (Pneumonie, Hepatitis)

Meningoenzephalitis | 429
Facialisparese | 282, 298
Parotitis **1** | 112

Mumps/Ziegenpeter (*Parotitis epidemica*)

Erreger Mumps-Virus

Epidemiologie weltweit endemisch, abhängig von der jeweiligen Impfbereitschaft

Übertragungsweg aerogene Tröpfcheninfektion, direkter Kontakt

Ansteckungszeitraum 3 – 7 Tage vor Ausbruch der Erkrankung bis max. 9. Krankheitstag

Symptomatik und Verlauf 14 – 25 Tage nach Ansteckung kommt es zunächst zu grippeähnlichen Symptomen und Ohrenschmerzen; danach |Parotitis in 75 % beidseits mit abstehenden Ohrläppchen und Schmerzen beim Kauen; auch die übrigen Speicheldrüsen sowie das Pankreas können befallen sein. Bei Kindern folgt in ca. 35 % ein symptomloser Verlauf, Abklingen der Symptome nach 7 – 10 Tagen.

Komplikationen häufig: Hodenentzündung (*Orchitis*) bei Männern, evtl. Zeugungsunfähigkeit

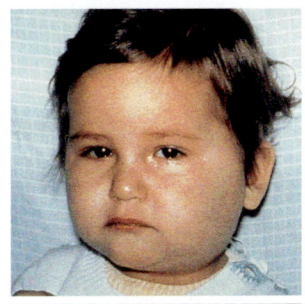

[5] Mumps

Pfeiffer-Drüsenfieber /infektiöse Mononukleose (*Mononucleosis infectiosa*)

Erreger Epstein-Barr-Virus (*EBV*)

Übertragungsweg aerogene Tröpfcheninfektion, direkter Kontakt, auch als „Kusskrankheit" (*kissing disease*) bezeichnet

Ansteckungszeitraum bis zu einigen Wochen nach Krankheitsende möglich

Symptomatik und Verlauf Im Kleinkindalter meist asymptomatisch; im späteren Lebensalter treten 10 – 40 Tage nach Ansteckung zunächst grippeähnliche Symptome mit Muskel- und Kopfschmerzen auf, begleitet von fieberhafter Angina tonsillaris [Abb. 6] und typischer Lymphknotenschwellung an Hals und Nacken.

Komplikationen selten Leber- und Milzschwellung mit evtl. Milzriss

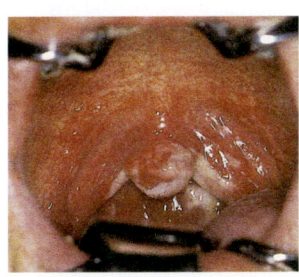

[6] Angina tonsillaris bei Pfeiffer-Drüsenfieber

Poliomyelitis

Erreger Poliomyelitis-Viren Typ I-III

Epidemiologie weltweit ca. 1 500 Neuerkrankungen pro Jahr, bedingt durch mangelnde Impfbereitschaft oder -möglichkeit

Übertragungsweg meist fäkal-orale Schmierinfektion

Ansteckungszeitraum wenige Stunden nach der Infektion bis max. 6 Wochen

Symptomatik und Verlauf Der Erreger vermehrt sich im Darm und befällt über den Blut- und Lymphweg bei 0,1 – 1 % der Betroffenen die muskelsteuernden Nervenzellen des Rückenmarks mit Muskelschmerzen und asymmetrischen Lähmungen. 1 – 2 % der Infizierten entwickeln eine aseptische Meningitis, ca. 5 % leiden unter grippeähnliche Symptomen, 90 – 95 % zeigen keine Symptome.

Komplikationen periphere Lähmungen, lebensbedrohliche Lähmung des Atemzentrums

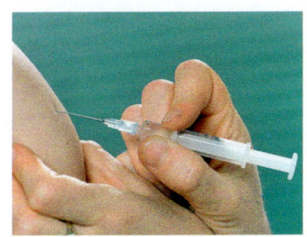

[7] Polioimpfung

Diphtherie

Erreger Corynebacterium diphteriae

Epidemiologie tritt durch Impfschutz nur noch selten auf

Übertragungsweg aerogene Tröpfcheninfektion, Schmierinfektion.

Ansteckungszeitraum i. d. R. 2 Tage bis zwei Wochen, nach Antibiose 2 – 4 Tage

Symptomatik und Verlauf 2 – 7 Tage nach Ansteckung kommt es zur Besiedlung des Nasen-Rachen-Raums mit fest haftenden weißlichen Belägen (Pseudomembran), welche beim Entfernen bluten, evtl. Befall des |Larynx mit Erstickungsgefahr.

Komplikationen ödematöse Halsschwellung mit Atemwegsobstruktion, |Myokarditis, Lähmung des Gaumensegels, Letalität < 5 %

Larynx **1** | 389
Myokarditis | 510

Scharlach

Erreger Streptokokken

Ansteckungsdauer endet 24 Stunden nach Beginn der Antibiotikatherapie

Übertragungsweg aerogene Tröpfcheninfektion, selten durch direkten Kontakt mit Eiter oder indirekte Übertragung z. B. durch infizierte Milch, kontaminierte Gegenstände

Symptomatik und Verlauf 2–4 Tage nach Ansteckung plötzlicher Beginn mit ausgeprägtem Krankheitsgefühl; starke Halsschmerzen, hohes Fieber; im weiteren Verlauf Rachenrötung, Schwellung der regionalen Lymphknoten sowie weißlicher Belag auf der Zunge mit der nach ca. 4 Tagen typischen Himbeerzunge; nach 2–3 Tagen stecknadelkopfgroßes Exanthem, ausgehend vom Achsel- und Leistenbereich, nach 2–4 Wochen Ablösung großer Hautschuppen an Hand- und Fußinnenflächen

Komplikationen selten: toxischer Verlauf mit Kreislaufversagen, Multiorganversagen und evtl. Tod; septischer Verlauf mit Streptokokkenbefall anderer Organe, z. B. |Meningitis und dadurch Hirnvenenthrombose; Spätfolgen: akute |Glomerulonephritis und |akutes rheumatisches Fieber.

Keuchhusten (*Pertussis*)

Erreger Bordetella pertussis

Übertragungsweg aerogene Tröpfcheninfektion

Ansteckungszeitraum Ende der Inkubationszeit bis 5 Tage nach Beginn der Antibiotikatherapie; Isolierung empfohlen

Symptomatik und Verlauf Nach 7–20 Tagen treten erste Symptome auf:

- **Stadium catarrhale**: Beginn mit Niesen, Schnupfen und Heiserkeit über 1–2 Wochen.
- **Stadium convulsivum**: 4–6 Wochen andauernde „stakkatoartige" Hustenanfälle mit 15 bis 20 heftigen Hustenstößen, evtl. mit Erbrechen.
- **Stadium decrementi**: über Wochen bis Monate vereinzelt auftretende Hustenanfälle ohne Erbrechen

Komplikationen Einblutungen ins Auge nach schwerem Hustenanfall, Pneumonie, Mittelohrentzündungen, |Enzephalopathie mit evtl. Tod, v. a. bei Säuglingen

5.2.3 Die antibiotische Therapie

⚑ Kontraindiziert ist die Gabe von Antibiotika bei Virusinfekten (z. B. Erkältungskrankheiten), leichten Entzündungsformen (fördert Resistenzentwicklung), bei bekannten Überempfindlichkeiten (z. B. Penicillinallergie) und bei nicht hinreichend geklärter Wirkung.

Antibiotika greifen in den Zellwandaufbau der Bakterien ein (z. B. Penicilline), stören deren Eiweißaufbau (z. B. Tetrazykline) oder hemmen bakterieneigene Enzyme (z. B. Gyrasehemmer). Damit töten sie Bakterien ab (*bakterizid*) oder hemmen Wachstum und Vermehrung (*bakteriostatisch*). Sie wirken gegen Bakterien und Protozoen, nicht jedoch gegen Viren. Sie können nach Testung der Erreger-Empfindlichkeit in einem Antibiogramm mit einem selektivem Wirkungsspektrum angewendet werden oder als so genannte Breitbandantibiotika mit einem breiten Wirkungsspektrum.

Unter Antibiotikaresistenz versteht man die erworbene Widerstandsfähigkeit (*Resistenz*) von Bakterienstämmen gegen ein Antibiotikum (*Monoresistenz*) oder mehrere (*Multiresistenz*) Antibiotika. Als mögliche Gründe wachsender Resistenzen werden diskutiert:

- unzureichende Einhaltung der Hygienemaßnahmen
- zu häufige bzw. unkritische Anwendung von Antibiotika, (wirkungsloser) Einsatz bei viralen Infektionen
- schnellere Mutation resistenter Bakterienstämme (Multiresistenzen)

Antibiotika können oral, parenteral und lokal angewendet werden:

- **oral**: Tabletten, Kapseln, Säfte bei Kindern
- **parenteral**: Infusionen oder i. m. Injektion bei Depotantibiotika
- **lokal**: Salben, Puder, Gel; Inhalation

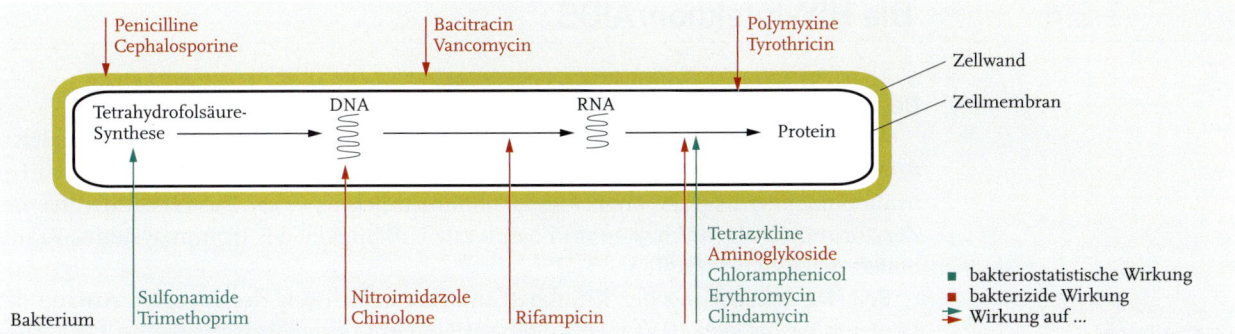

[2] Wirkmechanismen von Antibiotika

Gruppe sowie häufige Vertreter	Wirkung	Unerwünschte Wirkungen bzw. Wechselwirkungen sowie Besonderheiten
Penicilline Oxacillin, Ampicillin, Amoxicillin, Piperacillin **Cephalosporine** Cefuroxim, Cefotiam, Ceftriaxon, Cefotaxim, Ceftazidim, Cefixim	▪ bakterizid; hemmen die Synthese der Bakterienzellwand	▪ meist gut verträglich ▪ häufigste unerwünschte Wirkung: Penicillinallergie mit einem evtl. allergischen Schock ▪ unterschiedliche Wirkstoffe weisen sehr verschiedene Charakteristika auf ▪ werden gleichzeitig bakteriostatische Antibiotika gegeben, wird die Wirkung eingeschränkt
Aminoglykoside systemisch: Gentamycin und Amikacin lokal: Neomycinsalbe	▪ bakterizid; hemmen die bakterielle Proteinbiosynthese durch Anlagerung an Ribosomen	▪ geringe therapeutische Breite, daher Blutspiegelkontrolle ▪ evtl. Nierenschädigung bei vorbestehenden Nierenfunktionsstörungen
Tetrazykline Doxycyclin, Minocyclin	▪ bakteriostatisch; hemmen die bakterielle Proteinbiosynthese	▪ Aufnahme wird durch Ca-Ionen in Milchprodukten oder Säurehemmern (Antacida) behindert
Makrolide Erythromycin, Clarithromycin, Azithromycin	▪ bakteriostatisch; hemmen die bakterielle Proteinbiosynthese	▪ Ersatzantibiotikum bei Penicillinallergie ▪ gute Verträglichkeit bei Kindern
Lincosamide Clindamycin	▪ abhängig von der Dosierung bakteriostatisch oder bakterizid ▪ hemmen die bakterielle Proteinbiosynthese	▪ häufig Störungen des Magen-Darm-Trakts (Übelkeit, Durchfälle, Erbrechen)
Gyrasehemmer bzw. **Chinolone** Ciprofloxacin, Ofloxacin	▪ bakterizid; Deaktivierung der bakteriellen Enzyme (Gyrasen) zur Verdrillung der DNA-Stränge	▪ häufig Störungen im Magen-Darm-Trakt ▪ Leberschädigungen ▪ evtl. Herzrhythmusstörungen
Folsäurehemmer bzw. **Sulfonamide** Co-trimoxazol, Kombinationspräparat zwei verschiedener Folsäurehemmer	▪ bakteriostatisch; hemmen die Nukleinsäuresynthese ▪ Kombinationspräparate wegen besserer Wirksamkeit	▪ häufig unerwünschte Wirkungen wie Konjunktivitis, Nierenschäden (bei vorgeschädigter Niere), seltener Blutveränderungen ▪ häufige Wechselwirkungen mit Medikamenten wie Antikoagulanzien, Digoxin, Diuretika
Nitroimidazole Metronidazol	▪ bakteriostatisch; hemmen Nukleinsäuresynthese	▪ wirkt auch bei Protozoeninfektionen
Glykopeptide Vancomycin, Teicoplanin	▪ bakterizid; hemmen die Synthese der Bakterienzellwand und verursachen Bakterienzellwandlöcher	▪ Reserveantibiotikum, da gegen MRSA wirksam ▪ Venenreizungen ▪ bei zu schneller Injektion: Herzstillstand, Schock

[Tab. 1] Häufig verwendete Antibiotika, ihre Wirkung und spezifischen unerwünschten Wirkungen und Wechselwirkungen. Ferner können eine antibiotikassoziierte Diarrhö sowie Pilzinfektionen, z. B. in Mund- oder Genitalbereich (auf Grund der Zerstörung der Standortflora), auftreten.

5.2.4   Die HIV-Infektion/AIDS

Definition und Epidemiologie

AIDS (*acquired immunodeficiency syndrome*, engl. für erworbenes Immundefizitsyndrom) ist die häufigste Immunschwächekrankheit. Der Erreger ist das humane Immundefizienzvirus (HIV, engl.: *human immunodeficiency virus*). Das HIV führt zu einer Zerstörung von Lymphozyten und damit zur Unfähigkeit des Immunsystems, Krankheitserreger zu bekämpfen.

Pandemie | 482
WHO | 229

Seit der Entdeckung der Krankheit und dem Nachweis des Erregers Anfang der 1980er Jahre hat sich HIV/AIDS zu einer |Pandemie entwickelt, die die Welt vor eines der größten Gesundheitsprobleme der heutigen Zeit stellt. Die |WHO schätzt die Zahl aller HIV-infizierten Menschen in 2007 weltweit auf 33 Millionen. Im selben Jahr starben zwei Millionen Menschen an AIDS und es gab 2,7 Millionen Neuinfektionen mit HIV. Dies entspricht einer Anzahl von 7 400 neuen HIV-Infektionen am Tag. 96 % dieser neuinfizierten Menschen leben in Staaten mit niedrigem bzw. mittlerem wirtschaftlichem Status, über die Hälfte in der südlichen Hälfte des afrikanischen Kontinents. Ungefähr 1 000 Neuinfizierte sind Kinder unter 15 Jahren. Die Hälfte der Erwachsenen sind Frauen, zu 45 % sind junge Menschen zwischen 15 und 24 Jahren betroffen. Das Land mit der höchsten HIV-Infektionsrate ist Swasiland mit 42 % HIV-infizierter Bevölkerung.

In Deutschland ist die Infektionsrate relativ niedrig, was auf die sehr frühzeitigen Präventionsmaßnahmen zurückgeführt wird. Dennoch ist es in den vergangenen Jahren wieder zu einem Anstieg von Neuinfektionen gekommen. Die Anzahl der Neuinfektionen hat sich von 2001 bis 2008 fast verdoppelt. Dies wird u. a. mit einer „neuen Sorglosigkeit" in Verbindung gebracht, die aus den Erfolgen in der Behandlung der Erkrankung resultiert. AIDS wird von vielen nicht mehr als tödliche Bedrohung gesehen und Präventionsmaßnahmen dementsprechend vernachlässigt. In Europa und den USA sind HIV-Infektion und AIDS-Erkrankung in der Bevölkerung sehr ungleich verteilt, was v. a. in Großstädten und in bestimmten Altersgruppen zu einer erheblichen Mortalität und Morbidität führt. Im Gegensatz zu Afrika sind homo- und bisexuelle Männer sowie i.v.-Drogennutzer am häufigsten betroffen.

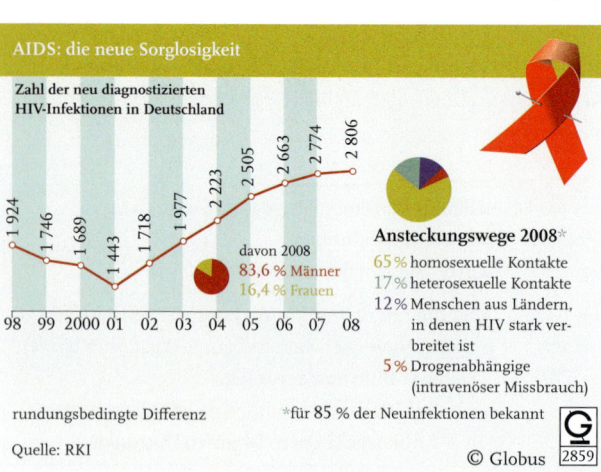

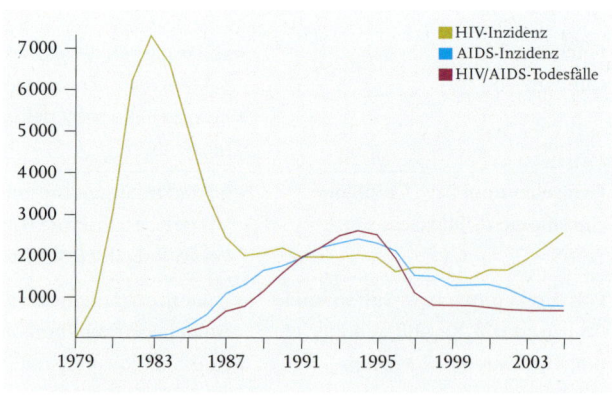

[1] Modell der Entwicklung der HIV-Inzidenz, der AIDS-Inzidenz und der Todesfälle bei HIV-Infizierten in Deutschland von 1979–2005

Übertragungswege und Prophylaxe

Das HI-Virus wird über stark virushaltige Körperflüssigkeiten wie Blut, Samen- und Scheidenflüssigkeit sowie Muttermilch übertragen. Tritt diese stark viruslastige Körperflüssigkeit über eine Haut- oder Schleimhautverletzung in die Blutbahn ein, kommt es zu einer Infektion. HIV-infizierte Personen sind (auch unter Therapie) lebenslang ansteckungsfähig.

Übertragungsweg	Primärprophylaxe
ungeschützter Sexualverkehr (anal, vaginal, oral) mit einer HIV-infizierten Person	Safersex: Verwendung von Kondomen bei neuen oder wechselnden Sexualpartnern, regelmäßiger HIV-Test von Risikoträgern
Benutzung von infiziertem Spritzenbesteck bei i. v.-Drogenkonsum	Verwendung von Einmalspritzbestecken, Substitutionstherapie
vertikal von der HIV-positiven Mutter auf das Kind (während der Schwangerschaft, der Geburt und über die Muttermilch)	antiretrovirale Therapie in der Schwangerschaft, Kaiserschnittentbindung, antiretrovirale Prophylaxe beim Neugeborenen, Gabe von Muttermilchersatzprodukten
Transfusion von HIV-kontaminiertem Blut oder Blutprodukten	nur geprüfte Blutprodukte verwenden, in Deutschland durch standardisierte Tests gesichert

[Tab. 1] Übertragungswege und deren Primärprophylaxe

Stich- oder Schnittverletzung	Kontamination von geschädigter Haut, bzw. Auge oder Mundhöhle
■ Blutfluss fördern durch Druck auf das umliegende Gewebe (≥ 1 Minute) ■ intensive antiseptische Spülung bzw. Anlegen eines antiseptischen Wirkstoffdepots	■ intensive Spülung mit nächsterreichbarem geeignetem Antiseptikum (Haut) bzw. Wasser (Auge, Mundhöhle)

Entscheid über systemische, medikamentöse Postexpositionsprophylaxe

Unfalldokumentation (D-Arzt/Betriebsarzt)

erster HIV-Antikörper-Test, Hepatitis-Serologie

[2]   Postexpositionsprophylaxe (PEP)

> Beim alltäglichen Kontakt mit HIV-infizierten Menschen besteht kein Infektionsrisiko. Die Infizierung über Speichel, Schweiß sowie Urin und Stuhl ist ebenso ausgeschlossen wie eine perkutane Übertragung über belebte Träger (Mücken).

Berufsbedingte Infektionen (z. B. durch Benetzung offener Wunden und Schleimhäute mit HIV-kontaminierten Flüssigkeiten, Verletzung mit HIV-kontaminierten Instrumenten bzw. Injektionsbestecken und -nadeln) kommen extrem selten vor. Nach einer möglichen Exposition mit HIV wird sofort eine so genannte Post-Expositionsprophylaxe (*PEP* [Abb. 2]) empfohlen.

Pathogenese

Ist das HI-Virus in die Blutbahn eingedrungen, sucht es sich eine CD-4-tragende Wirtszelle, in den meisten Fällen eine T4-Helferzelle. Dort baut es zur Vermehrung seiner Erbsubstanz die wirtseigene DNS durch das Enzym reverse Transkriptase um und veranlasst die Wirtszelle, neue HI-Viren zu produzieren. Sobald die Viren freigesetzt werden, zerfällt die T4-Helferzelle [Abb. 4]. Anfangs findet noch eine Immunreaktion und Antikörperbildung statt, mit zunehmender Vermehrung des Virus wird sie immer weiter beeinträchtigt.

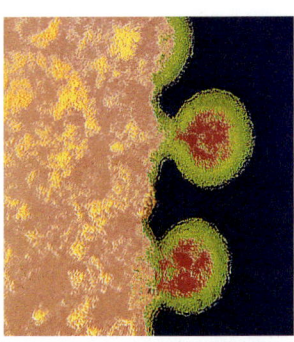

[3]   Neue HI-Viren werden aus den T-Lymphozyten freigesetzt.

Durch das allmähliche Ausschalten der T-Helferzellen können keine B-Lymphozyten mehr aktiviert werden. Somit entstehen keine Plasmazellen mehr und die Zahl der Antikörper nimmt ab. Auch die Aktivierung von zytotoxischen T-Lymphozyten unterbleibt, damit können schadhafte körpereigene Zellen nicht mehr erkannt und ausgeschaltet werden (z. B. Tumorzellen).

Das Immunsystem bricht schließlich zusammen. Krankheiten, die für einen gesunden Körper harmlos sind (z. B. grippaler Infekt), kommen ungehindert zum Ausbruch und können zum Tode führen.

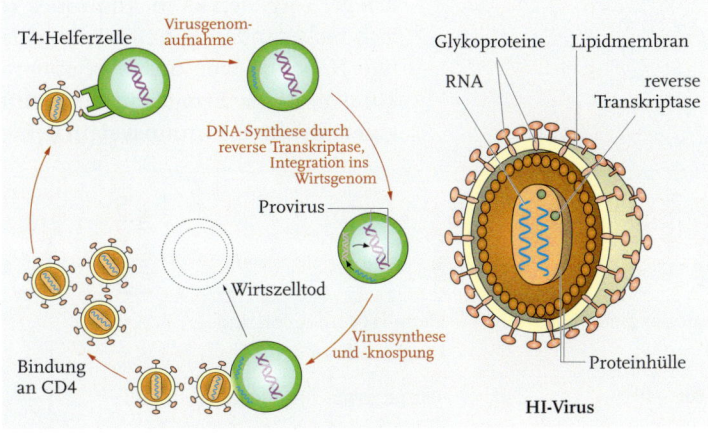

[4]   Vermehrungszyklus und Aufbau des HI-Virus

Diagnostik

Eine HIV-Infektion wird meistens über den Nachweis spezifischer Antikörper diagnostiziert. Der Antikörpernachweis erfolgt mit dem Suchtest ELISA (*enzyme-linked immunosorbent assay*). Reagiert der Test positiv, wird das Ergebnis mit dem nachfolgenden Bestätigungstest Western Blot verifiziert. In der Kombination sind die Tests ca. zwei bis drei Monate nach einer möglichen Infektion von hoher Genauigkeit; ein Ausschluss einer HIV-Infektion ist jedoch erst nach sechs Monaten möglich.

Der direkte Virusnachweis selbst bzw. der Nachweis einer seiner Bestandteile ist u. a. mitttels Nukleinsäureamplifikationstechnik (NAT) möglich. Dieses Verfahren wird v. a. im Rahmen der Diagnose der akuten HIV-Infektion angewendet, zur Verlaufs- und Therapiekontrolle wird zur Bestimmung der Viruslast die |Polymerase-Kettenreaktion (*polymerase chain reaction*, PCR) verwendet.

Die Bestimmung der T-Helferlymphozyten (*CD4-Zahl*) gibt zusätzlich Auskunft über das Ausmaß des Immundefektes bei festgestellter HIV-Infektion und wird zur Stadieneinteilung der CDC-Klassifikation eingesetzt.

Polymerase-Kettenreaktion
labortechnische Methode in der Diagnostik von Viruserkrankungen, üblicherweise in Blutproben; bei der PCR werden gentechnologisch DNA-Abschnitte, z. B. aus dem HI-Virus, gezielt vermehrt, um sie leichter nachweisen zu können; fehlen diese Abschnitte, ist der Test negativ.

> ⊠ **Jegliche Einleitung einer HIV-Diagnostik darf nur nach vorheriger Aufklärung und Beratung der Patientin und mit deren Zustimmung erfolgen.**

Stadien und Verlauf einer HIV-Infektion

Die Schwächung des Immunsystems kann neben den Symptomen durch die Anzahl der Viren und die Zahl der Helferzellen im Blut festgestellt werden. Die amerikanische Gesundheitsbehörde „Centers for Disease Control and Prevention" entwickelte eine Klassifikation der HIV-Stadien anhand von klinischen und Laborparametern [Tab. 1].

Während der **akuten HIV-Infektion** vermehrt sich das Virus nach dem Eindringen sehr rasch. Bei mehr als der Hälfte der Infizierten treten grippeähnliche Symptome mit Fieber, Hautausschlag und Lymphknotenschwellung auf. Die Ansteckungsgefahr ist zu diesem Zeitpunkt sehr hoch, da die Viruslast in sehr kurzer Zeit extrem ansteigt. Die Beschwerden dauern oft ein bis zwei Wochen und verschwinden wieder vollständig.

Es folgt das mehrere Jahre andauernde, symptomfreie **Latenzstadium**, in dem ein Gleichgewicht zwischen Virusvermehrung und Immunabwehr besteht. Die Anzahl der Abwehrzellen sinkt langsam, aber kontinuierlich.

Im **symptomatischen Stadium** zeigen sich Symptome, die auf einen Anstieg der Viren und den Abfall der T-Helferzellen hinweisen. Dazu gehören chronische Lymphknotenschwellungen, Durchfälle, Temperaturen um < 38,5 °C, Nachtschweiß und Gewichtsabnahme.

Ist das Immunsystem so stark beeinträchtigt, dass es nicht mehr gegen Krankheitserreger vorgehen kann, kommt es zum so genannten **AIDS-Vollbild**. Dieses zeichnet sich insbesondere durch lebensbedrohliche opportunistische Infektionen und bösartige Neubildungen aus. Als opportunistische Infektionen bezeichnet man Erkrankungen, deren Erreger in der natürlichen Umgebung weit verbreitet sind und bei einem intakten Immunsystem keine Gefahr darstellen.

Anzahl der T-Helferzellen /μl im Blut	Laborkategorien	Stadien	Klinische Kategorien
größer gleich 500	I	akute HIV-Infektion und Latenzstadium	A
200 – 499	II	symptomatisches Stadium	B
< 200	III	AIDS-Vollbild	C

[Tab. 1] Stadieneinteilung der CDC-Klassifikation

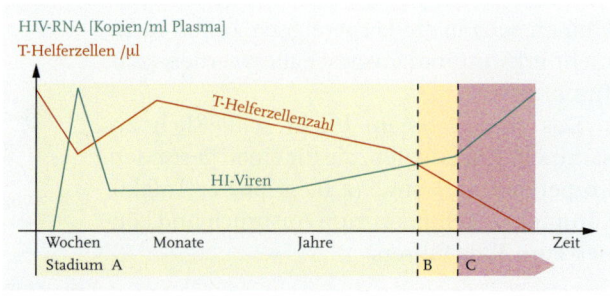

[1] Krankheitsverlaufskurve

Zu den häufigsten opportunistischen Infektionen zählen:

- **Protozoen-Infektionen**: zerebrale Toxoplasmose
- **Pilzinfektionen**: Pneumocystis-jirovecii-Pneumonie oder PCP (früher: Pneumocystis-carinii-Pneumonie), Candida-Ösophagitis
- **bakterielle Infektionen**: Pneumonien, atypische Mykobakteriose, Tuberkulose
- **Virusinfektionen**: Cytomegalie-Virusinfektionen mit möglicher Erblindung und Befall des gastrointestinalen Bereichs, Lunge und Großhirns, Herpes zoster, Herpes simplex-Infektionen der Genitalien, des Anus-Rektum-Bereichs bzw. des Mund-Rachen-Bereichs

Die häufigsten bösartigen Neubildungen im Zusammenhang mit AIDS sind:

- |Kaposi-Sarkom
- |Non-Hodgkin-Lymphome
- mit dem humanen Papilloma-Virus (HPV) assoziierte |Zervix- und Analkarzinome
- Lymphome des zentralen Nervensystems

Weitere AIDS-definierende Krankheiten sind das Wasting-Syndrom (ungewollter Gewichtsverlust von mehr als 10 % des Körpergewichtes, chronische Diarrhö und/oder Fieber) sowie eine HIV-assoziierte Enzephalopathie mit Befall des Bindegewebes (Mikroglia) und allmählicher Zerstörung des ZNS. Sie geht mit langsam fortschreitender Demenz einher. Unbehandelt führen diese Erkrankungen zum Tod.

Kaposi-Sarkom
Hautkrebs, der besonders bei AIDS auftritt; benannt nach dem ungar. Dermatologen Moritz Kaposi (1837 – 1902); meist symmetrische, anfangs v. a. an den Extremitäten auftretende, von Blutungen durchsetzte knotige, plaqueartige Effloreszenzen von bräunlich-livider Farbe

Non-Hodgkin-Lymphom | 256
Zervixkarzinom | 786

Therapie

Ziel der Therapie nach einer HIV-Infektion ist ein möglichst langes Hinauszögern des symptomatischen Stadiums, indem die Viruslast möglichst klein gehalten werden soll. Dies erfolgt durch eine Kombinationstherapie (hochaktive antiretrovirale Therapie, HAART), [Tab. 2]. Zusätzlich werden die Patientinnen dazu angehalten, allgemeine Maßnahmen zur Stärkung des Immunsystems („gesunde" Lebensweise) einzuhalten, und sie erhalten psychosoziale Unterstützung.

Opportunistische Infektionen und bösartige Neubildungen werden dem Krankheitsbild entsprechend behandelt.

Substanzklasse	Wirkungsweise	Vertreter mit Substanz /Handelsname
nukleosidische Reverse-Transkriptase-Inhibitoren (NRTI), auch Nukleosidanaloga	heften sich bei der Umschreibung der Virus-RNA in DNA als falsche Bausteine in Form von Nukleosiden oder Nukleotiden dazwischen	AZT/Retrovir, d4T/ Zerit, 3TC/Epivir, ddI/Videx, ABC/Ziagen,
nukleotidanaloge Reverse-Transkriptase-Inhibitoren (NtRTI)		TDF/Viread
nicht nukleosidische Reverse-Transkriptase-Hemmer (NNRTI)	blockieren die Umschreibung der Virus-RNA in DNA	NVP/Viramune, EFV/Sustiva
Protease-Inhibitoren (PI)	verhindern den Zusammenbau und die Reifung der Viren in der Wirtszelle	SQV/Invirase, NFV/Viracept, IDV/Crixivan, RTV/Novir,
Fusionsinhibitor	verhindern das Austreten der Viren aus der Wirtszelle	T-20/Fuzeon

[Tab. 2] HAART-Substanzen und ihre Wirkungen (ohne Kombinationspräparate)

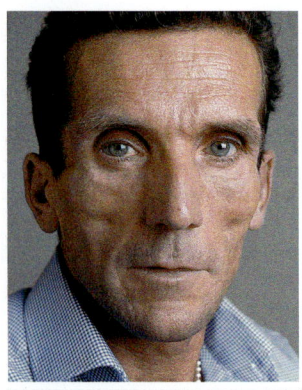

[1] Lipodystrophie bei AIDS

Polyneuropathien | 449
Hyperlipidämie | 723
Diabetes mellitus | 183
Pankreatitis | 721

Antiretrovirale Medikamente verursachen allerdings viele unerwünschte Wirkungen. Zu den **Kurzzeitwirkungen** in den ersten Wochen nach Therapiebeginn gehören Müdigkeit, Übelkeit, Schwindel, Erbrechen, Durchfall, Muskelschmerzen, Kopfschmerzen und Exantheme. Typische **Langzeitwirkungen** nach Monaten oder Jahren der Therapie sind Lipodystrophiesyndrom (Fettverteilungsstörung kombiniert mit einer Glukosestoffwechselstörung, führt zu Fettreduzierung im Gesicht, an den Extremitäten und am Gesäß und zu Fettansammlung am Bauch und im Bereich des Nackens), |Polyneuropathien, |Hyperlipidämie, Hautnekrosen, |Diabetes mellitus, Laktatazidose, Nieren- oder Leberschäden und |Pankreatitis.

Zusätzlich kann es zu Wechselwirkungen der HAART-Substanzen mit Begleitmedikamenten gegen opportunistische Infektionen oder anderen Substanzen (Rifamycin als antituberkulöse Therapie, Vitamin E, Nahrungszusätze, Johanniskraut, Methadon) kommen. Auch die Wirkung der antiretroviralen Substanzen selbst oder anderer Substanzen kann gemindert oder aufgehoben werden.

Aus diesem Grund ist es empfehlenswert, dass HIV-positive/AIDS-erkrankte Menschen in spezialisierten Zentren/Arztpraxen versorgt werden, in denen auf ihre spezielle Bedürfnisse eingegangen werden kann. Dazu gehören neben einer erfahrenen medizinischen Betreuung eine interdisziplinäre Zusammenarbeit mit weiteren therapeutischen Berufsgruppen sowie psychosozialen Unterstützungseinrichtungen.

5.3	Infektionsschutzgesetz (IfSG)

www.bundesrecht.juris.de/ifsg
Hier hat das Bundesjustizministerium (BJM) den Wortlaut des IfSG veröffentlicht.

Das deutsche Gesetz zur Verhütung und Bekämpfung von Infektionskrankheiten, kurz Infektionsschutzgesetz (IfSG), regelt seit dem 1. Januar 2001 bundeseinheitlich die Verhütung und Bekämpfung von Infektionskrankheiten beim Menschen. Es löste damit verschiedene Gesetze zur Bekämpfung von Infektionskrankheiten, wie z. B. das Bundesseuchengesetz und das Gesetz zur Bekämpfung von Geschlechtskrankheiten, ab, die bis zu diesem Zeitpunkt in ihren Ausführungsbestimmungen den Bundesländern überlassen waren.

Zweck des Gesetzes ist es, übertragbaren Krankheiten beim Menschen vorzubeugen, Infektionen frühzeitig zu erkennen und ihre Weiterverbreitung zu verhindern. Um diese Ziele zu erreichen, arbeiten verschiedene öffentliche Institutionen zusammen. So ist es Aufgabe der Bundesländer, die Öffentlichkeit über die Gefahren übertragbarer Krankheiten sowie der Möglichkeiten ihrer Verhütung zu informieren und aufzuklären. Das |Robert Koch-Institut (RKI) hat die Aufgabe, Konzeptionen zur Vorbeugung übertragbarer Krankheiten sowie zur frühzeitigen Erkennung und Verhinderung der Weiterverbreitung von Infektionen zu entwickeln. Das RKI koordiniert zudem die epidemiologische Überwachung innerhalb der EU-Gesundheitsorganisationen. Die Bundesregierung wiederum plant die gegenseitige Information von Bund und Ländern in epidemisch bedeutsamen Fällen.

Robert Koch-Institut 3 | 236

„Die hierfür notwendige Mitwirkung und Zusammenarbeit von Behörden des Bundes, der Länder und der Kommunen, Ärzten, Tierärzten, Krankenhäusern, wissenschaftlichen Einrichtungen sowie sonstigen Beteiligten soll entsprechend dem jeweiligen Stand der medizinischen und epidemiologischen Wissenschaft und Technik gestaltet und unterstützt werden. Die Eigenverantwortung der Träger und Leiter von Gemeinschaftseinrichtungen, Lebensmittelbetrieben, Gesundheitseinrichtungen sowie des Einzelnen bei der Prävention übertragbarer Krankheiten soll verdeutlicht und gefördert werden." (IfSG § 5)

Das IfSG regelt, welche Krankheiten bei Verdacht, Erkrankung oder Tod und welche labordiagnostischen Nachweise von Erregern **meldepflichtig** sind sowie welche Angaben von den Meldepflichtigen an wen übermittelt werden müssen. Zur Meldung verpflichtet sind im Krankenhaus die feststellende oder leitende Ärztin, in stationären und ambulanten Pflegeeinrichtungen die Pflegenden bzw. die Pflegedienstleitenden. Die Meldung muss unverzüglich erfolgen, spätestens innerhalb von 24 Stunden nach erlangter Kenntnis an das Gesundheitsamt.

Die namentliche Meldung an das Gesundheitsamt muss folgende Angaben enthalten:

- Name, Vorname, Geschlecht, Geburtsdatum, Anschrift des Hauptwohnsitzes sowie des derzeitigen Aufenthaltsortes der Erkrankten
- Diagnose und Tag der Feststellung, ggf. Tag des Todes, wahrscheinliche Infektionsquelle, Land der Ansteckung
- Name, Anschrift und Telefonnummer der diagnostischen Untersuchungsstelle
- Kontakte der Erkrankten mit stationären Einrichtungen (genauer Zeitraum)
- Blut-, Organ-, Gewebe- oder Zellspende der Erkrankten in den letzten sechs Monaten
- Name, Anschrift und Telefonnummer der Meldenden

Eine **namentliche Meldepflicht** besteht bei Verdacht auf, Erkrankung und Tod durch u.a. Botulismus, Cholera, akute Virushepatitis, virusbedingtes hämorrhagisches Fieber, Masern, Milzbrand, Meningokokken-Meningitis oder -Sepsis, Poliomyelitis, Pest, Tollwut, Tuberkulose, Typhus abdominalis und Paratyphus.

Des Weiteren sind alle Verdachtsfälle infektiöser Erkrankungen meldepflichtig, die über den Einzelfall hinausgehen, wie etwa eine akute infektiöse Magen-Darm-Infektion oder infektiöse Lebensmittelvergiftung bei zwei und mehr Infizierten. Auch das gehäufte Auftreten nosokomialer Infektionen ist zu melden.

Eine **nicht namentliche Meldung** erfolgt u.a. bei Syphilis, HIV-Infektion und AIDS, Malaria sowie bei einer Rötelninfektion im Mutterleib.

> ◤ **Die vollständige Liste aller meldepflichtigen Erkrankungen und Erreger finden Sie in § 12 des Infektionsschutzgesetzes.**

Um die Ausbreitung von Erkrankungen zu verhindern, kann die zuständige Behörde bei Krankheits- oder Ansteckungsverdacht den Betroffenen die Teilnahme an Veranstaltungen verbieten, sie unter Beobachtung, notfalls auch unter |Quarantäne stellen lassen. Zum Schutz der Bevölkerung dürfen also vorübergehend bestimmte Freiheitsrechte eingeschränkt werden. Dies gilt auch für die Ausübung bestimmter beruflicher Tätigkeiten. Menschen, bei denen nachweislich der Verdacht auf eine für Kinder gefährliche und leicht übertragbare Infektionskrankheit besteht (z.B. Diphtherie, Masern, Mumps, Poliomyelitis), dürfen keine Tätigkeit mit Kindeskontakt in Gemeinschaftseinrichtungen für Säuglinge, Kinder oder Jugendliche ausüben.

Beschäftigte im Lebensmittelbereich, welche mutmaßlich oder wahrscheinlich an Infektionskrankheiten mit enteral-oralem Übertragungsweg (z.B. Gastroenteritis oder Salmonellose) erkrankt sind bzw. infektiöse Erreger ausscheiden, dürfen ihre Tätigkeit während dieser Zeit ebenfalls nicht ausüben.

Das **Infektionsepidemiologische Jahrbuch** meldepflichtiger Infektionskrankheiten des RKI liefert einen jährlichen Überblick über das Vorkommen und die Verbreitung der Infektionskrankheiten deutschlandweit.

Quarantäne
befristete Isolierung von Personen in einem Krankenhaus; es können auch Grundstücke, Gebäude oder sogar Verkehrsmittel in die Isolierung mit einbezogen werden.

5.4 Einführung in die Epidemiologie

Die Entwicklung der Epidemiologie begann bereits vor 400 Jahren, als John Graunt, ein Londoner Geschäftsmann, das erste Mal systematisch die Erkrankungs- und Todesfälle durch die Pest schriftlich festhielt, statistisch auswertete und veröffentlichte. Neben den Pesterkrankungen erhob er weitere Daten über Erkrankungen und Todesalter in der Bevölkerung. So fand er heraus, dass nur 25 von 100 Kindern das Alter von 26 Jahren erreichten.

Weitere Pioniere der Epidemiologie erforschten in den folgenden Jahrhunderten immer wieder Ausbrüche von Infektionskrankheiten mit dem Ziel, Ursachen zu finden und weitere Erkrankungen damit vermeiden zu können.

Erst nach dem Zweiten Weltkrieg wurde der epidemiologische Fokus auch auf nicht-infektiöse Erkrankungen gelegt. Die erste Kohortenstudie und bis heute bekannteste ihrer Art ist die Framingham Studie. Ziel der Studie war ursprünglich, systematisch Risikofaktoren für |kardiovaskuläre Erkrankungen zu identifizieren. Dazu wurden ab 1947 mehr als 28 000 Bewohner der US-amerikanischen Kleinstadt Framingham untersucht. Die Bewohner werden bis heute in zweijährigen Abständen interviewt und medizinisch untersucht. Bis heute wurden weit über 1 000 wissenschaftliche Ergebnisse aus diesen Daten veröffentlicht, inzwischen werden auch sozialwissenschaftliche Daten erhoben und ausgewertet (z. B. zu sozialen Netzwerken).

kardiovaskuläre Erkrankungen | 483

Die moderne Epidemiologie ist eine wissenschaftliche Disziplin, die sich mit den Ursachen und Folgen sowie der Verbreitung von gesundheitswissenschaftlichen Ereignissen und Zuständen in bestimmten Bevölkerungsgruppen beschäftigt. In Studien wird versucht, Beziehungen zwischen möglichen Ursachen (z. B. Lebensstil) und Folgen (z. B. Krankheit) herzustellen. Es werden zum Teil komplexe statistische Methoden genutzt, um die Studien auszuwerten. In der Epidemiologie kommen v. a. folgende |nicht experimentelle Studiendesigns zur Anwendung:

nicht experimentelles Studiendesign 3 | 515

- Kohortenstudien, in denen eine Gruppe von Menschen über einen längeren Zeitraum hinweg untersucht wird
- Querschnittsstudien, in denen eine Momentaufnahme über den Querschnitt einer Bevölkerungsgruppe erhoben wird
- Längsschnittstudien, in denen periodisch wiederkehrend Querschnittserhebungen durchgeführt werden
- Fall-Kontroll-Studien, in denen bereits erkrankte Menschen und Gesunde hinsichtlich bestimmter Risikofaktoren untersucht werden

Zunehmend werden auch |(quasi)experimentelle Interventionsstudien durchgeführt.

(quasi)experimentelle Interventionsstudien 3 | 515

Um einen Überblick über die gesundheitliche Lage der Bevölkerung oder Teilen der Bevölkerung zu bekommen, werden im Rahmen dieser Studien bestimmte Kennzahlen erfasst. Dazu gehören u. a. die Krankheitshäufigkeit durch |Inzidenz und Prävalenz sowie das Risiko, d. h. die Wahrscheinlichkeit, innerhalb eines definierten Zeitraums an einer Krankheit zu erkranken oder zu sterben.

Inzidenz 3 | 176
Prävalenz 3 | 176

In der Epidemiologie unterscheidet man auftretende Krankheiten hinsichtlich ihrer Entwicklung wie folgt:

- Endemie, das übliche Auftreten einer Erkrankung in einer bestimmten Bevölkerungsgruppe (z. B. grippale Infekte im Herbst/Winter)
- Epidemie, das Auftreten einer Erkrankung in einer bestimmten Bevölkerungsgruppe über das übliche Maß hinaus (z. B. Choleraepidemie nach Naturkatastrophen)
- Pandemie, eine länder- und kontinentübergreifende Epidemie (z. B. AIDS)

6 Menschen mit Erkrankungen des Herz-Kreislauf- und Gefäßsystems pflegen

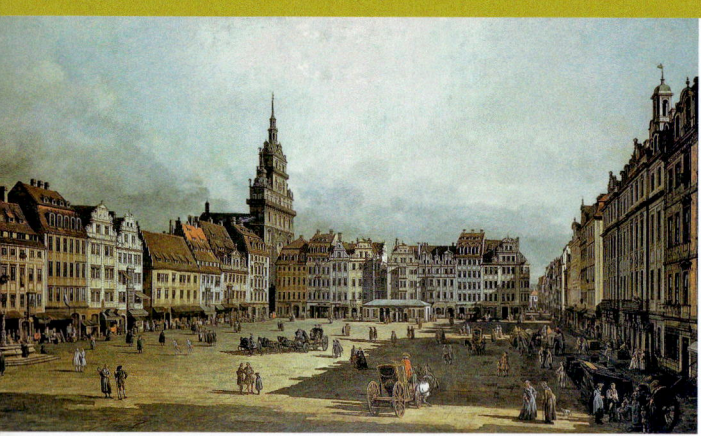

Der Altmarkt zu Dresden, 1751
Gemälde von Bernardo Bellotto, genannt Canaletto (1720–1780)

Menschen mit Erkrankungen des Herz-Kreislauf- und Gefäßsystems pflegen

Theodorus Weißhaupt war angesehener Bürger und erfolgreicher Kaufmann. Er handelte mit Kaffee und Gewürzen, sein Haus und sein Kontor befanden sich am Altmarkt, der ersten Adresse der Stadt Dresden. Man schrieb das Jahr 1752.

Theodorus Weißhaupt war ein stattlicher Mann, er war stolz, dass er sich und seiner Familie ein so gutes Leben gönnen konnte. Dies war für jedermann sichtbar an seinem stattlichen Bauch. Sein Bauch hatte derartige Ausmaße, dass er sich seine Schuhe nicht mehr selbst zubinden konnte. So erfolgreich führte nicht jeder Kaufmann in jener Zeit seine Geschäfte.

An einem Wintermorgen sprengte ein berittener Bote durch die Straßen der Stadt. Er machte am Weißhaupt'schen Haus halt und verlangte den Kaufmann zu sprechen. Weißhaupt, empfing den Boten im Schlafrock und las die Depesche aus Hamburg: Zuerst wurde er ganz weiß und danach stieg ihm die Zornesröte ins Gesicht. Er tobte und wütete. Da ihr Mann sich gar nicht wieder beruhigen konnte und er immer noch puterrot im Gesicht war, holte seine Frau am Nachmittag den Arzt.

Dieser versuchte, in Ruhe mit dem Kaufmann zu sprechen. Mit Mühe erfuhr er zwischen mehreren Wutausbrüchen, dass bereits die zweite Schiffsladung Gewürze und Kaffee auf See verschollen war und er fürchtete, sein Geschäft sei ruiniert. Der Arzt versuchte, seinen Patienten zu beruhigen, verabreichte Baldrian und ließ ihn zur Ader. Bald darauf hatte sich Theodorus Weißhaupt etwas beruhigt und seine Gesichtsfarbe hatte sich wieder normalisiert.

Einige Tage später kam Theodorus Weißhaupt wieder sehr erregt nach Hause, alle Bemühungen, ihn zu beruhigen, fruchteten nichts. Er tobte durchs Kontor und war kaum noch ansprechbar.

Am Abend war er noch immer erregt, er saß am Kamin und konnte kaum noch ruhig atmen. Als er zu Bett gehen wollte, brach er plötzlich zusammen und blieb bewusstlos am Boden liegen. Die Hausangestellten trugen ihn mit vereinten Kräften in sein Bett und der eilig herbeigerufene Arzt stellte fest, dass den Kaufmann der Schlag getroffen hatte. Er ließ ihn noch einmal zu Ader, aber er machte der Ehefrau wenig Hoffnungen, dass ihr Mann den Morgen noch erleben würde.

Am nächsten Morgen in der Frühe verstarb Theodorus Weißhaupt an den Folgen eines Schlaganfalles, ohne das Bewusstsein wiederzuerlangen. Er hinterließ eine Witwe und vier Kinder.

Stress und Adipositas sind noch heute bedeutende Risikofaktoren für Herz- und Gefäßerkrankungen. Im weitesten Sinne gehört der Schlaganfall – der als Folge von Bluthochdruck und Schädigungen von Hirngefäßen entsteht – dazu.

Im Jahr 2008 starben in Deutschland 151 904 Männer und 211 881 Frauen an den Folgen einer Herz- bzw. Gefäßerkrankung und 26 911 Menschen starben an einem Schlaganfall. Die Herz- und Gefäßerkrankungen sind mit 43 % die Todesursache Nr. 1 in Deutschland.

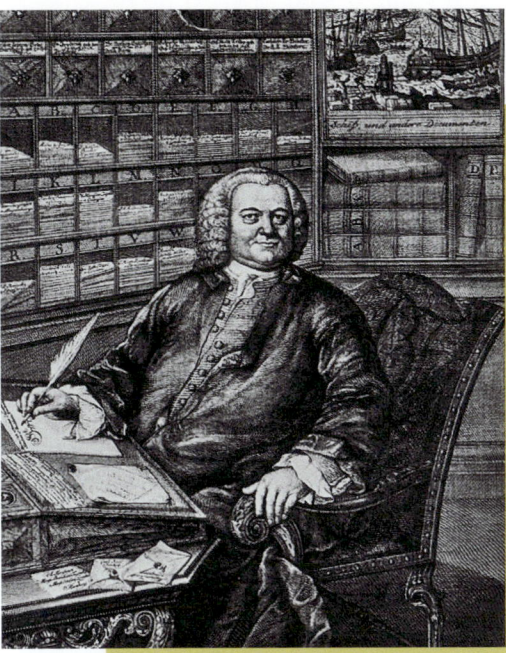

Kaufmann im 18. Jahrhundert.
Ein runder Bauch galt als Zeichen von Wohlstand.

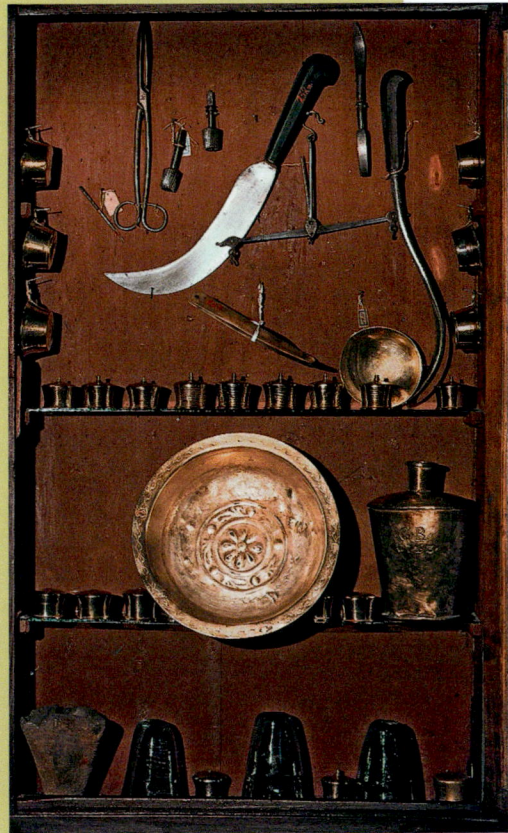

Baderbesteck aus dem 18. Jahrhundert:
Schröpfköpfe, Aderlassschnepper und Aderlassschüssel

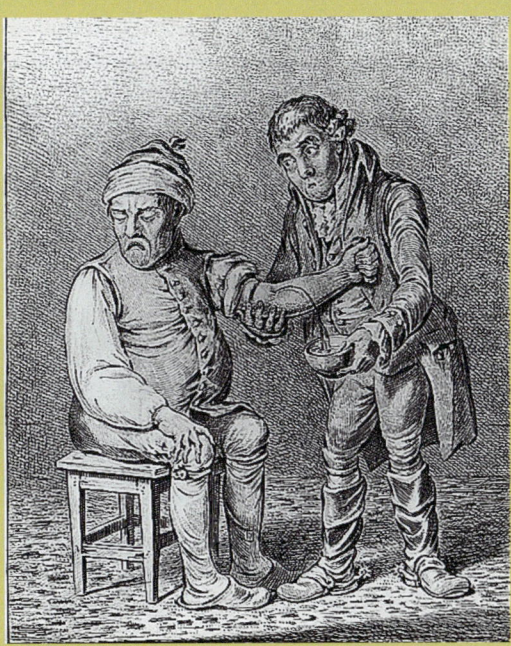

Der Aderlass war jahrhundertelang nicht nur üblich,
sondern galt zeitweise geradezu als Allheilmittel.
Karikatur von James Gillray (1757–1815)

6.1	**Pflegerische Schwerpunkte**
6.1.1	**Begleitung und Beratung**

Begleitung und Unterstützung in Krisen und Belastungssituationen

(Plötzlich) herzkrank zu sein, ist für die meisten Betroffenen ein Schock und wird entsprechend krisenhaft wahrgenommen. Störungen der Herzfunktion gehen mit Leistungsverlust, Schmerzen und Ängsten einher. Die erkrankten Menschen und ihre Angehörigen fürchten ein erneutes Auftreten und gravierende Folgen für ihr weiteres Leben.

Pflegende wissen um diese Ängste, auch um die Schmerzen, die einige Herzkrankheiten verursachen. Entsprechend behutsam gehen sie auf die Patientinnen und deren Bezugspersonen ein, das gilt ganz besonders für die Eltern kranker Kinder, die oft aus ihrer Sorge heraus nur begrenzt rational ansprechbar sind. Fühlen die Betroffenen sich angenommen und begleitet, können sie allmählich mit ihrer Angst besser umgehen: Dabei helfen

- wiederholte professionelle Beratung zum Krankheitsbild und dessen Auswirkungen,
- das gelassene An- und Ernstnehmen der emotionalen Ausnahmesituation sowie
- die Herstellung einer Vertrauensbeziehung, die auf Zuverlässigkeit basiert.

Neben der wichtigen pflegerischen Beratung und Intervention in der Akutsituation ist es im Hinblick auf ihre Lebensführung auch notwendig, die Patientinnen im Hinblick auf Fragen zu ihrer persönlichen und beruflichen Zukunft zu unterstützen. Die wichtigste Unterstützungsform aber bleibt das teilnehmende Zuhören – Antworten finden die Menschen dann selbst.

Information und Beratung

Eine Begrenzung der Risikofaktoren wirkt sich zu jedem Zeitpunkt der Erkrankung positiv auf die Prognose aus. Aus diesem Grund stehen in der Beratung von Patientinnen mit Herz-Kreislauf-Erkrankungen folgende Punkte im Vordergrund:

Tertiärprävention **3** | 227
- Strategien zur |Tertiärprävention
- medizinische und berufliche Rehabilitation
- Änderung des Lebensstils
- Umgang mit Komplikationen bzw. wieder auftretenden Symptomen

Die **Strategien der Tertiärprävention** umfassen je nach individueller Situation verschiedene Schwerpunkte. Abhängig von der Ausgangssituation der Betroffenen können folgende Aspekte in den Vordergrund treten:
- Maßnahmen zur Gewichtsreduktion bzw. Ernährungsumstellung
- Beratung zum Leben mit Diabetes mellitus
- Beratung und Unterstützung zur Nikotinentwöhnung

Blutdruck **1** | 728
Beratung **1** | 496
- Einstellung des |Blutdrucks
- Anleitung zu aufbauenden Bewegungsaktivitäten und |Beratung, wie stressmindernde Strategien aufgebaut werden können

Die |**medizinische Rehabilitation** verfolgt die Ziele der Krankheitsverarbeitung und -bewältigung, der Minimierung von Risikofaktoren sowie der Neuorientierung in Alltag und Berufsleben. Dabei werden Maßnahmen der Tertiärprävention – die oftmals mit einer Änderung des Lebensstils einhergehen – mit der Patientin besprochen, geplant und eingeübt. Entscheidend hierbei sind die individuelle Situation, die Einsicht in die Risikofaktoren und der Wille zur Änderung des Verhaltens.

medizinische Rehabilitation **3** | 160

Im Rahmen der |**beruflichen Rehabilitation** wird ermittelt, ob die Betroffene ihren Beruf noch ausüben bzw. die Schule besuchen kann, ob eine Umschulung oder sogar Berentung notwendig wird. Die Berufstätigkeit kann durch Erkrankungen des Herz-Kreislauf-Systems beeinträchtigt werden, generell aber sind Berufstätigkeit oder Schulbesuch möglich. Einschränkungen bestehen bei Berufen, die mit großem körperlichem und psychischem Stress einhergehen und bei Berufen, in denen die Verantwortung des Einzelnen so groß ist, dass bei einem erneuten plötzlichen Herzversagen andere gefährdet würden. Dies sind Berufe wie Busfahrerin, Pilotin oder Führung schwerer Baufahrzeuge. Herzkranken Kindern sollte nur in Ausnahmesituationen die Teilnahme am Schulsport verwehrt werden.

berufliche Rehabilitation **3** | 160

Eine **Änderung des Lebensstils** steht v. a. dann im Vordergrund, wenn der Lebensstil mit auslösendes Moment der Erkrankung gewesen ist. Im Sinne eines |salutogenetischen Ansatzes sollten Stärkung der Widerstandsquellen und des Kohärenzsinnes im Vordergrund stehen. Die Änderung des eigenen Lebensstils ist häufig schwierig. Dies trifft insbesondere dann zu, wenn keine Krankheitseinsicht vorhanden ist (z. B. bei Herzerkrankungen ohne manifeste Beschwerden), aber auch, wenn die Betroffenen sich der Situation bewusst sind. Viele Maßnahmen wie Gewichtsreduktion, Stressreduktion und Bewegungsprogramme sind „leichter gesagt als getan". Hier empfiehlt es sich, zielgerichtet auf Sportgruppen, Ernährungsschulungen und Selbsthilfegruppen zu verweisen, die ihren Fokus auf Menschen mit Herzerkrankungen legen.

salutogenetischer Ansatz **3** | 225

Hilfreich und wichtig ist die gezielte Vorbereitung der Patientinnen, ihrer Angehörigen und Bezugspersonen darauf, dass **bekannte Symptome und Komplikationen** erneut auftreten können. Ziel ist es, alle Beteiligten so zu informieren und zu schulen, dass sie schnell und richtig handeln können, ohne in Panik zu verfallen. Gleichzeitig sollte im Interesse aller eine Überfürsorge unbedingt vermieden werden, weil sie einengt und die Ängstlichkeit fördert. Das gilt besonders im Umgang mit Kindern. Auch hier ermöglichen Selbsthilfegruppen den Austausch Betroffener und ihrer Angehörigen mit Menschen in ähnlicher Situation und tragen zur besseren Verarbeitung des Geschehnisses bei.

www.herzstiftung.de

Hier finden Sie die Homepage der Deutschen Herzstiftung. Unter ihrem Dach haben sich viele Selbsthilfegruppen von Herzkranken aller Altersstufen vereint.

Für die Angehörigen ist es manchmal sehr schwer anzunehmen, dass die Betroffene viele Dinge rein kräftemäßig nicht mehr tun kann – die Herzschwäche ist von außen nicht sichtbar. Daher sollten Angehörige und Bezugspersonen in Schulungs- und Beratungsmaßnahmen mit einbezogen sein. Eine starke familiäre Unterstützung, die nicht zur Überfürsorge wird, ist die wirksamste Hilfe für Menschen mit Herz- und Gefäßerkrankungen.

Ein besonders heikles Problem kann die Frage der sexuellen Betätigung werden, die allerdings i. d. R. erst längere Zeit nach einem akuten Geschehen auftaucht. Menschen mit Beeinträchtigungen des Herz-Kreislauf-Systems kennen die Problematik mit z. B. Herzschmerzen und Atemnot. Sie fürchten, dass dies bei sexueller Betätigung besonders problematisch werden könnte. Grundsätzlich sind die Möglichkeiten sexueller Betätigung abhängig vom Therapieerfolg. So ist Geschlechtsverkehr z. B. nach einem Herzinfarkt, der schnell durch einen |Stenteinsatz behandelt werden konnte, i. d. R. kein Problem. Die Möglichkeiten sexueller Betätigung können ansonsten gut an der generellen körperlichen Belastbarkeit gemessen werden.

Stent | 507

6.1.2   Pflege konservativ behandelter herzkranker Patientinnen

Beachtung von Herzkrankheitssymptomen

Patientinnen mit (chronischen) Herzerkrankungen sind in erster Linie in ihrer Belastbarkeit und ihrer körperlichen Leistungsfähigkeit eingeschränkt. Die mangelnde Herzleistung (*Herzinsuffizienz*) führt unter Belastung zu den folgenden Symptomen:

- |Dyspnoe und Orthopnoe
- |Zyanose
- leichte Erschöpfbarkeit
- |Angina pectoris
- verstärkte |Herzrhythmusstörungen

Dyspnoe und
Orthopnoe **1** | 368
Zyanose **1** | 34
Angina pectoris | 506
Herzrhythmusstörungen | 518

Die Patientinnen achten darauf, ihre Aktivität bei Auftreten obiger Symptome zu unterbrechen, um die **Sauerstoffschuld** in einer Pause wieder auszugleichen.

Auf Grund der verminderten Pumpleistung des Herzens kommt es im Verlauf eines Tages zu **Ödemen**: in den Beinen beim Stehen oder Sitzen, bei liegenden Patientinnen im Sakralbereich (*Anasarka*). Während der nächtlichen Ruhe werden die Nieren wieder ausreichend durchblutet, die Ödeme weitgehend ausgeschwemmt (|Nykturie).

Nykturie **1** | 317

Die chronische Verminderung der Herzleistung führt zu dauerhafter Unterversorgung des Gewebes mit Sauerstoff und dadurch zur typischen Zeichnung der Wangen mit roten Äderchen. Bei Kindern zeigt sich die Herzinsuffizienz besonders in mangelndem Gedeihen und einer verzögerten Wachstumsentwicklung.

Pflegediagnose

„**Verminderte Herzleistung**
Das vom Herzen ausgeworfene Blut genügt den metabolischen Anforderungen des Körpers nicht.“
—
DOENGES et al.: S. 407

Eine besonders gefürchtete Komplikation ist der plötzliche Herztod, nachdem es bereits zu einer (subjektiven) Verbesserung der Grunderkrankung gekommen ist. Insbesondere eine relativ plötzliche Besserung des subjektiven Zustandes bei Herzpatientinnen deutet nicht immer auf eine tatsächliche kardiale Erholung hin. Im Übrigen wird die Herzinsuffizienz nach der Beteiligung des rechten und linken Herzen unterschieden. Patientinnen mit Linksherzinsuffizienz leiden besonders unter Dyspnoe und bevorzugen daher ein hochgestelltes Bettende. Bei akuter Dyspnoe ist es wichtig, die Beine tief zu lagern, um den venösen Rückstrom zu reduzieren und das Herz so zu entlasten [Abb. 2]. Patientinnen mit Rechtsherzinsuffizienz haben häufig ausgeprägte Beinödeme, die zu einer Verhärtung des Gewebes führen können, wenn sie chronisch bestehen. Hier ist eine besonders sorgfältige Hautpflege erforderlich, da die Haut durch die chronische Stauung minderversorgt und überdehnt sein kann.

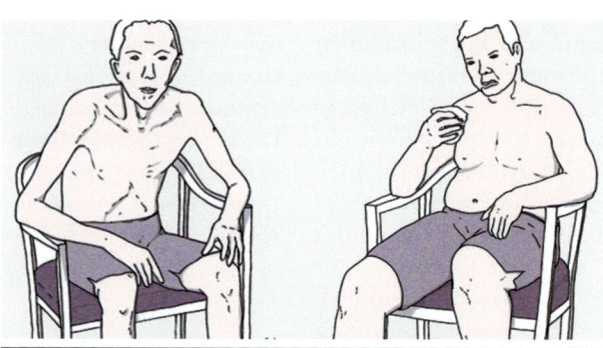

[1] Bei Patientinnen mit chronischer Bronchitis (COPD) kann es zur Rechtsherzinsuffizienz kommen. Hiervon sind „blue bloater" (Bronchitistyp: rechts) stärker betroffen als „pink puffer" (Emphysemtyp: links).

Beispiel Frau Haberland hatte einen schweren Herzinfarkt, der nur konservativ behandelt werden konnte. Drei Wochen lang lag sie im Bett, durfte nur minutenweise (zum Toilettengang) aufstehen. Öfter erzählte sie den Pflegenden, wie schwach und müde sie sich fühle. Eines Morgens dagegen war sie schon beim Betten fröhlich und meinte, dass es ihr erstmals wirklich besser ginge. Zwei Stunden später starb sie am plötzlichen Herztod, alle Reanimationsbemühungen blieben vergebens.

Pflegemaßnahmen, die sich aus der Bettruhe der Patientin ergeben

Eine Bettruhe wird Patientinnen verordnet, deren Herzleistung so vermindert ist, dass jede Anstrengung zu Komplikationen führen könnte. Dies trifft zu bei Patientinnen mit schwerer |Herzinsuffizienz (Stadium III–IV), mit |Orthopnoe oder bei konservativer Behandlung eines frischen Herzinfarktes. Jegliche Anstrengung kann das Herz weiter schwächen, dazu gehören auch so gut wie alle Selbstpflegemaßnahmen (z. B. Körperpflege). Pflegende unterstützen die Patientinnen bei allen Selbstpflegemaßnahmen, legen regelmäßige Pausen ein und achten auf Zeichen der Überanstrengung (verstärkte Atemnot). Bei allen Maßnahmen sollte auf Oberkörperhochlagerung geachtet werden, da flaches Liegen bei schwerer Herzinsuffizienz auch nur für kurze Zeit zu massiver Atemnot führen kann. Ansonsten gelten alle pflegerischen Überlegungen zur |Immobilität.

Besonderheiten bei der Lagerung und Mobilisation

Patientinnen mit Herzerkrankungen werden während der Akutphasen im so genannten Herzbett [Abb. 2] gelagert. Der Oberkörper ist erhöht, die Beine dagegen sind nach unten gegen das Bettbrett abgestützt und geben Halt. Das Herz wird so optimal entlastet, weil das venöse Blut nur langsam zum rechten Herzen zurückströmt, wodurch die |Vorlast gesenkt wird. Auch die |Nachlast wird reduziert, da das linke Herz durch die Schwerkraft (nach unten) unterstützt wird. Die Erhöhung des Oberkörpers entlastet den Lungenkreislauf, vergrößert die Gasaustauschfläche und erleichtert damit die Atmung.

Kinder werden ebenfalls in einer 20–30°-Hochschräglagerung positioniert. Eine ruhige Umgebung ist für herzkranke Kinder unerlässlich. Aufregung bewirkt eine zusätzliche Belastung und kann ein dyspnoeisches Kind in eine |hypoxische Krise stürzen. Hinsichtlich der Lagerung ist bei Kindern auch die Wahl der Zudecke zu beachten. Herzkranke Kinder neigen zu Hypothermie und kalten Extremitäten. Dies kann zu erhöhtem Sauerstoffbedarf führen. Deshalb sollte die Decke wärmend, atmungsaktiv und leicht sein. Sehr |dystrophe Kinder werden in einem Wärmebettchen gelagert, um die Körpertemperatur konstant zu halten.

Herzpatientinnen leiden unter „Auszehrung", mangelnder Durchblutung der Extremitäten sowie Ödemen und haben daher ein deutlich erhöhtes |Dekubitusrisiko, insbesondere an Steiß und Fersen. Da auf Grund der kardialen Beeinträchtigung Lagerungswechsel schwierig sind, muss besonders auf häufige Mikrobewegungen geachtet werden.

Die Mobilisation beginnt sehr langsam und stufenweise (evtl. nach hausinternem Standard) und nach ärztlicher Anweisung entsprechend dem Zustand der Patientin. Die Belastungsgrenzen der Betroffenen müssen unbedingt beachtet werden, Überforderung kann tödliche Komplikationen nach sich ziehen.

Herzinsuffizienz | **502**
Orthopnoe **1** | **368**
Immobilität **1** | 118

Pflegediagnose

„**Selbstversorgungsdefizit**
Eine Beeinträchtigung der Fähigkeit, folgende Aktivitäten auszuführen: Essen, Körperpflege, Toilettenbenutzung, sich bekleiden/die äußere Erscheinung pflegen."

Doenges et al.: S. 660

„**Hypothermie**
Ein Zustand, bei dem die Körpertemperatur eines Menschen unter dem normalen Wert liegt."

Doenges et al.: S. 426

hypoxische Krise
akuter Sauerstoffmangel
dystroph
durch Mangelernährung geschwächt

Vorlast | **503**
Nachlast | **503**
Dekubitusrisiko **1** | 146
Mikrobewegung **1** | 150

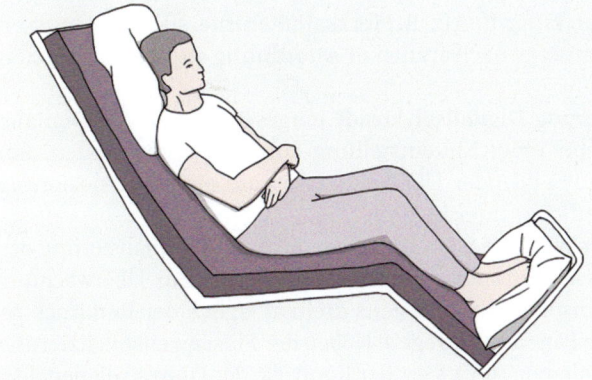

[2] Patientin in Herzbettlage

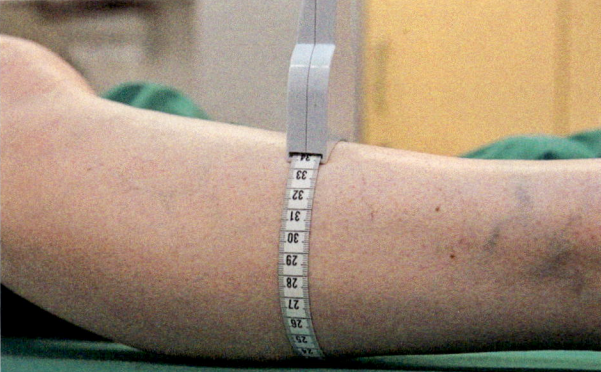

[3] Bestimmung des Beinumfangs zur Ödemkontrolle

Besonderheiten bei der Flüssigkeitszufuhr und Ernährung

Der Verlauf von Herzerkrankungen kann teilweise durch die gezielte Wahl von Essen und Trinken beeinflusst werden. Um das Herz durch zu hohes Volumen nicht zusätzlich zu belasten, wird die **Trinkmenge** auf 1 000 – 1 500 ml reduziert (|Hilfe bei therapeutisch veränderter Nahrungs- und Flüssigkeitszufuhr). Um den Flüssigkeitshaushalt insbesondere bei der Einnahme von Diuretika zu kontrollieren, werden Patientinnen täglich gewogen, Flüssigkeitsein- und ausfuhr dokumentiert und bilanziert (|Flüssigkeitsbilanz) sowie nach ärztlicher Anordnung der |zentrale Venendruck überwacht.

Die **Ernährung** sollte salzarm sein, damit die Wasserretention im Gewebe möglichst gering gehalten wird. Auch ballaststoffreiche Kost sollte möglichst vermieden werden, weil Blähungen und die intestinale Bearbeitung schwer verdaulicher Kost das Herz-Kreislauf-System ebenfalls schwächen.

⊠ **Menschen mit Herzerkrankungen sollten bei Mineralwasser natriumarmes Wasser vorziehen.**

Für herzkranke Säuglinge und Kleinkinder bedeutet die Nahrungsaufnahme oft Schwerstarbeit. Dennoch ist Stillen nicht kontraindiziert. Die Pflegende betreut Mutter und Kind während des Stillens. Treten Belastungszeichen (starkes Schwitzen, |Tachypnoe) beim Kind auf, wird der Stillvorgang unterbrochen, die verbleibende Muttermilch abgepumpt und im Anschluss langsam sondiert. Um den kindlichen Organismus zu schonen und das Kind nicht hungern zu lassen, werden viele kleine Mahlzeiten in kurzen Zeitabständen gegeben. Gleichzeitig wird die Flüssigkeitsmenge eingeschränkt. Gedeihen die Kinder schlecht, wird eine altersentsprechende hochkalorische Nahrungsergänzung empfohlen.

Durch die fehlende Bewegung und die reduzierte Trinkmenge stellt die **Obstipation** ein besonders zu beachtendes Problem dar. Gleichzeitig dürfen herzkranke Menschen keinesfalls die Bauchpresse zu stark einsetzen, da dies das Herz stark belastet und das Risiko von Re-Infarkten oder Embolien erhöht. Tägliche weiche Defäkation sollte das Ziel sein, das nach ärztlicher Anordnung mit regelmäßiger Gabe milder |Laxanzien erreicht wird.

Überwachung der medikamentösen Therapie

Eine regelmäßige Medikamenteneinnahme ist bei herzkranken Menschen überlebenswichtig. Patientinnen und ihre Bezugspersonen sollten hinsichtlich der wichtigsten Medikamentenwirkungen beraten werden können, auch um die Compliance (Therapietreue) zu erhöhen.

Die Wirkung **gerinnungshemmender Medikamente** wird durch regelmäßige Kontrolle der Gerinnungsfaktoren im Blut überwacht. Bei Patientinnen, die mit Phenprocoumon (Marcumar® oder Falithrom®) behandelt werden, liegt ein besonderes Augenmerk auf der |TPZ. Vor invasiven Eingriffen (z. B. Herzkatheteruntersuchung) müssen gerinnungshemmende Medikamente nach ärztlicher Anordnung abgesetzt, reduziert oder ersetzt werden.

TPZ
Thromboplastinzeit, misst die Funktion des extrinsischen Blutgerinnungssystems, wird als Prozentwert auch Quick genannt. Von der WHO wird inzwischen empfohlen, zur besseren Vergleichbarkeit den INR-Wert (international normalized ratio) zu bestimmen.

Werden zur Herzkraftsteigerung **Digitalisglykoside** eingesetzt, muss der Digitalisspiegel im Blut insbesondere bei einer Neueinstellung eng überwacht werden. Ein |Pulsus bigeminus, „Gelbsehen" und/oder Übelkeit weisen auf eine Überdosierung hin und bedürfen schneller ärztlicher Intervention.

Der Einsatz von **Antihypertensiva** sowie von **Diuretika** dient der Normalisierung des Blutdrucks sowie der Ödemausschwemmung und Herzentlastung. Zur Überwachung werden daher gerade bei Neueinstellung mindestens dreimal täglich der Blutdruck gemessen sowie einmal täglich die Patientin gewogen. Neben der Flüssigkeitsbilanzierung kann ggf. das Ausmessen von Ödemen [Abb. 3, S. 489] der Kontrolle der Diurese dienen.

Sofortmaßnahmen in Akutsituationen

Wie in allen Akutsituationen ist ein ruhiges und überlegtes Handeln für alle Beteiligten hilfreich. Nachdem ein Notruf abgesetzt wurde, werden eventuelle Besucher aus dem Zimmer geführt und von einer weiteren Pflegenden betreut. Viele Betroffene verspüren Todesangst und können panisch reagieren. Pflegende wirken beruhigend auf die Patientin ein, initiieren die Sauerstoffgabe mittels Sonde und lagern den Oberkörper hoch. Bis zum Eintreffen einer Ärztin /des Notfallteams werden alle notwendigen Maßnahmen der |Ersten Hilfe durchgeführt und ein Notfallwagen vor das Zimmer geschoben. Erste Hilfe **1** | 811

Bei Patientinnen mit Herzerkrankungen treten folgende Akutsituationen besonders häufig auf:

Notfall	Maßnahmen und Besonderheiten
Angina-pectoris-Anfall	▪ nach RR-Kontrolle Nitrospraygabe sublingual [Abb. 3] ▪ falls keine Besserung nach zweimaliger Gabe (innerhalb max. 30 Minuten), Verdacht auf Herzinfarkt
kardialer Asthmaanfall (*Asthma cardiale*)	▪ sofortige Oberkörperhochlagerung, Sauerstoffzufuhr, RR-Kontrolle ▪ Vorbereitung medikamentöser Therapie (u. a. Sedativa, Antiarrythmika, Antihypertensiva)
Herzinfarkt	▪ Kreislaufkontrolle, Vorbereitung der medikamentösen Therapie (u. a. Morphium, Heparin, Acetylsalicylsäure, Nitroglycerin) ▪ bei Herz-Kreislauf-Stillstand oder Kammerflimmern: Oberteil des Bettes flach stellen und wenn möglich in Reanimationsposition bringen, sofortiger Beginn der Reanimation
Herzrhythmusstörungen	▪ bei Re-Entry einen Schluck eiskaltes Wasser trinken lassen oder Druck auf Augenbulbus ▪ bei Kammerflattern oder -flimmern Oberteil des Bettes flach stellen und in Reanimationsposition bringen, sofortiger Beginn der Reanimation
hypoxämischer Anfall (pädiatrischer Notfall bei Herzfehlbildungen)	▪ Kind zur Hockstellung anleiten und unterstützen [Abb. 1], Vorbereitung medikamentöser Therapie (u. a. Sedativa) ▪ O_2-Zufuhr bei Neugeborenen/Säuglingen nur auf ärztliche Anordnung, da sie den Verschluss des |Ductus arteriosus Botalli verursachen kann, mit möglicher Todesfolge bei bestimmten |Herzfehlbildungen (z. B. Pulmonalklappenatresie)

Ductus arteriosus Botalli | 521
Herzfehlbildungen | 523

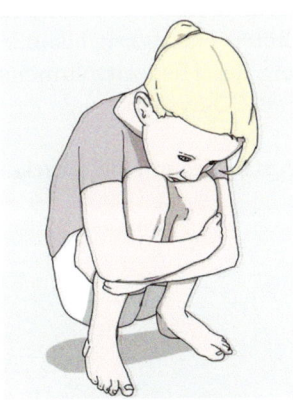

[1] Hockstellung zur Erhöhung des peripheren Widerstands

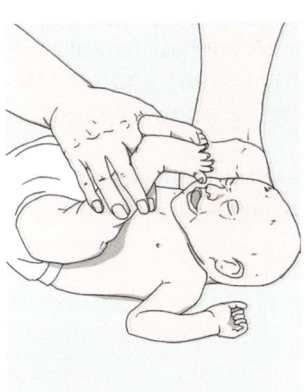

[2] Erhöhung des peripheren Widerstands beim Säugling

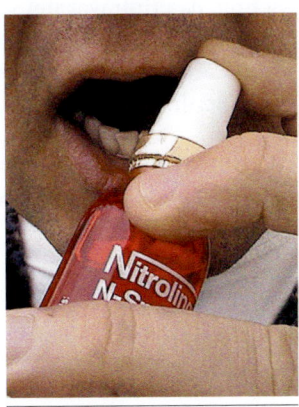

[3] Nitrospray

6.1.3   Pflege operativ behandelter herzkranker Patientinnen

Der Herzschlag gilt als Symbol für Leben. Daher werden Operationen am Herz von den Betroffenen als besonders bedrohlich wahrgenommen. Die häufigsten Operationen am Herz werden an den Klappen, an den großen Gefäßen und an den Herzkranzgefäßen vorgenommen. Das Risiko der Operationen ist unterschiedlich groß. Jedoch erhöhen die häufigen Vorerkrankungen das Narkoserisiko.

Besonderheiten der präoperativen Betreuung

Die Erkrankung und die bevorstehende Operation sind Ursache großer Furcht und Unsicherheit. Insbesondere quält die Patientinnen und ihre Angehörigen der Gedanke, ob die Operation erfolgreich sein wird und ob sie danach wieder leichter leben werden können oder ob sie während der Operation oder in deren Folge versterben werden. Prinzipiell sind das Ängste eines Menschen vor jeder Operation, sie werden in diesem Fall aber durch die besondere Rolle des Herzens verstärkt.

Neben der allgemeinen |präoperativen Vorbereitung sind zusätzliche Maßnahmen:

präoperative Vorbereitung ■ | 834

- Rasur nach Hausstandard vom Hals bis zur Leiste, inklusive Achsel- und Schambehaarung, bei koronarem Bypass auch der Beine (V. saphena)
- möglichst zweiwöchige Nikotinkarenz vor der Operation, da bei Herzoperationen die Lungen während des Einsatzes der Herz-Lungen-Maschine nicht belüftet werden und dadurch das Pneumonierisiko sehr hoch ist

Abhusten und produktive Hustentechnik ■ | 328

- möglichst einige Tage vor der Operation Anleitung der Patientinnen zur schmerzarmen Mobilisation und |produktiven Abhustentechnik (in Zusammenarbeit mit der physiotherapeutischen Abteilung)

Postoperative Betreuung: Herz-Kreislauf-Überwachung

postoperative Überwachung ■ | 841

Die |postoperative Überwachung der Herz-Kreislauf-Funktion erfolgt wie nach jeder Operation. Besonderes Augenmerk ist auf ein engmaschiges Überwachungsintervall zu richten.

Patientinnen nach Herzoperationen gelten trotz aller Operationsroutine als Risikopatientinnen. Um Herzrhythmusstörungen und Herzversagen sofort zu erkennen, werden diese Patientinnen einen längeren Zeitraum intensiv überwacht, in den ersten Stunden/Tagen auf einer Intensiv- oder Wachstation durch kontinuierliches Monitoring. Auch nach der Verlegung auf eine periphere Station erfolgt die Kreislaufüberwachung regelmäßig, da postoperative tachykarde Herzrhythmusstörungen zu den häufigsten Komplikationen gehören und sofortiger medizinischer Intervention bedürfen.

PiCCO (*pulse contour cardiac output*), Pulskontur-Herzzeitvolumen. Durch dieses System kann das Herzzeitvolumen ohne einen Swan-Ganz-Katheter in der Arteria pulmonalis gemessen werden und ist damit weniger invasiv und kostengünstiger.

Eine Volumenerhöhung kann das geschwächte Herz zusätzlich belasten. Es ist also wichtig, das (intravasale) Volumen und den Flüssigkeitshaushalt umfassend anhand unterschiedlicher Parameter zu überwachen. Hierzu gehören Flüssigkeitsbilanzierung, Gewichtskontrolle, ZVD-Messung und ggf. Messung des Herzzeitvolumens durch |pulmonalarterielle Druckmessung (PAP) oder ein |PiCCO-System.

pulmonalarterielle Druckmessung ■ | 862

⊿ **ZVD-Werte über 20 cm Wassersäule mit gleichzeitigem Pulsanstieg und Blutdruckabfall weisen auf eine Perikardtamponade hin.**

Überwachung der medikamentösen Therapie, der Wundheilung und Mobilisation

Die **medikamentöse Therapie** herzchirurgischer Patientinnen ähnelt der konservativ behandelter Patientinnen, sofern die gleichen kardiologischen Grunderkrankungen vorliegen. Entsprechend verläuft auch die Überwachung der medizinischen Therapie nach gleichen Prinzipien. Im Unterschied zu konservativ behandelten ist bei herzchirurgischen Patientinnen häufig noch zusätzlich die Infusionstherapie und die intravenöse Medikamentengabe durch einen Perfusor zu überwachen.

Die **Wundheilung** der Operationswunde verläuft im Normalfall entsprechend der Wundheilungsphasen und bedarf der gleichen pflegerischen Maßnahmen. Bei den meisten Herzoperationen erfolgt eine Sternumspaltung (*Sterniotomie*, [Abb. 1]). Kommt es im Wundgebiet zu einer Infektion, kann sich diese sehr schnell auf Knochen und darunterliegende Bereiche im Thorax ausdehnen, eine gefürchtete Komplikation. Schon bei geringsten Anzeichen einer Infektion muss daher ärztliches Personal verständigt werden.

Bei Infusions- und Transfusionstherapie mitwirken **1** | 779
Bei der Wundbehandlung mitwirken **1** | 751

Die Wunddränagen im Operationsgebiet werden anfänglich halbstündlich kontrolliert. Fördermengen über 200 ml in den ersten Stunden nach der Operation deuten auf Nachblutungen hin und erfordern eine |Revision. Die Entfernung der Dränagen erfolgt nach ärztlicher Anordnung am zweiten postoperativen (p. o.) Tag.

Neben der Operationswunde mit ihren Dränageaustrittsstellen haben viele Patientinnen (zentrale) intravenöse Zugänge sowie ggf. externe Herzschrittmacher. Auch deren Wundgebiete werden regelmäßig inspiziert und die Verbände dem Hausstandard entsprechend gewechselt. Nähte und Klammern sowie Schrittmacherelektroden werden nach Standard bzw. ärztlicher Anordnung zwischen dem achten und zehnten postoperativen Tag entfernt.

Revision
Nachkontrolle der therapeutischen Maßnahme, in diesem Fall des Operationsgebiets und des Nahtverschlusses

Ziel der **Mobilisation** sind Vermeidung von Pneumonie, Dekubitus und Thrombose. Alle Maßnahmen zur Dekubitus-, Pneumonie- und Thromboseprophylaxe werden nach einem Assessment abhängig vom individuellen Risiko sowie Zustand der Patientin geplant und durchgeführt. Eine Frühmobilisation erfolgt heute in den meisten Häusern bereits am ersten postoperativen Tag.

Durch die Sternumspaltung ist der Thorax der operierten Patientin latent instabil. Daher sollten einseitige und ruckartige Bewegungen vermieden werden. Eine Bettleiter unterstützt die Patientin beim Aufsetzen im Bett. Pflegende achten dabei auf einen möglichst geraden Rücken und unterstützen die Bewegung, indem sie den Arm unter den Schulterblättern halten.

Damit es weder zu Schonhaltung noch Schonatmung kommt, erhalten die Patientinnen eine kontinuierliche Schmerztherapie. Sie werden zum regelmäßigen Abhusten aufgefordert. Dabei kann die Patientin ein zur Rolle gewickeltes Handtuch gegen die Operationswunde halten, um eine zu schmerzhafte Dehnung des Thorax zu vermeiden [Abb. 2].

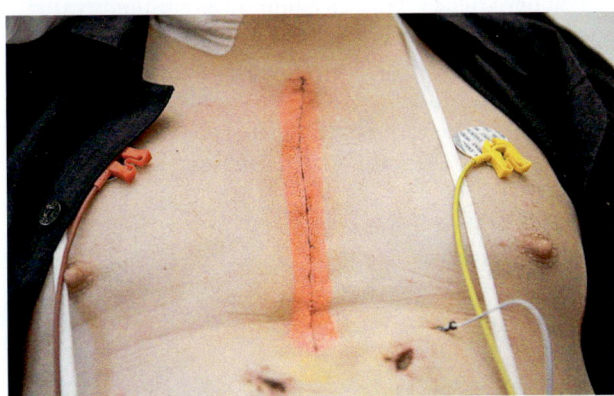

[1] Operationsnaht nach Sterniotomie

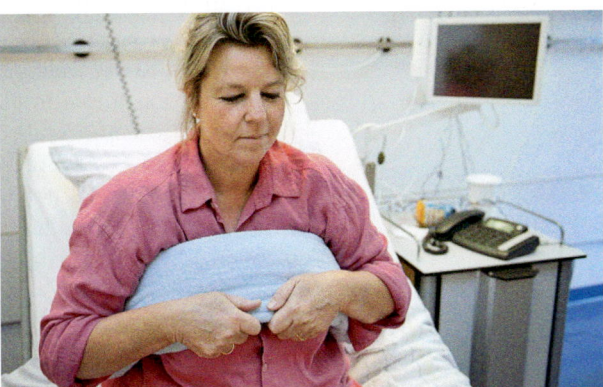

[2] Abhusten „mit Rolle"

6.1.4 Pflegerische Aufgaben bei kardiologischen Untersuchungen

Medizinische Diagnoseverfahren **1** | 855

Bei herzkranken Patientinnen sind zur Diagnostik und Verlaufskontrolle sowohl bei konservativer als auch bei operativer Behandlung verschiedene kardiologische Untersuchungen notwendig. Dazu gehören:

- EKG
- Röntgendiagnostik (Röntgen-Thorax, CT)
- Kernspintomografie (MRT)
- Echokardiografie (Ultraschalluntersuchung des Herzens)
- Herzkatheteruntersuchung

Die meisten Untersuchungen werden in eigenen funktionsdiagnostischen Abteilungen durchgeführt. Dort werden die Patientinnen von Medizinisch-Technischen Röntgenassistentinnen sowie der durchführenden Ärztin betreut. Pflegende organisieren häufig die Termine und füllen die dementsprechenden Anforderungsscheine nach ärztlicher Anordnung aus.

Die Herzkatheteruntersuchung ist eine invasive Maßnahme. Daher müssen einige Besonderheiten bei der Vor- und Nachbereitung berücksichtigt werden. Vor der Untersuchung sind folgende Maßnahmen erforderlich:

- Rasur der geplanten Einstichstelle und Umgebung (i. d. R. Leistenbeuge)
- |Prämedikation nach ärztlicher Anordnung
- (Unterstützung der Patientin beim) Anziehen von |MTS und OP-Hemd
- Erinnerung an Nahrungskarenz lt. Hausstandard
- Blutgruppenbestimmung, um im Komplikationsfall schnell Blutkonserven bestellen zu können
- beidseitige Kontrolle der |Fußpulse als Vergleichswerte für die Nachsorge

Prämedikation **1** | 836
MTS **1** | 156
Sofortmaßnahmen beim Schock **1** | 823

Fußpulse
Schwache Fußpulse deuten auf Durchblutungsstörungen der Beinarterien hin. Zum einfacheren Auffinden und Vergleichen können die Messstellen z. B. mit einem kleinen Pflaster markiert werden.

Wird während der Untersuchung ein Kontrastmittel injiziert, müssen im Vorfeld Schilddrüsen- und Nierenwerte überprüft und während sowie nach der Untersuchung auf allergische Reaktionen geachtet werden. Kommt es infolge der Kontrastmittelgabe zu einem anaphylaktischen Schock, müssen alle |Sofortmaßnahmen eingeleitet werden.

Nach der Untersuchung sind folgende Aufgaben wahrzunehmen:

- Vitalzeichenkontrolle alle 15 Minuten in den ersten beiden Stunden, danach halbstündlich bzw. nach Hausstandard
- beidseitige Kontrolle der Fußpulse und Inspektion der Hautfärbung der Beine zur rechtzeitigen Erkennung von Durchblutungsstörungen
- anfangs stündliche, später zweistündliche Inspektion der Punktionsstelle(n) auf Nachblutungen; Auflegen bzw. Belassen eines Sandsackes und/oder eines Kompressionsverbandes nach Hausstandard
- während der angeordneten Bettruhezeit Unterstützung bei Ausscheidung, Nahrungsaufnahme und Körperpflege
- Patientin zum Trinken anhalten, um die Kontrastmittelausscheidung zu forcieren (bei Herzinsuffizienz oder anderweitiger Trinkmengenbeschränkung nur nach ärztlicher Absprache)
- Patientin darauf hinweisen, sich bei Kribbeln und/oder Schmerzen im Bein zu melden (Gefahr des Gefäßverschlusses)

Pflege von Patientinnen mit einer peripheren arteriellen Verschlusskrankheit (paVK)

Beachtung der Verschlusskrankheitssysmptome

Die Symptome der akuten und chronischen arteriellen Verschlusskrankheit unterscheiden sich. Kennen die Patientinnen mit einer chronischen Erkrankung häufig ihre Symptome recht gut und können damit umgehen, müssen Pflegende auf ein akutes Geschehen schnell reagieren. Ein akuter Verschluss muss innerhalb weniger Stunden (operativ) behoben werden, um eine |Amputation der betroffenen Extremität zu vermeiden.

Bei einem akuten Arterienverschluss kommt es zu plötzlich auftretenden, heftigen Schmerzen und/oder Taubheitsgefühl, die sich bei Tieflagerung (manchmal) bessern. Gleichzeitig ist die betroffene Extremität blass und es gibt eine fühlbare Temperaturdifferenz proximal der Verschlussebene. Die Pulse sind nicht tastbar. Die betroffene Extremität kann nicht oder kaum bewegt werden und es kann zum |Schock kommen.

Bei chronischem Krankheitsbild sind die Schmerzen belastungsabhängig. Bei Schonung und/oder Tieflagerung der betroffenen Extremität lassen die Schmerzen nach. An Haut und Nägeln zeigen sich Mangelerscheinungen (trockene Haut, brüchige Nägel) und die Haut verhornt stärker (*Hyperkeratose*). Häufig leiden die Betroffenen an Nekrosen der Zehen und Druckgeschwüren (*Ulcus cruris*) an stark belasteten Körperstellen (z. B. äußerer Fußknöchel). Die Extremität fühlt sich kalt an, die Pulse sind nicht oder kaum tastbar.

✉ **Im Unterschied zur paVK kann bei einem venösen Gefäßverschluss eine Hochlagerung die Symptomatik verringern bzw. eine Tieflagerung zu zunehmendem und unerträglichen Schmerz führen.**

Patientinnen mit paVK können auf Grund der (Schmerz-)Symptomatik in ihrer Selbstpflegefähigkeit eingeschränkt sein. Pflegende achten auf Unterstützungsbedarf, übernehmen ggf. (teilweise) die Körperpflege und bieten Hilfsmittel zur Bewegung/Ausscheidung an.

✉ **MTS sind bei Patientinnen mit paVK kontraindiziert!**

Pflegeschwerpunkte vor und nach einer arteriellen Angiografie

Die arterielle Angiografie dient der Diagnostik sowohl der |Arteriosklerose als auch der |peripheren arteriellen Verschlusskrankheit (paVK). Die Vorbereitung einer arteriellen Angiografie erfolgt nach Hausstandard. Hierzu gehören

- Rasur der vorgesehenen Punktionsstelle [Abb. 1]
- Einhaltung der Nahrungskarenz, da bei Komplikationen eine Intubation notwendig werden kann und dann Aspirationsgefahr besteht
- Vitalzeichenkontrolle
- Prämedikation nach ärztlicher Anordnung

Bei der Nachsorge der Patientinnen stehen zum einen die Gefahr von Nachblutungen an der Punktionsstelle sowie allergische Reaktionen auf das während der Untersuchung injizierte Kontrastmittel im Vordergrund der Beobachtung. Damit entsprechen die Maßnahmen denen bei der |Herzkatheteruntersuchung.

Pflegediagnose
„Durchblutungsstörung
Eine Abnahme der Nährstoff- und Sauerstoffversorgung auf zellulärer Ebene/Blutversorgung, bedingt durch eine ungenügende kapillare Blutversorgung."

Doenges et al.: S. 239

Amputation | 536
Schock | **1** | 823

Arteriosklerose | 500
periphere arterielle Verschlusskrankheit | 514
Herzkatheteruntersuchung | 506

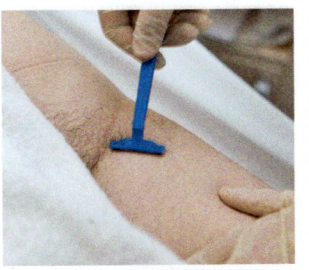

[1] Rasur vor Angiografie

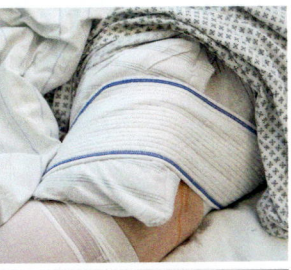

[2] Kompression mit Sandsack nach Angiografie

Maßnahmen der Durchblutungsförderung

✉ **Die folgenden Ausführungen beziehen sich auf die chronische Verschlusskrankheit.**

www.deutsche-gefaessliga.de
Hier finden Sie u. a. die Broschüre „Gehtraining - die Basistherapie der Schaufensterkrankheit" der Deutschen Gefäßliga e. V. zum zielgerichteten Bewegungstraining.

Die Anleitung zu durchblutungsfördernden Maßnahmen stellt einen pflegerischen Schwerpunkt im Rahmen der Betreuung von Patientinnen mit paVK dar. Grundsätzlich ist eine paVK sehr schmerzhaft und es ist wichtig, dass die Schmerz- und Belastungsgrenze (die manchmal schon nach wenigen Schritten erreicht ist) eingehalten wird. Konkrete Maßnahmen sind:

- Gefäßtraining: Belastung (durch langsames Gehen) bis an die Schmerzgrenze, danach Pause bis der Schmerz abgeklungen ist, dann erneute Belastung/Ruhe, diesen Wechsel dreimal wiederholen
- Fußgymnastik zwei- bis dreimal täglich
- Schwimmen, Radfahren oder Walken als längerfristige Rehabilitationsmaßnahmen
- Wärme, z. B. durch handwarme Teilbäder der betroffenen Extremität, zur Verbesserung der Durchblutung, auf keinen Fall aber bei Patientinnen mit Nekrosen

✉ **Eine Überschreitung der Belastungsgrenze führt zu Sauerstoffmangel im Gewebe und schädigt das betroffene Gebiet zusätzlich.**

Vermeidung von Hautläsionen

Die Vermeidung von Hautläsionen ist bei der Pflege von Patientinnen mit paVK von zentraler Bedeutung. Dies aus zwei Gründen: Zum einen heilen Verletzungen generell schlechter, da die arterielle Versorgung des Wundgebietes herabgesetzt ist, was zu Wundheilungsstörungen führt. Zusätzlich kommt es zu einer erhöhten und verlängerten Blutungsneigung durch die medikamentös herabgesetzte Blutgerinnung. Zum zweiten leiden Menschen mit einer paVK unter ausgeprägten Sensibilitätsstörungen in den betroffenen Extremitäten. Schmerz und/oder Temperaturveränderungen an dem betroffenen Gewebe werden kaum wahrgenommen. Entsprechend umsichtig sollte Hautläsionen und Druckulzera vorgebeugt werden:

- Abpolstern der Füße, insbesondere der Fußknöchel mit fester Watte [Abb. 2]
- auf weite Schuhe aus weichem, warmen Material achten
- weiche (rutschfeste) Socken möglichst ohne Gummizug tragen, um Abschnürungen zu vermeiden
- keine lokale Wärmetherapie mit Wärmflasche, Wickel oder Heizkissen, da die Patientinnen Überwärmungen bzw. Verbrennungen nicht rechtzeitig bemerken
- Kälte und Nässe vermeiden, um die Durchblutung nicht weiter zu verschlechtern
- Fußpflege und Fußnagelpflege nur von einer ausgebildeten Fußpflegerin/Podologin durchführen lassen
- scharfe Kanten in der Wohnung abpolstern, an denen man sich leicht stoßen kann
- auf Anzeichen von (Pilz-)Infektionen achten und ggf. sofort medikamentös behandeln

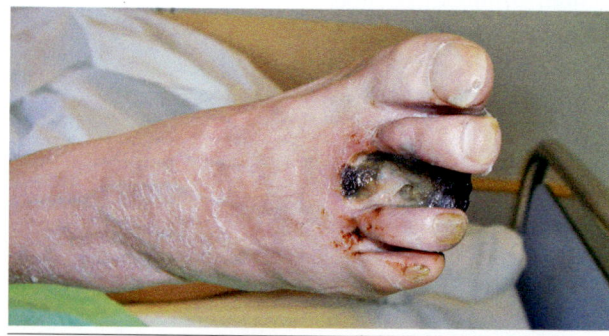

[1]　paVK Stadium IV (vor therapeutischer Versorgung)

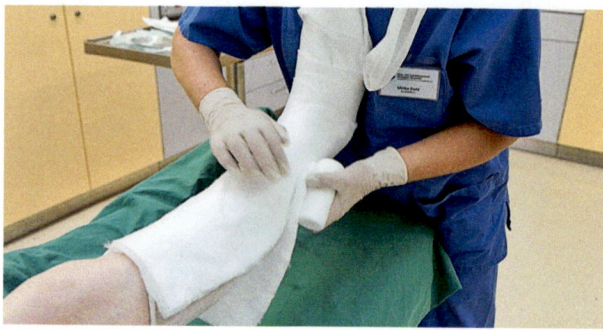

[2]　Anlegen eines Watteverbandes bei paVK

6.1

Beratung und Anleitung

Im Mittelpunkt der Beratung und Anleitung von Patientinnen mit chronisch fortschreitender paVK steht die Vermeidung von Folgeerkrankungen (|Tertiärprävention) sowie die Bekämpfung der ursächlichen Erkrankung (meist Ateriosklerose und/oder Diabetes mellitus). Zu folgenden Aspekten sollten Patientinnen beraten und/oder angeleitet werden:

Tertiärprävention **3** | 227

- optimale Einstellung des Blutdruckes (medikamentös und durch Lebensführung)
- optimale medikamentöse Einstellung des Blutzuckers
- abwechslungsreiche, cholesterinarme Ernährung
- Gewichtsabnahme, falls erforderlich
- Verzicht auf Rauchwaren (Nikotin verengt die Gefäße)
- regelmäßige (allmählich steigernde) Bewegung, um die Kollateralbildung zu fördern

Begleitung und Unterstützung bei psychosozialen Belastungen

Die Begleitung der Patientinnen mit paVK bezieht sich auf die Verarbeitung der Krankheit als chronischer Erkrankung. Neben den Alltagseinschränkungen leiden viele Patientinnen unter der Angst, dass eine Amputation unausweichlich werden könnte.

Zusätzliche Faktoren führen dazu, dass Patientinnen mit paVK nicht immer „einfach" im Umgang sind. Durch die dauerhaften Schmerzen leiden viele an Schlafstörungen – mit allen Folgen chronischer Müdigkeit. Die häufig ursächlich vorhandenen arteriosklerotischen Veränderungen können zu Symptomen einer |vaskulären Demenz führen. Dass die „Übellaunigkeit" und/oder „Schusseligkeit" zur Krankheit dazugehören können, ist eine wichtige Information für Angehörige und Bezugspersonen.

vaskuläre Demenz | 387

Gleichzeitig liegt den Risikofaktoren einer paVK (Übergewicht, Rauchen) nicht selten ein Verhalten zu Grunde, das bekanntermaßen gesundheitsschädlich ist. Lassen die Patientinnen auch bei fortgeschrittener Krankheit nicht von ihren Lastern ab, tendieren Pflegende, aber auch ärztliches Personal und/oder Angehörige zu Unverständnis. Patientinnen wiederum begründen dies mit dem „letzten" verbliebenen Maß an Lebensfreude. Eine personen- und situationsbezogene Beratung „in kleinen Schritten" kann hier meistens mehr bewirken als eine moralinsaure Predigt zu generellem gesundem Verhalten.

Wie bei allen chronischen Erkrankungen können Selbsthilfegruppen und eigene Sportgruppen („Gefäßsportgruppe") die Auseinandersetzung mit der Krankheit erleichtern.

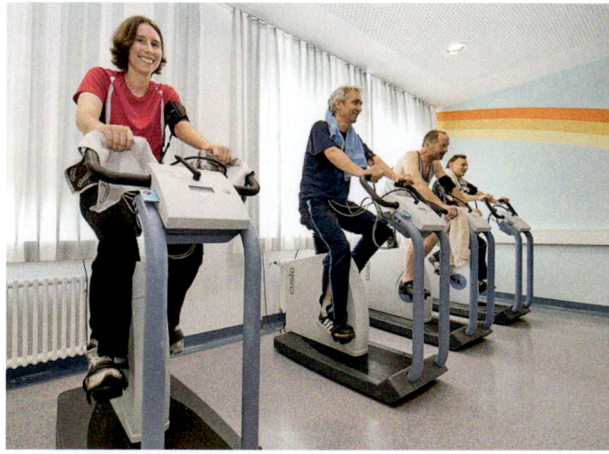

[3] Gefäßsportgruppe

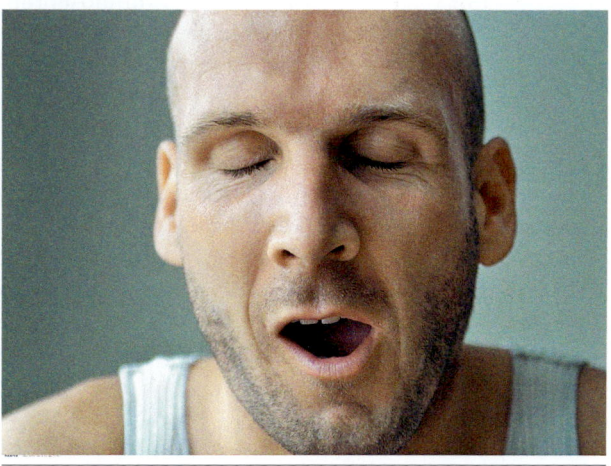

[4] Chronische Müdigkeit

6.1.6 Pflege von Patientinnen mit einer invasiv behandelten Gefäßerkrankung

Zu den invasiven Maßnahmen arterieller Verschlusserkrankungen gehören rekanalisierende Verfahren (z. B. PTA, PTCA, PTRA) und lokale Lysetherapien, die über Kathetersonden durchgeführt werden. Ihre Pflege entspricht der bei Herzkatheteruntersuchungen bzw. Angiografie. Weiterhin gibt es noch rekanalisierende Verfahren, bei denen das betroffene Gebiet operativ eröffnet wird. Dazu gehören die |Thrombendarteriektomie (TEA), Gefäßplastiken und die |Bypass-Operationen.

Bei den venösen Gefäßerkrankungen stehen die Varizektomie bzw. Varizenverödung als chirurgische Verfahren zur Therapie der Varikosis sowie ggf. eine Thrombektomie bei |tiefen Beinvenenthrombosen zur Verfügung.

Grundsätzlich erfolgen bei Patientinnen vor Gefäßoperationen die üblichen **präoperativen Maßnahmen**. Vor allem hinsichtlich der |Thromboseprophylaxe gibt es aber einen wichtigen Unterschied:

Bei Patientinnen mit arteriellen Durchblutungsstörungen sind MTS bzw. Kompressionstherapie kontraindiziert. Die Thromboseprophylaxe erfolgt bei diesen Patientinnen allein medikamentös. Bei Patientinnen mit venösen Erkrankungen hingegen ist eine Kompressionstherapie indiziert, da bei ihnen der venöse Rückstrom auf Grund der Erkrankung gestört ist.

Postoperativ überwachen Pflegende den Kreislauf und achten auf Nachblutungen. Bei venösen Erkrankungen wird die betroffene Extremität hochgelagert, bei arteriellen Erkrankungen wird abgepolstert und eben gelagert. Bei folgenden Operationen gibt es Besonderheiten:

- |Varizektomie bzw. Varizenverödung: Diese Operation erfolgt häufig ambulant. Die Patientinnen müssen zur Beinhochlagerung angeleitet werden und eine Schiene zur Hochlagerung für zu Hause erhalten.
- Bypass-Operation: Es gibt zwei Wundgebiete (Gefäßentnahme und Gefäßeinsetzung).

⚠ Alle Patientinnen mit Gefäßerkrankungen haben ein erhöhtes Thrombose- und Embolierisiko, weshalb bei allen Anzeichen auf ein solches Geschehen sofort medizinische Hilfe geleistet werden muss.

6.1.7 Pflege von Patientinnen mit Ulcus cruris venosum

Beachtung von Präventiv- und Therapieprinzipien

Ein |Ulcus cruris venosum ist eine gefürchtete Komplikation der |chronisch-venösen Insuffizienz. Zur Vermeidung gelten neben der Ursachenbekämpfung alle Prinzipien der Thromboseprophylaxe. Dabei ist Bewegung eine besonders gute Prävention. Die Muskelpumpe aktiviert den venösen Rückfluss genauso wie das konsequente Einhalten der Kompressionstherapie sowie das Hochlagern der Beine. Stehen und Sitzen wiederum lassen das Blut „sacken". Im Gegensatz zur paVK sind die Anwendung lokaler Wärme sowie kalt-warme Wechselbäder kontraindiziert, da es durch die Erwärmung der venösen Gefäße zum Zerreißen (*Ruptur*) von Varizen kommen kann.

Durch den verschlechterten Stoffwechsel im betroffenen Gebiet kommt es zu Zell- und Gewebsnekrosen. Auch kleine Verletzungen heilen kaum ab, es kommt zur chronischen Wunde.

Sowohl kleine Verletzungen als auch ein Ulcus curris venosum heilen nur ab, wenn die Ursache – die venöse Stauung – beseitigt ist. Deshalb muss jede Wundtherapie durch eine Kompressionstherapie ergänzt werden.

⚠ Im Notfall einer Varizenruptur hilft ein 2-Euro-Stück. Es wird gegen einen Knochen (Schien- oder Wadenbein) in Höhe der betroffenen Varize gepresst. Durch die Kompressionsfläche und die gleichzeitige Kühlung kann die Blutung gemindert werden.

Anlegen eines Kompressionsverbandes

Gewöhnliche MT- oder andere im Handel erhältliche Kompressionsstrümpfe sind für Patientinnen mit Ulcus cruris venosum bzw. fortgeschrittenen Venenerkrankungen nicht geeignet. Patientinnen mit Ulcus cruris venosum erhalten immer eine individuelle Kompressionstherapie. Diese erfolgt entweder durch spezielle Verbandtechniken oder durch individuell angepasste Kompressionsstrümpfe. In Phasen eines akuten Venengeschehens wird die Kompression mit |Kurzzugbinden empfohlen, nach erfolgter Entstauung und anschließender Langzeittherapie mit individuell angepassten Kompressionsstrümpfen.

Auch wenn es verschiedene Verbandtechniken gibt, über deren Vor- und Nachteile immer wieder gestritten wird, sollen an dieser Stelle die groben Prämissen einer Kompressionstherapie durch Anlegen eines Verbands geschildert werden:

- Der Kompressionsverband sollte morgens nach dem Aufstehen angelegt werden (Beine sind entstaut).
- Beim Anlegen des Verbands werden Sprung- und Kniegelenk in eine rechtwinklige Position gebracht [Abb.1].
- Die Binden werden so in die Hand genommen, dass der aufgerollte Teil der Binde oben liegt [Abb. 2]. So lässt sie sich direkt am Bein abrollen.
- Die Binde wird unmittelbar an der Haut abgerollt und gleichmäßig angezogen, damit keine Einschnürungen entstehen [Abb. 3].
- Der auf das Bein ausgeübte Druck ist im Fesselbereich am stärksten und nimmt zum Knie hin langsam ab (Unterstützung der physiologischen Druckverhältnisse).
- Der gesamte Fußbereich ab dem Zehengrundgelenk und die Fersen werden mit eingebunden.

> **Kurzzugbinden** üben einen niedrigen Ruhedruck und einen hohen Arbeitsdruck aus, d. h., sie verbessern den venösen Rückfluss bei Bewegung. **Langzugbinden** hingegen üben einen hohen Ruhedruck aus, unterstützen also den venösen Rückfluss bei entspannter Muskulatur.

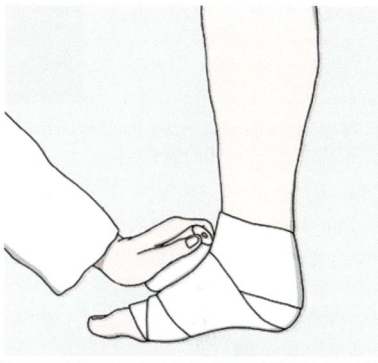

[1] Sprunggelenk (und Kniegelenk) sind beim Anlegen des Verbandes in rechtwinkliger Position.

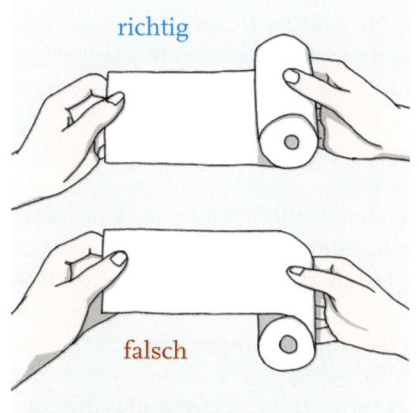

richtig

falsch

[2] Korrektes und falsches Abrollen der Kurzzugbinden

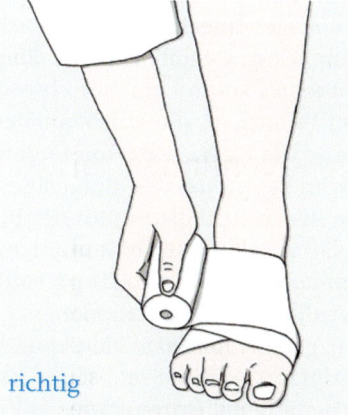

richtig

[3] Korrektes und falsches Halten der Kurzzugbinden

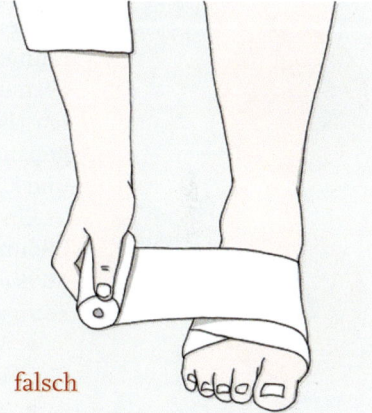

falsch

Wundbehandlung

Die Wundbehandlung eines Ulcus cruris venosum entspricht allen Prinzipien der |Wundversorgung. Allerdings sollte eine Wundauflage ohne Klebeflächen gewählt werden, damit die umliegende Haut nicht noch stärker belastet wird. Aus demselben Grund sollte die umliegende Haut bei jedem Verbandswechsel gepflegt und mit einem speziellen Hautschutz versehen werden.

Da das Ulcus cruris venosum eine chronische Wunde ist, gelten alle Vorgaben des Expertenstandards Pflege von Menschen mit chronischen Wunden des Deutschen Netzwerks für Qualitätsentwicklung in der Pflege (DNQP).

Wundversorgung **1** | 754

www.dnqp.de

▶Verbraucherversionen zu den Expertenstandards
Hier können Sie den Expertenstandard Pflege von Menschen mit chronischen Wunden bestellen.

6.2   Medizinischer Bezug

6.2.1   Internistische Aspekte

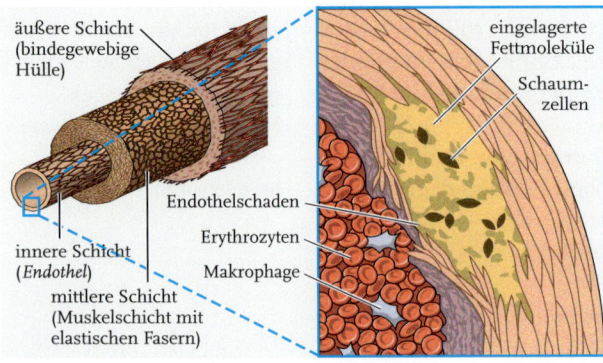

äußere Schicht (bindegewebige Hülle)

eingelagerte Fettmoleküle

Schaumzellen

innere Schicht (*Endothel*)

Endothelschaden

Erythrozyten

Makrophage

mittlere Schicht (Muskelschicht mit elastischen Fasern)

[1]   Vergrößerte Darstellung einer aufbrechenden arteriosklerotischen Plaque

Arteriosklerose als Ursache von Herz-Kreislauf-Erkrankungen

Definition und Epidemiologie

Die Arteriosklerose ist eine degenerative Arterienerkrankung, die zu Verhärtung und zum Elastizitätsverlust der Gefäße sowie zur Einengung des Arterienlumens führt. Sie wird im Volksmund auch „Arterienverkalkung" genannt. Sie ist ein multifaktorerielles Geschehen, das durch Risikofaktoren, wie z. B. Rauchen, Adipositas, Stress und Stoffwechselstörungen begünstigt wird und als Hauptursache für Herzinfarkt, Schlaganfall und paVK gilt. Sie ist die häufigste krankhafte Gefäßveränderung. Ihre Gefahr liegt darin, dass sie häufig bis zur Manifestation erster klinischer Symptome unerkannt bleibt.

Ätiologie, Pathogenese und Diagnostik

Zur Entstehung der Arteriosklerose tragen zwei Faktoren bei:

Endothel **1** | 742
Makrophagen **1** | 749
Apoplex | 439

- Verletzung des |Endothels durch chronische Hypertonie, (selten) durch ein mechanisches Trauma oder toxische Einflüsse
- Fettablagerungen an den Gefäßwänden

An der hierdurch „rau" gewordenen Oberfläche lagern sich Fettmoleküle an, dadurch werden |Makrophagen angelockt, die versuchen, die Ablagerungen (erfolglos) abzuräumen. Kleinmolekulare Stoffe wie LDL-Cholesterin und Glukose im Blut unterwandern das Endothel. Es kommt zur Aufschwemmung des Endothels, Bindegewebszellen (*Fibrozyten*) versuchen, die Unebenheiten zu glätten, und es bildet sich die so genannte **Plaque**. Die Plaque wird von Endothelzellen und Thrombozyten abgedeckt und kann bis zum Verschluss des Blutgefäßes wachsen.

Ein weiteres Risiko stellt die Ruptur der Plaque dar, dadurch wird eine Thrombusbildung im Gefäß ausgelöst und es kommt zum sofortigen Verschluss. Dies ist bei ca. 60 % der Herzinfarkte der Fall. Abhängig von der Lokalisation führt die Arteriosklerose zu unterschiedlichen Komplikationen:

Schädigung des Endothels

- Herzkranzgefäße: Koronare Herzkrankheit (KHK), Angina pectoris und Herzinfarkt
- Arterien der unteren Extremitäten: paVK, Ulcus cruris venosum und Gangrän
- zerebrale Arterien: zerebrale Insuffizienz, Schwindelgefühl, vaskuläre Demenz und |Apoplex

Auftreibung der Gefäßwand (*Plaque*)

Eine eindeutige Diagnostik liefern die Dopplersonografie sowie die Angiografie.

Präventions- und Therapieansätze

Verschluss der Arterie durch Thrombus

Maßnahmen der Sekundärprävention können eine deutliche Besserung der Lebensqualität der Patientinnen zur Folge haben. Dazu gehören spezielle Bewegungsprogramme (Ausdauersport), Ernährungsumstellung sowie die Vermeidung von Risikofaktoren.

Bei der medikamentösen Therapie stehen meistens die Senkung des Blutdrucks sowie der Blutfettwerte im Vordergrund. Zusätzlich erfolgt eine medikamentöse Gerinnungshemmung (z. B. mit Acetylsalicylsäure).

[2]   Darstellung zunehmender arteriosklerotischer Veränderungen im Gefäßquerschnitt: Ein Schaden in der innersten Gefäßschicht führt zu einem Eindringen von Fettmolekülen mit einer zunehmenden Einengung des Gefäßes, das dann durch einen Thrombus plötzlich verschlossen werden kann

Als invasive Methoden stehen |Bypass-Operationen, Aufdehnung und Stentsetzung (|PTCA) sowie operative Abtragung der Plaque (an der Halsschlagader) zur Verfügung.

Bypass-Operation | 535
PTCA | 507

Aufbau und Funktion des Herz-Kreislauf-Systems

 1 | 740

Epidemiologie der Herz-Kreislauf- und Gefäßerkrankungen

Herz- und Gefäßkrankheiten zählen zu den häufigsten Erkrankungen in allen Industrieländern. In Deutschland sind Herz-Kreislauf-Erkrankungen die häufigste Todesursache im Erwachsenenalter, fast jeder zweite Mensch stirbt daran. Mit zunehmendem Alter steigt die Häufigkeit der koronaren Herzerkrankung. Fast die Hälfte dieser Patientinnen erleidet einen Herzinfarkt, jede fünfte Patientin verstirbt. Bis zum 65. Lebensjahr sind Männer doppelt so häufig wie Frauen von der Koronaren Herzerkrankung betroffen.

Prävention von Herz-Kreislauf- und Gefäßerkrankungen

|Ätiologisch gesehen führen kardiovaskuläre Erkrankungen (z. B. Arteriosklerose) zur Koronaren Herzkrankheit (KHK), welche wiederum auslösender Faktor der meisten Herzinfarkte ist. Daher ist das Ziel der **Primärprävention**, die Entstehung der Koronaren Herzkrankheit durch die Vermeidung oder Reduzierung kardiovaskulärer Risikofaktoren zu verhindern. Den meisten Risikofaktoren liegen bereits in der Kindheit und Jugend praktizierte ungesunde Lebensgewohnheiten zu Grunde (z. B. mangelnde Bewegung, Fehl- oder Überernährung), eine Änderung des Lebensstils steht daher an erster Stelle aller primärpräventiven Maßnahmen.

Die Risikofaktoren kardiovaskulärer Erkrankungen sind sehr gut erforscht. Sie lassen sich teilweise durch Eigeninitiative, teilweise durch ärztliche Maßnahmen oder aber kaum bzw. gar nicht reduzieren, wie die folgende Tabelle zeigt:

ätiologisch
ursächlich

Durch Eigeninitiative beeinflussbar	Mit ärztlicher Unterstützung beeinflussbar	Nicht beeinflussbar
Rauchen	erhöhte Blutfettwerte	zunehmendes Alter
Übergewicht	arterielle Hypertonie	Geschlecht
Bewegungsmangel	Diabetes mellitus	erbliche Belastung (familiäre Häufung)
negativer Stress (psychosozialer Aspekt)	Entzündungen	

Je mehr Risikofaktoren bei einer Person vorhanden sind, desto größer ist das Risiko, an Herz, Kreislauf oder Gefäßsystem zu erkranken.

Viele Studien belegen, dass der Verzicht auf Nikotin, regelmäßige Bewegung und der Abbau von Übergewicht das Erkrankungsrisiko zum Teil um über die Hälfte reduzieren. Daraus resultiert, dass ein Großteil der **primärpräventiven** Maßnahmen sich auf die Vermeidung/Reduzierung der durch Eigeninitiative beeinflussbaren Risikofaktoren bezieht.

Sekundärpräventive Maßnahmen umfassen insbesondere die Früherkennung von Erkrankungen wie Hypertonie, Diabetes mellitus sowie erhöhten Bluttfettwerten. Damit diese Erkrankungen rechtzeitig erkannt werden können, gilt es, die Bevölkerung über entsprechende Angebote der Krankenversicherung zu informieren und zur Inanspruchnahme zu motivieren.

Die Herzinsuffizienz als Leitsymptom der Herzerkrankungen

Definition und Epidemiologie

Die Herzinsuffizienz ist eine Herzmuskelschwäche, bei der das Herz akut oder chronisch nicht mehr in der Lage ist, das für die Sauerstoffversorgung notwendige Blutvolumen mit ausreichendem Druck in den Körper zu pumpen.

Man unterteilt die Herzinsuffizienz nach den betroffenen Ventrikeln in eine **Linksherzinsuffizienz** und in eine **Rechtsherzinsuffizienz**. Treten beide Störungen zusammen auf, spricht man von einer **globalen Herzinsuffizienz**.

Die körpereigenen Mechanismen können für eine begrenzte Zeit die Störung ausgleichen, in diesem Fall spricht man von einer kompensierten Herzinsuffizienz. Ist dies nicht mehr möglich und lässt die Leistungsfähigkeit des Herzens zunehmend nach, spricht man von einer dekompensierten Herzinsuffizienz.

Von einer Herzinsuffizienz sind ca. 3 % aller Über-60-Jährigen und 10 % aller Über-80-Jährigen betroffen.

Ätiologie und Pathophysiologie

Eine **akute Herzinsuffizienz** ist i. d. R. Folge eines akuten Herzinfarkts oder von akut auftretenden Herzrhythmusstörungen, selten einer |Myokarditis. Die Ursachen einer **chronischen Herzinsuffizienz** sind vielfältig. So sind die häufigsten Ursachen die Koronare Herzkrankheit, Hypertonie und Kardiomyopathien. Seltener finden sich Herzklappenfehler, entzündliche oder toxische Schädigungen. Die Herzinsuffizienz führt zu

Myokarditis | 510

- Verdickung (*Hypertrophie*) der Herzmuskulatur,
- Erweiterung der Kammern und Vergrößerung des Herzens (*dilatative Kardiomyopathie*) und/oder
- relativer Insuffizienz der Mitralklappe [Abb. 1].

In der Folge steigt der zentralvenöse Druck (Rückwärtsversagen oder diastolische Störung) und das vom linken Ventrikel ausgestoßene Herzzeitvolumen sinkt (Vorwärtsversagen oder systolische Störung) und/oder das Blut staut sich vor dem rechten Ventrikel [Abb. 2].

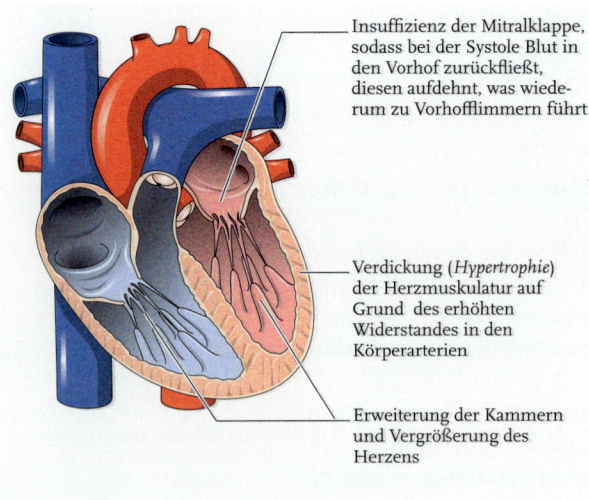

Insuffizienz der Mitralklappe, sodass bei der Systole Blut in den Vorhof zurückfließt, diesen aufdehnt, was wiederum zu Vorhofflimmern führt

Verdickung (*Hypertrophie*) der Herzmuskulatur auf Grund des erhöhten Widerstandes in den Körperarterien

Erweiterung der Kammern und Vergrößerung des Herzens

[1] Folgen der Herzinsuffizienz

a normal b erweiterte Kammern c versteifte Kammern

Füllungsphase (*Diastole*)

Auswurfsphase (*Systole*)

systolische Störung   diastolische Störung

[2] Herzaktion bei Herzinsuffizienz

Vorwärts- und Rückwärtsversagen können durch das |Zusammenspiel von Herz- und Gefäßsystem über einen gewissen Zeitraum ausgeglichen werden. Physiologische Kompensationsmechansimen und ihre kurzzeitigen Effekte sind:

Zusammenspiel von Herz- und Gefäßsystem **1** | 750

- Sympathikusaktivierung, diese führt zum Herzfrequenzanstieg und gesteigerter Kontraktilität.
- Aktivierung des Renin-Angiotensin-Systems, führt
  - zur Vasokonstriktion und damit zum Anstieg des Blutdrucks sowie
  - zur Salz-Wasser-Retention mit anschließender Erhöhung der |Vorlast.
  Dadurch wird der Frank-Straub-Starling-Mechanismus ausgelöst, durch den mit der Vordehnung der Muskulatur die Schlagvolumina der beiden Herzkammern erhöht werden.
- muskuläre Hypertrophie, die Herzmuskelkraft wird erhöht, gleichzeitig die Wandspannung vermindert.

Die Kompensationsmechanismen versagen nach einer Weile bzw. ihre negativen Langzeiteffekte nehmen zu:

- Herzminutenvolumen sinkt
- Organdurchblutung sinkt
- Hormonausschüttung (Renin, Vasopressin, Adrenalin, Noradrenalin) steigt
- |Nachlast steigt über Vasokonstriktion

> **Vorlast**
> Volumenbelastung des rechten Herzens (Füllungsdruck)
>
> **Nachlast**
> Druckbelastung des linken Herzens beim Auswurf des Blutes (Auswurfwiderstand); wird durch den arteriellen Blutdruck beeinflusst

Hierdurch entsteht ein Teufelskreis, der nach und nach zu einer dekompensierten Herzinsuffizienz führt [Abb. 3].

hypertrophieren **1** | 355

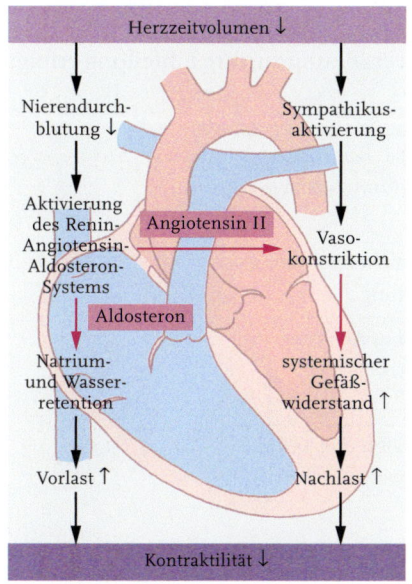

[3] Teufelskreis der Kompensationsmechanismen bei Herzinsuffizienz

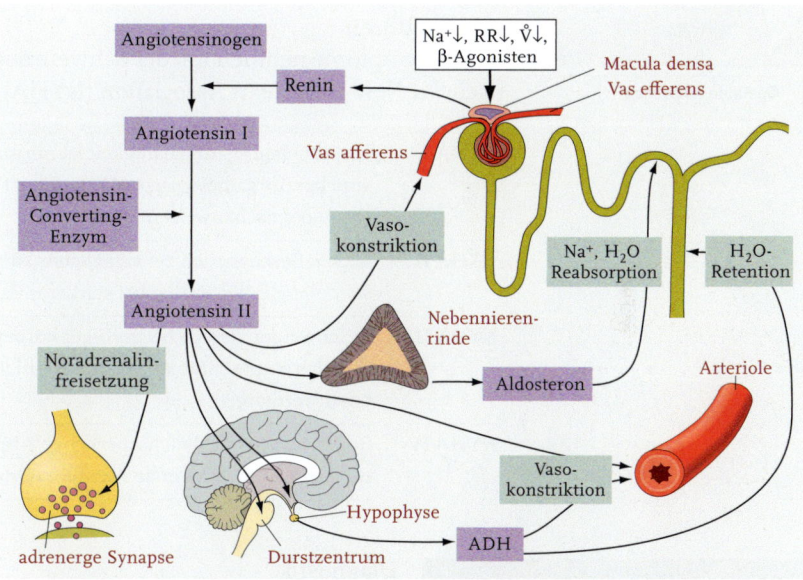

[4] Regulation und Wirkungen des Renin–Angiotensin–Aldosteron-Systems: Niedriger Blutdruck, Salzmangel und/oder Sympathomimetika stimulieren die Macula densa und fördern damit die Freisetzung des Renins. Hieraus folgt eine Kaskade von enzymatischen Umwandlungen, die schließlich durch Angiotensin II, Aldosteron und Adiuretin blutdrucksteigernd wirken. Angiotensin II bewirkt eine Begrenzung der Reninausschüttung. Führt der Regelkreis zum Blutdruckanstieg, entfällt der stimulierende Einfluss des niedrigen Blutdrucks auf die Reninausschüttung.

Aus der Herzinsuffizienz resultiert nicht nur eine Mangelversorgung des Körpers und seiner Organe mit Sauerstoff. Vielmehr |hypertrophiert der Herzmuskel durch die hohe Arbeitsbelastung und das Myokard |fibrosiert. Durch die erhöhte Reninausschüttung und den daraus resultierenden Hypertonus wird das Gefäßendothel geschädigt, was arteriosklerotische Veränderungen und damit die Verstärkung des Hypertonus fördert.

> **fibrosieren**
> Ursprüngliches Gewebe wird durch Bindegewebe ersetzt, z. B. bei Narbenbildung.

Symptome

Die **akute Linksherzinsuffizienz** führt zum Lungenödem mit massiver Luftnot. Aus dem Vorwärtsversagen kann ein kardiogener Schock mit Multiorganversagen folgen.

Eine **akute Rechtsherzinsuffizienz** zeigt sich in ausgeprägter Dyspnoe und Zyanose sowie Einflussstauung. Bei einem sekundären Versagen des linken Ventrikels kann es auch zum kardiogenen Schock kommen.

Bei der **chronischen Linksherzinsuffizienz** werden unterschiedliche Symptome aus der Pathogenese abgeleitet. Beim Rückwärtsversagen kommt es zum pulmonalen Hochdruck und dadurch am Anfang zu einer Belastungsdyspnoe, später auch zur Ruhedyspnoe mit Reizhusten und blutigem Auswurf (*Hämoptysen*) sowie einem ausgeprägten Lungenödem. Atemwegsobstruktion (*Asthma cardiale*) und periphere Zyanose sind weitere Anzeichen der diastolischen Störung. Beim Vorwärtsversagen stehen Schwäche, ggf. Verwirrtheit sowie eine verminderte Nierendurchblutung mit Flüssigkeitsretention und |Nykturie im Vordergrund.

Nykturie **1** | 317

Bei der **chronischen Rechtsherzinsuffizienz** kommt es zu peripheren Ödemen sowie der typischen Nykturie durch die nächtliche Rückresorption der Ödeme. Die Ödeme finden sich bei mobilen Patientinnen an Knöchel und Unterschenkel, bei immobilen Patientinnen v. a. im Bereich des Steißbeins (*Anasarka*). Es zeigen sich vermehrt Pleuraergüsse (v. a. auf der rechten Seite) sowie Dyspnoe. Durch den zunehmenden Druck im Körperkreislauf kommt zu der typischen Stauung der Halsvenen [Abb. 1] sowie zu Stauungsgastritis, Stauungsleber und Aszites.

Bei einer **chronischen Globalinsuffizienz** kommt es durch die Minderdurchblutung zu zentralen Symptomen wie Verwirrtheit, Desorientierung und Angst sowie in der Folge zu Schlaflosigkeit. Die chronische Globalinsuffizienz kann bis zum kardiogenen Schock führen.

Die Symptome nehmen mit der Schwere der Erkrankung zu, ihre Einteilung erfolgt nach der New York Heart Association (NYHA):

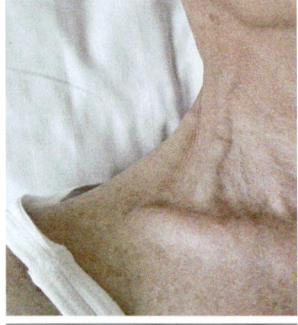

[1]   Gestaute Halsvenen

NYHA I	körperliche Leistungsfähigkeit ist normal, bei Belastung sind bereits pathologische Werte (Herzrrhythmusstörung, Dyspnoe) nachzuweisen
NYHA II	leichte Beschwerden bei alltäglicher körperlicher Belastung, schnellere Erschöpfung bei stärkerer Belastung
NYHA III	Beschwerden bereits bei geringer körperlicher Anstrengung, deutlich eingeschränkte Leistungsfähigkeit, in Ruhe beschwerdefrei
NYHA IV	Beschwerden bei allen körperlichen Aktivitäten und in Ruhe, Bettlägerigkeit, schwerste Atemnot (*Orthopnoe*)

Diagnostik

Folgende Untersuchungen dienen der Feststellung der Herzinsuffizienz:

- Im **EKG** können u. a. Herzrhythmusstörungen sichtbar sein.
- Bei den **Blutlaborwerten** deuten erhöhte Transaminasen auf eine Leberstauung sowie erhöhtes Kreatinin und Harnstoff auf eine Minderdurchblutung der Nieren hin.
- Im **Röntgen-Thorax** sind ein übergroßes Herz [Abb. 2] sowie Stauungszeichen zu erkennen.
- Im **Echokardiogramm** können verminderte Herzauswurfleistung, Herzmuskeldicke sowie mögliche Ergüsse gemessen werden.

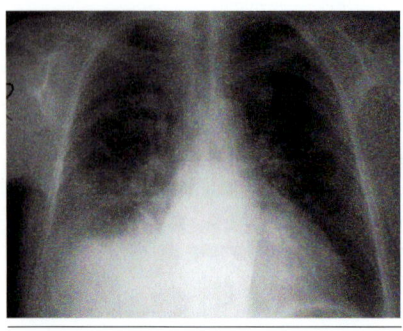

[2]   Röntgen-Thorax bei einer schweren Herzinsuffizienz. Das Herz ist stark vergrößert.

Therapie und Rehabilitation

Die Prognose der chronischen Herzinsuffizienz ist ernst. Nur ca. 50 % aller Patientinnen überleben die ersten fünf Jahre nach Diagnosestellung. Daher ist das Ziel der Therapie die Verbesserung der Lebensqualität sowie die Senkung der Mortalität. So weit möglich sollte die primäre Ursache der Herzinsuffizienz behandelt werden:

- Senkung des Blutdrucks
- |koronare Bypass-OP oder |Ballondilatation bei Koronarer Herzkrankheit
- |Klappenersatz bei einem relevanten Herzklappenfehler
- Behandlung von Rhythmusstörungen, medikamentös oder mit Herzschrittmacher

koronare Bypass-OP | 534
Ballondilatation | 534
Klappenersatz | 533

Die medikamentöse Therapie versucht, den Teufelskreis der Herzinsuffizienz zu unterbrechen. Dabei kommen folgende Medikamentengruppen zum Einsatz [Abb. 3]:

- Diuretika
- Betablocker
- ACE-Hemmer
- Phosphodiesterasehemmer
- herzstärkende Medikamente (Digitalis, Katecholamine)

pharmakologische Aspekte | 537

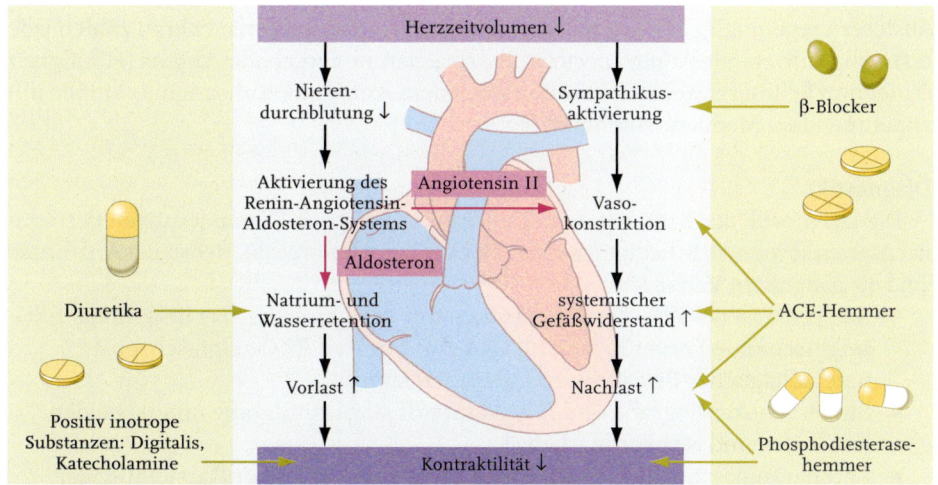

[3]   Wirkungsmechanismen verschiedener Medikamentengruppen bei Herzinsuffizienz

Die medikamentöse Therapie wird durch eine kaliumreiche und natriumarme Ernährung bei reduzierter Trinkmenge (1–1,5 l/d) und Alkoholkarenz unterstützt, um die Wasserretention zu vermindern. Eine Gewichtsreduktion wird angestrebt, ist jedoch durch die notwendige körperliche Schonung nicht immer erreichbar. Vor allem im fortgeschrittenen Stadium bedürfen die Patientinnen der körperlichen Schonung, damit eine erhöhte Sauerstoffschuld nicht zu zusätzlichen Gewebeschädigungen führt.

Sind alle kausalen und konventionellen Therapiemöglichkeiten ausgeschöpft, kommt möglicherweise eine |Herztransplantation in Frage.

Herztransplantation | 534

Auch bei der **Rehabilitation** steht die Wiederherstellung und Erhaltung der Lebensqualität im Vordergrund. Neben allgemeinen rehabilitativen und tertiärpräventiven Maßnahmen (z. B. der Beratung zu gesundheitsförderlicher Lebensweise) steht v. a. ein Bewegungsprogramm im Vordergrund, das auf Basis eines ausführlichen Assessments individuell erstellt wird. Das Bewegungsprogramm beruht auf Ausdauertraining, um mittelfristig die Sauerstoffaufnahme der Muskulatur und damit die Leistungsfähigkeit der Patientinnen zu erhöhen.

Koronare Herzkrankheit

Definition und Epidemiologie

Die Koronare Herzkrankheit (KHK) ist eine Mangeldurchblutung (*Ischämie*) des Herzmuskels (*Myokard*) infolge fortgeschrittener Arteriosklerose der Herzkranzgefäße (*Koronararterien*). Die |Inzidenz der klinisch festgestellten KHK beträgt ca. 0,6 % bezogen auf die Gesamtbevölkerung und steigt mit zunehmendem Alter.

Inzidenz **3** | 176
Myokardinfarkt | 508

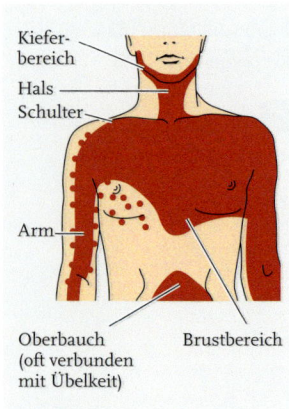

[1] Schmerzzonen bei Angina pectoris

Prädilektionsstelle
bevorzugte Stelle
retrosternal
hinter dem Brustbein
(*Sternum*) liegend

EKG **1** | 861
Szintigrafie **1** | 859

Pathogenese und Symptome

Die Arteriosklerose der Koronararterien führt zu einer zunehmenden Verengung (*Stenose*) und damit zur Ischämie des Myokards. Am häufigsten betroffen sind die so genannten |Prädilektionsstellen des Koronarsystems.

Zu Beginn verläuft die Erkrankung symptomlos, bei fortschreitender Verengung führt sie zum Leitsymptom der KHK, der Angina pectoris („Brustenge") bzw. bei Verschluss der Koronararterie zum |Myokardinfarkt. Die Angina pectoris äußert sich durch |retrosternalen Schmerz, der wie in [Abb. 1] ausstrahlen kann, sowie Druckgefühl und Dyspnoe. Die Beschwerden werden ausgelöst durch körperliche oder psychische Belastung, reichhaltige Mahlzeiten und/oder Kälte bzw. Wetterumschwünge.

Man unterscheidet die gut therapierbare stabile Angina pectoris, die bei bestimmten Auslösern regelmäßig auftritt, von der instabilen Angina pectoris: Hierzu zählen jede erstmalig auftretende Angina pectoris, die so genannte Crescendo-Angina (Häufigkeit, Dauer und Schmerzintensität nehmen mit jedem Anfall zu), Ruheangina, Anfälle mit zunehmendem Medikamentenbedarf.

Diagnostik

Die Diagnostik der KHK hat zum Ziel, arteriosklerotische Veränderungen der Koronararterien sowie evtl. Schädigungen des Myokards nachzuweisen. Neben der Anamnese sind die gängigsten Verfahren:

- Das |EKG ist bei 50 % der Patientinnen mit KHK auffällig, das Belastungs-EKG zeigt Ischämien unter Belastung an, beim Langzeit-EKG zeigt sich, ob es unter alltäglicher Belastung zu Ischämien kommt.
- Stress-Echokardiografie und |Myokardperfusionsszintigrafie unterscheiden Ischämien und Myokardnarben.
- Koronarangiografie (Herzkatheteruntersuchung) dient zur Darstellung der Herzkranzgefäße und ihrer Durchlässigkeit [Abb. 3]. Mittels eines Katheters wird Kontrastmittel gezielt in die Herzkranzarterien appliziert. Die anschließende Röntgendarstellung erfasst Ausdehnung und Schweregrad der Verengungen.

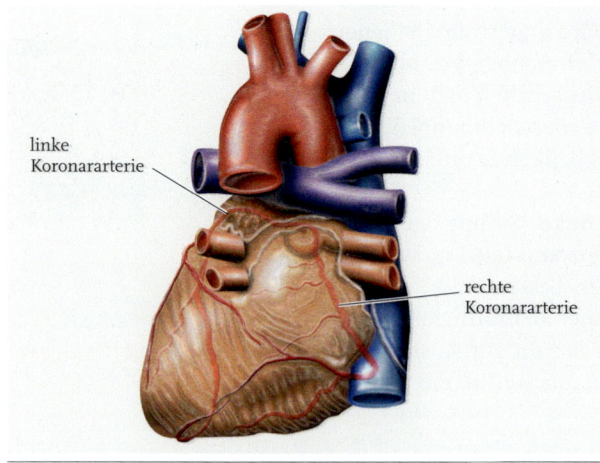

[2] Hinteransicht des Herzens mit linker und rechter Koronararterie. Diese werden bei der Angiografie dargestellt.

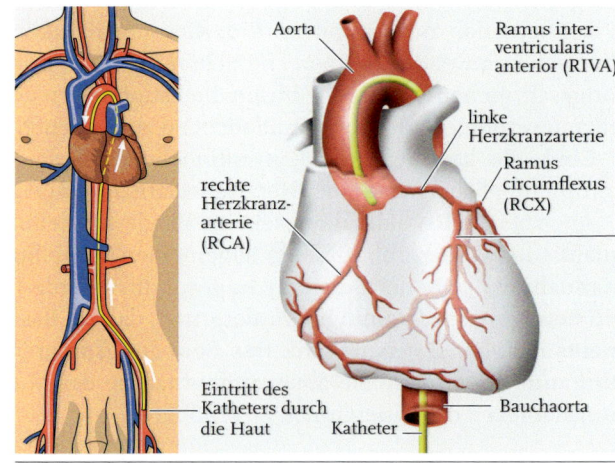

[3] Prinzip der Koronarangiografie

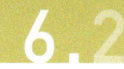

Therapie und Rehabilitation

Die **Akuttherapie** hat zum Ziel, die Belastung des Herzens zu mindern und die Herzkranzgefäße schnellstmöglich zu erweitern, damit die Durchblutung des Myokards wieder hergestellt ist. Dies erfolgt durch die Gabe von Nitratpräparaten (in Form von Spray oder Zerbeißkapseln). Nitratpräparate wirken sofort in allen Blutgefäßen durch eine

- Senkung der Vorlast (venöse Gefäße werden erweitert),
- Senkung der Nachlast (Widerstand von Aorta und großen Arterien wird gesenkt),
- verbesserte arterielle Durchblutung (über eine Erweiterung der Herzkranzgefäße).

⚠ **Bessert sich die Symptomatik durch die Gabe von Nitratpräparaten nicht, so kann es sich um einen Herzinfarkt oder dessen Vorstufe handeln.**

Ziel der **längerfristigen Intervalltherapie** ist die Anfallsprophylaxe und Prognoseverbesserung. Die medikamentöse Therapie erfolgt durch

- Betablocker (senken die Herzfrequenz, damit den Sauerstoffbedarf des Myokards, und verlängern die Diastole, in der das Myokard durchblutet wird),
- ACE-Hemmer (senken den arteriellen Blutdruck und damit die Nachlast)
- Statine (senken die Blutfettwerte und damit das Risiko der KHK),
- gerinnungshemmende Medikamente (beugen der Thrombusbildung vor),
- Nitrate (erweitern die Gefäße und senken so die Vorlast) und
- Kalziumantagonisten (senken den arteriellen Blutdruck).

Eine invasive Therapie der KHK hat die |Reperfusion der Herzkranzgefäße zum Ziel. Sie erfolgt durch eine **PTCA** (*Perkutane transluminale koronare Angioplastie*). Das Vorgehen entspricht dem einer Herzkatheteruntersuchung. Nachdem die verengte Stelle dargestellt wurde, kann diese entweder durch eine Ballondilatation erweitert und/oder ein |Stent eingesetzt werden [**Abb. 5**]. Die Stents können beschichtet sein, um eine erneute Plaquebildung zu vermeiden. Sind mehrere Gefäße verengt (*stenosiert*), ist eine Bypass-Operation das Mittel der Wahl.

📖 pharmakologische Aspekte | 537

> **Reperfusion**
> Wiederdurchströmung
> **Stent**
> Gefäßstütze aus Metall, sie wird in das zuvor aufgedehnte Gefäß eingelegt

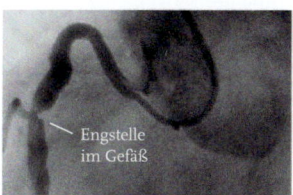
Engstelle im Gefäß

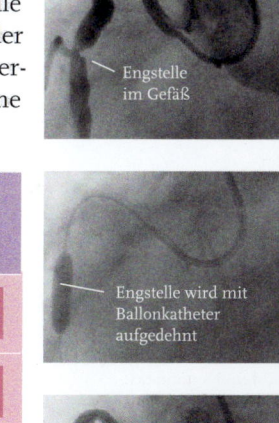
Engstelle wird mit Ballonkatheter aufgedehnt

keine Engstelle mehr vorhanden

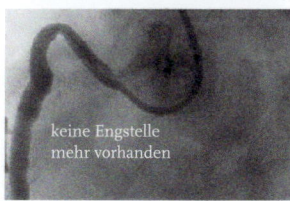

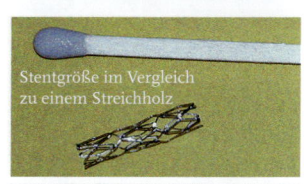
Stentgröße im Vergleich zu einem Streichholz

[5] Erfolgreiche PTCA der verengten rechten Herzkranzarterie

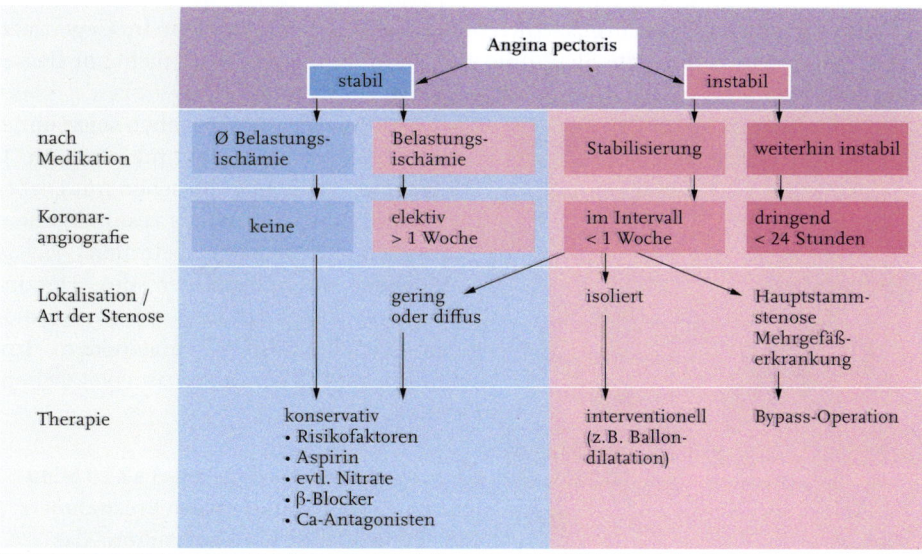

	Angina pectoris			
	stabil		**instabil**	
nach Medikation	Ø Belastungs-ischämie	Belastungs-ischämie	Stabilisierung	weiterhin instabil
Koronar-angiografie	keine	elektiv > 1 Woche	im Intervall < 1 Woche	dringend < 24 Stunden
Lokalisation / Art der Stenose		gering oder diffus	isoliert	Hauptstamm-stenose Mehrgefäß-erkrankung
Therapie		konservativ • Risikofaktoren • Aspirin • evtl. Nitrate • β-Blocker • Ca-Antagonisten	interventionell (z.B. Ballon-dilatation)	Bypass-Operation

[4] Therapie der stabilen und der instabilen Angina pectoris

Herzinfarkt

Definition und Epidemiologie

Ein Herzinfarkt (*Myokardinfarkt*, MI) ist der irreversible Gewebsuntergang (*Nekrose*) eines Herzmuskelbezirks, der durch einen akuten Verschluss einer Koronararterie und die daraus resultierende Minderversorgung (*Ischämie*) des Herzmuskels hervorgerufen wird.

Die Inzidenz des Herzinfarkts liegt in Deutschland bei ca. 0,3 % der Gesamtbevölkerung, das sind jährlich ca. 280 000 Menschen. Davon starben im Jahr 2004 ca. 62 000. Damit ist der Herzinfarkt die zweithäufigste Todesursache in Deutschland. Vom Herzinfarkt sind doppelt so viele Männer wie Frauen betroffen.

Ätiologie und Pathogenese

Ursache und Entstehung des Herzinfarkts entsprechen der Koronaren Herzkrankheit. Beim Herzinfarkt verschließt der Thrombus die Koronararterie, der Blutstrom und damit die Versorgung des nachfolgenden Muskelareals sind unterbrochen. Es kommt zu folgendem Verlauf im betroffenen Muskelgebiet:

- **frühe Ischämie**: Herzrhythmusstörungen durch Kalziumanstieg im Muskelgewebe
- **Nekrose**: Zelluntergang
- **Reperfusion**: zusätzliche Zellschädigung durch raschen Kalziumanstieg
- **Vernarbung**: nach ca. 11 – 14 Tagen wächst Granulationsgewebe mit anschließender Bildung von kollagenen Fasern (Narbengewebe)
- **Remodeling**: „Umbau" des betroffenen Areals, es kommt zur Herzwandausdünnung, |Dilatation der Herzkammer und einer kompensatorischen Hypertrophie der nicht betroffenen Areale

Dilatation
Erweiterung durch Erschlaffung der Muskulatur

Symptome

Leitsymptom ist ein plötzlich auftretender, intensiver retrosternaler Druckschmerz, oft ausstrahlend in den linken Arm (Männer), in den Oberbauch (Frauen) oder in den Unterkiefer, begleitet von Todesangst. Die Betroffenen sind kaltschweißig, fühlen sich schwach und leiden unter Atemnot. Die Hautfarbe ist fahl bis gräulich. Frauen leiden doppelt so häufig wie Männer zusätzlich unter Übelkeit und Erbrechen. Im Gegensatz zur Angina pectoris führt die Einnahme von Nitratpräparaten i. d. R. nicht zur Besserung der Symptome.

diabetische Neuropathie | 193

Ca. 15 – 20 % aller Infarkte gehen sogar ohne Schmerzen einher („stumme Infarkte"). Davon sind besonders Menschen mit Diabetes mellitus und der daraus resultierenden |diabetischen Neuropathie betroffen.

Mögliche Komplikationen des Herzinfarkts sind Kammerflimmern, ein kardiogener Schock und/oder Lungenödem. Im schlimmsten Fall kommt es zum plötzlichen Herztod.

Man spricht bei jedem länger als 20 Minuten anhaltenden retrosternalen Brustschmerz von einem Akuten Koronarsyndrom, das einer weiteren diagnostischen Abklärung [Abb. 1] bedarf.

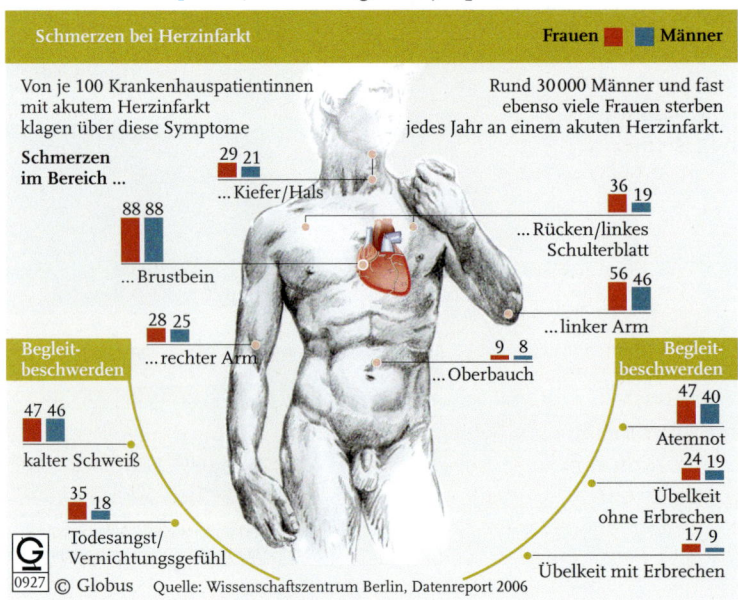

Schmerzen bei Herzinfarkt — Frauen ■ Männer

Von je 100 Krankenhauspatientinnen mit akutem Herzinfarkt klagen über diese Symptome

Rund 30000 Männer und fast ebenso viele Frauen sterben jedes Jahr an einem akuten Herzinfarkt.

Schmerzen im Bereich ...
...Kiefer/Hals 29 21
...Brustbein 88 88
...Rücken/linkes Schulterblatt 36 19
...linker Arm 56 46
...rechter Arm 28 25
...Oberbauch 9 8

Begleitbeschwerden
kalter Schweiß 47 46
Todesangst/Vernichtungsgefühl 35 18

Begleitbeschwerden
Atemnot 47 40
Übelkeit ohne Erbrechen 24 19
Übelkeit mit Erbrechen 17 9

0927 © Globus   Quelle: Wissenschaftszentrum Berlin, Datenreport 2006

Diagnostik

Zur Diagnostik gehören Anamnese, EKG und Labor. Auf Grund unterschiedlich lang andauernder Zerfallsprozesse sind beim Myokardinfarkt einzelne Blutwerte nach unterschiedlichen Zeiträumen erhöht: Troponin-T (nach zwei Stunden), CK-MB (nach vier Stunden), Myoglobin (nach zwei bis vier Stunden) und Laktat-Dehydrogenase (nach zwölf Stunden). Dies muss bei der Blutabnahme berücksichtigt werden (Blutabnahme nach zwei, vier bis sechs und zwölf Stunden). Im EKG sind typische Veränderungen zu finden, die auf das Infarktareal und -auswirkungen hinweisen [Abb. 2–3]. Anhand des EKGs wird zwischen einem |STEMI und einem |NSTEMI unterschieden. Nach einigen Tagen kann man anhand der Q-Wellen erkennen, ob es sich um einen transmuralen Infarkt (Qw MI, q-wave-myocardial infarction) bzw. einen nicht transmuralen Infarkt (NQwMI, non q-wave-myocardial infarction) handelt. Bei transmuralen Infarkten ist die gesamte Dicke der Herzwand von der Nekrose betroffen.

STEMI
Abkürzung für ST-elevated myocardial infarctio, engl. = ST-Streckenhebungs-Herzinfarkt
NSTEMI
Abkürzung für non-ST-elvated myocardial infarction, engl. = Nicht-ST-Streckenhebungs-Herzinfarkt

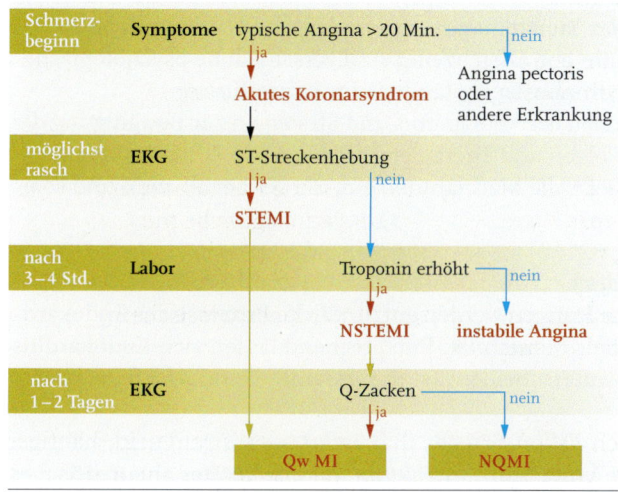

[1] Um zwischen einer stabilen oder instabilen Angina pectoris sowie einem Herzinfarkt zu unterscheiden, wird eine bestimmte Reihenfolge der Diagnostik möglichst eingehalten. Ziel ist, so schnell als möglich einen möglichen Herzinfarkt feststellen zu können.

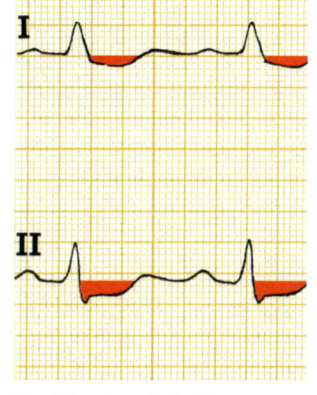

Die ST-Strecke verläuft nicht waagerecht, sondern „wannenförmig"; dies wird als Erregungsrückbildungsstörung bezeichnet und kommt bei KHK vor.

[2] ST-Streckensenkung

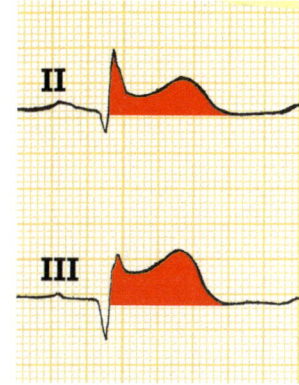

ST-Streckenhebungen beim frischen Herzinfarkt

[3] Frischer Herzinfarkt

Therapie

Ziel der Therapie ist die schnellstmögliche Reperfusion der betroffenen Koronararterien und Schmerzbekämpfung. Ziel der Notfallmaßnahmen ist, das Sauerstoffangebot an das Myokard zu verbessern und den Sauerstoffverbrauch zu senken. Ist ein Myokardinfarkt diagnostiziert, werden folgende Maßnahmen eingeleitet:

- Gabe von Nitratpräparaten, um die Vorlast zu senken und die arterielle Durchblutung zu verbessern; der systolische Blutdruck soll nicht unter 100 mmHg sinken
- Sauerstoffzufuhr 2–4 l/min
- Legen eines venösen Zugangs zur i.v.-Applikation von Medikamenten
- Schmerzbekämpfung und Sedierung mit Morphin, Dipidolor und/oder Diazepam. i.v.
- |Highdose-Heparinisierung und 250–500 mg ASS i.v., um Thrombozytenaggregation zu verringern
- Lysetherapie mit Streptokinase oder Urokinase zur medikamentösen Auflösung des Thrombus unter strenger Beobachtung der |Kontraindikationen und nicht länger als sechs Stunden nach Infarkt (ggf. bereits durch Notärztin vor Ort)
- Akut-PTCA bei Kontraindikationen gegen eine Lyse sowie bei großem Infarktgeschehen oder kardiogenem Schock, zur Eröffnung der betroffenen Arterien, Stent, Ballondilatation

Highdose-Heparinisierung
erfolgt i.v., initial mit 5 000 I.E. i.v., dann 800 I.E./h im Perfusor, im Gegensatz dazu die Lowdose-Heparinisierung zur Thromboseprophylaxe
Kontraindikationen der Lysetherapie
Da die Lysemedikamente die Blutgerinnung stark herabsetzen, dürfen im und am Körper keine Verletzungen vorliegen, z.B. Punktionsstellen (daher keine i.m.-Injektion bei Herzinfarktverdacht) oder Operationswunden.

Rehabilitation

Die Rehabilitation nach Auftreten eines Akuten Koronarsyndroms wird in drei Phasen unterteilt:

- **Phase I** umfasst die Frühmobilisation im Krankenhaus
- **Phase II** umfasst die ambulante oder stationäre Anschlussheilbehandlung (AHB) oder Anschlussrehabilitation (AR)
- **Phase III** beschreibt die lebenslange Nachsorge und Betreuung am Wohnort

Die kardiologische Rehabilitation konzentriert sich auf vier Bereiche:

- Zum **somatischen Bereich** gehören die medizinische Überwachung, Betreuung und Mobilisierung der Patientinnen, die Optimierung der medikamentösen Therapie und die Umsetzung oder Intensivierung der Maßnahmen zur Sekundärprävention.
- Der **psychologische Bereich** umfasst ein psychologisches bzw. psychiatrisches Screening zu Beginn jeder Rehabilitation, um psychische Erkrankungen zu erkennen bzw. auszuschließen. Gleichzeitig sind verschiedene psychologische und psychoedukative Maßnahmen Bestandteil der Rehabilitation.
- Im **edukativen Bereich** sollen das Verständnis und Strategien zur Bewältigung der Erkrankung sowie ihrer Folgen und Therapiemöglichkeiten gefördert werden.
- Der **soziale Bereich** schließt alle Maßnahmen ein, die der beruflichen und sozialen Rehabilitation dienen.

Entzündliche Herzerkrankungen

Als entzündliche Herzerkrankungen werden entzündliche Prozesse des Endokards, des Myokards oder des Perikards bezeichnet. Entsprechend lassen sich **Endokarditis**, **Myokarditis** und **Perikarditis** unterscheiden. Ist das gesamte Herz betroffen, spricht man von einer **Pankarditis**.

Ursache können in seltenen Fällen Erreger (Bakterien oder Viren) sein, häufiger sind die Entzündungen Folge einer Immunreaktion auf ein |akutes rheumatisches Fieber (ARF).

Der typische Krankheitsverlauf ist eine Rachen- oder Mandelentzündung (*Angina*) mit Streptokokken. Nach wenigen beschwerdefreien Wochen kommt es zu hohem Fieber (Schüttelfrost) mit abakteriellen Entzündungen an Gelenken, Nierengewebe und Herz. Schüttelfrost, Gelenkschmerzen und ausgeprägtes Schwächegefühl gehören zum Krankheitsbild. Die Krankheit ist systemisch. Alle entzündlichen Herzerkrankungen gehen mit dem Symptom Fieber einher. Zusätzlich kommen bei der rheumatischen Form Hautknötchen (*Erythema*) und Herzrhythmusstörungen hinzu.

Infolge einer Endokarditis kommt es durch Vernarbung häufig zu Veränderungen an den Herzklappen (erworbene Herzklappenfehler). Bei einer akuten Myokarditis sind neben den Entzündungszeichen ausgeprägte Herzrhythmusstörungen wesentliches Symptom. Die Perikarditis zeigt sich zu Beginn in intensivem |Präkordialschmerz und Reibegeräuschen.

Die **Diagnose** wird durch klinisches Bild, Auskultation, EKG, Echokardiografie und Erregernachweis bzw. Antikörpernachweis im Serum gestellt.

Die **Therapie** richtet sich nach der Ursache, bakterielle Infektionen werden mit Antibiotika therapiert, die abakterielle rheumatische Entzündung dagegen mit hoch dosiertem Penicillin sowie entzündungshemmenden Medikamenten, insbesondere Kortison, behandelt. In allen Fällen ist bis zum Abklingen der Akutphase weitgehende Bettruhe angesagt, um das Herz nicht zusätzlich zu belasten.

akutes rheumatisches Fieber
Krankheitsbild, das einerseits zu entzündlichem Gelenkbefall, andererseits zu entzündlichen Veränderungen an anderen Organen, v. a. am Herzen (rheumatische Karditis), führt. Es handelt sich um eine nicht eitrige Folgeerkrankung von Hals- oder Racheninfektionen mit β-hämolysierenden Streptokokken der Gruppe A.

Präkordialschmerz
Schmerz in der Herzgegend

Arterielle Hypertonie

Definition und Epidemiologie

Von einem **Bluthochdruck** (*arterielle Hypertonie*) spricht man, wenn die Blutdruckwerte anhaltend bzw. immer wieder 140/90 mmHg überschreiten. Man unterscheidet verschiedene |Grade.

Man spricht von einer **malignen Hypertonie**, wenn sowohl der diastolische Wert über 120 mmHg liegt, als auch eine fortgeschrittene |Renopathie und |Niereninsuffizienz vorliegen. Eine **hypertensive Krise** liegt vor, wenn der Blutdruck plötzlich auf über 230/120 mmHg ansteigt. Hieraus können vital bedrohliche neurologische und/oder kardiale Erkrankungen (z. B. Apoplex, Herzinfarkt) resultieren.

Von Bluthochdruck sind ca. 25 % der Bevölkerung in Deutschland betroffen. Dabei wissen 20 % aller Betroffenen nicht von ihrer Erkrankung und nur 60 % sind ausreichend behandelt.

Ätiologie und Pathogenese

Die Ursache des Bluthochdrucks ist in über 90 % der Fälle unbekannt, man spricht von **primärer oder essenzieller Hypertonie**. Verschiedene begünstigende Risikofaktoren sind jedoch bekannt und werden als Ursachen diskutiert [Tab. 1].

Bei ca. 10 % aller Fälle ist die Ursache bekannt und die Hypertonie Folge einer Primärerkrankung. Diese Form wird **sekundäre Hypertonie** genannt. Primärerkrankungen können sein:

- akute oder chronische Erkrankungen der |Niere
- hormonell bedingte Hypertonie, z. B. in der Schwangerschaft, durch erhöhte Kortisonproduktion der |Nebennieren oder bei |Hyperthyreose
- medikamentös ausgelöst (z. B. durch Kortison, Kontrazeptiva, Antirheumatika)
- angeborene Verengung der Aorta (*Aortenisthmusstenose*)

Symptome

Die arterielle Hypertonie entwickelt sich über lange Zeit ohne spürbare Symptome. Treten Symptome wie Kopfschmerz, Gesichtsrötung, Ohrensausen, Schwindel oder Nasenbluten auf, hat sich der Hypertonus häufig schon manifestiert.

Ein hoher Blutdruck belastet Herz und Gefäßsystem und ist daher Risikofaktor zahlreicher kardiovaskulärer Erkrankungen wie KHK, Herzinsuffizienz, |AVK sowie zerebralvaskulärer Erkrankungen (z. B. |Apoplex, |vaskuläre Demenz) [Abb. 1].

Äußere Faktoren	Innere Faktoren, z. T. erblich bedingt
Übergewicht	Sympathikushyperaktivität
hohe Kochsalzzufuhr	Störung der Nierenfunktion
hoher Alkoholkonsum	endotheliale Dysfunktion
Bewegungsmangel	Störung der Zellmembran
chronischer Disstress	erhöhtes Zellkalzium
niedrige Kalziumzufuhr	erhöhtes Insulin

[Tab. 1] Äußere und innere Faktoren der arteriellen Hypertonie

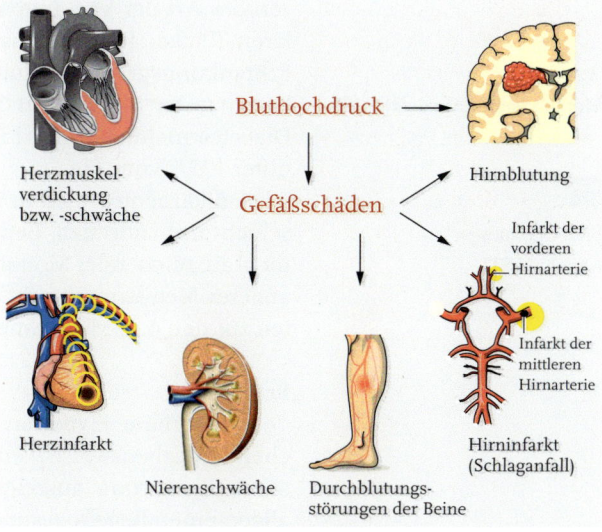

[1]   Bluthochdruck und seine Folgen (Beispiele)

Diagnostik

Die Diagnostik einer Hypertonie erfolgt vorrangig über die |Blutdruckmessung. Dazu muss zur Feststellung eines Hypertonus der Blutdruck sowohl am linken als auch am rechten Arm gemessen werden (Ausschluss einer Arteria-Subclavia-Stenose) sowie im Stehen und im Liegen. Ein einmalig erhöhter Blutdruckwert hat keine Aussagekraft, i. d. R. werden mehrfache Messungen oder eine 24-Stunden-Blutdruckmessung durchgeführt. Anamnese und körperliche Untersuchung mit Pulspalpation und Auskultation des Herzens sowie der Schlagadern können Hinweise auf mögliche Primärerkrankungen geben.

Weitere diagnostische Maßnahmen können auf bereits vorhandene Folgeschäden sowie die Ursache bei sekundärer Hypertonie hinweisen. Dazu gehören:

- Blutlaborparameter (Blutzucker, Nierenwerte, Hormone)
- |Augenhintergrunduntersuchung (Ausschluss einer |Retinopathie bzw. Aussage darüber, wie sich die Erkrankung bereits auf die Gefäße ausgewirkt hat)
- EKG (Hinweis auf Herzrhythmusstörungen oder Hypertrophie)
- Röntgen-Thorax
- Ultraschalluntersuchungen (Dopplersonografie der Hals- und Nierenarterien, Echokardiogramm, Oberbauch-Sono)

Therapie

Das primäre Ziel der Therapie ist die langfristige Senkung des kardiovaskulären Risikos. Dieses Ziel erfordert, dass neben der Behandlung des erhöhten Blutdruckes alle anderen therapeutisch beeinflussbaren Risikofaktoren identifiziert werden und die entsprechende Behandlung eingeleitet wird.

Diese erfolgt auf der einen Seite durch die Therapie der Grundkrankheit (bei sekundärer Hypertonie) sowie die Beseitigung der Risikofaktoren (bei primärer Hypertonie).

◪ Die Compliance von Hypertonie-Patientinnen ist nicht selten eingeschränkt. Dies hat damit zu tun, dass sie sich mit einem gesenkten Blutdruck unwohl fühlen. Der Körper hat sich häufig an die hohen Blutdruckwerte gewöhnt und die Patientinnen fühlen sich mit hohen Blutdruckwerten „energiegeladen".

Gleichzeitig wird versucht, den Blutdruck durch medikamentöse Einstellung auf einen Zielwert zu senken. Wie hoch der Zielwert ist, ist abhängig vom Grad der Erkrankung, von der Art der Vor- und Begleiterkrankungen sowie vom allgemeinen kardiovaskulären Risiko. Im Gegensatz zu früher versucht man heute, bereits bei geringem Erkrankungsgrad den Blutdruck zu senken. Der Zielblutdruck sollte bei allen Patientinnen unter 140/90 mmHg liegen, bei Menschen mit |Metabolischem Syndrom oder Diabetes mellitus unter 130/80 mmHg und bei Patientinnen mit Niereninsuffizienz unter 125/75 mmHg.

Medikamentös wird in die hormonelle Blutdruckregulation eingegriffen. Dies geschieht mit Diuretika, Betablockern, ACE-Hemmern oder Kalziumantagonisten. Bei nicht ausreichender Monotherapie (Einsatz eines Präparats) findet ein Wechsel auf ein anderes Medikament oder eine Kombinationstherapie mit zwei bzw. drei Medikamenten aus den o. g. Medikamentengruppen statt.

Prävention

Die primäre Hypertonie kann trotz genetischer Disposition mit einer entsprechenden Lebensweise weitgehend vermieden bzw. in Grenzen gehalten werden. Gesunde Ernährung, ausreichende Bewegung, wenig Alkohol, keine Rauchwaren – die allgemeinen Regeln gesunder Lebensweise wirken auch in diesem Fall präventiv.

Hypotonie

Man unterscheidet die Hypotonie (niedriger Blutdruck) abhängig vom Auftreten in eine arterielle und eine orthostatische Hypotonie.

Die **arterielle Hypotonie** ist definiert als dauerhaft niedrige systolische Blutdruckwerte unter 100 mmHg. Diese Form der Hypotonie ist häufig bei jungen Frauen, sehr schlanken Menschen und Jugendlichen in der Wachstumsphase festzustellen, meist ohne wesentliche Beschwerden und ohne Krankheitswert. Hilfreich zur Überwindung dieser oft morgendlich auftretenden Hypotonie sind kreislaufwirksame Übungen während des Aufstehens. So kann durch Aktivierung der Wadenmuskulatur bereits im Liegen der venöse Rückstrom aktiviert werden.

Die **orthostatische Hypotonie** (*orthostatische Dysregulation*) ist definiert als plötzlicher Blutdruckabfall nach Lagewechseln, insbesondere raschem Aufstehen aus dem Liegen oder Sitzen um mehr als 20 mmHg des systolischen Werts bzw. mehr als 10 mmHg des diastolischen Werts. Von ihr sind ca. 25 % der Über-65-Jährigen betroffen, aber auch Mädchen und junge Frauen können von ihr betroffen sein.

Man teilt die orthostatische Hypotonie nach dem Verhalten des Blutdrucks (RR) und der Herzfrequenz (HF) im |Schellong-Test in folgende Formen ein [Abb. 1]:

- **sympathikotone Form**: HF und diastolischer RR steigen beim Aufstehen an
- **asympathikotone Form**: HF und diastolischer RR sinken beim Aufstehen ab

Die orthostatische Hypotonie kann Folge verschiedener Erkrankungen (z. B. Diabetes mellitus, |Varikosis) oder auch medikamentös bedingt sein. Typisch für den Verlauf ist, dass das Blut beim Aufstehen in den tiefer gelegenen Körperpartien versackt und damit eine Minderdurchblutung der zerebralen Anteile verursacht. In der Folge kommt es zu Schwindel, Kopfschmerzen oder |Synkopen. Der Körper versucht dagegen anzugehen, die Herzfrequenz steigt. Dadurch kommt es zu Blässe, kalten Extremitäten und Schweißausbrüchen.

Menschen mit einer Hypotonie leiden häufig unter Müdigkeit, Schwäche und Antriebsmangel. V. a. bei alten Menschen kann es durch die Kreislaufstörung zu Schwarzwerden vor den Augen und Stürzen kommen.

Ein Hypotonus muss nur dann therapiert werden, wenn er zu massiver Beeinträchtigung des Allgemeinzustands führt. Die Therapie konzentriert sich auf die Beseitigung von Ursachen (wenn möglich) sowie in Ausnahmefällen auf die Gabe von Sympathomimetika. Generell werden den Betroffenen Bewegungsprogramme, Wechselduschen, langsames morgendliches Aufstehen und ggf. das Tragen von Kompressionsstrümpfen empfohlen.

Varikosis | 516
Synkopen | 519

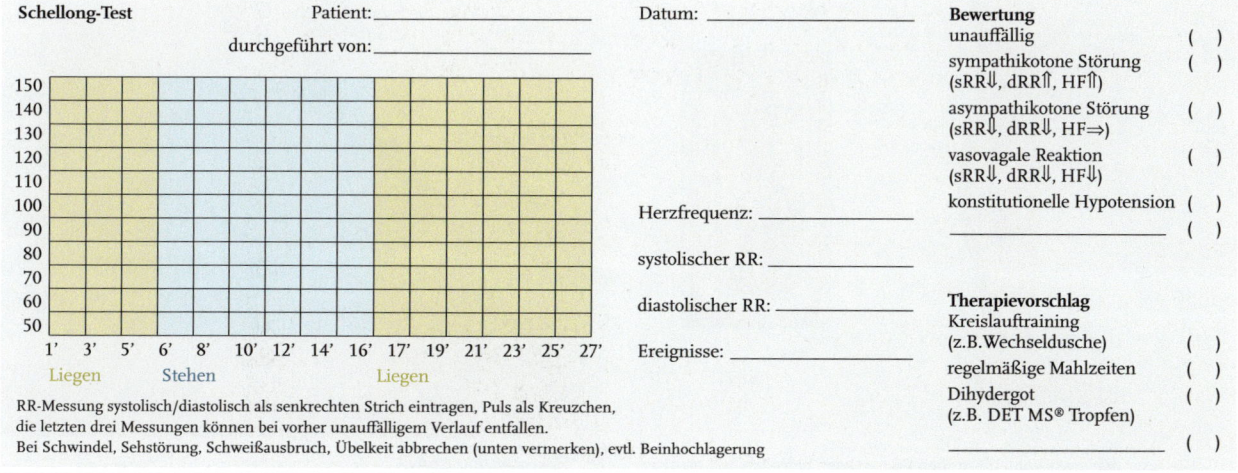

[1] Schellong-Test

Arterielle Verschlusskrankheit (AVK)

Chronisch periphere arterielle Verschlusskrankheit

Arteriosklerose | **500**

Die chronische periphere arterielle Verschlusskrankheit (paVK) entsteht durch Stenosen (Verengungen) oder Okklusionen (Verschlüsse) der peripheren Arterien, die zu 95 % arteriosklerotisch und nur zu 5 % entzündlich bedingt sind. In 90 % der Fälle sind die unteren Extremitäten befallen.

Menschen mit Diabetes mellitus verspüren durch die vorhandenen Missempfindungen (*Dysästhesien*) seltener die Warnzeichen der paVK. Dieser Umstand kann innerhalb von Tagen „ohne Vorwarnung" zu Nekrosen führen.

Die paVK verläuft anfangs oft ohne Beschwerden, da die Ruhedurchblutung erst bei einem 80 %igen Verschluss gestört ist. Der Körper reagiert mit Bildung von Kollateralen. Später treten Schmerzen nach längerer Gehstrecke auf, oft zusammen mit einem einseitig kalten Fuß oder Bein. Bei fortschreitender Erkrankung verkürzt sich die Zeitspanne zwischen Beginn der Belastung und Auftreten der Beschwerden. Die Lokalisation der Schmerzen (Waden-, Oberschenkel-, Gesäßmuskulatur) weist auf die Höhe der Stenose oder der Okklusion im Gefäß hin.

Die Einteilung der paVK erfolgt nach den **Symptomen**. Es gibt zwei Klassifikationen: nach Fontaine (deutschsprachiger Raum) und Rutherford (angloamerikanischer Raum):

Klassifikation nach Fontaine		Klassifikation nach Rutherford	
Stadium	**Symptome**	**Stadium**	**Symptome**
I	asymptomatisch	0	asymptomatisch
II	Claudicatio intermittens (so genannte „Schaufensterkrankheit", bei der die Patientin stehenbleibt, bis die Schmerzen nachlassen) **Stadium II a** ▪ Gehstrecke > 200 Meter **Stadium II b** ▪ Gehstrecke < 200 Meter	1	geringe Claudicatio intermittens, Doppler > 50 mm Hg
		2	mäßige Claudicatio intermittens
		3	schwere Claudicatio intermittens, Doppler < 50 mm Hg
III	Ruheschmerzen (besonders nachts in horizontaler Lage, kritische Unterversorgung)	4	Ruheschmerzen
IV	trophische Störungen, an druckexponierten Stellen mit Ulzera oder Nekrosen und Gangrän „Raucherzehen" bzw. „Raucherbein"	5	distale atrophische Läsion mit Gewebsuntergang an den Spitzen (*akral*), z. B. Zehen
		6	Läsion über das Niveau der Mittelfußknochen hinaus.

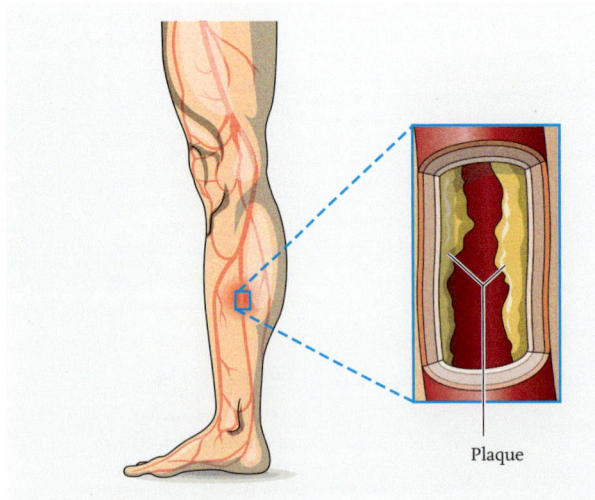

[1] Die Arteriosklerose kann die großen Beinarterien betreffen und hier zu Durchblutungsstörungen führen.

Plaque

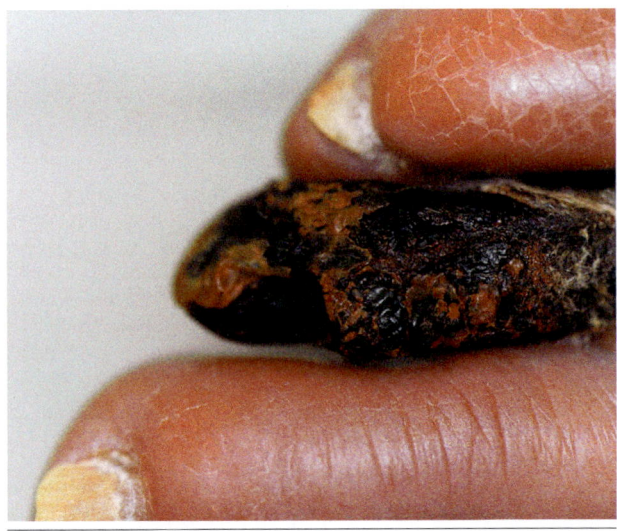

[2] Nekrosen durch pAVK

Die **Diagnose** beginnt mit einer gründlichen Anamnese. Die körperliche Inspektion richtet sich auf Hyperkeratosen, Nagelveränderungen, Haarausfall (so genannte Beinglatze) und Störungen zwischen den Zehen. Weiterhin erfolgen

- Palpation der Pulse der Extremitäten im Seitenvergleich sowie Auskultation von Strömungsgeräuschen über den Arterien,
- Gehtest mit Metronom oder Laufband sowie
- bildgebende Verfahren (z. B. Doppler- und Duplexsonografie, Arteriografie).

Die **Therapie** erfolgt stadienabhängig. Bis zum Stadium IIb erfolgt (Muskel-)Training (unterhalb der Schmerzgrenze), um durch das Ankurbeln des Stoffwechsels die Bildung von Kollateralen zu fördern. Ab Stadium III schadet jede Belastung und die betroffenen Extremitäten sollten tief gelagert werden. Die medikamentöse Therapie erfolgt mit Gerinnungshemmern (z. B. Antikoagulanzien) sowie Vasodilatanzien (z. B. Nifedipin). Bei fortschreitendem Verschluss kann eine systemische |Thrombolyse mit Streptokinase oder Urokinase, minimalinvasiv eine PTA oder operativ eine Thrombendarteriektomie bzw. die Anlage eines Bypasses erfolgen.

Thrombolyse | 509

Verlauf und Prognose sind abhängig von den vorhandenen Kompensationsmöglichkeiten und werden durch kardiale und zerebrale Ereignisse bestimmt. Generell ist die Lebenserwartung um ca. zehn Jahre verkürzt. Komplikationen wie Herzinfarkt, Schlaganfall und Amputationen treten bei 51 % der Patientinnen mit paVK innerhalb von fünf Jahren auf.

Akute arterielle Verschlusskrankheit

Die akute AVK, der plötzliche Verschluss der A. femoralis, der A. Iliaca oder der Aorta, hat zwei Entstehungsursachen: die Embolie und die traumatische z. B. |Intimaverletzung mit schneller Thrombusbildung. Der akute arterielle Verschluss geht mit plötzlichen, heftigsten Schmerzen einher. Es ist ein Temperatursprung in der Verschlussebene zu finden, die Extremität ist kalt und blass.

Intima **1** | 742

Die **Diagnose** erfolgt über klinisches Bild, Pulspalpation, Röntgenuntersuchung und Duplexsonografie, im Zweifel auch Angiografie.

Die **Therapie** besteht in der sofortigen Wiedereröffnung des Gefäßes durch medikamentöse Thrombolyse, |Desobliteration, Thrombektomie, |PTA oder |Bypass-Operation.

Venöse Erkrankungen

Chronische venöse Insuffizienz

Die venöse Insuffizienz äußert sich in einem verschlechterten venösen Rückstrom aus den unteren Extremitäten bei gestörter Mikrozirkulation. Die Patientinnen leiden unter „schweren Beinen", d. h., es kommt zum Rückstau in der unteren Extremität mit Ödembildung, Hautveränderungen (dunkelblaue Venenzeichnung, verstärkte Pigmentierung und Purpura), im schlechtesten Fall zum |Ulcus cruris venosum.

Ursache ist eine genetisch bedingte Bindegewebsschwäche sowie eine angeborene oder erworbene Insuffizienz der Venenklappen, die durch Risikofaktoren wie langes Stehen, Schwangerschaft, Adipositas, hormonelle Kontrazeptiva und mangelnde Muskelpumpe verstärkt wird. Die venöse Insuffizienz führt zur Bildung von Krampfadern (Varizen). Viel Bewegung (Gefäßtraining durch Wandern, Radfahren, Walken), häufiger Lagewechsel bzw. Hochlegen der Beine sowie kalte Beingüsse verschaffen Linderung und beugen weiteren Schäden vor.

Desobliteration
obliteratio, lat. = Verstopfung; chirurgisches Verfahren zur Freiräumung eines verschlossenen Gefäßabschnittes

PTA | 536
Bypass-Operation | 535
Ulcus cruris venosum | 517

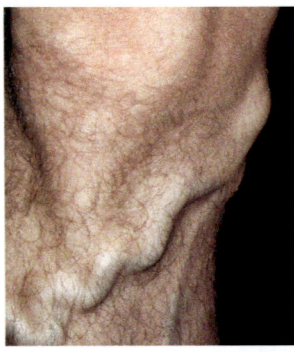

[1] Krampfadern

Phlebografie
röntgenologische Darstellung
der Venen mit Kontrastmittel

Venenstripping | 536

Varikosis

Eine Varikosis ist die ausgedehnte Bildung von Krampfadern (*Varizen*) als Folge einer venösen Insuffizienz [Abb. 2]. Es sind ca. 31 % aller Unter-50-Jährigen sowie 70 % der Über-50-Jährigen betroffen. An einer Varikosis leiden Frauen dreimal häufiger als Männer.

Die primäre Varikosis beruht auf genetischen Ursachen, Adipositas und Schwangerschaft; die sekundäre Form folgt einer primären Schädigung der Venenklappen, die durch eine vorangegangene Phlebothrombose ausgelöst wird. Die Varikosis zeigt sich in Form oberflächlich geschlängelter und erweiterter Beinvenen [Abb. 1]. Am häufigsten sind die Vv. saphenae magna betroffen. Hinzu kommen Symptome der chronisch venösen Insuffizienz sowie Schmerzen im Bereich der Varizen, Pigmentierungsstörungen und Bildung von Ulzera distal der Vv. perforantes.

Die Diagnose erfolgt durch verschiedene klinische Tests. Außerdem können Doppler- bzw. Duplexsonografie sowie eine |Phlebografie genauere Hinweise geben. Zur **Therapie** gehören allgemein physikalische Maßnahmen wie Muskeltraining, Gewichtsreduktion und Wechselduschen. Das konsequente Tragen individuell angepasster Kompressionsstrümpfe ist Prophylaxe und Therapie zugleich. In fortgeschrittenem Stadium können die Varizen verödet oder entfernt werden (|„Venenstripping“). **Komplikationen** sind eine schmerzhafte Varikophlebitis/Thrombophlebitis, Ulcus cruris venosum sowie Embolien.

Thrombophlebitis

Die Thrombophlebitis ist die Entzündung der Venenwand mit nachfolgender Thrombusbildung [Abb. 3]. Sie betrifft meist die oberflächlichen Venen und ist Folge einer Varikosis; sie kann auch bei längerer Liegedauer einer peripheren Infusionsnadel bzw. nach einer paravenösen Infusion entstehen. Die Symptome sind Schwellung, Rötung und Schmerzen im entzündeten Bereich. Die entzündete oberflächliche Vene ist als roter, druckempfindlicher derber Strang zu tasten. Die Diagnose ergibt sich aus dem klinischen Bild. Im Zweifel werden Doppler- und Duplexsonografie oder eine Phlebografie durchgeführt, um eine Phlebothrombose auszuschließen. Die Therapie besteht in kühlenden Umschlägen, entzündungshemmenden Medikamenten (ASS, Diclophenac, Heparin), Kompression der betroffenen Extremität (meist das Bein) und Bewegung. Eine Heparinisierung wird durchgeführt, wenn Gefäße in der Nähe tiefer Venen betroffen sind. Die Thrombophlebitis verläuft meist gutartig, nur sehr selten kommt es zu Embolien.

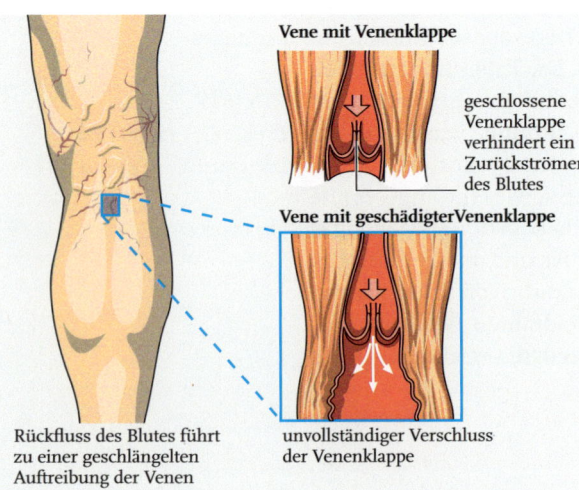

Vene mit Venenklappe

geschlossene Venenklappe verhindert ein Zurückströmen des Blutes

Vene mit geschädigter Venenklappe

Rückfluss des Blutes führt zu einer geschlängelten Auftreibung der Venen

unvollständiger Verschluss der Venenklappe

[2] Insuffizienz der Venenklappen und Ausbildung von Krampfadern (Varizen)

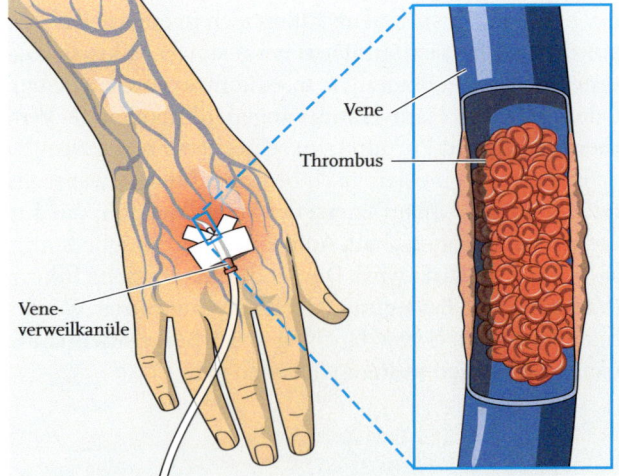

Vene

Thrombus

Vene-verweilkanüle

[3] Thrombusbildung in einer entzündeten Vene. Die Thrombophlebitis tritt besonders häufig an den oberen Extremitäten bei liegenden Venenverweilkanülen auf.

Phlebothrombose

Die Phlebothrombose (tiefe Venenthrombose, TVT) ist der akute Verschluss der tiefen Venenstrombahn durch eine lokalisierte Gerinnung und betrifft meist die unteren Extremitäten. Sie ist die postoperative Hauptursache für Morbidität und Letalität im Krankenhaus. Bei bis zu 50 % aller Patientinnen führt die Phlebothrombose zu einer |Lungenembolie.

Die **Ursachen** der TVT liegen in der |Virchow'schen Trias. Die Symptome sind meist unspezifisch, 50 % aller Fälle verlaufen symptomlos. Schmerzen bei Belastung, die sich durch Hochlagerung bessern, deuten auf einen venösen Gefäßverschluss hin. Dazu kommen livide Verfärbung, Überwärmung, Schwellung und Glanzhaut über dem betroffenen Gefäß. Zur **Diagnostik** werden Doppler- und Duplexsonografie, Phlebografie und CT bei intraabdominellen Verschlüssen durchgeführt. Die **Therapie** umfasst eine niedermolekulare Heparingabe, die frühe Mobilisierung, besonders bei Femoralvenenthrombosen und Unterschenkelvenenthrombosen (sofern die Patientin nicht über zu starke Schmerzen klagt) und eine suffiziente Kompressionstherapie (Anpressdruck von 20 – 35 mmHg). Komplikationen sind |Lungenembolien und das |postthrombotische Syndrom.

Folgeerscheinungen von Minderdurchblutung

Die chronische Minderdurchblutung von Gewebe führt zur Minderversorgung der Zellen und zum Absterben der Zellen. Es kommt zu typischen Geschwüren.

Das |**Ulcus cruris** ist definiert als Haut- und Gewebsverlust am Unterschenkel und kann venös und/oder arteriell bedingt sein. Es ist eine offene nässende Wunde, die nur schwer abheilt. Bei venösen Durchblutungsstörungen ist die typische Lokalisation über den Innenknöcheln [Abb. 4], arterielle Durchblutungsstörungen verursachen eher Ulzera an druckexponierten Stellen, wie Fersen, Zehen oder Schienbein. Damit die Wunde abheilen kann, muss die Grunderkrankung behoben werden. Es erfolgt eine Wundversorgung und bei venös bedingten Ulzera eine Kompressionstherapie.

Als |**Gangrän** bezeichnet man eine Gewebsnekrose infolge mangelnder Blutversorgung. Das betroffene Gewebe zerfällt durch Verwesung und Autolyse und wird schwarz. Man unterscheidet zwischen trockener und feuchter Gangrän [Abb. 5]. Erstere zeigt infolge von Wasserverlust eine Schrumpfung und lederartige Eintrocknung (Mumifizierung), während die feuchte G. durch Bakterienbefall charakterisiert ist, nach Fäulnis riecht und wie Wundbrand aussieht. Bei der Gasgangrän (Gasbrand) bilden die in dem absterbenden Gewebe befindlichen anaeroben Bakterien Blasen unter der Haut, die Haut „knistert", wenn man darüberstreicht.

Die Therapie besteht vorrangig aus der Behandlung der entstandenen Wunden. Dazu sind die lokale Stimulierung der Granulation, interaktive und biogene Wundauflagen, Vakuumverbände und eine chirurgische Abtragung von nekrotischem Gewebe möglich. Im Fall der feuchten Gangrän kann eine systemische antibiotische Therapie notwendig sein. Ist keine Heilung möglich, muss die betroffene Extremität amputiert werden, um eine Sepsis zu vermeiden.

Thromboseprophylaxe **1** | 152

Lungenembolie **1** | 402
Virchow'sche Trias **1** | 152

postthrombotisches Syndrom
Folge einer narbig verheilten Phlebothrombose; es kommt zu insuffizienten Venenklappen mit der Folge von Ödemen, Varizen und Ulcus cruris

Ulcus cruris
Unterschenkelgeschwür
ulcus, lat. = Geschwür
crus, lat. = Unterschenkel
Gangrän
Gangraina, griech. = fressendes Geschwür

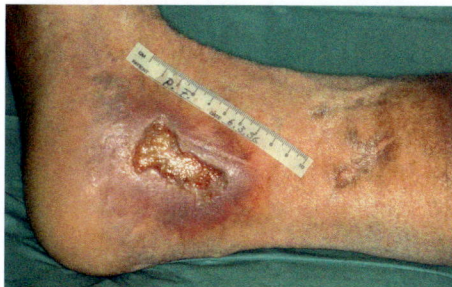

[4]   Färbung der Wundränder bei Ulcus cruris venosum

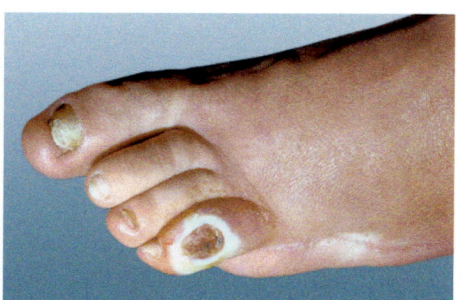

[5]   Feuchte Gangrän

Reizleitungssystem des
Herzens **1** | 748

Herzrhythmusstörungen

Herzrhythmusstörungen sind alle Störungen der Herzfrequenz sowie des Rhythmus. Sie entstehen durch Störungen der Reizbildung und/oder der Reizleitung. Sie können sowohl die Vorhöfe als auch die Herzkammern betreffen. Man unterteilt sie in

- **Tachykardien** (zu schnelle Kontraktionen),
- **Bradykardien** (zu langsame Kontraktionen) und
- **Arrhythmien** (unregelmäßige Kontraktionen).

Herzrhythmusstörungen werden abhängig vom Ursprung der Störung in Erregungsbildungs- und Erregungsleitungsstörungen eingeteilt.

Die **Ursachen** der verschiedenen Rhythmusstörungen sind sehr vielfältig, eine der häufigsten erworbenen Störungen ist die Arteriosklerose, dazu kommen verschiedene kardiale Ursachen (z. B. KHK, Herzinfarkt, Hypertonie) und extrakardiale Ursachen (z. B. Elektrolytstörungen, Medikamente, Hyperthyreose, psychovegetative Störungen).

Viele Rhythmusstörungen verursachen keine Beschwerden und werden eher zufällig entdeckt. Leidensdruck und Schweregrad der Erkrankung stehen oft nicht im Zusammenhang. Im Extremfall kann aber eine Herzrhythmusstörung „aus dem Nichts" zum tödlichen Herzstillstand führen. Eine weitere Komplikation bei Vorhofflimmern [Abb. 2] und daraus resultierenden Pumpstörungen ist die Thrombusbildung, die bei Embolisation einen Arterienverschluss verursachen kann [Abb. 1].

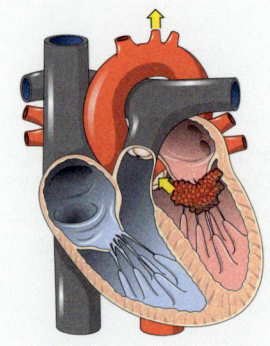

[1] Ausbildung eines Thrombus im linken Vorhof und Embolisation in den Körperkreislauf

Form der Herzrhythmusstörung	Typische Symptome
Extrasystolen atriale und venrtrikuläre Extrasystolen	Herzstolpern, aussetzender Herzschlag, werden als bedrohlich wahrgenommen, sind meist harmlos
Tachykardien: Sinustachykardie, Vorhof- und Kammerflattern und -flimmern, ektope atriale Tachykardien, AV-Knoten-Reentry-Tachykardie, ventrikuläre Tachykardie, Torsade de pointes	Herzrasen, schnelle, maschinenähnliche Herzaktionen: Herzklopfen (*Palpitationen*), pulsierende Halsgefäße, Nervosität, Angst, Atemnot, Schwäche, Schweißausbrüche, Angina pectoris, Schwindel und Sehstörungen, Synkopen, Bewusstseinsausfälle, plötzlicher Herztod
Bradykardien: Sinusbradykardie, sinuatriale Bradykardien, Sinusknotensyndrom, hypersensitiver Karotissinus, AV-Block, Schenkelblock	Atemnot, Schwäche, Schweißausbrüche, Angina pectoris, Schwindel und Sehstörungen, Synkopen, Bewusstseinsausfälle, plötzlicher Herztod

[Tab. 1] Formen von Herzrhythmusstörungen und typische Symptome

Die **Diagnose** wird anhand eines (Langzeit-)EKGs gestellt. Es ergeben sich für jede Störung typische EKG-Veränderungen. Hinzu kommen Anamnese, körperliche Untersuchung, Echokardiografie, Koronarangiografie, MRT und Laboruntersuchung, um die Ursache der Arrhythmie zu finden.

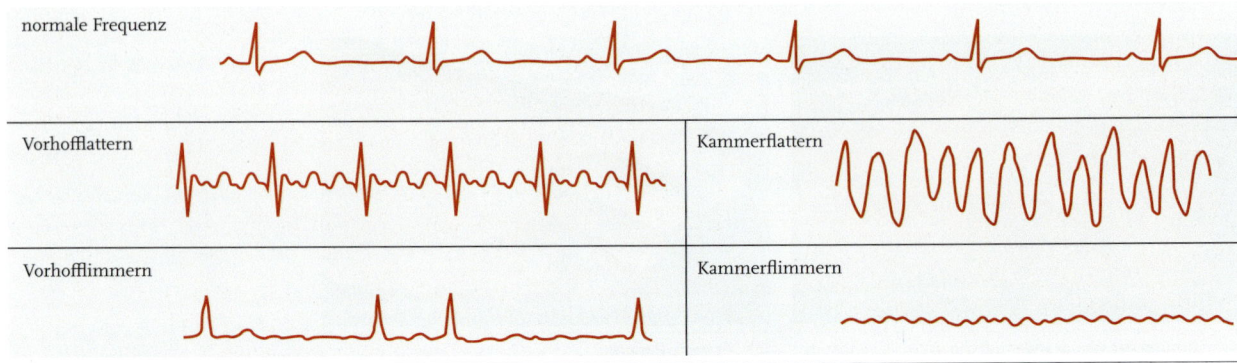

[2] EKG: Normalbefund und bei Vorhofflattern/ -flimmern sowie Kammerflattern/ -flimmern

Die **Therapie** richtet sich in erster Linie nach der Art der Erkrankung. Behandelbare Ursachen werden kausal therapiert, ansonsten erfolgen symptomatische Maßnahmen. Tachykarde Rhythmusstörungen werden medikamentös mit |Antiarrhythmika behandelt, die die Erregungsfähigkeit der Herznerven und des Herzmuskels herabsetzen. Antiarrhythmika stabilisieren die Zellmembran und senken so die Frequenz. Zur Wiederherstellung eines Sinusrhythmus wird bei Vorhofflimmern oder -flattern und ventrikulären Tachykardien eine externe kontrollierte |Kardioversion oder |Defibrillation versucht.

Antiarrhythmika | 537
kardiopulmonale
Reanimation 1 | 827

Menschen mit bradykarden Rhythmusstörungen wird ein Herzschrittmacher implantiert, der bei zu niedriger Frequenz automatisch stimuliert. Im Notfall wird Atropin i. v. gespritzt.

Bei Kammerflimmern [Abb. 2] ist Defibrillation das Mittel der Wahl: die Erregungsbildungs- und -leitungszentren am Herzen werden gleichzeitig elektrisch erregt, sodass ein neuer Rhythmus entstehen kann. Da bei Kammerflimmern kein Blut ausgeworfen wird, ist außerdem eine |kardiopulmonale Reanimation notwendig.

> **Kardioversion**
> Synchron mit der R-Zacke wird der elektrische Impuls abgegeben, bei Vorhofstörungen, nur unter Embolieprophylaxe durchzuführen, erfolgt in Kurznarkose.
> **Defibrillierung**
> unsystematische elektrische Übertönung bei Kammerflimmern und lebensbedrohlichem Zustand

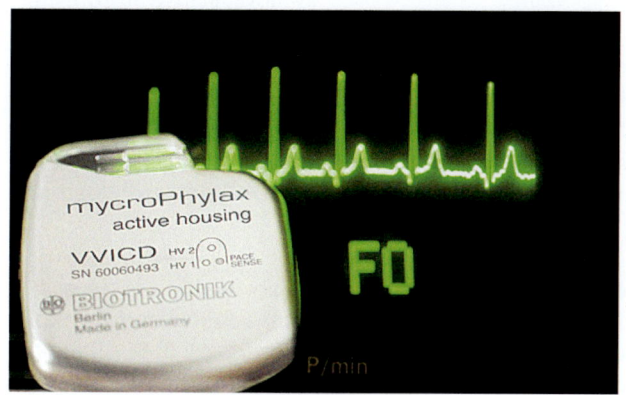

[3] Implantierter Herzschrittmacher: die Sonden werden über die obere Hohlvene in die rechte Herzkammer eingeführt, wo sie die Frequenz messen und bei Erreichen einer definierten Mindestfrequenz den Herzmuskel selbst stimulieren (zur Kontraktion anregen).

Europäische Herzschrittmacherkarte

[4] Herzschrittmacherpass

Synkope

Die Synkope ist definiert als plötzlich oder rasch einsetzender, spontan reversibler Bewusstseinsverlust infolge zerebraler Minderperfusion. Die Ursachen sind vielfältig und werden nach den auslösenden Faktoren eingeteilt.

- kardial: Herzrhythmusstörungen, Adam-Stokes-Anfälle, Aortenklappenstenose, Karotissinussyndrom
- vaskulär: |*subclavian steal syndrome*, Einengung der A. vertebralis
- funktionelle Kreislaufstörungen: Orthostasesyndrom, vagovasaler Reflex
- stoffwechselbedingt: Hypoglykämie
- zerebral: Epilepsie, Hysterie, |Narkolepsie

Die autonom-nervalen und die funktionalen Synkopen gelten als harmlos, gefährlich sind eher die möglichen Stürze an ungünstigen Orten. Die rhythmogenen kardialen Synkopen dagegen haben eine ernste Prognose, da sie als Vorläufer eines plötzlichen Herztodes gelten.

Symptome sind neben einem spontan reversiblen Bewusstseinsverlust: Blässe, Übelkeit, Kopfschmerzen, Schwäche, Benommenheit, kalter Schweiß, Gähnen, Sehstörungen, langsame, vertiefte Atmung.

Bei wiederholtem Auftreten von Synkopen ist eine |Ausschlussdiagnostik angezeigt, damit mögliche schwer wiegende Erkrankungen (kardial und vaskulär bedingte Synkopen) behandelt werden können. Damit ist die **Therapie** von der Grunderkrankung abhängig.

> **Subclavian steal syndrome**
> Strömungsumkehr in der A. vertebralis bei Verschluss der A. subclavia mit Mangeldurchblutung bei Armarbeit
> **Narkolepsie**
> zwanghafte, anfallsweise Schlafanfälle
> **Ausschlussdiagnostik**
> Es wird nicht zielgerichtet auf eine Erkrankung diagnostiziert, sondern es wird versucht, über Ausschluss verschiedener häufiger Erkrankungen die wahrscheinliche Ursache zu finden.

6.2.2   Pädiatrische Aspekte

Epidemiologie von Herzerkrankungen bei Kindern

Herz- und Kreislauferkrankungen im Kindesalter umfassen

- die angeborenen Herzfehler (größte Gruppe),
- die erworbenen Herz-Kreislauf-Erkrankungen (im Kindesalter eher selten) und
- die Störungen des Herzrhythmus.

Hochrechnungen zufolge leben in Deutschland ca. 200 000 – 300 000 Menschen mit angeborenem Herzfehler, er ist damit die häufigste Art angeborener Erkrankungen. Auswirkungen angeborener Herzfehler zeigen sich bereits in der Schwangerschaft. Schwere Herzfehler können die Ursache für eine Totgeburt sein. Die Anzahl der Herzfehler bei tot geborenen Feten gegenüber Lebendgeborenen ist drei- bis siebenfach erhöht.

Die Zahl der Kinder, die in Deutschland mit einem angeborenen Herzfehler lebend geboren werden, ist in den letzten 30 Jahren mit etwa 0,8 % annähernd gleich geblieben. Aber erst seit den 1990er Jahren steigt die Zahl jener, die das Erwachsenenalter erreichen, kontinuierlich an. Zurückzuführen ist das auf eine stetige Verbesserung der diagnostischen und therapeutischen Möglichkeiten sowie die interdisziplinäre Zusammenarbeit von Pränatalmedizinerinnen, Neonatologinnen, Kinderkardiologinnen und Kinderherzchirurginnen.

Vermeiden von Risikofaktoren und gesunde Lebensweise

Angeborene Herzerkrankungen können teils auf genetische Faktoren (Chromosomenaberration, Genmutation), teils auf äußere Einflussfaktoren, wie z. B. Alkoholgenuss, Medikamenteneinnahme in der Schwangerschaft, oder auf mütterliche Erkrankungen (z. B. Diabetes mellitus, Röteln) zurückgeführt werden. Im Interesse des Kindes sollte eine Schwangere auf Genussmittel verzichten und Medikamente ausschließlich in Absprache mit der Ärztin einnehmen. Ferner sollte sie die Angebote zur |Schwangerenvorsorge nutzen.

Schwangerenvorsorge und Schwangerenberatung | 54

Übergewicht, falsche Ernährung, wenig Bewegung und Rauchen führen langfristig zu Herzerkrankungen. Übergewichtige Kinder haben ein drei- bis fünfmal höheres Risiko, bis zum 65. Lebensjahr einen Herzinfarkt oder Schlaganfall zu erleiden. Fast Food und Süßigkeiten ersetzen im Alltag oft Obst, Gemüse und vollwertige Mahlzeiten. Fernsehen und Computer vermindern sportliche Aktivitäten in der Freizeit. Durch Übergewicht und Bewegungsmangel wird das Herz-Kreislauf-System nicht ausreichend trainiert – als Folge entstehen Herzerkrankungen und Bluthochdruck.

Eine wirksame Vorbeugung von Herzerkrankungen gelingt durch regelmäßige Bewegung, gesunde Ernährung und Verzicht auf Rauchen. Vor allem körperliche Aktivität sollte in der Gesellschaft populär gemacht werden. Dazu gehört besonders die Förderung des Schul- und Freizeitsportes [Abb. 1].

Herzkranken Kindern sollte nur in Ausnahmesituationen die Teilnahme am Schulsport verwehrt werden. Nur so wird ihnen eine einigermaßen normale körperliche und psychosoziale Entwicklung ermöglicht. Ob und welchen Sport herzkranke Kinder treiben dürfen, ist vom ursprünglich vorliegenden Herzfehler und dem Ergebnis der korrigierenden Operationen abhängig.

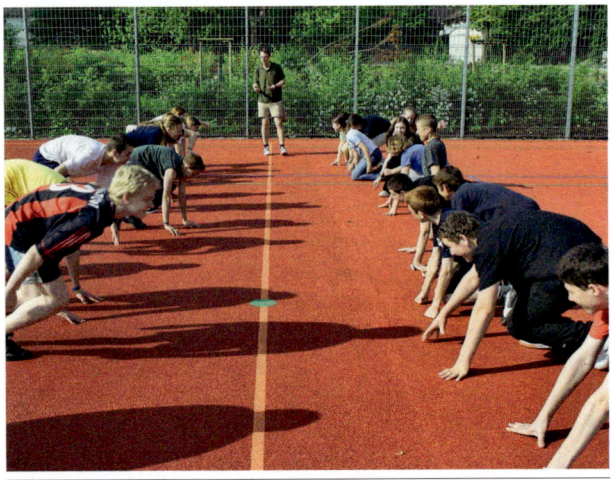

[1]   Schulsport

Präpartale Entwicklung des Herz-Kreislauf-Systems

Das erste funktionierende Organsystem des Fetus ist das Herz- Kreislauf- System. Anfangs besteht es aus einem länglichen Herzschlauch, der sich in den ersten Wochen zu einer Herzschleife faltet. Aus dieser entwickeln sich die Vorhöfe, die Herzkammern und die großen Gefäße. Die Herzklappen bilden sich zwischen der fünften und siebten Schwangerschaftswoche aus. Parallel dazu verläuft die Entwicklung des arteriellen und venösen Gefäßsystems. Mit der achten Schwangerschaftswoche ist die Herzform endgültig entwickelt.

Gefäßsystem **1** | 740

Der fetale Kreislauf funktioniert anders als beim geborenen Kind, da das Ungeborene im Mutterleib über die Blutgefäße in der Nabelschnur mit dem Mutterkuchen (Plazenta) verbunden ist und dort der Gas- und Nährstoffaustausch stattfindet.

Ein großer Teil des Blutes aus der unteren Hohlvene des Feten gelangt zuerst in den rechten Vorhof. Die Lungengefäße sind sehr klein und weisen einen hohen Widerstand auf. Dementsprechend wird der Lungenkreislauf nur von einer geringen Blutmenge durchflossen. Daher fließt die Hauptmenge des Blutes über zwei Verbindungen (*Shunt*) direkt in das linke Herz bzw. den Körperkreislauf. Der erste Shunt, das **Foramen ovale**, ist eine offene Verbindung zwischen dem rechtem und linkem Atrium. Das Blut fließt damit direkt vom rechten in den linken Vorhof und umgeht so den Lungenkreislauf. Vom linken Vorhof gelangt das Blut über die Mitralklappe in den linken Ventrikel und weiter über die Aorta zu den Organen. Ein geringerer Teil des Blutes, das aus der unteren Hohlvene kommt, fließt vom rechten Vorhof über die Trikuspidalklappe in den rechten Ventrikel. Von hier aus gelangt das Blut in den Lungenstamm (*Truncus pulmonalis*) und erreicht über den zweiten Shunt, den **Ductus arteriosus Botalli**, den Aortenbogen.

Nach der Geburt übernimmt die Lunge die Funktion des Gasaustausches. Durch die Entfaltung der Lunge, wird der Druck in den Lungen drastisch reduziert und Blut kann die Lungenkapillaren durchströmen. Dadurch sinkt der Druck im rechten Vorhof gegenüber dem linken Vorhof. Durch die Druckumkehr zwischen den Vorhöfen wird das Foramen ovale verschlossen. Nach dem Abnabeln steigt der periphere Widerstand im großen Kreislauf an, was zu einer Druckumkehr zwischen Aorta und Truncus pulmonalis führt. Der Druckanstieg in der Aorta verschließt den Ductus arteriosus Botalli.

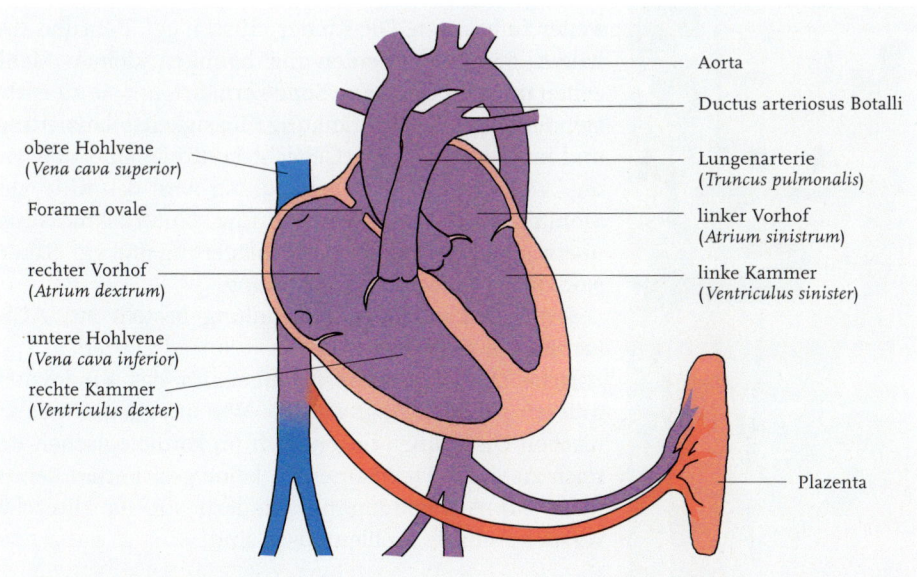

Aorta

Ductus arteriosus Botalli

Lungenarterie
(*Truncus pulmonalis*)

linker Vorhof
(*Atrium sinistrum*)

linke Kammer
(*Ventriculus sinister*)

Plazenta

obere Hohlvene
(*Vena cava superior*)

Foramen ovale

rechter Vorhof
(*Atrium dextrum*)

untere Hohlvene
(*Vena cava inferior*)

rechte Kammer
(*Ventriculus dexter*)

[2]   Foramen ovale und Ductus arteriosus Botalli

Herzinsuffizienz bei Kindern

In diesem Abschnitt wird ausschließlich auf die Besonderheiten der Herzinsuffizienz bei Kindern eingegangen. Insgesamt selten spielt die Herzinsuffizienz aber eine entscheidende Rolle beim Schicksal der herzkranken Kinder. Die Prognose ist im Gegensatz zu den Erwachsenen deutlich besser, weil häufig die Möglichkeit einer operativen Therapie besteht, denn im Kindesalter sind angeborene Herzfehler die häufigste **Ursache** einer Herzinsuffizienz. Bei Erwachsenen dagegen dominiert als Ursache einer Herzinsuffizienz eine Erkrankung des Herzmuskels.

Hämodynamische Ursache ist v. a. die Volumenbelastung des Herzens, die zu einer Lungenüberflutung und damit zu einem Missverhältnis der Durchblutung beider Teilkreisläufe führt. Das Herz wird bei |Vorhofseptumdefekt, |Ventrikelseptumdefekt oder Herzklappeninsuffizienz stark durch das Blutvolumen belastet. Neben der Volumenbelastung stellt die Druckbelastung eine weitere Ursache für die Herzinsuffizienz dar. Wenn der Druck zu hoch ist, wie z. B. bei Klappen- und Gefäßstenosen oder bei Hypertonie, muss der Herzmuskel mehr arbeiten und wird hypertroph. Die Herzmuskelüberlastung verringert die Füllung der Herzkammer. Die Folge ist eine verminderte Auswurfmenge, die zu Minderdurchblutung mit Sauerstoffmangel führt. Erkrankungen des Herzmuskels, Herzrhythmusstörungen oder Stoffwechselerkrankungen sind Ursachen einer linksventrikulären Dysfunktion im Kindesalter. Neben den bekannten Herzinsuffizienzsymptomen leiden Kinder zusätzlich unter:

- grau-blassem Hautbild mit kühlen Extremitäten bei eingeschränkter Mikrozirkulation
- Trinkschwäche und Gedeihstörungen (bei Säuglingen)
- vermehrtem Schwitzen (insbesondere bei Säuglingen)
- Antriebslosigkeit und Leistungsschwäche (bei älteren Kindern)

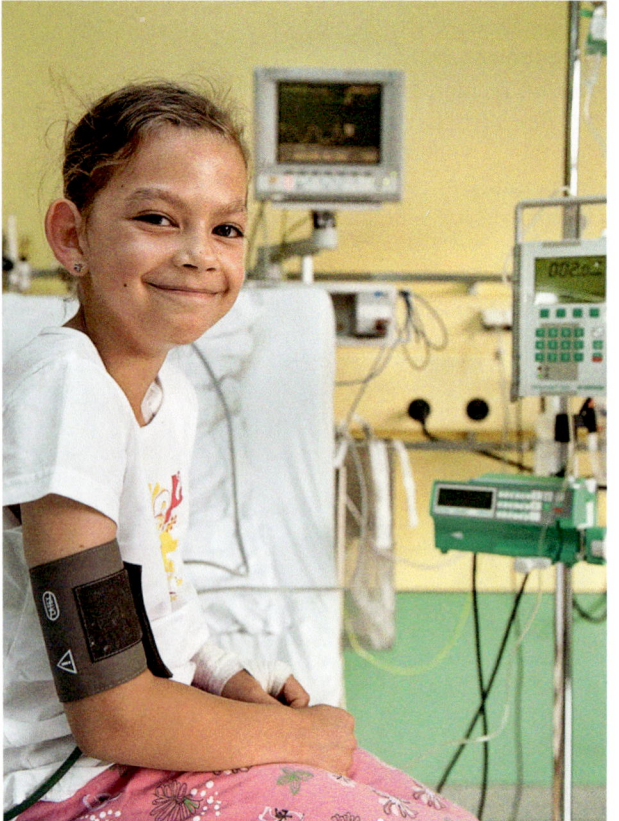

[1] Überwachung am Monitor

Die **Diagnostik** erfolgt analog der bei Erwachsenen.

Die **Therapie** wird grundsätzlich an der Grunderkrankung ausgerichtet. Die ursächliche Herzinsuffizienztherapie, z. B. die operative Behandlung eines angeborenen Herzfehlers, hat Vorrang gegenüber einer medikamentösen Dauertherapie. Nicht medikamentöse Maßnahmen sind abhängig vom Schweregrad der Erkrankung. Das Wichtigste ist körperliche Schonung, um das Herz nicht weiter zu belasten. Die Kinder müssen ggf. Bettruhe einhalten. Säuglinge werden mit häufigen kleinen Mahlzeiten und ggf. über eine Sonde ernährt, um sie zu entlasten. Flüssigkeitsbeschränkung, Flüssigkeitsbilanzierung und eine engmaschige Gewichtskontrolle sind notwendig. Während der Akutbehandlung wird das Kind am Monitor durch Pulsoxymetrie und Blutdruckmessung überwacht. Die Oberkörperhochlagerung und ggf. Sauerstoffzufuhr erleichtern die Atmung.

Die medikamentöse Behandlung besteht aus ACE-Hemmern, Betarezeptorenblockern und Diuretika. Spezifische Dosierungsempfehlungen für das Kindesalter müssen berücksichtigt werden. Wie in anderen medizinischen Disziplinen liegen auch im kardiologischen Bereich zu vielen Medikamenten keine gesicherten Kenntnisse zur Anwendung bei Kindern vor, da klinische Versuche ethisch problematisch sind.

Angeborene Herzerkrankungen

Etwa 5 – 8 von 1 000 Neugeborenen kommen in Deutschland mit einem angeborenen Herzfehler auf die Welt. Bei Frühgeborenen ist der Anteil an Herzfehlern etwa doppelt so hoch wie bei ausgereiften Kindern. Die unten stehende Tabelle gibt einen Überblick über die Häufigkeit der einzelnen Erkrankungen. Angeborene Herzfehler entstehen während der fetalen Herzentwicklung zwischen der dritten und siebten Schwangerschaftswoche. Mehrere Ursachen sind möglich, wie z. B. toxische Einflüsse, Infektionen, fetale Mangelzustände, Stoffwechselstörungen, Chromosomenabberationen und Genmutationen. Die genauen Faktoren, die zu Fehlentwicklungen führen, sind allerdings weitestgehend unbekannt.

Hinweise und **Symptome** angeborener Herzfehler können sehr unterschiedlich sein. Bei vielen Kindern mit geringfügigen Fehlbildungen gibt es keine oder fast keine Symptome. Herzfehler können deshalb über Jahre unerkannt bleiben. Bei Neugeborenen mit schweren, komplexen Herzfehlern können sofort nach der Geburt oder in den ersten Stunden eine ausgeprägte Zyanose und beschleunigte Atmung auffällig sein. Bei anderen komplexen Herzfehlern zeigen sich nach der vierten bis zehnten Lebenswoche deutliche Symptome einer Herzüberlastung. Dazu zählen Blässe, Atembeschwerden, Zyanose, Trinkschwäche, schnelle Erschöpfung, Herzgeräusche, Herzvergrößerungen, Tachykardie und Arrhythmien.

Operationen komplexer Herzfehler bei Babys, Kindern, Jugendlichen und jungen Erwachsenen gehören zu den schwierigsten chirurgischen Eingriffen. Herztransplantationen bei Kindern können in schweren Fällen durchgeführt werden. Da die Verfügbarkeit von Herztransplantaten limitiert ist, wird auf Kunstherzen zurückgegriffen. Außerdem haben Kinder mit Fehlbildungen am Herz- und Gefäßsystem statistisch im Vergleich zu gesunden Kindern ein höheres Risiko, an einer bakteriellen Endokarditis zu erkranken. Deshalb steht vor entsprechenden herzchirurgischen Eingriffen immer die prophylaktische Antibiotikatherapie.

Herz- und Gefäßmissbildungen (Angaben der Uniklinik Köln)	Häufigkeit	Sterblichkeit ohne Operation im 1. Lebensjahr
Atriumseptumdefekt (ASD)	10 %	0
Ventrikelseptumdefekt (VSD)	20 – 30 %	0
Atrioventrikulärer Septumdefekt (AVSD)	4 – 6 %	keine Daten
Persistierender Ductus arteriosus Botalli (PDA)	10 %	20 %
Pulmonalklappenstenose	6 – 7 %	10 %
Aortenisthmusstenose	7 – 9 %	60 – 90 % (für die präduktale Form)
Fallot-Tetralogie	6 – 7 %	30 %
Transposition der großen Arterien (TGA)	4 – 6 %	90 %
Trunkus arteriosus communis	2 %	keine Daten
Trikuspidalklappenatresie	1 %	66 %

[Tab. 1] Häufigkeit angeborener Herz- und Gefäßerkrankungen

Ventrikelseptumdefekt

Der Ventrikelsemptumdefekt (VSD, auch Kammerseptumdefekt) ist eine Öffnung zwischen den beiden Herzkammern und mit 25 – 30 % der häufigste aller angeborenen Herzfehler. Der Defekt kann an verschiedenen Stellen der Scheidewand lokalisiert sein. Häufig besteht eine Verbindung unterhalb der Herzklappen (*perimembranös*), seltener in tiefer liegenden Regionen (*muskulär*).

Im linken Herzen herrscht ein höherer Druck als im rechten Herzen. Dadurch fließt ein Teil sauerstoffreiches Blut durch das Loch in die rechte Herzkammer statt in den Körperkreislauf. Von dort fließt es weiter in die Lungengefäße (**Links-Rechts-Shunt**).

Die Folgen sind abhängig von der Größe des Defektes. Bei einem kleinen Defekt sind die Kinder unbeeinträchtigt. Bei größeren Defekten kommt es hauptsächlich im 2.–4. Lebensmonat zu Herzinsuffizienzzeichen wie Tachypnoe, Tachykardie, vermehrtem Schwitzen und Gedeihstörungen. Es besteht ferner erhöhte Infektanfälligkeit.

Der VSD wird fast immer durch sein typisches Herzgeräusch diagnostiziert. EKG, Röntgen und Echokardiografie dienen dem Ausschluss anderer Störungen.

Grundsätzlich besteht bei Kindern mit VSD ein erhöhtes Endokarditisrisiko. Deshalb erhalten alle Kinder mit Ventrikelseptumdefekt eine antibiotische Endokarditisprophylaxe. In 30 – 50 % der Fälle kommt es zu einem Spontanverschluss des VSD in den ersten Lebensjahren.

Bei größeren Defekten ist eine Operation notwenig, da der vermehrte Blutfluss durch die Lunge zu einer Rechtsherzinsuffizienz führt. Bis zum operativen Verschluss des Defektes ist zunächst eine Behandlung mit Medikamenten angezeigt. Bei sehr ausgeprägten Symptomen kann eine stationäre Behandlung erforderlich sein, um durch Sondenernährung und Atemhilfe die klinische Symptomatik zu lindern. Diese Maßnahmen dienen nur der kurzfristigen Überbrückung bis zur Operation, die heute bereits ab dem Neugeborenenalter möglich ist.

Atriumseptumdefekt

Der Atriumseptumdefekt (ASD, auch Vorhofseptumdefekt) ist eine weiter bestehende (persistierende) Öffnung in der Scheidewand zwischen den beiden Vorhöfen (*Atrien*) und wird oft erst im Erwachsenenalter diagnostiziert. Er macht ca. 11 % der angeborenen Herzfehler aus. Dabei sind Mädchen im Verhältnis 2:1 häufiger betroffen als Jungen.

Der Atriumseptumdefekt kann an verschiedenen Stellen der Scheidewand liegen:

Foramen ovale | 521

- **Sekundumtyp**: Der Defekt liegt etwa in der Mitte des Vorhofseptums, im Bereich des |Foramen ovale und ist mit 50 – 70 % die häufigste Form [Abb. 2].
- **Sinus-venosus-Defekt**: Der Defekt liegt nahe der Einmündung der oberen oder unteren Hohlvene. Dieser Defekt ist häufig kombiniert mit einer Fehlmündung der Lungenvenen.
- **Primumtyp**: Der Defekt liegt weiter unten in der Vorhofscheidewand nahe den Vorhof-Kammer-Klappen. Gleichzeitig treten im Zusammenhang oft Mitralklappenfehler auf.

Durch die Verbindung zwischen linkem und rechtem Vorhof fließt das Blut auf Grund des höheren Drucks im arteriellen System in den rechten Vorhof zurück. Es entsteht eine Rechtsherz-Volumenbelastung mit Erweiterung des rechten Herzens und der Lungengefäße. Bei kleinen bis mittelgroßen Defekten treten im Säuglings- und Kleinkindalter kaum Symptome auf. Säuglinge und Kleinkinder sind aber tendenziell anfälliger gegenüber Infektionen der oberen Luftwege. In der Pubertät bzw. im Erwachsenenalter klagen die Patientinnen über körperliche Belastungseinschränkung. Bei größeren Vorhofseptumdefekten bestehen Gedeihstörungen, Belastungsdyspnoe und eine reduzierte körperliche Belastbarkeit.

Diagnostisch lässt sich der Vorhofseptumdefekt durch Auskultation, EKG, Röntgen und Echokardiografie feststellen.

Kleine Defekte verschließen sich im Kleinkindalter und auch später noch spontan. Muss der Defekt verschlossen werden, bieten sich zwei Möglichkeiten an. Eine Methode besteht darin, über einen Herzkatheter ein Doppelschirmchen bis zu dem Defekt vorzuschieben, sodass auf jeder Seite eines zu liegen kommt. Danach werden die Schirmchen an Ort und Stelle aufgespannt und verschließen die Öffnung. Alternativ wird der Vorhofdefekt operativ verschlossen.

Persistierender Ductus arteriosus Botalli (PDA)

Beim reifen Neugeborenen verschließt sich der |Ductus arteriosus Botalli innerhalb Ductus arteriosus Botalli | 521 der ersten 24 bis 72 Lebensstunden. Ursachen, die den Verschluss verzögern und den Ductus persistieren lassen, sind z. B. Hypoxie, Stress, Hypothermie, Atemnotsyndrom, Volumenüberlastung. Kinder mit einem PDA [Abb. 1] zeigen eine Verschlechterung der Atemsituation (Tachypnoe, SO_2-Schwankungen, erhöhter O_2-Bedarf), einen niedrigen Blutdruck, ein blasses, marmoriertes Hautkolorit, kühle Extremitäten und eine geringe Belastbarkeit.

Die Diagnose wird durch eine Echokardiografie gesichert. Je nach Schweregrad wird i. d. R. zunächst medikamentös behandelt. Es werden Prostaglandinsynthesehemmer eingesetzt, um die Produktion von Prostaglandin E zu hemmen. Dadurch kommt es zur Konstriktion der Muskulatur in der Ductuswand und zum Verschluss des Ductus. Bei Versagen der konservativen Therapie ist ein operativer Eingriff nötig (Ductusligatur).

Atrio-ventrikulärer Septumdefekt

Der atrio-ventrikuläre Septumdefekt (AVSD, auch AV-Kanal) ist eine kombinierte Fehlbildung des Herzens im Bereich der Vorhöfe, der Kammern und der Herzscheidewand. Dieses Krankheitsbild macht etwa 4 – 6 % aller angeborenen Herzfehler aus und tritt oft (70 %) in Verbindung mit |Trisomie 21 auf. Trisomie 21 | 291
Zu den typischen Fehlbildungen zählen:

- Atriumseptumdefekt [Abb. 2]
- Ventrikelseptumdefekt [Abb. 3]
- Trikuspidalklappendefekt
- Mitralklappendefekt

Die Defekte führen zu einer Herzinsuffizienz und pulmonaler Hypertonie mit typischen Symptomen wie Trinkschwäche, Gedeihstörungen, Tachypnoe und Zyanose. Diagnostisch zeigt sich im EKG eine Herzrhythmusstörung und auf dem Röntgenbild ein vergrößertes Herz. Mit der Echokardiografie lässt sich die Anatomie der Herzscheidewand und der Herzklappen gut darstellen und andere Fehlbildungen ausschließen.

Eine in den ersten Lebenswochen oder -monaten entwickelnde Herzinsuffizienz wird medikamentös behandelt. Die Korrekturoperationen werden im Laufe des ersten Lebenshalbjahres durchgeführt. Die Defekte an Vorhof und Kammer werden verschlossen und die Herzklappen rekonstruiert. Je nach Schweregrad des vorliegenden AVSD besteht in den meisten Fällen eine gute Langzeitprognose. Kontrolluntersuchungen sind lebenslang notwendig.

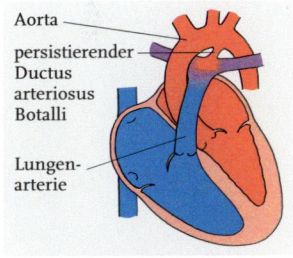

[1] **Persistierender Ductus arteriosus Botalli**

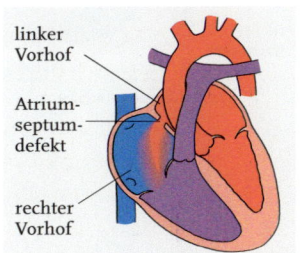

[2] **Atriumseptumdefekt**

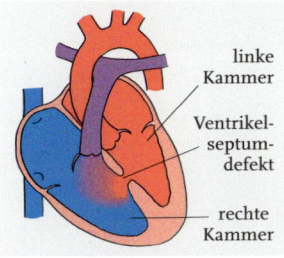

[3] **Ventrikelseptumdefekt**

Pulmonalklappenstenose

Die Pulmonalklappenstenose (*Pulmonalstenose*) [Abb. 1] kommt mit einer Häufigkeit von 5 – 7 % aller angeborenen Herzfehler vor und tritt isoliert oder in Kombination mit anderen kardialen Fehlbildungen auf. Bei der Pulmonalklappenstenose sind die Segel der Pulmonalklappe verdickt und teilweise miteinander verwachsen. Die Klappe kann sich nicht vollständig öffnen, der Strömungswiderstand an der Klappe ist erhöht, der Druck in der rechten Herzkammer steigt an. Hierdurch entsteht ein Druckunterschied (*Druckgradient*) zwischen der rechten Herzkammer und der Pulmonalarterie. Der Schweregrad einer solchen Klappenverengung kann sehr unterschiedlich sein, von einer geringfügigen Einengung mit minimalem Druckgradienten bis hin zur hochgradigen Einengung mit fast verschlossener Klappe (kritische Pulmonalklappenstenose).

Kleine Stenosen verursachen keine **Symptome**. Mittelschwere Einengungen können bei körperlicher Anstrengung zu Kurzatmigkeit und leichter Lippenzyanose führen. Diese Symptome verstärken sich bei schweren Stenosen und beeinträchtigen zusätzlich die körperliche Entwicklung.

Diagnostisch ist ein typisches Herzgeräusch hörbar. Das Echokardiogramm zeigt die Klappenstruktur. Eine Herzkatheteruntersuchung wird durchgeführt, wenn eine Ballondilatation oder eine Operation angestrebt wird.

Leichtere Stenosen sind nicht behandlungsbedürftig. Eine **Behandlung** der Pulmonalklappenstenose erfolgt zum überwiegenden Teil durch Ballondilatation im Rahmen einer Herzkatheteruntersuchung, nur bei ausgeprägten Fehlbildungen der Klappe ist eine Operation unumgänglich. Die Ergebnisse sind i. d. R. sehr gut, aber zur Vermeidung von Komplikationen sind lebenslange Nachsorgeuntersuchungen erforderlich.

Aortenisthmusstenose

Die Aortenisthmusstenose gehört mit 7 – 9 % zu den häufigeren angeborenen Fehlbildungen des Herzens und der großen Gefäße. Die Aortenisthmusstenose ist eine Verengung im Aortenbogen (*Aortenisthmus*) und im eigentlichen Sinne kein Herzfehler, sondern eine Gefäßfehlbildung. Zwei Formen werden unterschieden:

- **Präduktale Form** [Abb. 2]: Die Verengung befindet sich vor dem Ductus arteriosus Botalli
- **Postduktale Form** [Abb. 3]: Die Verengung liegt hinter dem Ductus arteriosus Botalli. Durch die Verengung sucht sich das Blut Ausweichbahnen (Kollateralen) über die inneren Brust- und Zwischenrippenarterien. Es entsteht ein Bluthochdruck in der oberen Körperhälfte. Die postduktale Form bleibt oft jahrelang symptomlos, daher auch „adulte Form".

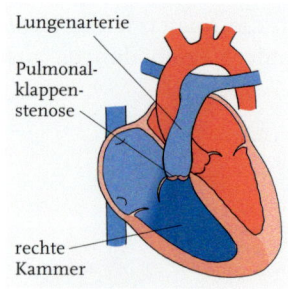

[1]   Pulmonalklappenstenose

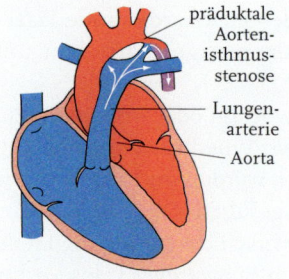

[2]   Präduktale
       Aortenisthmusstenose

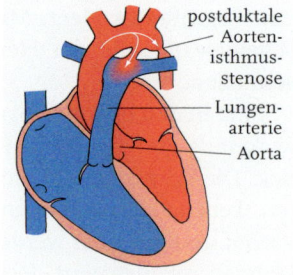

[3]   Postduktale
       Aortenisthmusstenose

Die **Auswirkungen** der Aortenisthmusstenose sind abhängig von ihrem Ausmaß. Das linke Herz arbeitet auf Grund der verengten Aorta gegen einen erhöhten Widerstand. Bei starker Verengung kommt das linke Herz gegen diese Belastung nicht mehr an, das Blut staut sich zurück bis in die Lungen. Es zeigen sich typische Anzeichen einer Linksherzinsuffizienz wie Schwitzen, beschleunigte Atmung, Trinkschwäche und Gedeihstörung. Wenn sich postnatal der Ductus arteriosus Botalli spontan verschließt, kann das Neugeborene mit einer präduktalen Stenose in eine lebensbedrohliche Situation geraten, weil die Durchblutung der unteren Körperhälfte stark reduziert bzw. unterbrochen wird. Es kommt zu Zyanose, ausgeprägtem Neugeborenenikterus, |Nierenversagen und schockartigen Zuständen.

Nierenversagen | 816

Die Auswirkungen der postduktalen Aortenisthmusstenose sind bei älteren Kindern i. d. R. weniger gravierend. Die postduktale Form bleibt häufig jahrelang symptomlos und zeigt sich erst im Schulkind- oder frühen Erwachsenenalter. Dennoch sind Betroffene auch in ihrer Belastbarkeit eingeschränkt. Sie können durch Bluthochdruck, Schmerzen in den Beinen, häufiges Nasenbluten, Kopfschmerzen, Ohrensausen, schwach tastbare Pulse in den Leisten oder ein leises Herzgeräusch auffallen. Abgemildert werden diese Symptome manchmal durch die Ausbildung von Umgehungskreisläufen von den Arm- und Kopfgefäßen zur Brustaorta (*Kollateralkreisläufe*). Führendes Symptom sind Unterschiede in Blutdruck und Pulsqualität zwischen der oberen und der unteren Extremität insbesondere bei der postduktalen Aortenisthmusstenose.

Diagnostik: Im EKG finden sich nach einiger Zeit Zeichen einer Linksherzhypertrophie, im Röntgen-Thorax bei Neugeborenen ein vergrößertes Herz und eine gestaute Lunge. Bei größeren Kindern werden außerdem Spuren des Kollateralkreislaufes sichtbar. Die Kernspintomografie ist gut geeignet, um die Flussmengen und den Schweregrad der Aortenisthmusstenose darzustellen.

Beide Formen der Aortenisthmusstenose bedürfen der sorgfältigen Überwachung und **Therapie**. Die präduktale Form hat unbehandelt im Säuglingsalter eine Sterblichkeitsrate von 60–90 %. Eine Operation wird daher frühzeitig angestrebt. Bis dahin wird der Ductus arteriosus Botalli medikamentös (mit Prostaglandinen) offen gehalten, um eine ausreichende Durchblutung der Bauchorgane bis zur angestrebten Operation zu gewährleisten.

Nach Beseitigung einer Aortenisthmusstenose sind die Kinder i. d. R. völlig geheilt und normal körperlich belastbar. Kontrolluntersuchungen sind wegen möglicher (Spät-)Komplikationen lebenslang erforderlich. Die Möglichkeit der Ballondilatation wird nur für die Stenosen genutzt, die nach der Operation erneut entstehen, so genannte Re-Stenosen. Erfolgt die Operation jenseits des Kleinkindalters, besteht das Risiko einer therapiebedürftigen chronischen Hypertonie.

	Präduktal	Postduktal
Lokalisation	vor dem Ductus arteriosus Botalli	hinter dem Ductus arteriosus Botalli
Auftreten der Symptome	bei Geburt bzw. Schluss des Ductus arteriosus	häufig spät, auch erst im jungen Erwachsenenalter
Schwere der Erkrankung	▪ lebensbedrohlich in den ersten Lebenswochen ▪ rasche Operation unumgänglich	▪ führt zu Hypertonie in der oberen Körperhälfte ▪ lange Zeit über Linksherzhypertrophie zu kompensieren

[Tab. 1] Formen der Aortenisthmusstenose

Fallot-Tetralogie

Die Fallot-Tetralogie [Abb. 1] ist die Kombination mehrerer Herzfehler und macht etwa 10 % der angeborenen Herzfehler aus. Definiert ist sie durch das gemeinsame Vorkommen von vier Komponenten:

- Ventrikelseptumdefekt (VSD)
- Pulmonal(klappen)stenose
- „reitende Aorta" über dem VSD (die Aorta entspringt weit rechts und vorne aus dem Herzen und erhält Blut sowohl aus der rechten als auch der linken Herzkammer)
- Rechtsherzhypertrophie (verdickte Rechtsherzmuskulatur)

Auf Grund der Pulmonalstenose einerseits und des VSD andererseits muss der rechte Ventrikel mehr arbeiten und es entsteht eine Rechtsherzhypertrophie.

Nach der Geburt fällt ein Teil der Kinder durch Zyanose der Haut und besonders der Schleimhäute (Lippe, Zunge, Fingernägel) auf. Der Grund hierfür ist die pulmonale Unterversorgung.

Andere Kinder dagegen sind rosig, da die Pulmonalstenose wenig wirksam und der Grad der Beimengung sauerstoffarmen Blutes in der Aorta relativ gering ist. Sie haben außer einem typischen Herzgeräusch sonst keine klinischen Symptome. Allerdings kann sich unterhalb der Pulmonalklappenstenose eine muskuläre Einengung ausbilden, die das Ausmaß der Lungendurchblutung weiter reduziert und im Alter von einigen Wochen oder Monaten eine sichtbare Zyanose hervorruft. Manchmal kann es zu einer plötzlichen, durch eine verstärkte Kontraktion der Muskulatur krisenhaft herabgesetzten Lungendurchblutung kommen. Die Kinder erleiden dann einen hypoxämischen Anfall, der bis zur Bewusstlosigkeit führen kann. Darauf reagieren sie spontan mit einer Hockstellung, die den Widerstand im Körperkreislauf erhöht und die Lungendurchblutung steigert. Anzeichen von hypoxämischen Anfällen können auffällige Unruhe und Ängstlichkeit speziell in den Morgenstunden sein.

Bei lang anhaltender |Hypoxämie reagiert der Organismus mit kompensatorischer Vermehrung der Erythrozyten. Dadurch ändert sich die Fließeigenschaft des Blutes, es wird zäher und Blutgerinnsel können sich bilden. Eine chronische Hypoxämie zeigt sich in Auftreibung der Fingerendglieder mit Weichteilverdickung (| *Trommelschlegelfinger*), häufig mit großen gewölbten Nägeln (| *Uhrglasnägel*).

Bei der Auskultation ist das typische Herzgeräusch der Pulmonalklappenstenose zu hören. Das EKG zeigt eine Rechtsherzhypertrophie, auf dem Röntgenbild ist eine angehobene Herzspitze zu sehen. Echokardiografie und Herzkatheter dienen der Darstellung der Blutflussverhältnisse.

Die Kinder sollten in jedem Fall ausreichend trinken, um die Fließeigenschaften des Blutes zu optimieren. Um die Ausflussbahn der rechten Herzkammer zu erweitern und die Lungendurchblutung zu verbessern, kann eine Ballondilatation durchgeführt werden. In den letzten Jahren hat sich eine frühzeitige Korrekturoperation [Abb. 2] als vorteilhaft erwiesen. Der Ventrikelseptumdefekt wird verschlossen und der Ausflusstrakt der rechten Herzkammer durch Ausschälen der verdickten Muskulatur frei durchgängig gemacht.

Hypoxämie
erniedrigter Sauerstoffgehalt im Blut

Transposition der großen Arterien (TGA)

Die Häufigkeit der TGA liegt bei 5–9 % aller angeborenen Herzfehler. Transposition bedeutet hier die Vertauschung der großen Arterien. Die Aorta entspringt aus dem rechten und die Pulmonalarterie aus dem linken Ventrikel. Die großen Arterien überkreuzen sich nicht wie bei einem normalen Herzen, sondern steigen parallel auf (simple Transposition). Damit sind der Körper- und der Lungenkreislauf nicht hintereinander geschaltet, sondern bleiben als Einzelkreisläufe bestehen. Im Mutterleib wird dies durch die Shuntverbindungen (*Ductus arteriosus Botalli* und *Foramen ovale*) ausgeglichen, da sauerstoffreiches Blut in den Körperkreislauf gelangt. Verschließen sich nach der Geburt die Shuntverbindungen, ist die Sauerstoffversorgung unterbunden, weil der Körper- und der Lungenkreislauf getrennt sind.

Wenige Stunden nach der Geburt fallen die Kinder durch eine Zyanose infolge der Sauerstoffunterversorgung auf. Die Diagnose über Echokardiografie ist eindeutig, da der parallele Gefäßverlauf sichtbar wird.

Unbehandelt sterben ca. 90 % der betroffenen Kinder im ersten Lebensjahr. Neugeborene mit einer zunehmenden Sauerstoffarmut werden intensivmedizinisch überwacht und mit Sauerstoff versorgt. Der Ductus arteriosus Botalli wird medikamentös offen gehalten, um den Blutfluss zu gewährleisten. Eine weitere Möglichkeit besteht darin, das Foramen ovale in der Vorhofscheidewand mittels eines Ballonkatheters zu erweitern und so einen künstlichen Atriumseptumdefekt auszulösen. Die operative Therapie der Wahl ist die arterielle Switch-Operation. Hier werden innerhalb der ersten beiden Lebenswochen die großen Arterien umgepflanzt. Ein evtl. bestehender Septumdefekt wird behoben. Auf diese Weise werden physiologische Verhältnisse geschaffen. Die Kinder entwickeln sich i. d. R. normal, bei etwa 10 % ist eine Nachoperation erforderlich.

▶ **Es gibt auch eine „korrigierte" Transposition der großen Arterien. Nicht nur die Arterien sind vertauscht, sondern auch die Herzkammern. Der linke Vorhof gibt sein Blut, welches er über die vertauschte Lungenschlagader erhalten hat, direkt an die rechte Herzkammer ab. Von dort fließt es über die vertauschte Aorta und den Körperkreislauf in den rechten Vorhof, der es in die linke Herzkammer abgibt. Herz- und Lungenkreislauf sind somit getrennt, aber die linke Herzkammer unterhält den Lungenkreislauf und die rechte Herzkammer den Körperkreislauf. Die Kinder erscheinen herzgesund, neigen aber bei zusätzlichen Erkrankungen zu Komplikationen.**

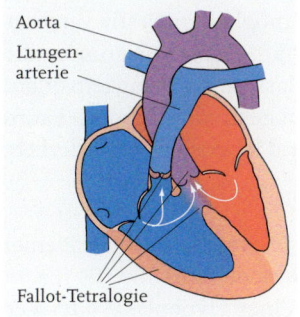

[1] Fallot-Tetralogie

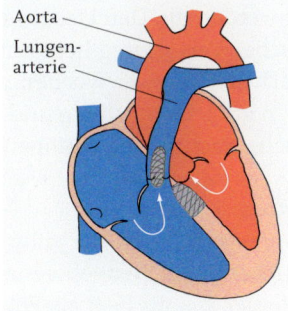

[2] Operative Versorgung der Fallot-Tetralogie

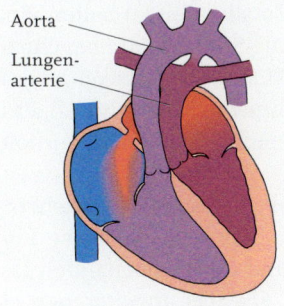

[3] Transposition der großen Gefäße; Aorta und Lungenarterie verlaufen parallel.

Truncus arteriosus communis

Dieser Herzfehler ist selten und kommt bei etwa 1 % aller angeborenen Herzfehlbildungen vor. Ein gemeinsames Gefäß entspringt aus der Herzbasis. Die Lungenschlagadern gehen aus diesem Gefäß zumeist direkt ab. Die gemeinsame Klappe (*Trunkusklappe*), die oft missgestaltet ist, liegt in der Nähe eines Ventrikelseptumdefektes. Die klinische Symptomatik wird durch das Ausmaß der Lungendurchblutung und den Schweregrad der Missbildung der Trunkusklappe bestimmt. Oft werden die Kinder bereits früh herzinsuffizient. Die Operation sollte daher innerhalb der ersten Lebensmonate angestrebt werden. Echokardiografie und Herzkatheter erlauben die exakte Diagnose der Fehlbildung. Die Operationsletalität liegt heute bei etwa 10 %. Ein höheres Risiko wird u. a. bedingt durch bereits vorhandene Lungengefäßveränderungen und die Beschaffenheit und Funktion der Trunkusklappe. Die Häufigkeit weiterer Korrekturoperationen ist gerade bei diesem komplexen Herzfehler sehr hoch.

Hypoplastisches Rechtsherzsyndrom

Das hypoplastische Rechtsherzsyndrom umfasst verschiedene Herzfehler, bei denen die rechte Herzkammer zu klein ist. Die Hypoplasie der rechten Herzkammer entwickelt sich, wenn entweder kein Einstrom zur rechten Kammer infolge eines Verschlusses der Trikuspidalklappe (*Trikuspidalatresie*) oder kein Ausstrom infolge eines Verschlusses der Pulmonalklappe (*Pulmonalatresie*) möglich ist. Auch die Kombination beider Fehler kommt vor. Die Folge ist die meist erhebliche Unterentwicklung der rechten Herzkammer. Lebensnotwendig ist in solchen Situationen ein offener Ductus arteriosus Botalli.

Bei der **Trikuspidalatresie** ist die Trikuspidalklappe nicht angelegt, an ihrer Stelle besteht eine undurchlässige Membran aus Bindegewebe. Das sauerstoffarme Blut der Hohlvenen kann so weder in den rechten Ventrikel noch in die Pulmonalarterie gelangen, sondern muss über einen ASD erst in den linken Vorhof und Ventrikel fließen. Von dort aus gelangt es über einen fast immer bestehenden VSD in den rechten Ventrikel und die Pulmonalarterie. Das klinische Hauptsymptom ist die Zyanose.

Bei der **Pulmonalatresie** ist die Pulmonalklappe komplett verschlossen, zusätzlich besteht ein Ventrikelseptumdefekt. Das sauerstoffarme Blut fließt vom rechten Vorhof in den rechten Ventrikel und durch den VSD in die Aorta. Ein Teil des Blutes gelangt über den noch offenen Ductus arteriosus Botalli in die Pulmonalarterien, wird oxygeniert und fließt dann über die Lungenvenen in den linken Vorhof und in den linken Ventrikel. Auch hier ist das klinische Hauptsymptom die Zyanose.

Die Kinder werden mit Prostaglandinen vorbehandelt, um den Ductus arteriosus Botalli offen zu halten. Später werden die Defekte, soweit möglich, operativ versorgt. Die Sterblichkeit bei chirurgischer Versorgung liegt unter 5 %. Meistens können die Kinder das Krankenhaus innerhalb von zwei Wochen verlassen. Im Langzeitverlauf sind die Kinder im Allgemeinen gut leistungsfähig und von gesunden Kindern kaum zu unterscheiden. Kardiologische Nachuntersuchungen sind lebenslang erforderlich.

Hypoplastisches Linksherzsyndrom

Das hypoplastische Linksherzsyndrom ist der schwerste angeborene Herzfehler und führt unbehandelt fast immer in der Neugeborenenperiode zum Tod. Es macht 1,6 % aller angeborenen Herzfehler aus. Es liegt als Folge einer Hypoplasie oder Verschlusses der Mitralklappe eine Hypoplasie der linken Herzkammer vor [Abb. 1].

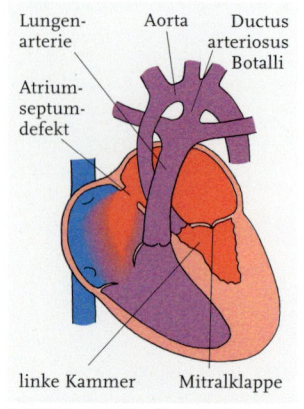

Lungen-arterie · Aorta · Ductus arteriosus Botalli · Atriumseptumdefekt · linke Kammer · Mitralklappe

[1] Hypoplastisches Linksherzsyndrom

Chirurgische Aspekte 6.2.3

Die wichtigste Voraussetzung für offene Operationen am Herzen war die Entwicklung der **Herz-Lungen-Maschine** (*HML*). Die HLM übernimmt für die Dauer der Herzoperation (die oft einen künstlich erzeugten Herzstillstand erfordert) die Funktionen von Herz und Lunge. Die Pumpfunktion des Herzens wird von einer mechanischen Pumpe übernommen, die pulmonale Sauerstoffversorgung von einem Oxygenator. In der HLM wird die Gerinnung während der Laufzeit mit Heparin unterbunden und es sind Filter eingebaut, die kleinste Partikel und Blutgerinnsel sowie Luft zurückhalten. Die HLM dient außerdem als Blutspeicher (*Kardiotomiereservoir*), sie nimmt nicht benötigtes Blut aus dem Körper und führt es später wieder zurück. Über einen im Oxygenator eingebauten Wärmetauscher kann mit Hilfe eines Hypo-/Hyperthermiegerätes die Bluttemperatur und damit die Patiententemperatur geregelt werden [Abb. 2].

Um den Sauerstoffverbrauch im Gewebe möglichst gering zu halten, wird während der OP die Körpertemperatur massiv herabgesetzt. Die **Kreislaufhypothermie** wird mit Hilfe der HLM hergestellt, die die Bluttemperatur über einen Wärmetauscher je nach Art und Dauer der Operation bis auf ca. 15 °C herunterkühlt. Nach Erreichen einer rektalen Temperatur von ca. 18 °C kann der Kreislauf angehalten werden (Winterschlafmethode). Diese Kreislaufunterbrechung ist nur kurzzeitig (unter 60 Minuten) möglich.

Herzoperationen erfordern i. d. R. die Öffnung des Thorax, sie erfolgt mittels **Sternotomie**. Das Sternum wird über die ganze Länge mit Hilfe einer Säge längs gespalten, der Thorax kann dann über einen Spreizer gedehnt werden [Abb. 3].

Minimalinvasive Operationen werden am schlagenden Herzen und mit minimierter Herz-Lungen-Maschine durchgeführt, vereinzelt sogar unter komplettem Verzicht auf die |extrakorporale Zirkulation (EKZ). In geeigneten Fällen können minimalinvasive Operationen auch ohne Eröffnung des gesamten Brustbeins durchgeführt werden.

Durch den Einsatz der minimierten HLM wird die operative Belastung für die Patientinnen deutlich gesenkt, da auf diese Weise die Nebenwirkungen der konventionellen HLM verringert werden. Die Patientin erholt sich i. d. R. wesentlich schneller und kann somit frühzeitiger entlassen werden. Unter speziellen Umständen können so auch Patientinnen operiert werden, bei denen das herkömmliche Verfahren wegen schwerwiegender Nebenerkrankungen zu risikoreich ist.

extrakorporale Zirkulation
Blutkreislauf mit seinen verschiedenen Funktionen findet außerhalb des Körpers mit Hilfe der HLM statt

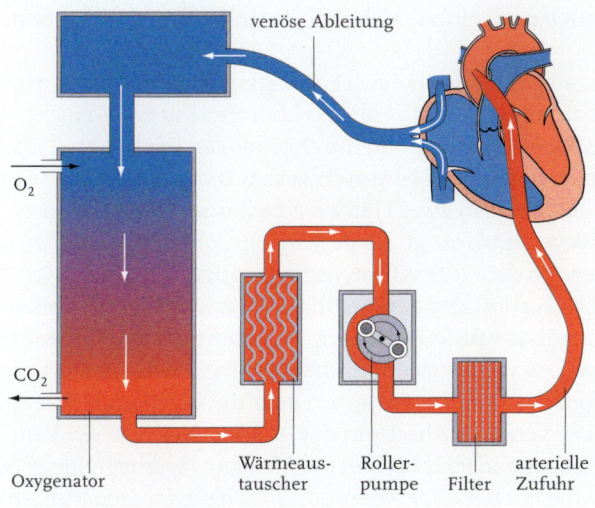

O₂

CO₂

venöse Ableitung

Oxygenator Wärmeaustauscher Rollerpumpe Filter arterielle Zufuhr

[2] Funktionsprinzip einer Herz-Lungen-Maschine

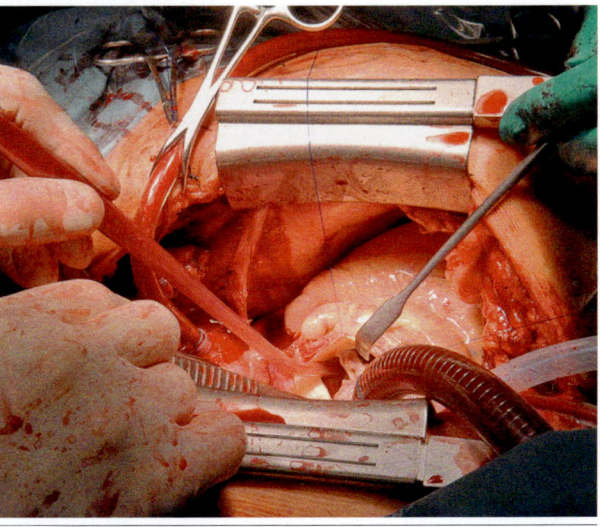

[3] OP am offenen Herzen

Chirurgische Therapie und postoperative Behandlung von Herzerkrankungen

Missbildungen des Herzens und angeborene Herzfehler

Operationen an der Herz-Lungen-Maschine können heute bereits im Neugeborenen- und Säuglingsalter mit großer Sicherheit durchgeführt werden. Das alte Behandlungskonzept stufenweiser Operationen ohne HLM bei komplizierten Fehlbildungen des Herzens ist von der so genannten frühen Vollkorrektur abgelöst worden.

Operationen ohne Einsatz der Herz-Lungen-Maschine

- **Persistierender Ductus arteriosus Botalli (PDA)**: Der Zugang zur Aorta descendens und zum Ductus erfolgt über einen seitlichen bogenförmigen Hautschnitt am Brustkorb. Im 4. Interkostalraum werden die Rippen gespreizt, der Ductus arteriosus Botalli durchtrennt und an beiden Seiten doppelt übernäht. Bei Frühgeborenen wird der Ductus arteriosus Botalli über den gleichen Zugang mit einem Clip verschlossen. Ab einem Gewicht von 3 kg wird der offene Ductus wahlweise auch endoskopisch (mit Knopflochtechnik) verschlossen. Dabei werden über vier kleine Schnitte am Brustkorb die endoskopischen Instrumente eingeführt und der Ductus wie beim Frühgeborenen mit einem Clip zugedrückt.
- **Aortenisthmusstenose**: Der Zugang zum verengten Teil der Aorta erfolgt über einen seitlichen bogenförmigen Hautschnitt unter dem linken Schulterblatt. Im 4. Interkostalraum werden die Rippen gespreizt, der verengte Gefäßabschnitt muss bei der Operation zur Gänze entfernt werden, ebenso angrenzendes Gewebe des Ductus arteriosus Botalli, um ein erneutes Auftreten der Verengung zu vermeiden. Bei kleinen Kindern kann es gelingen, die beiden Enden der Aorta direkt miteinander zu vernähen, ansonsten wird eine Gefäßprothese eingesetzt.

Operationen mit Einsatz der Herz-Lungen-Maschine

- **Vorhofseptumdefekt (ASD)**: An der HLM wird nach Abklemmen der rechte Vorhof eröffnet, der Vorhofseptum-Defekt mit einem glutaraldehyd-fixierten Flicken aus eigenem Herzbeutelgewebe verschlossen.
- **Ventrikelseptumdefekt (VSD)**: Vorgehen wie bei ASD, der VSD liegt i. d. R. knapp unter der Trikuspidalklappe, so kann der Defekt gut durch die geöffnete Klappe erreicht werden. Der Ventrikel wird nicht eröffnet. Der Verschluss des Defekts erfolgt entweder mit einem stoffähnlichen Kunststoffflicken aus Dacron (Polyester) oder mit einem glutaraldehyd-fixierten Flicken aus eigenem Herzbeutelgewebe.
- **Kompletter AV-Kanal**: Herzöffnung wie bei ASD. Die gemeinsame AV-Klappe, der Vorhofseptum- und der Ventrikelseptumdefekt kommen gut zur Ansicht. Die beiden Septumdefekte werden mit einem durchgehenden Flicken aus glutaraldehyd-fixiertem Herzbeutelgewebe verschlossen. Die gemeinsame AV-Klappe wird in gerechter Weise in zwei Hälften geteilt und diese zu beiden Seiten der „neuen" Scheidewand befestigt. Beide Klappen sollen danach dicht und die Ein-und Ausflusswege der Herzkammern nicht eingeengt sein.
- **Fallot-Tetralogie**: Der rechte Vorhof oder der Ausflusstrakt des rechten Ventrikels werden eröffnet und einengende Muskelbündel im Ausflusstrakt der Kammer durchtrennt bzw. entfernt. Der Ventrikelseptumdefekt wird mit einem stoffähnlichen Kunststoffflicken aus Dacron (Polyester) oder mit eigenem Herzbeutelgewebe verschlossen. Der verengte Abschnitt des Ausflussweges in die Lungenarterie muss mit einem ausreichend breiten Streifen aus Herzbeutelgewebe erweitert werden. Betrifft die hochgradige Verengung auch die Lungenarterienklappe, wird diese entfernt und der Streifen bis in die Lungenarterie eingenäht.

Herzklappenfehler

Statt einer OP wird in manchen Fällen die **Klappensprengung** mittels Herzkathetereingriff durchgeführt. Häufig ist aber operativ eine **Klappenrekonstruktion** oder ein **Klappenersatz** am offenen Herzen unter HLM-Einsatz erforderlich.

Alle derzeit verfügbaren mechanischen und biologischen Herzklappentypen haben Vor- und Nachteile, die in Abhängigkeit von Alter, Grunderkrankung und Lebensgewohnheiten gegeneinander abgewogen werden. In geeigneten Fällen, insbesondere bei undichten Mitralklappen, geht man heute verstärkt dazu über, die eigene Herzklappe zu reparieren (*Klappenrekonstruktion*).

Wird der Einsatz einer Prothese notwendig, stehen verschiedene Arten zur Auswahl: Mechanische Herzklappenprothesen zeichnen sich v. a. durch ihre lange Haltbarkeit aus. Allerdings ist eine lebenslange Antikoagulationsbehandlung unbedingte Voraussetzung. **Biologische** Herzklappenprothesen brauchen keine dauerhafte Antikoagulation. Sie können aber nach einem gewissen Zeitraum degenerative Veränderungen zeigen, die einen Austausch der Klappen nötig machen können.

Eine **Klappenrekonstruktion** gestaltet sich bei Verengung und Undichtigkeit unterschiedlich. Liegt eine zu geringe Öffnung der Klappe vor, so wird diese bei der Operation geweitet, je nach Befund z. B. durch Auftrennen von Verklebungen der Klappensegel untereinander oder durch Entfernen von verkalkten Anteilen. Bei ungenügendem Schluss der Herzklappe kann eine plastische Rekonstruktion durchgeführt werden.

Beim **Klappenersatz** wird die defekte Herzklappe herausgenommen und durch eine neue Klappe ersetzt. Bei Schäden der Aortenklappe kann auch die Pulmonalklappe an deren Stelle gesetzt werden.

Komplikationen sind (Nach-)Blutungen, Klappendysfunktionen, Nervenschädigungen mit möglichen Lähmungserscheinungen und Dysästhesien. Das |Reizleitungssystem kann ebenso in Mitleidenschaft gezogen werden (Rhythmusstörungen) wie das Rippenfell (|Pneumothorax oder |Pleuraerguss). Entzündungen (|Prothesenendokarditis), Wundheilungsstörungen und Narbenbildungen können ebenfalls ausgelöst werden, was besonders im Bereich des durchtrennten Sternums schwer wiegende Konsequenzen haben kann, z. B. Infektionen des Knochens oder Instabilität des Brustkorbs. Häufig kommt es bei älteren Patientinnen postoperativ zu einem |Durchgangssyndrom.

Reizleitungssystem **1** | 748
Pneumothorax | 672
Pleuraerguss | 630

Prothesenendokarditis
bakterielle Entzündung der Prothese mit hoher Letalität
Durchgangssyndrom
Bezeichnung für eine zeitlich begrenzte, reversible organische Psychose; synonyme Begriffe: (leichtes) organisches Psychosyndrom, Funktionspsychose oder in der Chirurgie postoperativer Verwirrtheitszustand. Die entsprechenden Symptome bilden sich innerhalb von Stunden, Tagen oder Wochen zurück. Ältere Menschen sind deutlich häufiger betroffen.

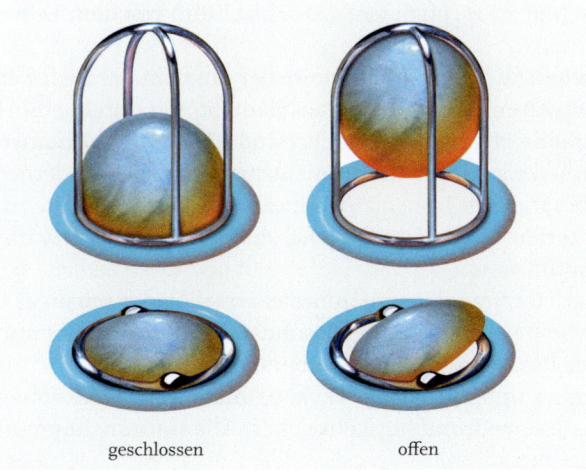

geschlossen   offen

[1] Modellhafte Darstellung des Funktionsprinzips von Klappenersatz

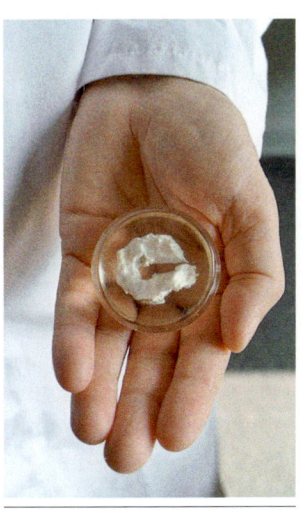

[2] Herzklappe

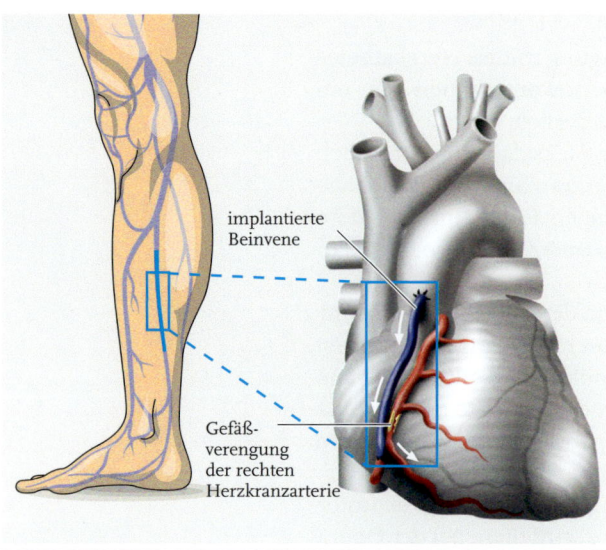

implantierte
Beinvene

Gefäß-
verengung
der rechten
Herzkranzarterie

[1] Bypass-Operation: Eine Beinvene wird entfernt und als „Brücke"
eingesetzt, um die Blutströmung in dem von der Verengung betroffenen
Gefäß zu verbessern.

Koronare Bypass-Operation

Das Mittel der Wahl bei Koronarer Herzkrankheit ist die Stenteinsetzung oder eine Ballondilatation im Rahmen einer Herzkatheteruntersuchung. Indikationen für eine Bypass-OP am offenen Herzen sind:

- Alle drei großen Herzkranzgefäße oder der Hauptstamm der linken Herzkranzarterie sind eingeengt.
- Eine medikamentöse Behandlung ist nicht erfolgreich.
- Die Überlebenswahrscheinlichkeit ist mit einer Operation größer als mit einer medikamentösen Therapie.
- Es sind schon mehrere erfolglose Dilatationen durchgeführt worden.

Die verlegten bzw. verengten Arterienabschnitte werden mit körpereigenen Gefäßen überbrückt (**Bypass**). Dazu werden meist die A. mammaria (Brustwand) oder die V. saphena magna (Bein) verwendet [Abb. 1]. Die Operation ist unter Umständen am schlagenden Herzen als minimalinvasive Operation möglich. Die Therapie der KHK muss danach weiterhin konsequent erfolgen, da auch die Bypässe wieder zugehen können. Nach acht bis zehn Jahren sind noch 80 % der Mammaria-Anstomosen und 40 – 50 % der Vena-saphena-magna-Anastomosen durchgängig. Komplikationsgeschehen entsprechen denen der Klappenoperation.

Zunehmend häufiger werden auch kombinierte Koronar-Klappenersatz-Operationen, in den Fällen durchgeführt, in denen beide Organteile betroffen sind.

Herztransplantation

Die erste erfolgreiche Herztransplantation wurde 1967 von Christiaan Barnard in Kapstadt/Südafrika durchgeführt. Bei dieser komplexen Operation wurde einem Patienten mit einer dekompensierten Herzinsuffizienz das gesunde Herz einer jungen Frau eingepflanzt, die bei einem Verkehrsunfall ums Leben gekommen war. Diese Operation stellt einen Meilenstein in der modernen Medizin dar, denn es war erstmals gelungen, das Organ des Menschen zu verpflanzen, das schlechthin mit dem Leben überhaupt verbunden wird.

Die Operation gehört inzwischen zum festen Repertoire der Medizin. Jährlich werden in Deutschland in 36 Herzzentren ca. 500 Herztransplantationen durchgeführt. Die häufigsten Indikationen für eine Herztransplantation sind KHK und Kardiomyopathie mit Dilatation des Herzmuskels. Leider stehen nicht ausreichend Spenderherzen zur Verfügung, sodass wie bei anderen Transplantationen auch eine Warteliste zur Transplantation besteht. Die Kriterien für die Empfängerin sind streng und die Warteliste wird über Eurotransplant geführt.

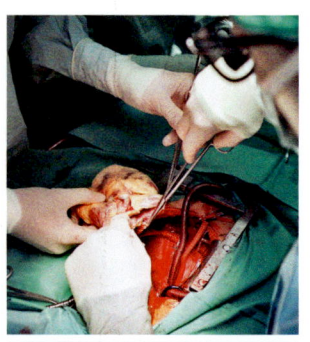

[2] Einbringen des Spenderherzens bei einer Herztransplantation

Umkehrisolation | 459

Die größten Probleme bei der Herztransplantation bestehen in Abstoßungsreaktionen, diese sind in den ersten vier bis sechs Wochen besonders häufig. Die Patientin erhält zur Unterdrückung dieser Reaktion das Medikament Cyclosporin, das ihre Immunabwehr stark dämpft. Sie muss unter dieser Therapie besonders vor Infektionen geschützt werden und wird aus diesem Grund |umkehrisoliert. Die Immunsuppression wird als Dauertherapie fortgeführt.

Zur Überbrückung bis zu einer Transplantation kann die Patientin ein Kunstherz erhalten. Dieses befindet sich extrakorporal und ermöglicht zwar das Überleben der Patientin, aber keine Selbstständigkeit: Die Patientin befindet sich in einer Klinik und hat nur einen geringen Bewegungsspielraum. Die Wartezeit auf ein Spenderherz beträgt im Durchschnitt acht bis zwölf Monate.

Chirurgische Therapie und postoperative Behandlung von Gefäßerkrankungen

Das Behandlungsspektrum der Gefäßchirurgie umfasst u. a. die Behandlung von thrombotisch oder embolisch bedingten Verschlüssen von Arterien (*Thrombendarteri-ektomie, TEA*), Karotisstenosen, Gefäßaussackungen (*Aneurysmen*), Venenleiden und Varizen sowie die Ausschälung arteriosklerotischer Veränderungen.

Thrombendarteriektomie (TEA)

Die Thrombendarteriektomie erfolgt bei arteriosklerotisch veränderten arteriellen Gefäßen, mit drohendem thrombotischem Verschluss. Die betroffene Arterie wird freigelegt und eröffnet. Mit einem Dissektionsspatel oder einer Ringdesobliteration wird der Thrombus zusammen mit einem Teil der Intima entfernt. Gegebenenfalls wird die TEA mit einer Patchplastik kombiniert, bei der die betroffene Arterie mit einem Kunststoffflicken oder einer vorher an einem anderen Körperteil entnommenen und längs aufgeschnittenen Vene erweitert wird.

Bypass-Operation

Ähnlich wie bei der koronaren Bypass-Operation, gibt es auch im Bereich peripherer Arterien die Möglichkeit Bypässe zu implantieren. Angewandt wird dies meist bei Ge-fäßveränderungen im Bereich der Beine, die i. d. R. durch Arteriosklerose bedingt sind. Als Bypass bei langstreckigen Stenosen werden eigene Venen oder Dacronprothesen verwendet. Es besteht die Möglichkeit, Bypässe in anatomischer Position anzubringen, d. h. dort, wo auch die natürliche Gefäßversorgung verläuft. Eine extraanatomische Position bezeichnet einen von der ursprünglichen Versorgung abweichenden Verlauf. Bei der Bypass-Operation kann es zu Embolien kommen, nach der Operation zum Verschluss des Bypasses, weswegen eine Antikoagulation durchgeführt wird. Die Pro-gnose ist trotz der Anlage eines Bypass häufig eingeschränkt, da die Arteriosklerose als Systemerkrankung weiter fortschreitet.

Gefäßchirurgie bei Aneurysmen

|Aneurysmen treten insbesondere an der Aorta gehäuft auf und können lebensbe-drohlich werden, wenn die Gefäßwand einreißt und Blut austritt. Überschreiten An-eurysmen einen bestimmten Durchmesser, ist das Risiko eines „Platzens" erhöht, sodass sie invasiv behandelt werden. Einerseits besteht die Möglichkeit, dass eine Ge-fäßprothese in das Gefäß eingelegt wird und es von innen schient (*endovaskuläre Stent-versorgung*). Andererseits kann operativ ein Gefäßersatz (*Dacronprothese*) durchgeführt werden. Bei beiden Verfahren kann es zu Durchblutungsstörungen im Bereich abge-hender Gefäße, z. B. der Nierenarterien, kommen. Nach 15 – 20 Jahren können die Gefäßprothesen selbst Verschleißerscheinungen unterliegen, die zur Ruptur führen.

Aneurysma (Pl. Aneurysmen)
Aussackung an Blutgefäßen mit Gefäßwandschwäche, welche angeboren oder er-worben sein kann

Traumatische Aortenruptur

Unter dem Eindruck extremer lokaler Scherkräfte (z. B. Autounfall mit thorakalem Aufprall) können die Wandschichten der Aorta einreißen. Die akute traumatische Rup-tur ist in etwa 70 % der Fälle am Beginn der deszendierenden thorakalen Aorta lokali-siert. Ist die Ruptur komplett und schließt alle Wandschichten, einschließlich der Ad-ventitia und der mediastinalen Pleura, ist sie sofort tödlich. Bleiben jedoch die letztgenannten Strukturen intakt, so ist die Ruptur gedeckt, und es kommt zum sicker-haften Austritt von Blut und zur Entwicklung eines linksseitigen Hämatothorax.

Als Therapie der Wahl gilt heute die endoluminale Platzierung von Stentprothesen. Sollte wegen einer akuten Blutung eine Operation notwendig sein, wird der Thorax bei einer Ruptur in „klassischer" Lokalisation eröffnet. Je nach Ausdehnung der Zerrei-ßung kann die Aorta entweder End-zu-End wieder vernäht werden, oder es muss eine Rohrprothese interponiert werden. Die schwerste Komplikation ist die postoperative Querschnittslähmung.

Angioplastie

Die Angioplastie (*perkutane transluminale Angioplastie, PTA*) ist ein Verfahren zur Erweiterung oder Wiedereröffnung von verengten oder verschlossenen Blutgefäßen (meistens Arterien, seltener auch Venen) mittels Ballondilatation oder anderer Verfahren (z. B. Laser, Thrombektomiekatheter). Die Ballonkatheter werden fast immer von der Leiste aus über einen Führungsdraht und Führungskatheter in die Stenose platziert und mit Druck (8 – 12 bar) aufgeblasen. Die Engstelle kann so beseitigt und eine Operation vermieden werden. Hierbei werden häufig Stents (Drahtgeflechte, die das Gefäß von innen schienen und offen halten sollen) implantiert (Stentangioplastie).

Gangrän-Amputation

paVK | 514

Primär wird versucht, lokal die abgestorbenen Gewebsteile zu resezieren. Insbesondere bei |paVK Stadium IV und diabetischer Gangrän, wenn ausgedehnte Gewebsnekrosen oder eine infizierte Gangrän mit drohender Sepsis vorliegen und gefäßchirurgische Maßnahmen ausgeschöpft sind, ist die Amputation das letzte Mittel der Wahl.

Das Ergebnis der Rehabilitation nach Amputation hängt wesentlich von der Möglichkeit der Prothesenversorgung ab. Eine planmäßige Amputation muss so durchgeführt werden, dass ein möglichst gut zu versorgender Stumpf entsteht. Entscheidend ist die Weichteildeckung des knöchernen Stumpfes. Der Hautschnitt wird so gelegt, dass er ausreichend weit unterhalb der vorgesehenen knöchernen Amputationshöhe liegt. Die Muskulatur wird dann so durchtrennt, dass sie als „Polster" den knöchernen Stumpf umgibt. Die Hautnarbe soll abseits der Belastungszone des Stumpfes gelegt werden. Die Hauptnerven werden weit nach proximal freigelegt und dort durchtrennt, wodurch etwaigen Phantomschmerzen teilweise vorgebeugt werden kann.

Varizenverödung, Varizektomie

Die Therapie von Varizen kann als Verödung durch Einspritzen eines Medikamentes in das betroffene Gefäß erfolgen. Die Venenwände verkleben miteinander und der Blutfluss wird durch Kollateralvenen bewältigt. Das verödete Gefäß wird zu Bindegewebe umorganisiert und verbleibt im Organismus. Eine neuere Behandlungsmethode ist die endovenöse Obliteration (EVO), bei der die insuffizienten Venen mit speziellen Kathetern mittels Laser- oder Radiowellenenergie oder mit einer ultraschallkontrollierten Schaumverödung ausgeschaltet werden.

Krossektomie

die operative Abtrennung der vorderen bzw. hinteren Stammvene exakt am Übergang in das tiefe Venensystem

Varizenstripping (*Varizektomie*) ist das operative Herausziehen (*Strippen*) von Krampfadern, speziell der V. saphena [Abb. 1]. Die Operation beginnt mit einem Schnitt in der Leiste und Durchführen der |Krossektomie. Danach kommt des eigentliche Strippen, für das mehrere Operationstechniken zur Verfügung stehen. Die gebräuchlichsten Methoden sind die

- **Babcock-Operation**: Durch einen kleinen Einschnitt in der Leiste wird ein Katheter in die betroffene Vene des Beines eingeführt und bis zum Sprunggelenk in der Nähe des Knöchels geschoben. Dort wird die Vene abgeschnitten und herausgezogen.
- **Kryostripping**: Die Stammvene wird durch eine von der Leiste aus vorgeschobene Sonde, deren Kopf mit Hilfe von flüssigem Stickstoff gekühlt ist, abgefroren und dann Richtung Leiste durch Einstülpung entfernt.

Heute werden nur noch die Venenanteile gestrippt, in denen die Venenklappen defekt sind. Postoperativ wird das Bein mit einem elastischen Wickel oder einem Kompressionsstrumpf versehen, um Hämatome zu vermeiden. Alle Verfahren zur Behandlung von Varizen haben eine hohe Rezidivquote.

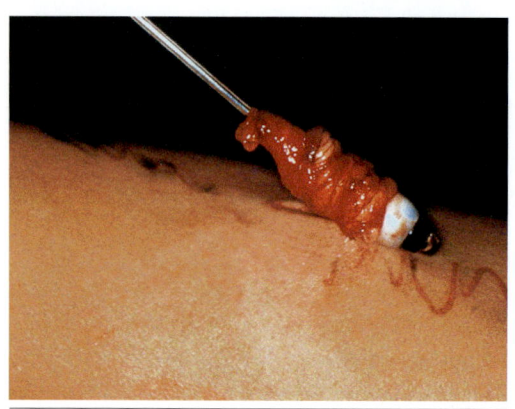

[1] Venenstripping: Herausziehen eines geschädigten Venenabschnitts

Pharmakologische Aspekte

Zur pharmakologischen Therapie von Herz- und Gefäßerkrankungen werden verschiedene Medikamentengruppen eingesetzt. Die einzelnen Medikamente können bei mehreren Erkrankungen Anwendung finden und werden häufig in Kombination eingesetzt (z. B. bei der Herzinsuffizienz). In der folgenden Tabelle sind die Medikamente und ihre Anwendungsbereiche zusammengefasst [Tab. 1a-d].

Angiotensin-Converting-Enzym | 503
Renin-Angiotensin-Aldosteron-System | 503

Digitalis

Digoxin (z. B. Novodigal®), **Digitoxin** (z. B. Digimerck®); oral als Tabletten, i. v. als Lösung

Anwendungsgebiete	Wirkungsweise	Unerwünschte Wirkungen
Herzinsuffizienz, sind nur am insuffizienten Herzen wirksam	**positiv inotrop** = steigern die Kontraktilität des Herzmuskels **negativ chronotrop** = senken die Herzfrequenz am Sinusknoten **negativ dromotrop** = verzögern die Erregungsleitung zum AV-Knoten steigern insgesamt die Herzleistung	bei Intoxikation: Farbsehen (gelb), Übelkeit, Erbrechen, Sturzgefahr Intoxikationen treten rasch auf, da Digitalis eine geringe therapeutische Breite aufweisen. Das bedeutet, dass der Abstand von einem wirksamen zu einem toxischen Medikamentenspiegel im Blut sehr gering ist.

Besonderheiten: Die Therapie beginnt mit einer Initialdosis und wird mit einer niedrigeren Erhaltungsdosis weitergeführt; regelmäßige Kontrollen des Medikamentenspiegels im Blut sind notwendig. Alte Menschen oder Patientinnen mit eingeschränkter Nierenfunktion sollten nur niedrige Dosierungen erhalten. Digoxin wird überwiegend über die Niere ausgeschieden. Digitoxin wird überwiegend über die Leber ausgeschieden.

Antihypertensiva

Nitrate

(z. B. Nitrospray, Isoket ®) sublingual als Spray oder Tropfen, oral als Tabletten, transdermal als Pflaster, intravenös als Lösung

Anwendungsgebiete	Wirkungsweise	Unerwünschte Wirkungen
Hypertonie, KHK	Gefäßerweiterung durch die NO-Gruppe	Nitratkopfschmerz, Toleranzentwicklung

Besonderheiten: Sprays und Beißkapseln sind kurz wirkende Präparate, die bei einem Angina-pectoris-Anfall eingesetzt werden. Eine Langzeittherapie erfolgt mit Tabletten. Um bei dieser Behandlung die Toleranzentwicklung zu vermeiden, müssen gewisse Einnahmeschemata mit nitratfreien Intervallen eingehalten werden.

ACE-Hemmer (z. B. Captopril ®, Lopirin®, die Substanznamen enden auf -irin); oral als Tabletten

Anwendungsgebiete	Wirkungsweise	Unerwünschte Wirkungen
Hypertonie, KHK	Hemmung des Angiotensin-Converting-Enzyms und damit der Bildung von Angiotensin II (Renin-Angiotensin-Aldosteron-System), wirkt damit blutdrucksenkend	ACE-Hemmer-Husten (Reizhusten)

Besonderheiten: ACE-Hemmer verstärken die Wirkung oraler Antidiabetika und Insuline, daher bei Patientinnen mit Diabetes anfangs engmaschige BZ-Kontrolle, ggf. Anpassung der Dosis. Es kann, v.a. bei älteren und Patientinnen mit Niereninsuffizienz zur Hyperkaliämie kommen. Auf Sensibilitätsstörungen und Obstipation achten, regelmäßige Überprüfung der Kaliumwerte im Blut.

Angiotensin-II-Rezeptorantagonisten (z. B. Lorzaar ®, Substanznamen enden auf -sartan); oral als Tabletten

Anwendungsgebiete	Wirkungsweise	Unerwünschte Wirkungen
Hypertonie	blockieren Rezeptoren für Angiotensin I, wirken dadurch blutdrucksenkend	Schwindel, Kopfschmerz

[Tab. 1a] Medikamentengruppen und ihre Anwendungsgebiete sowie (un)erwünschte Wirkungsweisen bei der Behandlung von Herz- und Gefäßerkrankungen

Antihypertensiva und Antiarrhythmika

Betarezeptorenblocker, kurz Betablocker (z. B. Beloc®, die Substanznamen enden auf -olol); oral als Tabletten

Anwendungsgebiete	Wirkungsweise	Unerwünschte Wirkungen
Hypertonie, Tachykardien, Tachyarrhythmien	blockieren Betarezeptoren am Herzmuskel und verzögern dadurch die Erregungsweiterleitung	Blockade der Betarezeptoren an den Bronchien, dadurch Verschlechterung eines bestehenden Asthmas, Asthmatiker dürfen nur selektive Beta-1-Rezeptorenblocker erhalten

Kalziumantagonisten (z. B. Adalat®, die Substanznamen enden mit -ipin oder Isoptin® = Verapamil); oral als Tabletten oder Kapseln

Anwendungsgebiete	Wirkungsweise	Unerwünschte Wirkungen
Hypertonie, KHK, Tachykardien, Tachyarrhythmien	blockieren die Kalziumkanäle der glatten Gefäßmuskulatur, Verapamil auch Kalziumkanäle an Herzmuskelzellen und damit die Erregungsweiterleitung am Herzen	Herzklopfen, Schwindel, Kopfschmerzen, Verapamil auch Bradykardien, evtl. pektangiöse Beschwerden

Besonderheit: Grapefruit(saft) vermeiden, da dies den Wirkstoffabbau hemmt und die Wirkung verstärkt

Kaliumkanalblocker (z. B. Cordarex®); oral als Tabletten

Anwendungsgebiete	Wirkungsweise	Unerwünschte Wirkungen
Tachykardien, Tachyarrhythmien	blockieren Kaliumkanäle, dadurch wird die Erregungsweiterleitung verhindert	Bradykardien

Natriumkanalblocker (z. B. Phenhydan®); oral als Tabletten

Anwendungsgebiete	Wirkungsweise	Unerwünschte Wirkungen
Tachykardien, Tachyarrhythmien	blockieren Natriumkanäle, dadurch wird die Erregungsweiterleitung verhindert	Bradykardien

[Tab. 1b] Medikamentengruppen und ihre Anwendungsgebiete sowie (un)erwünschte Wirkungsweisen bei der Behandlung von Herz- und Gefäßerkrankungen

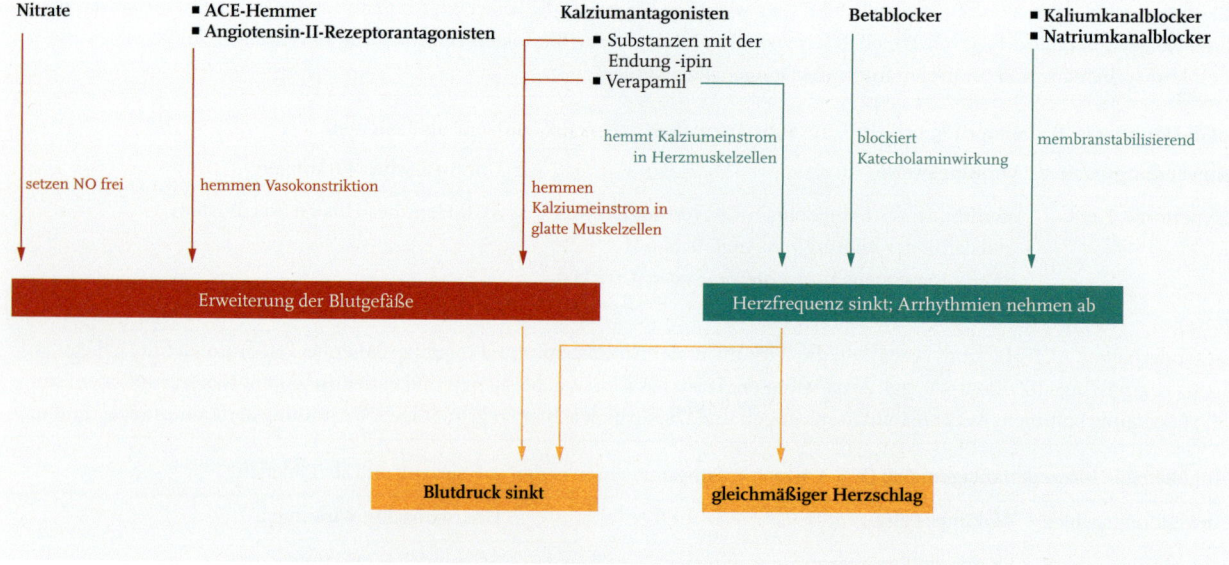

[1]   Vereinfachtes Schema zur Wirkung von Antihypertensiva und Antiarrhytmika

Antihypotonika

Alpha-1-Agonisten

(z. B. Effortil®); oral als Tabletten oder Tropfen, sublingual als Lösung (Pumpspray), intravenös als Lösung

Anwendungsgebiete	Wirkungsweise	Unerwünschte Wirkungen
Hypotonie	steigern den Blutdruck	Bluthochdruck

Antikoagulanzien und Antidoti

hochmolekulares Heparin (z. B. Heparin-inject®), niedermolekulare Heparine (z. B. Fraxiparin®, Clexane®); subkutan als Lösung zur Low-Dose-Therapie, intravenös als Lösung zur High-Dose-Therapie

Anwendungsgebiete	Wirkungsweise	Unerwünschte Wirkungen
Thrombosegefahr, Thrombophlebitis, Vermeidung von Thrombuswachstum Thrombose, Embolie, KHK	setzt die Gerinnungsfähigkeit des Blutes herab, hemmt die Umwandlung von Fibrinogen zu Fibrin, dadurch Hemmung von Thrombusbildung und Thrombuswachstums, Einfluss auf die aktivierten Faktoren XII, XI, IX, X und Thrombin	Blutungen, Antidot: Protaminsulfat

Kumarine (z. B. Marcumar®, Falithrom®); oral als Tabletten

Anwendungsgebiete	Wirkungsweise	Unerwünschte Wirkungen
KHK, Thromboseprophylaxe	hemmen die Bildung der Gerinnungsfaktoren V, VII, IX, X und Prothrombin in der Leber durch die Blockade von Vitamin K, Kumarine werden zur Langzeitprohylaxe eingesetzt	Blutungen, Schädigung von Feten und Embryonen; treten in Muttermilch über, sind also nicht in der Stillzeit anzuwenden **Antidot**: Vitamin K (z. B Konakion®)

Besonderheiten: Die Blutgerinnung wird stark gesenkt, sodass die Patientinnen eine hohe Blutungsneigung haben und schon kleinste Verletzungen Komplikationen zur Folge haben können. Patientinnen erhalten einen Pass, in dem die regelmäßig ermittelten TPZ-Werte dokumentiert werden und um in Notfällen adäquat behandelt werden zu können. Bei den Patientinnen dürfen keine i.m.-Injektionen vorgenommen werden.

Vitamin K (z. B. Konakion®); oral als Dragée oder Tropfen

Anwendungsgebiete	Wirkungsweise	Unerwünschte Wirkungen
niedrige Blutgerinnung, Antidot, bei Neugeborenen als Hirnblutungsprophylaxe	Vitamin K ist Bestandteil vieler Gerinnungsfaktoren, wird es zugeführt, können diese wieder in der Leber synthetisiert werden.	verstärkte Gerinnungsneigung

Acetylsalicylsäure (ASS); oral als Tabletten

Anwendungsgebiete	Wirkungsweise	Unerwünschte Wirkungen
KHK, Thromboseprophylaxe	verringert in geringer Wirkstoffmenge die Aggregationsfähigkeit der Thrombozyten	Blutungsneigung

Besonderheiten: Als Akutmedikament bei Herzinfarkt mit 250–500 mg i.v., zur Langzeittherapie mit 100 mg/Tag oral als Tablette; nicht zu verwechseln mit ASS 500 mg als Schmerzmedikament.

[Tab. 1c] Medikamentengruppen und ihre Anwendungsgebiete sowie (un)erwünschte Wirkungsweisen bei der Behandlung von Herz- und Gefäßerkrankungen

Fibrinolytika

Streptokinase, Urokinase, Alteplase, Lysokinasen (Substanznamen enden auf -ase);
intravenös systemisch oder lokal (z. B. über einen Katheter)

Anwendungsgebiete	Wirkungsweise	Unerwünschte Wirkungen
frische Thrombose und frische Embolie, frischer Herzinfarkt	wirken analog der körpereigenen Fibrinolyse, nur frische Thromben können gelöst werden, ist ein organisierter „roter" Thrombus entstanden wirken diese Stoffe nicht mehr	starke Blutgerinnungsstörungen, Blutungen

Besonderheiten: Nur unter strenger Indikationsstellung und intensivmedizinischer Überwachung anzuwenden; absolute Kontraindikationen sind z. B. frische Operationswunden, intramuskulär durchgeführte Injektionen, Verdacht auf Aneurysma.

[Tab. 1d] Medikamentengruppen und ihre Anwendungsgebiete sowie (un)erwünschte Wirkungsweisen bei der Behandlung von Herz- und Gefäßerkrankungen

Blutgerinnung, Fibrinbildung

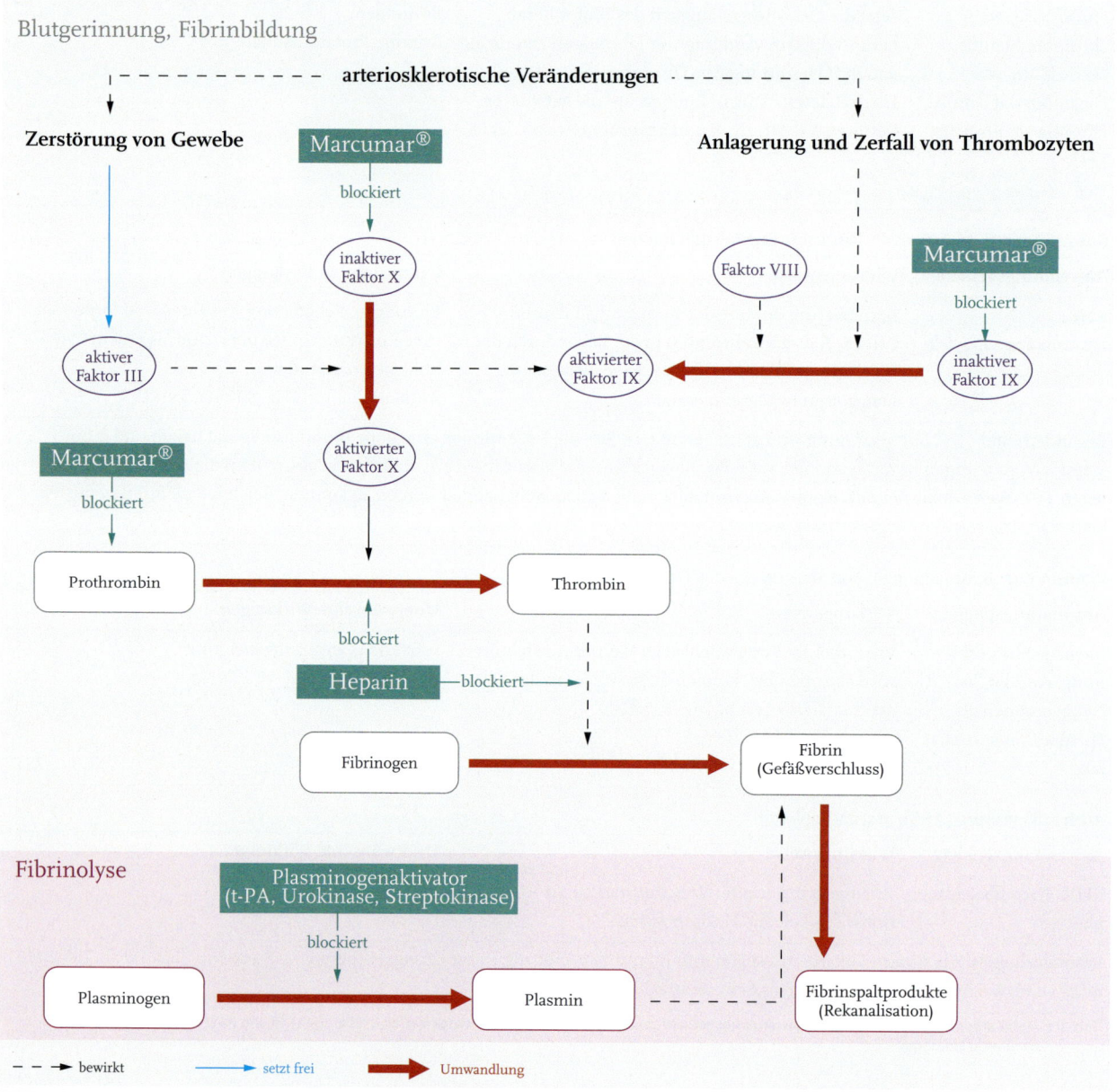

[1]   Wirkungsweise einiger Antikoagulanzien, Antidoti und Fibrinolytika

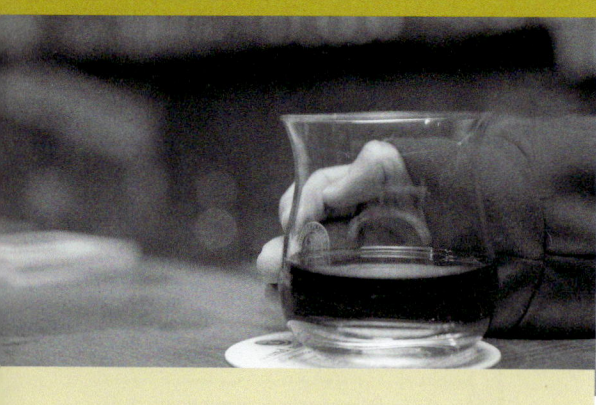

Menschen mit Verbrennungen und Verbrühungen pflegen

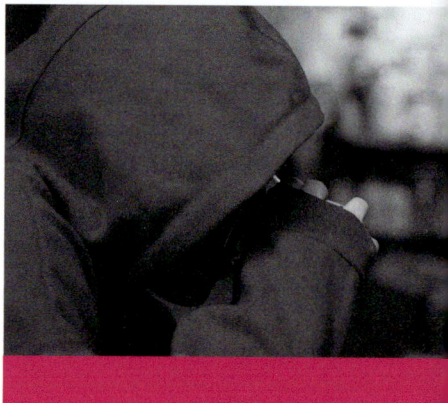

„Sie sind neu hier, ich kenne sie nicht ...", sagte der Mann hinterm Tresen zu Christoph, der sich gerade einen weiteren Whisky geordert hatte. „Ja, und?!", blaffte Christoph zurück. „Reicht's nicht, dass ich trinke und zahle?!" „Gezahlt hast du bis jetzt noch nicht!" Christoph zog seine Hand, die er bis eben noch in seiner Hosentasche verborgen hatte hervor und griff nach seinem Portmonee. Der Barmann stockte in seiner Bewegung: Die Haut der Hand war rot verbrannt und voller Blasen. Christoph steckte jetzt seine Hand wieder in die Tasche seines Kapuzenpullovers. Das Aussehen von Christophs Hand war den Umstehenden nicht entgangen. Die gemütlich-rauchige Atmosphäre des Raumes hatte sich gewandelt – sensationslüsterne Gesichter starrten Christoph an und versuchten sich vorzustellen, was sich unter Christophs Kapuze verbarg, die er seit Betreten des Raumes nicht abgenommen

hatte. Christoph war das nicht entgangen. „Wie viel?", fragte er. „Fünf Euro", erwiderte der verunsicherte Barkeeper. Er versuchte einen Blick unter die Kapuze zu erhaschen, doch es gelang ihm nicht. Christoph warf das Geld auf den Tresen, trank aus und ging schnellen Schrittes zur Tür. Mit Wucht stieß er sie auf und verschwand in der anonymen Dunkelheit der Nacht.

Er begann zu rennen. Bis zur Ampel. An der Ampel rechts. Schwer atmend kam er zum Stehen und lehnte sich an eine Hauswand. Aus Leibeskräften brüllte er einen schmerzvollen Schrei in den Nachthimmel. Dann ließ er sich die Wand entlang heruntersinken, bis er auf seinen Hacken saß. Verharrte so, bis eine Gestalt um die Ecke bog, eine Frau im langen Mantel, es war Herbst. Eiligen Schrittes lief sie auf ihn zu. Dann blieb sie, kurz vor ihm, stehen.

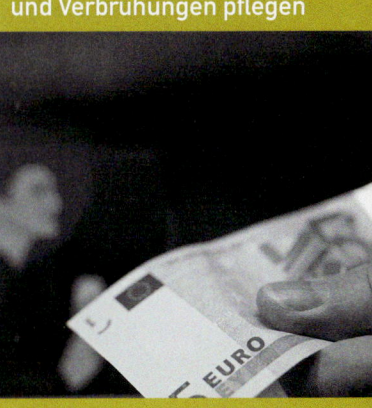

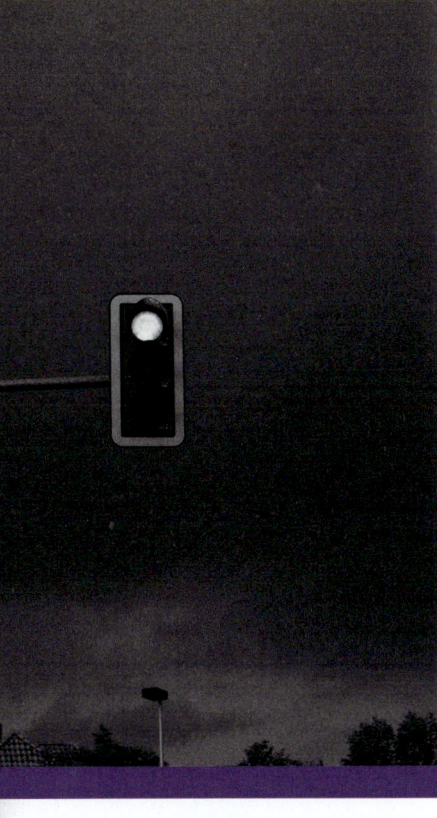

Sie betrachtete ihn von oben bis unten und hockte sich dann zu ihm. „Haben Sie geschrien?" fragte sie mit warmer, freundlicher Stimme. Christoph bereute seinen rauen Ton bereits, während er „Nein!" sagte.

Die Frau zuckte mit den Schultern. Stand auf. Ging weiter. Christoph sprang auf und lief ihr hinterher. „Sie waren auch in der Bar?", fragte er. Überrascht drehte sie sich um. „Ja." „Ich hasse es ... entschuldigen Sie ...", setzte er an, fand aber die Worte nicht, die er suchte. Sie zuckte nur wieder mit den Schultern und erwiderte: „Machen Sie sich nichts aus den Leuten. Sie sehen jeden Tag das Gleiche – wenn sie mal was Neues sehen, ist das natürlich interessant." „Auf diese Art von Prominenz könnte ich verzichten. Nirgends bin ich mal einfach ... ich." Sie nickte bestätigend. Dann machte sie eine entschuldigende Geste und sagte: „Das sind die Menschen, sie werden sich wohl nie ändern." „Nein", entgegnete Christoph resigniert.

Nach einem Moment des Schweigens fragte sie in die Stille der nächtlichen Finsternis: „Wo kommen sie eigentlich her?" „Von irgendwo. Ich war überall und nirgends. Jetzt bin ich hier, wo es auch nicht anders ist als an den andern Orten. Nirgends werde ich je so sein wie früher." Er stieß mit dem Fuß gegen eine herumliegende Bierflasche, die unter lautem Scheppern davon trudelte. Sie schüttelte den Kopf. Dann fragte sie: „In welche Richtung müssen sie?" Christoph deutete die Straße runter. Sie nickte und sagte dann: „Ich muss in die andere Richtung. Vielleicht trifft man sich noch einmal wieder." Er hob den Kopf. Lächelte. „Danke. Auf Wiedersehen." Sie hob kurz die Hand. Dann gingen sie in verschiedene Richtungen davon.
Aaron Pohl

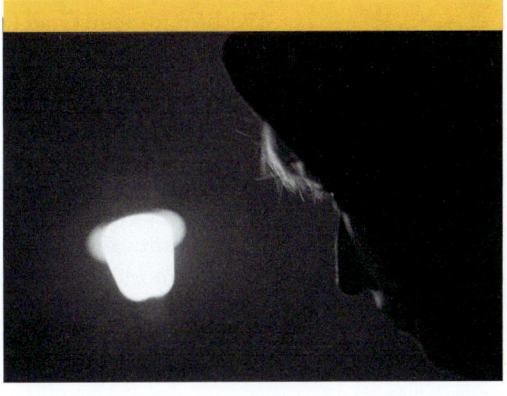

7.1 Pflegerische Schwerpunkte

7.1.1 Definition und Epidemiologie

Verbrennungen und Verbrühungen entstehen durch Hitzeeinwirkung von über 52 °C auf die Haut. Abhängig von Art und Dauer der Hitzeeinwirkung entsteht eine Verbrennungswunde. Man unterscheidet:

thermische Schädigung	Verbrühung mit heißen Flüssigkeiten Kontaktverbrennung an Gegenständen Verbrennung durch direkte Flammeneinwirkung (Feuerverletzung)
elektrische Schädigung	Verbrennungen durch direkten Stromkontakt Lichtbogenverbrennung bei Kontakt mit einem Lichtbogen
chemische Schädigung	Verätzung durch Säuren oder Laugen (Hitzeentwicklung durch chemische Reaktion)
strahlenbedingte Schädigung	Sonnenbrand (unsachgemäße) Strahlentherapie bei Unfällen mit |radioaktivem Material

radioaktives Material **3** | 253

www.verbrennungsmedizin.de
Homepage der Deutschen Gesellschaft für Verbrennungsmedizin e. V.

Nach Angaben der Deutschen Gesellschaft für Verbrennungsmedizin e. V. erleiden in Deutschland jährlich ca. 20 000 Kinder und Erwachsene behandlungspflichtige thermische Verletzungen. Davon bedürfen ca. 4 000 einer stationären und davon wiederum 1 200 einer intensivmedizinischen Behandlung. Männer sind ca. dreimal so häufig betroffen wie Frauen. Ein Großteil der Verbrennungsunfälle trifft sozial Benachteiligte, psychisch Kranke, Kinder und Über-50-Jährige.

7.1.2 Pflege von Menschen mit Verbrennungen und Verbrühungen

Inhalationstrauma | 553
Prognose | 552
Verbrennungsgrad | 552

Die pflegerischen Besonderheiten richten sich einerseits nach dem Ausmaß der Verbrennungen, also dem Grad und der betroffenen Gesamtkörperoberfläche (engl. = body surface area, BSA). Andererseits sind das Alter und ggf. weitere Erkrankungen, Begleitverletzungen wie ein |Inhalationstrauma durch Rauch und Hitze, der Zeitpunkt der Schockbehandlung sowie der therapeutischen und operativen Maßnahmen der betroffenen Person ausschlaggebend für die |Prognose der Erkrankung und für die notwendige Pflege.

|Verbrennungen Grad I und II a werden ambulant versorgt. Verbrennungen ab dem Grad II b bedürfen einer intensivmedizinischen, stationären Versorgung. In besonders schweren Fällen muss eine Behandlung in speziellen Brandverletztenzentren erfolgen [Abb. 1]. Diese ist geboten bei

- zweitgradigen Verbrennungen mit einer BSA > 15 % (bei Kindern auch mit kleinerer BSA),
- drittgradigen Verbrennungen mit einer BSA > 5 %,
- Verbrennungen mit ausgedehnten Begleitverletzungen,
- Multimorbidität und Hochaltrigkeit,
- Inhalationstrauma,
- Stromunfällen und
- Verbrennungen der Hände/Füße, des Gesichts, des Genitalbereichs.

1 Gelsenkirchen
2 Essen
3 Duisburg
4 Hamm
5 Dortmund
6 Bochum
7 Köln

[1] In diesen Städten gibt es Brandverletztenzentren.

Brandverletztenzentren

Da die Haut durch Verbrennungswunden ihre Schutzfunktion vor Infektion, Flüssigkeitsverlust und Wärmeverlust einbüßt, muss diese Funktion durch eine spezielle räumliche Umgebung ersetzt werden. Dies erfolgt in speziellen Pflegeeinheiten mit aseptischen Bereichen, deren Raumtemperatur bei 33–36 °C liegt und deren Luftfeuchtigkeit 60–70 % beträgt. Temperatur und Luftfeuchtigkeit sind je nach Bedarf regulierbar.

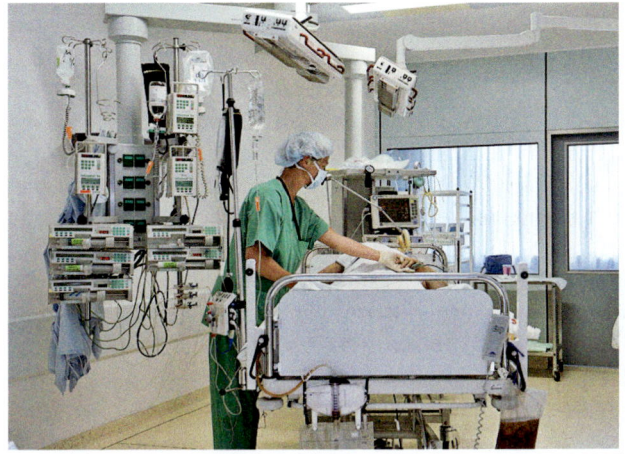

[2]   Betreuung in einem Brandverletztenzentrum

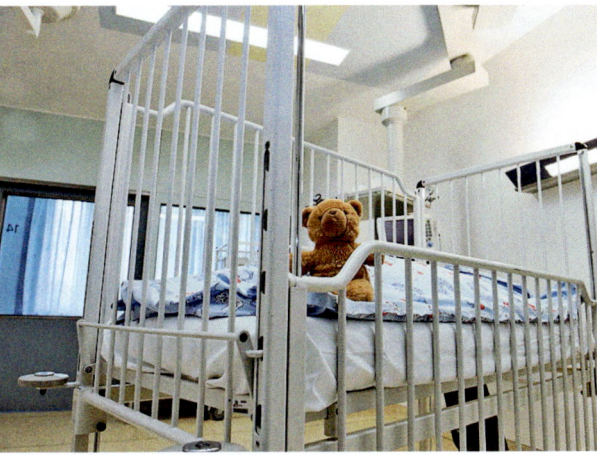

[3]   Brandverletzteneinheit für Kinder

Auf Grund der extremen Wundschmerzen erfolgt häufig eine Sedierung der Betroffenen, die eine |maschinelle Beatmung erfordert. Dies sowie die Gefahr des |Verbrennungsschocks gebietet eine intensivmedizinische Ausstattung mit Respiratoren, umfangreichem Monitoring und weiteren intensivmedizinischen Geräten [Abb. 2].

In Brandverletztenzentren arbeiten verschiedene Berufsgruppen mit unterschiedlichen Spezialisierungen zusammen in einem interprofessionellen Team. Hierzu gehören ärztliche Mitarbeiterinnen der Anästhesie und Intensivmedizin, der (Brand-)Chirurgie und Plastischen Chirurgie, Pflegende mit speziellen Fort- und Weiterbildungen in Wundmanagement, Intensivpflege und psychosozialer Betreuung, Psychologinnen und Physio- sowie Ergotherapeutinnen. Nicht selten runden |Visagistinnen, die sich auf |Camouflagetechniken spezialisiert haben, das Profil ab. Diese besondere Bandbreite der Interdisziplinarität soll gewährleisten, dass Patientinnen und ihre Angehörigen nicht nur in der teilweise lebensgefährdenden körperlichen, sondern auch extremen psychischen Belastungssituation optimal betreut werden können.

maschinelle Beatmung | 553
Verbrennungsschock | 551

Visagistin
Berufsgruppe, die sich auf das kunstvolle Schminken und Stylen von Gesichtern/Köpfen spezialisiert hat
Camouflagetechnik
Überschminken von Hautanomalien mit spezieller Schminke und Technik

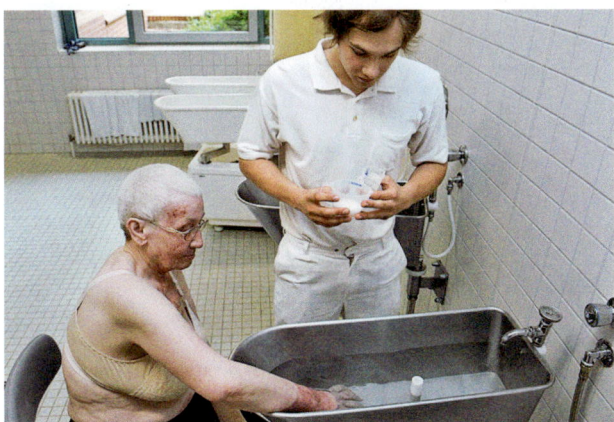

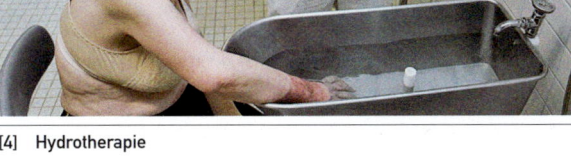

[4]   Hydrotherapie

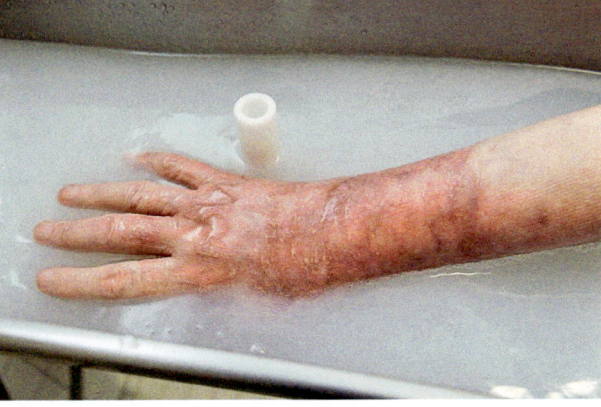

Lagerung, Mobilisation, Haut- und Körperpflege

Alle Maßnahmen zur Lagerung und Mobilisation Brandverletzter erfolgen mit dem Ziel, Folgeschäden zu vermeiden.

Bei der **Lagerung** stehen |Dekubitus- und |Pneumonieprophylaxe im Vordergrund. Die Patientinnen können auf Grund der Verletzungen an der Körperoberfläche oftmals nicht den gängigen Techniken entsprechend gelagert werden, sodass Spezialbetten eingesetzt werden. Verschiedene Firmen haben Lösungen entwickelt, nach denen die Patientinnen „schwebend" gelagert werden können und/oder regelmäßige eine Rotation/Vibration des Thorax erfolgt (z. B. Air-Fluidised-Bett [Abb. 1], Sandwichbett). Betroffene Extremitäten werden mit Hilfe von Lagerungshilfsmitteln (z. B. Schienen) hoch gelagert, um einen besseren Abfluss der Ödemflüssigkeit zu gewähren [Abb. 2].

Ein Hauptfokus der **Mobilisation** liegt auf den Gelenken, die von brandverletzter Haut umgeben sind. Sie erfolgt kontinuierlich und in Abstimmung mit Chirurginnen und Physiotherapeutinnen mit dem Ziel der Kontraktur- und Narbenkontrakturprophylaxe. Das sich bildende straffe Narbengewebe ist weniger elastisch als die Ursprungshaut und wirkt damit bewegungseinschränkend. Die Mobilisation erfolgt zunächst

passiv und später aktiv bei gleichzeitigem |Schmerzmanagement. Häufig werden die Bewegungsübungen während eines Vollbades (Hydrotherapie, [Abb. 4 | S. 545]) als Unterwasserbewegungstherapie durchgeführt. Hierbei wirkt die Auftriebskraft genauso schmerzlindernd wie die zusätzliche Feuchtigkeit für die Haut. Neben dieser speziellen Mobilisation erfolgt auch die allgemeine |Mobilisation den Pflegediagnosen der Patientinnen entsprechend.

Die **Körperpflege** dient vorrangig der Förderung des körperlichen Wohlbefindens. Häufig erfolgt parallel dazu bzw. im Anschluss daran die Wundversorgung der verletzten Hautareale. Die Unterstützung bei bzw. die Übernahme der |Körperpflege der intakten Hautareale erfolgt nach gängigen Standards und abhängig vom Allgemeinzustand der Patientin. Bei großflächigen Verbrennungen werden Vollbäder z. B. mit steriler isotoner Kochsalzlösung durchgeführt. Diese Hydrotherapie soll sowohl eine Wundinfektion als auch einen zu starken Flüssigkeitsverlust über die verletzten Hautareale verhindern und kann unter Einsatz von entsprechenden Hilfsmitteln sowie mehreren Pflegenden auch während einer Beatmungstherapie erfolgen. Im Anschluss wird die gesunde Haut mit den gewohnten Produkten gepflegt. Die Pflege der Wundareale ist abhängig von der Art der |Wundbehandlung und der Wundheilungsphase.

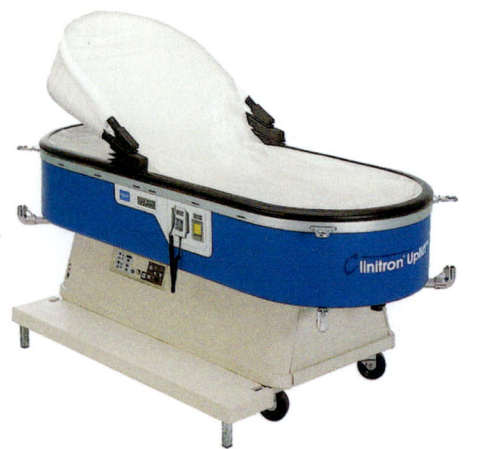

[1]   Air-Fluidised-Bett

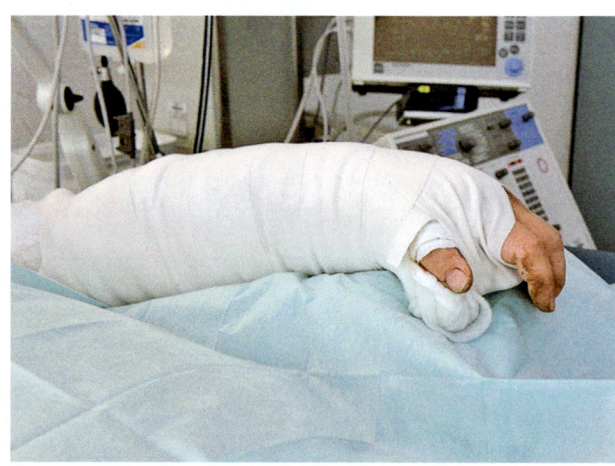

[2]   Hochlagerung des betroffenen Armes in der Akutphase

Akute Behandlungsphase

In den ersten 30 Minuten nach dem Brandereignis – möglichst noch am Unfallort – werden die Wunden gekühlt: So soll ein Nachbrennen der Wunden vermieden werden. Der Nachbrand (*thermischer Insult*) entsteht durch die im Unterhautfettgewebe gespeicherte Hitze, die an das umliegende Gewebe abgegeben wird. Durch den Nachbrand weitet sich die Wunde tiefer ins Bindegewebe aus. Im Krankenhaus kann die **Kühlung** mit NaCl 0,9 % oder Aqua dest. bis zur vollständigen Wirkung der medikamentösen Schmerztherapie weitergeführt werden, um die Schmerzen zu lindern und abschwellend auf das Gewebe zu wirken. Auch hier werden nur die betroffenen Areale gekühlt, um eine Auskühlung des Körpers zu vermeiden.

Die **Wunden** werden inspiziert und eine erste Gradeinteilung vorgenommen. Auf Basis dieser Informationen wird über die weitere Therapie und den Versorgungsort entschieden sowie die Infusionstherapie berechnet. Im Anschluss erfolgt die sterile Abdeckung der Wunden. Ist ein venöser Zugang in einem nicht verletzten Hautareal gelegt, beginnt sofort die Schmerz- und Infusionstherapie, ggf. der Einsatz kreislaufstabilisierender Medikamente. Pflegende bereiten die Medikamente und |Infusionen vor und überwachen die Therapie.

Pflegerische Mitarbeit bei der Infusionstherapie **1** | 782

Die oft mehrere Stunden während **Erstversorgung** wird von zwei Pflegenden und einer Ärztin übernommen. Die Raumtemperatur ist auf mindestens 36 °C angewärmt, da die verletzte Haut nicht mehr zur Temperaturregulation in der Lage ist. Die Patientinnen werden entkleidet und auf einer feuchten Trage gelagert. Sind die Wunden großflächig, überwacht und stabilisiert das Anästhesieteam den Kreislauf der Patientinnen (|Monitoring). Ist eine längere Beatmungszeit abzusehen, werden Abführmaßnahmen eingeleitet. Zur Überwachung des Flüssigkeitshaushalts wird ein Blasenverweilkatheter mit einem Urinmesssystem gelegt. Pflegende bereiten folgende **ärztliche Maßnahmen** vor und/oder wirken daran mit:

Monitoring **1** | 841
Intubation **1** | 829
Bronchoskopie **1** | 860
Inhalationstrauma | 553

- Legen eines doppel- oder mehrlumigen zentralen Venenkatheters,
- Legen eines arteriellen Zugangs zur kontinuierlichen Blutdrucküberwachung,
- ggf. |Intubation und maschinelle Beatmung
- ggf. |Bronchoskopie (bei Verdacht auf |Inhalationstrauma)

Pflegediagnose

„Gefahr einer unausgeglichenen Körpertemperatur

Gefahr des Versagens der Wärmeregulation, die Körpertemperatur innerhalb normaler Grenzen zu halten.“

DOENGES et al.: S. 484

Zur **Infektionsprophylaxe** erfolgt eine gründliche Ganzkörperwaschung evtl. in einem Vollbad (aseptische Lösung). Liegen Wunden oberhalb der |Mamillenlinie, so werden die Kopfhaare rasiert, unterhalb der Mamillenlinie ggf. auch der Genitalbereich.

Mamillenlinie
gedachte Linie zwischen den Mamillen (Brustwarzen)

Parallel zur Ganzkörperwaschung werden die **Wunden versorgt**. Nach der Wunddokumentation werden die Blasen abgetragen und die Wunden der Lokalisation bzw. dem Verbrennungsausmaß entsprechend (chirurgisch) versorgt. Man unterscheidet die offene von der geschlossenen Wundbehandlung. Beide Verfahren werden eingesetzt und haben Vor- und Nachteile. Bei der geschlossenen Wundbehandlung wird nach der Desinfektion der Wunde ein Lokaltherapeutikum aufgebracht und die Wunde mit sterilen Kompressen abgedeckt und fixiert. Bei der offenen Wundbehandlung entfällt das Abdecken der Wunde. Um Infektionen zu verhindern, muss im Patientenzimmer durch spezielle Raumlufttechnik ein keimarmes Milieu erzeugt werden (Isoliereinheiten).

Weitere Versorgung und Langzeittherapie

ZVD **1** | 862

Die Patientinnen verbleiben – abhängig vom Allgemeinzustand – in klimatisierten, intensivmedizinsch ausgerüsteten Überwachungseinheiten. Neben den allgemeinen Vitalzeichen werden via Monitoring der |ZVD gemessen sowie bei beatmeten Patientinnen regelmäßige Blutgasanalysen zur Einschätzung der Beatmungstherapie vorgenommen. Urinmenge und -konzentration sowie spezifisches Gewicht werden zur Überwachung der Elektrolyt- und Flüssigkeitsbilanz regelmäßig kontrolliert.

Infusionstherapie | 553

Auf Grund des massiven Wasser- und Einweißverlusts durch Oberflächenverdampfung haben Patientinnen mit großflächigen Verbrennungswunden einen enorm gesteigerten **Flüssigkeits- und Energiebedarf** (*Hypermetabolismus*). Diesem wird durch |Infusionstherapien mit genauer Flüssigkeitsbilanzierung sowie kalorienbilanzierter enteraler (Sonden-)Ernährung entgegengewirkt.

Die **Wundverbände** werden täglich bis zweitäglich unter aseptischen Bedingungen gewechselt. Vor Beginn des Verbandswechsels erfolgt eine ausreichende Schmerztherapie, in den ersten Tagen evtl. sogar eine Narkose. Die alten Wundauflagen werden mit angewärmter physiologischer Kochsalzlösung aufgeweicht und entfernt. Hieran schließt sich die Reinigung/Desinfektion der Wunden sowie Wundinspektion an. Die Wunde wird nach ärztlicher Anordnung bzw. Hausstandard versorgt. Bei infizierten Wunden wird ein Wundabstrich genommen und dem Ergebnis entsprechende Wundtherapeutika eingesetzt. Die Wundverbände werden komprimierend angelegt und verletzte Extremitäten hochgelagert, um einer Ödembildung entgegenzuwirken.

Wurden Hautareale ersetzt (transplantiert), erfolgt der erste Verbandswechsel nach drei bis fünf Tagen. Die mit Fettgaze fixierte Haut darf bis zu diesem Zeitpunkt nicht bewegt werden. In den Folgemonaten muss die transplantierte Haut mit fetthaltigen Salben gepflegt werden, da ihr Schweiß- und Talgdrüsen fehlen. Sobald das Transplantat festgewachsen ist, erfolgt für ca. 6 – 24 Monate eine **Kompressionstherapie**, um Kelloidbildung (Bildung überschüssigen Narbengewebes) zu vermeiden. Hierzu wird von Orthopädietechnikerinnen passgenaue Kompressionskleidung angefertigt, die die Narbenregion abdeckt [Abb. 2].

> ◥ **Das Transplantat muss ca. ein bis zwei Jahre vor der Sonne geschützt werden. Dies kann sowohl durch UV-abweisende Kleidung als auch durch so genannte Sunblocker geschehen.**

Pflegediagnose
„Flüssigkeitsdefizit (Dehydratation)
Ein Zustand, bei dem ein Individuum einen Verlust intravasaler, intrazellulärer oder interstitieller Flüssigkeit erfährt. Dieser Zustand bezieht sich auf Dehydratation, Wasserverlust ohne Veränderung des Natriumspiegels."

DOENGES et al.: S. 319

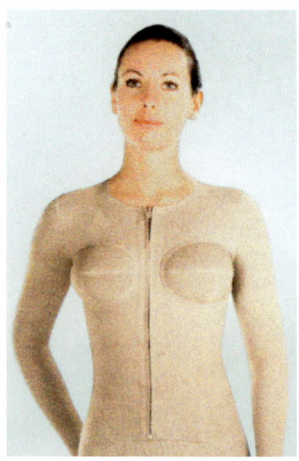

[1] Kompressionsschlauchverbände (Jobst-Verbände)

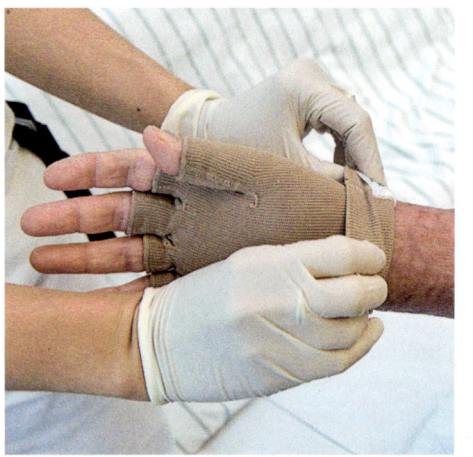
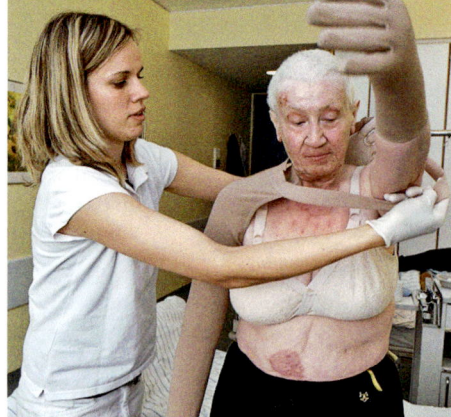

[2] Die Pflegenden unterstützen die Betroffenen beim Anlegen von Kompressionsverbänden.

Beratung und Begleitung

Brandverletzte und ihre Angehörigen sind vielfältigen psychosozialen Belastungen ausgesetzt. Neben der lebensbedrohlichen Situation und den grundsätzlichen Sorgen und Problemen, die mit einem |Krankenhausaufenthalt einhergehen, steht für die meisten Betroffenen die möglicherweise langfristige Aussehensveränderung durch Narben sowie die Aufarbeitung des Unfallgeschehens im Vordergrund.

Narben entstellen und verändern das Körperbild und die Körperwahrnehmung der Betroffenen. Das tritt insbesondere dann ein, wenn die Narben großflächig sind und Körperteile betreffen, die nicht oder kaum von Kleidung zu bedecken sind (z. B. Kopf, Hals, Hände, Arme). Zusätzlich kann die Narbenbildung zu Funktionseinschränkungen an Gelenken führen. Diese Probleme und der daraufhin nicht selten einsetzende Selbstekel führen dazu, dass die Betroffenen um ihre zukünftige gesellschaftliche Akzeptanz fürchten. Vielfältige Verfahren moderner plastischer Chirurgie bieten heute gute Möglichkeiten der Narbenbehandlung. Jedoch sind meist mehrfache Operationen nötig, um das gewünschte Ergebnis zu erzielen und auch das stimmt selten mit dem ursprünglichen Aussehen überein. Die lange Zeit, die die Patientinnen im Krankenhaus verbringen müssen, belasten die Betroffenen und ihre Angehörigen schwer. Hinzu kommt, dass sie für einen langen Zeitraum Schule und/oder Berufsleben fernbleiben müssen.

Die Aufarbeitung des Unfallgeschehens ist ebenfalls ein langwieriger Prozess. Viele Betroffene bleiben traumatisiert und fühlen sich z. B. bei jeder Flamme an das Geschehene erinnert. Eine Besonderheit sind dabei Verbrennungsunfälle von Kindern. Nicht nur die Kinder, auch die Eltern bleiben häufig traumatisiert zurück, geben sie sich doch die Schuld für das Unfallgeschehen, da sie meinen, auf ihr Kind nicht richtig aufgepasst zu haben. Und das kleine Unfallopfer fühlt sich womöglich schuldig, da es glaubt, ein Verbot der Eltern missachtet und sie damit ganz traurig gemacht zu haben. Eine „Strafe", die oftmals viel schwerer wiegt als die körperlichen Schmerzen.

Pflegende und Angehörige stehen den Betroffenen in Gesprächen unterstützend zur Seite. Gleichzeitig erfolgt in den meisten Brandverletztenzentren eine enge psychologische/seelsorgerische Betreuung der Betroffenen und ihrer Angehörigen. Pflegende gestalten die langen Krankenhausaufenthalte in den Isoliereinheiten so angenehm wie möglich. Mit pragmatischen Lösungen kann Kindern manchmal das schlimmste Heimweh genommen werden. So kann der Lieblingsteddy in Folie eingeschweißt auf dem Tisch stehen und ein neuer aus wasch- und sterilisierbarem Material den Schlafgenossen im Bett ersetzen.

In |Beratungsgesprächen können mit Pflegenden Möglichkeiten der Krisenbewältigung für die Zeit nach dem Krankenhausbesuch herausgearbeitet werden. Hierzu gehört die Information über Selbsthilfegruppen genauso wie die zielgerichtete Vermittlung an Sozialberatungsstellen, mit deren Hilfe Rehabilitationsmaßnahmen beantragt werden können.

www.paulinchen.de
Paulinchen e. V. ist eine Initiative für brandverletzte Kinder, auf deren Homepage zahlreiche Informationen und Anregungen zu finden sind.
www.cicatrix.de
Hier finden Sie einen Internetauftritt, der sich an Menschen mit Verbrennungen und Narben wendet.

Patientinnen im Krankenhaus
3 | 9

Beratungsgespräch **1** | 526

7.2 Medizinischer Bezug

7.2.1 Die Verbrennungswunde

Die Haut **1** | 71

Ödeme **1** | 35

Nekrose
untergegangenes, abgestorbenes Gewebe
Trauma
Wunde, Schädigung bzw. Verletzung des Körpers
trauma, griech. = Wunde

Die menschliche Haut reagiert auf Hitze abhängig von der Höhe der Temperatur und der Dauer der Einwirkung. Bei direkter Einwirkung einer Temperatur von 47 °C werden Schmerzrezeptoren an der Haut erregt. Die Haut reagiert mit Rötung und Ödemen. Bei direktem Kontakt mit Temperaturen von ca. 55 °C treten Blasen auf. Durch Verätzung bzw. starke Hitzeeinwirkung von über 60 °C kommt es zu einer zentralen |Nekrose durch „Verkochung" des Hautgewebes. Der Eiweißanteil der Körperzellen wird irreversibel zerstört (*Denaturierung*). Im umgebenden Gewebe bewirken die Eiweißzerfallproteine Gefäßveränderungen. Die Gefäßwände werden durchlässig für Wasser- und Eiweißmoleküle (*Permeabilitätserhöhung*). Hieraus entstehen im Wundgebiet |Ödeme und im Gefäßsystem ein Flüssigkeitsmangel (intravasaler Volumenverlust), der durch den Flüssigkeitsverlust über die Wunde noch verstärkt wird.

Die Schwere eines |Verbrennungstraumas wird in Grade eingeteilt, die sich auf die Tiefe der Verletzung beziehen, d. h., welche Schichten der Haut verbrannt sind [Tab. 1]. Dabei gibt der Schweregrad Aufschluss über Prognose und Behandlung der Wunde.

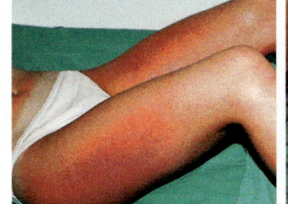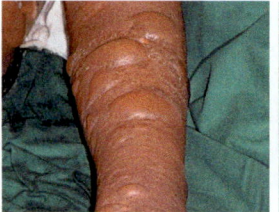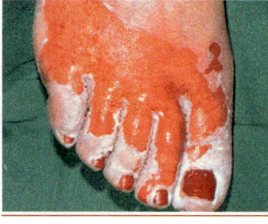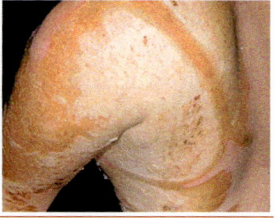

Grad	I	II a	II b	III
Schädigung	auf Epidermis begrenzt	Abhebung der Epidermis	Dermis ist teilweise zerstört	Haut und Hautanhangsgebilde völlig zerstört
Symptome	■ Rötung ohne Blasenbildung ■ Schwellung ■ Schmerz	■ Blasenbildung, mit dünnen, wässrigen Blasen ■ Schwellung	■ Schmerzen, oberflächliche Koagulation ■ Thrombotisierung innerhalb der Dermis ■ Blasen mit weißlichem Wundgrund	■ keine Schmerzen auf Grund Zerstörung der Schmerzrezeptoren und Nervenedigungen ■ Nekrose ■ Schrumpfung der Nekrose ■ ledrig-trockene Wunde ■ ggf. Funktionsausfälle tiefer liegender Strukturen

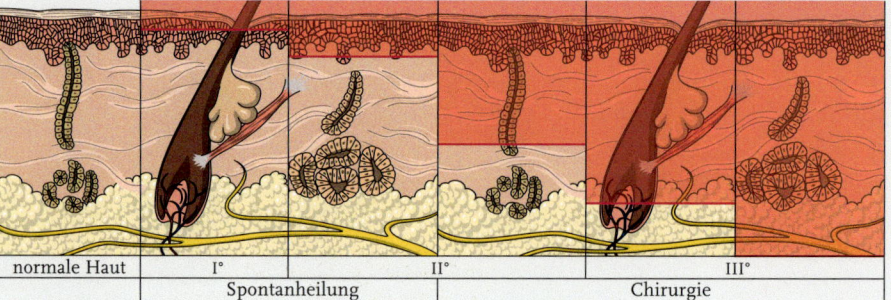

[Tab 1] Verbrennungsgrade von I–III, im europäischen Raum wird teilweise noch ein Grad IV definiert, bei welchem auch die tiefer liegenden Strukturen (z. B. Sehnen, Muskeln, Knochen) zerstört sind.

Pathophysiologie der Verbrennungskrankheit

Die bei der Denaturierung des Zelleiweißes entstehenden Zerfallprodukte (Verbrennungstoxine, auch Mediatoren genannt) können zu schweren Schädigungen des Gesamtorganismus führen, der so genannten Verbrennungskrankheit. Dies passiert primär bei Verbrennungswunden, die 30 % der Gesamtkörperoberfläche (*body surface area*, BSA) betreffen.

Die infolge der Permeabilitätsstörung austretende Flüssigkeit besteht aus Blutplasma (z. B. Wasser, gelöste Eiweiße, Elektrolyte). Die festen Bestandteile des Bluts (Blutzellen) verbleiben in den Gefäßen. In der Folge steigt die Konzentration fester Blutbestandteile (|Hämatokrit) und der osmotische Druck sinkt durch den Verlust der im Plasma gelösten Einweiße. Ein Teufelskreis entsteht, da durch den niedrigeren osmotischen Druck weiter Flüssigkeit an das Gewebe abgegeben wird.

Bedingt durch den Volumenmangel im Blutkreislauf kommt es zum **Verbrennungsschock** sowie durch die Flüssigkeitsansammlung im Gewebe zum **Verbrennungsödem**. Aus dem Schock resultiert eine Minderdurchblutung der Organe und die lebenswichtigen Funktionen von Nieren, Herz, Lungen und Gehirn sind bis hin zum Organversagen gefährdet. Die Ödeme führen im Bereich der Extremitäten zu Durchblutungsstörungen, im Bereich des Thorax zu Atemstörungen.

Zusammensetzung, Eigenschaften und Aufgaben des Blutes **1** | 792

Zelle und Gewebe **1** | 61

Hämatokrit | 244

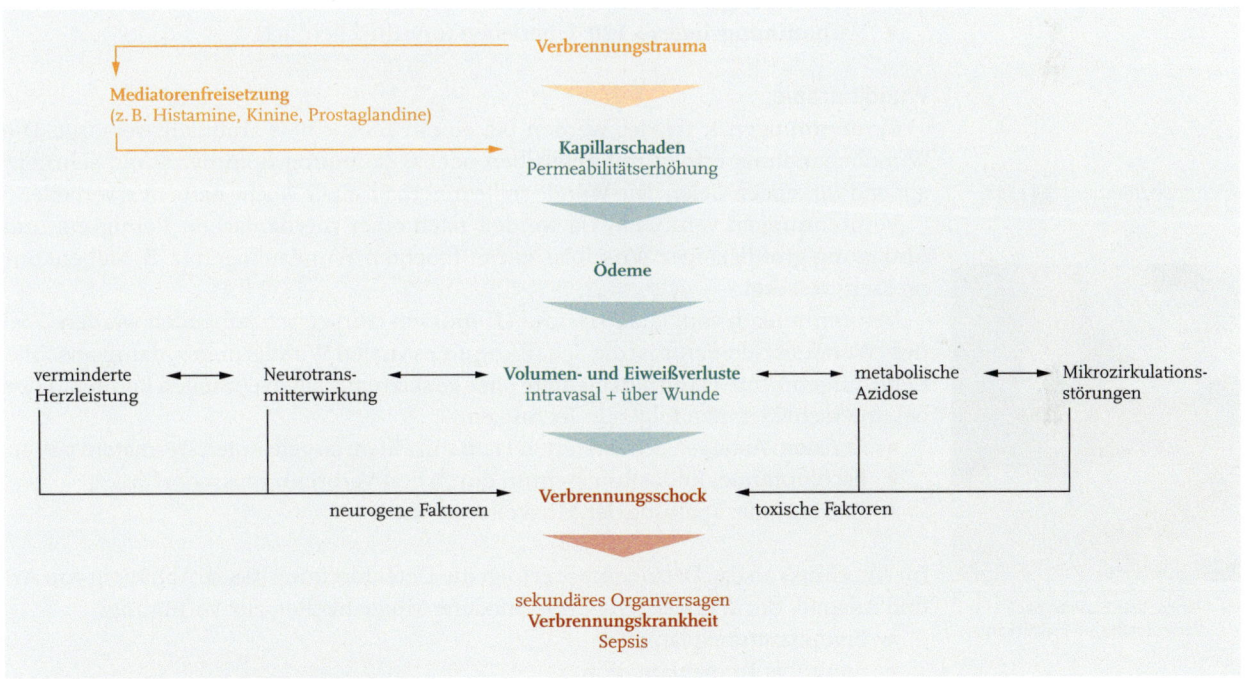

[1]   Pathophysiologie der Verbrennungskrankheit

Man unterteilt die Pathophysiologie der Verbrennungskrankheit in drei Phasen:

- Die **Schockphase** dauert bis zu 48 Stunden. In dieser Zeit entstehen massive Ödeme und die Patientin hat einen stark erhöhten Flüssigkeitsbedarf.
- Die **Rückresorptionsphase** hält vom zweiten /dritten bis zum 14. Tag nach der Verbrennung an. In dieser Phase schwemmen die Ödeme aus.
- Die Dauer der hieran anschließende **Wundheilungsphase** ist abhängig von der Ausdehnung, der Behandlung und dem möglichem Vorhandensein einer Infektion der Wunde. In dieser Phase steht die chirurgische und plastische Versorgung der Wunde im Vordergrund therapeutischer Maßnahmen.

7.2.3   Therapie der Verbrennungskrankheit

Assessment und Prognose

Zu Beginn jeder Therapie steht die Beurteilung des Allgemeinzustands (Bewusstsein, Kreislauf, Atmung, Schmerzen) sowie der Wunde. Zur Einschätzung der Wunde gehören Verbrennungsgrad und |Verbrennungsausmaß mit Hilfe der Neunerregel nach Wallace. Verstarben noch in den 1950er Jahren ein Großteil der Betroffenen mit Verbrennungswunden II. oder III. Grades bzw. mehr als 25 % verbrannter Körperoberfläche, ist die Prognose heute durch moderne Therapieverfahren sehr viel besser. Die Prognose wird mit Hilfe des Verbrennungsindex berechnet. Dieser ergibt sich aus Verbrennungsausmaß in % Körperoberfläche und Lebensalter in Jahren.

Verbrennungsausmaß ▮ | 817

Beispiel Eine 60-jährige Frau erleidet Verbrennungen an der linken Hand und Teilen des Unterarmes, des Kopfes und Teilen der vorderen Thoraxwand. Damit beträgt die verbrannte Hautoberfläche ca. 20 %. Somit berechnet sich der Verbrennungsindex wie folgt: $20 + 60 = 80$.

Die Faustregel für die Prognose nach dem Verbrennungsindex lautet:

- **Verbrennungsindex < 80**: geringe Lebensgefahr
- **Verbrennungsindex 80 – 120**: akute Lebensgefahr
- **Verbrennungsindex > 120**: Überleben unwahrscheinlich

Wundtherapie

Verbrennungen I. Grades werden bei einem BSA < 30 % ambulant versorgt. Die Wundbehandlung erfolgt mit Fettsalben oder entzündungshemmend und schmerzstillend wirkenden Gelen. Die Wunde sollte innerhalb einer Woche narbenlos verheilen.

Wunddébridement ▮ | 763

Verbrennungen vom Grad IIa werden nach einer mechanischen Reinigung und Abtragung großflächiger Wundblasen mit feuchten Wundauflagen (z. B. Salbenkompressen) versorgt.

Verbrennungen vom Grad II b und III müssen chirurgisch behandelt werden. Ziel des |Wunddébridements ist die Schaffung eines vitalen Wundgrundes, damit anschließend aufgebrachte Hauttransplantate oder -ersatzmaterialien einheilen können. Hierbei unterscheidet man folgende Techniken:

- **Exzision**: Abtragen der zerstörten Haut mit einem so genannten Dermatom [Abb. 1]
- **Escharotomie**: Entlastungsschnitt durch den Verbrennungsschorf [Abb. 3]
- **Fasziotomie**: Spaltung der Muskelfaszie [Abb. 2]

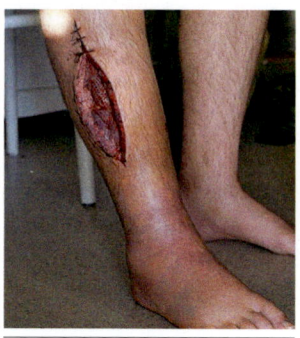

[1] Tangentiale Exzision nach Verbrennung am Fußrücken

Im Anschluss an das Débridement erfolgt die Defektdeckung [Abb. 4]. Abhängig von Art und Ausmaß der Wunde stehen verschiedene Möglichkeiten zur Verfügung:

- Eigenhauttransplantation
- Fremdhauttransplantation
- synthetischer Hautersatz

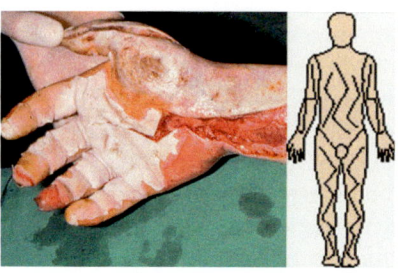

[2] Zustand nach Fasziotomie

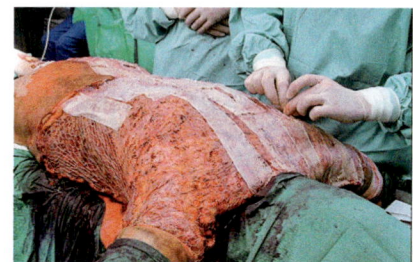

[3] Escharotomie bei Verbrennungen Grad III

[4] Defektdeckung mit Spalthauttransplantaten

Infusionstherapie

Eine Infusionstherapie wird bei Erwachsenen mit einer BSA > 15 % sowie bei Kindern mit einer BSA > 10 % so schnell wie möglich eingeleitet. Ziel der Infusionstherapie ist die Flüssigkeitssubstitution, um dem Verbrennungsschock entgegenzuwirken. Menge und Zusammensetzung der Infusionslösung ergeben sich aus Art und Ausmaß der Verbrennungswunde. Hierbei existieren verschiedene Formeln zur Berechnung. Generell werden in den ersten 24 Stunden Elektrolytlösungen infundiert, danach folgt ein Infusionsprogramm aus Elektrolyten, Glukoselösungen und Humanalbuminen. Plasmaexpander und Proteinlösungen werden bei Schockgefahr eingesetzt.

Infusionstherapie **1** | 789

Intubation und maschinelle Beatmung

Patientinnen mit Verbrennungswunden werden intubiert und maschinell beatmet bei

- respiratorischer Insuffizienz,
- Bewusstlosigkeit (zur Aspirationsprophylaxe) und
- (Verdacht auf) Inhalationstrauma.

Ein Inhalationstrauma ist die Schädigung der Atemwege durch Hitze/Flammen, Erstickungsgasen oder Reizgasen. Werden die Atemwege durch Hitze/Flammen geschädigt, besteht die Gefahr eines Glottisödems, erkennbar am inspiratorischen |Stridor. Die Inhalation von Adrenalin und Kortikoiden kann zu einem Rückgang des Glottisödems führen. Tritt keine Besserung auf, muss intubiert werden.

Ein Inhalationstrauma durch Erstickungsgase tritt immer dann auf, wenn die Betroffenen in geschlossenen Räumen das bei Verbrennungen entstehende Kohlenstoffmonoxid einatmen [Abb. 5]. Kohlenstoffmonoxid (CO) bindet sich fest an das Hämoglobin und verhindert dort die Aufnahme von Sauerstoff (O_2). Die Betroffenen müssen sofort intubiert werden und eine maschinelle Beatmung mit 100 % Sauerstoff erfolgen.

Reizgase sind giftige Rauchgasbestandteile, die bei der Verbrennung bestimmter Materialien entstehen (z. B. Chlorwasserstoff bei der Verbrennung von Polyester). Sie reizen die Schleimhaut der Atemwege. In der Folge kann es zu Spasmen der Atemwege kommen. Weiterhin kann auch Stunden nach der Inhalation von Reizgasen ein Lungenödem entstehen, dem mit Inhalation von Kortikoiden entgegengewirkt wird. Reizgasinhalationen werden bei Auftreten entsprechender Symptome mit Bronchospasmolytika therapiert.

Auf Grund der Bindung von CO an Hämoglobin zeigt die Pulsoxymetrie falsch hohe Sauerstoffsättigungen an, dadurch besteht die Gefahr, einen Sauerstoffmangel im Gewebe (Hypoxie) nicht zu erkennen.

Stridor **1** | 369

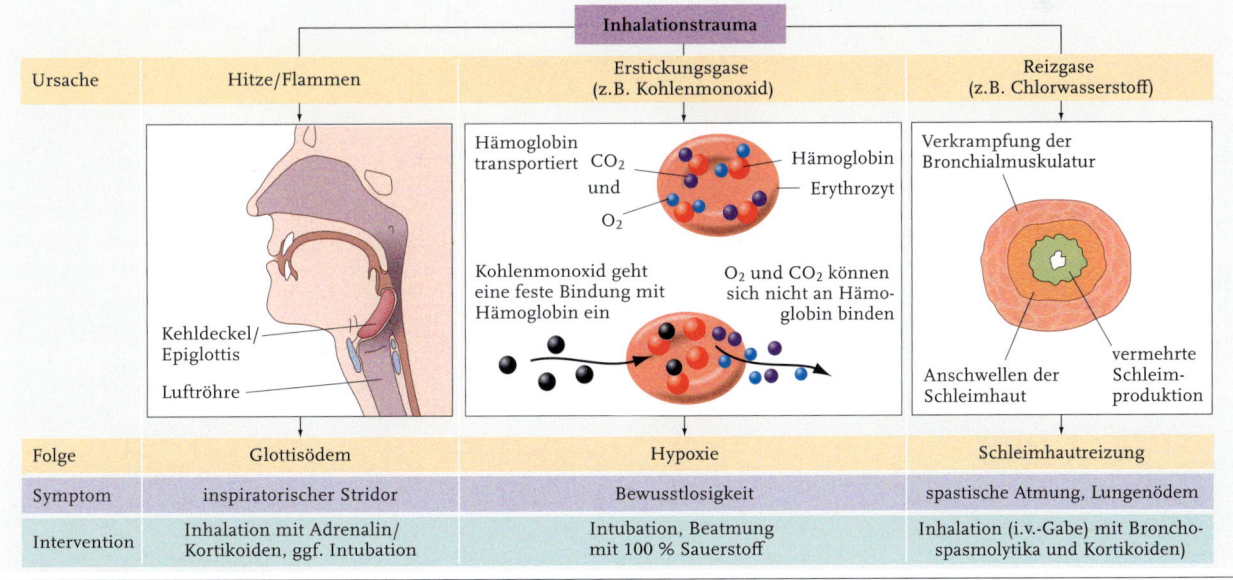

Ursache	Hitze/Flammen	Erstickungsgase (z.B. Kohlenmonoxid)	Reizgase (z.B. Chlorwasserstoff)
Folge	Glottisödem	Hypoxie	Schleimhautreizung
Symptom	inspiratorischer Stridor	Bewusstlosigkeit	spastische Atmung, Lungenödem
Intervention	Inhalation mit Adrenalin/Kortikoiden, ggf. Intubation	Intubation, Beatmung mit 100 % Sauerstoff	Inhalation (i.v.-Gabe) mit Bronchospasmolytika und Kortikoiden)

[5] Formen des Inhalationstraumas

Komplikationen

Da die Verbrennungskrankheit sich schnell auf alle Organbereiche des Körpers auswirken kann (Multiorganversagen), kommt es nicht selten zu Komplikationen in der Behandlung von Patientinnen mit Verbrennungswunden. Zu den häufigsten zählen

- Sepsis,
- respiratorische Insuffizienz,
- |Nierenversagen und
- |Magen-Darm-Ulzera.

Nierenversagen | 816
Magen-Darm-Ulzera | 741

Die Sepsis kann sowohl von einer bakteriellen Infektion der Verbrennungswunde als auch von jeder anderen nosokomialen Infektion ausgehen (z. B. Erregereintritt über Venenkatheter). Meistens tritt die Sepsis während der Rückresorptionsphase auf und führt zu einem |septischen Schock. Wie auch jede andere Sepsis werden Schocksymptome therapiert und es erfolgt eine Erregerbekämpfung mit Hilfe von Antibiotika.

septischer Schock **1** | 824

Ursache eines akuten Nierenversagens bei Verbrennungskrankheiten kann die Schockreaktion sowie die durch die Verbrennungstoxine verursachte Vasokonstriktion der Nierenblutgefäße sein. Das akute Nierenversagen wird abhängig vom Stadium der Erkrankung behandelt.

Das Auftreten von Magen-Darm-Ulzera ist bei Patientinnen mit Verbrennungskrankheit gehäuft zu beobachten. Dies wird u. a. auf den Stress zurückgeführt, dem diese Patientinnen durch Schmerzen und langwierige (intensivmedizinische) Therapie ausgesetzt sind. Die Ulkusprophylaxe erfolgt medikamentös sowie durch den raschen Aufbau enteraler Ernährung.

8 Menschen mit Erkrankungen des Bewegungssystems pflegen

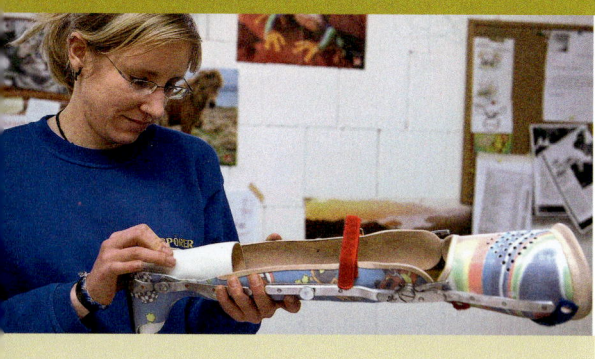

Menschen mit Erkrankungen des Bewegungssystems pflegen

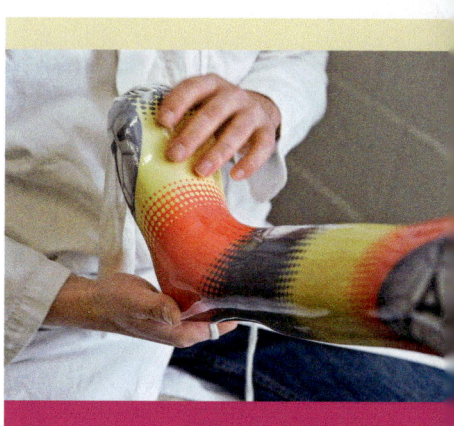

Unter Erkrankungen des Bewegungsapparats fasst man mehr als 150 Erkrankungen und Syndrome zusammen, die i. d. R. fortschreitend verlaufen und schmerzhaft sind. Sie lassen sich grob unterteilen in Gelenkerkrankungen, Körperbehinderung, Wirbelsäulenerkrankungen und Zustände nach Traumen.

Natürliches und soziales Umfeld, individuelle Verhaltensweisen und der normale Alterungsprozess stellen wesentliche Ursachen für die Erkrankungen des Bewegungsapparates dar. Die Vielfalt und Zunahme dieser Erkrankungen verlangt immer wieder fortschrittliche diagnostische und therapeutische Verfahren und neue Wege der gesundheitlichen Vorsorge.

Das medizinische Fachgebiet der Orthopädie befasst sich mit der Entstehung, Verhütung, Erkennung und Behandlung von Formveränderungen und Erkrankungen des Stütz- und Bewegungsapparates. Das Wort „Orthopädie" wurde bereits 1741 von Nicolas Andry de Boisregard geprägt (orthos = aufrecht, gerade; paidion = das Kind). Auf ihn geht auch das klassische Symbol des krummen Baumes zurück, der mit einem Strick an einem geraden Pfahl festgebunden ist. Es charakterisiert die beiden Heilprinzipien der Orthopädie: Die Wuchslenkung beim jugendlichen Individuum und die Stütztherapie bei körperlich Behinderten.

Kein geringerer als Hippokrates forderte bereits im 5. Jahrhundert v. Chr., bei der Diagnosestellung den ganzen Menschen zu berücksichtigen, weil die negativen gesundheitlichen Folgen arbeits- und umweltbedingter Fehl- und Überbelastungen schon im Altertum bekannt waren. Man wusste z. B. um Lungenschäden bei Stein- und Metallschleifern oder Schäden an Gelenken und Wirbelsäule bei Landarbeitern.

Hippokrates beschrieb ebenfalls bereits die Schulterluxation. Die Einrenkung der Schulter beruht damals wie heute auf Zug und Gegenzug. An-

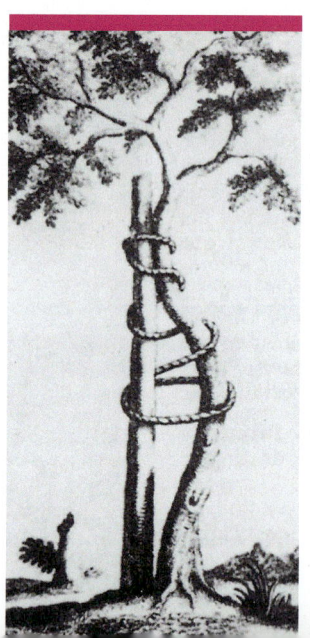

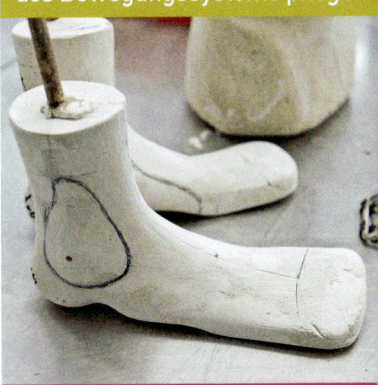

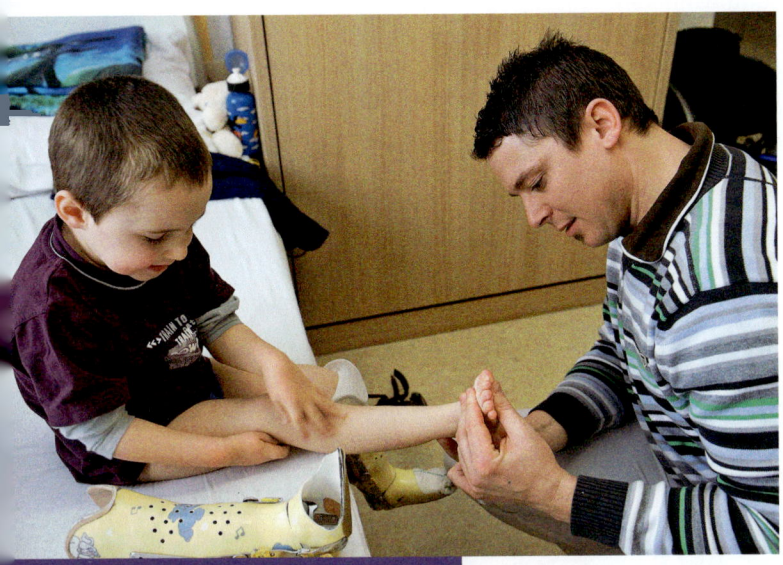

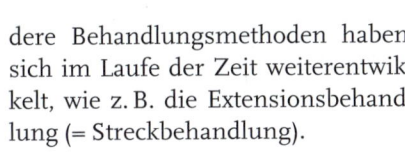

dere Behandlungsmethoden haben sich im Laufe der Zeit weiterentwikkelt, wie z. B. die Extensionsbehandlung (= Streckbehandlung).

Den größten Fortschritt hat im Laufe der Zeiten die Orthopädietechnik, speziell die Prothesentechnik, vollzogen. Der Pirat Barbarossa Horuk schrieb Medizingeschichte: 1517 ließ er seine verlorene Hand durch einen eisernen Haken ersetzen und inspirierte damit wohl den schottischen Schriftsteller Sir James M. Barrie zur Figur des Captain Hook, den erbitterten Feind von Peter Pan. Die berühmteste Prothese war jedoch die des Götz von Berlichingen, der 1504 auf dem Schlachtfeld seine rechte Hand verlor und sich eine für die damalige Zeit sensationelle Kunsthand schmieden ließ. Mittels Zahnrädern konnte er die Finger in bestimmten Stellungen fixieren, um ein Schwert fest greifen und damit auch kämpfen zu können.

Diese starren Prothesen waren für ihre Träger eine große Erleichterung, konnten sich allerdings nicht von allein bewegen. Das änderte sich 300 Jahre später, als im Jahr 1812 der Berliner Zahnarzt und Chirurgietechniker Peter Baliff die Idee hatte, die noch vorhandene Muskelkraft des Arms zu nutzen, um den Handersatz zu bewegen. Über Seilzüge um Ellenbogen und Schulter konnten die Finger durch bestimmte Bewegungen gestreckt werden.

1984 wurden erstmals so genannte Fremdkraftprothesen entwickelt. Bei den Fremdkraftprothesen bewegen Elektromotoren Daumen, Zeige- und Mittelfinger und ermöglichen einen einfachen Zangengriff.

Obgleich sich in Sachen Gewicht, Flexibilität und Handhabung bis heute sehr viel getan hat, sind Prothesen noch immer druckunempfindlich und vermitteln kein Gefühl. Forscher in aller Welt arbeiten daran, dass Prothesen in Zukunft über das Gehirn angesteuert werden können. Der Fortschritt ist vom Stillstand noch lange entfernt.

8.1 Pflegerische Schwerpunkte

8.1.1 Verbandtechniken

Prinzipien der Verbandtechniken

Wunden versorgen **1** | 756

Bei Verletzungen, Brüchen oder krankheitsbedingten Einschränkungen des Bewegungssystems kommen sehr verschiedene Verbandtechniken zum Einsatz. Die Art der verwendeten Technik hängt von der Form der Bewegungsstörung und dem therapeutischen Ziel ab:

Prinzip	Ruhigstellung	Stützen und entlasten	Kompression	Schutz
Beispiel	bei der konservativen Behandlung von Knochenbrüchen	bei Verletzungen oder Schädigungen des Bewegungsapparates	bei chronisch venöser Insuffizienz oder verletzungsbedingten Ödemen	bei verletzungsbedingten traumatischen Wunden oder bei Operationswunden

Generell ist das Anlegen und Wechseln von Verbänden ärztliche Aufgabe, die aber auch an Pflegende delegiert werden kann. Legt die Pflegende einen Verband an, platziert sie zuerst alle benötigten Materialien in Griffnähe. Nachdem sie die Patientin über das Vorgehen informiert hat, lagert sie diese so, dass sie den Verband ungehindert anlegen kann und die Patientin keine Schmerzen hat. Zum Abschluss ist es wichtig, die Patientin zu fragen, ob der Verband evtl. drückt oder schmerzt. Dann erfolgt eine entsprechende Dokumentation in der Patientenakte.

Vergleich verschiedener Verbandtechniken und -materialen

Auf dem Markt steht eine Vielzahl von Verbandmaterialien zu Verfügung, so dass es wichtig ist, in Abhängigkeit von Verletzungsart und Indikation die entsprechende Technik und das richtige Material auszuwählen. Im Folgenden erfolgt ein Überblick über gängige Materialen und Techniken.

Thromboseprophylaxe **1** | 152

Stütz- und ruhig stellende Verbände

Stützverbände dienen dazu, ein Körperteil nach einer Verletzung ruhig zu stellen oder zu stabilisieren. Die Behandlung reicht von einer teilweisen Ruhigstellung des Gelenkes, die eine gewisse Mobilität erlaubt, bis hin zu einer kompletten Ruhigstellung, die meistens durch einen Gips erfolgt.

Stützverbände werden häufig mit selbst klebenden Kunststoffbinden (Tapes) angelegt [Abb. 1]. Diese erlauben eine leichte Belastung des verletzen Körperteils. Die Patientin kann unter dem Verband die Muskeln anspannen und die Finger bzw. Zehen bewegen. Dies dient der |Thromboseprophylaxe und beugt einem verstärkten Muskelabbau vor.

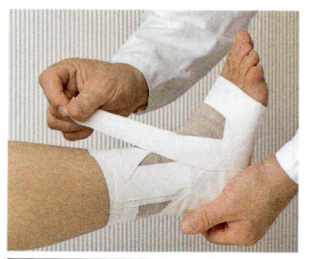

[1] Tapeverband

Bindenverbände

Binden, die zum Anlegen von Verbänden zum Ruhigstellen, Entlasten oder Komprimieren benutzt werden, werden nach ihren physikalischen Eigenschaften eingeteilt:

- Langzugbinden sind sehr elastisch, sie eignen sich gut zur Ruhigstellung und Entlastung von verletzungsbedingten Körperteilen.
- Kurzzugbinden lassen sich nur wenig dehnen. Sie zeichnen sich durch einen hohen |Arbeits- und einen niedrigen |Ruhedruck aus. Sie sind in verschiedenen Ausführungen zu erhalten und werden für |Kompressions-verbände eingesetzt.
- Zinkleimbinden [Abb. 2] sind unnachgiebig, sie haben einen hohen Arbeits- und einen niedrigen Ruhedruck.
- Mullbinden dienen der Fixierung von Kompressen. Diese werden bei der Wundversorgung oder bei Salbenverbänden angewendet [Abb. 3].

Kompressionsverband | 499

Arbeitsdruck
Druck der Binde auf das venöse Gefäßsystem bei Bewegung
Ruhedruck
Druck der Binde auf das venöse Gefäßsystem in Ruhe

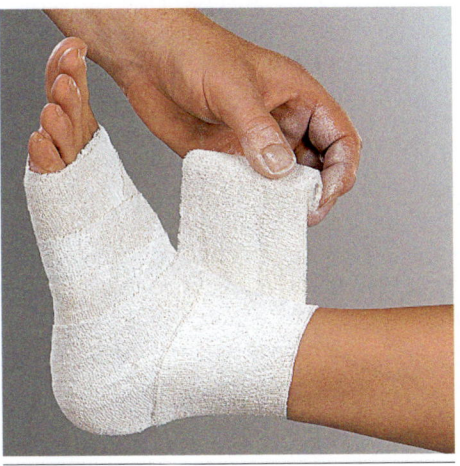

[2] Zinkleimbinde

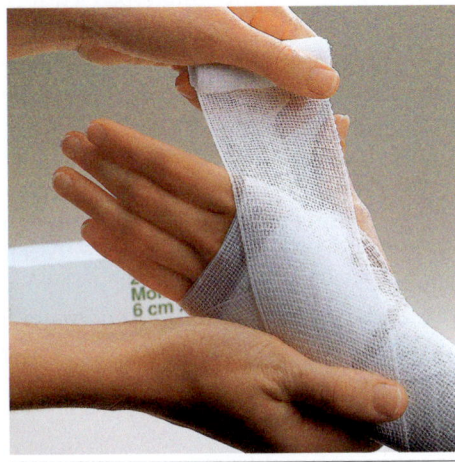

[3] Mullbinde

Schlauch- und Netzverbände

Schlauch- und Netzverbände, die auch Stülpverbände genannt werden, finden häufig Anwendung, um eine Kompresse, die eine Wunde abdeckt, zu fixieren. Je nach Lokalisation stehen verschiedene Arten von Stülpverbänden zur Verfügung, die in [Abb. 4–7] dargestellt sind. Das Aufbringen kann mit einem Applikator erleichtert werden.

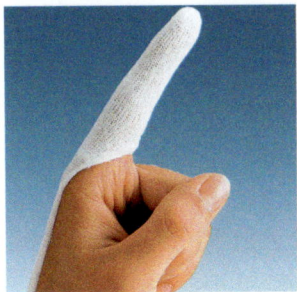

[4] Fingerverband

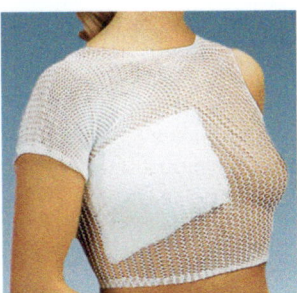

[5] Schulterverband

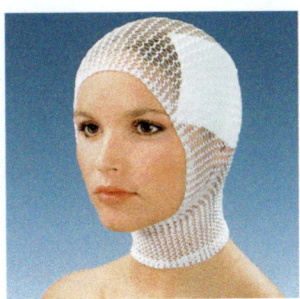

[6] Kopfverband

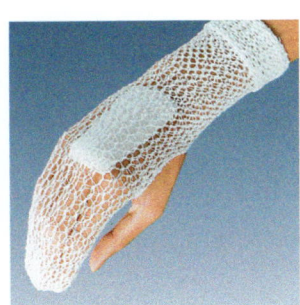

[7] Handverband

Durchführung verschiedener Verbandtechniken

Rucksackverband

Wenn bei einem Schlüsselbeinbruch der Knochen mittig bricht, wird diese Verletzung nicht operativ versorgt. Stattdessen wird die Patientin mit einem Rucksackverband [Abb. 1] versorgt. Er besteht aus zwei Gurten, die vorne über beide Schlüsselbeine verlaufen und die Schultern nach hinten ziehen. Alternativ kann er manuell aus Schlauchverbänden im Achselbereich angefertigt werden, die über eine Querverbindung am Rücken unter Zug gesetzt werden und so die Schultern nach hinten ziehen. Dadurch wird das gebrochene Schlüsselbein in seine richtige Position gebracht. Der Nachteil des Verbandes ist, dass der Bruch nicht vollständig stabilisiert ist. Dadurch kann es zu Fehlstellungen und Verwachsungen kommen.

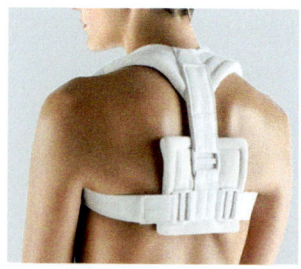

[1]   Rucksackverband

Desaultverband

Ein Desaultverband wird nach einer Oberarmfraktur, einer |Schulterluxation oder nach Verletzungen im Schulterbereich angelegt. Ziel ist es, die entsprechende Körperpartie ruhig zu stellen. An der betroffenen Seite wird der Oberarm mit einer elastischen Binde am Rumpf fixiert [Abb. 2]. Auch hier lässt sich der Bruch meist nicht vollständig fixieren. Auch den Desaultverband gibt es vorgefertigt. Er wird mit Klettverschlüssen fixiert.

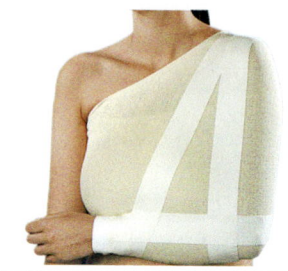

[2]   Desaultverband

Luxation | 589

Kopfverband

Die Kopfverletzung wird zum Anlegen des Verbandes mit der Wundauflage abgedeckt und mit der Binde (möglichst zweimal) zirkulär umwickelt. Die Binde wird um die Stirn und den oberen Hinterkopfbereich geführt und verläuft nach einigen Touren schräg über das Ohr nach unten Richtung Kinn. Von dort wird weiter über das andere Ohr und die Stirn gewickelt. Die Bindentouren verlaufen über das Ohr und um den Nacken bzw. im oberen Bereich (je nach Lokalisation der Verletzung) um die Stirn und den oberen Hinterkopf.

Handverband

Die Verletzung wird mit einer keimfreien Kompresse abgedeckt (z. B. einer Mullkompresse) und durch zweimaliges zirkuläres Umwickeln der Hand fixiert. Von dort ausgehend wird die Binde zum Handgelenk geführt, das ebenfalls zweimal umwickelt wird, anschließend wird in Achtertouren zurückgewickelt in Richtung der Wundauflage. Die Befestigung des Bindenendes erfolgt mit Pflasterstreifen, durch Verknoten oder Einstecken. Je nach Lokalisation der Verletzung kann der Handverband in an- oder aufsteigender Art angelegt werden [Abb. 3 und 4]

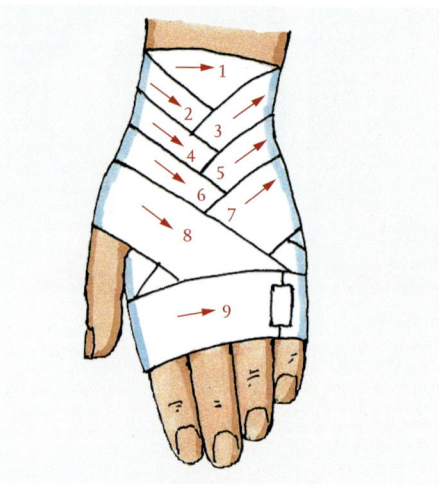

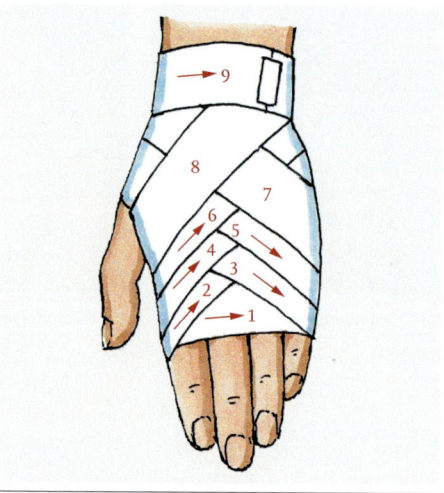

[3]   Absteigender Verband

[4]   Aufsteigender Verband

Fingerverband

Ist die Fingerkuppe verletzt, wird ein ca. 10 cm langer Pflasterstreifen, der mit Vlies versehen ist, in der Mitte gefaltet. An der Mittelfalte wird zu beiden Seiten ein keilförmiges Stück herausgeschnitten [Abb. 5a]. Danach wird die eine Hälfte des Wundvlieses über der Verletzung angebracht [Abb. 5b], die andere Hälfte über die Fingerkuppe geklebt und die Flügel am Finger angebracht [Abb. 5c]. Andere Verletzungen werden mit einem Schlauchverband versorgt.

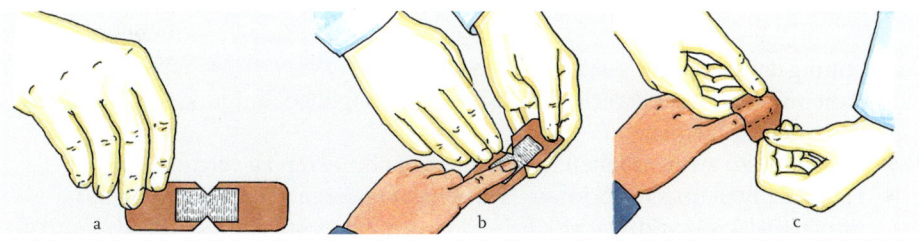

[5]   Anlegen eines Fingerkuppenverbandes

Verband im Bereich der oberen und unteren Extremitäten

Die Binde wird zunächst durch zirkuläres Wickeln am Gelenk fixiert [Abb. 6]. Anschließend wird mit Kreistouren im Spiralgang nach oben gewickelt [Abb. 7]. Die Touren überlappen sich jeweils zu ca. zwei Drittel. Dabei ist zu beachten, dass die Wickelrichtung immer von der Peripherie zum Herzen führt. Abschließend wird das Bindenende mit einem Pflasterstreifen fixiert.

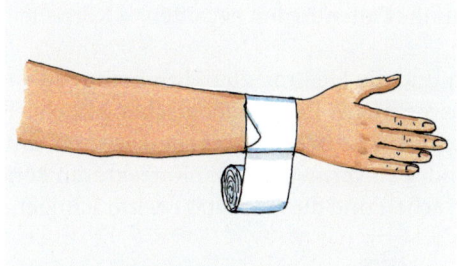

[6]   Fixieren der Binde mit zweimaligem zirkulären Umwickeln und Einschlagen einer Ecke

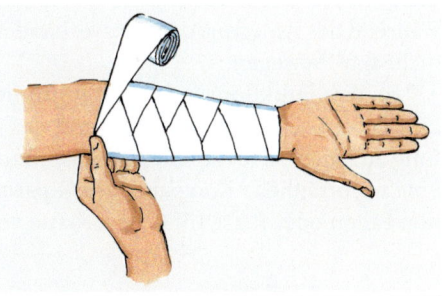

[7]   Kornährenverband am Unterarm

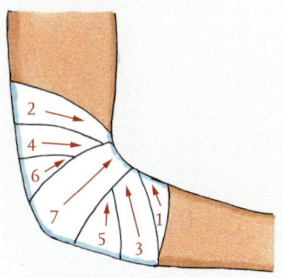

[8]   Schildkrötenverband am Ellenbogengelenk

Anlegen eines Schildkrötenverbandes am Gelenk

Beim Anlegen des Verbandes ist es wichtig, das Gelenk in die |physiologische Mittelstellung zu bringen.

physiologische Mittelstellung ▮1▮ | 145

Für einen **Ellenbogenverband** wird die Binde unterhalb der Ellenbeuge angelegt und mit einer zirkulären Bindentour um den Unterarm fixiert. Sie wird unterhalb der Ellenbeuge zum Oberarm und dann in einer Achtertour wieder zum Unterarm geführt. Weitere Achtertouren Richtung Gelenkmitte umschließen das Ellenbogengelenk [Abb. 8]. Die Befestigung des Bindenendes erfolgt mit Pflasterstreifen, durch Verknoten oder Einstecken. Die Bindentouren können auf dieselbe Weise auswärts (von der Ellenbeuge ausgehend Richtung Ober- und Unterarm) gewickelt werden.

Nach Anlegen des Verbandes sollte das Gelenk – wenn es die Verletzung zulässt – noch etwas bewegt werden können. Pflegende achten darauf, dass der Verband nicht einschnürt und fragen die Patientin, ob der Verband nicht zu fest gewickelt wurde. Bei Komplikationszeichen wie Schwellung im Bereich des Unterarmes, Abschnürungszeichen (z. B. Kältegefühl oder Zyanose) oder Kribbelgefühl in den Fingern muss der Verband gelockert werden.

Der **Kniegelenkverband** wird in derselben Technik angelegt [Abb. 9], am **Sprunggelenk** wird ebenfalls das gleiche Prinzip angewendet.

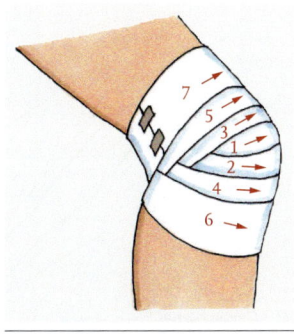

[9]   Kniegelenkverband

8.1.2 Pflege von Patientinnen mit Gipsverband und Schienen

Gipsverbände

Das Anlegen eines Gips- oder Kunststoffverbandes wird nötig zur Ruhigstellung nach einer Fraktur, nach Operationen oder bei Entzündungen. Weiterhin kann ein Gipsverband angelegt werden, um schrittweise |Deformitäten zu korrigieren oder |Kontrakturen zu dehnen.

Deformitäten | 297
Kontrakturen **1** | 143

Vorbereitung der Patientin

- Patientin wird über Zweck, Ziel, Dauer und mögliche Komplikationen des Verbandes informiert
- möglichst zu zweit arbeiten, um unnötige Schmerzen zu vermeiden
- Haut reinigen und abtrocknen, Haare nicht rasieren, da der Haarwuchs unnötig Juckreiz verursacht
- Hautverhältnisse der zu bedeckenden Körperregion inspizieren, da bei Hautausschlägen, Infektionen oder Wunden die Anlage des Gipses in Frage gestellt werden kann
- ggf. Nagellack entfernen, da dieser die Beurteilung der Durchblutung erschwert,
- Ablegen von Schmuck (besonders Fingerringe), um bei |Weichteilschwellung eine Einschnürung zu vermeiden

Weichteile
Gewebe zwischen Knochen und Hautoberfläche

Bei Anlage an den unteren Extremitäten und im Beckenbereich liegt die Patientin auf dem Rücken. Verbände an den oberen Extremitäten können im Sitzen angelegt werden. Während des Anlegens des Gipsverbandes darf die Patientin den betroffenen Körperteil nicht aktiv bewegen.

Um den Funktionsverlust zu minimieren und die Heilung zu optimieren wird darauf geachtet, das Gelenk während des Gipsvorganges in physiologischer Mittelstellung zu halten. Die korrekte Mittelstellung der Gelenke ist unbedingt einzuhalten, um eine nachträgliche Korrektur des Gipsverbandes zu vermeiden. Die Korrekturen können Falten oder Risse im Gipsverband verursachen und die Stabilität beeinträchtigen.

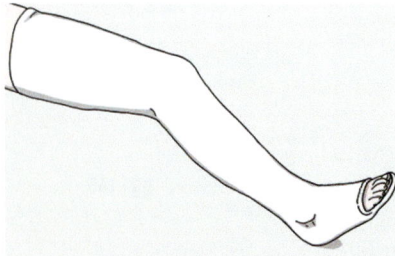

[1] Geschlossener Gips (zirkulärer Gips): umschließt die gesamte Extremität

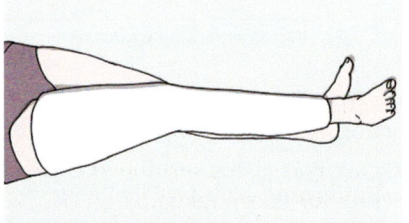

[2] Gipstutor (Gipshülse): geschlossener, zylinderförmiger Gips, der die Extremität umgibt wie eine Hülse

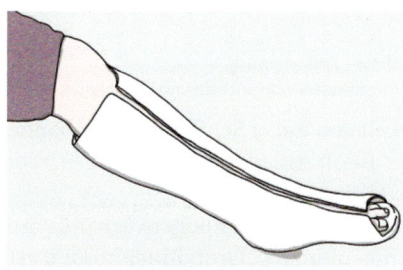

[3] Gespaltener Gips (Spaltgips): geschlossener Gips, aus dem nach Härtung längs ein Gipsstreifen entfernt wird

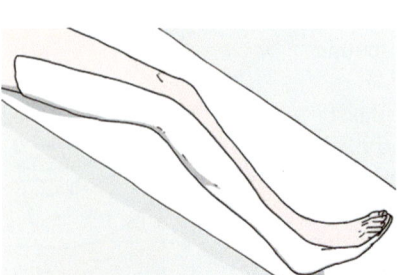

[4] Gipsschiene: Gipsverband umschließt nur einen Teilumfang der Extremität

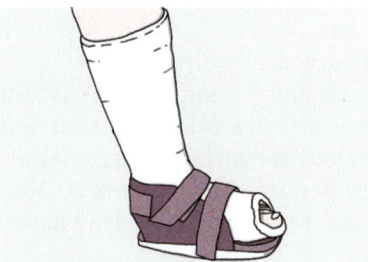

[5] Gehgips: geschlossener Ober- oder Unterschenkelgips, an dem eine Gehfläche befestigt ist

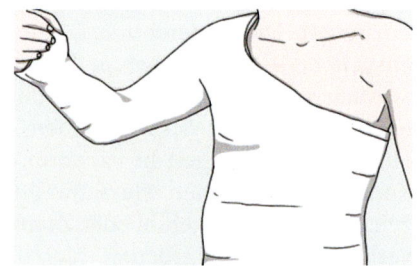

[6] Thorax-Arm-Abduktionsverband zur Ruhigstellung des Schultergelenks

Material

Der Gipsverband besteht aus pulverisiertem Gipsmaterial (=Kalziumsulfat), das auf Mullbinden oder |Longuetten aufgebracht und mit einem wasserlöslichen Klebemittel fixiert ist. Das Mineral nimmt Wasser auf, dadurch wird es zu einem formbaren Brei, der später erhärtet. Bei den synthetischen Kunststoffverbänden werden Trägermaterialien wie Fiberglas, Polyester oder Polypropylen verwendet. Der herkömmliche Gipsverband ist im Vergleich zum Kunststoffverband kostengünstiger, aber schwerer und nicht wasserresistent. Dafür ist er leicht zu verarbeiten und besser anzupassen als Kunststoffverbände. Welcher Verband gewählt wird, entscheidet die Ärztin in Abhängigkeit von der Dauer der Ruhigstellung und dem Zustand der Patientin. Kunststoffverbände sind auf Grund ihres leichten Gewichtes besonders für Kinder und alte oder gehbehinderte Personen geeignet.

Longuette
aufeinandergelegtes Bindenmaterial
Schlauchmull
schlauchförmiger Verband aus Mull
proximal
zur Körpermitte hin gelegen
distal
von der Körpermitte entfernt gelegen

Technik der Gipsanlage

Die Gipsanlage erfolgt i. d. R. in folgender Reihenfolge (von innen nach außen):

Zum **Hautschutz** wird nach dem Eincremen |Schlauchmull auf die einzugipsende Extremität aufgebracht [Abb. 7 und 8]. Dies minimiert das Festkleben der Körperhaare mit dem Stützverband und den störenden Juckreiz unter dem Verband. Am |proximalen und |distalen Ende wird der Schlauchverband ca. 5 cm länger als der geplante Gips angelegt, um durch späteres Umschlagen ein Randpolster bilden zu können.

Die **Polsterung** erfolgt mit Polsterwatte oder Filz; entweder zirkulär, sodass der gesamte Gips unterpolstert wird, oder gezielt an besonders gefährdeten Hautstellen. So wird die Haut vor Druck oder Scheuerbewegungen geschützt. Für das Randkantenpolster ist ca. 5 – 10 cm über das vorgesehene Ende hinauszugehen.

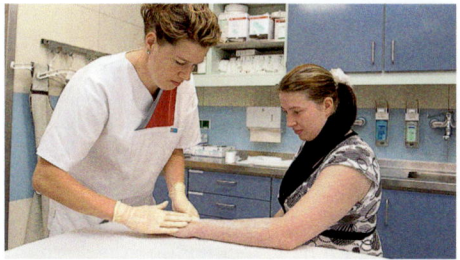

[7]   Hautschutz (Eincremen)

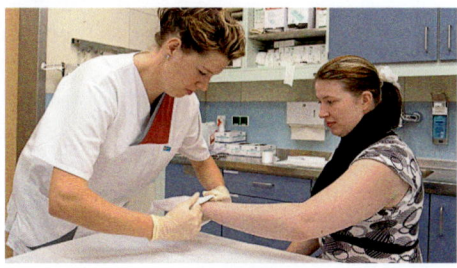

[8]   Hautschutz (Schlauchverband)

Zum **Schutz vor Feuchtigkeit** wird die Polsterung bei Gipsverbänden mit Krepppapier und bei Kunststoffverbänden mit Schaumstoffbinden zirkulär unter leichtem Zug umwickelt [Abb. 9]. Damit wird ein Hartwerden der Polsterung verhindert. Diese Schicht ist wasserabweisend und schützt die Polsterung vor Feuchtigkeit.

Das **Ausgangsmaterial** für Gipsverbände ist gerollt als Gipsbinde oder gelegt als Gipslonguette in unterschiedlichen Längen und Breiten verfügbar. Gipsbinden eignen sich für die zirkuläre Anlage und Longuetten v. a. als Gipsschalen [Abb. 10]. Die Kunststoffbinden liegen ebenfalls als Binde oder Longuette vor.

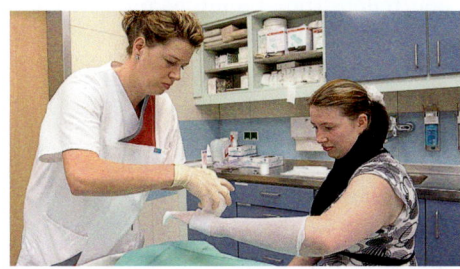

[9]   Polsterung

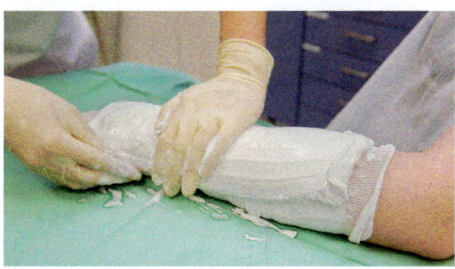

[10] Gipslonguette

Besonderheiten beim Umgang mit Gipsverbänden

Die Gipsbinden werden in ca. 15 – 20 ° C kalten Wassers getaucht, da sich beim Aushärten nach fünf bis sieben Minuten Wärme entwickelt und eine zu hohe Tauchtemperatur Hautschäden verursachen könnte. Wird der Gipsverband zirkulär angelegt, überlappen sich die Bindentouren zur Hälfte. So wird eine gleichmäßige Stärke des Verbandes erzielt. Die Binde wird flach unter leichtem Zug abgerollt und anmodelliert. Dabei ist darauf zu achten, dass Falten sofort glatt gestrichen werden, da sie später zu Druckstellen führen könnten. Die Polsterränder werden zum Schluss über den Gipsverband nach außen umgeschlagen und mit den letzten Gipsbindentouren fixiert. Der Gips darf in seiner Aushärtungsphase (ca. 24 h) nicht belastet werden.

Wenn der Gips unmittelbar nach dem Trauma oder einer Operation angelegt wurde und eine Schwellung zu erwarten ist, wird er nach der Aushärtung gespalten. Das Aussägen eines Gipsfensters kann nötig werden, um Wunden zu kontrollieren oder Redon-Saugdränagen **1** | **765** |Redon-Saugdränagen zu entfernen. Drückt der Gips, wird er vom Rand her längs eingeschnitten und die Randstücke mit einer Rabenschnabelzange [Abb. 1] nach außen gebogen. Ist der Druck damit nicht zu beheben, muss der Gips neu angelegt werden.

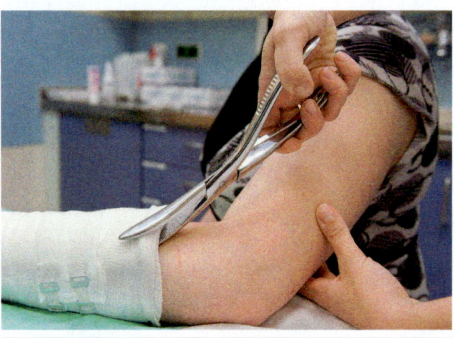
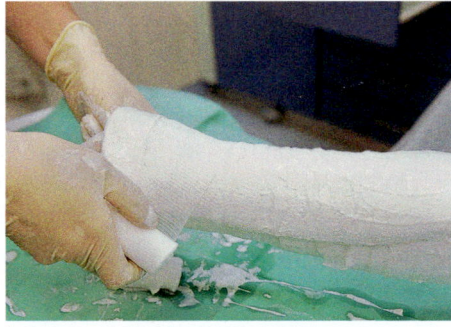

[1] Aufbiegen der Gipsränder mit einer Rabenschnabelzange

[2] Abrollen und anmodellieren der feuchten Gipsbinde

Komplikationszeichen nach Anlegen eines Gipsverbandes

Sowohl unmittelbar nach der Anlage als auch in den Folgetagen sind regelmäßige Gipskontrollen nötig, um Komplikationen vorzubeugen bzw. rechtzeitig zu erkennen. Neben Druckstellen, Störungen von Durchblutung und Sensibilität besteht die Gefahr von

- Thrombosen,
- Kontrakturen oder Fehlstellungen durch lang andauernde Ruhigstellung sowie
- Atrophien des Kapsel-, Sehnen-, Band- oder Muskelapparates.

Die Patientin wird nach Schmerzen, Druck- oder Engegefühl und Gefühlsstörungen befragt. Pflegende achten auf die Hautfarbe, auf Schwellungen von Fingern oder Zehen, auf die Gipsränder (einschnürend, scharfe Kanten) sowie auf Bruchlinien. Sie befühlen die Hauttemperatur und prüfen die Beweglichkeit von Fingern, Zehen, Hand und Fuß, um die Durchblutung und die Bewegung zu beurteilen. Treten **Komplikationszeichen** auf, ist die Ärztin unverzüglich zu informieren:

- ansteigender Schmerz
- Druckstellen
- Einschnürungen
- Sensibilitätsstörungen, wie Kribbeln in den Fingern, Taubheitsgefühl
- Beweglichkeitsabnahme von Fingern oder Zehen
- Blässe, Blaufärbung der Haut durch geringe Durchblutung
- Haut- und Weichteilschädigung (Druckpunkte)
- Schwellung von Fingern, Hand, Zehen oder Fuß

Schienenverbände

Schienenverbände [Abb. 3] dienen vorwiegend der Ruhigstellung bei Weichteilwunden, Entzündungen oder Sehnenverletzungen betroffener Körperregionen.

Um Komplikationen wie Funktionseinschränkungen der betroffenen Gelenke oder Druckstellen zu vermeiden, werden die Schienen bei physiologischer Mittelstellung angelegt und möglichst unterpolstert.

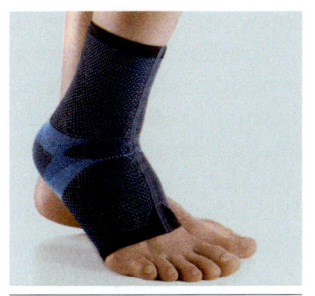

[3] Sprunggelenkverband: stellt den Bandapparat im Sprunggelenk ruhig

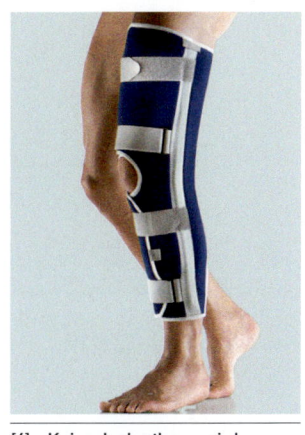

Orthesen

Vereinfacht lassen sich Orthesen als Bandagen mit stabilisierenden Elementen bezeichnen [Abb. 4 und 5]. Als Stabilisatoren dienen Schienen und Stäbe, mit oder ohne Gelenk. Orthesen fungieren als medizinische Hilfsmittel zur Unterstützung fehlender Funktionen des Bewegungsapparates. Bei sehr stark ausgeprägten Fehlfunktionen (z. B. Krümmungen im Bereich der Wirbelsäule) kann es zu einem veränderten Körperbild kommen. Orthesen haben folgende Funktionen:

- Stützung (z. B. Stützkorsett bei instabiler Wirbelsäule, [Abb. 5])
- Korrektur von Fehlstellungen
- Fixation bei Deformitäten
- Entlastung
- Ruhigstellung
- Gelenkstabilisierung (z. B. nach Sportverletzungen, Arthrose)

Sie werden von den Betroffenen nur so lange getragen, wie entsprechende körperliche Defizite bzw. Überlastungen und Gefährdungen vorliegen.

[4] Kniegelenkorthese: wird zur Ruhigstellung des Kniegelenks eingesetzt, z. B. bei Band- oder Meniskusverletzungen

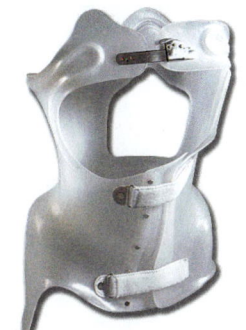

[5] Rückenorthese: Korsett

Spreizhose und Hüftbeugeschiene

Die Spreizhose oder die Hüftbeugeschiene kommen bei Kindern mit einer |Hüftgelenksdysplasie zum Einsatz.

Sie werden individuell an die Körpermaße des Kindes angepasst und müssen in regelmäßigen Abständen der Entwicklung des Kindes angeglichen werden. Die Spreizhose [Abb. 6] erzielt eine Abspreizung im Hüftgelenk bis zu 90°, wohingegen die Hüftbeugeschiene [Abb. 7] mit bis zu 50° weniger weit abspreizt und die natürliche Beugung nachempfindet. Durch die physiologischere Beinstellung wird bei leichten Formen der Hüftgelenksdysplasie die Hüftbeugeschiene bevorzugt. Die Spreizhilfen werden entsprechend den Herstellerangaben angelegt und über der Kleidung getragen. Pflegende achten auf mögliche Druckstellen an den Oberschenkeln des Kindes und im Bereich der Verschlussstellen.

Hüftgelenksdysplasie | 579

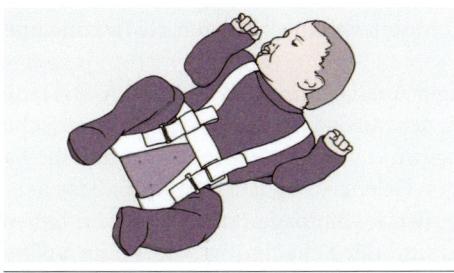

[6] Spreizhose

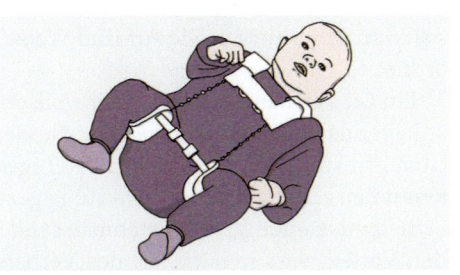

[7] Hüftbeugeschiene

Besonderheiten bei der Hautpflege, der Lagerung und der Mobilisation

Um die Haut intakt zu halten, wird zur **Hautpflege** bereits bei der Anlage eines Gipsverbandes oder einer Schiene darauf geachtet, dass sie von überflüssigen Krümeln befreit und gut gepolstert sind. Besonders an den Rändern ist regelmäßig nach Druckstellen zu schauen. Rötungen und Knochenvorspünge werden durch Unterpolsterung druckfrei gelagert. Finger- und Fußglieder sind regelmäßig auf Sensibilität, Motorik und Durchblutung zu beobachten. Bei Veränderungen, wie Blässe, Schwellung, Schmerz oder Druckgefühl, wird die Ärztin informiert.

Juckreiz **1** | 81
Antihistaminika **1** | 710

Durch Hautabschilferung und Schweißbildung unter dem Verband entsteht oft quälender |Juckreiz. Dieser sollte nicht durch das Einführen spitzer Gegenstände unter den Verband gestillt werden, da die Haut verletzt werden könnte. Bei starkem Juckreiz kann auf ärztliche Anordnung ein |Antihistaminikum verabreicht werden.

Bei der **Lagerung** eines Gipses und einer Schiene sind verschiedene Aspekte zu beachten, dazu gehört Folgendes: Ein frisch angelegter Gips sollte möglichst frei liegen, damit der Gips besser aushärten kann und Staunässe vermieden wird. Als Bettschutz kann vorübergehend eine wasserfeste Unterlage eingelegt werden. Bis zur völligen Aushärtung besteht die Gefahr, dass der Gips brechen kann, d. h., er wird großflächig auf einer flachen Unterlage gelagert. Um eine Schwellung zu verringern und den venösen Rückfluss zu fördern, wird die eingegipste Extremität leicht erhöht gelagert. Die betroffene Extremität darf nicht zu lange hängen. Gipsverbände an den Armen können mit einer Schlinge gehalten [Abb. 1] und Beine auf einem zweiten Stuhl gelagert werden [Abb. 2]. Nach einer Beckenfraktur liegen die Patienten flach in leichter Oberkörperhoch-

Dekubitusprophylaxe **1** | 146
Weichlagerung **1** | 138

lagerung auf dem Rücken [Abb. 3]. Zur Schmerzreduktion und |Dekubitusprophylaxe erfolgt eine |Weichlagerung.

Angelegte Schienenverbände sind auf korrekten Sitz zu kontrollieren, um lagerungsbedingte Schäden zu vermeiden und den Funktionsverlust zu minimieren.

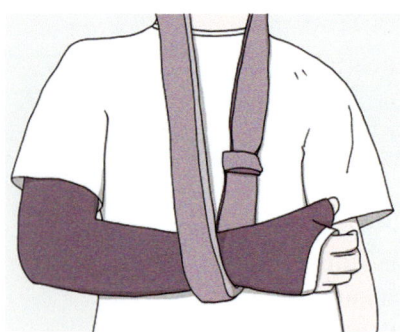

[1] Lagerung eines Armes im Gipsverband mit Hilfe einer Schlinge

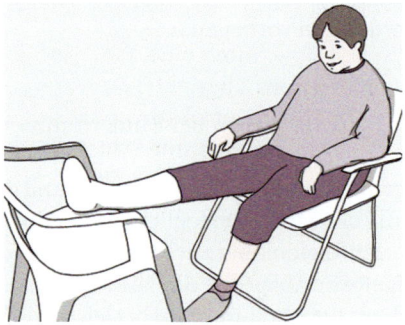

[2] Hochlagerung eines Beines im Gipsverband

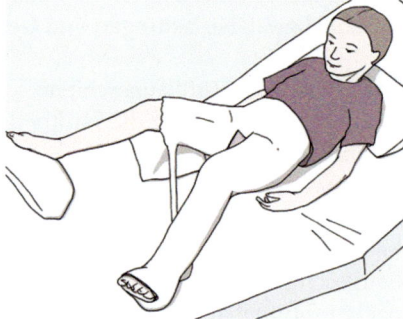

[3] Lagerung nach Beckenfraktur im Becken-Bein-Gips

Thrombose **1** | 152
isometrische
Kontraktion **1** | 188

Im Vordergrund steht eine frühzeitige **Mobilisation** unter Anleitung der Pflegenden oder der Physiotherapeutinnen, um das |Thrombose-, Dekubitus- und Kontrakturenrisiko zu minimieren. Die Art und Weise der Mobilisation wird durch die Ärztin angeordnet.

Ein Gipsverband darf erst nach vollständiger Aushärtung belastet werden. Bei lang anhaltender Ruhigstellung besteht die Gefahr des Muskelabbaus. Durch |isometrische Übungen kann der Muskelatrophie entgegengewirkt werden, zusätzlich werden die Patientinnen angehalten, die nicht ruhig gestellten Gelenke möglichst häufig zu bewegen.

Teilentlastende bzw. teilstabilisierende Verbände, Bandagen oder Orthesen haben den Vorteil, dass je nach Art des Verbandes und der Schädigung sofort eine Vollbelastung möglich ist. Damit ersetzen sie die totale Ruhigstellung mit Gipsverband. Eine möglichst frühe Belastung und somit eine möglichst kurzzeitige totale Ruhigstellung der Gelenke beschleunigt den Heilungsverlauf.

Pflege von Patientinnen
mit Extension oder einem Fixateur externe

8.1.3

Bei der **Extensionsbehandlung** [Abb. 4] wird durch direkten Zug am Knochen eine Richtung und Ruhigstellung des Knochens erzielt. Der Dauerzug durch den Streckverband (Extension) verhindert eine erneute |Dislokalisation und sichert das Repositionsergebnis. Auf Grund verbesserter konservativer Behandlungsverfahren wird die Extensionsbehandlung oft nur noch als vorübergehende Maßnahme angewandt.

Ein |**Fixateur externe** [Abb. 5] dient der Fixierung und äußeren Stabilisierung bei |offenen Frakturen mit großen Weichteilverletzungen, Trümmerbrüchen, Knocheninfektionen und bei Kindern häufig zu Achsenkorrekturen oder zur Verlängerung von Röhrenknochen. Die Verankerung im Knochen geschieht mit 3 bis 5 mm starken Stahlstangen (*pins*), die mit ein Zentimeter starken Stahlrohren oder Carbonstangen verbunden werden. Die Einfachheit des Systems erlaubt viele verschiedene Konstruktionen.

Die betroffene Extremität ist regelmäßig auf Durchblutung, Motorik und Sensibilität zu beobachten. Eine |Infektion an den Eintrittsstellen des Fixateur externe und der Extensionsnägel ist eine gefürchtete Komplikation, da sie zur Lockerung der eingebrachten Schrauben und damit zur Instabilität bis hin zu Knocheninfektion führen kann. Deshalb erfolgt die |Wundversorgung an den Eintrittsstellen und im Bereich der Weichteilverletzung täglich oder bei Bedarf unter aseptischen Bedingungen.

Der Extensionsaufbau muss regelmäßig überprüft werden. Das Anbringen der Gewichte erfolgt nach ärztlicher Anordnung. Die Gewichte und deren Zugschnüre müssen jederzeit frei hängen, sodass sie einen konstant gleichmäßigen Zug ausüben. Ebenso dürfen die Gewichte nicht am Bett anschlagen oder auf dem Boden aufliegen. Um unnötige Schmerzen zu vermeiden, ist darauf zu achten, dass niemand unabsichtlich gegen das Bett oder die Extensionsgewichte stößt.

Durch die eingeschränkte Mobilität, besonders durch eine Extension der unteren Extremität und bei einem Fixateur im Beckenbereich, besteht eine erhöhte Gefahr für die Entstehung eines Dekubitus, einer Thrombose, einer Obstipation oder Pneumonie. Pflegende führen entsprechende prophylaktische Maßnahmen durch. Zur |Spitzfußprophylaxe kann der Fuß mit einem Schlauchverband aufgehangen werden [Abb. 4]. Patientinnen mit einem Fixateur werden zum Umgang mit diesem angeleitet, um Verletzungen beim Kleiden, der Körperpflege und beim Schlafen zu vermeiden. Zum Schutz können Plastikkappen auf die Schraubenenden gesteckt werden.

Dislokation
Verschiebung
Fixateur externe
äußerer Festhalter

offenen Frakturen | **573**
Infektion | **462**
Wundversorgung ■ 1 | **754**

Pflegediagnose
„**Beeinträchtigte körperliche Mobilität**
Eine Einschränkung der unabhängigen, zielgerichteten physischen Bewegung des Körpers oder einer oder mehrer Extremitäten.“

DOENGES et al.: S. 517

Spitzfußprophylaxe ■ 1 | **144**

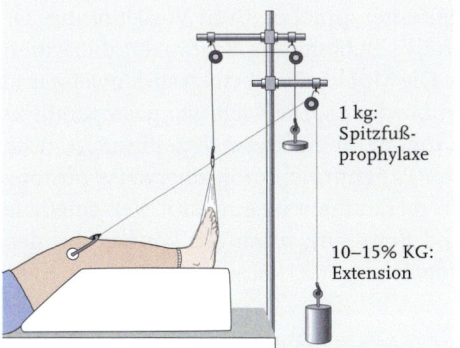

[4] Extensionsbehandlung inkl. Spitzfußprophylaxe

1 kg:
Spitzfuß-
prophylaxe

10–15 % KG:
Extension

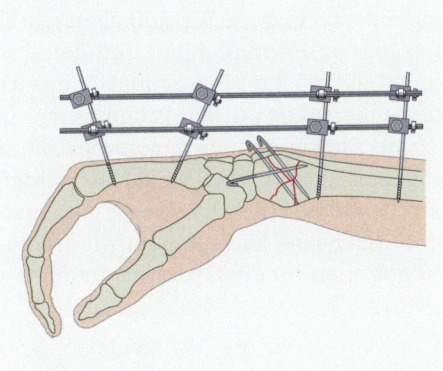

[5] Fixateur externe

Pflege von Patientinnen mit operativ behandelten Erkrankungen des Bewegungsapparates

Präoperative Betreuung

Vorbereitung und Nachsorge bei Gelenkpunktion oder -spiegelung

Um die |physiologische Keimbesiedlung der Haut zu reduzieren, erfolgt eine großflächige Haarentfernung um das Punktionsgebiet. Hierfür eignet sich Enthaarungscreme, um Mikroläsionen zu vermeiden. Eine |**Punktion** kann unter sterilen Bedingungen im Untersuchungszimmer oder ambulant vorgenommen werden. Pflegende stellen dann die benötigten Materialien bereit. Die |**Gelenkspiegelung** findet gewöhnlich im OP statt, da dort die Spezialinstrumente vorliegen.

Unmittelbar vor dem Eingriff unterstützen Pflegende die Patientin beim Einnehmen der entsprechenden Lage, während des Eingriffs vermitteln sie ihr Sicherheit und assistieren der Ärztin. Nach dem Eingriff wird die entsprechende Extremität nach ärztlicher Anordnung gelagert und ruhig gestellt. Der Allgemeinzustand der Patientin und die Punktionsstelle mit ggf. angelegter |Redon-Saugdränage werden durch Pflegende beobachtet. Weiterhin sollte die Durchblutung, die Motorik und die Sensibilität der betroffenen Extremität regelmäßig beurteilt werden. Der nach einer Punktion angelegte Druckverband kann nach 24 Stunden entfernt werden. Der Verbandwechsel erfolgt unter aseptischen Bedingungen, dabei wird die Einstichstelle auf |Entzündungszeichen inspiziert. Die Mobilisation bzw. die Belastung des Gelenkes hängt von der Schädigung und dem erfolgten Eingriff ab, sie wird von der Ärztin individuell angeordnet.

Anforderung notwendiger Heil- und Hilfsmittel

Orthopädische Hilfsmittel, wie Gehhilfen, Orthesen oder spezielle Hilfsmittel (z. B. Toilettensitzerhöhung), werden i. d. R. von der Orthopädietechnik individuell für die Patientin angefertigt und angepasst. Sie dienen der konservativen Behandlung. |Hilfsmittel gleichen eine Behinderung aus oder beugen ihr vor. Entsprechende Hilfsmittel müssen ärztlich verordnet werden, erhältlich sind sie z. B. in einem Sanitätshaus. Vorübergehend können sie bei einem stationären Aufenthalt auch durch das Krankenhaus gestellt werden oder bei der Krankenkasse für einen befristeten Zeitraum ausgeliehen werden. Die Patientin wird in den Umgang mit dem Hilfsmittel eingewiesen.

Information und Anleitung

Die Information und Anleitung der Patientinnen vor einer orthopädischen Operation entsprechen im Wesentlichen der allgemeinen präoperativen Vorbereitung. Orthopädische Erkrankungen und deren operative Behandlung schränken die Patientinnen stark in ihrer Bewegungsfähigkeit ein. Die Mobilisation erfolgt stufenweise und kann präoperativ mit den Patientinnen eingeübt werden. Die Angst vor postoperativen Schmerzen kann ihnen genommen werden, indem ihnen eine rechtzeitige Analgesierung zugesichert wird. Weiterhin werden den Patientinnen möglicherweise postoperativ benötigte Hilfsmittel vorgestellt und deren Handhabung eingeübt. Verschiedene prophylaktische Maßnahmen wie |Atem- und Bewegungsübungen können mit den Patientinnen vor der Operation trainiert werden.

Postoperative Betreuung

Besonderheiten bei der Lagerung und Mobilisation

Bei der postoperativen Ruhigstellung ist darauf zu achten, die Gelenke in physiologischer Mittelstellung, ggf. mit Lagerungshilfsmitteln zu lagern, sofern keine andere ärztliche Anordnung vorliegt. Nicht ruhig gestellte Gelenke sollten möglichst oft bewegt werden. Grundsätzlich beginnt die **Mobilisation** so früh wie möglich. Art und Umfang erfolgen nach Hausstandard und/oder ärztlicher Anordnung, sie sind abhängig von dem jeweiligen Eingriff. Sie finden in Absprache mit der Physiotherapeutin statt. Neben generellen Grundsätzen der |Frühmobilisation bestehen nach chirurgischen Eingriffen einige Besonderheiten:

Frühmobilisation **1** | 131

- Die Mobilisation nach einer Operation an der oberen Extremität ist meist am Operationstag möglich. Die Schulter sollte in Abduktionsstellung gelagert werden.
- Das Bein kann im Kniegelenk mit Hilfe einer Motorschiene passiv bewegt werden [Abb. 1]. Grundsätzlich wird das Bein in einer Schaumstoffschiene mit Unterlagerung des Knies (außer bei Eingriffen im Kniebereich) hochgelagert, Spitzfußprophylaxe ist notwendig.
- Sind Patientinnen an der Hüfte |operiert worden, können sie am ersten postoperativen Tag mit Unterstützung vor dem Bett stehen. Die Hüfte selbst sollte dabei nur so wenig wie möglich gebeugt werden, weshalb zum Aufstehen das Bett hochgestellt wird. Die Beine dürfen nicht überkreuzt werden und sollten in ca. 25°-Abduktion gelagert werden.

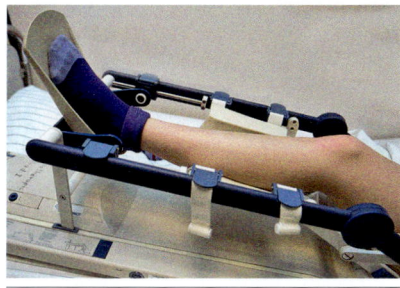

[1] Motorschiene zur passiven Bewegung des Gelenks

Totalendoprothese (TEP) | 591

Schmerzbekämpfung

Pflegerische Interventionen werden erst nach ausreichender Schmerzstillung und in Absprache mit der Patientin durchgeführt. Die medikamentöse Therapie erfolgt nach ärztlicher Anordnung. Neben Analgetika können auch physikalische Maßnahmen (z. B. Kühlung) eine Schmerzreduktion erzielen. Um unnötige Bewegungen und Schmerzen zu vermeiden, werden verschiedene Hilfsmittel wie Anziehhilfen oder Toilettensitzerhöhung nach Hüftoperation unterstützend eingesetzt.

Aus der Forschung

Zur Wirkung von Kälteanwendungen nach orthopädischen Eingriffen wurde von Cina-Tschumi eine Literaturstudie durchgeführt. Daraus ergab sich, dass durch die Applikation von Kälte ein analgetischer Effekt erzielt werden kann, der am stärksten bei kontinuierlicher Kühlung auftritt. Die Ergebnisse konnten zum größten Teil statistisch untermauert werden.

—

CINA-TSCHUMI, BARBARA: „Evidenz-basierte Pflege am Beispiel von Kälteanwendungen nach ausgewählten orthopädischen Eingriffen – eine Literaturstudie" in: *Pflege*, 2007, (20) 5, S. 258–267

Überwachung des Wundgebietes

Das Wundgebiet wird regelmäßig beobachtet, um rechtzeitig Nachblutungen oder Infektionen zu erkennen. Sind derartige Komplikationen zu erkennen, wird die Ärztin informiert. Der erste postoperative Verbandwechsel erfolgt i. d. R. am zweiten postoperativen Tag durch die Ärztin. Im weiteren Verlauf übernehmen Pflegende den Verbandwechsel, je nach Wundzustand bei Bedarf oder alle zwei Tage. |Wunddränagen werden nach ärztlicher Anordnung, meist am zweiten oder dritten postoperativen Tag, entfernt. Zu welchem Zeitpunkt die |Fäden oder Klammern entfernt werden können, hängt vom Operationsgebiet ab. Liegt die Operationswunde über einem Gelenk, werden vorerst Teilfäden gezogen. Meist werden die Fäden sieben bis zwölf Tage nach dem Eingriff entfernt.

Wunddränagen **1** | 765
Fäden und Klammern
entfernen **1** | 764

8.1.5 Pflege von Patientinnen mit einer Amputation

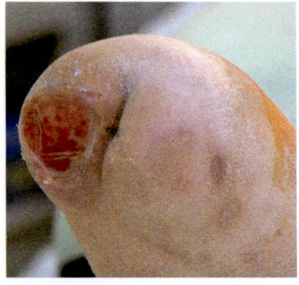

[1] Amputationsstumpf des Fußes

Eine Amputation bedeutet das Abtrennen eines Körperteils. Dies kann entweder durch ein traumatisches Ereignis (Unfall) oder krankheitsinduziert durch eine Operation (diabetischer Fuß, Brustkrebs) geschehen. Um der Betroffenen den Alltag zu erleichtern und ein möglichst normales Körperbild wieder herzustellen, werden Betroffene meistens mit Prothesen versorgt.

Im Folgenden wird exemplarisch der Schwerpunkt auf die Amputation der unteren Gliedmaße gelegt.

Wundversorgung

Nach einer Amputation hat die Wundheilung höchste Priorität, da der Stumpf wegen der Prothese hohen Belastungen ausgesetzt ist. Wunden werden auf ärztliche Anordnung versorgt. Es gelten die gleichen Prinzipien wie bei der allgemeinen Wundversorgung.

Stumpfbandagierung

www.amputierten-initiative.de

Homepage des Bundesverbandes der Amputierten-Initiative e. V.

Kompressionsverband | 499

Wichtig nach einer Amputation ist die Bandagierung des Stumpfes, besonders wenn eine Prothese getragen werden soll. Dies dient dazu, Ödeme zu reduzieren und den Stumpf zu formen. Dieser Prozess dauert ungefähr zwischen einem halben und einem Jahr.

Bei den unteren Extremitäten empfiehlt es sich, den |Kompressionsverband im Stehen anzulegen [Abb. 2]. Dabei wird eine Kurzzugbinde benutzt, die in Achtertouren gewickelt wird. Es wird an der Spitze des Stumpfes begonnen und in Richtung Körpermitte fortgesetzt. Der Wickeldruck nimmt beständig ab, d. h., an der Spitze ist der Druck am höchsten. Er ist so zu wählen, dass sich die Muskulatur nicht zurückbildet. An Hautstellen mit verminderter Weichteilabdeckung und an Knochenvorsprüngen empfiehlt es sich, diese Stellen mit Rollenwatte oder Stumpfkissen auszupolstern. Über die Bandage kann ein Schlauchverband gestülpt werden. Für die Kompression können neben elastischen Binden spezielle Silikon-Liner verwendet werden. Mit einem Dorn versehen, dienen sie neben der Kompression auch der Befestigung der Prothese.

Stumpflagerung

Beugekontraktur **1** | 143

Nach einer Amputation besteht die Gefahr, dass die Patientin an der betroffenen Extremität eine |Beugekontraktur entwickelt. Durch entsprechende Lagerung in der Streckung kann dieser vorgebeugt werden. Bei einer Unterschenkelamputation kann ein Sandsack zur Unterstützung auf das Knie gelegt werden. Wenn die Patientin im Rollstuhl sitzt, kann sie eine Schiene tragen.

1
Binde auf Wundkompresse ansetzen und oberhalb des Stumpfes zirkulär wickeln,
2 – 4
Wundkompresse weiter überbinden und oberhalb des Stumpfes in Achtertouren konisch wickeln,
5
in Leistenhöhe die Binde zirkulär um den Unterleib wickeln,
6
Binde über die Leiste zurück zum Unterschenkel führen und zirkulär am Verband befestigen.

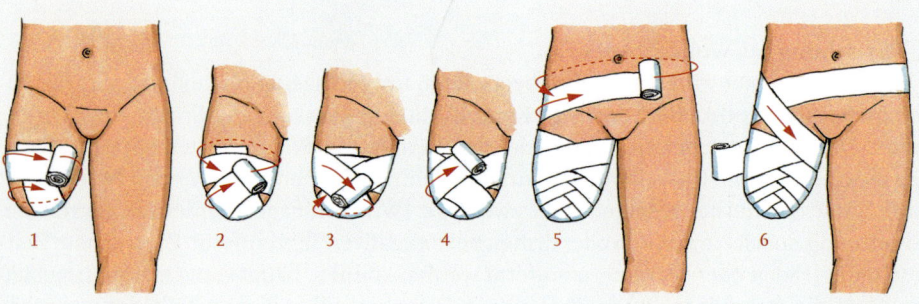

[2] Stumpfwickel am Oberschenkelstumpf

Stumpfpflege

Bei jeder Stumpfpflege wird der Zustand der Haut und der Narbe sowie die Durchblutungssituation beobachtet. Bei Auffälligkeiten wird die Ärztin informiert. Wenn die Haut trocken ist, kann der Stumpf mit einer Salbe eingecremt werden. Einige Patientinnen tragen spezielle Stumpfstrümpfe. Diese werden jeden Tag gewechselt.

Generell sollte auf die Pflege des Stumpfes großen Wert gelegt werden, denn nur wenn er unauffällig und frei von Rötungen, Juckreiz oder Verletzungen ist, bereitet das Tragen einer Prothese keine Schwierigkeiten. Dadurch ist gewährleistet, dass die Patientin ihre Selbstständigkeit so weit wie möglich aufrechterhalten bzw. wiedererlangen kann. Der Stumpf wird täglich mit warmem Wasser gereinigt, dabei können spezielle Pflegeprodukte (pH-neutrale Seife) verwendet werden. Nach dem Waschen werden Seifenreste vollständig abgespült und der Stumpf wird gut abgetrocknet, um einer Hautirritation vorzubeugen. Es empfiehlt sich, die Reinigung am Abend vorzunehmen, damit der Stumpf über Nacht komplett trocknen kann.

Nach der Operation und Abheilung der Wunde ist es wichtig, den Stumpf „abzuhärten". Dafür können kalt-warme Wechselbäder durchgeführt werden oder der Stumpf wird in geeigneten Materialien wie Sand, Erbsen oder spezieller Knetmasse bewegt oder mit Igelbällen abgerollt. Nach jeder Stumpfpflege wird der Stumpf kräftig mit einem Frotteetuch abgetrocknet und mit einer weichen Bürste bearbeitet.

Mobilisation nach der Operation

Die frühe Mobilisation hat bei Menschen nach einer Amputation große Bedeutung, um Folgeschäden wie Kontrakturen oder Dekubitalulzera zu verhindern. Da der Körperschwerpunkt, v. a. bei Amputationen einer unteren Extremität, verändert ist, müssen die Patientinnen trainieren, das Gleichgewicht wieder zu halten. Außerdem müssen sie Bewegungsmuster völlig neu erlernen. Dies ist erst richtig möglich, wenn sie eine Prothese tragen können, mit der sie schnellstmöglich versorgt werden sollten.

Prothesen

Prothesen sind ein künstlicher Ersatz fehlender Körperteile. Je nach Lokalisation der Amputation und dem von der Trägerin gewünschten Einsatz der Prothese gibt es unterschiedliche Arten. Schmuckprothesen [Abb. 3] dienen dazu, den Verlust des Körperteils zu kaschieren. Um die Steh- und Gehfähigkeit der Betroffenen wieder herzustellen, kommen technisch ausgefeilte Prothesen zum Einsatz. Je nach Amputationshöhe können sie mit Gelenkscharnieren ausgestattet sein [Abb. 4]. Die Prothesen werden von speziellen Fachkräften, den Orthopädietechnikerinnen, individuell angefertigt. Wichtig ist ihr korrekter Sitz, damit keine Druckstellen entstehen. Die Prothesen müssen gut gepflegt werden, damit ihre Funktionstüchtigkeit erhalten bleibt. Kunststoff- oder Silikonprothesen können mit Wasser gereinigt werden. Vor dem Anlegen ist es wichtig, dass sie vollständig trocken sind, besonders an der Verbindungsstelle zwischen Schaft und Stumpf, um einer Hautirritation des Stumpfes vorzubeugen. Eine regelmäßige Wartung und Überprüfung des korrekten Sitzes wird von den Orthopädietechnikerinnen vorgenommen.

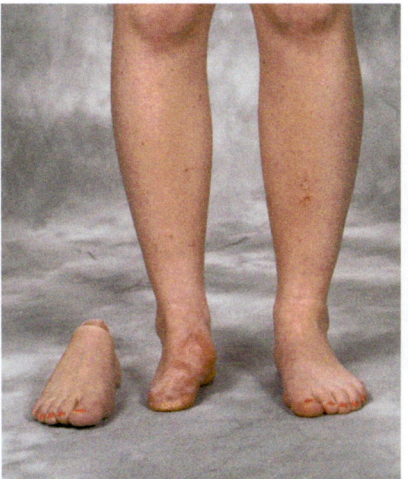

[3] Schmuckprothese

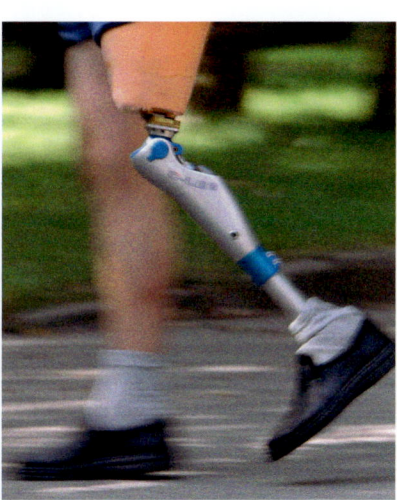

[4] Funktionelle Prothese mit Gelenkscharnier

Unterstützung bei speziellen Problemen

Sturzprophylaxe **1** | 139
Phantomschmerzen | 159, 578

Die Fähigkeit der von einer Amputation Betroffenen, das Gleichgewicht zu halten, kann auch längere Zeit nach der Operation gestört sein, weil sich der Körperschwerpunkt verlagert. Daher ist das |Sturzrisiko erhöht. Wenn zur Mobilisation ein Rollstuhl nötig ist, kann ein Kippschutz [Abb. 1] sinnvoll sein.

Nach einer Amputation müssen Betroffene Bewegungsmuster erst neu lernen, bei Bedarf ist auch nach dem Aufenthalt in einer Rehabilitationseinrichtung eine physiotherapeutische Behandlung [Abb. 2] notwendig. Hier ist eine enge Abstimmung mit allen an der Betreuung Beteiligten nötig.

Betroffene leiden nach einer Amputation häufig an |Phantomschmerzen.

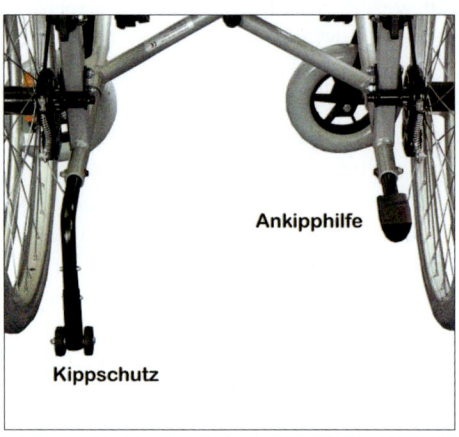

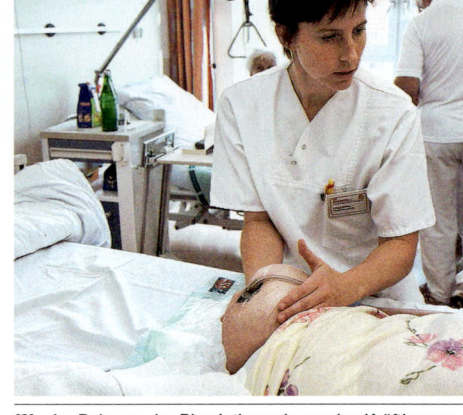

[1] Der Kippschutz wird als unterschiedlich hilfreich wahrgenommen, da er das geringe Ankippen nach hinten für Stufen einschränkt.

[2] Im Rahmen der Physiotherapie werden Kräftigungsübungen der Stumpfmuskulatur durchgeführt.

Unterstützung und Beratung

Der Verlust einer Gliedmaße bedeutet für die Betroffene eine radikale Veränderung, die mit verschiedenen psychischen Belastungen einhergehen kann:

Trauer **3** | 708

- |Trauer um das verlorene Körperteil (kann zu erschwertem Trauern führen)
- Zukunftsängste
- soziale Isolation
- Verlust der Selbstständigkeit
- veränderte Rolle im Familiensystem
- Scham und Ekel verbunden mit einer veränderten Sexualität
- Hoffnungslosigkeit
- Körperbildstörung

Pflegediagnose
„**Erschwertes Trauern**
Eine ausgedehnte, erfolglose intellektuelle und emotionale Anstrengung, mit der Personen, Familien und Gemeinschaften am Prozess der Anpassung ihres Selbstkonzepts an ein Verlusterlebnis arbeiten.“

—

DOENGES et al.: S. 761

Beratungsgespräche **1** | 526
Selbsthilfegruppen **1** | 549

Die Aufgabe Pflegender ist es, die Betroffene in ihrem physischen und psychischen Heilungsprozess zu unterstützen. Dies geschieht in Abhängigkeit von der individuellen Situation der Patientin. Durch |**Beratungsgespräche** können Pflegende erfahren, welche Probleme für die Patientin im Vordergrund stehen. Die Einbindung der Angehörigen ist dabei von großer Bedeutung, denn auch sie müssen lernen, mit dem Handicap umzugehen. Vielfach fehlt es beiden Seiten an Mut, offen über die Sorgen und Ängste zu reden. Hier zu vermitteln, gehört zu den Aufgaben der Pflegenden.

Der Austausch mit anderen Betroffenen kann sowohl für Menschen mit einer Amputation sowie deren Angehörige eine hilfreiche Möglichkeit sein. Aus diesem Grunde sollten Pflegende Adressen von örtlichen |**Selbsthilfegruppen** vermitteln können.

Wichtig ist eine gute **Zusammenarbeit im therapeutischen Team**. Dafür sind klar geregelte Kommunikationswege von Bedeutung.

Medizinischer Bezug	8.2
Chirurgische Aspekte	8.2.1

Einteilung von Frakturen

Knochenbrüche (*Frakturen*) werden nach ihrer Ursache, Lokalisation, Form oder Schwere eingeteilt. Bei einer traumatischen Fraktur bricht ein Knochen infolge von Gewalteinwirkung, z. B. einem Unfall. Dabei kann es zu einer **direkten** oder **indirekten** Fraktur kommen.

- Bei der direkten Fraktur bricht der Knochen, z. B. Schienbeinknochen, an der Stelle, an der er einen heftigen Schlag bekommt. Der Ort der Gewalteinwirkung und der Fraktur sind identisch.
- Zu einer indirekten Fraktur kann es durch Hebelwirkung z. B. bei einem Skiunfall kommen. Ort der Gewalteinwirkung und Fraktur sind unterschiedlich.

Spontanfrakturen entstehen durch

- hohe Beanspruchung, wie z. B. bei Sportlerinnen (Ermüdungsfrakturen) oder
- Knochenmetastasen oder Osteoporose (pathologische Knochenfrakturen).

Im Gegensatz zu einem **geschlossenen Knochenbruch**, bei dem keine Hautverletzungen vorliegen, hat bei einem **offenen Bruch** der Knochen die Haut durchbohrt [Abb. 3]. Bei einem offenen Bruch besteht immer die Gefahr, dass es zu einer Kontamination kommt und dadurch zu Infektionen mit Heilungsverzögerungen und Komplikationen. Offene Knochenbrüche werden folgendermaßen eingeteilt:

Grad I   Ein Stück des Knochens durchbohrt die Haut von innen nach außen. Weichteile sind nur geringfügig beschädigt.

Grad II   Die Haut ist durch Gewalteinwirkung von außen nach innen zerrissen, ohne dass andere Weichteile stark beschädigt worden sind.

Grad III   Die Haut ist großflächig geschädigt, außerdem sind Nerven, Blutgefäße, Muskeln und Sehnen ebenfalls beteiligt.

Grad IV   Der Körperteil ist durch die Gewalteinwirkung (fast) komplett amputiert.

In der klinischen Praxis erhält jeder Bruch eine Kodierung nach der |AO-Klassifikation [Tab. 1]. Des Weiteren wird zwischen sicheren und unsicheren Frakturzeichen unterschieden [Tab. 2].

www.dgu-online.de
Auf der Homepage der Deutschen Gesellschaft für Unfallchirurgie finden Sie Leitlinien und weiterführende Literatur.

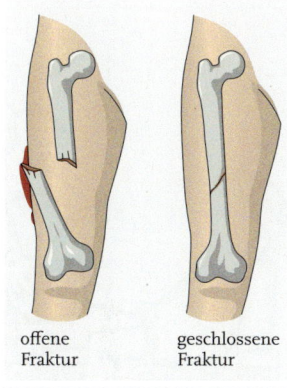

offene Fraktur   geschlossene Fraktur

[3] Offene und geschlossene Fraktur

AO-Klassifikation
benannt nach der Arbeitsgemeinschaft für Osteosynthesefragen, nach ihrem Urheber Maurice Müller auch Müller-Klassifikation genannt.

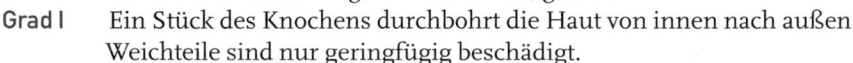

Erste Stelle (Zahl): Gebrochener Knochen	Zweite Stelle (Zahl): Ort der Fraktur	Dritte Stelle (Buchstabe): Frakturform
1 = Humerus	1 = proximales Segment	A = einfache Fraktur bzw. extraartikuläre Fraktur
2 = Radius und Ulna	2 = mittleres Segment	B = Keilfraktur bzw. partielle Gelenkfraktur
3 = Femur	3 = distales Segment	C = komplexe Fraktur bzw. vollständige Gelenkfraktur
4 = Fibula und Tibia	...	
...		

[Tab. 1] Bruchkodierung der AO-Klassifikation

Unsichere Frakturzeichen	Sichere Frakturzeichen
∎ Schwellung	∎ abnorme Beweglichkeit
∎ Schmerzen	∎ hör- oder fühlbares Knochenknirschen (Krepitation)
∎ Hämatome	∎ Achsenfehlstellung
∎ Beweglichkeitsstörung	∎ sichtbare Knochenteile (bei offenen Frakturen)

[Tab. 2] Unsichere und sichere Frakturzeichen

Diagnostik und Therapie
Allgemeine Diagnoseprinzipien

Eine Fraktur muss immer ärztlich diagnostiziert und behandelt werden. Um eine Fraktur zu diagnostizieren, werden zuerst eine Anamnese und eine klinische Untersuchung durchgeführt. Daran schließt sich eine apparative Diagnostik an.

Die Anamnese umfasst die Fragen nach dem Unfallhergang, den jetzigen Symptomen, evtl. neurologischen Ausfallerscheinungen und Funktionsausfällen sowie der bisherigen Therapie. Außerdem erfragt die Ärztin Vorerkrankungen sowie frühere Unfälle und Operationen. Bei offenen Verletzungen ist es wichtig abzuklären, ob ein |Tetanusschutz vorhanden ist. Nach der Anamnese schließt sich die **klinische Untersuchung** an. Dabei überprüft die Ärztin folgende Punkte:

Tetanusschutz | 471

Inspektion	Palpation	Funktionsprüfung
▪ Fehlstellungen ▪ Längenunterschiede und Deformation ▪ Weichteilveränderungen (z. B. Wunden, Schwellung, Hautfarbe) ▪ Gelenkerguss und Gelenkschwellung ▪ Bewegungsabläufe mit Seitenvergleich, wenn die Schwere der Verletzung es zulässt	▪ Druckschmerzpunkte ▪ Art der Schwellung (z. B. Schwellung der Weichteile, Gelenkerguss) ▪ Knochenknirschen ▪ Extremitätenpulse peripher der vermuteten Läsion ▪ Temperatur	▪ Bewegungsstörungen ▪ Sensibilität ▪ Koordinationsstörungen ▪ Muskeltonus

Außerdem misst die Ärztin mit einem Maßband den Umfang und die Länge des verletzten Körperteils im Vergleich zum unverletzten. So kann sie objektiv Unterschiede in der Länge der Extremitäten, aber auch Schwellungen und Gelenkergüsse ermitteln.

bildgebende Verfahren ▮1 | 858
Weichteile | 562

Zur weiteren Abklärung gilt es, mit |**bildgebenden Verfahren** eine genauere Diagnostik durchzuführen. Zuerst wird ein Röntgenbild angefertigt. Frakturen werden immer in mindestens zwei Ebenen abgebildet. Sind lange Röhrenknochen betroffen, werden die benachbarten Gelenke mitgeröntgt. Eine Sonografie wird gemacht, um z. B. einen Gelenkerguss oder Muskel-, Sehnen- oder Bänderabrisse abzuklären.

Bei komplizierten Knochenbrüchen und zur Operationsvorbereitung können auch weiterführende bildgebende Verfahren wie eine Computertomografie (z. B. lumbosakrale oder iliosakrale Region) oder eine Kernspintomografie (z. B. bei Skelett- oder Gelenktrauma bzw. Trauma der peripheren |Weichteile) zum Einsatz kommen.

Allgemeine Therapieprinzipien

Bei der Therapie von Knochenbrüchen werden grundsätzlich folgende drei Schritte eingehalten:

- **Reposition** (Einrichtung, [Abb. 1]): Bei der geschlossenen Reposition werden die Bruchenden durch manuellen Zug und Druck von außen wieder vollständig adaptiert. Ist dies nicht möglich, wird dies operativ durchgeführt. Während der offenen Reposition wird der Knochen freigelegt und zusammengefügt.
- **Retention** (Ruhigstellung, [Abb. 2]): Sind die Knochenenden wieder adaptiert, muss der Bruch fixiert und ruhig gestellt werden. Als konservative Verfahren stehen das Anlegen von Gipsverbänden oder die Extension zur Verfügung. Operativ erfolgt die Fixierung durch unterschiedliche |Osteosyntheseverfahren. Osteosyntheseverfahren | 576
- **Rehabilitation** [Abb. 3]: Die frühfunktionelle Behandlung fängt schon während der Ruhigstellungsphase an. Dabei steht die physiotherapeutische Behandlung der angrenzenden Gelenke und aller nicht betroffenen Körperteile im Vordergrund. Ziel ist es, die Gelenkfunktionen zu erhalten und einem Muskelabbau vorzubeugen.

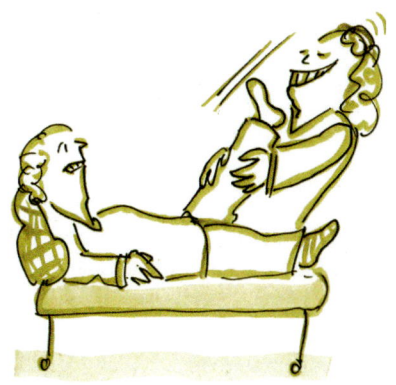 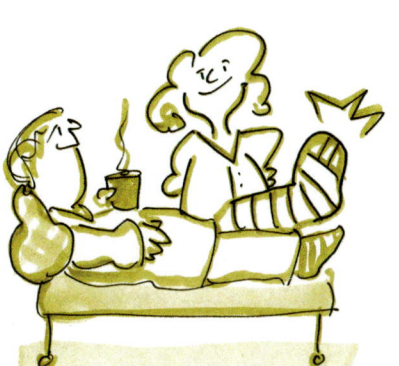 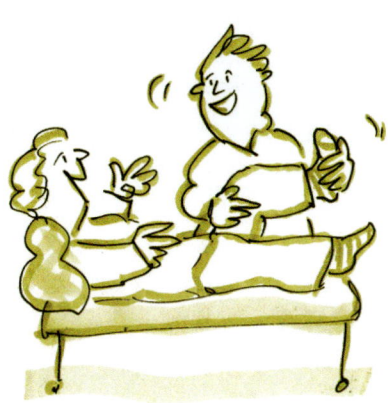

[1] Reposition [2] Retention [3] Rehabilitation

Neben der direkten Versorgung der Fraktur sind weitere Maßnahmen wichtig. Da Brüche meist mit Schmerzen einhergehen, muss eine angemessene Schmerztherapie der betroffenen Person erfolgen. Wenn ein |Thromboserisiko vorhanden ist, erhält die Patientin entsprechende Medikamente. Außerdem müssen weitere Folgen der Fraktur, wie z. B. hoher Blutverlust oder drohende Infektionen, behandelt werden. Da bei jeder Fraktur auch Gefäße und Nerven mit verletzt worden sein können, ist eine regelmäßige Kontrolle von **D**urchblutung, **M**otorik und **S**ensibilität („**DMS**") unabdingbar. Thromboserisiko 1 | 152

Konservative Therapieverfahren

Zu den konservativen Therapieverfahren zählen alle nicht operativen Methoden. Der große Vorteil konservativer Verfahren ist, dass die Patientin schnellstmöglich wieder mobilisiert werden kann. Nachteilig hingegen ist, dass der Bruch nicht völlig ruhig gestellt werden kann und die Weichteile nicht inspiziert werden können.

Am häufigsten wird ein Bruch mit einem |Gipsverband versorgt. Dies erfolgt bei nicht |dislozierten bzw. bei nicht dislokationsgefährdeten Frakturen, z. B. bei Radiusfrakturen. Eine weitere Möglichkeit der konservativen Behandlung stellt die Versorgung mit einer |Extension dar. Sie wird meistens bei den unteren Extremitäten durchgeführt, weil dort die Gefahr einer Verschiebung der Knochenfragmente durch den Muskelzug besteht. Gipsverband | 562
Dislokation | 567, 583
Extension | 567

Osteosynthetische Operationsverfahren

Bei der operativen Osteosynthese werden die einzelnen Bruchstücke mittels verschiedener Materialen miteinander fest verbunden, sodass eine optimale und anatomisch genaue Reposition und Retention möglich ist. Dafür stehen verschiedene Verfahren zur Verfügung, die je nach Lokalisation des Bruches angewandt werden [Abb. 1–4]. Wenn der Knochen komplett verheilt ist, werden alle in den Knochen eingebrachten und am Knochen befestigten Metallteile wieder operativ entfernt. Will man einer Patientin einen erneuten Eingriff nicht zumuten – wie z. B. bei sehr alten Patientinnen – oder werden Knochenteile ersetzt, wie bei einer Endoprothese, verbleiben sie hingegen im Körper.

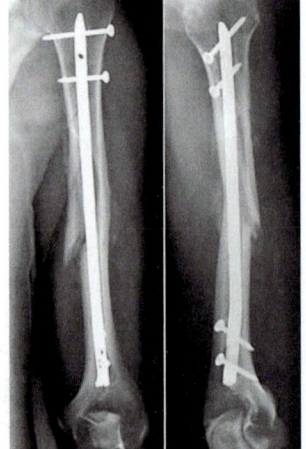

[1] Intramedulläre Osteosyntheseverfahren, z. B. Marknagel

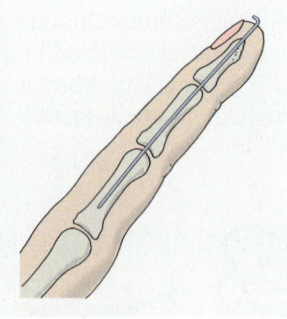

[2] Spickdraht

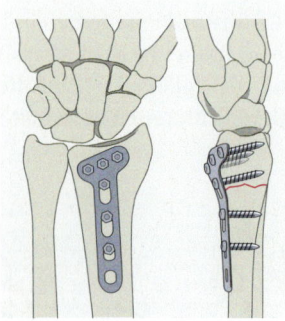

[3] Plattenosteosynthese

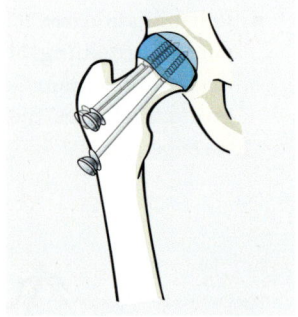

[4] Schraubenosteosynthese

Fraktur des Beckens

Beckenbrüche entstehen häufig durch einen Sturz oder Unfall. Hier wird unterschieden zwischen **stabilen Brüchen** (z. B. isolierter Bruch des Sitz- oder Schambeins):

- konservative Versorgung, Physiotherapie

und **instabilen Brüchen** (z. B. kompletter Bruch des Beckenringes):

- in der Regel operative Versorgung (meist Schrauben oder Platten),
- meist im Rahmen eines Polytraumas entstanden,
- verschiebbare Knochenteile führen zu Schmerzen, Heilung häufig verbunden mit langer Bettruhe.

⚠ **Bei einem instabilen Beckenbruch besteht immer die Gefahr, dass die Blase, die Harnleiter oder weitere innere Organe verletzt sind. Als Spätfolge kann es zu Stuhl- oder Harninkontinenz kommen.**

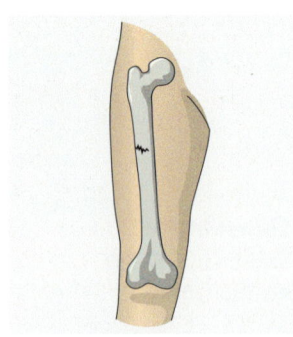

[5] Lokalisation häufig vorkommender Frakturen

1 Schlüsselbein
2 Oberarm
3 Oberschenkelhals
4 Speiche
5 Elle
6 Oberschenkel
7 Wadenbein
8 Schienbein
9 Sprunggelenk

Knochenbrüche bei Kindern

Knochenbrüche bei Kindern werden meist konservativ versorgt. Sie zeichnen sich durch eine gute posttraumatische Spontankorrektur von Achsen- oder Rotationsfehlstellungen aus.

Eine Sonderform der Knochenbrüche, die nur bei Kindern vorkommt, ist die **Grünholzfraktur** [Abb. 6]. Dies bedeutet, dass das |Periost bei einem Bruch gar nicht oder nur teilweise zerreißt, da es bei Kindern noch sehr elastisch ist.

Kindliche Knochen müssen noch wachsen. Deswegen haben die Röhrenknochen von Kindern zwischen Schaft und Kopf eine Epiphysenfuge (Wachstumsfuge). Kommt es zur **Verletzung der Epiphysenfuge** besteht die Gefahr, dass es als Folge zu Störungen des Knochenwachstums kommt. Passiert dies an den unteren Extremitäten, kann ein Beckenschiefstand entstehen.

[6] Grünholzfraktur

Periost ▮1▮ | 177
Epiphysenfuge ▮1▮ | 177

Knochenheilung

Es wird zwischen primärer und sekundärer Knochenheilung unterschieden:

- Zu einer **primären** Knochenheilung kommt es, wenn nach einem Knochenbruch die Bruchenden so eng miteinander verbunden wurden, dass sie nicht gegeneinander verschiebbar sind. Die Knochenbälkchen wachsen unmittelbar wieder zusammen, indem sich neues Knochengewebe anlagert.
- Die **sekundäre** Frakturheilung läuft dagegen in drei Phasen ab:
  - Entzündungsphase: Hämatombildung, drei bis vier Wochen dauernd,
  - reparative Phase: eine Woche bis mehrere Monate dauernd, Aufbau von weichem |Kallus (Einwanderung von Knorpelzellen, Entstehung von Geflechtknochen durch Osteoblasten), Aushärtung durch Mineralisierung,
  - Remodelingphase: 3 – 24 Monate dauernd, Abbau des Kallus und Ersatz durch Knochengewebe.

> **Kallus**
> neu gebildeter Knochen an einer Frakturstelle

✉ **Wenn die Knochenenden nicht genügend ruhig gestellt sind, kann sich im Bereich des Kallus ein falsches Gelenk, eine so genannte Pseudarthose, bilden.**

Die Heilung einer Fraktur ist von verschiedenen Faktoren abhängig:

Heilungsfördernde Faktoren	Heilungshemmende Faktoren
▪ gute Durchblutung der Bruchzone ▪ Kontakt der Knochenenden ▪ Stabilisierung der Bruchenden ▪ funktionelle Beanspruchung	▪ technische Fehler, z. B. unzureichende Adaption oder Retention der Frakturenden ▪ schlechter Allgemeinzustand ▪ verschiedene Grunderkrankungen wie Osteoporose, Diabetes Mellitus ▪ zu starke Kallusbildung

Komplikationen nach Frakturen und Luxationen

Nach Frakturen und |Luxationen, besonders wenn sie mit Mobilitätseinschränkungen einhergehen, ist das Thrombose-, Pneumonie- und Dekubitusrisiko hoch. Bei Luxationen besteht die Gefahr, dass sie immer wieder auftreten.

Luxationen | 589
Schock ⬛ 1 | 823
Wundinfektion ⬛ 1 | 772
Antibiotika ⬛ 1 | 710

Sind Weichteile und Nerven beschädigt, müssen diese häufig operativ versorgt werden, da sonst bleibende Schäden entstehen können. Durch den Unfall und intraoperativ kann es zu einem hohen Blutverlust und daraus resultierend zu einem |**Schock** kommen.

Besonders bei offenen Brüchen und bei der Versorgung des Bruches mit osteosynthetischem Material kann es zu |**Wundinfektionen** bis hin zu **Knochenentzündungen** (*Osteitis*) kommen. Die Osteitis geht einher mit Fieber, Rötung und Schwellung der betroffenen Region, nach einigen Tagen kann Eiter aus der Wunde austreten. Das Therapieziel ist eine Beseitigung der Infektion. Dazu erhält die Patientin eine |Antibiotikatherapie, zusätzlich ist meist eine operative Entfernung des abgestorbenen Knochenteils und Versorgung mit entsprechendem Knochenersatz unumgänglich.

Eine weitere Komplikation stellt der **Morbus Sudeck**, auch komplexes regionales Schmerzsyndrom genannt, dar. Meist ist die obere Extremität betroffen. Das Krankheitsgeschehen verläuft in drei ineinander übergehenden Stadien. Nach Ödemen und Schmerzen kommt es zu |Muskelatrophie und Knochenabbau, einhergehend mit Funktionseinschränkungen des Armes.

Kommt es zu starken Einblutungen oder Ödemen im Bereich des Bindegewebes und der Muskelstränge in Knochennähe, ohne dass die oberen Schichten verletzt sind, kann ein |**Kompartmentsyndrom** entstehen.

> **Muskelatrophie**
> Verminderung der Muskelmasse durch Verkleinerung der Anzahl oder des Durchmessers von Muskelfasern
>
> **Kompartmentsyndrom**
> Drucksteigerung in Muskellogen, die zu Muskelnekrosen und narbiger Kontraktur führen kann. Die Therapie besteht in der Faszienspaltung.

Grundsätze zur Amputation von Gliedmaßen

Bei einer Amputation werden einzelne Gliedmaße oder Teile davon vollständig entfernt. Dies geschieht mit dem Ziel, gesundes Gewebe zu erhalten und defektes Gewebe vollständig zu entfernen, um krankhaften Prozessen Einhalt zu gebieten. Amputiert wird erst dann, wenn eine Schädigung so weit fortgeschritten ist, dass die Amputation für die Patientin eine Verringerung von gesundheitlichen Problemen oder Schmerzen bedeutet und alle anderen therapeutischen Möglichkeiten ausgeschöpft sind.

Ursachen für traumatische Amputationen sind Unfälle mit weitreichenden Schädigungen der Nerven, Blutgefäße und Knochen oder eine Abtrennung der Gliedmaße durch den Unfall selbst. Ursachen für Amputationen als therapeutische Maßnahme sind arterielle oder venöse Durchblutungsstörungen (z. B. bei |paVK, |Diabetes mellitus). Aber auch bei schwer wiegenden Infektionen mit drohender Sepsis (z. B. infolge einer Verletzung) oder Tumoren kann eine Amputation nötig sein.

paVK | 514
Diabetes mellitus | 183
Schmerzmanagement | 149
Antidepressiva | 345

Bei der Amputation der Extremitäten versucht die Chirurgin nach Durchtrennung der Knochen- und Nervengefäße und vollständigen Entfernung des geschädigten Gewebes einen möglichst großen hinteren Haut- und Muskellappen nach vorne über den Knochen zu legen. Dieser wird durch spezielle Nahttechniken am Knochen bzw. oberflächlich am Stumpf befestigt. Dabei wird darauf geachtet, dass die Naht nicht an der Belastungsstelle der zukünftigen Prothese liegt.

Viele Patientinnen klagen nach einer Amputation über so genannte **Phantomschmerzen**. Darunter versteht man schmerzhafte Empfindungen in einem nicht mehr vorhandenen Körperteil. Durch Reizung eines Nerven, der das amputierte Körperteil versorgt hat, kommt es zu einer Projektion des Schmerzes in diese Region. Viele Patientinnen berichten, dass sie ihr Körperteil noch wahrnehmen und in ihrer Wahrnehmung bewegen können, dass es aber z. B. kürzer ist als vorher. Phantomschmerzen können bei geplanten Operationen durch ein präoperativ eingeleitetes |Schmerzmanagement günstig beeinflusst werden. Auch werden Medikamente wie |Antidepressiva sowie verschiedene Methoden zur Schmerzlinderung eingesetzt (z. B. Physiotherapie, Hypnose, Biofeedback oder Akupunktur).

Die **Rehabilitation** spielt nach einer Amputation eine große Rolle. Schon postoperativ erhält die Patientin physiotherapeutische Behandlung. Dabei steht die Erhaltung der Muskelkraft und der Beweglichkeit der Gelenke im Vordergrund. Besonders bei Amputationen im Bereich der unteren Extremitäten ist eine Überweisung in eine Reha-Klinik erforderlich. Hier geht es darum, die Patientin so zu fördern, dass sie so viele Bereiche ihres Alltages wie möglich selbst bewältigen kann. Dazu gehört auch eine Versorgung mit einer entsprechenden Prothese. In Gesprächen mit der Patientin ist es für das therapeutische Team wichtig zu erfahren, welchen Bewegungsradius die Patientin wieder erreichen möchte. In Abhängigkeit davon wird die Art der Prothese gewählt, damit sie den individuellen Bedürfnissen der Patientin angepasst ist.

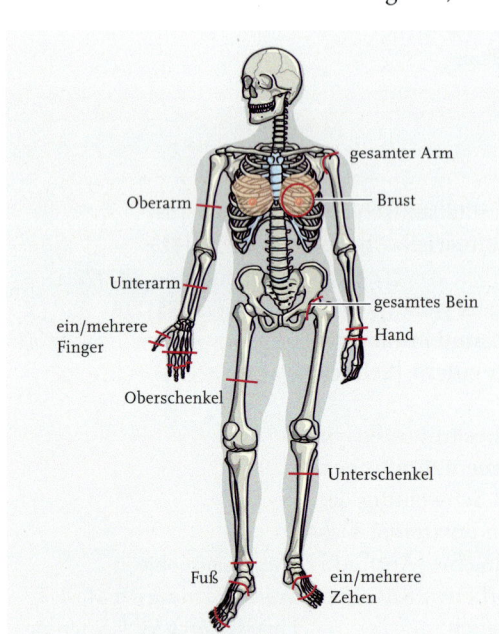

[1] Lokalisationsmöglichkeiten von Amputationen

Aus der Forschung

In ihrer Übersichtsarbeit beschreiben Schwarzer et al. Pathomechanismus, Prophylaxe und Behandlung von Phantomschmerzen und legen den Schwerpunkt dabei auf die Beleuchtung verschiedener Therapieverfahren nach Amputationen.

—

SCHWARZER, ANDREAS; ZENZ, MICHAEL; MAIER, CHRISTOPH: „Phantomschmerzen – Pathomechanismen und Therapieansätze" in: *Anästhesiologie, Intensivmedizin, Notfallmedizin, Schmerztherapie*, 2009, (44) 3 S. 174–180

Orthopädische Aspekte

Häufig vorkommende Fehlbildungen oder Fehlstellungen

Hüftgelenksdysplasie und -luxation

Die Hüftgelenksdysplasie ist eine Fehlentwicklung im Bereich der Hüftpfanne mit flachem und steil gestelltem Pfannendach. Die Hüftgelenksluxation ist eine daraus folgende Komplikation. Dabei findet der Hüftkopf in der flachen Hüftpfanne keinen Halt und rutscht durch Muskelzug bei Belastung heraus [Abb. 4]. Die Hüftgelenksdysplasie ist mit einer |Inzidenz von 2–4 % eine vielfach angeborene Fehlbildung. Mädchen sind etwa sechsmal häufiger betroffen als Jungen.

Die **Diagnosesicherung** erfolgt mit Hilfe von Sonografie im Rahmen der |U3 (Vorsorgeuntersuchung). Röntgenuntersuchungen werden zur Verlaufskontrolle durchgeführt.

Die **Therapie** ist die Ausbildung einer normalen Gelenkpfanne im Sinne einer Nachreifung. Je früher die Behandlung beginnt, desto weniger invasive Maßnahmen sind nötig und desto besser ist die Prognose. Besteht eine Instabilität im Hüftgelenk, ist eine |Spreizhosenbehandlung angezeigt. Liegt bereits eine |Abspreizhemmung oder eine Kontraktur vor, sind muskelentspannende Maßnahmen durch Physiotherapie vor einer |Reposition erforderlich. Bei Luxation kann die Reposition des Hüftkopfes manuell, mit Hilfe von Bandagen (z. B. nach Pavlik, [Abb. 2]) oder durch Extensionsbehandlung (|Overheadextension, [Abb. 3]) erreicht werden. Anschließend ist die Ruhigstellung des eingerenkten Hüftkopfes notwendig. Diese kann mit einer Pavlikbandage oder Abspreizschienen durchgeführt werden, u. U. vorübergehend mit Gipsverband. Stellt sich keine Normalisierung ein und besteht nach Abschluss des zweiten Lebensjahres weiterhin eine unzureichend ausgebildete Hüftpfanne, sind operative Maßnahmen indiziert.

Dysplasie
Fehlbildung
Abspreizhemmung
das Abspreizen des Beines im Hüftgelenk ist eingeschränkt
Overheadextension
Extensionsverband (Streckverband) als Heftpflasterzugverband bei 90°-Beugung im Hüftgelenk

Inzidenz | 704
U3 | 64
Spreizhose | 565
Reposition | 575
Gonarthrose | 591

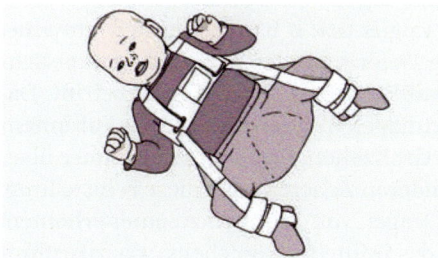

[2] Pavlikbandage

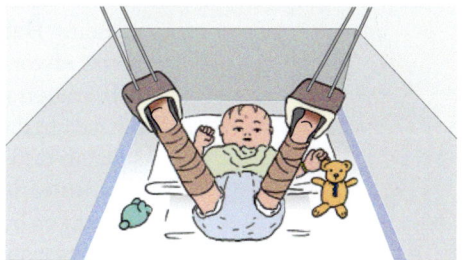

[3] Overheadextension

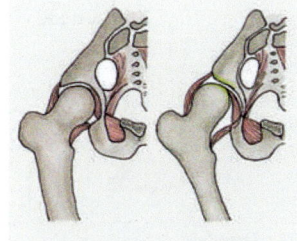

[4] Normal ausgebildetes Hüftgelenk (links) und ausgeprägte Hüftdysplasie (rechts)

Kniefehlstellungen

Kniefehlstellungen sind Abweichungen der Kniegelenksachse. Sie können angeboren oder erworben sein. Es werden vier Achsenfehlstellungen unterschieden [Abb. 5]. Bei leichter, angeborener Achsenfehlstellung kommt es meistens bis zur pubertären Phase zur Begradigung der Beinachsen. Dementsprechend ist lediglich eine Verlaufsbeobachtung nötig, unterstützend wirken physiotherapeutische Übungen, Sport (z. B. Schwimmen) bzw. Schuheinlagen, wenn sie durch Fußfehlstellungen hervorgerufen sind. Bleibt die Fehlstellung jedoch bestehen, kann durch die ungleichmäßige Belastung der Kniegelenke eine |Gonarthrose entstehen. Bei ausgeprägten Fehlstellungen sind korrigierende Lagerungsschalen indiziert. In seltenen Fällen findet eine operative Korrektur statt.

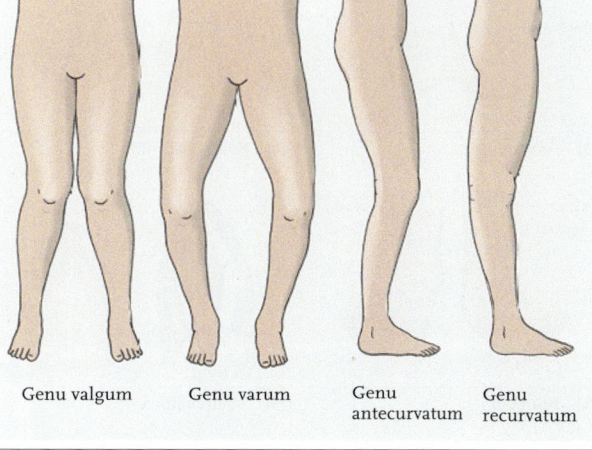

Genu valgum   Genu varum   Genu antecurvatum   Genu recurvatum

[5] Fehlstellungen der Knieachse

Fußfehlstellungen

Es gibt eine Reihe verschiedener angeborener oder erworbener Fußfehlstellungen [Abb. 1–6]. Zur Diagnosestellung bei Fußdeformitäten reicht vorerst eine Blickdiagnose bzw. eine körperliche Untersuchung aus. Zusätzlich werden die Patientinnen geröntgt, um knöcherne Fehlbildungen auszuschließen.

Ziel der Therapie ist es, eine normale Bewegungs- und Fußfunktion zu erreichen. Konservativ werden in erster Linie physiotherapeutische Maßnahmen ergriffen sowie Lagerungsschienen, Schuheinlegesohlen oder andere Hilfsmittel angewandt. Bei fortgeschrittenen Deformitäten werden Bewegungsübungen, |Redressionstherapie durch Gipsverbände oder ggf. eine Operation notwendig.

Der **Klumpfuß** ist eine angeborene komplexe Fußdeformität mit Verkürzung von Sehnen und Kapsel-Band-Strukturen [Abb. 5]. Daraus ergeben sich eine |Spitzfußstellung, eine Hohlfußkomponente sowie eine Adduktion des Vorfußes.

Die Ursache ist meist unklar. Klumpfüße treten oft als Begleiterscheinung bei bestehenden Behinderungen auf. Die Deformität ist bereits bei Geburt deutlich erkennbar. Um das Ausmaß der Deformität zu beurteilen, werden Röntgen- und Sonografieuntersuchungen durchgeführt.

Durch das Wachstum im Kindesalter ist eine frühestmögliche Therapie anzustreben, um eine normale Bewegungs- und Funktionsentwicklung des Fußes zu gewährleisten. Die Redressionstherapie erfolgt je nach Ausprägung durch physiotherapeutische Übungen mit anschließendem Redressionsverband oder durch Gipsverbände. Die Gipsverbände werden regelmäßig erneuert und der Fuß dadurch immer weiter redressiert. Oft wird zusätzlich eine operative Therapie nötig, um die noch verkürzten Sehnen zu korrigieren. Die Weiterbehandlung erfolgt mit Lagerungs- oder Motorbewegungsschienen und konsequenter Physiotherapie. Bei verbleibenden Deformitäten kommen orthopädische Hilfsmittel wie Schuheinlagen zum Einsatz.

Beim **Hallux valgus** [Abb. 6] handelt es sich um eine meist erworbene Deformität der Zehen, die hauptsächlich Frauen im mittleren und höheren Alter betrifft. Dabei weicht das Grundgelenk der Großzehe zur Fußinnenseite ab und das Großzehenglied liegt seitlich quer über bzw. unter den anderen Zehen. Durch diese Fehlstellung kommt es beim Tragen von Schuhen zu einer erhöhten Druckbelastung des |Mittelfußköpfchens, was zu arthrotischen Veränderungen und einer |Bursitis führen kann. Die Patientinnen klagen über Schmerzen.

Die Diagnose wird durch die klinische Untersuchung gestellt und röntgenologisch ergänzt. Die Therapie ist abhängig vom Zustand des Großzehengrundgelenkes. Durch weite Schuhe und entsprechende orthopädische Hilfsmittel allein ist die Fehlstellung der Großzehe nicht aufzuhalten. Dauerhafte Beschwerdefreiheit ist nur operativ und durch konsequente Physiotherapie zu erzielen. Gelenkerhaltende Eingriffe erfolgen v. a. bei jüngeren Patientinnen, die in ihrem Großzehengrundgelenk noch frei beweglich sind. Liegt bereits eine |Arthrose oder eine Kontraktur mit Fehlstellung vor, werden Teile der Gelenkflächen entfernt und ersetzt. Nach der Operation muss der Fuß ruhig gestellt werden. Dies erfolgt bis zur Abschwellung mit einer Unterschenkelgipsschiene, später mit einem Vorfußentlastungsschuh und einer Nachtlagerungsschiene.

Redression
Berichtigung der Fehlstellung

Spitzfuß **1** | 143

Mittelfußköpfchen
Köpfchen des Mittelfußknochens
Bursitis
Schleimbeutelentzündung

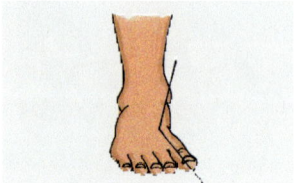
[1] Sichelfuß

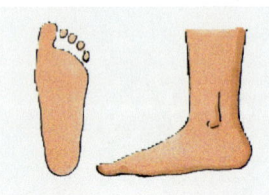
[2] Plattfuß

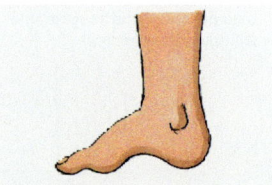
[3] Hohlfuß

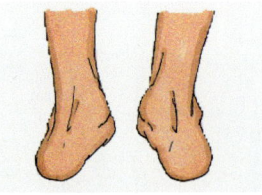
[4] Knick-Senkfuß

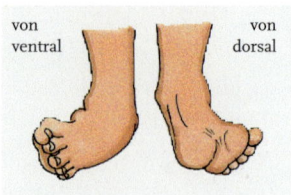
von ventral   von dorsal
[5] Klumpfuß

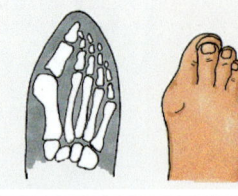
[6] Hallux valgus

Arthrose | 590

Angeborene Funktionseinschränkungen des Stütz- und Bewegungsapparates

Osteogenesis imperfecta

Die so genannte Glasknochenkrankheit (*Osteogenesis imperfecta*) ist charakterisiert durch eine abnorme Knochendichte und eine erhöhte Knochenbrüchigkeit. In Deutschland sind ca. 4 000 – 6 000 Menschen betroffen. Ursache der Osteogenesis imperfecta ist eine angeborene Veränderung in dem Teil der Erbinformation, der die Zusammensetzung von |Kollagen bestimmt. Durch die genetische Störung produzieren die |Osteoblasten ungenügend Kollagen (Typ I) bzw. fehlerhaftes Kollagen (Typen II, III, IV), was zu einem Mangel der Elastizität im Knochen führt.

Typische **Symptome** treten in unterschiedlicher Kombination und Stärke auf:

- Frakturen
- Deformitäten
- überdehnbare Gelenke
- Kleinwuchs
- Hörverlust
- Muskelhypotonie
- erhöhte Körpertemperatur
- Schwitzen
- weiche, durchscheinende Haut

Die **Diagnose** wird klinisch und radiologisch gestellt. Im Röntgenbild ist eine starke Ausdünnung der |Kompakta sichtbar. Zur Früherkennung kann in der Schwangerschaft bereits eine genetische Untersuchung durchgeführt werden.

Eine kausale **Therapie** der Osteogenesis imperfecta ist auf Grund des genetischen Defektes nicht möglich. Medikamentös versucht man, die Knochenbrüchigkeit mit |Bisphosphonaten zu minimieren. Die Physiotherapie unterstützt die Vorbeugung von Kontrakturen und Knochenabbau, die Kräftigung der Muskulatur und die richtige Auswahl von Hilfsmitteln. Die deformierten Knochen werden durch operative Verfahren (Teleskopnägel) gerade gestellt und stabilisiert.

Dysmelien

Bei Dysmelien handelt es sich um Fehlbildungen der Extremitäten. Ursachen sind v. a. endogene (z. B. Gendefekt), seltener auch exogene Faktoren (z. B. Medikamente, wie Contergan®). Die Fehlbildungen werden in Plus- und Minusbildung unterschieden [Tab. 1].

Plusbildung		Überschussbildung mit Mehrfachanlage
	Polydaktylie	überzählige Finger oder Zehen
Minusbildung		**Rückbildung**
transversaler Defekt	Amelie	Fehlen einer vollständigen Gliedmaße
	Peromelie	amputationsähnlicher Defekt (Beispiel: Unterarmstumpf)
longitudinaler Defekt	Hypoplasie	unvollständig angelegte Teile des Skeletts (Beispiel: Phokomelie = fehlgebildete Hand/ Fuß setzt direkt am Rumpf an)
	Aplasie	Fehlen von Skelettteilen

[Tab. 1] Unterscheidung nach Plus- und Minusbildung bei Dysmelien

Therapeutisch wird eine optimale Funktion der fehlgebildeten Extremität angestrebt. Die Möglichkeiten der Hilfsmittel- und Prothesenversorgung sind abhängig von der Ausprägung der Fehlbildung. Eventuell sind unterstützend operative Korrekturverfahren notwendig. Bei beidseitiger Amelie der oberen Extremitäten trainieren sich die Kinder die bestmögliche Selbstversorgung mit den Füßen an.

www.oi-gesellschaft.de
Homepage der Deutschen Gesellschaft für Osteogenesis imperfecta Betroffene e. V.
www.dysmelie.info
Homepage der Selbsthilfegruppe für Dysmelie (Interessenskreis für Arm- und Handfehlbildungen)

Kollagen **1** | 69
Osteoblasten **1** | 176
Kompakta **1** | 176

Bisphosphonate
hemmen den Knochenabbau durch Hemmung der Oeteoklasten

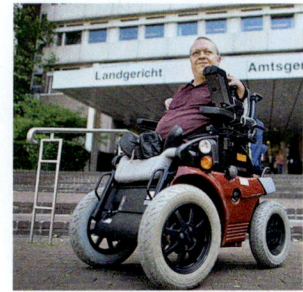

[7] Seit vielen Jahren laufen Prozesse gegen die Firma Grünenthal, die Contergan® hergestellt hat. Erst seit 2008 wird auch eine finanzielle Entschädigung der Betroffenen thematisiert. Maßgeblich beteiligt daran ist der Contergan-Aktivist Andreas Meyer, Vorsitzender des Bund Contergangeschädigter und Grünenthalopfer e.V.

Aseptische Erkrankungen des Stütz- und Bewegungsapparates
Morbus Perthes

www.morbus-perthes.de

Homepage der Deuteschen Morbus Perthes Initiative (DMPI)

Der Morbus Perthes ist eine aseptische Hüftkopfnekrose, die meist zwischen dem fünften bis neunten Lebensjahr auftritt. Jungen sind häufiger betroffen als Mädchen. **Ursache** sind Durchblutungsstörungen am Hüftkopf, deren genaue Auslöser unbekannt sind. Angenommen werden Minderanlage von Blutgefäßen in diesem Bereich, genetische Disposition oder hormonelle Fehlregulation.

Der Morbus Perthes hat einen typischen **Krankheitsverlauf**:

Stadium	Pathophysiologie
Initialstadium	Verzögerung der Verknöcherung des Hüftkopfes, in der Folge Vergrößerung des Gelenkspalts
Kondensationsstadium	Nekrosen, Mikrofrakturen
Fragmentationsstadium	Lücken im Femurkopf durch fortschreitenden Abbau der Knochenbälkchen
Reparationsstadium	Wiederaufbau des Hüftkopfes durch Bildung neuer Knochenbälkchen
Ausheilungsstadium	belastbarer Hüftkopf

Da während der knöchernen Umbauvorgänge das Hüftgelenk weniger belastungsfähig ist, können Deformitäten in Form von Abflachung und Vergrößerung des Hüftkopfes zurückbleiben.

Die Kinder entwickeln **Symptome** wie Schonhinken, Knieschmerz und Einschränkungen der Hüftgelenksbeweglichkeit.

Im Frühstadium ist die **klinische Untersuchung** oft unauffällig. Mit zunehmender Ausprägung sind Bewegungseinschränkungen festzustellen. Im Verdachtsfall wird deshalb meist ein |MRT durchgeführt, da die Erkrankung hierbei bereits im Initialstadium entdeckt werden kann. Nur die fortgeschrittenen Veränderungen sind im Röntgenbild erkennbar [Abb. 1]. Bei einer Sonografie wird häufig ein Gelenkerguss sichtbar.

MRT **1** | 859

Ziel der **Therapie** ist es, durch Entlastung des betroffenen Beines eine Deformierung des Hüftkopfes zu vermeiden. Die Entlastung kann durch Vermeiden von Springen oder Hüpfen, Verordnung von Unterarmgehstützen oder einer Entlastungsorthese erzielt werden. Entlastende Orthesen sind nur sinnvoll, wenn das Kind in seinem Bewegungsdrang gebremst werden kann. Bei hohem Bewegungsdrang führen die Schienen zu muskulären Gegenkräften, die das Hüftgelenk noch zusätzlich belasten. Bei vorhandenen Deformitäten muss ggf. eine Operation erfolgen.

Bei kleinen Kindern ist die **Prognose** sehr gut. Je älter die Kinder und je ausgeprägter der Befund, desto schlechter ist die Prognose. Die Heilung kann Monate bis Jahre dauern.

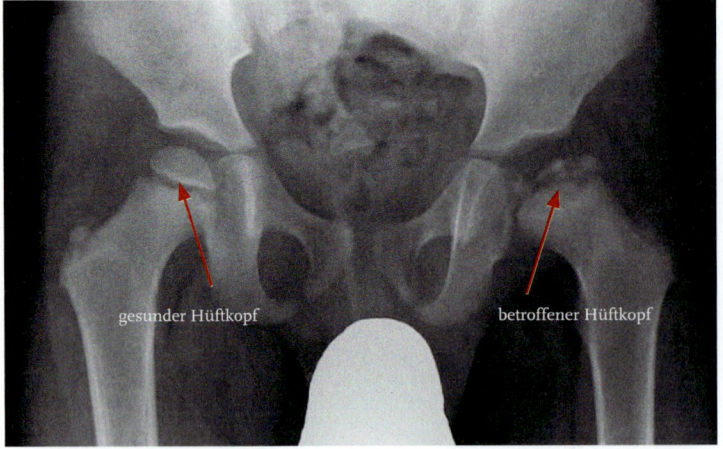

gesunder Hüftkopf   betroffener Hüftkopf

[1]   Morbus Perthes

Epiphyseolysis capitis femoris

Die jugendliche Hüftkopflösung (*Epiphyseolysis capitis femoris*) ist eine Form der Epiphysenlösung. Die |Epiphyse des Hüftkopfes löst und verschiebt sich in der Gelenkpfanne [Abb. 2]. Als **Ursache** werden eine genetische Disposition und hormonelle Umstellungen während der Pubertät vermutet. Betroffen sind meist männliche Jugendliche in der Pubertät.

Epiphyse **1** | 177

Typische **Symptome** sind Schmerzen im Knie und im Oberschenkel. Bei Verschiebung des Hüftkopfes im Gelenk kann eine leichte Verkürzung des Beines zu einem hinkenden Gangbild führen. Dabei steht der Fuß in Außenrotationsstellung. Als typisches Zeichen gilt das so genannte „Drehmannzeichen", d. h. bei Beugung im Hüftgelenk kommt es automatisch zu einem Außendrehen des Beines. Die **Diagnosesicherung** erfolgt durch bildgebende Verfahren wie Röntgenkontrolle [Abb. 3], Sonografie und ggf. Computertomografie.

Ziel der **Therapie** ist das Fixieren des abgleitenden Hüftkopfes. Dies kann nur operativ erfolgen. Um einer erneuten Verschiebung vorzubeugen, wird der Hüftkopf mit Drähten oder Schrauben fixiert. Bei stärkerer |Dislokation des Hüftkopfes ist eine |Korrekturosteotomie nötig. Je stärker die Verschiebung des Hüftkopfes vor der Behandlung war, desto größer ist das Risiko einer Durchblutungsstörung und Fehlstellung des Hüftkopfes.

> **Dislokation**
> Lageveränderung
> **Korrekturosteotomie**
> operative Korrektur des Knochens zur Neuausrichtung

Osteochondrosis dissecans

Die Osteochondrosis dissecans ist eine aseptische Knochendegeneration (*Osteochondrose*), die mit Abstoßung eines Gelenkflächenfragments (*Dissekat*) einhergeht und ggf. einen Gelenkflächendefekt hinterlässt [Abb. 5]. Grundsätzlich kann dieses Krankheitsbild an allen Gelenken auftreten, am häufigsten ist das Kniegelenk betroffen. Bevorzugt tritt es gegen Ende des Wachstumsalters auf. Die Ursache ist ungeklärt, Dauerbelastungen, wie z. B. Leistungssport, haben vermutlich einen negativen Einfluss.

Im Frühstadium treten uncharakteristische **Symptome** wie Belastungsschmerz und Druckschmerz auf. Nach Abstoßung eines Gelenkflächenfragmentes kann es zu Gelenkblockierungen und damit einhergehenden Schmerzen kommen. Richtungweisend für die Diagnosestellung sind das Röntgenbild und die |Kernspintomografie.

Kernspintomografie **1** | 859

> ✅ **Das abgelöste Gelenkflächenfragment kann frei im Gelenkraum umherwandern und wird umgangssprachlich auch als „Gelenkmaus" bezeichnet.**

Die **Therapie** ist abhängig vom Alter, vom betroffenen Gelenk und dem Stadium der Erkrankung. Im Kindesalter bzw. frühen Erkrankungsstadium ist häufig nur eine Entlastung und Ruhigstellung des Gelenkes erforderlich. Später können operative Maßnahmen notwendig werden, um das Gelenkfragment wieder einheilen zu lassen oder ggf. eine Knorpelknochentransplantation durchzuführen.

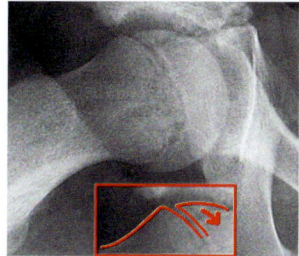

[2] Jugendliche Hüftkopflösung, im roten Kasten: Verschiebung der Epiphyse in Pfeilrichtung

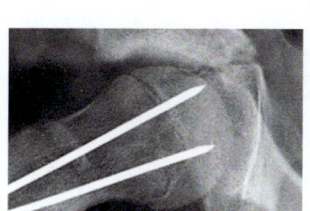

[3] Operative Versorgung der jugendlichen Hüftkopflösung mit Schrauben

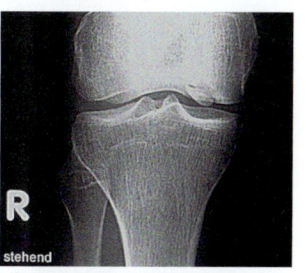

[4] Osteochondrosis dissecans mit Gelenkflächenfragment am Oberschenkelknochen

Neuromuskuläre Erkrankungen des Stütz- und Bewegungsapparates
Meningomyelozele

Die Meningomyelozele (MMC) ist die häufigste Fehlbildung bei |Spina bifida. Bei der MMC kommt es zur Vorwölbung von Hirnhäuten (*Meningen*) und Rückenmark (*Myelon*) durch den Wirbeldefekt [Abb. 1]. Die Vorwölbung ist unter der Haut sichtbar (geschlossene MMC), manchmal kann der Hautüberzug auch fehlen oder nur ganz dünn sein (offene MMC).

Welche **Ursachen** bei der Entstehung der Spina bifida bzw. der MMC von Bedeutung sind, ist bis heute unklar. Bekannt ist, dass Folsäuremangel in der Schwangerschaft zu einem erhöhten Risiko führt.

Je nach Lokalisation und Ausprägung der Fehlbildung besteht eine inkomplette oder komplette |Querschnittslähmung, unterhalb der MMC. Die meisten Kinder leiden unter |Paresen, Harn- und Stuhlinkontinenz, |Klumpfüßen, Fehlhaltungen der Wirbelsäule und zusätzlich unter einem |Hydrozephalus.

Das klinische Vollbild bietet eine eindeutige **Diagnosestellung**. Bei der geschlossenen MMC zeigt sich eine pralle Schwellung über der Wirbelsäule, die sich beim Schreien verstärkt. Die offene MMC stellt sich durch einen dunkelroten Bezirk über der Wirbelsäule mit rupturierten |Rückenmarkshäuten und Liquorabfluss dar. Vorhandene Paresen und sensible Ausfälle ergänzen das klinische Bild. Bildgebende Verfahren wie Sonografie und MRT sichern die Diagnose. Im Rahmen pränataldiagnostischer Untersuchungen kann die MMC frühzeitig durch Sonografie und die Bestimmung von |α-Fetoprotein (AFP) im Fruchtwasser oder im mütterlichen Blut erkannt werden. Ein erhöhter AFP-Wert kann hierbei ein Hinweis auf eine Spina bifida sein.

Die MMC sollte innerhalb der ersten Lebenstage operativ verschlossen werden, um eine Infektion zu vermeiden. Grundsätzlich sind Kinder mit mehrfachen Behinderungen von einem interdisziplinären Team zu betreuen. Zu diesem Team gehören neben den Pflegenden auch Pädiaterinnen, Neurologinnen, Kinderchirurginnen, Uroginnen, Orthopädinnen, Physiotherapeutinnen, Logopädinnen, Sozialarbeiterinnen. Verschiedene Hilfsmittel wie Schienen, Stehapparate oder Rollstuhl ermöglichen weitestgehend ein selbstständiges Leben. Meist sind die betroffenen Kinder jedoch lebenslang auf diese Hilfsmittel angewiesen. Ebenso unterstützen sich Betroffene in Selbsthilfegruppen. Dies ist besonders wichtig in der Pubertät, wenn die Kinder psychosoziale Probleme im Zusammenhang mit ihrem Körperbild, der anstehenden Berufswahl und der Sexualität entwickeln.

Spina bifida
angeborene Spaltbildung der Wirbelsäule (Spaltwirbel), meist im Lumbosakralbereich

α-Fetoprotein
Protein, das in der fetalen Leber und den Zellen des Verdauungstraktes gebildet wird. Im fetalen Serum ist es ab der 4. SSW nachweisbar, es kann über den fetalen Urin in das Fruchtwasser übertreten.

www.asbh.de
Homepage der Arbeitsgemeinschaft Spina Bifida und Hydrocephalus e. V.

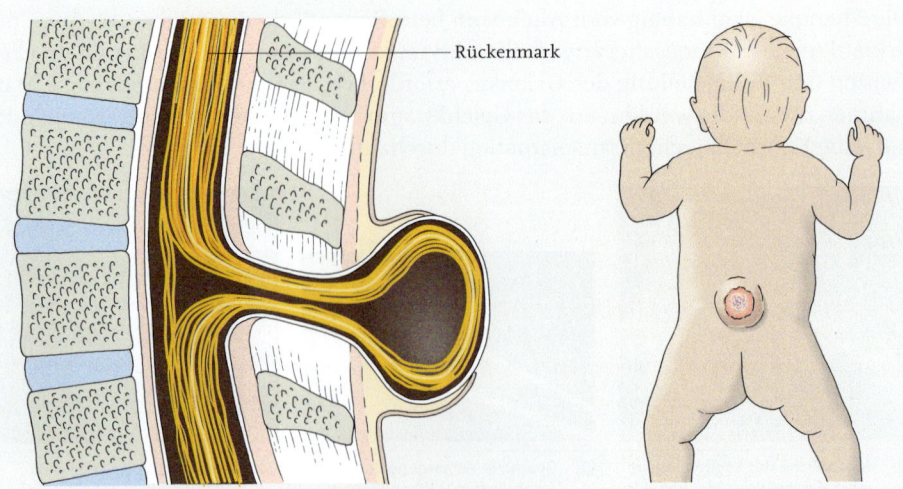

[1]   Meningomyelozele

Infantile Zerebralparese

Die infantile Zerebralparese (ICP) ist eine bleibende, aber nicht unveränderliche Störung des Halte- und Bewegungsapparates infolge einer Hirnläsion in der frühkindlichen Entwicklung. Sie tritt bei zwei bis vier von 1 000 Neugeborenen auf.

Ursachen sind Fehlbildungen und Entwicklungsstörungen, pränatale Infektionen, postnatale Traumen, Entzündungen oder perinatale Komplikationen wie Frühgeburt oder Hirnblutungen.

Die **Symptome** sind abhängig von der Lokalisation und der Ausdehnung der Hirnläsion. Die ICP hat eine Veränderung des Muskeltonus, meist als |spastische Lähmung, sowie abnorme Reflexe und Reaktionen zur Folge. Ebenso zeigen sich unwillkürliche Bewegungsabläufe und Koordinationsstörungen. Die Zerebralparese kann je nach ihrer Ursache mit begrenzter |kognitiver Funktion, Anfallsleiden und Verhaltensauffälligkeiten kombiniert sein. Als Folge der Bewegungsstörung treten Veränderungen an Muskeln, Knochen und Gelenken mit Verkürzungen, Deformitäten, Kontrakturen und Luxationen auf.

spastische Lähmung **1** | 194
kognitive Entwicklung **3** | 73

Zur **Diagnose** gibt die Beobachtung des Kindes Aufschluss über Spontanbewegungen, besonders wichtig sind Auffälligkeiten im altersentsprechenden Reflexmuster. Neurologische Symptome einer ICP sind oft erst im zweiten Lebensjahr eindeutig zu diagnostizieren. Abnorme motorische Symptome und Entwicklungsverzögerung geben erste Hinweise. Veränderungen der Symptome im Verlauf der Entwicklung oder deren spontane Besserung sind nicht selten. Je nach klinischem Befund sind weitere Untersuchungen wie CT, MRT, |Lumbalpunktion und Blutuntersuchungen notwendig, um die Ursache zu klären. Durch eine augenärztliche Untersuchung und ein Hörscreening [Abb. 2] soll eine Seh- oder Hörstörung ausgeschlossen werden.

Lumbalpunktion
Punktion des Rückenmarks mit Entnahme von Rückenmarksflüssigkeit

Therapeutisch steht im ersten Lebensjahr die physiotherapeutische Behandlung der motorischen Störungen im Vordergrund [Abb. 3]. Ziele sind die Korrektur abweichender motorischer Muster, Verbesserung des |sensomotorischen Lernens und die Vermeidung von Kontrakturen sowie Fehlhaltungen. Mit ergotherapeutischen Maßnahmen wird versucht, die Handlungskompetenz im Alltag zu verbessern. Ebenso erfolgt eine logopädische Behandlung zur Besserung der Mundmotorik, des Schluckens und der Artikulation. Zur medikamentösen Therapie werden Neuroleptika (|Antipsychotika) und Muskelrelaxanzien eingesetzt. Bei schwerer Spastik wird Botulinumtoxin injiziert. Operative Maßnahmen werden nötig bei Fehlstellungen, Kontrakturen oder Luxationen. Verordnete Hilfsmittel wie Schienen, Sitzschale, Rollstuhl oder Orthesen ergänzen die Therapie. Frühförderung, heilpädagogische Maßnahmen und Verhaltenstraining sind zusätzliche Therapiemaßnahmen. Wichtig ist die Integration der Kinder in Kindergarten und Schule. Durch die interdisziplinäre Therapie verbessern sich die funktionellen Defizite und die psychosoziale Integration. Trotz Frühbehandlung und intensiver Therapie ist meist mit bleibenden Beeinträchtigungen zu rechnen.

sensomotorische Entwicklung **3** | 69
Antipsychotika | 135

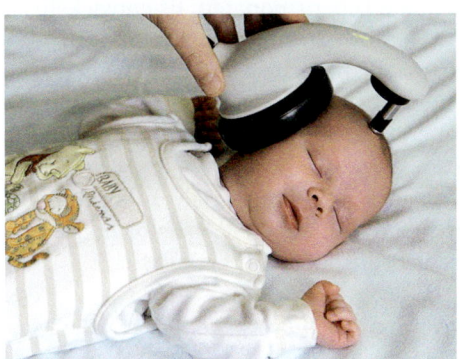

[2]   Untersuchung der Hörfähigkeit bei einer ICP

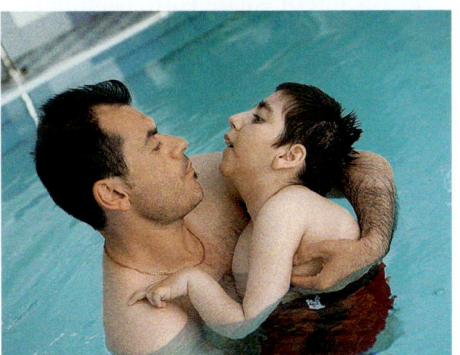

[3]   Physiotherapeutische Behandlung eines Kindes mit ICP im Bewegungsbad

www.dgm.org
Homepage der Deutschen Gesellschaft für Muskelkranke e. V.

progressiv
fortschreitend

Muskeldystrophien

|Progressive Muskeldystrophie ist eine Bezeichnung für eine Gruppe verschiedener genetisch bedingter und chronisch verlaufender Erkrankungen der Skelettmuskulatur. Ursache ist ein Defekt im Stoffwechsel der Muskelzelle, wodurch es zu einem Abbau der Muskulatur mit Ersatz durch Fett- und Bindegewebe kommt [Abb. 1]. Kennzeichnend ist eine fortschreitende Muskelschwäche. Es sind ca. 30 Formen dieser Erkrankung bekannt. Sie unterscheiden sich vorwiegend durch das Erkrankungsalter, die Ausprägung der Muskelschwäche und durch die Geschwindigkeit des Verlaufes. Die Muskeldystrophie ist eine unheilbare Erkrankung.

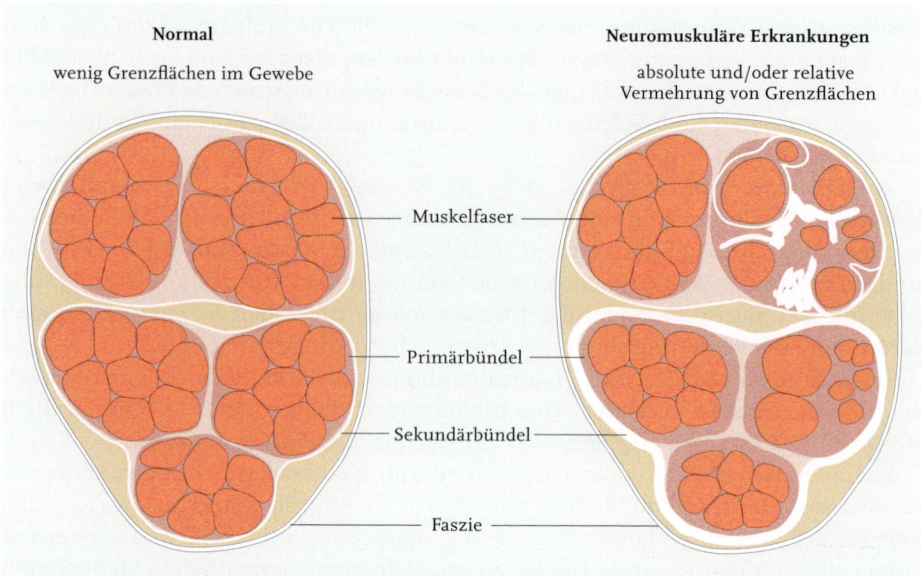

[1]   Mikroskopisches Bild eines Muskels im Querschnitt

Spinale Muskelatrophie

Bei der spinalen Muskelatrophie entsteht der Muskelabbau durch die Degeneration der motorischen |Vorderhornzellen im Rückenmark. Durch den Verlust der motorischen Nervenzellen werden Impulse vom Gehirn nicht zu den Muskelzellen weitergeleitet. Die Folge sind verminderte Muskelspannung, Muskelschwund und Lähmungen. Es werden verschiedene Verlaufsformen unterschieden:

- Die **infantile Form** beginnt bereits im Mutterleib. Die Kinder weisen direkt nach der Geburt einen verminderten Muskeltonus auf. Durch den Ausfall der Atemmuskulatur sterben die Kinder meist vor dem dritten Lebensjahr.
- Die **intermediäre Form** beginnt in den ersten Lebensmonaten. Es entwickeln sich Krümmungen der Wirbelsäule und Deformitäten des Brustkorbs. Ein Drittel der Kinder erlebt das zehnte Lebensjahr, manche werden auch älter.
- Die **juvenile Form** beginnt im Kindes- oder Jugendalter. Die Kinder zeigen eine Muskelschwäche im Becken- und Schultergürtel, entwickeln Kontrakturen und sind im weiteren Verlauf auf den Rollstuhl angewiesen.
- Die **bulbospinale Form** tritt erst zwischen dem 30.–50. Lebensjahr auf und äußert sich durch Muskelschwäche im Mundbereich, Schluck- und Kaustörungen, Sprachstörungen sowie einer Schwäche der rumpfnahen Muskulatur.

Diagnostik und Therapie der spinalen Muskelatrophie sind vergleichbar mit der Muskeldystrophie Duchenne.

Vorderhorn|614

Muskeldystrophie Duchenne

Die Muskeldystrophie Duchenne ist die häufigste Form der Muskeldystrophien und betrifft mit 1 : 3 500 Kindern fast ausschließlich Jungen zwischen dem ersten und sechsten Lebensjahr. Ursache ist ein defektes Genprodukt (*Dystrophin*) auf dem X-Chromosom. Dies führt zu einem Dystrophinmangel und damit zu einem Abbau der Skelett-, Herz- und Atemmuskulatur.

Betroffen von der Muskelschwäche ist zuerst der Beckengürtel, wodurch die Kinder spät laufen lernen, einen unsichern Gang aufweisen, stolpern und oft stürzen. Typisches Merkmal ist, dass die Kinder beim Aufstehen den Vierfüßlerstand einnehmen und sich mit den Händen zunächst an den Unter-, dann an den Oberschenkeln abstützen [Abb. 2]. Im Verlauf entwickeln sich eine |Hyperlordose im Bereich der Lendenwirbelsäule, Spitzfüße, eine Hypertrophie der Waden sowie im späteren Verlauf ein Muskelabbau im Schultergürtelbereich. Zwischen dem neunten und zwölften Lebensjahr geht die Geh- und Stehfähigkeit verloren und die Betroffenen sind auf den Rollstuhl angewiesen. In dieser Phase entwickelt sich eine |Skoliose, die zur Einschränkung der Sitzfunktion führt und zusätzlich die Herz- und Lungenfunktion beeinträchtigt. Gleichzeitig nimmt das Atemvolumen durch den Abbau der Atemmuskulatur ab. Die Herzmuskulatur ist erst in späten Stadien betroffen und weist dann Herzrhythmusstörungen auf. Bis zu 30 % der Kinder zeigen eine Intelligenzminderung.

Hinweise auf die **Diagnose** geben Anamnese, klinische und neurologische Untersuchungen (Fehlen der |Muskeleigenreflexe), erhöhte Werte des Muskelenzyms CK (*Creatinkinase*) im Blut sowie strukturelle Veränderungen des Muskels in MRT.

Da die Erkrankung genetisch bedingt ist, kann die **Therapie** nur symptomatisch erfolgen. Für die effektive Behandlung ist eine konsequente interdisziplinäre Zusammenarbeit u. a. mit Physio- und Ergotherapeutinnen nötig. Im Vordergrund steht der möglichst lange Erhalt der Geh- und Stehfähigkeit sowie das Verhindern von Bewegungseinschränkungen durch

- frühzeitige operative Eingriffe zur Behandlung von Kontrakturen,
- Kortisongabe, um das Fortschreiten der Erkrankung zu verhindern,
- Hilfsmittelangebote zum Ermöglichen der Teilnahme am Leben,
- Beatmung bei zunehmender Schwäche der Atemmuskulatur,
- eiweiß- und vitaminreiche, aber fett- und kohlehydratarme Ernährung zur Vermeidung von Übergewicht sowie
- psychosoziale Betreuung.

Etwa 75 % der Betroffenen versterben im zweiten Lebensjahrzehnt, überwiegend durch Ateminsuffizienz, weniger durch Herzversagen.

Hyperlordose
verstärkte Lordose

Skoliose | 594
Muskeleigenreflex 1 | 193

[2] Typischer Bewegungsablauf beim Aufstehen aus dem Liegen bei Kindern mit einer Muskeldystrophie Duchenne

Gelenkverletzungen

Kontusion

Die Kontusion ist eine Quetschung oder Prellung des Gelenks durch direkte, stumpfe Gewalt von außen ohne sichtbare Verletzungen der Haut. Es kommt zu einer Schwellung mit schmerzhaften Bewegungseinschränkungen. Möglicherweise wird ein Hämatom sichtbar. Leichte Kontusionen können durch kühlende Umschläge oder Gele behandelt werden. Bei schweren Formen erfolgt zu diagnostischen oder therapeutischen Gründen (Entlastung) eine |Gelenkpunktion.

Gelenkpunktion | 589

Distorsion

Eine Distorsion ist eine Verstauchung oder Verdrehung des Gelenkes, die durch indirekte Gewalteinwirkung entsteht. Dabei werden Gelenkstrukturen gegeneinander verschoben. Es können erhebliche Verletzungen an der Gelenkkapsel und am Bandapparat entstehen.
Folgende Symptome entstehen bei Distorsionen:

- Schmerzen
- Gelenkschwellung
- Hämatom
- Funktionseinschränkung durch Gelenkinstabilität

Durch eine Röntgenaufnahme wird eine Fraktur ausgeschlossen. Ruhigstellung, Kühlung und ggf. Kompressionsverband vermeiden größere Schwellungen und Hämatome. Sind Bänder oder Kapsel verletzt, erfolgt eine längere Ruhigstellung (Schiene) oder eine operative Rekonstruktion.

Bandruptur

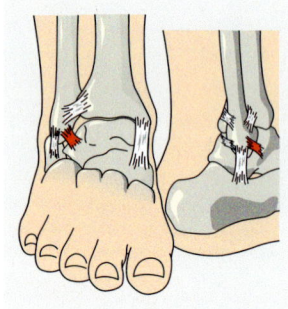

[1] Bänderriss im Sprunggelenk; betroffen ist oft das Ligamentum fibulotalare anterius.

Gelenkspiegelung | 589

Die Bandruptur oder der Bänderriss entsteht durch indirekte Gewalteinwirkung auf ein Gelenk bzw. wenn das Gelenk über ein gewisses physiologisches Maß hinaus beansprucht wird. Dabei kommt es zur teilweisen oder kompletten Zerreißung einer oder mehrerer Bandstrukturen.
Häufige betroffen sind v. a. folgende Bereiche:

- Außenbänder des Sprunggelenks, z. B. beim Umknicken mit dem Fuß [Abb. 1]
- Seiten-/Kreuzbänder des Kniegelenks, z. B. bei Fußballverletzung
- ulnares Seitenband des Daumengrundgelenks, z. B. beim Skiunfall

Symptomatisch äußert sich eine Bandruptur durch Schmerzen, Schwellung des betroffenen Gelenks sowie einer Gelenkinstabilität. Möglicherweise kommt es zu Einblutungen mit Hämatombildung.

Die Diagnosestellung erfolgt durch klinische Untersuchung, eine Röntgenuntersuchung (zum Ausschließen einer Fraktur) und ggf. ein MRT und eine |Gelenkspiegelung.

Zur konservativen Therapie wird das betroffene Gelenk ruhig gestellt, gekühlt, komprimiert und hoch gelagert, um die Schmerzen zu lindern und die Schwellung zu mildern. Hilfreich sind dabei ruhig stellende Schienen oder Orthesen sowie Tape- oder Gipsverbände. Zur Stabilisierung des Gelenkes werden physiotherapeutische Übungen durchgeführt. Bei erheblichen Gelenkinstabilitäten werden ggf. operative Maßnahmen wie Bandnähte oder Bandplastiken nötig. Eine Folge von anhaltender Gelenkinstabilität wäre eine frühzeitige |Arthrose.

Arthrose | 590

Luxation

Eine Luxation ist eine Ausrenkung (Auskugelung) eines Gelenkes. Dabei ist der Kontakt der Gelenkflächen vollständig unterbrochen. Eine **Subluxation** ist eine unvollständige Störung des Gelenkschlusses. Durch die starken Schmerzen nimmt die Betroffene eine Schonhaltung des entsprechenden Gelenks ein und ist in ihrer Bewegung eingeschränkt.

Die **Diagnosestellung** erfolgt durch die klinische Untersuchung, bei der sichere Luxationszeichen auf die Ausrenkung hinweisen.

Sichere Luxationszeichen	Unsichere Luxationszeichen
▪ Fehlstellung des Gelenks ▪ abnorme Lage des Gelenkkopfes ▪ leere Gelenkpfanne	▪ Schmerzen ▪ Funktionseinschränkung ▪ Schwellung ▪ Hämatome

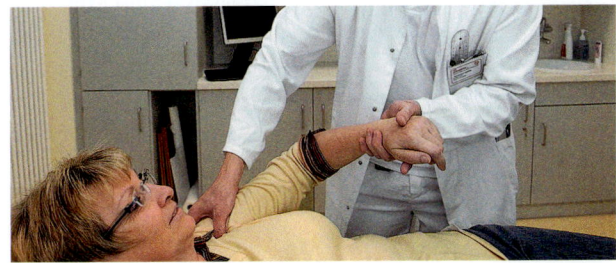

[2] Reposition

Um knöcherne Begleiterscheinungen auszuschließen, erfolgt zusätzlich eine Röntgenuntersuchung. Bei Kindern ist ein Luxationsnachweis auch sonografisch möglich.

An erster Stelle der **Therapie** steht die Reposition des Gelenkes durch Zug und Gegenzug [Abb. 2]. Kleine Gelenke können i. d. R. ohne Analgetikagabe reponiert werden. Bei größeren Gelenken erhalten die Patienten eine Analgesierung, ggf. eine Vollnarkose. Nach der Reposition wird die betroffene Extremität auf Durchblutung, Motorik und Sensibilität kontrolliert. Im Anschluss findet eine Röntgenkontrolle statt, um das Repositionsergebnis darzustellen. War die Reposition erfolgreich, wird das Gelenk durch Schienen oder Stützverband ruhig gestellt, hochgelagert und gekühlt. Sind Band- oder Knochenstrukturen durch die Luxation geschädigt oder gelingt die manuelle Reposition nicht, wird operativ reponiert (offene Reposition).

Gelenkspunktion und -spiegelung als Untersuchungs- und Behandlungsmethode

Bei der **Gelenkpunktion** wird der Gelenkinnenraum aus diagnostischen oder therapeutischen Gründen punktiert. Eine diagnostische Gelenkpunktion erfolgt bei unklaren Flüssigkeitsansammlungen im Gelenk. Die entnommene Gelenkflüssigkeit wird im Labor untersucht. Die therapeutische Gelenkpunktion wird v. a. bei ausgeprägten Gelenkergüssen durchgeführt, um das Gelenk zu entlasten und den Schmerz zu lindern. Die therapeutische Punktion dient auch dem Injizieren von Medikamenten in das Gelenk (z. B. Lokalanästhetika).

endoskopische Untersuchung [1] | 860
Redon-Saugdränage [1] | 765

Die **Gelenkspiegelung** (*Arthroskopie*) ist eine |endoskopische Untersuchung mit oder ohne gleichzeitige |minimalinvasive Operation des Gelenkinnenraums. Sie wird aus diagnostischen Gründen durchgeführt, um Ursachen für Gelenkschwellungen und Ergüsse zu ermitteln sowie Vorbefunde zu sichern und zu differenzieren. Für die Frühdiagnostik eignet sich die Arthroskopie, weil Knorpelgewebe sorgfältig untersucht werden kann. Sie kann auch therapeutisch indiziert sein, wenn ein bestehender Gelenkschaden endoskopisch behandelt werden soll.

Die Gelenkspiegelung wird in Regional- oder Allgemeinanästhesie durchgeführt. Die Ärztin führt unter sterilen Bedingungen nach einem kleinen Schnitt das Führungsrohr in das Gelenk und schiebt das |Arthroskop hindurch. Anschließend wird eine spezielle Spüllösung in das Gelenk injiziert, um es optimal beurteilen zu können und wenn nötig endoskopisch zu behandeln. Nachdem das Arthroskop entfernt ist, wird die Wunde steril verschlossen (ggf. wird bei Einblutungen eine |Redon-Saugdränage eingelegt).

minimalinvasive Operation
operative Eingriffe mit kleinstmöglicher Verletzung von Haut und Weichteilen
Arthroskop
medizinisches Instrument zur Gelenkspiegelung, bestehend aus einer speziellen Staboptik und Anschlüssen für eine Spül- und Absaugvorrichtung

Arthrosen

Bei Arthrosen handelt es sich um degenerative Gelenkerkrankungen, die vorwiegend durch ein Missverhältnis zwischen Beanspruchung und Belastbarkeit der einzelnen Gelenkanteile und -gewebe entstehen. Knorpelgewebe wird durch Druck und Reibung stark beansprucht. Dies führt zu schmerzhafter Entzündung der |Synovialis. Zusätzlich kommt es zur Ausfaserung und Demarkierung der Knorpelsubstanz mit Abschliff. Das Knochengewebe |sklerosiert und die Gelenkkapsel verändert sich. Am häufigsten treten Koxarthrose und Gonarthrose auf.

Ursachen sind systemische oder lokale Faktoren bzw. deren Kombination [Tab. 1].

Synovialis
Gelenkinnenhaut; ernährt den Gelenkknorpel und „schmiert" das Gelenk

Sklerosierung
Verkalkung, Verdichtung der Knochenstruktur

www.arthroseselbsthilfe.de
Homepage der bundesweit aktiven Selbsthilfegruppe Arthrosebetroffener

Systemische Faktoren	Lokale/biomechanische Faktoren
▪ Übergewicht	▪ genetische Disposition
▪ berufliche Exposition	▪ Alter, Geschlecht
▪ körperliche Aktivität	▪ Ernährung
▪ Achsenausrichtung	▪ Knochendichte
▪ Vorverletzung/Vorschaden	▪ Hormonstatus

[Tab. 1] Klassifizierung der Arthrose verursachenden Faktoren

Koxarthrose

Eine Koxarthrose [Abb. 1] ist eine degenerative Erkrankung im Bereich des Hüftgelenkes, die durch Unfall (z. B. Schenkelhalsbruch), Erkrankung (z. B. angeborene Hüftgelenksdysplasie oder Durchblutungs- bzw. Stoffwechselstörungen) oder Verschleiß hervorgerufen wird.

Trochanter **1** | 177
Femur **1** | 178

Die Betroffenen klagen über zunehmende Schmerzen in der Leistengegend, im Bereich des |Trochanter und des Gesäßes. Die Schmerzen können in die Oberschenkel- und Knieregion ausstrahlen. Die Bewegung im Hüftgelenk ist eingeschränkt. Durch die Beugekontraktur in der Hüfte und der daraus folgenden Lordose im Lendenwirbelbereich haben die Patientinnen oft Schmerzen in der Lendenwirbelsäule. Die eingeschränkte Innenrotation ist recht früh erkennbar. Die Diagnose ergibt sich aus dem klinischen Bild. In der Röntgenuntersuchung sind Arthrosezeichen zu erkennen. Um entzündliche Prozesse auszuschließen, sind Laboruntersuchungen nötig.

Operative Maßnahmen erfolgen erst nach Ausschöpfung der konservativen Behandlung (Belastungsvermeidung, Physiotherapie, Analgetika). Hüftgelenkerhaltende Operationen werden bei jüngeren Patientinnen angestrebt, um die Schmerzen zu reduzieren und die Funktion des Hüftgelenks zu verbessern. Muss der Hüftkopf in seiner Lage korrigiert werden, wird ein Teilstück des Femur entfernt und durch eine Plattenosteosynthese stabilisiert. Dadurch wird der Hüftkopf in der Hüftpfanne zentriert und verankert.

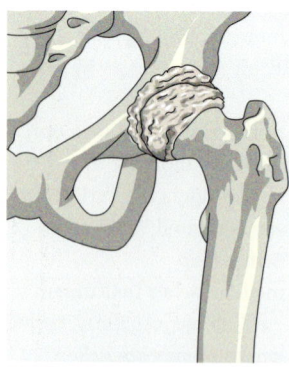

[1] Schwere Arthrose des Hüftgelenks (Koxarthrose) mit Zerstörung der Gelenkflächen und aufgehobenem Gelenkspalt

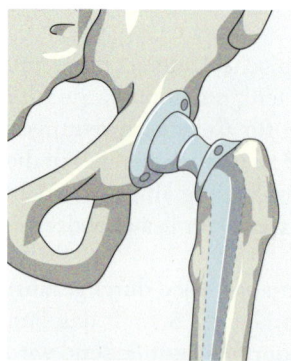

[2] Arthrose des Hüftgelenks und Behandlung mit einer Totalendoprothese: Die Gelenkpfanne und der Gelenkkopf des Oberschenkels werden entfernt und durch metallische Implantate ersetzt.

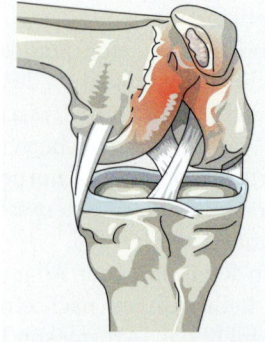

[3] Schwere Arthrose des Kniegelenks (Gonarthrose) mit Abbau der Knorpelschicht und Zerstörung der angrenzenden Knochenflächen sowie randständigen Knochenanbauten

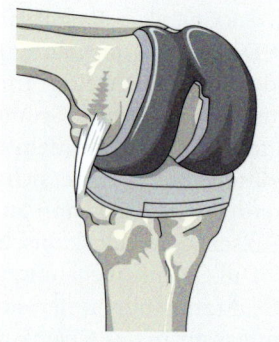

[4] Arthrose des Kniegelenks und operativer Gelenkersatz (Endoprothese)

Gonarthrose

Die Gonarthrose betrifft das Kniegelenk [Abb. 3]. Ursächlich sind v. a. Alterungsprozesse. Aber auch Achsenfehlstellungen (X- oder O-Beine) mit Fehlbelastung des Kniegelenks, Verletzungen mit Gelenkbeteiligung, chronische Instabilität (nach Bandruptur) oder Entzündungsprozesse können eine Gonarthrose verursachen.

Symptomatisch äußert sich die Gonarthrose durch zunehmende Gelenkschmerzen, Einschränkungen der Beweglichkeit bis hin zu Gelenksteife.

Die Therapie der Gonarthrose ist vielfältig und abhängig von der Ausprägung. Zunächst stehen Muskelaufbau und Schmerztherapie im Vordergrund. Weiterhin kann eine arthroskopische Gelenkspülung durchgeführt werden, um Knorpelschäden zu vermindern. Im weiteren Verlauf kann das Abtragen von zerstörten Knorpelanteilen oder Knochenneubildungen notwendig werden. Ist die Gonarthrose durch eine Achsenfehlstellung verursacht, kann eine |Korrekturosteotomie durchgeführt werden. Im Spätstadium erfolgt ggf. der Einsatz einer Kniegelenkendoprothese [Abb. 4].

Korrekturosteotomie | 583

Endoprothetischer Gelenkersatz

Beim endoprothetischen Gelenkersatz wird unterschieden zwischen Totalendoprothese (TEP), bestehend aus künstlichem Gelenkkopf und künstlicher Gelenkpfanne [Abb. 2 und 4], und Hemi-Endoprothese (HEP) ohne künstliche Gelenkpfanne. Die Verankerung der Endoprothese kann zementiert (Fixierung durch Knochenzement) oder unzementiert erfolgen.

Die zementierte TEP kommt bei Patientinnen höheren Alters mit fortgeschrittener |Osteoporose und bei Unfähigkeit einer längeren Entlastung zum Einsatz. Vorteil der zementierten TEP ist die sofortige Belastbarkeit nach der Operation. Allerdings hat sie nur eine Lebensdauer von 10–15 Jahren und es besteht die Gefahr, dass sich die Prothese im Verlauf lockert. Die unzementierte oder zementfreie TEP, bei der der Knochen in die Prothese einwächst, ist eher bei jüngeren Patientinnen indiziert.

Eine HEP, bei der am Hüftgelenk nur der Hüftkopf künstlich ersetzt wird, ist bei älteren Patientinnen nach Schenkelhalsfraktur ohne nennenswerte Koxarthroseanzeichen angezeigt. Am Knie werden Oberflächenersatzprothesen eingesetzt.

Im Zusammenhang mit einer Endoprothesenimplantation können verschiedene **Komplikationen** auftreten:

- Infektion der Prothese
- Gefäß- oder Nervenschädigung
- Luxation
- Lockerung der Prothese ohne vorausgegangene Infektion
- Verkalkungen mit Bewegungseinschränkungen

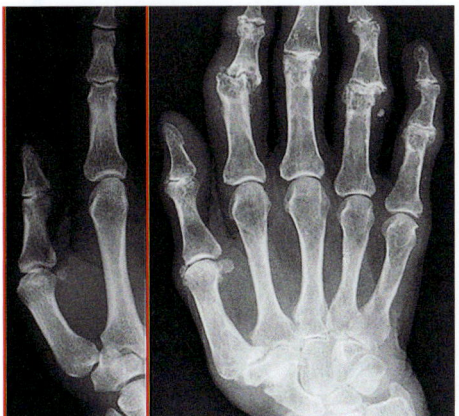

[5] Gesunde Finger (links) und Fingergelenkarthrosen (rechts)

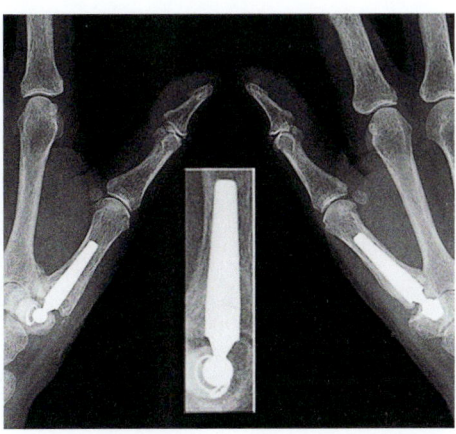

[6] Endoprothesen am Daumen

www.netzwerk-osteoporose.de
Auf der Seite des Osteoporose-Netzwerk e. V. finden Sie unter der Rubrik Fachbeiträge ausführliche Informationen zu der Erkrankung.

Menopause | 772
Glukokortikoide | 199

Osteoporose

Die Osteoporose ist eine Erkrankung des Skelettsystems mit Verminderung von Knochensubstanz und -struktur, einhergehend mit erhöhter Knochenbrüchigkeit. Betroffen sind ältere Menschen, v. a. ältere Frauen. Häufigste Folge sind Schenkelhalsfrakturen, bei der die Patienten in ihrer Beweglichkeit eingeschränkt bleibt oder gar pflegebedürftig werden kann.

Es werden zwei **Formen** der Osteoporose unterschieden:

- Bei der primären Osteoporose ist die genaue Ursache weitgehend ungeklärt, hier können zwei Typen differenziert werden. Bei Typ I, der v. a. Frauen in der |Menopause betrifft, wird ein Östrogenmangel nach den Wechseljahren vermutet. Typ II tritt bei ca. 50 % aller Über-70-Jährigen auf und ist gekennzeichnet durch einen Knochenmasseverlust infolge verminderter Osteoblastenaktivität.
- Die sekundäre Osteoporose ist insgesamt seltener, Männer sind von ihr häufiger betroffen. Hervorgerufen wird sie durch verschiedene Ursachen, wie z. B. Schilddrüsenüberfunktion, Diabetes mellitus, Langzeitbehandlung mit |Glukokortikoiden, Mangelernährung oder Immobilität.

Im Frühstadium sind viele Patientinnen beschwerdefrei und weisen keine Frakturen auf. Die Knochenmasse ist jedoch gegenüber der altersentsprechenden Norm vermindert. Im späteren Verlauf erleiden die Betroffenen ohne äußere Einwirkung eine Fraktur, typischerweise am Wirbelkörper oder Schenkelhals. In ausgeprägten Fällen stellen sich Rumpfverkürzung, Rundrücken [Abb. 1] und der „Tannenbaumeffekt" (schlaffe, quere Hautfalten am Rücken) ein. Die Patientinnen klagen über chronische Rückenschmerzen und sind in ihrer Lebensqualität eingeschränkt.

Die verminderte Knochendichte ist im Röntgenbild erst bei fortgeschrittener Osteoporose erkennbar, deshalb eignet sich das Röntgen nicht zur **Früherkennung**. Bei Risikopatientinnen wird daher eine Knochendichtemessung durchgeführt. Ein Risiko für Osteoporose besteht bei Menschen (v. a. Frauen) ab 50, bei bereits vorgekommenen Frakturen, bei Bewegungsmangel sowie bei familiärem Vorkommen der Erkrankung. Als bewährte Methode zur Knochendichtemessung hat sich die Doppelröntgen-|Absorptiometrie durchgesetzt. Bei fortgeschrittener Osteoporose zeigt sich neben der geringen Knochendichte auch die Verformung der Wirbelkörper [Abb. 2 und 3]. Weiterhin werden zur Diagnosesicherung Blutuntersuchungen (Kalzium, Phosphat, alkalische Phosphatase) sowie zum Ausschluss anderer Erkrankungen im Bewegungsapparat |Skelettszintigrafie und Kernspintomografie durchgeführt.

Absorptiometrie
Messung der Abschwächung von Röntgenstrahlen mit Errechnung des Knochendichtewertes

Nuklearmedizinische bildgebende Verfahren **1** | 859

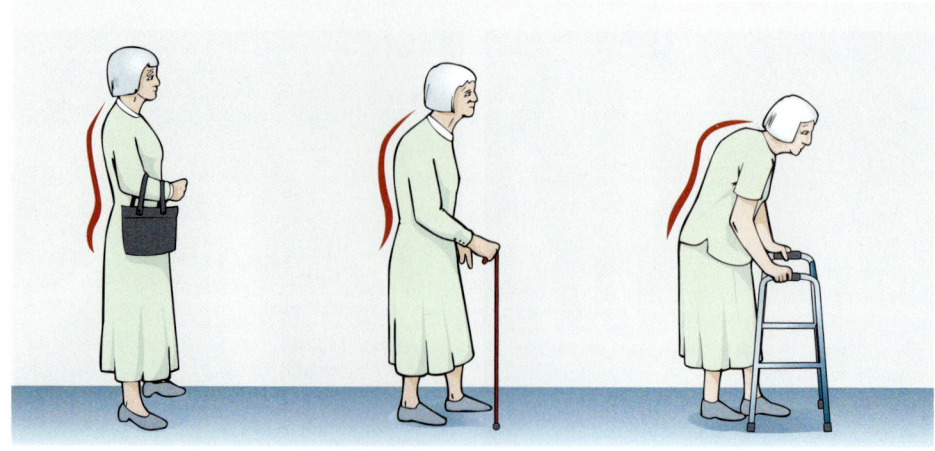

[1]   Zunehmender Rundrücken durch Osteoporose

Bei der primären Osteoporose ist eine kausale **Therapie** schwierig. Mit der medikamentösen Therapie wird versucht, die Knochenneubildung zu unterstützen und den Knochenabbau zu vermeiden. Folgende Medikamente werden hierfür verwendet:

- Bisphosphonate, um die Rekrutierung neuer |Osteoklasten zu verhindern
- |Östrogene nach der Menopause, um den Kalziumeinbau in den Knochen zu forcieren
- Strontiumranelat zur Steigerung der Knochendichte
- |Parathormon zur Vermehrung der Knochensubstanz durch Rückresorption von Kalzium

Osteoklasten **1** | 176
Östrogen | 771
Parathormon | **728**
NSAR | **204**
WHO-Stufenschema der Schmerztherapie | **162**

Außerdem erhalten die Patientinnen Analgetika (|nicht steroidale Antirheumatika) nach dem |WHO-Stufenschema zur Schmerztherapie. Fluoride zur Stimulation der Osteoblasten und Kalzitonin zur Hemmung der Osteoklasten werden in der Praxis ebenfalls zur medikamentösen Therapie eingesetzt, haben aber eine geringe Evidenz hinsichtlich der Senkung von Frakturen.

Mit physikalischen Maßnahmen (Massagen, warme Bäder) und physiotherapeutischen Übungen zur Muskelstärkung wird die medikamentöse Therapie ergänzt. Entstandene Schenkelhalsfrakturen werden operativ behandelt, während Wirbelkörperfrakturen konservativ und ggf. durch das Anpassen eines Mieders therapiert werden.

Bei der sekundären Osteoporose wird vorrangig die Ursache behandelt. Um eine Osteoporose vorzubeugen, ist auf ausreichende Bewegung und eine kalzium- und Vitamin-D-reiche Ernährung zu achten. Die Betroffenen sollten auf Alkohol und Nikotin verzichten, da sie den Knochenstoffwechsel negativ beeinflussen. Die natürliche Sonnenstrahlung kurbelt die für den Knochenstoffwechsel wichtige Vitamin D-Produktion an. Zur **Prävention** einer osteoporosebedingten Fraktur sind die Betroffenen hinsichtlich |Sturzprophylaxe und Ernährung zu beraten. Durch eine psychosoziale Betreuung nach Stürzen und Frakturen sollte der Angst vor weiteren Ereignissen und dem Circulus vitiosus einer weiteren Mobilitätseinschränkung entgegengewirkt werden (engl. post fall syndrome).

www.dv-osteologie.org
Auf der Seite der Dachverbandes Osteologie e. V. finden Sie Leitlinien und Hintergrundinformationen zum Thema Osteoporose.

Sturzprophylaxe **1** | 139

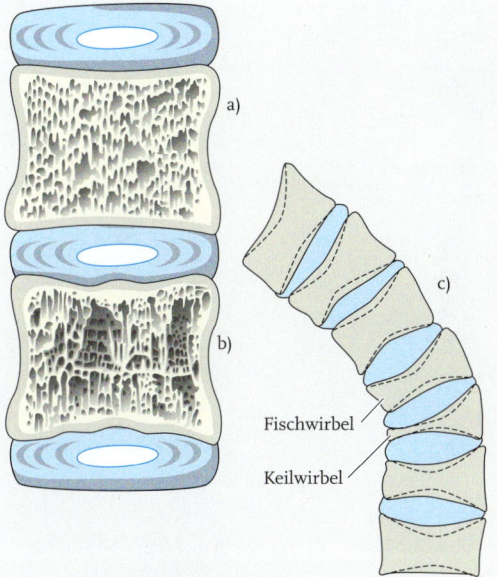

Fischwirbel

Keilwirbel

[2] a) Normale Knochenstruktur
     b) Osteoporotischer Wirbelkörper
     c) Zusammengesunkene Wirbelkörper mit Deformierungen durch Frakturen

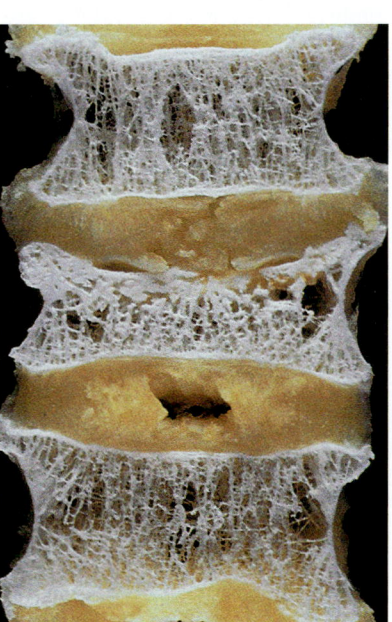

[3] Osteoporose: Präparat einer Wirbelsäule mit deutlich erweiterten Spongiosaräumen und Höhenverlust der Wirbelkörper

www.bundesverband-
skoliose.de

Homepage des Bundesverbandes Skoliose-Selbsthilfe e. V.

Morbus Scheuermann

im Jugendalter auftretende
Wachstumsstörung an Grund-
und Deckplatten der Wirbelkörper

Fehlformen der Wirbelsäule

Skoliose

Bei der Skoliose [Abb. 1] liegt eine seitliche Verformung der Wirbelsäule vor (thorakal, lumbal). Die Krümmung der Wirbelsäule geht mit einem Wachstumsrückstand der Wirbelstrukturen der betroffenen Seite einher. Gleichzeitig kommt es zu einer Verdrehung der Wirbelsäule und der Wirbelkörperachse, die zu einem Rippenbuckel bzw. einer Lendenwulst führt.

Bei bis zu 85 % der Betroffenen ist die Ursache weitgehend ungeklärt (idiopathisch). Mögliche Ursachen sind:

- neuropatisch, z. B. bei Zerebralparese, Meningomyelozele (Spina bifida)
- myopathisch, z. B. Muskeldystrophie
- osteopatisch, z. B. Morbus Scheuermann
- Fehlbildungsskoliose, z. B. bei Wirbelfehlbildungen

Die idiopatische Skoliose wird meist zufällig diagnostiziert. In der klinischen Untersuchung fallen eine Seitendifferenz des Schulter- oder auch Beckenstandes auf. Bei dem Vorbeugetest zeigt sich ein Rippenbuckel und ggf. eine Wulst in der Lendenregion. Die Ausprägung (Achsenabweichung, Wirbelsäulenkrümmung, Rotationsgrad) der Skoliose kann durch Röntgenuntersuchungen beurteilt werden.

Die **Therapie** ist abhängig von der Ursache, der Ausprägung der Skoliose und dem Alter der Patientin. Neuro- und myopathische Skoliosen sind i. d. R. frühzeitig operationsbedürftig. Idiopathische Skoliosen werden bei leichten Krümmungen physiotherapeutisch behandelt, zum Muskelaufbau und zur Haltungskorrektur. Stärkere Krümmungen werden zusätzlich zu Physiotherapie mit einem Korsett versorgt, welches fast durchgehend getragen werden muss. Ist die Skoliose fortgeschritten (Winkel > 50°), muss operativ behandelt werden. Ziel ist es, die Wirbelsäulenkrümmung zu korrigieren und zu stabilisieren, um die Beeinträchtigung innerer Organe zu verhindern. Die Wirbelsäule kann durch Metallimplantate aufgerichtet und stabilisiert werden, anschließend werden die Wirbelsäulensegmente versteift. Dadurch wird eine fortschreitende Deformation verhindert.

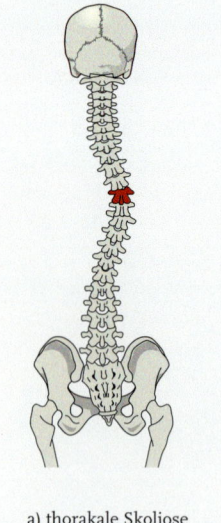
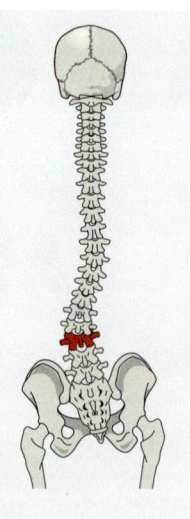
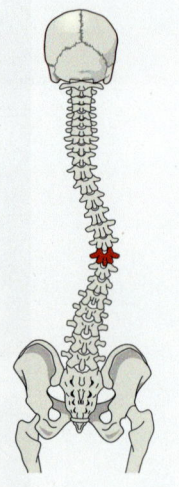
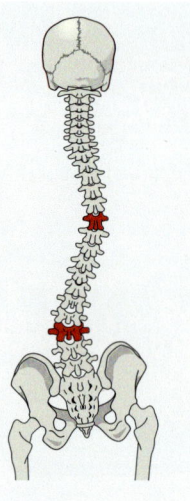

a) thorakale Skoliose   b) lumbale Skoliose   c) thorakolumbale Skoliose   d) thorakale und lumbale Skoliose

[1a – d]   Unterteilung der Skoliose je nach Lage der Hauptkrümmung

Kyphose und Lordose

Bei der Kyphose und Lordose handelt es sich um Haltungsfehler.

Die **Kyphose** ist eine |dorsal-|konvexe Fehlform der Wirbelsäule. Im Bereich der Brust- und Sakralwirbelsäule ist die physiologische Stellung eine geringe Kyphose [Abb. 2a].

Die **Lordose** ist eine nach |ventral konvexe Verschiebung der Wirbelsäule. Eine physiologische Lordose liegt in der Hals- und Lendenwirbelsäule vor [Abb. 2a].

Pathologisch sind diese Fehlformen [Abb. 2b und c] dann, wenn sie verstärkt und fixiert sind (so genannter Rundrücken oder Hohlkreuz). Haltungsfehler können auch in Kombination miteinander auftreten.

Ursachen sind i. d. R. schlechte Gewohnheitshaltungen, aber auch

- muskuläre Schwäche (Haltungsschwäche, Fehlhaltung),
- neurologische Grunderkrankungen (|Zerebralparese, |Poliomyelitis) sowie
- Veränderungen an den Wirbelkörpern (|Osteoporose, nach Trauma, Tumoren).

dorsal	rückenwärts
konvex	nach außen gewölbt
ventral	bauchwärts

Zerebralparese | **585**
Poliomyelitis | **473**
Osteoporose | **592**

Beschwerden treten meist erst im Erwachsenenalter auf durch die erhöhte Beanspruchung im Bereich der verstärkten Krümmungen. Bei sehr stark ausgeprägten Krümmungen kann es durch Kompression der Hohlorgane zu Beeinträchtigung der Lungen- oder Magen-Darm-Funktion kommen. Möglicherweise entwickeln die Betroffenen durch ihr verändertes Körperbild psychische Veränderungen.

Bei der klinischen Untersuchung werden die Flexibilität der Wirbelsäule und die Leistungsfähigkeit der Muskulatur untersucht. Zusätzlich werden Röntgenuntersuchungen durchgeführt.

Durch Sport und physiotherapeutische Maßnahmen kann eine Haltungsschwäche gut behandelt werden, indem ein muskulärer Aufbau und eine Dehnung verkürzter Strukturen erfolgen. Wenn möglich werden vorhandene Grunderkrankungen behandelt. Bei schweren Formen wird ggf. eine operative Aufrichtung und Stabilisierung der Wirbelsäule notwendig.

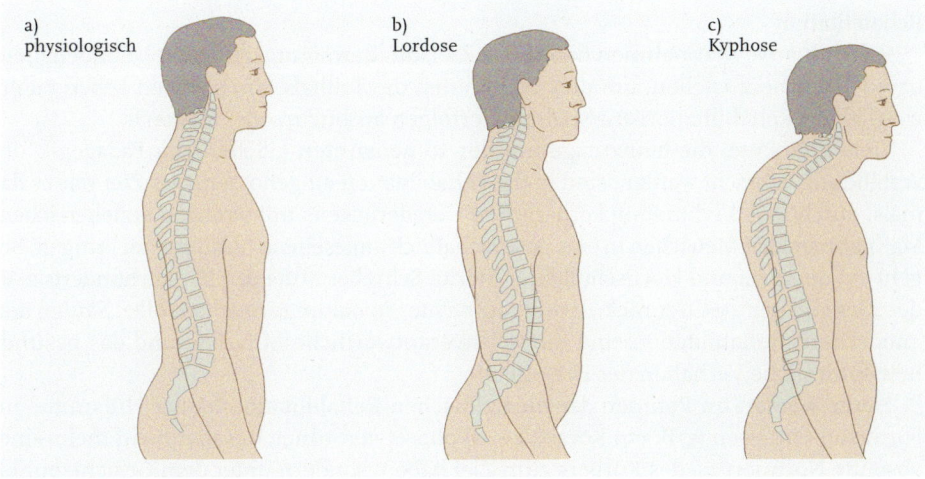

a) physiologisch   b) Lordose   c) Kyphose

[2 a – c]   Physiologische und pathologische Krümmungen der Wirbelsäule

Gesundheitsförderung und
Prävention **3** | 226

Rachitis
gestörte Knochenentwick-
lung beim Kind auf Grund
Vitamin-D-Mangels

Hüftgelenksdysplasie | 579
U 3 | 64
Sturzprophylaxe **1** | 139

Rehabilitation von Menschen
mit Behinderung **3** | 160

Schwarze Pädagogik
in früheren Jahrhunderten
angewendete Erziehungs-
methoden unter Verwendung
von Gewalt und Einschüchte-
rung

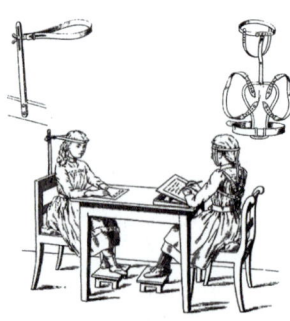

[1]   Geradhalter, Moritz Schreber,
      Mitte 19. Jahrhundert

Prävention und Rehabilitation
von Erkrankungen des Stütz- und Bewegungsapparates
Prävention

Vielen Erkrankungen des Bewegungsapparats kann durch geeignete präventive Maßnahmen vorgebeugt werden. Ein historisches Beispiel hierfür sind die in den 1920er und 30er Jahren eingesetzten Kinderlandverschickungen, in denen „Stadt-kindern" durch Aufenthalte auf dem Land eine vitamin- und kalziumreiche Ernährung sowie frische Luft und Sonnenlicht zukam. Hierdurch wurde die |Rachitisinzidenz erheblich gesenkt. Im Vordergrund stehen neben der Förderung körperlicher Aktivität in allen Lebensaltern Früherkennungsmaßnahmen im Kindes- und Jugendalter sowie Ernährungsberatung in speziellen Lebenssituationen. Beispiele hierfür sind:

- **Primäre Prävention**: Ernährungsberatung in der Schwangerschaft (Kalzium und Eiweiß zur pränatalen Entwicklung des Bewegungsapparates), Vitamin-D-Prophy-laxe bei Säuglingen (Rachitisprophylaxe), Bewegungsprogramme in Kindergarten und Schule, (finanzielle) Unterstützung von Bewegungsprogrammen sowie Sport- und Freizeitangeboten durch gesetzliche Krankenkassen, arbeitsmedizinische Prävention (Ergonomie am Arbeitsplatz, Rückenschule zur Vermeidung von Hal-tungsfehlern), Anreicherung von Lebensmitteln, z. B. mit Fluor oder Kalzium
- **Sekundäre Prävention**: Screening auf |Hüftgelenksdysplasie bei |U3, bei U4 – U7 liegt das Hauptaugenmerk auf der Entwicklung des Bewegungsappa-rates bzw. Früherkennung von zerebral bedingten Bewegungsstörungen.
- **Tertiäre Prävention**: kontinuierliche Betreuung von Patientinnen im ambulan-ten Sektor durch (Fach-)Ärztinnen und Physiotherapeutinnen (z. B. Gleichge-wichts- und Koordinationstraining zur Sturzprophylaxe), bei Pflegebedürftig-keit durch ambulante Pflegedienste mit speziellen Konzepten (z. B. |Sturzpro-phylaxe), Knochendichtemessung bei Osteoporose (Früherkennung von steigendem Frakturrisiko)

Rehabilitation

Rehabilitative Maßnahmen haben das Ziel, die Bewegungsfähigkeit beizubehalten bzw. wieder herzustellen, um den Betroffenen die Teilhabe am sozialen Leben zu er-möglichen. Rehabilitationsmaßnahmen erfolgen ambulant oder stationär.

Viele Elemente, die heutzutage mit der so genannten |„Schwarzen Pädagogik" in Verbindung gebracht werden, sind in die Rehabilitation eingeflossen. Das Ziel war es da-mals, durch eine Verbindung körperlichen Geraderückens mit strengen erzieherischen Maßnahmen den Menschen in eine gesellschaftlich angesehene Idealform zu bringen. So geht auf den Arzt und Hochschullehrer Moritz Schreber Mitte des 19. Jahrhunderts z. B. der „Geradhalter" [Abb. 1] zurück, der eine aufrechte Sitzhaltung erreichen sollte. Säulen der „modernen" Rehabilitation sind die selbstverantwortliche Mitarbeit und das gesund-heitsförderliche Verhalten der Betroffenen.

Heute werden im Rahmen der **medizinischen Rehabilitation** häufig Hilfsmittel in Form von Orthesen (z. B. ein Korsett bei Skoliose) verordnet, die aber nicht mehr eine absolute Normierung des Körpers zum Ziel haben, sondern unter dem Gesichtspunkt der Gesundheit und des Wohlbefindens der Betroffenen Anwendung finden. Weiterhin werden die Betroffenen in Hilfsmittel wie Rollstuhl, Gehstützen und Prothesen einge-wiesen und im Umgang damit trainiert. Beispielsweise wird der Betroffenen nach Bein-amputation eine Prothese angepasst, mit der sie eine Gangschulung, Muskelkräfti-gungsübungen, Bewegungsübungen und Koordinationstraining durchführen.

Im Rahmen der **beruflichen Rehabilitation** soll durch Anpassungsmaßnahmen am Arbeitsplatz oder auch durch (Um-)Schulungsmaßnahmen der Betroffenen ein beruf-licher Wiedereinstieg ermöglicht werden.

Als dritte Säule der Rehabilitation gilt die **soziale Rehabilitation**, um Betroffenen das Teilnehmen am gesellschaftlichen und sozialen Leben zu ermöglichen.

9 Traumatisch verunfallte Menschen pflegen

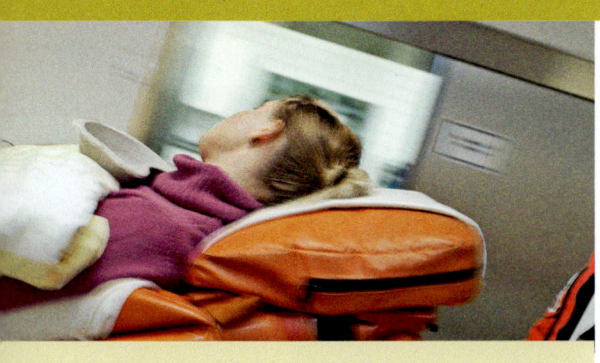

Traumatisch verunfallte Menschen pflegen

Im Jahr 2008 kamen im deutschen Straßenverkehr 4477 Menschen ums Leben. Das ist eine erschreckend große Zahl. Doch war es 100 Jahre zuvor, zu Beginn der systematischen Straßenverkehrsunfallstatistik, 56 mal wahrscheinlicher, bei einem Autounfall zu sterben – wenn man denn bei der damaligen geringen Zahl von Autos in einen verwickelt wurde.

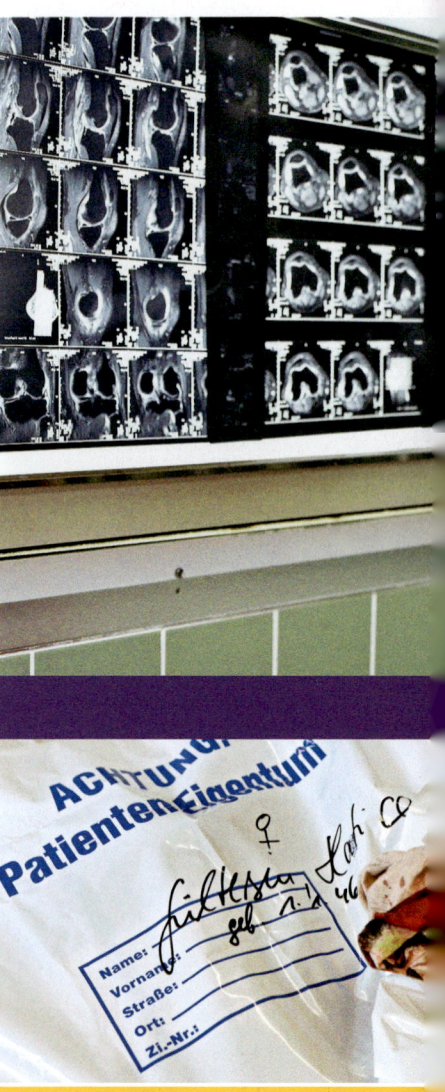

1906 begann in Deutschland die systematische Sammlung und statistische Auswertung von Daten zu Verkehrsunfällen. Im ersten Berichtsjahr (Oktober 1906 bis September 1907) wurden 4864 Unfälle gezählt, bei denen 145 Personen getötet und 2419 verletzt wurden. Das heißt, durchschnittlich starb bei jedem 33. Unfall ein Mensch. Im Vergleich dazu starben 2008 insgesamt 4477 Menschen bei ca. 2,3 Millionen Unfällen, das bedeutet, dass lediglich bei jedem 512. Unfall ein Todesfall zu beklagen war.

Auch bezogen auf die Anzahl der Kraftfahrzeuge haben sich die Zahlen verbessert. Der Kraftfahrzeugbestand ist von 1906 bis 2005 auf das über 2000-fache (von 27000 auf über 50 Millionen) gestiegen, die Zahl der Verkehrstoten aber „nur" auf das 30-fache. Autofahren war somit in den Pionierjahren noch deutlich gefährlicher als heute.

Bis Anfang der 1970er Jahre steigerten sich die Zahl der Fahrzeuge und der Unfälle immer weiter, die Zahl der Verkehrstoten erreichte einen traurigen Höhepunkt: mehr als 21000 Menschen kamen 1970 im Straßenverkehr ums Leben, also etwa die Einwohnerzahl einer größeren Kleinstadt. Insgesamt gab es in diesem Jahr in der BRD und der DDR zusammengenommen über 400000 Unfälle mit Personenschaden, fast 600000 Menschen wurden dabei verletzt. Es wird geschätzt, dass es zu dieser Zeit etwa zwei Millionen motorisierte Fahrzeuge auf den Straßen gab. Bis 1989 ging die Zahl der Unfalltoten kontinuierlich zurück, stieg bis 1991 wieder etwas an und ist seither rückläufig.

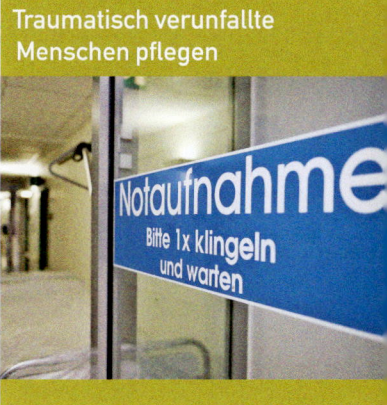

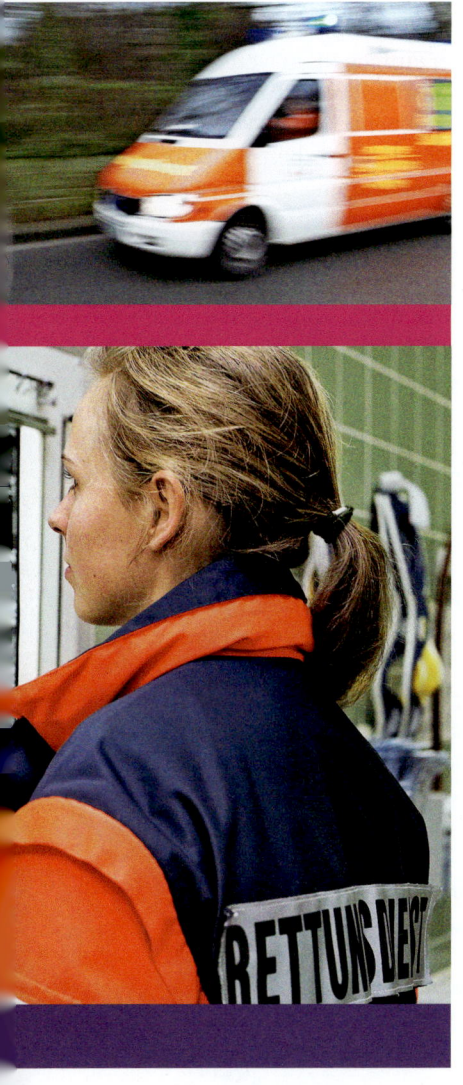

Somit kann gesagt werden, dass der Straßenverkehr insgesamt zwar nicht sicherer geworden ist, aber die Wahrscheinlichkeit gesunken ist, verletzt zu werden, wenn man in einen Unfall verwickelt ist.

Die Hauptursachen für Verkehrsunfälle sind nach wie vor überhöhte Geschwindigkeit und Fahren unter Alkoholeinfluss.

Die Ursachen für den Rückgang der Zahl der Unfallopfer sind vielfältig. In erster Linie sind hier wohl Verbesserungen der Sicherheit in den Autos und verkehrsrechtliche Maßnahmen zu nennen. Im Jahr 1976 wurde das Anschnallen mit dem Sicherheitsgurt zur Pflicht, eine Verpflichtung, die in den ersten Jahren bei vielen Autofahrern auf großen Widerstand stieß. Sie fühlten sich gefesselt oder durch das Anschnallen an einen möglichen Unfall erinnert, woran sie aber lieber nicht denken wollten.

Weitere technische Neuerungen erhöhten nach und nach die Sicherheit der Fahrzeuginsassen, z. B. Kopfstützen (ein Sicherheitsgurt ohne Kopfstütze führt bei einem Aufprall dazu, dass der Kopf beim Rückprall heftig nach hinten geschleudert wird, was zu schweren bis tödlichen Wirbelsäulenverletzungen führen kann), Knautschzone, Airbag (der zunächst nur dem Fahrer vorbehalten war), Sicherheitslenksäule (die früheren starren Lenksäulen konnten dazu führen, dass bei einem Aufprall der Fahrer regelrecht aufgespießt wurde), ABS, Seitenaufprallschutz u. v. m.

Neben der Anschnallpflicht – seit einigen Jahren auch auf dem Rücksitz verbindlich – haben viele weitere verkehrsrechtliche Maßnahmen zu einer Reduzierung der Unfallzahlen und einer Verminderung der Unfallfolgen geführt, so z. B. die Helmpflicht für Motorrad- und Mofafahrer, Geschwindigkeitsbegrenzungen und intensive Geschwindigkeitskontrollen, die Senkung und Kontrolle der Promillegrenze beim Blutalkohol oder die Einrichtung von Radwegen, verkehrberuhigten Zonen oder Fußgängerzonen.

Aber auch ein verbesserter Straßenbau trägt erheblich zur Sicherheit im Straßenverkehr bei, z. B. durch eine übersichtliche Straßenführung möglichst ohne gefährliche Kurven, Leitplanken, Verkehrsleitsysteme etc. Nicht zuletzt konnte auch die medizinische Erstversorgung bei Verkehrsunfällen in den letzten Jahrzehnten erheblich verbessert werden: Rettungsfahrzeuge sind schneller vor Ort und sind modern ausgestattet, Rettungshubschrauber haben schon viele Menschenleben gerettet, die Erfahrung bei der Behandlung von Unfalltraumen wächst.

Trotz vieler erfreulicher Erfolge bleibt der Straßenverkehr gefährlich, ist jeder Unfalltote einer zu viel.

9.1 Pflegerische Schwerpunkte

9.1.1 Die Pflege schädel-hirn-traumatisierter Menschen

www.mein-sht.de

Hier finden Sie die persönliche Schilderung eines Betroffenen.

Betreuung und Begleitung der Patientinnen und ihrer Angehörigen

Schädel-Hirn-Traumen (SHT) reichen von einer einfachen, in wenigen Tagen reversiblen „Gehirnerschütterung" bis hin zu Krankheitsbildern mit Bewusstseinseintrübungen und Koma. Sie betreffen überwiegend junge Menschen als Folge von Unfällen mit entsprechend plötzlicher Veränderung der kompletten Lebensumstände. Das bedeutet für die Angehörigen, dass sich innerhalb von Minuten ein aktiver Mensch u. U. in einen schwerstpflegebedürftigen Menschen verwandelt. Insbesondere nach schwerem SHT sind bleibende Folgen zu erwarten: Dies gilt nicht nur für körperliche, sondern z. B. auch für kognitive oder emotionale Beeinträchtigungen. Partnerinnen, Eltern, Bezugspersonen und/oder Kinder sehen sich damit konfrontiert, dass ihre Angehörigen sich möglicherweise nie (wieder) selbstständig versorgen können und sie langfristig die Pflege übernehmen oder diese organisieren und koordinieren müssen. Dass sich bei Menschen mit Schädel-Hirn-Trauma insbesondere das emotionale Erleben bzw. dessen Kontrollmöglichkeit dauerhaft verändern kann – z. B. Apathie, plötzliche Wutausbrüche, depressive Weinanfälle – macht es den Angehörigen nicht leichter, mit den Betroffenen zurechtzukommen.

Pflegende wissen um die hohe Belastung der Angehörigen. Sie verstehen deren Ängste und beziehen sie auch deshalb frühestmöglich in die Pflege mit ein. Sie erläutern die verschiedenen Verhaltensweisen der Patientinnen (z. B. im |Durchgangssyndrom) und erklären ihnen die Wirkungsweise spezieller Pflegekonzepte.

Durchgangssyndrom | 533

Die Pflege richtet sich einerseits nach dem Ausmaß der Verletzungen, also der Schwere des SHT. Andererseits sind weitere Verletzungen wie Frakturen oder Organbeteiligung sowie der Zeitpunkt der Schockbehandlung und der therapeutischen sowie operativen Maßnahmen der betroffenen Person ausschlaggebend für die Prognose. Wesentliches Element bei SHT sind – abhängig von der Schwere der Verletzung – vorübergehende oder dauerhafte, mehr oder minder ausgeprägte Störungen

- des Bewusstseins,
- der körperlichen und sinnlichen Wahrnehmung,
- der Koordination von Bewegungsabläufen,
- der Mobilität,
- der kognitiven Leistungen wie Sprache und räumlich-zeitliche Orientierung sowie
- des emotionalen Erlebens und Verhaltens.

Entsprechend sind alle pflegerischen und therapeutischen Maßnahmen auf das Ziel ausgerichtet, diese Störungen so bald wie möglich positiv zu beeinflussen. Vor allem über die sinnliche Wahrnehmung können Pflegende positiven Einfluss auf die Genesung der Verunfallten nehmen. Pflegende können Konzepte, wie z. B. die |Basale Stimulation®, nutzen, um gezielte Reize zu setzen. Auch Elemente des |Bobath-Konzepts werden in der Pflege von Menschen mit SHT eingesetzt.

Basale Stimulation® | 609
Bobath-Konzept | 415

Pflege in der Akutphase

Insbesondere in den ersten 48 Stunden nach einem SHT können |Hirnblutungen und |Hirnödem zu lebensgefährlichen Komplikationen führen. Die Regulationszentren für die Vitalfunktionen liegen im ZNS und können durch ein SHT in ihrer Funktion beeinträchtigt werden. Daher werden die Patientinnen intensivmedizinisch überwacht. Es erfolgt ein Monitoring aller Vitalparameter, zusätzlich wird in engen Abständen das Bewusstsein kontrolliert

Bei Bedarf werden Kreislauf- und Atemfunktion stabilisiert. In diesen Fällen wird eine medikamentöse Behandlung sowie maschinelle Beatmung nach ärztlicher Anordnung eingeleitet. Gegebenenfalls müssen zusätzliche intensivmedizinische Therapien eingesetzt werden (z. B. |Hämodialyse).

Die Flüssigkeitszufuhr erfolgt über einen zentralvenösen Zugang, um eine Aspiration bei evtl. Schluckstörungen zu vermeiden. Die Flüssigkeitsausfuhr wird über einen Blasenverweilkatheter bilanziert. Eine positive |Bilanz sollte vermieden werden, um Blut- und Hirndruckerhöhungen vorzubeugen.

In schweren Fällen wird der Hirndruck (engl. *intracranial pressure*, ICP) über eine Sonde gemessen. Eine Steigung des Hirndrucks kann jedoch auch anhand neurologischer Symptome (z. B. Stauungspapille) erkannt werden. Um eine Erhöhung des Hirndrucks zu vermeiden, wird der Oberkörper der Patientinnen in 30°-Stellung gelagert.

Die Körperpflege ist von Anfang an darauf ausgerichtet, die Selbstwahrnehmung der Patientin zu fördern und zu unterstützen. Da Menschen mit SHT häufig unter großer Unruhe leiden, werden etwa beim Waschen die Bewegungen entlang der Haarwuchsrichtung durchgeführt, was eine beruhigende Wirkung hat. Wichtig sind langsame Bewegungsabläufe, Mikrolagerung und die Unterstützung mit stabilen Hilfsmitteln, um die Körperwahrnehmung zu fördern.

Bei Bewusstseinsstörungen und/oder eingeschränkter Beweglichkeit werden schnellstmöglich |dekubitus- und |kontrakturprophylaktische Maßnahmen eingeleitet. Nicht selten ist die Temperaturregelung gestört, wodurch es zu unvermuteten Hitze- und/oder Kältewellen mit erheblichen Schwankungen kommen kann. Wird eine momentan frierende Patientin mit Wärmedecken zugedeckt, muss beobachtet werden, dass sie nicht unvermutet einen Hitzestau erfährt. Umgekehrt ist bei kalten Waschungen darauf zu achten, dass der Wärmeverlust nicht zu hoch wird.

Hirnblutung | 437
Hirnödem | 619

Hämodialyse | 821

Flüssigkeitsbilanz 1 | 320

Dekubitusprophylaxe 1 | 146
Kontrakturprophylaxe 1 | 143

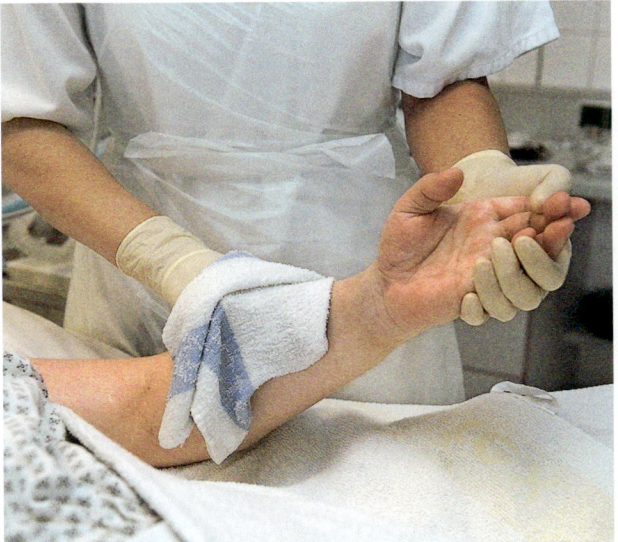
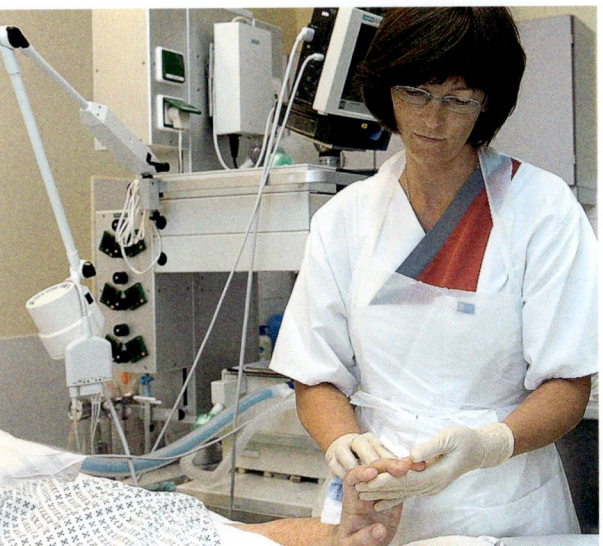

[1] Beruhigende Waschung

Pflege im Rehabilitationsprozess

Der Rehabilitationsprozess neurologischer bzw. neurochirurgischer Erkrankungen wird in die **Phasen A – F** eingeteilt [Tab. 1]. Aus dem Zustand der Patientinnen und den Rehabilitationszielen leiten sich die individuellen pflegerischen Maßnahmen ab.

In allen Phasen werden die Angehörigen entsprechend ihrer Möglichkeiten mit einbezogen, Pflegende begleiten sie beratend und anleitend.

Phase	Zustand der Patientin	Rehabilitationsziele	Pflegerische Schwerpunkte
Phase A Akutbehandlung	▪ vital bedrohter Zustand	▪ Vitalfunktionen stabilisieren ▪ sekundäre Komplikationen vermeiden	▪ Vitalzeichen kontrollieren ▪ Prophylaxen durchführen ▪ Assistenz bei diagnostisch-therapeutischen Maßnahmen ▪ Mobilisation beginnen
Phase B Frührehabilitation	▪ Patientin häufig noch bewusstlos oder schwer bewusstseinsgestört	▪ Bewusstseinszustand verbessern ▪ Kommunikation und Kooperation fördern ▪ Komplikationen vermeiden	▪ alle Sinne stimulieren und basale Kommunikation aufbauen (z. B. mit Basaler Stimulation®) ▪ Angehörige einbinden ▪ Patientin ressourcenorientiert aktivieren
Phase C weiterführende Rehabilitation	▪ Patientin hat weitgehend klares Bewusstsein und ist kommunikationsfähig.	▪ Selbstständigkeit bei allen täglichen Verrichtungen sowie Kooperation wiederherstellen bzw. verbessern	▪ Maßnahmen aus Phase B fortführen und entsprechend der individuellen Möglichkeiten ausbauen
Phase D	▪ Patientin ist in den täglichen Verrichtungen selbstständig, im Vordergrund stehen jetzt relevante mentale Störungen.	▪ Funktionen des Nervensystems wiederherstellen ▪ aktive Teilnahme am täglichen Leben fördern	▪ In dieser Phase sind nur selten pflegerische Interventionen relevant, es geht verstärkt um soziale und berufliche Stabilisierung.
Phase E	▪ Hirnfunktionen sind wiederhergestellt bzw. Defizite und Behinderungen sind stabil.	▪ berufliche und soziale Rehabilitation, ggf. Umschulungsmaßnahmen	▪ keine
Phase F Schwerst-pflegebedürftigkeit, Wachkoma	▪ Patientinnen mit wahrscheinlich dauerhaften oder fortschreitenden Funktionsstörungen, keine (wenig) Tendenz zur Verbesserung	▪ Status erhalten ▪ Kommunikation und Selbstständigkeit fördern ▪ Komplikationen vermeiden	▪ dauerhafte Übernahme körpernaher Verrichtungen unter kontinuierlicher Fortführung rehabilitativer Konzepte (z. B. Basaler Stimulation®)

[Tab. 1] Phasen des Rehabilitationsprozesses bei neurologischen bzw. neurochirurgischen Erkrankungen

Die Pflege querschnittsgelähmter Menschen

Pflege in der Akutphase

Im Gegensatz zum SHT ist bei einem Querschnittssyndrom das Hirn nicht betroffen. Es kann jedoch abhängig von der Höhe und Art der Verletzung zu unterschiedlichen Ausfallerscheinungen kommen. So kann bei einer hohen Läsion das atmungssteuernde |Motoneuron ausgeschaltet sein. Ist das der Fall, sind die Patientinnen beatmungspflichtig. Abhängig von anderen Verletzungen sowie Schmerz- und Schocksymptomen kann es zu Kreislaufstörungen kommen, die intensivmedizinisch behoben werden müssen.

Motoneuron | 614

Zur Stabilisierung der Wirbelsäule und um zusätzliche Schäden zu vermeiden, werden wirbelsäulenverletzte Patientinnen (sowie Patientinnen mit Verdacht auf eine Wirbelsäulenverletzung) flach und gerade auf den Rücken gelagert und grundsätzlich en bloc (achsengerecht) gedreht [Abb. 1]. Die Bewegung sollte von mindestens zwei Pflegenden durchgeführt werden, um Mikrodrehungen zu verhindern. Einfacher sind Spezialbetten (z. B. Hess-Bett, Stryker-Bett), die die Patientin für die Drehung fixieren [Abb. 2].

Je nach Verletzungsart wird die Patientin operativ oder konservativ versorgt. Steht eine operative Versorgung an, führen Pflegende alle prä- und postoperativen Maßnahmen durch. Im Anschluss an eine operative Versorgung sowie bei konservativer Behandlung stehen folgende pflegerische Maßnahmen im Vordergrund:

Prä-, intra- und postoperative Pflege ■ | 834

- Kreislaufüberwachung, da die gestörte sympathische Innervation sowie ein verstärkter Vagotonus Hypotonie und Bradykardie begünstigen
- |Pneumonieprophylaxe, da es abhängig von der Verletzungshöhe sowie durch die flache Lagerung zur Ateminsuffizienz kommen kann
- |Dekubitusprophylaxe, da die Sensibilität sowie die Bewegungsfähigkeit eingeschränkt ist
- enteraler Kostaufbau zur Vermeidung von |Stressulzera und Darmatonie
- |Thromboseprophylaxe, da die Muskelpumpe durch die fehlende Bewegung nicht zum venösen Rückfluss beiträgt
- |Blasenkathetherisierung zur Vermeidung einer Überlaufblase
- Darmentleerung und |Obstipationsprophylaxe
- Schmerzprophylaxe und -therapie zur Vermeidung eines Schmerzsyndroms (muskuloskelettaler oder neuropathischer Schmerz)

Pneumonieprophylaxe
■ | 384
Dekubitusprophylaxe ■ | 146
peptisches Ulkus | 741
Thromboseprophylaxe | 152
Katheterisieren der Harnblase
■ | 330
Obstipationsprophylaxe
■ | 329

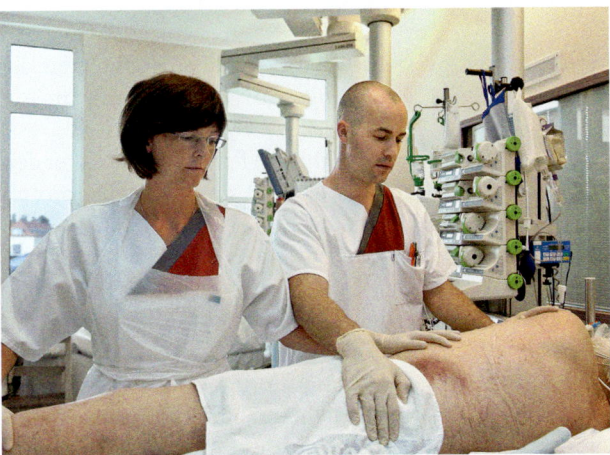

[1] En-bloc-Drehung

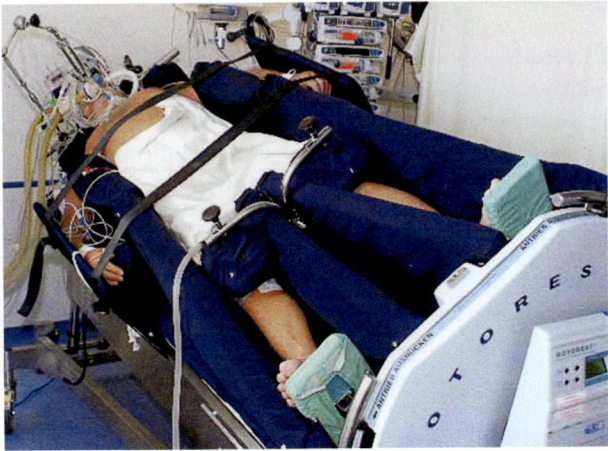

[2] Spezialbett zur Lagerung polytraumatisierter Patientinnen

Pflege im Rehabilitationsprozess
Lagerung und Mobilisation

Ist die Wirbelsäule stabilisiert, dienen Lagerung und Mobilisation der Patientin

- der Vermeidung von Dekubitalgeschwüren und Kontrakturen,
- der Reduzierung von Spastiken und Schmerz sowie
- der Ventilationsförderung und Pneumonieprophylaxe.

Es können alle herkömmlichen **Lagerungsprinzipien** angewendet werden. Zusätzlich müssen folgende Besonderheiten beachtet werden:

- *Spastikreduzierende Lagerung*: Bei Patientinnen, die Spastiken ausbilden, kann die so genannte Froschlagerung die Spastiken lindern [Abb. 1]. Auch die Bauchlagerung sowie Dehnlagerungen bewirken eine Verbesserung der Situation.
- *Schulterstellung*: Bei Patientinnen mit |Tetraplegie ist die Muskelmasse im Schulterbereich reduziert und dadurch die muskuläre Führung des Schultergelenks sowie der Armgelenke reduziert. Um |Luxationen und |Kontrakturen zu vermeiden, sollten Ellenbogen- und Schultergelenke in |physiologischer Mittelstellung gelagert [Abb. 2], nicht am Arm gezogen und die Gelenke regelmäßig durchbewegt werden.

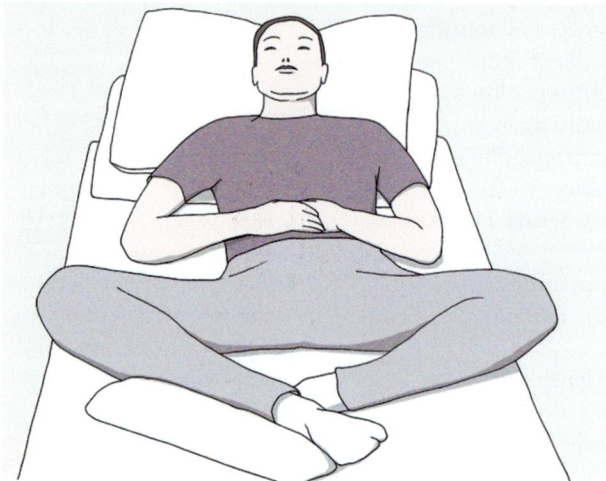

[1]   Froschlagerung

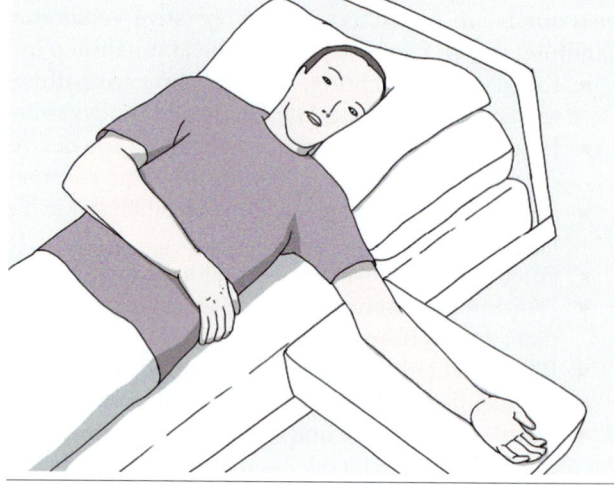

[2]   Schulterstellung bei Tetraplegie

✉ **Moderne Korsette fixieren punktweise die Wirbelsäule und erlauben im Vergleich zu früheren Stützkorsetten Muskelaktivität. Sie verhindern damit eine Muskelatrophie.**

Die **Mobilisation im Bett** erfolgt zunächst passiv und wird je nach Möglichkeit der Belastung zunehmend aktiv unterstützt. Ein Bewegungsplan wird gemeinsam mit Physiotherapeutinnen erstellt.

Zur Mobilisation auf ein Steckbecken erhält die Patientin ein festes Kissen unter den gesamten Wirbelsäulenbereich, das am Steißbein direkt mit dem Steckbecken abschließt. Die Drehung des Körpers erfolgt en bloc mit zwei Pflegenden.

Vor den ersten Transferversuchen erfolgt ein Kreislauftraining, um einen |orthostatischen Kreislaufkollaps zu vermeiden. Schritt für Schritt werden Transfers abhängig von Verletzungshöhe und Allgemeinzustand eingeübt. Viele Patientinnen reagieren wider Erwarten beim ersten Transfer nicht mit Freude über den Behandlungsfortschritt, sondern mit Angst und Enttäuschung. Die Patientinnen erfahren hier zum ersten Mal das Ausmaß der Lähmungen, da sie weder stehen noch gehen können und auch das Sitzen nur mit Unterstützung möglich ist. Sie haben Angst zu fallen und verlieren das Vertrauen in die Behandlungsziele. Hier gilt es, durch gute Intervention und einfühlsame Beratung im Vorfeld eine realistische Erwartungshaltung aufzubauen.

Ziel der **Mobilisation in der Rehabilitationsphase** ist die Erlangung größtmöglicher Selbstständigkeit bei den Transfers. Folgende Transfers werden mit den Patientinnen – wenn möglich unter Berücksichtigung |kinästhetischer Aspekte und in Zusammenarbeit mit Physiotherapeutinnen geübt:

- Rückenlage-Bauchlage-Rückenlage
- Bett-Rollstuhl-Boden-Bett
- Rollstuhl-Auto-Rollstuhl

kinästhetische Aspekte
1 | 158

Der Rollstuhl wird speziell auf die Körpermaße der Person angepasst. Die Sitzfläche ist so weit verlängert, dass auch die Oberschenkel aufliegen, damit sich der Auflagendruck auf eine größere Fläche verteilen kann. Dennoch sind querschnittsgelähmte Personen besonders im Sitzen hochgradig dekubitusgefährdet. Um die Entstehung eines Dekubitus zu vermeiden, werden sie zur selbstständigen Gewichtsverlagerung und regelmäßigen Hautinspektion des Gesäßes mittels Handspiegel angeleitet.

Neben dem Rollstuhl können Gehwagen und -stützen zum Einsatz kommen. Mit bzw. an ihnen werden der so genannte Zuschwung- bzw. Durchschwunggang [Abb. 3] sowie der |Viertaktgang eingeübt. Stehhilfen bieten eine gute Alternative zum Sitzen und sind besonders für spätere (berufliche) Tätigkeiten gut geeignet.

Pflegediagnose
„**Beeinträchtigte Gehfähigkeit**
Einschränkung der unabhängigen Bewegung zu Fuß innerhalb der Umgebung.“
—
Doenges et al.: S. 360

Viertaktgang **1** | 134

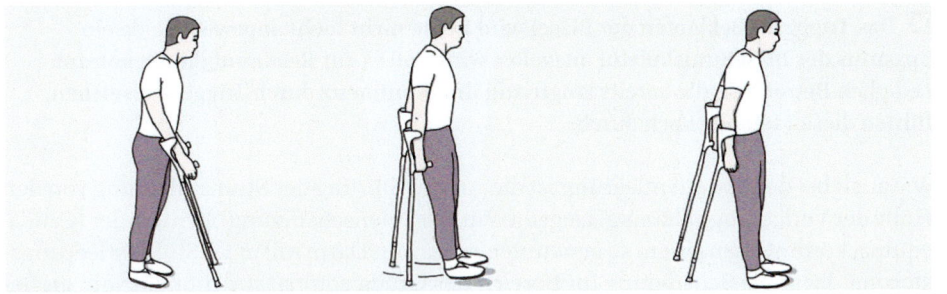

[3]   Zuschwung- bzw. Durchschwunggang mit Gehstützen

Patientinnen mit |Läsionen unterhalb des vierten Rückenmarksegments (C4), deren Hand- bzw. Ellenbogengelenk beweglich ist, die jedoch über keine Fingermotorik verfügen, können eine Funktionshand ausbilden. Ziel ist es, das Halten und Greifen von Gegenständen (z. B. von Besteck), das so genannte Trickgreifen, zu ermöglichen. Zur Ausbildung der Funktionshand werden die Fingersehnen durch Lagerung, Schienung und Verklebung/Pflasterung so verkürzt, dass die Finger einen Gegenstand (passiv) halten können [Abb. 4].

Läsionen und Ausfallerscheinungen | 621

⚠ Während der Ausbildung der Funktionshand dürfen keine Streckbewegungen in den Fingern initiiert werden. Handlungen an den Händen werden immer in Palmarflexion (Beugung zur Hohlhand hin) durchgeführt.

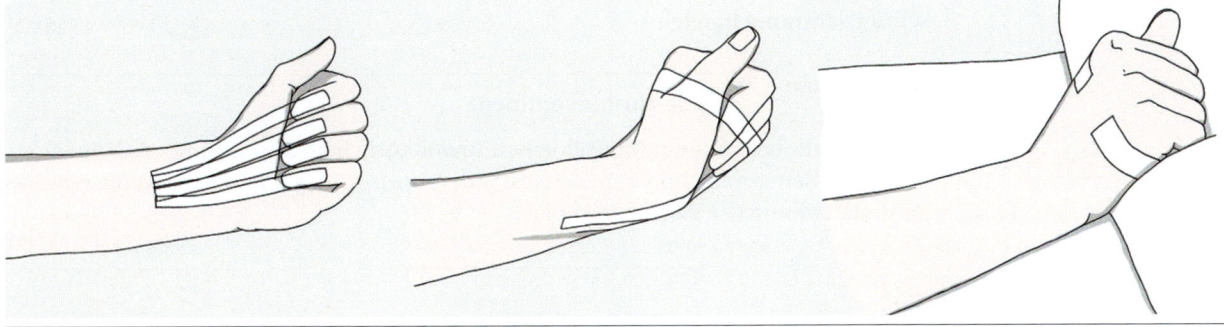

[4]   Ausbilden einer Funktionshand durch Kleben und Lagern in Funktionsstellung

Darm- und Blasenrehabilitation

Patientinnen mit Querschnittslähmung können die Kontrolle über ihre Blasen- und Darmentleerung wiedererlangen. Dies ist ein prioritäres Pflegeziel. Die Wiedererlangung der **Harnkontinenz** wird anhand des |Nationalen Expertenstandards zur Förderung der Harnkontinenz geplant und durchgeführt.

In der Phase des spinalen Schocks sind Harnblase und Rektum gelähmt, es kommt zu Harn- und Stuhlverhalt. In der Phase der Spastik und Hyperreflexie entwickelt sich entweder eine Reflexblase mit |Reflexinkontinenz oder eine schlaffe Lähmung der Harnblase mit Verhalt (*Überlaufblase*), Mischformen sind möglich.

Die Patientinnen haben kein Gefühl für die Füllung der Blase. Daher wird die Blase zur Entleerung intermittierend und zu festen Zeiten (i. d. R. vierstündlich) katheterisiert. Paraplegikerinnen lernen unter Anleitung die Katheterisierung selbst (*intermittierender Selbstkatheterismus*, ISK). Tetraplegikerinnen ist dies nicht möglich. Hier kann zur Erreichung einer gewissen Selbstständigkeit eine Dauerableitung des Urins sinnvoll sein. In diesen Fällen wird ein suprapubischer Blasenverweilkatheter angelegt.

Liegt ein Spasmus der Blasenmuskulatur (*Detrusorspastik*) vor, wird dieser medikamentös mit Anticholinergika oder auch mit lokalen Botoxinjektionen behandelt. Diese Therapie erfolgt ambulant und muss regelmäßig wiederholt werden.

> ⚠ **Das Triggern (Beklopfen der Blase) wird heute nicht mehr angewendet, da ein Spasmus der Blasenmuskulatur ausgelöst wird und es zur Restharnbildung kommt. Lediglich Betroffene, die bereits langfristig ihre Kontinenz durch Triggern erreichen, führen diese Methode noch durch.**

Wie auch bei der Blasenentleerung ist die Art der Störung der **Stuhlentleerung** von der Höhe der Verletzung abhängig. Liegt die Wirbelsäulenschädigung oberhalb der |Cauda equina, kommt es zu einem so genannten reflexiven Darm mit einer Stuhlentleerungsstörung. Liegt die Schädigung im Bereich der Cauda equina, spricht man vom areflexiven Darm. Die Betroffenen leiden unter spontanem, unwillkürlichem Stuhlabgang (|Stuhlinkontinenz). Ziel der pflegerischen Maßnahmen ist eine geplante, regelmäßige Darmentleerung. Abhängig vom zu beobachtenden Symptom stehen folgende pflegerischen Maßnahmen im Vordergrund:

- Obstipationsprophylaxe
- |Darmstimulation durch Einlauf oder Klistier
- |Unterstützung bei Stuhlinkontinenz

Sexualität

Die meisten von einer Rückenmarksverletzung betroffenen Menschen sind sehr jung und damit im sexuell aktiven und reproduktionsfähigen Alter. Ihre Verletzung hat jedoch einen erheblichen Einfluss auf ihre Sexualfunktion. Ob und in welchem Maße diese geschädigt ist und ob diese Schädigung dauerhaft ist, ist abhängig von der Höhe der Verletzung sowie davon, ob es sich um eine komplette oder inkomplette Querschnittslähmung handelt.

Pflegediagnose

„**Reflexurininkontinenz**

Ein Zustand, bei dem ein Mensch einen unwillkürlichen Urinabgang erfährt, der zu einigermaßen voraussagbaren Zeitabständen auftritt, dann nämlich, wenn eine bestimmte Füllung der Blase erreicht ist."

DOENGES et al.: S. 574

Pflegediagnose

„**Stuhlinkontinenz**
Eine Veränderung der normalen Stuhlgewohnheiten, die durch ungewollte Stuhlentleerung gekennzeichnet ist."

DOENGES et al.: S. 721

Stehen bei Männern Erektions- und Ejakulationsstörungen im Vordergrund, sind Frauen von Erregungs- und |Lubrikationsstörungen betroffen. Betroffene können mit Hilfe verschiedener Verfahren symptomatisch behandelt werden.

Um die Dauer der **Erektion** zu verlängern, kann ein Penisring genutzt werden. Um die (häufig für den Geschlechtsverkehr zu schwache) Erektion zu verstärken, können Medikamente wie z. B. Sildenafil (Viagra®) zum Einsatz kommen.

Die **Ejakulationsstörung** schränkt die Fruchtbarkeit und damit die Möglichkeit, Kinder zu zeugen, erheblich ein. Männer mit Querschnittslähmungen leiden nicht nur darunter, dass es nicht zur Ejakulation kommt, sondern auch unter einer erheblich schlechteren Qualität des Ejakulats. Die Ursachen hierfür sind nicht geklärt. Durch Elektrostimulation können 80 – 100 % aller Männer ejakulieren. Ist die Qualität des Ejakulats für einen Kinderwunsch nicht ausreichend, besteht die Möglichkeit der künstlichen Befruchtung mittels Hodenbiopsie und |intrazytoplasmatischer Spermieninjektion (ICSI).

Es gibt nur begrenzte Behandlungsmöglichkeiten von **Erregungs- und Lubrifikationsstörungen** bei querschnittsgelähmten Frauen. Auch sind diese Behandlungsmöglichkeiten kaum validiert. Bei Wunsch nach Geschlechtsverkehr kann der Einsatz eines Gleitgels die fehlende Lubrifikation ersetzen.

Die sexuelle (Re-)Aktivierung kann in drei Phasen verlaufen:

Phase der Verunsicherung: Fehlende Sensibilität und gestörte Sexualfunktion führen bei den Betroffenen häufig zu einer Ablehnung des gelähmten Körperbereichs, nicht selten zu dessen Vernachlässigung. Durch fehlende oder unrealistische Vorstellungen über die Möglichkeiten der sexuellen Aktivität kommt es nicht selten zur Resignation, unter Umständen gar zum Abbrechen der Paarbeziehung. Pflegende können in dieser Phase durch einen akzeptierend-zuhörenden Gesprächsstil sowie einfache und verständliche Informationen Ängste reduzieren oder unrealistische Vorstellungen korrigieren. Sie können die Betroffenen zu körperlicher Selbsterforschung und einem schrittweisen Neubeginn ihrer sexuellen Aktivität ermutigen.

Phase des Experimentierens: In dieser Phase experimentieren die Betroffenen mit den ihnen verbliebenen körperlichen Möglichkeiten. Gerade Singles tendieren dabei zum Vergleich mit dem „Vorher" und sehen sich in Konkurrenz mit Nichtbehinderten. In einer Paarbeziehung können die betroffenen Menschen individuell befriedigende Lösungen erproben und variieren. Eine stützende Beratung ist jetzt wichtig. Pflegende ermuntern zur Neuorientierung und geben Hinweise zu (medizinisch-technischen) Hilfsmitteln. Folgende Leitgedanken können ein Beratungsgespräch unterstützen:

- Lust statt Leistung
- Zärtlichkeit statt/neben Geschlechtsverkehr
- Kommunikation statt Frustration
- Offenheit statt Angst

Phase des Genießens: Die betroffene Person bzw. das Paar setzt neue Verhaltensweisen und Kommunikationsstrategien so ein, dass die eigene Sexualität genussvoll gelebt werden kann. Die Betroffenen nehmen bei Wünschen und Fragen konkrete Beratungs- bzw. Therapieangebote war (z. B. bei Kinderwunsch).

Lubrikation
Feuchtwerden der Scheide während der Erregungsphase durch Austreten von Gleitflüssigkeit aus den Sekretdrüsen

Intrazytoplasmatische Spermieninjektion
Methode der künstlichen Befruchtung, bei der das Spermium in das Zytoplasma der Eizelle injiziert wird

Pflegediagnose

„Sexualstörung

Eine Veränderung der sexuellen Funktion, die als unbefriedigend, nicht lohnenswert oder unangemessen empfunden wird."

Doenges et al.: S. 681

9.1.3 Die Pflege von Menschen im Wachkoma

Belastungen von Pflegenden und Angehörigen

Die Pflege von Menschen im Wachkoma ist i. d. R. eine Langzeitpflege. Auch wenn es im ersten Jahr noch zu einer Verbesserung des Zustands kommen kann, können Pflegende und Angehörige in den meisten Fällen nur wenige bis keine Erfolge ihrer Arbeit sehen. Gleichzeitig ist die Kommunikation auf das Nonverbale beschränkt. Die Kontaktaufnahme zu den Pflegebedürftigen ist nur bedingt, häufig einseitig möglich.

Nicht selten haben Pflegende und pflegende Angehörige auf Grund der fehlenden Kommunikationsmöglichkeiten mit den Pflegebedürftigen das Gefühl, eine leblose Person zu pflegen. Es kommen Zweifel daran auf, ob sie das richtige tun, oder ob es für die Betroffen nicht doch besser wäre zu sterben. Immer wieder wird im Zusammenhang mit Wachkomapatientinnen auch das Thema |Sterbehilfe diskutiert. Wieder andere Pflegende und Angehörige tendieren dazu, jede – zum Teil unwillkürliche – Bewegung als eine Nachricht oder Botschaft zu interpretieren und vernachlässigen die für sie eigentlich so wichtige innere Distanz. Die meisten Menschen jedoch, die längerfristig mit Menschen im Wachkoma konfrontiert sind, finden einen eigenen Weg des Umgangs mit dieser Situation.

Die genannten emotionalen Belastungen können bei den Pflegenden und Angehörigen zu Resignation führen, eine Haltung, die sich auf die Pflegebedürftigen übertragen und deren Aktivierung vermeiden kann. Daher ist es wichtig, sich soziale Unterstützung zu holen. Dies kann im professionellen Bereich z. B. durch |Supervision geschehen, für Angehörige kann der Austausch in Selbsthilfegruppen hilfreich sein.

Pflegerische Kernaufgaben

Bei der **Körperpflege** stehen neben der Stärkung des körperlichen Wohlbefindens die Förderung und Aktivierung im Vordergrund. Die Hand der betroffenen Person kann zur Waschung geführt werden, insofern die Muskelspannung nicht zu stark ansteigt [Abb. 1]. Um das Schultergelenk nicht zu gefährden, erfolgt die Führung des Arms nur nach vorne, eine seitliche Abduktion sollte vermieden werden. Aspekte des |Bobath-Konzepts, der |Kinästhetik sowie der Basalen Stimulation® sollten in die Körperpflege sowie in alle anderen pflegerischen Maßnahmen eingebunden werden.

Die Mundpflege wird am besten im Sitzen vorgenommen [Abb. 2]. Mit einer Zahnbürste werden Zähne und Zunge von Belägen gereinigt und das Zahnfleisch massiert. Im Vorfeld der Mundpflege kann das Gesicht und die Mundpartie durch leichtes Massieren stimuliert werden, damit die Pflegebedürftigen eher den Mund öffnen. Auch ein den geschmacklichen Vorlieben ausgewähltes „Mundwasser" kann das Zukneifen der Lippen verhindern.

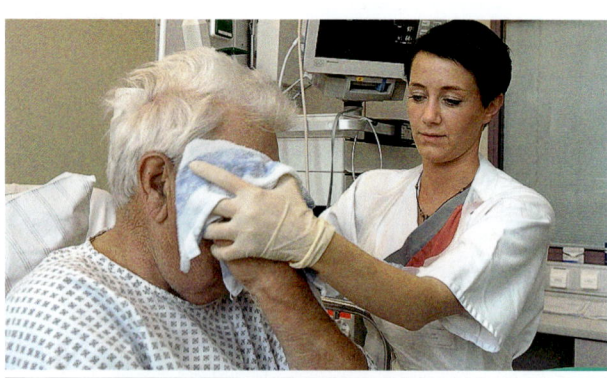

[1] Körperpflege mit Führung der Hand der betroffenen Person

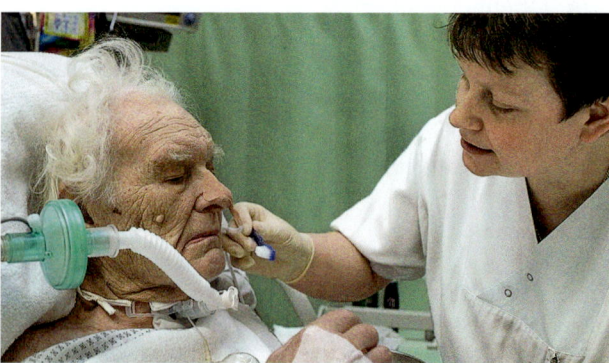

[2] Mundpflege mit einer Zahnbürste im Sitzen

Menschen im Wachkoma können keine willkürlichen Eigenbewegungen durchführen. Daher müssen alle **prophylaktischen Maßnahmen** zur Vermeidung von Immobilitätsschäden durchgeführt werden. Dazu gehören

- Dekubitusprophylaxe
- Kontrakturprophylaxe
- Pneumonieprophylaxe
- Thromboseprophylaxe
- Obstipationsprophylaxe

Pflegediagnose

„**Gefahr eines Immobilitätssyndroms**

Ein Zustand, bei dem die Gefahr von Schädigungen als Folge verordneter oder unvermeidbarer körperlicher Inaktivität besteht."

DOENGES et al.: S. 437

Die **Mobilisation** der Pflegebedürftigen erfolgt regelmäßig. Tagsüber bietet sich die Mobilisation in einem speziellen Rollstuhl an. Die Mobilisation sollte durch zwei Pflegende und/oder mit Hilfsmitteln erfolgen. Ein enger Körperkontakt während der Transfers vermittelt den Betroffenen Sicherheit und kann Spastiken vorbeugen.

Die **Nahrungs- und Flüssigkeitsaufnahme** erfolgt bei den meisten Menschen im Wachkoma über eine |PEG. Durch das häufige starke Schwitzen sowie einen erhöhten Stoffwechsel müssen Kalorien-, Nährstoff- und Flüssigkeitsbedarf individuell berechnet werden. Ein erstes |Schlucktraining kann z. B. mit in Gaze gewickelten Fruchtstücken erfolgen. Es sollte in Zusammenarbeit mit den Ergo- bzw. Physiotherapeutinnen geschehen und in ein Gesamtkonzept eingebettet sein. Konnte die Schluckfähigkeit wiedererlangt werden, kann breiige Kost in der Lieblingsgeschmacksrichtung angeboten werden.

PEG **1** | 244
Schlucktraining | 423
suprapubischer Blasenkatheter **1** | 335

Eine dauerhafte **Harnableitung** ist häufig nicht vonnöten. Ist dies doch der Fall, erfolgt sie über einen |suprapubischen Blasenkatheter. Bei allen anderen Personen reicht eine Inkontinenzversorgung mit Vorlagen, bei Männern ggf. mit einem Kondomurinal aus.

Das Förderkonzept der Basalen Stimulation®

Das Konzept der Basalen Stimulation® basiert auf der Arbeit von Andreas Fröhlich, einem Sonderpädagogen, der in den 1970er Jahren in seiner Arbeit mit geistig mehrfach behinderten Kindern verschiedene kommunikativ orientierte Förderkonzepte entwickelte.

In den 1980er Jahren griff die Krankenschwester und Diplom-Pädagogin Christel Bienstein [Abb. 3] das Konzept der Basalen Stimulation® auf und entwickelte es weiter, um es für die Pflege von Patientinnen mit eingeschränkter Wahrnehmungsfähigkeit zu nutzen. Das Konzept ist bei zu früh geborenen Kindern, bei geistig behinderten, bei gelähmten, desorientierten, apallischen und komatösen Patientinnen unabhängig ihres Alters anwendbar.

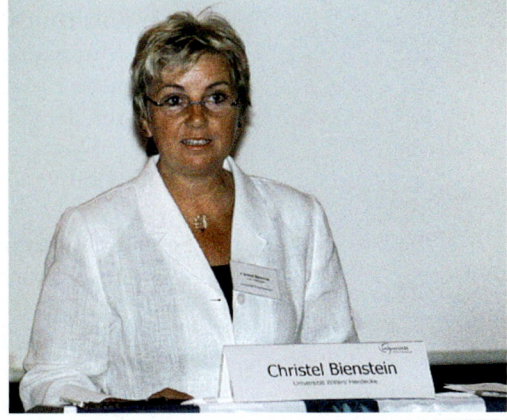

[3]   Christel Bienstein (Universität Witten/Herdecke)

Mit Hilfe der Basalen Stimulation® werden die Sinne des Menschen positiv angeregt. Dies kann z. B. während der Körperpflege, bei der Lagerung und Mobilisation als auch bei der Essensdarreichung erfolgen.

www.basale-stimulation.de
Der Internationale Förderver-
ein Basale Stimulation® e. V.
stellt Informationen zu dem
Konzept bereit und vernetzt
Praktikerinnen, die mit dem
Konzept arbeiten.

Das Konzept der Basalen Stimulation® verfolgt folgende zentrale Ziele:
- Leben erhalten und Entwicklung erfahren
- das eigene Leben (er)spüren
- Sicherheit erleben und Vertrauen aufbauen
- den eigenen Rhythmus entwickeln
- die Außenwelt erfahren
- Beziehungen aufnehmen und Begegnungen gestalten
- Sinn und Bedeutung geben
- das eigene Leben gestalten
- Autonomie fördern und Verantwortung übernehmen

Das Konzept der Basalen Stimulation® beruht auf verschiedenen Annahmen:
- Die Entwicklung der Wahrnehmung verläuft stufenförmig. Dabei bilden die vibratorische, die vestibuläre und die somatische Wahrnehmung die sensorische Basis, die im Gedächtnis gespeichert ist.
- Der Mensch ist ganzheitlich zu sehen.
- Der Mensch regelt seine Ressourcen und Entwicklungsmöglichkeiten selbst.
- Die Leistungsfähigkeit des Gehirns ist abhängig von der Anzahl der Neuronenverknüpfungen und somit vom Ausmaß der Stimulation.
- Die Sinne können stets stimuliert werden.
- Bewusstlose Patientinnen sind nicht gleichzeitig auch wahrnehmungslos.
- Durch |Habituation oder stetige Unterstimulation ist die Wahrnehmungsfähigkeit des Menschen gefährdet.
- Wahrnehmungsgestörte Menschen können nur reagieren, wenn ihre Wahrnehmungsfähigkeit gefördert wird.

Habituation
Gewöhnung

Durch die Basale Stimulation® werden die Betroffenen aktiv, je nach Entwicklungsmöglichkeiten, in den Pflegeprozess eingebunden. Um sie jedoch Gewinn bringend für die Patientin einzusetzen, sollte eine umfassende Anamnese bzgl. ihrer Biografie und ihres Zustandes sowie ihrer Vorlieben und Abneigungen erfolgen. Zudem sollte die Pflegende über empathische Fähigkeiten, Sensibilität, Erfahrung und Selbsterkenntnis verfügen sowie die Angebote der Basalen Stimulation® an der Individualität der Patientin ausrichten.

Anschließend führt die Bezugsperson, dies kann eine Angehörige sein oder aber eine Pflegende, die basalstimulierenden Maßnahmen durch. Dabei sollte sie die Patientin hinsichtlich ihrer Reaktionen gut beobachten. Bei abwehrenden Reaktionen sollte die Stimulation sofort beendet werden, um Negativstimulationen zu vermeiden. Werden diese Maßnahmen regelmäßig und in gleicher Abfolge in den Alltag eingebaut sowie von der gleichen Person durchgeführt, so schafft dies für die Patientin Orientierung und Vertrauen.

Die Stimulation erfolgt auf verschiedenen Ebenen sinnlicher Wahrnehmung.

Somatische Stimulation

Hier steht die Stimulation der Haut, z. B. durch Berühren oder/und Waschen im Zentrum. Ziel ist es, der Patientin Informationen über ihren Körper zu vermitteln. Dabei sollen die Berührungen eindeutig, großflächig und mit konstantem Druck ausgeführt werden.

Bei frühgeborenen Kindern kann durch die |Känguru-Methode ein intensiver Körperkontakt mit den Eltern gefördert werden. Sinnvoll vor und nach allen pflegerischen Maßnahmen ist eine Initialberührung [Abb 1 und 2]. Sie symbolisiert der Patientin sowohl die Begrüßung als auch die Verabschiedung. Känguru-Methode | 274

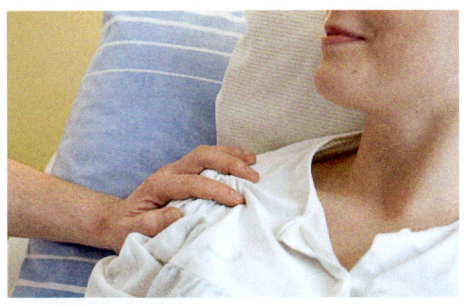

[1]   Initialberührung Erwachsener

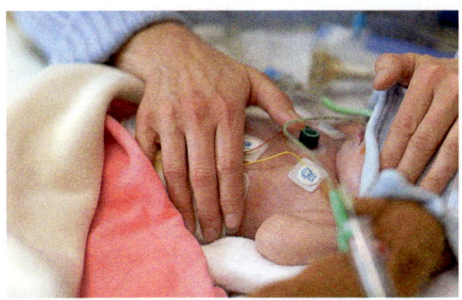

[2]   Initialberührung beim Säugling

Durch Körperwaschungen und Lagerungen können der Patientin ihre Grenzen vermittelt werden.

Bei der Körperwäsche sollten Arme und Beine mit beiden Händen umschlossen, die Körperkonturen nachmodelliert und der Kontakt gehalten werden [Abb. 4 und 5].

Die Körperwäsche kann je nach Waschrichtung (gegen oder mit der Haarwuchsrichtung [Abb. 3]), Wassertemperatur und Waschzusätzen als belebende oder beruhigende Körperwäsche [Tab. 1] erfolgen.

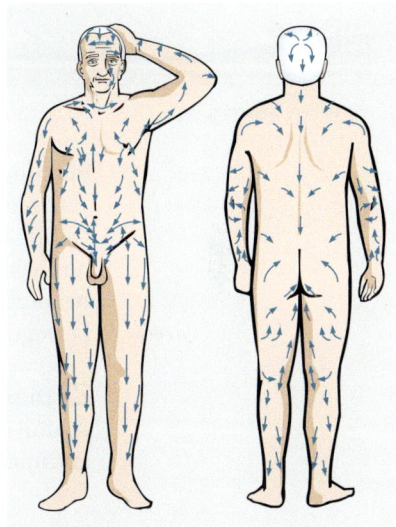

	Belebende Körperwäsche	Beruhigende Körperwäsche
Waschrichtung	gegen die Haarwuchsrichtung	mit der Haarwuchsrichtung
Wassertemperatur	entsprechend der aktuellen Hauttemperatur	37°C – 39°C
Waschzusätze	Pfefferminze, Rosmarin	Lavendel
Kontraindikation	bei Hirnblutungsgefahr	

[Tab. 1] Belebende und beruhigende Körperwäsche

[3]   Haarwuchsrichtungen

⚑ **Bei der Auswahl der Waschzusätze ist darauf zu achten, dass sie hautverträglich sind.**

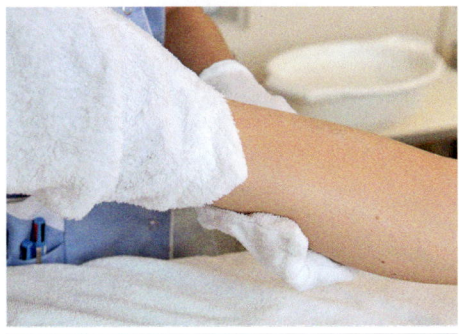

[4]   Nachmodellieren

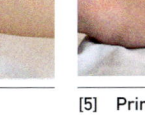

[5]   Prinzip der großflächigen Berührung

Zur Vermittlung der Körpergrenzen sollten umgrenzende Lagerungen – so genannte Nestchen [Abb. 1] – eingesetzt werden. Auch das Bekleiden (z. B. Unterwäsche, Mütze) unterstützt das Bewusstmachen der eigenen Körpergrenzen [Abb. 2]. Generell sollten Lageveränderungen dem natürlichen Bewegungsablauf folgen und durch deutliche Körperimpulse eingeleitet werden.

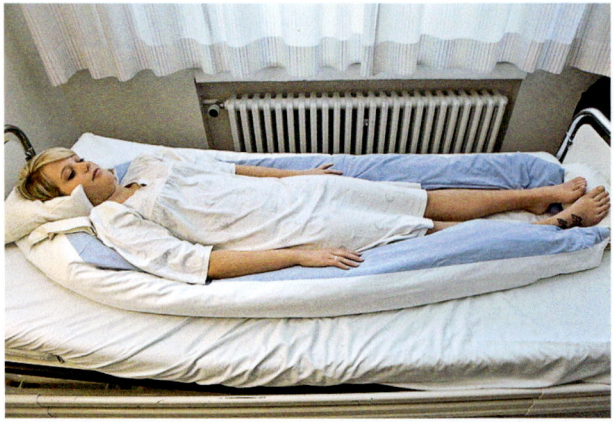

[1] Nestchen-Lagerung

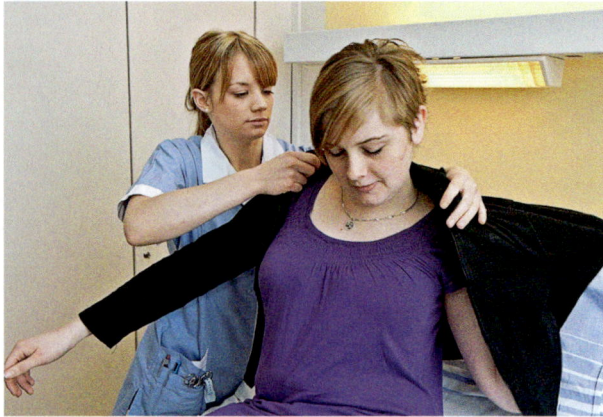

[2] Unterstützung beim Bekleiden

Vibratorische Stimulation

Vibratorische Erfahrungen macht der Mensch bereits im Mutterleib. Sie fördern das Gefühl für den eigenen Körper. In der Basalen Stimulation® werden hierfür vibrierende Gegenstände an Knochenvorsprüngen oder Röhrenknochen angesetzt. Aber auch bei der Känguru-Methode können Kinder Schwingungen erfahren – durch die Atembewegungen der Eltern.

⬇ Durch die Vibration werden Knochen und Gelenke spürbar und die Muskulatur entspannt sich. Diese Maßnahmen sollten nicht bei Hirndruckpatientinnen oder bei Patientinnen mit einer erhöhten Hirnblutungsgefahr Anwendung finden.

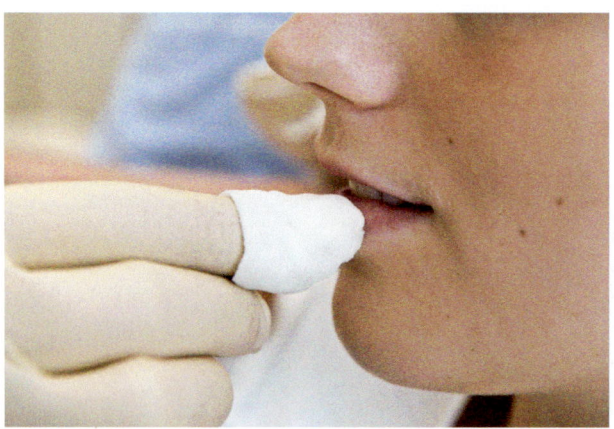

[3] Orale Stimulation

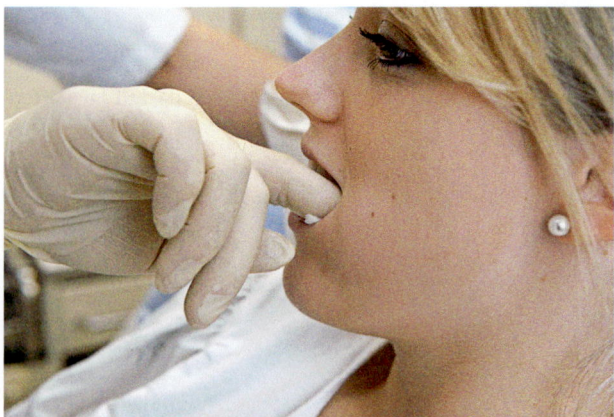

Vestibuläre Stimulation

Hier erfolgt die Stimulation des Gleichgewichtssinns durch regelmäßige Bewegungen der Gelenke oder Lageveränderungen. Bei Kindern kann die vestibuläre Stimulation durch Wiegen, Känguru-Methode oder Schaukelbewegungen erzielt werden.

Orale Stimulation

Diese Form der Stimulation dient der Verbesserung der Mund- und Schluckmotorik. Erfolgen kann sie während der Mundpflege, durch Streichbewegungen an Kiefer oder Lippen oder durch Massage der Wangentaschen oder des Zahnfleisches [Abb. 3]. Bei Frühgeborenen wirken Stillen und des Saugen (z.B. Fingerfeeding) oral stimulierend.

Gustatorische Stimulation

Die gustatorische Stimulation, also die Stimulation über den Geschmackssinn, wird häufig mit der oralen Stimulation kombiniert.

Bei liegender Magensonde oder bei Nahrungskarenz ist die Sensibilität der Geschmacksnerven beeinträchtigt. Um diesem entgegenzuwirken, können kleine Mengen der Lieblingsgetränke und -speisen auf die Zunge aufgetragen werden. Hierbei sollte die Patientin auf Grund der Aspirationsgefahr genau beobachtet werden.

Olfaktorische Stimulation

Durch eine olfaktorische, also den Geruchssinn betreffende Stimulation können Emotionen und Erinnerungen wachgerufen werden. Dazu können vertraute Gerüche z. B. in Form getragener Kleidungsstücke oder eigener Pflegeutensilien eingesetzt werden.

Auditive Stimulation

Über die auditive Stimulation wird der Hörsinn angesprochen. Auditive Reize sind durch die Übertragung von Schwingungen stets mit vibratorischen Reizen kombiniert.

Bei der auditiven Stimulation sollte die umgebende Geräuschkulisse möglichst ruhig gestaltet werden, um Überstimulation und Habituationen zu vermeiden. Als Stimulanzien eignen sich Geräusche mit einem hohen Wiedererkennungswert, wie z. B. bekannte Stimmen von Angehörigen oder geliebte Haustiere, Lieblingsmusik oder Geräusche aus der Heimat (Meeresrauschen, Vogelgezwitscher). Dabei sollte eine Dauerberieselung vermieden und die Kopfhörer immer neben das Ohr der Patientin gelegt werden.

Taktil-haptische Stimulation

Die taktil-haptische Stimulation dient der Anregung der Erinnerung durch das Ertasten bekannter Gegenstände. Dazu werden die Gegenstände von der Patientin ganz in die Hand genommen, umfasst und bewegt. Auch das Ertasten unbekannter Gegenstände, wie Dränagen, Zugänge oder Magensonden dient der besseren Orientierung.

Visuelle Stimulation

Durch visuelle Reize kann der Patientin Orientierung gegeben und eine |Reizdeprivation vermieden werden. Es wird angenommen, dass nach einer längeren Bewusstlosigkeit ähnliche visuelle Entwicklungsschritte durchlaufen werden wie nach der Geburt. Deshalb sollte die visuelle Stimulation stufenweise erfolgen. Um die Patientin vor einer Reizüberflutung zu schützen, ist eine grelle Beleuchtung zu vermeiden. Auch sollten medizinische Apparaturen aus dem Blickfeld der Patientin entfernt werden.

Um einer Reizdeprivation entgegen zu wirken, sollten in den Krankenzimmern die Wände mit Bildern dekoriert werden. Weiterhin können Mobiles oder persönliche Bilder eingesetzt werden. Auch durch Umlagerung oder durch Raumwechsel können neue visuelle Reize geschaffen werden. Bei der visuellen Stimulation sollte darauf geachtet werden, dass Patientinnen mit einer Sehschwäche ihre Brille oder Kontaktlinsen tragen.

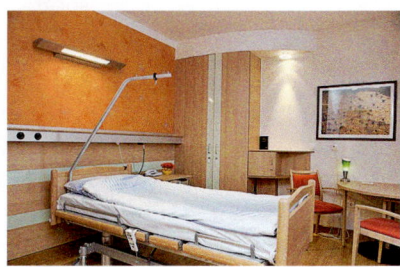

[4] Stimulierend, doch nicht reizüberflutend gestaltetes Patientenzimmer

Deprivation
Entbehrung, Mangel

9.2 Medizinischer Bezug

9.2.1 Anatomische Grundlagen

Innervation des Bewegungs-
apparates **1** | 189
Nervengewebe **1** | 432
Entwicklung und Anteile
des zentralen Nervensystems
1 | 434

Aufbau und Funktion des Rückenmarks

Das Rückenmark ist Teil des zentralen Nervensystems (ZNS). Ausgehend vom Hirnstamm verläuft es innerhalb des Wirbelkanals zwischen dem Foramen magnum bis zum 1.–2. Lendenwirbelkörper (LWK). Es ist ca. 45 cm lang und hat einen Durchmesser von ca. 1–1,5 cm. Das Rückenmark setzt sich aus 31 Segmenten zusammen. Sie bestehen jeweils aus Nervenwurzeln und grauer Substanz und werden nach den Austrittstellen der Spinalnerven aus der Wirbelsäule gegliedert:

- **Hals- oder Zervikalmark** (*Pars cervicalis*): 8 Segmente (C1–C8)
- **Brust- oder Thorakalmark** (*Pars thoracica*): 12 Segmente (T1–T12)
- **Lenden- oder Lumbalmark** (*Pars lumbalis*): 5 Segmente (L1–L5)
- **Kreuz- oder Sakralmark** (*Pars sacralis*): 5 Segmente (S1–S5)
- **Schwanz- oder Kokzygealmark** (*Pars coccygis*): rudimentär

Das Rückenmark enthält ähnlich dem Gehirn graue und weiße Substanz. Die **graue Substanz**, die aus Nervenzellkörpern besteht, liegt innen und hat im Querschnitt die Form eines Schmetterlings. Den vorderen, breiteren Flügelteil nennt man Vorderhorn (*Cornu anterius*), hier treten die motorischen Nervenfasern mit dem 2. |Motoneuron aus. Im hinteren Teil, dem Hinterhorn (*Cornu posterius*), treten die sensiblen Nerven ein. Die beiden Schmetterlingsflügel werden durch eine Querverbindung (*Commissura grisea*) miteinander verbunden, darin verläuft der Zentralkanal (*Canalis centralis*), der mit Nervenwasser (*Liquor cerebrospinalis*) gefüllt ist.

> **Motoneurone**
>
> efferente Nervenzellen, welche die Muskulatur innervieren; die Zellkörper der ersten (= oberen) Motoneurone liegen in der motorischen Großhirnrinde, die Zellkörper der zweiten (= unteren) Motoneurone liegen im Rückenmark.

Die **weiße Substanz** liegt im Rückenmark außen. Darin ziehen die aufsteigenden sensiblen Fasern zum Gehirn sowie die absteigenden motorischen Fasern der |Pyramidenbahn. Die weiße Farbe kommt von der Myelinisierung der Axone.

Die **Spinalnerven** (Rückenmarksnerven) setzen sich aus der vorderen Wurzel (motorische, afferente Bahnen) und der hinteren Wurzel (sensible, efferente Bahnen) zusammen. Die sensiblen Nervenfasern der hinteren Wurzel bilden einen Nervenknoten (*Spinalganglion*) zur Umschaltung von einer Nervenzelle auf die nächste. Da das Rückenmark im Wirbelkanal nur bis etwa 1. LWK reicht, verlaufen die zum peripheren Nervensystem gehörenden Spinalnerven im Wirbelkanal nach unten, bis sie durch die Zwischenwirbellöcher austreten und von dort in die Körperperipherie ziehen.

Pyramidenbahn **1** | 437

Unterhalb des 2. LWK findet sich der Pferdeschweif (*Cauda equina*), [Abb. 1 | S. 164], ein Bündel von Spinalnerven, das die untere Extremität sowie den Uro-Genitalbereich versorgt.

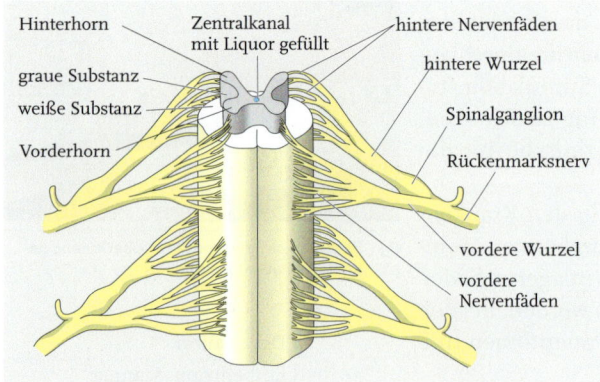

[1] Aufbau des Rückenmarks

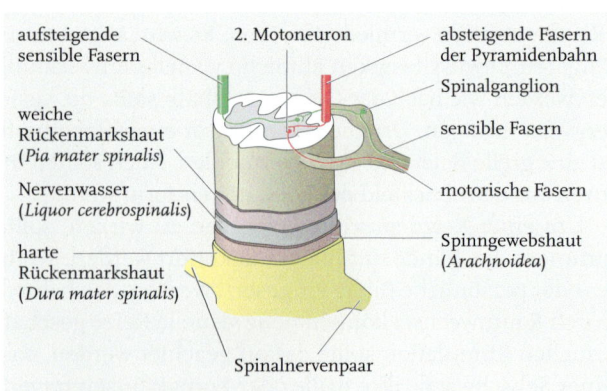

[2] Rückenmark und Rückenmarkshäute

Das gesamte Rückenmark wird von den **Rückenmarkshäuten** (Fortsetzung der Hirnhäute) umgeben [Abb. 2]:

- harte Rückenmarkshaut (*Dura mater spinalis*)
- Spinngewebshaut (*Arachnoidea*)
- weiche Rückenmarkshaut (*Pia mater spinalis*)

Zwischen der Arachnoidea und der Pia mater befindet sich im so genannten Subarachnoidalraum die Rückenmarksflüssigkeit (*Liquor cerebrospinalis*).

Die Bereiche auf der Körperoberfläche, die die sensiblen Empfindungen der Haut an das Rückenmark vermitteln, entsprechen den Rückenmarkssegmenten und werden **Dermatome** genannt [Abb. 3]. Die sensiblen Empfindungen der Kopfhaut werden an die Hirnnerven weitergeleitet.

Gehirn- und Rückenmarksflüssigkeit und Ventrikelsystem

Die Gehirn- und Rückenmarksflüssigkeit **Liquor cerebrospinalis** wird in Adergeflechten (*Plexus choroideus*) der Ventrikel gebildet und durch Venen bzw. außerhalb des ZNS durch Lymphgefäße resorbiert. Der Liquor umspült Gehirn und Rückenmark und besteht aus Eiweiß, Zucker, Elektrolyten, Enzymen sowie T- und B-Lymphozyten. Erwachsene verfügen über 120–200 ml farblosen, klaren Liquor, täglich werden 500–700 ml Liquor neu gebildet und abgeleitet.

Der Liquor schützt Gehirn und Rückenmark, indem er bis zu einem gewissen Grad mechanische Stöße abfängt und durch seine Immunzellen vor Infektionen bewahrt. Die **Blut-Liquor-Schranke** (BLS) ist eine physiologische Barriere zwischen dem Blutkreislauf und dem Liquorsystem des Gehirns. Wasser und gelöste Gase wie Sauerstoff und Kohlenstoffdioxid können durchtreten, Elektrolyte nur vereinzelt, für große Moleküle ist die BLS gänzlich undurchlässig. Die BLS darf nicht mit der **Blut-Hirn-Schranke** verwechselt werden, die das Blut vom Nervengewebe des Gehirns trennt.

Im Gehirn liegt das Liquorbildungs- und Transportsystem in Form von **vier Hirnventrikeln**, die untereinander in Verbindung stehen [Abb. 4]:

- zwei Seitenventrikel (*Ventriculi laterales*) im Großhirn
- der dritte Ventrikel (*Ventriculus tertius*) im Zwischenhirn
- und der vierte Ventrikel (*Ventriculus quartus*) im Rautenhirn

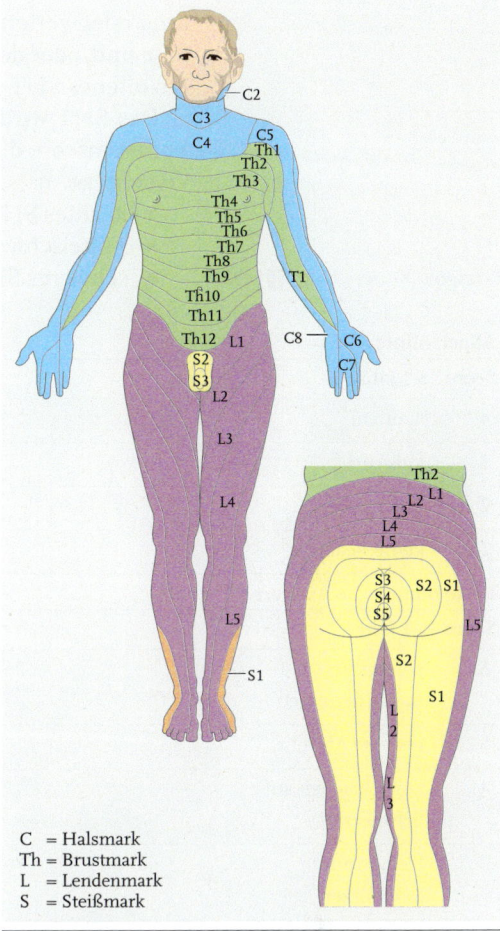

C = Halsmark
Th = Brustmark
L = Lendenmark
S = Steißmark

[3] Dermatome
Über den Sensibilitätsverlust der Dermatome kann bei einem Querschnittssyndrom auf die Höhe der Läsion geschlossen werden.

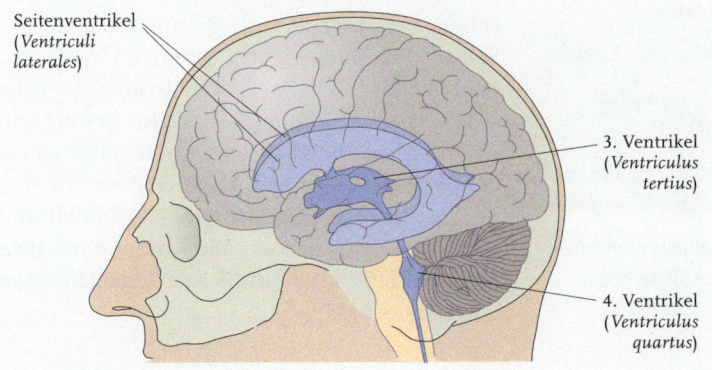

[4] Lage der Hirnventrikel

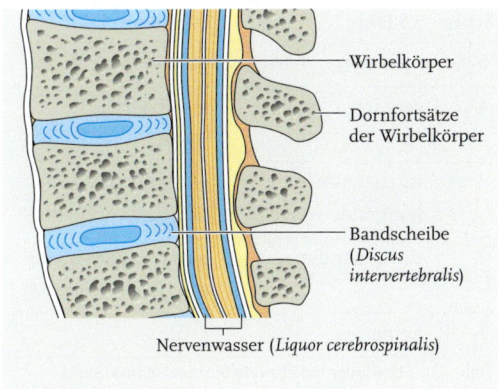

[5] Rückenmarkskanal

9.2.2 — Folgen traumatischer Unfälle

Schädel-Hirn-Trauma

Definition und Epidemiologie

Ein Schädel-Hirn-Trauma (SHT) ist die Folge einer Gewalteinwirkung, die zu einer Funktionsstörung und/oder Verletzung des Gehirns geführt hat und mit einer Prellung oder Verletzung des knöchernen Schädels und/oder der Kopfschwarte, der Gefäße und/oder der Dura verbunden sein kann. Ist gleichzeitig die Dura gerissen, liegt ein offenes SHT vor.

Das SHT wird klassischerweise in drei Schweregrade eingeteilt, die sich auf den Summenscore der |Glasgow-Koma-Skala beziehen, bei Kindern in der modifizierten Version [Tab. 1]:

- leichtes SHT: **13 – 15 Punkte**
- mittelschweres SHT: **9 – 12 Punkte**
- schweres SHT: **3 – 8 Punkte**

Glasgow-Koma-Skala **1** | 430

Diese Einteilung ist wegen Schwächen in Reliabilität und Validität inzwischen umstritten. Wichtiger erscheint eine Verlaufseinschätzung durch engmaschige Untersuchungen zu sein, da der Verlauf sehr variabel sein kann und sich die Behandlung am aktuellen Befund ausrichten muss.

> ⚠ **Die frühere Einteilung nach zerebraler *commotio* (Erschütterung), *contusio* (Prellung) und *compressio* (Quetschung) ist heute nicht mehr üblich.**

Weiterhin werden primäre von sekundären Hirnschäden unterschieden. Primäre Hirnschäden entstehen im Augenblick der Gewalteinwirkung (z. B. irreversibel zerstörte Zellen, reversibel funktionsgestörte Neurone). Sie können eine ganze Kaskade von Reaktionen auslösen, die zu sekundären Schäden führen (z. B. Hirndruckerhöhung).

Das SHT ist in den Industrienationen die häufigste Todesursache der 15- bis 30-Jährigen. In Deutschland erleiden etwa 200 000 Menschen pro Jahr ein SHT unterschiedlicher Schwere (ca. 91 % leicht, 4 % mittel, 5 % schwer), die Mortalität liegt bei ca. 1 %. In 40 % der Fälle sind Verkehrsunfälle die Ursache, gefolgt von Unfällen im Haushalt, am Arbeitsplatz sowie bei Freizeitaktivitäten. Das SHT ist im Kindesalter die Hauptursache für Morbidität und Mortalität. 2005 erlitten 350 Kinder ein schweres SHT. 80 % aller kindlichen Todesfälle sind Folge eines SHT.

Augen öffnen

Score	>1 Jahre		<1 Jahre
4	spontan		spontan
3	auf Anruf		auf Schreie
2	auf Schmerz		auf Schmerz
1	keine Reaktion		keine Reaktion

Beste motorische Antwort

Score	>1 Jahr		<1 Jahre
6	befolgt Aufforderungen		spontane Bewegungen
5	gezielte Abwehr		gezielte Abwehr
4	zurückziehen auf Schmerzen		zurückziehen auf Schmerzen
3	Flexion auf Schmerzen		Flexion auf Schmerzen
2	Extension auf Schmerzen		Extension auf Schmerzen
1	keine		keine

Beste sprachliche Antwort

Score	>5 Jahre	2 – 5 Jahre	<2 Jahre
5	orientiert	verständliche Worte	plappernde Sprache
4	verwirrt	unverständliche Worte	Schreien, aber tröstbar
3	unzusammenhängende Worte	persistierendes untröstbares Schreien	persistierendes untröstbares Schreien
2	unverständlich	Stöhnen oder unverständliche Worte	Stöhnen oder unverständliche Worte
1	keine	keine	keine

[Tab. 1] Für Kinder modifizierte Glasgow-Koma-Skala

Symptome

Einige Symptome treten erst nach einer Latenzzeit von bis zu 48 h auf. Man unterteilt die Symptome in

- **subjektive Störungen** (Kopfschmerzen, Benommenheit, Übelkeit, Schwindel, Doppelbilder und Schwerhörigkeit),
- **objektive Verletzungszeichen** des Kopfes (Schwellungen, Wunden mit Austritt von Blut, Liquor oder Hirngewebe, Deformitäten des Schädels, Blutungen aus Mund, Nase oder Ohr, Brillen- oder Monokelhämatom, Hämatombildung hinter dem Ohr) sowie
- Hinweise auf eine **Schädigung des Nervensystems** (z. B. Amnesie, |Bewusstseinsstörungen, Erbrechen, Lähmungen, Krämpfe).

Bewusstseins-
störungen **1** | 430

Knöcherne Verletzungen treten in Form von Schädeldachbruch, Schädelbasisbruch und Gesichtsschädelfraktur auf. Pupillendifferenz und zunehmende Bewusstseinsstörungen gelten als besondere Warnzeichen, da sie auf eine |intrakranielle Blutung hinweisen können.

intrakranielle Blutung | 300

Kindstypische Symptome eines SHT (selten mit Latenzzeit) sind

- vorgewölbte, gespannte Fontanelle,
- Erbrechen,
- Anfälle,
- Papillenödem,
- Vigilanzminderung sowie
- unklarer Hb-Abfall.

Schädelfrakturen sind bei Kindern, Kleinkindern und Säuglingen selten, da die Schädelnähte noch nicht verknöchert und der Schädel damit elastischer ist. Es handelt sich dann um lineare Frakturen, Ping-Pong-Ball-Frakturen (mit nach innen gewölbter Kalotte) oder – bei Säuglingen und Kleinkindern – wachsende Frakturen. Die wachsenden Frakturen fallen oft erst Wochen oder Monate nach dem Trauma durch pulsierende Raumforderungen, eine eingesunkene Kalotte und/oder neurologische Defizite auf.

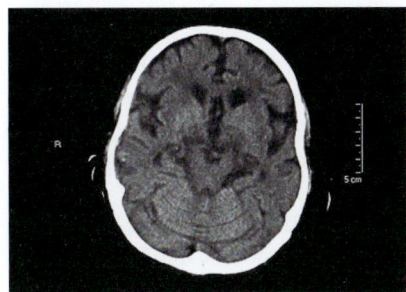 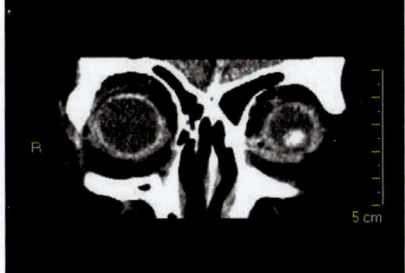 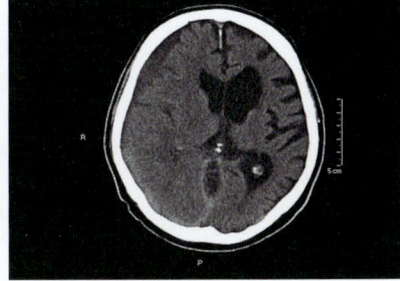

[1] Schädel-Hirn-Trauma mit Fraktur und Blutung   [2] Orbitadachfraktur   [3] Hirnödem und Blutung

Pathogenese

Bei Gesunden besteht ein physiologisches Gleichgewicht zwischen Hirnmasse, intrakraniellem Blutvolumen und Liquor. Zu Funktionsstörungen kommt es, wenn

- eine dieser drei Komponenten zunimmt (z. B. Blut tritt ins Gewebe ein),
- eine vierte Komponente hinzukommt (z. B. Fremdkörper) oder
- eine dieser Komponenten abnimmt (z. B. Liquor tritt aus).

Die Folgen sind abhängig vom geschädigten Hirnareal. Gefürchtete Komplikationen sind Hirnblutungen und Hirnödeme bzw. Erhöhung des intrakraniellen Drucks (Hirndruck).

Diagnostik

Da viele Patientinnen mit Schädel-Hirn-Traumen Unfälle erlitten haben, richten sich die diagnostischen Maßnahmen auch auf alle anderen möglichen Verletzungen (z. B. Frakturen der Extremitäten, Blutungen im Bauchraum). Zur Diagnostik des SHT gehören

- Kontrolle der Vitalzeichen und des Bewusstseins sowie Anamnese (v. a. auch Medikamentenanamnese hinsichtlich blutgerinnungshemmender Mittel),
- Kontrolle des neurologischen Status (Bewusstseinszustand, Pupillenfunktion, motorische Funktionen der Extremitäten, Hirnnervenfunktion, Koordination und Sprachfunktion),
- bildgebende Verfahren vom Schädel (Röntgen, möglichst CT, MRT bei speziellen Indikationen) sowie
- |Hirndruckmessung [Abb. 1] bei Bewusstlosigkeit.

Hirndruckkontrolle | 427

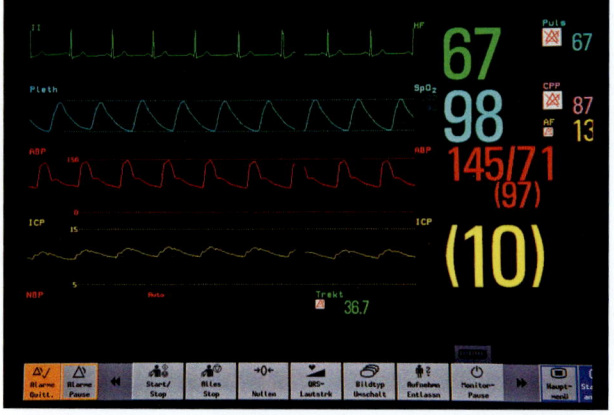

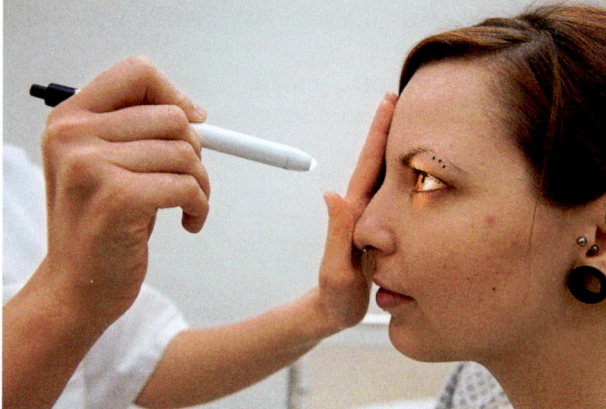

[1] Monitoring der Patientin: Herzfrequenz (grün), Sauerstoffsättigung (hellblau), Blutdruck (rot), intrakranieller Druck (gelb Mitte), Atemfrequenz (gelb rechts) und Körpertemperatur

[2] Kontrolle der Pupillenfunktion

Therapie

Am **Unfallort** werden alle |Erste-Hilfe-Maßnahmen durchgeführt. Der Kreislauf wird stabilisiert, mögliche Blutungen gestillt. Bei Bewusstlosigkeit wird so schnell wie möglich |intubiert, um die Sauerstoffversorgung des Gehirns zu gewährleisten. Die arterielle Sauerstoffsättigung sollte nicht unter 90 % sinken, um spätere Komplikationen zu vermeiden.

Erste-Hilfe-Maß-
nahmen ▮ | 811
Intubation ▮ | 829

Im Krankenhaus werden zuerst alle lebensbedrohlichen Verletzungen therapiert. Wache Patientinnen werden i. d. R. 24 Stunden überwacht (regelmäßige Vitalzeichenkontrolle und neurologische Untersuchung). Bewusstlose Patientinnen werden auf der intensivmedizinischen Station (möglichst einer neurologischen Abteilung) versorgt. Dort werden Kreislauf und Atmung stabilisiert, und es finden engmaschige neurologische Kontrollen statt. Eine chirurgische Intervention ist nötig bei

- Impressionsfrakturen,
- offenen Schädel-Hirn-Verletzungen,
- intrakraniellen Blutungenn und
- posttraumatischem Hirnödem.

Komplikationen

Nach einem Schädel-Hirn-Trauma entwickeln sich relativ häufig intrakranielle Hämatome und/oder ein Hirnödem mit nachfolgender intrakranieller Drucksteigerung. Oft sind diese Folgeerscheinungen Ursache dauerhafter Schädigung (z. B. Wachkoma) oder führen zum |Hirntod.

Hirntod | 74

Trepanation
Öffnung der Schädeldecke

	Pathophysiologie	Symptome	Therapie/Prognose
epidurales Hämatom	▪ traumatisch bedingte Blutung zwischen knöchernem Schädel und Dura mater durch Zerreißen der A. meningea	▪ Hirndrucksteigerung, herdförmige Ausfallerscheinungen, herdseitige Pupillenerweiterung, Bewusstseinstrübung/Bewusstlosigkeit, Hemiparese	▪ sofortige Operation (Trepanation): Hämatom ausräumen und Blutung stoppen ▪ Bei sofortiger OP überleben etwa 70 %, davon 20 % mit bleibenden Schäden.
subdurales Hämatom 	▪ Blutung zwischen Dura mater und Hirnoberfläche durch Abriss der Brückenvenen	▪ bei akutem Geschehen häufig primäre Bewusstlosigkeit und einseitig erweiterte Pupille ▪ bei chronischem Verlauf Auftritt der Symptome nach einigen Tagen	▪ Bei akutem Geschehen, auch bei sofortiger Notoperation, beträgt die Letalitätsrate etwa 70 %. ▪ bei chronischem Geschehen und Stellen der Diagnose Trepanation des Schädels mit guter Prognose
subarachnoidales Hämatom 	▪ akut auftretende Blutung im Bereich der Arachnoidea ▪ selten bei Traumen, häufiger durch geplatzte Aneurysmen	▪ plötzlich auftretender, vernichtender Kopfschmerz mit Nackensteifigkeit ▪ Bewusstseinseintrübung nach wenigen Minuten bis Stunden	▪ bei – selten möglicher – sofortiger OP geringe Heilungschancen, sonst hirnorganisches Psychosyndrom, Hemiplegie, Wachkoma oder Tod
intrazerebrales Hämatom 	▪ Einblutung in das Hirngewebe, bes. Frontal- und Temporallappen ▪ häufigste neuropathologische Läsion nach schweren, SHT ▪ auch ohne Trauma als hämorrhagischer Apoplex	▪ unspezifische Symptomatik ▪ zunehmende Bewusstseinstrübung	▪ konservativ ▪ Prognose abhängig von Ausdehnung, Letalität und Sekundärschäden hoch
Hirnödem 	▪ intrakranielle Drucksteigerung durch Blutung, Schwellung, gestörten Liquorabfluss	▪ Kopfschmerz, Schwindel ▪ Übelkeit, Erbrechen ▪ Stauungspapille ▪ Bewusstseinsstörungen ▪ bei Einklemmung des Hirnstammes Sehstörungen und/oder Singultus	▪ Oberkörper hochlagern (15 – 30°) ▪ operative Entlastung (z. B. Liquordränage, Trepanation)

[Tab. 1] Komplikationen eines Schädel-Hirn-Traumas

1 Punkt	Patientin ist verstorben
2 Punkte	Wachkoma (apallisches Syndrom)
3 Punkte	schwer behindert und pflegebedürftig
4 Punkte	mäßig behindert, gering pflegebedürftig
5 Punkte	keine oder minimale Behinderung

[Tab. 1] Glasgow-Outcome-Scale

Rehabilitation

Je jünger die Patientin, je höher ihr Wert auf der Glasgow-Koma-Skala und je früher die Rehabilitation einsetzt, umso besser ist die Prognose nach einem SHT. Dagegen verschlechtert sich die Prognose bei diffuser Hirnschädigung, erhöhtem intrakraniellem Druck und Hypoxie.

Die **Glasgow-Outcome-Scale** bewertet die neurologische Erholung nach einem SHT [Tab. 1].

Rückenmarkverletzungen

Definitionen

Bei einem Querschnittssyndrom liegen Lähmungen mit dem Ausfall motorischer, sensibler und vegetativer Funktion unterhalb der Schädigung vor. Die Schädigung kann hierbei komplett oder inkomplett sein. Ein Rückenmarks- bzw. Querschnittssyndrom entsteht durch eine Unterbrechung der Nervenleitung im Rückenmark. Ursache können Verletzungen des Rückenmarks, mechanische Faktoren (z. B. Tumoren, Bandscheibenvorfall, Fehlbildungen (z. B. Spina bifida)) oder vaskuläre Faktoren (z. B. Spinalis-Anterior-Syndrom) sowie andere Erkrankungen (z. B. Multiple Sklerose) sein.

Verletzungen am Rückenmark treten v. a. durch Frakturen der Wirbelsäule auf, sie können offen oder gedeckt sein. Die (seltene) offene Rückenmarkverletzung entsteht durch Stich- oder Schussverletzungen, die gedeckte durch Unfälle. Da sowohl motorische als auch sensible Nervenbahnen durch den Rückenmarkskanal laufen, kommt es in der Folge der Verletzungen zu sensiblen und/oder motorischen Funktionsausfällen.

Bei einer inkompletten Durchtrennung bleiben bestimmte auf- oder absteigende Bahnen erhalten (*Parese*). Dies kann sowohl motorische als auch sensible Nervenbahnen betreffen. Bei einer kompletten Durchtrennung sind alle ab- und aufsteigenden motorischen und sensiblen Bahnen vollständig unterbrochen (*Plegie*).

Welche Funktionen ausfallen, ist abhängig von der Höhe der Verletzung. Bildlich gesprochen kommt es zu einem queren Schnitt durch den Rumpf des Körpers, daher spricht man im Deutschen von einer Querschnittslähmung. Als Tetraplegie/-parese („hoher Querschnitt") bezeichnet man die Lähmung aller vier Extremitäten, die durch eine Schädigung des Halsmarks entsteht. Bei einer Paraplegie/-parese („tiefer Querschnitt") sind ausschließlich die Beine durch eine Schädigung des Brust-/Lendenmarks betroffen. Zu einer Blasen- und Mastdarmlähmung kommt es bei allen Plegien, sie kann jedoch auch bei Paresen auftreten.

Bei einer Erschütterung/Prellung des Rückenmarks (*Commotio spinalis*) kommt es unmittelbar im Anschluss an ein stumpfes Rückentrauma zu einem Querschnittssyndrom. Die neurologischen Ausfälle bilden sich jedoch spontan innerhalb von Minuten vollständig zurück. Bei einer Quetschung des Rückenmarks (*Contusio spinalis*) mit ausgedehnten strukturellen Schädigungen der Rückenmarkssubstanz (teilweise mit Blutungen) kommt es zum teilweisen oder vollständigen Querschnittssyndrom, das sich im Allgemeinen nicht oder nur partiell zurückbildet.

Bei Rückenmarkskompressionen (*Compressio spinalis*) können Ödeme und Blutungen, verursacht z. B. durch Prellungen/Quetschungen, zu reversiblen Funktionsausfällen führen. Gefürchtet sind allerdings Kompressionen, die zu einer kritischen Drosselung der Blutzufuhr führen. Hierdurch kann es zur Gewebeazidose und in der Folge zum Untergang des Rückenmarksgewebes kommen.

Epidemiologie

In Deutschland erleiden jährlich ca. 80 000 Menschen eine traumatische Rückenmarksverletzung, das entspricht einer Inzidenz von 0,1 %. Die Inzidenz der Querschnittslähmungen wird in Deutschland auf ca. 0,01 % geschätzt, davon werden zwei Drittel durch Unfälle verursacht. Der Anteil der Männer liegt bei den traumatisch verursachten Querschnittslähmungen bei 70 %. Der Altersdurchschnitt beträgt 40 Jahre, der Anteil der Kinder nur 1 %.

Symptome

Ausfallerscheinungen von Muskeln sowie Sensibilitätsverlust können über die Zuordnung zu Kennmuskeln und |Dermatomen Aufschluss über die Höhe der Rückenmarksläsion oder die betroffene Nervenwurzel geben [Tab. 2].

Dermatome | 615

Höhe der Läsion	Kennmuskel/-muskelgruppe	Symptome
C 1	kurze Nackenmuskeln	Sensibilitätsverlust im Nacken
C 4	Zwerchfell	Parese des Zwerchfells
C 5	M. deltoideus	sensibler Ausfall seitlicher Oberarm bis Ellenbogen
C 6	M. biceps brachii	Parese des Bizeps, Verlust des Bizepssehnenreflex und Beugung im Ellenbogen
C 7	M. triceps brachii	Parese des Trizeps, Verlust des Trizeopssehenenreflex und Streckung im Ellenbogen
C 8	M. abductor digiti minimi, Fingerbeuger	Atrophie des Kleinfingerballens, Parese der Fingerbeuger
Th 1	Mm. interossei palmares und dorsales	Sensibilitätsverlust der Achselhöhle bis zum Ellenbogen
Th 4		Sensibilitätsausfälle unterhalb der Mamillen
Th 10		Sensibilitätsausfälle unterhalb des Nabels
L 1, 2	M. iliopsoas	Beugung in der Hüfte, Heben des Beines im Liegen
L 3	M. quadriceps femoris	Verlust der Streckung im Kniegelenk
L 5	M. extensor hallucis longus, langer Großzehenstrecker M. extensor hallucis brevis, kurzer Großzehenstrecker	Verlust der Streckung der Großzehe
S 1	Mm. peronaei, M. gastrocnemius	Verlust der Hebung des Fußes, der Beugung der Fußsohle
S 2, 3	kurze Fußmuskeln	Bewegung der Zehen eingeschränkt
S 2–5		Sensibilitätsausfälle im Bereich des „Reithosenareals"
S 4	M. sphincter ani externus	keine willkürliche Defäkation möglich
Kaudasyndrom		Sensibilitätsstörungen der Beine, Verlust der Sensibilität um den Anus, Kontinenzprobleme, Erektionsprobleme

[Tab. 2] Zuordnung der Läsionshöhe zu neurologischen Ausfällen

Lähmungen treten unterhalb der Rückenmarksläsion auf. Im Akutstadium handelt es sich um eine schlaffe Lähmung, die sich im Verlauf zu einer spastischen Lähmung entwickelt. **Sensibilitätsausfälle** betreffen alle Qualitäten (z. B. Vibration, Schmerz, Temperatur).

Harninkontinenz tritt bei Schädigungen im oder über dem Bereich des Brust- und oberen Lendenmarks auf. Die willkürliche Kontrolle über die Blasenfunktion ist nicht mehr möglich. Im weiteren Verlauf kann sich jedoch ein |Reflexbogen herausbilden, durch den es zu einer unwillkürlichen, aber regelmäßigen Miktion kommt (|Reflexinkontinenz). Bei Schädigungen unterhalb des Lendenmarks kommt es zu einer schlaffen Blasenlähmung, da kein Reflexbogen aktiviert werden kann. Es entsteht eine |Überlaufinkontinenz.

Stuhlinkontinenz tritt analog zur Harninkontinenz auf. Bei einer höheren Rückenmarksschädigung bildet sich ein Reflexbogen aus, während bei einer tiefen Schädigung die an der Defäkation beteiligten Muskeln schlaff gelähmt sind.

Reflexbogen [1] | 193
Reflexinkontinenz [1] | 356
Überlaufinkontinenz [1] | 356

⚠ **Bei einer schlaffen Para- oder Tetraparese/-plegie kann es zum Stuhlverhalt und paralytischem Ileus kommen.**

Auch das Zentrum für die **Sexualfunktion** liegt im Rückenmark. Bei einer Schädigung im oberen Rückenmarksbereich kann die Bildung eines Reflexbogens eine funktionelle Erektion des Penis bzw. der Klitoris bei lokaler Stimulation ermöglichen, die sexuelle Erregungsempfindung ist jedoch gestört. Bei tiefer liegenden Schädigungen ist keine Erektion möglich.

Die genannten Symptome entwickeln sich teilweise nach dem akuten Geschehen. Daher unterscheidet man im Verlauf den spinalen Schock als akute Reaktion auf eine massive Rückenmarkschädigung von einer spastischen Querschnittlähmung, die sich im Laufe einiger Wochen bis Monate nach dem traumatischen Geschehen bildet.

	Spinaler Schock	Spastische Querschnittlähmung/ Phase der Hyperreflexie und Spastik
Symptome	▪ Hypästhesie oder Anästhesie unterhalb des Querschnittniveaus ▪ schlaffe, hypotone Plegie der Muskulatur ▪ Areflexie ▪ schlaffe Lähmung von Blase und Darm mit Überlaufblase und Subileus	▪ spastische Muskeltonuserhöhung ▪ gesteigerte Muskeleigenreflexe (*Hyperrreflexie*) ▪ pathologische Reflexmuster („Pyramidenbahnzeichen" wie |Patellarsehnen- und Achillessehnenklonus, |Knips- und |Trömner-Zeichen an den Händen, |Babinski, |Gordon, |Oppenheim – Zeichen an den Füßen)

Diagnostik

Zur Diagnostik von Rückenmarksverletzungen findet bereits am Unfallort eine erste schonende neurologische Untersuchung statt, die ggf. Aufschluss über die Höhe der Rückenmarksläsion geben kann. Es werden alle Vitalfunktionen bestimmt, unter besonderer Berücksichtigung der Atemfunktion (mögliche Schädigung des Atemzentrums) und der Körpertemperatur (mögliche Hyperthermie).

Abhängig vom Allgemeinzustand der Patientin wird eine Fremd- bzw. Eigenanamnese zum Unfall aufgenommen, um die Art der zu erwartenden Verletzung einschätzen zu können (z. B. Kompressionsverletzung). Es schließt sich nach Einweisung ins Krankenhaus eine umfassende neurologische Untersuchung (u. a. Überprüfung von Sensibilität, Reflexen) an. Bildgebende Verfahren, wie z. B. ein CT, werden zur Sicherstellung des Läsionsniveaus sowie der Objektivierung von Höhe, Ausmaß und Art der Rückenmarkschädigung durchgeführt.

Therapie

Am Unfallort werden alle \|Erste Hilfe-Maßnahmen durchgeführt. Der Kreislauf wird stabilisiert, mögliche Blutungen gestillt und ggf. Frakturen der Extremitäten ruhig gestellt. Bei Bewusstlosigkeit oder Ateminsuffizienz wird so schnell wie möglich intubiert, um die Sauerstoffversorgung des Gehirns zu gewährleisten.

Im Krankenhaus werden zuerst alle lebensbedrohlichen Verletzungen therapiert. Wache Patientinnen werden i. d. R. 24 Stunden überwacht (regelmäßige Vitalzeichenkontrolle und neurologische Untersuchung). Bewusstlose Patientinnen werden auf der intensivmedizinischen Station (möglichst einer neurologischen Abteilung) versorgt. Dort werden Kreislauf und Atmung stabilisiert, und es finden engmaschige neurologische Kontrollen statt. Eine frühe Verlegung in ein Querschnittszentrum kann sinnvoll sein.

Bei einer Rückenmarkskompression ist eine schnellstmögliche operative Therapie notwendig, auch bei Frakturen kann eine Operation die Prognose verbessern.

Eine hoch dosierte, intravenöse Gabe von Glukokortikoiden ist umstritten und erfolgt wenn überhaupt innerhalb von drei bis acht Stunden nach dem Unfallgeschehen.

Klonus
unwillkürliche, rhythmische Muskelkontraktion

Knips-Zeichen
Beugen von Fingern und Daumen bei Knipsen des Fingernagels des dritten oder vierten Fingers

Trömner-Zeichen
reflektorische Beugung der Finger bei Anschlagen des Endgliedes des Mittelfingers

Babinski-Zeichen
Hochziehen der Großzehe und gleichzeitiges Spreizen der übrigen Zehen bei Bestreichen des äußeren Fußrandes

Gordon-Zeichen
Hochziehen der Großzehe bei Druck auf das untere Ende der Wadenmuskulatur

Oppenheim-Zeichen
Hochziehen der Großzehe und gleichzeitiges Spreizen der übrigen Zehen beim Streichen über das Schienbein

Erste Hilfe **1** | 808

Komplikationen

Eine Wiederaufnahme von Patientinnen mit Querschnittssyndrom erfolgt häufig wegen

- ausgeprägten Dekubitalulzera,
- Harnwegsinfekten,
- exzessiver Spastiken,
- Kontrakturen und Weichteilverknöcherungen sowie
- Schmerzsyndromen.

Rehabilitation

Ziel aller Rehabilitationsmaßnahmen ist es, den somatischen, funktionellen sowie psychischen Zustand zu verbessern oder zumindest zu stabilisieren. Zu diesem Zweck gibt es spezielle Querschnittszentren, die von der Akutbehandlung über die Frührehabilitation bis zur Anschlussheilbehandlung alle Behandlungsmaßnahmen anbieten.

Medizinische, berufliche und soziale Rehabilitation **3** | 163

Im Fokus der **medizinischen Rehabilitation** steht die Förderung der Mobilität mit dem Ziel, die Abhängigkeit von fremder Hilfe auf das notwendige Ausmaß zu beschränken und eine unabhängige Lebensführung zu ermöglichen. Hierzu gehören folgende Bereiche:

- Kommunikation
- Nahrungsaufnahme und Nahrungszubereitung, ggf. Schlucktraining
- Entleerung von Blase und Mastdarm
- Körperpflege, An- und Auskleiden
- Fortbewegung mit oder ohne Hilfsmittel
- Haushaltsführung

Neben den allgemeinen Maßnahmen **beruflicher Rehabilitation** kommen für Querschnittsgelähmte folgende Leistungen in Betracht:

- Kostenübernahme von technischen Hilfsmitteln, die zur Berufsausübung erforderlich sind (inkl. Umrüstung des Autos)
- Kostenübernahme einer notwendigen Arbeitsassistenz als Hilfe zur Erlangung eines Arbeitsplatzes in Abstimmung mit dem zuständigen Rehabilitationsträger
- Kostenübernahme der Beschaffung, der Ausstattung und der Erhaltung einer behindertengerechten Wohnung

Weiterhin werden bei Bedarf Maßnahmen der **sozialen Rehabilitation**, die den querschnittsgelähmten Menschen die Teilnahme am gesellschaftlichen Leben ermöglichen, gewährleistet.

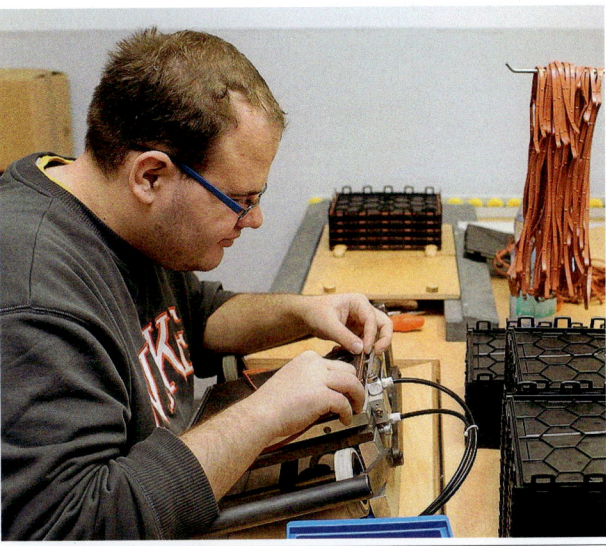

[1] Viele berufliche Tätigkeiten können trotz Querschnittslähmung durchgeführt werden.

Wachkoma

Locked-in-Syndrom
Zustand, bei dem ein Mensch bei erhaltenem Bewusstsein gelähmt ist (Ausnahme oftmals: erhaltene Augenbeweglichkeit); im Unterschied zum Wachkoma kann die Betroffene bewusst mit ihrer Umgebung Kontakt aufnehmen.

Hypoxien | 51

Als Wachkoma (*Coma vigile*) wird ein Zustand bezeichnet, bei dem die betroffene Person wach zu sein scheint, jedoch im Unterschied zum |Locked-in-Syndrom nicht in der Lage ist, mit ihrer Umgebung bewusst Kontakt aufzunehmen. Andere Begriffe, die dieses Krankheitsbild beschreiben, sind apallisches Syndrom und persistierender vegetativer Zustand (*persistent vegetative state*, PVS).

Ein Wachkoma entsteht häufig in der Folge von Schädel-Hirn-Traumen sowie |Hypoxien nach Reanimation. In seltenen Fällen ist es das Endstadium schwerer neurologischer Erkrankungen (z. B. Creutzfeldt-Jakob-Krankheit). Bei ca. der Hälfte aller Patientinnen ist das Wachkoma ein Durchgangstadium, aus dem sie im Laufe des ersten Folgejahres „erwachen".

Als deutlichstes Merkmal des Wachkomas werden die geöffneten Augen wahrgenommen, über die jedoch keine Kontaktaufnahme mit den betroffenen Menschen möglich ist. Daher auch der Ausdruck „Wachkoma". Die Betroffenen haben einen funktionierenden Wach-Schlaf-Rhythmus, Atmung und Kreislauffunktion bedürfen i. d. R. keiner Unterstützung. Häufig treten Beuge- und Streckspastiken in den Extremitäten auf, willkürliche Bewegungen sind nicht möglich. Daher erfolgt auch die Ernährung über eine PEG-Sonde.

Das Wachkoma wird anhand bestimmter Kriterien diagnostiziert:

- erhaltene Spontanatmung
- erhaltener Wach-Schlaf-Rhythmus
- geöffnete Augen
- kein Fixieren
- keine sinnvolle Reaktion auf Ansprache oder Berührung
- keine eigene Kontaktaufnahme zur Umwelt.

Rehabilitationsphasen | 602

Im Rahmen der |Rehabilitationsphasen entspricht das Wachkoma der Phase F. Dennoch verfügen Menschen im Wachkoma über sehr unterschiedliche Ressourcen. Viele Patientinnen sind zu einer Erholung fähig. Grundsätzlich gilt: Je besser die Sinne eines Menschen im Wachkoma stimuliert werden, desto eher kommt es zu einer Besserung und Genesung. Stellt das Wachkoma ein Endstadium dar, überleben diese Patientinnen heute bei guter Pflege viele Jahre.

Ziel aller Therapieansätze ist die Förderung bzw. das Erreichen größtmöglicher Selbstständigkeit. Hierzu arbeiten Ergo- und Physiotherapeutinnen sowie Logopädinnen eng zusammen. Therapeutische Handlungen werden in Zusammenarbeit mit Pflegenden und Angehörigen in den Alltagsablauf einbezogen.

Häufige und nicht selten letal verlaufende Komplikationen des Wachkomas sind (Aspirations-)Pneumonien und Dekubitalgeschwüre.

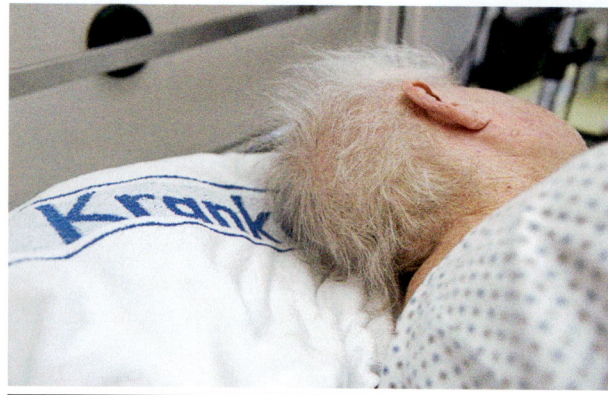

[1] Wachkoma-Patientinnen werden zur Verhinderung von Dekubitalulzera nach Möglichkeit regelmäßig umgelagert.

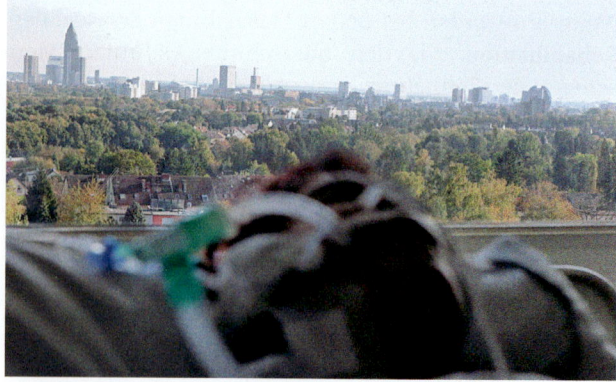

[2] Wichtig ist es, trotz ausbleibender Reaktionen auf die Umwelt, alle Sinne zu stimulieren.

10 Menschen mit Erkrankungen des Atemsystems pflegen

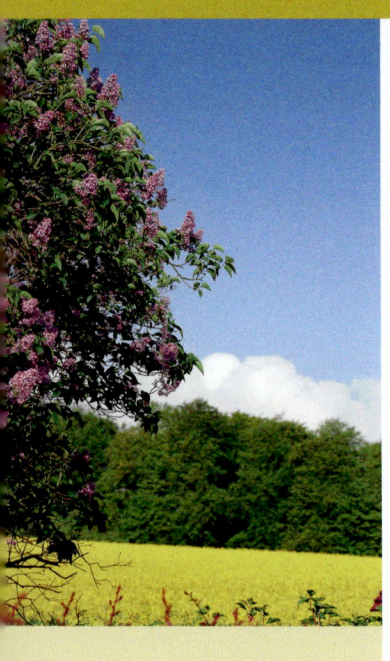

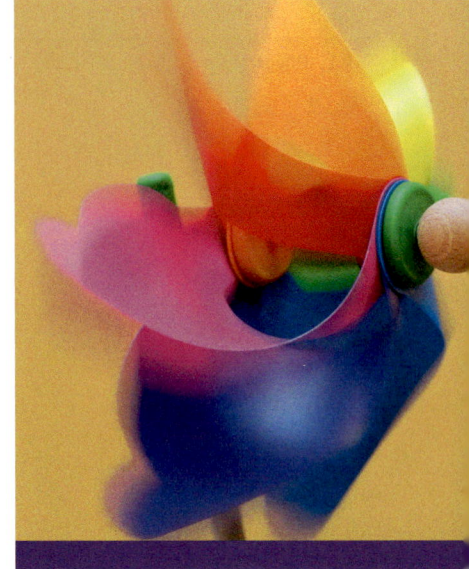

Menschen mit Erkrankungen des Atemsystems pflegen

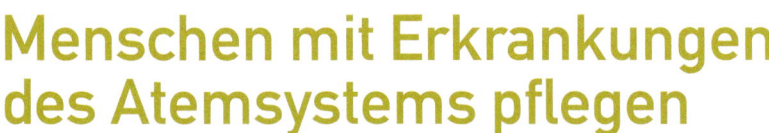

Das Atemsystem des Menschen versorgt den Organismus mit Sauerstoff. Sauerstoff ist für die meisten Stoffwechselprozesse von zentraler Bedeutung. Wenn wir sagen, wir brauchen etwas „wie die Luft zum Atmen", meinen wir eigentlich nicht Luft, sondern Sauerstoff.

Ein Fünftel der Luft, die wir atmen, besteht aus Sauerstoff (genau gesagt 20,9 % des Volumens, der Rest ist fast ausschließlich Stickstoff, alle anderen Bestandteile sind prozentual gesehen nur in Spuren vorhanden).

Doch ist das nicht immer so gewesen. In der Uratmosphäre der Erde gab es so gut wie keinen Sauerstoff. Erst als sich vor zwei Milliarden Jahren auch gewaltige Mengen solcher Algen und Bakterien entwickelten, die Sauerstoff ausschieden, reicherte sich allmählich die Atmosphäre damit an. Für die übrigen damals schon existierenden Organis-

men bedeutete dies eine Vergiftung der Atmosphäre, erst allmählich entstanden auch Lebensformen, die den Sauerstoff nicht nur vertrugen, sondern sogar brauchten.

Vor allem die Pflanzen übernehmen mit der Fotosynthese bis heute die Aufgabe der Sauerstoffproduktion, daneben erzeugen auch einige Bakterien und Algen Sauerstoff. Sie verbrauchen bei der Verrottung genauso viel Sauerstoff, wie sie selbst produziert haben, doch längst nicht alle Pflanzen verrotten: Sie lagern sich ab, werden zu Humus, sedimentieren zu Gesteinen oder auch zu

Kohle-, Gas- oder Öllagerstätten. Erst indem die Menschen dieses Öl oder Gas verbrennen, nehmen sich gewissermaßen die Pflanzen den Anteil an Sauerstoff aus der Atmosphäre zurück, den sie einst hinzugefügt haben.

Sauerstoff ist das auf der Erde am häufigsten vorkommende chemische Element, der größte Teil davon als Bestandteil des Wassers – die für alle Lebewesen wohl wichtigste Sauerstoffverbindung. Aber auch alle weiteren Moleküle, aus denen die Lebewesen der Erde bestehen, enthalten Sauerstoff: Eiweiße, Kohlenhydrate und Fette. Er ist chemisch sehr aktiv und verbindet sich mit anderen Elementen meist unter Abgabe von Wärme zu Oxiden, diesen Prozess nennt man Oxidation. Das kann sehr schnell als Verbrennung oder auch langsam als Verrostung oder als Verwesung geschehen.

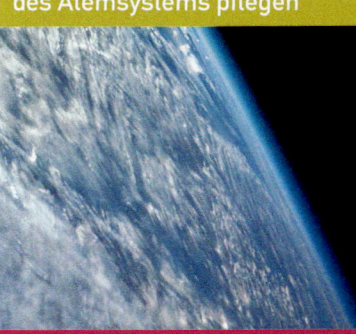

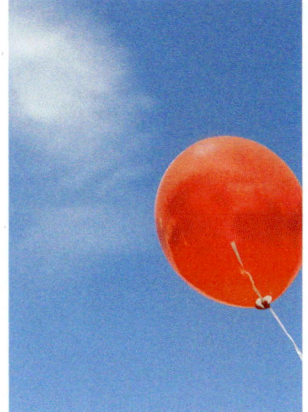

Sauerstoff ist nicht nur Bestandteil der Moleküle, sondern ist unverzichtbar für die Energiegewinnung. Die Lebewesen, die Sauerstoff atmen, benötigen ihn für Reaktionen in den Zellen, bei denen Verbrennungen stattfinden und Energie freigesetzt wird. Als Abfallprodukt dieser Verbrennungen entsteht Kohlendioxid, das von den Pflanzen in der Fotosynthese wieder zu Sauerstoff umgewandelt wird.

Sauerstoffverbrauch und -produktion befinden sich global gesehen annähernd im Gleichgewicht. Dieses Gleichgewicht ist nicht bedroht, es besteht keinesfalls die Gefahr einer nennenswerten Reduzierung des Sauerstoffgehalts der Atmosphäre. Aber seit der Mensch begonnen hat, in großem Stil die fossilen Energiequellen für Industrie, Heizung und Mobilität zu verbrennen, steigt der Kohlendioxidgehalt der Atmosphäre. Dies führt zu einer Verstärkung des Treibhauseffektes, was wiederum weltweite schwerwiegende Klimaveränderungen zur Folge hat bzw. haben wird.

Bei den auf Sauerstoff angewiesenen Lebewesen sind verschiedene Möglichkeiten bekannt, den Sauerstoff aus der Umgebung aufzunehmen: Würmer atmen über die Haut, Insekten und Spinnen mit Tracheen, Fische mit Hilfe ihrer Kiemen und Reptilien, Amphibien, Vögel und Säugetiere atmen mit Lungen. Das Konzept der Lungenatmung ermöglicht eine sehr ausdifferenzierte Entwicklung der Lebewesen. Lungenatmer sind nicht nur auf das Leben auf dem Land angewiesen, so atmen zum Beispiel Wale ebenfalls über eine Lunge und leben ausschließlich im Wasser.

Auch der Mensch atmet mit einer Lunge, im Ruhezustand verbraucht ein Erwachsener etwa 20 Liter Sauerstoff pro Stunde. Die Lunge und ihre Funktionen können durch viele Faktoren aus der Umwelt und durch das persönliche Verhalten beeinträchtigt werden. Schadstoffe aus der Luft von Autos oder Industrie, aber auch das Rauchen schädigen die Lunge und die Atemwege zuweilen so stark, dass sie nicht mehr genug Sauerstoff aus der Luft aufnehmen können. Bei fast allen Erkrankungen der Atemwege stellt das Rauchen den größten Risikofaktor dar.

Ein Mangel an Sauerstoff wird von allen Lebewesen, die Sauerstoff atmen, als lebensbedrohlich empfunden – es wird Erstickungsangst erlebt. Sauerstoffmangel ist gefährlich, unter bestimmten Bedingungen aber auch das Einatmen von reinem Sauerstoff.

10.1	**Pflegerische Schwerpunkte**
10.1.1	**Pflegetechnische Besonderheiten bei Pleurapunktion**

Mitwirkung bei Biopsien und
Punktionen **1** | 853

Die Punktion des Pleuraspaltes dient diagnostischen oder therapeutischen Zwecken und wird durch ärztliches Personal nach Ultraschallkontrolle durchgeführt. Die Hauptaufgaben der Pflegenden sind die Betreuung der Patientin vor, während und nach der Punktion sowie die Assistenz bei der Punktion.

Eine diagnostische Pleurapunktion wird durchgeführt, um das Punktat laborchemisch und zytologisch zu untersuchen. Eine therapeutische Pleurapunktion dient einer Entlastung der Patientin bei Atemnot. Ist Atemnot durch einen Pleuraerguss (Flüssigkeitsansammlung im Pleuraspalt) oder einen |Pneumothorax hervorgerufen, kann sie mit einer Pleurapunktion gelindert werden.

Pneumothorax | 672

Information und Vorbereitung der Patientin

Vor Beginn der Pleurapunktion wird die Patientin über Zweck und Vorgehen informiert. Des Weiteren sollte sie über die Dauer, mögliche Schmerzempfindungen (Punktionsschmerz, Druckgefühl) und Komplikationen aufgeklärt werden. Im Vorfeld muss die Patientin wissen, dass sie während der Maßnahme möglichst flach atmen sollte und nicht husten oder pressen darf. Auf ärztliche Anordnung wird ihr eine Prämedikation in Form von Analgetika und hustenstillenden Arzneimitteln verabreicht.

Unmittelbar vor der Pleurapunktion erhält die Patientin die Gelegenheit, Blase und Darm zu entleeren. Falls es erforderlich ist, wird das Punktionsgebiet rasiert, um die Keimbesiedlung so gering wie möglich zu halten.

Im Anschluss leitet die Pflegende die Patientin hinsichtlich ihrer Sitzposition an, ggf. kann die Sitzhaltung zuvor geübt werden. Die Patientin sitzt mit angehobenen, aufgestützten Armen auf einem Stuhl oder an der Bettkante [Abb. 1]. Der Oberkörper ist dabei leicht nach vorn gebeugt, sodass sich die Zwischenrippenräume dehnen.

Ist die Patientin nicht in der Lage zu sitzen, wird die Punktion im Liegen vorgenommen. Dabei liegt sie an der Bettkante auf der Seite und überstreckt leicht den Arm [Abb. 2].

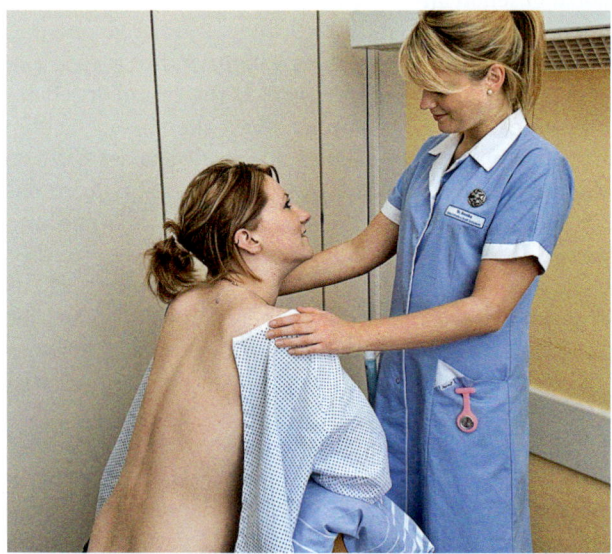

[1]   Sitzhaltung bei Pleurapunktion

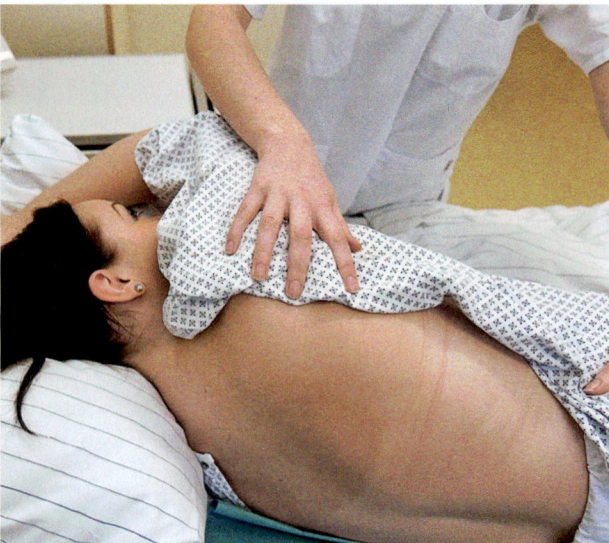

[2]   Liegeposition bei Pleurapunktion

Vor- und Nachbereitung sowie Assistenz bei der Punktion

Die Durchführung der Pleurapunktion fällt ausschließlich in den ärztlichen Aufgabenbereich. Der Zustand der Patientin sowie die Vitalzeichen werden vor, während und nach der Punktion durch die Pflegende beobachtet. Nach Möglichkeit sitzt oder steht die Pflegende vor der Patientin, um sie beim Einhalten der Sitzposition zu unterstützen und ihr Sicherheit zu geben.

Des Weiteren stellt die Pflegende entsprechendes Material bereit:

- Schutzhandschuhe für die Assistenz, da das Punktat infektiös sein kann
- sterile Handschuhe für die Ärztin
- Hautdesinfektionsmittel (gefärbt), sterile Tupfer und Kompressen
- Lokalanästhetikum, Spritze, Kanülen
- steriles Punktionsset: Abdecktuch, Kompressen, Punktionskanüle [Abb. 4], je nachdem, welcher Art das Punktat ist (Exsudat oder Transsudat), ggf. weitere Punktionskanülen mit verschiedenen Lumina, Perfusorspritze mit Dreiwegehahn, bei größeren Punktatmengen dünner Überleitungsschlauch mit Sekretauffangbeutel [Abb. 3]
- Skalpell
- beschriftete Untersuchungsröhrchen, ggf. |Blutkulturflaschen
- Verbandmaterial
- Abwurfbehälter

Blutkultur | 679

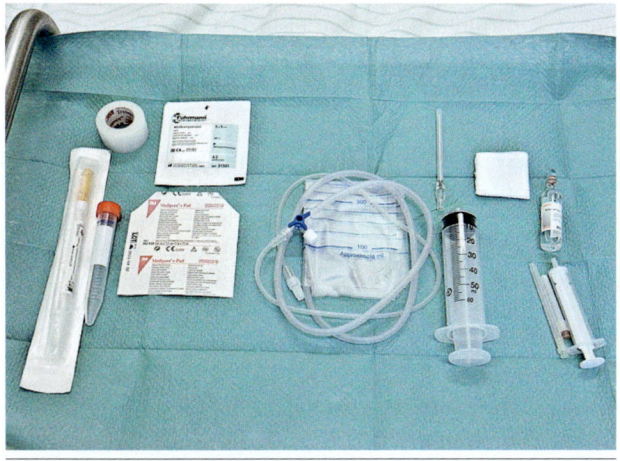

[3] Pleurapunktionsset

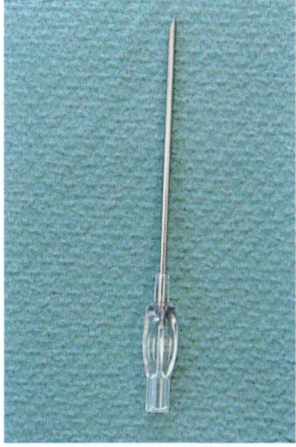

[4] Pleurapunktionskanüle

Nachdem die Ärztin die Punktionsstelle markiert und lokalanästhetisch betäubt hat, erfolgt eine erneute Hautdesinfektion. Anschließend wird der Hautschnitt gesetzt und die Punktionskanüle eingeführt. Nun kann die Flüssigkeit aus dem Pleuraspalt abgezogen werden.

Wenn nötig, muss die Spritze gewechselt werden bzw. die Ableitung in den Sekretauffangbeutel erfolgen. Da ein zu rasches Ablassen größerer Ergüsse zu einem Kollaps oder einem Lungenödem führen kann, werden bei der Entlastungspunktion i. d. R. nicht mehr als 1000 ml abgezogen.

Am Ende wird die Punktionsnadel entfernt, die Punktionsstelle komprimiert und ein steriler Schutzverband angelegt.

Die Pflegende begutachtet die Punktatmenge und dessen Beschaffenheit und befüllt die Untersuchungsröhrchen.

Beurteilung des Punktates

Die abpunktierte Flüssigkeit (*Punktat*) aus dem Pleuraspalt kann sich als Transsudat oder als Exsudat darstellen. Ob es sich um ein Transsudat oder ein Exsudat handelt, hängt ab von der Ursache der Flüssigkeitsansammlung und deren Konsistenz.

Das *Transsudat* ist ein nicht entzündlicher Erguss in Körperhöhlen und Geweben und entsteht infolge einer allgemeinen oder lokalen Stauung oder vermehrter Durchlässigkeit der Kapillaren. Es ist gekennzeichnet durch Zellarmut, einen geringen Eiweißgehalt, ein spezifisches Gewicht von unter 1015 und zeigt sich meist serös, selten blutig.

Das *Exsudat* hingegen entsteht durch eine Entzündung. Es treten Flüssigkeit und Zellen aus den Blut- und Lymphgefäßen aus. Das Exsudat ist daher zellreich, hat einen hohen Eiweißanteil und ein spezifisches Gewicht von über 1015. Je nach Zusammensetzung kann es serös, fibrinös, blutig oder eitrig sein. Ist das Exsudat eitrig, spricht man von einem Pleuraempyem (eitriger Pleuraerguss).

Die Beurteilung der abpunktierten Flüssigkeit ist entscheidend für die anschließende Therapie. Die Pflegende dokumentiert die Art, die Menge und die Beschaffenheit des Punktates.

Nachbetreuung der Patientin

Im Anschluss an die Pleurapunktion wird die Patientin mit leicht erhöhtem Oberkörper gelagert. Es erfolgt eine engmaschige Beobachtung der Vitalzeichen, der Atmung und des subjektiven Befindens. Die Pflegende sorgt dafür, dass die verordnete Bettruhe eingehalten wird. Zudem kontrolliert sie regelmäßig den Schutzverband auf Nachblutungen. Bei entsprechender Anordnung wird eine Röntgenaufnahme des Thorax veranlasst (Ausschluss eines |Pneumothorax, Beurteilung des Restergusses).

Pneumothorax | 672

10.1.2 Pflegetechnische Besonderheiten bei Bülau-Dränage

Die Bülau-Dränage (benannt nach dem deutschen Internisten Gotthard Bülau) ist eine Thoraxdränage, die Flüssigkeitsansammlungen sowie Luft aus dem Pleuraspalt ableitet [Abb. 1].

Die Bülau-Dränage kommt zum Einsatz bei

- Pneumothorax (Ansammlung von Luft im Pleuraspalt),
- |Hämatothorax (Ansammlung von Blut im Pleuraspalt),
- Chylothorax (Ansammlung von Lymphflüssigkeit im Pleuraspalt),
- Pleuraempyem (Ansammlung von eitrigem Exsudat im Pleuraspalt) sowie zur
- Spülung des Pleuraspaltes bei infektiöser Keimbesiedlung.

Hämatothorax | 673

Ziel ist es, den physiologischen Unterdruck (Sog) im Pleuraspalt wieder herzustellen oder nachlaufende Flüssigkeit dauerhaft abzusaugen, sodass sich die Lungen entfalten können und eine effektive Atmung möglich ist.

Bei den Ableitungs- und Sogsystemen werden Einflaschen-, Zweiflaschen- und Dreiflaschensysteme (Ein-, Zwei- bzw. Dreikammersystem) unterschieden. Die einzelnen Kammern der Dränagesysteme haben folgende Bezeichnungen und Funktionen:

- Das Wasserschloss verhindert den Rückstrom von Luft in den Pleuraspalt.
- Die Sekretsammelkammer fängt dräniertes Sekret auf.
- Die Saugkontrollkammer reguliert den Sog.

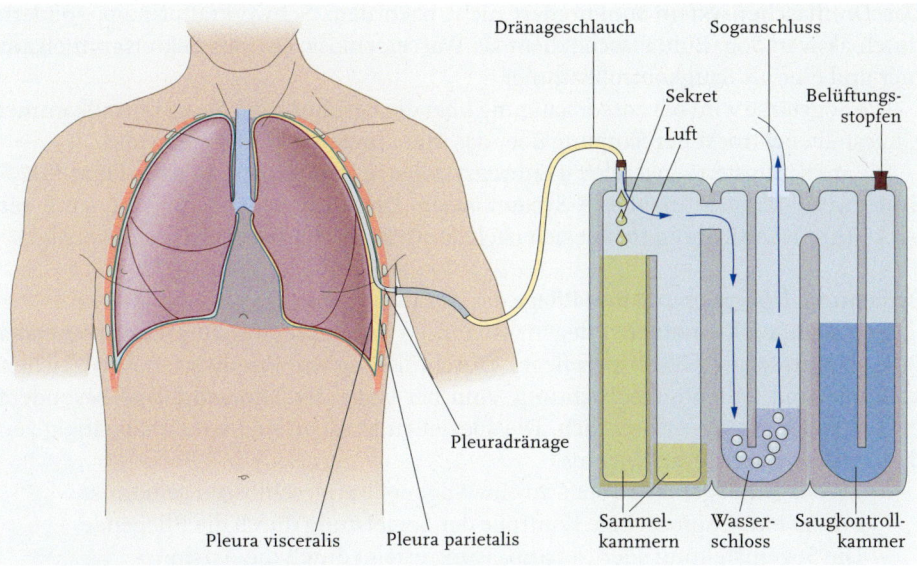

[1]   Prinzip der Thoraxdränage nach Bülau, hier mit Dreikammersystem

Das **Einflaschensystem** stellt die einfachste Art der Thoraxdränage dar [Abb. 2]. Die Flasche ist Sekretsammelkammer und Wasserschloss in einem. Sie ist zu einem Viertel mit sterilem Aqua dest. gefüllt.

Durch den Verschlussstopfen ist ein Röhrchen (Steigrohr) eingeführt, das ca. 1 – 2 cm unterhalb des Wasserspiegels liegt und so die Funktion eines Ventils übernimmt. Die abgesaugte Luft steigt im Wasser auf und kann nicht mehr zurück in den Pleuraspalt.

Die Wassersäule bewegt sich atemsynchron. Die gesammelte Luft entweicht über eine zusätzliche Öffnung in der Flasche. Zur Dränage von Flüssigkeit ist dieses System eher ungeeignet, da der steigende Flüssigkeitsspiegel einen höheren Sog notwendig macht, um das Vakuum konstant zu halten.

Das **Zweiflaschensystem** besteht aus einem Wasserschloss und einer Sekretsammelkammer [Abb. 3]. Es ermöglicht die Dränage von Flüssigkeit, ohne dass der Flüssigkeitsspiegel im Wasserschloss steigt.

Bei der Ableitung des Sekrets nach dem Schwerkraftprinzip ist darauf zu achten, dass das System unterhalb des Patientinnenbrustkorbs angebracht ist. Durch Anschluss des Systems an eine krankenhausübliche Vakuumleitung kann ein aktiver Sog eingestellt werden.

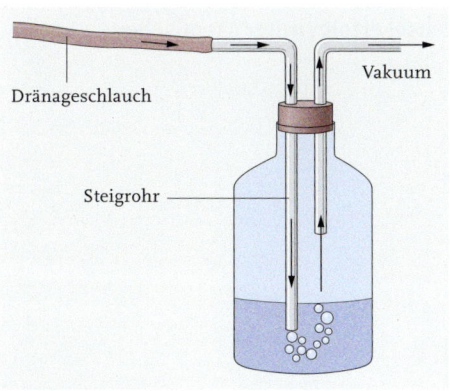

[2]   Einflaschensystem

[3]   Zweiflaschensystem

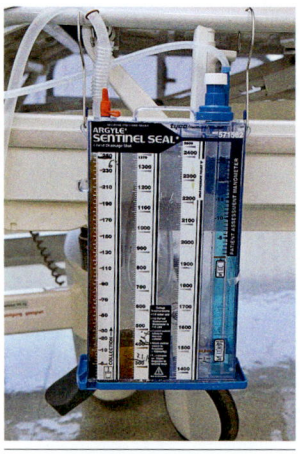

[1] Sentinel-Seal®-System

Das **Dreiflaschensystem** funktioniert nicht nach dem Schwerkraftprinzip, sondern durch aktiven Sog. Eine Flasche dient als Wasserschloss, eine als Sekretsammelkammer und eine als Saugkontrollkammer.

Die Sogstärke wird bei nasser Saugung über die Befüllung der Saugkontrollkammer eingestellt, bei trockener Saugung über das Manometer am Dränagesystem.

Die am häufigsten verwendeten Einwegsysteme in Deutschland sind das Pleur-Evac®-System und das Sentinel-Seal®-System [Abb. 1]. Diese Einwegsysteme sind steril verpackt. Ihre Handhabung richtet sich nach der Gebrauchsanweisung des Herstellers.

Bedienung, Überwachung und Pflege des Absaugsystems

Neben den allgemeinen Pflegemaßnahmen wie Unterstützung entsprechender Pflegebedürfnisse (z. B. Körperpflege), Durchführung von Prophylaxen, Vitalzeichenkontrolle und Patientenbeobachtung, sind bei liegender Thoraxdränage besondere Pflegeinterventionen erforderlich. Die speziellen Maßnahmen sind unabhängig von der Art des verwendeten Systems.

- Da das Dränagesystem stets an eine Sogquelle angeschlossen sein muss, erfolgt eine engmaschige Kontrolle der Sogleistung durch die Pflegende. Die Sogeinstellung oder Neuanpassung erfolgt durch die Ärztin.
- Die Dränageschläuche dürfen nicht in Schleifen durchhängen oder abgeknickt sein, sodass sich Sekret in den Dränageschläuchen sammelt und die Sogstärke negativ beeinflusst wird.
- Das Schlauchsystem muss regelmäßig auf Durchgängigkeit und Dichte kontrolliert werden. Dies ist daran zu erkennen, dass sich die Säule in den Sekretkammern atemsynchron bewegt.
- Bei der Dränage eines Pneumothorax ist es normal, wenn Luftblasen im Wasserschloss aufsteigen. In allen anderen Fällen ist das Aufsteigen von Luft im Wasserschloss ein Zeichen für eine undichte Stelle, welche durch körpernahes Abklemmen des Schlauchsystems gefunden werden kann. Steigen nach dem Abklemmen keine Luftblasen auf, befindet sich das Leck an der Punktionsstelle oder im Pleuraspalt. Brodelt es weiter, ist das Schlauchsystem undicht.
- Die Höhe des Flüssigkeitsspiegels im Wasserschloss wird kontrolliert, da das Wasserschloss ein Zurückströmen von Luft in den Pleuraspalt verhindert.
- Die Pflegende beurteilt und dokumentiert regelmäßig das Sekret hinsichtlich der Menge, der Beschaffenheit und eventueller Beimengungen.
- Wird eine Flüssigkeitsbilanzierung durchgeführt, ist die Sekretmenge zu berücksichtigen.
- Der Verband bzw. die Punktionsstelle wird auf Infektionszeichen und Blutungen beobachtet. Der Verbandwechsel erfolgt unter aseptischen Bedingungen.

Lagerung, Mobilisation und Unterstützung der Patientin

Die Patientin wird atemunterstützend in 30°-Oberkörperhochlagerung positioniert. Dabei muss beachtet werden, dass sich das Dränagesystem in aufrechter Position befindet, um einen Rücklauf von Sekret in den Pleuraspalt zu verhindern. Die Thoraxdränage wird aus demselben Grund stets unterhalb des Patientinnenniveaus am Bett befestigt (bei mobilen Patientinnen ggf. an einem Infusionsständer).

Patientinnen mit einer Thoraxdränage werden über die Notwendigkeit atemunterstützender Maßnahmen (Atemübungen) und die Vermeidung einer Schonhaltung aufgeklärt.

Sie werden frühmobilisiert. Dabei ist stets auf die Sogeinstellung, die gesicherten Dränageschläuche und deren Durchlässigkeit zu achten. Vor jeder Mobilisation sorgt die Pflegende für ausreichende Analgesierung.

Es ist nicht ungewöhnlich, dass bei der Mobilisation oder einem Lagerungswechsel größere Mengen Flüssigkeiten gefördert werden. Sollte die Dränage unbeabsichtigt herausrutschen, wird unverzüglich ein luftdichter Folienverband angelegt und die Ärztin informiert.

▶ **Wenn bei Patientinnen mit einem frischen Pneumothorax oder unter maschineller Beatmung die Dränage herausrutscht, wird die Dränageeintrittstelle steril, aber nicht luftdicht abgedeckt. Bei luftdichter Abdeckung könnte sich ein Spannungspneumothorax entwickeln. Beim Spannungspneumothorax dringt Luft in den Pleuraspalt ein, kann aber nicht entweichen. In der Folge steigt der intrapleurale Druck an, was wiederum zur Folge hat, dass die großen Hohlvenen komprimiert werden und der venöse Rückstrom zum Herzen be- bzw. verhindert wird.**

Wenn das System gewechselt werden muss, z. B. weil die Sekretsammelkammer voll ist, muss der Sog unterbrochen werden. Hierzu wird das Schlauchsystem körpernah mit zwei Klemmen luftdicht abgeklemmt. Die Klemmen werden aus zwei Richtungen und versetzt angebracht [Abb. 2]. Die Abklemmzeit sollte so kurz wie möglich sein, und die Patientin schnellstmöglich wieder an den Sog angeschlossen werden.

Hersteller verschiedener Dränagesysteme geben an, dass ihre Systeme durch verschiedene Sicherheitsventile einen eingestellten Sog bis zu zwei Stunden aufrechterhalten können. Dies ist aber nicht zu verallgemeinern, da die Aufrechterhaltung des Sogs auch von der dränierten Luft- und Sekretmenge abhängig ist.

Patientinnen mit einem frischen Pneumothorax oder unter maschineller Beatmung dürfen nicht abgeklemmt werden, da sonst die Gefahr eines Spannungspneumothorax besteht. Ausnahme ist der Wechsel des Systems. Das Dränagesystem wird nur gewechselt, wenn die maximale Füllmenge erreicht ist oder wenn das System ein Leck aufweist.

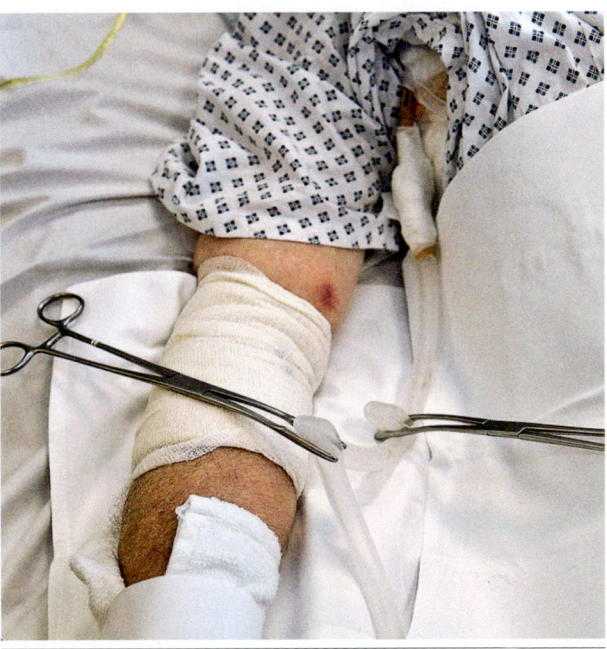

[2] Abklemmen des Dränageschlauchs mit zwei Klemmen

10.1.3 Pflege von Patientinnen mit einer Tonsillektomie

Prä-, intra- und postoperative
Pflege **1** | 834

Die Tonsillektomie ist die operative Entfernung der Gaumenmandeln. Sie erfolgt zumeist als geplante Operation. Daher gelten die Aspekte der allgemeinen prä- und postoperative Pflege. Im Folgenden werden nur die Besonderheiten bei Tonsillektomie beschrieben.

Beobachtungs- und Überwachungsschwerpunkte
Die Pflegende achtet in erster Linie auf Nachblutungen (häufigste Komplikation). Sie kann direkt nach der Operation durch ungenügende intraoperative Blutstillung oder erhöhten Blutdruck auftreten. Um rechtzeitig Anzeichen einer Nachblutung zu erkennen und entsprechend handeln zu können, werden folgende Parameter überwacht:

- Nasenbluten, Blutspucken, häufiges Schlucken sowie Übelkeit und Erbrechen durch verschlucktes Blut weisen auf eine Nachblutung hin.
- Aussehen: Eine blasse Hautfarbe lässt eine Nachblutung vermuten.
- Vitalzeichen: Tachykardie und RR-Abfall weisen auf eine Kreislaufinstabilität hin.
- Bewusstseinslage.

Bei eintretenden Nachblutungen wird unverzüglich die Ärztin informiert. Das Anlegen einer Eiskrawatte kann die Blutung stillen, da sie eine Engstellung der Gefäße (*Vasokonstriktion*) bewirkt.

Besonderheiten bei der Lagerung, Mobilisation und Ernährung
Lagerung
Bis die Patientin vollständig erwacht ist, wird sie flach in Kopfseitenlage gebracht, um bei einer Nachblutung die Aspiration von Blut zu vermeiden. Anschließend kann sie in Oberkörperhochlagerung ruhen. Die halb sitzende Lagerung ist schmerzlindernd und atemerleichternd. Häufig tritt eine Blutung erst nach vier bis sechs Tagen auf, da sich zu diesem Zeitpunkt der Wundschorf löst (Ablösungsblutung). Dann sollte die Patientin in aufrechter Position sitzen, damit das Blut in ein Auffanggefäß ablaufen kann. Aus diesem Grund wird eine Nierenschale und Zellstoff am Patientenbett platziert. Wichtig ist es die Patientin darüber aufzuklären, dass sie das Blut nicht schlucken soll, da es sonst zu Übelkeit und Erbrechen kommen kann.

Mobilisation
Am Operationstag erfolgt die Mobilisation wegen der Nachblutungsgefahr noch vorsichtig (nach vier bis sechs Stunden). Überanstrengung erhöht den Blutdruck und führt somit zu einer Weitstellung der Gefäße (*Vasodilatation*). Kinder sollten heftiges Toben vermeiden und mit ruhigen Spielen beschäftigt werden. Postoperativ und bis zu drei Wochen nach Klinikaufenthalt muss die Patientin alles vermeiden, was den Blutdruck ansteigen lässt (körperliche Anstrengung, Sport) und eine Nachblutung provozieren kann.

Ernährung
Nach Beendigung der narkosebedingten Nahrungskarenz wird zunächst schluckweise Flüssigkeit angeboten. Besonders geeignet sind Tee, stilles Mineralwasser und kühle Getränke. Säurehaltige, kohlensäurehaltige sowie zu heiße oder zu kalte Getränke sollten vermieden werden, da sie Schmerzen im Wundgebiet verursachen und eine Ablösung des Wundschorfes verursachen können. Grundsätzlich steigert sich der Kostaufbau von flüssigen breiigen Speisen hin zu normaler Kost. Dabei ist zu beachten, dass die Speisen weich sind, wie z. B. Weißbrot, Streichwurst, Rührei, und keine scharfen Kanten haben, wie z. B. Zwieback, Kekse. Salzige, scharfe, saure, kernige und heiße Nahrungsmittel

sind ungeeignet. Milchhaltige Speisen sind ebenfalls mit Zurückhaltung anzubieten, da sie eine Verschleimung im Rachenraum verursachen. Ein dosierter Genuss von Speiseeis wirkt schmerzlindernd, kühlend und wird besonders von Kindern angenommen. Zudem wird die Bereitschaft zur Nahrungsaufnahme verstärkt.

Durch die relativ ballaststoffarme Ernährung in der Heilungsphase besteht eine Obstipationsgefahr. Mit ausreichender Flüssigkeitszufuhr oder ggf. medikamentöser Unterstützung kann ihr entgegengewirkt werden. Obstipation bzw. starke Anstrengung beim Stuhlgang erhöhen die Gefahr einer Nachblutung.

Besonderheiten bei der Wundbehandlung

Der Wundschmerz ist in den ersten 24 h nach der Operation am größten und kann am fünften postoperativen Tag nach vorherigem Abklingen erneut zunehmen, da sich die Wundbeläge lösen. Durch die Schmerzen beim Schlucken lassen manche Patientinnen den Speichel aus dem Mund laufen, um nicht schlucken zu müssen. Dadurch wird das Wundgebiet nicht ausreichend befeuchtet, trocknet aus, was wiederum den Schmerz verstärkt. Es bietet sich eine rektale oder eine parenterale Analgesierung an, um den Wundbereich zu umgehen.

Die Patientinnen werden darüber aufgeklärt, sich am Operationstag möglichst nicht zu räuspern und das Naseputzen zu vermeiden. Die Mundhöhle wird täglich inspiziert. Wundbeläge dürfen nicht entfernt werden, da es zu Schmerzen und Nachblutungen kommen kann. Durch lokale Kälteanwendungen von außen (Eiskrawatte) oder innen (Lutschen von Eiswürfeln) werden die Wundschmerzen reduziert. Die Wunde kann mit Kamillentee oder Panthenollösung gespült werden, wobei die Patientin nicht gurgeln soll (Störung der Wundheilung). Die Wundheilung wird gefördert, wenn nach jeder Mahlzeit eine Mundspülung erfolgt, um Nahrungsreste zu entfernen. Dies beugt zugleich einem Austrocknen des Wundgebietes vor. Die Zahnpflege erfolgt am ersten postoperativen Tag nur durch Mundspülung mit klarem Wasser. In den folgenden Tagen kann die Patientin mit einer neuen Zahnbürste die Zähne putzen, sollte aber darauf achten, nicht zu schlucken.

Hinsichtlich der Körperpflege ist in der ersten postoperative Woche auf die Anwendung von heißen Bädern zu verzichten. Ebenso provozieren Saunabesuche, Sonnenbäder und Spaziergänge in großer Hitze eine Vasodilatation und erhöhen die Blutungsgefahr.

Unterstützung und Begleitung bei psychosozialen Problemen

Schon vor der Operation bestehen Ängste bei dem Kind und seinen Eltern. Da die Kinder (abhängig vom Alter) noch nicht genau abschätzen können, was auf sie zukommt, steht bei ihnen meist die Trennung von den Eltern und die ungewohnte Umgebung im Vordergrund. Wichtig ist es, die Eltern in die Pflege zu integrieren und als Pflegende ein Vertrauensverhältnis zu dem Kind aufzubauen. Die Eltern kennen ihr Kind am besten. Deshalb ist es für Pflegende wichtig, bereits bei der Aufnahme bestimmte Eigenschaften und Bedürfnisse des Kindes zu erfragen, z. B. Wunschnahrungsmittel, die nach der Tonsillektomie in Frage kommen. Da eine Tonsillektomie in den meisten Fällen eine geplante Operation ist, können Kind und Eltern im Vorfeld ausreichend vorbereitet und aufgeklärt werden. Postoperativ stehen die Schmerzen beim Schlucken und das Unwohlsein im Vordergrund. Nachblutungen können zusätzlich Angst auslösen. Professionelles pflegerisches Verhalten trägt dazu bei, die Ängste des Kindes zu vermeiden, z. B. indem eine Pflegeperson stets beim Kind bleibt und es beruhigt, während eine zweite Pflegekraft die anstehenden Maßnahmen durchführt.

Pflege von Patientinnen mit Lungenteilresektion/Pneumektomie

10.1.4

Beobachtung der Atmung, des Hustens und des Sputums **1** | 366

Beobachtungs- und Überwachungsschwerpunkte

Bei der Entfernung von Teilen der Lunge (Lobektomie) oder eines Lungenflügels (Pneumektomie) stehen für die Patientin postoperativ die verringerte Atemoberfläche, der Wundschmerz und der Umgang mit den Dränagen im Vordergrund.

Postoperativ werden folgende Parameter überwacht:

- Atemfrequenz, Atemtiefe und Atemgeräusche
- Blutdruck
- Pulsfrequenz
- Körpertemperatur
- Wundverband
- Dränagen
- Schmerzen

Analgesie ist in der postoperativen Therapie wichtig. Neben Wundschmerzen treten atemabhängige Schmerzen auch auf Grund der veränderten Lageverhältnisse im Thoraxraum auf. Durch die Entfernung eines oder mehrerer Lungenlappen verlagern sich die verbleibenden Lungenteile. Eine weitere Schmerzursache ist die Durchtrennung und Wiederverbindung bzw. Entfernung von Rippen.

Treten Probleme in der Atem- oder der Herzkreislauffunktion auf, erfolgt eine Information der Ärztin und eine Suche nach der Ursache der Störung. Ursachen können Blutung mit Kreislaufkollaps, akute Rechtsherzinsuffizienz, Pneumonie, Wundinfektion oder Thrombose bzw. Embolie sein. Bei einer Pneumektomie ist evtl. auch eine Bilanzierung vonnöten, da eine zu hohe Flüssigkeitszufuhr zu einem Lungenödem führen kann.

Lungenödem | 662

Besonderheiten bei der Lagerung und Mobilisation

Die Lagerung nach einer Lungenteilresektion hat die Ziele, das Wund- bzw. Operationsgebiet zu entlasten, den Abfluss des Wundsekretes zu ermöglichen, eine optimale Belüftung der Lunge zu ermöglichen und Schmerzen zu vermeiden bzw. zu lindern. Die Patientin wird auf die nicht operierte Seite und der Oberkörper 30° erhöht gelagert, Rückenlage ist ebenfalls möglich. Die Mobilisation erfolgt ab dem ersten postoperativen Tag. Wie bei anderen großen Operationen beginnt man mit aktiven Bewegungsübungen im Bett, Sitzen an der Bettkante, Stehen vor dem Bett. Sobald die Patientin keine am Wandanschluss fixierte Bülau-Dränage mehr benötigt, kann sie zur Toilette gehen und in Begleitung im Zimmer laufen. Die Schmerzmittelgabe erfolgt immer rechtzeitig vor der Mobilisation. Auf Grund der Besonderheit des Operationsgebietes führen Schmerzen besonders deutlich zu Schonatmung und damit zur verminderten Belüftung der Lunge.

Ventilationsfördernde Maßnahmen **1** | 372

Atemförderung

Die Maßnahmen zur Atemförderung entsprechen den Maßnahmen der Pneumonieprophylaxe. Der Pneumonieprophylaxe kommt bei diesen Patientinnen eine besondere Rolle zu, da bereits operationsbedingt die Atemfläche eingeschränkt wurde und eine Pneumonie für diese Patientinnen eine lebensbedrohliche Komplikation darstellen kann. Die Maßnahmen der Pneumonieprophylaxe können bereits präoperativ eingeübt werden, sodass sie postoperativ effektiv eingesetzt werden können.

Besonderheiten bei der Wundbehandlung (Versorgung der Dränagestellen)

Bei der Versorgung der Wund- und Dränagestellen nach einer Pneumektomie gelten die allgemeinen Grundsätze der Wundversorgung. Besonderes Augenmerk gilt dabei der |Bülau-Dränage, da diese Saugdränage nicht unterbrochen werden darf. Sie wird angelegt, um den Unterdruck im Pleuraspalt postoperativ wieder aufzubauen. Das System ist geschlossen, sodass keine Luft in den Pleuraspalt gelangen kann. Dann wird mit Hilfe der Druckluft entweder aus einer Sauerstoffflasche oder aus dem Wandanschluss des Patientenzimmers Sekret und Luft aus dem Pleuraspalt abgesaugt, bis wieder der physiologische Unterdruck erreicht ist. Wird eine Dränageform eingesetzt, die ausschließlich mit Schwerkraft arbeitet, kann sich die Patientin im Zimmer bzw. auf der Station bewegen.

Bülau-Dränage | 630

Unterstützung und Begleitung bei psychosozialen Problemen

Patientinnen, die sich einer Pneumektomie unterziehen müssen, leiden an einer lebensbedrohlichen Erkrankung. Dies können z. B. ein Bronchialkarzinom, zahlreiche Bronchiektasen oder eine chronische Erkrankung der Lunge mit Funktionsverlust sein.

Pflegediagnose

„Beeinträchtigter Gasaustausch

Übermäßiger oder zu geringer Sauerstoff- und / oder Kohlendioxidaustausch in den Alveolarkapillaren." DOENGES et al.: S. 346

Die Patientin und ihre Angehörigen befinden sich daher in einer psychischen Ausnahmesituation. Unterstützung erfahren sie, indem professionell Pflegende ihnen aktiv zuhören und mit Empathie begegnen. Die Entlastung der Angehörigen nimmt dabei einen großen Stellenwert ein, da die Angehörigen wiederum eine Stütze für die Betroffene sind.

Konkrete Unterstützung ist bei der Beantragung von Hilfsmitteln, bei der Organisation weiterer physiotherapeutischer Betreuungen und der Beantragung von Unterstützungen für Schwerbehinderte möglich und notwendig. Der Kontakt zu Selbsthilfegruppen ergänzt diese Maßnahmen.

Rehabilitation

Eine Rehabilitation im Anschluss an die Operation ist notwendig, um die Beschwerden wie Schmerzen, Leistungsschwäche, Appetitlosigkeit und Husten zu lindern bzw. die Patientin im Umgang damit zu schulen.

Eine Rehabilitation erfolgt in Rehabilitationskliniken mit dem Schwerpunkt Atemwegserkrankungen bzw. Krebserkrankungen. Voraussetzung ist häufig eine Lage in so genanntem Reizklima, welches positiv auf die Atmung wirkt [Abb. 1 und 2]. Diese Kliniken liegen meist am Meer oder im Gebirge. Beide Lagen zeichnen sich durch geringe Umweltverschmutzung und positive Reize auf die Atmung aus. Im Gebirge bewirkt die Höhenlage eine Steigerung des Atemreizes. Durch die hohe Lage ist der Luftdruck geringer und somit der Sauerstoffgehalt niedriger, dies führt zur intensivierten Atmung. Am Meer wirken die höhere Luftfeuchtigkeit und der höhere Salzgehalt der Luft ähnlich einer Inhalation, sie beruhigen die Bronchialschleimhaut und lindern Husten und Atembeschwerden.

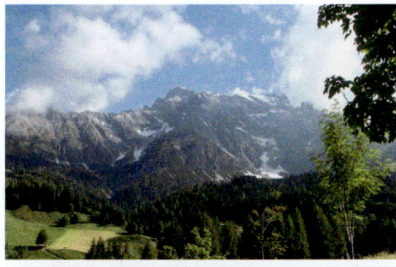

[1] Reizklima (Gebirge)

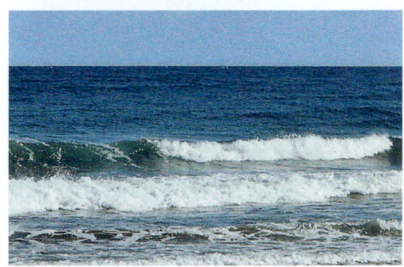

[2] Reizklima (Meer)

10.1.5 Pflege von Patientinnen mit einem Tracheostoma

Für tracheotomierte Patientinnen steht die Angst vor dem Ersticken bei Verlegung der Kanüle, z. B. durch eingedicktes Sekret, an erster Stelle. Daneben bringt ein Tracheostoma für die Betroffenen Einschränkungen der täglichen Lebensführung, z. B. bei der Körperpflege, mit sich, insbesondere wenn durch eine notwendige Beatmungstherapie die Mobilität eingeschränkt ist. Hinzu kommt, dass die Betroffenen andere Möglichkeiten der Kommunikation erlernen und nutzen müssen und unter der Beeinträchtigung des Geschmacks- und Geruchssinns leiden.

Postoperative Besonderheiten

Ein Tracheostoma kann reversibel zur Beatmung oder endgültig zur Ermöglichung der Atmung bei Laryngektomie angelegt werden. Bei beiden Varianten werden die Atemwege mit einer Trachealkanüle offen gehalten, sodass die Atmung ermöglicht wird [Abb. 1]. Direkt nach der Anlage des Stomas werden Einmalkanülen verwendet, die mittels Blockmanschette (engl. *cuff*) geblockt werden [Abb. 2].

Die Blutung sollte spätestens sechs Stunden nach Anlage zum Stillstand kommen, dennoch auftretende Blutungen werden durch die Ärztin mit Hilfe einer Tamponade gestoppt. In den ersten 48 Stunden werden die Kanüle und der Verband nicht gewechselt. Ein endgültiges Stoma einer spontan atmenden Patientin wird in der ambulanten Betreuung nach Abschluss der Wundheilung mit Kanülen ohne Cuff versorgt [Abb. 3]. Dauerhaft werden auch |Sprechkanülen verwendet.

Sprechkanülen | 646

In der postoperativen Phase stehen die Wundbehandlung, die Pneumonieprophylaxe sowie die Beobachtung der Atmung im Vordergrund. Die Blockung der Kanüle wird mit Hilfe eines Cuffdruckmessgerätes [Abb. 4] regelmäßig überprüft und zur Vermeidung von Druckulzera zweistündlich gelöst. Zur Infektionsprophylaxe erfolgt der aseptische Verbandwechsel mehrmals täglich und der Kanülenwechsel einmal täglich. Zur Pneumonieprophylaxe wird regelmäßig Trachealsekret abgesaugt, da die Patientin auf Grund des Stomas zunächst nicht in der Lage ist, selbstständig abzuhusten. Die Absaugung ist für die Patientin belastend.

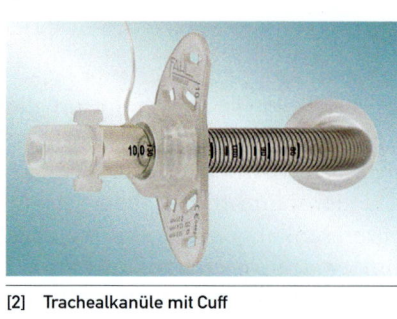

[1] Tracheostoma mit eingelegter und geblockter Trachealkanüle

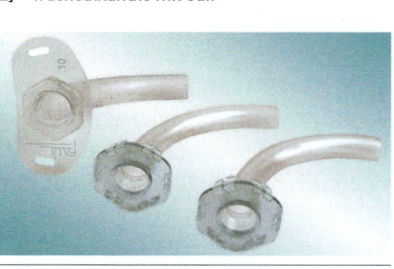

[2] Trachealkanüle mit Cuff

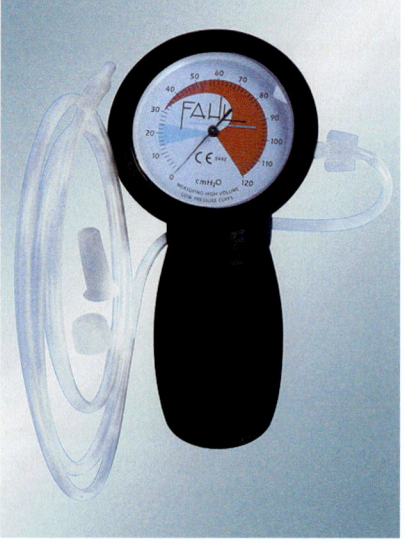

[3] Außenkanüle aus Kunststoff mit zwei Innenkanülen („Seelen")

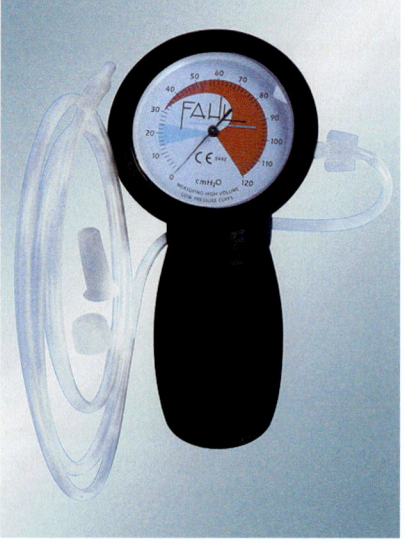

[4] Cuffdruckmessgerät

Da die Atemluft nicht über Nase und Rachen in die Lunge gelangt, wird sie nicht mehr angefeuchtet und muss durch einen Trachealkanülenaufsatz („künstliche Nase") angefeuchtet und gereinigt werden [Abb. 5]. Auch der Einsatz eines |Ultraschallverneblers kann sinnvoll sein. Bei beatmeten Patientinnen erfolgt die Atemluftanfeuchtung über ein Befeuchtungsgerät („aktive Befeuchtung") oder über einen in das Schlauchsystem zwischengeschalteten Wärme- und Flüssigkeitsaustauscher („passive Befeuchtung")

Ultraschallvernebler **1** | 381

Bei der Körperpflege ist zu beachten, dass kein Wasser oder Seife in die Trachealkanüle gelangt, zum Duschen oder Baden werden spezielle Aufsätze verwendet. Das Baden erfolgt im Sitzen, um zu vermeiden, dass Wasser ins Stoma läuft (Aspirationsgefahr, Hustenreiz). Um die Inhalation von Barthaaren zu vermeiden, werden Patienten nass rasiert.

Das Schnäuzen der Nase und Husten sind zunächst nicht möglich, eine spezielle Nasenpflege sorgt für die Pflege der Nasenschleimhaut und Entfernung von Sekret. Das (Ab-)Husten kann später wieder erlernt werden, wobei zum Druckaufbau die Kanüle zugehalten wird.

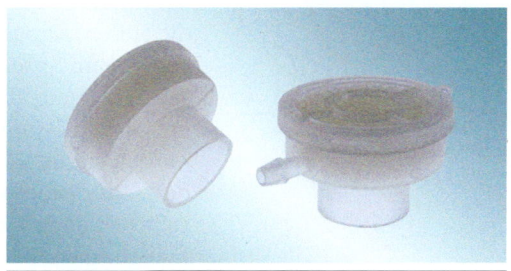

[5] Wärme- und Flüssigkeitsaustauscher (HME, „künstliche Nase") mit Anschluss für die Sauerstoffzufuhr

Beobachtungs- und Überwachungsschwerpunkte

Schwerpunkte der Beobachtung und Überwachung in der postoperativen Phase sind:

- Bewusstseinszustand
- Atmung (Sekret und geronnenes Blut können die Atemwege verlegen, und die Patientin ist nicht in der Lage abzuhusten)
- Vitalzeichen über Monitoring
- kapilläre Sauerstoffsättigung
- Wundbeobachtung auf Blutungen
- Sitz und Fixierung der Kanüle
- Cuffdruckkontrolle (bei spontan atmenden Patientinnen nicht über 20 mmHg, bei beatmeten Patientinnen ca. 5 – 10 mmHg über Beatmungsdruck)
- Kontrolle auf Druckstellen

Besonderheiten bei der Ernährung

Bis zu zwei Wochen nach der Tracheostomaanlage wird die Patientin über eine enterale Sonde ernährt, da postoperativ Schluckstörungen auftreten können. Danach ist bei der Ernährung zu beachten, dass die Patientin nicht riechen kann und appetitanregende Gerüche fehlen. Da die Patientin zu heißes Essen nicht kühl pusten kann, ist bei heißen Speisen und Getränken entsprechende Vorsicht angebracht.

Für tracheotomierte Patientinnen ist die orale Nahrungsaufnahme prinzipiell möglich, ein Fremdkörpergefühl und das Risiko von Schluckstörungen bestehen jedoch weiterhin. Eine Aspiration ist möglich. Insbesondere können sich Nahrungsreste in der Tasche zwischen Kanüle und Trachealwand oberhalb des Cuffs, in der so genannten „Jammerecke" sammeln. Sie können dort auch nicht abgesaugt werden.

⚠ **Beim Wechsel einer Kanüle mit Cuff können in der „Jammerecke" befindliche Nahrungsreste nach dem Entblocken und beim Entfernen der alten Kanüle abgestreift und aspiriert werden. Entsprechend sorgfältig geht die Pflegende beim Kanülenwechsel vor und hat die Utensilien für sofortiges Absaugen bereitgelegt. Besser ist, wenn eine zweite Pflegekraft „absaugbereit" den Kanülenwechsel begleitet.**

Je nach Pflegeansatz dürfen Patientinnen mit Tracheostoma oral Nahrung aufnehmen oder nur über Sonde ernährt werden. Voraussetzung für orale Nahrungsaufnahme ist ein endoskopisch überprüfter Schlucktest.

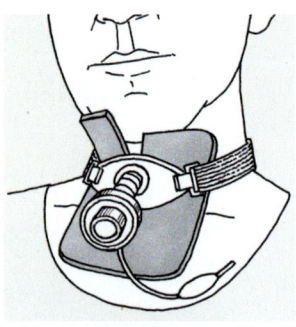

[1] Mittels Halteband fixierte Trachealkanüle

Wechsel der Trachealkanüle

Die innere Trachealkanüle („Seele") wird zu Beginn mehrmals täglich von geschultem Intensivfachpersonal gereinigt, um Verklebungen, Verkrustungen und Infektionen zu vermeiden. Im Verlauf der Wundheilung erfolgt die Reinigung i. d. R. einmal täglich. Dies erfolgt unter aseptischen Bedingungen ähnlich einem Verbandwechsel.

Der Wechsel der äußeren Kanüle erfolgt i. d. R. einmal wöchentlich. Zunächst wird die Innenkanüle entfernt und gereinigt. Danach wird das Halteband [Abb. 1] gelöst und die äußere Kanüle entblockt und entfernt. Das Stoma wird ggf. mit einem Spekulum bzw. einem Spreizer [Abb. 2] offen gehalten. Dann reinigt die Pflegende das Stoma und setzt eine neue Kanüle ein.

Zur Reinigung des Stomarandes, die von innen nach außen vorgenommen wird, werden sterile Kompressen benutzt. Die Kompressen werden ggf. mit sterilem Aqua dest. oder istotoner Kochsalzlösung, evtl. auch mit Stomaöl [Abb. 3] benetzt. Da Wattestäbchen oder Watte einen Hustenreiz auslösen können, werden sie nicht zur Stomareinigung verwendet.

Anschließend legt die Pflegende zwischen Haut und Kanüle eine sterile Schlitzkompresse bzw. spezielle Trachealkompresse [Abb. 4] ein. Auch wird häufig eine einseitig silberbeschichtete Trachealkompresse (Metalinekompresse) verwendet, die durch die Beschichtung antiinfektiös wirkt. Die neue Kanüle wird geblockt und zusätzlich mit dem Halteband fixiert [Abb. 5]. Die Pflegende kontrolliert den Cuffdruck.

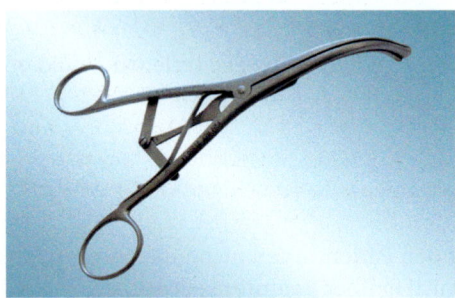

[2] Tracheospreizer

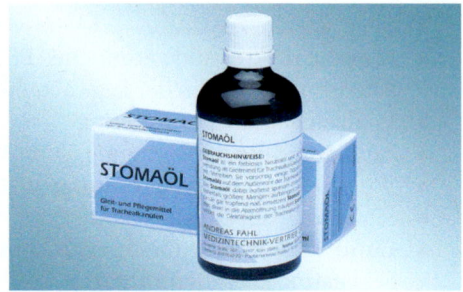

[3] Stomaöl

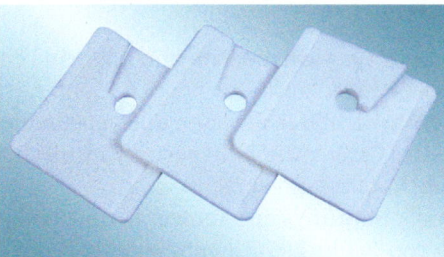

[4] Trachealkompressen

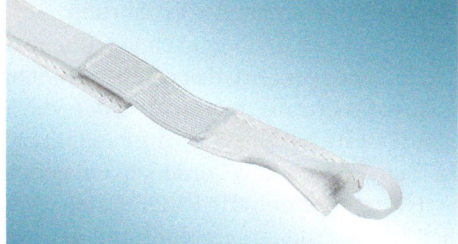

[5] Halteband mit Klettverschluss

Um Notfälle zu vermeiden, stehen Absauggerät und sterile Ersatzkanülen bereit. Die Tracheostomakompresse wird bei Bedarf öfter erneuert. Der Verbandwechsel erfolgt einmal täglich und bei Bedarf zusätzlich. Die Kanüle wird bei jedem Verbandswechsel bewegt, um Verklebungen zu verhindern.

Durchführung der Bronchialtoilette

Die Bronchialtoilette wird zur Reinigung der Atemwege bei bestehendem Tracheostoma durchgeführt. Dazu gehören das endotracheale Absaugen und die Lavage. Als Lavage wird die Spülung des Bronchialraumes mit isotoner Kochsalzlösung bezeichnet, sie wird nur bei sehr zähem, nicht absaugbarem Sekret und ggf. im Rahmen einer Bronchoskopie durchgeführt.

Bronchoskopie | 666, ▮1▮ | 860

Endotracheales Absaugen

Das Absaugen von Schleim, Blut und Sekreten aus der Trachea dient dazu, eine freie Atmung bzw. Beatmung zu gewährleisten und so Belüftungsstörungen zu vermeiden bzw. zu beheben. Es steht auch im Dienste der Pneumonieprophylaxe und wird so oft wie nötig und so wenig wie möglich durchgeführt.

Zum endotrachealen Absaugen werden entweder ein Vakuumwandanschluss oder ein Absauggerät [Abb. 6] sowie unsterile und sterile Handschuhe, Absaugkatheter verschiedener Größen (evtl. Luftkissenkatheter), ggf. Gleitmittel (z. B. isotone Kochsalzlösung oder Xylocain®-Gel), sterile Spülflüssigkeit und ein Abwurf benötigt.

Das Absaugen wird bei beatmeten Patientinnen von zwei Pflegekräften vorgenommen, da in der Zeit des Absaugens keine Sauerstoffversorgung möglich ist. Sie überwachen beim Absaugen die Vitalfunktionen, da es zu einer Vagusreizung und dadurch zur Bradykardie bis zum Herzstillstand kommen kann.

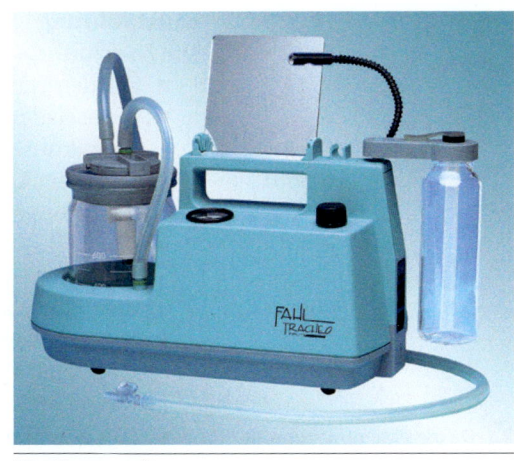

[6]   Absauggerät

„Unwirksame Selbstreinigungsfunktion der (unteren) Atemwege

Die Unfähigkeit, Sekrete oder Hindernisse des Respirationstraktes zu entfernen, um die Atemwege frei zu halten."   DOENGES et al.: S. 642

Vor dem endotrachealen Absaugen wird ggf. der |Mund-Nasen-Rachenraum abgesaugt, um (Mikro-)Aspirationen zu vermeiden. Beatmete Patientinnen werden vor dem endotrachealen Absaugen für ca. eine Minute präoxygeniert (erhöhte Sauerstoffzufuhr), um eine Sauerstoffüberschuss im Organismus für die Zeit des Absaugens zu erreichen.

Absaugen der oberen Atemwege 1 | 382

Vorbereitung

Die Vorbereitung des endotrachealen Absaugens umfasst folgende Schritte:

- die Patientin wird informiert und in eine 30°-Oberkörperhochlage gebracht, um ihr einen Überblick über die Situation zu geben
- Cuffdruck prüfen und ggf. für die Absaugung etwas erhöhen
- Arbeitsfläche schaffen und die benötigten Materialien bereitlegen
- hygienische Händedesinfektion
- unsterile Handschuhe überstreifen
- Schutzhülle des Absaugkatheters am Ansatzstück öffnen, anschließen [Abb. 7 und 8] und steril griffbereit (in der Verpackung) ablegen
- Funktion des Gerätes überprüfen, Sog öffnen, einstellen und prüfen (durch Verschluss des Fingertips am patientennahen Ende des Absaugschlauches); die Sogstärke beträgt bei Erwachsenen i. d. R. 0,4 – 0,6 bar, bei Kindern max. 0,2 bar

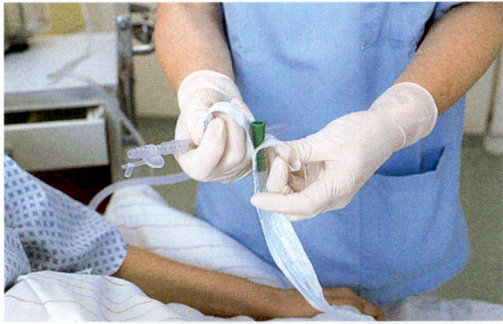

[7]   Schutzhülle des Katheters öffnen

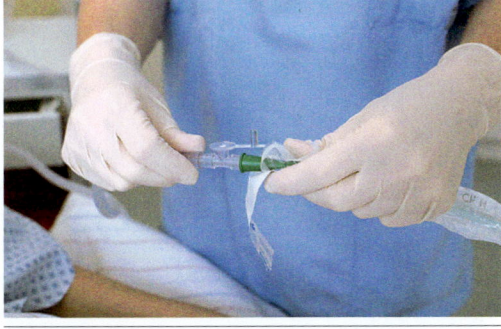

[8]   Anschließen des Katheters

Durchführung

Die Durchführung des endotrachealen Absaugens geschieht wie folgt:

- sterilen Handschuh über die Hand ziehen, die den Absaugkatheter einführt
- die assistierende, „unsterile" Pflegende diskonnektiert Beatmungschlauch (bzw. künstliche Nase) und Trachealkanüle (bzw. endotrachealen Tubus [Abb. 1]); ferner inaktiviert sie den Alarm des Beatmungsgerätes und legt ggf. den Beatmungsschlauch auf der Innenseite des Handschuhpapiers ab
- Absaugkatheter ganz aus der Verpackung entfernen; der Daumen der unsterilen Arbeitshand liegt dabei am Fingertip, die sterile Arbeitshand führt den Katheter [Abb. 1]
- Katheter vorsichtig, aber zügig ohne Sog einführen, bis ein geringer Widerstand spürbar ist [Abb. 2]
- Katheter ca. 1 cm ohne Sog zurückziehen
- Sog erzeugen (durch Verschluss des Fingertips) und Absaugkatheter unter drehenden Bewegungen wieder herausziehen [Abb. 3]
- Beatmungsschlauch (bzw. künstliche Nase) wieder anschließen, Alarm am Beatmungsgerät wieder aktivieren, Cuffdruck prüfen und wieder anpassen (assistierende Pflegende)

▶ **Da die Patientin während des Absaugvorgangs nicht beatmet wird, soll das Absaugen in maximal 10 – 15 Sekunden durchgeführt werden.**

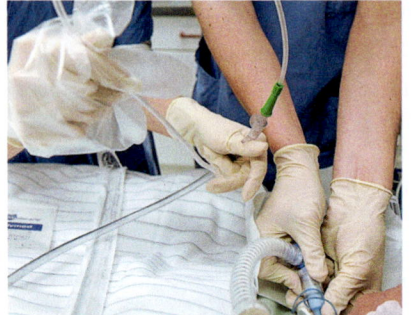
[1] Die assistierende Pflegende nimmt die Diskonnektion vor, die sterile Arbeitshand der absaugenden Pflegenden führt den Katheter.

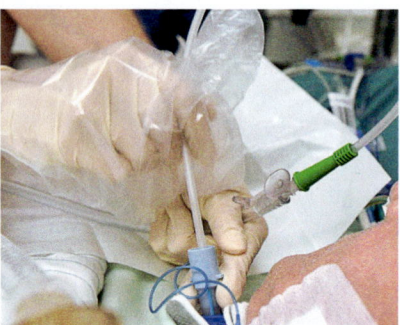
[2] Einführen des Katheters (ohne Sog)

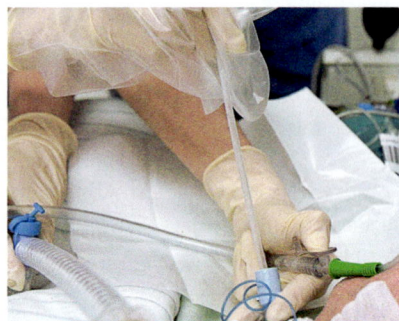
[3] Zurückziehen des Katheters unter Sog

Falls ein mehrmaliges Absaugen erforderlich ist, geben die Pflegenden der Patientin die Gelegenheit, sich zu erholen, bevor sie mit einem neuen Katheter und einem neuen sterilen Handschuh das Absaugen wiederholen.

Nachbereitung

Zur Nachbereitung des endotrachealen Absaugens gehören folgende Punkte:

- Absaugkatheter in sterilen Handschuh einstülpen [Abb. 4] und Handschuh inkl. eingerollten Katheter in Abwurf entsorgen
- Absaugschläuche mit Spüllösung reinigen (durchsaugen); die Spüllösung wird einmal täglich erneuert
- Mund- und Nasenpflege
- Patientin nach Wunsch oder Lagerungsplan atemerleichternd lagern
- erhöhte Sauerstoffzufuhr bei beatmeten Patientinnen für noch ca. eine Minute belassen
- Auffangbehälter des Absauggerätes entleeren, reinigen und desinfizieren
- Materialien für die nächste Absaugung vorbereiten, damit im Notfall sofort abgesaugt werden kann
- Maßnahme dokumentieren (Konsistenz, Farbe, Menge des Sekrets, etwaige Reaktionen des Patienten unter der Absaugung, wie z. B. Bradykardie)

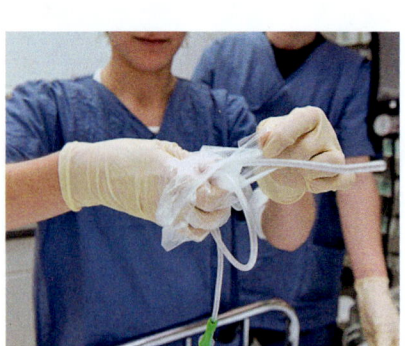
[4] Benutzten Katheter entsorgen

Vermeiden von sowie Handeln bei Komplikationen

Komplikationen im Zusammenhang mit einem Tracheostoma können Infektionen, Blutungen, Verlegung der Kanüle oder des Stomas, Nekrosen am Stoma oder an den Cuffanlagestellen sein.

Der fachtgerechte Kanülenwechsel, der Verbandwechsel, das Absaugen und die Beobachtung dienen der Verhinderung und Früherkennung solcher Komplikationen. Falls dennoch eine solche eintritt, ist das Offenhalten der Atemwege mit einer neuen Kanüle oder mittels Spekulum bzw. Spreizer die erste Notfallmaßnahme, um ein Ersticken der Patientin zu verhindern. Das Stoma kann mit Sekret, Blut oder Fremdkörpern verlegt sein oder die Kanüle kann herausgerutscht (disloziert) sein. Ist die Kanüle herausgerutscht, besteht die Gefahr im Zusammenfallen des Stomas. Um eine Dislokation zu vermeiden, ist immer auf den korrekten Sitz des Haltebändchens zu achten.

Fremdkörper können durch Abhusten, mittels einer Borkenpinzette oder durch eine Bronchoskopie entfernt werden. Blutungen werden chirurgisch und Infektionen mit Antibiotika durch eine Ärztin behandelt.

Bronchoskopie | 666, **1** | 860

Bei allen Pflegemaßnahmen am Stoma, insbesondere beim Kanülenwechsel, sollte ein **Notfallset** in erreichbarer Nähe sein. Das Notfallset umfasst:

- Beatmungsmöglichkeit in Form eines Beatmungsgeräts oder eines Ambubeutels, ggf. einer Notfallbeatmungsmaske [Abb. 5]
- Spreizer bzw. Spekulum
- Borkenpinzette [Abb. 6]
- Absauggerät
- Ersatzkanülen (zusätzlich zu der Trachealkanüle, die die für die Patientin passende Größe aufweist, liegt eine Kanüle in einer kleineren Größe bereit, welche leichter einzusetzen ist)

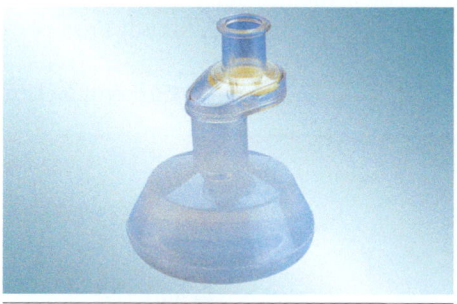

[5]   Notfallbeatmungsmaske

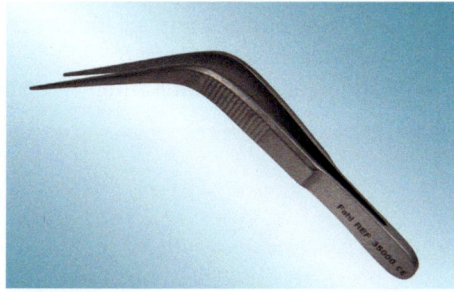

[6]   Borkenpinzette

Anleitung der Patientinnen/Angehörigen im Umgang mit dem Tracheostoma

Ist das Stoma als endgültige Lösung bzw. als langfristige Lösung in der ambulanten Betreuung notwendig, werden die Patientin und ihre Angehörigen angeleitet:

- in der Körperpflege
- im Wechsel der Trachealkanüle
- im Umgang mit Notsituationen

Der **Wechsel der Kanüle** ist der Teil der Pflege, der Angehörigen oft die größten Sorgen bereitet und der schrittweise erlernt werden muss. Insbesondere Eltern von Kindern, die mit einem Stoma nach Hause entlassen werden, benötigen hierbei eine ausführliche Betreuung. Die Pflegende strahlt beim Kanülenwechsel bei Kindern große Ruhe aus, sodass das Kind und die Eltern ein „Modell" für ein routiniertes Vorgehen haben. Die Anleitung beginnt während des Klinikaufenthaltes, die Eltern bzw. die Betroffenen übernehmen den Wechsel erst, wenn die Wunde des Stomas verheilt ist und die Infektionsgefahr minimiert ist. Sie werden langsam herangeführt, indem sie unter Anleitung den Kanülenwechsel zunächst zu zweit durchführen und später alleine.

Geschulte und geübte Patientinnen können den Kanülenwechsel auch selbst durchführen. Der Kanülenwechsel umfasst die folgenden Schritte:

Vorbereitung

- Patientin informieren, sofern sie den Wechsel nicht selbst durchführt
- Materialien in Reichweite zurechtlegen: neue Trachealkanüle, frisches Halteband, sterile Kompressen zur Reinigung, steriles Aqua dest. bzw. isotone Kochsalzlösung zum Reinigen (ggf. Stomaöl), frische (Metaline-)Kompresse, Spekulum bzw. Spreizer für den Fall, dass das Stoma zusammenfällt, Händedesinfektionsmittel, Utensilien zum Absaugen, ggf. Spritze zum Entblocken bzw. Blocken der Kanüle, evtl. Xylocain®-Gel
- Kompressen zur Hälfte öffnen und mit Aqua dest. bzw. Kochsalzlösung in der Verpackung tränken
- sich vergewissern, das alles gut erreichbar ist, dafür sorgen, dass man nicht gestört wird und ruhig den Wechsel vornehmen kann

Durchführung

- Hände mit Seife waschen, hygienische Händedesinfektion, Einmalhandschuhe für die Pflegende
- Vorbereitung der neuen Kanüle: bei Verwendung geblockter Kanülen wird der Cuff auf Dichtigkeit geprüft, bei Kanülen ohne Blockung wird geprüft, ob Außen- und Innenkanüle glatt ineinanderpassen [Abb. 1]; evtl. Kanüle mit Xylocain®-Gel gleitfähig machen
- Halteband an einer Seite des Kanülenschildes befestigen [Abb. 2]
- bei starker Sekretbildung vor dem Kanülenwechsel absaugen
- alte (Metaline-)Kompresse entfernen; wenn die Patientin den Kanülenwechsel selbst vornimmt, kann sie die alte (Metaline-)Kompresse auch bis zur Entfernung der Kanüle belassen
- Halteband lösen und Kanüle festhalten [Abb. 3 und 4]; Kanülen mit Cuff entblocken

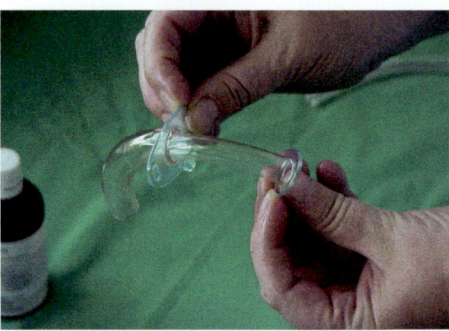

[1]   Überprüfen von Außen- und Innenkanüle

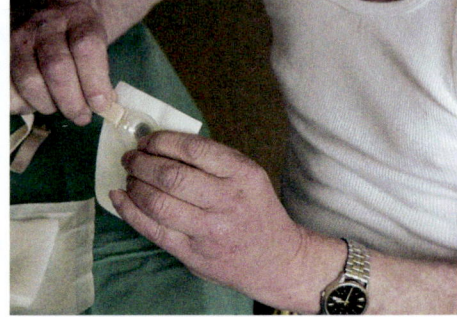

[2]   Befestigung des Haltebandes

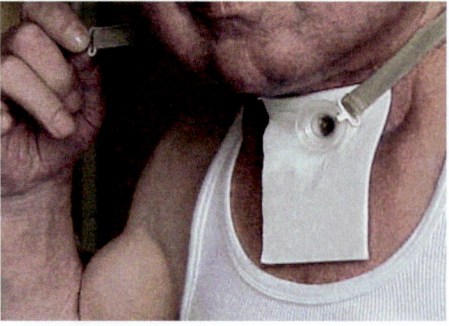

[3]   Entfernen des Haltebandes

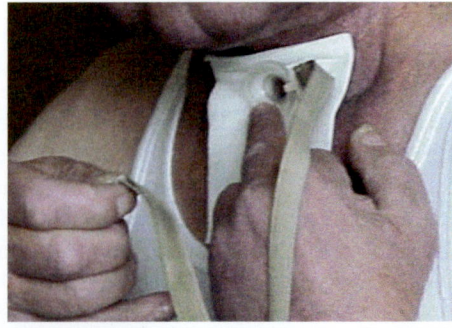

[4]   Kanüle festhalten

- Kanüle entfernen [Abb. 5]; nach Möglichkeit sitzt die Patientin beim Entfernen der Kanüle; wenn die Patientin liegt, sollte der Kopf in Oberkörperhochlagerung leicht überstreckt werden; bei Kindern kann die Pflegende auch eine Nackenrolle oder ein Handtuch unterlegen bzw. den Nacken des Kindes auf den Oberschenkel legen, damit der Kopf leicht überstreckt und das Stoma gut erreichbar ist [Abb. 6]; am besten wird die Kanüle in der Exspirationsphase entfernt
- bei Bedarf erneut absaugen
- Reinigen des Stomarandes mit den vorbereiteten Kompressen (von innen nach außen) [Abb. 7]
- Inspizieren des Stomarandes auf Veränderungen von Haut und Schleimhaut; Patientinnen, die den Kanülenwechsel selbst vornehmen, benötigen hierfür einen Spiegel
- Hände desinfizieren
- neue Kanüle einsetzen [Abb. 8]; evtl. ist die (Metaline-)Kompresse bereits um die neue Kanüle gelegt; beim Einsetzen der Kanüle sollte die Patientin ausatmen; mitunter gelingt das Einsetzen leichter, wenn die Kanüle in einem Winkel von bis zu 90° angesetzt und dann in einer Drehbewegung eingeführt wird
- Halteband an der anderen Seite des Kanülenschildes fixieren [Abb. 9]

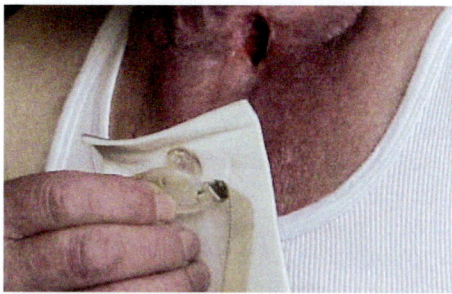

[5]   Entfernen der Kanüle

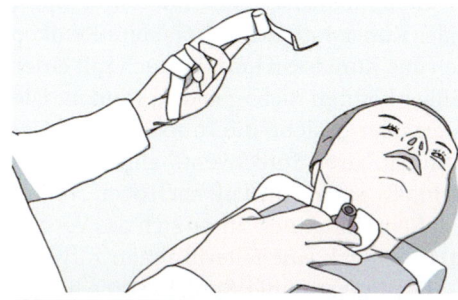

[6]   Lagerung eines Kindes

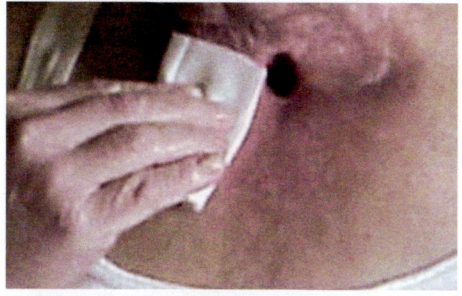

[7]   Reinigung des Wundrandes

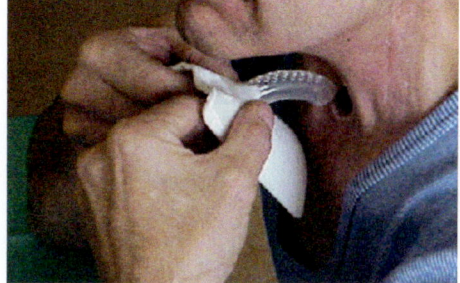

[8]   Einsetzen der Trachealkanüle

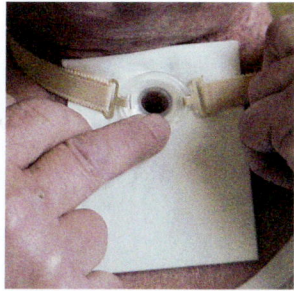

[9]   Befestigung und Überprüfung des Haltebandes

- neue (Metaline-)Kompresse unterlegen
- Kanülen mit Cuff blocken und Cuffdruck einstellen
- Sitz der Kanüle überprüfen; bei zu lockerem Sitz kann die Trachealkanüle dislozieren, bei zu festem Sitz können Druckstellen entstehen; i. d. R. sollte ein Fingerbreit Spielraum zwischen Hals und Bändchen sein

Nachbereitung

- Atmung beobachten
- alte Materialien entfernen
- Hände mit Seife waschen
- Aufräumen
- Dokumentation (Stoma, Haut- und Sekretbeschaffenheit)

Notsituationen in der ambulanten Betreuung von Patientinnen mit einem Tracheostoma sind meist Situationen, in denen das Stoma verlegt ist und die Patientin unter Atemnot und Erstickungsangst leidet. Ursachen für die Beeinträchtigung der Atmung können Verlegung der Kanüle durch Sekret oder Borkenbildung, durch Fremdkörper wie Spielzeug, Insekten oder Schmutz oder Dislokation der Kanüle sein. Die Kanüle kann auch durch Husten oder Toben bei Kindern herausrutschen.

In dieser Situation bewahrt die Pflegende Ruhe und stellt so schnell wie möglich die Versorgung mit Sauerstoff wieder her. Dazu wird die Ursache gesucht und beseitigt. Sollte keine sterile Kanüle zur Hand sein, wird einfach die alte Kanüle wieder eingesetzt. Sollte die Kanüle nicht hineinpassen, wird eine kleinere Kanüle eingesetzt, geht auch dies nicht, wird direkt mit dem Handbeatmungsbeutel beatmet. Ist die Situation nicht zu beherrschen, wird die Notärztin informiert.

Unterstützung bei der verbalen Kommunikation

Da bei einem Tracheostoma die Atemluft nicht mehr den Kehlkopf passiert, können die Patientinnen nicht mehr sprechen. Sofern der Kehlkopf nicht operativ entfernt wurde, ist Sprechen jedoch möglich, indem die Kanüle zugehalten wird und so die Luft über den Kehlkopf ausgeatmet wird.

Gebräuchliche Hilfsmittel sind **Sprechkanülen** (Phonationskanülen) aus Silber oder Kunststoff, die bei intaktem Kehlkopf verwendet werden [Abb. 1 und 2]. Sprechkanülen aus Kunststoff können auch mit einem Cuff ausgestattet sein, Sprechkanülen aus Silber können nicht geblockt werden. Die Außenkanüle von Sprechkanülen ist gefenstert oder gesiebt, die Innenkanüle ist gefenstert. Am Trachealkanülenschild ist ein abnehmbares Sprechventil angebracht, das die Kanüle während des Ausatmens verschließt, sodass die Luft nach oben zur Stimmritze geleitet wird und Sprechen möglich ist. Beim Einatmen öffnet sich das Ventil durch die einströmende Luft. Das Sprechventil kann auch eine Filterfunktion aufweisen und durch ein Kettchen gesichert werden.

Der Einsatz einer Sprechkanüle hängt vom intakten Husten- und Schluckreflex ab. Die Patientin benötigt mitunter etwas Zeit, bis sie sich an die Sprechkanüle gewöhnt hat, da Sprechkanülen einen erhöhten Ausatemwiderstand aufweisen.

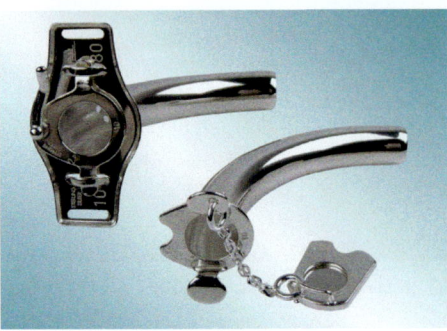

[1]   Sprechkanüle aus Silber

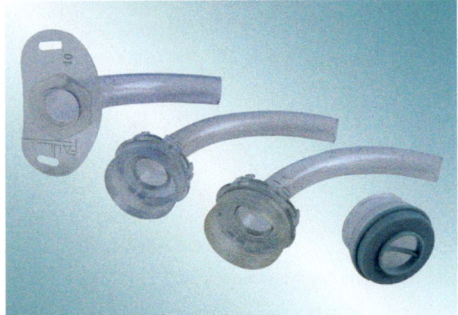

[2]   Sprechkanüle aus Kunststoff mit Sprachventil mit Filterfunktion

Laryngektomierte Patientinnen können nicht mehr durch Mund bzw. Nase atmen und sich nicht mehr räuspern, v. a. jedoch leiden sie unter der dauerhaften Stimmlosigkeit. Allerdings haben sie folgende Möglichkeiten, unter Anleitung einer Logopädin das Sprechen wieder zu erlernen:

- Shunt-Ventil
- Ösophagusstimme (Rektusstimme)
- elektronische Sprechhilfen (Stimmwandler, Sprachverstärker)

Ein **Shunt-Ventil** wird im Zuge der Laryngektomie in eine operativ geschaffene Verbindung zwischen Ösophagus und Trachea eingesetzt. Diese Sprechprothese verfügt über eine Klappe, die Luft von der Trachea in den Ösophagus durchlässt, jedoch verhindert, dass z. B. Speichel aus der Speiseröhre in die Luftröhre gelangt. Wenn die Patientin nun mit einem Finger das Tracheostoma verschließt, kann sie die durchgelassene Luft mittels der Muskeln am oberen Speiseröhrenende zum Sprechen verwenden.

Bei der schwer zu erlernenden **Ösophagusstimme** zieht die Patientin Luft in die Speiseröhre ein – sie „verschluckt" Luft. Beim Wiederausstoßen der Luft werden die Schleimhautfalten der Speiseröhre zum Schwingen gebracht und so Töne erzeugt.

Die Anwendung **elektronischer Sprechhilfen** [Abb. 3] erfordert weniger Übung als die Ösophagusstimme. Allerdings ist die Patientin damit immer an ein technisches Hilfsmittel gebunden und die Stimme klingt „synthetisch-automatenhaft". Eine elektronische Sprechhilfe besitzt eine Membran, welche an den Mundboden bzw. Hals angesetzt wird. Die Sprechhilfe leitet die Mundbodenbewegung ab und wandelt diese mechanischen Schwingungen in Töne um.

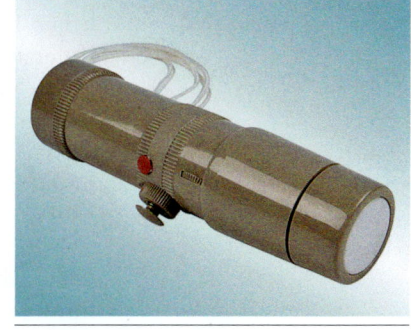

[3] Elektronische Sprechhilfe

Weitere Kommunikationshilfen sind Hilfsmittel, wie Piktogramme, Bilder, Zeichnungen sowie Block und Stift. Sie sind i. d. R. Mittel zweiter Wahl, da sie umständlicher und langsamer als das gesprochene Wort sind. Ferner birgt die Kommunikation mit Bildern und Piktogrammen das Risiko von Missverständnissen bzw. Fehldeutungen. Bei Kindern ist die schriftliche Kommunikation nur möglich, wenn sie bereits schreiben und lesen können und sich auf diesem Wege sicher und differenziert ausdrücken können.

Selbsthilfe-, Beratungs- und Rehabilitationsmöglichkeiten

Für Angehörige und Patientinnen, die langfristig mit einem Tracheostoma leben, ist es wichtig, sich mit anderen Betroffenen, z. B. in Selbsthilfegruppen, auszutauschen und sich Informationen und Beratung einzuholen.

Ein mögliches Forum für Eltern von tracheotomierten Kindern ist die Stiftung NOAH. Für Angehörige von Wachkomapatientinnen, die oft mit einem Tracheostoma versorgt werden, sind der Bundesverband für Schädel-Hirnpatienten in Not e. V. bzw. die Deutsche Wachkoma Gesellschaft eine Anlaufstelle.

Ebenso Anlaufstelle sind die auf Kehlkopfkrebs und Laryngektomie spezialisierten Selbsthilfegruppen der Regionen, die im Bundesverband der Kehlkopfoperierten e. V. organisiert sind.

Beratung erhalten Betroffene und Angehörige ebenfalls in den im Aufbau befindlichen Pflegestützpunkten, die als zentrale Anlaufstelle die Angebote von Krankenkassen, Pflegekassen, Altenhilfe und Sozialhilfeträger bündeln und so die Suche nach Beratung und Hilfe vereinfachen (sollen).

Eine Beratung erfolgt auch direkt bei der Krankenkasse, Pflegekasse oder dem Sozialhilfeträger.

Die Rehabilitation erfolgt im Rahmen der Rehabilitation der Onkologie und der Traumatologie. Dabei steht der Umgang mit den Hilfsmitteln im Vordergrund. Bei einigen Patientinnen ist es möglich, dass die Rehabilitation auch zur Wiedererlangung des normalen Sprechvermögens beiträgt.

www.stiftungnoah.de
▶Tracheotomie

www.schaedel-hirnpatienten.de
Webpräsenz des Bundesverbandes für Schädel-Hirnpatienten in Not e. V. und der Deutschen Wachkoma Gesellschaft

www.kehlkopfoperiert-bv.de

www.bmg.bund.de
▶Themen von A bis Z
▶P
▶Pflegestützpunkt
Das Bundesministerium für Gesundheit bietet Ihnen weitere Informationen zu den Pflegestützpunkten.

10.1.6

Grundzüge der Pflege
von Patientinnen mit maschineller Beatmung

Besonderheiten in der Pflege
bei Heimbeatmung | **650**

invasiv

in den Körper eindringend
invadere, lat. = eindringen,
einfallen

Für Patientinnen, die maschinell beatmet werden, steht u. a. die „Abhängigkeit" von einer Maschine sowie die durch die Beatmung auferlegte Beeinträchtigung der täglichen Lebensführung im Vordergrund. Dabei ist die Spannbreite des pflegerischen Unterstützungsbedarfs beträchtlich.

Die Vielfalt und Komplexität der Pflege maschinell beatmeter Patientinnen resultiert ferner daraus, dass nicht invasive Beatmungsformen auch in klinischen Zusammenhängen zunehmend Verwendung finden, und daraus, dass die |invasive Beatmung über Trachealkanülen im außerklinischen Bereich fast schon zur „Normalität" gehört.

Die Pflege von maschinell beatmeten Patientinnen wird i. d. R. von weitergebildeten Pflegenden erbracht. Daher sind dieser und der folgende Abschnitt in Form einer Einführung in die Grundlagen der Pflege maschinell beatmeter Patientinnen gestaltet.

Überwachungsschwerpunkte

Bei beatmeten Patientinnen werden folgende Parameter meist über ein Monitoring bzw. im Rahmen der Intensivpflege überwacht:

Pulsoxymetrie **1** | **386**
EKG **1** | **861**

- Sauerstoffsättigung, i. d. R. mittels |Pulsoxymetrie
- Herzfrequenz, evtl. im Rahmen des |EKGs
- arterieller Blutdruck und evtl. zentralen Venendruck
- Blutgaswerte und pH-Wert
- Körpertemperatur
- Bewusstseinszustand
- Allgemeinzustand

Säure-Basen-Haushalt des
Menschen **1** | **348**

Die meisten dieser Parameter stehen in engem Zusammenhang mit den im Rahmen der Beatmungstherapie eingestellten Beatmungsparametern, sodass die Pflegende die in der |Blutgasanalyse ermittelten Werte im Zusammenhang mit der Beatmung interpretieren können sollte.

Die Pflege maschinell beatmeter Patientinnen erschöpft sich jedoch nicht in der Beherrschung von „Hightech", sondern ist wesentlich „High Care". High Care umfasst z. B.:

Blutgasanalyse | **675**
Zyanose **1** | **34**
Atemhilfsmuskeln **1** | **393**

- Die Pflegende achtet darauf, ob die Patientin (sofern nicht tief sediert) benommen oder somnolent wirkt.
- Bei nicht invasiver Beatmung mittels Mund-Nasen-Maske legt die Pflegende z. B. ein Augenmerk darauf, ob die Maske dicht ist, da Leckagen der Grund dafür sein können, dass die Patientin trotz scheinbar ausreichender Zufuhr von Sauerstoff zu wenig Sauerstoff bekommt. Dies erkennt die Pflegenden an einer |Zyanose, z. B. der Lippen, aber auch daran, dass die Patientin auf Grund von Luftnot unruhig oder panisch wirkt bzw. verstärkt die |Atemhilfsmuskulatur einsetzt.
- Die Pflegende achtet darauf, ob der endotracheale Tubus bzw. die Trachealkanüle bzw. die Maske Druckulzera an den gefährdeten (Schleim-)Hautstellen verursacht bzw. zu verursachen droht. Ein erstes Anzeichen hierfür können Hautrötungen sein.
- Bei nicht invasiver Beatmung kann an der Nasenwurzel oder am Nasenrücken austretende Luft die Bindehaut reizen und eine Konjunktivitis hervorrufen. Daher fragt die Pflegende die Patientin, ob sie einen Luftzug am Auge spürt; ggf. kontrolliert sie den korrekten Sitz der Maske.

Hilfestellungen bei besonderen Problemen

Die beatmete Patientin ist in ihren **Kommunikationsmöglichkeiten** eingeschränkt. Für die nonverbale Kommunikation stehen dieselben Hilfsmöglichkeiten wie für tracheotomierte Patientinnen zur Verfügung. Der Einsatz einer Sprechkanüle kann im Rahmen der Entwöhnung von der Beatmung erfolgen.

Patientinnen auf Intensivstationen leiden auf Grund der Arbeitsabläufe häufig unter **Schlafstörungen**. Die Geräusche des Beatmungsgerätes tragen ebenfalls zur Schlafunterbrechung bei. Die Patientin erfährt Unterstützung und Linderung dieser Problematik durch ärztlich angeordnete medikamentöse Schlafmittelgabe, durch physikalische Maßnahmen wie |atemstimulierende Einreibung, kalte Socken nach Kneipp und durch Anpassung der Raumumgebung an den Schlafrhythmus, sofern dies möglich ist. Kalte Socken nach Kneipp helfen bei Einschlafstörungen. Bei dieser Pflegemaßnahme, die nur Anwendung findet, wenn die Patientin warme Füße hat, werden Baumwollstrümpfe mit 28° warmem Wasser durchtränkt und ausgewrungen. Die Patientin zieht die feuchten Strümpfe an und zieht darüber trockene Wollsocken. Durch diesen sanften Kältereiz werden die Füße stärker durchblutet (Reaktionshyperthermie), was das Einschlafen fördert. Die Socken werden nach 30 Minuten wieder ausgezogen. Ist die Patientin eingeschlafen, können sie auch bis zum Morgen belassen werden.

atemstimulierende Einreibung **1** | 375

Schmerzen werden in der |Schmerzdiagnostik erfasst und durch physikalische und medikamentöse Unterstützung gelindert.

Schmerzdiagnostik | 160

Die orale Nahrungs- und Flüssigkeitsaufnahme ist prinzipiell möglich, sofern nicht die Grunderkrankung der Patientin dagegen spricht. Das Schlucken ist erschwert und ungewohnt für die Patientin, da eine Trachealkanüle als Fremdkörper und als hinderlich wahrgenommen wird. Das Schlucken wird schrittweise unter Anleitung der Logopädin erlernt und geübt. Voraussetzung ist, dass der Schluckreflex zuvor endoskopisch geprüft wurde.

Ein weiteres Problem für die Patientin ist die relative **Fixierung an das Beatmungsgerät**. Der Bewegungsspielraum ist bei der stationären Beatmung im Bett sehr gering, bei der Beatmung mit einem mobilen Beatmungsgerät erweitert sich der Bewegungsspielraum, da das Gerät z. B. am Rollstuhl mitgeführt wird.

Die **psychische Belastung** der Beatmung wird heutzutage durch „intelligente" Geräte gering gehalten. Der Beatmungsdruck ist nicht starr, sondern passt sich an die Eigenatmung der Patientin an. Dadurch ist eine prinzipielle Sedierung von beatmeten Patientinnen nicht mehr notwendig. Als Belastungsfaktoren bleiben weiterhin die Sorge um die Zukunft und die Schwere der Erkrankung, die Angst durch die Abhängigkeit vom Gerät und die Abhängigkeit von Pflege sowie die allgemeinen Belastungsfaktoren auf einer Intensivpflegestation.

Entwöhnung vom Beatmungsgerät

Die Entwöhnung vom Beatmungsgerät (|*Weaning*) erfolgt nach ärztlicher Anweisung schrittweise bei weiterhin liegendem Tracheostoma nach einem auf die Patientin abgestimmten Weaningkonzept. Die Pflegende begleitet die Patientin intensiv, indem sie u. a. die Vitalzeichen und das Befinden der Patientin beobachtet und in einem Weaningprotokoll dokumentiert. Eine Oberkörperhochlagerung erleichtert die Spontanatmung. Eine |Bronchoskopie und eine logopädische Untersuchung klären im Vorfeld ab, ob eine Spontanatmung und die Nutzung einer Sprechkanüle möglich sind. Der Schluck- und der Hustenreflex müssen möglich sein.

Die Verwendung einer Sprechkanüle, zunächst für wenige Stunden am Tag, wird oft mit der Entwöhnung verbunden. Dies hat den Vorteil, dass die Anstrengung, die mit der Entwöhnung verbunden ist, mit dem positiven Erlebnis, sich wieder verbal verständigen zu können, gekoppelt wird. Eine psychologische Betreuung erfolgt parallel zur Entwöhnung. Ist die Patientin in der Lage, selbstständig und in ausreichendem Maß zu atmen, kann die Trachealkanüle entfernt und das Stoma operativ verschlossen werden.

Weaning
Entwöhnung einer Patientin vom Beatmungsgerät; meist Bezeichnung für die Entwöhnung vom Beatmungsgerät nach Langzeitbeatmung
to wean, engl. = entwöhnen, abstillen

Bronchoskopie | 666, **1** | 860

10.1.7   Pflegerische Herausforderungen bei der Heimbeatmung

www.heimbeatmung.de
Die interdisziplinäre Arbeitsgemeinschaft Heimbeatmung und Respiratorenentwöhnung e. V. listet Beatmungszentren auf.

Die Heimbeatmung ist, ganz allgemein verstanden, die maschinelle Beatmung von Patientinnen außerhalb einer (Akut-)Klinik bzw. in speziellen Beatmungszentren, in welchen u. a. die Entwöhnung langzeitbeatmeter Patientinnen, die Umstellung von permanenter auf intermittierende Beatmung oder die Überleitung zur Heimbeatmung stattfindet. Sie wird daher auch als ambulante Heimbeatmung bezeichnet und hat in den letzten Jahren zunehmend an Bedeutung gewonnen.

Meist erfolgt eine Heimbeatmung bei der Patientin zu Hause. Aber auch das Modell der Wohngemeinschaften maschinell beatmeter Menschen erfreut sich zunehmender Beliebtheit, nicht nur, weil hier auf Grund des besseren Betreuungsschlüssels leichter dem Ansatz „ambulant vor stationär" gefolgt werden kann. Vielmehr ist eine Wohngemeinschaft sowohl für die Betroffenen als auch für ihre Angehörigen oftmals eine ernst zu nehmende Alternative, da sie mehr soziale Konktakte sowie Unterstützungsangebote zur Verfügung stellen können, als dies i. d. R. bei einer Pflege „in den eigenen vier Wänden" der Fall ist.

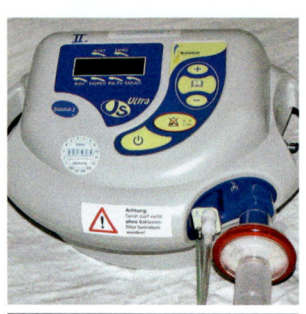

[1] Heimbeatmungsgerät

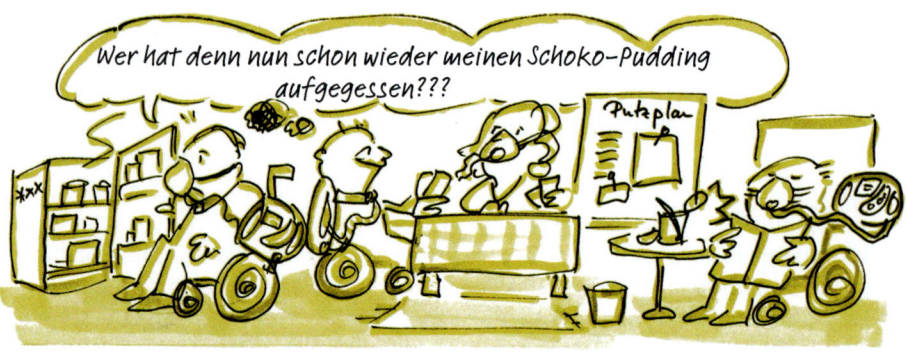

Da Angehörige bei der Betreuung ihres zu Hause beatmeten Familienmitgliedes sehr gefordert sind, werden sie meist von weitergebildeten Pflegekräften spezialisierter, ambulanter Pflegedienste unterstützt. Die Krankenkasse finanziert die professionelle Pflege in Abhängigkeit vom Zustand der Patientin bis zu 24 Stunden täglich. Die Beatmung zu Hause kann über eine Tracheostoma oder über eine Atemmaske erfolgen. Die Pflege der Patientin mit einem Tracheostoma erfolgt analog der Betreuung im Krankenhaus.

Ist die Patientin mehr als zwölf Stunden am Tag abhängig vom Beatmungsgerät, muss ein Ersatzgerät zu Hause zur Verfügung stehen. Alle notwendigen Geräte, z. B. Pulsoxymeter, Absauggerät, Handbeatmungsbeutel, müssen bei der Krankenkasse beantragt werden und werden i. d. R. auch genehmigt. Die Geräte für die Heimbeatmung [Abb. 1] sind relativ robust und einfach zu bedienen, verfügen aber über ein schmaleres Anwendungsspektrum als die in Kliniken eingesetzten Geräte. Sie enthalten einen Akku, sind leise im Betrieb, transportabel und können ggf. an einem Rollstuhl befestigt werden.

Die Betreuung eines beatmeten Familienmitgliedes erfordert von allen eine Umstellung. Die Veränderungen beginnen bei den erforderlichen Umbaumaßnahmen (z. B. breitere Türen, ggf. Rampe bzw. Fahrstuhl) sowie damit, dass für das Beatmungsgerät und das Zubehör und ggf. ein Pflegebett zusätzlicher Platz benötigt wird.

Eine nicht unerhebliche Rolle spielen die psychischen und körperlichen Belastungen der pflegenden Angehörigen sowie die Angst, dass das Gerät ausfallen könnte und Hilfe nicht rechtzeitig geleistet werden kann.

Die Pflegenden nehmen auch die Anleitung und Beratung der Patientin und der pflegenden Angehörigen, z. B. bzgl. der Versorgung des Tracheostomas, des Absaugens, des Kanülenwechsels und auch des Verhaltens Notfällen vor. Bei nicht invasiver Beatmung schulen die Pflegenden die Patientin und die Angehörigen im Gebrauch der Atemmaske.

Aus der Forschung

Bei der phänomenologisch interpretativ-hermeneutischen Analyse von 15 narrativen Interviews, welche mit heimbeatmeten COPD-Patientinnen geführt wurden, sind Schaefer und Dorschner der Frage nachgegangen, was „Lebensqualität" für die Betroffenen bedeutet. Schaefer und Dorschner fanden heraus, dass die Heimbeatmung den Betroffenen ermöglicht, ihr Leben wieder selbstständiger zu gestalten. Dieser Aspekt war für die Betroffenen das Hauptkriterium für eine verbesserte „Lebensqualität".

—

SCHAEFER, IRIS LUZIE; DORSCHNER, STEPHAN: „'Für mich ist Lebensqualität, selbstständig handeln zu können ...' Wie erleben COPD-Patienten ihre Heimbeatmung?" in: *Pflege*, 2005, (18) 3, S. 159–168

Auch der Umgang mit einem mobilen Beatmungsgerät und Rollstuhl erfordert von allen eine Umstellung. Es kann z. B. notwendig sein, ein anderes Auto anzuschaffen, um weiterhin Familienausflüge zu ermöglichen. Darüber hinaus können, insbesondere bei einer 24-Stunden-Pflege und zumal bei beengten räumlichen Gegebenheiten, die Anwesenheit der Pflegenden für die Betroffenen und die Familienmitglieder auf Dauer sehr belastend sein, da die Privatsphäre auf ein Minimum reduziert ist. In diesem Falle kann es sinnvoll sein, wenn die pflegenden Angehörigen eine „Auszeit" bekommen, z. B. indem die Patientin für eine bestimmte Zeit, z. B. drei Wochen, in einem Beatmungszentrum oder einer Wohngemeinschaft betreut wird.

Pflegerische Interventionen bei Dyspnoe

10.1.8

In den vorangegangenen Abschnitten wurden pflegerische Maßnahmen beschrieben, die bei Erkrankungen der Atemwege angewendet werden. Fast alle Atemwegserkrankungen gehen mit Atemnot (|Dyspnoe) einher. Atemnot ist ein Symptom, das von den Patientinnen als sehr bedrohlich empfunden wird und bis zur Todesangst führen kann. Die dabei anzuwendenden Pflegemaßnahmen tragen aus diesem Grund sehr stark zum Wohlbefinden der Patientin bei. Damit die Maßnahmen optimal zur Wirkung kommen können, ist es notwendig, dass die Pflegende sicher in ihren Handlungen ist, sie ruhig und überlegt handelt und dass klare Handlungsabläufe bei Notfällen in der Klinik formuliert und allen bekannt sind.

Dyspnoe **1** | 397

Die |atemunterstützenden Haltungen wie Kutschersitz und Torwartstellung sowie die dosierte Lippenbremse werden von den Patientinnen mit chronisch obstruktiven Lungenerkrankungen in Zeiten der Stabilität der Erkrankung erlernt, um im Notfall einsatzbereit zu sein. Der Kutschersitz und die Torwartstellung werden von der Patientin fast intuitiv eingenommen, da die Atemhilfsmuskulatur in dieser Haltung aktiviert wird. Bereits das Aufstützen der Arme dient der Vergrößerung des Thoraxvolumens und es kommt die Atemhilfsmuskulatur zum Einsatz. Bei der dosierten Lippenbremse muss die Patientin ein neues Atemmuster erlernen. Dies ist nicht im Notfall möglich, weshalb die dosierte Lippenbremse nur geschulten Patientinnen zur Verfügung steht. Im Notfall hilft es der Patientin, wenn die Pflegende langsam mitatmet bzw. die Lippenbremse vormacht. Sofern die Patientin dazu in der Lage ist, wird sie diese Atmung übernehmen.

atemunterstützende Haltungen | 178

Bei chronischen Lungenerkrankungen kann unter Sauerstoffgabe eine CO_2-Narkose auftreten. Durch Erhöhung des Sauerstoffs im Blut sinkt der Atemantrieb, da chronisch erhöhte CO_2-Spiegel keinen Atemantrieb mehr auslösen. Die Patientinnen werden schläfrig und atmen nicht mehr ausreichend, sodass sie ersticken können. Daher müssen Patientinnen unter Sauerstoffgabe beobachtet werden. Werden sie schläfrig, muss die Menge des verabreichten Sauerstoffs reduziert werden.

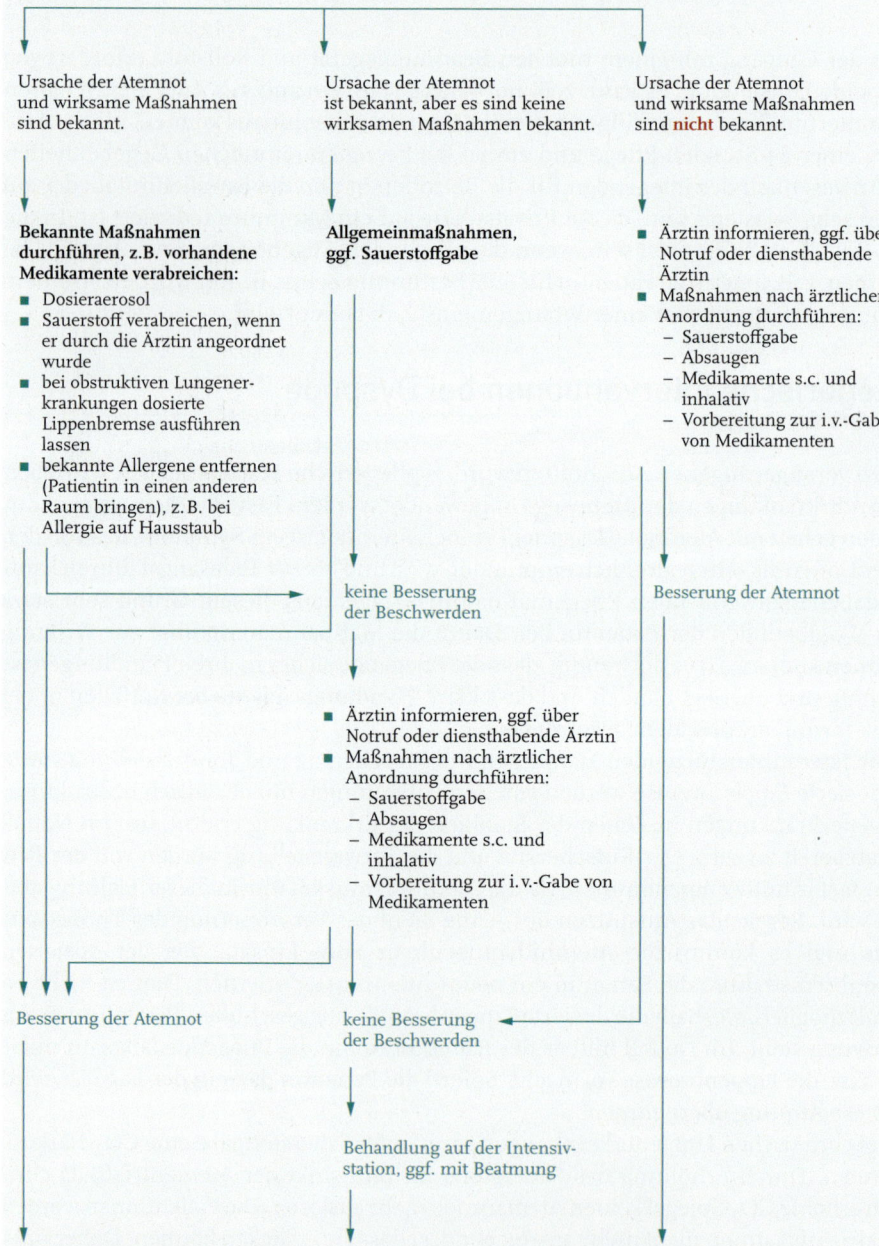

Dyspnoe

Allgemeinmaßnahmen zur Linderung der Dyspnoe
- Maßnahmen durchführen:
  - Patientin aufsetzen bzw.
  - atemunterstützende Haltung (z. B. Kutschersitz) einnehmen lassen
- beengende Kleidung entfernen, ggf. abhusten lassen,
  Fenster öffnen, sofern es sich nicht um ein allergisches Asthma, ausgelöst durch Pollen, handelt
- Wenn Lebensgefahr besteht, darf die Pflegende 2 l/min O_2 eigenverantwortlich verabreichen.

Ursache der Atemnot und wirksame Maßnahmen sind bekannt.

Ursache der Atemnot ist bekannt, aber es sind keine wirksamen Maßnahmen bekannt.

Ursache der Atemnot und wirksame Maßnahmen sind **nicht** bekannt.

Bekannte Maßnahmen durchführen, z.B. vorhandene Medikamente verabreichen:
- Dosieraerosol
- Sauerstoff verabreichen, wenn er durch die Ärztin angeordnet wurde
- bei obstruktiven Lungenerkrankungen dosierte Lippenbremse ausführen lassen
- bekannte Allergene entfernen (Patientin in einen anderen Raum bringen), z. B. bei Allergie auf Hausstaub

Allgemeinmaßnahmen, ggf. Sauerstoffgabe

- Ärztin informieren, ggf. über Notruf oder diensthabende Ärztin
- Maßnahmen nach ärztlicher Anordnung durchführen:
  - Sauerstoffgabe
  - Absaugen
  - Medikamente s.c. und inhalativ
  - Vorbereitung zur i.v.-Gabe von Medikamenten

keine Besserung der Beschwerden

Besserung der Atemnot

- Ärztin informieren, ggf. über Notruf oder diensthabende Ärztin
- Maßnahmen nach ärztlicher Anordnung durchführen:
  - Sauerstoffgabe
  - Absaugen
  - Medikamente s.c. und inhalativ
  - Vorbereitung zur i.v.-Gabe von Medikamenten

Besserung der Atemnot

keine Besserung der Beschwerden

Behandlung auf der Intensivstation, ggf. mit Beatmung

Beobachtung der Patientin und Dokumentation der Maßnahmen, dadurch Information des gesamten medizinischen Personals

Medizinischer Bezug	10.2
Internistische und HNO-Aspekte	10.2.1

Erkrankungen der oberen Luftwege

Adenoide

Die |Rachenmandel (*Tonsilla pharyngea*) gehört als Teil des Waldeyer-Rachenringes zum lymphatischen Gewebe. Sie ist damit Teil des Immunsystems und für die Infektabwehr zuständig. Die Rachenmandel ist am Übergang von der Nasenhöhle zum Rachen im Nasenrachen lokalisiert. Die vergrößerten Rachenmandeln werden als Adenoide oder adenoide Vegetationen bezeichnet [Abb. 1]. Der Volksmund nennt sie fälschlicherweise „Polypen".

Rachenmandel **1** | 258, 801

Adenoide treten häufig bei Kindern im Vorschulalter auf. Die gutartige Vergrößerung der Rachenmandel kommt durch eine vermehrte Zellteilung und somit Erhöhung der Zellanzahl (*Hyperplasie*) zu Stande. Adenoide sind durch chronische Entzündungen verursacht, da das Mandelgewebe der Kinder sich intensiv mit Umweltreizungen auseinandersetzt.

Durch die Hyperplasie der Rachenmandel ist v. a. die Nasenatmung behindert. Die Symptome reichen von Dauerschnupfen über nächtlichen Husten bis zu bronchialen Problemen auf Grund der mangelnden Anfeuchtung, Anwärmung und Reinigung der Atemluft. Die Betroffenen schnarchen häufig und atmen durch den Mund. Auch eine Schlafapnoe, die sich mitunter in Müdigkeit äußert, kann auftreten. Nahe der Rachenmandel liegt die Öffnung der zum Mittelohr ziehenden eustachischen Röhre. Ist diese durch große Rachenmandeln verlegt, so ist die Mittelohrbelüftung gestört. Dies kann zu gehäuften Mittelohentzündungen (*Otitis media*) führen. Ein typisches Bild ist die so genannte *Facies adenoideae*. Dieses Bild äußert sich durch offen stehenden Mund, nasale Sprache, trockene Lippen und „müde Augendeckel".

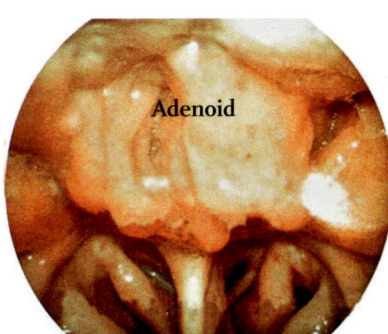

[1] Endoskopisches Bild von Adenoiden

Zur Diagnosestellung ist eine gründliche Anamnese hinsichtlich der Symptome notwendig. Zusätzlich führt die HNO-Ärztin eine Inspektion von Mund und Nase sowie eine Spiegelung des Nasenrachenraumes durch.

Adenoide können sich spontan zurückbilden. Bestehen die Symptome jedoch länger als zwei bis drei Monate, werden sie operativ entfernt (*Adenotomie*) [Abb. 2]. Die Adenotomie ist ein kleiner, i. d. R. ambulanter operativer Eingriff.

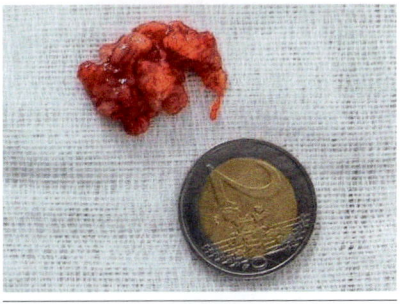

[2] Operativ entfernte Adenoide

Rhinitis

Die Rhinitis ist eine Entzündung der Nasenschleimhaut mit Schwellung und vermehrter Sekretion einer zunächst klaren, später trüben Flüssigkeit. Die **akute Rhinitis** wird in ca. 90 % der Fälle durch Viren (Rhinoviren, RS-Viren, Parainfluenzaviren) über Tröpfcheninfektion ausgelöst. Nur in ca. 10 % der Fälle sind Bakterien (Staphylococcus aureus, Streptokokken, Pneumokokken) verantwortlich. Bei einer bakteriell bedingten Rhinitis stellt sich das Nasensekret zäh und eitrig dar. Eine **chronische Rhinitis** dauert länger als drei Monate und wird in den meisten Fällen durch Allergien verursacht oder ist durch anatomische Abweichungen (z. B. Adenoide) bedingt.

Eine Sonderform des chronischen Schnupfens ist das Krankheitsbild **Rhinopathia vasomotorica**. Dabei handelt es sich um eine Nasenschleimhautentzündung, bei der die Blutgefäßregulation der Nasenschleimhaut gestört ist. Exogene Reize, wie z. B. extreme Temperaturwechsel oder Stress, verursachen eine Schwellung und vermehrte Sekretion.

Mikrobiologische Aspekte | 679

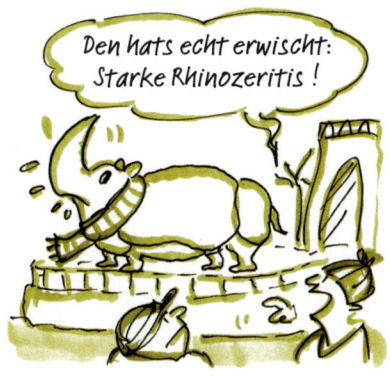

Den hats echt erwischt:
Starke Rhinozeritis!

Nasennebenhöhlen **1** | 388
Meningitis | 428

Rebound-Phänomen
in der Pharmakologie Bezeichnung für die überschießende, entgegengesetzte Reaktion bei Absetzen eines Medikaments

Die Behandlung einer akuten Rhinitis erfolgt symptomatisch durch Inhalation und ggf. abschwellende Nasentropfen. Die Anwendungsdauer von abschwellenden Nasentropfen sollte sieben Tage nicht überschreiten, da durch die vasokonstriktive Wirkung Schleimhautschäden auftreten können. Nach Absetzen des Wirkstoffes kann durch eine verstärkte Vasodilatation eine so genannten Arzneimittelrhinitis auftreten (|Rebound-Phänomen). Die bakterielle Rhinitis kann zusätzlich nach bakteriologischer Untersuchung des Nasensekretes mit Antibiotika behandelt werden. Der chronische Schnupfen wird ursächlich behandelt, z. B. durch Adenotomie.

Sinusitis

Die Sinusitis (Nasennebenhöhlenentzündung) ist eine entzündliche Reaktion der Schleimhaut einer oder mehrerer |Nasennebenhöhlen [Abb. 1]. Meist sind die Kieferhöhlen betroffen, seltener die Siebbeinzellen und Stirnhöhlen, sehr selten die Keilbeinhöhlen.

Jeder siebte Deutsche ist einmal pro Jahr von einer Sinusitis betroffen. Zwei Drittel leiden unter einer akuten und etwa ein Drittel unter einer chronischen oder rezidivierenden Sinusitis (Erkrankungsdauer > 3 Monate bzw. vier bis sechs Sinusitiden im Jahr).

Verursacht wird die Sinusitis meist durch Viren als Folge eines Schnupfens, in 10–20 % der Fälle auch durch Bakterien. Weiterhin können Allergien, gestörter Sekretabfluss durch anatomische Besonderheiten oder toxische Reize eine Sinusitis hervorrufen.

Die Symptome einer akuten viralen Sinusitis sind Schnupfen, Husten, Sekretfluss in den Rachen sowie Kopfschmerzen (Verstärkung beim Bücken). Ist die Sinusitis bakteriell verursacht, treten Entzündungszeichen wie Rötung, Schwellung, Fieber, eitriger Sekretfluss und Abgeschlagenheit hinzu. Der Verlauf einer chronischen Sinusitis zeigt die gleichen typischen Symptome wie bei einer akuten Sinusitis. Sie dauern länger an und sind nicht ganz so stark ausgeprägt.

Normalerweise heilt eine akute Sinusitis ohne Folgen aus. Es können jedoch auf Grund der anatomischen Nähe zu Augenhöhle und Gehirn Komplikationen auftreten. Die Krankheitserreger wandern z. B. in die benachbarten Strukturen und können eine |Orbitalphlegmone, eine |Meningitis oder Entzündungen von Knochen oder Weichteilen auslösen.

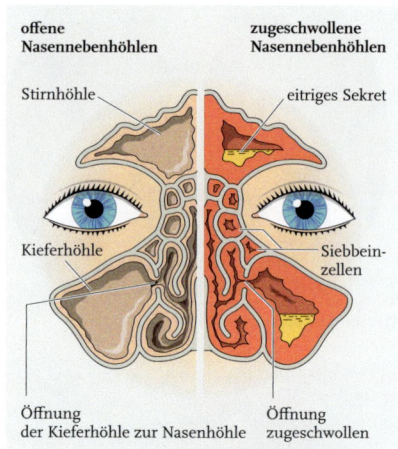

| offene Nasennebenhöhlen | zugeschwollene Nasennebenhöhlen |

Stirnhöhle — eitriges Sekret

Kieferhöhle — Siebbeinzellen

Öffnung der Kieferhöhle zur Nasenhöhle — Öffnung zugeschwollen

[1] Links: Normale Kiefer- und Stirnhöhle; rechts: entzündete Kieferhöhle; durch die Schleimhautschwellung kann das Sekret nicht abfließen und es kommt zu einer bakteriellen Superinfektion (sekundäre Besiedelung mit Eiter bildenden Bakterien)

Ortbitalphlegmone
akute Entzündung der Augenhöhle, einhergehend mit Schwellung und Rötung der Lider und der Bindehaut, Bewegungseinschränkung des Augapfels

Die Diagnostik umfasst:
- Anamnese
- Inspektion von Nase, Rachen und Mündhöhle
- Schmerzprovokation durch Abklopfen der Nasennebenhöhlen und schnelles Vorbeugen des Kopfes
- Abstrich des Nasensekretes zur mikrobiologischen Untersuchung
- bildgebende Verfahren (Sonografie, CT, MRT)

Ziel der Therapie ist es, die Entzündung zu reduzieren sowie den natürlichen Schleimabfluss der Nasennebenhöhlen wiederherzustellen. Behandelt wird die Sinusitis in erster Linie symptomatisch mit abschwellenden Nasentropfen, Analgetika und Entzündungshemmern. Zusätzlich können Maßnahmen wie erhöhte Flüssigkeitszufuhr, Sicherstellung einer hohen relativen Luftfeuchtigkeit der Atemluft oder Inhalation zum Einsatz kommen. Bei bakterieller Sinusitis kann nach erfolgter Resistenzbestimmung eine Antibiotikatherapie indiziert sein. Bei auftretenden Komplikationen und chronisch therapieresistentem Verlauf kann eine operative Eröffnung der Nasennebenhöhlen notwendig werden, um den Sekretabfluss zu gewährleisten.

Tonsillitis

Die Tonsillitis ist die Entzündung der Gaumenmandeln. Sie wird auch als Angina tonsillaris bezeichnet. Meist sind Kinder und Jugendliche zwischen 5 und 14 Jahren betroffen. Eine Tonsillitis kann bakteriell (Streptokokken, Staphylokokken, Pneumokokken) oder viral (Adenoviren, Rhinoviren) bedingt sein. Mitunter ist die Tonsillitis ein Begleitsymptom anderer bakterieller oder viraler Infekte, z. B. als Streptokokken-Angina bei |Scharlach oder bei |Pfeifferschem-Drüsenfieber.

Scharlach | 474
Pfeiffer-Drüsenfieber | 473

Eine **akute Tonsillitis** dauert ca. drei bis sechs Tage und kann einseitig (unilateral) oder beidseitig (bilateral), gehäuft während der Winter- und Frühjahrsmonate, auftreten.

Sie ruft folgende Symptome hervor:

- Fieber, Kopfschmerzen, Abgeschlagenheit
- Halsschmerzen, Schluckbeschwerden
- ausstrahlende Ohrenschmerzen
- „kloßige" Sprache
- geschwollene, gerötete Gaumenmandeln, evtl. mit Eiter- oder Fibrinbelägen (so genannten „Stippchen")
- Schwellung der regionalen Lymphknoten
- Schleimhautulzerationen
- Mundgeruch

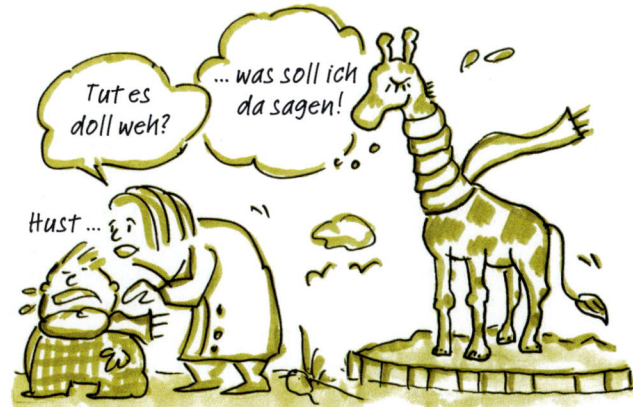

Da die Inspektion der Mundhöhle zwar Auskunft über das Ausmaß der Entzündung gibt, aber nicht über die Art des Erregers, sollte ein Rachenabstrich erfolgen. Hinsichtlich des Befundes bei Racheninspektion werden drei Formen der Tonsillitis unterschieden:

- **Angina catarrhalis**: Rötung, Schwellung der Tonsillen des Gaumenbogens und der Rachenhinterwand ohne Beläge
- **Angina follicularis**: kleine weiße-gelbliche „Stippchen"-Beläge auf den Tonsillen
- **Angina lacunaris**: fleckenartige weiß-graue Beläge auf den Tonsillen mit Epitheldefekten [Abb. 2]

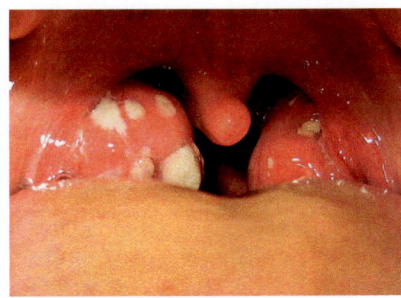

[2] Lakunäre Angina tonsillaris

Die symptomatische Behandlung der akuten Tonsillitis erfolgt durch optimale Mundhygiene, wie Mundspülungen und Zahnpflege, Analgetika und ausreichende Flüssigkeitszufuhr. Antibiotika sind bei einer von Streptokokken verursachten Tonsillitis wegen der möglichen Folgeerkrankungen (rheumatisches Fieber, Glomerulonephritis) indiziert.

Die **chronische Tonsillitis** ist eine chronisch-rezidivierende Entzündung der Gaumenmandeln (> 5-mal pro Jahr), die zu einer Hypertrophie oder zu einer Hypotrophie der Gaumenmandeln führen kann. Die chronische Tonsillitis äußert sich durch Trockenheit im Hals, Zwang zu häufigem Räuspern, rezidivierenden Mandelentzündungen, Müdigkeit, unklare Fieberschübe, Erkältungsneigung und vergrößerte Lymphknoten.

Bei der Racheninspektion zeigen sich die Tonsillen zerklüftet und narbig. Die chronische Tonsillitis stellt eine Indikation für die operative Entfernung der Gaumenmandeln (*Tonsillektomie*) dar. Die Tonsillen werden mit Hilfe chirurgischer Instrumente aus ihrer Umgebung gelöst, sodass sich am Ende ca. 2 cm große Wundflächen zwischen vorderem und hintem Gaumenbogen zeigen. Nach vier bis sechs Tagen löst sich der gebildete Wundschorf (Fibrinbelag) ab und die narbige Heilung setzt ein.

Allergien

Unter einer Allergie versteht man eine überschießende Reaktion (|Hypersensitivität) des |Immunsystems auf Allergene (|Antigene). Im Wesentlichen werden Inhalationsallergene (z. B. Pollen, Schimmelpilzsporen, Tierepithelien, Hausstaub), Nahrungsmittelallergene (z. B. Kuhmilch, Nüsse), Kontaktallergene (z. B. Nickel) und parenterale Allergene (z. B. Insektengift, Antibiotika) unterschieden. Bei erneutem Kontakt mit dem entsprechenden Allergen kann die Immunantwort ansteigen.

Epidemiologische Studien zeigen, dass das Aufkommen von allergischen Erkrankungen in den westlichen Ländern in den letzten 40 Jahren deutlich zugenommen hat. Es leiden ca. 20 % aller Deutschen an Allergien vom Soforttyp, 15 % an allergischer Rhinitis und fast 5 % an allergischem Asthma. Verschiedene Einflüsse wie genetische Faktoren, Umweltfaktoren, veränderte Lebensgewohnheiten (Ernährung, Stress, Rauchen) werden dafür verantwortlich gemacht.

Es werden **vier Typen |allergischer Reaktionen** unterschieden:

Die **Typ-I**-Reaktion wird durch IgE-Antikörper vermittelt, welche zur Freisetzung von |Mediatoren führen. IgE-tragende Mastzellen setzen nach der Bindung an das Antigen die Mediatoren frei. Die Reaktionszeit ist kurz. Symptome können innerhalb von Sekunden bis Minuten auftreten. Die Typ-I-Reaktion wird auch als Reaktion vom Soforttyp oder als anaphylaktische Reaktion bezeichnet. Zu den häufigsten Erkrankungen vom Soforttyp gehören das allergische Asthma, |Heuschnupfen, allergische Bindehautentzündung, Nahrungsmittelallergie, Insektengiftallergie und |anaphylaktischer Schock.

Beim **Typ II** handelt es sich um eine zytotoxische Reaktion. IgG- oder IgM-Antikörper setzen sich an körpereigene Antigene und lösen eine Antigen-Antikörperreaktion aus, welche eine Zytolyse (Auflösung körpereigener Zellen) hervorruft. Die Reaktionszeit beträgt ca. sechs bis zwölf Stunden. Diese zytotoxische Reaktion äußert sich in allergisch bedingter hämolytischer Anämie (Blutarmut durch Auflösung der Erythrozyten), Thrombopenie (Thrombozytenarmut) oder tritt bei Transplantationsabstoßungen auf.

Die **Typ-III**-Reaktion wird auch Immunkomplextyp genannt, da sie gewebeschädigende Immunkomplexe aus Antikörpern (IgG, IgM) und Antigenen bildet. Die Folgen sind eine Phagozytose der Antigen-Antikörper-Komplexe und die Freisetzung gewebeschädigender Enzyme. Die Reaktionszeit liegt bei sechs bis zwölf Stunden. Die Folgeerkrankungen sind allergisch bedingte Entzündung der Lungenalveolen (Alveolitis) und der Gefäße (Vaskulitis).

Die **Typ-IV**-Reaktion wird auch Reaktion vom verzögerten Typ genannt, da die Reaktionszeit 12 – 72 Stunden beträgt. T-Lymphozyten setzen |Lymphokine frei, die zur Aktivierung von Makrophagen beitragen und sie zum Ort der Antigenbelastung wandern lassen. Dort lösen sie eine Entzündungsreaktion aus. Typische Erscheinungen sind Hautausschläge (allergisches Kontaktekzem [Abb. 1]. Arzneimittelexanthem).

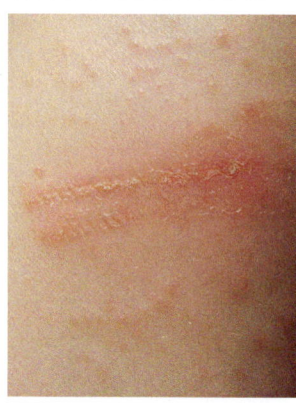

[1] Allergisches Kontaktenzem

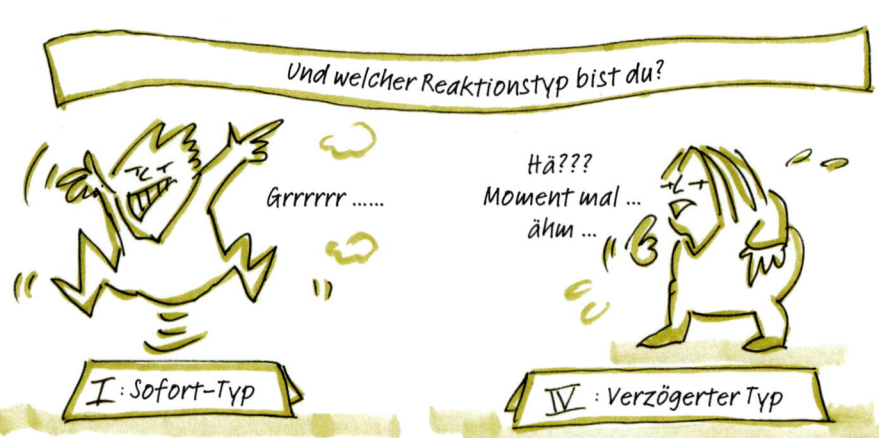

Symptome treten bei einer Allergie so lange auf, wie Kontakt zu dem entsprechenden Allergen besteht. Die Art der Beschwerden ist nicht vom Allergen selbst, sondern von dem zu Grunde liegenden Reaktionstyp abhängig.

Allergische Symptome können sich äußern:

- an den Schleimhäuten (allergische Rhinitis, Schwellungen, Bindehautentzündung)
- an den Atemwegen (Heiserkeit, Dyspnoe, Asthma bronchiale)
- an der Haut (Juckreiz, Kontaktekzem, Urtikaria)
- im Gastrointestinaltrakt (Übelkeit, Erbrechen, Durchfälle)
- als akuter Notfall (|anaphylaktischer Schock)

anaphylaktischer Schock **1** | 824

Am Anfang jeder **Allergiediagnostik** steht eine ausführliche Anamnese. Wesentlich ist eine Familienanamnese und Abhängigkeiten, in denen die Symptomatik auftritt, wie örtliche, jahreszeitabhängige und umgebungsabhängige Faktoren.

Für die klinische Diagnosestellung können verschiedene Tests durchgeführt werden. Mit Hilfe eines Hauttests wird das mutmaßliche Allergen mit der Haut in Kontakt gebracht. Liegt eine Sensibilisierung vor, kommt es zu einer typischen Hautreaktion. Gebräuchliche Tests sind:

- **Pricktest**: Ein Tropfen der standardisierten Testlösung wird auf die Haut gebracht und mit einer Pricklanzette in die obere Hautschicht eingebracht [Abb. 2].
- **Intrakutantest**: Die standardisierte Testlösung wird in die Haut injiziert.
- **Reibetest**: Das Allergen wird auf die Haut gerieben.
- **Epikutantest**: In Vaseline gemischtes Allergen wird unter dicht abschließenden Pflastern auf der Haut befestigt.

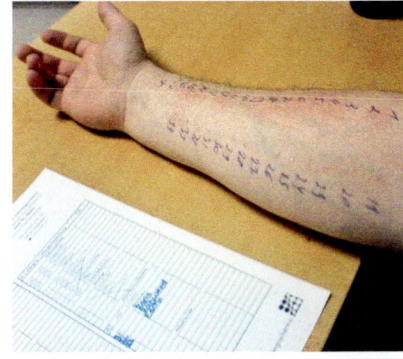

[2] Pricktest

Ein positiver Befund beim Hauttest oder ein erhöhter IgE- Antikörpernachweis im Blut hat nicht unbedingt eine klinische Relevanz. Diese lässt sich jedoch durch Provokationstests nachweisen. Die Provokation mit dem vermuteten Allergen kann nasal, oral oder bronchial erfolgen. Haut- und Provokationstests dürfen nur unter ärztlicher Aufsicht durchgeführt werden. Die Einleitung von Notfallmaßnahmen muss gewährleistet sein, wenn eine anaphylaktische Reaktion auftritt.

Die **Therapie** von Allergien setzt zunächst bei der Meidung des verursachenden Allergens an. Die Allergenkarenz beinhaltet Maßnahmen wie eine allergenfreie Diät, Wohnraumsanierung, Abgabe von Haustieren oder Berufswechsel. Wenn nach strikter Allergenkarenz kein ausreichender Rückgang der Symptome zu beobachten ist, werden Medikamente (v. a. Antihistaminika) eingesetzt. Als weitere Therapieform kommt die spezifische Immuntherapie (SIT) oder Hyposensibilisierung in Frage. Dabei wird dem Allergiker das Allergen über drei bis fünf Jahre in steigenden Dosen zugeführt, sodass er eine Toleranz gegenüber dem Allergen entwickeln kann. Da die Zufuhr des Allergens allergische Symptome auslösen könnte, ist die Hyposensibilisierung unter ärztlicher Überwachung erforderlich. Sollte es dennoch zu einer anaphylaktischen Reaktion kommen, erhält der Betroffene sofort ein Antihistaminikum. Verbessern sich die Symptome nicht, wird ein intravenöser Zugang gelegt, Steroide (z. B. Prednisolon) injiziert und Flüssigkeit (z. B. Ringerlaktat, NaCl 0,9 %) substituiert.

Präventive Maßnahmen sind abhängig von dem verursachenden Allergen. So muss z. B. bei Ekzem einer nachgewiesenen Kuhmilcheiweißallergie die Kuhmilch strikt vermieden werden. Bei Betroffenen mit Symptomen eines Asthma bronchiale oder mit einem allergischen Schnupfen, der durch Hausstaubmilben verursacht ist, stellen milbendichte Matratzenüberzüge eine sinnvolle Präventionsmaßnahme dar. Bei Kindern mit atopischer Disposition kann das Risiko einer Allergieentwicklung durch ausschließliches Stillen über sechs Monate reduziert werden.

Tumoren

Einteilung von Tumoren | 239

Es gibt verschiedene gut- und bösartige |Tumoren im Bereich der oberen Luftwege [Tab. 1]. Die Beschwerden sind je nach Lokalisation unterschiedlich. So können Tumoren im Nasenbereich Nasenbluten, Riechminderung oder eine behinderte Nasenatmung, im Kehlkopfbereich Heiserkeit, Kratzgefühl und Luftnot verursachen. Bei Tumoren im Rachenbereich stehen häufig die Schluckbeschwerden im Vordergrund. Auch Schmerzen, Gefühlsstörungen, Gesichtsnervlähmungen und Halsschwellungen kommen vor.

Eine genaue Anamnese und eine eingehende HNO-ärztliche Untersuchung sind wegweisend. Bildgebende Verfahren zur Beurteilung der Lymphknoten, Gefäße, Schilddrüse und Speicheldrüsen werden veranlasst. CT und MRT geben Hinweise auf die Tumorausdehnung und Lokalisation. Eine Gewebsbiopsie in örtlicher Betäubung oder Vollnarkose wird durchgeführt, um die Diagnose histologisch zu sichern.

Bei gutartigen Tumoren ist meistens die Operation die Therapie der Wahl. Bei bösartigen Tumoren schließt sich in vielen Fällen eine |Strahlentherapie an.

Strahlentherapie | 246

Lokalisation	Tumoreigenschaft	Bezeichnung
Nasopharynx	benigne Tumoren	▪ Nasorachenfibrom
	maligne Tumoren	▪ lymphoepitheliales Karzinom ▪ Plattenepithelkarzinom
Mundhöhle/Oropharynx	benigne Tumoren	▪ Hämangiom ▪ Papillom ▪ Fibrom
	maligne Tumoren	▪ Plattenepithelkarzinom ▪ Tonsillenkarzinom ▪ Adenokarzinom ▪ Weichteilsarkom ▪ Lymphom
äußere Nase	benigne Tumoren	▪ Nävus ▪ Rhinophym
	maligne Tumoren	▪ Basaliom (semimaligne) ▪ Spinaliom ▪ malignes Melanom
innere Nase	benigne Tumoren	▪ Osteom ▪ Papillom ▪ Hämangiom
	maligne Tumoren	▪ Plattenepithelkarzinom ▪ Adenokarzinom ▪ Neuroblastom
Rachen	benigne Tumoren	▪ Adenom ▪ Papillom
	maligne Tumoren	▪ Plattenepithelkarzinom

[Tab. 1] Übersicht zu Tumoren im Bereich der oberen Luftwege

Erkrankungen der unteren Luftwege

Cor pulmonale

Der Begriff Cor pulmonale bezeichnet typische Veränderungen am rechten Herzen, die infolge einer Drucksteigerung im Lungenkreislauf (*pulmonale Hypertonie*) entstanden sind. Die Muskulatur des rechten Herzens nimmt zu (*Rechtsherzhypertrophie*), weil es gegen einen erhöhten Druck anarbeiten muss.

Nach den Ursachen werden zwei Formen des Cor pulmonale unterschieden. Ein **akutes Cor pulmonale** kann durch eine |Lungenembolie, einen |Spannungspneumothorax, einen Status asthmaticus (Asthmaanfall, der trotz Medikamentengabe über mehrere Stunden anhält) oder thoraxchirurgische Eingriffe verursacht sein. Das chronische Cor pulmonale ist häufig die Folge von chronischen Lungenerkrankungen, wie z. B. COPD (chronisch |obstruktive Lungenerkrankung), Lungenemphysem, Asthma bronchiale.

Lungenembolie **1** | 402
Spannungspneumothorax | 672
obstruktive und restriktive Lungenerkrankungen **1** | 397
Rechtsherzinsuffizienz | 504

Typische Symptome einer |Rechtsherzinsuffizienz bei Cor pulmonale sind Lippenzyanose, verminderte körperliche Belastbarkeit, Tachykardie und Luftnot.

Bei fortgeschrittener Rechtsherzinsuffizienz sind zusätzlich eine Halsvenenstauung sowie Beinödeme sichtbar.

Mit Hilfe eines EKGs und einer Echokardiografie kann ein Cor pulmonale festgestellt werden. Im Röntgenbild des Thorax zeigen sich ein vergrößertes Herz und eine Verdrängung des linken Ventrikels.

Therapeutisch steht die Behandlung der zu Grunde liegenden Lungengrunderkrankung im Vordergrund. Besteht ein chronischer Sauerstoffmangel, kann eine Langzeittherapie mit Sauerstoff notwendig werden. Mit Diuretika, ACE-Hemmern und Nitraten wird der Druck im Lungenkreislauf gesenkt. Ist das Cor pulmonale die Folge einer Lungenembolie, werden vorübergehend oder dauerhaft |Antikoagulanzien verabreicht.

Antikoagulanzien **1** | 155

Lungenemphysem

Das Lungenemphysem ist eine krankhafte Überblähung der Lunge. Primär tritt es als Altersemphysem auf. Es wird häufig sekundär durch verschiedene Schadstoffe (Tabakrauch, Feinstaub) verursacht und tritt infolge einer |chronischen Bronchitis oder von |Asthma bronchiale auf. Eine erblich bedingte Fehlfunktion durch Enzymmangel (Alpha-1-Antitrypsinmangel) oder Stoffwechselanomalien (Mukoviszidose) können zu einem frühkindlichen Lungenemphysem führen.

chronische Bronchitis **1** | 398
Asthma bronchiale | 195

Es werden Alveolen zerstört und das Lungengewebe verliert an Elastizität. Die verbliebenen Alveolen vergrößern sich und die Lunge bläht sich auf. Bei Vorliegen einer obstruktiven Komponente kommt es zu erschwertem Ausatmen.

Dabei erhöht sich der Druck auf die kleinen Bronchien. Diese kollabieren, sodass die in den Alveolen enthaltene Luft gefangen bleibt. Durch die Überblähung werden weitere Alveolen zerstört und es entstehen große Emphysemblasen [Abb. 1]. Die Folge ist ein verminderter Gasaustausch. Durch den Verlust des Lungengewebes kommt es zur Erhöhung des Widerstandes im Lungenkreislauf. Dies kann zu pulmonalem Hochdruck und einem Cor pulmonale führen.

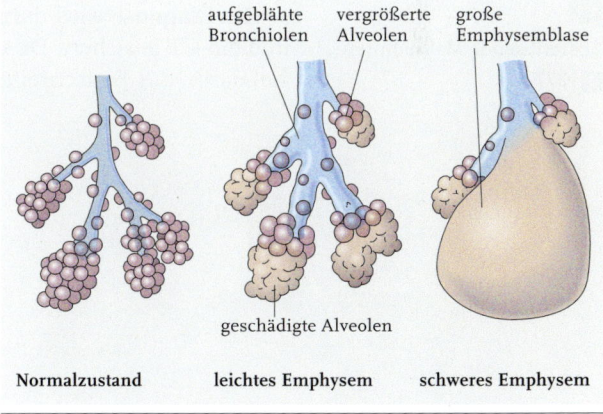

aufgeblähte Bronchiolen   vergrößerte Alveolen   große Emphysemblase

geschädigte Alveolen

Normalzustand   leichtes Emphysem   schweres Emphysem

[1] Pathophysiologie des Lungenemphysems

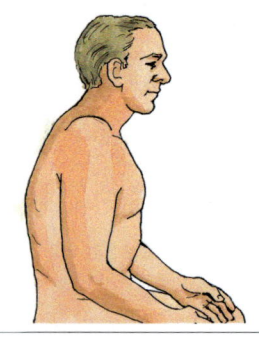

[1] Fassthorax

atemerleichternde
Haltungen | 178

β₂-Sympathikomimetika
(β₂-Sympathomimetika)
Arzneimittel, die eine Erschlaffung der glatten Bro-
chialmuskulatur und somit
eine Erweiterung der Atemwege bewirken, indem sie
β₂-Rezeptoren stimulieren
Parasympatholytika
Arzneimittel, die den Para-
sympatikus hemmen und so
die Bronchien erweitern
Theophyllin
Arzneimittel, das die Bronchien erweitert, den Gefäß-
widerstand senkt und den
Atemantrieb steigert

Sekretlösende Maßnahmen
1 | 377

Durch den reduzierten Gasaustausch leiden die Betroffenen unter Atemnot, anfangs unter Belastung, später auch in Ruhe. Husten und Auswurf treten meist bei begleitender Bronchitis auf. Die Atemnot und der Sauerstoffmangel führen zu Zyanose der Lippen, Schleimhäute und der Fingerspitzen. Typische Emphysemzeichen sind im fortgeschrittenen Stadium ein in Inspirationsstellung fixierter Thorax (Fassthorax, [Abb. 1]) sowie die Symptomatik der Rechtsinsuffizienz bzw. des Cor pulmonale.

Die Diagnose kann durch eine gründliche Anamnese, klinische Untersuchung, einen Röntgen-Thorax und eine Lungenfunktionsprüfung gesichert werden.

Die Therapie besteht in erster Linie in dem Ausschalten von exogenen Ursachen (z. B. Tabakrauch, beruflich bedingte Einflüsse). Sinnvoll ist das Training der Atemmuskulatur und das Einüben |atemerleichternder Haltungen (z. B. Kutschersitz) sowie spezieller Atemtechniken (z. B. Lippenbremse).

Liegt eine chronische Bronchitis zu Grunde, erfolgt eine symptomatische Behandlung mit Medikamenten, welche die Bronchien erweitern (*Bronchodilatatoren*, z. B. |β₂-Sympathikomimetika, |Parasympatholytika, |Theophylline) und ggf. Glukokortikoide, um die Sekretproduktion und die Entzündung zu hemmen. Weiterhin wird das Cor pulmonale behandelt.

Bei chronischem Sauerstoffmangel kann eine Sauerstofflangzeittherapie erforderlich werden. In schweren Fällen wird eine chirurgische Indikation geprüft. In Frage kommt eine volumenreduzierende Operation, bei der die Wirksamkeit der Atemmuskulatur durch Reduktion überblähter Lungenareale verbessert wird. Der letzte Lösungsweg ist die Lungentransplantation.

Bronchiektasen

Bronchiektasen sind nicht heilbare sackförmige Erweiterungen der Bronchien, die durch chronisch entzündliche Lungenerkrankungen, Masern oder Keuchhusten erworben werden. Folge ist eine Instabilität und Erweiterung der Bronchialwand. Bronchiektasen können in einem begrenzten Lungenbereich auftreten oder diffus in verschiedenen Lungenarealen.

Als typisches Symptom zeigt sich Husten mit reichlich übel riechendem Auswurf. Charakteristisch ist ein Sputum, das dreischichtig erscheint (Schaum, Schleim und Eiter). In der Hälfte der Fälle tritt Bluthusten hinzu. Wegen der Erweiterung der Bronchien kann das Bronchialsekret nur erschwert abfließen. Dadurch ist das Infektionsrisiko erhöht. Dies führt zu fieberhaften Infekten.

Die Diagnose wird durch Laboruntersuchungen (Sputum, Blut), Röntgen-Thorax und ein CT gesichert. Da sich Bronchiektasen nicht zurückbilden, liegt das Therapieziel darin, das Fortschreiten der Erkrankung zu verhindern. Hierbei steht die Sekretmobilisierung durch Inhalationen, Vibrationsmassage und Atemübungen im Vordergrund. Die medikamentöse Therapie dient v. a. dazu, Infektionen zu vermeiden. Daher werden schleimlösende Arzneimittel (Mukolytika, Sekretolytika), Bronchodilatatoren und ggf. Antibiotika verabreicht. Sind die Bronchiektasen auf einen Lungenbezirk begrenzt, besteht die Möglichkeit, ein Lungensegment operativ zu entfernen.

erweiterte und mit
Schleim gefüllte
Bronchien

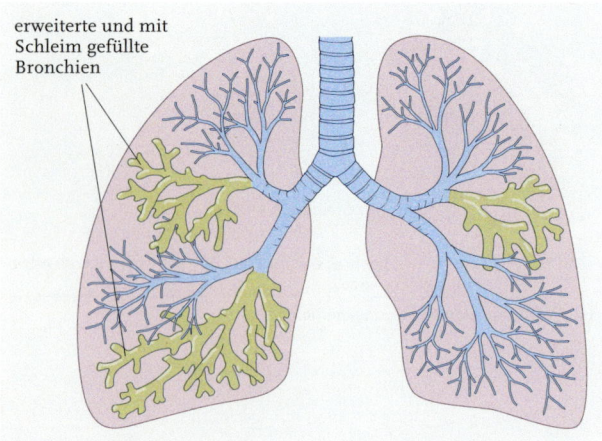

[2] Bronchiektasen

Lungentuberkulose

Die Tuberkulose (TBC) ist eine generalisierte oder auf ein Organ begrenzte bakterielle Infektionskrankheit, welche durch das Mycobacterium tuberculosis (selten auch Mycobacterium bovis) verursacht wird [Abb. 3]. Übertragen wird der Erreger durch Tröpfcheninfektion. Besonders anfällig gegenüber dem Mycobacterium ist das Lungengewebe, vermutlich wegen des hohen Sauerstoffgehaltes. Deshalb ist die Lunge mit ca. 80 % am häufigsten betroffen. Grundsätzlich können aber auch andere Organe, wie Hirnhäute, Leber, Urogenital- oder Gastrointestinaltrakt, betroffen sein, da die Bakterien über den Verdauungstrakt aufgenommen oder über das Blut im Organismus verbreitet werden können.

Weltweit ist die TBC ein ernstes Gesundheitsproblem. In Entwicklungsländern ist sie eine häufige Todesursache auf Grund der mangelnden Hygiene und der hohen Bevölkerungsdichte. In Mitteleuropa geht man von ca. 13 – 20 Neuinfektionen auf 100 000 Einwohner pro Jahr aus. Dabei sind Männer etwa doppelt so häufig betroffen wie Frauen. Nicht alle infizierten Menschen erkranken unmittelbar an TBC. Besonders prädestiniert sind Menschen mit geschwächtem Immunsystem, z. B. durch Vorerkrankungen (z. B. Leukämie, Diabetes mellitus), Alkoholismus, HIV-Infektion, Mangelernährung, hohes Lebensalter oder durch die Einnahme von Medikamenten (z. B. Immunsupressiva, Zytostatika). Es werden zwei Formen der Tuberkulose unterschieden:

- Primärtuberkulose
- postprimäre Tuberkulose

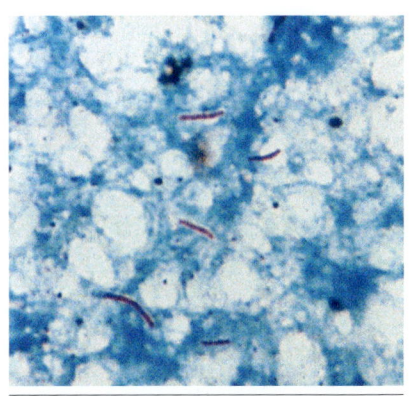

[3] Infiziertes Lungengewebe mit pink angefärbtem Mycobacterium tuberculosis

Die Primärtuberkulose ist der übliche Verlauf der Erstinfektion. In den drei bis sechs Wochen nach der Infektion bildet sich in der Lunge ein kleiner Entzündungsherd (Tuberkel), der von Blutabwehrzellen eingeschlossen wird. Nach der Verkapselung heißt er „Primärkomplex" und ist durch Kalkeinlagerungen im Röntgenbild sichtbar. Mycobakterien können in den abgekapselten Herden jahrzehntelang überleben. Meist verläuft die Primärinfektion ohne Symptome und ist in 50 % der Fälle die einzige Manifestation der TBC.

Bei einem geschwächten Immunsystem kann die Infektion zu einem späteren Zeitpunkt reaktiviert werden (postprimäre Tuberkulose). Das „schlummernde" Mycobakterium beginnt sich zu vermehren. Grund hierfür ist ein geschwächtes Immunsystem. Solange die Erreger keinen Zugang zum Bronchialsystem haben, spricht man von einer **geschlossenen TBC**, die nicht ansteckend ist, weil keine Erreger ausgeschieden werden. Dies führt häufig im Bereich der Lungenspitze zu einer entzündlichen Reaktion mit zunächst uncharakteristischen Symptomen, wie Nachtschweiß, Leistungsschwäche, Husten mit Auswurf und subfebrilen Temperaturen. Das entzündliche Infiltrat der Lungenspitze kann abheilen oder einschmelzen. Dann entsteht eine Höhle im Lungengewebe, die man Kaverne nennt. Damit haben die Erreger Zugang ins Bronchialsystem.

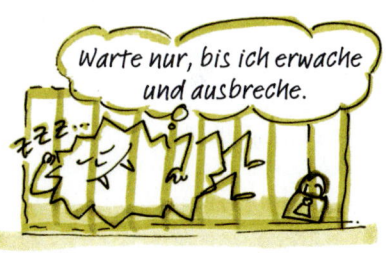

Warte nur, bis ich erwache und ausbreche.

Nun liegt eine **offene TBC** vor und die Betroffene ist nicht nur Trägerin, sondern auch Überträgerin der Bakterien. Durch den mit Bakterien besiedelten Auswurf wird die Erkrankung beim Husten über Tröpfcheninfektion weitergegeben. Die Erreger können in der Luft noch einige Stunden überleben. Schwere Verläufe sind durch blutigen Auswurf (*Hämoptoe*), starkes Untergewicht und schlechten Allgemeinzustand charakterisiert. Der alte Name „Schwindsucht" rührt daher, dass die Betroffenen Gewicht verlieren.

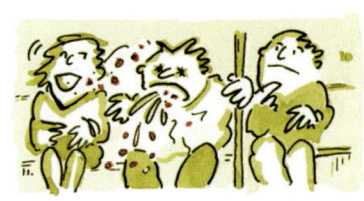

Wenn es im Rahmen einer Tuberkuloseerkrankung zur Streuung der Bakterien über die Blutbahn kommt und mehrere Organe befallen sind, spricht man von einer **Miliartuberkulose**, die eine schwere Verlaufsform darstellt.

Die Diagnostik bei Verdacht auf eine Tuberkulose umfasst:

- Anamnese
- Röntgen-Thorax (ein Ringschatten gilt als Hinweis auf eine Kaverne)
- Bakteriennachweis aus der mikrobiologischen Untersuchung des Sputums, von Magensaft oder Bronchialsekret
- ggf. Tuberkulintest

Der Tuberkulintest ist ein Hauttest, der als intrakutane Injektion von Antigenen oder als Stempeltest erfolgen kann. Allerdings gilt der Stempeltest als wenig zuverlässig, da er falsche Ergebnisse liefern kann. Daher wird dem intrakutanen Tuberkulintest der Vorzug gegeben. Ist nach 72 Stunden eine positive Reaktion erkennbar (tastbare, gerötete Schwellung), kam es zu einer Abwehrreaktion. Ist die Reaktion negativ, kann eine Infektion ausgeschlossen werden. Bei geimpften Menschen fällt der Test positiv aus, obwohl keine Infektion vorliegt.

Solange der Erreger möglicherweise ausgeschieden wird, erfolgt eine stationäre Therapie mit strenger Isolation. Die medikamentöse Therapie erfolgt über mehrere Monate, da sich das Bakterium langsam vermehrt. Eingesetzt wird eine Kombination verschiedener Antibiotika (Antituberkulotika), wie z. B. Isoniazid, Rifampcin, Ethambutol, Streptomycin und Pyrazinamid, um einer Resistenzbildung zu begegnen. Da die medikamentöse Therapie sehr teuer ist, ist sie in Entwicklungsländern häufig nicht (konsequent) umsetzbar, sodass, weltweit gesehen, die Mehrfachresistenzen zunehmen.

Gelegentlich wird bei sehr großen Kavernen eine chirurgische Therapie notwendig. Nach erfolgreicher Therapie erfolgt eine zweijährige Überwachung.

Nach dem Bundesseuchengesetz muss die aktive Form der TBC und der Tod infolge einer TBC gemeldet werden. Die früher durchgeführte BCG-Impfung (Impfung mit abgeschwächten Mycobakterienstämmen zum Schutz gegen TBC) wird heute von der Ständigen Impfkommission (STIKO) nur für Risikopersonen empfohlen, da die Wirksamkeit nur bei diesen die Impfkomplikationen aufwiegen kann.

ARDS und Lungenödem

Das akute Lungenversagen *acute respiratory distress syndrome*, ARDS wird auch als „Schocklunge" bezeichnet. Ursachen für ein ARDS können direkte pulmonale Schädigungen sein (z. B. Inhalation von reizenden Gasen) oder eine indirekte pulmonales Schädigung bei Schockzuständen (z. B. Sepsis, schwere Verletzungen). Infolge der Schädigungen kommt es zu einer Entzündungsreaktion in den Alveolen, die wiederum eine Ansammlung von Gewebeflüssigkeit in der Lunge nach sich zieht. Es bildet sich ein interstitielles und alveoläres |Lungenödem aus. Durch den Untergang von Pneumozyten kommt es zu |Surfactantmangel mit Atelektasenbildung. Dadurch verliert die Lunge ihre Fähigkeit zum Gasaustausch.

Die Betroffenen leiden unter zunehmender Atemnot mit z. T. ausgeprägter Zyanose, Erstickungsängsten und Unruhe. Therapeutisch wird eine Beatmung eingeleitet und die Grunderkrankung behandelt.

Ein Lungenödem kann jedoch auch eine akute Komplikation einer |Linksherzinsuffizienz sein. Dann können brodelnde Atemgeräusche auskultiert werden. Mitunter ist ein schaumiger (evtl. blutiger) Auswurf zu beobachten.

Lungenödem
Ansammlung von Flüssigkeit in den Alveolen oder im Lungenzwischengewebe

Surfactantmangel | 299
Linksherzinsuffizienz | 504

Pleuritis

Eine Pleuritis ist eine entzündliche Veränderung der |Pleura (Brustfell), welche mit ihrem inneren Blatt (Lungenfell, *Pleura visceralis*) die Lungen und mit ihrem äußeren Blatt (Rippenfell, *Pleura parietalis*) die innere Thoraxwand sowie das Zwerchfell überzieht.

Pleura **1** | 391
TBC | 661
reaktive Arthritis | 207

Eine Pleuritis tritt selten isoliert auf, sondern häufig als Folge einer pleuranahen Entzündung, wie z. B. einer Pneumonie. Sie kann auch durch die Einschwemmung von Erregern aus entfernten Entzündungsherden verursacht werden, so z. B. bei einer |TBC. Auch kann eine Pleuritis durch immunologische Reaktionen im Rahmen einer |reaktiven Arthritis auftreten. Primäre Entzündungen der Pleura entstehen im Rahmen einer Virusinfektion (Herpes- oder Adenoviren) oder bei Tumorerkrankungen.

Es werden zwei Formen der Pleuritis unterschieden:
- Pleuritis sicca
- Pleuritis exsudativa

Die **Pleuritis sicca** ist eine trockene Brustfellentzündung, die sich oft als Vorläufer der Pleuritis exsudativa zeigt. Bei der **Pleuritis exsudativa** bildet sich ein Pleuraerguss aus. Sie wird daher auch feuchte Brustfellentzündung genannt.

Art und Ausmaß der **Symptome** sind abhängig von der Lokalisation, der Art und der Ursache der Pleuritis. Zu Beginn treten atemabhängige Schmerzen und zumeist Fieber auf. Die Schmerzen werden v. a. durch das schmerzempfindliche Rippenfell verursacht, wenn die beiden Pleurablätter aufeinanderreiben. Die Pleuritis sicca kann auch mit Seiten- oder Rückenschmerzen, Reizhusten ohne Auswurf und beschleunigter Atmung einhergehen.

Im weiteren Verlauf entwickelt sich eine Pleuritis exsudativa, wobei der Pleuraerguss das Reiben der Pleurablätter verhindert. Daher verschwinden die atemabhängigen Schmerzen. Durch den Pleuraerguss kommt es zur Luftnot, deren Ausprägung sich nach der Größe des Ergusses und der entsprechenden Verdrängung der Lunge richtet.

Im Zuge der **Diagnostik** hört die Ärztin die Lunge ab. Zu Beginn vernimmt sie ein typisches Geräusch, das Pleurareiben („Lederknarren"). Dieses Geräusch verschwindet, sobald sich ein Pleuraerguss bildet. Dafür stellt man einen gedämpften Klopfschall fest. In der Labordiagnostik sind die Entzündungsparameter erhöht. Durch bildgebende Verfahren (Sonografie, ggf. Röntgen-Thorax) kann das Ausmaß eines bestehenden Pleuraergusses ermittelt werden. Bei unklarer Ursache ist eine Pleurapunktion indiziert. Dadurch ist es möglich, das |Pleurapunktat (Transsudat bzw. Exsudat) genauer zu untersuchen, z. B. auf Eiweißgehalt, Erreger und Tumorzellen.

Beurteilung
des Punktates | 630

Die **Therapie** richtet sich in erster Linie an der Grunderkrankung aus. Im Vordergrund der symptomatischen Behandlung steht die Schmerzbekämpfung, um das tiefe Durchatmen zu fördern. Damit können durch die Schonatmung vernachlässigte Lungenbezirke wieder besser belüftet werden.

Die medikamentöse Therapie besteht häufig aus entzündungshemmenden Medikamenten und Antibiotika.

Ist der Pleuraerguss stark ausgeprägt, wird die Atemnot durch Punktion des Ergusses gelindert. Liegt ein eitriger Pleuraerguss vor, ist unter Umständen eine Pleuradränage notwendig. Bei einer rezidivierenden Pleuritis, z. B. bei einer Tumorerkrankung mit Pleurametastasen, kann zur Rezidivprophylaxe eine „Verklebung" der Pleurablätter (*Pleurodese*) durchgeführt werden.

Influenza

Als Influenza wird die akute Infektion mit Influenzaviren vom Typ A bezeichnet. Sie heißt auch „echte Grippe" und ist eine Erkrankung, die bei abwehrgeschwächten Patientinnen letal sein kann. Die wesentlich häufiger auftretenden grippalen Infekte verlaufen weniger schwer und werden in der Umgangssprache fälschlicherweise als Grippe bezeichnet. Die Infektion erfolgt als Tröpfcheninfektion.

Eine Influenza ist ansteckend, tritt rasch auf (Inkubationszeit: Stunden bis Tage) und es kommt innerhalb kurzer Zeit zur vollen Ausbildung der Symptome:

- Fieber bis 40°C, Schüttelfrost
- plötzliche Verschlechterung des Allgemeinzustandes
- Kopf- und Gliederschmerzen
- trockener Husten, trockener Rachen, geschwollene Nasenschleimhäute
- Übelkeit, Erbrechen, Appetitlosigkeit

Superinfektion

Erneute Infektion mit dem gleichen Erreger; der Begriff wird jedoch meist synonym mit „Sekundärinfektion" („Aufsetzen" einer Infektion mit einem anderen Erreger auf einen Erstinfekt, z. B. bakteriell auf viral) verwendet.

Dazu kommen im weiteren Verlauf Husten und Schnupfen mit klarem Sekret. Tritt eitriges Sekret auf, liegt eine bakterielle |Superinfektion vor. Die Patientin ist schwer erkrankt und verlässt das Bett nur zu den notwendigsten Verrichtungen. Aus einer bakteriellen Superinfektion kann sich eine Pneumonie entwickeln. Diese wird meist durch Pneumokokken verursacht. Kleinkindern und Älteren wird eine Pneumokokken-schutzimpfung empfohlen.

Die Influenzaviren verändern sich von Jahr zu Jahr durch Mutation. Global gesehen beginnt die jährliche Grippeepidemie auf der südlichen Halbkugel und breitet sich über die nördliche Halbkugel aus. Die jeweils aktiven Virusstämme werden im Auftrag der WHO (auf der Südhalbkugel) im Herbst und Frühjahr identifiziert. Sodann werden die Impfstoffe aktualisiert. Dadurch stehen in Deutschland etwa ab August aktuelle Impfstoffe zur Immunisierung der gefährdeten Personengruppen zur Verfügung. Die Immunisierung muss in jedem Jahr wiederholt werden, da der Impfschutz nur die jeweils aktuellen Virusstämme umfasst. Es ist sinnvoll, sich Ende September bis Oktober impfen zu lassen, damit zu Beginn der jährlichen Erkrankungswelle im November ein ausreichender Immunschutz aufgebaut ist.

www.rki.de

- ▶ Infektionsschutz
- ▶ Impfen
- ▶ Impfungen A – Z

Das Robert Koch-Institut informiert ausführlich über Impfungen gegen die saisonale Grippe.

Folgende Personengruppen sollten eine Influenzaimpfung in Betracht ziehen:

- Menschen ab dem 60. Lebensjahr
- Menschen mit Atemwegs- oder Herzerkrankungen
- Diabetikerinnen
- Mitarbeiterinnen des Gesundheitswesens, da sie besonders häufig mit Erkrankten in Kontakt kommen und die Infektion auch weitertragen können
- Menschen, die im Beruf häufigen Kontakt mit anderen Personen bzw. Erkrankten haben (Beschäftigte im Einzelhandel, Lehrerinnen, Erzieherinnen)

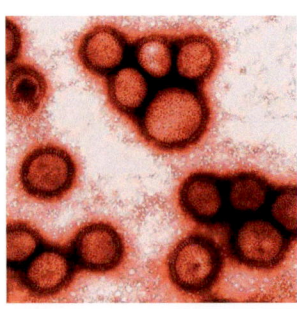

[1] Spanische-Grippe-Virus

Jedes Jahr sterben in Deutschland ca. 8 000 – 11 000 Menschen infolge einer Influenza. Besonders gefährdet sind Kinder und alte Menschen. Dass die Grippe auch für junge Menschen gefährlich werden kann, zeigen die großen Grippepandemien. Die 1918 grassierende Spanische Grippe [Abb. 1] forderte weltweit 20 – 30 Millionen Tote, die Erkrankten waren überwiegend zwischen 15 und 35 Jahre alt. Die Überwachung der Influenzaviren dient auch der Warnung, ob besonders virulente Stämme entstehen, sodass der Schutz vor einem Ausbruch der Grippe verstärkt werden muss. So wurde im Jahr 2000 die Mutation der Viren kritisch überwacht, da der Verdacht nahe lag, dass ein ähnlich gefährliches Virus wie 1918 entstanden sein könnte. In den letzten Jahren haben auch Virenstämme Epidemien beim Menschen verursacht, die ursprünglich für Tiere pathogen waren („Vogelgrippe", „Schweinegrippe").

Die Therapie der Influenza erfolgt symptomatisch. Nach ca. zwei Wochen ist die Erkrankung i. d. R. überstanden.

Akute Laryngitis

Eine akute Entzündung des |Kehlkopfes ist zumeist Folge einer viralen oder bakteriellen Infektion. Andere Ursachen können allergischer oder toxischer Natur sein, hier kommt v. a. das Rauchen in Frage. Von der Entzündung sind besonders die Stimmlippen betroffen. Bei der akuten Laryngitis treten als Symptome Halsschmerzen, Heiserkeit, Reizhusten und eine belegte Stimme auf. Die Diagnose wird anhand des klinischen Bildes und einer Laryngoskopie gestellt. Zur Therapie gehören Sprechverbot, Noxenkarenz, Kamilleninhalation und bei starkem Ödem die Gabe von Kortison i. v. sowie abschwellender Nasentropfen. Liegt (zusätzlich) eine eitrige Entzündung vor, werden Antibiotika verabreicht. Die Prognose ist gut, wenn sich die Patientin an die Stimmschonung hält. Liegt eine Therapieresistenz vor, ist durch Endoskopie auszuschließen, dass ein Tumor vorliegt.

Kehlkopf **1** | 389

Chronische Laryngitis

Man spricht von einer chronischen Laryngitis [Abb. 2], wenn die Kehlkopfentzündung länger als drei Wochen anhält. Die wichtigsten exogenen Ursachen der chronischen Laryngitis sind Rauchen und Umweltverschmutzung. Begünstigend wirken sich falscher Stimmgebrauch und Mundatmung aus, Letztere durch die mangelnde Erwärmung und Anfeuchtung der Atemluft. Eine chronische Laryngitis kann zu |Dysphonie führen. Die Therapie besteht darin, die Ursachen auszuschalten. Daraus ergibt sich ein Rauchverbot (auch Passivrauchen). Weitere Maßnahmen sind Inhalation mit Kochsalzlösung, Gabe von Sekretolytika (Mukolytika), Aufenthalt im Seeklima bzw. ein Solebad oder eine Solekur.

Bei Patientinnen, die beruflich sehr viel sprechen, ist die Ursachenklärung besonders wichtig. Liegt ein falscher Stimmgebrauch vor, kann eine langfristige Therapie mit Stimmtraining helfen. Leider ist der Erfolg oft unbefriedigend, da die Therapie langwierig ist und oft abgebrochen wird. Ist eine behinderte Nasenatmung ursächlich für die Erkrankung, ist eine Operation zur Verbesserung der Nasenatmung notwendig, z. B. durch Korrektur der Nasenscheidewand. Kann keine Linderung oder Heilung der Erkrankung erreicht werden, sind regelmäßige Kontrollen zur Krebsvorsorge notwendig, da das Risiko eines Kehlkopfkarzinoms deutlich erhöht ist.

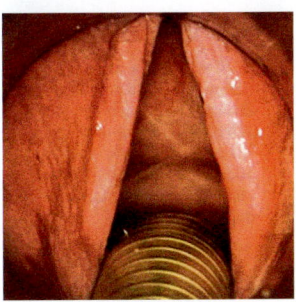

[2] Chronische Laryngitis

Dysphonie
Störung der Stimmbildung (Phonation), z. B. Heiserkeit

Kehlkopfkarzinom

Zu den bösartigen Tumoren der unteren Atemwege zählen das |Bronchialkarzinom und das Kehlkopfkarzinom [Abb. 3]. Das Risiko an einem Kehlkopfkarzinom zu erkranken ist bei Belastung mit Noxen (v. a. Tabakrauch), falscher Stimmbelastung und bei genetischer Disposition erhöht. Leitsymptom ist eine über drei Wochen (und länger) anhaltende Heiserkeit, die keine anderen Ursachen hat.

Der endoskopische Befund mit Histologie sichert die Diagnose, meist ist die Erkrankung dann bereits fortgeschritten. Weitere Maßnahmen zur Diagnostik zur Einordnung und zum Staging der Erkrankung sind CT, MRT sowie Röntgen-Thorax und Oberbauchsonografie.

Die Therapie besteht in der teilweisen oder vollständigen Entfernung des Kehlkopfes (*Laryngektomie*) und Bestrahlung. Eine Chemotherapie wird nur bei bereits bestehenden Metastasen eingesetzt. Wird der gesamte Kehlkopf entfernt, benötigt die Patientin ein dauerhaftes Tracheostoma sowie im Rahmen der Rehabilitation (logopädische) |Unterstützung bei der verbalen Kommunikation. Die Prognose hängt vom Stadium der Erkrankung ab. Oft ist ein Berufswechsel notwendig.

Bronchialkarzinom **1** | 401
Unterstützung bei der verbalen Kommunikation | 646

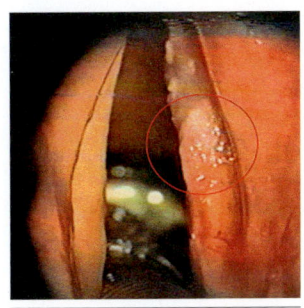

[3] Kehlkopfkarzinom

10.2.2   Pädiatrische Aspekte

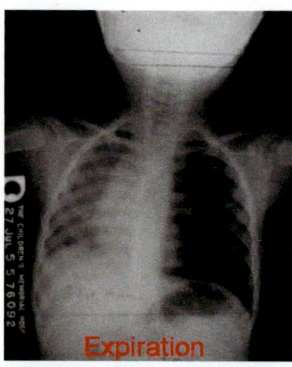

[1] Röntgen-Thorax p.a. eines Kleinkindes, das eine Erdnuss aspiriert hat. Durch den verschlossenen Hauptbronchus kann das Kind nicht ausatmen, sodass das Zwerchfell links tief steht und der linke Lungenflügel dunkel erscheint.

Fremdkörperaspiration

Fremdkörperaspiration bezeichnet das Eindringen von Fremdkörpern über die Luftröhre (Trachea) in die Bronchien. Sie ist im Kindesalter ein häufiger Unfall. Betroffen sind meist ältere Säuglinge und Kleinkinder. Sie aspirieren feste Nahrungsmittel wie Nüsse oder Obst, da sie diese noch nicht ausreichend kauen. Bei älteren Kindern kann es zur Aspiration von kleinen Spielzeugteilen kommen. Oft werden die Gegenstände auf Grund von Schreckreaktionen oder beim Husten während einer tiefen Einatmung aspiriert. Die rechte Lunge ist häufiger betroffen als die linke Lunge, da der rechte Hauptbronchus in kleinerem Winkel von der Trachea abgeht als der linke Hauptbronchus.

Bei akuter Fremdkörperaspiration kommt es zu plötzlichem, anfallsartigem Husten mit Zyanose und Erstickungsangst. Manche Fremdkörper werden sofort wieder ausgehustet. Hochsitzende Fremdkörper im Bereich des Kehlkopfes (*Larynx*) verursachen je nach Ausmaß der Verengung ein Atemgeräusch während der Einatmung (*inspiratorischer Stridor*). Dagegen lösen tiefer liegende Gegenstände ein Atemgeräusch während der Ausatmung (*exspiratorischen Stridor*) aus. Nachdem die ersten akuten Symptome abklingen, kann die Hustenintensität deutlich nachlassen und ein symptomarmes Intervall folgen. Dieser Umstand verleitet dazu weiterführende Diagnostik zu vernachlässigen.

Wird die Fremdkörperaspiration verzögert diagnostiziert, kann sie chronisch werden. Von chronischer Fremdkörperaspiration spricht man etwa drei bis sechs Wochen nach der akuten Aspiration. Der Fremdkörper nistet sich im Gewebe ein und führt zu einer Verkapselung, meist mit Anzeichen einer Entzündung. Typische Symptome sind anhaltender Husten und exspiratorischer Stridor sowie wiederkehrende Pneumonien.

Die akute Fremdkörperaspiration ist ein pädiatrischer Notfall. Die Kinder müssen bei Verdacht unverzüglich in eine Klinik gebracht werden. Auskultatorisch lässt sich auf der betroffenen Seite ein abgeschwächtes Atemgeräusch feststellen, da der Fremdkörper eine Ventilationsbehinderung verursacht. Da die Verengung zu einer überblähten Lunge führen kann, stellt sich auf dem Röntgenbild eine Volumenzunahme des betroffenen Lungenflügels und ein Zwerchfelltiefstand [Abb. 1] dar. Die Ermittlung der Sauerstoffsättigung im Blut gibt Hinweise auf eine unzureichende Sauerstoffversorgung.

Die Therapie besteht in der Entfernung des Fremdköpers unter Sicht mit Hilfe eines Bronchoskops [Abb. 2 und 3]. Eine Nachbehandlung ist in den meisten Fällen nicht erforderlich. Treten jedoch starke Entzündungszeichen auf, ist eine Antibiotikatherapie in Erwägung zu ziehen. Bei Funktionsbeeinträchtigung der betroffenen Lungenanteile sollte sich eine Atemtherapie zur Stabilisierung des Atemsystems anschließen.

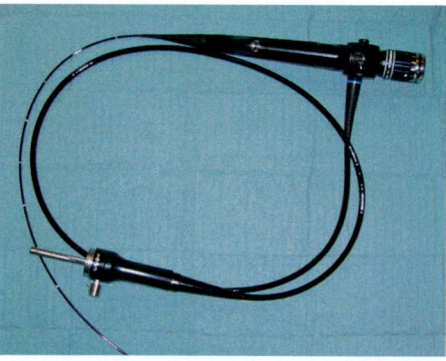

[2] Flexibles Bronchoskop mit Lichtquelle zur Darstellung des Fremdkörpers

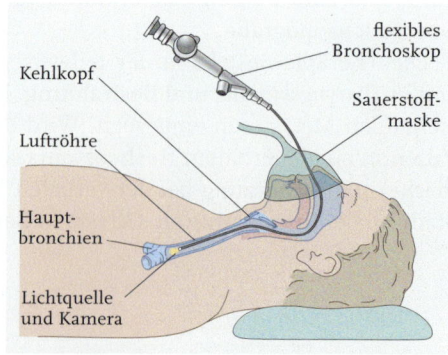

[3] Bronchoskopie

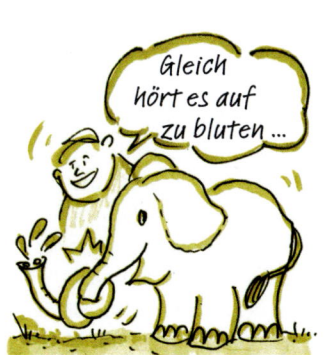

Nasenbluten

Nasenbluten (*Epistaxis*) wird durch eine Schädigung von Gefäßen in der Nasenschleimhaut verursacht. Es ist in den meisten Fällen harmlos und führt selten zu hohem Blutverlust.

Meist ist Nasenbluten Folge mechanischer Verletzungen am *Locus Kiesselbachi,* dem am vorderen Nasenseptum gelegenen, gefäßreichen Übergang der äußeren Haut zum Flimmerepithel der Nasenschleimhaut. Kinder verursachen Nasenbluten häufig selbst durch Nasebohren oder das Einführen von Fremdkörpern. Weitere mechanische Ursachen können heftiges Schnäuzen oder Gewalteinwirkungen wie ein Sturz oder Schlag sein. Verschiedene Krankheitsbilder rufen ebenfalls Nasenbluten hervor, meist aus dem Grund, dass die Nasenschleimhaut entweder stärker durchblutet, sehr trocken oder verletzt ist. Solche Krankheitsbilder können akute Infektionskrankheiten, Hypertonie (bei Kindern selten), Bluterkrankungen oder Tumoren in der Nase sein. Blutverdünnende Medikamente, aber auch Schmerzmittel oder schleimhautreizende Chemikalien (z. B. Chlor) begünstigen das Nasenbluten. Bei Kindern spielen Medikamente eine untergeordnete Rolle.

Zu erkennen ist Nasenbluten daran, dass dunkelrotes, wenig geronnenes Blut aus der Nase austritt. Seltener tritt hellrotes, arterielles Blut aus. Schluckt das Kind große Mengen an Blut, kann dieses zu Koagelbildung im Magen und zu Völlegefühl und Übelkeit führen. Bei erheblichem Blutverlust entwickeln sich schockartige Symptome wie Blässe, Kaltschweißigkeit und ein erhöhter Puls. Eine große Gefahr besteht in der Aspiration von Blut in die Lunge, wenn z. B. nach einem Unfall eine Bewusstseinstrübung vorliegt.

Die Sofortmaßnahmen umfassen neben der Betreuung des Kindes, die richtige Lagerung des Kopfes. Das Kind beugt den Kopf nach vorn, damit das Blut aus der Nase fließen kann. Die Kühlung des Nackens mit einer kalten Kompresse verursacht eine Verengung der Gefäße (*reflektorische Vasokonstriktion*) in der Nasenschleimhaut. Die Nase selbst wird über fünf Minuten komprimiert, wonach ein unkompliziertes Nasenbluten beendet sein sollte. Ist dies nicht der Fall, sollte eine Ärztin aufgesucht werden. Diese führt eine ausführliche Anamnese durch, um der Ursache auf den Grund zu gehen und den bisherigen Blutverlust abschätzen zu können. Bei Bedarf werden Blutbild und Blutgerinnungsdiagnostik durchgeführt. Anschließend sucht die Ärztin durch Inspektion die Blutungsquelle. Zeigt das Kind schockartige Symptome, sind die Vitalwerte zu kontrollieren.

Wenn therapeutische Maßnahmen notwendig werden, richten sich diese nach der Lokalisation der Wunde. Befindet sich die Blutungsquelle im vorderen Bereich der Nase, kann die Blutung durch das Einführen einer Tamponade gestoppt werden [Abb. 4]. Diese komprimiert die Gefäße. Außerdem kann das Nasenbluten im vorderen Bereich durch chemische Verödung (Ätzung mit Silbernitrat) oder mit Hilfe elektrischen Stroms (Elektrokoagulation) gestillt werden. Liegt die Blutungsquelle im hinteren Nasenbereich, kommen Nasen-Rachen-Tamponaden (Bellocq-Tamponaden) oder pneumatische Tamponaden zum Einsatz [Abb. 5 und 6].

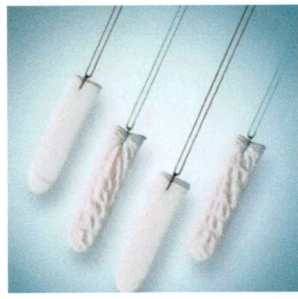

[4] Tamponaden zur Stillung von Blutungen im vorderen Nasenbereich

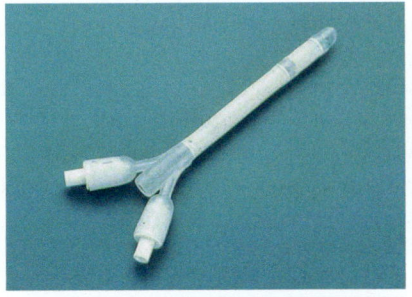

[5] Pneumatische Tamponade; ein aufblasbarer Ballon kommt im Nasenrachen zu liegen, der größere Ballon im Naseninneren.

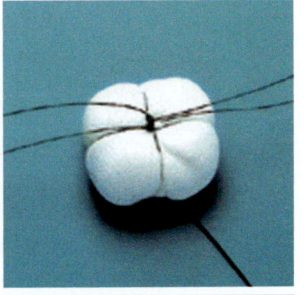

[6] Bellocq-Tamponade

Bronchopulmonale Dysplasie

Eine bronchopulmonale Dysplasie (BPD) ist eine Beeinträchtigung der Lungenstruktur und -funktion, die auf eine Unreife der Lunge und sekundäre Beatmungsschäden zurückgeht. Sie entsteht, wenn ein beatmetes Frühgeborenes nach dem 28. Lebenstag bzw. nach vollendeter 36. Gestationswoche noch beatmet werden muss. Die bronchopulmonale Dysplasie wird auch als „Beatmungslunge" bezeichnet.

Insgesamt betrachtet hat das Krankheitsbild in den letzten Jahren zugenommen, weil mehr Frühgeborene überleben. Etwa 10 % der Frühgeborenen < 1500 g und 20 % der Frühgeborenen < 1000 g sind betroffen. In seltenen Fällen kann sich die bronchopulmonale Dysplasie auch bei reifen Neugeborenen ausbilden. Die Schwere der bronchopulmonalen Dysplasie ist hier i. d. R. jedoch geringer, da die Lungen weiter ausgereift sind. Mit der Substitution von |Surfactant kann der Verlauf günstig beeinflusst werden. Die Beatmungsdrücke sind niedriger, sodass das |Barotrauma reduziert werden kann.

Die Entstehung der bronchopulmonalen Dysplasie ist von verschiedenen Faktoren abhängig, v. a. jedoch von

- Lungenreife (Surfactantmangel),
- Dauer und Ausmaß des Barotraumas auf Grund maschineller Beatmung, welche z. B. beim |Atemnotsyndrom des Neugeborenen indiziert ist oder
- Höhe und Dauer der Sauerstoffzufuhr.

Je unreifer und kleiner die Kinder sind, desto gravierender wirken sich Beatmungsdruck und Sauerstoffradikale auf die unreife Lungenstruktur aus. Zusätzliche Risikofaktoren sind vorangegangene intrauterine oder postnatale Infektionen sowie Ursachen, die zu einer Flüssigkeitsansammlung in den Lungen führen (z. B. bei |persistierendem |Ductus arteriosus Botalli).

Die bronchopulmonale Dysplasie ist charakterisiert durch überblähte Lungenbezirke bei unvollständig ausgebildeter Lungenstruktur. Die Schleimproduktion ist deutlich verstärkt und Gewebeflüssigkeit wird vermehrt in das Lungengewebe eingelagert. Dadurch steht weniger Lungenoberfläche für den Gasaustausch zur Verfügung und die Atemfrequenz bzw. der Atemantrieb ist stark erhöht. Durch die chronische Ateminsuffizienz treten Tachypnoe sowie sternale und kostale Einziehungen auf. Gleichzeitig muss das rechte Herz verstärkt gegen den hohen Lungenwiderstand arbeiten. Daraus resultieren eine Rechtsherzbelastung und eine verminderte Belastbarkeit des Kreislaufes mit erhöhtem Kalorienbedarf.

Die Diagnose wird an den klinischen Symptomen (erhöhte Atemfrequenz, Dyspnoe, verminderte Sauerstoffsättigung) und im Röntgenbild gestellt. Das Röntgenbild weist charakteristische Veränderungen von minderbelüfteten oder überblähten Lungenbezirken auf. Wesentlich ist, dass begleitende Infektionen (z. B. Pneumonie oder Sepsis) ausgeschlossen werden.

Die Behandlung der bronchopulmonalen Dysplasie ist langwierig. Therapeutisch werden in erster Linie alle Maßnahmen getroffen, die eine weitere Lungenschädigung verhindern und langfristig eine Verbesserung der Lungenfunktion herbeiführen. Dies beinhaltet:

- adäquate Anreicherung des Blutes mit Sauerstoff durch entsprechende Sauerstoffzufuhr (Ziel: Sauerstoffsättigung > 92 %)
- Substitution von Surfactant
- Reduktion des pulmonalen Ödems durch Flüssigkeitsreduktion mittels Diuretikagabe
- Gabe von Kortikoiden zur Hemmung von Entzündungsreaktionen
- hochkalorische Ernährung
- Gabe von Bronchodilatatoren zur Erweiterung der Bronchien
- antibiotische Therapie bei nachgewiesener Infektion

Surfactant

Phospholipidgemisch, welches sich filmartig auf der Alveolaroberfläche ausbreitet und die Oberflächenspannung herabsetzt, sodass es weder zum Kollaps noch zur Überblähung der Alveolen kommt

Barotrauma

Schädigung des Lungenepithels, die bei maschineller Beatmung mit hohem Druck verursacht wird

Ductus arteriosus Botalli

physiologische Verbindung zwischen Aortenbogen und Truncus pulmonalis im fetalen Kreislauf, die sich normalerweise nach der Geburt verschließt

Atemnotsyndrom des Neugeborenen | 299

persistierender Ductus arteriosus Botalli | 525

Nach der Akutphase bewirkt die Inhalation via Kompressionsvernebler eine Stabilisierung. Durch regelmäßige Klopfmassagen, rhythmische Massagen sowie Einreibungen kann die Sauerstoffzufuhr reduziert werden. Zur Atemerleichterung empfiehlt sich eine Oberkörperhochlagerung.

▶ Zu diesen komplementär-medizinischen Therapievorschlägen liegen derzeit keine publizierten Studien der EBM-Grade 1 oder 2 sowie keine Konsensusempfehlungen vor.

Die Prognose der Kinder mit bronchopulmonaler Dysplasie richtet sich nach dem Schweregrad der Krankheit. Die Letalität beträgt in schweren Fällen über 25 %. Nach dem ersten Lebensjahr verbessert sich die Prognose erheblich, da sich die Lungenfunktion langsam normalisiert. Kinder, die an einer schweren Form erkrankt waren, weisen meist auch motorische und geistige Entwicklungsstörungen auf. Die Kinder zeigen eine erhöhte Inzidenz für chronisch obstruktive Lungenerkrankungen. Deshalb ist die passive Rauchbelastung unbedingt zu vermieden. Es sollten zeitgerecht alle empfohlenen Impfungen der Ständigen Impfkommission (STIKO) durchgeführt werden. Zusätzlich wird eine Impfung gegen Influenza und Pneumokokken empfohlen.

Pseudokrupp

Als Pseudokrupp (*Laryngitis subglottica*, stenoisierende Laryngitis der Kleinkinder) wird eine akute Entzündung der oberen Atemwege mit Schwellung im unteren Kehlkopfbereich bezeichnet [Abb. 1]. Die Erkrankung wird meist durch Parainfluenzaviren, seltener durch RS-Viren, Influenza-A-Viren oder Masernviren ausgelöst. Der Pseudokrupp ist abzugrenzen vom „echten" Krupp-Husten, der als Symptom bei |Diphtherie Diphtherie | 473 auftreten kann und durch das Corynebakterium diphtheriae verursacht wird.

Der Pseudokrupp betrifft meist Kinder im Alter zwischen dem 18. Lebensmonat und dem fünften Lebensjahr. Jungen sind häufiger betroffen als Mädchen, da sie kleinlumigere Atemwege haben. Etwa jedes zehnte Kind erkrankt einmal an Pseudokrupp.

Bevorzugt in den Herbst- und Wintermonaten tritt nachts im Schlaf überraschend ein trockener, bellender Husten auf. Die Kinder sind heiser und luftnötig. Die Körpertemperatur ist subfebril. Während der Einatmung zeigt sich ein inspiratorischer Stridor. Bei verstärkter Ateminsuffizienz sind Einziehungen in der Drosselgrube und im epigastrischen Dreieck sowie Zyanose und Tachykardie zu beobachten. Selten ist die Atemnot lebensbedrohlich. Das Gefühl der Atemnot ruft bei den betroffenen Kindern Angst und Unruhe hervor. Dadurch verstärkt sich die bestehende Symptomatik.

Anhand der klinischen Symptome lässt sich die Diagnose relativ leicht stellen. Eine weiterführende Diagnostik ist in den meisten Fällen nicht nötig. Nur bei Temperaturen über 38,5 °C und reduziertem Allgemeinzustand sollten Laboruntersuchungen veranlasst werden, um eine bakterielle Infektion auszuschließen.

Die Eltern können den Kindern ihre Angst nehmen, indem sie selbst ruhig auf das Kind einwirken. Wird die Angst und die Unruhe des Kindes verringert, reduzieren sich der Sauerstoffverbrauch und die Atemnot des Kindes. Voraussetzung dafür ist die Aufklärung der Eltern über den gutartigen Verlauf dieser Erkrankung. Bei bellendem Husten genügt es oft, das Fenster zu öffnen und das Kind kühle, feuchte Luft einatmen zu lassen.

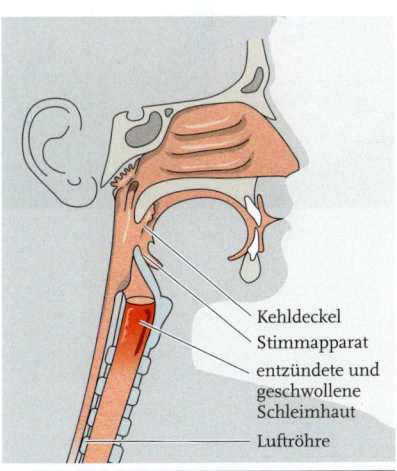

Kehldeckel
Stimmapparat
entzündete und geschwollene Schleimhaut
Luftröhre

[1] Pseudokrupp: Entzündung der Kehlkopfschleimhaut und der Schleimhaut direkt unterhalb des Kehlkopfes

Ferner wirken Kortisonpräparate abschwellend. Eltern, deren Kind zu einem Pseudokrupp neigt, haben Kortisonpräparate in Form von Tabletten (Dexamethason) oder Suppositorien (Prednisolon) vorrätig. Diese können bereits zu Hause verabreicht werden.

Sollten sich die Symptome nicht bessern bzw. liegt eine ausgeprägte Atemnot vor, wird das Kind stationär behandelt. Im Krankenhaus wird der Zustand kontinuierlich überwacht. Die Luft wird mit einem Ultraschallvernebler angefeuchtet. Zusätzlich inhaliert das Kind mit Epinephrin. Somit ist eine rasche Abschwellung der Schleimhäute möglich. Entsteht für das Kind eine lebensbedrohliche Atemnot, wird es auf eine Intensivstation verlegt und ggf. intubiert, um die Sauerstoffversorgung zu gewährleisten. Der Pseudokrupp hat insgesamt jedoch eine gute Prognose.

Epiglottitis

Die Epiglottitis ist eine akute Entzündung des Kehldeckels (*Epiglottis*). Sie wird meist durch den Erreger Haemophilus influenzae Typ B (HiB) ausgelöst und tritt vorwiegend in den Wintermonaten auf.

Betroffen sind meist Kinder zwischen dem zweiten und sechsten Lebensjahr. Durch Einführung der HiB-Impfung ist die Erkrankungshäufigkeit deutlich zurückgegangen.

Die Kinder sind schwer krank, haben hohes Fieber und klagen über starke Halsschmerzen. Es tritt ein vermehrter Speichelfluss auf und die Sprache ist kloßig. Im weiteren Verlauf kommt es zu einer verstärkten Atemnot und inspiratorischen Atemgeräuschen. Die Kinder sitzen in einer typischen Position mit überstrecktem Hals, offenem Mund, hochgezogenen Knien und ängstlichem Gesichtsausdruck.

Die Diagnose ergibt sich aus der Anamnese (plötzlicher Krankheitsbeginn, typisches Alter und Symptome). Schon der Verdacht einer Epiglottitis erfordert eine sofortige Klinikeinweisung, da es ohne Therapie innerhalb weniger Stunden zum Tod durch Ersticken kommen kann.

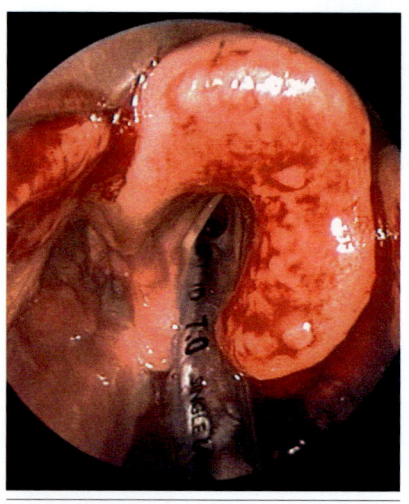

[1] Epiglottitis

Die Inspektion des Rachens sowie andere Interventionen (z. B. Legen eines i.-v.-Zugangs, Medikamentengabe) sollten vorerst unterlassen werden, da sie die Symptomatik bei Aufregung verstärken und infolgedessen reflektorisch ein vollständiger Verschluss der Atemwege eintreten kann. Die Racheninspektion wird auf der Intensivstation unter Intubationsbereitschaft durchgeführt. Sie zeigt eine kirschrote, stark geschwollene Epiglottis [Abb. 1].

Zu Beginn der Therapie wird das Kind nasotracheal intubiert, um die Atemwege offen zu halten. Gelingt die Intubation auf Grund der Schwellung nicht, muss eine Tracheotomie durchgeführt werden. Anschließend wird eine Antibiotikatherapie eingeleitet. Bei Zustandsbesserung und Fieberabfall kann das Kind nach 48 – 72 Stunden extubiert werden.

Die Epiglottitis heilt in den meisten Fällen folgenlos aus. Bei lang anhaltender Atemnot kann ein Lungenödem auftreten. Die Letalität liegt bei 10 – 20 %, wobei der Hauptgrund hierfür darin liegt, dass oft die Diagnose zu spät gestellt wird. Eine Prophylaxe ist durch die HiB-Impfung möglich.

Chirurgische Aspekte

Traumatisch bedingte Erkrankungen

Bei Unfällen entstehen oft verschiedene Schädigungen des Thorax. Durch stumpfe oder spitze Gewalteinwirkung bei einer Schlägerei, einem Verkehrsunfall, einem Unfall im Haushalt oder Betrieb oder einem Sturz entstehen Frakturen der Rippen und des Sternums. Zusätzliche Folgen können Pneumo- bzw. Hämatothorax sein, sie treten jeweils in 20 % der Fälle auf. Die Verletzungen des Thorax werden in stumpfe und offene Verletzungen eingeteilt.

Rippen- und Sternumfrakturen

Stumpfe Verletzungen im Thoraxbereich werden konservativ behandelt, sofern nicht weitere Organe betroffen sind oder massive Blutungen auftreten. Meist sind die Rippen IV–IX betroffen, die Rippenverletzungen zeigen sich an Schmerzen im Bereich der verletzten Rippe, die sich bei tiefem Atmen, Husten, Niesen oder bei Bewegung verschlimmern. Die Diagnose wird durch ein Röntgenbild gesichert. Die Therapie besteht in

- Schmerzmittelgabe, um Komplikationen (Pneumonie) zu vermeiden und die Rehabilitation zu beschleunigen (bei unkomplizierten Brüchen von ein bis zwei Rippen i. d. R. ausreichend),
- ggf. Gabe von Antitussiva, um den Hustenreiz zu dämpfen,
- Pneumonieprophylaxe, da durch die Verletzungen eine Schonatmung bedingt wird,
- ggf. Bülau-Dränage zur Wiederherstellung des Pleuraunterdruckes.

Ist die Lunge oder das Mediastinum verletzt, erfolgt neben der operativen Zusammenfügung der Knochen (*Osteosynthese*) eine operative Sanierung der Organe und postoperativ durch eine Bülau-Dränage der Wiederaufbau des Unterdruckes im Pleuraspalt. Für eine erfolgreiche Rehabilitation ist auch in diesem Fall eine umfassende Analgesie unerlässlich.

Bei offenen Thoraxverletzungen tritt in 50 % der Fälle ein Hämatopneumothorax auf. Oft sind die Lunge und weitere Organe mit betroffen. 20 – 30 % der offenen Verletzungen müssen operativ mit einer Laparatomie versorgt werden, auch um das Ausmaß der Verletzungen sicher einschätzen zu können.

Bei Rippenserienfrakturen oder Sternumfrakturen ist oft die Thoraxwand instabil und es kommt zur **paradoxen Atmung**. Eine paradoxe Atmung zeigt sich daran, dass sich auf Grund des inspiratorischen Sogs, den das Zwerchfell erzeugt, bei der Inspiration die Thoraxwand nach innen wölbt; bei der Exspiration hingegen wird die instabile Thoraxwand nach außen „gedrückt" [Abb. 2]. Die Therapie besteht dann in einer operativen Stabilisierung der Rippen. Die Komplikation bei einer konservativen Behandlung kann ein |Spannungspneumothorax sein.

Spannungspneumothorax | 672

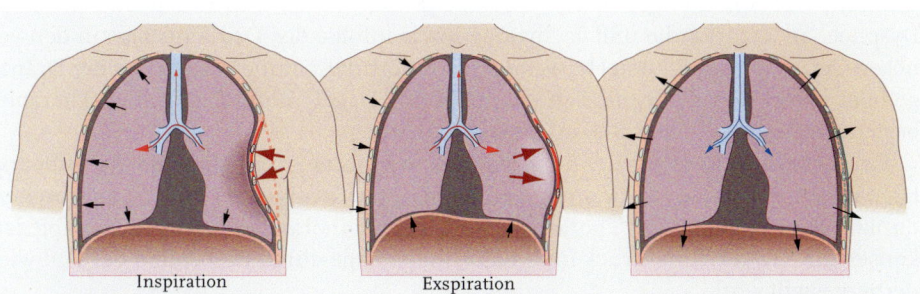

Inspiration   Exspiration

[2] Links und Mitte: instabiler Thorax mit paradoxer Atmung; rechts: Wiederherstellung der normalen Verhältnisse nach operativer Fixierung der Thoraxwand oder im Rahmen einer maschinellen Beatmung

Pneumothorax

Bei einem Pneumothorax ist Luft in den Pleuraspalt gelangt, wodurch die Lunge nicht mehr ausreichend entfaltet werden kann oder komprimiert wird bzw. ein Lungenflügel auf Grund der Elastizität des Lungengewebes „zusammenfällt" (kollabiert), da der Unterdruck im Pleuraspalt aufgehoben ist.

Ursache eines Pneumothorax können z. B. Traumata (in den meisten Fällen eine Rippenfraktur), iatrogene Verletzungen im Rahmen einer Subclaviakatheteranlage oder eine Reanimation mit Herzdruckmassage sein. Spontan tritt der Pneumothrax bei großen, jungen Männern auf oder als Folge eines Lungenemphysems oder eines Abszesses auf.

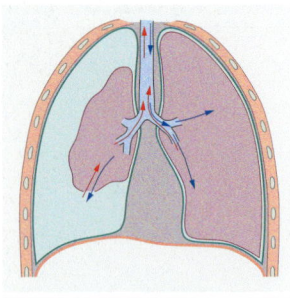

[1]   Geschlossener Pneumothorax

Bei einem **geschlossenen Pneumothorax** dringt Luft aus der Lunge in den Pleuraspalt ein [Abb. 1]. Da die Luft „von innen" kommt, wird der geschlossene Pneumothorax auch als innerer Pneumothorax bezeichnet. Beim **offenen Pneumothorax** gelangt die Luft über eine Öffnung in der Brustwand in den Pleuraspalt [Abb. 2]. Daher wird der offene Pneumothorax auch als äußerer Pneumothorax bezeichnet.

Symptome eines Pneumothorax sind Schmerzen bei der Verletzung, auch beim spontanen Pneumothorax, sowie Dyspnoe in Abhängigkeit von der Ausprägung des Pneumothorax. Ein geschlossener Pneumothorx geringen Ausmaßes schränkt kaum die Atmung ein, hingegen führt der Zusammenfall eines Lungenflügels zu Dyspnoe und fehlender Belastbarkeit der Patientin. Der offene Pneumothorax kann lebensbedrohlich sein, da der betroffene Lungeflügel kollabiert, das gesamte Mediastinum bei jeder Atembewegung pendelt und sich eine Hypoxie entwickelt. Die Patientin hat

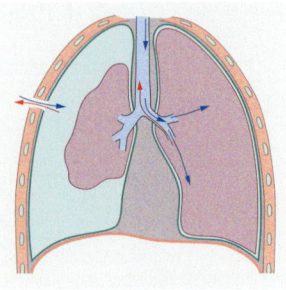

[2]   Offener Pneumothorax

Schmerzen, ist tachykard und zeigt eine Tachypnoe. Die aus der Thoraxwunde austretende Luft verursacht ein schlürfendes Geräusch. Im Röntgenbild ist das Ausmaß der Verletzung sichtbar. Die Patientin wird als Notfallmaßnahme beatmet, die Wunde wird verschlossen und eine Thoraxdränage gelegt, um den physiologischen Zustand wiederherzustellen.

Die Diagnose eines Pneumothorax ergibt sich aus dem klinischen Bild und wird durch eine Röntgenaufnahme gesichert. Als Therapie der Wahl steht die Bülau-Dränage zur Wiederherstellung des physiologischen Unterdruckes im Pleuraspalt zur Verfügung.

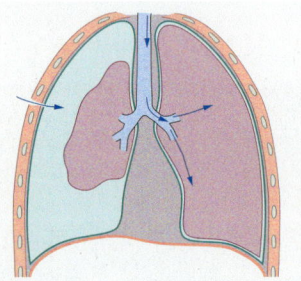

[3]   Spannungspneumothorax

Ein Sonderfall ist der akut lebensbedrohliche **Spannungspneumothrax (Ventilpneumothorax).** Hier wird bei der Inspiration Luft in den Pleuraspalt gesogen, kann aber bei der Exspiration nicht wieder entweichen [Abb. 3]. Dadurch entsteht im Pleuraspalt ein steigender Überdruck, der den Lungenflügel bis zu dessen Kollaps komprimiert. Darüber hinaus wird der Mediastinalraum komprimiert und zunehmend auf die gegenüberliegende Seite gedrückt, was zunehmend auch den gesunden Lungenflügel komprimiert. Der Spannungspneumothorax zeigt sich an der zunehmenden schweren Dyspnoe, an Tachykardie und Tachypnoe sowie infolge des Druckanstiegs in den venösen Gefäßen an gestauten Halsvenen. Die Sofortmaßnahme besteht in einer Dränage oder, wenn dies nicht möglich ist, in einem Tiegel-Ventil. Die weitere Therapie besteht wiederum in einer Bülau-Dränage.

Eine andere Sonderform des (inneren) Pneumothorax ist der **Mantelpneumothoarx**. Hier ist auf der Röntgenaufnahme (im Stehen) ein weniger als zwei Finger breiter, dunkler Saum entlang der Thoraxwand als Pneumothorax sichtbar. Die Therapie ist konservativ, da der Unterdruck innerhalb einiger Tage durch Resorption der Luft wiederhergestellt wird.

Tiegel-Ventil
dem Ansatzstück einer Punktionskanüle aufgesetzter Fingerling, der an der Spitze geschlitzt ist, sodass bei der Exspiration Luft durch ihn entweichen kann; der Fingerling kollabiert in der Inspiration, sodass das Eindringen von Luft verhindert wird

Hämatothorax

Die Füllung des Pleuraspaltes mit Blut wird als Hämatothorax bezeichnet. Er entsteht meist durch eine Fraktur von Rippen oder Wirbelkörpern mit Verletzung von Blutgefäßen. Dabei besteht die Gefahr eines großen Blutverlustes, der lange Zeit unbemerkt sein kann, da die Pleurahöhle bis zu 6 l Blut fassen kann. Die Symptome ergeben sich aus der Verletzung der Rippen bzw. Wirbelkörper und dem Blutverlust. Zu nennen sind insbesondere starke Schmerzen, Dyspnoe und zunehmende Zyanose sowie Tachykardie. Zur Diagnostik gehören:

- Auskultation (die Atemgeräusche sind durch Blutansammlung abgeschwächt zu hören)
- Vitalwerte und Schockindex
- Sonografisch sind Blutungen gut von anderen Veränderungen im Pleuraraum zu unterscheiden
- Röntgen (ab einem Volumen von 200 ml ist Blut im Röntgenbild zu erkennen)
- der Nachweis von Blut kann durch eine Probepunktion im 4. ICR in der vorderen Axillarlinie erfolgen

Zur Therapie wird mittels der Thoraxdränage oberhalb der Mamille (um Verletzungen von Leber oder Milz bei der Punktion zu vermeiden) das Blut abgeleitet und der physiologische Unterdruck wieder aufgebaut. Nicht versiegende Blutungen müssen im Rahmen einer Thorakotomie gestillt werden.

Operative Therapie bei Erkrankungen des Atemsystems

Tracheotomie bzw. Tracheostomie

Eine Tracheotomie ist die Eröffnung der Luftröhre. In der Umgangssprache wird sie „Luftröhrenschnitt" genannt. Die Öffnung selbst wird als Tracheostoma bezeichnet, weshalb die Tracheotomie auch Tracheostomie im Sinne von „Anlegen eines Tracheostomas" genannt wird. Das Tracheostoma kann operativ und mikroinvasiv auf der Intensivstation angelegt werden. Der mikroinvasiven Methode wird der Vorrang gegeben.
Eine Tracheotomie ist angezeigt

- bei Verlegung der oberen Atemwege,
- bei Entfernung des Kehlkopfes (Laryngektomie) und
- bei vorauszusehender Langzeitbeatmung.

Die Eröffnung der Trachea zwischen Ringknorpel und Schildknorpel wird als **Koniotomie** bezeichnet [Abb. 4]. Sie ist im Notfall komplikationsloser anzulegen, ist aber nicht für eine Langzeitbeatmung geeignet, da sich im Kehlkopf Stenosen bilden können. Die Koniotomie wird auch als Notfalltracheotomie bezeichnet. Die Schnittführung erfolgt zwischen Schild- und Ringknorpel, wobei das Ligamentum cricothyroideum durchtrennt wird. Für Notfalleinsätze stehen auch spezielle Koniotomiebestecke zur Verfügung.

Die **chirurgische Tracheotomie** erfolgt unter Narkose im Operationssaal; die Schnitthöhe kann unterschiedlich sein. Bei der konservativen Methode bleibt die Wunde im Bereich der Subcutis offen. Bei einer weiteren Methode, dem Anlegen eines plastischen Tracheostomas, wird das Stoma an den Wundrändern vernäht. Vorteil dieser Methode ist die bessere Verheilung des Stomas.

Die dritte Möglichkeit ist die **perkutane Dilatationstracheotomie** (PDT), die auf der Intensivstation durchgeführt wird. Die PDT kann zwischen Ringknorpel und 1. Trachealring oder 2. und 3. bzw. 3. und 4. Trachealring erfolgen. Die Methode ist unkomplizierter, das Stoma wird nicht chirurgisch präpariert, sondern mittels der Seldinger-Technik dilatiert. Die Stomaanlage erfolgt unter bronchoskopischer Sicht.

Für alle Tracheotomien wird die Patientin in Rückenlage mit überstrecktem Hals und einem Kissen unter den Schultern gelagert. Die Patientin wird analgesiert und erhält ein Muskelrelaxans.

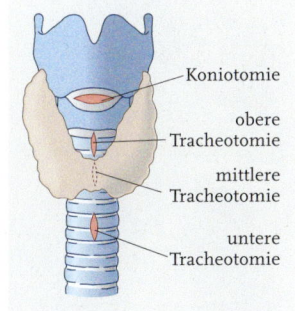

Koniotomie

obere Tracheotomie

mittlere Tracheotomie

untere Tracheotomie

[4] Tracheotomie und Koniotomie

Anlegen von Thoraxdränagen

Thoraxdränagen zur Ableitung eines Pleuraergusses (Pleuradränagen) werden i. d. R. im fünften bis siebten Zwischenrippenraum (Interkostalraum, ICR) in der vorderen bis mittleren Axillarlinie angelegt. Die Dränstärke variiert von wenigen Charrière bis zu 36 Charrière.

Bei Vorliegen eines Hämatothorax werden zusätzlich ein oder zwei Dräns oberhalb der Mamille in der mittleren Axillarlinie eingeführt. Hier liegt die Dränstärke bei über 28 Ch.

Bei einem Pneumothorax wird im 2. oder 3. ICR in der Medioklavikularlinie punktiert und ein Drän von 16 – 18 Ch eingelegt. Der Sog wird mit – 20 cm Wassersäule angelegt. Die Dränage wird meist nach drei bis fünf Tagen wieder gezogen.

Lungenteilresektion und Pneumektomie

Die Resektion von Lungengewebe kann mit den Mitteln der mikroinvasiven Chirurgie (MIC) im Rahmen einer Thorakoskopie erfolgen oder als Thorakotomie, bei der der Brustkorb mit einem Schnitt eröffnet wird.

Die für die Patientin schonendste Methode ist die mikroinvasive Vorgehensweise, bei der in den Zwischenrippenräumen die Instrumente sowie die Optik eingeführt werden. Mikroinvasiv können alle Operationen bis hin zur Lobektomie (Entfernung eines Lungenlappens) durchgeführt werden.

Der Zugangsweg bei der Thorakotomie ist lateral oder median über das Sternum. Die Schnittführung erfolgt parallel zu den Rippen oder dem Sternum. Sollen beide Thoraxseiten eröffnet werden, erfolgt der Schnitt auf Höhe des Schwertfortsatzes, beide Thoraxseiten übergreifend.

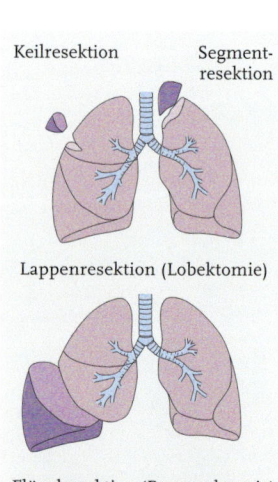

Keilresektion Segmentresektion

Lappenresektion (Lobektomie)

Flügelresektion (Pneumektomie)

Es werden unterschiedliche Arten der Lungenresektion unterschieden [Abb. 1]:

- Die Keilresektion ist die Entfernung eines keilförmigen Teils Lungengewebes.
- Die Segmentresektion ist die Entfernung eines oder mehrerer Lungensegmente.
- Die Lappenresektion (Lobektomie) ist die Entfernung eines Lungenlappens (linke und rechte Lunge) bzw. zweier Lungenlappen (Bilobektomie; rechte Lunge).
- Die Flügelresektion (Pneumektomie) ist die Entfernung eines ganzen Lungenflügels.
- Gegebenenfalls werden peripher gelegene Lungensegmente mit dem Hauptbronchus anastomosiert, um mögliche Atemfläche zu erhalten (Manschettenresektion).

Postoperativ werden Dränagen zur Ableitung von Luft im Bereich der Lungenspitze und für Blut und Sekret im Bereich der Lungenbasis eingelegt.

Komplikationen in der postoperativen Phase können Blutungen, Mediastinalverschiebungen, eingeschränkte Lungenfunktion und Lungenentfaltungsstörung sein. Mediastinalverschiebungen entstehen bei Pneumektomien und großräumigen Lobektomien. Auf Grund des entstehenden Hohlraums der resektierten Lunge können sich die Mediastinalorgane verlagern. Besonders bedrohlich ist dabei die Verlagerung des Herzens, die Herzrhythmusstörungen zur Folge haben kann.

Ein besonderer Schwerpunkt ist die umfassende Analgesie nach Lungenresektionen, diese mindert das Pneumonierisiko und beschleunigt nachgewiesenermaßen die Genesung.

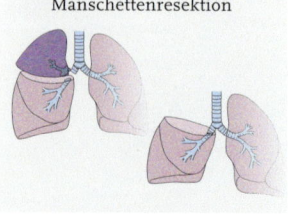

Manschettenresektion

[1] Lungenresektionsarten

Medizinische und intensivmedizinische Aspekte

10.2.4

Grundsätze der maschinellen Beatmung

Die maschinelle Beatmung ersetzt oder unterstützt die eigene Atemmechanik. Sie ist indiziert bei langfristigen Störungen der Atmung, der Sauerstoffsättigung im Blut oder der Belüftung der Lungen bzw. wenn im Rahmen einer Vollnarkose die Atemmuskulatur ausgeschaltet wurde. Prinzip der Beatmung ist es, dass die Inspiration durch einen Druckaufbau erreicht wird, die Luft wird also in die Lungen gepumpt. Die Exspiration erfolgt passiv, der Druck wird zurückgenommen und die Luft strömt aus, da sich die elastischen Lungen wieder zusammenziehen. Der am Ende der Exspiration vom Gerät gehaltene Druck wird als |PEEP bezeichnet. Er dient zum Aufrechterhalten der funktionellen Residualkapazität in der Lunge.

Bei der Wahl der Beatmungsform werden die Verbesserung der Belüftung der Lungen und der Sauerstoffsättigung abgewogen gegen die Nebenwirkungen an der Lunge und am Herz-Kreislauf-System. Durch „interaktive" Beatmungsgeräte, die auf Eigenatmung der Patientin reagieren, ist es nicht mehr unbedingt notwendig, beatmete Patientinnen gleichzeitig zu sedieren.

Blutgasanalyse (BGA)

Die Blutgasanalyse ist ein Baustein in der Beurteilung der Wirksamkeit der Beatmungstherapie bzw. der „Nebenwirkungen" der Beatmungstherapie. Mit Hilfe einer BGA lässt sich z. B. feststellen, ob infolge einer „Überbeatmung" eine respiratorische Alkalose vorliegt.

Während die Sauerstoffsättigung auch über ein Pulsoxymeter bestimmt werden kann, ist für eine genaue Bestimmung der |Partialdrücke und der Stoffwechsellage eine Blutgasanalyse erforderlich. Bei der BGA werden Sauerstoffpartialdruck, Kohlenstoffdioxidpartialdruck, pH-Wert, der Bikarbonatwert und der so genannte Basenüberschuss (engl. *base excess*, BE), welcher Aussagen über den Überschuss bzw. Mangel an Puffersystemen erlaubt, bestimmt.

Die Werte werden aus dem arteriellen Blut bestimmt. Zur arteriellen Blutentnahme wird durch die Ärztin z. B. die A. femoralis im Bereich der Leistenbeuge oder die A. radialis punktiert. Zur Probennahme wird ein heparinisiertes Spezialröhrchen benutzt. Die gewonnenen 1 – 2 ml Blut dürfen nicht mit Luftsauerstoff in Kontakt kommen. Die Bestimmung des Sauerstoffpartialdruckes erfolgt sofort auf der Station, oder die Probe wird unmittelbar auf einem Kühlakku gekühlt ins Labor zur Bestimmung gebracht. Auf Intensivstationen steht oftmals auch ein Analysator für die BGA vor Ort zur Verfügung [Abb. 2]. Diese Vorkehrungen sind notwendig, da die Blutzellen Sauerstoff zum eigenen Stoffwechsel verbrauchen und so die Werte verfälschen, die Kühlung setzt den Stoffwechsel der Blutzellen herab.

Die Punktionsstelle wird mit einem Pflaster verbunden und fünf bis zehn Minuten mit einem Sandsack komprimiert, um Nachblutungen und Hämatombildung zu vermeiden. Wenn keine arterielle Punktion möglich ist, kann auch arterialisiertes Kapillarblut für eine BGA verwendet werden. Diese Methode liefert etwas ungenauere Ergebnisse als die Entnahme arteriellen Blutes und ist entsprechend zu bewerten. Zunächst wird der Blutfluss im Kapillarbett, z. B. des Ohrläppchens, mit einer hyperämisierenden Salbe (z. B. Finalgon®) erhöht. Nach ca. 10 – 15 Minuten wird (z. B. mit einer Lanzette) punktiert. Der erste Blutstropfen wird nicht verwendet, da er mit Gewebswasser verdünnt sein kann.

PEEP

engl. = positive endexpiratory pressure = positiv-endexspiratorischer Druck
Der am Ende der Ausatmung in den Alveolen aufrechterhaltene Druck trägt u. a. dazu bei, einen Kollaps der Alveolen zu verhindern und Atelektasen vorzubeugen; der PEEP verringert jedoch auch den Rückfluss des venösen Blutes zum Herzen, sodass das Herzzeitvolumen sinken kann; zudem kann ein hoher PEEP einen Rückstau venösen Blutes in die Hohlvenen und infolgedessen eine Schädigung von z. B. Leber oder Nieren bedingen.

Säure-Basen-Haushalt des Menschen **1** | 348

Partialdruck **1** | 394

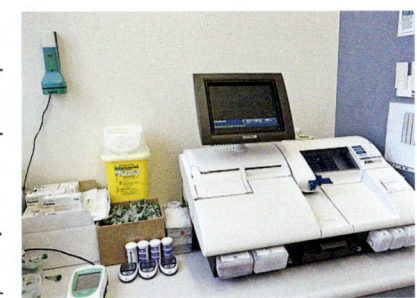

[2] Blutgasanalysegerät

Indikation zur endotrachealen Intubation

Intubation **1** | 829

Ein endotrachealer Tubus wird über die Mundhöhle (orotracheal) oder die Nasenhöhle (nasotracheal) in die Trachea eingebracht. Die endotracheale Intubation kann schnell von einer Ärztin durchgeführt werden. Die |Intubation erfolgt unter laryngoskopischer Sicht.

Der endotracheale Tubus [Abb. 1] wird gelegt

- zur Beatmung während einer Vollnarkose,
- zur Notfallbeatmung,
- zur kurzfristigen Beatmung,
- zum Verhindern von Aspiration bei Bewusstlosen oder
- bei Kehlkopf- bzw. Glottisödem.

Allerdings kann ein endotrachealer Tubus nur kurzfristig liegen und muss täglich in der Lage verändert werden, um Druckulzera vorzubeugen. Weitere Nachteile sind, dass der Tubus schwierig zu fixieren ist, dass Sprechen und orale Nahrungsaufnahme nicht möglich sind und dass die Patientin ein starkes Fremdkörpergefühl hat. Insbesondere bei abzusehender Langzeitbeatmung wird daher einer Tracheotomie der Vorzug gegeben.

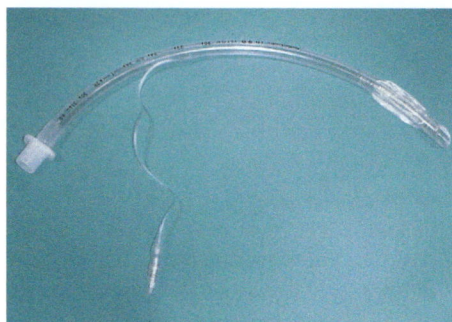

[1]   Endotrachealer Tubus

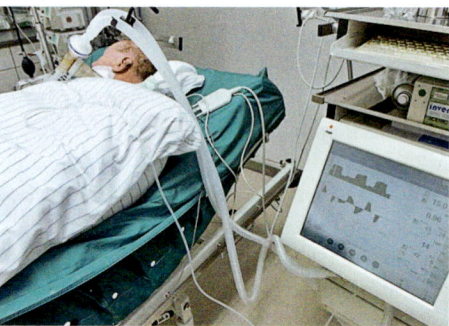

[2]   Intubierter und beatmeter Patient

Nicht invasive Maskenbeatmung

Anders als bei der invasiven Beatmung über einen endotrachealen Tubus bzw. eine Trachealkanüle ist die Beatmung über Atemmasken nicht invasiv. Die nicht invasive Beatmung wird auch als noninvasive Ventilation (NIV) bezeichnet.

Zum Einsatz kommen dabei Nasenmasken (nur in der Schlafmedizin, z. B. bei Schlafapnoe), Mund-Nasen-Masken [Abb. 3 und 4], Ganzgesichtsmasken sowie so genannte Beatmungshelme.

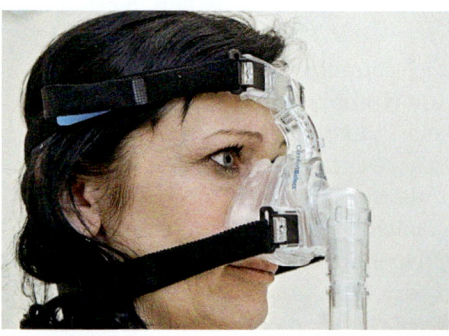

[3]   Nasenmaske

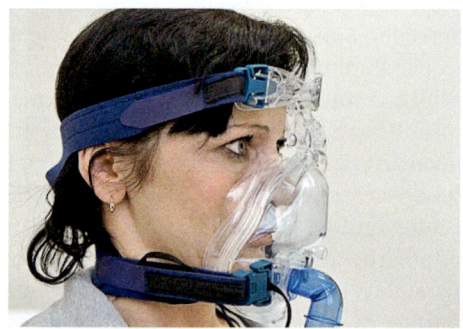

[4]   Mund-Nasen-Maske

Anders als bei der mittlerweile nicht mehr eingesetzten „Eisernen Lunge", die mit einem Unterdruck arbeitete, wodurch die Luft in die Lungen der Patientin gesaugt wurde (engl. *negative pressure ventilation*, NPV) [Abb. 5], arbeiten die heute verwendeten Beatmungsgeräte mit einem Überdruck (engl. *positive pressure ventilation*, PPV).

Die Maskenbeatmung kommt häufig in der Heimbeatmung zur Anwendung, wird jedoch vermehrt auch in der Klinik eingesetzt. Hiermit können z. B. Patientinnen mit einer diagnostizierten |Schlafapnoe in der Zeit, in der sie schlafen, nicht invasiv beatmet werden. Aber auch Früh- und Neugeborene können bei einer Ateminsuffizienz nicht invasiv beatmet werden.

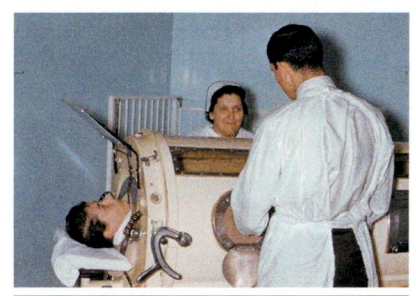

[5]   Die „Eiserne Lunge"

Schlafapnoe **1** | 443
Weaning | 649

Ihre Vorteile gegenüber invasiver Beatmung sind insbesondere:
- Sie verursacht keine Früh- oder Spätschäden an der Trachea.
- Das Pneumonierisiko wird gesenkt.
- Es ist seltener eine Sedierung erforderlich.
- Ferner gibt es erste Hinweise darauf, dass das schwierige |Weaning von COPD-Patientinnen unter einer Maskenbeatmung besser gelingen kann.

Indikation zur Beatmung

Sofern die Patientin nicht aus eigener Kraft bzw. nicht in ausreichendem Maß selbst (spontan) atmen kann, wird sie beatmet. Dies ist maschinell durch ein Beatmungsgerät (Respirator) oder von Hand durch einen Handbeatmungsbeutel möglich. Indiziert ist die Beatmung bei
- Patientinnen mit respiratorischer Insuffizienz (z. B. mit entzündlichen Lungenerkrankungen, Lungenödem, ARDS, chronisch obstruktiver Lungenerkrankung, mit fortgeschrittener |Amyotropher Lateralsklerose (ALS) oder mit anderen Erkrankungen, die zu einer Muskeldystrophie führen),
- Operationen mit Vollnarkose,
- Bewusstlosen bzw. schwer traumatisierten Patientinnen zur Langzeitbeatmung oder
- zur Reanimation bei Atemstillstand.

Muster der maschinellen Beatmung

Die maschinelle Beatmung kann in verschiedenen Beatmungsmustern erfolgen. Unterschieden werden:
- kontrollierte Beatmung
- assistierte Beatmung
- spontane Ventilation
- Mischformen

Bei der **kontrollierten Beatmung** werden die Beatmungsfrequenz und das |Atemhubvolumen (Tidalvolumen) sowie das Verhältnis zwischen Inspirations- und Exspirationsdauer, der inspiratorische Flow und der PEEP ausschließlich vom Respirator festgelegt. Somit ist auch das |Atemzeitvolumen vorgegeben. Die Patientin darf nicht gegenatmen oder husten, ggf. wird die Patientin sediert oder narkotisiert. Diese Form der Beatmung wird bei nicht mehr selbstständig atmenden Patientinnen und intraoperativ angewendet.

Amyotrophe Lateralsklerose (ALS)
degenerative Erkrankung des motorischen Nervensystems, bei der die Motoneurone degenerieren, was u. a. eine fortschreitende Schwäche und einen Schwund der Muskulatur zur Folge hat

Atemhubvolumen (Tidalvolumen, Abk.: Vt)
Volumen, das der Patientin bei einer maschinellen Beatmung mit einem Atemzug zugeführt wird

Atemzeitvolumen
Atemhubvolumen x Atemfrequenz in einer bestimmten Zeit; wird meist pro Minute angegeben (= Atemminutenvolumen: in einer Minute erzeugtes Atemzeitvolumen)

Bei der **assistierten Beatmung** löst die Patientin spontan die Inspiration aus (Triggern). Hubvolumen, inspiratorsicher Flow und endexspiratorischer Druck werden durch den Respirator kontrolliert. Die Patientin bestimmt selbst die Beatmungsfrequenz und die Exspirationszeit. Es sind verschiedene Möglichkeiten der assistierten Beatmung möglich, bei denen die festgelegten und die individuellen Parameter unterschiedlich sind.

Bei der **spontanen Ventilation** wird die Patientin lediglich in der Inspiration unterstützt. Die Patientin bestimmt Atemfrequenz und Atemzugvolumen. Die Beatmung erfolgt synchron zur spontanen Inspiration der Patientin.

Zur Beatmung sind Mischformen möglich, die Patientin hat die Möglichkeit, zusätzlich zur kontrollierten Beatmung spontan zu atmen (intermittierende maschinelle Beatmung). Diese Kombination erleichtert die Akzeptanz der Beatmung und verbessert die Voraussetzungen für eine spätere Entwöhnung.

Entwöhnung von der maschinellen Beatmung

Weaning | 649

Das |Weaning erfolgt über die Anwendung assistierter Beatmungsformen. Eine psychologische Betreuung erfolgt parallel. Der Allgemeinzustand der Patientin sollte gut sein. Voraussetzung für die Entwöhnung ist eine Aufhebung oder zumindest eine Reduzierung der Sedierung, da die Patientin aktiv werden muss.

Die Entwöhnung kann beginnen, wenn sich die Oxygenation, die Ventilation und die Atemmechanik der Patientin verbessert haben. Sie kann stattfinden, wenn die Patientin eine Eigenatemfrequenz von weniger als 35 Atemzüge pro Minute aufweist und über eine auseichende Vitalkapazität und ein ausreichendes Atemzugvolumen verfügt. Der PEEP-Bedarf soll unter 7 mmHg liegen, der pH-Wert nicht kleiner als 7,3 sein. Unter Spontanatmung soll die Sauerstoffsättigung ausreichend sein.

Ferner dürfen weder eine Herz-Kreislauf-Instabilität und noch eine Thoraxinstabilität bestehen. Schlussendlich muss eine lückenlose Überwachung durch pflegerisches und ärztliches Personal gegeben sein.

Die Entwöhnungszeit beträgt meist ca. 40 % der Gesamtzeit an der Beatmungsmaschine. Ziel ist die regelmäßige selbstständige Spontanatmung und die Stärkung der Atemmuskulatur. Bei ca. $^1/_3$ der langzeitbeatmeten Patientinnen gelingt trotz guter Voraussetzungen keine Entwöhnung vom Beatmungsgerät.

Pflegediagnose
„**Erschwerte Beatmungsentwöhnung**
Unfähigkeit sich an ein niedrigeres Niveau der maschinellen Atemunterstützung anzupassen, was zu einer Unterbrechung und Verlängerung der Entwöhnung (Weaning) vom Beatmungsgerät/Respirator führt."
—
DOENGES et al.: S. 173

Pflegerische Herausforderungen bei der Heimbeatmung | 650

Umstellung auf Heimbeatmung

Für die Umstellung auf Heimbeatmung muss von der Ärztin die Notwendigkeit des Beatmungsgerätes und ggf. eines Ersatzgerätes (wenn mehr als zwölf Stunden täglich die Beatmung benötigt wird) bescheinigt werden. Der Antrag wird bei der Krankenkasse gestellt und die Familie erhält bei der Beantragung Unterstützung vom Sozialdienst.

Die Umstellung kann auch in speziellen Beatmungszentren vorgenommen werden.

Komplikationen und Nebenwirkungen der maschinellen Beatmung

Da bei der maschinellen Beatmung die Inspirationsluft mit Druck in die Lungen gepresst wird, kann es zur Schädigung des Lungenparenchyms, zur Überblähung der Alveolen – insbesondere bei hohem PEEP – und zu Herz-Kreislauf-Störungen (Herzrhythmusstörungen) kommen. Ferner steigt bei invasiver Beatmung das Pneumonierisiko bereits nach wenigen Tagen signifikant an. Durch die relative Immobilität besteht auch ein erhöhtes Thromboserisiko. Als invasive Maßnahme sollte eine maschinelle Beatmung gezielt eingesetzt werden. Die Entwöhnung sollte so früh wie möglich eingeleitet werden.

Mikrobiologische Aspekte

Atemwegserkrankungen können von Bakterien, Viren, Pilzen und Protozoen hervorgerufen werden. Bei den meisten Erregern ist eine Tröpfcheninfektion oder eine aerogene Aufnahme der Erreger der Übertragungsweg. Die Folge ist eine Erkrankung der Atemwege, die unter Umständen zum Tod führen kann.

Neben der Auswertung der Leitsymptome und der allgemeinen |Labordiagnostik kann der Nachweis z. B. mittels immunologischem Antigennachweis aus der Probe (z. B. Blut) erfolgen, bei dem eine Antigen-Antikörper-Reaktion sichtbar gemacht wird. Ferner können spezifische Antikörper durch serologische Blutuntersuchungen indirekt nachgewiesen werden. Darüber hinaus gibt es verschiedene molekularbiologische Methoden, Erreger nachzuweisen. Eine Methode, Pilze oder Bakterien direkt nachzuweisen, besteht im Anlegen einer Kultur, wobei die Probe z. B. aus dem Sputum, mittels Abstrich oder über eine Blutentnahme (Blutkultur) gewonnen wird.

Bei einer **Blutkultur**, welche z. B. bei ungeklärtem Fieber oder bei Verdacht auf eine Sepsis, angelegt wird, bereitet die Pflegende das Anlegen einer Blutkultur vor, indem sie das benötigte Material [Abb. 1] bereitstellt:

- Materialien zur venösen Blutabnahme (Handschuhe, Stauschlauch, Desinfektionslösung, Tupfer, Kanüle(n), Pflaster, Entsorgungsbehälter für gebrauchte Kanülen)
- zwei zur direkten Blutabnahme geeignete Blutkulturröhrchen mit Nährlösung (anaerob und aerob) bzw. zwei Blutkulturflaschen (anaerob und aerob) und Überleitungssystem mit Anschluss für den Zugang zur Vene und Einstichdorn für die Blutkulturflaschen; mitunter wird das Blut mit einer sterilen Spritze abgenommen und dann mit jeweils neuer Kanüle in die Blutkulturflaschen gespritzt („Beimpfen") [Abb. 2]

Die Blutentnahme wird nach sorgfältiger Hautdesinfektion von der Ärztin durchgeführt. Sie achtet darauf, dass Blut nicht aus liegenden Verweilkanülen oder zentralen Venenkathetern zu entnehmen, da diese mit (weiteren) Keimen besiedelt sein könnten und das Ergebnis evtl. verfälscht wird.

Die Pflegende übernimmt die Nachbereitung der Blutentnahme (Beschriftung der Blutkulturflaschen, Ausfüllen des Begleitscheins, Organisation des Transports ins Labor, ggf. zwischenzeitliche Aufbewahrung der Blutkulturflaschen im Brutschrank).

Falls in einer Blut- oder Bakterienkultur Keime wachsen, wird eine Resistenzbestimmung vorgenommen. Hierbei wird getestet, welche Antibiotika wie stark das Wachstum hemmen. Aus dem Ergebnis, dem **Antibiogramm**, wird die gezielte antibiotische Therapie abgeleitet.

Grundlagen der Infektiologie | 462
Berücksichtigung hygienischer Prinzipien bei der Pflege infektionserkrankter Menschen | 458

Labordiagnostik 1 | 857

antibiotische Therapie | 474

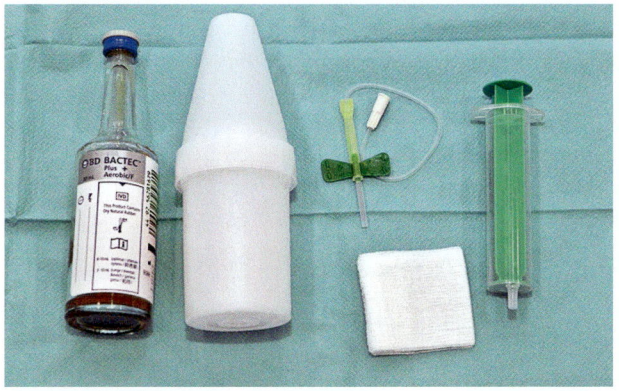

[1] Materialien zur Gewinnung einer Blutkultur

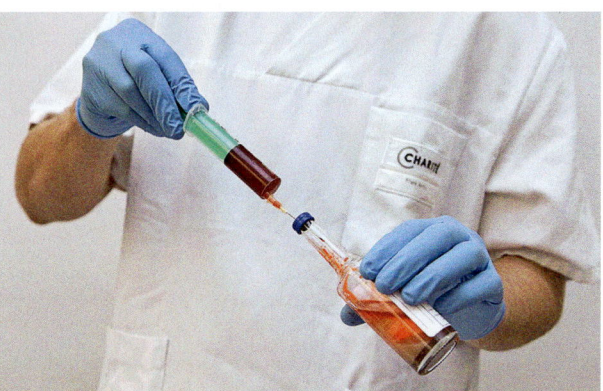

[2] Beimpfen der Blutkulturflaschen

Tuberkuloseerreger können, da sie magensaftresistente Bakterien sind, auch im Magensaft nachgewiesen werden. Die Magensaftgewinnung erfolgt nüchtern durch eine orogastrale Sonde.

Betroffene, die an Atemwegserkrankungen leiden, welche von Bakterien, Viren, Pilzen und Protozoen hervorgerufen werden [Tab. 1], stellen ein Erregerreservoir dar und können somit die Erreger verbreiten. Je nach Übertragungsweg kann diese Ausbreitung durch das Tragen eines Mundschutzes und durch Desinfektionsmaßnahmen eingedämmt werden.

Erreger	Übertragungsweg und wichtige Merkmale	Ausgelöste Erkrankung
Bakterien		
Pneumokokken	Tröpfcheninfektion; häufige Infektion bei HIV-Patientinnen; bei Kleinkindern bis zu 2 Jahren, ihren Kontaktpersonen und Menschen über 65 Jahre; Besiedelung der oberen und unteren Atemwege	löst bei alten Menschen und kleinen Kindern eine Pneumonie, Otitis media oder Meningitis aus, oft als Superinfektion auf eine Viruserkrankung
Streptokokken	Tröpfcheninfektion; Nachweis im Rachenabstrich	Angina tonsillaris
Mycobacterium tuberculosis complex	Tröpfcheninfektion; Nachweis im Magensaft oder indirekt als Antikörpernachweis mit intrakutanem Test	Tuberkulose
Bordetella pertussis	Tröpfcheninfektion	Keuchhusten
Legionella pneumophilia	Tröpfcheninfektion beim Duschen mit infiziertem Wasser; dieses kommt aus Wasserboilern, die das Wasser nicht über 80 °C aufheizen; betrifft meist ältere und immungeschwächte Menschen	Legionärskrankheit
Mykoplasmen, zellwandlose Bakterien	aerogen	Pneumonie
Chlamydia pneumoniae	aerogen	atypische Pneumonie
Bacillus anthracis (Anthraxbakterien)	aerogen; Nachweis im Blut	Lungenmilzbrand
Yersinia pestis	Tröpfcheninfektion	Lungenpest
Viren		
Adenoviren, nicht umhüllte Viren	Tröpfcheninfektion, fäkal-orale Übertragung	Husten mit Auswurf, Bronchitis, Erkältung, Pneumonie
Coxsackieviren aus dem Magen-Darm-Trakt	fäkal-orale Übertragung	Pneumonie
RS-Virus (respiratory syncytial virus)	Tröpfcheninfektion, Schmierinfektion über Gegenstände	akute Infektion der Atemwege im Kindesalter, Bronchitis, Pneumonie
Rhinoviren	Tröpfcheninfektion, Schmierinfektion über Personen (Weitergabe v. a. über die Hände)	Schnupfen
SARS, Coronavirus	Tröpfcheninfektion	Pneumonie
Pilze		
Candidahefen	aerogen; tritt als opportunistische Infektion bei HIV auf	Pneumonie
Cryptococcus	aerogen	Lungenmykose und Pneumonie
Aspergillus	aerogen; Sporen befinden sich an Topfpflanzen	Aspergillom, Pneumonie
Pneumocystis jirovecii	aerogen; tritt als opportunistische Infektion bei HIV auf	Pneumocystis-jirovecii-Pneumonie (PCP)

[Tab. 1] Übersicht über wichtige Atemwegserkrankungen und ihre Erreger

11 Menschen mit Erkrankungen des Ernährungs-, Verdauungs- und Stoffwechselsystems pflegen

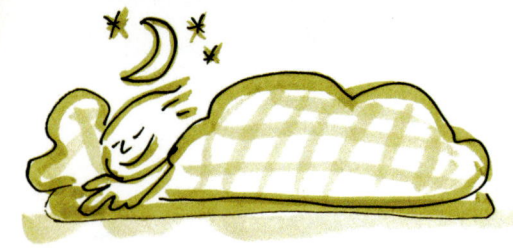

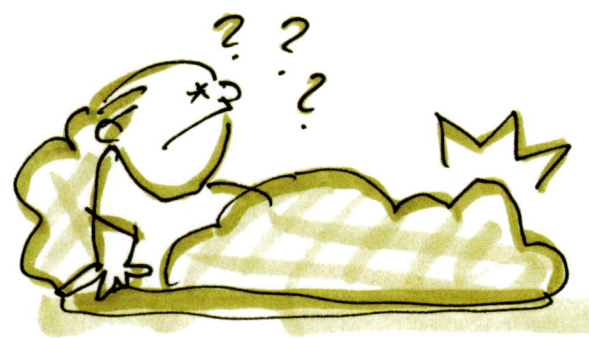

Menschen mit Erkrankungen des Ernährungs-, Verdauungs- und Stoffwechselsystems pflegen

Ich wache vor Schmerzen mitten in der Nacht auf. Irgendetwas sticht in meinem rechten Fuß – vorn am großen Zeh. Aua!

Ich werde mal aufstehen und in der Küche etwas trinken, oh, was ist das? Es tut fürchterlich weh und ich kann nur humpeln! Gut – was trinken und sitzen, aber was soll das denn sein, da an meinem Zeh? Es ist drei Uhr nachts; gestern war doch nichts Besonderes, ich habe mich nicht verletzt, bin nicht gestürzt und habe mich auch nicht gestoßen – oder?

Also, was war gestern? Ein ganz normaler Arbeitstag, Mittagessen mit den Kollegen beim Bayern: Grillhaxe und Bier, später mit dem Auto nach Hause gefahren, abends noch mal los, der Empfang beim Chef, es wurde der erfolgreiche Abschluss des großen Bauprojektes gefeiert. Oh ja, gefeiert haben wir! Danach weiß ich gar nicht mehr so recht, wie ich heimgekommen bin – sicher mit einem Taxi, wie immer nach diesen Feiern. Da gibt es unendliche Mengen Essen

und Alkohol, wie die Römer kann man bei meinem Chef feiern.

Aber wo ich mir meinen Zeh verletzt haben soll, weiß ich immer noch nicht. Oh weh, rot und dick ist er auch noch ... auftreten geht gar nicht, da werde ich wohl morgen zum Arzt müssen. Aber erst mal schlafe ich weiter und morgen sieht die Welt bestimmt schon wieder viel besser aus, vielleicht ist ja alles wieder gut.

„Ja, hallo, ich komme heute nicht in die Firma, nein, nichts Schlimmes, ich gehe erstmal zum Arzt, ja, ich melde mich später wieder."

Der Arzt: „Also, Sie können sich das sicher schon denken, bei Ihrer Figur und ihrem Lebenswandel – Sie haben Gicht!"

„???"

„Sie dürfen ab sofort kein Fleisch mehr essen und keinen Alkohol trinken!"

„Wie, was, was habe ich?"

„Gicht ist eine Wohlstandskrankheit und man kann also sagen Bacchus und Lukullus sind die Paten der Gicht – Sie verstehen schon!"

„???"

PIEP – PIEP – PIEP ... Oh, mein Kopf. Ähm – ist das MEIN Wecker? Ähm, wo bin ich? Wo steckt denn mein Fuß?"

Dicke Sache

Adipositas ist ein umfassendes Problem aller Altersgruppen in Deutschland geworden. Längst ist die Zeit vorbei, als wir uns entspannt über dicke Kinder in anderen Ländern aufregen konnten. Das Robert Koch-Institut stellte in der Studie zur Gesundheit von Kindern und Jugendlichen (KIGGS-Studie) fest, dass 1,1 Millionen Kinder in Deutschland übergewichtig sind. 800 000 leiden unter Adipositas, das entspricht 6,3 % der Altersgruppe zwischen 3 – 17 Jahren. 15 % sind übergewichtig. Diese alarmierenden Zahlen deuten auf große gesundheitliche Probleme im Bereich des Herz-Kreislauf-Systems, des Stoffwechsels und des Bewegungsapparates der heranwachsenden Generation hin. Besonders betroffen sind Kinder aus Familien mit niedrigem Sozialstatus, übergewichtigen Eltern oder mit Migrationshintergrund. Als Risikofaktoren wurden u. a. festgestellt: Hohes Geburtsgewicht, viel Zeit vor Fernseher oder

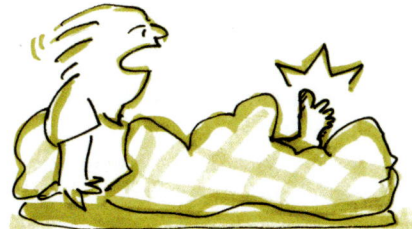

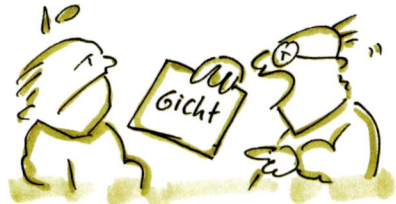

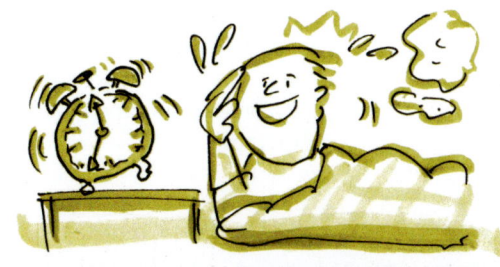

Computer, wenig körperliche Aktivität, wenig Schlaf und zu hochkalorische Ernährung.

In der KIGGS-Studie wurde der Gesundheitszustand und das Gesundheitsverhalten von 17 641 Kindern und Jugendlichen zwischen 0 und 17 Jahren untersucht und erfragt. Die Basiserhebung erfolgte von 2003 bis 2006, eine Folgebefragung wird von Mai 2009 bis 2012 stattfinden. In dieser soll erforscht werden, wie sich die in der Basisbefragung festgestellten Erkrankungen und insbesondere Verhaltensweisen auf die weitere Entwicklung auswirken.

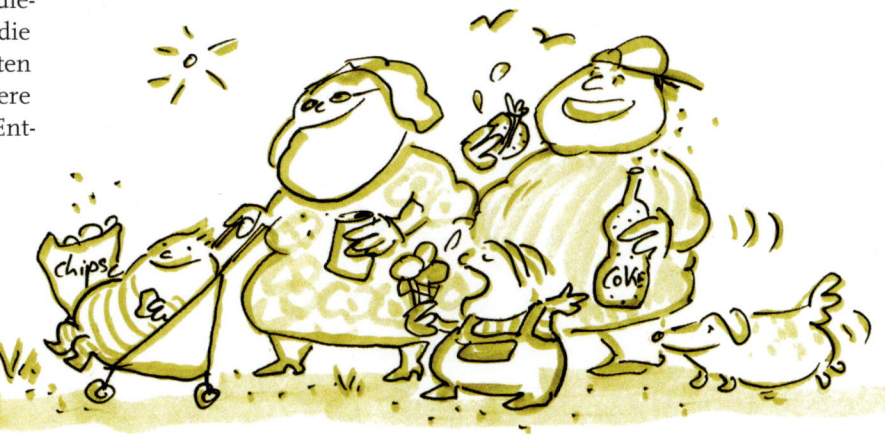

11.1 Pflegerische Schwerpunkte

11.1.1 Pflege von Patientinnen mit gastrointestinalen und metabolischen Erkrankungen

Die Pflege von Menschen, die an gastrointestinalen oder metabolischen Erkrankungen leiden, stellt Pflegende vor vielfältige Aufgaben. Zum einen ist körpernahe Unterstützung zu leisten: So unterstützen Pflegende Patientinnen individuell bei der Haut- und Körperpflege, bei der Mobilisation und bei der Nahrungsaufnahme. Besonders wichtig ist häufig die Unterstützung bei den Ausscheidungen und die Beobachtung von Stuhl und Erbrochenem. Die Beobachtung der Haut, der Atmung, des Gewichts und des Bewusstseins sind ebenfalls zentrale pflegerische Aufgaben. Zum anderen wirken Pflegende bei der medizinischen Diagnostik und Therapie mit: Sie beobachten die Vitalzeichen, verabreichen Medikamente, leisten Unterstützung bei invasiven Eingriffen, wie z. B. Biopsien und Punktionen, und wirken bei der Wundversorgung mit. Es gilt, dieses pflegerische Wissen und Können je nach Pflegeerfordernis und Pflegebedürfnis gezielt anzuwenden. Im Folgenden werden einige pflegerische Besonderheiten, die im Zusammenhang mit gastrointestinalen und metabolischen Erkrankungen auftreten, näher erläutert.

Erkennen von Schmerzsymptomen und Initiieren entsprechender Maßnahmen

Die Erkrankungen des Magen-Darm-Traktes gehen oft mit Schmerzen einher. Die Art und Weise des Schmerzes, die Schmerzlokalisation und seine Dauer lassen Rückschlüsse auf die Erkrankung zu. Der Schmerz ist ein Symptom, ihm kommt in diesem Zusammenhang eine wichtige Warnfunktion zu, er sollte nicht sofort mit Schmerzmitteln unterdrückt werden. In allen Fällen ist die Ärztin zu informieren, um diagnostische und therapeutische Maßnahmen einzuleiten. Danach folgt ggf. eine Schmerztherapie.

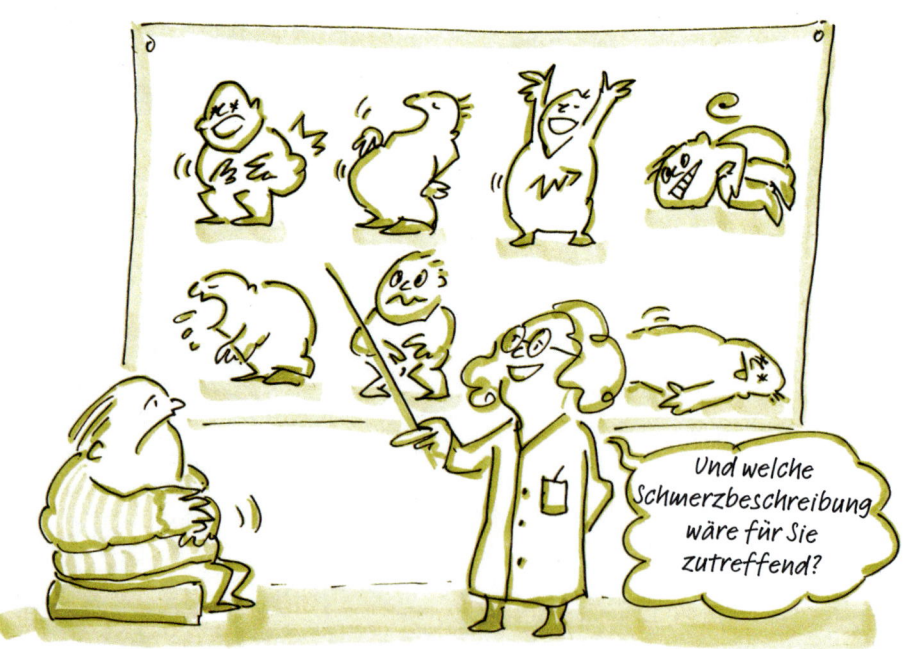

In der folgenden Tabelle werden möglichen Schmerzbeschreibungen Ursachen und pflegerische Maßnahmen zugeordnet. Da die Symptome nicht immer eindeutig sind, folgt i. d. R. eine Klärung der Ursache.

Beschreibung des Schmerzes	Ursache	Pflegerische Maßnahmen
brennende Schmerzen im Mund, besonders bei sauren oder scharfen Speisen	Entzündungen der Mundschleimhaut, Aphten	spezielle Mundpflege, Mundspülung mit Kamille oder Salbei als Lösung oder Tee; Achtung: alkoholische Lösungen verstärken den Schmerz
brennende Schmerzen oberhalb bzw. im Epigastrium nach den Mahlzeiten, Sodbrennen, Aufstoßen	Refluxösophagitis	halbhohe Oberkörperhochlagerung zur Nacht, scharfe, saure und süße Speisen, kohlensäurehaltige Getränke und Alkohol meiden ebenso wie späte Mahlzeiten; fettarme, kohlenhydratarme Nahrung bevorzugen
brennende Schmerzen im Epigastrium zwischen den Mahlzeiten und nach scharfen, sauren und süßen Speisen	Gastritis	leichte Kost, Schonkost, scharfe, saure und süße Speisen sowie Kaffee, kohlensäurehaltige Getränke und Alkohol meiden
stechende und brennende Schmerzen nach der Nahrungsaufnahme innerhalb bzw. unterhalb des Epigastrium	Ulcus ventriculi	leichte Kost, Schonkost; scharfe, saure und süße Speisen sowie Kaffee, kohlensäurehaltige Getränke und Alkohol meiden
stechende Schmerzen im Epigastrium zwischen den Mahlzeiten, Nüchternschmerz	Ulcus duodeni	leichte Kost, Schonkost; saure und süße Speisen sowie Kaffee, kohlensäurehaltige Getränke und Alkohol meiden
kolikartige/ krampfartige Schmerzen im rechten Oberbauch nach der Aufnahme fetter Speisen oder nach Kaffee	Behinderung des Galleflusses Gallenkolik bzw. Gallensteine,	trockene Wärmeanwendung im Bereich des rechten Oberbauchs; auslösende Speisen und Getränke meiden
gürtelförmiger Oberbauchschmerz	Pankreatitis	Nahrungskarenz, parenterale Ernährung und Schmerzmittelgabe
krampfartige Schmerzen im gesamten Abdomen	Entzündungen der Darmschleimhaut, Infektionen des Darmes, mechanischer Ileus	Beobachtung und Dokumentation der Stuhlausscheidung, Nahrungskarenz bei Ileus
Schmerz im rechten Unterbauch, meist im Epigastrium beginnend	Appendizitis	Nahrungskarenz, Temperaturkontrolle rektal und axillar
brennender Schmerz im Bereich des Anus, evtl. Juckreiz	Hämorrhoiden	Beobachtung der Stuhlausscheidung auf Blutauflagen, Intimpflege, Applikation schmerzlindernder und entzündungshemmender Salben
brennender Schmerz im Bereich des Anus und bei der Defäkation	Analfissur	Intimpflege, Beobachtung auf Entzündungszeichen, Applikation schmerzlindernder und entzündungshemmender Salben

[Tab. 1] Schmerzbeschreibungen, Ursachen und pflegerischen Maßnahmen

Überwachung der medikamentösen Therapie

Medikamente zur Behandlung gastrointestinaler Beschwerden **1** | 360

Patientinnen mit gastrointestinalen und metabolischen Erkrankungen erhalten Medikamente

- gegen Übelkeit und Erbrechen,
- zur Schmerzlinderung und Krampflösung,
- zur Unterbindung der Säureproduktion und Säurewirkung im Magen,
- zur Substitution von Verdauungsenzymen,
- zur Entzündungsbekämpfung,
- zum Abführen oder gegen Diarrhö oder
- zur Auflösung von Steinen.

Die Überwachung der medikamentösen Therapie beinhaltet die Verabreichung der Medikamente nach ärztlicher Anordnung und entsprechend der Vorgaben des Herstellers, die Beobachtung der Patientin in ihrer Reaktion auf die Medikamente und die Dokumentation von Maßnahme und Wirkung.

Besondere pflegerische Maßnahmen
bei der Gabe von Medikamenten gegen Übelkeit und Erbrechen

Antiemetika **1** | 360

|Antiemetika, wie z. B. Metoclopramid (z. B. Paspertin®), Dimenhydrinat (z. B. Vomex A®) oder Setrane (z. B. Zofran®), unterbinden das Erbrechen auf verschiedene Weise, z. B. durch Beeinflussung des vegetativen Nervensystems. Antiemetika wirken damit symptomatisch und bekämpfen nicht die Ursache des Erbrechens. Bei Erbrechen unklarer Ursache werden daher erst nach Ausschluss einer Vergiftung als Ursache des Erbrechens Medikamente verabreicht. Betroffene, die mit Antiemetika behandelt werden, werden auf folgende Nebenwirkungen beobachtet:

- Müdigkeit
- Kopfschmerzen
- Schwindel
- Diarrhö
- Obstipation

Da das Erbrechen zu Störungen im Wasser- und Elektrolythaushalt führen kann, wird eine Flüssigkeitsbilanz erstellt und das Bewusstsein beobachtet.

Besondere pflegerische Maßnahmen
bei der Gabe von Medikamenten zur Schmerzlinderung und Krampflösung

Analgetika **1** | 708
Spasmolytika **1** | 709

|Analgetika unterdrücken den Schmerz. Sofern noch keine Diagnose vorliegt, können sie dadurch das klinische Bild der Erkrankung verschleiern und die Diagnosefindung erschweren. Analgetika werden aus diesem Grund im Bereich der gastrointestinalen Erkrankungen meist nach Sicherung der Diagnose eingesetzt. Bei Koliken werden vorrangig |Spasmolytika eingesetzt. Diese lösen Krämpfe und wirken so analgetisch. Opiate werden dagegen zurückhaltend eingesetzt, da sie den Spasmus der glatten Muskulatur verstärken können. So werden Opiate ohne spasmogene Wirkung (Pethidin, z. B. Dolantin®) bevorzugt oder sie werden mit Spasmolytika kombiniert.

Des Weiteren ist zu beachten, dass peripher wirkende Analgetika, wie z. B. Ibuprofen oder Diclofenac, die Prostaglandinsynthese hemmen und dadurch der Schutz der Magenschleimhaut beeinträchtigt wird. Bei Magenulkus sind sie aus diesem Grund kontraindiziert.

Bei Analgetika oder Spasmolytika ist auf folgende Nebenwirkungen zu achten:

- Kopfschmerz, Atemstörungen
- Oberbauchbeschwerden, Obstipation
- Hautrötung, Tachykardie
- allergische Reaktionen

Besondere pflegerische Maßnahmen bei der Gabe von Medikamenten zur Unterbindung der Säureproduktion und Säurewirkung im Magen

Antazida neutralisieren die Salzsäure, andere Medikamente wie Protonenpumpenhemmer und H_2-Rezeptor-Antagonisten hemmen die Salzsäureproduktion im Magen. Prostaglandine fördern den Schutz der Magenschleimhaut über die Steigerung der Durchblutung und der Schleimproduktion. Am effektivsten ist ihre Wirkung, wenn sie nüchtern oder vor der Mahlzeit eingenommen werden, da die Nahrungsaufnahme der Auslöser für die Salzsäureproduktion ist. Die Beobachtung der Patientin orientiert sich auch bei diesen Medikamenten an den Nebenwirkungen. Besonderes Augenmerk gilt:

- Obstipation (bei Antazida)
- Beeinträchtigung der Leberfunktion und damit verstärkte Wirkung von Medikamenten, die in erster Linie über die Leber ausgeschieden werden (bei H_2-Rezeptor-Antagonisten)
- Diarrhö, Bauchkrämpfe
- Uteruskontraktionen (bei Prostaglandinen, diese sind kontraindiziert bei Schwangerschaft und möglicher Schwangerschaft)

Besondere pflegerische Maßnahmen bei der Gabe von Verdauungsenzymen zur Substitution

Da diese Medikamente die körpereigenen Verdauungsenzyme ersetzen, werden sie mit der Mahlzeit eingenommen. Nebenwirkungen sind nicht zu erwarten. Es ist darauf zu achten, dass die Patientin die Enzympräparate regelmäßig und in der verordneten Menge einnimmt, damit die Wirksamkeit gegeben ist.

Besondere pflegerische Maßnahmen bei der Gabe von Medikamenten zur Entzündungsbekämpfung

Zur Entzündungsbekämpfung werden |Antibiotika, Antiphlogistika (entzündungshemmende Medikamente) und Glukokortikoide eingesetzt. Bei der Gabe von Antibiotika ist insbesondere die Applikationszeit zu beachten. Wechselwirkungen zwischen Antibiotika und Antazida sind möglich, sie sollten nicht gemeinsam eingenommen werden.

Antibiotika | 474

Grundsätzlich ist bei der Gabe von Antibiotika auf mögliche Nebenwirkungen zu achten:

- Pilzinfektionen
- Ekzeme
- Diarrhö
- Übelkeit und
- allergische Reaktionen

Da die Nebenwirkungen einzelner Antibiotika stark variieren, sollte vor der Verabreichung stets der Beipackzettel oder die Rote Liste® zu Rate gezogen werden. Antiphlogistika werden bei chronisch-entzündlichen Darmerkrankungen eingesetzt, häufig wird ein Glukokortikoid angewendet. Da Glukokortikoide die Ulkusbildung im Magen und Duodenum begünstigen, werden Stuhlausscheidung und Schmerzempfinden der Patientinnen diesbzgl. beobachtet.

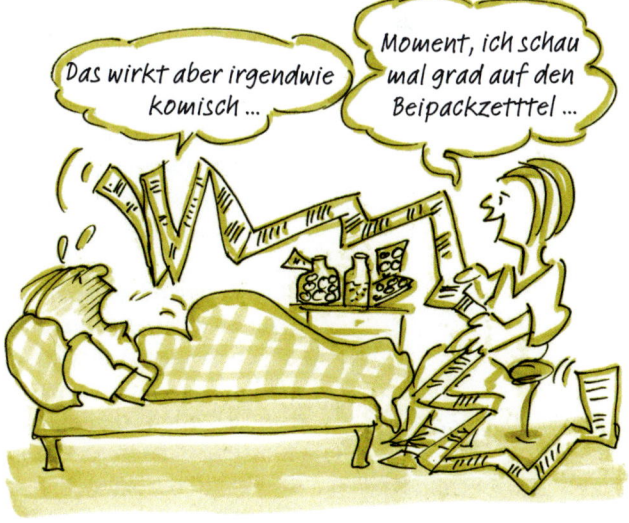

Besondere pflegerische Maßnahmen bei der Gabe von Medikamenten zum Abführen (*Laxanzien*) und gegen Diarrhö (*Antidiarrhoika*)

Laxanzien sollten nur kurzzeitig eingenommen werden, da sie bei langfristiger Anwendung den physiologischen Ablauf der Verdauung beeinträchtigen und dadurch eine Obstipation begünstigen. Ein weiterer Beobachtungsschwerpunkt liegt auf dem Wasser- und Elektrolythaushalt, da ein hoher Kaliumverlust möglich ist. Dieser kann zu Herzrhythmusstörungen führen. Laxanzien können ebenso zu einem erhöhten Wasserverlust führen. Der Gabe von Laxanzien gehen immer andere |Abführmaßnahmen voran. Nur bei chronischer Obstipation, Abführmaßnahmen vor Operationen oder Untersuchungen, starken Schmerzen bei der |Defäkation oder um die Bauchpresse z. B. nach einem Herzinfarkt zu vermeiden, ist ihr Einsatz gerechtfertigt. Kontraindiziert ist die Anwendung von Laxanzien bei unklaren abdominellen Schmerzen, Verdacht auf Ileus und Verdacht auf Appendizitis.

Die Patientin wird auf folgende Nebenwirkungen beobachtet:
- Diarrhö
- Störungen des Wasser- und Elektrolythaushaltes
- Dehydratation
- Herz-Kreislauf-Störungen
- Thromboseentstehung durch Wasserverlust
- Hypertonie durch Erhöhung des Natriumspiegels
- Flatulenz

Die medikamentöse Behandlung von |**Diarrhö** umfasst die Gabe von Antibiotika bei bakterieller Ursache der Diarrhö, Gabe von adsorbierenden, adstringierenden und ionenaustauschenden Stoffen sowie die Therapie mit Opioiden. Die absorbierenden Stoffe binden Toxine, die die Darmschleimhaut schädigen und so zu Diarrhö führen. Adstringierende Stoffe verringern die Flüssigkeits- und Elektrolytabgabe aus der Darmschleimhaut in das Darmlumen und verringern dadurch den Verlust an Wasser. Ebenso behindern sie die Aufnahme von Giftstoffen über die Darmschleimhaut. Opioide haben eine Hemmung der Motilität der glatten Muskulatur zur Folge und setzen dadurch die Darmmotilität herab, die Defäkation erfolgt seltener. Sie sind nur dann sinnvoll anzuwenden, wenn nicht Toxine und Bakterien die Ursache einer Diarrhö sind. Opioide sind nicht bei Kindern anzuwenden.

Bei der Einnahme von Antidiarrhoika ist auf Folgendes zu achten:
- Wechselwirkung mit anderen Medikamenten
- Wasser- und Elektrolytstörungen
- Obstipation
- Übelkeit und Erbrechen
- Blähungen (bei Opioiden)
- Ileus (bei Opioiden)
- Schläfrigkeit (bei Opioiden)

Besondere pflegerische Maßnahmen bei der Gabe von Medikamenten zur Auflösung von Steinen (*Litholytika*)

Litholytika sind Medikamente, die Gallensteine oder Nierensteine/Harnsteine mit Hilfe einer chemischen Reaktion auflösen. Die Litholyse ist eine langsame Reaktion und erfordert von der Patientin Geduld und die regelmäßige und konsequente Einnahme der Medikamente. Sobald die Medikamente abgesetzt werden, steigt das Risiko der Steinbildung wieder an, sodass die Litholyse in Intervallen oder dauerhaft durchgeführt werden sollte. Kontraindiziert ist sie bei entzündlichen Erkrankungen von Leber, Gallenwegen und Darm sowie bei Schwangerschaft.

Handeln in Akutsituationen

Zu Akutsituationen im Zusammenhang mit Erkrankungen des Gastrointestinaltraktes zählen folgende:

Akutsituation	Symptome	Pflegerische Maßnahmen
Koliken (Gallenkolik, Darmkolik)	▪ sehr starke krampfartige Schmerzen im Bereich des Abdomens, Übelkeit, Erbrechen, Schweißausbruch und ggf. Kollaps	▪ lokal trockene Wärmeanwendung von außen, Nahrungskarenz, Vitalzeichenkontrolle, Schmerzerfassung und Schmerzmittelgabe nach ärztlicher Anordnung
Blutungen	▪ Blutungsquelle proximal des Magens (Ösophagusvarizenblutung): hellrotes Blut wird im Schwall erbrochen, Lebensgefahr ▪ innerhalb und distal des Magens: geronnenes schwarzes Blut wird erbrochen bzw. |Teerstuhl	▪ Vitalzeichenkontrolle, Unterstützung beim Erbrechen, Nahrungskarenz, endoskopische Verödung der Varizen bzw. Umspritzen eines Ulkus, Kompressionssonde, Beobachtung des Stuhlganges, |Test auf Blut im Stuhl
Ulkusperforation	▪ plötzlich einsetzender Vernichtungsschmerz, Symptome einer Peritonitis besonders im Bereich des Oberbauches und in den rechten Unterbauch ausstrahlend, Erbrechen von geronnenem, schwarzem Blut	▪ Unterstützung beim Erbrechen, Nahrungskarenz, Beobachtung des Stuhlganges und des Erbrochenen, Test auf Blut im Stuhl, Vitalzeichenkontrolle, ▪ Vorbereitung auf |Ösophago-Gastro-Duodenoskopie oder Operation zur Deckung der Perforation
Peritonitis	▪ heftige Schmerzen im Bereich des Abdomens, die bei Bewegung verstärkt werden, Abwehrspannung: „brettharter Bauch" bei Palpation, Bauchdecke ist zu Beginn eingezogen, im Verlauf aufgetrieben, Obstipation, Blähungen, Übelkeit, Erbrechen, Exsikkose, Schocksymptomatik, evtl. Fieber	▪ Nahrungskarenz, zunächst keine Analgetikagabe, Schmerzerfassung, Unterstützung beim Erbrechen, Beobachtung des Bewusstseins, Vitalzeichenkontrolle, Vorbereitung zu diagnostischen Maßnahmen: Röntgen, Sonografie, CT, ggf. |Laparaskopie oder Laparatomie als therapeutische Maßnahmen
Ileus	▪ plötzliche oder langsam zunehmende Symptomatik in Form von starken, kolikartigen Schmerzen, Übelkeit, Erbrechen, Stuhlverhalt, Blähungen ohne Abgang von Darmgasen, Miserere (Koterbrechen) bzw. Aufstoßen ▪ bei paralytischem Ileus keine kolikartigen Schmerzen	▪ Nahrungskarenz, Vitalzeichenkontrolle, Kontrolle der Dokumentation auf Rhythmus der Stuhlentleerung, keine oralen Abführmaßnahmen, Darmrohr bzw. rektaler Einlauf nach ärztlicher Anordnung, Überwachung der Infusionstherapie, Vorbereitung zum Röntgen, ggf. zur Laparatomie
akute Pankreatitis	▪ plötzlicher Oberbauchschmerz, der bis in die linke Achselhöhle und gürtelförmig besonders nach links ausstrahlt, Peritonitissymptomatik besonders im Epigastrium, Zyanose, Tachykardie, Dyspnoe	▪ Nahrungskarenz, zunächst keine Analgetika, Vitalzeichenkontrolle, Vorbereitung zu diagnostischen Maßnahmen: Röntgen, Sonografie, CT, ggf. Laparaskopie oder Laparatomie als therapeutische Maßnahmen
hepatisches Koma (Coma hepaticum)	▪ Bewusstseinsstörungen, Leberfunktionsstörungen, Gerinnungsstörungen, Blutungsneigung, fehlende Galleproduktion, lehmfarbener Stuhl, Fettunverträglichkeit, Mundgeruch nach frischer Leber, Aszites, Tremor	▪ Noxen meiden, Bewusstseinskontrolle, eiweiß- und fettarme Ernährung, ggf. parenterale Ernährung mit geringem Eiweißgehalt, Verletzungen vermeiden, auf Blutungszeichen achten, ggf. Unterstützung bei Dialyse und Aszitespunktion, Vorbereitung auf Lebertransplantation

Alle genannten Akutsituationen erfordern schnelles Handeln und die Intervention einer Ärztin, aus diesem Grund steht an erster Stelle immer die Information des ärztlichen Personals.

Pflegerische Interventionen zur Ressourcenerhaltung, Gesundheitsförderung und Prävention von Folgeerkrankungen

Die Erkrankungen des Gastrointestinaltraktes und des Stoffwechsels stehen in einem engen Zusammenhang zur Ernährung und zur Lebensführung. Positiv wirken sich dabei ein regelmäßiger Tagesablauf mit festen Routinen zum Essen und eine ausgewogene und gesunde Ernährung aus. Die Patientinnen benötigen besondere Unterstützung, um ungünstige Lebensgewohnheiten zu erkennen und neue Strategien zu erarbeiten und umzusetzen.

Aufgaben der Pflegenden sind:

- gemeinsame Analyse der Ernährungsgewohnheiten mit der Patientin bzw. bei Kindern mit deren Eltern
- Ernährungsberatung
- Schulung im Umgang mit neuen Ernährungskonzepten
- Schulung in der Anwendung von diätetischen Maßnahmen, wenn die Ernährung auf eine Diät umgestellt wird

Bei allen Maßnahmen steht die Umsetzbarkeit für die Patientin im Vordergrund, um eine möglichst hohe Therapietreue (*Compliance*) zu erreichen.

Rehabilitation

Die Prävention von Folgeerkrankungen und die rehabilitative Pflege greifen Ernährungsrichtlinien entsprechend der Grunderkrankung auf.

Dabei umfasst die Rehabilitation Maßnahmen zur Beratung der Patientin, wie die Ernährungsempfehlungen umgesetzt werden können, aber auch eine Übung bzw. Training der empfohlenen Maßnahmen. Im Rahmen von Anschlussheilbehandlungen und Rehabilitationsmaßnahmen wird die Zubereitung und Veränderung der Kochgewohnheiten eingeübt und so kann sich die Betroffene langsam über einen längeren Zeitraum umgewöhnen.

Häufig werden Magen-Darm-Erkrankungen durch ungünstige Ernährungsgewohnheiten begünstigt. Diese sind oftmals an Tagesroutinen und v. a. an die Bedingungen der Arbeitstelle geknüpft. So ist es z. B. für eine Patientin schwierig, eine warme und gesunde Mittagsmahlzeit einzunehmen, wenn keine Kantine zum Mittagessen zur Verfügung steht. Wie in solchen Situationen die Empfehlungen umgesetzt werden und Lösungen gefunden werden können, ist eine wichtige Aufgabe in der rehabilitativen Pflege.

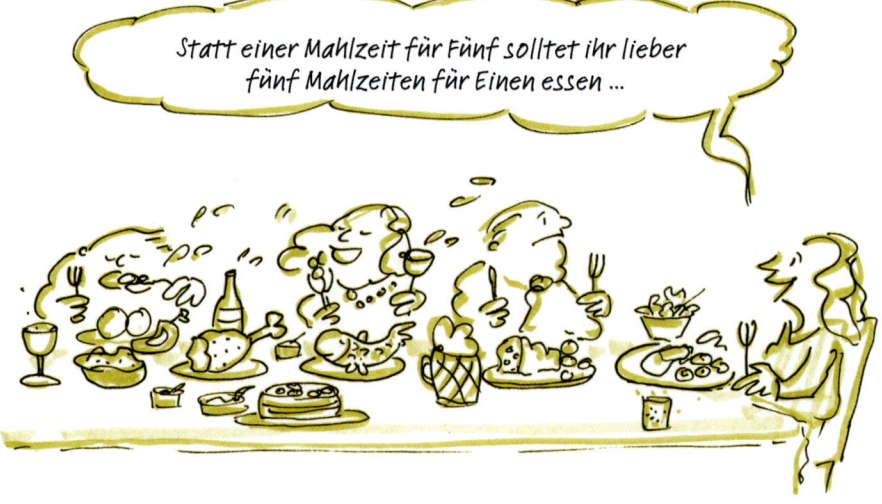

Pflege von Patientinnen
vor und nach chirurgischen Eingriffen

11.1.2

Prä- und postoperative Besonderheiten

Bei Operationen an Organen des Verdauungssystems stehen präoperativ der Kostabbau und die Reinigung des Darmes im Vordergrund, postoperativ kommt dem schrittweisen Kostaufbau eine besondere Bedeutung zu. Bei Operationen an Organen des Stoffwechselsystems müssen die veränderte Stoffwechsellage und die damit verbundenen Veränderungen und Umstellungen prä- und postoperativ berücksichtigt werden [Tab. 1a – c].

Prä-, intra- und postoperative Pflege **1** | 834

Die einzelnen Maßnahmen werden hier nur im Allgemeinen beschrieben. Im Einzelfall sind die Standards der Stationen bzw. Kliniken für die prä- und postoperative Versorgung verbindlich. Dies gilt insbesondere für Operationen im Fast-Track-Verfahren, z. B. bei Teilresektionen des Kolon bei Karzinom.

Operiertes Organ	Spezielle präoperative Maßnahmen	Spezielle postoperative Maßnahmen
Schilddrüse	■ **Rasur** des Gesichtes bis hinter die Ohrmuscheln und des Halses bis zu den Mamillen ■ **Kontrolle der Laborwerte**: T3, T4, TSH basal ■ **HNO-Befund** des Kehlkopfes	■ **Beobachtung** auf Komplikationen wie eine Parese des N. laryngeus recurrens (Symptome: Heiserkeit, Atemnot, Sprachschwierigkeiten), Blutungen (zeigen sich u. a. durch pfeifende Atemgeräusche, Atemnot, Zunahme des Halsumfanges, viel blutiges Sekret in den Dränagen oder im Wundverband) oder endokrine Störungen, die bei Entfernung der Nebenschilddrüsen entstehen (Anzeichen u.a.: Parästhesien, |Pfötchenstellung) ■ **Unterstützung** bei der Körperpflege, Unterstützung bei der Mobilisation (darauf achten, dass das Nahtgebiet entlastet wird beim Aufstehen, dazu den Kopf bei der Mobilisation unterstützen) ■ **Lagerung**: halbhohe Oberkörperhochlagerung ■ **Kostaufbau**: am Abend der OP bereits schluckweise Tee, dabei auf Verschlucken achten, am ersten postoperativen Tag breiige Kost, dann Vollkost, die keine Schluckprobleme verursacht
Ösophagus	■ **Rasur** der Bauchwand zwischen Mamillen und Schambehaarung ■ **Kostabbau**: am Vortag leichte Kost, ab 22:00 Uhr nüchtern ■ bei Ösophagektomie oder Ösophagusresektion **Rasur** vom Kinn bis zu den Leisten, ebenso Schambehaarung und Achselbehaarung ■ **HNO-Befund** des Kehlkopfes ■ **Darmreinigung**, wenn ein Speiseröhrenersatz durch Dünndarmschlingen geplant ist	■ **Lagerung**: halbhohe Oberkörperhochlagerung ■ **Kostaufbau**: am ersten postoperativen Tag schluckweise Tee, danach langsamer Kostaufbau. Überwachung von Magensonde und Dränagen ■ bei Ösophagektomie oder Ösophagusteilresektion **Kostaufbau** erst nach Bestätigung der Dichtheit der Anastomosen, der Kostaufbau erfolgt dann langsam ■ **Prophylaxen**: Pneumonieprophylaxe, Soor-, Parotitisprophylaxe und Schmerzmanagement sind besonders zu beachten; ist die Pleurahöhle mit eröffnet worden, wird die Pleuradränage postoperativ überwacht

[Tab. 1a] Spezielle prä- und postoperative Maßnahmen bei Operationen an Organen des Verdauungssystems

Pfötchenstellung | **732**

Operiertes Organ	Spezielle präoperative Maßnahmen	Spezielle postoperative Maßnahmen
Magen	■ **Kostabbau**: bis Mittag des Vortages leichte Kost, ab Mittag flüssig und ab 22:00 Uhr nüchtern ■ **Darmreinigung** mit Hilfe eines Klysmas ■ **Rasur** vom Kinn bis zu den Leisten, ebenso Schambehaarung und Achselbehaarung, Reinigung des Bauchnabels	■ **Lagerung**: halbhohe Oberkörperhochlagerung ■ **Unterstützung** bei der Körperpflege, Unterstützung bei der |Mobilisation (beim Aufstehen Nahtgebiet entlasten), **Kostaufbau**: erst nach Bestätigung der Dichtheit der Anastomosen, bei Teilresektion drei bis fünf Tage und bei Gastrektomie sieben bis neun Tage parenterale Ernährung, am ersten Tag des Kostaufbaus schluckweise 1 Tasse Tee, am zweiten Tag bis zu 1 Liter Tee über den Tag verteilt, danach zusätzlich Schleimsuppe und dann, wenn die Patientin alles gut verträgt, langsamer Kostaufbau mit breiiger Kost; im Anschluss danach leichte Kost ■ **Überwachung** von Magensonde und Dränagen ■ Bei **Ausbleiben des Stuhlgangs** bis zum dritten postoperativen Tag: schonende retrograde Abführmaßnahmen
Darm	■ **Kostabbau**: je nach OP-Gebiet und Eingriff über einige Tage, mindestens ab dem Mittag des Vortages, flüssige Kost mindestens ab 22:00 Uhr des Vortages nüchtern ■ **Darmreinigung** mit Reinigungseinlauf und bei Kolonoperationen mit oralen Abführmaßnahmen (z. B. Golytely®) ■ **Rasur** vom Kinn bis zu den Leisten, ebenso Schambehaarung und Achselbehaarung, Reinigung des Bauchnabels	■ **Lagerung**: Rückenlage, Knierolle zur Entspannung der Bauchdecke ■ **Unterstützung** bei der Körperpflege, Unterstützung bei der Mobilisation (beim Aufstehen Nahtgebiet entlasten) ■ **Kostaufbau**: erst nach Bestätigung der Dichtheit der Anastomosen, bei Teilresektion vier bis fünf Tage parenterale Ernährung, am ersten Tag des Kostaufbaus schluckweise 1 Tasse Tee, am zweiten Tag bis zu 1 Liter Tee über den Tag verteilt, danach zusätzlich Schleimsuppe/ Zwieback und dann, wenn die Patientin alles gut verträgt, langsamer Kostaufbau mit breiiger Kost; im Anschluss leichte Kost ■ **Überwachung** von Magensonde und Dränagen ■ Bei **Ausbleiben des Stuhlgangs** bis zum fünften, sechsten postoperativen Tag: schonende retrograde Abführmaßnahmen, sofern die Anastomosen dies zulassen
Leber	■ **Rasur** von den Brustwarzen bis zu den Leisten, ebenso Schambehaarung, Reinigung des Bauchnabels ■ **Kostabbau**: am Vortag mittags leichte Kost, abends flüssig und ab 22:00 Uhr nüchtern ■ **Darmreinigung**: Reinigungseinlauf	■ **Lagerung**: leicht erhöhte Oberkörperhochlagerung ■ **Unterstützung** bei der Körperpflege, Unterstützung bei der Mobilisation (beim Aufstehen Nahtgebiet entlasten) ■ **Kostaufbau** ist abhängig von der Größe der Resektion, bei geringen Resektionen ab zweiten bis vierten postoperativem Tag schluckweise Tee, danach langsamer Kostaufbau, bei Leberteilresektionen Tee ab dem fünften bis siebten postopertiven Tag, danach weiter wie oben ■ **Überwachung** von Magensonde und Dränagen

[Tab. 1b] Spezielle prä- und postoperative Maßnahmen bei Operationen an Organen des Verdauungssystems

Mobilisation **1** | 131

Operiertes Organ	Spezielle präoperative Maßnahmen	Spezielle postoperative Maßnahmen
Galle	▪ **Kostabbau**: am Vortag mittags leichte Kost, abends flüssig und ab 22:00 Uhr nüchtern ▪ **Rasur** von den Mamillen bis zu den Leisten, ebenso Schambehaarung, Reinigung des Bauchnabels ▪ **Darmreinigung**: Klysma	▪ bei mikrochirurgischer Operation: **Mobilisation** am Abend des Op-Tages, schluckweise Tee, am ersten postoperativen Tag so viel Tee wie gewünscht, Kostaufbau ab zweiten postoperativem Tag mit leichter Kost ▪ bei Laparatomie: **Lagerung** in leicht erhöhter Oberkörperhochlage ▪ **Unterstützung** bei der Körperpflege, Unterstützung bei der Mobilisation (beim Aufstehen Nahtgebiet entlasten), **Kostaufbau**: ab dem zweiten postoperativen Tag schluckweise mit Tee, danach schrittweise weiterer Aufbau ▪ Bei **Ausbleiben des Stuhlgangs** bis zum dritten postoperativen Tag: schonende Abführmaßnahmen mit einem Klysma ▪ **Überwachung** von Magensonde und Dränagen
Pankreas	▪ **Kostabbau**: bis Mittag des Vortages leichte Kost, ab Mittag flüssig und ab 22:00 Uhr nüchtern ▪ **Rasur** von den Mamillen bis zu den Leisten, ebenso Schambehaarung, Reinigung des Bauchnabels ▪ **Darmreinigung** mit Hilfe eines Klysmas	▪ **Lagerung**: leicht erhöhte Oberkörperhochlagerung ▪ **Unterstützung** bei der Körperpflege, Unterstützung bei der Mobilisation (beim Aufstehen Nahtgebiet entlasten) ▪ **Kostaufbau**: meist erst ab vierten bis achten postoperativem Tag, bis dahin parenterale Ernährung, der Kostaufbau erfolgt langsam und entsprechend der individuellen Verträglichkeit von Nahrungsmitteln, Alkohol meiden
Appendix vermiformis	▪ **Rasur** vom Rippenbogen bis zu den Leisten ▪ **Darmreinigung und Kostabbau** können meist nicht planmäßig erfolgen, da die Appendektomie oft als Notfalloperation durchgeführt wird; sobald der Verdacht auf Appendizitis besteht, bleibt die Patientin nüchtern	▪ bei mikrochirurgischer Appendektomie: am OP-Tag abends **Mobilisation**, Tee, ab ersten postoperativen Tag: leichte Kost bei Laparatomie ▪ bei perforiertem Appendix vermiformis: zweiten bis dritten Tage parenterale Ernährung, danach **Kostaufbau** dem Zustand entsprechend, ggf. Unterstützung bei der Körperpflege ▪ **Überwachung** von Magensonde und Dränagen
Hämorrhoiden	▪ **Rasur** der Perianalregion ▪ **Darmreinigung** mit Hilfe eines Klysmas ▪ **Kostabbau**: ab 22:00 Uhr des Vortages nüchtern	▪ **Lagerung**: Seitenlage, Bauchlage ▪ **Mobilisation**: unter Schonung des OP-Gebietes, Aufstehen über die Bauchlage, um schmerzhaftes Pressen zu vermeiden ▪ **Kostaufbau**: am OP-Tag abends leichte Kost

[Tab. 1c] Spezielle prä- und postoperative Maßnahmen bei Operationen an Organen des Verdauungssystems

Kostaufbau **1** | 844

Präoperativer Nahrungsabbau

Präoperativ erfolgt bei Operationen außerhalb des Verdauungssystems die Ernährung bis zum Abendbrot normal. Acht Stunden vor der Operation sollte eine Nahrungs- und Flüssigkeitskarenz eingehalten werden, damit die Patientin unter der Narkose nicht erbricht. Die Darmreinigung wird mittels eines Klistiers angeregt, um unkontrollierten Stuhlabgang während des Eingriffs zu vermeiden.

Laxanzien **1** | 361, 710
orthograde Darmspülung
1 | 337

Bei Operationen im oberen Magen-Darm-Trakt beginnt der Kostabbau am Vortag mit einem leichten Mittagessen, das Abendessen ist flüssig und danach folgt wiederum eine Nahrungs- und Flüssigkeitskarenz. Die Darmreinigung erfolgt mit oralen |Laxanzien, einem Klistier oder einem Einlauf.

Bei Eingriffen am Dickdarm erfolgt der Kostabbau über vier Tage: Am ersten Tag erhält die Patientin so genannte „weiße Kost" (Tee, Haferschleim, Weißbrot, Kartoffelbrei), danach über zwei Tage flüssige Kost. Am Tag vor der Operation gilt wiederum Nahrungskarenz. Die Patientin erhält einen Reinigungseinlauf sowie eine |orthograde Darmspülung mit 5 – 10 l Golytely® über drei bis vier Stunden, ggf. erfolgt eine antibiotische Prophylaxe nach ärztlicher Anordnung.

Postoperativer Nahrungsaufbau

Postoperativ beginnt der Kostaufbau bei extraabdominellen Operationen mit Flüssigkeitszufuhr nach sechs bis acht Stunden. Dabei sind die Informationen des Anästhesieprotokolls und die weiteren ärztlichen Anweisungen zu beachten. Feste Nahrung darf die Patientin bei funktionierender Darmmotilität ab dem ersten postoperativen Tag zu sich nehmen. Dabei erhält sie zu Beginn leichte Kost und bei guter Verträglichkeit erfolgt ein steigernder Kostaufbau.

Fast-Track-Verfahren
besondere Art der prä- und postoperativen Versorgung, die ausgedehnte Schmerztherapie, minimale Unterbrechung der enteralen Ernährung, minimalinvasive Operationsverfahren und rasche Mobilisation umfasst

Bei intraabdominellen Operationen ist der Kostaufbau von der Art und Umfang der Operation abhängig. Es gilt der Grundsatz: parenterale Ernährung bis die Darmtätigkeit einsetzt. Bei minimalinvasiven Operationen und im |Fast-Track-Verfahren erhält die Patientin am Abend der Operation Tee und ab dem Folgetag Kostaufbau mit fester Nahrung. Bei kleinen Operationen dauert die Nahrungskarenz ein bis zwei Tage, bei größeren Operationen drei bis neun Tage. Wurden Anastomosen angelegt, kann die Nahrungskarenz abhängig von der individuellen Situation länger notwendig sein.

Überwachung der Magensonde und der Dränagen sowie Wundversorgung

Magensonde **1** | 244
Wunddränagen **1** | 765
Wundbeobachtung **1** | 766

Eine |Magensonde wird bei abdominellen Operationen zur Entlastung des Magen-Darm-Traktes gelegt. Über sie fließen Magensekret, ggf. Wundsekret oder auch Darminhalt ab. Die Magensonde entlastet die Patientin, da ohne Sonde das Sekret erbrochen werden würde. Zusätzlich ermöglicht die Magensonde die Mengenbestimmung und die Bilanzierung des Sekretes. Die Magensonde wird intraoperativ gelegt und postoperativ nach ärztlicher Anweisung gezogen, wenn die Fördermenge zurückgegangen ist. Pflegende achten auf den korrekten Sitz der Sonde und beobachten die Menge, das Aussehen, den Geruch und eventuelle Beimengungen des Sekrets. Riecht das Sekret z. B. nach Kot, könnte ein Ileus vorliegen.

Je nach Art der Operation werden |Wunddränagen zur Ableitung des Wundsekrets gelegt. In Anastomosennähe werden Zieldränagen [Abb. 1] platziert. Pflegende beobachten die Menge und das Aussehen des Sekrets, um Nachblutungen oder undichte Anastomosen frühzeitig erkennen zu können.

Die |Wundbeobachtung und der Verbandwechsel richten sich nach den üblichen allgemeinen Kriterien und erfolgen auf ärztliche Anordnung.

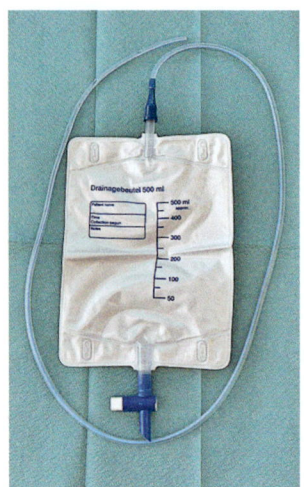

[1] Zieldränage

Maßnahmen zur Vermeidung und beim Auftreten postoperativer Komplikationen

Fisteln

Fisteln sind eine Verbindung von zwei Hohlorganen oder zwischen einem Hohlorgan und einer Körperhöhle oder der Körperoberfläche. Sie können postoperativ als Folge von Entzündungen im Operationsgebiet auftreten. Aber auch Entzündungen wie Morbus Crohn, Tumoren oder Gewebsverletzungen durch Strahlentherapie können Fisteln verursachen. Postoperativ kann einer Fistel lediglich durch konsequente Infektionsprophylaxe vorgebeugt werden. Gleichzeitig müssen die Patientinnen auf mögliche Fistelbildung hin beobachtet werden, da durch Fisteln infektiöse Sekrete in das Körperinnere oder ein Hohlorgan gelangen können und dort zu schwer wiegenden Infektionen mit Sepsisgefahr führen können.

Anzeichen einer Fistelbildung sind abhängig von ihrer Lokalisation:

- **Ösophagotrachealfistel** [Abb. 2], verbindet Speiseröhre und Trachea: Aspiration und Husten sowie Infektionen der Atemwege
- **Nabelfistel** [Abb. 3], verbindet Dünndarm und Nabel: nässendes Sekret bzw. dünnflüssiger Stuhl aus dem Nabel
- **Gallenfistel** mit verschiedenen inneren und äußeren Verläufen: Luft in den Gallengängen, Durchfälle nach Eindringen des abführend wirkenden Gallesekrets ins Kolon, gallige Peritonitis
- **Blasenfistel**, verbindet u. a. Rektum und Harnblase: Blaseninfektion durch aufsteigende Stuhlbakterien, Urinabgang aus dem Rektum, Stuhl im Urin
- **Mastdarm-Scheiden-Fistel** [Abb. 4]: Absonderung von Stuhl über die Scheide, scheinbare Stuhlinkontinenz
- **Urogenitalfistel**: Harninkontinenz

> Auch therapeutisch erwünschte bzw. künstlich hergestellte Verbindungen, wie z. B. ein PEG-Kanal, ein Enterostoma oder ein Dialyse-Shunt, werden als Fisteln bezeichnet.

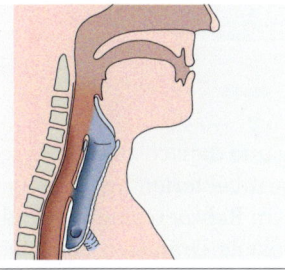 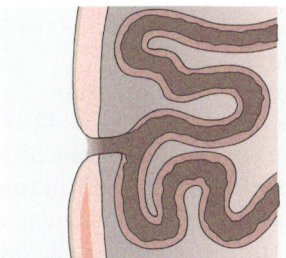 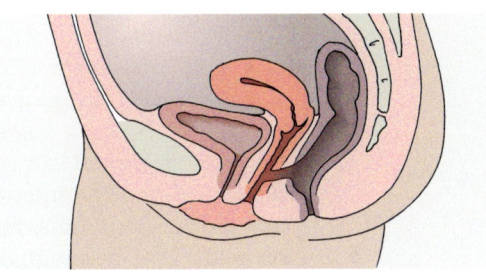

[2] Ösophagotrachealfistel   [3] Vollständige Nabelfistel   [4] Mastdarm-Scheiden-Fistel

Abdominalinfektionen

Abdominalinfektionen entstehen durch Durchbruch (*Perforation*) eines entzündeten Hohlorgans (z. B. bei Appendizitis, Ulcus ventriculi, Cholezystitis) oder durch Nahtinsuffizienz nach Darmoperationen. Abdominalinfektionen können nur durch eine konsequente Infektionsprophylaxe vermieden werden. Gelingt dies nicht, gelangen die Mikroorganismen bzw. reizende Sekrekte in das Abdomen bzw. in die Peritonealhöhle und lösen dort eine möglicherweise lebensbedrohliche Sepsis aus. Die Patientinnen werden daher auf folgende mögliche Symptome hin beobachtet:

Peritoneum **1** | 280

- Fieber
- Abwehrspannung der Bauchdecke
- Übelkeit
- Erbrechen,
- Verschlechterung des Allgemeinzustands

Treten diese Symptome nach einer Operation auf, ist schnellstmöglich eine Ärztin zu informieren. Diese leitet weitere Maßnahmen wie Antibiose oder eine Revision ein.

Darmverschluss

Ein Darmverschluss (*Ileus*) gilt als gefürchtete Komplikation von abdominalen Operationen. Ein „unvollständiger" Darmverschluss, das Vorstadium eines Ileus, bei dem die Passage noch nicht vollständig aufgehoben ist, wird als *Subileus* bezeichnet.

Man unterscheidet den paralytischen vom mechanischen Ileus. Das gezielte Kostmanagement vor und nach der Operation soll einem Ileus präventiv entgegenwirken. Um einen Ileus rechtzeitig zu erkennen und möglichen Schäden vorbeugen zu können, wird die Darmaktivität postoperativ in regelmäßigen Abständen kontrolliert. Ärztlicherseits geschieht dies durch Auskultation der Darmgeräusche, pflegerisch werden Darmgase und Stuhlausscheidung überwacht.

Ein **paralytischer Ileus** wird auch als funktioneller Ileus bezeichnet und beruht auf einer Lähmung der glatten Muskulatur des Darms. Diese kann u. a. durch Manipulationen während der Operation, aber auch durch Entzündungen ausgelöst werden. Im Röntgenbild erscheint der gesamte Darm erweitert und ist mit Flüssigkeit und Gas gefüllt. Auskultatorisch sind wenige bis gar keine Darmgeräusche zu hören, dies wird auch als so genannte „Grabesstille" bezeichnet. Tritt diese Komplikation auf, wird die Darmmotilität medikamentös und mechanisch angeregt. Der Darm wird durch Sonden entlastet und die Patientin erhält eine Flüssigkeitssubstitution sowie parenterale Ernährung. Darmrohr, ggf. ein Klysma und feucht-warme Bauchwickel regen die Motilität und die Durchblutung an.

Ein **mechanischer Ileus** wird durch eine mechanische Einengung des Darmes verursacht [Abb. 1 und 2]. Er kann von außen durch Vernarbungen und Verklebungen der Darmwand nach Entzündungen und/oder vorangegangenen Operationen (*Bridenileus*) entstehen. Tumoren können von innen durch die Verlegung des Darmes einen mechanischen Ileus hervorrufen. Auskultatorisch ist eine zunächst gesteigerte Darmmotilität zu hören, die von weiteren Symptomen begleitet wird:

- Bauchkrämpfe
- Übelkeit
- ggf. Koterbrechen (*Miserere*)
- fehlende Darmgase und fehlender Stuhlgang

Im weiteren Verlauf kann es zur sekundären Darmlähmung und danach zu einer Lyse der Darmwand kommen. Diese führt zum Übertritt von Darmbakterien ins Peritoneum und zur Peritonitis. Therapeutisch wird die Einengung im Rahmen einer Operation gelöst bzw. beseitigt, der Darm wird durch orale und rektale Dränagen entlastet, allerdings sind mechanische und medikamentöse Anregungen des Darmes im Gegensatz zum paralytischen Ileus nicht indiziert.

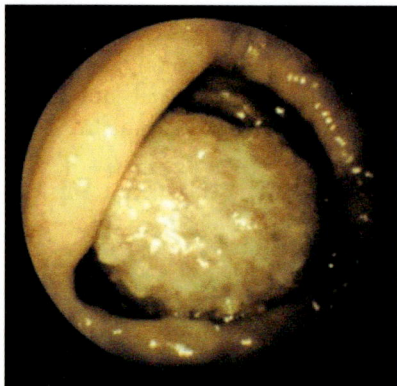

[1] Ein kugelförmiger Tumor, der sich ins Darmlumen vorwölbt und diesen fast vollständig verschließt, kann Ursache für einen mechanischen Ileus sein.

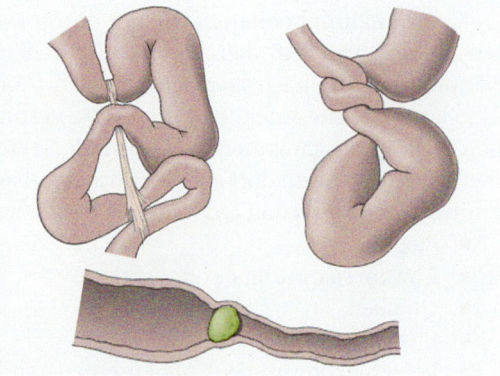

[2] Mechanischer Ileus durch Verwachsungen/Verschlingung/Gallensteine

Pflege von Patientinnen mit einer Ileo- oder Kolostomie

11.1.3

Präoperative Besonderheiten

Die Ileo- bzw. Kolostomie ist eine Operation, die tiefgreifende Veränderungen im Leben der Patientin mit sich bringt. Die willkürliche Stuhlausscheidung ist ein wichtiges Merkmal der Selbstständigkeit eines Menschen. Mit einem |Stoma kann die Patientin die Ausscheidung nicht mehr willkürlich steuern. Weitgehende Selbstständigkeit kann aber wieder erlangt werden, indem die Versorgung des Stomas und der Wechsel der Beutel von der Patientin selbst durchgeführt werden. Präoperativ wird der Patientin die Versorgung des Stomas erläutert, damit sie informiert ist und den postoperativen Verlauf gut nachvollziehen kann. Während der Phase der Wundheilung wird die Stomaversorgung von geschultem Pflegepersonal übernommen. Danach erlernt die Patientin zunächst den Beutelwechsel und anschließend die gesamte Versorgung und Pflege des Stomas. Präoperativ wird in Zusammenarbeit mit der Ärztin und einer Stomatherapeutin die Lage des Stomas angezeichnet. Dabei wird darauf geachtet, dass das Stoma auf einer Bauchfalte (und nicht in einer Falte) sitzen wird, damit die Halteplatte (Basisplatte, [Abb. 3]) gut haften kann. Zu diesem Zweck wird die zukünftige Lage im Stehen und im Sitzen überprüft.

Die weitere |präoperative Vorbereitung entspricht der für eine Darmoperation typischen.

> **Stoma**
> griech. = Mund, Synonym für Enterostoma, Anus praeter naturalis; künstlicher Darmausgang, operativ angelegter Darmausgang durch die Bauchdecke

präoperative Vorbereitung | 691

Versorgung des Stomas

Die postoperative Versorgung des Stomas beinhaltet einerseits die Wundversorgung und den Verbandwechsel und andererseits die Stuhlableitung. Der erste Verbandwechsel wird am ersten postoperativen Tag von der Ärztin durchgeführt. Die weitere Wundversorgung erfolgt danach täglich bzw. bei Bedarf öfter. Besonders zu beachten ist dabei der Schutz vor einer Wundinfektion, da die Wunde direkt mit Stuhl in Kontakt kommt.

Die Stuhlableitung erfolgt zunächst über einen Ausstreifbeutel, um Manipulationen und Plattenwechsel zunächst so selten wie möglich vornehmen zu müssen. Zu beachten ist dabei, dass der Stuhl aus einem Ileostoma flüssig und sehr aggressiv gegenüber der Haut ist, der pH-Wert ist stark alkalisch. Somit kommt der Beobachtung der Haut eine besondere Aufmerksamkeit zu. Beim Kolostoma ist der Stuhl von breiiger Konsistenz und weniger aggressiv, der pH-Wert ist neutral oder leicht alkalisch. Hier besteht eher die Gefahr eines Verschlusses durch Adhäsionen oder der Entstehung von Kotsteinen durch eine Obstipation.

Nach Abschluss der Wundheilung stehen verschiedene Möglichkeiten der Stomaversorgung zur Verfügung:

- **Einteiliges System mit geschlossenem Beutel**: geeignet für ein Kolostoma, wenn auf Grund der Hautbeschaffenheit (fettige Haut, starkes Schwitzen, Hautfalte) ein häufiger Plattenwechsel notwendig ist [Abb. 5]
- **Zweiteiliges System mit geschlossenem Beutel**: geeignet für ein Kolostoma, wenn die Halteplatte mehrere Tage verbleiben kann, da sie gut haftet [Abb. 5]
- **Einteiliges System mit Ausstreifbeutel**: geeignet für ein Ileostoma, da viel flüssiger Stuhl abgeführt wird, der auf diese Weise schnell entsorgt werden kann [Abb. 4]

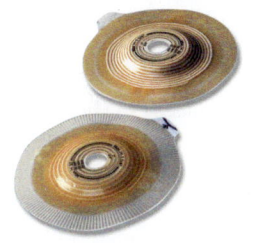

[3] Basisplatten

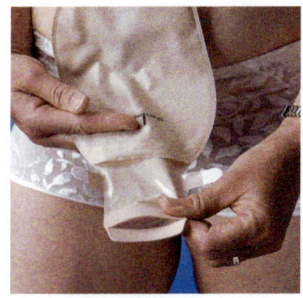

[4] Ausstreifbeutel

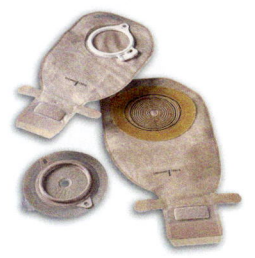

[5] Zweiteiliges Stomasystem (links); einteiliges Stomasystem (rechts)

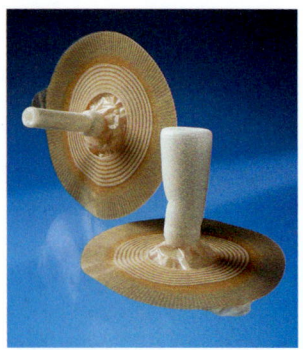

[1] Stomakappen mit Stopfen und integriertem Filter

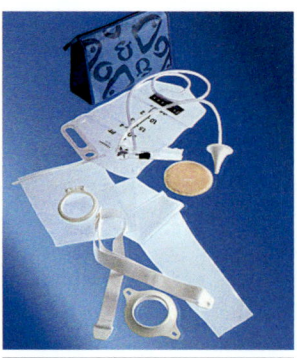

[2] Materialien für die Irrigation

Irrigation

Die Spülung des Dickdarms (*Irrigation*) bietet der Stomaträgerin die Möglichkeit, für ca. 24 – 48 Stunden ohne einen Stomabeutel auszukommen und Blähungen zu reduzieren. Die Irrigation erfolgt mit lauwarmem Wasser und führt zur vollständigen Entleerung des Kolons. In den Zeiten zwischen den Irrigationen wird kein Stomabeutel, sondern nur eine Stomakappe [Abb. 1 und 3] getragen. Die Anwendung einer regelmäßigen Irrigation, welche die Stomaträgerin unter Anleitung der Stomatherapeutin erlernen und mit Hilfe spezieller Materialien [Abb. 2] selbst durchführen kann, wird mit der Stomatherapeutin und der Ärztin abgesprochen, da sie nur bei einem problemlosen Stoma und belastbarem Herz-Kreislauf-System angewendet werden darf.

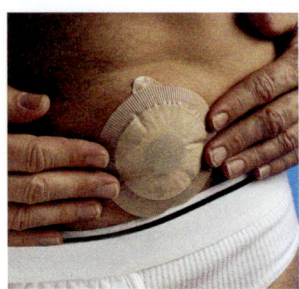

[3] Stomakappe

Beratung und Anleitung der Patientin bzw. ihrer Angehörigen

Die Patientin erlernt die Stomaversorgung schrittweise. Zunächst sieht sie vor einem Spiegel zu, um dann nach und nach die einzelnen Schritte selbst durchzuführen:

- Materialien und Abwurf griffbereit legen
- alten Stomabeutel oder Platte entfernen
- Haut und Stoma mit weichem Tuch/ Kompresse und klarem Wasser reinigen
- ggf. entzündete Stellen mit Pflegecreme für Stoma (Hautschutzpaste, Barrierecreme) eincremen
- Klebefläche frei von Fetten halten
- Stoma ausmessen (ggf. mit Hilfe einer Schablone) und Platte passend ausschneiden, damit möglichst keine Haut von Stuhl gereizt werden kann
- neue Platte aufkleben, bei zweiteiligem System Platte und Beutel zuvor fest einklicken
- Materialien aufräumen

www.ilco.de

Homepage der Deutschen ILCO e. V., Vereinigung für Stomaträger und für Menschen mit Darmkrebs

www.stoma-forum.de

Stoma-Forum für Stomaträger, Angehörige und Interessierte

Stomaträgerinnen haben häufig Hemmungen, in die Öffentlichkeit zu gehen, da sie fürchten, ihrer Umgebung durch auffällige Beutel oder einen unangenehmen Geruch aus dem Stoma auffallen zu können. Um dies zu vermeiden, stehen verschiedene Systeme zur Verfügung, die sehr diskret zu tragen sind. Durch eine gezielte Ernährung kann die Geruchsbelästigung minimiert werden. Blähende Nahrungsmittel sollten dafür gemieden werden, insbesondere Zwiebeln, Knoblauch, Hülsenfrüchte, ballaststoffreiche Nahrungsmittel. Ebenso sollten Kaffee und Joghurt gemieden werden, da sie die Darmmotilität anregen und so der Stomabeutel öfter gewechselt werden muss.

Der Austausch über das Leben mit einem Stoma in **Selbsthilfegruppen** bzw. die Nutzung von Beratungsstellen hilft den Betroffenen bei der Bewältigung von Ängsten und Problemen.

Die Versorgung mit den Stomamaterialien zu Hause erfolgt über ein Rezept, welches im Sanitätshaus eingelöst werden kann. **Stomaversorgungsmaterialien** gehören zu den Hilfsmitteln und werden von den Krankenkassen erstattet. Die monatlich maximale Zuzahlung beträgt zurzeit 10,- Euro. Ausgenommen von der Kassenfinanzierung sind Deodoranzien sowie Entsorgungsbeutel. Kompressen werden nur bei einem neu angelegten Stoma oder bei ärztlich attestierten Hautproblemen von der Kasse übernommen.

Pflege von Kindern mit einer Lippen-Kiefer-Gaumen-Spalte (LKGS)

11.1.4

LKGS sind angeborene Fehlbildungen der Mundpartie. Erste korrigierende Operationen werden bereits ab dem dritten Lebensmonat der Kinder durchgeführt. Bedingt durch das Wachstum sind meistens mehrere Operationen nötig.

Bei der Pflege von Kindern mit einer LKGS sind einige Aspekte hinsichtlich der Ernährung, der Atmung und der Sprachentwicklung zu beachten. Ebenso sollten Pflegende die Eltern-Kind-Beziehung unterstützen und fördern, da die Diagnose LKGS ein einschneidendes Erlebnis für die Eltern ist. Sie müssen sich mit dem veränderten Aussehen ihres Kindes auseinandersetzen, mit den Reaktionen aus der Umwelt sowie mit den zahlreichen Operationen und Krankenhausaufenthalten. In dieser Situation sind Gesprächsbereitschaft und Einfühlungsvermögen für die Eltern besonders wichtig. Gerade in der Anfangszeit sind die Eltern häufig sehr verunsichert und brauchen Unterstützung und Anleitung bei der Pflege ihres Kindes. Kinder mit einer noch nicht operierten LKGS haben auf Grund der veränderten Anatomie häufig Trinkschwierigkeiten. Diesen kann durch den Einsatz spezieller Sauger entgegengewirkt werden. Zudem sollten die Eltern Zeit und Geduld aufbringen, um Aspirationen und einen schmerzhaften Blähbauch zu vermeiden. Weiterhin sollten die Eltern mehrmals täglich eine sorgfältige Inspektion, Reinigung und Pflege der Gaumenplatte, der Mundhöhle und der Lippen vornehmen, um Entzündungen und Druckstellen vorzubeugen.

Da mehrere Operationen notwendig sind, um LKGS zufrieden stellend zu beheben, ist es notwendig, vor jeder Operation eine altersgemäße Aufklärung des Kindes und der Eltern über anstehende Maßnahmen vorzunehmen. Weiterhin ist eine Nahrungskarenz laut ärztlicher Anordnung notwendig. Am Morgen des Operationstages unterstützen Pflegende bei der Körperpflege und kontrollieren die Vitalzeichen, die Haut und die Ausscheidung. Weiterhin werden die OP-Unterlagen auf Vollständigkeit geprüft und griffbereit hingelegt.

Postoperativ ist die Kontrolle folgender Parameter bedeutsam:
- Ausscheidung sowie Vitalzeichen (besonderes Augenmerk gilt der Atmung, da diese durch die operativ veränderten anatomischen Bedingungen ein anderes Atemmuster aufweisen kann)
- Schmerz- und Wundbeobachtung (hinsichtlich Wundheilungsstörungen, Nachblutungen, Entzündungszeichen, Granulationsgewebe, Naht)

Die Lagerung erfolgt in leichter Oberkörperhochlage. Es sollte vermieden werden, dass die Kinder das frische Wundgebiet erreichen können. Dies erfolgt entweder durch den Einsatz von Mundbügeln oder aber durch die Fixierung der Arme.

Nach der Operation besteht eine Nahrungskarenz. Anschließend erfolgt ein langsamer Kostaufbau über eine Magensonde. Nach Absprache mit der Ärztin erfolgt die orale Nahrungsaufnahme. Zunächst wird den Kindern Tee verabreicht, bei guter Verträglichkeit erhalten sie für ca. eine Woche flüssig-breiige Kost. Anschließend dürfen sie sich wieder altersentsprechend ernähren. Da die Kinder anfangs über eine Magensonde ernährt werden, ist diese hinsichtlich ihrer Lage zu kontrollieren, und es muss auf Druckstellen und Hautirritationen geachtet werden. Sollte sich ein Kind die Magensonde einmal gezogen haben, wird diese durch eine Ärztin erneut gelegt.

Postoperativ kann es zu einer Schleimhautanschwellung kommen, welche zu einem verstärkten Speichelfluss führt. Dies birgt die Gefahr einer |Hautmazeration im Mund-, Hals- und Dekolletébereich. Um dem entgegenzuwirken, ist eine gründliche Mund- und Körperpflege notwendig. Dabei ist jedoch auf die Benutzung von Zahnbürsten zu verzichten.

Pflegediagnose

„Gefahr einer verzögerten Entwicklung
Gefahr einer verzögerten Entwicklung um mehr als 25 % in den Bereichen soziales, selbstregulierendes Verhalten, kognitive, sprachliche, grob- und feinmotorische Fähigkeiten und Fertigkeiten."

DOENGES et al.: S. 293

Hautmazeration
Aufweichen der Haut

11.1.5 Pflegetechnische Besonderheiten bei Diagnose- und Therapiemaßnahmen

medizinische Diagnose-
verfahren **1** | 855

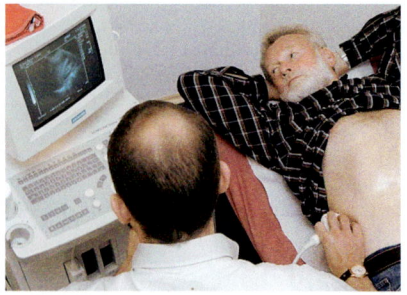

[1]　Sonografie des Abdomens

Gastroenterologische Untersuchungen

Häufige Untersuchungen des Verdauungssystems sind:

- **Ultraschalluntersuchungen** des Abdomens [Abb. 1]
- **Ösophago-Gastro-Duodenoskopie**: Endoskopie der Speiseröhre, des Magens und des Zwölffingerdarmes
- **Koloskopie**: Endoskopie des Dickdarmes (Kolon)
- **Rektoskopie**: Endoskopie des Enddarmes (Rektum)
- **Röntgenuntersuchung** mit und ohne Kontrastmittel
- **endoskopisch-retrograde Cholangio-Pankreatikografie** (ERCP): Endoskopie und Kontrastmittelröntgen der Gallenwege und des Pankreasganges mit der Möglichkeit eines therapeutischen Eingriffs
- **Magnetresonanz-Cholangiografie** (MRC) bzw. **Magnetresonanz- Cholangiopankreatikografie** (MRCP): Kernspintomografie der Gallenwege und des Pankreasganges

Die Patientinnen werden auf diese Untersuchungen vorbereitet [Tab. 1] und anschließend betreut. Die Patientin wird mit den Patientinnenunterlagen im Sitzwagen oder Bett in die Untersuchungsabteilung gebracht und nach der Untersuchung wieder abgeholt. Im Untersuchungsprotokoll werden ggf. Maßnahmen zur Nachsorge angeordnet. Generell erfolgt eine Kontrolle der Vitalzeichen und des Bewusstseins, da evtl. Sedativa verabreicht wurden. Bei Röntgenuntersuchungen mit Kontrastmitteln erfolgen in der Nachsorge eine Kontrolle auf Reaktionen auf das Kontrastmittel sowie Abführmaßnahmen, um das Kontrastmittel (Barium) auszuscheiden und einem mechanischen Ileus vorzubeugen. Nach einer ERCP achten Pflegende zudem auf Anzeichen von Komplikationen wie Pankreatitis, Blutung oder Perforation, indem sie die Patientin insbesondere im Hinblick auf Schmerzen oder Abwehrspannung beobachten. Je nach Art des Eingriffs kann eine Nahrungskarenz und/oder die Verabreichung von Infusionen verordnet werden.

Untersuchung	Vorbereitung
Ultraschalluntersuchungen des Abdomens	Patientin ist am Tag nüchtern (keine Nahrung, keine Getränke, kein Nikotin → dies regt die Magensaftsekretion und die Motilität an)
Ösophago-Gastro-Duodenoskopie	Patientin ist ab dem Morgen nüchtern (keine Nahrung, keine Getränke, kein Nikotin → dies regt die Magensaftsekretion an)
Koloskopie	Kostabbau über drei Tage, Darmreinigung mit Abführlösungen, Reinigungseinlauf
Rektoskopie	nüchtern, da durch die Nahrungsaufnahme die Darmperistaltik angeregt wird, Klysma eine Stunde vorher
Röntgenuntersuchung mit Kontrastmittel	nüchtern, um die Darmmotilität nicht zusätzlich anzuregen; Einnahme des Kontrastmittels unmittelbar vor der Untersuchung
Röntgenuntersuchung ohne Kontrastmittel	nüchtern, um die Darmmotilität nicht zusätzlich anzuregen
ERCP	Patientin ist ab dem Morgen nüchtern (keine Nahrung, keine Getränke, kein Nikotin → dies regt die Magensaftsekretion an)
MRC / MRCP	ca. acht Stunden vorher nüchtern (keine Nahrung, keine Getränke, kein Nikotin → dies regt die Magensaftsekretion an)

[Tab. 1]　Vorbereitung der Patientin auf gastroenterologische Untersuchungen

Magenspülung

Eine Magenspülung ist indiziert bei Patientinnen, die versehentlich oder willentlich toxische Stoffe oral aufgenommen haben. Die Aufnahme sollte nicht länger als zwei Stunden zurückliegen, da ansonsten die Stoffe den Magen bereits passiert haben können und die Resorption begonnen hat. Selten ist die Magenspülung bei der Aufnahme von Säuren und Laugen indiziert, da es durch die Verätzung leichter zur Perforation des Ösophagus kommen kann. Zur Vorbereitung wird die Patientin in Seitenlage gebracht. Eine Nierenschale, Zellstoff und Bettschutz werden bereitgestellt. Folgende Utensilien werden für die Magenspülung benötigt:

- Spülflüssigkeit: Wasser
- Gleitmittel
- Magenschlauch mit Y-Stück [Abb. 2]
- Auffanggefäß

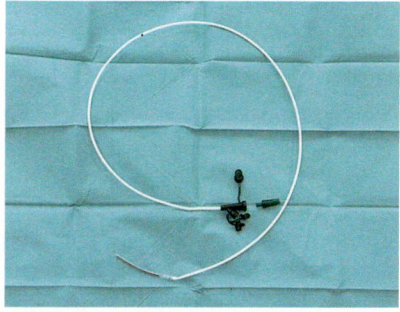

[2] Magenschlauch mit Y-Stück

Zur Durchführung erhält die Patientin keine Sedierung, um die Wirkung der aufgenommenen Giftstoffe nicht zu verschleiern. Der Magenschlauch wird von der Patientin geschluckt. Durch die Öffnung A wird die Spülflüssigkeit eingefüllt, über den Ausgang B fließt diese wieder ab.

Im Rahmen der Nachbereitung werden die Vitalzeichen der Patientin kontrolliert, die Materialien werden gereinigt und desinfiziert und die Patientin wird auf Nachwirkungen wie Aspiration, Verletzungen, Blutungen, Elektrolytverschiebungen oder Kreislaufkollaps überwacht.

Aszitespunktion

Die Aszitespunktion wird zur Diagnostik und zur Entlastung bei Aszites durchgeführt. Zur Beobachtung der Aszites wird der Bauchumfang an einer festgelegten Stelle bestimmt, so auch direkt vor und nach der Punktion. Pflegerische Aufgaben sind bei der Punktion:

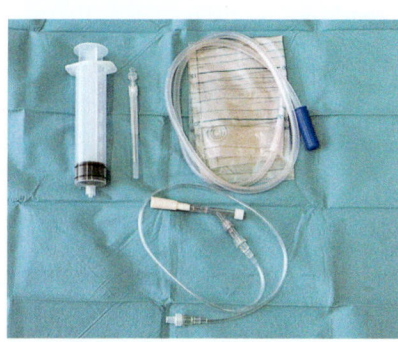

[3] Materialien für eine Aszitespunktion

- Vorbereitung der Patientin: zur Toilette bitten, Punktionsbereich rasieren, die Patientin wird leicht linksseitig gelagert
- Vorbereitung der Materialien: Punktionsset [Abb. 3], Hautdesinfektionsmittel, Lokalanästhetikum, Händedesinfektionsmittel, sterile Handschuhe, Abwurf, Bettschutz
- Assistenz bei der Punktion und Unterstützung der Patientin: Kontrolle der Vitalzeichen und Unterstützung der Patientin
- Nachbereitung der Materialien, Probe beschriften und ins Labor bringen (lassen)
- Nachsorge der Patientin: Beobachtung der Punktionsstelle und Kompression dieser mit einem Sandsack und Bauchbinde

Die Aszitespunktion wird von einer Ärztin durchgeführt. Die Punktionsstelle befindet sich auf einer gedachten Linie zwischen der linken Spina iliaca anterior superior und dem Nabel. Dabei wird zwischen dem äußeren und dem mittleren Drittel linksseitig punktiert. Das Punktionsset besteht aus

- Spritze,
- Punktionskanüle,
- Ablaufschlauch zur Entlastung und
- Auffangbeutel.

Nach der Punktion wird die Punktionsstelle ggf. mit einer Naht verschlossen bzw. mit steriler Kompresse und Pflasterverband abgedeckt und mit einem Sandsack komprimiert. Die Vitalzeichen werden weiterhin kontrolliert, um einen Schock an Puls und Blutdruckwerten und eine Infektion an erhöhter Körpertemperatur rechtzeitig zu erkennen.

11.2 Medizinischer Bezug

11.2.1 Pädiatrische Aspekte

Stoffwechselstörungen

Laktoseintoleranz

Die Laktoseintoleranz ist ein häufig vorkommender, angeborener Laktosemangel, bei dem die Spaltung von Milchzucker beeinträchtigt ist. Daher treten nach Milchgenuss Durchfall, Blähungen und Darmkrämpfe auf. Meist ist die Enzymaktivität herabgesetzt, aber nicht völlig aufgehoben. Somit werden kleine Mengen von Milchprodukten vertragen.

Kuhmilchproteinintoleranz (nahrungsproteininduzierte Enteropathie)

Malabsorption
Störung der Nährstoffaufnahme aus dem Darm
Urtikaria
durch Quaddeln gekennzeichnetes Reaktionsmuster der Haut; ähnlich der Hautreaktion bei der Berührung von Brennnesseln
bronchiale Obstruktion
Verlegung bzw. Verengung der Bronchien

Bei der Kuhmilchproteinintoleranz handelt es sich um eine sekundäre Immunintoleranz gegenüber dem Eiweiß der Kuhmilch, bei der die Dünndarmmukosa angegriffen wird.

Sie tritt meist innerhalb der ersten zwölf Lebensmonate auf. Auslöser ist häufig eine virale Entzündung des Dünndarms (*Enteritis*), durch die die Neugeborenen und Säuglinge für Kuhmilcheiweiß sensibilisiert werden. Daraus resultiert als allergische Reaktion eine lokale Immunreaktion, die eine Schädigung der Darmschleimhaut mit |Malabsorption bewirkt.

Betroffene Neugeborene und Säuglinge zeigen Symptome wie wässrige und zum Teil auch blutige Durchfälle, kolikartige Bauchschmerzen, Blähungen, Übelkeit und Erbrechen, |Urtikaria, |bronchiale Obstruktion bis hin zu einem anaphylaktischen Schock.

atopisches Ekzem **1** | 86

Bei entsprechender genetischer Disposition kann ein |atopes Ekzem (*Neurodermitis*) auftreten.

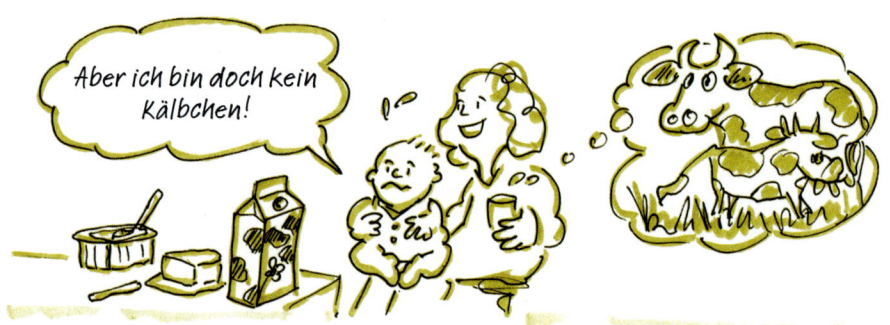

IgE-Antikörper | 470. 656
Hautpricktest | 657

Die **Diagnostik** umfasst eine ausführliche Ernährungsanamnese, die Bestimmung spezifischer |IgE-Antikörper im Serum und im |Hautpricktest sowie einen oralen Kuhmilchprovokationstest unter klinischer Beobachtung. Bei Zweifel an der Diagnose besteht die Möglichkeit einer Dünndarmbiopsie.

Die **Therapie** besteht aus dem Absetzen der kuhmilchhaltigen Nahrung sowie aus einer entsprechenden Diät.

Dystrophie
mangelhafte Nährstoffversorgung

Wird die Kuhmilchproteinintoleranz nicht oder zu spät erkannt, besteht die Gefahr eines chronischen Verlaufs mit Malabsorptionssyndrom und schwerer |Dystrophie. Um dieser Ernährungsstörung vorzubeugen, ist es ratsam, die Säuglinge in den ersten sechs Lebensmonaten kuhmilchproteinfrei zu ernähren. Wird die Kuhmilchproteinintoleranz rechtzeitig erkannt und behandelt, werden nach Ablauf einer zweijährigen Diät kuhmilchhaltige Nahrungsmittel wieder gut vertragen.

Zöliakie (glutensensitive Enteropathie; Sprue)

Bei der Zöliakie handelt es sich um eine immunologische Erkrankung der Dünndarmschleimhaut, die eine |Prävalenz von 1:200 bis 1:300 Neugeborenen aufweist. Dabei werden neben der klassischen Zöliakie auch viele andere Formen unterschieden, die keine bzw. nur geringe gastrointestinale Symptome zeigen. Meist tritt sie im 9. bis 18. Lebensmonat auf. Sie kann sich jedoch auch erst im Erwachsenenalter ausbilden.

Prävalenz **1** | 147

Ursache dieser Stoffwechselerkrankung ist eine genetische Disposition, bei der die alkohollöslichen Anteile der Klebereiweiße Gluten nicht vertragen werden. Gluten ist in unseren einheimischen Getreidesorten Weizen, Roggen, Gerste und in geringem Ausmaß auch im Hafer vorhanden sowie in Dinkel, Malz und Grünkern.

Im Verlauf einer immunologischen Reaktion kommt es im Bereich der Darmmukosa zur Zerstörung der Zottenstruktur und zur Zottenatrophie [Abb. 1]. Dadurch kommt es zum Verlust der Verdauungsenzyme sowie der Respirationsfläche. Der Körper versucht, durch eine |Kryptenhypertrophie der Zottenatrophie entgegenzuwirken.

Kryptenhypertrophie
Verlängerung, Vertiefung der Krypten

Klinisch äußert sich die Zöliakie erst, nachdem der Säugling getreidehaltige Nahrung erhalten hat. Die **Symptomatik** variiert sehr [Tab. 1], wodurch die Diagnose erschwert wird.

Initialsymptome	Leitsymptome	Folgesymptome
▪ voluminöse, saure, fetthaltige Durchfälle, die an Häufigkeit zunehmen ▪ Appetitlosigkeit ▪ fehlende Gewichtszunahme (Abfall auf bzw. unter die 10. |Perzentile)	▪ ausladendes Abdomen ▪ Bauchschmerzen, ▪ magere Extremitäten ▪ so genanntes „Tabaksbeutelgesäß", da dort Fettreserven abgebaut werden ▪ hypotone Muskulatur ▪ Eisenmangelsymptome ▪ psychische Veränderung (Gereiztheit, Weinerlichkeit)	▪ Kleinwuchs ▪ Hypoproteinämie mit Ödementwicklung ▪ Vitamin-D-Mangel-Rachitis, ▪ Gerinnungsstörungen auf Grund eines Vitamin-K-Mangels ▪ Pubertätsverzögerung ▪ ausbleibende Menarche (erste Regelblutung) ▪ Osteopenie, Arthritis ▪ respiratorische Infekte ▪ Zahnschmelzdefekte ▪ orale |Aphthen ▪ Müdigkeit und Abgeschlagenheit ▪ psychiatrische Störungen

[Tab. 1] Symptome bei der Zöliakie

Diagnostisch werden eine Ernährungsanamnese, eine Antikörperbestimmung und eine Dünndarmbiopsie vorgenommen.

Bei Verwandten ersten Grades mit Zöliakie sowie beim Vorliegen des |Down-Syndroms, des |Ullrich-Turner-Syndroms, eines Minderwuchses, einer Eisenmangelanämie oder neurologischer bzw. psychiatrischer Erkrankungen wird obligatorisch ein serologisches Screening durchgeführt. Nach zweijähriger Diät erfolgen eine Kontrollbiopsie sowie ein Provokationstest mit Gluten.

Die **Therapie** besteht in der lebenslangen Einhaltung einer Diät.

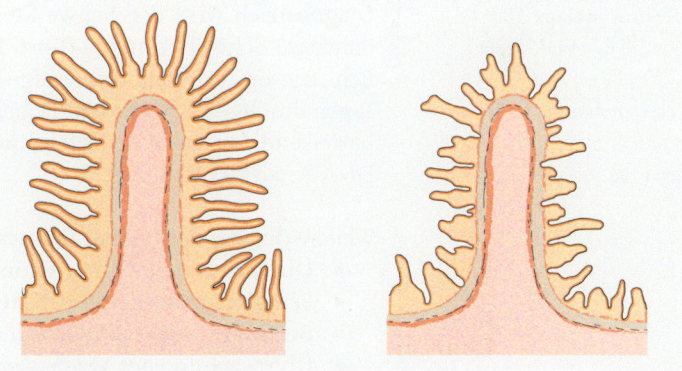

[1] Schematische Darstellung gesunder Zotten und Krypten sowie der atrophierten Zotten und hypertrophierten Krypten bei Zöliakie

Wird die Zöliakie frühzeitig erkannt und die Diät lebenslang eingehalten, entwickeln sich die Kinder normal. Es kann sich jedoch sekundär eine Laktoseintoleranz entwickeln.

Perzentile **1** | 233
Aphthen **1** | 112
Down-Syndrom | 291
Ullrich-Turner-Syndrom
| 290, 780

www.muko-berlin-brandenburg.de
Medizinische Informationen, zahlreiche Kontaktadressen und Spendenmöglichkeit auf der Homepage des Mukoviszidose Landesverbandes Berlin-Brandenburg e. V.

exokrine Drüsen **1** | 68

Inzidenz
Maß für das Neuauftreten einer bestimmten Krankheit während eines bestimmten Zeitraumes (meist ein Jahr)

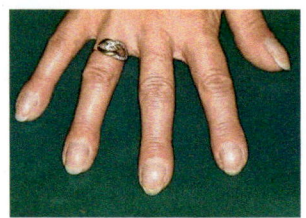

[1] Trommelschlegelfinger und Uhrglasnägel

Koprostase
Verstopfung
Rektumprolaps
Vorfall des Enddarms

Leberzirrhose | 716
oraler Glukosetoleranz-test | 186

Mukoviszidose

Die Mukoviszidose wird auch als zystische Fibrose bezeichnet. Hierbei handelt es sich um eine genetisch bedingte Erkrankung der |exokrinen Drüsen verschiedener Organsysteme.

Die Mukoviszidose weist in Europa und Nordamerika eine |Inzidenz von ca. 1:3000 Neugeborenen auf. Die Mehrzahl der Betroffenen erreicht das 18. Lebensjahr. Die mittlere Lebenserwartung liegt bei 35 Jahren mit steigender Tendenz, dabei ist die respiratorische Insuffizienz die häufigste Todesursache.

Bei dieser Stoffwechselerkrankung liegt ein autosomal-rezessiver Erbgang vor mit einer Mutation im Chromosom 7. Ein autosomal-rezessiver Erbgang ist eine Form der Vererbung, bei der beide Eltern das mutierte Gen einmal haben und im Zuge der Befruchtung weitergeben. Während bei den Eltern durch die Dominanz des nicht mutierten Gens auf dem anderen Chromosom die Mutation nicht zum Ausdruck kommt, hat das Kind die Mutation auf beiden Chromosomen, sodass die Mutation wirksam wird.

Auf Grund defekter Chloridkanäle ist die Chloriddurchlässigkeit vermindert. Dadurch kommt es zu einer Eindickung seromuköser und muköser Sekrete der exokrinen Drüsen, was zu einer Verstopfung der Ausführungsgänge führt. Dies wiederum resultiert in reaktiven Entzündungsprozessen in den betroffenen Organen und führt zu deren Funktionsverlust.

Symptome sind:
- Mekoniumileus, Fettstühle, Gedeihstörungen, die im weiteren Verlauf zu einer ausgeprägten Dystrophie führen
- chronische Bronchitis mit produktivem Husten, Dyspnoe und Zyanose
- verringerte Belastbarkeit auf Grund einer sich entwickelnden Ateminsuffizienz
- Trommelschlegelfinger (kolbenartig aufgetriebene Fingerendglieder) und Uhrglasnägel (konvex verformte Fingernägel) [Abb. 1]
- |Koprostase
- |Rektumprolaps
- Gallensteine
- |Leberzirrhose
- Infertilität (Unfruchtbarkeit)
- salziger Geschmack der Haut

Diagnostisch wird der Schweißtest zur Bestimmung des Chlorid- und Natriumgehaltes im Schweiß durchgeführt. Dieser ist bereits ab der vierten Lebenswoche möglich. Dieser Test sollte vor endgültiger Diagnosestellung dreimal an verschiedenen Tagen durchgeführt werden. Dabei sind Chloridwerte über 60 mmol/l im Kindesalter beweisend. Bei unklaren Fällen sind elektrophysiologische Untersuchungen oder auch DNA-Analytik möglich.

Weitere diagnostische Maßnahmen im Krankheitsverlauf sind:
- Überprüfung der Lungenfunktion
- Erregernachweis und Resistenzbestimmung im Sputum
- Bestimmung der Blutgase, Leberwerte, Vitaminspiegel
- Überwachung des Wachstums und des Ernährungszustandes
- Röntgen-Thorax
- |oraler Glukosetoleranztest und Oberbauchsonografie ab dem 10. Lebensjahr

Die **Behandlung** der Mukoviszidose erfolgt symptomatisch und ist gekennzeichnet durch eine lebenslange, intensive ambulante Therapie in enger Kooperation mit spezialisierten Mukoviszidosezentren, wodurch sich die Lebenserwartung deutlich erhöht hat. Hinzu kommen intermittierende Krankenhausaufenthalte.

Bei der Therapie sollten folgende Schwerpunkte eingehalten werden:

Atemwege	Gastrointestinaltrakt	Hepatobiliäres System	Diabetes mellitus	Leistungsfähigkeit
■ Sekretdränage durch Physio- und Inhalationstherapie ■ antibiotische Behandlung (systemisch oder inhalativ) ■ ab einer Sauerstoffsättigung von 88 % anfangs nächtliche, später kontinuierliche Sauerstoffgabe zur Verringerung der Rechtsherzbelastung und zur Vermeidung eines |Cor pulmonale ■ bei einer nicht mehr zu kompensierenden pulmonalen Insuffizienz ist eine Lungentransplantation indiziert	■ chirurgische Versorgung von Neugeborenen mit einem Mekoniumileus ■ zu jeder Mahlzeit Einnahme von säurestabilen Pankreasenzympräparaten ■ Einnahme von fettlöslichen Vitaminen und Kochsalz bei starkem Wasserverlust ■ hochkalorische, schlackenhaltige Kost mit hohem Fettgehalt (ca. 40 %) ■ große Trinkmengen ■ stuhlaufweichende Maßnahmen ■ ggf. Spüleinläufe	■ bei |Cholestase medikamentöse Behandlung ■ bei rezidivierender |Cholezystitis Cholezystektomie (Entfernung der Gallenblase) ■ Sklerosierung (chemisch ausgelöste Verklebung) oder Ligatur von |Ösophagusvarizen	■ Ernährungsumstellung, jedoch mit gleich bleibender Kalorienzufuhr ■ orale Antidiabetika ■ Normalinsulin	■ tägliches, angepasstes körperliches Training ■ viel Bewegung

Bei der Mukoviszidose können erste **Komplikationen** bereits im Neugeborenenalter auftreten. Bei ca. 10–15 % der Neugeborenen kommt es zu einem \|Mekoniumileus. Weiterhin kann es bei Kindern durch den erhöhten Wasserverlust zu einer hypochlorämischen Alkalose kommen. Pulmonale Komplikationen sind häufige Besiedlungen der Lunge mit typischen Keimen (z. B. Staphylococcus aureus, Haemophilus influenzae, Pseudomonas aeroginosa). Durch diese rezidivierenden Infekte bilden sich \|Bronchiektasen und entzündlichen Erosionen mit rezidivierenden Hämoptoen (Bluthusten). Bei ca. 10 % der Betroffenen entwickelt sich eine allergische bronchiopulmonale \|Aspergillose. Weiterhin kann es, analog zum Mekoniumileus des Neugeborenen, beim älteren Kind und beim Erwachsenen mit Mukoviszidose zum \|distalen intestinalen Obstruktionssyndrom (DIOS) kommen. Durch möglichen Kleinwuchs, eine verzögerte Pubertät oder aber durch die Erkrankung selbst kann es zu psychischen Problemen und Auffälligkeiten kommen.

Als eine **Spätkomplikation** sind Diabetes mellitus und Leberzirrhose mit portaler Hypertonie, die zu Ösophagusvarizen führen kann, zu nennen.

Bei rechtzeitiger Diagnose und konsequenter Therapie kann zurzeit mit einer Lebenserwartung von über 40 Jahren gerechnet werden.

Phenylketonurie (PKU)

Die Phenylketonurie wird auch Fölling'sche Krankheit genannt. Hierbei handelt es sich um eine autosomal-rezessiv vererbte Stoffwechselstörung mit erhöhtem \|Phenylalaninspiegel. Auf Grund der genetischen Störung wird die essenzielle Aminosäure Phenylalanin nicht oder nur in geringem Maße in die nicht essenzielle Aminosäure Tyrosin umgewandelt, sodass der Phenylalaninspiegel im Blut steigt. Dieser hohe Phenylalaninspiegel verursacht eine irreversible Hirnschädigung.

Neugeborene sind klinisch zunächst unauffällig. Bei frühzeitiger Behandlung mit einer phenylalaninarmen Diät bildet sich keine Symptomatik aus. Ohne Behandlung allerdings zeigt sich ab dem 2. Lebensjahr (frühestens ab dem 6. Monat) ein ausgeprägter Rückstand in der geistigen Entwicklung.

Cholestase | 758
Cor pulmonale | 659
Cholezystitis | 720
Ösophagusvarizen | 718
Bronchiektasen | 660

Mekoniumileus
Darmverschluss durch zähen Darminhalt bei Neugeborenen
Aspergillose
Sammelbezeichnung für durch die Schimmelpilzgattung Aspergillus hervorgerufene Krankheiten
distales intestinales Obstruktionssyndrom (DIOS)
Subileuszustand durch Verlegung von Ileum und Zökum mit schlecht verdauten Stuhlmassen
Phenylalanin
essenzielle Aminosäure

Häufig manifestieren sich **Symptome** wie

- zerebrale Krampfanfälle,
- |Mikrozephalie,
- extrapyramidale Symptome mit gesteigerten Muskeleigenreflexen und hyperkinetischen Bewegungen,
- Auffälligkeiten im Verhalten (Hyperaktivität, Autoaggression, Destruktivität) oder psychotische Störungen,
- blonde Haare, helle Haut und blaue Augen auf Grund von Pigmentarmut,
- ekzematöse Hautveränderungen und
- Körpergeruch nach |Azeton.

Mikrozephalie
abnorme Kleinheit des Schädels

Azeton
saures Stoffwechselendprodukt, das bei unvollständiger Verbrennung von Fetten und Eiweißen entsteht

U2
Vorsorge- und Früherkennungsuntersuchungen | 64

Diese Stoffwechselstörung wird im Rahmen der |U2 über das Neugeborenenscreening diagnostiziert. Dabei wird der Phenylalaninspiegel bestimmt. Bei einem positiven Ergebnis erfolgt eine weitere Abklärung mittels Aminosäurenanalyse zur Diagnosesicherung.

Die **Therapie** ist abhängig vom Ausbildungsgrad der Erkrankung. Somit existieren zwei Formen der Behandlung:

- Phenylalaninarme Diät: Diese sollte so früh wie möglich begonnen werden. Dabei wird im Säuglingsalter zwischen der Muttermilch bzw. der Säuglingsnahrung und phenylalaninfreier Milch gewechselt. Später sollte eine überwiegend vegetarische Diät eingehalten werden, d. h. Fleisch, Fisch, Milch und Milchprodukte sollten vermieden werden.
- Substitution von |BH4: Diese Form der Therapie wird bei der milden Form der PKU eingesetzt. Jedoch ist diese Behandlung in Europa noch nicht zugelassen und wird derzeit in Studien überprüft.

BH4
Cofaktor der Phenylalanin-, Tyrosin- und Tryptophan-Hydroxylase. Mangel an BH4 führt daher auch zu Mangel an Dopamin und Serotonin, wodurch sich das parkinsonähnliche klinische Bild erklären lässt.

Embryofetopathie
Schädigung des ungeborenen Kindes

intrauterine Dystrophie
mangelhafte Nährstoffversorgung im Mutterleib

 Phenylalanin ist eine essenzielle Aminosäure und darf somit nicht völlig aus der Nahrung entfernt werden.

Komplikationen können bei mütterlicher Phenylketonurie auftreten. Dabei kann es zur |Embryofetopathie kommen. Häufigste Symptome sind hierbei geistige Behinderung, |intrauterine Dystrophie, Mikrozephalie, Herzfehler und andere Fehlbildungen. Diese Komplikation lässt sich durch strenge phenylalaninarme Diät und regelmäßige Kontrollen des Phenylalaninspiegels vermeiden.

Bei frühzeitiger und konsequenter Therapie entwickeln sich die betroffenen Kinder sowohl geistig als auch körperlich völlig normal.

www.galid.de
Homepage der Galaktosämie Initiative Deutschland e. V.

Galaktosämie

Bei der Galaktosämie handelt es sich um eine Kohlenhydratstoffwechselstörung infolge eines autosomal-rezessiv vererbten Enzymdefektes. Die Inzidenz beträgt in Europa ca. 1 : 40 000 gesunde Neugeborene. Grund für diese Stoffwechselerkrankung ist ein Mangel an Galaktose-1-Phosphat-Uridyl-Transferase (GALT). Durch diesen Enzymmangel ist die Galaktoseumwandlung gestört, Galaktose und Galaktose-1-Phosphat reichern sich im Blut und in den Zellen an.

Die Galaktosämie ist durch einen schweren **Verlauf** mit hoher Sterblichkeit gekennzeichnet. Die ersten **Symptome** zeigen sich bereits während der ersten Lebenstage. Die Neugeborenen werden am zweiten oder dritten Lebenstag müde und trinkschwach. Sie beginnen zu erbrechen und neigen zu Durchfällen. Sie sind unterzuckert und wirken sehr krank.

Bei Fortführung der Milchernährung kann es zur Vergrößerung von Leber und Milz kommen, der Ikterus verstärkt sich, die Blutungsneigung nimmt zu und die Nierenfunktion ab. Die Kinder werden apathisch und fallen ins Leberkoma. Das Leberversagen, die Gerinnungsstörung und die Hautblutungen täuschen eine Sepsis vor. Der erhöhte Milchzucker schädigt insbesondere Leber, Nieren, Gehirn und Augenlinsen.

Die Galaktosämie wird im Rahmen der U2 über das Neugeborenenscreening diagnostiziert. Dabei wird Galaktose in Blut und Urin nachgewiesen sowie eine Enzymbestimmung vorgenommen [Abb. 1].

[1]   Blutuntersuchung im Rahmen der U2, Blutentnahme aus der Ferse

Die **Therapie** erfolgt konservativ in Form einer lebenslangen laktosefreien und galaktosearmen Ernährung.

▶ **Muttermilch und reguläre Säuglingsnahrung enthalten Laktose, welche aus Glukose und Galaktose besteht.**

Somit sollten Säuglinge auf Muttermilch verzichten und mit Milch auf Sojabasis ernährt werden. Bei schweren Gerinnungsstörungen wird Vitamin K zur Behandlung eingesetzt. Wird die Therapie nicht konsequent eingehalten, kann es zu folgenden Spätschäden kommen:

- Leberzirrhose
- |Katarakt
- Zerebralschaden mit zerebralen Anfällen

Unbehandelt führt diese plötzlich beginnende, heftig und schnell verlaufende Form der Galaktosämie zu Leber- und Nierenversagen bis hin zum Tod.

Wenn die Diät früh begonnen und konsequent eingehalten wird, entwickeln sich die betroffenen Kinder relativ normal. Jedoch hat sich herausgestellt, dass es trotz der strikten Diät zu einem leicht verminderten Intellekt, zu Sprachstörungen, Rechenschwäche und zu Konzentrationsstörungen kommen kann. Bei Mädchen ist weiterhin eine verzögerte Pubertät zu beobachten und es können Fertilitätsstörungen bei beiden Geschlechtern auftreten.

Fruktoseintoleranz

Bei der Fruktoseintoleranz handelt es sich um eine autosomal-rezessiv vererbte Stoffwechselerkrankung, bei der |Fruktose und |Sorbit nicht verstoffwechselt werden können. Diese seltene Stoffwechselstörung betrifft eines von 20 000 Neugeborenen.

Ursache dieser Erkrankung ist ein Enzymmangel, der zu einem fehlenden Abbau von Fruktose und einem erhöhten Fruchtzuckergehalt in den Zellen von Leber, Nieren und Darm führt.

Symptome entwickeln sich erst, nachdem die Breikost eingeführt wurde. Erste Anzeichen treten ca. 30 Minuten nach Gabe von saccharosehaltiger Milch, Brei oder Fruchtsäften auf.

Katarakt
Trübung der Augenlinse, grauer Star
Fruktose
Fruchtzucker
Sorbit
Zuckeraustauschstoff

Die Säuglinge fallen durch folgende **Symptome** auf:

- Erbrechen
- Durchfall
- Hypoglykämie mit Schweißausbrüchen
- Zittern
- Unruhe
- Apathie
- Krampfanfälle
- |Hepatosplenomegalie mit |Ikterus
- Gerinnungsstörungen
- Hautblutungen

Auffällig ist, dass betroffene Kinder häufig eine Abneigung gegen fruktosehaltige Lebensmittel bzw. Süßigkeiten entwickeln.

Die **Diagnostik** umfasst eine ausführliche Ernährungsanamnese und einen intravenösen Fruktosebelastungstest unter klinischer Überwachung. Hierbei fallen Glukose und Phosphat innerhalb von 30 bis 60 Minuten stark ab, Magnesium und Harnsäure steigen dagegen stark an. Weiterhin erfolgt die Bestimmung des Blutzuckers, des Säure-Basen-Status, des |Bilirubins und der Transaminasen (z. B. |ALAT). Zur Diagnosesicherung wird die Enzymaktivität in Leber und Dünndarm bestimmt.

Die **Therapie** erfolgt konservativ – anfangs in Form einer fruktosefreien Diät, später ist evtl. eine fruktosearme Diät möglich. Um den Körper mit ausreichend Vitaminen zu versorgen, sind Multivitaminpräparate indiziert.

Zu **Komplikationen** kann es kommen, wenn v. a. im Säuglingsalter eine weitere Zufuhr von Fruktose erfolgt:

- Schädigung der Leber mit Symptomen von Fettleber
- Leberzirrhose
- Gefahr des akuten Leberversagens,
- Schädigung der Nierentubuli

▶ **Zu beachten ist hierbei, dass Medikamente oft Saccharose und Sorbit enthalten.**

Erfolgt die Therapie jedoch frühzeitig, normalisiert sich die Leberfunktion wieder vollständig und die Kinder entwickeln sich altersentsprechend.

Glykogenosen

Glykogenosen sind Erkrankungen, bei denen verschiedene angeborene Enzymstörungen des Auf- und Abbaus von Glykogen vorliegen. Dadurch ist häufig auch der Glukosehaushalt des Körpers gestört.

Von dieser überwiegend autosomal vererbten Stoffwechselerkrankung ist ca. ein Neugeborenes auf 25 000 gesunde Neugeborene betroffen. Dabei werden 13 verschiedene Typen unterschieden, bei denen es je nach Ort der stärksten Glykogenspeicherung zu einer Vergrößerung der Leber, der Nieren, des Herzens oder aber auch des Muskels kommt. Ebenso kann sich bei einigen Formen eine schwere Hypoglykämie entwickeln, welche zu Krampfanfällen führt.

Diagnostisch lassen sich einige Formen der Glykogenosen schon im Mutterleib mittels Ultraschall durch die Vergrößerung der verschiedenen Organe feststellen. Ansonsten kann man Enzymdefekte oder einen erhöhten Glykogengehalt mit Hilfe des Labors nachweisen.

Die Therapie und auch die Prognose sind von der jeweiligen Form der Glykogenose abhängig.

Internistische Aspekte

Entzündliche Erkrankungen des Magen-Darm-Traktes
Gastritis und Duodenitis

Die **Gastritis** ist eine akute oder chronische Entzündung der Magenschleimhaut. Die Schleimhautentzündung im Zwölffingerdarm heißt entsprechend **Duodenitis**.

Als **Ursachen** kommen Infektionen oder ein Ungleichgewicht der Säure bildenden Faktoren gegenüber den schleimhautschützenden Faktoren in Frage [Abb. 1]. Dieses Ungleichgewicht wird begünstigt durch Faktoren wie

- unregelmäßiger Tagesablauf,
- hoher Koffein-, Nikotin- und/oder Alkoholkonsum und
- Disstress.

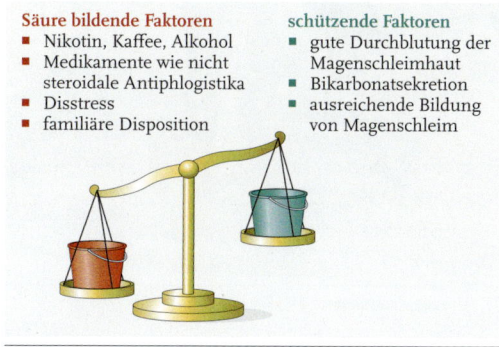

Säure bildende Faktoren	schützende Faktoren
■ Nikotin, Kaffee, Alkohol ■ Medikamente wie nicht steroidale Antiphlogistika ■ Disstress ■ familiäre Disposition	■ gute Durchblutung der Magenschleimhaut ■ Bikarbonatsekretion ■ ausreichende Bildung von Magenschleim

[1] Ungleichgewicht von Säure bildenden und von schützenden Faktoren

Die häufigste Ursache ist aber die Besiedlung der Magenschleimhaut mit dem säurefesten Erreger **Helicobacter pylori (HP)**. Dieser Ammoniak bildende Magenkeim wird fäkal-oral oder oral-oral aufgenommen. Das Ammoniak regt die Produktion von Magensäure an und erzeugt Löcher im Schleimfilm, sodass eine Gastritis entstehen kann [Abb. 2].

Disstress **3** | 547

Die **Symptome** der Gastritis sind Nüchternschmerz im Epigastrium (Oberbauch), Übelkeit, Erbrechen und Speisenunverträglichkeit. Insbesondere scharfe und fette Speisen werden nicht gut vertragen und ggf. wieder erbrochen.

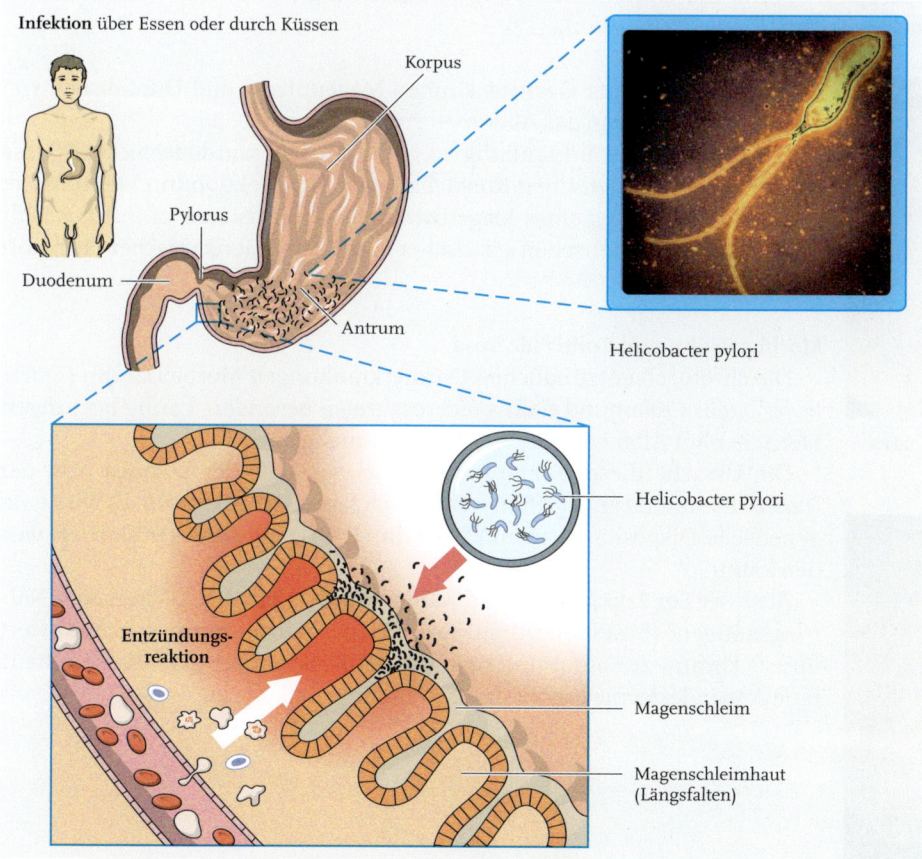

Infektion über Essen oder durch Küssen

Korpus

Pylorus

Duodenum

Antrum

Helicobacter pylori

Helicobacter pylori

Entzündungs-reaktion

Magenschleim

Magenschleimhaut (Längsfalten)

[2] Infektion mit Helicobacter pylori

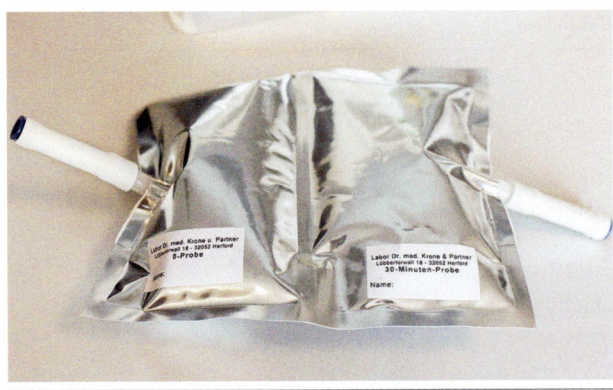

[1] Urease-Atemtest

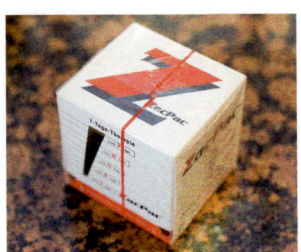

[2] Fertig abgepackte Triple-Therapie

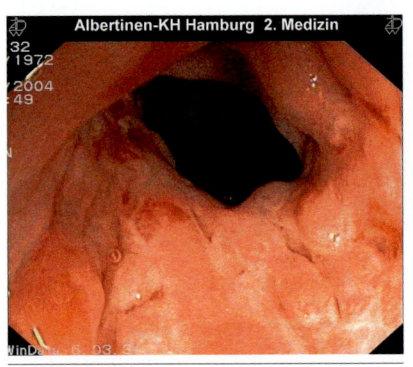

[3] Morbus Crohn. Hier ist das terminale Ileum betroffen (Ileitis terminalis).

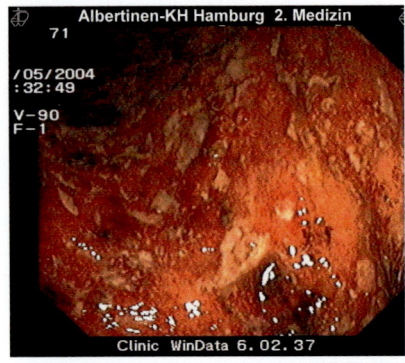

[4] Entzündete Darmschleimhaut bei Colitis ulcerosa

Zur **Diagnostik** gehören die Anamnese, die körperliche Untersuchung und zum Nachweis des Helicobacter pylori die Gastroskopie mit Biopsie und Helicobacter-pylori-Nachweis mittels Urease-Schnelltest.

Auch ein Urease-Atemtest ist möglich [Abb. 1]. Das Bakterium bildet in seinem Stoffwechsel mit Hilfe des Enzyms Urease aus Harnstoff Kohlenstoffdioxid und Ammoniak (NH_3). Beim C^{13}-Atemtest trinkt die Patientin eine Testlösung, die mit C^{13} (ein besonderes Kohlenstoffisotop) markierten Harnstoff enthält. Liegt eine Besiedlung mit Helicobacter pylori vor, wird der Harnstoff zu Ammoniak und CO_2 abgebaut und in der Ausatemluft wird das markierte C^{13} im CO_2 gemessen.

Nur durch die Biopsie kann differenzialdiagnostisch ein Magenkarzinom ausgeschlossen werden.

Die konservative **Therapie** beinhaltet
- im akuten Schub Nahrungskarenz,
- evtl. Kamillentee,
- Ernährung mit magenschonenden Lebensmitteln und
- Stressorenminderung, um das Ungleichgewicht der Säure bildenden Faktoren gegenüber den schleimhautschützenden Faktoren nicht zu verstärken.

Die medikamentöse Therapie des Helicobacter pylori hat die völlige Ausrottung des Helicobacter pylori (*Eradikation*) zum Ziel. Sie erfolgt in einer Dreifachtherapie (Triple-Therapie) in Form einer Kombination von zwei Antibiotika und einem Antazidum über sieben Tage (z. B. Zac-Pac®, [Abb. 2]).

Komplikationen einer Gastritis können Magenulzera und Durchbruch von Ulzera mit Blutung in das Abdomen sein.

Die **Prognose** der Erkrankung ist gut, allerdings wurde festgestellt, dass bei besonderen genetischen Konstellationen die Infektion mit Helicobacter pylori die Entstehung eines Magenkarzinoms begünstigen kann. Dies trifft insbesondere für Menschen asiatischer bzw. lateinamerikanischer Herkunft zu.

Morbus Crohn und Colitis ulcerosa

Die chronisch entzündlichen Darmerkrankungen Morbus Crohn (*Enteritis regionalis Crohn*) und Colitis ulcerosa treten besonders häufig bei jungen Menschen im Alter von 15 – 35 Jahren erstmalig auf.

Die Ursache dieser Erkrankungen, bei der Teile des Darmes bzw. der Darmschleimhaut angegriffen werden [Abb. 3 und 4], ist unbekannt. Es wird eine genetische Disposition vermutet, die durch exogene Auslöser aktiviert werden kann.

Auslöser der Erkrankung sind wahrscheinlich Bakterien, Viren oder Nahrungsantigene (Eiweiße). Durch diese wird das Darmimmunsystem aktiviert und es kommt zur autoimmunologischen Reaktion der Darmschleimhaut. Eine Appendektomie erhöht das Erkrankungsrisiko.

	Morbus Crohn	Colitis ulcerosa
Lokalisation	• alle Schichten der Darmwand • Es können alle Abschnitte des Verdauungstrakts betroffen sein [Abb. 5]: Ileum und Kolon in ca. 50 % der Fälle, nur der Dünn- oder der Dickdarm in jeweils ca. 25 %, Speiseröhre und Magen in 1 – 4 % der Fälle.	• auf die Schleimhaut (*Mukosa*) beschränkt • Kolon und Rektum betroffen [Abb. 5]
Symptome	• schleimige Durchfälle mit Bauchschmerzen (sehr selten blutig) • rechtsseitige Bauchschmerzen, die auch um den Nabel herum wahrgenommen werden • Gewichtsverlust, da sich die Beschwerden bei Nahrungskarenz lindern • Malabsorptionserscheinungen • Fieber • Subileus durch Schleimhautschwellung • perianale Abszesse und Fisteln • Wachstumsstörungen bei Kindern	• blutige Durchfälle (wenn nur das Rektum erkrankt ist, handelt es sich um normalen Stuhlgang mit blutigen Auflagen) • häufiger Stuhldrang und nächtlicher Stuhlgang • Tenesmen (schmerzhafter Stuhldrang) • Bauchschmerzen im linken Unterbauch • Gewichtsabnahme • verminderte Leitungsfähigkeit • seltener Störungen des Säure-Basen-Haushaltes und des Wasserhaushaltes
Diagnostik	• Anamnese • körperliche Untersuchung (Druckempfindlichkeit des Bauchraumes) • Labor (erhöhte Entzündungsparameter) • Sonografie (Darmwandverdickung) • Endoskopie mit Biopsie (Kontaktblutungen, Fehlen von Haustren und Schleimhautinseln bei Colitis ulcerosa, Pflastersteinrelief [Abb. 6] bei Morbus Crohn)	
Komplikationen	• Stenosen • Fistelbildung • Abszesse	• toxisches Megakolon mit schwerster Entzündung, Paralyse und Sepsis • Das Risiko, ein Kolonkarzinom zu entwickeln, steigt nach zehn Jahren der Erkrankung an. Aus diesem Grund werden nach zehn Jahren regelmäßig Biopsien durchgeführt.
Therapie	• **medikamentös**: Glukokortikoide, Antibiotika (Metronidazol), später Immunmodulatoren (Azathioprin), in schweren Fällen Zytostatika • **chirurgisch**: operative Therapie bei Fistelbildung und Resektion betroffener Abschnitte mit End-zu-End-Anastomosen bei Morbus Crohn, Entfernung von Kolon und Rektum (Proktokolektomie) bei Colitis ulcerosa • **diätetisch**: parenterale Ernährung im schweren Schub, milchfreie Kost bei Laktoseintoleranz	

Haustren **1** | 268

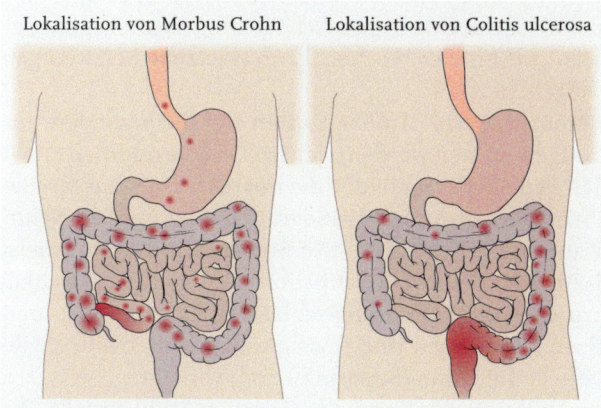

Lokalisation von Morbus Crohn   Lokalisation von Colitis ulcerosa

[5]   Typische Lokalisationen von Morbus Crohn und Colitis ulcerosa

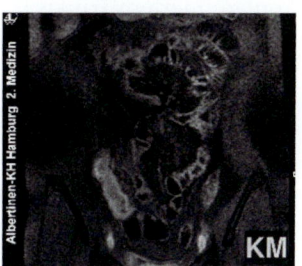

[6]   Pflastersteinrelief bei Morbus Crohn (MRT-Bild)

Infektionserkrankungen des Darms

Infektionserkrankungen des Darms können durch Viren, Bakterien, Toxine oder Parasiten verursacht werden.

Viral bedingte Durchfallerkrankungen sind häufig durch Rotaviren, Noroviren und Astroviren verursacht. Bei Kindern sind 70 % der Diarrhö auf Rotaviren zurückzuführen. Der Verlauf ist i. d. R. kurz und selbstlimitierend, die Therapie ist symptomatisch mit Ausgleich der Elektrolytverluste. Bei Säuglingen und Kleinkindern kann eine Exsikkose auftreten, die eine Infusionstherapie erfordert.

Eine **Salmonellose** ist eine meldepflichtige Infektionskrankheit. Im Jahr 2005 lag in Deutschland die Inzidenz der gemeldeten Fälle bei 63 / 100 000 Einwohner. Die Anzahl der Erkrankungen hat in den letzten Jahren kontinuierlich abgenommen.
Hauptursache ist der Verzehr von
- kontaminiertem Fleisch (v. a. Tiefkühlhähnchen) und Fleischwaren,
- kontaminierter Milch und Milchprodukten und /oder
- kontaminierten Eiern und eierhaltigen Produkten (z. B. Tiramisu).

Die Symptome sind insbesondere Erbrechen und wässriger Durchfall, sie treten nach einer mittleren Inkubationszeit von 20 – 24 Stunden auf. Bei guter Abwehrlage der Patientin heilt die Salmonellose innerhalb von ein bis zwei Tagen komplikationslos aus. Bei abwehrgeschwächten, alten Menschen und kleinen Kindern kommt es zu schweren Krankheitsverläufen mit Störungen des Wasser- und Elektrolythaushaltes, die zu Sepsis, |Meningitis oder Osteitis (Knochenentzündung) führen können. Die Immunität nach durchlaufener Erkrankung ist gering. Die Therapie erfolgt symptomatisch, besonders wichtig ist die orale Flüssigkeitszufuhr, um eine ausgeglichene Flüssigkeitsbilanz zu erreichen.

Meningitis | 428

In schweren Fällen erfolgt eine intravenöse Flüssigkeitsgabe und Antibiotikatherapie. Insbesondere in Gemeinschaftseinrichtungen, Großküchen und im Gaststättengewerbe kommt der Prophylaxe eine wichtige Bedeutung zu. Dazu gehören:
- Händehygiene,
- Beachtung der Hygiene im Umgang mit potenziell infektiösen Lebensmitteln und
- keine Abgabe von Lebensmitteln, die kontaminiert sein könnten.

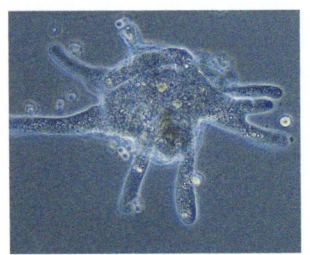

[1] Amöbe

Inkubationszeit | 462

Amöbenzysten
Zustand der Amöben in einer bestimmten Phase ihres Lebenszyklus
Tenesmen
schmerzhafter Stuhl- oder Harndrang

Eine **Amöbenruhr** entsteht durch eine Infektion mit dem Einzeller *Entamoeba histolytica* [Abb. 1]. Sie wird auch als *Amöbiasis* bezeichnet. *Entamoeba histolytica* wird den Protozoen zugerechnet und kommt weltweit vor, pathogen sind aber nur bestimmte Stämme dieses Erregers. Infektionen treten gehäuft in tropischen und subtropischen Klimaregionen auf und werden durch schlechte hygienische Bedingungen begünstigt. Die |Inkubationszeit beträgt meist zwei bis vier Wochen, kann aber zwischen wenigen Tagen bis zu mehreren Jahren liegen.
Die Amöbenruhr führt zu Symptomen, wenn |Amöbenzysten oral (insbesondere aus kontaminiertem Trinkwasser) aufgenommen werden, sich im Dickdarmlumen entwickeln und vermehren. Es werden neue Zysten gebildet, die mit dem Stuhl ausgeschieden werden. Durch die Zysten wird die Darmflora verändert und es kommt zu Nekrosen der Dickdarmschleimhaut und zu Geschwüren. Die Erkrankung beginnt meist langsam und ohne Fieber. Der Stuhl kann durch Obstipation oder leichten Durchfall verändert sein. Im Verlauf wird der Durchfall glasig-schleimig, er kann Blut- und Schleimbeimengungen aufweisen. |Tenesmen und flüssig-eitrige Durchfälle entstehen, wenn zusätzlich eine bakterielle Infektion (Superinfektion) vorliegt.

Die Diagnose wird durch den Nachweis der Erreger im frischen Stuhl gestellt. Die Therapie besteht in der Gabe von Antibiotika.

Komplikationen einer Amöbenruhr sind

- Rezidive und Ausbilden einer chronischen Amöbenruhr,
- Perforation,
- Darmblutung,
- Bildung eines Infiltrates (Amöbom) sowie
- Kolonfistel (kann zu Peritonitis führen und letal sein, sofern keine Behandlung erfolgt).

Durch eine Verbreitung der Erreger über den Blutweg kann sich die Amöbenruhr außerhalb des Gastrointestinaltrakts manifestieren. So kommt es zu einer Beteiligung der Leber mit Bildung eines Leberabszesses. Es besteht auch die Möglichkeit der direkten Erregerausbreitung in das Peritoneum, die Pleurahöhle oder das Perikard.

Botulismus wird durch Toxine des Bakteriums Clostridium botulinum hervorgerufen. Dieses Toxin hemmt die neuromuskuläre Erregungsübertragung und führt zur Lähmung der Muskulatur. Es handelt sich um eine meldepflichtige Erkrankung, deren Meldung namentlich bei Verdacht, Erkrankung und Tod erfolgt. Botulismus kommt in Deutschland selten vor. Im Jahr 2008 wurden laut Statistischem Jahrbuch des |Robert Koch-Institutes 10 Fälle gemeldet. Die Symptome beginnen meist vier bis sechs Tage nach der Infektion mit Obstipation, Übelkeit und Erbrechen. Danach folgen Störungen des zentralen Nervensystems wie Sehstörungen, Lichtscheu, Schluckstörungen und verminderter Speichelsekretion. Unbehandelt hat die Erkrankung eine hohe Letalität, die Patientin verstirbt nach ca. acht Tagen an einer Atemlähmung. Eine schnelle Diagnostik ist daher notwendig. Bereits beim Nachweis von Toxinen im Blut wird die Therapie begonnen. Die Patientin erhält das Antidot (Gegengift) Botulismus-Serum. Zusätzlich werden eine Magenspülung und Abführmaßnahmen durchgeführt, um die Erregerzahl im Gastrointestinaltrakt zu verringern. Ist die Erkrankung bereits fortgeschritten, sind eine Beatmung und ggf. eine Schockbehandlung notwendig.

Robert Koch-Institut **3** | 236

Alle für den Menschen pathogenen **Würmer** werden als Helminthen bezeichnet. Die bedeutendsten sind die Bandwürmer (Schweine-, Rinder-, Hund- und Fuchsbandwurm). Die Larven eines Schweine- oder Rinderbandwurms werden vom Menschen über rohes Fleisch aufgenommen. Kleinkinder infizieren sich häufig über Sand, der mit Hundekot verunreinigt ist. Bandwürmer gelangen in den Darm des Menschen, wandeln sie sich dort in adulte Würmer um, befestigen sich mit Saugnäpfen oder einem Hakenkranz an der Darmwand und nehmen Nahrungsstoffe auf. Dadurch kommt es zu Mangelerscheinungen, obwohl Betroffene ausreichend Nahrung zu sich nehmen.

Mögliche Symptome bei Bandwurmbefall des Darmes sind

- unklare abdominelle Schmerzen sowie
- Appetitlosigkeit im Wechsel mit Heißhunger.

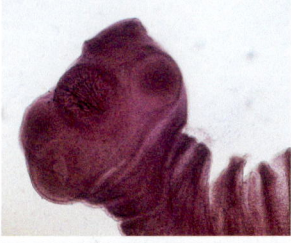

[2] Bandwurm

Wird der Mensch durch Aufnahme von Bandwurmeiern über kontaminiertes Trinkwasser oder Früchte zum Zwischenwirt, entwickeln sich im Darm Larven, die über den Blutweg in die Organe gelangen und dort Zysten bilden. Je nach Lokalisation rufen sie unterschiedliche Beschwerden hervor. So kann es z. B. zu Muskelschmerzen oder bei Befall des Gehirns zu schwer wiegenden Funktionsausfällen kommen. Fuchs- bzw. Hundebandwurmlarven befallen fast immer die Leber und rufen uncharakteristische Beschwerden und bei Verlegung der Gallengänge durch Zysten einen Ikterus hervor.

Die Therapie besteht in der medikamentösen „Wurmkur", die den Bandwurm abtötet. Der Wurm wird dann ausgeschieden. Da der Wurm seine Glieder regenerieren kann, ist es wichtig, die Kur so lange fortzusetzen, bis auch der Kopf ausgeschieden wurde. Zysten werden nach Möglichkeit chirurgisch entfernt.

Leber und
Gallenblase **1** | 274

Erkrankungen des metabolischen Systems
Hepatitis

Als Hepatitis wird die akute, diffuse Entzündung des Leberparenchyms bezeichnet. Die Hepatitis kann **akut** oder **chronisch** verlaufen. Sie wird nach den **Ursachen** eingeteilt. Diese können sein:

- Viren (Hepatitis-Viren A, B, C, D, E, G, Epstein-Barr-Viren, Gelbfieber-Viren)
- Alkohol
- Bakterien
- Amöben
- Pilze
- Medikamente (insbesondere Methyldopa, Isoniazid, Halothan)
- als Autoimmunerkrankung
- als Begleiterscheinung von Kollagenosen, Speicherkrankheiten oder chronisch-entzündlichen Darmerkrankungen

Die infektiöse Hepatitis hat im **Prodromalstadium** meist einen Verlauf ohne spezifische Symptome. Darüber hinaus verläuft ein Großteil der Hepatitisfälle asymptomatisch.

Das Prodromalstadium beginnt schleichend. Nach zwei bis neun Tagen treten folgende Symptome auf:

- Übelkeit
- mangelnder Appetit,
- mäßiges Fieber
- Gelenkschmerzen
- ein leichter Hautausschlag
- Bradykardie
- begleitet von einem schweren Krankheitsgefühl
- Lebervergrößerung, evtl. schmerzhaft (auf Grund der Leberkapselspannung)
- unspezifische Symptome (Müdigkeit und Abgeschlagenheit und Leistungsminderung)

> **Müdigkeit ist der Schmerz der Leber.**

enterohepatischer Kreislauf
1 | 276
Leberparameter **1** | 857

An das Prodromalstadium schließt sich nach ein bis zehn Wochen das **Stadium der Organmanifestation** an. Der Zeitablauf und die Verlaufsform der Infektion hängt bei der Hepatitis vom zu Grunde liegenden Virus ab. Die Hepatitis A und E verlaufen häufig schneller und ohne chronische Verlaufsformen. Das Organstadium wird in jedem dritten Fall von einem Ikterus begleitet. In diesem Stadium ist die Leber nicht mehr in der Lage, ihre Aufgaben zu erfüllen.

Das im |enterohepatischen Kreislauf resorbierte Urobilinogen (über die Nieren ausgeschiedenes Abbauprodukt des Häm) wird nicht mehr in der Leber abgebaut und dadurch nicht mehr über den Stuhl ausgeschieden, Urobilinogen wird vermehrt über den Urin abgegeben bzw. in der Haut abgelagert.

Die typischen Symptome dieses Stadiums sind

- Stuhlentfärbung,
- Dunkelfärbung des Urins,
- Juckreiz,
- Leber und Milz können vergrößert sein,
- erhöhte Werte der |Leberwerte,
- evtl. Pfortaderhochdruck,
- Aszites sowie
- |Enzephalopathie (bei schwerem Verlauf).

Enzephalopathie
Sammelbegriff für krankhafte Veränderungen des Gehirns

Die **Diagnostik** ergibt sich aus den Symptomen im zweiten Stadium:

- stark erhöhte Leberwerte
- Bilirubinanstieg in Harn und Blut
- Urobilinogen ist im Harn nachweisbar
- erhöhte Serumeisenwerte (Eisen kann nicht mehr in der Leber gespeichert werden)
- bei einer Virushepatitis können Antikörper im Blut nachgewiesen werden
- Sonografie
- CT
- Kernspintomografie
- evtl. Leberbiopsie

Die **Therapie** besteht in erster Linie darin, die Leber zu entlasten. Es werden leberschädigende Medikamente sowie Alkohol gemieden und die Patientin soll Bettruhe halten.

Als **Komplikationen** kann die Erkrankung chronifizieren, es kann zur Leberzirrhose oder zum Leberkarzinom kommen. Sehr schwere Erkrankungen können bereits im akuten Stadium tödlich verlaufen, dies ist möglich bei den Typen B, D und E.

Die Therapie bei schwerem Verlauf oder einer Chronifizierung besteht in der Gabe von Interferon und anderen Immuntherapeutika bei chronischer Virushepatitis. Schließlich kann eine Lebertransplantation in Betracht gezogen werden.

Die Virushepatitiden werden in 95 % der Fälle von Hepatitisviren A, B, C, D oder E verursacht. In Deutschland ist wiederum die akute Hepatitis A, welche eine typische Reisekrankheit nach Fernreisen ist, die häufigste Virushepatitisform, gefolgt von der Hepatitis B und C. Während die Hepatitis A fäkal-oral übertragen wird, werden die Hepatitis B und C vorwiegend parenteral übertragen [Abb. 2].

Zur **Prävention** einer Virushepatitis stehen neben der |Impfung (gegen Hepatitis A bei entsprechendem Risiko vor Fernreisen, gegen Hepatitis B z. B. für das Personal) entsprechende Vorsichtsmaßnahmen an, allen voran Safersex. Immunität und Immunisierung | 471

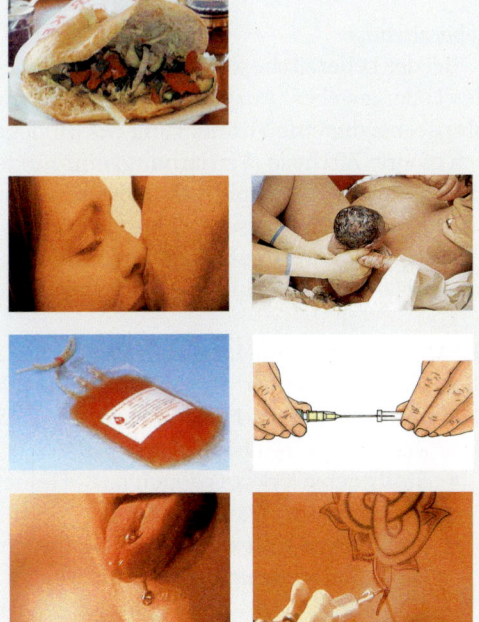

Hepatitis A

- fäkal-orale Infektion
  (über Speisen, die von Virusausscheidern berührt bzw. zubereitet wurden)

Hepatitis B und C

- sexuelle Infektion
- vertikale Infektion
  (vertikal = von Mutter auf Neugeborenes)
- Übertragung über Blutprodukte
- perkutane Infektion bei (vorschriftswidriger) medizinischer Tätigkeit
- bei medizinischen oder kosmetischen Eingriffen, Piercings
- Tätowierungen

[2]   Übertragung von Hepatitisviren

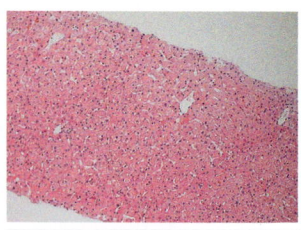

[1] Gesundes Lebergewebe

Adipositas **1** | 234

Fettleber

Bei der Fettleber handelt es sich um die häufigste Lebererkrankung. Sie geht mit Fettablagerungen in den Leberzellen einher. Ab 5 % des Leberfeuchtgewichtes spricht man von einer Leberverfettung, sind 50 % des Leberfeuchtgewichtes Fette, spricht man von einer Fettleber.

Die wichtigste **Ursache** ist der Alkoholabusus, danach folgen Ursachen wie

- Diabetes mellitus Typ II,
- Malnutrition (Mangel- oder Fehlernährung),
- |Adipositas,
- Arzneimittel (insbesondere Glukokortikoide und Tetracycline),
- Pilzgifte,
- Hepatitis C,
- Schwangerschaft oder
- Eiweißmangelernährung.

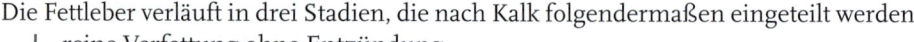

Die Fettleber verläuft in drei Stadien, die nach Kalk folgendermaßen eingeteilt werden:

I reine Verfettung ohne Entzündung

II Verfettung mit hepatitischen Veränderungen

III Fettzirrhose nur bei alkoholischer Fettleber möglich, besser als Alkoholfettleber oder Alkoholzirrhose bezeichnet

Eine Fettleber zeigt sich durch geringe **Symptomatik**. Die Patientin verspürt evtl. einen Oberbauchdruck, die Leber ist vergrößert und als prall-elastisch bis derb tastbar. Zur **Diagnostik** wird eine Sonografie durchgeführt, bei der Bestimmung der Leberenzyme sind diese erhöht, und es wird evtl. eine Leberbiopsie durchgeführt. Die **Therapie** besteht in Alkoholverzicht und Gewichtsreduktion. Die Prognose ist abhängig vom Grad der Verfettung. Prinzipiell ist sie reversibel, wenn Betroffene konsequent die auslösenden Faktoren meiden. Ist dies nicht möglich, kann die Fettleber in eine Fettzirrhose übergehen.

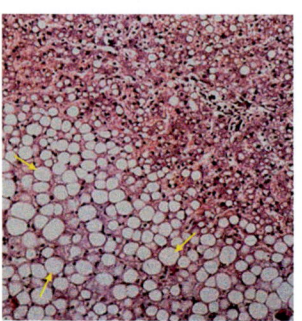

[2] Fettablagerungen in den Leberzellen bei Fettleber

Leberzirrhose

Bei der Leberzirrhose handelt es sich um eine narbig-bindegewebige Umwandlung des Lebergewebes. Ausgangspunkt des Umbaus ist eine Hepatitis, die in eine Leberfibrose, bei der eine Vermehrung des Bindegewebes stattfindet, übergeht und schließlich in eine Zirrhose (Vernarbung) einmündet. Der Umbau ist fortschreitend, irreversibel und betrifft sowohl Lebergewebe als auch Gefäßsystem. Die Oberfläche einer zirrhotischen Leber erscheint knotig-höckrig.

Der Erkrankungsgipfel liegt im fünften bis sechsten Lebensjahrzehnt. Männer sind mehr als doppelt so häufig betroffen wie Frauen.

Die **Ursachen** für eine Leberzirrhose bei Erwachsenen sind

- Alkoholabusus in 50 – 60 % der Fälle (häufigste Ursache bei Männern),
- vorangegangene Hepatitis oder chronische Hepatitis in ca. 25 % der Fälle (häufigste Ursache bei Frauen),
- Stoffwechselerkrankungen (z. B. Hämatochromatose),
- Autoimmunerkrankung sowie
- bei Kindern sind angeborene Stoffwechselerkrankungen oder Fehlbildungen der Gallenwege ursächlich.

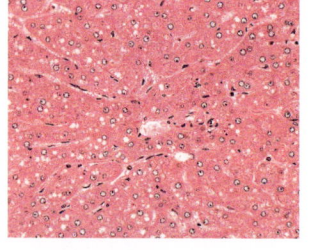

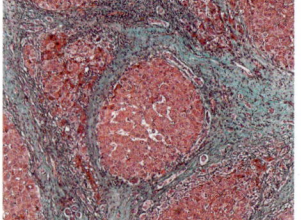

[3] Lebergewebe.
Normalbefund (oben),
zirrhotisch (unten)

Die **Symptome** der kompensierten Leberzirrhose ähneln denen der Hepatitis. Durch die abnehmende Leistungsfähigkeit der Leber werden der Ab- und Umbau von Nährstoffen sowie die Synthese von Enzymen, Gerinnungsstoffen und Plasmaproteinen beeinträchtigt. Dies zeigt sich in

- Müdigkeit,
- Fettintoleranz,
- Übelkeit,
- Obstipation,
- Blähungen,
- psychischen Verstimmungen und
- einem Druckgefühl unter dem rechten Rippenbogen.

Weitere, typischere Symptome, die auch bei einer Dekompensation auftreten können, sind

- Aszites und zunehmender Ikterus,
- Rötungen der Zunge (so genannte Lackzunge) und der Handflächen, besonders an Daumen- und Kleinfingerballen (Palmarerythem) [Abb. 4] sowie
- Gerinnungsstörungen und Gefäßerweiterungen, die als Spider naevi oder Spinnennävi bezeichnet werden [Abb. 5].

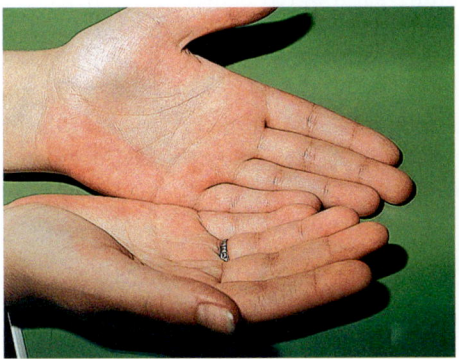

[4] Palmarerythem

[5] Spider naevus

Die **Diagnose** wird durch Anamnese, körperliche Untersuchung, Sonografie und Labordiagnostik gestellt. Leber und Milz sind bei der Palpation häufig vergrößert und verhärtet zu tasten. Im Blutbild zeigen sich Thrombopenie, Leukopenie und Anämie. Die Blutsenkung ist beschleunigt. Transaminasen und alkalische Phosphatase sind leicht erhöht. Die Stoffwechselleistung der Leber, Gerinnungsfaktoren und Albumin sind herabgesetzt. Zur Abklärung der Ursachen können eine Laparoskopie oder eine Leberbiopsie erfolgen.

Die **Therapie** der Leberzirrhose besteht in der absoluten Karenz von Noxen: Alle leberbelastenden Stoffe wie Alkohol oder Medikamente werden so weit wie möglich gemieden. Setzt die Therapie rechtzeitig ein, kann sich das Lebergewebe (Leberparenchym) erholen.

Wenn Autoimmunerkrankungen oder Speicherkrankheiten ursächlich sind, werden diese konsequent behandelt. Zusätzlich erfolgt eine Therapie der Symptome und eine fortlaufende Überwachung, da sich aus einer Leberzirrhose ein Leberzellkarzinom entwickeln kann. Ist das Leberversagen irreversibel, kommt eine Transplantation in Frage. Voraussetzung ist, dass die schädigenden Ursachen (z. B. Alkoholismus) ausgeschlossen werden.

Gynäkomastie
Vergrößerung der Brustdrüse beim Mann

Pfortaderhochdruck | 719
Hämorrhoiden | 749

Bei Fortschreiten der Erkrankung kommt es auf Grund hormoneller Veränderungen beim Mann zu Potenz- und Libidostörungen, |Gynäkomastie, Hodenatrophie und Verlust der Sekundärbehaarung bzw. bei der Frau zu Zyklusstörungen.

Durch die Zunahme fibrotischen Gewebes werden die Blutwege verlegt und der Zufluss aus der Pfortader, die das Blut aus Magen, Milz und Darm zur Leber transportiert, behindert. Das Blut staut sich zurück. Als Folge dieses |Pfortaderhochdrucks werden Kollateralen und Anastomosen gebildet. Es kommt zu

- *Ösophagusvarizen* [Abb. 2] (Krampfadern der Speiseröhre),
- einem *Caput medusae* [Abb. 3] (sichtbare Ausdehnung der Venen im Bauchnabelbereich, *Venae paraumbilicales* und
- äußeren |Hämorrhoiden.

Weiterhin kommt es auf Grund des Pfortaderhochdrucks und des Albuminmangels zu einer Flüssigkeitsansammlung in der Bauchhöhle (Aszites) [Abb. 1]. Die Entwicklung von Aszites kann bei der Patientin zu Schmerzen, einem Nabelbruch und durch Zwerchfellhochstand zu Atemnot führen. Daher wird er zur Besserung der Symptome abpunktiert.

Ein Aszites steht am Beginn der Dekompensation, aus welcher die meisten **Komplikationen** der Leberzirrhose resultieren.

Eine gravierende Komplikation der Leberzirrhose sind Blutungen der Ösophagusvarizen, die tödlich sein können, da die Blutung sehr stark ist und zudem die Blutgerinnung gestört ist. Eine Ösophagusvarizenblutung kann durch Senkung des Pfortaderdruckes oder ggf. durch Sklerosierung (chemische ausgelöste Verklebung) verhindert oder hinausgezögert werden.

Gerade nach Blutungen kann das Versagen der Leber zum **Coma hepaticum** führen. Die Symptome des Coma hepaticum werden nach der West-Haven-Klassifikation in vier Stadien eingeteilt, die fließend ineinander übergehen:

I Unruhe, Konzentrationsstörungen, Vergesslichkeit, Tremor
II Lethargie, Desorientiertheit, |Asterixis, Grimassieren
III Verwirrtheit, |Somnolenz, |Sopor
IV Koma, Pyramidenbahnzeichen, Verlust der Reaktion auf Schmerzreize

Asterixis
grobschlägiger Tremor der Hände

Somnolenz **1** | 430
Sopor **1** | 430

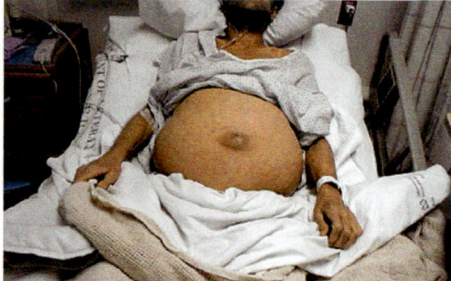

[1] Aszites

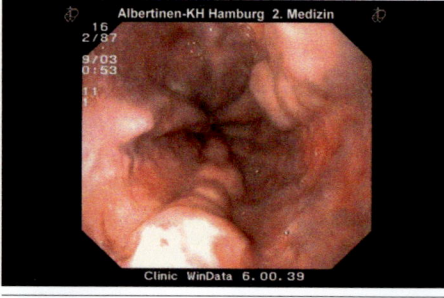

[2] Ösphagusvarizen

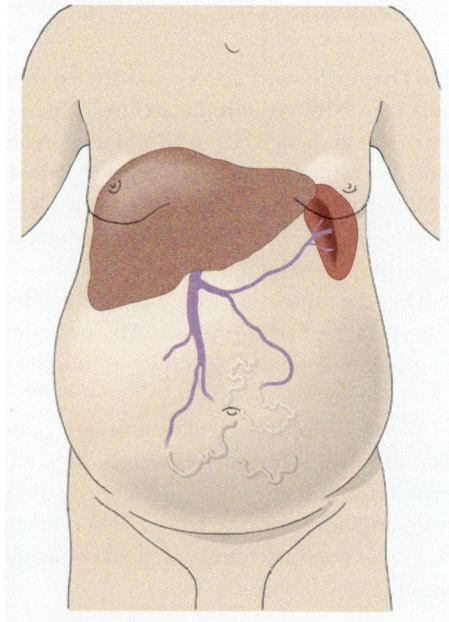

[3] Caput medusae

Pfortaderhochdruck

Ein |Pfortaderhochdruck (*portale Hypertension*) entsteht durch einen Stau in der Strombahn der Leber bzw. im Abflussgebiet der unteren Hohlvene. **Ursachen** sind in erster Linie mechanische Hindernisse in den Ästen der Pfortader.

Pfortaderkreislauf **1** | 275
Lymphogranulomatose (Hodgkin-Lymphom) | 255

Dabei werden drei **Formen** unterschieden:

1 **prähepatischer Block**: In 10 – 15 % der Fälle wird der Pfortaderhochdruck durch einen Thrombus in der Pfortader, eine Kompression der Pfortader durch eine Pankreatitis oder ein Pankreaskarzinom verursacht.

2 **intrahepatischer Block**: Zu 70 – 90 % liegt das Hindernis in der Leber bei Leberzirrhose, |Lymphogranulomatose oder |Sarkoidose.

3 **posthepatischer Block**: In ca. 1 % der Fälle liegt die Ursache im venösen Abflussbereich der Leber (z. B. bei Rechtsherzinsuffizienz).

Die **Folge** der portalen Hypertension sind Umgehungskreisläufe, die sich in Ösophagusvarizen, Caput medusae, oder Hämorrhoiden äußern.

Die **Symptome** entstehen aus den Folgen und zeigen sich in Aszites, |Splenomegalie bzw. |Hypersplenismus, Ösophagusvarizenblutungen und durch das Leberversagen verursachte Enzephalopathie.

Zur **Diagnostik** gehören in erster Linie die Sonografie und die Ösophago-Gastro-Duodenoskopie. Weitere bildgebende Verfahren sind möglich.

Die **Therapie** ist abhängig von der Grunderkrankung. Weiterhin wird der Druck in der Pfortader medikamentös mit Betablockern und Nitraten gesenkt. Bei hoher Blutungsgefahr kann ein Umgehungsshunt gelegt werden, der den Blutfluss wieder ermöglicht.

Sarkoidose (Morbus Boeck) Entzündliche Systemerkrankung, die oft die Lunge befällt, mit Husten und Belastungsdyspnoe einhergeht und zu einer Lungenfibrose führen kann; auch die Leber kann betroffen sein.
Splenomegalie Vergrößerung der Milz
Hypersplenismus Steigerung der funktionellen Kapazität der Milz mit der Folge, dass übermäßig viele Erythrozyten, Thrombozyten und Leukozyten abgebaut werden

Cholelithiasis

Cholelithiasis bezeichnet das Gallensteinleiden. Dies ist die häufigste Erkrankung der |Gallengänge (*Choledocholithiasis*) und der Gallenblase (*Cholezystolithiasis*). Es sind etwa 12 % der Bevölkerung in Deutschland betroffen. Frauen sind doppelt so häufig betroffen wie Männer und mit dem Alter steigt das Erkrankungsrisiko an. In drei Viertel der Fälle werden die Gallensteine zufällig bei einer Sonografie entdeckt, da sie klinisch „stumm" sind.

Gallengänge und Gallenblase **1** | 274

Symptome entstehen durch Einklemmen von Steinen in den Gallengängen, dann kommt es zur Gallenkolik.

Eine Gallenkolik zeigt sich durch:

- heftige kolikartige Schmerzen im rechten Oberbauch, die bis in die rechte Schulter ausstrahlen können sowie
- |Dyspepsie.

Dyspepsie | 720
ERCP | 700

Die **Diagnose** wird anhand der Symptome und folgender Untersuchungen gestellt:

- **Palpation**: Druckschmerz im rechten Oberbauch, Anhalten der Atmung bei tiefer Einatmung (so genanntes Murphy-Zeichen)
- **Sonografie**: Steinnachweis, bei kalkhaltigen Steinen röntgenologischer Nachweis
- |**ERCP**: Steinnachweis und ggf. Entfernung [Abb. 4]
- **MRT**
- **Labor**: Anstieg von alkalischer Phosphatase, Bilirubin, Gamma-GT, GOT/GPT, Lipase

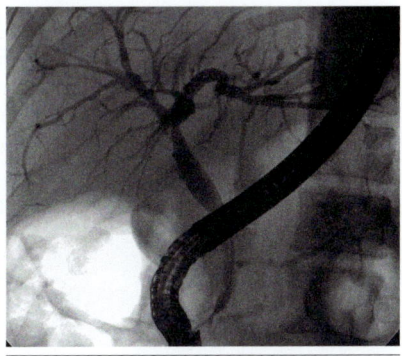

[4]   Entfernung eines Steins aus dem Ductus choledochus mit Hilfe eines Korbes

Zur **Therapie** der Cholelithiasis stehen die operative Entfernung (*Cholezystektomie*) in Form einer laparoskopischen Entfernung der Gallenblase oder in Form einer abdominellen Entfernung mit Gallengangsrevision und T-Dränage, sowie die |ESWL (extrakorporale Stoßwellen-Lithotrypsie) und die Cholelitholyse zur Verfügung. Die Therapie der Wahl bei einer akuten Obstruktion ist die Entfernung der Steine im Rahmen einer ERCP. Die Cholelitholyse ist nur bei Cholesterinsteinen möglich und erfolgt mit Hilfe von Medikamenten, die entweder oral verabreicht oder direkt in die Gallengänge gespült werden.

Cholezystitis und Cholangitis

Die Cholezystitis ist die Entzündung der Gallenblase, die meist durch Verengung der Gallenwege und dadurch begünstigte aszendierende Infektion oder durch Parasiten verursacht wird. Die Verengung kann durch Steine, Strikturen, Tumoren der umgebenden Organe oder Stenosen der |Papilla vateri begünstigt werden. Sie kann akut oder chronisch verlaufen. Die **Cholangitis** ist die Entzündung der Gallengänge. Sie gleicht in Ursache, Symptomen, Diagnostik und Therapie der akuten Cholezystitis.

Die **akute Cholezystitis** wird durch Bakterien (Escherichia coli, Enterokokken oder Klebsiellen) verursacht. Sie zeigt sich durch Gallenkolik mit Fieber und Schüttelfrost. Ist der Krankheitsverlauf sehr schwer und die Entzündung eitrig, kann eine Sepsis mit Schock, Beeinträchtigung der Nierenfunktion und zentralnervösen Störungen entstehen. Zur Diagnostik wird eine Sonografie durchgeführt, zusätzlich können ein CT und eine Cholangiografie im Rahmen einer |ERCP durchgeführt werden. Die Therapie besteht in Bettruhe, Nahrungskarenz und der Gabe von Antibiotika sowie der Entfernung der Verengung nach abgeklungener Infektion durch eine ERCP oder eine abdominelle Operation. Komplikationen können ein Leberabszess, eine Thrombose der Pfortader oder eine Leberzirrhose sein.

Die **chronische Form** der Cholezystitis ist die Folge von lang anhaltender Cholelithiasis und meist symptomlos. Erst ein schmerzloser Verschlussikterus in Kombination mit einem |Gallenblasenhydrops (so genanntes Courvoisier-Zeichen), |Dyspepsie und ein dumpfer Schmerz im rechten Oberbauch weisen auf die Erkrankung hin. Die Diagnose gleicht der der akuten Form. Die Therapie besteht in der Cholezystektomie.

Komplikationen einer chronischen Cholezystitis können Perforation der Gallenblase, Pankreatitis, Cholangitis, Sepsis und Ileus durch in den Darm penetrierte Gallensteine sein.

Ikterus als Symptom

Die so genannte „Gelbsucht", d. h. die Gelbfärbung von Haut und Bindehaut, kann in unterschiedlichen Zusammenhängen auftreten. Als **prähepatischer Ikterus** tritt die Gelbfärbung bei einem gesteigerten Zerfall von Erythrozyten und der vermehrten Freisetzung von Bilirubin an, physiologischerweise beim |Neugeborenenikterus. Als **intrahepatischer Ikterus** tritt die Gelbfärbung z. B. infolge von Störungen der Umwandlung von unkonjugiertem (wasserunlöslichem) in konjugiertes (wasserlösliches) Bilirubin oder bei Störungen des intrahepatischen Bilirubinabflusses (z. B. bei Leberzirrhose) auf. Hingegen resultiert ein **posthepatischer Ikterus** aus einem gestörten Abfluss der Galle über den Ductus hepaticus bzw. den Ductus choledochus, z. B. bei Gallensteinen oder bei Einengung bzw. Verschluss durch einen Pankreas(kopf)tumor. Daher wird ein posthepatischer Ikterus auch als Verschlussikterus oder Obstruktionsikterus bezeichnet.

ESWL **1** | 354
Papilla vateri **1** | 271
ERCP | **700**

Gallenblasenhydrops
Vergrößerung der Gallenblase durch Stauung der Galle; oft tastbar

Dyspepsie
Verdauungsstörung; als Begriff **funktionelle Dyspepsie** (Reizmagen) Überbegriff für unspezifische, funktionelle, im Oberbauch lokalisierte Beeinträchtigungen der Verdauung mit Völle- und Druckgefühl sowie epigastrischen Schmerzen und mit Sodbrennen, wobei keine pathologischen Veränderungen an den Organen nachweisbar sind

Neugeborenenikterus | **302**

Pankreatitis

Die Pankreatitis ist eine meist nicht infektiöse Entzündung der |Bauchspeicheldrü- Bauchspeicheldrüse **1** | 271
se. Bei dieser Erkrankung kommt es zumeist zu Plaqueablagerungen in den Pankre-
asgängen und dadurch zum Sekretstau. Infolgedessen verändert sich das Pankreasge-
webe zunächst ödematös und später nekrotisch durch die Selbstverdauung (*Autolyse*)
des Organs. Die Pankreatitis wird in etwa 80 % der Fälle von einem Alkoholmissbrauch
verursacht. Rund 15 % der Pankreatitiden entstehen ohne bisher erkennbare Ursache
(*idiopathisch*). Weitere mögliche Ursachen sind Verlegung der Gallewege durch Gallensteine, Tumoren oder Stenosen, stumpfe Bauchtraumata und Virusinfektionen. Durch
diese Erkrankungen entsteht durch den behinderten Abfluss über die Papille ein Rückstau der Pankreassekrete in das Organ. Diese werden dann pathologisch im Pankreas
selbst aktiviert und führen zur Autolyse des Organs.

Die Pankreatitis kann akut oder chronisch verlaufen.

	Akute Pankreatitis	Chronische Pankreatitis
Symptome	▪ häufig gürtelförmiger Oberbauchschmerz ▪ Übelkeit ▪ Erbrechen ▪ Symptome des akuten Abdomens ▪ Hautveränderungen der Bauchwand: flächenhafte oder gitterförmige livide Verfärbungen um den Nabel im Bereich der rechten Bauchwandseite	▪ immer wiederkehrende, gürtelförmige Oberbauchschmerzen ▪ Gewichtsverlust ▪ Durchfälle
Diagnostik	▪ Labor: erhöhtes CRP, Lipase, Elastase, Amylase ▪ Sonografie ▪ CT	▪ Sonografie ▪ CT, ERCP, MRCP ▪ Labor: erhöhtes CRP, Lipase, Elastase, Amylase ▪ pathologisch ausfallender Pancreozymin-Secretin-Test ▪ Pankreolauryltest (Test zur Bestimmung der exokrinen Pankreasfunktion) ▪ Fettstühle, Proteine im Stuhl
Therapie	▪ intensivmedizinische Überwachung: Monitoring, Flüssigkeitsbilanz, parenterale Erährung, Magensonde zur Dränage des Magensekretes ▪ Schmerz- und Schocktherapie ▪ ausreichende Flüssigkeitssubstitution ▪ bei Genesung: enterale Ernährung über eine tief liegende Duodenalsonde, um die Abgabe von Pankreassekret zu minimieren ▪ kausale Therapie: ERCP ▪ bei Nekrosenbildung: Entfernung des nekrotischen Gewebes ▪ bei bakterieller Beteiligung: Antibiotikagabe	▪ akutes Stadium/im Schub: wie die Therapie der akuten Pankreatitis ▪ Phasen mit geringer Symptomatik: Diät (Vermeidung von Alkohol, Kaffee und Tee, fettarme Ernährung, mehrmals kleine Mahlzeiten am Tag), medikamentös (Schmerzbekämpfung, Antazida, Substitution von Pankreasenzymen zu den Mahlzeiten) ▪ kausale Therapie: Beseitigung evtl. mechanischer Hindernisse durch ERCP, Weitung von Stenosen und Strikturen, ggf. Einsatz eines Stents, um den Sekretabfluss zu gewährleisten ▪ bei Versagen der konservativen Therapie: operative Entfernung von nekrotischen Organteilen
Komplikationen	Bildung von Abszess und |Sequester, Zystenbildung, Blutungen, Infektion von Nekrosen, häufig lebensbedrohlich	Duodenalstenosen, Ikterus, Fundusvarizen, Ösophagusvarizen, Pseudozysten und Infektionen, Insuffizienz
möglicher Verlauf	▪ Schock ▪ Sepsis ▪ in schweren Fällen bis zu 80 % letal	chronisch-rezidivierende Entzündungsschübe

[Tab. 1] Übersicht über die akute und die chronische Pankreatitis

Bei einer chronischen Pankreatitis kann es im Verlauf zuerst zu exokrinen, später auch
zu endokrinen Funktionsstörungen bis hin zur Insuffizienz kommen.

Sequester
Demarkation („Absetzen")
nekrotischen Gewebes

Hyperurikämie

Bei der Hyperurikämie handelt es sich um eine Erhöhung der Harnsäure im Blut. In der Regel führt eine übermäßige Zufuhr tierischen Eiweißes zu dieser Erkrankung, die insbesondere in Industrieländern auftritt. Der erhöhte Harnsäurespiegel stellt eine Prädisposition für Gicht dar. Um das Risiko der Gicht zu minimieren, wird die Hyperurikämie folgendermaßen therapiert:

- diätetisch: purinarme Kost (tierisches Eiweiß meiden), Alkohol meiden, Gewichtsreduktion
- medikamentös: |Urikosurika, |Urikostatika; zu Beginn der Therapie werden zur Vermeidung eines Gichtanfalls nicht steroidale Antiphlogistika oder Colchizin gegeben; ASS und |Thiaziddiuretika sollten gemieden werden, da sie die Harnsäureausscheidung verringern

Urikosurika
z. B. Benzbromaron, steigern die Harnsäureausscheidung
Urikostatika
z. B. Allopurinol, hemmen die Bildung von Harnsäure

Diuretika | 815

Gicht

Die Gicht ist charakterisiert durch eine Ablagerung von Harnsäurekristallen insbesondere in den Gelenken. Ursächlich ist eine Störung im Purinstoffwechsel, die zur Hyperurikämie führt. Die Gicht kann primär chronisch progredient oder in Schüben verlaufen. Bei der **primären Form** beruht die Störung des Purinstoffwechsels auf einer angeborenen Störung der renalen Ausscheidung von Harnsäure. Die **sekundäre Form** beruht auf einer Nierenfunktionsstörung oder einer Störung des Blutzellsystems. Die primäre Form ist die häufigere, sie wird durch purinreiche und eiweißreiche Ernährung, Alkoholgenuss, Unterkühlung und körperliche Belastung begünstigt. Zunächst verläuft die Erkrankung symptomlos und zeigt sich nur als Hyperurikämie.

Der erste Gichtanfall zeigt sich meist nach einer größeren Feier plötzlich durch
- nächtliche Schmerzen in Gelenken, zu $^2/_3$ im Großzehengrundgelenk,
- das Gelenk ist stark gerötet, geschwollen, sehr druckempfindlich und heiß [Abb. 1],
- Fieber bis 39 °C, evtl. mit leichtem Schüttelfrost und
- Beschwerden gehen am Morgen zurück und kehren in den folgenden Nächten wieder.

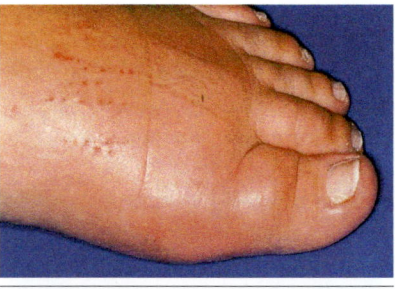

[1]   Großzehengrundgelenk bei Gichtanfall

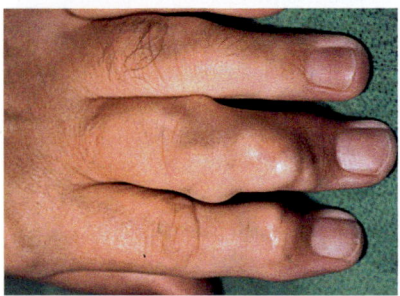

[2]   Gichttrophi

Nach dem ersten Gichtanfall folgt die Phase der rezidvierenden Anfälle und der Hyperurikämie. Nach ca. zehn Jahren treten irreversible Schädigungen durch die kristallinen Ablagerungen in den Gelenken mit Gelenkdeformationen auf und es werden die so genannten Gichttrophi außerhalb der Gelenke sichtbar [Abb. 2]. Das Vollbild der Gicht sollte heute nicht mehr auftreten, da die irreversiblen Schädigungen durch eine medikamentöse Einstellung des Harnsäurespiegels zu verhindern sind. Die **Therapie** der Gicht erfolgt auf zwei Wegen: nicht medikamentös und medikamentös. Zur nicht medikamentösen Therapie gehört die allmähliche Gewichtsnormalisierung; Fasten soll vermieden werden, da es einen Gichtanfall auslösen kann.
Die diätetischen Maßnahmen umfassen:
- Alkoholverbot,
- purinarme Kost (wenig Fleisch, keine Innereien, Sardinen, Hülsenfrüchte, Steinpilze, Spinat),
- eingeschränkte Kohlenhydrataufnahme,
- proteinreiche Kost und
- an ungesättigten Fettsäuren reiche Kost (bei Patientinnen mit Metabolischem Syndrom).

Insulin begünstigt die Reabsorption von Harnsäure, weniger Insulin senkt die Uratreabsorption und steigert damit die Ausscheidung der Harnsäure.

Die medikamentöse Therapie erfolgt im akuten Gichtanfall mit nicht steroidalen Antirheumatika. Die Therapie wird über zwei bis drei Tage reduziert. Für die Dauertherapie werden Urisokurika (z. B. Benzbromaron) und Urikostatika (z. B. Allopurinol) eingesetzt. |Saluretika und Acetylsalicylsäure sollen nicht eingenommen werden, da diese den Harnsäurespiegel anheben.

Hyperlipoproteinämien

Die Hyperlipoproteinämie ist eine Fettstoffwechselstörung, in deren Folge die Blutfettwerte (insbesondere das |LDL-Cholesterin) erhöht sind.

Die bedeutendsten **Formen**, die auf einer genetischen Veranlagung beruhen und sich erst bei Überernährung zeigen, sind

- Hypercholesterinämie,
- kombinierte Hyperlipidämie und
- endogene Hyperlipidämie.

Bei den erworbenen Hyperlipoproteinämien sind Adipositas, Typ-2-Diabetes und |Metabolisches Syndrom wichtige **Ursachen**.

Die **Diagnostik** erfolgt über die Blutfettbestimmung im Serum. Die Patientin sollte dazu zwölf Stunden nüchtern sein, um die Werte nicht durch Nahrungsmittel zu verfälschen. Manchmal sind Fetteinlagerungen in den Augenlidern (*Xanthelasmen*) ein Hinweis auf eine Hyperlipidämie [Abb. 3].

Die **Therapie** besteht in der Umstellung der Ernährung auf cholesterinarme Nahrungsmittel, insbesondere kurzkettiges Cholesterin ist zu meiden. Des Weiteren soll eine Gewichtsreduktion, ggf. eine Einstellung des Diabetes mellitus Typ II und die Behandlung mit Medikamenten zur Senkung der Blutfettwerte erfolgen (Statine).

Im Fall der seltenen kindlichen Hyperlipidämien, welche in extremer Form erblich bedingt sind, setzt man bereits ab dem dritten Lebensjahr auf eine cholesterin- und fettarme Diät sowie auf Sport. Wird mit Diät und Bewegung keine ausreichende Senkung des LDL-Cholesterins erreicht, so kann ab dem achten Lebensjahr eine zusätzliche medikamentöse Therapie erwogen werden. Bei schweren familiären Formen werden die Fette mit einer wöchentlichen Lipidapherese gesenkt. Bei der Lipidapherese wird das Blut wie bei der Dialyse über eine Kapillare geleitet, an die sich die Fette anlagern und somit aus dem Körper entfernt werden.

Eine **Komplikation**, die infolge einer Hyperlipidämie auftreten kann, ist eine frühzeitige und ausgeprägte Arteriosklerose.

Saluretika
Diuretika, die eine verstärkte Diurese über eine vermehrte Elektrolytausscheidung erzeugen, z. B. Aldosteronantagonisten
LDL-Cholesterin (Low Density Lipoprotein-Cholesterin) Cholesterinart, der – im Gegensatz zum HDL-Cholesterin – eine Arteriosklerose förderliche Wirkung zugeschrieben wird

Metabolisches Syndrom | 185

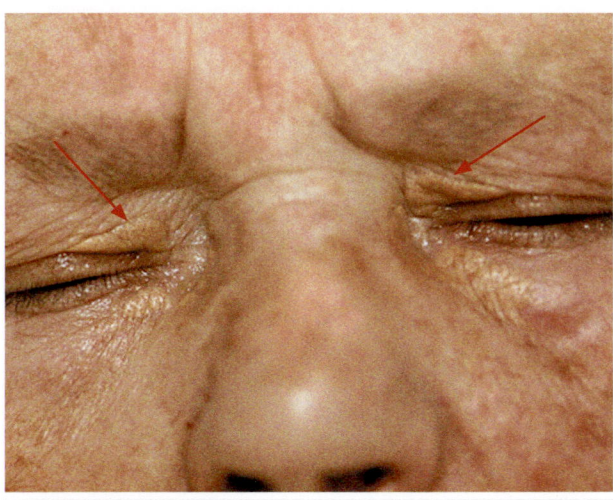

[3] Xanthelasmen

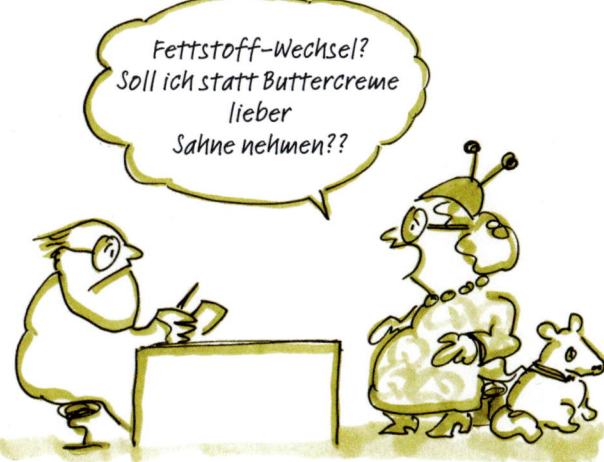

Endokrine Organe und ausgewählte Erkrankungen des endokrinen Systems
Endokrine Organe, Steuerung und Regulation des endokrinen Systems
Das endokrine System

Hormone sind körpereigene Stoffe, die zur autonomen Steuerung und Regelung des Organismus notwendig sind. Sie werden in endokrinen Drüsen (Hormondrüsen, endokrine Organe) und im Gewebe (Gewebshormone) gebildet [Abb. 1]. Der Transport erfolgt häufig an Proteine gebunden über das Blut. Die Wirkung eines Hormons hat zur Voraussetzung, dass es einen passenden Hormonrezeptor „andockt" (Schlüssel-Schloss-Prinzip).

Hormone können nach ihrem chemischen Aufbau in drei Klassen unterteilt werden: in Peptidhormone (bestehen aus Ketten von Aminosäuren, z. B. Insulin), Aminosäurenderivate (Abkömmlinge von Aminosäuren, z. B. Melatonin) und Steroidhormone (Abkömmlinge des Cholesterins, z. B. Kortisol). Für das Verständnis der Grundzüge der |Endokrinologie hat sich die Einteilung nach den Orten der Bildung der Hormone bewährt.

Die Gesamtheit der endokrinen Organe wird als endokrines System oder Hormonsystem bezeichnet. Im engeren Sinne bilden die Hormondrüsen das endokrine System. Ihre Hormone werden auch als Drüsenhormone oder glanduläre Hormone bezeichnet. Daneben werden außerhalb von Hormondrüsen zahlreiche Gewebshormone gebildet.

Endokrinologie

Teilgebiet der Inneren Medizin, das von Aufbau, Funktionen, Diagnose und Therapie von Störungen des Hormonsystems handelt

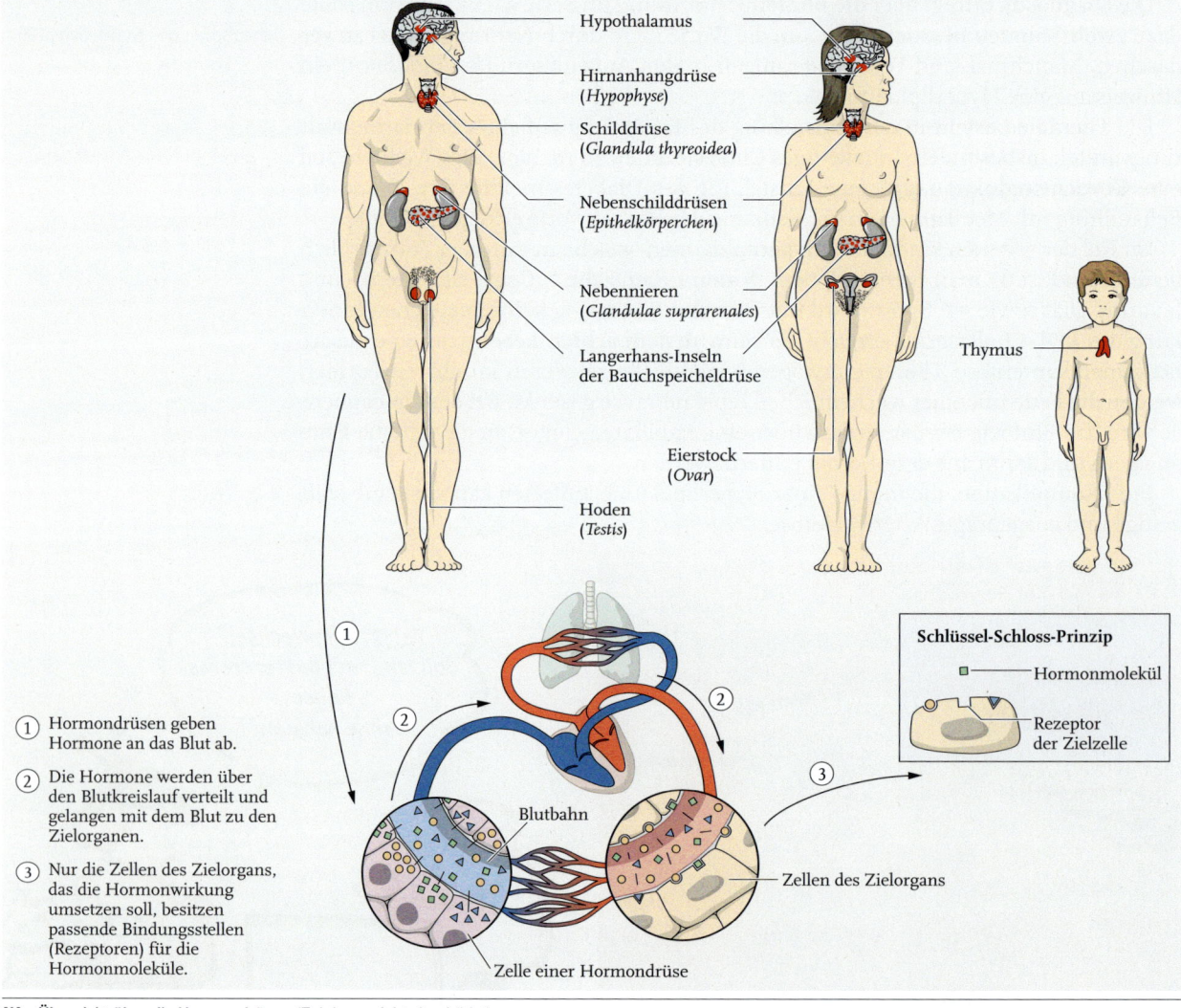

① Hormondrüsen geben Hormone an das Blut ab.

② Die Hormone werden über den Blutkreislauf verteilt und gelangen mit dem Blut zu den Zielorganen.

③ Nur die Zellen des Zielorgans, das die Hormonwirkung umsetzen soll, besitzen passende Bindungsstellen (Rezeptoren) für die Hormonmoleküle.

[1] Übersicht über die Hormondrüsen (Epiphyse nicht abgebildet)

Zu den Organen des endokrinen Systems im engeren Sinne gehören

- Hypothalamus,
- Hypophyse (Hirnanhangdrüse),
- Epiphyse (Zirbeldrüse),
- Thymus,
- Schilddrüse,
- Nebenschilddrüsen (Epithelkörperchen),
- Nebennieren,
- Pankreas (Bauchspeicheldrüse) und
- Gonaden (Hoden bzw. Eierstöcke).

Zum endokrinen System im weiteren Sinne zählen auch die Bildungsorte anderer Botenstoffe, wobei die Grenzen zwischen „eigentlichen" Hormonen und anderen Botenstoffen fließend sind. Wichtige dieser anderen Klasse an Botenstoffen sind

- Gewebshormone, welche von spezialisierten Zellen anderer Gewebe gebildet werden (z. B. |Erythropoetin vom Nierenparenchym oder verschiedene Prostaglandine, die in fast allen Geweben und Organen gebildet werden können und eine Rolle bei Entzündungsprozessen spielen) sowie
- Neurotransmitter, welche Informationen an den Synapsen übertragen und z. T. auch im Gehirn gebildet werden und in diesem Falle auch als Neurohormone bezeichnet werden, z. B. die Hormone des Hypophysenhinterlappens.

Erythropoetin **1** | 793

Die hormonelle Regelung ist |phylogenetisch gesehen älter und daher „mächtiger" als das zentrale Nervensystem, z. B. lässt sich Wut, die über Hormone gesteuert wird, nur sehr schwer bewusst unterdrücken. Die hormonelle Regulation steht aber auch in engem Zusammenhang mit dem zentralen Nervensystem. So hat z. B. Licht einen Einfluss auf die Stimmung: Ein Mangel an Licht kann „deprimierend" wirken.

phylogenetisch
die Stammesentwicklung von Lebewesen betreffend

Zwischenhirn **1** | 438

Steuerung und Regulation der Hormonausschüttung

Die Kommunikation der Organe des endokrinen Systems untereinander und die Regulation der Funktion peripherer Organe erfolgt über Hormone. Die Funktion der Organe ist hierachisch geordnet und die Steuerung erfolgt über eine positive bzw. negative Rückkopplung im Rahmen eines Regelkreises [Abb. 2].

Das Hypothalamus-Hypophysen-System

In diesem Regelkreis nimmt das Hypothalamus-Hypophysen-System eine zentrale Stellung ein. Es bildet eine funktionelle Einheit.

Der **Hypothalamus** ist sowohl Teil des |Zwischenhirns als auch des endokrinen Systems, er bildet die Schaltzentrale zwischen ZNS und endokrinen Organen und ist über seine Hormone an der Steuerung von Körperfunktionen (z. B. Wasserhaushalt) beteiligt.

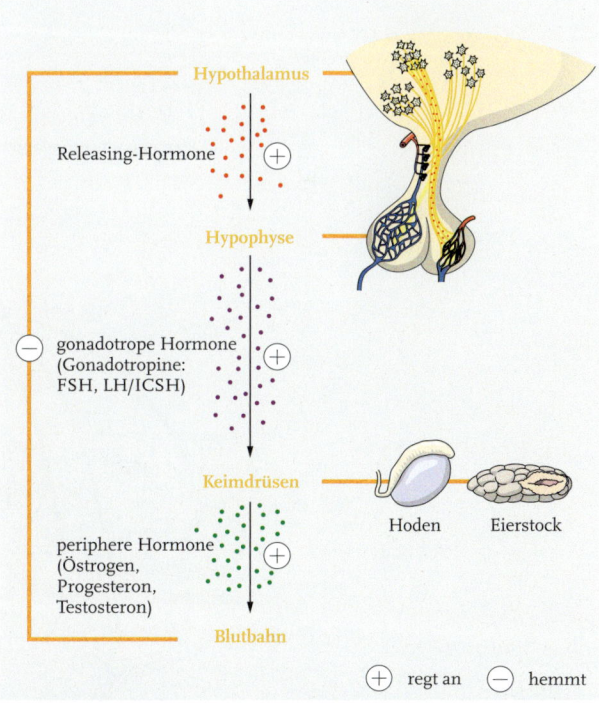

[2] Regulation der Hormonausschüttung am Beispiel des Regelkreises der Sexualhormone

Der Hypothalamus misst ständig die Konzentration der im Blut vorhandenen Hormone und steuert die Sekretion aus den „nachgeordneten" Hormondrüsen.

Wenn die Hormonkonzentration zu gering ist, bildet der Hypothalamus Freisetzungshormone (*Releasing-Hormone, Liberine*), die über ein Netz an Kapillaren, den so genannten hypohysären Pfortaderkreislauf, zum Hypophysenvorderlappen gelangen. Auf diese Weise wird der Hypophysenvorderlappen angeregt, Hormone freizusetzen, die wiederum „nachgeordnete" Hormondrüsen, z. B. die Gonaden, zur Hormonbildung und -ausschüttung der peripheren Hormone anregen.

Wenn die Hormonkonzentration ausreichend hoch ist, setzt der Hypothalamus nur wenige Releasing-Hormone frei bzw. er setzt hemmende Hormone (*Inhibiting-Hormone, Statine*) frei, z. B. das Somatostatin, das v. a. die Freisetzung von STH aus dem Hypophysenvorderlappen hemmt.

Daneben liegen im Hypothalamus Kerngebiete, in denen die Neurohormone Oxytozin und ADH (*antidiuretisches Hormon*) gebildet werden. Diese Hormone „wandern" dann in den Axonen der Nervenzellen in den **Hypophysenhinterlappen**, wo sie gespeichert und freigesetzt werden. Der Hypophysenhinterlappen wird auch als *Neurohypophyse* bezeichnet und ist anatomisch und funktionell ein Anhängsel des Hypothalamus, da er v. a. aus Axonen besteht, während die zugehörigen Zellkörper im Hypothalamus liegen. Oxytozin und ADH gelten auf Grund ihres Sekretionsortes als Hypophysenhinterlappenhormone.

Im **Hypophysenvorderlappen**, der auch als *Adenohypophyse* bezeichnet wird, werden unter der Kontrolle des Hypothalamus verschiedene Hormone (*glandotrope Hormone*) freigesetzt, die der Steuerung „nachgeordneter" Hormondrüsen dienen [Abb. 1], [Tab. 1].

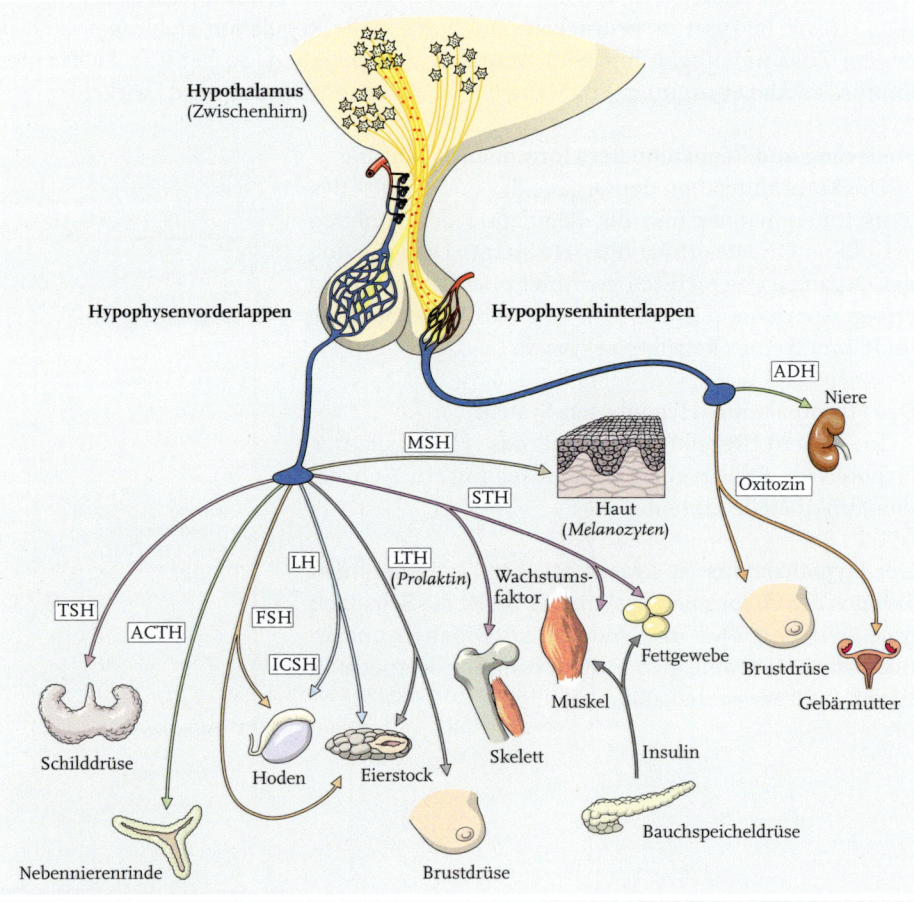

[1] Hormone der Hypophyse

	Hormon	Wirkung
Hormone des Hypothalamus (Releasing- bzw. Inhibiting-Hormone)	TRH (Thyreotropopin-Releasing-Hormon)	fördert die Freisetzung von TSH aus dem Hypophysenvorderlappen
	CRH (Corticotropin-Releasing-Hormon)	fördert die Freisetzung von ACTH aus dem Hypophysenvorderlappen
	GnRH (Gonadotropin-Releasing-Hormon)	fördert die Freisetzung von ICSH bzw. von FSH und LH aus dem Hypophysenvorderlappen
	GHRH (Growth-Hormone-Releasing-Hormon)	fördert die Freisetzung von STH aus dem Hypophysenvorderlappen
	Somatostatin	hemmt die Freisetzung von STH
	Dopamin	unterdrückt als Hormon des Hypothalamus die Prolaktinfreisetzung
Hormone des Hypophysen-vorderlappens (glandotrope Hormone)	TSH (thyreoideastimulierendes Hormon)	regt die Schilddrüse zur Bildung von T3 (Trijodthyronin) und T4 (Thyroxin, Tetrajodthyronin) an
	ACTH (adrenocorticotropes Hormon)	regt die Nebennierenrinde zur Bildung von Kortisol an
	LH (luteinisierendes Hormon)	regt im Ovar im Rahmen des |Monatszyklus die Follikelreifung an, löst die Ovulation aus, regt die Gelbkörperbildung an
	FSH (follikelstimulierendes Hormon)	fördert die Östrogenbildung und die Follikelreifung im Ovar sowie die Samenbildung im Hoden
	ICSH (interstitielle Zellen stimulierendes Hormon)	regt die |Testosteronproduktion im Hoden an
	Prolaktin (LTH, laktotropes Hormon)	fördert u. a. die Milchbildung (|Laktation) und löst den Milcheinschuss aus
	STH (somatotropes Hormon, Wachstumshormon, Growth-Hormon, GH)	steuert bei Kindern und Jugendlichen das Längenwachstum, bei Erwachsenen das Wachstum von Ohren und Nase; fördert den Muskelaufbau
	MSH (melanozytenstimulierendes Hormon)	regt die Pigmentbildung in den Melanozyten der Haut an
Hormone des Hypophysen-hinterlappens	Oxytozin	fördert u. a. die Milchabgabe der Brustdrüse und erzeugt Wehen
	ADH (antidiuretisches Hormon; Vasopressin)	fördert die Rückresorption von Wasser in der Niere und kann daher auch als „Wassersparhormon" bezeichnet werden; ADH-Mangel erzeugt einen |Diabetes insipidus

[Tab. 1] Die wichtigsten Hormone des Hypothalamus-Hypophysen-Systems: Oxytozin und ADH sind als Hypophysenhinterlappenhormone klassifiziert.

Epiphyse und Thymus

Diese beiden endokrinen Organe sind wenig in die beschriebenen Hierarchien eingebunden, stehen jedoch über den Gesamtorganismus zu den anderen endokrinen Organen in Verbindung.

Die Epiphyse ist eine etwa erbsengroße Drüse, die oberhalb des Mittelhirns gelegen ist. Sie produziert Melatonin. Die Produktion dieses Hormons wird im Dunkeln gefördert und durch Licht gehemmt. Vermutlich spielt Melatonin für den Tag-Nacht-Rhythmus eine Rolle. Bei Jetlag werden erhöhte Melatoninspiegel gemessen (Melatonin macht müde).

Der \|Thymus bildet bis ungefähr zum Ende der Pubertät die Hormone Thymosin und Thymopoetin, die die Reifung der Lymphozyten in den Lymphknoten steuern.

Diabetes insipidus
angeborene oder erworbene Erkrankung mit deutlich vermehrter Urinausscheidung (Polyurie), daraufhin starkem Durstgefühl und vermehrtem Trinken

Monatszyklus | **772**
Testosteron | **775, 777**
Laktation | **62**
Thymus **1** | **799**

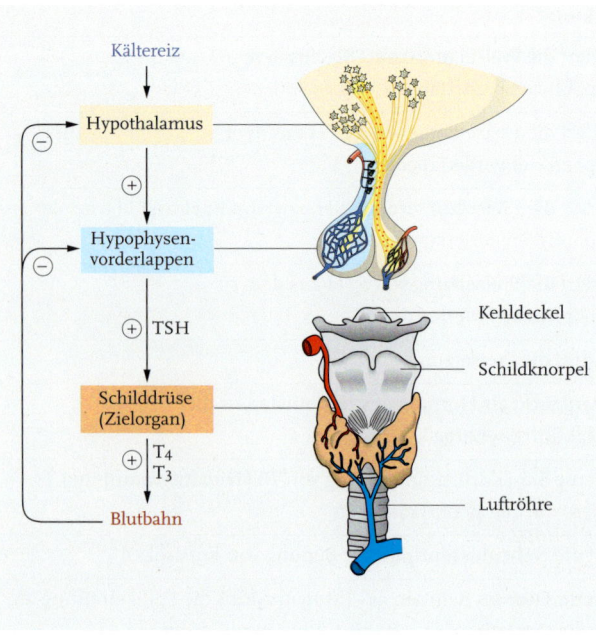

[1]   Regulation der Schilddrüsenhormone

Schilddrüse

Die Schilddrüse (*Glandula thyroidea*) liegt vor der Luftröhre, dicht unterhalb des Schildknorpels. Die hufeisenförmige Hormondrüse „umgreift" die Vorderseite der Trachea und bildet die jodhaltigen Hormone T_3 (Trijodthyronin) und T_4 (Thyroxin, Tetrajodthyronin). Das benötigte |Spurenelement Jod muss über die Nahrung zugeführt werden. Die Regulation der Schilddrüsenhormone geschieht über das Hypothalamus-Hypophysen-System, wobei die permanente Überwachung des Hormonspiegels eine Rolle spielt [Abb. 1].

T_4 ist die Speicherform im Gewebe, T_3 ist das biologisch wirksame Schilddrüsenhormon. T_3 aktiviert die aeroben Abbauvorgänge der Zellatmung und fördert insofern indirekt u. a. das Wachstum (Längenwachstum), die Reifung und Aktivität des ZNS. Ferner steigert T_3 den Energieumsatz durch Steigerung von Herzarbeit, Körpertemperatur und Abbau von Fetten und Glykogen. Die Schilddrüse bildet ferner das Hormon **Kalzitonin**, das an der Regulation des Kalzium- und Phosphathaushalts beteiligt ist.

Nebenschilddrüsen

Die vier ca. weizenkorngroßen Nebenschilddrüsen (*Glandulae parathyroideae*, Epithelkörperchen) liegen an der dorsalen Seite der Schilddrüse. Sie bilden das **Parathormon**, das für die Regulation des Kalziumhaushaltes notwendig ist.

Die **Regulation des Kalziumhaushaltes** wird von drei Hormonen gesteuert:

- Parathormon aus den Nebenschilddrüsen mobilisiert Kalzium aus den Knochen und fördert, zusammen mit dem Vitamin-D-Hormon, die Resorption von Kalzium aus der Nahrung. Ferner hemmen Parathormon und Vitamin-D-Hormon die renale Kalziumausscheidung. In der Folge steigt der Serumkalziumspiegel.
- Das Vitamin-D-Hormon (Vitamin D als Hormon) wird entweder über die Nahrung aufgenommen oder aus Provitamin D in der Haut unter Nutzung von UV-Licht gebildet und in Leber und Nieren aktiviert. Das Vitamin-D-Hormon fördert neben den genannten Wirkungen auch den Einbau von Kalzium in die Knochen.
- Das in der Schilddrüse gebildete Kalzitonin wirkt als Gegenspieler zum Parathormon, in dem es den Einbau von Kalzium in die Knochen und die Ausscheidung von Kalzium über die Nieren fördert.

Gonaden und Langerhansinseln

Die in den endokrinen Drüsen Hoden bzw. Ovarien gebildeten Hormone (Testosteron bzw. Östrogen und Progesteron) sind dem Hypothalamus-Hypophysen-System nachgeordnet und greifen auf vielfältige Weise in die physiologischen Vorgänge ein. So regt z. B. |Testosteron die Spermienproduktion an und |Östrogen und |Progesteron spielen eine wichtige Rolle im Rahmen des Monatszyklus.

Der Blutzuckerspiegel wird durch die von den Langerhans-Inseln gebildeten Hormone |Insulin und |Glukagon gesteuert, wobei ein Insulinmangel zu einem Diabetes mellitus führen kann. Auch andere Hormone, wie z. B. Kortisol, haben einen Einfluss auf den Blutzuckerspiegel. Neben Insulin und Glukagon wird in den D-Zellen des Pankreas (und Verdauungstrakts) Somatostatin gebildet, das die Sekretion von Magensaft und Pankreassekret sowie die Magen-Darm-Beweglichkeit hemmt.

Nebennieren

Die beiden Nebennieren (*Glandulae adrenales, Glandulae suprarenales*) sitzen jeweils dem oberen |Nierenpol auf. In der **Nebennierenrinde** werden in unterschiedlichen Zonen folgende Hormongruppen gebildet:

- Sexualhormone, hier v. a. Testosteron
- Mineralokortikoide
- Glukokortikoide

Nieren **1** | 340
Renin-Angiotensin-Aldoste-
ron-Mechanismus | 503

Das wichtigste Mineralokortikoid ist das Aldosteron, dessen Ausschüttung über den |Renin-Angiotensin-Aldosteron-Mechanismus geregelt wird. Auslöser für die Ausschüttung von Aldosteron sind hohe Serumkaliumspiegel oder niedrige Serumnatriumspiegel sowie niedriger Blutdruck und geringes Blutvolumen.

Zu den in der Nebennierenrinde gebildeten Glukokortikoiden gehören Kortison, Kortikosteron sowie das wirksamste unter den Glukokortikoiden, das Kortisol. Wirkungen der Glukokortikoide sind u. a. die Steigerung von Fettabbau (Lipolyse), |Glukoneogenese, |Glykolyse, des Eiweißabbaus in der Muskulatur und des Abbaus von Knochensubstanz sowie die Hemmung von Entzündungs-, Abwehr- und allergischen Reaktionen. Die Ausschüttung der Glukokortikoide wird über das CRH aus dem Hypothalamus und ACTH aus dem Hypophysenvorderlappen geregelt, wobei niedrige Glukokortikoidspiegel die CRH- und ACTH-Freisetzung fördern und hohe Glukokortikoidspiegel sie hemmen. Ferner sind höhere Zentren an der Glukokortikoidausschüttung beteiligt, z. B. im Rahmen der über den |Sympathikus sowie Adrenalin und Noradrenalin aus dem Nebennierenmark vermittelten Stressreaktion [Abb. 2].

Glukoneogenese **1** | 273
Glykolyse **1** | 273

Sympathikus **1** | 440

Das **Nebennierenmark** ist streng genommen kein endokrines Organ, da es entwicklungsgeschichtlich aus dem Sympathikus entstanden ist und auch diesem untergeordnet ist. Daher ist das Nebennierenmark auch an der Stressreaktion beteiligt und gibt im Zuge einer solchen Reaktion vermehrt seine Hormone Adrenalin und Noradrenalin ab.

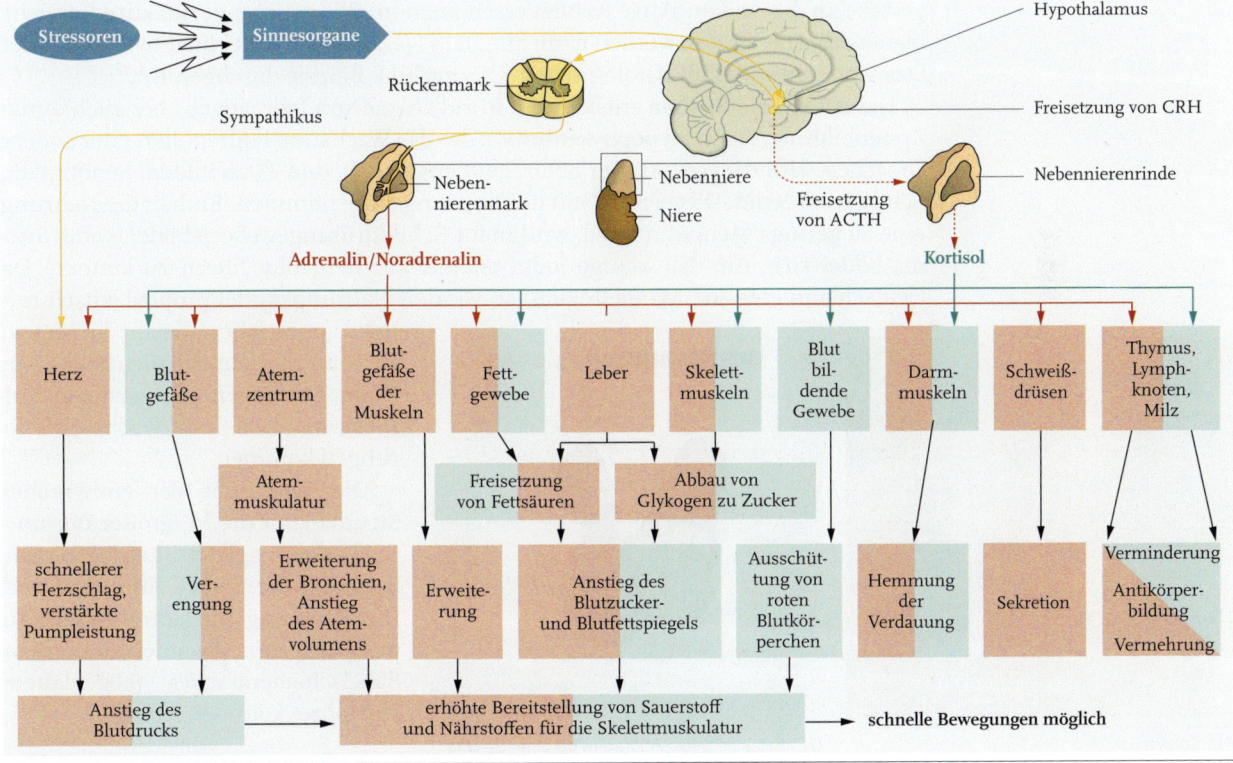

[2] Schematische Darstellung der Stressreaktion

Ausgewählte Störungen bzw. Erkrankungen des Hormonsystems
Schilddrüsenerkrankungen

Die Erkrankungen der Schilddrüse betreffen häufig die Vergrößerung des Organs (*Struma*) und Funktionsstörungen. Im Einzelnen handelt es sich um:

- **euthyreote Struma**: Vergrößerung der Schilddrüse bei normaler Funktion
- **Hypothyreose**: Unterfunktion der Schilddrüse mit oder ohne Vergrößerung
- **Hyperthyreose**: Überfunktion der Schilddrüse mit oder ohne Vergrößerung

Der **Grad einer Struma** wird nach der WHO wie folgt eingeteilt:

0   keine Struma
I   Struma tastbar, aber nicht sichtbar
Ia Struma tastbar, auch bei Zurücklegen des Kopfes nicht sichtbar
Ib Struma tastbar und bei Zurücklegen des Kopfes sichtbar
II bei normaler Kopfhaltung sichtbare Struma
III Struma ist sehr groß und aus großen Entfernungen bereits sichtbar, sie behindert die Atmung und die Durchblutung, sie reicht bis hinter das Sternum

10 – 20 % der Bevölkerung in Deutschland sind betroffen, damit kommt der Struma eine erhebliche Bedeutung zu.

Zur **Diagnostik** der Schilddrüsenerkrankungen gehören

- Anamnese,
- körperliche Untersuchung,
- Palpation der Struma,
- Sonografie und
- Bestimmung der Hormonkonzentrationen von TSH, T_3 und T_4.

Bei Knotenbildung und Verdacht auf Tumoren wird ein Szintigramm [Abb. 2] durchgeführt, dabei wird radioaktives Jodid i. v. verabreicht. Dieses lagert sich im Schilddrüsengewebe an, besonders aktive Knoten erscheinen im Bild rot-orange, inaktive Bereiche blau-weiß. Die Knoten werden dann als „heiß" (aktiv) oder „kalt" (inaktiv) bezeichnet. Des Weiteren wird zur histologischen Klärung eine Biopsie durchgeführt.

Die **euthyreote Struma** entsteht i. d. R. auf Grund von Jodmangel, aber auch durch Zystenbildung, einen Hypophysentumor, der das Wachstum fehlreguliert oder andere Ursachen. Um die vom Körper benötige Menge an T_3 und T_4 zu bilden, benötigt die Schilddrüse Jodid. Dieses wird mit der Nahrung aufgenommen. Enthält die Nahrung eine zu geringe Menge an Jodid, wird mehr Schilddrüsengewebe gebildet – eine Struma bildet sich, um das wenige Jodid effektiv aus dem Blut filtern zu können. Da Deutschland eine Jod-Mangelregion ist, werden Nahrungsmittel prophylaktisch mit Jodid angereichert. Reicht die Menge an T_3 und T_4 dennoch nicht aus, kann es zu Störungen der geistigen Entwicklung und zu Wachstumsstörungen kommen.

Die Symptome der euthyreoten Struma sind die Vergrößerung und Tastbarkeit, ggf. Schluckstörungen, Behinderung von Atmung und Durchblutung. Die Luftröhre kann so weit komprimiert werden, dass es zur Säbelscheidentrachea (abgeplattete Luftröhre) kommen kann.

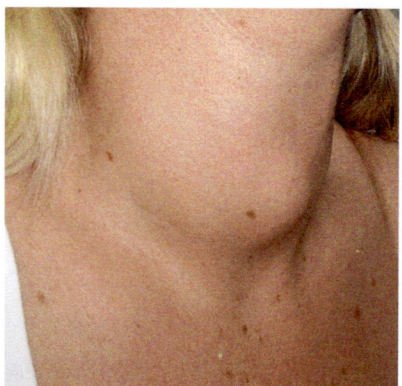

[1]   Struma

[2]   Schilddrüsenszintigramm bei einer Struma mit vier Adenomen

Die Therapie hat die Verkleinerung der Schilddrüse und eine ausreichende Versorgung des Organismus mit Jodid zum Ziel. Zur Verkleinerung wird das Medikament L-Thyroxin verabreicht. Es entspricht T_4 und hemmt die TSH-Ausschüttung durch eine negative Rückkopplung. Dies hat zur Folge, dass die Schilddrüse schrumpft. Diese Behandlung erfolgt über ein bis eineinhalb Jahre, danach ist keine weitere Verkleinerung mehr zu erwarten. Eine zu große Struma wird operativ verkleinert. Gleichzeitig erhält die Patientin Jodid als Tabletten zur Substitution. L-Thyroxin kann zur Rezidivprophylaxe in Form einer Dauertherapie verabreicht werden.

Morbus Basedow
Autoimmunerkrankung mit Antikörperbildung gegen körpereigenes Schilddrüsengewebe

	Hypothyreose	Hyperthyreose
Definition	Unterfunktion der Schilddrüse mit dadurch entstehender Mangelversorgung des Organismus mit T_3 und T_4	Überfunktion der Schilddrüse mit erhöhter Konzentration der Schilddrüsenhormone im Blut und Steigerung des gesamten Stoffwechsels
Ursachen	**bei Kindern** angeborene Fehlbildungen, intrauterin erworbener Jodmangel **bei Erwachsenen** Entzündungen (Hashimoto-Thyreoiditis), ausgeprägter Jodmangel, Strahlenbehandlung, Schilddrüsenresektion, Tumoren, Störungen im Hypothalamus bzw. der Hypophyse, Hormonresistenz der Körperzellen	Morbus Basedow, autonomes Adenom und eine funktionelle Autonomie sowie weitere Tumoren
Symptome	**bei Kindern** ■ Zyanose ■ geistige Minderentwicklung ■ Minderentwicklung motorischer Fähigkeiten und des muskuloskelettären Systems mit Minderwuchs ■ Trinkfaulheit von Säuglingen bei guter Gewichtszunahme ■ Obstipation **bei Erwachsenen** ■ Hypothermie und Kälteintoleranz ■ Bradykardie und Hypotonie ■ Myxödem ■ verdickte Lippen und Zunge ■ trockene Haut und Haare ■ geringe Leistungsfähigkeit, schnelle Ermüdbarkeit ■ Parästhesien, Muskelkrämpfe ■ insgesamt verlangsamter Stoffwechsel: Hypercholesterinämie, Anämie, niedriger BZ, Gewichtszunahme, Obstipation	Tachykardie, Hypertonie, Dekompensation einer bestehenden Herzinsuffizienz, Unruhe, Wärmeintoleranz, vermehrtes Schwitzen und warme feuchte Haut, Gewichtsabnahme bei normaler Ernährung, Durchfälle und Muskelschwäche; beim Morbus Basedow Exophthalmus und Struma Der Komiker Marty Feldman (1934–1982) hatte einen deutlichen Exophthalmus.
Diagnostik	ein niedriger T_3- und T_4-Wert und ein erhöhter TSH-Wert, T_3 kann evtl. normal sein	Laborbefunde: erhöhte T_3- und T_4-Werte und erniedrigte TSH-Werte
Therapie	Substitution der Schilddrüsenhormone (L-Thyroxingabe)	Thyreostatika, Operation oder Radio-Jod-Therapie (Verabreichung von radioaktivem Jod: bestrahlt und zerstört die aktiven Bereiche der Schilddrüse von innen; wird in speziellen Zentren durchgeführt, da alle Ausscheidungen der Patientin radioaktiv sind und gesondert entsorgt werden müssen)

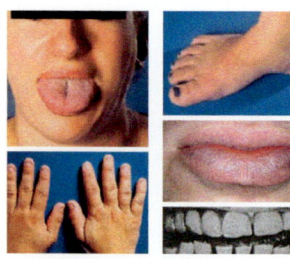

[1] Symptome des hypophysären Riesenwuchses: Makroglossie. Akromegalie, vergrößerte Lippen, Erweiterung der Zahnzwischenräume

Über- bzw. Unterproduktion von Wachstumshormon

Physiologisch wird Wachstumshormon im Kindes- und Jugendalter vermehrt gebildet. Kommt es in dieser Phase zu einem Mangel an Wachstumshormon, z. B. infolge eines Unfalls oder einer Bestrahlung im Kopfbereich, kann das Längenwachstum vermindert sein. Die Therapie besteht in der Substitution von synthetisch hergestelltem Wachstumshormon bis zum Schluss der Epiphysenfuge. Im Einzelfall kann die Substitution auch über den Zeitpunkt des Abschlusses des Längenwachstums erforderlich sein.

Ein so genannter hypophysärer Riesenwuchs oder Gigantismus ist proportioniert und die Folge einer vermehrten Produktion von Wachstumshormon während der Wachstumsphase, z. B. infolge eines Hyophysenadenoms. Tritt die vermehrte Produktion von Wachstumshormon nach dem Schluss der Epiphysenfugen ein, bewirkt das Wachstumshormon eine so genannte *Akromegalie*. Diese zeigt sich in einem verstärkten Wachstum, u. a. der Akren sowie einer Vergrößerung der Zunge (*Makroglossie*, [Abb. 1]). Durch die den Blutzucker erhöhende Wirkung des Wachstumshormons entwickeln die Betroffenen oft einen Diabetes mellitus.

Nebenschilddrüsenüberfunktion, Nebenschilddrüsenunterfunktion

Eine Überfunktion der Nebenschilddrüsen (*Hyperparathyreoidismus*) ist gekennzeichnet durch eine vermehrte Produktion von Parathormon. Mögliche Ursachen sind ein gutartiger Nebenschilddrüsentumor oder die reaktive Steigerung der Parathormonproduktion zur Kompensation einer lang andauernden Verminderung des Serumkalziumspiegels (z. B. bei chronischer Niereninsuffizienz). Hauptkennzeichen sind Knochenschmerzen infolge des Knochenumbaus, aber auch Nierensteine können vorkommen. Die Therapie ist bei einem Tumor chirurgisch. Zur Hemmung des Knochenabbaus werden z. B. Bisphosphonate eingesetzt.

Bei einem Parathormonmangel, der oft nach einer versehentlichen Entfernung der Epithelkörperchen im Rahmen einer Schilddrüsenoperation auftritt, sinkt der Serumkalziumspiegel und es steigt die Phosphatmenge im Blut an. Infolge der Nebenschilddrüsenunterfunktion (*Hypoparathyreoidismus*) sind die Muskeln und Nerven der Betroffenen leichter erregbar, sodass Muskelkrämpfe und Parästhesien auftreten (*tetanisches Syndrom*). Bei ca. 75 % der Betroffenen kommt es zu einem so genannten tetanischen Anfall, der sich zunächst in einem Kribbeln (v. a. um den Mund und den Händen) zeigt und später in starken Muskelkrämpfen. Typisch ist eine Pfötchen- oder Geburtshelferstellung der Hände [Abb. 2]. Ferner sind Bauchschmerzen, Durchfälle und Harndrang infolge des Zusammenziehens von Darm- und Blasenmuskulatur möglich. Die Therapie einer Nebenschilddrüsenunterfunktion besteht in der Substitution von Kalzium und Vitamin D, z. B. in Form von Brausetabletten.

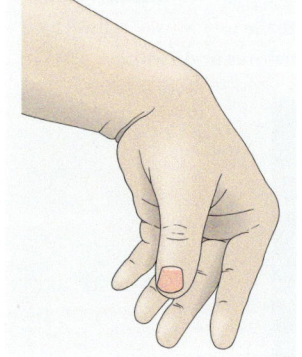

[2] Pfötchenstellung

Cushing-Syndrom

Als Cushing-Syndrom werden alle Veränderungen einer Patientin bezeichnet, die auf Grund eines langfristig erhöhten Kortisolspiegels entstehen. Dabei kann es sich um eine pathologische Erhöhung im Rahmen von Tumoren des Hypophysenvorderlappens oder der Nebennierenrinde handeln (*Morbus Cushing*) oder aber um die Folge einer langfristigen Glukokortikoidtherapie im Rahmen von rheumatischen Erkrankungen oder einer Immunsuppression. Das Cushing-Syndrom ist gekennzeichnet durch „Stammfettsucht", „Vollmondgesicht", Stiernacken, Striae rubrae (rote Hauteinblutungen), Akne, fettige Haare (bei Frauen auch Zyklusstörungen und Ausbildung eines männlichen Schambehaarungsmusters), Muskelatrophie, Osteoporose, Depression oder Euphorie.

Weitere Folgen bzw. Nebenwirkungen einer Kortisontherapie können sein: Katarakt, Infektionsneigung, Ulzera in Magen und Duodenum, Pergamenthaut, Hypertonie, Diabetes mellitus.

Die Symptome und Nebenwirkungen entstehen aus der Wechselwirkung des Kortisols mit den Hormonen der Hypophyse und den weiteren Nebennierenrindenhormonen.

Chirurgische Aspekte

11.2.3

Lippen-Kiefer-Gaumen-Spalte (LKGS)

Lippen-Kiefer-Gaumen-Spalten gehören zu einer Gruppe angeborener Fehlbildungen, bei denen sich in der Embryonalzeit Teile der Mundpartie nicht normal entwickelt haben (*kraniofaziale Dysplasien*). Dabei bilden die LKGS die häufigste und wichtigste kraniofaziale Fehlbildung mit einer Inzidenz von 1:450 Geburten, wobei in den letzten 100 Jahren eine kontinuierlich Zunahme der Inzidenz zu beobachten ist.

LKGS treten mit großer Variationsbreite auf. Man unterscheidet Lippenspalten, Lippen-Kiefer-Spalten und Gaumenspalten [Abb. 3 und 4].

Spaltbildungen des primären Gaumens sind:

- **Lippenkerbe**: Spaltbildung der Oberlippe, jedoch nicht bis zum Naseneingang
- **Lippenspalte**: Hemmungsfehlbildung, bei der sich die maxillaren medialen nasalen Fortsätze nicht verbunden haben
- **Lippen-Kiefer-Spalte**: ungenügende Verschmelzung von Oberkieferwulst und medialem Nasenwulst

Lippenspalten und Lippen-Kiefer-Spalten machen ca. 15 – 20% aller Spaltbildungen aus.

Spaltbildungen des sekundären Gaumens sind:

- **Gaumenspalte**: Fissur in der Gaumenmitte, ca. 35% der Spaltbildungen sind Gaumenspalten.
- **Lippen-Kiefer-Gaumen-Spalte**: Kombination aus Lippen-Kiefer-Spalte und Gaumenspalte, machen ca. 50% der Fälle aus.

Sowohl Lippen-, Lippen-Kiefer- als auch Gaumenspalten können einseitig oder beidseitig auftreten. Sie entstehen zwischen der fünften und achten Schwangerschaftswoche.

Die Entstehung von LKGS beruht auf einer Kombination von endogenen und exogenen Faktoren, wie Sauerstoffmangel während der Embryonalentwicklung, Nikotin- und Alkoholgenuss in der Schwangerschaft, Strahlung, Vitaminmangel (Folsäure) oder Überdosierung der Vitamine A (Retinoide) und E, Krankheit der Mutter während der Schwangerschaft, z. B. Röteln. In ca. 15 – 33% der Fälle sind die Ursachen genetischer Natur.

Die **Symptomatik** der LKGS ist abhängig von der jeweiligen Form der LKGS.

Isolierte Lippenspalten führen zu Sprachproblemen mit Labiallauten nach der Operation. Gaumenspalten und LKGS führen zu Atembeschwerden, Problemen bei der Nahrungsaufnahme, Sprachproblemen und können Hals-Nasen-Ohren-Erkrankungen bedingen. Weiterhin können Zähne fehlen oder Zahnfehlstellungen auftreten. Hänseleien durch andere Kinder können psychische Probleme verursachen.

Bereits im Mutterleib können LKGS durch Ultraschall diagnostiziert werden. Die sichere Diagnosestellung erfolgt bei der U1 durch die Inspektion des Mund- und Rachenraumes.

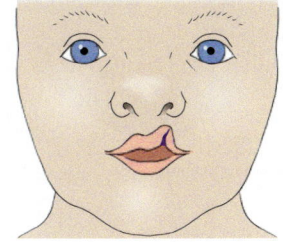

einseitige Lippenkerbe

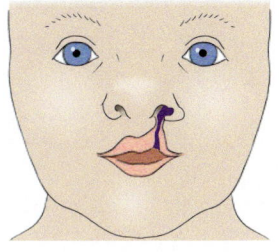

einseitige Lippenspalte

[3]   Lippenkerbe und Lippenspalte

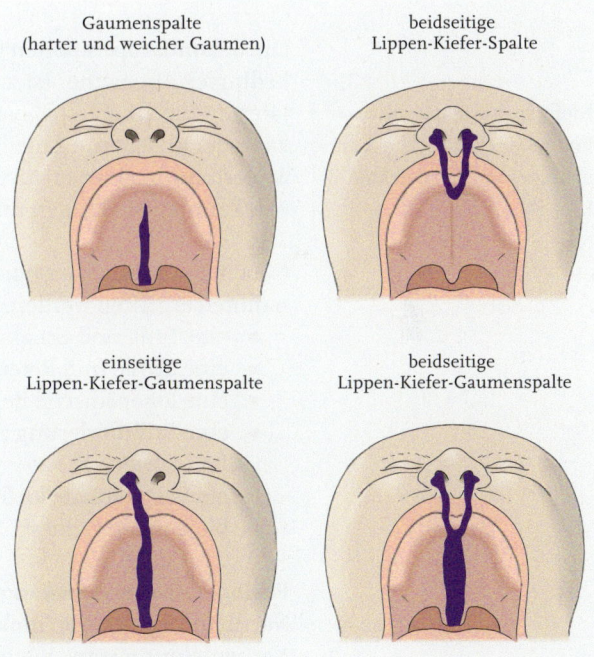

Gaumenspalte (harter und weicher Gaumen) — beidseitige Lippen-Kiefer-Spalte — einseitige Lippen-Kiefer-Gaumenspalte — beidseitige Lippen-Kiefer-Gaumenspalte

[4]   Gaumenspalte, Lippen-Kiefer-Spalte und Lippen-Kiefer-Gaumenspalte (Ansicht von unten)

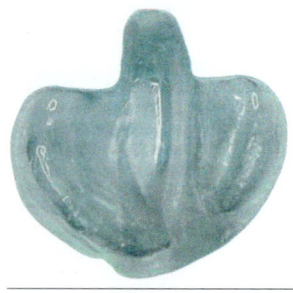

[1]   Gaumenplatte

Die **Therapie** erfolgt durch ein interdisziplinäres Team aus den Gebieten Mund-Kiefer-Gesichtschirurgie, Kieferorthopädie, Hals-Nasen-Ohren-Heilkunde, Phoniatrie, Pädaudiologie, Logopädie sowie Still- und Ernährungsberatung.

Da häufig Hörstörungen auftreten, wird das Hörvermögen engmaschig überwacht. Bei Bedarf werden Paukenröhrchen eingesetzt, um die Belüftung des Mittelohres sicherzustellen. Bei Gaumenspalten wird in den ersten Lebenstagen der Nasenraum durch eine herausnehmbare Gaumenplatte [Abb. 1] vom Mundraum getrennt.

Mit den therapeutischen Maßnahmen werden folgende Ziele verfolgt:
- Erleichterung der Nahrungsaufnahme
- physiologische Zungenlage
- Etablierung der Nasenatmung
- Steuerung des Wachstums der gespaltenen Kiefersegmente

Bei der operativen Behandlung von LKGS werden zwei Formen der Operationen unterschieden – die Primäroperationen und die Sekundäroperationen.

Bei den **Primäroperationen** werden Lippe, Gaumensegel und harter Gaumen in mehreren Schritten verschlossen. Mitunter erfolgt der operative Verschluss der Spalte in einer einzigen Operation. Beim mehrschrittigen Vorgehen wird die Lippe meist zwischen dritten und sechsten Lebensmonat operiert. Bzgl. des Zeitpunktes der Gaumenoperation bestehen unterschiedliche Auffassungen. Einerseits spricht die Aussicht, einen normalen Spracherwerb zu ermöglichen, dafür, die Operation möglichst früh durchzuführen. Andererseits besteht der Vorteil einer Operation zu einem späteren Zeitpunkt darin, dass die Wachstumsprozesse des Kiefers weniger durch Operationsnarben gestört werden. Das Gaumensegel wird zwischen dritten und zwölften Lebensmonat operiert und der harte Gaumen zwischen 6. und 18. Lebensmonat. Bei doppelseitigen Spalten ist oft eine Nasenstegverlängerung nötig.

Die **Sekundäroperationen** dienen der Beseitigung bzw. Vorbeugung von durch LKGS bedingten Probleme. Ist z. B. der Kiefer betroffen, kann im Alter von sechs bis zehn Jahren eine |Kieferspaltosteoplastik nötig werden. Nach Abschluss des Wachstums kann der knöcherne Anteil der Nase endgültig begradigt werden. Gegebenenfalls sind weiterhin sprechunterstützende Operationen notwendig – ebenso wie die Behandlung von Zahnfehlstellungen und Eingriffe zur Verbesserung der Ästhetik.

Kieferspaltosteoplastik
Einbringen von Beckenkammspongiosa in den defekten Kieferbereich

Neben den genannten operativen Maßnahmen können **weitere therapeutische Maßnahmen** ergriffen werden, z. B.:
- eine Still- und Ernährungsberatung
- eine Trink- und Retentionsplatte (im ersten Lebensjahr)
- eine logopädische Behandlung
- eine Frühförderung zur Behandlung bzw. Prophylaxe von psychosozialen Problemen
- eine begleitende kieferorthopädische Behandlung (im Milch-, Wechsel- und bleibenden Gebiss

Postoperative Komplikationen können Schwellungen, Schmerzen, Blutungen und Nachblutungen sowie Infektionen, Wundheilungsstörungen und eine überschießende Narbenbildung sein. Weiterhin kann es zu Gefühlsstörungen und Schluckbehinderungen kommen. Auch können allergische Reaktionen nicht ausgeschlossen werden.

Ösophaguserkrankungen

Ösophagusachalasie

Der Begriff „Achalasie" bedeutet, dass ein Hohlorgan nicht mehr in der Lage ist zu erschlaffen. Bei der Ösophagusachalasie kann der untere Ösophagussphinkter seine Muskulatur nicht mehr lockern und es besteht weiterhin eine Motilitätsstörung des gesamten Ösophagus. Die Ösophagusachalasie wird oft auch kurz als „Achalasie" bezeichnet. Es handelt sich um eine neuromuskuläre Erkrankung von Teilen der glatten Speiseröhrenmuskulatur unklarer Ursache. Die Nahrung wird nur langsam und beschwerlich vorwärtsbewegt und der vollständige Übertritt in den Magen ist nicht gewährleistet. In der Folge tritt eine |Dilatation des Ösophagus vor dem Sphinkter auf.

Die Ösophagusachalasie ist eine seltene Erkrankung mit einer jährlichen |Inzidenzrate von 1 – 2 auf 100 000 Einwohner. Im Alter zwischen 35 und 45 Jahren kommt diese seltene Erkrankung am häufigsten vor. Jedoch kann eine Achalasie bereits bei Säuglingen bestehen, wobei sich das Vollbild erst allmählich entwickelt. Bei Erwachsenen hingegen ist ein abrupter Krankheitsbeginn zu beobachten.

Die Ösophagusachalasie wird je nach Ausprägung der Ösophagusdilatation in drei **Stadien** unterteilt, wobei beim ersten Stadium noch keine Dilatation des Ösophagus vorliegt und die Speiseröhre durch erhöhte |Peristaltik versucht, den Widerstand, den der untere Sphinkter entgegensetzt, zu überwinden. Beginnend mit dem zweiten Stadium dilatiert der Ösophagus zunehmend und es nimmt die Peristaltik ab, bis er im dritten Stadium völlig unbeweglich ist.

Das Hauptsymptom der Ösophagusachalasie sind Schluckstörungen bzw. Schluckbeschwerden (*Dysphagie*), die von Schmerzen hinter dem Brustbein begleitet sein können. Auch ist es möglich, dass die Speisen wieder zum Mund herauskommen (*Regurgitation*), da die Passage in den Magen verhindert ist. Bei Säuglingen werden Schluckbeschwerden häufig erst ab der Gabe von Beikost eindeutig erkennbar. Es kommt über die Dauer des Fortschreitens der Erkrankung zu einer stetig schwerer ausgeprägten Schluckstörung, was zu einer Mangelernährung und einem damit verbundenen Gewichtsverlust führen kann (v. a. bei Kindern).

Um eine Ösophagusachalasie zu **diagnostizieren**, werden Röntgen, Endoskopie und |Manometrie eingesetzt [Abb. 2]. Die **Therapie** der Ösophagusachalasie ist symptomatisch und zielt auf eine Verbesserung der Nahrungspassage. Der Ösophagus kann an den Engstellen mit einem Ballonkatheter aufgeweitet werden (*Dilatation*) [Abb. 3]. Dies führt meist zu einer bleibenden Besserung der Symptomatik. Alternativ kann endoskopisch |Botulinumtoxin (z. B. Botox®) um den unteren Ösophagussphinkter herum injiziert werden. Dies führt zur Lähmung aller Muskeln und trägt so zur verbesserten Passage bei. Bei Versagen dieser Behandlungsverfahren kommt als chirurgische Behandlung die Kardiomyotomie (Spaltung der *Submukosa* und der *Muscularis* der |Speiseröhre) in Frage.

Dilatation
Ausdehnung, Erweiterung; therapeutisch die Aufdehnung eines verengten Hohlorgans

Inzidenzrate
Anzahl der Neuerkrankungen in einer Bevölkerungsgruppe, z. B. pro 100 000 Einwohner

Peristaltik **1** | 260

Manometrie
Druckmessung

Botulinumtoxin
wird therapeutisch als Botox z. B. bei schmerzhaften und unlösbaren Spasmen, bei Inkontinenz und bei Analfissuren angewendet; in der ästhetischen Chirurgie wird es zur Faltenkorrektur angewendet

Speiseröhre **1** | 258

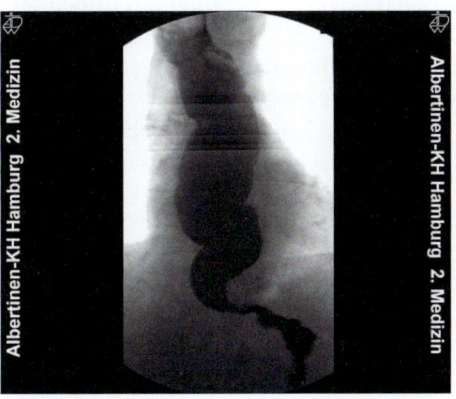

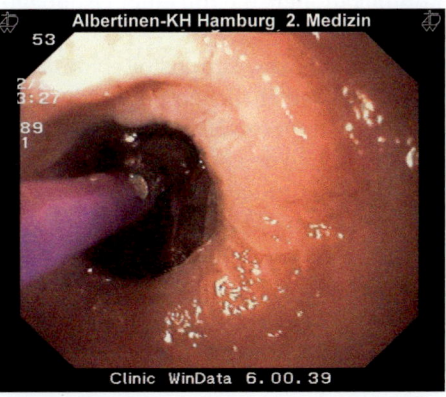

[2]   Erweiterung der Speiseröhre bei Achalasie

[3]   Ballondilatation

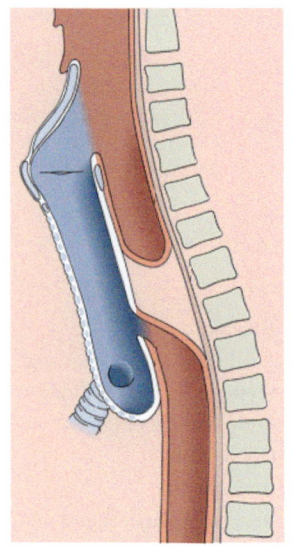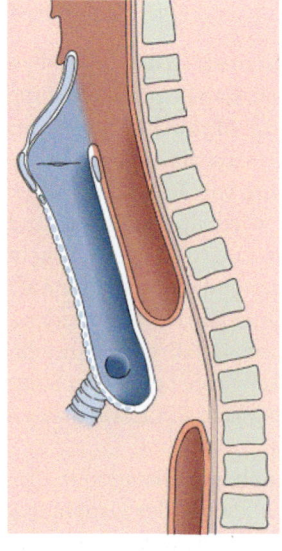

[1] Ösophagusatresie kombiniert mit einer Fistel und ohne Fistel

Ösophagotrachealfistel
| 695, 737

Ösophagusatresie

Unter einer Ösophagusatresie ist ein angeborener Verschluss der Speiseröhre zu verstehen. Hierbei handelt es sich um eine relativ häufige (1 : 3 500) Missbildung des Ösophagus. In ca. 90 % der Fälle endet der obere Ösophagusabschnitt blind und ist kombiniert mit einer |Ösophagotrachealfistel [Abb. 1]. Die betroffenen Kinder speicheln viel und verabreichte Nahrung kommt gleich wieder hoch (*Regurgitation*). Es ist die Gefahr der Aspiration und der Pneumonie gegeben. Infolge der Aspiration leiden die Kinder unter Atemnot, die u. a. an einer Zyanose zu erkennen ist. Bei ausgeprägter Aspiration kann sich ein Atemnotsyndrom entwickeln.

Die **Diagnose** wird mittels Ultraschall, Röntgenaufnahmen (mit Kontrastmittel) und Sondierung gestellt. Weiterhin ist es wichtig, weitere Fehlbildungen (z. B. der Aorta) auszuschließen. Die **Therapie** ist operativ und besteht in der Anastomosierung der Speiseröhrenabschnitte bzw. von Speiseröhre und Magen. Eine evtl. vorliegende Ösophagotrachealfistel wird verschlossen.

An die pflegerische Versorgung dieser Kinder werden verschiedene Ansprüche gestellt. Präoperativ erfolgt eine kontinuierliche Monitoringüberwachung und Sekretabsaugung im oberen Blindsack. Weiterhin wird der Oberkörper des Kindes in Linksseiten- oder Bauchlage 45 ° erhöht gelagert. Dadurch soll das Übertreten von Magensaft in die Luftröhre vermieden werden.

Therapeutisch stellt die Prävention von (Mikro-)Aspirationen die bedeutendste Maßnahme neben der operativen Versorgung dar.

Postoperativ wird das Kind weiterhin kontinuierlich mit Hilfe des Monitorings überwacht. Die Kinder sind beatmet. Beim endotrachealen Absaugen ist darauf zu achten, dass der Absaugkatheter nur bis zum Ende des Tubus geführt wird, um ein Fistelrezidiv zu vermeiden. Um das Sekret zu lockern, kann eine leichte Vibrationsmassage eingesetzt werden. Auch nach der Operation werden die Kinder in Linksseiten- oder Bauchlage 45 ° erhöht gelagert, damit die Operationswunde entlastet wird. Die Kinder haben ferner eine Magensonde zur Schienung der Anastomose. Diese soll sicher fixiert werden. Falls sie versehentlich gezogen wird, darf sie auf Grund der Perforationsgefahr nicht neu gelegt werden. Eine orale Ernährung darf erst erfolgen, wenn eine komplikationslose Passage der Anastomose gesichert ist. Die Versorgung der Operationswunde erfolgt frühestens 24 Stunden postoperativ trocken und steril.

Komplikationen, die mit einer Ösophagusatresie (und ihrer Therapie) verbunden sein können, sind v. a.:

- Platzen bzw. Durchstoßen des Blindsacks (*Perforation*) mit der Folge einer lebensgefährlichen Entzündung des Mediastiums (*Mediastinitis*)
- Anastomoseninsuffizienz (Aufreißen der operativ hergestellten Verbindung zwischen den beiden Ösophagusanteilen bzw. zwischen Ösophagus und Magen)
- Nachblutungen
- Wundinfektion
- Aspiration
- Pneumonie
- gastroösophagealer Reflux (Zurückfließen von Mageninhalt in die Speiseröhre)
- Fistelrezidiv
- Narbenstenose

Ösophagusdivertikel

Ösophagusdivertikel sind Wandausbuchtungen des Ösophagus.

Unterschieden werden **echte Ösophagusdivertikel**, bei denen die Ausstülpung alle Wandschichten umfasst, und **falsche Ösophagusdivertikel**, bei denen nur die Mucosa und die Submuoca ausgestülpt sind. Die echten Ösophagusdivertikel werden mitunter auch als Traktionsdivertikel bezeichnet, da man davon ausging, dass sie durch Narbenzug entstehen; mittlerweile gilt als gesichert, dass persisitierende Gewebeverbindungen zwischen Trachea und Ösophagus die Ursache für echte Ösophagusdivertikel sind. Sie finden sich daher oft in der Nähe der Bifurkation der Trachea. Die falschen Ösophagusdivertikel werden auch als Pulsationsdivertikel bezeichnet. Diese Bezeichnung rührt daher, dass durch den Druck im Ösophagus bzw. bei erhöhtem Druck im Ösophagus die Aussackung durch eine Muskellücke hindurch erfolgt (häufig im oberen Ösophagusdrittel beim so genannten Zenker-Divertikel).

Manche Ösophagusdivertikel sind (lange) symptomlos. **Hauptsymptome** von Ösophagusdivertikeln sind Schluckbeschwerden (*Dysphagie*). Auch eine Refluxösophagitis mit dem Hauptsymptom Sodbrennen ist möglich. Die **Diagnostik** der Divertikel findet als Kontrastmitteldarstellung des Ösophagus bzw. als Sonografie statt. Die **Therapie** besteht in der chirurgischen Abtragung der Divertikel. **Komplikationen** können Perforationen der Divertikel in das umliegende Gewebe mit folgender Infektion sein. Aus einer Perforation in die Atemwege kann eine Aspiration mit Pneumonie resultieren. Aus einer Perforation in das Mediastinum eine Mediastinitis.

Ösophagotrachealfistel

Die Ösophagotrachealfistel stellt eine angeborene oder erworbene Verbindung zwischen der Speiseröhre und der Luftröhre dar. Angeboren tritt sie meist im Zusammenhang mit einer |Ösophagusatresie auf. **Ursachen** für die erworbene Form können Verätzungen, Verletzungen oder Tumoren sein. **Symptome** sind anfallartiges Husten – insbesondere bei Säuglingen während des Stillens, Dyspnoe, Aspiration mit folgender Pneumonie. Zur Diagnostik gehören Endoskopie von Luft, Speiseröhre, röntgenologische Kontrastmitteluntersuchung der Speiseröhre und CT. Die **Therapie** besteht im operativen Verschluss der Fistel und bei Tumoren ggf. in einer Stentanlage, da Ösophagustumoren häufig inoperabel sind.

Ösophagusatresie | 736

Ösophagustumoren

Der häufigste Ösophagustumor ist das Ösophaguskarzinom. Es tritt besonders oft ab dem 50. Lebensjahr auf. Die jährliche Inzidenzrate liegt in Deutschland bei ca. 3–5 pro 100 000 Einwohner. In Südostasien treten Ösophaguskarzinome häufiger auf.

Risikofaktoren sind Alkoholabusus, Nikotinabusus und vermehrte Aufnahme von |Nitrosaminen mit der Nahrung. Weiterer Risikofaktor ist der als Komplikation einer Refluxkrankheit entstehende |Barrett-Ösophagus. Das Ösophaguskarzinom entsteht meist an den physiologischen Engen der Speiseröhre.

Barrett-Ösophagus | 738

Nitrosamine
organisch-chemische Verbindungen aus Aminen und Nitraten, die z. B. beim starken Erhitzen bzw. Braten geräucherter Lebensmittel entstehen

Die wichtigsten **Symptome** eines Ösophaguskarzinoms sind
- Dysphagie,
- Gewichtsabnahme,
- das Unvermögen, Speichel zu schlucken,
- Anschwellen der Halslymphknoten sowie
- Heiserkeit bei einer Rekurrensparese (Lähmung des N. laryngeus recurrens) und retrosternale Schmerzen.

Diese Symptome treten häufig erst spät im Krankheitsverlauf auf. Zur **Diagnostik** werden Endoskopie mit Biopsie, Endosonografie, CT, Röntgenkontrastdarstellung, ggf. Bronchoskopie und Mediastinoskopie durchgeführt.

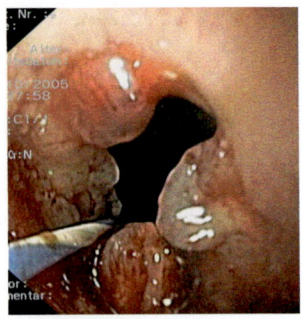

[1] Stentimplantation bei Ösophaguskarzinom

Kardia **1** | 262

Die **Therapie** besteht in der Entfernung des Tumors und dem Ersatz der Speiseröhre. Bei inoperablen Tumoren wird zur Entlastung der Patientin ein Stent eingesetzt und/oder eine PEG zur Ernährung gelegt [Abb. 1]. Der Ersatz der Speiseröhre kann durch Magenhochzug oder Jejunum- bzw. Kolonersatz geschehen. Begleitend werden Radio- und Chemotherapie (auch als Radio-Chemotherapie) durchgeführt.

Die Prognose der Erkrankung ist schlecht, die 5-Jahres-Überlebensrate beträgt 20 %, bei inoperablen Tumoren beträgt die Lebenserwartung durchschnittlich noch gerade sechs Monate.

Refluxkrankheit

Die Refluxkrankheit wird durch eine Störung des |Kardiaverschlusses und daraus folgend durch einen Reflux von magensäurehaltigem Speisebrei in die Speiseröhre verursacht. Durch den Reflux entsteht eine Reizung des Ösophagus mit folgender Ösophagitis [Abb. 2]. Eine weitere Ursache ist eine Cardiainsuffizienz, die durch fetthaltige Speisen, Nikotin, Bauchpresse und Bücken über den Kopf ausgelöst wird.
Die Refluxkrankheit kann eingeteilt werden in

- primäre Refluxkrankheit: ohne Ursachen und
- sekundäre Refluxkrankheit: nach Schädigung des Ösophagus, Hiatushernien oder Varizen.

Die **Symptome** sind Sodbrennen, Regurgitation von Mageninhalt, Aufstoßen, Schluckstörungen und retrosternale Schmerzen beim Schlucken und im epigastrischen Dreieck. Zur **Diagnostik** gehören: Anamnese, Sonografie mit Biopsie, pH-Wertbestimmung im Magen und die fraktionierte Magensaftuntersuchung.

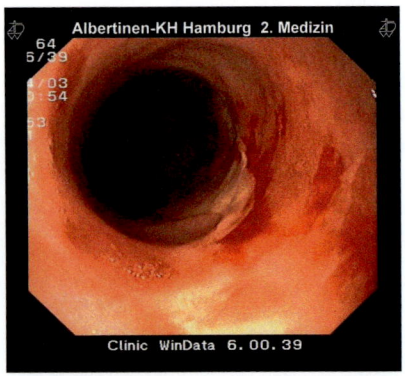

[2] Refluxösophagitis

Die **Therapie** besteht konservativ in:

- Diät: fünf bis sechs kleine Mahlzeiten am Tag, keine Säurelocker: Koffein, Nikotin, Alkohol, Süßes, scharfe Würze
- Proteine als Nahrungsabschluss: Käse schließt den Magen
- nach dem Essen aufrechte Lage und beim Schlafen aufrechtes Kopfteil
- Gewichtsreduktion
- medikamentös: Antazida, Protonenpumpenhemmer, Dopaminantagonisten, Paspertin, tonussteigernde Medikamente Metoclopramid, ggf. Helicobacter-Eradikation

Selten ist eine operative Therapie notwendig. Sie wird durchgeführt, wenn keine Besserung unter der konservativen Therapie eintritt oder wenn kanzerogene Veränderungen des Ösophagus oder eine Hiatushernie bestehen. Die chirurgische Therapie besteht in der Hiatoplastik. Im Rahmen dieser Operation wird der Verschluss des Mageneinganges wieder hergestellt. Meist wird diese Operation minimalinvasiv durchgeführt. Es wird die Durchtrittsstelle des Ösophagus durch das Zwerchfell durch chirurgische Nähte verengt, sodass der Reflux erschwert wird.

Komplikationen der Erkrankung sind die Blutungsgefahr und die Ausbildung eines Barrett-Ösophagus [Abb. 3]. Ein Barrett-Ösophagus ist eine chronisch-entzündliche Veränderung des distalen Ösophagusepithels. Es handelt sich um eine Präkanzerose. Präkanzerosen und kanzerogenes Gewebe werden entfernt. Die Prophylaxe der Entzündung bei Refluxkrankheit besteht darin, dass gefährdete Personen mit erhöhtem Oberkörper schlafen und sich möglichst nicht über Kopf bücken sollen und dass Patientinnen, die längere Zeit liegen müssen, nicht ganz flach gelagert werden, um den Rückfluss von Magensaft zu vermeiden.

[3] Barrett-Ösophagus

Magenerkrankungen

Hiatushernie

Unter einer Hiatushernie wird eine gestörte Fixation der Kardia und des unteren Speiseröhrenabschnittes verstanden. Dabei wird während der Inspiration der Magenmund durch den Spalt im Zwerchfell, der für den Durchtritt der Speiseröhre vorgesehen ist, in den Thorax verlagert und nimmt dabei Anteile des Magens mit.

Hiatushernien werden in **Gleithernien** (gastroösophageale Hernien, axiale Hernien) und in **paraösophageale Hernien** unterteilt, wobei auch Mischformen möglich sind. Bei Gleithernien liegen Kardia und Fundus oberhalb des Zwerchfells [Abb. 4]. Sie sind mit über 80 % die häufigste Form. Bei paraösophagealen Hernien liegt der Fundus neben der Speiseröhre im Brustraum, während Kardia und Ösophagus normal lokalisiert sind [Abb. 5].

Im Kindesalter kommen paraösophageale Hernien selten vor. Hiatushernien sind häufig asymptomatisch. Jedoch weisen viele Kinder einen gastroösophagealen Reflux auf, bei dem Mageninhalt in die Speiseröhre zurückfließt.

Um die Diagnose Hiatushernie zu sichern, setzt man Kontrastmitteldarstellungen und Endoskopie ein.

Gleithernien werden nur beim Auftreten von Komplikationen operativ versorgt. Ansonsten reicht (bei übergewichtigen Patientinnen) oft schon eine Gewichtsreduktion aus. Ferner sollten Säure lockende Speisen und Getränke gemieden werden. Medikamentös werden meist Protonenpumpenhemmer eingesetzt.

Liegt eine paraösophageale Hernie vor, wird diese häufig operativ behoben. Es wird dann eine **Fundoplicatio** durchgeführt, auch um die Ausbildung einer Refluxösophagitis oder gar eines Barrett-Ösophagus zu verhindern. Diese Operation kann laparoskopisch oder abdominell erfolgen:

- Um den distalen Teil des Ösophagus wird ein Silikonschlauch wie ein Kragen gelegt (Antirefluxprothese),
- der Magen wird am runden |Leberband (*Ligamentum teres hepatis*) fixiert, sodass das Hochrutschen der Kardia durch den Hiatus verhindert und der Kardiaverschluss verbessert wird (Teresplastik),
- ggf. wird der |Hiatus oesophagus durch Nähte eingeengt (Hiatoplastik),
- der mangelhafte Karadiaverschluss wird durch eine Falte des Magenfundus wieder hergestellt.

Leberband **1** | 274
Hiatus oesophagus **1** | 259

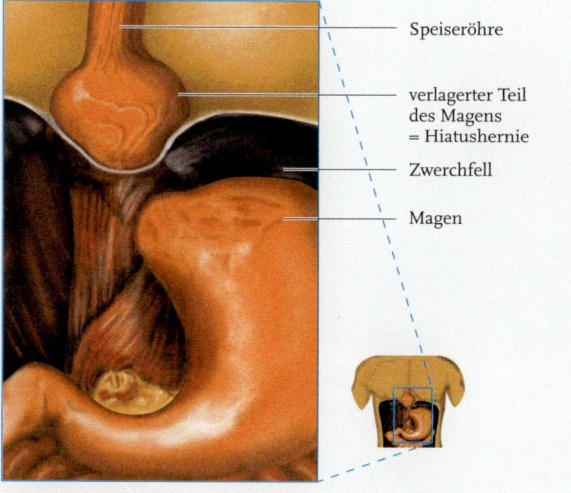

Speiseröhre

verlagerter Teil des Magens = Hiatushernie

Zwerchfell

Magen

[4] Gleithernie

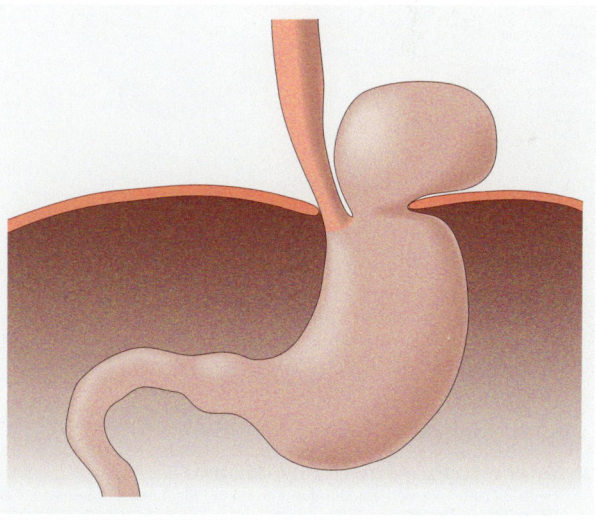

[5] Paraösophageale Hernie

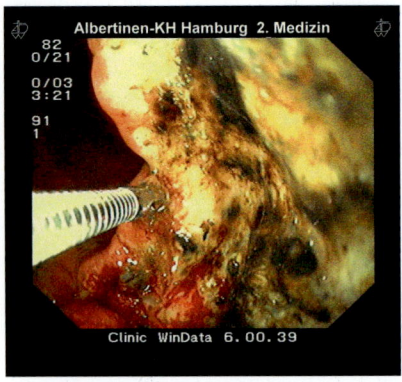

[1] Ulzeröses Magenkarzinom (Biopsie)

Magentumoren

Eine operative Behandlung erfolgt insbesondere bei Magenkarzinomen. Das Magenkarzinom steht in der Häufigkeit bösartiger Erkrankungen an vierter Stelle, Männer sind anderthalbmal so oft betroffen wie Frauen. Es tritt vorwiegend zwischen dem 60. und dem 70. Lebensjahr auf. Personen asiatischer Herkunft sind häufiger vom Magenkarzinom betroffen. Als **Risikofaktoren** sind genetische Prädisposition, Nikotinabusus, Ernährungsgewohnheiten (Alkohol, Nitrosamine) und häufige bzw. lang anhaltende Entzündungen und Infektionen z. B. mit Helicobacter pylori bekannt. Es treten unspezifische **Symptome** wie Übelkeit, Erbrechen, Speisenunveträglichkeit, Völlegefühl auf. Schluckstörungen und Blutungen (und ggf. Teerstuhl) sind i. d. R. Spätsymptome.

Die wichtigste **diagnostische Maßnahme** ist die Gastroskopie mit Biopsie, sie ermöglicht die histologische Beurteilung des endoskopisch sichtbaren Geschwürs auf Zellveränderungen hin [Abb. 1]. Zusätzlich werden Röntgenaufnahmen, Sonografie, Szintigrafie, CT und MRT zur Metastasensuche durchgeführt.

Meist werden zur **Therapie** Magenteilresektionen durchgeführt, um eine Restfunktion der Verdauungsaufgaben des Magens zu erhalten. Es stehen folgende Operationsmethoden zur Verfügung:

- $^2/_3$-Resektion nach Billroth I und II (Magenteilresektionen) [Abb. 2]
- vollständige Entfernung des Magens (totale Magenresektion) mit Bildung eines Ersatzmagens (meistens aus Dünndarm) und zusätzlich Entfernung des |großen Netzes und der umliegenden Lymphknoten
- bei fortgeschrittenen Tumoren wird im Rahmen der Palliativtherapie eine Möglichkeit der enteralen Nahrungszufuhr und Nahrungspassage gesichert, z. B. durch PEG-Sonde oder Gastroenterostomie (Seit-zu-Seit-Anastomose von Jejunum und Magen)
- zusätzlich kommen Bestrahlung und Chemotherapie zum Einsatz

Großes Netz
(Omentum majus)
von Peritoneum überzogene, bindgewebs- und fettreiche Struktur, welche vom Colon transversum schürzenartig herabhängt; bedeckt den Dünndarm fast vollständig

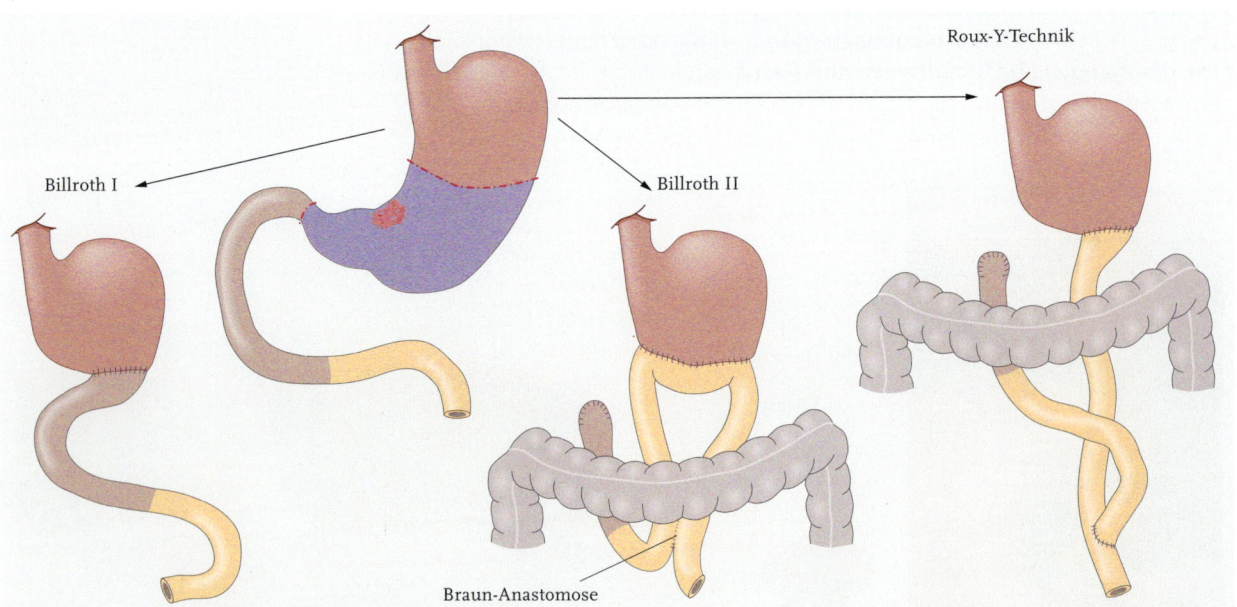

[2] Verfahren der Magenteilresektion ($^2/_3$-Resektion).
Beim Billroth I werden das Duodenum und der Magenrest miteinander anastomosiert.
Beim Billroth II wird eine Jejunumschlinge mit dem Magen anastomosiert – als Gastroenterostomie (Gastrojejunostomie), mit zusätzlicher Braun-Anastomose. Bei der Roux-Y-Technik wird eine Jejunumschlinge hochgezogen und an den Magenstumpf anastomosiert.

Die **Prognose** der Erkrankung ist umso besser, je früher der Tumor erkannt wurde. Bei Frühformen liegt die 5-Jahres-Überlebensrate bei 90 %, sie sinken bei spät erkannten Tumoren bzw. ungünstiger Lokalisation auf 20 %.

Nach Magenteilresektionen tritt, abgesehen von den Risiken, die sich aus der Therapie ergeben, in 5 – 10 % der Fälle das so genannte |Dumping-Syndrom als wichtigste der **Komplikationen** auf. Das Dumping-Syndrom wird auch als „Sturzentleerung" der aufgenommenen Nahrung vom Magen in den Dünndarm bezeichnet. Abhängig von der Zeitspanne, die zwischen Nahrungsaufnahme und Entleerung in den Dünndarm liegt, werden unterschieden:

- Frühdumping
- Spätdumping

Beim **Frühdumping** handelt es sich um Kreislaufstörungen mit Schweißausbruch und Blässe, Übelkeit, Erbrechen, Oberbauchdruck und Schluckauf direkt nach der Mahlzeit bis 15 Minuten später. Ursächlich ist die zu schnelle Passage des Speisebreis. Im Dünndarm kommt es zu einem Flüssigkeitseinstrom aus den umliegenden Blutgefäßen in das Darmlumen, da der Speisebrei Flüssigkeit bindet. Daraus resultieren dann Kreislaufkomplikationen und Übelkeit.

Beim **Spätdumping** kommt es ein bis vier Stunden nach der Nahrungsaufnahme zu den Symptomen: Hypoglykämie, Schockzeichen, Übelkeit und Erbrechen. Pathophysiologisch kommt es zunächst zu einer zu schnellen Resorption von Kohlehydraten, da der Speisebrei schneller als gewöhnlich den Magen passiert und so größere Mengen an Kohlehydraten im Dünndarm zur Resorption zur Verfügung stehen. Dadurch entsteht zunächst eine Hyperglykämie, die durch eine vermehrte Insulinausschüttung reguliert wird. Da aber die vorhandene Kohlehydratmenge zu schnell aufgebraucht ist, entsteht nach ein bis vier Stunden eine Hypoglykämie.

Um diesen Mechanismen vorzubeugen, sollen die betroffenen Patientinnen große Mahlzeiten, Nahrungsmittel, die viel Flüssigkeit binden, und große, rasch resorbierbare Kohlehydratmengen meiden. Operativ ist eine Verengung der Magenpassage möglich bzw. eine Billroth-II-Anlage wird in eine Billroth-I-Anlage umgewandelt, sodass die Passage verlangsamt wird und das Risiko des Dumping-Syndroms sinkt.

Dumping-Syndrom
to dump, engl. = hineinplumpsen

Peptisches Ulkus: Ulcus ventriculi und Ulcus duodeni

Bei beiden Erkrankungen handelt es sich um Geschwüre, beim Ulcus ventriculi um ein Geschwür der Magenschleimhaut und beim Ulcus duodeni um ein Geschwür der Duodenalschleimhaut [Abb. 3 und 4]. Die Läsionen können sich ausbreiten und weitere Wandschichten betreffen.

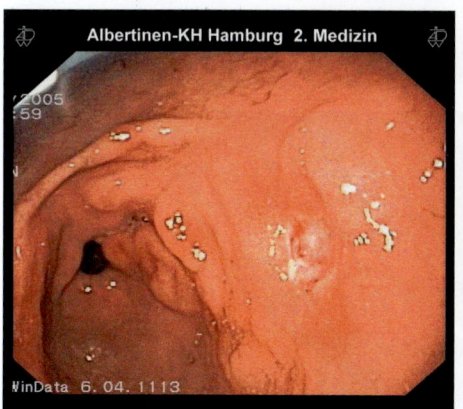

[3] Peptisches Ulcus ventriculi im Antrum

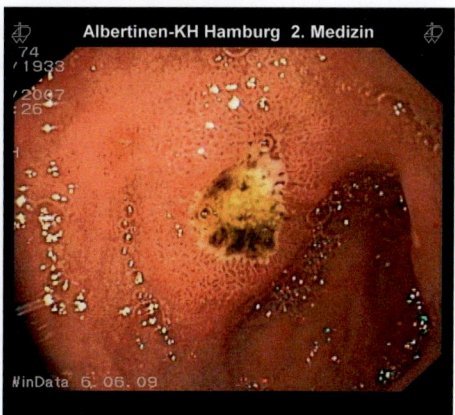

[4] Peptisches Ulcus duodeni

Ursachen, Symptome, Diagnostik, und Therapie des peptischen Ulcus ventriculi und duodeni sind nahezu identisch [Tab. 1].

	Ulcus ventriculi	Ulcus duodeni
Ursache	■ Infektion mit Helicobacter pylori im Bereich des gesamten Magens, vorwiegend im Antrum und Korpus ■ Ungleichgewicht Schleimhaut schützender und Säure anregender Faktoren (z. B. Stress, Ernährung, Nikotinabusus, nichtsteroidalen Antirheumatika (NSAR) über eine längeren Zeitraum hinweg)	■ Infektion mit Helicobacter pylori überwiegend im Bereich des Antrums ■ Ungleichgewicht Schleimhaut schützender und säureanregender Faktoren (z. B. Stress, Ernährung, Nikotinabusus, nicht steroidalen Antirheumatika (NSAR) über eine längeren Zeitraum hinweg)
Symptome	■ epigastrische Schmerzen nach der Nahrungsaufnahme ■ Übelkeit, Erbrechen	■ epigastrische Schmerzen zwischen und vor der Nahrungsaufnahme (Nüchternschmerz), auch nachts, die mit dem Essen besser werden ■ Übelkeit, Erbrechen
Diagnostik	Gastro-Duodenoskopie mit Biopsie und damit Helicobacter-pylori-Nachweis in der Schleimhaut mit Ureaseschnelltest, indirekter Helicobacter-pylori-Test	
Therapie	■ bei Helicobacter: Eradikation mit Antibiotikatherapie mit drei Medikamenten und einem Protonenpumpenhemmer ■ Änderung der Lebensweise: Nikotinkarenz, Ruhe, regelmäßiger Tagesrhythmus, regelmäßige kleine Mahlzeiten, die wenig Säure hervorrufen ■ Protonenpumpenhemmer ■ bei nicht heilenden oder immer wiederkehrenden Ulzera Magenteilresektion ■ NSAR sollen gemieden werden bzw. in Kombination mit einem Antacidum verabreicht werden	
Komplikationen	■ Therapieresistenz (selten) ■ Ulkusblutung [Abb. 1] ■ Ulkusperforation [Abb. 1] in die Bauchhöhle, Ulkuspenetration in umliegende Organe, insbesondere in das Pankreas ■ Magenausgangsstenose durch Vernarbungen	

[Tab 1] Überblick über Ulcus ventriculi und Ulcus duodeni

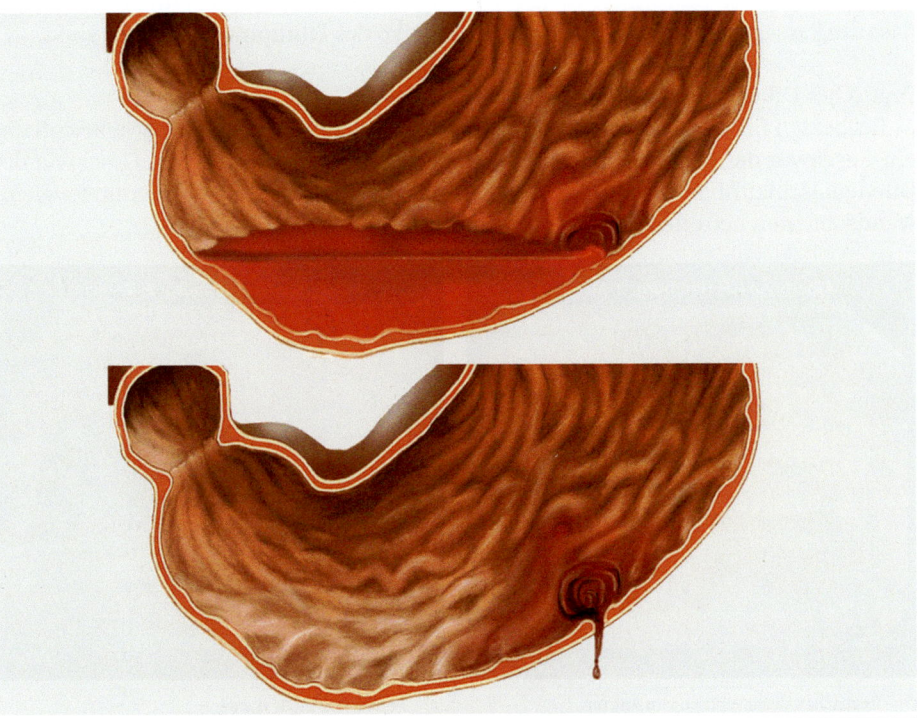

[1] Komplikationen eines Ulcus ventriculi; Blutung (oben) und Perforation (unten)

Pylorusstenose

Bei der Pylorusstenose handelt es sich um eine andauernde Verkrampfung des Magenpförtners (*Pylorus*) mit der Folge einer muskulären Verdickung und Erschwerung der Passage. Die Genese der Pylorusstenose ist unklar, sie kann angeboren oder erworben sein. Angeboren tritt sie bei 3 von 1000 Neugeborenen auf. Dabei sind Jungen fünfmal häufiger betroffen als Mädchen.

Typisch für Kinder mit einer Pylorusstenose ist das meist schwallartige Erbrechen nach den Mahlzeiten ab der dritten bis fünften Lebenswoche. Das Erbrochene riecht sauer, enthält jedoch keine Galle. Die betroffenen Kinder entwickeln eine Gedeihstörung, eine Obstipation und (auf Grund des Erbrechens) eine metabolische |Alkalose. In ausgeprägten Fällen kann sich sogar eine |Exsikkose entwickeln. In der Magengegend können peristaltische Wellen beobachtet werden. Weiterhin haben die Kinder oftmals einen greisenhaften und gequälten Gesichtsausdruck. Ferner plagt die Betroffenen ein großer Hunger und Unruhe.

Die Pylorusstenose wird durch die typische Anamnese und durch Sonografie diagnostiziert. Therapeutisch wird anfangs der Wasser-, Elektrolyt- und Säure-Basen-Haushalt ausgeglichen. Während dieser Zeit ist es wichtig, den Flüssigkeitshaushalt, die Bewusstseinslage und die Atmung zu kontrollieren, da die Alkalose zu einer Bewusstseinsveränderung und zu einer Hypoventilation führen kann.

Operativ erfolgt i. d. R. die Pyloromyotomie nach Weber-Ramstedt, bei der eine Längsspaltung der Pylorusmuskulatur vorgenommen wird und die Mukosa erhalten bleibt. Postoperativ erfolgen die Pflege und der Nahrungsaufbau wie nach anderen Operationen auch.

Bei leichten Formen der Pylorusstenose erfolgt die Therapie konservativ mit Atropinderivaten, Sedativa und Spasmolytika. Weiterhin werden den Kindern zehn bis zwölf kleine Mahlzeiten angeboten, bei denen es sich empfiehlt, die Kinder in aufrechter Position zu füttern und häufiger aufstoßen zu lassen.

Alkalose **1** | 350

Exsikkose
Austrocknung durch Abnahme des Körperwassers, Folge einer Dehydratation

Erkrankungen im Darmbereich

Appendizitis

Die Appendizitis ist die akute oder chronische Entzündung des Wurmfortsatzes, des *Appendix vermiformis* [Abb. 2]. Umgangssprachlich wird sie fälschlicherweise als Blinddarmentzündung bezeichnet. Die Ursachen der Appendizitis können mechanische Reizungen oder eine bakterielle Entzündung der Darmschleimhaut durch Stauungen im Wurmfortsatz sein.

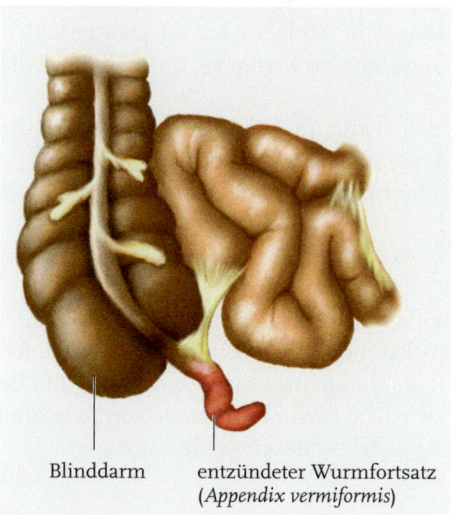

Blinddarm   entzündeter Wurmfortsatz
(*Appendix vermiformis*)

[2] Appendizitis

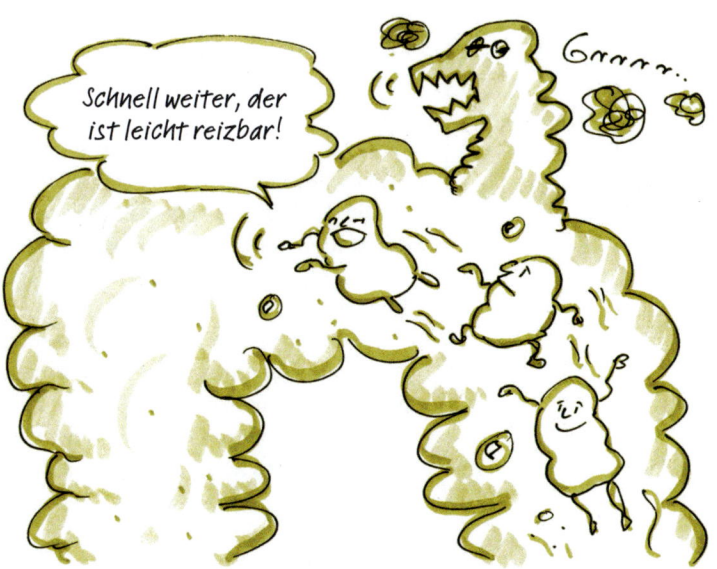

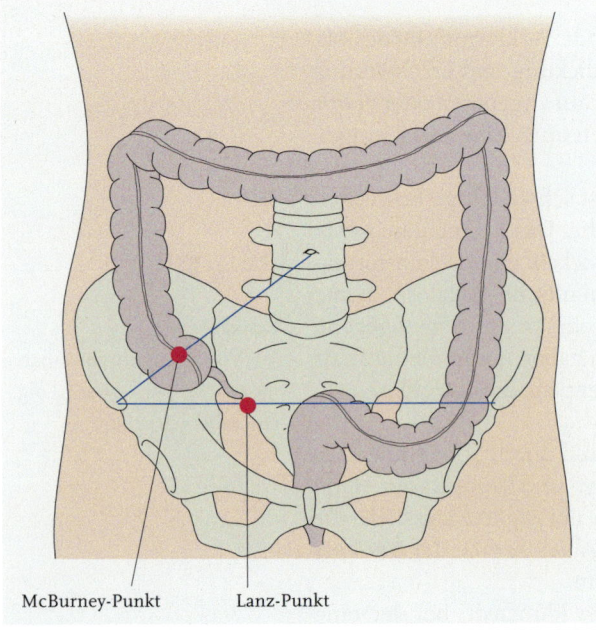

McBurney-Punkt   Lanz-Punkt

[1]   McBurney-Punkt und Lanz-Punkt

Die akute Appendizitis zeigt sich an folgenden Symptomen:

- rechtsseitiger Unterbauchschmerz
- Druckschmerz am McBurney-Punkt (Punkt zwischen mittlerem und äußerem Drittel der Verbindungslinie zwischen rechter Spina iliaca anterior superior und Bauchnabel, ca. 5 cm vom Darmbeinstachel entfernt, [Abb. 1])
- Druckschmerz am Lanz-Punkt (Drittelpunkt auf der Verbindungslinie zwischen rechtem und linkem vorderem Darmbeinstachel, [Abb. 1])
- Lanz-Zeichen: Loslassschmerz beim Loslassen des eingedrückten Bauches auf der rechten Seite Schmerzen im rechten Unterbauch
- Blumberg-Zeichen (kontralateraler Loslassschmerz): beim Loslassen des auf der linken Seite eingedrückten Bauches Schmerzen im rechten Unterbauch
- Abwehrspannung
- die Patientin kann unter Umständen nicht aufrecht gehen (geht im rechten Winkel nach vorn gebeugt)
- das Springen vom Stuhl auf den Boden verursacht starke Schmerzen (dieser Test eignet sich für Kinder, wenn die Palpation des Abdomens nicht eindeutig ist)
- Übelkeit
- Erbrechen
- Temperaturerhöhung und Differenz der Rektaltemperatur zur Axillartemperatur von ≥ 0,5 °
- die Gesichtsfarbe ist evtl. blass bis grau
- Wärme verschlimmert die Beschwerden, Kälte lindert sie

Zur **Diagnostik** gehören die Anamnese, die körperliche Untersuchung, die Laboruntersuchung und ggf. eine Sonografie, auch um eine Adnexitis oder eine Eileiterruptur nach Eileiterschwangerschaft (*Tubargravidität*) auszuschließen. Im Labor zeigen sich die Entzündungsparameter (BSG, CRP und Leukozyten) deutlich erhöht.

Die **Therapie** der Appendizitis besteht in der laparoskopischen oder abdominellen Entfernung des Wurmfortsatzes. Die laparoskopische Methode hat die größte Bedeutung, da sie eine deutlich kürzere Rekonvaleszenz hat und weniger schmerzhaft für die Patientin ist.

Besteht lediglich eine leichte Reizung, wird die Patientin beobachtet. Wenn sich die Beschwerden spontan bessern, kann auf die Operation evtl. verzichtet werden.

Die chronische Appendizitis verläuft in der Symptomatik weniger deutlich, und die Reizungen kehren regelmäßig wieder.

Eine Operation wird durchgeführt, wenn mehrfach Reizungen auftreten oder eine Perforation droht.

Die wichtigste **Komplikation** der Appendizitis ist die Perforation mit ggf. folgender Peritonitis bzw. die gedeckte Perforation, die nicht eindeutig in den Symptomen ist. Bei der Perforation ergießt sich der Eiter in die Bauchhöhle und kann so das gesamte Peritoneum infizieren. Bei der gedeckten Form wird die Perforationsstelle von Bauchfell bedeckt und es kann zu Verklebungen und chronischen Beschwerden kommen.

Darmpolypen, Divertikel, Darmtumoren

Die wichtigsten Erkrankungen des Darmes sind Polypen, Divertikel, Tumoren und anderweitige Obstruktionen. Die Haupttherapiemaßnahme stellt die Operation, ggf. mit einer Stomaanlage, dar.

Polypen sind Schleimhautwucherungen, die in das Darmlumen hineinragen [Abb. 2]. Sie können im gesamten Gastrointestinaltrakt auftreten und sind insgesamt selten. Polypen können lange symptomlos sein. Gastrointestinale Blutungen deuten evtl. auf Polypen hin. Einige Formen können Vorläufer des Kolonkarzinoms sein. Polypen werden endoskopisch abgetragen.

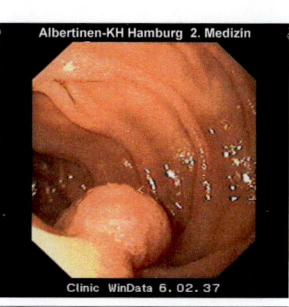

[2] Gestielter Polyp

Divertikel sind Ausbuchtungen der Darmwand. Sie können eine oder mehrere Wandschichten betreffen [Abb. 3].

In Divertikeln sammelt sich Stuhl, häufig entzünden sie sich (*Divertikulitis*). Divertikel entstehen besonders häufig an der Grenze vom Sigma zum Rektum, ihre Entstehung wird durch eine ballaststoffarme Ernährung begünstigt. Schmerzen, eine tastbare Walze im linken Unterbauch, Entzündungszeichen, Blutungen sind Zeichen einer Divertikulitis. Es besteht die Gefahr der Perforation in den Bauchraum, dann tritt eine abdominelle Abwehrspannung auf bzw. die Symptome des akuten Abdomens.

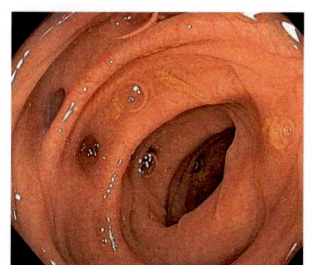

[3] Divertikel

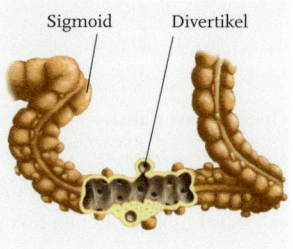

[4] Divertikel am Colon descendens und am Sigmoid

Die Therapie der Divertikulitis besteht in der Gabe von Antibiotika, Eisblase, Nahrungskarenz, bei leichtem Verlauf ballaststoffarme Kost. Die operative Therapie besteht in der Entfernung der betroffenen Darmsegmente, wobei zur Anastomosenschonung ein doppelläufiges Ileostoma angelegt werden kann, das nach ca. zwölf Wochen zurückverlegt wird. Bei nicht entzündeten Divertikeln werden ballaststoffreiche Kost, Stuhlregulierung und Bewegung empfohlen.

Tumoren sind Zellwucherungen. Der häufigste bösartige Darmtumor ist das kolorektale Karzinom. Es ist beim Mann der dritthäufigste und bei der Frau der zweithäufigste bösartige Tumor überhaupt. Der Erkrankungsgipfel liegt zwischen dem 50. und 70. Lebensjahr. Risikofaktoren für ein kolorektales Karzinom sind eine ballaststoffarme, fettreiche Ernährung, die viel tierisches Eiweiß enthält (v. a. Gepökeltes) sowie Alkohol. Es besteht eine familiäre Disposition.

Im Stuhl kann okkultes Blut nachgewiesen werden. Symptome eines kolorektalen Karzinoms sind Inappetenz, unbeabsichtigte Gewichtsabnahme, Anämie, Obstipation, Durchfall, perianale Blutungen, Blähungen und evtl. |Tenesmen. Wie einige andere bösartige Tumoren erzeugt das kolorektale Karzinom keine Frühsymptome. Die genannten Symptome sind eher unspezifischer Art. Ist der Tumor groß und verlegt er die Stuhlpassage, kommt es zum mechanischen Ileus. Die Diagnose wird endoskopisch gestellt und mit einer Biopsie und histopathologischer Untersuchung des entnommenen Gewebes gesichert.

Tenesmen
schmerzhafter Stuhl- oder Harndrang

Stadien des Kolonkarzinomes nach Dukes

Dukes A Der Tumor ist nur auf die Mukosa und die Submukosa begrenzt.

Dukes B Der Tumor durchdringt alle Wandschichten des Kolons.

Dukes C Zusätzlich treten bereits lokale Lymphknotenmetastasen auf.

Dukes D Zusätzlich treten Fernmetastasen auf.

Die Therapie eines kolorektalen Karzinoms besteht in der operativen Entfernung des Tumors und der regionalen Lymphknoten sowie einer anschließenden unterstützenden Chemotherapie (*adjuvante Chemotherapie*), die die Heilungschancen erhöht. Bei der Operation wird je nach Lokalisation ein Stoma angelegt. Eventuell wird auch eine Radiotherapie durchgeführt. Die wichtigste Präventionsmaßnahme ist, das Angebot zur Vorsorgeuntersuchung anzunehmen.

Darmresektionen

Es gibt mehrere Verfahren der Resektion des Darms. Bei Dünndarmresektionen wird i. d. R. der betroffene Darmabschnitt entnommen und es werden die verbleibenden Dünndarmabschnitte anastomosiert (End-zu-End-Anastomose). Bei Kolon- bzw. Rektumoperationen hängt es von der Lokalisation und dem Ausmaß der Schädigung ab, welche Möglichkeit der Resektion gewählt wird [Tab. 1].

Operationsverfahren	Schematische Darstellung
Ileozökalresektion Das terminale Ileum und das Zökum werden entfernt. Es wird eine Anastomose zwischen Kolon und Ileum hergestellt.	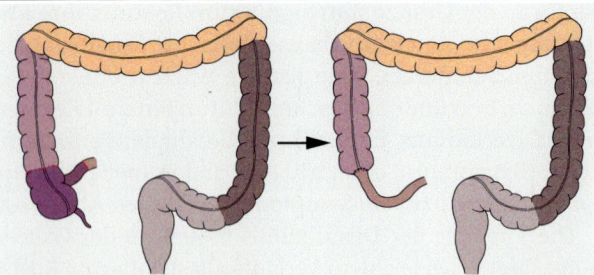
Hemikolektomie rechts Das Colon ascendens wird entfernt. Es wird eine Anastomose zwischen Ileum und Colon transversum hergestellt.	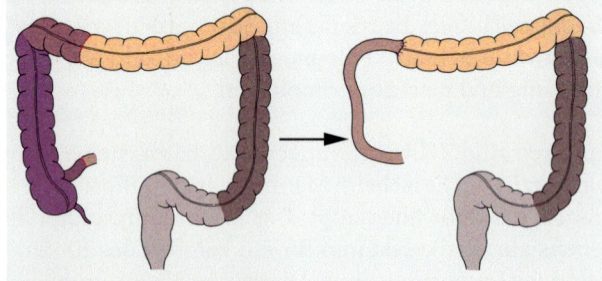
Transversumresektion Das Colon transversum wird entfernt und Colon ascendens und descendens werden anastomosiert.	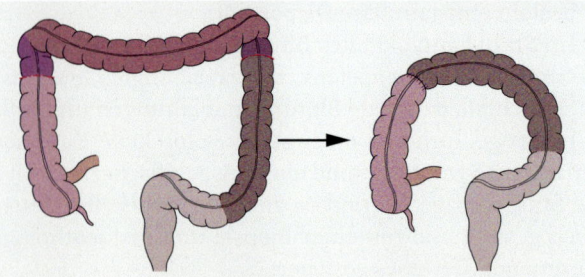
Hemikolektomie links Das Colon descendens wird entfernt. Es wird eine Anastomose zwischen Colon transversum und Sigmoideum hergestellt.	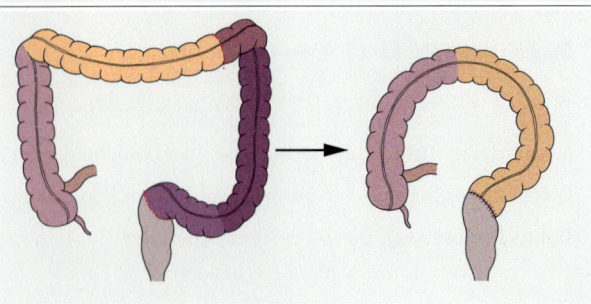

Operationsverfahren	Schematische Darstellung
OP nach Hartmann Nach der Teilentfernung des Colon descendens wird ein Kolostoma angelegt und der Rektumstumpf verschlossen.	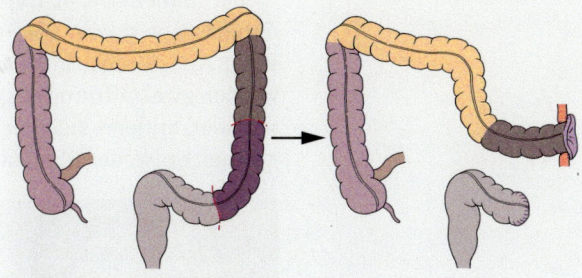
Sigma(teil)resektion Es gibt drei Varianten dieser OP, bei der Teile des Colon descendens und des Sigmoideums entfernt werden. Ferner wird eine Anastomose zwischen Colon descendens und dem restlichen Sigmoideum bzw. dem Rektum hergestellt.	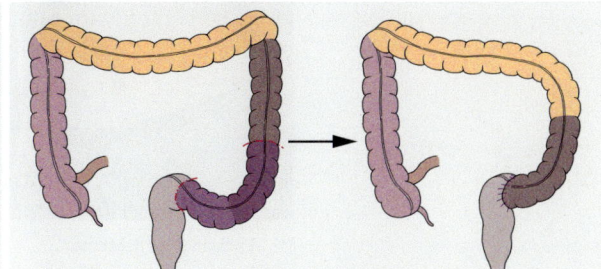
Rektumextirpation Beinhaltet die Entfernung von Rektum und Teilen des Colon descendens sowie die Anlage eines Kolostomas.	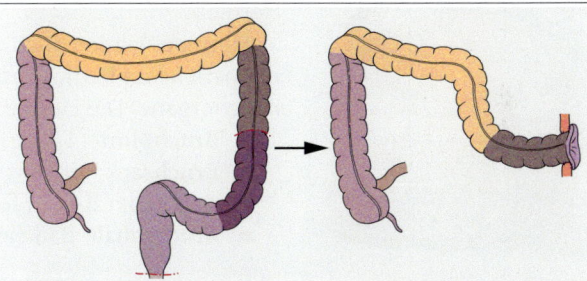
ileoanale Pouch-Operation Bei der Entfernung von Kolon und Rektum wird unter Erhalt des Schließmuskels aus dem endständigen Ileum ein J-Pouch gebildet und mit dem Anus verbunden (ileoanale Pouch-Operation), sodass die die Kontinenz wieder hergestellt ist (pouch engl. = Tasche, Beutel).	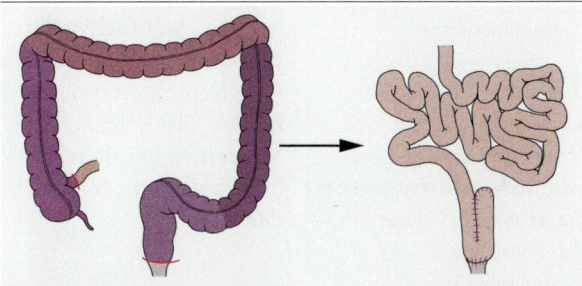
Umgehungsoperationen Um die Stuhlpassage bei inoperablen Tumoren zu gewährleisten, werden lediglich Anastomosen von Colon ascendens und Colon descendens bzw. Colon transversum hergestellt.	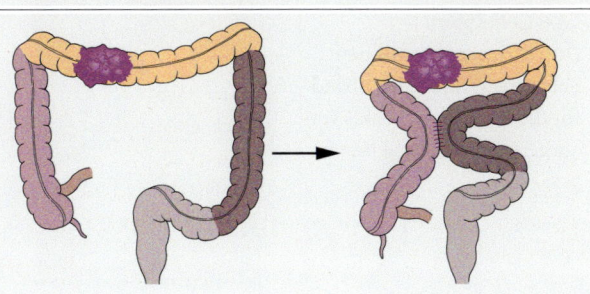

[Tab. 1] Operationsverfahren bei Darmresektion

747

Stoma

Bei manchen Darmoperationen wird ein **endständiges Stoma** angelegt, das dann dauerhaft verbleibt [Abb. 1]. Hingegen wird ein **doppelläufiges Stoma** zur Entlastung einer Anastomose angelegt und in einer zweiten Operation wieder zurückverlegt. Es werden zwei Öffnungen gebildet [Abb. 2]. Aus dem Stoma, in welches der obere Darmteil mündet, entleert sich der Stuhl. Der Schleim aus dem unteren stillgelegten Darmteil können entweder über das Stoma oder über den After ausgeschieden werden.

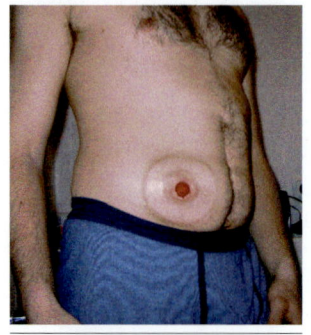

[1]   Endständiges Ileosoma

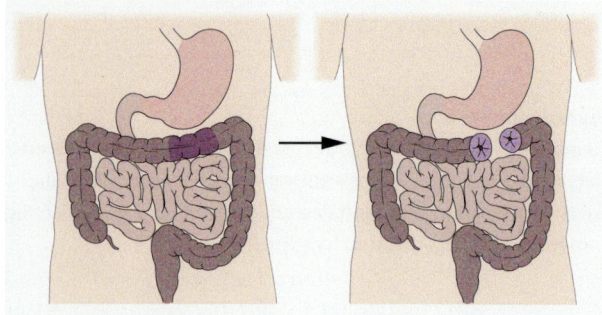

[2]   Doppelläufiges Stoma

Hernien

Hernien werden auch als Bruch bezeichnet. Es handelt sich um eine Aussackung von parietalem Peritoneum durch die Bauchwand, in dieser Aussackung befinden sich Bauchorgane. Die Hernie besteht aus:

- **Bruchpforte**: Lücke in der Bauchwand
- **Bruchsack** mit Hals und Fundus: besteht aus Peritoneum, der Hals befindet sich in der Bruchpforte, der Fundus außerhalb der Bauchhöhle
- **Bruchinhalt**: Bauchorgane, z. B. Darmschlingen

Die Bruchpforte kann angeboren oder erworben sein. Bei den erworbenen Hernien werden „Schwachstellen" der Bauchwand zur Bruchpforte: Leistenkanal, Nabel, Narben, |Linea alba und |Lacuna vasorum [Abb. 4]. Sind die im Bruchsack befindlichen Darmschlingen frei beweglich, werden sie auch ausreichend durchblutet und vital gehalten. Ein solcher Bruch kann jahrelang bestehen und der Patientin geringe Beschwerden bereiten. 60 – 70 % aller Hernien sind Leistenhernien, die zu 90 % bei Männern auftreten. Mitunter stellen Hernien für die Patientin ein ästhetisches Problem dar.

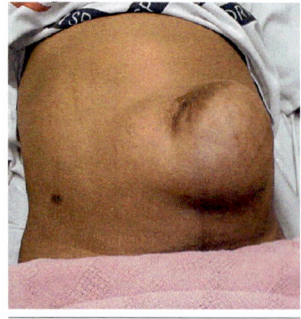

[3]   Bauchwandhernie

Linea alba

lat. = weiße Linie; Ansatzlinie der Bauchmuskeln, die vom Schwertfortsatz des Brustbeins bis zur Symphyse reicht

Lacuna vasorum

lat. = Gefäßpforte; Durchtrittsstelle zwischen Schambein und Leistenband für die den Oberschenkel versorgenden Blut- und Nervengefäße

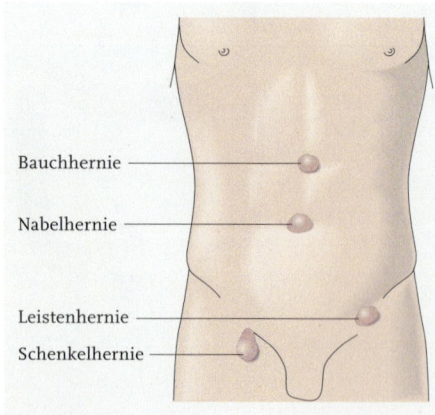

[4]   Häufige Lokalisationen von Hernien

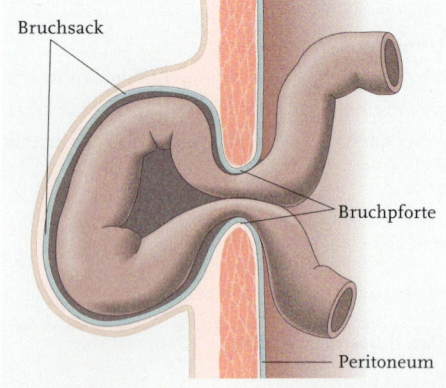

[5]   Bruchpforte, Bruchsack und Bruchinhalt

Die **Ursachen** von Hernien sind Schwäche der Bauchwand (z. B. durch Bindegewebsschwäche) und über lange Zeit gesteigerter intraabdomineller Druck. Dieser tritt bei Aszites, Obstipation, Schwangerschaft, Tumoren bzw. sehr schwerer körperlicher Arbeit auf.

Die **Symptome** einer Hernie sind ziehende Schmerzen an der Bruchpforte, die besonders bei Belastung, also auch beim Husten auftreten, sowie die sichtbare Vorwölbung. Zunächst ist die Hernie reponierbar – sie kann in den Bauchraum zurückgeschoben werden. Je länger eine Hernie besteht, umso schwerer ist sie zu reponieren, lange bestehende Hernien sind meist nicht dauerhaft reponierbar. Ein weiteres Symptom ist die Passagestörung des Stuhls. Zur **Diagnose** gehören die Anamnese, die Inspektion und die Palpation. Die Reponierbarkeit der Hernie ist ausreichend zur Diagnosestellung.

Es bestehen zwei Möglichkeiten der **Hernienoperation**: Die Operation kann konventionell oder mikroinvasiv-laparaskopisch erfolgen. In beiden Fällen wird der Bruchsack beseitigt und die Pforte verschlossen. Der Verschluss der Bruchpforte erfolgt mit einem Kunststoffnetz, welches gleichzeitig die Bauchwand verstärkt und damit einem Rezidiv vorbeugt. Die laparaskopische Methode ist heute die Methode der Wahl, konventionell wird nur bei sehr großen bzw. sehr lange bestehenden Hernien oder Komplikationen operiert.

Eine gefürchtete **Komplikation** einer Hernie ist die Einklemmung des Bruchinhaltes (*Inkarzeration*). Diese führt zur Ischämie des Organabschnittes und ist eine Akutsituation. Innerhalb von sechs Stunden kann ein Versuch der Reposition vorgenommen werden. Bei einer länger bestehenden Inkarzeration ist eine Operation unumgänglich. Ist das eingeklemmte Organ noch vital, wird es wieder in den Bauchraum verlagert. Sind Nekrosen aufgetreten, werden diese entfernt und abschließend wird die Bruchpforte verschlossen. Eine inkarzerierte Hernie zeigt sich durch erhebliche Schmerzen und entsprechend dem Bruchinhalt durch einen mechanischen Ileus, Peritonitis und Entzündungszeichen.

Analerkrankungen

Zu den Analerkrankungen gehören Hämorrhoiden, Fisteln, Fissuren und Abszesse.

Hämorrhoidalleiden

Der Begriff Hämorrhoidalleiden bezeichnet die Entzündung und Schwellung des direkt oberhalb des Schließmuskels in der Analschleimhaut gelegenen arterio-venösen Geflechtes. Physiologisch ist dieses Geflecht für den Analfeinverschluss notwendig. Hämorrhoiden treten häufig auf. Da viele Betroffene nur unter leichten Beschwerden leiden und keine Ärztin aufsuchen, liegen keine genauen Zahlen zu Prävalenz und Inzidenz vor. Schätzungen gehen jedoch davon aus, dass ab dem 30. Lebensjahr etwa 50 % ein Hämorrhoidalleiden haben. Das Hämorrhoidalleiden wird in vier Grade eingeteilt.

Grad I   Leichte Vorwölbungen, die nicht bis über die Grenze von Rektum zu Analkanal (*Linea dentata*) ragen [Abb. 6].

Grad II   Beim Pressen reichen die Vorwölbungen in den Analkanal, sie ziehen sich spontan zurück.

Grad III   Hämorrhoiden liegen im Analkanal, die Linea dentata ist z. T. vor den Analring verlagert, die Hämorrhoiden reponieren nicht spontan, sind aber manuell reponierbar.

Grad IV   Die Hämorrhoiden liegen vor dem Analkanal und sind nicht mehr reponierbar (so genannter zirkulärer Analprolaps).

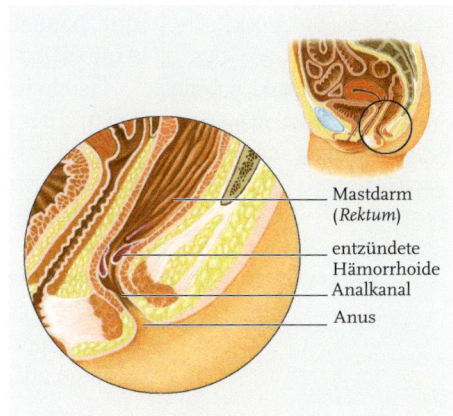

Mastdarm (*Rektum*)

entzündete Hämorrhoide
Analkanal

Anus

[6] Hämorrhoidalleiden Grad I

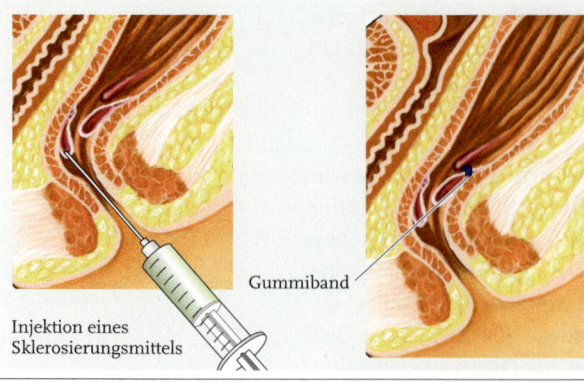

Injektion eines
Sklerosierungsmittels

Gummiband

[1]   Verödung von Hämorrhoiden (links), angelegtes Gummiband (rechts)

Zusätzlich zu den sichtbaren Symptomen kommen Juckreiz, Brennen, Schmerzen bei der Defäkation, blutige Auflagerungen auf dem Stuhl oder, wenn der Analverschluss nicht mehr gewährleistet ist, Inkontinenz hinzu.

Die konservative Therapie des Hämorrhoidalleidens besteht in der Verabreichung von juckreizlindernden und entzündungshemmenden Salben. Bei Grad I und II können die Hämorrhoiden durch Injektion eines Sklerosierungsmittels (ggf. in mehreren Sitzungen) verödet oder durch eine Gummibadligatur abgebunden und so verkleinert werden [Abb. 1]. Bei Grad III und IV werden die Hämorrhoiden operativ verkleinert und die Analschleimhaut wird wieder in den Analkanal zurückverlagert.

Analfissur

Steinschnittlage **1** | 838

Die Analfissur ist ein Einriss in der Afterhaut am Übergang zum Analkanal. Sie tritt (in |Steinschnittlage gesehen) in 90 % der Fälle bei 6:00 Uhr auf. Die nächsthäufige Lokalisation befindet sich bei 12:00 Uhr. Analfissuren betreffen Frauen und Männer gleichermaßen. Der Erkrankungsgipfel liegt zwischen dem dritten und vierten Lebensjahrzehnt. Die Ursachen sind noch ungeklärt. Vermutlich handelt es sich um ein multifaktorielles Geschehen, bei dem mechanische (harter Stuhl), infektiöse und vaskuläre Komponenten eine Rolle spielen.

Die Analfissur bereitet Schmerzen beim Stuhlgang, insbesondere beim Pressen. Hellrote Blutauflagerungen auf dem Stuhl sind möglich. Die akute Analfissur heilt innerhalb von drei Wochen durch konservative Behandlung mit entzündungshemmenden Sitzbädern und Obstipationsprophylaxe ab. Entwickelt sich eine chronische Analfissur mit anhaltender Entzündung, kommt es zur Bildung einer Gewebehypertrophie (*Analpapille*).

Bei der chronischen Analfissur ist es zusätzlich notwendig die Sphinkterspannung medikamentös herabzusetzen, um eine gute Durchblutung des Wundgebietes und damit eine Wundheilung zu ermöglichen. Die Sphinkterentspannung erfolgt über die Injektion von Botulinumtoxin (z. B. Botox®). Bei stark vergrößerter Analpapille und großer Wundfläche werden die Wundränder chirurgisch gereinigt.

Abszesse und Fisteln im Analbereich

Proktodealdrüsen
kleine Gänge im Analkanal, zwischen dem inneren und äußeren Schließmuskel, die als „Duftdrüsen" bei vielen Säugetieren vorhanden, beim Menschen rudimentär angelegt (als Gänge) und evtl. auch fehlend

Abszesse im Analbereich entstehen aus Verletzungen und Entzündungen der Analpapillen und der |Proktodealdrüsen. Sie breiten sich zwischen Sphincter ani internus und Sphincter ani externus aus und kapseln sich dann ab. Sie werden gespalten, austamponiert und heilen so langsam von innen her ab. Auf Grund der eitrigen Infektion, handelt es sich immer um eine Sekundärwundheilung. Die systemische Gabe von Antibiotika kann notwendig sein.

Fisteln im Analbereich entstehen aus Entzündungen bzw. Abszessen der Analpapillen und der Proktodealdrüsen oder infolge eines bösartigen Tumors im kleinen Becken bzw. im Rahmen von Morbus Crohn. Sie stellen eine nicht physiologische Verbindung zwischen zwei Hohlorganen oder zwischen einem Hohlorgan und der Epidermis dar. Sie können sich ins Becken, perianal, zwischen den Sphinkteren oder ischiorektal ausbreiten.

Fisteln werden sondiert und dräniert. Nach Abklingen der Entzündung werden sie entweder chirurgisch entfernt oder mit einem Hautlappen gedeckt. Abszesse und Fisteln der Analregion sind sehr schmerzhaft, es treten die klassischen Entzündungszeichen auf.

Erkrankungen der Leber

Die chirurgische Behandlung von Lebererkrankungen bezieht sich auf die Entfernung von Tumoren, Zysten und Abszessen [Tab. 1]. Bei der Resektion der |Leber wird die anatomische Teilung genutzt, d. h., die Schnittgrenzen verlaufen entlang der Lappengrenzen.

Leber ▮ | 274

Erkrankung	Merkmale und Symptome	Therapie
Tumoren	▪ Tumoren sind meist ein Zufallsbefund in der Oberbauchsonografie. ▪ Bei Leberfunktionsstörungen bzw. Kompression der Gallenwege ist der Tumor schon so weit fortgeschritten, dass er meist inoperabel ist. ▪ Hinzu kommt oft eine Leberzirrhose, sodass eine Transplantation notwendig wird. ▪ Gutartige Leberzelladenome haben das Risiko zu ruptieren.	▪ Zu operieren sind Leberzelladenom, Lebermetastasen, primäres Leberkarzinom, Cholangiokarzinom. ▪ Die Entfernung erfolgt entsprechend der anatomischen Grenzen als Segmentresektion bzw. als Hemihepatektomie. ▪ Palliativ ist eine direkte Thrombosierung oder Alkoholinjektion (98 %iger Alkohol) in den Tumor möglich. ▪ Adjuvant erfolgt eine Chemotherapie.
Zysten	▪ Zysten können als nicht parasitäre Zysten und als Echinokokkuszysten mit Besiedlung von Larven des Hunde- bzw. Fuchsbandwurmes auftreten. ▪ Es zeigen sich ein echoarmes Bild in der Sonografie, unspezifische Oberbauchbeschwerden, ggf. Ikterus, Lebervergrößerung. ▪ In ca. 40 % der Fälle liegt eine Eosinophilie (erhöhte Anzahl eosinophiler Granulozyten) vor.	▪ Bei nicht parasitären Zysten ist i. d. R. keine Therapie nötig. ▪ Bei parasitären Zysten erfolgt zunächst erfolgt eine Vorbehandlung mit Albendazol („Wurmkur"). ▪ Nach zwei bis vier Wochen wird eine Resektion der Zyste bzw. des Leberlappens vorgenommen, wobei eine Kontamination der Bauchhöhle vermieden wird. ▪ Wenn die Resektion nicht sicher erfolgreich war, wird über vier bis acht Wochen oder über zwei Jahre medikamentös nachbehandelt.
Abszesse	▪ Abszesse entstehen durch Parasiten oder aufsteigende Infektionen der Gallenwege bzw. hämatogen aus dem Pfortaderversorgungsgebiet.	▪ Es wird eine Spül-Saug-Dränage gelegt. ▪ Alternativ werden die Abszesse chirurgisch ausgeräumt und dräniert. ▪ Begleitend erfolgt einer Antibiotikatherapie.

[Tab. 1] Entfernung von Tumoren, Zysten und Abszessen

Gallenwegserkrankungen

Gallensteine werden bei akuter Symptomatik im Rahmen einer ERCP endoskopisch entfernt oder im freien Intervall mit einer mikroinvasiven Entfernung der Gallenblase behandelt. In seltenen Fällen ist eine konventionelle Operation mit |Choledochusrevision notwendig. Dies kann nach Magenresektionen oder anderen vorangegangen Operationen im Bereich des Duodenums notwendig sein. In diesem Fall sind die Papilla vateri und der Ductus choledochus endoskopisch nicht mehr zugänglich.

Gallenwege ▮ | 271

Bei der konventionellen Operation erfolgt die chirurgische Längseröffnung des Ductus hepatocholedochus und die Entfernung der Gallengangsteine. Danach erfolgt eine Cholangiografie oder Choledochoskopie, um verbliebene Steine zu entfernen. Abschließend wird der Ductus choledochus wieder verschlossen und ein T-Drän eingelegt. Der T-Drän leitet Gallesekret ab, er wird schrittweise hoch gehängt, sodass das Sekret wieder über die Papilla vateri abfließt. Danach wird er gezogen.

Pankreatitis, Pankreaszysten, maligne Pankreaserkrankungen

Pankreatitis | 721

Operationen am Pankreas können bei nekrotisierender Pankreatitis, bei Pankreaszysten und bei Tumoren erforderlich sein. Sie erfolgen möglichst als Teilresektionen, um eine endokrine Restfunktion zu ermöglichen. Bei nekrotisierender |Pankreatitis steht als ein Operationsverfahren die Nekrosektomie mit kontinuierlicher retroperitonealer Lavage über zwei bis sechs Wochen zur Verfügung. Die Nekrosen können auch mit nachfolgendem variablem Verschluss („*open packing*") entfernt werden. In diesem Fall ist eine tägliche Lavage bei offenem Abdomen möglich – allerdings ist bei dieser Form die Infektionsgefahr höher.

Weitere operative Maßnahmen sind:
- duodenumerhaltende Pankreaskopfresektion bei chronischer Pankreatitis im Kopfbereich
- Dränage von Pankreaspseudozysten und Gangdränagen bei symptomatischen Pseudozysten
- lokale Resektion bei chronischer Pankreatitis mit Pseudozysten im Bereich von Korpus und/oder Schwanz
- klassische Whipple-Operation bei malignen Tumoren [Abb. 1]
- pyloruserhaltende Whipple-Operation bei nicht infiltrierenden Tumoren
- endoskopisch eingesetzte Stents zur palliativen Therapie
- Pankreassekretdränage bei Tumoren

Maligne Pankreastumoren treten in 70 % der Fälle als Pankreaskopfkarzinom auf, können aber auch Pankreaskörper oder -schwanz sowie die Papille betreffen. Die Inzidenz liegt bei etwa 10/100 000 Einwohnern pro Jahr. Der Erkrankungsgipfel liegt im 6.–8. Lebensjahrzehnt. Männer sind etwas häufiger betroffen als Frauen. Als Risikofaktoren gelten Nikotin- und Alkoholabusus, chronische Pankreatitis und familiäre Disposition.

Problematisch ist, dass das Pankreaskarzinom erst sehr spät erkannt wird, da es zunächst nur diffuse Oberbauchbeschwerden, Appetitlosigkeit und Gewichtsverlust verursacht. Später kommen Rückenschmerzen und bei Kompression der Gallengänge ein Ikterus hinzu. Der Tumor wird häufig erst erkannt, wenn er in die Umgebung infiltriert ist und nur noch palliative Maßnahmen möglich sind. Die Prognose des Pankreaskarzinoms ist schlecht, die 5-Jahres-Überlebensrate liegt unter 5 %.

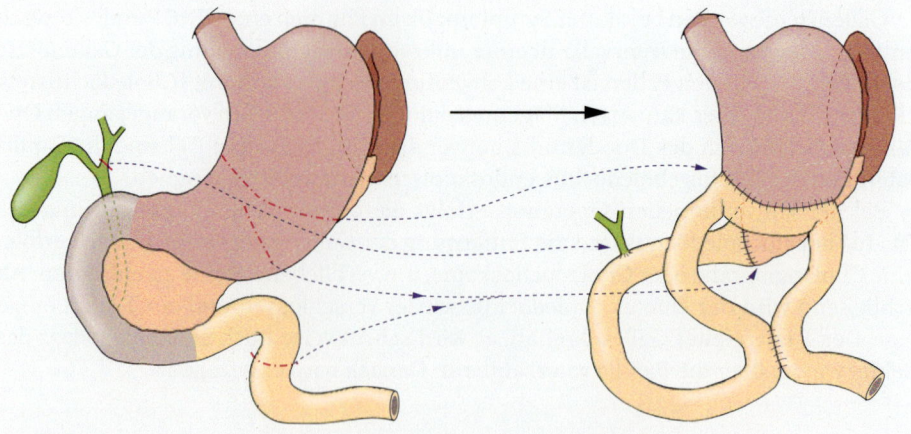

[1] Klassische Whipple-Operation mit umfangreicher Resektion (links) und Rekonstruktion (rechts)

Abdominalchirurgische Notfallsituationen

Gastroenterologische Notfallsituationen können verschiedene Ursachen haben, wobei eine operative Therapie nicht selten erforderlich ist [Tab. 1].

Notfallsituation und mögliche Ursachen	Symptome	Diagnostik	Maßnahmen
Akutes Abdomen ■ lebensbedrohlicher Zustand, z. B. bei Entzündungen wie Appendizitis, Peritonitis, bei Organperforationen oder Ileus ■ bei Kindern v. a. bei Darmatresien, Enterokolitis, Darmeinstülpung (*Invagination*), Darmdrehung (*Volvulus*)	■ plötzlich auftretende abdominelle Schmerzen ■ Abwehrspannung: „brettharter Bauch" ■ Störungen der Defäkation ■ verstärkte oder fehlende Peristaltik ■ schlechter AZ ■ Schocksymptomatik ■ Fieber	■ Sonografie ■ Röntgen ■ Labor (auch zum Ausschluss nicht abdomineller Ursachen, wie z. B. Herzinfarkt, Pleuritis, diabetisches Koma, Pneumonie, Ovarialzyste)	■ umgehende, meist operative Therapie der Ursache
Gastrointestinale Blutung ■ Ösophagusvarizenblutung, Ulkusblutung, perforiertes Magen- und Duodenalulkus ■ Ruptur von Tumoren ■ Folge von Morbus Crohn Colitis ulcerosa ■ postoperative Nachblutung	■ Schocksymptomatik ■ Unruhe ■ Angst oder Apathie ■ evtl. Bluterbrechen (hell und im Schwall bei Ösophagusvarizen, schwarz bei Magenulkus und Duodenalulkus) ■ Teerstuhl	■ Anamnese (Risikofaktoren, Traumen, Vorerkrankungen), Sonografie ■ Hb-Bestimmung ■ evtl. Abpunktion der Flüssigkeit bzw. des Blutes	■ endoskopische oder operative Stillung der Blutungsursache, Übernähung der Perforation ■ Schockbehandlung mit Plasmaexpander, Blutkonserven und Gerrinungsprodukten (FFP) ■ Intensivtherapie mit Monitoring
Bauchtrauma ■ Verletzungen von Milz, Leber, Gallenwege und des Pankreas durch äußere Gewalteinwirkung ■ Stumpfes Bauchtrauma z. B. bei Autounfall (Lenkradverletzung, Überrollen) oder anderer stumpfer Gewalteinwirkung auf das Abdomen ■ offenes Bauchtrauma bei Schuss-, Stich- und Pfählungsverletzungen	■ Schocksymptomatik durch Blutverlust bzw. einsetzende Peritonitis ■ vom Ausmaß der sichtbaren Verletzungen auf die inneren Verletzungen zu schließen kann zu folgenschweren Fehleinschätzungen führen	■ Anamnese des Unfallgeschehens ■ körperliche Untersuchung ■ Sonografie ■ Röntgen ■ Kontrastmitteldarstellung ■ CT ■ Laparoskopie ■ Endoskopie ■ evtl. Abdominozentese und Peritoneallavage	■ kleine Blutungen und Verletzungen werden äußerlich versorgt und beobachtet ■ operative Blutstillung bei großen Blutungen ■ ggf. Resektion verletzter oder ischämischer Organteile ■ Deckung von Verletzungen der Hohlorgane

[Tab. 1] Überblick über häufige gastroenterologische Notfallsituationen

Strumektomie

Die Strumektomie wird möglichst als Teilresektion vorgenommen. Teile der Schilddrüse und die Epithelkörperchen (Nebenschilddrüsen) bleiben dann bestehen. Sie wird durchgeführt bei einer |Struma (Grad II und III) und auch bei Tumoren. Präoperativ werden die Funktion des Kehlkopfes und der Kalziumspiegel überprüft, um mögliche postoperative Komplikationen einschätzen zu können.

Es wird zunächst der Kragenschnitt nach Kocher durchgeführt, der so gelegen sein soll, dass die Narbe später ästhetisch mit Kleidung oder einer Kette verdeckt werden kann [Abb. 1].

Intraoperativ ist besonders auf die Nervi laryngei recurrentes und die Epithelkörperchen zu achten. Diese werden ggf. extra freipräpariert, um nicht verletzt zu werden. Die Epithelkörperchen werden nicht entfernt, um die |Regulation des Kalziumhaushalts aufrechtzuerhalten. Als Methoden kommen in Frage:

- **Knotenextirpation**: Entfernung des Knotens mit einem schmalen Saum Schilddrüsengewebe
- **Strumaresektion**: Resektion des gesamten veränderten Schilddrüsengewebes
- **subtotale Strumaresektion**: Entfernung des größten Teils des Schilddrüsengewebes; es bleiben ca. 4 – 5 ml Restgewebe
- **Thyreoidektomie**: Entfernung der gesamten Schilddrüse oder eines Lappens

Postoperativ werden ggf. Thyroxin und Kalzium substituiert.

Gefürchtete postoperative **Komplikationen** sind:

- **Parese des Nervus laryngeus recurrens**: Tritt in ca. 1 – 3 % der Fälle auf und zeigt sich an Heiserkeit bzw. Stimmbandlähmung; intraoperativ wird zur Vermeidung einer Parese die Leitfähigkeit des Nervus laryngeus recurrens überprüft.
- |**Hypoparathyreoidismus**: In etwa 0,5 % der Fälle werden die Epithelkörperchen mit entfernt, was die Gefahr der Tetanie und von Störungen des Kalziumhaushaltes einhergeht.
- |**Hypothyreose**: Sie kommt nach ausgedehnter Resektion bei etwa jeder zehnten bis zwanzigsten Schilddrüsenoperation vor.

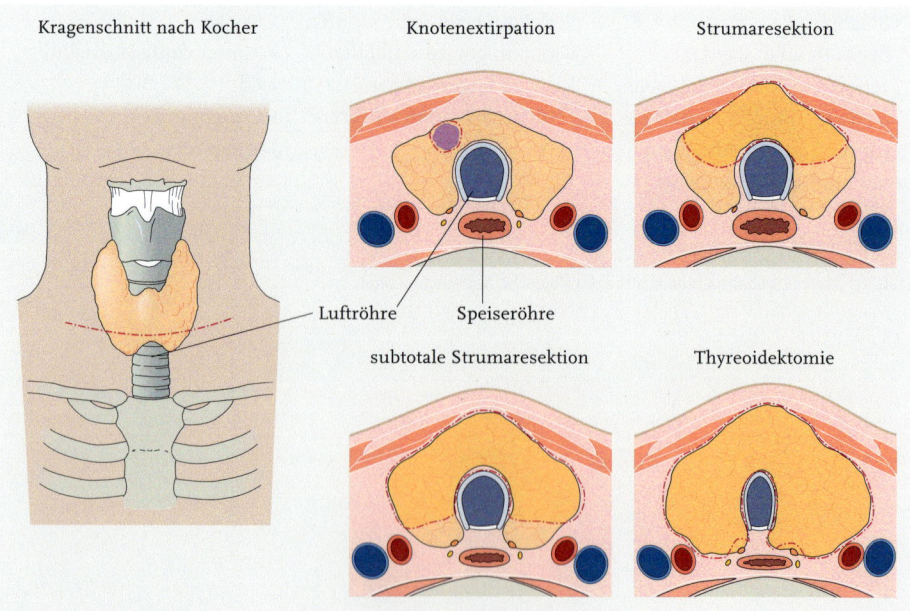

[1]   Strumaresektionsmethoden

Mikrobiologische Aspekte

Erreger von Infektionserkrankungen des Darms

Infektionserkrankungen des Darmes werden zumeist fäkal-oral übertragen oder über verseuchtes Trinkwasser bzw. Lebensmittel. Daraus ergeben sich Grundsätze zur Vermeidung der Übertragung:

- in Risikogebieten nur abgekochtes Wasser trinken bzw. Zähne damit putzen
- Obst und Gemüse schälen oder kochen; ist dies nicht möglich, darauf verzichten
- die Infektionskette unterbrechen: Hände waschen bzw. desinfizieren, Fäkalien klären, Erkrankte ggf. isolieren, keine Düngung mit Fäkalien

Der Erregernachweis erfolgt meist aus dem Stuhl durch Anzüchtung im Labor und mikroskopischen Nachweis ggf. mit Anfärbung nach Gram bzw. Neisser oder selten durch Antikörpernachweis im Blut (*Botulismus*).

Erreger-gruppe	Erregertyp	Verursachte Erkrankung	Übertragungsweg/Infektionsquellen
Bakterien	Shigellen: Salmonella typhi	Bakterienruhr Typhus abdominalis	▪ fäkal-oral ▪ kontaminierte Lebensmittel (Milch, Milchprodukte, Eier, Geflügelfleisch)
	Salmonella paratyphi A, B oder C	Parathyphus	
	Salmonellen der Enteritisgruppe; gramnegative Stäbchen (ca. 2000 verschiedene Arten)	Salmonellose	
	Yersinia enterocolitica	unspezifische Gastroenteritis	
Toxine	Choleratoxin (wird von Vibrionen, heute meist Biovar eltor, abgegeben)	Cholera	▪ fäkal-oral ▪ Trinkwasser ▪ verseuchte Lebensmittel
	Shigella dysenteriae Gruppe A bilden ein Exotoxin (Shiga-Toxin)	toxische allg. Schäden (Kreislaufinsuffizienz, zentralnervöse Intoxikation u. a.) verursachen die Bakterienruhr	
	Toxine von Clostridium botulinum	Lebensmittelvergiftung, Botulismus	▪ Konserven, Fleisch und Wurstwaren
Viren	Rotaviren	unspezifische Gastroenteritis, v. a. bei Kindern	▪ fäkal-oral
	Norovirus (Norwalk-Virus)	unspezifische Gastroenteritis	▪ fäkal-oral
Einzeller	Entamoeba histolytica	Amöbenruhr	▪ fäkal-oral ▪ Trinkwasser
Parasiten	Helminthes: parasitische Würmer wie Saugwürmer (Egel), Bandwürmer, Fadenwürmer	Wurmerkrankungen	▪ fäkal-oral ▪ verseuchtes Fleisch ▪ mit Kot kontaminierte Früchte aus dem Wald ▪ durch Hundekot verunreinigter Sand

[Tab. 1] Erreger von Infektionserkrankungen des Darms (Auswahl)

Salmonellose | 712
Amöbenruhr | 712
Wurmerkrankungen | 713

Erreger der Virushepatitis

Virushepatitis | 715

Die Hepatitis auslösenden Viren unterscheiden sich sehr in Bezug auf den jeweiligen Übertragungsweg und die Inkubationszeit. Auch der Verlauf der |Erkrankung ist sehr unterschiedlich. In folgender Tabelle werden die Hepatitisviren gegenübergestellt.

Virus	Übertragungsweg und Hauptmerkmale	Inkubationszeit	Verlauf
HAV (Hepatitis-A-Virus)	▪ fäkal-oral über Trinkwasser bzw. Nahrungsmittel ▪ HAV tritt häufig als Reisekrankheit in den Mittelmeerländern, Südamerika und im Orient auf ▪ der Stuhl der Patientin ist infektiös, sobald die ersten Symptome auftreten	10 – 40 Tage	▪ akut mit deutlicher Symptomatik, kein chronischer Verlauf, heilt aus mit lebenslanger Immunität ▪ Schutzimpfung möglich
HBV (Hepatitis-B-Virus)	▪ parenteral über Blut, sexuell und perinatal, mit einer sehr hohen Wahrscheinlichkeit der Infektion; Risikogruppen sind medizinisches Personal, Empfänger von Blutprodukten, Drogenabhängige ▪ enger Kontakt mit Infizierten oder häufig wechselnde Geschlechtspartner: weltweites Vorkommen	1 – 6 Monate	▪ Infektionen mit HBV gehen mit gering ausgeprägter Symptomatik einher ▪ 10 % gehen in eine chronische Form über ▪ Schutzimpfung möglich
HCV (Hepatitis-C-Virus)	▪ parenteral über Blut, sexuell oft unklarer Infektionsweg ▪ kommt weltweit vor ▪ Risikogruppen sind Empfänger von Blutprodukten oder Organempfänger, Drogenabhängige	6 – 12 Wochen	▪ Infektionen gehen mit gering ausgeprägter Symptomatik einher ▪ in 50 % der Fälle Übergang in eine chronische Form ▪ keine Schutzimpfung möglich
HDV (Hepatitis-D-Virus)	▪ parenteral über Blut und sexuell ▪ immer als Kombination mit HBV ▪ weltweites Vorkommen	1 – 6 Monate	▪ gering ausgeprägte Symptomatik ▪ fast immer chronischer Verlauf, wenn die Infektion als HBV-Superinfektion auftritt ▪ Schutzimpfung nur über die Impfung gegen HBV möglich
HEV (Hepatitis-E-Virus)	▪ fäkal-oral über Trinkwasser bzw. Nahrungsmittel ▪ kommt endemisch in Nordafrika, Mittel- und Südamerika sowie in Indien vor	10 – 40 Tage	▪ wie Hepatitis A ▪ es tritt häufiger ein Ikterus auf ▪ 5 – 10 % der Infektionen verlaufen schwer und häufig letal, keine Schutzimpfung möglich
HGV (Hepatitis-G-Virus)	1996 entdeckt, kommt weltweit als Simultaninfektion bzw. Superinfektion zu Hepatitis C vor, Übertragung über Blut, Blutprodukte, sexuelle Übertragung, Muttermilch, Inkubationszeit und Verlauf nicht bekannt, begünstigt wahrscheinlich HIV und Lymphome, eigene Pathogenität unsicher		

[Tab. 1] Die Erreger der Virushepatitis

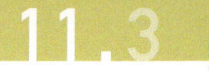

Ernährungswissenschaftlicher Bezug	11.3
Ernährungshinweise bei Stoffwechselerkrankungen	11.3.1

Laktoseintoleranz

Die Therapie der Laktoseintoleranz besteht in der Reduktion der Aufnahme von Milchprodukten. Der Umfang der Reduktion wird an die Symptomatik angepasst. Ziel ist, dass keine Symptome auftreten.

Kuhmilchproteinintoleranz

Die Therapie der Kuhmilchproteinintoleranz besteht im vollständigen Verzicht auf alle Nahrungsmittel, die Kuhmilch enthalten. Stattdessen sollten die Neugeborenen und Säuglinge gestillt werden. Ist dies nicht möglich, sollten die betroffenen Kinder mit kuhmilchfreien, hypoallergenen Spezialnahrungen ernährt werden. Diese Nahrungen werden auch als Semielementarnahrung bezeichnet und enthalten andere Eiweißbestandteile, die kleiner sind und daher weniger Allergien hervorrufen. Von Sojamilch ist abzuraten, da Kinder mit Milcheiweißallergie oftmals auch auf Grund von Kreuzreaktionen allergisch auf Sojaproteine reagieren.

Zöliakie

Die Zöliakie ist nicht heilbar, aber durch eine Diät gut behandelbar. Die einzige Möglichkeit der Behandlung besteht im Verzicht auf die unverträglichen glutenhaltigen Lebensmittel. Eine glutenfreie Ernährung bedeutet einen Verzicht auf sämtliche Erzeugnisse aus Weizen, Roggen, Dinkel, Grünkern, Gerste und Hafer. Die glutenfreie Ernährung sollte nach heutigen Erkenntnissen lebenslang eingehalten werden. Dann kann die Darmschleimhaut sich wieder aufbauen und ihre volle Funktion aufnehmen. Die Symptome verschwinden je nach Ausprägung nach wenigen Tagen bis mehreren Wochen.

Die Umstellung auf die glutenfreie Kost hat keine negativen gesundheitlichen Folgen, da Gluten nicht lebensnotwendig ist. Allerdings erfordert der Austausch aller herkömmlichen Back- und Teigwaren und vieler anderer gewohnter Lebensmittel gegen glutenfreie Produkte große Disziplin und Sorgfalt beim Einkauf. Bei vielen Lebensmitteln erkennt man nicht, ob sie Gluten enthalten. So wird Gluten häufig als Zusatzstoff eingesetzt, da das Getreideeiweiß sehr gute lebensmitteltechnologische Eigenschaften hat und daher z. B. als Emulgator, Stabilisator oder Bindemittel in Wurstwaren, Speiseeis oder Salatsoße Verwendung findet. Die Zutatenliste ist für Zöliakie-Betroffene nur dann eine Entscheidungshilfe, wenn Gluten, Weizenmehl, Weizenproteine oder andere glutenhaltige Getreideerzeugnisse als Zutat auch tatsächlich genannt werden.

Mit Einführung der Kennzeichnungspflicht für |Lebensmittelzusatzstoffe ist es für Menschen mit Nahrungsmittelintoleranzen seit Ende 2005 etwas einfacher geworden herauszufinden, ob in dem verpackten Lebensmittel auslösende Stoffe enthalten sind oder nicht.

Weitere Ernährungshinweise während der Behandlung der Zöliakie beziehen sich auf Milch und Milchprodukte, Fette sowie Obst und Gemüse.

www.dzg-online.de

Eine Aufstellung glutenfreier Lebensmittel ist z. B. auf der Homepage der Deutschen Zöliakie-Gesellschaft e. V. zu finden

Lebensmittelzusatzstoffe

1 | 300

Milch und Milchprodukte

Zu Beginn der Behandlung ist die mangelnde oder unzureichende Nährstoffaufnahme im Dünndarm zu berücksichtigen. Je nach Ausmaß der |Zottenatrophie besteht ein Mangel am Enzym Laktase, das für die Spaltung und Verdauung von Milchzucker zuständig ist. Daher sollte zunächst auf Milch und Milchprodukte verzichtet werden, da der Enzymmangel die ohnehin bestehenden Durchfälle und Blähungen noch verstärkt. Mit zunehmender Regeneration der Zotten normalisiert sich die Enzymaktivität, sodass Milch und Milchprodukte dann auch wieder vertragen werden.

Zottenatrophie | 703

Fette

Da bei einer Zöliakie insbesondere die Fettresorption beeinträchtigt ist, sollte zu Beginn der Therapie der Fettverzehr reduziert werden. Hierdurch wird der Heilungsprozess zwar nicht begünstigt, aber es kommt zu einer Verbesserung der Symptome wie Durchfall oder Blähungen.

Obst und Gemüse

In der Frühphase der Behandlung sollten oxalsäurereiche Obst- und Gemüsesorten gemieden werden. Oxalsäure bildet im Darm mit Kalzium eine wasserunlösliche Verbindung, die die Aufnahme von Kalzium unmöglich macht. Da auf die Hauptkalziumlieferanten Milch und Milchprodukte zu Beginn der Behandlung ebenfalls verzichtet werden sollte, ist es zu empfehlen, alles zu vermeiden, was die Kalziumaufnahme zusätzlich behindern könnte. Oxalsäurereich sind Rote Bete, Rhabarber, Spinat, Mangold, Nüsse, schwarzer Tee und Pfefferminztee.

Mukoviszidose

Mukoviszidose-Patientinnen sollten reichlich essen, da sie durch ihre Erkrankung mehr Kalorien benötigen. Um einem Energiemangel vorzubeugen, sollte die tägliche Energieaufnahme 30 % über der Empfehlung der Deutschen Gesellschaft für Ernährung (DGE) für die jeweilige Altersgruppe liegen. Des Weiteren wird für Fett ein Kalorienanteil von 35 – 40 % angeraten. Wünschenswert ist dabei ein hoher Anteil an ungesättigten Fettsäuren. Ferner sollten Lebensmittel mit langsam resorbierbaren Kohlenhydraten verzehrt werden. Günstig ist es, die Nahrung auf sechs bis sieben Mahlzeiten am Tag zu verteilen.

Für die verschiedenen Altersgruppen werden je nach Schweregrad verschiedene Schritte der Ernährungsintervention empfohlen. Im Vordergrund steht dabei die Prävention einer Mangelernährung. Dabei erfolgt als erster Schritt die Erhöhung der Energiezufuhr auf normalem Wege (Kaloriendichte), bevor Nahrungsergänzungsmittel oder eine invasive Ernährungstherapie eingesetzt werden. Besondere Beachtung müssen die Patientinnen finden, die einen Gewichtsstillstand, einen stärkeren Gewichtsverlust oder einen Kleinwuchs unterhalb der 3. Perzentile aufweisen.

Im ersten Lebensjahr ist die Muttermilchernährung mit häufigem Anlegen und gegebenenfalls mit Energieanreicherung vorzuziehen. Bei Stillhindernis sind Säuglingsnahrungen mit Energiezusatz akzeptabel. Die Gabe von Säuglingsnahrung mit Zusatz von mittelkettigen Triglyzeriden (MCT-Kost) empfiehlt sich u. a. bei |Cholestase und bei unkontrollierter |Steatorrhö. Kochsalzverluste sind auszugleichen. Ab dem vierten bis sechsten Monat ist normale bis fettreiche Beikost einzusetzen, ab dem zweiten Lebensjahr erfolgt eine normale bis fettreiche Kleinkinderkost sowie spezifische, für Kinder geeignete Supplementnahrungen. Ab dem Alter von fünf Jahren sind energieangereicherte Supplementnahrungen für Erwachsene geeignet. Der Einsatz hochkalorischer Sondennahrungen wäre der nächste Schritt der Ernährungsintervention bei nachgewiesener Unterernährung. Die totalparenterale Ernährung sollte nur kurzzeitig bei spezifischer Indikation (z. B. postoperativ) eingesetzt werden.

Bei Pankreasinsuffizienz müssen die fettlöslichen Vitamine A, D, E und K zusätzlich zur Pankreasenzymgabe substituiert werden.

Neben den Vitaminen sollten auch Mineralien und Spurenelemente verabreicht werden. So sollten z. B. Natrium und Chlorid bei Säuglingen mit Fieber, Tachypnoe, verstärktem Schwitzen, Erbrechen oder Durchfall zugesetzt werden. In allen Altersstufen sollte bei Anstrengungen im heißen Klima Kochsalz ersetzt werden. Kalzium sollte bei verminderter Zufuhr durch die Nahrung und Magnesium bei schwerer Malabsorption ersetzt werden.

---

www.gpge.de
▶ Fachinformationen
▶ Leitlinien
▶ Mukoviszidose
Die Gesellschaft für Pädiatrische Gastroenterologie und Ernährung e. V. hat Leitlinien zur Ernährung bei Mukoviszidose erarbeitet.

Cholestase
Rückstau von Galle durch verminderten oder fehlenden Abfluss in den Darm
Steatorrhö
pathologische Erhöhung des Fettgehalts im Stuhl

Ernährungshinweise bei Magen-Darm-Erkrankungen

MCT-Kost

Hierbei handelt es sich um eine leichte Vollkost, bei der langkettige Fette durch mittelkettige Triglyceride (MCT) ersetzt werden. Mittelkettige Triglyceride haben den Vorteil, dass sie auch ohne emulgierende Gallensäure oder fettspaltende Enzyme im Dünndarm resorbiert werden können. Weiterhin transportieren sie auch die fettlöslichen Vitamine (A, D, E, K) zur Darmwand, wo diese dann aufgenommen werden können. Im Handel sind MCT-Fette in Form von Margarine oder Öl erhältlich. In der Natur kommen sie als Kokosfett und Palmkernöl vor.

Indikationen für eine MCT-Kost sind Fettresorptionsstörungen, wie sie z. B. bei Mukoviszidose, Pankreatitis oder Cholestase auftreten.

Aber auch bei anderen Magen-Darm-Erkrankungen ist eine leichte Vollkost angezeigt [Tab. 1].

Erkrankung	Ernährungshinweise
Entzündungen der Mundschleimhaut, Aphten	• saure und scharfe Nahrungsmittel und Getränke meiden • ggf. Auslöser herausfinden und meiden
Refluxösophagitis	• mehrere kleine Mahlzeiten über den Tag verteilt einnehmen • keine späten Mahlzeiten • Säurelocker meiden
Gastritis	• mehrere kleine Mahlzeiten über den Tag verteilt einnehmen • Säurelocker meiden • ruhige Atmosphäre zum Essen schaffen
Ulcus ventriculi und Ulcus duodeni	• mehrere kleine Mahlzeiten über den Tag verteilt einnehmen • keine späten großen Mahlzeiten, • Säurelocker meiden • den Tag nicht nüchtern beginnen • ruhige Atmosphäre zum Essen schaffen
Entzündungen der Darmschleimhaut, Infektionen des Darmes	• in der Akutphase Nahrungsmittel meiden (Nulldiät) • für eine ausreichende Flüssigkeitszufuhr sorgen • geeignete Getränke sind schwarzer Tee, Pfefferminztee, da sie durch die enthaltenen Gerbstoffe einer Diarrhö entgegenwirken • zunächst leicht verdauliche Kohlehydrate; Eiweiß und Fette erst nach Besserung der Symptome
Hämorrhoiden/Analfissur	• Da die Stuhlausscheidung schmerzhaft sein kann, sollte für eine weiche Stuhlkonsistenz gesorgt werden (Obstipationsprophylaxe), z. B. durch eine ausreichende Trinkmenge und Ballaststoffe.

[Tab. 1] Leichte Vollkost ist indiziert bei verschiedenen Magen-Darm-Erkrankungen.

Säurelocker
Nahrungsmittel, die die Abgabe von Magensäure besonders stark auslösen (Süßes, Saures, Scharfes, Koffein und Nikotin)

Unterstützung bei Diarrhö ▮ | 311
Obstipationsprophylaxe
▮ | 329

11.3.3 Zielsetzung, Erfolgsaussichten sowie praktische Durchführung von Kostaufbau und Nahrungsmittelauswahl ausgewählter Diättherapien

Diättherapie bei Lebererkrankungen

Da die Leber unser wichtigstes Stoffwechselorgan ist, ist es möglich, über die Ernährung Einfluss auf die Belastung dieses Organs zu nehmen. Eine Heilung einer Lebererkrankung durch Diät ist nicht möglich. Die Stoffwechselfunktionen betreffen Eiweißstoffwechsel, Kohlehydratstoffwechsel und Fettstoffwechsel.

> ⬩ **Die Leber wird am ehesten durch die Ernährung mit Eiweißen und tierischen Fetten belastet.**

Bei Erkrankungen der Leber ist aus diesem Grund prinzipiell eine fettarme und eiweißarme Ernährung angezeigt. Um eine ausgewogene Ernährung zu erreichen, wird eine leichte Vollkost empfohlen. Alle Genussmittel und Medikamente, die die Leber belasten, sind zu vermeiden – insbesondere Alkohol. Wichtig ist die ausreichende Aufnahme von Vitaminen und Mineralien.

Entsprechend der Stoffwechselfunktionen der Leber gibt es zur „Entlastung" der Leber geeignete und ungeeignete Lebensmittel [Tab. 1].

Geeignete Lebensmittel	Ungeeignete Lebensmittel
▪ Obst und Obstsäfte	▪ tierische Fette
▪ Gemüse	▪ fettreiches Fleisch
▪ pflanzliche Fette	▪ fettreicher Käse
▪ mageres Fleisch	▪ scharf Gebratenes oder scharf Gewürztes
▪ magerer Fisch	▪ sehr fettreiches Gemüse (z. B. Avokado)
▪ fettarmer Käse	▪ leere Kalorien wie z. B. raffinierter Zucker oder Kuchen
▪ leicht verdauliche Kohlehydrate	▪ Alkohol

[Tab. 1] Geeignete und ungeeignete Lebensmittel zur „Entlastung" der Leber

Diättherapie bei Gallenwegserkrankungen

Die Funktion der Galle besteht in der Emulgierung der Fette, ist diese eingeschränkt, führt es zu Störungen in der Aufspaltung der Fette. Koffein regt die Motilität der Gallenblase an. Auch hier stellt die leichte Vollkost die beste Ernährungsform dar [Tab. 2]. Die Beschwerden werden durch diese Ernährung gelindert.

> ⬩ **Bei Erkrankungen der Gallenwege werden fettreiche Speisen und Kaffee schlecht vertragen.**

Geeignete Lebensmittel	Ungeeignete Lebensmittel
▪ Obst	▪ tierische Fette
▪ Gemüse	▪ sehr fettreiches Obst bzw. Gemüse (z. B. Avokado)
▪ ballaststoffreiche Lebensmittel (senken den Cholesterinspiegel und damit den Hauptfaktor bei der Entstehung von Gallensteinen)	▪ scharf gebratene Speisen
	▪ fettes Fleisch
▪ mageres Fleisch	▪ leere Kalorien, wie z. B. raffinierter Zucker oder Kuchen
▪ magerer Fisch	▪ Kaffee
▪ fettarmer Käse	

[Tab. 2] Bei Gallenwegserkrankungen geeignete und ungeeignete Lebensmittel

Diättherapie bei Pankreaserkrankungen

Das Pankreas produziert einerseits die für die Eiweiß-, Fett- und Kohlehydratverdauung notwendigen Enzyme und andererseits werden im Inselorgan die Hormone Insulin und Glukagon produziert. Diese werden für den Kohlehydratstoffwechsel benötigt.

Bei Erkrankungen des Pankreas tritt zunächst das Fehlen der Verdauungsenzyme für die Fett- und Eiweißverdauung in den Vordergrund, die Funktion der Hormonproduktion kann für lange Zeit noch auf einem ausreichenden Niveau gehalten werden.

Da eine Alkoholkrankheit in den meisten Fällen die Ursache darstellt, gehört ein Alkoholverbot zu den Diätvorschriften. Je nach Stadium der Erkrankung wird die Ernährung von der Ärztin festgelegt. In der akuten Phase erhält die Patientin eine parenterale Ernährung und muss eine „Nulldiät" einhalten.

Geeignete Lebensmittel	Ungeeignete Lebensmittel
■ leichte Vollkost	■ tierische Fette
■ leicht resorbierbare Kohlehydrate	■ scharf gewürzte und scharf gebratene Speisen
■ Obst	■ Alkohol
■ Gemüse	
■ Fisch	
■ mageres Fleisch	
■ magerer Käse	

[Tab. 3] Bei Pankreaserkrankungen geeignete und ungeeignete Lebensmittel

> **Bei Pankreaserkrankungen stellt die Unverträglichkeit von Fetten und Eiweißen das größte Problem dar.**

Diättherapie bei Zöliakie

Zöliakie ist die angeborene Unverträglichkeit des Klebereiweißes im Weizen (Gluten). Diese Unverträglichkeit führt zu Malabsorption und Maldigestion. Gluten kommt außer im Weizen noch in anderen Getreiden vor. Häufig wird es als Hilfsstoff bei der Herstellung von Wurst und Fertiglebensmitteln verwendet.

Die Ernährung muss bei Zöliakie und bei der Sprue, der im Erwachsenenalter erworbenen Form, glutenfrei erfolgen, um die Aufnahme der Nährstoffe, Vitamine und Mineralien zu gewährleisten. Das Risiko für Folgeerkrankungen wie Darmkrebs kann durch die Diät verringert werden.

Glutenfreie Lebensmittel sind Reis, Hirse, Mais, Buchweizen, Kastanienmehl, Soja, Sesam, Kartoffeln, Leinsamen, Amaranth, Milch, Fleisch, Fisch, Öle, Tee, Eier, Obst und Gemüse. Glutenfreie (Fertig-)Produkte sind mit dem Vermerk „glutenfrei" versehen.

Weizen, Roggen, Gerste, Hafer, Grünkern und alle mit diesen Getreiden hergestellten Lebensmittel und z. B. Bier enthalten Gluten und sind daher bei Zöliakie nicht geeignet.

> **Industriell hergestellte Lebensmittel, die kein Gluten enthalten, das auch bei der Herstellung zugefügt worden sein kann, enthalten den Vermerk „glutenfrei".**

Diättherapie bei Mukoviszidose

Bei dieser angeborenen Erkrankung ist die Funktion der Chloridkanäle der Zellen gestört. Infolgedessen kommt es zur Bildung von zähem Sekret exokriner Drüsen, insbesondere des Bronchialsystems, des Pankreas und der Schweißdrüsen. Die Folge sind neben bronchialen Infekten Maldigestion und Malabsorption.

Die Pankreasenzyme werden als Medikamente zugeführt. Durch die Diät, die Teil der symptomatischen Therapie ist, können die Folgeerscheinungen der Mukoviszidose gemildert werden.

> **Die Ernährung bei Mukoviszidose sollte hochkalorisch und reich an den fettlöslichen Vitaminen A, D, E und K sein.**

Diättherapie bei Hyperlipoproteinämien und Hyperlipidämie

Diese beiden Formen erhöhter Blutfette gehören zu den Zivilisationserkrankungen und sind sehr gut durch Ernährung und Bewegung zu beeinflussen [Tab. 1]. Erst eine „falsche" Ernährung führt zur Erhöhung der Blutfettwerte.

Geeignete Lebensmittel	Ungeeignete Lebensmittel
■ Obst	■ tierische Fette
■ Gemüse	■ fettreiches Fleisch
■ ballaststoffreiche Produkte	■ fettreicher Käse
■ Vollkornprodukte	■ leere Kalorien
■ pflanzliche Fette	■ Weißmehlprodukte
■ Fette mit mehrfach ungesättigten Fettsäuren (Pflanzenöle)	■ Süßwaren
■ mageres Fleisch	■ Fast Food
■ Fisch	■ Frittiertes
■ fettarmer Käse	■ Alkohol

[Tab. 1] Lebensmittel, die für die Beeinflussung von Hyperlipoproteinämien bzw. der Hyperlipidämie geeignet bzw. ungeeignet sind

> ⤵ Bei erhöhten Blutfettwerten sind eine ausgewogene, fettarme, cholesterinarme Ernährung und eine Steigerung der Bewegung wichtige therapeutische Maßnahmen.

Diättherapie bei Kuhmilchproteinintoleranz

Bei dieser Erkrankung vertragen Säuglinge und Kleinkinder die Proteine der Kuhmilch nicht, da ihr Verdauungssystem noch nicht ausgereift ist und sie eine allergische Reaktion auf das Eiweiß entwickeln. Die Therapie besteht im Verzicht auf Kuhmilch und alle damit hergestellten Produkte, da anderenfalls Durchfälle und Mangelernährung auftreten. Mit ca. 12 – 18 Monaten hat sich die Allergie zumeist zurückgebildet. Selten besteht die Intoleranz weiter fort.

Eine geeignete Ernährung gelingt dadurch, dass der Säugling gestillt wird und dass er beim Zufüttern bzw. nach dem Abstillen eine hypoallergene Säuglingsnahrung erhält. Sojamilch ist i. d. R. ungeeignet, da eine Kreuzallergie bestehen kann.

Diättherapie bei Hyperurikämie und Gicht

Bei der Hyperurikämie ist der Harnsäuregehalt des Blutes zu hoch, über einen längeren Zeitraum kann sich daraus das Krankheitsbild der Gicht entwickeln. Harnsäure entsteht beim Abbau von Eiweißen, insbesondere von Purinen. Die purinarme Ernährung trägt deutlich zur Linderung der Beschwerden und zur Verminderung der Anfallshäufigkeit bei Gicht bei [Tab. 2].

Geeignete Lebensmittel (enthalten wenig bis kein Purin)	Ungeeignete Lebensmittel (enthalten mäßig viel Purin)	Nicht geeignete Lebensmittel (enthalten extrem viel Purin)
■ Fruchtsäfte, Obst, Vitamin-C-haltige Produkte	■ Hammelfleisch, Kalbfleisch, Putenfleisch, Huhn, Ente	■ Rindfleisch, Schweinefleisch, Lamm
■ Nüsse, Milchprodukte, Eier	■ Forelle, Lachs, Schellfisch	■ Innereien (Leber, Nieren)
■ Weizenmehlprodukte (fein ausgemahlen)	■ Kammmuschel	■ Heringe, Sardellen, Sardinen, Garnelen, Miesmuscheln
■ Mais, Zucker	■ Spargel, Blumenkohl, Erbsen, Pilze, Spinat, Vollkornbrot, Hafer	■ Hefe
■ Tomaten, Kohl, Sellerie		
■ Schokolade, Kaffee, Tee		

[Tab. 2] Für die Ernährung bei Hyperurikämie bzw. Gicht geeignete und weniger bzw. nicht geeignete Lebensmittel

12 Menschen mit Erkrankungen des Geschlechtssystems pflegen

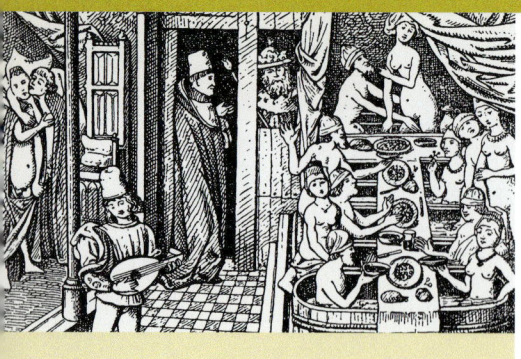

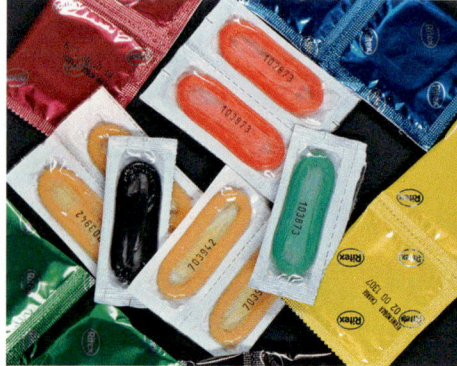

Menschen mit Erkrankungen des Geschlechtssystems pflegen

Sexualität ist in unserer heutigen Gesellschaft teilweise immer noch ein Tabuthema – besonders die Erkrankungen, die durch sexuellen Kontakt übertragen werden. Diese Thematik greift tief in die Intimsphäre der Betroffenen ein und ist zudem mit Scham und Schuldgefühlen verbunden.

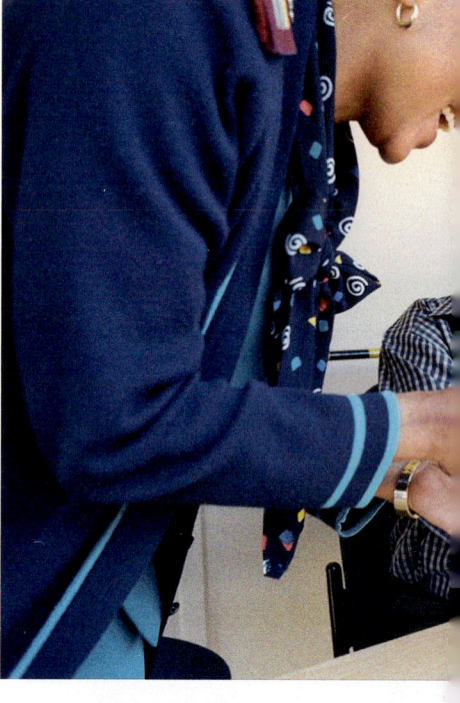

Dies war jedoch nicht immer so. Es gab in der Geschichte auch immer wieder Zeiten, in denen die Einstellung zur Sexualität sehr freizügig war. So waren etwa in der Antike Prostitution und Knabenliebe vollkommen normal. Und auch im Mittelalter herrschten teilweise recht ungezwungene Sitten, in den öffentlichen Badehäusern traf und vergnügte man sich, trotz der Empörung seitens der Kirche. Die Syphilis bereitete den öffent-

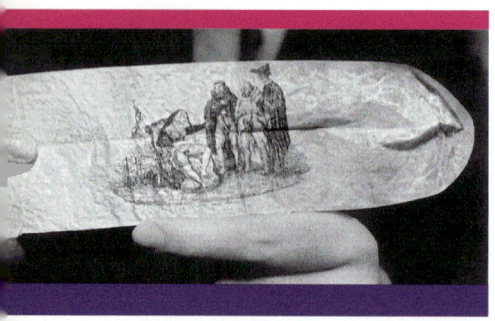

lichen Badehäusern das Ende. Solange die Ursachen für Geschlechtskrankheiten noch unbekannt waren, interpretierte man sie eher als moralisches denn als medizinisches Problem. Man bezeichnete sie als „Lustseuchen" und war der Meinung, sie seien die gerechte Strafe für sexuelle Zügellosigkeit.

Die strengen und eher körperfeindlichen Moralvorstellungen der Kirche prägten für lange Zeit das Verhältnis zur Sexualität. Sie sollte ausschließlich der Vermehrung dienen und junge Menschen sollten möglichst wenig darüber wissen, um einen züchtigen Lebenswandel zu gewährleisten.

Seit den 60er Jahren des 20. Jahrhunderts kam es zu einer zunehmenden Enttabuisierung der Sexualität. In der Schule gibt es inzwischen überall Aufklärungsunterricht, insbesondere auch zum Thema HIV/ AIDS.

Jedoch zeigen Studien, dass ein zunehmend sorgloser Umgang mit dem Thema AIDS die Gefährdung, an HIV zu erkranken, in Deutschland eher steigen lässt. So wird im entscheidenden Moment nicht immer an das Kondom gedacht und die Gefahr einer HIV-Infektion besteht. Dabei ist das Kondom das einzige Verhütungsmittel, das vor sexuell übertragbaren Erkrankungen schützen kann.

Die Idee, sich durch eine „Verpackung" des Penis vor Erkrankungen und Schwangerschaften zu schützen ist bereits aus der Antike bekannt. Dabei benutzten bereits die Ägypter, Griechen und die alten Japaner Kondome aus Lederhüllen, Fischblasen, Tierdärmen oder aus Ölpapier. Im Mittelalter ging man auf getränkte Leinensäckchen über. Auch der berühmteste Liebhaber der Geschichte – Casanova – benutzte stets Kondome.

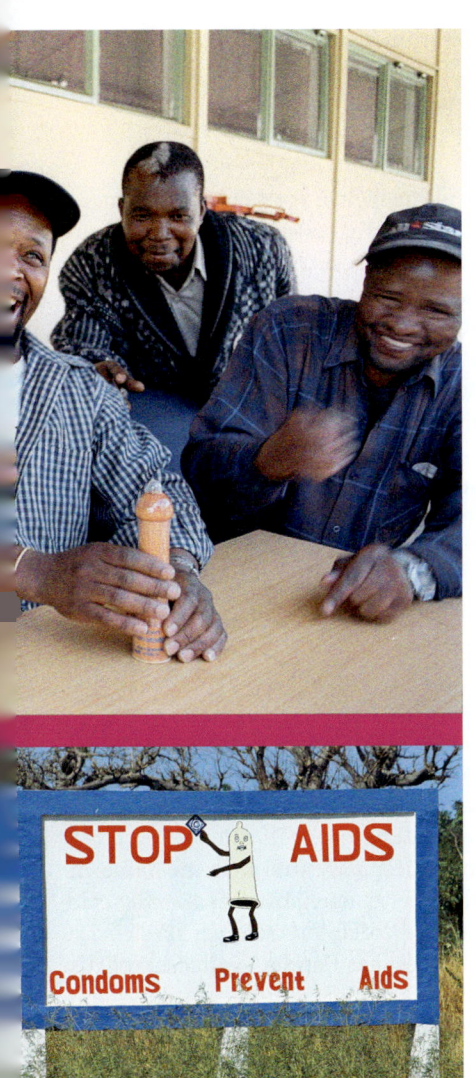

Zu seiner Zeit gab es einfachere Ausführungen, oder aber auch Luxusversionen mit einem Futter aus Samt und Seide. Diese Kondome wurden mehrfach verwendet, gereinigt und getrocknet. Einen wirklich hochwertigen Schutz boten diese Präservative jedoch nicht. Das erste Gummi-Kondom kam 1855 auf den Markt. Jedoch ist es mit den heutigen Kondomen nicht zu vergleichen. Es war viel dicker und hatte eine Längsnaht. Mit dem Bekanntwerden der Ausbreitung des HI-Virus erlangte das Kondom eine neue zentrale Bedeutung beim geschützten Geschlechtsverkehr. Jedoch wird trotz seiner unbestrittenen Wirksamkeit sein Gebrauch aus religiöser oder traditioneller Sicht oftmals abgelehnt.

Somit leben derzeit weltweit 33,4 Millionen Menschen mit HIV bzw. AIDS. Jedoch ist ein Rückgang der Erkrankung zu verzeichnen, welcher zum Teil auch auf Präventionsmaßnahmen zurückzuführen ist.

Einmal im Jahr, am 1. Dezember, findet der so genannte Welt-AIDS-Tag statt, um für das Thema AIDS zu sensibilisieren und um Solidarität mit Betroffen zu zeigen. Neben HIV bzw. AIDS gibt es noch andere Geschlechtserkrankungen, die jedoch gegenüber dem Thema AIDS häufig in den Hintergrund geraten. Die größte Zunahme der Erkrankungsraten findet sich unter den Jugendlichen. Leider sind auch heute noch trotz Aufklärungsunterricht viele Jugendliche völlig uninformiert über Ursachen und Symptome von Geschlechtskrankheiten. Deshalb erkennen viele von ihnen nicht, dass sie sich angesteckt haben, und sie übertragen die Erkrankung weiter. Manche Jugendliche lassen sich auch aus Angst oder Scham nicht behandeln,

weil sie nicht wollen, dass ihre Eltern erfahren, dass sie Geschlechtsverkehr hatten. Die Folgen einer unbehandelten Geschlechtskrankheit sind jedoch – gemessen an einer familiären Krise – ungleich größer.

Im pflegerischen Alltag können Sie jederzeit mit Menschen in Kontakt kommen, die eine Erkrankung des Geschlechtssystems haben. Dies können neben sexuell übertragbaren Erkrankungen auch Fehlbildungen, Entzündungen oder Entartungen an den Geschlechtsorganen sein. Ihre Aufgabe als Pflegefachkraft ist es, diese Patientinnen professionell zu betreuen und zu unterstützen. Dabei greifen Sie stark in die Intimsphäre der Patientinnen ein und Sie können mit schambehafteten Situationen konfrontiert werden. Für Sie ist es wichtig, in dieser Lage mit einer professionellen Nähe als auch Distanz zu reagieren. Zeigen Sie den Patientinnen, dass Sie nicht über sie urteilen, sie so annehmen, wie sie sind und ihnen aber auch beratend (nicht belehrend) zur Seite stehen.

Pflegediagnose

„Sexualstörung
(Sexuelle Funktionsstörung)
Eine Veränderung der sexuellen
Funktion, die als unbefriedigend,
nicht lohnenswert oder unange-
messen empfunden wird."

—

DOENGES et al.: S. 681

„Unwirksames Sexualverhalten
Ein Zustand, bei dem ein
Mensch Besorgnis über seine
Sexualität äußert."

—

DOENGES et al.: S. 686

Scham **1** | 17
Ekel **3** | 713

Medikamente verabreichen
1 | 687

Menschen, die von Erkrankungen des Geschlechtssystems betroffen sind, leiden nicht nur unter den Krankheitssymptomen und ihren Folgen. Häufig sind sie zusätzlich in ihrer Rolle als Frau oder Mann, in ihrer Geschlechtsidentität irritiert. Sie reagieren ängstlich, verunsichert oder auch aggressiv. Hinzu kommt, dass Erkrankungen des Geschlechtssystems in unserer Gesellschaft stark tabuisiert sind. Die Betroffenen sprechen häufig nicht oder nur ungern über ihr Leiden, besonders wenn es zudem zu Beeinträchtigungen des Sexuallebens kommt. Handelt es sich um sexuell übertragbare Krankheiten, fühlen sich einige Betroffene sogar schuldig.

Interventionen, die bei diesen Erkrankungen durchgeführt werden, verletzen oft die Intimsphäre der Betroffenen. |Scham- oder auch |Ekelgefühle können die Folge sein. Pflegende nehmen diese Gefühle aufmerksam wahr und ernst. Im Umgang mit den Betroffenen zeigen sie sich einfühlsam, führen alle Maßnahmen behutsam durch und sind besonders in ihrem kommunikativen Auftreten diskret.

Applikation lokal wirksamer Medikamente

Im Vaginalbereich werden Medikamente in unterschiedlichen Formen verabreicht. So gibt es Vaginalcremes, Vaginalzäpfchen, Vaginaltabletten, Vaginalsprays und Spüllösungen. Diese Präparate lösen sich durch die Körperwärme bzw. durch das Vaginalsekret auf und sind lokal sowie systemisch wirksam. Auch wenn die Vaginalschleimhaut ähnliche Resorptionseigenschaften aufweist wie die Rektalschleimhaut, werden nur Medikamente zur Vaginalbehandlung verabreicht. Aufgabe der Pflegenden ist es, die Patientin über die Verabreichungsform und die Wirkungsweise zu informieren. Die Patientin sollte die Applikation selbst vornehmen. Ist dies nicht möglich, übernehmen Pflegende diese Tätigkeit.

Applikation von Vaginalcremes, Vaginalsprays und Schleimhautpinselungen

Das jeweilige Medikament wird mehrmals täglich auf die betroffenen Stellen aufgetragen, gesprüht oder gepinselt. Die Patientin wird in Rückenlage mit leicht gespreizten Beinen gelagert. Die Pflegende trägt Handschuhe und spreizt die Labien der Patientin. Das Medikament wird so aufgetragen, dass möglichst auch Schleimhautfalten und -nischen benetzt werden.

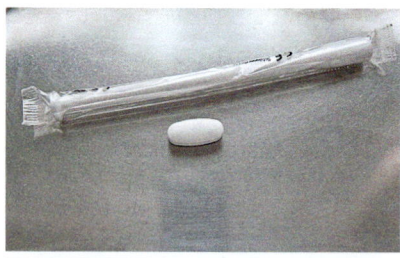

[1] Vaginalsuppositorium mit Applikationshilfe

Applikation von Vaginaltabletten und -zäpfchen

Zur Applikation von Vaginaltabletten oder -zäpfchen ist die günstigste Zeit vor dem Schlafengehen, da im Liegen weniger Wirkstoff aus der Vagina abfließen kann. Die Verabreichung erfolgt mit Handschuhen und evtl. zusätzlich mit einer dazugehörigen Applikationshilfe [Abb. 1].

Die Patientin legt sich in eine bequeme Rückenlage und stellt die Beine an. Die Vaginaltablette bzw. das Vaginalzäpfchen wird möglichst tief in der Scheide positioniert. Sinnvoll ist es, anschließend eine Vorlage vorzulegen, da sich das Medikament auflöst und nicht resorbierte Reste mit etwas Vaginalsekret austreten. Äußert die Patientin Unwohlsein, Juckreiz oder Brennen, sollte sofort eine Genitalspülung erfolgen.

Spülung des äußeren Genitals

Eine Genitalspülung wird prä- oder postoperativ zur Reinigung, zur Infektionsprophylaxe, zur Steigerung des Wohlbefindens sowie zur Therapie von Infektionen angewendet.

Bei mobilen Patientinnen kann sie in Form eines Duschbades erfolgen. Bei immobilen Patientinnen wird die Spülung im Bett mit Hilfe eines Steckbeckens durchgeführt. Dabei wird das äußere Genital mit körperwarmem Wasser oder mit speziellen Lösungen abgespült.

Für eine Spülung der |äußeren weiblichen Geschlechtsorgane werden Einmalhandschuhe, Händedesinfektionsmittel, ein Abwurf, ein Bettschutz und ein Steckbecken, Einmalhandtücher, ein Behälter mit Spüllösung (0,5 – 1 Liter), eine frische Vorlage und ein frischer Slip benötigt [Abb. 2].

äußere weibliche Geschlechtsorgane **1** | 79

Die Patientin wird über die Maßnahme und das Vorgehen informiert. Dann erfolgt die Durchführung:

- Patientin in eine bequeme Rückenlage bringen und Bettschutz unterlegen,
- Einmalhandschuhe anziehen, ggf. Slip der Patientin ausziehen und Vorlage entfernen,
- Patientin bitten, die Beine anzustellen, leicht zu spreizen und Steckbecken zwischen den Beinen positionieren,
- Etwas Spülflüssigkeit zur Temperaturprobe an der Oberschenkelinnenseite entlang fließen lassen,
- Genitale über Schamhügel und Damm spülen, abschließend Schamlippen spreizen und nochmals spülen,
- Steckbecken entfernen und Genitale vorsichtig von vorne nach hinten trocken tupfen,
- Einmalunterlage und Handschuhe entsorgen sowie
- ggf. Patientin beim Anziehen behilflich sein und bequem lagern.

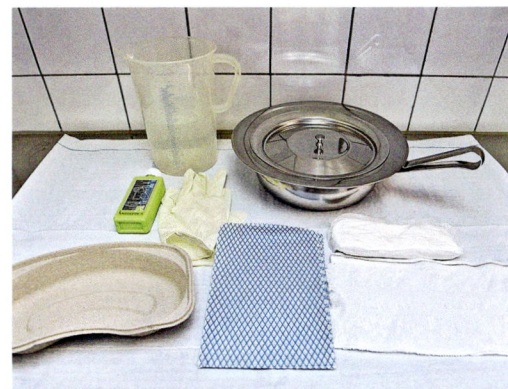

[2] Materialien für die Spülung der äußeren weiblichen Geschlechtsorgane

Abschließend werden die Materialien sachgerecht entsorgt bzw. gereinigt und die Hände desinfiziert. Zum Schluss erfolgt die Dokumentation.

Für eine Spülung/Bad der |äußeren männlichen Geschlechtsorgane werden Einmalhandschuhe, ein Becher oder eine Nierenschale mit Spülflüssigkeit, ggf. ein Bettschutz, Einmalhandtücher und ein frischer Slip benötigt. Die Spülung des Penis erfolgt in Form eines Bades. Dazu wird der Penis in ein warmes, evtl. mit Zusätzen versetztes Spülbad gehalten. Nach Möglichkeit führt der Patient das Penisbad selbstständig durch. Beim stehenden Patienten ist die Durchführung am einfachsten. Ist der Patient jedoch immobil, erfolgt das Bad im Bett in Seitenlage unter Verwendung eines Bettschutzes. Ist der Penis klein und das Bad dadurch erschwert, erfolgt eine Spülung. Das Penisbad dauert ca. fünf Minuten und wird i. d. R. bis zu drei Mal täglich durchgeführt. Der Penis wird vorsichtig mit einem Einmalhandtuch trocken getupft.

äußere männliche Geschlechtsorgane **1** | 78

Aufgaben bei vaginalen bzw. rektalen Untersuchungen

Zu den Aufgaben der Pflegenden gehört es, den Untersuchungsraum vorzubereiten, und Instrumente, Arzneimittel und Untersuchungsmaterialien bereitzulegen. Spekulasets sollten angewärmt verfügbar sein. Die Patientinnen werden über den Ablauf der Untersuchung informiert und gebeten, ihre Blase zu entleeren. Im Untersuchungsraum ist die Pflegende der Patientin evtl. beim Auf- und Abstieg auf den Untersuchungsstuhl behilflich. Während der Untersuchung beruhigt und beobachtet sie die Patientin und assistiert bei der Untersuchung.

12.1.2   Pflege von Patientinnen mit einem vaginalen oder abdominalen chirurgischen Eingriff

Präoperative Vorbereitung

präoperative Pflege **1** | 834

Die |präoperative Pflege ist abhängig von der Operationsform. Es gelten die allgemeinen präoperativen Maßnahmen bzgl. Körperpflege, Rasur, Darmreinigung, Thromboseprophylaxe, Ernährung, Blut- und Routineuntersuchungen und Dokumentation bzw. Organisation. Hinzu kommt bei Frauen im gebärfähigen Alter ein Schwangerschaftstest.

Bereits vor der Operation informieren Pflegende die Patientin über postoperative Maßnahmen und üben einige Methoden der postoperativen Mobilisation ein, wie z. B. das Aufstehen über die Seite, das Aufrichten im Bett mittels Strickleiter oder aber Anteile aus dem Beckenbodentraining.

Beobachtungsschwerpunkte und prophylaktische Maßnahmen

postoperative Pflege **1** | 841

Wie nach jeder |Operation werden die Patientinnen aufmerksam anhand der üblichen Kriterien beobachtet. Nach vaginalen oder abdominalen gynäkologischen Eingriffen ist zudem besonders auf vaginale Blutungen zu achten.

Bei vaginalen Operationen werden i. d. R. keine Dränagen gelegt. Das Wundgebiet wird durch eine Scheidentamponade komprimiert. Folglich sollte die Vorlage nur geringe Blutmengen aufweisen. Liegt keine Scheidentamponade, so sind anfängliche Blutungen in Periodenstärke normal. Sie sollten mit der Zeit nachlassen und schließlich ganz aufhören. Ist dies nicht der Fall oder sind die Blutungen generell sehr stark, wird eine Ärztin informiert.

Bei starken Blutungen kann mit Hilfe eines Sandsackes eine Wundkompression erreicht werden. Ferner können Coolpacks Anwendung finden, um die Blutung zu verringern. Die Patientin sollte angeleitet werden, ihre Blutungen auch selbst zu beobachten und einzuschätzen.

Ein weiterer Schwerpunkt ist die Beobachtung möglicher Entzündungszeichen. Hierzu werden das Operationsgebiet und die Wundnaht inspiziert und evtl. vorhandene Dränagen und Redons in Hinblick auf Fördermenge und Sekretbeschaffenheit kontrolliert. Neben diesen postoperativen Kontrollen führen Pflegende je nach Operation und individuellem Zustand der Patientin verschiedene Prophylaxen, z. B. Thrombose-, Pneumonie-, Dekubitus-, Soor- und Parotitisprophylaxe, durch.

Hygienische Besonderheiten bei der Wundversorgung

Auch bei vaginalen Eingriffen gelten die allgemeinen Richtlinien der Wundversorgung. Treten Wundheilungsstörungen auf, so wird das Genitale mit Ringerlösung gespült. Bei reizlosen Wundverhältnissen kann die Patientin ab dem dritten postoperativen Tag mit lauwarmem Wasser duschen. Ist dies nicht möglich, so führen Pflegende eine Genitalspülung durch.

Postoperative Mobilisation

Die erste Mobilisation erfolgt i. d. R. bereits am Operationstag. Die Patientin steht über die Seite auf und drückt dabei die Hand leicht auf die Wunde, um den Schmerz zu lindern [Abb. 1 und 2]. Mit jedem weiteren Tag werden die Patientinnen mehr mobilisiert.

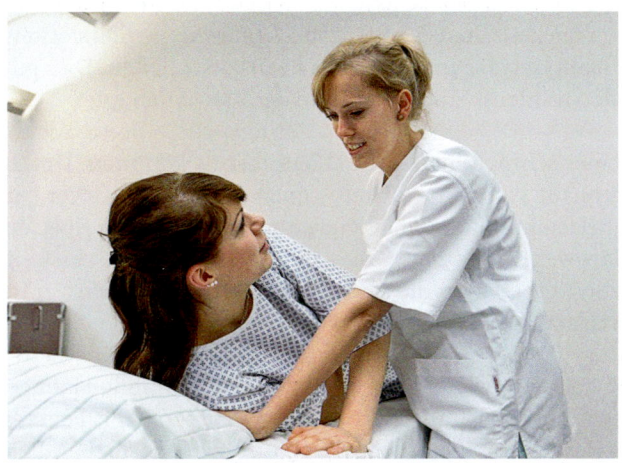

[1]   Die Patientin steht über die Seite auf (Beginn der Bewegung).

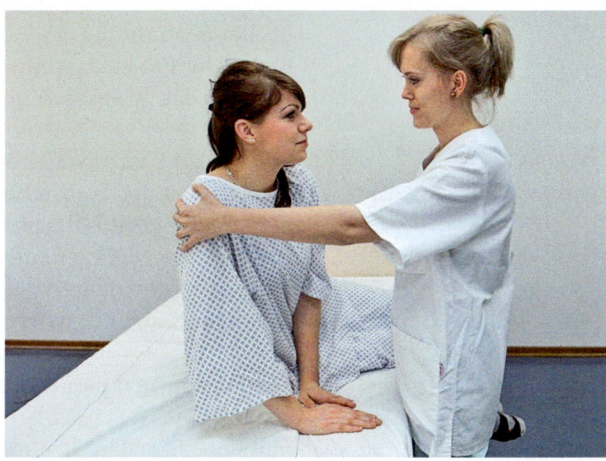

[2]   Die Patientin steht über die Seite auf (Ende der Bewegung).

Die Patientinnen erlernen Bewegungsübungen und |Beckenbodentraining, um die Bauch- und Rückenmuskulatur zu kräftigen sowie den Beckenboden und die Schließmuskulatur von Blase und Darm zu stärken. Dabei erfolgt ein kontrolliertes An- und Entspannen der Schließmuskeln im Atemrhythmus. Die Anleitung zum Beckenbodentraining erfolgt durch die Physiotherapeutin. Pflegende sollten über die gängigsten Übungen informiert sein, um bei Bedarf die Patientinnen ebenfalls zu unterstützen und anzuleiten.

Beckenbodentraining **1** | 315

Das Beckenbodentraining erfordert eine hohe Motivation und Disziplin, da die Übungen mehrere Monate lang täglich durchgeführt werden sollen und sich Therapieerfolge oft erst nach Wochen oder Monaten zeigen. Frisch operierte oder auch ältere Frauen schaffen es häufig nicht, aktive Übungen auszuführen. Mit diesen Frauen führen Pflegende passive Übungen durch. So wird z. B. während der Ausatmungsphase der Patientin ein leichter Druck auf ihre Füße ausgeübt. Dabei umfasst die Pflegende die Fersen der Patientin so, dass die Fußsohlen an ihren Unterarmen lehnen.

Ist die Patientin in der Lage das Beckenbodentraining eigenständig durchzuführen, kann dieses z. B. durch den Einsatz von Vaginalkonen unterstützt werden [Abb. 3]. Der Vaginalkonus wird in die Vagina eingeführt und mehrere Minuten durch Muskelanspannung festgehalten. Die Vaginalkonen sind unterschiedlich schwer.

Die Übungen werden täglich durchgeführt und das Gewicht der Konen langsam gesteigert. Vorher werden die Patientinnen durch verschiedene Wahrnehmungsübungen für ihre Beckenbodenmuskulatur sensibilisiert. So sollen sich die Patientinnen z. B. vorstellen, sich Blähungen zu verkneifen oder den Miktionsstrahl zu unterbrechen. Wichtig ist, bei allen Übungen während des Anspannens ruhig weiterzuatmen. Zudem erlernen die Patientinnen entlastendes Bücken und Tragen.

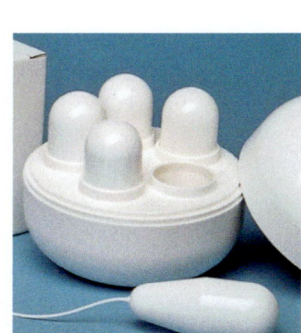

[3]   Vaginalkonenset

12.1.3   Pflege von Patientinnen mit radiologischer Therapie

Strahlentherapie | 246

Die |Strahlentherapie im Bereich des Geschlechtssystems erfolgt perkutan oder als Kontaktbestrahlung. Durch die ionisierende Strahlung kommt es nicht nur zur Schädigung des Tumors, sondern auch zu Bestrahlungsschäden im umliegenden Gewebe. Bei der Bestrahlung des kleinen Beckens, insbesondere von Gebärmutter, Eierstöcken, Blase oder Prostata ist eine Schädigung des Enddarms nicht auszuschließen. Dies gilt auch für das gewebeschonende Strahlentherapieverfahren der Brachytherapie.

Proktitis
Entzündung des Mastdarms

Zystitis **1** | 351

Es kann zu Diarrhö oder zu einer schmerzhaften |Strahlenproktitis kommen. Durch Schädigung der Blasenschleimhaut kann eine |Zystitis entstehen. Um den Verdauungstrakt nicht zusätzlich zu belasten, sollte auf blähende und stark gewürzte Speisen verzichtet werden. Um die Harnwege zu spülen, sollen die Patientinnen viel trinken. Pflegende informieren die Patientinnen über diese Maßnahmen und nehmen Veränderungen wahr, um weitere Maßnahmen einleiten zu können.

Bei der externen perkutanen Strahlentherapie kann zusätzlich die bestrahlte Haut geschädigt werden. Das Areal wird zur Bestrahlung mit einem wasserfesten Fettstift markiert. Die Haut in diesem Bereich ist durch die Bestrahlung sehr sensibel und bedarf besonderer Aufmerksamkeit. Sie sollte möglichst wenigen mechanischen, chemischen oder physikalischen Reizen ausgesetzt werden. So wird beim Waschen keine Seife benutzt und anschließend das Gebiet nur trocken getupft. Zur Hautpflege eignen sich spezielle parfümfreie Lotionen. Auf eine Rasur sollte verzichtet werden. Die Patientinnen sollten keine einengende oder scheuernde Kleidung tragen.

Durch die Absorption ionisierender Strahlung kann es im menschlichen Körper zu verschiedenen biologischen Reaktionen kommen, wie z. B. DNS-Störungen, Störungen der Zellfunktion oder Zelltod. Gefährdet sind in erster Linie die Patientinnen, aber auch Angehörige der Gesundheitsberufe, die mit den Strahlen in Berührung kommen. Um Patientinnen und Personal zu schützen, gibt es rechtliche Bestimmungen zum Strahlenschutz. In der Strahlenschutzverordnung sind Maßnahmen zum Schutz vor Strahlen durch Strahlenschutzkleidung, Bleiabdeckungen oder separate Räume sowie Abstände zur Strahlungsquelle geregelt.

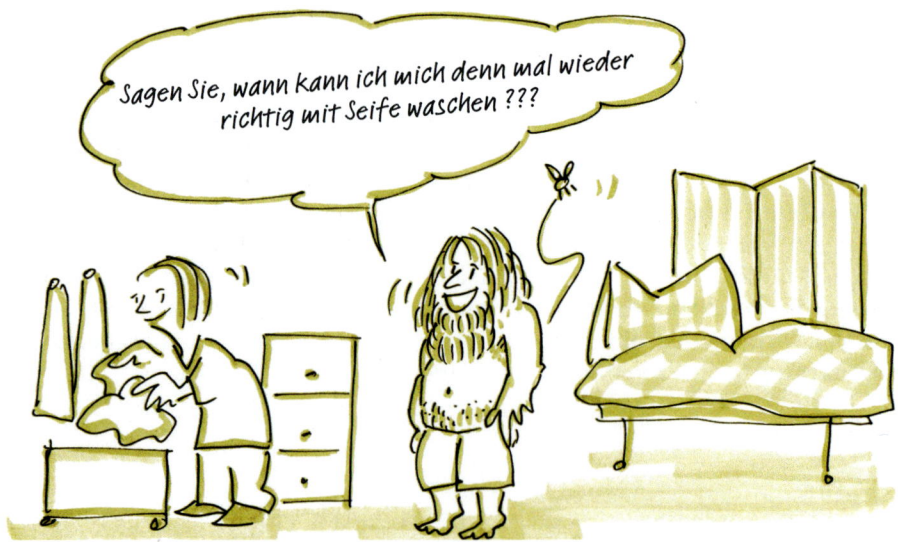

Medizinisch-naturwissenschaftlicher Bezug | 12.2

Physiologische und pathophysiologische Aspekte | 12.2.1

Um Erkrankungen der Geschlechtsorgane zu verstehen, sind Kenntnisse über die Anatomie und Physiologie der weiblichen und männlichen |Geschlechtsorgane hilfreich. Dabei ist es auch wichtig, über physiologische und altersabhängige Veränderungen Bescheid zu wissen.

Die weiblichen Sexualfunktionen
Steuerung der weiblichen Sexualfunktion

Die |Steuerung und Regulation der Ausschüttung der Sexualhormone funktioniert nach einem Feedback-Mechanismus. Der hormonelle Regelkreis der Frau umfasst den Hypothalamus, die Hypophysenvorderlappen und die Ovarien [Abb. 1].

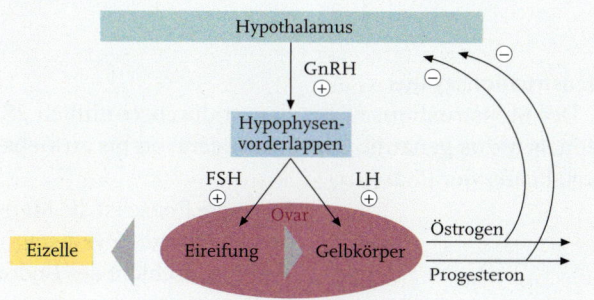

[1]   Steuerung der weiblichen Keimdrüsenfunktionen

Der Hypothalamus schüttet das Gonadotropin-Releasing-Hormon (GnRH) aus und stimuliert auf diese Weise die Synthese und Sekretion des follikelstimulierenden Hormons (FSH) und des luteinisierenden Hormons (LH) im Hypophysenvorderlappen. Diese Hypophysenhormone aktivieren die Ovarien, welche daraufhin die Zyklushormone |Östrogen und |Progesteron (Gestagen) ausschütten. Diese beiden Hormone stimulieren die weiblichen Geschlechtsorgane. Der Östrogen- und Progesterongehalt im Blut führt im Sinne einer Selbststeuerung zu einer Hemmung von Hypothalamus und Hypophyse.

Entwicklung der weiblichen Sexualfunktion

Die **Pubertät** umfasst den Zeitraum vom Auftreten der ersten sekundären Geschlechtsmerkmale bis zum Erreichen der vollständigen Geschlechtsreife. Während dieser Phase kommt es zu körperlichen und hormonellen Veränderungen. Dabei ist der Beginn der Pubertät überwiegend von den endokrinen Vorgängen abhängig. Zwischen dem 7. und 9. Lebensjahr beginnt die |adrenale |Androgensynthese, durch welche die Sekretion von Gonadotropin-Releasing-Hormon (GnRH) im Hypothalamus angestoßen wird. Das Einsetzen der Pubertät zeigt sich entweder durch ein beginnendes Brustwachstum oder beginnende Schambehaarung. Zwischen dem 9. und 16. Lebensjahr setzt die erste Monatsblutung (*Menarche*) ein, welche oftmals |anovulatorisch ist. Während der Pubertätsphase kommt es zu einem Wachstumsschub und zur stärkeren Ausprägung von Fettgewebe.

Östrogen
Oberbegriff für über 30 verschiedene weibliche Geschlechtshormone; Östrogen hat Einfluss auf die Ausbildung sekundärer Geschlechtsmerkmale, den Menstruationszyklus, den Knochenaufbau, die Kollagenbildung und die psychische Stimmung.

Progesteron
Weibliches Geschlechtshormon, das im Gelbkörper bzw. während der Schwangerschaft in der Plazenta gebildet wird; Progesteron hat Einfluss auf den Menstruationszyklus sowie während der Schwangerschaft auf Milchproduktion und -sekretion.

adrenal
die Nebennieren betreffend

Androgene
männliche Sexualhormone

Anovulation
Ablauf des Menstruationszyklus ohne Eisprung

Das **Klimakterium** umfasst die ca. zehn Jahre dauernde Übergangsphase von der vollen Geschlechtsreife bis hin zum Erlöschen der Ovarialfunktion. Erste Anzeichen dafür ist das Aussetzen der Menstruation. Die letzte Regelblutung wird als **Menopause** bezeichnet. Die Zeit danach wird als **Postmenopause** bezeichnet.

Ab dem 45. Lebensjahr verändern sich die Ovarien. Dadurch kommt es wiederholt zu Anovulationen. Mit fortschreitendem Klimakterium sinkt die Östrogenbildung. Dadurch kann sich das so genannte Östrogenmangelsyndrom zeigen:

- kurzfristige Auswirkungen wie Schlafstörungen, Hitzewallungen und Schweißausbrüche
- mittelfristige Auswirkungen wie vegetative und psychische Symptome, vaginale Atrophie, Stressinkontinenz, atrophische Hautveränderungen, |Dyspareunie
- langfristige Auswirkungen wie Osteoporose und Arteriosklerose

Dyspareunie | 774

Menstruationszyklus

Der Menstruationszyklus dauert durchschnittlich 28 Tage und wird deshalb auch Monatszyklus genannt. Abweichungen von bis zu sieben Tagen sind aber normal. Er besteht aus vier Phasen.

Die erste Phase ist die Menstruation. Sie umfasst den ersten bis vierten Zyklustag und dient der Abstoßung der Funktionsschicht des Endometriums (*Zona functionalis*).

Die zweite Phase ist die Proliferationsphase. In der Zeit vom fünften bis fünfzehnten Tag wird aus der Basalschicht (*Zona basalis*) die neue Schleimhautschicht der Zona functionalis aufgebaut. Während dieser Phase wird Östrogen ausgeschüttet, sodass sie auch als Östrogenphase bezeichnet wird. Im Ovar reift ein Eibläschen (*Follikel*) heran. Manche Frauen spüren dieses Wachstum als ein Ziehen im linken oder rechten Unterbauch. Durch eine starke LH- und FSH-Freisetzung der Hypophyse wird der Eisprung (*Ovulation*) ausgelöst: Der Follikel platzt und gibt die Eizelle frei. Auch dieses wird von manchen Frauen als kurzer Schmerz wahrgenommen. Den Schmerz rund um den Eisprung bezeichnet man als Mittelschmerz.

Anschließend folgt die Sekretionsphase. Sie ist die dritte Phase und verläuft innerhalb des 15. bis 28. Zyklustages. Nach der Ovulation bildet sich das Eibläschen in den Gelbkörper (*Corpus luteum*) um, der nun Progesteron, das deshalb auch als Gelbkörperhormon bezeichnet wird, abgibt. Die Sekretionsphase wird auch Progesteronphase genannt. Die Eizelle wird vom Fransentrichter des Eileiters (*Tube*) aufgenommen und in die Gebärmutter (*Uterus*) transportiert. Die Uterusschleimhaut bereitet sich auf die Einnistung einer befruchteten Eizelle (*Zygote*) vor. Es kommt zum Wachstum der Schleimhautdrüsen und zur Einlagerung von Nährstoffen.

Findet keine Einnistung statt, wird in der letzten und vierten Phase die Durchblutung reduziert, was zum Absterben der Zona functionalis führt. Man bezeichnet diese Phase auch als Ischämiephase. Sie findet um den 28. Zyklustag statt und leitet einen neuen Zyklus ein [Abb. 1].

[1]   Der Menstruationszyklus

Störungen der weiblichen Sexualfunktion

Zyklusstörungen können in verschiedenen Formen auftreten. Man unterscheidet Störungen der Blutungsdauer, der Blutungsstärke und der Blutungshäufigkeit sowie das Auftreten von Zusatzblutungen.

Eine verlängerte Regelblutung (*Menorrhagie*) dauert mehr als sechs Tage an. Ursachen können Myome, Uteruspolypen, eine |Endometriose oder Gerinnungsstörungen sein. Eine verkürzte Regelblutung (*Brachymenorrhö*) beträgt weniger als zweieinhalb Tage. Sie kann durch verschiedene Störungen im Uterus oder in den Ovarien bedingt sein. Aber auch psychische Belastungen oder Veränderungen im Schlaf-Wach-Rhythmus können zu einer verkürzten Regelblutung führen.

> **Endometriose**
> außerhalb der Gebärmutter vorkommendes Gewebe der Gebärmutterschleimhaut

Ist die Regelblutung so stark, dass mehr als 150 ml Blut ausgeschieden werden, spricht man von einer *Hypermenorrhö*. Sie kann durch hormonelle Störungen, Myome, Gerinnungsstörungen oder durch Entzündungen von Uterus oder Adnexen bedingt sein.

Regelblutungen, bei denen weniger als 50 ml Blut abgegeben werden, bezeichnet man als *Hypomenorrhö*. Sie kann durch eine beginnende Ovarieninsuffizienz oder durch eine postinfektiös verringerte Uterusschleimhaut hervorgerufen werden.

Liegt bei einer Hypermenorrhö kein Organbefund vor, so können Hormonpräparate die Blutungsstärke oftmals regulieren. Bei einer Hypomenorrhö besteht nur Handlungsbedarf bei Kinderwunsch.

Störungen der Blutungshäufigkeit zeigen sich in Form einer *Poly-*, *Oligo-* oder *Amenorrhö*.

Bei einer Polymenorrhö sind die Blutungszyklen unregelmäßig oder regelmäßig verkürzt, sodass der Zyklus weniger als 25 Tage beträgt. Ursachen für einen verkürzten Zyklus können ein anovulatorischer Zyklus sein, wie z. B. in der Pubertät oder in den Wechseljahren, oder aber auch eine verkürzte prä- oder selten postovulatorische Phase.

Bei einer Oligomenorrhö ist die Zyklusdauer auf mehr als 35 Tage verlängert. Dieses kann ebenfalls an einem anovulatorischen Zyklus liegen oder durch eine verlängerte Follikelreifungsphase bedingt sein.

Bei einer Amenorrhö kommt es zum Ausbleibe. d. R.blutung, wie dies z. B. bei einer Schwangerschaft physiologisch ist.

Frauen mit einer Amenorrhö erhalten ggf. eine zyklische orale Gabe eines Gestagens mit oder ohne zusätzliche Gabe eines Östrogens. Besteht bei Frauen Kinderwunsch, so erfolgt die Behandlung mit Clomifen oder Gonadotropinen. Bei Oligo- oder Polymenorrhö ist oftmals keine Therapie nötig, es sei denn, es besteht Kinderwunsch.

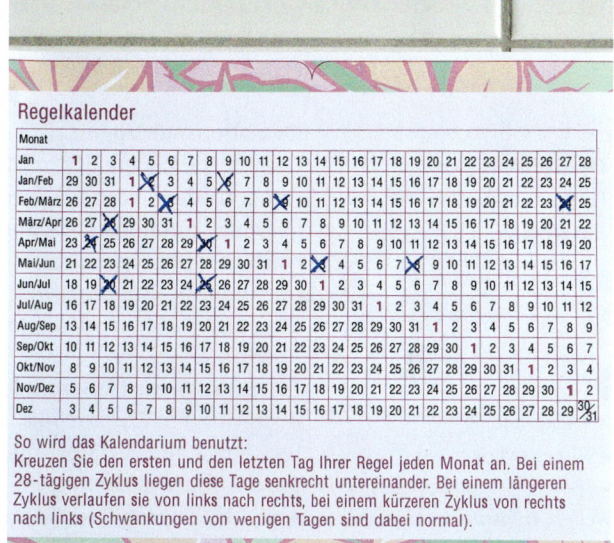

[2] Regelkalender

Weitere Zyklusstörungen sind Blutungen, die außerhalb der Menstruation vorkommen. Diese können regelmäßig ein bis zwei Tage vor oder nach der Periode oder direkt in der Zyklusmitte als so genannte Zwischenblutung auftreten. Häufig sind die Blutungsmengen gering oder sogar nur Schmierblutungen. Wenn diese zusätzlichen Blutungen in Abhängigkeit vom Zyklus auftreten, sind sie meist harmloser Genese oder ein Zeichen für eine gestörte Gelbkörper- oder Endometriumfunktion. Treten diese Blutungen jedoch zyklusunabhängig auf, hat dieses oft organische Ursachen, wie z. B. eine drohende Fehlgeburt oder ein Uteruskarzinom. Eine weitere Form der Zusatzblutung ist die *Postkoitalblutung*. Sie tritt direkt nach dem Geschlechtsverkehr auf und beruht auf vaginalen Verletzungen, einer |Portioektopie oder einem Zervixkarzinom.

Portioektopie
verlagerter Muttermund

Sterilität bedeutet das Ausbleiben einer gewünschten Schwangerschaft trotz regelmäßigem, ungeschütztem Geschlechtsverkehr über einen Zeitraum von mindestens zwei Jahren. Die Ursachen für eine Sterilität können Ovulationsstörungen, anatomische oder entzündliche Veränderungen an Uterus, Vagina, Eileiter oder Zervix sein. Aber auch schwere Allgemeinerkrankungen, Medikamentenwirkungen, Alkohol- oder Drogenmissbrauch oder seelische Konflikte können zur Sterilität führen.

Die Therapie der Sterilität ist abhängig von ihren Ursachen. Sie kann in Form einer medikamentösen Behandlung erfolgen, wie z. B. mit Prolaktinhemmern, Ovulationsauslösern oder verschiedenen Hormonen. Es können aber auch invasive Eingriffe notwendig sein, z. B. zur Behebung von Fehlbildungen oder Verwachsungen. Gegebenenfalls kommt eine In-vitro-Fertilisation in Betracht.

Kommt es zu einer Befruchtung der Eizelle, jedoch nicht zum Erhalt der Schwangerschaft, so spricht man von einer **Infertilität**. Die betroffenen Frauen weisen eine erhöhte Abortrate auf.

Ovarialinsuffizienz
Funktionsschwäche der Eierstöcke

Ovulationsstörungen sind die häufigste Ursache der Unfruchtbarkeit bei Frauen. Zu Grunde liegt eine |Ovarialinsuffizienz. Diese kann primär durch ovarielle Fehlbildungen oder sekundär durch Hormonstörungen bedingt sein.

Der hormonelle Kreislauf kann durch Erkrankungen wie hypothalamisch-hypophysäre Störungen, Hyperprolaktinämie, zystische Veränderungen oder Tumoren, Klimakterium praecox, Endometriose oder Schilddrüsenerkrankungen gestört sein. Aber auch Stress oder Medikamenteneinnahme können das hormonelle Gleichgewicht verändern.

www.isg-info.de
▶ Wissenswertes
▶ Sexuelle Störungen erkennen
Weitere Informationen zu Sexualstörungen der Frau bietet das Informationszentrum für Sexualität und Gesundheit e. V.

Die häufigsten **funktionellen Sexualstörungen** der Frau sind Orgasmus- oder Libidostörungen, *Dyspareunie* und *Vaginismus*. Libido und Orgasmus sind leicht zu irritieren. Ursachen für Störungen können Stress, Partnerschaftsprobleme, physische oder psychische Erkrankungen sowie hormonelle Veränderungen in den Wechseljahren sein. Die Therapie richtet sich nach den Ursachen.

Die Dyspareunie äußert sich durch brennende oder krampfartige Schmerzen beim Geschlechtsverkehr. Der Orgasmus bleibt meist aus. Häufigste Ursachen einer Dyspareunie sind akute oder chronische Entzündungen der Harnwege oder der weiblichen Geschlechtsorgane sowie eine Atrophie der Vaginalschleimhaut ab dem Klimakterium. Aber auch Narben in Vagina oder am Damm durch die Geburt eines Kindes können zu dieser Sexualstörung führen.

Die Ursachen einer Dyspareunie werden medikamentös mit Antibiotika oder Hormonen therapiert. Neben diesen vielen organischen Ursachen kann die Dyspareunie auch psychisch bedingt sein. Die Therapie dieser Ursachen ist langwierig und bedarf häufig psychologischer Hilfe.

Der Vaginismus, auch Scheidenkrampf genannt, hat meist psychische Ursachen und kann mit Hilfe einer Psychotherapie behandelt werden.

Die männlichen Sexualfunktionen

Hormoneller Regelkreis

Auch beim Mann funktioniert die |Steuerung und Regulation der Ausschüttung der Sexualhormone nach einem Feedback-Mechanismus.

Das Hormon Testosteron wird ab der Pubertät in den Leydig-Zellen des Hodens gebildet. Dabei wird die Produktion in einer Art Regelkreis vom Hypothalamus kontrolliert [Abb. 1].

Ist der Testosteronspiegel im Blut erniedrigt, so schüttet der Hypothalamus das Gonadotropin-Releasing-Hormon (GnRH) aus und stimuliert dadurch den Hypophysenvorderlappen zur Freisetzung von ICSH (interstitielle Zellen stimulierendes Hormon) und FSH (follikelstimulierendes Hormon). ICSH fördert die Synthese von Testosteron, FSH wirkt auf die Spermiogenese. Testosteron ist ebenfalls für die Bildung der männlichen Keimzellen verantwortlich.

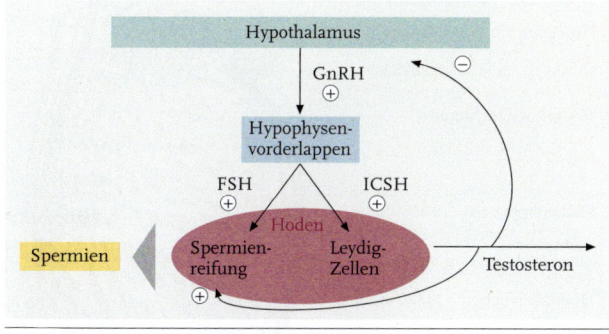

[1] Steuerung der männlichen Keimdrüsenfunktionen

Steuerung und Regulation der Hormonausschüttung | 725

Spermato- und Spermiogenese

Bei der Spermatogenese entwickeln sich aus den männlichen Ursamenzellen (*Spermatogonien*) befruchtungsfähige Samenzellen. Im Gegensatz zur |Ovogenese beginnt die Ausreifung der männlichen Geschlechtszellen erst mit dem Ende der Pubertät. Die Samenzellen werden in den Samenkanälchen des Hodens gebildet. Während der Fetalzeit und nach der Geburt vermehren sich die Urkeimzellen durch mitotische Teilung. Die Spermatogenese verläuft in drei Phasen [Abb. 2]:

- Spermatozytogenese: mitotische Teilung der Ursamenzellen, Entstehung und Wachstum von Spermatozyten erster Ordnung
- Reifeteilungen: meiotische Teilungen, Entstehung von Spermatozyten zweiter Ordnung und Spermatiden mit haploidem Chromosomensatz
- Spermiogenese (Spermienreifung): Umbau der Spermatiden zu reifen und befruchtungsfähigen Spermien

Ovogenese
Bildung der Eizellen

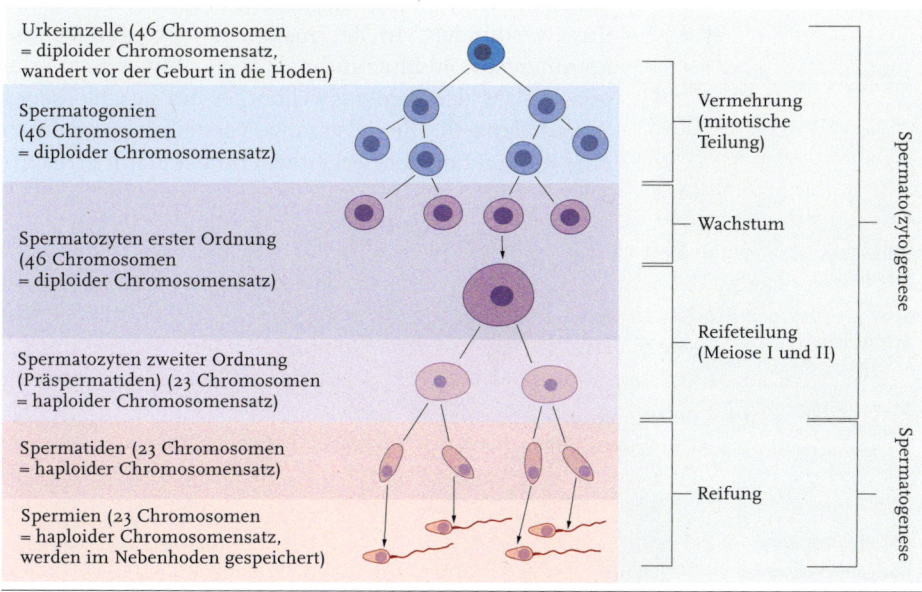

[2] Spermato- und Spermiogenese

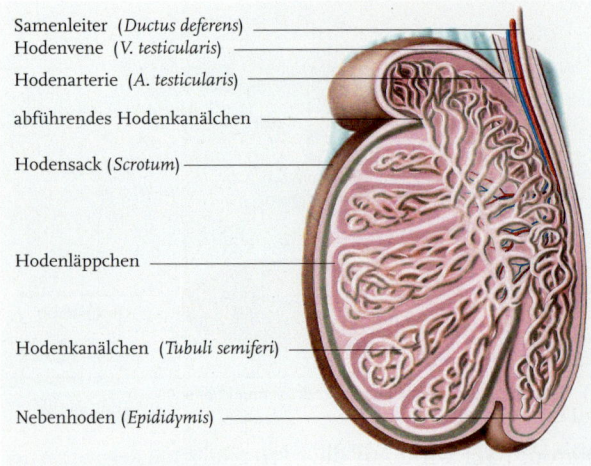

Samenleiter (*Ductus deferens*)
Hodenvene (*V. testicularis*)
Hodenarterie (*A. testicularis*)
abführendes Hodenkanälchen
Hodensack (*Scrotum*)
Hodenläppchen
Hodenkanälchen (*Tubuli semiferi*)
Nebenhoden (*Epididymis*)

[1]   Hoden und Nebenhoden

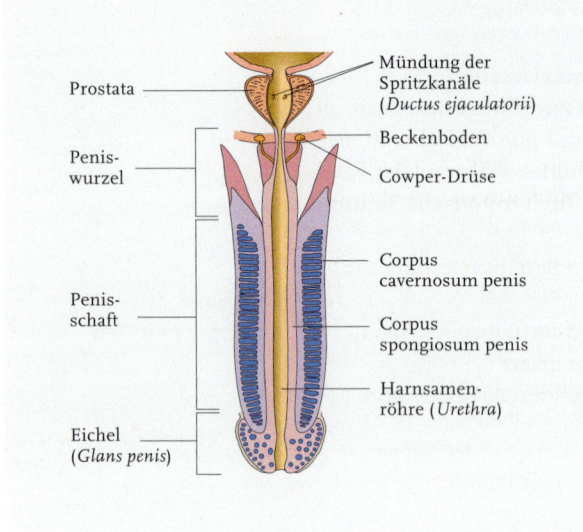

Prostata
Penis-wurzel
Penis-schaft
Eichel (*Glans penis*)

Mündung der Spritzkanäle (*Ductus ejaculatorii*)
Beckenboden
Cowper-Drüse
Corpus cavernosum penis
Corpus spongiosum penis
Harnsamen-röhre (*Urethra*)

[2]   Penis im Längsschnitt

Transport der Gameten

Die reifen Spermien gelangen von ihrem Bildungsort, den Hodenkanälchen, in die Ausführungsgänge der Hoden, welche in das Gangsystem der Nebenhoden münden [Abb. 1].

Dort werden sie gespeichert und erlangen ihre endgültige Reife. Vom Nebenhodengang (*Ductus epididymis*) gelangen die Spermien in den Samenleiter (*Ductus deferens*) [Abb. 3].

Der Samenleiter zieht durch den Leistenkanal an der Harnblase vorbei. Der Samenleiter geht nach Eintritt in die Prostata in den Spritzkanal (*Ductus ejaculatorius*) über, in den auch die Ausführungsgänge der der Samenbläschen (*Vesiculae seminales*) münden [Abb. 4]. Der Ductus ejaculatorius verläuft durch die Prostata und mündet in die Harnröhre [Abb. 2].

Erektionsentstehung

Die Versteifung des Penis (*Erektion*) erfolgt auf Grund mechanischer oder psychischer Reize und wird im unteren Rückenmark ausgelöst. Dabei werden sinnlich Reize im Gehirn aufgenommen und bewertet. Vom Gehirn werden Nervenimpulse über den Parasympathikus an den Penis geleitet.

Durch die Freisetzung von Neurotransmittern erfolgt eine Erschlaffung der glatten Muskulatur der Schwellkörper. Dadurch entstehen größere Hohlräume in den Schwellkörpern. Es kommt zu einer gesteigerten Blutzufuhr, die eine Vergrößerung des Penis bewirkt.

Da die Schwellkörper von einer festen Haut (*Tunica albuginea*, [Abb. 3]) umgeben sind, werden durch die Ausdehnung die Venen komprimiert. Somit ist der Blutabfluss vermindert. In der maximalen Erregungsphase kommen sowohl Blutzufuhr als auch -abfluss zum Erliegen, sodass der Penisschwellkörper ein geschlossenes System darstellt. Die vollständige Versteifung wird durch eine Kontraktion der Beckenbodenmuskulatur erreicht.

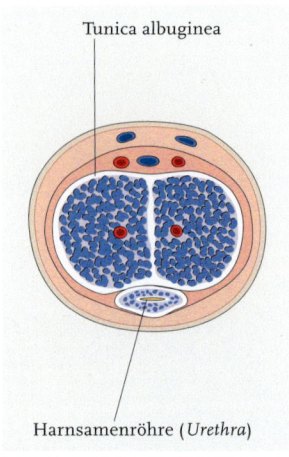

Tunica albuginea
Harnsamenröhre (*Urethra*)

[3]   Penis im Querschnitt

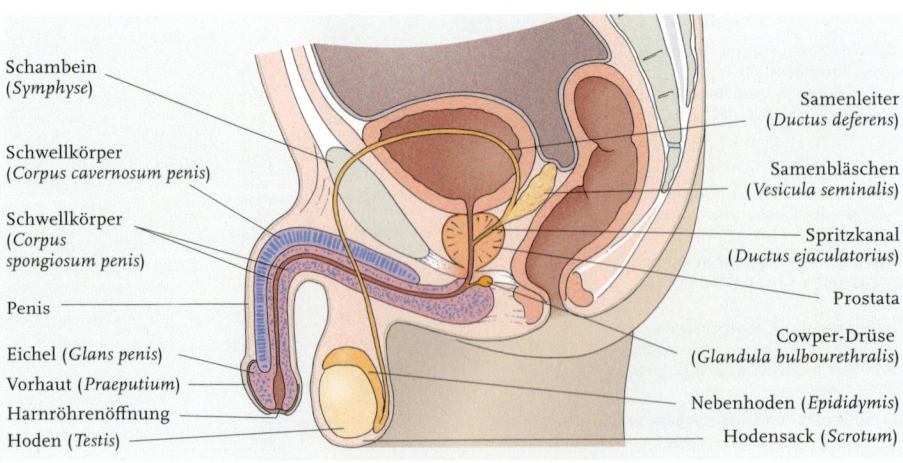

Schambein (*Symphyse*)
Schwellkörper (*Corpus cavernosum penis*)
Schwellkörper (*Corpus spongiosum penis*)
Penis
Eichel (*Glans penis*)
Vorhaut (*Praeputium*)
Harnröhrenöffnung
Hoden (*Testis*)

Samenleiter (*Ductus deferens*)
Samenbläschen (*Vesicula seminalis*)
Spritzkanal (*Ductus ejaculatorius*)
Prostata
Cowper-Drüse (*Glandula bulbourethralis*)
Nebenhoden (*Epididymis*)
Hodensack (*Scrotum*)

[4]   Innere männliche Geschlechtsorgane und Penis

Zusammensetzung des Ejakulats

Das Ejakulat (Sperma) besteht aus Spermien und dem so genannten Samenplasma. Ein Spermium unterteilt sich in ein Kopfstück, das den Chromosomensatz enthält, einen Hals, ein Mittelstück und einen Schwanzfaden [Abb. 5].

Das Samenplasma wird aus den Sekreten der akzessorischen Geschlechtsdrüsen gebildet:

- Das Sekret, das durch **Hoden und Nebenhoden** abgesondert wird, enthält v. a. Testosteron und eine Flüssigkeit, die zum Reifen und Ruhigstellen der Samenzellen beiträgt.
- Das Sekret der **Samenbläschen** (*Vesiculae seminales*) steuert das meiste Volumen zum Ejakulat bei. Es ist alkalisch und dient der Beweglichkeit der Spermien. Es neutralisiert auch das saure Scheidenmilieu. Weiterhin enthält es Fruktose, Prostaglandine und Fibrinogen.
- Das Sekret der **Prostata** enthält verschiedene Ionen und ein prostataspezifisches Antigen, welches die Spermien beweglich macht. Das Prostatasekret ist zudem leicht sauer.

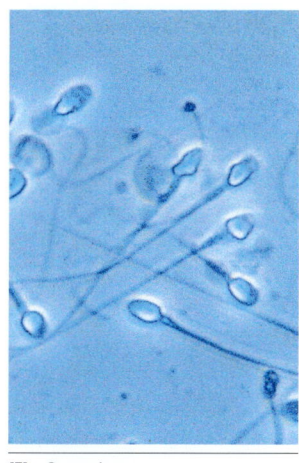

[5] Spermien.
Der Durchmesser des Kopfstücks beträgt ca. 0,02 mm.

Das Sekret der paarigen, im Beckenboden gelegenen **Cowper-Drüse** (*Glandula bulbourethralis*) wird vor der Ejakulation abgegeben. Das alkalische Sekret dient der Neutralisation von Harnresten in der Harnröhre.

Lebensaltersbezogene hormonelle bzw. sexuelle Veränderungen

Bereits im Kindesalter werden androgene Hormone ausgeschüttet, jedoch nimmt ihre Produktion ab dem Pubertätsalter deutlich zu. Die erhöhte Produktion von Testosteron führt zur Ausbildung sekundärer Geschlechtsmerkmale, zu Muskel- und Körperwachstum sowie zu Bartwachstum, zunehmender Körperbehaarung und zum Stimmbruch.

Zudem wird die Spermienproduktion angeregt und die sexuelle Aktivität stimuliert. Dabei kommt es etwa in der Mitte der Pubertät zur ersten Spermienproduktion, zur ersten Ejakulation und zum ersten Orgasmus. Anfänglich enthält das Ejakulat nur wenige Spermien von zumeist geringer Qualität, sodass die Fruchtbarkeit zunächst deutlich herabgesetzt, aber nicht völlig ausgeschlossen ist. Mit Abschluss der Pubertät sind die sekundären Geschlechtsorgane vollständig ausgebildet und die Jungen sind geschlechtsreif.

Am höchsten ist der Testosteronspiegel zwischen der Pubertät und dem 30. Lebensjahr. Danach sinkt die Testosteronproduktion allmählich ab. Ab dem 40. Lebensjahr bewirkt der erniedrigte Hormonspiegel bei manchen Männern Symptome wie Libidoverlust, Schweißausbrüche, Schlafstörungen und Depressionen. Es kommt zur Abnahme der Muskelmasse. Ältere Männer benötigen mehr Zeit, um eine Erektion zu erreichen. Zudem ist der Orgasmus kürzer und die Menge des Ejakulates verringert.

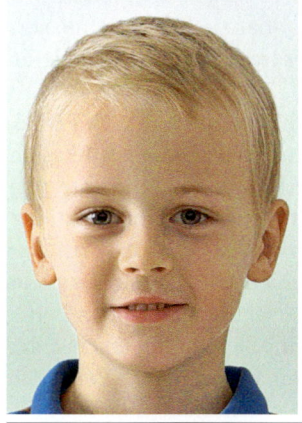 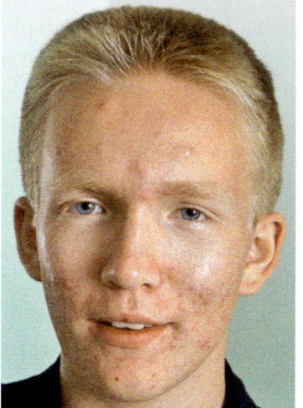 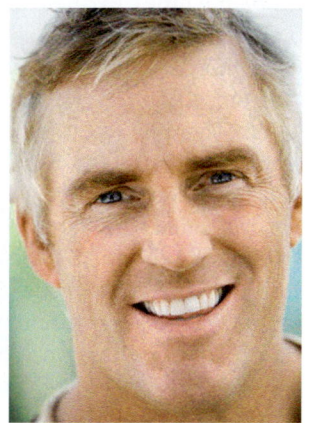 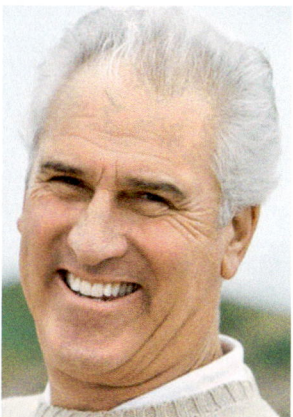

[6] Der Mensch verändert sich.

Spermiogramm
mikroskopisches Bild des Ejakulates

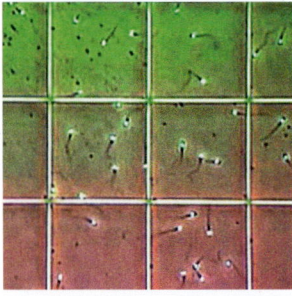

[1]   Spermiogramm (Normalbefund)

www.isg-info.de
▶ Wissenswertes
▶ Sexuelle Störungen erkennen
Weitere Informationen zu Sexualstörungen des Mannes bietet das Informationszentrum für Sexualität und Gesundheit e. V.

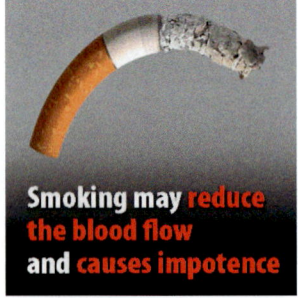

Smoking may reduce the blood flow and causes impotence

[2]   In Antiraucherkampagnen wird u. a. darauf hingewiesen, dass Nikotinkonsum Erektionsstörungen begünstigt.

Fertilitätsstörungen

Die Unfruchtbarkeit (*Infertilität*) des Mannes wird mit Hilfe eines |Spermiogramms [Abb. 1] diagnostiziert. Hier werden die Anzahl, die Beweglichkeit und die Form der Spermien beurteilt. Die Gründe für ein verändertes Spermiogramm können vielfältig sein. Mögliche Ursachen sind hormonelle Störungen, Krampfadern im Hodenbereich, Infektionen, Verletzungen oder Erkrankungen von Hoden oder Samenleitern oder angeborene Fehlbildungen. Aber auch Allgemeinerkrankungen, psychische Konflikte oder die Einnahme von Medikamenten, Drogen oder Alkohol können die Fruchtbarkeit des Mannes beeinflussen. Weiter werden negative Umwelteinflüsse und ein veränderter Lebensstil als mögliche Ursachen diskutiert.

Nach einer gründlichen Diagnostik erfolgt die Behandlung möglichst ursachenbezogen. In der aktuellen Therapie spielen Vitamine und Nährstoffe eine wichtige Rolle, da sie die Spermienqualität verbessern sollen.

Erektile Dysfunktionen

Unter einer Erektionsstörung (*erektile Dysfunktion*) versteht man die unzureichende Versteifung des Penis bei sexueller Stimulation. Da Erektionsstörungen stark tabuisiert werden, ist die genaue Prävalenz nicht bekannt. Experten gehen davon aus, dass rund 20 % aller Männer zwischen 30 und 80 Jahren betroffen sind, wobei aber nur rund ein Drittel dieser Männer darunter leidet und sich behandeln lässt. Eine Erektionsstörung kann physische und psychische Ursachen haben. Generell geht man heute davon aus, dass Erektionsstörungen multifaktoriell bedingt sind. Da in unserer Gesellschaft Männlichkeit mit Potenz gleichgesetzt wird, führen auch ursprünglich rein organisch verursachte Erektionsstörungen fast immer zu psychischen Problemen, wie z. B. zur Beeinträchtigung des Selbstwertgefühls, zur Vermeidung von sexuellen Aktivitäten und zu Versagensangst.
Bei den organischen Ursachen für Erektionsstörungen werden vaskuläre, neurogene, endokrine und kavernöse Ursachen unterschieden. Bei den vaskulären Ursachen kann eine zu geringe Blutzufuhr oder ein erhöhter Blutabfluss dazu führen, dass sich der Penis nicht oder nur unzureichend versteift. Zu den neurogenen Ursachen zählt man z. B. Schädigungen im zentralen oder peripheren Nervensystem. Endokrine Ursachen sind Hormonstörungen und bei kavernösen Ursachen ist das Schwellkörpergewebe geschädigt. All diese Ursachen können durch verschiedene Erkrankungen, wie z. B. Diabetes mellitus, Arteriosklerose, Hypertonie, Bandscheibenvorfall, Adipositas oder Störungen der Schilddrüse oder auch durch Nikotin-, Alkohol- oder Drogenkonsum, bedingt sein.
Bei der psychisch bedingten Erektionsstörung führt die Bewertung der sexuellen Reize nicht zu den Nervensignalen, die eine Erektion auslösen würden. Gründe dafür können in der Partnerschaft liegen. So wirken sich z. B. eine fehlende oder negative Kommunikation untereinander, Unzufriedenheit, Eifersucht, Routine, Langeweile oder Probleme eines Partners auf das Sexualleben aus. Aber nicht nur Partnerschaftsprobleme, sondern auch Stress, Belastungen am Arbeitsplatz, finanzielle Probleme, sondern Unerfahrenheit, Versagensängste, Depressionen oder traumatische sexuelle Erfahrungen können zu erektiler Dysfunktion führen.

Zur Therapie von Erektionsstörungen können orale Medikamente, wie z. B. PDE-5-Hemmer (z. B. Viagra®) als Bedarfsmedikation oder Yohimbin als Dauermedikation eingesetzt werden. Eine weitere Möglichkeit sind lokal anzuwendende Präparate, wie Spritzen oder Minitabletten, die in die Harnröhre eingeführt werden. Ist die Erektionsstörung durch einen Testosteronmangel bedingt, so kann Testosteron in Form von Tabletten, Injektionen oder Salben substituiert werden. Als nicht medikamentöse Therapie stehen mechanischen Hilfsmittel wie die Vakuum-Erektionshilfe oder Penisringe zur Verfügung. Auch Beckenbodentraining, Elektrostimulation, pflanzliche oder homöopathische Mittel, Akupunktur oder Hypnose werden angewendet. Wenn alle zuvor genannten Methoden nicht den erwünschten Erfolg erzielt haben, besteht die Möglichkeit, Schwellkörperimplantate einzusetzen.

Die Behandlung der erektilen Dysfunktion sollte auch bei erkennbaren organischen Ursachen die psychischen Probleme nicht aus dem Blick lassen. Allerdings bedarf nicht jedes psychische Problem gleich einer intensiven Psychotherapie. Eine abgestufte Vorgehensweise, bestehend aus Selbsthilfe, Sexualberatung und Sexualtherapie, ist sinnvoll.

Gynäkologische und urologische Aspekte 12.2.2

Entwicklungsstörungen
Hypogonadismus
Der Hypogonadismus ist eine Unterfunktion der Keimdrüsen. Dabei kann sowohl die Hormon- als auch Fortpflanzungsfunktion beeinträchtigt sein. Je nach Störung werden zwei Formen des Hypogonadismus unterschieden:

- Beim **hypergonadotropen Hypogonadismus** liegt eine Funktionsstörung der Keimdrüsen vor. Diese bilden trotz regelrechter Stimulierung zu wenig Hormone oder Gameten. Somit wird diese Störung auch als primärer Hypogonadismus bezeichnet. Typische angeborene Erkrankungen dieser Form sind das Klinefelter- bzw. das Ullrich-Turner-Syndrom.
- Beim **hypogonadotropen Hypogonadismus** werden auf Grund einer Funktionsstörung des Hypothalamus oder der Hypophyse werden die Keimdrüsen zu wenig stimuliert. Deshalb wird diese Form auch als sekundärer bzw. tertiärer Hypogonadismus bezeichnet.

Durch die Unterfunktion der Keimdrüsen kommt es zum Ausbleiben der Pubertät und somit zur fehlenden Ausbildung der sekundären Geschlechtsmerkmale. Zudem kann es zu Infertilität kommen. Die Therapie ist abhängig von der Grunderkrankung.

Pubertas praecox
Unter einer vorzeitigen Pubertät (*Pubertas praecox*) versteht man die Entwicklung der sekundären Geschlechtsmerkmale vor dem achten Lebensjahr bei Mädchen und bei Jungen vor dem neunten Lebensjahr. Die Inzidenz liegt Schätzungen zufolge bei 1:5000 bis 1:10000. Mädchen sind zehnmal so häufig betroffen wie Jungen. Daher wird im Folgenden ausschließlich auf die weibliche Symptomatik eingegangen.

Ursachen für diese Entwicklungsstörung, bei der die hypothalamisch-hypophysäre Gonadotropinsekretion vorzeitig einsetzt, sind angeborene zerebrale Anomalien, Tumoren des ZNS, posttraumatische oder idiopathische Ursachen. Von dieser Erscheinungsform unterscheidet man die *Pseudopubertas praecox*. Die Ursache dafür sind HCG produzierende Tumoren oder |Ovarialtumoren, das adrenogenitale Syndrom oder Tumoren der Nebenniere. Als *inkomplette Pubertas praecox* bezeichnet man ein vorzeitiges Einsetzen der Regelblutung, des Brustwachstums oder der Hormonausschüttung aus der Nebennierenrinde.

Symptomatisch zeigen sich bei der Pubertas praecox ein anfänglich schnelleres Größenwachstum, ein vorzeitiges Brustwachstum (|*Thelarche*), eine verfrühte Scham- und Achselbehaarung sowie eine vorzeitige Menarche. Ferner erfolgt ein vorzeitiger Epiphysenschluss, wodurch die betroffenen Mädchen häufig einen Minderwuchs aufweisen.

Um die Diagnose der Pubertas praecox zu stellen, werden eine Anamnese und eine klinische Untersuchung durchgeführt. Zudem erfolgen die Bestimmung des Knochenalters und die Untersuchung einiger Hormone. Die Therapie der Pubertas praecox ist abhängig von ihrer Form und ihren Ursachen. Häufig erfolgt die Substitution von GnRH-Analoga, die die Sexualhormonproduktion drosseln. Aber auch Antiandrogene bzw. andere Gestagene werden therapeutisch eingesetzt.

Ovarialtumoren | 789

Thelarche
Beginn des Brustwachstums

Pubertas tarda

Von einer *Pubertas tarda* spricht man, wenn die Pubertät verspätet einsetzt, sodass bis zum 14. Lebensjahr der Mädchen bzw. bis zum 16. Lebensjahr der Jungen noch keine Pubertätszeichen zu erkennen sind oder die Menarche bei Mädchen bis zum 16. Lebensjahr noch nicht eingesetzt hat.

Die Ursachen für eine verspätete Pubertät können physiologischer als auch pathologischer Natur sein. Zum Beispiel können Hochleistungssport, aber auch Untergewicht oder schwere Allgemeinerkrankungen die Entwicklung verzögern. Häufigste Ursache jedoch ist der hypergonadotrope Hypogonadismus z. B. im Rahmen eines Ullrich-Turner-Syndroms bei Mädchen oder Klinefelter-Syndroms bei Jungen. Weitere Ursachen können bei Mädchen eine Resistenz der Ovarien gegenüber Gonadotropin oder bei Jungen fehlende oder funktionsunfähige Hoden (*Anorchie*) sein. Auch eine Unterfunktion des hypothalamisch-hypophysären Systems, z. B. durch einen Hypophysentumor, oder Nachwirkungen von Bestrahlung oder Chemotherapie kommen als Ursachen in Betracht.

Zur Diagnosesicherung erfolgt neben der Hormonbestimmung eine radiologische Untersuchung zur Bestimmung des Knochenalters sowie zum Nachweis von Tumoren oder Fehlbildungen. Sind die Ursachen geklärt, erfolgt eine individuelle Therapie. Bei funktionseingeschränkten oder geschädigten Gonaden erfolgt eine Hormon-Substitution.

Ullrich-Turner-Syndrom

Störungen der Erbsubstanz
| 290

Beim Ullrich-Turner-Syndrom (UTS) handelt es sich um eine gonosomale Monosomie, bei der nur ein Geschlechtschromosom vorliegt [Abb. 1]. Da nur ein X-Chromosom vorhanden ist, wird es Monosomie X bezeichnet und führt zur Entwicklung von Mädchen. Die Prävalenz liegt bei etwa 1 : 2 500 Geburten. Obwohl der Phänotyp weiblich ist, ist das Genitale unterentwickelt und es besteht eine primäre Amenorrhö, da die Keimzellen fehlen. Weitere Symptome sind Kleinwuchs, kurzer Hals mit Flügelfell (*Pterygium colli*), Schildthorax, Trichterbrust, weiter Mamillenabstand und fehlende Brustentwicklung. Fehlbildungen des Skeletts oder innerer Organe können zusätzlich auftreten. Die Intelligenz entspricht dem Durchschnitt.

Das Ullrich-Turner-Syndrom wird häufig erst bei einer ausbleibenden Pubertätsentwicklung diagnostiziert. Dabei erfolgen eine Anamnese, eine klinische Untersuchung und die Bestimmung verschiedener Hormone. Es zeigen sich erhöhte FSH- und LH-Werte sowie verringerte Östrogenwerte.

Therapeutisch kann durch die Substitution von Östrogenen eine Ausbildung der weiblichen sekundären Geschlechtsmerkmale erreicht werden. Durch die weitere Gabe von Gestagenen kann auch eine Menstruation ausgelöst werden. Dennoch bleibt die Sterilität bestehen. Wird das Ullrich-Turner-Syndrom bereits im Kindesalter diagnostiziert, so kann durch die Einnahme von Wachstumshormonen die Körpergröße um einige Zentimeter gesteigert werden. Die Mädchen werden regelmäßig endokrinologisch und gynäkologisch untersucht und psychologisch betreut.

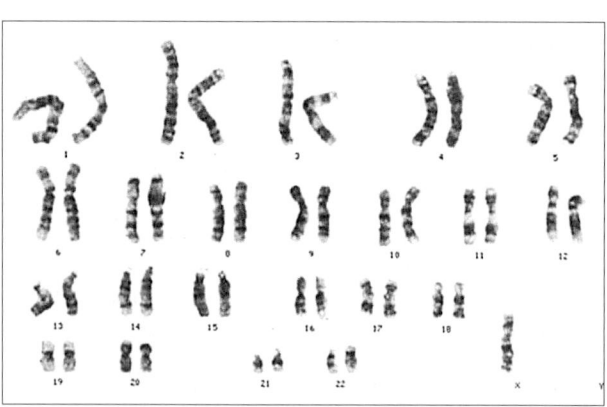

[1] Ullrich-Turner-Syndrom. Das Karyogramm zeigt, dass nur ein X-Chromosom vorliegt, welches den Phänotyp bestimmt.

Klinefelter-Syndrom

Beim Klinefelter-Syndrom handelt es sich um eine numerische Chromosomenaberration, wobei alle Jungen bzw. Männer ein zusätzliches X-Chromosom aufweisen. Der Karyotyp ist folglich 47, XXY [Abb. 2]. Die Prävalenz liegt bei 1 : 500 – 1 000 Jungen.

Die Symptome fallen zunächst nur wenig auf oder fehlen ganz. Erst mit Beginn der Pubertät weisen die Betroffenen eine überdurchschnittliche Körpergröße und lange Extremitäten auf. Die Geschlechtsorgane, insbesondere die Hoden, sind vergleichsweise klein. Es zeigt sich ein eher weiblicher Körperbau mit einer |Gynäkomastie und einem spärlichen Bartwuchs. Auf Grund des Testosteronmangels werden keine oder nur wenige Spermien gebildet, sodass die Männer unfruchtbar sind. Die Betroffenen sind durchschnittlich intelligent, sprachliche oder motorische Probleme werden jedoch relativ häufig beobachtet.

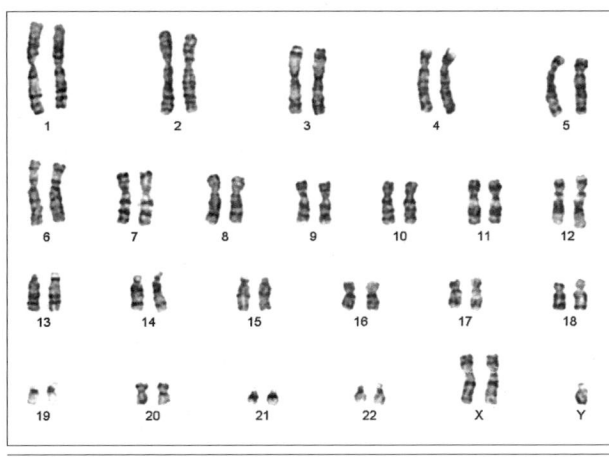

[2]   Karyogramm bei Klinefelter-Syndrom

Die Diagnose wird durch eine zytogenetische Analyse gestellt. Therapeutisch kann der Hormonmangel durch die Substitution von Androgenen ausgeglichen werden. Dadurch setzen der Stimmbruch und der Bartwuchs ein. Die Infertilität lässt sich jedoch nicht behandeln.

Gynäkomastie
Vergrößerung der Brustdrüse beim Mann

Intersexualität

Mit dem Begriff der Intersexualität oder Zwischengeschlechtlichkeit wird – im biologischen Sinne – das gemeinsame Vorliegen von männlichen und weiblichen Merkmalen bei einem Menschen bezeichnet. Dabei besteht eine Widersprüchlichkeit zwischen dem chromosomalen Geschlecht, dem Gonadenbefund, den äußeren Geschlechtsmerkmalen und der persönlichen Geschlechtsidentifikation. Das äußere Erscheinungsbild weist fünf Grade der zunehmenden Virilisierung (Vermännlichung) des weiblichen Genitale auf.

Fehlbildungen der weiblichen Geschlechtsorgane

Die Fehlbildungen entstehen durch eine fehlerhafte oder unvollständige Entwicklung der |Müller-Gänge während der Embryonalzeit. Es werden Genitalfehlbildungen und Fehlbildungen der weiblichen Brust unterschieden. Dabei gibt es wiederum verschiedene Störungen:

- **Hymenalatresie**:
  Bei dieser Fehlbildung ist das weibliche Genitale normal entwickelt, jedoch das Hymen nicht perforiert. Mit der Menarche staut sich das Blut in Vagina, Uterus oder bis hin zu den Tuben, da es nicht abfließen kann. Somit zeigt sich klinisch eine primäre Amenorrhö, die von zunehmenden Unterleibsschmerzen begleitet wird. Diagnostisch zeigen sich ein gespanntes und vorgewölbtes Hymen sowie ein rektaler Tastbefund. Bei der Ultraschalluntersuchung zeigt sich zurückgestautes Blut. Die Therapie besteht aus der Inzision des Hymens.
- **Vaginale Fehlbildungen**:
  Hierbei werden verschieden Formen unterschieden. Diese reichen von einer |Vagina septa bis hin zu Doppelfehlbildungen und |Vaginalaplasie. Ursache für diese Fehlbildungen ist die unvollständige Verschmelzung der Müller-Gänge. Symptomatisch zeigen sich je nach Form der Fehlbildung eine primäre Amenorrhö oder Schwierigkeiten beim Geschlechtsverkehr. Die Diagnose einer vaginalen Fehlbildung wird durch Inspektion, Palpation und Sonografie gestellt. Die Therapie richtet sich nach der Art der vaginalen Dysgenesie. Dabei kann es zur Durchtrennung vorhandener Septen kommen, zur Bougierung der Scheide bis hin zur Anlage einer künstlichen Vagina.

Müller-Gänge
embryonale Genitalanlage, aus der im Rahmen der normalen, weiblichen Sexualdifferenzierung Eileiter, Gebärmutter und Scheide entstehen

Vagina septa
durch eine vertikal verlaufende Scheidewand hervorgerufene zweigeteilte Vagina

Vaginalaplasie
das Fehlen oder die unvollständige Ausbildung der Scheide

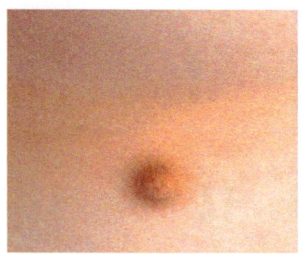

[1] Polythelie – hier befindet sich eine zusätzliche Brustwarze unter der linken Brust

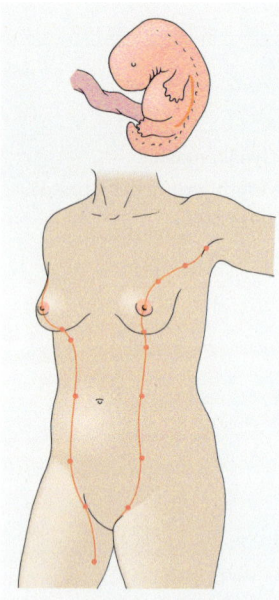

[2] Polymastie/Polythelie. Aus dem oberen Teil der Milchleisten entwickelt sich später die Brust. Bei der Polymastie bzw. Polythelie ist die Rückbildung der Milchleisten teilweise unvollständig.

■ **Uterusfehlbildungen**

Diese werden ebenfalls durch die unvollständige Verschmelzung der Müller-Gänge verursacht. Folglich können Uterusfehlbildungen gelegentlich auch mit Fehlbildungen der Vagina und der Harnorgane auftreten. Die Variationsbreite ist groß. Symptomatisch können sich Dysmenorrhö, Zyklusstörungen, Störungen bei Empfängnis und Geburt oder eine Sterilität zeigen. Diagnostisch erfolgen Inspektion, Palpation, Sonografie, Endoskopie und Röntgenkontrastmitteldarstellungen. Die Therapie ist abhängig von der Form der Uterusfehlbildung. So kann eine Durchtrennung der Scheidewände notwendig sein oder es muss eine Plastik durchgeführt werden. Bei einer Uterusaplasie ist keine Therapie möglich.

■ **Polymastie/Polythelie**

Hierbei sind zusätzlich Brustwarzen (*Polythelie*, [Abb. 1]) oder Brustdrüsengewebe (*Polymastie*) entlang der ursprünglichen embryonalen Milchleiste vorhanden [Abb. 2]. In der Schwangerschaft und der Stillzeit kann es bei der Polymastie zur Hypertrophie, zum Milchstau und zu einer Mastitis kommen. Die Therapie besteht in einer operativen Resektion.

■ **Flach- und Hohlwarzen**

Diese häufig vorkommende Fehlbildung kann Stillprobleme verursachen. Diagnostisch wird der so genannte „Pinchtest" durchgeführt. Dabei wird der Warzenhof an der Stelle, wo die Brustwarze ansetzt, sanft mit Daumen und Zeigefinger gedrückt. Normalerweise richtet sich die Warze auf. Zieht sie sich zurück, handelt es sich um eine Hohlwarze [Abb. 4], richtet sie sich nur geringfügig auf, spricht man von einer Flachwarze. Therapeutisch können zur Vorbereitung auf das Stillen Brustwarzenformer getragen werden, die unter dem BH getragen werden und einen sanften Druck auf den Warzenhof ausüben, sodass die Brustwarze besser hervortritt [Abb. 3].

■ **Asymmetrie der Brüste**

Da sich beide Brüste aus zwei verschiedenen Milchleisten entwickeln, ist eine gewisse Asymmetrie physiologisch. Bei starker Ausprägung und starkem Leidensdruck kann eine chirurgische Korrektur vorgenommen werden.

■ **Hypertrophie/Makromastie**

Bei einem einseitigen Mammagewicht von über 400 g spricht am von einer Hypertrophie. Beträgt das Gewicht über 1 000 g, bezeichnet man dieses als Makromastie. Die Ursachen für ein übermäßiges Brustwachstum sind noch nicht vollständig geklärt. Es wird angenommen, dass dies durch Luteinzysten des Ovar bedingt sein kann. Es besteht die Möglichkeit, die Brüste operativ zu verkleinern.

■ **Hypoplasie**

Hierunter ist eine sehr kleine Brust zu verstehen. Oftmals ist dieses angeboren. Eine Hypoplasie der Brust kann aber auch erworben sein, z. B. nach Schwangerschaft und Stillzeit. Therapeutisch kann eine Aufbauplastik durchgeführt werden.

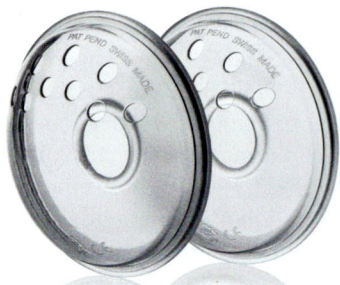

[3] Brustwarzenformer

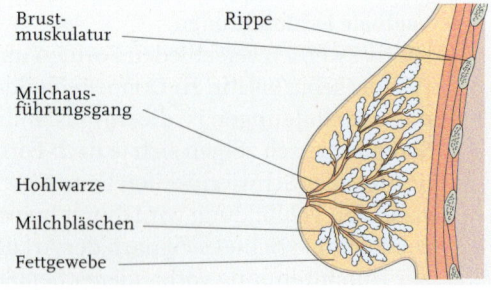

[4] Hohlwarze

Entzündungen der weiblichen Geschlechtsorgane

Mastitis

Die Mastitis ist eine akute Entzündung der Brustdrüse [Abb. 5]. Sie kann innerhalb des Wochenbetts (*Mastitis puerperalis*) oder aber auch außerhalb dieser Zeit (*Mastitis nonpuerperalis*) auftreten. Eine Mastitis puerperalis entsteht meistens beim Stillen durch Übertragung von Staphylokokken vom Kind. Vorhandene Rhagaden begünstigen die Entstehung.

Die Mastitis nonpuerperalis war lange eine seltene Erkrankung der geschlechtsreifen Frau. In den letzten Jahren hat die Inzidenz zugenommen, wobei die Gründe für diesen Anstieg bislang nicht geklärt werden konnten. Ursache für diese Form der Mastitis ist vermutlich ein Sekretstau mit einer bakteriellen Sekundärinfektion. Symptome und Therapie ähneln denen der |Mastitis puerperalis.

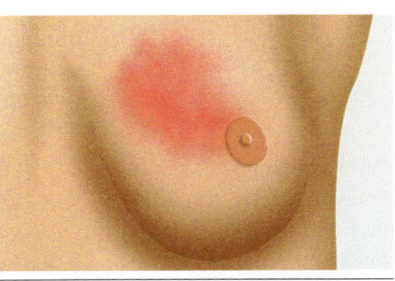

[5] Mastitis. Im Bereich des infizierten Drüsenläppchens ist die die Brust stahlenförmig gerötet.

Mastitis puerperalis | 61

Vulvitis

Unter einer Vulvitis versteht man entzündliche Veränderungen im Bereich der äußeren weiblichen Geschlechtsorgane. Eine Vulvitis kann durch Infektionen (Bakterien, Viren, Parasiten, Pilze) bedingt sein, aber auch durch nicht infektiöse Ursachen wie z. B. Kontaktallergien oder Toxine entstehen. Nahezu alle Frauen erleiden im Laufe ihres Lebens mindestens einmal eine Vulvitis. Bei dieser Erkrankungen werden zwei Formen unterschieden: die primäre und die sekundäre Vulvitis. Bei der primären Vulvitis ist die Entzündung auf die Vulva beschränkt. Im Gegensatz dazu hat sich die sekundäre Vulvitis durch eine andere Infektion oder Hauterkrankung entwickelt.

Unabhängig von der Ursache äußert sich eine Vulvitis stets durch Juckreiz, brennende Schmerzen, Rötung, Schwellung sowie Ausfluss. Die regionalen Lymphknoten können geschwollen sein. Durch das Kratzen kann als eine Komplikation eine Superinfektion entstehen. Diagnostisch erfolgt eine gründliche Inspektion und Anamnese sowie ein Abstrich. Die Therapie einer Vulvitis ist abhängig von der jeweiligen Ursache, so sind Allergenmeidung, antiphlogistische und analgetische Maßnahmen, antibiotische oder aber auch operative Behandlungen möglich.

Adnexitis

Eine Adnexitis ist die Entzündung der so genannten Anhangsgebilde (*Adnexe*) der Gebärmutter, also von Eileiter und Eierstöcken. International ist auch der Begriff *pelvic inflammatory disease* (*PID*) gebräuchlich. Er umfasst die akute und chronische Entzündung der Eileiter, der Eierstöcke und ihre Komplikationen sowie die |Perimetritis.

Es sind vorwiegend Frauen zwischen dem 20. und 35. Lebensjahr betroffen. Die häufigste Ursache sind aufsteigende Keime aus dem unteren Genitaltrakt, wie z. B. Gonokokken, Chlamydien und Mykoplasmen. Es finden sich aber auch Keime wie Escherica coli oder Anaerobier. Häufig erfolgt die Infektion nach der Menstruation oder nach instrumentellen Eingriffen, da dann die natürliche Schutzbarriere reduziert ist.

Perimetritis | 784

☑ **Chlamydieninfektionen sind eine der häufigsten Geschlechtskrankheiten. Sie sind oft asymptomatisch und können eine Ursache für Unfruchtbarkeit sein.**

Die Adnexitis kann sowohl einseitig als auch beidseitig auftreten, wobei letztere Form überwiegt. Durch die Entzündung kommt es zur ödematösen Schwellung der Eileiter mit einer Sekretion in das Tubenlumen sowie einem Tubenverschluss mit Sekretstau [Abb. 6].

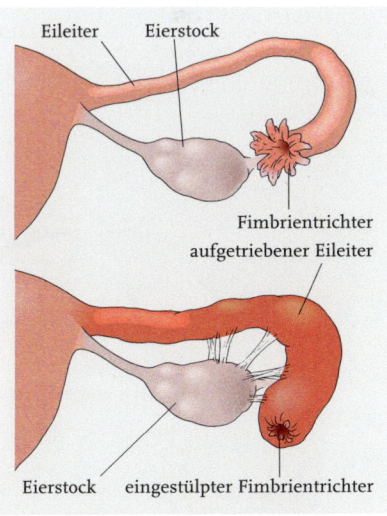

Eileiter   Eierstock

Fimbrientrichter

aufgetriebener Eileiter

Eierstock   eingestülpter Fimbrientrichter

[6] Adnexitis. Die ödematöse Schwellung der Eileiter kann einen Tubenverschluss verursachen.

Bei einer Adnexitis klagen die Patientinnen über starke meist beidseitige Unterleibsschmerzen. Sie fühlen sich abgeschlagen und krank. Es kann zu einer Temperaturerhöhung oder Fieber kommen. Je nach Infektionsausbreitung können weitere Symptome auftreten:

- Schmerzhafte Ausscheidungen können eine Beteiligung von Blase und Rektum anzeigen.
- Obstipation und Meteroismus können auf eine |Pelveoperitonitis hindeuten.
- Erbrechen und diffuse Schmerzen im Bauchraum können Zeichen einer generalisierten Peritonitis sein.
- Ausfluss und Schmierblutungen können bei |Kolpitis, |Zervizitis oder |Endometritis auftreten.

Zur Diagnosesicherung erfolgen eine Anamnese und die klinische Untersuchung mit Inspektion und Palpation. Dabei zeigen sich ein deutlicher Druckschmerz und eine Abwehrspannung. Es erfolgen Abstrich und Blutentnahme. Hierbei sind die Entzündungsparameter deutlich erhöht. Ferner werden eine Sonografie und ggf. eine diagnostische Laparoskopie durchgeführt.

Patientinnen mit einer Adnexitis werden oftmals stationär behandelt und sollen Bettruhe halten. Die Therapie erfolgt mit einer mindestens zehntägigen Antibiotikagabe in Kombination mit nicht steroidalen Antiphlogistika. Begleitet wird diese Behandlung durch die physikalische Therapie. In der akuten Phase wird der Unterbauch gekühlt, um einer Ausbreitung der Entzündung vorzubeugen und um die Schmerzen zu lindern. Später erfolgen feuchtwarme Wickel und Fangopackungen. Wird mit der Therapie rechtzeitig begonnen, bestehen gute Heilungschancen mit Fertilitätserhalt. Heilt die Entzündung nicht vollständig aus, kann die Adnexitis chronisch werden.

Entzündungen des Uterus

Bei den Entzündungen des Uterus werden die Gebärmutterschleimhautentzündung (*Endometritis*), die Entzündung der Muskelschicht (*Myometritis*) und die Entzündung der umliegenden Gewebe (*Perimetritis*) unterschieden [Abb. 1]. Diese Infektionen entstehen meistens infolge aufsteigender Keime wie Staphylokokken, Streptokokken oder Chlamydien sowie Erreger aus dem rektalen Bereich. Normalerweise stellt der Muttermund für die Keime eine Barriere dar. Jedoch kann diese nach Menstruation, Geburt oder chirurgischen Eingriffen gestört sein. Durch das zyklische Abstoßen der Funktionsschicht des Endometriums (*Zona functionalis*) im Zuge des Menstruationszyklus verfügt die Gebärmutter über einen gewissen Selbstheilungsmechanismus. Ist jedoch auch die Basalschicht des Endometriums (*Zona basalis*) betroffen, kann es zu fortschreitenden Entzündungen kommen.

Symptomatisch zeigt sich die Endometritis durch Blutungsstörungen. Bei der Infektion des Myometriums kommt es zusätzlich zu Fieber und Unterleibsschmerzen. Hat sich die Entzündung zu einer Perimetritis entwickelt, zeigen sich weiterhin die Symptome einer Peritonitis.

Diagnostisch erfolgt eine detaillierte Anamnese bzgl. Menstruation, Blutungsstörungen und vaginaler Eingriffe. Bei der Untersuchung lässt sich ein vergrößerter und schmerzhafter Uterus tasten. Wichtig ist es, bei Blutungsstörungen ein Karzinom auszuschließen. Therapeutisch wird bei einer isolierten Endometritis die Abstoßung der Zona functionalis hormonell unterstützt. Bei Myometritis oder Perimetritis werden Antibiotika verabreicht.

Pelveoperitonitis
Entzündung des Bauchfells im Becken
Kolpitis
Entzündung der Scheide
Zervizitis
Entzündung des Gebärmutterhalses
Endometritis
Entzündung der Gebärmutterschleimhaut

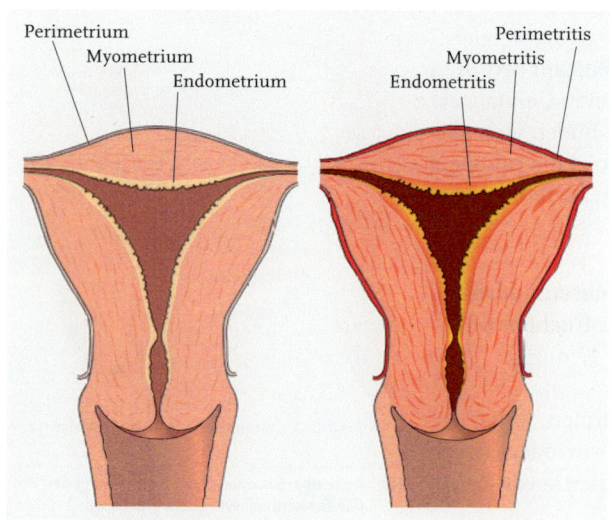

Perimetrium
Myometrium
Endometrium

Perimetritis
Myometritis
Endometritis

[1]   Gesunder Uterus (links); Entzündungen des Uterus (rechts)

Tumoren der weiblichen Geschlechtsorgane

Tumoren der Vulva

Die häufigsten **benignen Tumoren** in dieser Region sind **Zysten** oder **Pseudozysten** wie die Bartholin-Zyste. Durch eine Entzündung der in den großen Schamlippen gelegenen Bartholin-Drüsen (*Bartholinitis*) kommt es zu Verklebungen im Bereich der Drüsenausführungsgänge. Das Sekret staut sich und es entstehen bis zu hühnereigroße Tumoren, in denen sich Eiter ansammelt. Diese werden in der klinischen Untersuchung diagnostiziert. Therapeutisch erfolgt eine operative Eröffnung der Zyste. Der Zystenrand wird nach außen umgeschlagen und mit der Haut vernäht, sodass die Zyste austrocknen kann (*Marsupialisation*).

Weitere häufige benigne Tumoren sind Papillome die durch eine Infektion mit humanen Papilloma-Viren (HPV) verursacht werden. Sie weisen eine warzenähnliche Form auf und sind weißlich oder blassrosa. Die Therapie erfolgt mit Hilfe von Laser oder Elektrokoagulation.

Tumorkranke Menschen pflegen | **223**

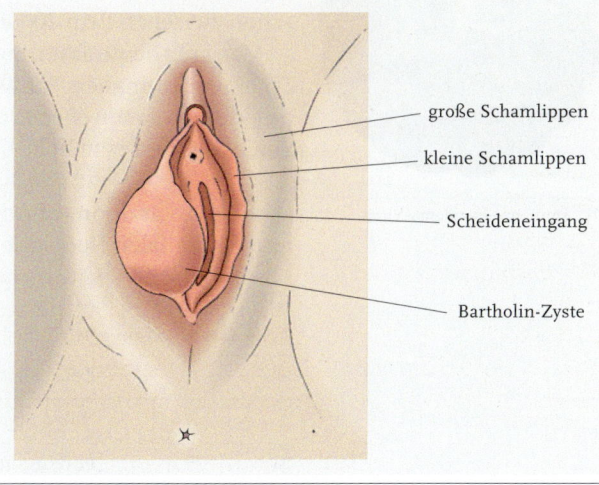

große Schamlippen

kleine Schamlippen

Scheideneingang

Bartholin-Zyste

[2] Bartholin-Zyste

Maligne Tumoren der Vulva können als **vulväre intraepitheale Neoplasien**, als **Plattenepithelkarzinom** und als |**malignes Melanom** auftreten.

malignes Melanom | 241

Die vulvären intraepithealen Neoplasien stellen Vorstufen des Vulvakarzinoms dar. Häufig sind sie symptomlos oder äußern sich durch Juckreiz und evtl. Schmerzen. Diagnostisch erfolgen eine Inspektion und eine Vulvoskopie mit Biopsie und histologischer Untersuchung. Die Therapie erfolgt durch eine lokale Exzision der erkrankten Bereiche.

Plattenepithelkarzinome sind die häufigste Form der malignen Vulvatumoren. Die meisten Karzinome sind im Bereich der großen Labien lokalisiert, sie können aber auch im Bereich der kleinen Labien oder der Klitoris auftreten. Bei kontinuierlichem Wachstum kommt es zur Penetration in das umliegende Gewebe und in die benachbarten Organe. Diese Tumoren metastasieren frühzeitig lymphogen. Symptomatisch zeigt sich das Plattenepithelkarzinom anfänglich durch chronischen Juckreiz und Schmerzen. Im Verlauf kommt es zu Schwellungen, Brennen und Ausfluss. Gelegentlich entwickeln sich auch Ulzera. Bei der Diagnostik werden eine Inspektion und eine Biopsie mit Histologie durchgeführt. Die Therapie erfolgt in Abhängigkeit vom Stadium der Erkrankung. Im Vordergrund steht die operative Entfernung der betroffenen Areale und Lymphknoten, bei größeren Tumoren ist eine radikale Vulvektomie erforderlich. Eventuell erfolgt eine neoadjuvante Bestrahlung oder Chemotherapie. Auf Grund der raschen Metastasierung hat das Vulvakarzinom eine relativ schlechte Prognose.

Tumoren der Vagina

Primäre Vaginalkarzinome sind selten. Häufig erfolgt der Befall der Scheide sekundär durch Karzinome der umliegenden Organe. Dabei sind Plattenepithelkarzinome die häufigsten Vaginalkarzinome. Symptome sind vaginale Blutungen und evtl. Miktionsstörungen. Therapeutisch begegnet man dem Vaginalkarzinom mit CO_2-Laser, operativer Therapie und Bestrahlung.

Zervixkarzinom

Der Gebärmutterhalskrebs ist weltweit der zweithäufigste bösartige Tumor bei Frauen. In Deutschland erkranken jährlich etwa 6 000 Frauen neu. Der Altersgipfel liegt zwischen dem 45. und 55. Lebensjahr. Vorstufen des Karzinoms werden aber schon zwischen dem 20. und 30. Lebensjahr diagnostiziert.

Man geht heute davon aus, dass ein großer Teil der Zervixkarzinome von bestimmten Typen der humanen Papilloma-Viren (HPV) verursacht wird [Abb. 1]. Andere genitale Infektionen gelten ebenso als Risikofaktoren wie Rauchen, eine langfristige Einnahme der „Pille" und eine hohe Geburtenanzahl.

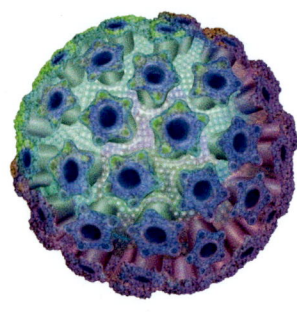

[1] Humanes Papilloma-Virus

Das Zervixkarzinom entwickelt sich stufenweise aus einer so genannten zervikalen intraepithelialen Neoplasie (CIN). Diese Zellveränderungen können im zytologischen Abstrich nach Papanicolaou (kurz: PAP) nachgewiesen werden [Tab. 1].

PAP-Klassifikation	Befund	Weiteres Vorgehen
0	Zellabstrich unbrauchbar	Abstrich wiederholen
I	Normalbefund	jährliche Kontrolle
II	entzündliche und/oder degenerative Veränderungen	Kontrolle nach 3 – 12 Monaten
III	zweifelhafte, schwer einschätzbare Zellbilder	Kontrolle nach 2 – 3 Monaten
III D	leichte bis mäßig starke Vorstufe eines Zervixkarzinoms (CIN 1 – 2)	Kontrolle nach 2 – 3 Monaten, bei weiterem Bestehen Konisation
IV a	Vorstufe eines Karzinoms (CIN 2 – 3)	Konisation
IV b	Frühstadium (*Carcinoma in situ*) (CIN 3)	Konisation oder Biopsie
V	Zellen eines malignen Tumors	Konisation oder Biopsie

[Tab. 1] Klassifikation von Abstrichen aus der Zervixschleimhaut. Einordnung des zytologischen Bildes und weiteres diagnostisches Vorgehen

Carcinoma in situ
in situ, lat. = am Ort, am Platz;
hier benutzt für Bezeichnung eines Tumors im Frühstadium, der noch lokal begrenzt ist

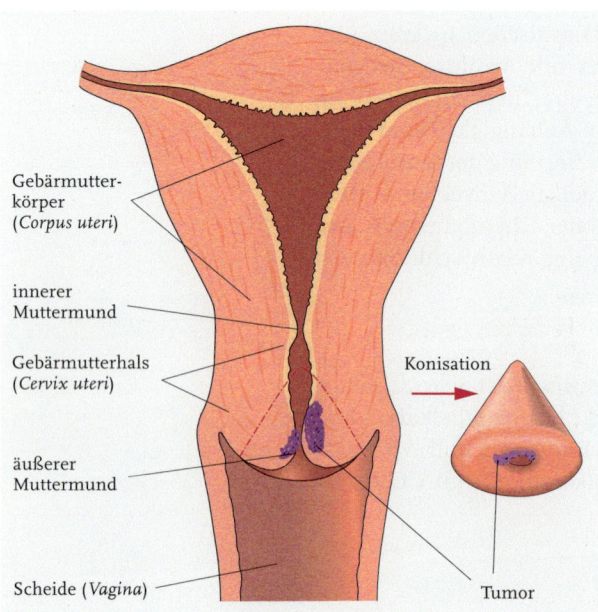

Gebärmutter-körper (*Corpus uteri*)

innerer Muttermund

Gebärmutterhals (*Cervix uteri*)

Konisation

äußerer Muttermund

Scheide (*Vagina*)

Tumor

[2] Konisation

Symptomatisch zeigt sich das Zervixkarzinom häufig erst, wenn der Tumor größer wird oder zerfällt, durch fleischwasserfarbigen Ausfluss, Zwischen- oder Kontaktblutungen und sehr spät durch Schmerzen.

Die zytologischen und histologischen Untersuchungen sichern den Befund. Daneben dienen Laboruntersuchungen des Blutes, Sonografie, Röntgen-Thorax und ggf. MRT sowie Zystoskopie und Rektoskopie der Bestimmung von Tumorausbreitung und einer evtl. vorliegenden Metastasenbildung.

Bei den Tumorvorstufen dient die Konisation gleichzeitig diagnostischen und therapeutischen Zwecken [Abb. 2]. Auch das *Carcinoma in situ* kann i. d. R. so vollständig im Gesunden entfernt werden.

Bei sehr kleinen Zervixkarzinomen wird eine Hysterektomie vorgenommen. Häufig ist aber eine radikale Operation nach Wertheim-Meigs mit Entfernung des Uterus, dem oberen Scheidendrittel, der regionalen Lymphknoten und Teilen des Bauchfells erforderlich. Je nach Krebsform und Alter der Frau werden auch die Adnexe entfernt.

Können Tumor oder Lymphknoten nicht vollständig entfernt werden, schließt sich eine Strahlentherapie an. Diese wird meistens als |Kontaktbestrahlung im Afterloading-Verfahren durchgeführt. Die Prognose des Zervixkarzinoms ist abhängig vom Stadium der Erkrankung [Abb. 3]. Insgesamt liegt die Fünf-Jahres-Überlebensrate derzeit bei etwa 64 %.

Strahlentherapie | 246

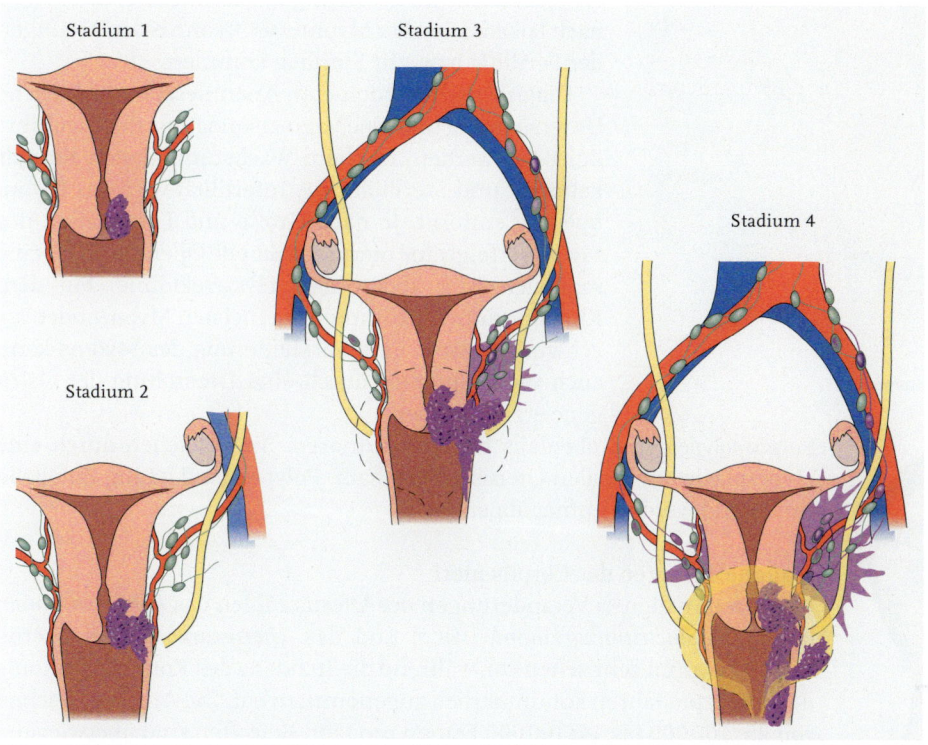

[3] Zervixkarzinom. Im Stadium 1 ist der Tumor auf die Gebärmutter begrenzt. Im Stadium 2 überschreitet das Karzinom die Gebärmuttergrenze, erreicht jedoch weder die Beckenwand noch das untere Drittel der Vagina. Im Stadium 3 hat sich das Karzinom bis zur Beckenwand ausgebreitet; das untere Drittel der Vagina ist befallen; es kann eine Nierenstauung verursachen. Im Stadium 4 infiltriert der Tumor Blase oder Rektum und/oder überschreitet die Grenzen des kleinen Beckens; ferner ist eine Fernmetastasierung möglich.

Die Früherkennungsuntersuchung mit Zervixabstrich kann 80 – 90 % der Zervixkarzinome erkennen und ist somit eine sehr effektive Maßnahme. Damit können Zervixkarzinome in einem frühen Stadium entdeckt und geheilt werden. Ab dem 20. Lebensjahr ist in Deutschland eine jährliche Untersuchung vorgesehen.

Da eine Infektion mit HPV zu einem Zervixkarzinom führen kann, wurden Impfstoffe gegen HPV entwickelt, die seit 2006 zur Verfügung stehen. Die Ständige Impfkommission (STIKO) empfiehlt seit 2007 die Impfung von Mädchen im Alter von 12 bis 17 Jahren. Kritiker bemängeln unzureichende Kenntnisse über unerwünschte Wirkungen und Langzeitfolgen dieser Präparate. Trotz der kontroversen Diskussion erneuerte die STIKO im August 2009 ihre Empfehlung.

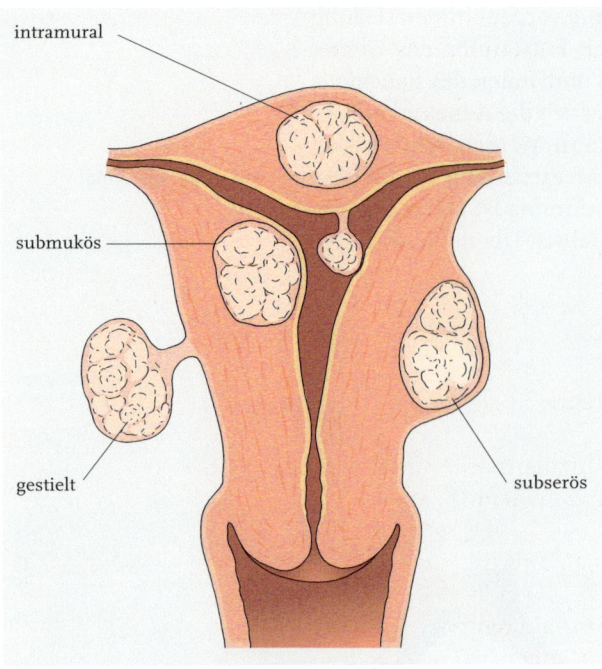

[1] Lokalisation und Arten von Uterusmyomen

intramural

submukös

gestielt

subserös

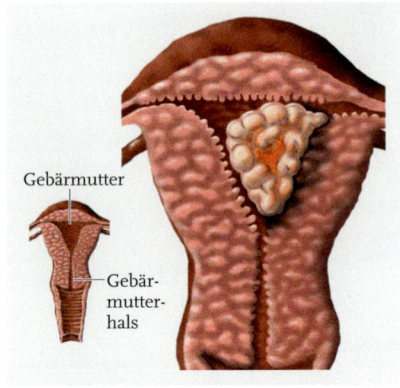

[2] Korpuskarzinom

Gebärmutter

Gebär-
mutter-
hals

Benigne Tumoren des Corpus uteri

Myome sind häufig vorkommende, gutartige mesenchymale Tumoren der glatten Muskulatur. Schätzungsweise 20 % aller Frauen über 30 Jahre sind betroffen. Die Ursache für Myome ist derzeit noch unklar. Jedoch ist belegt, dass eine vermehrte Östrogenausschüttung zu einer Stimulation des Wachstums führt. Häufig verursachen Myome keine Beschwerden und werden nur zufällig entdeckt. Bei der Hälfte der betroffenen Frauen zeigen sich jedoch Blutungsstörungen oder auch Schmerzen. Je nach Lokalisation der Myome [Abb. 1] kann es zu Störungen der Fertilität bzw. zur Sterilität kommen.

Diagnostisch werden eine Anamnese, eine klinische Untersuchung und eine Vaginalsonografie durchgeführt. Bei Beschwerden, raschem Wachstum, akuten Komplikationen und Sterilität bzw. Infertilität wird das Myom operativ entfernt. Je nach Größe und Lokalisation des Myoms erfolgt eine uteruserhaltende Operation oder eine vaginalen oder abdominale Hysterektomie. Mit dem Klimakterium schrumpfen die meisten Myome oder verschwinden ganz. Eine Verkleinerung des Myoms kann auch medikamentös durch eine Drosselung der Östrogene erzielt werden.

Korpuspolypen sind ebenfalls benigne Tumoren. Sie entstehen durch eine Hyperplasie der basalen Uterusschleimhaut. Polypen sind häufig Zufallsbefunde und werden immer abgetragen.

Maligne Tumoren des Corpus uteri

Zu den malignen Veränderungen des Uterus zählen das *Korpuskarzinom* (auch *Endometriumkarzinom*) [Abb. 2] und das *Uterussarkom*. Das Uterussarkom kommt sehr selten vor, während die Inzidenz des Korpuskarzinoms in den letzten Jahren kontinuierlich zugenommen hat. Die Angaben reichen von 25 : 100 000 bis 34 : 100 000 Frauen pro Jahr. Betroffen sind überwiegend Frauen im Klimakterium nach der Menopause. Risikofaktoren für die Entstehung eines Korpuskarzinoms sind

- langjährige hohe Östrogendosen,
- frühe Menarche und späte Menopause,
- Zyklusanomalien,
- wenige oder keine Schwangerschaften und
- Adipositas, Hypertonus, Diabetes mellitus.

Abrasio (Kürettage)

Abtragung der Zona functionalis des Uterus; wird z. B. nach einer Fehlgeburt oder zur Entfernung von Gebärmutterpolypen durchgeführt; kann mit einem scharfen (Abrasio) oder einem stumpfen Löffel (Kürettage) durchgeführt werden; auch als Saugkürettage. Sonderform: fraktionierte Abrasio = separate Entfernung der Schleimhaut von Zervix und Corpus uteri

Symptome sind Blutungsstörungen oder postmenopausale Blutungen. Später weisen auch Ausfluss und Schmerzen auf ein Korpuskarzinom hin. Zur Diagnosestellung erfolgen Anamnese, zytologischer Abstrich, Hysteroskopie, Sonografie und Ausschabung (|*Abrasio uteri*) mit Histologie.

Im Vordergrund der Behandlung steht die Operation. In der Regel wird der Uterus samt Ovarien und Beckenlymphknoten entfernt, ggf. kommt eine Bestrahlung in Betracht. Aber auch eine systemische Therapie mit Gestagenen oder Zytostatika kann Anwendung finden. Die Heilungschancen sind je nach Stadium der Erkrankung sehr unterschiedlich. Ist der Tumor auf die Gebärmutterschleimhaut beschränkt, liegt die Fünf-Jahres-Überlebensrate bei bis zu 97 %. Sind bereits alle Wandschichten der Gebärmutter durchdrungen, leben nach fünf Jahren noch etwa 50 % der Betroffenen. Sind Nachbarorgane betroffen und Fernmetastasen aufgetreten, ist keine Heilung mehr zu erreichen.

Tumoren der Tuben

Benigne Zysten treten auch an den Eileitern auf, verursachen aber selten Beschwerden und sind daher klinisch nicht relevant. Bei bösartigen Prozessen jedoch zeigen sich Schmerzen auf der erkrankten Seite und periodisch auftretender fleischwasserfarbender Ausfluss. Diese Tubenkarzinome sind sehr selten. Zur Therapie werden die Adnexe, der Uterus, das große Bauchnetz und die regionalen Lymphknoten operativ entfernt.

Ovarialtumoren

Auch an den Ovarien können Zysten auftreten. Zudem werden weitere verschiedene Ovarialtumoren unterschieden:

- benigne oder maligne epitheliale Tumoren sowie
- Keimzell-, Keimstrang- und Keimdrüsenstromatumoren.

Am häufigsten sind die epithelialen Tumoren. Die jährliche Inzidenz des Ovarialkarzinoms liegt bei 14:100 000 Frauen. Der Altersgipfel liegt zwischen dem 58. und 65. Lebensjahr.

Die genaue Ursache ist nicht bekannt, es gibt jedoch eine familiäre Häufung. Da Ovarialkarzinome lange symptomlos bleiben, werden 60 – 75 % erst in einem hohen Stadium diagnostiziert. Durch das Größenwachstum der Ovarialtumoren kann es zu Miktionsstörungen, Defäkationsschmerzen, Harnleiterstauungen, Uterusverdrängung, gastrointestinalen Beschwerden und Kreuzschmerzen kommen.

Erste Hinweise auf einen Ovarialtumor ergibt häufig ein Tastbefund bei der gynäkologischen Untersuchung. Dieser wird mittels bildgebender Verfahren abgeklärt. Die Therapie erfolgt bei Ovarialkarzinomen radikal operativ, oft müssen auch Blasen- oder Darmanteile mit entfernt werden. Gegebenenfalls schließt sich eine Zytostatikatherapie an. Aus palliativen Gründen werden Hormone substituiert. Die Prognose ist abhängig vom Stadium der Erkrankung. Die Fünf-Jahres-Überlebensrate liegt insgesamt bei etwa 50 %.

Veränderungen der männlichen Geschlechtsorgane
Hypospadie

Bei der Hypospadie handelt es sich um eine Fehlbildung der Urethra, wobei diese häufig zu kurz ist und zwischen der Eichel (*Glans penis*) und dem Damm (*Perineum*) mündet [Abb. 1|S. 820]. Häufig finden sich neben der Hypospadie weitere Fehlbildungen der Geschlechtsorgane, wie z. B. eine Krümmung des Penisschafts. Die Hypospadie wird in Abhängigkeit der Urethramündung in verschiedene Grade eingeteilt. Die Ursachen für eine Hypospadie sind derzeit noch nicht eindeutig belegt. Diskutiert werden hormonelle Störungen, aber auch Vererbung.

Je nach Ausprägung der Hypospadie können einige bis alle Genitalfunktionen negativ beeinflusst werden. Zudem hat die Hypospadie wie auch alle anderen Genitalanomalien starken Einfluss auf die psychische und emotionale Entwicklung des Betroffenen. Aus entwicklungspsychologischer Sicht ist eine operative Korrektur im ersten Lebensjahr empfehlenswert. Die Indikation zur Operation ist jedoch vom Grad der Erkrankung und vom möglichen Therapieziel abhängig. Eine absolute Operationsindikation besteht z. B. bei einer Verengung der Harnröhrenmündung (*Meatusstenose*) oder einer Penisschaftkrümmung. Die jeweiligen Operationsverfahren richten sich nach dem Ausmaß der Hypospadie. Jedoch besteht bei allen Verfahren das Ziel, die Anomalie weitestgehend und so schonend wie möglich zu beseitigen.

Anschließend erfolgen zu verschiedenen Terminen Nachkontrollen, um den Therapieerfolg zu beurteilen und Komplikationen rechtzeitig zu erkennen und zu behandeln.

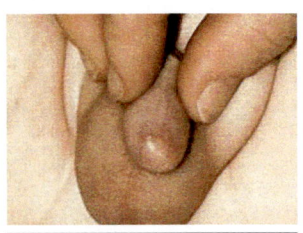

[1] Phimose

Balanitis | 792

Phimose

Als eine Phimose wird eine verengte Vorhaut (*Präputium*) bezeichnet, die sich nicht oder nur gewaltsam über die Eichel (*Glans penis*) schieben lässt [Abb. 1]. Es besteht ein Missverhältnis zwischen dem Eichelumfang und der Vorhautöffnung.

Unterschieden werden die angeborene und die erworbene Phimose. Die angeborene Phimose ist von der physiologischen Vorhautverklebung zu trennen, welche bis zum Ende des zweiten Lebensjahres bestehen kann. Die erworbene Phimose ist Folge von Entzündungen, wie z. B. der Balanitis. Symptomatisch zeigen sich je nach Ausprägung der Phimose Schmerzen, rezidivierende Entzündungen des Penis oder auch eine ballonartige Aufblähung des Vorhautsacks bei der Miktion.

Die physiologische Vorhautverklebung löst sich i. d. R. innerhalb der ersten drei Lebensjahre. Um keine Verletzungen zu verursachen, sollte nicht versucht werden, die Vorhaut während dieser Zeit zurückzuschieben. Für die Behandlung der Phimose gibt es verschiedene Verfahren:

- Bei der konservativen Salbenbehandlung wird die Penisspitze über vier bis acht Wochen zweimal täglich mit einer kortisonhaltigen Salbe eingecremt. Nach zwei Wochen wird vorsichtig versucht, die Vorhaut zurückzuschieben. Die Erfolgsquote dieser Therapie liegt bei bis zu 75 %.
- Bei den operativen Verfahren wird das Standardverfahren der vollständigen Entfernung der Vorhaut (Zirkumzision) von der so genannten „sparsamen Zirkumzision" unterschieden, bei der die Vorhautmanschette teilweise erhalten bleibt. Zudem finden plastische Operationen zur Erweiterung der Vorhaut Anwendung.

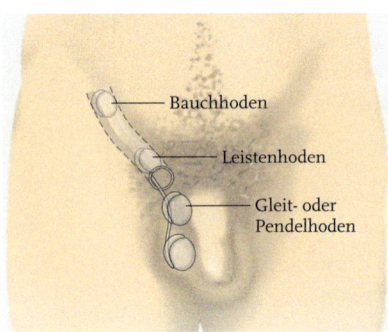

[2] Hodenretention

Hodenretention

Als Hodenretention (*Maldescensus testis*) wird der unvollständige Abstieg des Hodens aus der Bauchhöhle in das Skrotum bezeichnet. Sie kann durch anatomische Fehlbildungen oder hormonelle Störungen verursacht sein. Je nach Lage des Hodens werden verschiedene Formen unterschieden [Abb. 2]:

- abdominelle Hodenretention (Bauchhoden)
- inguinale Hodenretention (Leistenhoden)
- präskrotale Hodenretention (Hoden zwischen äußerem Leistenring und Skrotaleingang)
- Gleithoden (der Hoden lässt sich in das Skrotum drücken, gleitet jedoch sofort wieder in seine Ausgangsposition zurück)
- Pendelhoden (der Hoden befindet sich meist im Skrotum, zieht sich aber gelegentlich in die Leistengegend hoch)

Diagnostisch wird eine Hodenretention durch die Tastuntersuchung und durch die Sonografie bestätigt. Bei nicht tastbaren Hoden werden häufig MRT oder Laparoskopie eingesetzt.

Um eine irreversible Schädigung der Spermatogenese und eine maligne Entartung zu vermeiden, sollte der Hoden bis spätestens zum Ende des zweiten Lebensjahres in das Skrotum verlagert werden. Dazu stehen einerseits endokrinologische und andererseits operative Behandlungsformen zur Verfügung. Führt die konservative hormonelle Therapie mit HCG und LH-RH nicht zum Erfolg, wird eine Hodenverlagerung (*Orchidofunikulolyse*) und Hodenfixierung (*Orchidopexie*) durchgeführt. In der Regel gibt es keine Komplikationen, jedoch kann eine verminderte Fertilität nicht ausgeschlossen werden.

Hodentorsion

Bei der Hodentorsion drehen sich Hoden und Samenstrang um die Längsachse [Abb. 3]. Dadurch kommt es zur Strangulation der Blutgefäße. Dieser Zustand muss sofort behandelt werden, da es innerhalb weniger Stunden zur totalen Ischämie und somit zum Untergang des Hodengewebes kommen kann.

Eine Hodentorsion äußert sich akut in Form von heftigen lokalen Schmerzen und einer starken Schwellung. Weiterhin können Übelkeit und Erbrechen auftreten. Das Anheben des Skrotums bringt keine Schmerzlinderung (*negatives Prehn-Zeichen*). Die Diagnose wird sonografisch gesichert.

Therapeutisch erfolgt eine operative Detorsion und Fixierung (*Orchidopexie*) des Hodens. Da bei den meisten Betroffenen beide Hoden beweglich sind, wird auch der andere Hoden fixiert. Je früher operiert wird, desto größer sind die Chancen, den Hoden zu erhalten. Erfolgt die Operation innerhalb der ersten fünf Stunden nach Auftreten der Symptome, wird der Hoden meistens gerettet, nach zwölf Stunden liegt die Wahrscheinlichkeit nur noch bei etwa 20 %.

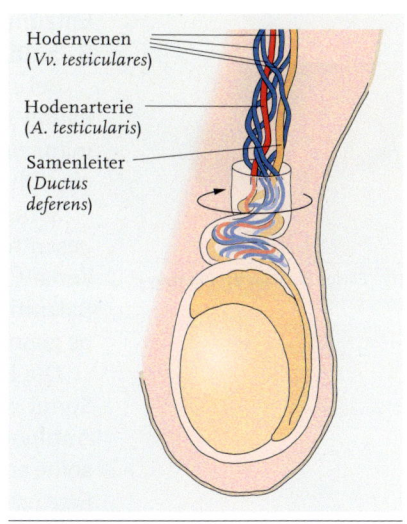

Hodenvenen
(*Vv. testiculares*)

Hodenarterie
(*A. testicularis*)

Samenleiter
(*Ductus
deferens*)

[3]   Hodentorsion

Varikozele

Eine Varikozele ist eine Erweiterung der Venen, die um den Samenstrang herumführen. Meistens treten diese Krampfadern linksseitig auf [Abb. 4].

Etwa 15 % der deutschen Männer sind betroffen, die Erkrankung tritt meistens zwischen dem 15. und 25. Lebensjahr auf.

Eine Varikozele bereitet i. d. R. keine Beschwerden, manche Männer klagen jedoch über ein Ziehen in der Leistengegend, besonders bei körperlicher Anstrengung.

Da eine Varikozele aber die Temperatur im Hodenbereich erhöht, kann sie die Fruchtbarkeit beeinträchtigen. Varikozelen werden meistens durch eine Injektion in Lokalanästhesie verödet.

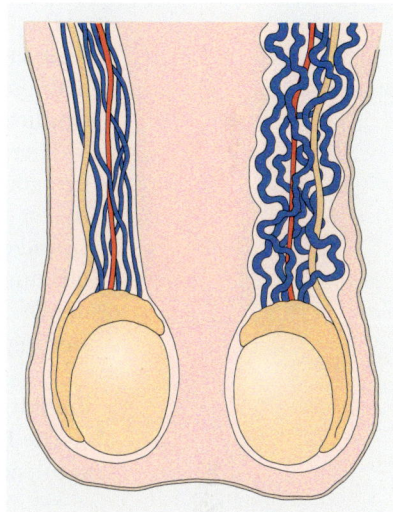

[4]   Varikozele

Hydrozele

Eine Hydrozele ist eine Ansammlung von Flüssigkeit in den Hodenhüllen [Abb. 5]. Sie kann angeboren sein oder als Folge einer Hoden- oder Nebenhodenentzündung erworben werden.

Symptomatisch zeigt sich eine schmerzlose, prall-elastische Schwellung des Hodens. Eventuell kommt es zu einem Spannungsgefühl oder zu Beeinträchtigungen der Bewegung. Hält man eine Lampe hinter den Hodensack (Diaphanoskopie), so schimmert das Licht anders als bei einem Tumor durch. Die Diagnose wird sonografisch gesichert.

Im ersten Lebensjahr findet noch keine Therapie statt. Da nach Punktionen häufig Rezidive auftreten, erfolgt die Behandlung meistens operativ.

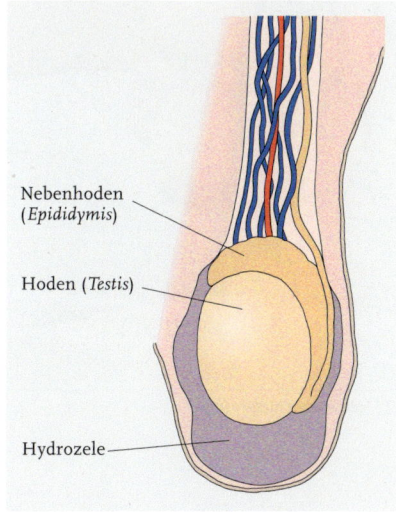

Nebenhoden
(*Epididymis*)

Hoden (*Testis*)

Hydrozele

[5]   Hydrozele

Entzündungen der männlichen Geschlechtsorgane
Balanitis

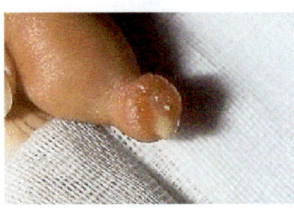

[1] Eitrige Balanitis bei Phimose

Bei einer Balanitis handelt es sich um eine Entzündung der Eichel, wobei die Vorhaut häufig mitbetroffen ist [Abb. 1]. Sie entsteht meistens auf Grund von Infektionen bei mangelnder oder auch übertriebener Genitalhygiene. Begünstigende Faktoren können eine Phimose, Diabetes mellitus oder verschiedene Geschlechtskrankheiten sein.

Symptomatisch zeigt sich eine Rötung der Eichel, der Vorhaut oder aber auch des gesamten Penis. Weiter kann es zu Schmerzen, Jucken oder Brennen kommen. Im Verlauf kann ein häufig übel riechender Ausfluss auftreten. Diagnostiziert wird eine Balanitis durch die klinische Untersuchung. Es werden ein Abstrich und eine Urinprobe genommen.

Die Behandlung ist abhängig von der Ursache und der Ausprägung der Balanitis. Somit reicht die Therapie von kühlenden desinfizierenden Umschlägen, über lokale Antibiotikaapplikation bis hin zur oralen Antibiotikatherapie. Neben dem Betroffenen sollte auch die Partnerin mitbehandelt werden, um eine gegenseitige Übertragung der Erreger zu vermeiden.

Orchitis

Mumps | 473

Die Orchitis ist eine meist viral oder bakteriell bedingte Entzündung des Hodens. Verursacht wird sie häufig durch Mumps- oder Coxsackie-Viren. Die Orchitis ist die häufigste Komplikation bei Mumps. Bei der Untersuchung ist der betroffene Hoden deutlich vergrößert, gerötet und schmerzhaft.

Therapeutisch erfolgen Hodenhochlagerung [Abb. 2] und Kälteanwendungen bei Bettruhe. Zur Schmerztherapie werden nicht opioide Analgetika verordnet. Bei bakteriellen Ursachen kann ein Antibiotikum verabreicht werden. Droht der Hoden auf Grund der starken Schwellung in seiner Hülle abzusterben, erfolgt eine operative Eröffnung der Bindegewebshülle. Sind beide Hoden betroffen, kann eine Sterilität Folge der Orchitis sein. Eine Maßnahme zur Prävention der Mumpsorchitis ist die Immunisierung gegen Mumps.

Epididymitis

Die Epididymitis ist eine Entzündung des Nebenhodens. Meist wird sie bakteriell verursacht. Sie entsteht i. d. R. durch aufsteigende Keime aus den Harnwegen.

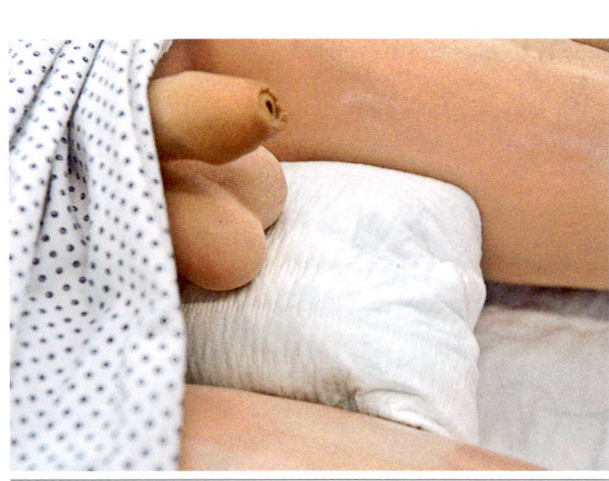

[2] Hodenhochlagerung

Symptomatisch äußert sich die Epididymitis mit Fieber und einem geröteten, angeschwollenen sowie schmerzenden Nebenhoden. Der Erkrankte kann oft nicht unterscheiden, ob Hoden oder Nebenhoden betroffen sind. Das Anheben des Hodens verschafft eine Schmerzlinderung (*positives Prehn-Zeichen*). Zudem kann die Ärztin durch Tasten und Durchführung einer Sonografie eine Epididymitis von einer Orchitis oder einer Hodentorsion abgrenzen. Weiter zeigen sich eine Leukozyturie, die typischen Entzündungszeichen und eine vermehrte Durchblutung des Nebenhodens. Häufig liegt begleitend eine Hydrozele vor.

Therapeutisch wird die Epididymitis antibiotisch behandelt. Weiterhin sind auch hier strenge Bettruhe, lokale Kälteanwendungen und Hodenhochlagerung [Abb. 2] von Bedeutung.

Prostatitis

Die Entzündung der Prostata ist relativ häufig anzutreffen. Schätzungsweise 2–10% der Männer über 20 Jahre sind betroffen. Diese Entzündung wird in Abhängigkeit von ihrer Ursache und ihrem Verlauf in vier Formen unterteilt:

- akute bakterielle Prostatitis
- chronischbakterielle Prostatitis
- abakterielle Prostatitis
- Prostatodynie (chronisches Schmerzsyndrom)

Bei der bakteriellen Prostatitis steigen die Erreger über die Harnröhre auf oder gelangen hämatogen in die Prostata. Die Symptome sind Fieber, Schüttelfrost, Schmerzen, Pollakisurie und Dysurie. Eine chronische Prostatitis entsteht auf Grund einer nicht ausgeheilten akuten Prostatitis. Ihre Symptome sind eher unspezifisch. Die Betroffenen klagen über Schmerzen, veränderte Miktion und evtl. auch über Störung der Sexualfunktion.

Zur Diagnostik finden eine klinische und rektale Untersuchung statt. Der Mittelstrahlurin sowie das Prostatasekret, das nach Prostatamassage abgegeben wird, werden auf Erreger und Leukozyten untersucht.

Die Behandlung der bakteriellen Prostatitis erfolgt mit Antibiotika, Analgetika, Bettruhe und ggf. mit leichten Abführmitteln, da auf Grund der Entzündung die Defäkation sehr schmerzhaft sein kann. Bei der chronischen Form müssen Antibiotika über mehrere Monate verabreicht werden. Bei der abakteriellen Prostatitis und der Prostatodynie erfolgt eine symptomatische Therapie in Form von Analgetika- und Antiphlogistika-Gabe, Sitzbädern, Stressreduktion und ggf. unterstützender Psychotherapie.

Hoden-, Nebenhoden- und Penistumoren
Hodenkrebs

Der Hodenkrebs ist der häufigste bösartige Tumor des Mannes im Alter von 20 bis 40 Jahren. Über 90 % aller bösartigen Hodentumoren sind so genannte Keimzelltumoren. Zu den selteneren Tumoren zählen z. B. der Leydigzelltumor, der Sertolizelltumor und der Granulosazelltumor. Non-Hodgkin-Lymphome können im Hoden entstehen oder dorthin streuen. Sie kommen v. a. bei älteren Männern vor, während die Keimzelltumoren v. a. jüngere Männer betreffen.

Prostatakarzinom | 818
benigne Prostatahyperplasie
1 | 355

Derzeit gibt es keine gesicherten Erkenntnisse über die Entstehung von Hodentumoren. Risikofaktoren sind vorangegangene Hodentumoren, Hodenretention und eine familiäre Vorbelastung. Ätiologisch hat sich gezeigt, dass alle testikulären Keimzelltumoren von einer gemeinsamen Vorstufe ausgehen – der testikulären interepithelialen Neoplasie. Keimzelltumoren werden in Seminome und Nichtseminome unterteilt [Abb. 3].

Seminome entwickeln sich aus bestimmten Vorstufen der Spermien, so genannten Spermatogonien. Als Nichtseminome werden alle anderen Keimzelltumoren bezeichnet. Hodentumoren streuen vornehmlich über das Lymphsystem. Auf Grund der embryonalen Entwicklung befindet sich der Lymphabfluss im Retroperitonealraum. Somit sind erste Metastasen typischerweise in der Nähe der gleichseitigen Niere zu finden. Jedoch können Hodentumoren auch hämatogen streuen. Häufigster Streuherd ist die Lunge. Aber auch andere innere Organe, das Gehirn und das knöcherne Skelett werden befallen. Vor allem die Nichtseminome neigen zu einer raschen Metastasierung, Seminome bleiben demgegenüber relativ lange auf den Hoden und seine Umgebung beschränkt.

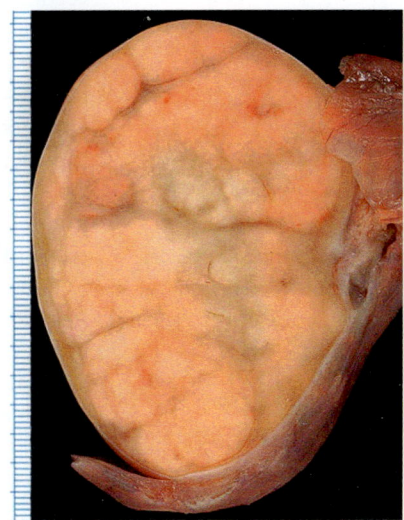

[3] Präparat eines Hodenkarzinoms, hier eines Seminoms

Das Hauptsymptom des Hodentumors ist die schmerzlose Größenzunahme des Hodens mit einer tastbaren Knotenbildung. Bei einem Drittel der Patienten kann jedoch auch eine unspezifische Schmerzsymptomatik auftreten. Die diagnostischen Maßnahmen umfassen die Anamnese, die Palpation sowie die Sonografie des Hodens. Die Tumormarker spielen bei der Primärdiagnostik eine eher untergeordnete Rolle, da ein negativer Befund niemals einen Hodentumor ausschließt.

Die Behandlung besteht zunächst in der Entfernung des betroffenen Hodens. Dieser wird über einen Schnitt in der Leistengegend entfernt. Je nach Befund umfasst die weitere Behandlung eine Chemotherapie, eine Strahlentherapie oder auch eine operative Entfernung von Metastasen. Da sich bei etwa 5 % der Betroffenen im anderen Hoden Krebsvorstufen nachweisen lassen, sollte eine Biopsie erfolgen.

Die Prognose ist relativ gut. Im Frühstadium liegt die Heilungsrate bei fast 100 %. In fortgeschritteneren Stadien beträgt sie immerhin noch 80 %. An die primäre Therapie schließen sich regelmäßige Nachsorgeuntersuchungen über einige Jahre an.

Nebenhodentumoren

Nebenhodentumoren machen nur ca. 10 % aller intraskrotalen Tumoren aus. Dabei ist der benigne Adenomatoidtumor (*Mesotheliom*) der häufigste Tumortyp. Er geht von den Zellen des Mesothels aus und kann eine Größe von ein bis fünf Zentimetern haben. Diagnostisch erfolgen eine Anamnese, eine klinische Untersuchung und eine Biopsie mit histologischer Untersuchung. Therapeutisch wird eine lokale Exzision durchgeführt.

Neben einer Vielzahl anderer benigner Tumoren können auch Sarkome Nebenhoden und Samenstrang befallen. Ein Beispiel dafür ist das paratestikuläre Rhabdomyosarkom, welches eher im Kindes- und Jugendalter auftritt. Symptomatisch zeigen sich je nach Lokalisation Bauchschmerzen, Schwellungen, Hämaturie oder Dysurie. Rhabdomyosarkome können metastasieren und auch rezidivierend auftreten. Therapeutisch erfolgt eine Exzision des Tumors. Häufig schließt sich eine Bestrahlung an. Kann der Tumor vollständig entfernt werden, liegt die Fünf-Jahres-Überlebensrate bei 90 – 95 %.

Penistumoren

Penistumoren sind meist bösartige Tumoren, die sich überwiegend an der Eichel (*Glans penis*) und der Vorhaut (*Präputium*) bilden. Über den Lymphweg können Metastasen v. a. in den Lymphknoten des Becken- und Leistenbereichs entstehen. Seltener breitet sich der Tumor hämatogen aus. Der vorherrschende Tumortyp ist das Plattenepithelkarzinom. Seltener sind Basaliome, maligne Melanome oder andere Weichteiltumoren.

Die Ursachen für Peniskrebs sind noch weitgehend ungeklärt. Zusammenhänge mit dem Auftreten von |Smegma sowie mit Phimosen, Schleimhautveränderungen oder Infektionen mit humanen Papilloma-Viren (HPV) werden diskutiert.

Tumoren am Penis werden häufig erst spät diagnostiziert, da die Anzeichen v. a. im Anfangsstadium sehr unspezifisch sind. Meist entsteht der Verdacht auf Grund typischer Hautveränderungen. Hinzu können Ausfluss und Blutungen kommen. Bei Lymphknotenmetastasen kann es zu einem Lymphstau in den Beinen kommen, was sich in einer Schwellung äußert.

Zur Diagnosestellung erfolgen eine Anamnese und eine körperliche Untersuchung. Bei Verdacht auf ein Peniskarzinom erfolgt eine Biopsie mit histologischer Untersuchung. Um die Ausdehnung des Tumors zu bestimmen, erfolgen bildgebende Verfahren wie Ultraschall, Computertomografie (CT) und Magnetresonanztomografie (MRT) für die Untersuchung der Lymphknoten und Organe im Leisten-, Becken- und Bauchraum. Auch Röntgenbilder der Lunge und eine Skelettszintigrafie können durchgeführt werden.

Smegma
Vorhautschmiere; sie bildet sich aus Bakterien und Abschilferungen des Plattenepithels der Eichel

Grundsätzlich sollte mit der Behandlung so früh wie möglich begonnen werden. Sie richtet sich nach dem Stadium und der Ausbreitung des Tumors. Standardbehandlung des Peniskarzinoms ist die komplette Exzision des Tumors. Je nach Ausmaß der Erkrankung reicht die Operation von der Entfernung des Tumors bis hin zur kompletten Penisamputation. Werden Metastasen in Lymphknoten nachgewiesen, werden die regionalen Lymphknoten entfernt. Strahlen- und Chemotherapie kommen in fortgeschrittenen Stadien der Krankheit zum Einsatz, wenn der Penistumor inoperabel ist, aber eine Schmerzlinderung, und Tumorverkleinerung erzielt werden soll.

Früherkennung und früh einsetzende Therapie sind wichtig, da die Prognose für Peniskrebs in frühen Stadien sehr gut ist und die Patienten vollständig geheilt werden können.

Nach erfolgreicher Therapie sollte alle drei bis sechs Monate eine Nachsorgeuntersuchung durchgeführt werden. Ferner sollten die Patienten ihre Haut auch selbst beobachten und bei verdächtigen Veränderungen eine Ärztin aufsuchen.

Männer ab dem 45. Lebensjahr sollten einmal pro Jahr das Angebot zur Vorsorgeuntersuchung auf Penis- und Prostatakrebs wahrnehmen.

Erkrankungen, die durch Geschlechtsverkehr übertragen werden

Geschlechtskrankheiten werden auch sexuell übertragbare Krankheiten (*sexually transmitted diseases, STD*) oder venerologische Erkrankungen genannt. Neben den klassischen Geschlechtskrankheiten Gonorrhö, Lues, Ulcus molle und Lymphogranuloma inguinale gibt es viele weitere Erkrankungen, die vorwiegend sexuell übertragen werden. Dazu zählen z. B. HIV, einige Hepatitisformen, Herpes genitales, Candidiasis, Feigwarzen oder Filzläuse.

Gonorrhö

Die Gonorrhö, umgangssprachlich auch Tripper genannt, ist die weltweit häufigste Geschlechtskrankheit. Nach Schätzungen der WHO erkranken jährlich etwa 60 Millionen Menschen, in Deutschland liegt die Inzidenz bei 12 – 25 : 100 000 Einwohner. Da die Erkrankung nicht mehr meldepflichtig ist, liegen keine genauen Zahlen vor.

Gonorrhö wird durch das Bakterium Neisseria gonorrhöae verursacht. Da das Bakterium sehr empfindlich gegenüber Kälte und Austrocknung ist, ist eine Infektion praktisch nur über die Schleimhäute während des Geschlechtsverkehrs möglich.

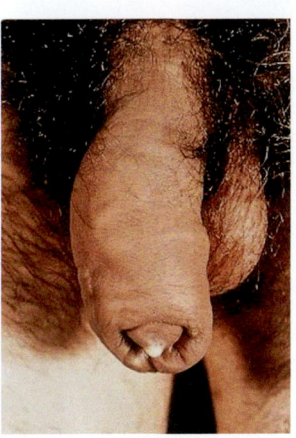

[1] „Bonjour-Tröpfchen" bei Gonorrhö

Nach einer Inkubationszeit von zwei bis sechs Tagen kommt es beim Mann zu einer Rötung und Schwellung der Harnröhrenmündung, Brennen beim Wasserlassen und sahnig-gelbem Ausfluss. Frauen klagen über Dysurie und Pollakisurie. Häufig verläuft die Erkrankung jedoch symptomlos. Werden die Erreger durch Anal- oder Oralverkehr übertragen, zeigen sich Entzündungszeichen im Rektum bzw. im Rachenraum. Unbehandelt geht die Infektion nach zwei bis sechs Wochen in eine chronische Form über. Die Symptome nehmen bis zur Beschwerdefreiheit hin ab. Gelegentlich zeigt sich beim Mann morgens beim ersten Wasserlassen eine geringe Menge Ausfluss, das so genannte „Bonjour-Tröpfchen" [Abb. 1].

Nach einer Anamnese wird die Diagnose mit Hilfe eines Abstrichs aus Urethra, Zervikalkanal und Rektum gesichert. Da die Gonorrhö häufig gemeinsam mit einer Chlamydien-Infektion auftritt, wird im Abstrich auch nach diesen Erregern gesucht.

Zur Therapie der Gonorrhö werden Antibiotika verabreicht. Auf Grund zunehmender Penicillinresistenzen werden heute v. a. Cephalosporine und Gyrasehemmer eingesetzt. Auch Schwangere werden antibiotisch behandelt. Die einmalige hochdosierte Gabe ist i. d. R. ausreichend. Eine Woche nach der Therapie sollte der Erfolg kontrolliert werden. Sexualpartner der Infizierten sollten ebenfalls untersucht und ggf. behandelt werden. Bis zur Beendigung der Therapie sollte auf weitere Sexualkontakte verzichtet werden. Bei chronischer Gonorrhö erfolgt eine Behandlung mit den gleichen Medikamenten, jedoch über einen längeren Zeitraum.

Die chronische Gonorrhö kann zu Komplikationen führen. So kann es bei Frauen und Männern zu aufsteigenden Infektionen mit Entzündung der Unterbauchorgane und infolgedessen zur Sterilität kommen. Breiten sich die Erreger über den Blutweg aus, können andere Organe betroffen sein, häufig ist dabei ein Gelenkbefall oder ein Befall der Haut. Sehr selten kommt es zu einer Gonokokkensepsis.

Zur Prävention eignen sich Kondome. Neugeborene können sich über den Geburtskanal infizieren. Es kommt dann zur eitrigen Bindehautentzündung (*Gonoblenorrhö*, auch *Ophthalmia neonatorum*), welche zur Erblindung des Kindes führen kann. Vorsorglich werden Schwangere auf Gonorrhö untersucht. Bei bestehendem Risiko wird bei den Neugeborenen die Credé-Prophylaxe durchgeführt, bei der Augentropfen mit antibakterieller Wirkung (Silbernitrat) in die Konjunktivalsäcke des Neugeborenen eingebracht werden.

Lues

Die Lues, auch Syphilis genannt, ist eine ebenfalls weltweit verbreitete Geschlechtskrankheit.

In Deutschland ist sie (nicht namentlich) meldepflichtig. Im Jahr 2007 wurden 3258 Neuerkrankungen gemeldet. Die jährliche Inzidenz liegt im Bundesdurchschnitt bei 4 : 100 000 Einwohner, in den Großstädten ist sie jedoch wesentlich höher als auf dem Land. So liegt sie z. B. in Berlin bei 13,2 : 100 000. Lues wird durch das Spiralbakterium Treponema pallidum verursacht [Abb. 1].

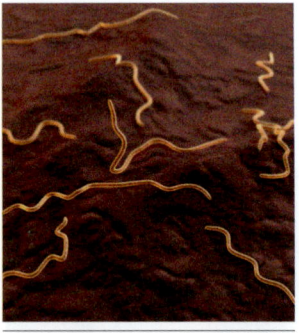

[1] Treponema pallidum, der Erreger der Lues

Die Lues verläuft in drei Stadien. Die ersten beiden Stadien werden als Frühsyphilis bezeichnet. Die Krankheit kann ausheilen, in ein u. U. jahrelanges, weitgehend beschwerdefreies Latenzstadium übergehen oder ins dritte Stadium eintreten, das auch als Spätsyphilis bezeichnet wird. Die drei Stadien sind im Einzelnen:

- **Erstes Stadium – Primäre Syphilis**: Nach einer Inkubationszeit von etwa drei Wochen, in Ausnahmefällen bis zu drei Monaten, entsteht an der Eintrittstelle der Erreger ein dunkelroter Fleck oder Knötchen, das rasch in ein schmerzloses, hartes und leicht nässendes Geschwür übergeht. Dieses wird als Primäraffekt oder auch als harter Schanker (*Ulcus durum*) bezeichnet und ist meist an den Genitalorganen lokalisiert. Kurze Zeit später schwellen die regionalen Lymphknoten massiv an, bleiben jedoch schmerzlos.
- **Zweites Stadium – Sekundäre Syphilis**: Meistens nach Abheilen des Primäraffekts zeigen sich uncharakteristische Beschwerden wie Kopf- und Gliederschmerzen, Abgeschlagenheit und Fieber. Zunächst überwiegend an Stamm und Flanken, später am ganzen Körper treten Flecken auf, die sich allmählich in Knötchen und Schuppen umwandeln (*Syphilide*). In der Genital- oder Analregion finden sich nässende Papeln (*Condylomata lata*).
- **Drittes Stadium – Tertiäre Syphilis**: zwölf Monate bis zehn Jahre nach Erstinfektion zeigen sich Hautveränderungen in Form von oberflächlichen Ulzera (*Syphilome*) oder subkutanen Infiltraten, die einschmelzen und nach außen perforieren können (*Gummen*). Im Vordergrund stehen jedoch neurologische Symptome wie Ataxie, Parästhesien, Demenz und Schmerzen.

Bei der Untersuchung fallen der Primäraffekt und das Exanthem auf. Die Diagnose wird mit einem Antikörpertest des Blutes (TPHA-Test) gesichert. Therapeutisch wird gegen die Lues-Erreger Penicillin eingesetzt. Die Behandlung sollte – außer bei frischer Infektion – mindestens zehn Tage andauern. Wie bei der Gonorrhö sind auch hier Schwangere antibiotisch zu behandeln. Während der Behandlung bis hin zur Ausheilung sollte kein Geschlechtsverkehr erfolgen und Mütter sollten ihre Kinder nicht stillen.

Als Prophylaxe gelten auch hier der geschützte Geschlechtsverkehr sowie die Schwangerenvorsorge. Auf Grund einer möglichen diaplazentaren Übertragung gehört das Lues-Sreening zu den Vorsorgeuntersuchungen in der Schwangerschaft.

Ulcus molle und Lymphogranuloma inguinale

Ulcus molle und Lymphogranuloma inguinale sind in Mitteleuropa sehr selten. Verursacht wird das Ulcus molle durch das Bakterium Haemophilus Ducreyi. Bei Infektion zeigen sich flache schmerzhafte Geschwüre mit weichem Wundgrund. Ferner sind die inguinalen Lymphknoten schmerzhaft geschwollen. Das Ulcus molle wird durch einen mikroskopischen Erregernachweis diagnostiziert und antibiotisch therapiert.

Der Erreger der Lymphogranuloma inguinale ist Chlamydia trachomatis. Nach einer Inkubationszeit von zwei bis sechs Wochen zeigt sich eine kleine Läsion. Daraus entwickelt sich eine Erosion oder ein nicht schmerzendes Geschwür. Die regionalen Lymphknoten schwellen an und sind schmerzhaft. Die Diagnostik erfolgt klinisch und serologisch. Behandelt wird diese Erkrankung i. d. R. mit Tetrazyklinen.

Verhütungsmethoden

12.3

In der heutigen Zeit kann man dank der vielseitigen Verhütungsmethoden über den Zeitpunkt einer Schwangerschaft und die Kinderzahl selbst bestimmen. Bei den Methoden zur |Kontrazeption gibt es jedoch Unterschiede hinsichtlich ihrer Wirksamkeit und den Nebenwirkungen.

Bei der Frage, für welche Methode der Verhütung sich das Paar bzw. jede Einzelne entscheidet, spielen folgende Aspekte eine wichtige Rolle:

- die Zuverlässigkeit der Methode
- die Verträglichkeit
- gesundheitliche Gründe, die individuell gegen eine Methode sprechen
- die persönliche Einstellung zur Verhütungsmethode
- die Kosten

Die Zuverlässigkeit der einzelnen Verhütungsmethoden wird durch den Pearl-Index angegeben. Dieser gibt die Anzahl der Schwangerschaften an, die auftreten, wenn 100 Paare diese Methode ein Jahr lang anwenden und regelmäßig Geschlechtsverkehr haben.

Die einzelnen Verhütungsmethoden können fünf verschiedenen Gruppen zugeordnet werden:

- natürliche Verhütungsmethoden
- mechanische Verhütungsmethoden (Barrieremethoden)
- chemische Verhütungsmethoden (Spermizide)
- hormonelle Verhütungsmethoden (Ovulationshemmer)
- chirurgische Verhütungsmethoden (Sterilisation)

www.bzga.de
▶ Themen
▶ Sexualaufklärung und
Familienplanung
Die Bundeszentrale für gesundheitliche Aufklärung hält weitere Informationen bereit.

Kontrazeption
conceptus, lat. = aufnehmen
und contra, lat. = gegen

Die einzelnen Verhütungsmethoden unterscheiden sich hinsichtlich ihrer Sicherheit und ihrer Vor- und Nachteile [Tab. 1a–c].

Verhütungsmethode	Pearl-Index	Vorteile	Nachteile
Natürliche Verhütungsmethoden			
Coitus interruptus ■ Beenden der Penetration vor dem Samenerguss	bis 38 %	■ keine Hilfsmittel notwendig	■ unsicher ■ unbefriedigend ■ Stress
Kalendermethode ■ periodische Enthaltsamkeit ■ mit Hilfe des Kalenders werden die (un)fruchtbaren Tage bestimmt	15 % – 40 %	■ keine Kosten ■ keine Nebenwirkungen	■ unsicher ■ erfordert große Disziplin ■ setzt regelmäßigen Zyklus voraus
Temperaturmethode ■ jeden Morgen Ermittlung der Basaltemperatur ■ unfruchtbare Tage ab dem dritten Tag nach dem mittzyklischen Temperaturanstieg	0,5 % – 30 %	■ keine Kosten ■ keine Nebenwirkungen ■ bei Erfahrung relativ sicher	■ setzt regelmäßigen Zyklus voraus ■ ungeeignet bei unregelmäßiger Lebensführung ■ Beeinflussung durch Stress, Fieber
Hormonspiegelbestimmung ■ Urinuntersuchung auf LH und Östradiol	ca. 5 %	■ keine Nebenwirkungen	■ ungeeignet bei Hormontherapie und in den Wechseljahren ■ Urinstix und Gerät nötig
Billingsmethode ■ Ermittlung der (un)fruchtbaren Tage durch Beobachtung des Zervixschleims	bis 25 %	■ keine Hilfsmittel notwendig ■ keine Kosten ■ keine Nebenwirkungen	■ unsicher ■ Erfahrung notwendig
symptothermale Methode ■ Kombination aus Temperaturmethode und Billingsmethode	0,5 % – 1 %	■ keine Kosten ■ keine Nebenwirkungen ■ bei Erfahrung relativ sicher	■ setzt regelmäßigen Zyklus voraus ■ Erfahrung notwendig ■ von Fieber, Stress und der Lebensführung beeinflusst
Mechanische Verhütungsmethoden			
Kondom (Präservativ) ■ aus Latex, aber auch latexfrei erhältlich ■ wird über den erigierten Penis gestreift und fängt das Ejakulat auf	0,4 % – 2 % (bei falscher Anwendung höher)	■ kostengünstig ■ leicht erhältlich ■ bietet Schutz vor Infektionen	■ Unterbrechung des Vorspiels ■ Beeinträchtigung der Empfindung ■ bei Latexallergie ungeeignet

[Tab. 1a] Wirksamkeit sowie Vor- und Nachteile einzelner Verhütungsmethoden

Verhütungsmethode	Pearl-Index	Vorteile	Nachteile
Mechanische Verhütungsmethoden			
Diaphragma (Scheidenpessar) und Portiokappe ■ Barrieren, die in die Vagina eingeführt werden ■ Anpassung durch Gynäkologin und Üben des Einsetzens ■ Erhöhung der Effizienz durch Bestreichen mit Spermiziden	0,4 % – 4 %	■ keine systemischen Nebenwirkungen ■ gewisser Schutz vor aufsteigenden Infektionen	■ lokale Reizungen möglich ■ Spermizide können brennen
Spirale (Intrauterinpessar) ■ verhindert die Einnistung der Zygote ■ kann mit Spermiziden oder Hormonen beschichtet sein ■ verbleibt ca. 3 – 5 Jahre in der Gebärmutter	ohne Hormone: 0,5 % – 2,5 % gestagenbeschichtet: 0,1 %	■ ggf. hormonfrei ■ man muss nicht „daran denken"	■ Einlegen und Entfernen durch Gynäkologin ■ halbjährliche Kontrollen ■ Gefahr der Adnexitis ■ ggf. Dysmenorrhö ■ teuer ■ Fehlgeburtrate um ca. 50 % erhöht
Chemische Verhütungsmethoden			
Scheidenspermizide ■ Substanzen zum Abtöten der Spermien ■ Einbringen von Zäpfchen oder Schaum in die Vagina ■ Wirkungseintritt sollte vor Ejakulation erfolgen	bis 30 %	■ rezeptfrei erhältlich	■ lokale Reizungen ■ Wirkungseintritt abwarten (im Liegen)
Hormonelle Verhütungsmethoden			
Ovulationshemmer (Antibabypille, „Pille") ■ verschiedene Präparate (Ein-, Zwei- und Dreiphasenpräparate) ■ täuschen dem Körper eine Schwangerschaft vor, sodass die LH- und FSH-Freisetzung verhindert wird ■ dadurch Verhinderung der Ovulation ■ verfestigen den Zervixschleim und verhindern Einnistung der Zygote	0,2 % – 0,5 %	■ Verbesserung menstruationsbedingter Beschwerden ■ ggf. verbessertes Hautbild und Haarstruktur	■ Nebenwirkungen möglich (erhöhtes Thromboserisiko, Leberschädigung, Hypertonie, Müdigkeit, Depression, nachlassende Libido, Gewichtszunahme) ■ nicht in der Stillzeit anwendbar ■ korrekte Einnahme erforderlich ■ Beeinträchtigung durch Antibiotika, Diarrhö, Erbrechen

[Tab. 1b] Wirksamkeit sowie Vor- und Nachteile einzelner Verhütungsmethoden

Verhütungsmethode	Pearl-Index	Vorteile	Nachteile
Hormonelle Verhütungsmethoden			
„Minipille" ■ Gestagenpräparat ■ verfestigt Zervixschleim und verhindert Einnistung der Zygote	0,8 % –1,5 %	■ Verbesserung menstruationsbedingter Beschwerden ■ in der Stillzeit anwendbar	■ Nebenwirkungen möglich (erhöhtes Thromboserisiko, Leberschädigung, Hypertonie, Müdigkeit, Depression, nachlassende Libido, Gewichtszunahme) ■ stundenkorrekte Einnahme erforderlich
Hormonring ■ wird in die Vagina eingelegt ■ verbleibt dort drei Monate ■ mit systemischer Wirkung	0,6 % – 1,2 %	■ keine Einnahme ■ etwas geringere Hormonmenge als bei der „Pille"	■ ähnliche Nachteile wie die „Pille" ■ teuer ■ Fremdkörper ■ Einlegen und Austausch durch Gynäkologin
Hormonpflaster ■ einmal wöchentlich aufkleben	0,8 %	■ keine Einnahme	■ ähnliche Nachteile wie die „Pille" ■ Hautreaktion möglich
Dreimonatsspritze ■ i.m.-Injektion eines Gestagendepots	0,2 % – 2 %	■ dreimonatige Wirkung ■ keine Einnahme	■ ähnliche Nachteile wie die „Pille" ■ kein rasches Absetzen möglich
Hormonimplantat ■ Implantat, das gleichmäßig Gestagen abgibt	0,1 %	■ drei Jahre Wirkung ■ keine Einnahme	■ teuer ■ auch nach Entfernung noch Wirkung möglich ■ bei Unverträglichkeit Entfernung
Chirurgische Verhütungsmethoden			
Sterilisation des Mannes (Vasektomie) ■ Unterbindung der Samenleiter	0,004 % – 0,06 %	■ nach negativem Spermiogramm äußerst sicher ■ geringes OP-Risiko	■ irreversibel ■ psychische Belastung ■ Sterilisationsneurose möglich
Sterilisation der Frau ■ Unterbindung der Eileiter	0,004 % – 0,006 %	■ sicher	■ irreversibel ■ psychische Belastung ■ Sterilisationsneurose möglich ■ Narkose- und Verwachsungsrisiko ■ frühere Menopause

[Tab. 1c] Wirksamkeit sowie Vor- und Nachteile einzelner Verhütungsmethoden

Mikrobiologische Aspekte

Wie bereits erwähnt, werden die Erreger von Geschlechtskrankheiten [Tab. 2 a und b] auf sexuellem Wege übertragen. Durch das neue Infektionsschutzgesetz sind viele zuvor meldepflichtige Geschlechtskrankheiten nicht mehr meldepflichtig.

Unabhängig von der jeweiligen Infektionskrankheit gelten folgende Maßnahmen:

- Aufklärung über Infektionswege und deren Vermeidung Händedesinfektion und geschützter Geschlechtsverkehr.
- Pflegende sollten zum Selbstschutz bei allen Verrichtungen Handschuhe tragen.
- Gebrauchsgegenstände sind zu desinfizieren.
- Gegebenenfalls sind Einwegmaterialien im Zimmer in speziellen Behältern für „infektiösen" Abfall zu entsorgen.
- Sensibler Umgang mit den Betroffenen, da Schuldgefühle und Angst vor Stigmatisierung auftreten

Erreger und Krankheit	Beschreibung	Diagnose (D), Partnertherapie (T), Prävention (P)
Bakterien		
Gonokokken (Familie der Neisserien) **Gonorrhö** (Tripper)	Inkubationszeit: zwei bis fünf Tage ♂ eitrige Urethritis mit eitrigem Ausfluss und schmerzhafter Miktion ♀ unspezifische Symptome, Vaginitis, Adnexitis	D Abstrich T Antibiotika P Kondom; häufigen Wechsel des Geschlechtspartners (HWG) vermeiden
Treponema pallidum (Familie der Spirochäten) **Lues** (Syphilis)	Inkubationszeit: zwei bis vier Wochen ▪ verläuft in Stadien ▪ anfangs hartes Geschwür an der Eintrittsstelle ▪ Lymphkotenschwellungen ▪ Hauterscheinungen ▪ später ZNS-Befall mit neurologischen und psychiatrischen Symptomen	D Abstrich, Serologie T Antibiotika P Kondom; HWG vermeiden
Chlamydien **Urethritis, Adnexitis**	♂ meist symptomlose Urethritis ♀ meist symptomlose Adnexitis ▪ kann zur Sterilität führen	D Abstrich T spezielle Antibiotika P Kondom; HWG vermeiden
Gardnerella vaginalis **Vaginitis, Urethritis**	▪ meist asymptomatisch ▪ Scheidenausfluss mit typischem Geruch ▪ brennende Miktion	D Abstrich T spezielle Antibiotika P Kondom; HWG vermeiden

[Tab. 2a] Häufige Geschlechtskrankheiten und deren Erreger

Erreger und Krankheit	Beschreibung	Diagnose (D), Partnertherapie (T), Prävention (P)
Viren		
Herpes genitalis **Genitalherpes**	▪ schmerzhafte Bläschen im Genitalbereich ▪ Juckreiz ▪ Spannungsgefühl ▪ kann immer wieder aktiv werden, bei Aktivität zum Geburtszeitpunkt Indikation zum Kaiserschnitt	**D** typisches klinisches Bild; ggf. Abstrich **T** Lokaltherapie; ggf. systemische Gabe von Virustatika **P** Kondom; HWG vermeiden
Humane Papilloma-Viren (HPV) **Zervixkarzinom/ Peniskarzinom**	▪ können Zellveränderungen an der Zervixwand hervorrufen, die zu Krebsvorstufen und Krebs führen	**D** PAP-Abstrich; Spezialabstriche **T** Konisation **P** HPV-Impfung; nicht rauchen; gründliche Intimhygiene des Mannes; Kondom; HWG vermeiden
andere HP-Viren **verschiedene Kondylome, Karzinome**	▪ je nach Art verschiedene klinische Bilder, z. B. Genitalwarzen oder Karzinome	**D** Inspektion; Abstriche **T** chirurgisch; medikamentös **P** HWG vermeiden
Hepatitis B,C **Virushepatitis**	▪ Entzündung des Lebergewebes mit folgender Funktionseinschränkung ▪ Müdigkeit durch gestörten Energiestoffwechsel ▪ Ikterus durch eingeschränkte Stoffwechselfunktion ▪ chronischer Verlauf mit erhöhtem Risiko für Leberzirrhose und Leberkarzinom bei Hepatitis B und C	**D** Leberwerte; Serologie **T** Interferone; Virustatika bei Hepatitis B und C **P** Kondome; Hepatitis-B-Impfung; HWG vermeiden
HIV (Humanes Imunschwäche-Virus) (Familie der Retroviren) **AIDS (aquired immunodeficiency syndrome)**	▪ Bild einer Mononukleose (Pfeiffer-Drüsenfieber) ▪ verläuft in mehreren Stadien (akute HIV-Infektion – mehrjährige Latenzphase – dann Zusammenbruch der Immunabwehr)	**D** Antikörpernachweis; serologischer Virusnachweis **T** derzeit keine Heilung; Virustatika zur Verminderung des Fortschreitens der Infektion **P** Kondom
Protozoen		
Trichomonaden **Trichomoniasis**	▪ Schädigung der Schleimhautflora ▪ dadurch leichtere Übertragung und Ansiedlung anderer Erreger ▪ ♂ Urethritis ▪ ♀ Vaginitis mit schaumigem, gelb-grünlichem Ausfluss	**D** Abstrich; mikroskopischer Nachweis aus Sekret **T** Antibiotika (Tinidazol, Metronidazol) **P** Kondom; HWG vermeiden
Pilze		
Candida albicans **Vaginalmykose**	▪ gerötete Schleimhaut mit weißen Belägen ▪ starker Juckreiz und Brennen im Vaginalbereich ▪ Schmerzen beim Wasserlassen ▪ weiß-bröckliger Ausfluss	**D** Abstrich **T** lokale Antimykotika **P** Kondom; keine übertriebene, aber regelmäßige Intimhygiene; HWG vermeiden
Parasiten		
Filzläuse, Kleiderläuse, Flöhe, Krätzmilben, Wanzen	▪ Juckreiz an betroffenen Hautstellen ▪ Gefahr der Superinfektion durch Kratzen	**D** Inspektion **T** antiparasitäre Mittel; Lokaltherapie; juckreizhemmende Medikamente; Wäschehygiene **P** HWG vermeiden

[Tab. 2b] Häufige Geschlechtskrankheiten und deren Erreger

13 Menschen mit Erkrankungen des Harnsystems pflegen

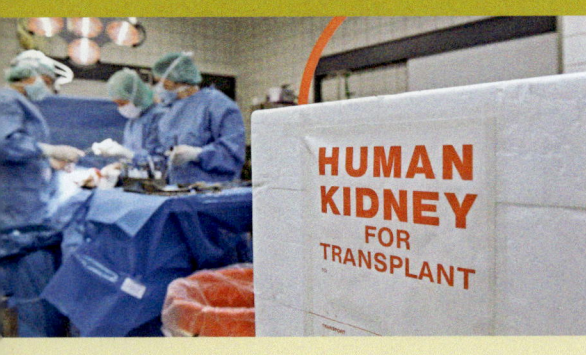

Menschen mit Erkrankungen des Harnsystems pflegen

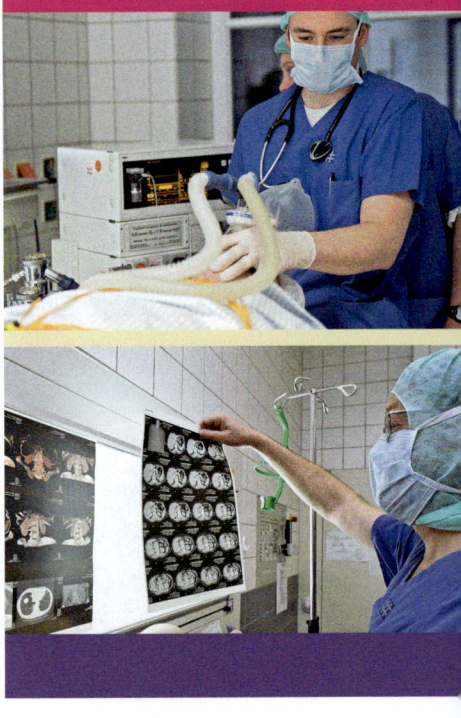

Bei Menschen mit Erkrankungen des Harnsystems kommt es häufig zu Störungen ihrer Ausscheidungsfunktion. Diese reichen von vorübergehenden Miktionsschmerzen bis hin zu lebensbedrohlichen Funktionseinschränkungen der Niere. Um diese Patientinnen zu unterstützen, wurden bereits in der Antike Geräte und Techniken zur Entlastung bzw. Unterstützung der Ausscheidungsfunktion entwickelt. Bereits in Ägypten kannte man Blasenkatheter, jedoch aus Bronze, und Operationen zur Entfernung von Blasensteinen. Auch im alten Griechenland beschäftigte sich Hippokrates mit den Störungen des Wasserlassens und der Therapie von Nierenerkrankungen. Jedoch lehnte er es ab, Steinleidende zu operieren, da dies Aufgabe der so genannten Bader war. Dieser Aspekt ist auch im Eid des Hippokrates wiederzufinden: „Ich werde nicht schneiden, sogar Steinleidende nicht, sondern werde das den Männern überlassen, die dieses Handwerk ausüben." Zudem vertrat er mit seiner Viersäftelehre den ganzheitlichen Ansatz, dass jede Erkrankung durch ein Ungleichgewicht dieser Säfte entsteht. Diese Lehren übernahm Galenos aus Pergamon und entwickelte sie weiter. Er beobachtete und analysierte die Kranken und zog anatomische Veränderungen als Krankheitsursache hinzu. Seine Lehren wurden von der arabischen Medizin übernommen und galten bis ins 17. Jahrhundert in Europa als Standard. Somit versuchte man die Urämie mit Hilfe von heißen Bädern, Schwitzkuren, Aderlässen oder Einläufen zu behandeln. Im Rahmen der Viersäftelehre war man der Auffassung, der Harn spiegele den Gesundheitszustand wider. Daher zählte die Harnschau zu den wichtigsten und charakteristischen Tätigkeiten des Arztes und war im Mittelalter und der frühen Neuzeit eine häufig dargestellte Geste ärztlichen Handelns.

Durch anatomische Studien, den Buchdruck und die Entwicklung des Mikroskops wurden neue Aspekte zur Anatomie und Physiologie der Niere bekannt. Diese Entwicklung setzte sich fort und besonders im 19. und 20. Jahrhundert kam es zu einer raschen Entwicklung in der Diagnostik und Therapie von nephrologischen und urologischen Erkrankungen.

Ein Meilenstein für schwerstkranke Nierenpatientinnen war die Entwicklung der Dialyse, die erste gelang Anfang des 20. Jahrhunderts. Danach erfolgten intermittierende Dialysen zur kurzfristigen Überbrückung von Nierenfunktionsstörungen. Erst in den 1950er Jahren fanden auch Menschen mit chronischen Nierenerkrankungen Hilfe. Jedoch stellten allergische Reaktionen und Bauchfellentzündungen häufige Komplikationen dar. Erst 1978 konnte durch die Entwicklung von Einwegplastikbeuteln die Peritonitisrate gesenkt werden.

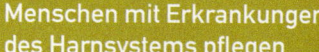

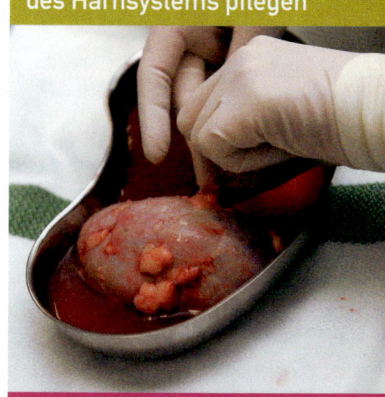

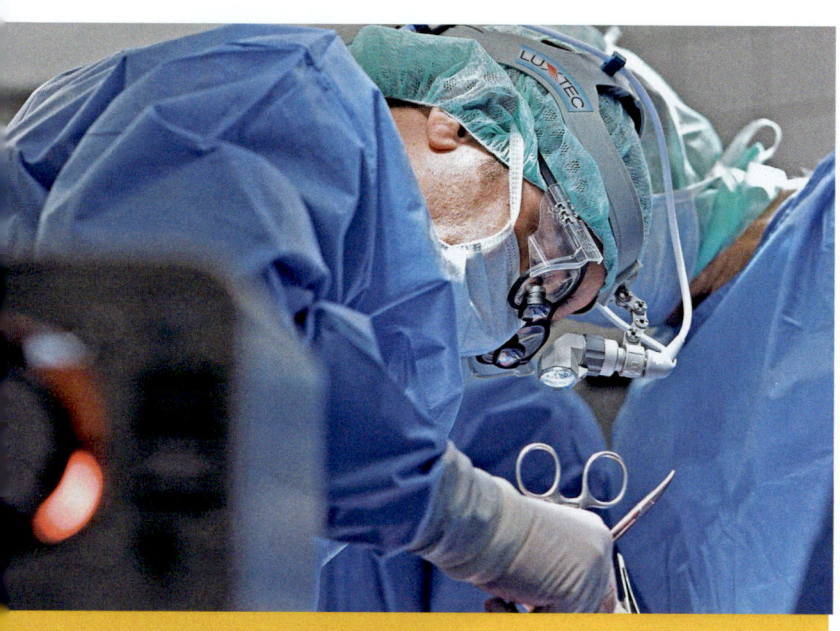

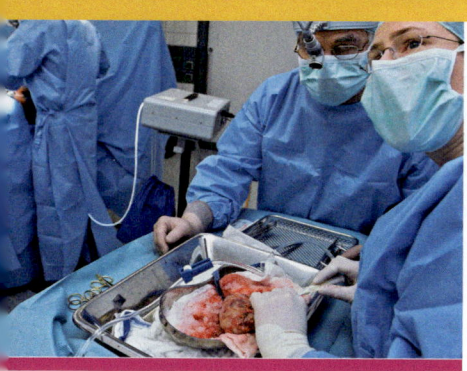

Neben der Entwicklung der Dialyse wurden auch Konzepte zum Nierenersatz entwickelt. Diese Konzepte wurden zwar akzeptiert und als ideale Therapie angesehen, jedoch scheiterte es zunächst an der praktischen Umsetzung. Erste erfolgreiche Transplantationen wurden Ende der 1950er Jahre an eineiigen Zwillingen durchgeführt. Erst mit der Verfügbarkeit von Immunsuppressiva konnten auch Transplantationen zwischen nicht eineiigen Zwillingen durchgeführt werden. Durch die Zunahme an Transplantationen stiegen auch die Erkenntnisse über immunologische und chirurgische Prozesse. Es dauerte jedoch bis zu den 1970er Jahren, bis die Nierentransplantation als klinische Behandlungsmethode anerkannt wurde und einen fester Bestandteil bei der Therapie der terminalen Niereninsuffizienz wurde.

Ende der 1960er Jahre wurde die Organisation Eurotransplant gegründet, die sämtliche für eine Transplantation nötigen Informationen verwaltet und die Verteilung der Spenderorgane organisiert. In ihren Wartelisten sind derzeit ca. 15 000 Patientinnen registriert. Um einen Organhandel zu unterbinden, sind die Transplantationszentren gesetzlich dazu verpflichtet, Eurotransplant bzw. dem Transplantationszentrum die mögliche Entnahme eines Organs oder mehrerer Organe mitzuteilen. Weiterhin wurde 1997 das Transplantationsgesetz verabschiedet, welches die Spende, Entnahme und Übertragung von Organen, Organteilen und Geweben regelt sowie das Handeln mit menschlichen Organen verbietet. Dennoch hat sich ein Markt für illegalen Organhandel gebildet. Grund dafür ist der weltweite Mangel an Organspendern. Die Meldungen über den illegalen Organhandel stammen überwiegend aus Ländern der „Dritten Welt". Dort werden Organe gekauft und zahlungskräftigen Kranken transplantiert. Die Spenderinnen gehen hohe Risiken ein – sowohl gesetzlich als auch gesundheitlich. Denn meist verschlechtert sich der Gesundheitszustand von Nierenspenderinnen, da sie nicht medizinisch betreut werden, nicht selten die Ernährungslage schlecht ist und der Alkoholkonsum hoch.

In China wurden bis Anfang 2007 die Organe von verstorbenen oder hingerichteten Strafgefangenen verwendet. In anderen Ländern kommt es neben dem illegalen Organhandel auch noch zur Gewaltkriminalität. Im Mai 2009 berichtete die ARD von Entführungen von Straßenkindern, denen verschiedene Organe entnommen wurden. Solche Vorkommnisse werden auch in Filmen wie „Fleisch", „Unschuldiges Blut" oder „Die Insel" aufgegriffen, um die Menschen auf diese Thematik aufmerksam zu machen.

13.1

Pflegerische Schwerpunkte

Ausscheiden **1** | 303

Pflegediagnose
„**Situationsbedingt geringes Selbstwertgefühl**
Negative Selbsteinschätzung/ negative Gefühle in Bezug auf sich selbst als Reaktion auf einen Verlust oder eine Veränderung bei einem Menschen, der zuvor eine positive Selbsteinschätzung hatte.“
—
DOENGES et al.: S. 673

Präoperative Pflege **1** | 834
Postoperative Pflege **1** | 841
Umgang
mit Arzneimitteln **1** | 690

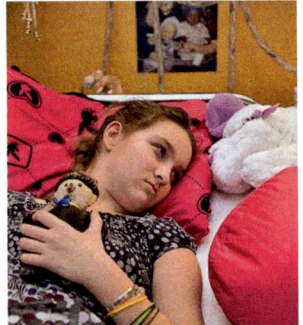

[1] Müde, abgeschlagene Jugendliche

Pflegediagnose
„**Flüssigkeitsüberschuss**
Eine erhöhte isotonische Flüssigkeitsretention.“
—
DOENGES et al.: S. 335

Hauttugor **1** | 35

Erkrankungen des Harnsystems stellen besondere Herausforderungen für die Betroffenen dar. Über Ausscheidungen wird i. d. R. nicht gesprochen und auch Erkrankungen in diesem Bereich sind weitgehend tabuisiert. Die Urinausscheidung erfolgt normalerweise an einem „stillen Örtchen", wird sie plötzlich thematisiert oder gar sichtbar, so schämen sich viele Betroffene für ihre Erkrankung. Hinzu kommt, dass einige Erkrankungen mit Veränderungen des Körperbildes einhergehen, die das Selbstwertgefühl der Betroffenen mindern. Chronische Erkrankungen im Bereich des Harnsystems und ihre Therapien verändern das Leben der Betroffenen enorm. Einige Erkrankungen sind lebensbedrohlich.

Pflegende wissen um die Ängste der Betroffenen und nehmen sie ernst. Sie gehen einfühlsam und behutsam auf die individuelle Situation ein. Dabei ist es immer wieder eine Gratwanderung, besonders im Gespräch das rechte Maß an Nähe und Distanz zu finden.

Neben der Beratung und Begleitung der Betroffenen gehören zu den immer wiederkehrenden Aufgaben der Pflegenden in der Urologie und Nephrologie z. B. die Beobachtung des Urins und der Urinausscheidung, das Bilanzieren der Flüssigkeitsein- und -ausfuhr, das Katheterisieren der Harnblase, die |prä- und postoperative Pflege und das |Verabreichen von Medikamenten. Im Folgenden werden einige Besonderheiten bei der Pflege von Menschen mit Erkrankungen des Harnsystems näher erläutert.

Pflege von Kindern und Jugendlichen mit Glomerulonephritis und nephrotischem Syndrom

Kinder und Jugendliche mit diesen Erkrankungen sind bedingt durch das starke Krankheitsgefühl nur gering belastbar und häufig müde. Die Betroffenen dürfen deshalb nicht überfordert werden. Dennoch sollen sie ihren Fähigkeiten entsprechend und in Abhängigkeit von ihrem Allgemeinzustand gefördert und beschäftigt werden. In engem Kontakt mit den Eltern nehmen Pflegende den Zustand und die Veränderungen der Kinder und Jugendlichen aufmerksam wahr, um das optimale Anforderungsmaß zu ermitteln.

Durch Nierenfunktionsstörungen kann es bei Kindern und Jugendlichen zu weiteren gesundheitlichen Beeinträchtigungen und zu Entwicklungsstörungen kommen.

Deshalb müssen die Kinder und Jugendlichen in Bezug auf einige Parameter genau beobachtet werden:

- **Vitalzeichen**: hierbei ist insbesondere auf das erstmalige Auftreten einer Hypertonie sowie auf einen Temperaturanstieg zu achten
- **Flüssigkeitsbilanz**: die Überwachung und Anpassung der Flüssigkeitszufuhr in Abhängigkeit von der Ausfuhr erfolgt zur Prävention der Ödembildung bei Diuretikagabe
- **Körpergewicht und Ödementwicklung**: neben dem Wiegen und der Kontrolle des |Hauttugors wird bei Kindern mit ausgeprägten Ödemen der Bauchumfang gemessen
- **Urin**: Urinstix, Sammelurin und spezifisches Gewicht geben Hinweise auf das Ausmaß der Nierenfunktionsstörung
- **Schmerz**: eine genaue Erfassung dient der gezielten Diagnostik und Therapie
- **Infusionstherapie/Medikamenteneinnahme**: Kontrolle von Wirkung und unerwünschten Wirkungen
- **Diät**: Einhaltung einer salzarmen Ernährung

Besonders schwierig ist es für die Betroffenen, die Flüssigkeitsbeschränkung und die Diät konsequent einzuhalten. Hier ist es notwendig, die Kinder, Jugendlichen und deren Eltern aufzuklären, über die Notwendigkeit dieser Maßnahmen zu informieren und sie bei der Umsetzung zu unterstützen.

Bei Kindern und Jugendlichen mit einem nephrotischen Syndrom ergeben sich auf Grund der Krankheitssymptome noch weitere Probleme, auf die Pflegende eingehen müssen. Durch die manchmal ausgeprägte Ödembildung fühlen sich die Betroffenen mit ihrem veränderten Körperbild stark beeinträchtigt und schämen sich evtl. dafür. Pflegende nehmen diese Gefühle ernst und gehen behutsam darauf ein. Weiterhin besteht eine erhöhte Infektionsgefahr, sodass die Kinder und Jugendlichen unter strengen hygienischen Richtlinien gepflegt werden sollten. Diese Aspekte können zu einer sozialen Isolation führen, der durch gezielte Maßnahmen rechtzeitig entgegengewirkt werden sollte, z. B. indem kleine Spaziergänge mit den Eltern oder Spiele mit „infektfreien" Kindern unternommen werden. Diese Tätigkeiten dienen gleichzeitig einer physiologische Blutzirkulation, welche bei diesen Patientinnen unterstützt werden muss.

Pflegediagnose

„Körperbildstörung

Unklarheit und Verwirrung des mentalen Bildes des körperlichen Selbst einer Person."

DOENGES et al.: S. 471

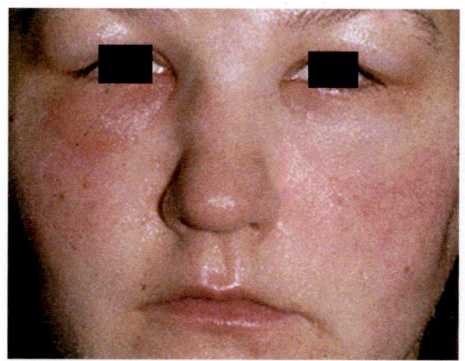

[2]   Jugendliche mit Lidödemen

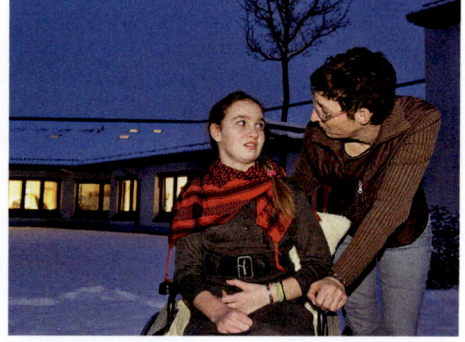

[3]   Kleiner Ausflug

Pflege von Patientinnen mit einem operativen nephrologischen/urologischen Eingriff
Präoperative Besonderheiten

Patientinnen, bei denen ein operativer nephrologischer oder urologischer Eingriff geplant ist, werden vorab über die pflegerischen Maßnahmen informiert. Es erfolgen die allgemeinen präoperativen Maßnahmen. In Abhängigkeit von der jeweiligen Operation verlaufen Kostabbau und Darmreinigung laut Standard oder Anordnung. Gegebenenfalls sind vor der Operation noch spezielle nephrologische oder urologische diagnostische Maßnahmen, wie z. B. ein |MCU oder eine |IVP, notwendig. Bei manchen Operationen, z. B. bei Anlage eines Nephrostomas, ist es bereits vor dem Eingriff notwendig, die Patientin behutsam auf eine Körperbildveränderung vorzubereiten. Bei anderen Operationen können wiederum Probleme wie |Inkontinenz oder sexuelle Funktionsstörungen auftreten. Auch hier werden von Pflegenden Einfühlungsvermögen und Gesprächsbereitschaft gefordert.

Unterstützung bei der Urininkontinenz **1** | 313

MCU
Miktionszystourethrogramm
IVP
intravenöse Pyelografie
Beides sind Kontrastmitteldarstellungen des Harnsystems.

Postoperative Besonderheiten

Wie auch bei den präoperativen Maßnahmen sind die pflegerischen Interventionen von der jeweiligen Operation abhängig. Generell betreffen die Pflegemaßnahmen Aspekte wie die Vitalzeichenkontrolle, Wundbehandlung, Schmerztherapie, Flüssigkeitsbilanzierung, Spültherapie, Versorgung verschiedener Harn- und Sekretableitungen und die Durchführung von Prophylaxen.

Wundbehandlung

Pflegerische Aufgaben bei der Wundversorgung **1** | 754

Paraphimose **1** | 46

Die Prinzipien der allgemeinen Wundversorgung gelten auch bei nephrologischen und urologischen Eingriffen. Jedoch gibt es einige Aspekte, die besondere Berücksichtigung finden:

Bei Operationen am Glied dürfen keine zirkulären Pflasterverbände angelegt werden, da sich ein Gliedödem bilden könnte. Außerdem muss stets auf die Reposition der Vorhaut geachtet werden, um einer |Paraphimose vorzubeugen.

Bei einer Nephrostomie [Abb. 1 und 2] wird der Verband i. d. R. alle zwei Tage gewechselt, dabei wird die Katheteraustrittstelle auf Entzündungszeichen beobachtet. Da der Katheter eine mögliche Infektionsquelle darstellt, werden der Allgemeinzustand, die Temperatur und der Urin der Patientin regelmäßig beobachtet.

Schmerztherapie

Schmerztherapie | 161

Bettbogen **1** | 145

Nach nephrologischen oder urologischen Operationen erfolgt die Schmerzerfassung und -therapie laut Standard. Durch den Einsatz spezieller |Bettbögen können Schmerzen nach Operationen im Genitalbereich reduziert werden. Pflegende leiten die Patientin dazu an, auch ohne Hilfe möglichst wundschonend und schmerzarm aufzustehen.

Flüssigkeitsbilanzierung

Flüssigkeits-bilanzierung **1** | 320

Die Flüssigkeitseinfuhr und die Urinausscheidung werden durch die Pflegende ermittelt und dokumentiert. Nach nephrologischen oder urologischen Operationen sollten die Nieren und Harnwege gut gespült werden, d. h. die Pflegende muss die Infusionstherapie bzw. die Trinkmenge (2 – 3 Liter/täglich) überwachen.

Spültherapie

benigne Prostata-hyperplasie **1** | 355

Eine Spültherapie erfolgt z. B. nach einer |Prostata-Operation und soll die Bildung von Blutkoageln verhindern. Sie erfolgt über einen speziellen dreilumigen Spülkatheter, der transurethral in die Blase eingebracht wird [Abb. 3]. Die Spülung erfolgt kontinuierlich über zwei bis drei Tage per Schwerkraftinfusion. Die Dauer und Geschwindigkeit der Spülung richten sich nach der Blutung.

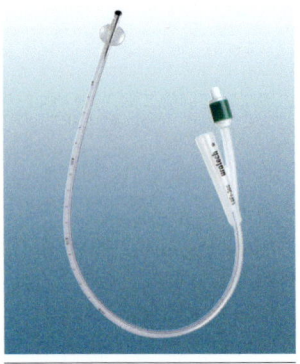

[1]   Nephrostomiekatheter

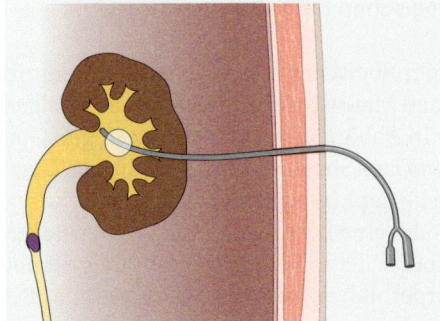

[2]   Nephrostomie

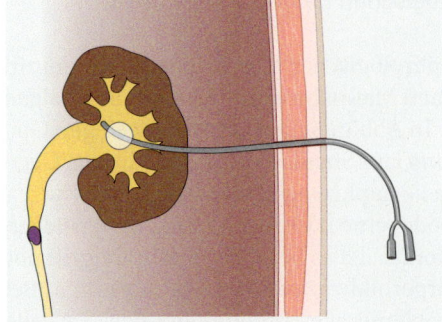

[3]   Dreilumiger Spülkatheter

Versorgung verschiedener Harn- und Sekretableitungen

Die Kontrolle der Harnableitung ist in der nephrologischen und urologischen Pflege ein zentrales Thema. Je nach Operation werden verschiedene Ableitungssysteme verwendet [Tab. 1]. Aufgabe der Pflegenden ist es, diese Ableitungssysteme regelmäßig auf ihre Durchlässigkeit und ihre Lage bzw. Fixierung zu überprüfen. Die Ableitungssysteme dürfen nicht abknicken, verstopfen oder dauerhaft abgeklemmt werden, da dieses zu einem Rückstau und einem Überdruck im Nierenbecken führen könnte. Um den Urinfluss zu fördern, sollte die Patientin reichlich trinken. Die Ausfuhr bzw. Fördermenge wird kontrolliert. Neben diesen Beobachtungen führen Pflegende die Katheterpflege unter strengen hygienischen Richtlinien durch, um Infektionen zu vermeiden.

Katheterisieren der Harnblase
1 | 330

Ableitung	Lage	Anwendungsgründe	Besonderheiten
Harnblasenkatheter	in der Blase	▪ Flüssigkeitsbilanzierung ▪ fehlende Spontanmiktion ▪ postoperative Harnableitung	
Spülkatheter	in der Blase	▪ Spülung der Blase zur Vermeidung von Blutkoageln	
Blasenfistelkatheter	in der Blase	▪ Flüssigkeitsbilanzierung ▪ postoperative Harnableitung	
Splint/Ureterkatheter	im Harnleiter	▪ Schienung des Harnleiters ▪ kontinuierliche Ableitung des Harns aus der Niere	▪ ständige Überwachung der Ausfuhr, sofortige Arztinformation, wenn Splint nichts fördert
Nierenfistelkatheter	im Nierenbecken	▪ Harnableitung	▪ ständige Überwachung der Ausfuhr, sofortige Arztinformation, wenn Katheter nichts fördert
Nierenschiene	vom Harnleiter durch die Niere bis nach außen	▪ Offenhalten des Harnleiters und der operativ versorgten Gebiete ▪ Harnableitung	
Redon-Saugdränage	neben dem Operationsgebiet	▪ Ableitung von Wundsekret ▪ durch Sog Zusammenziehen der Wundflächen	▪ Unterdruck regelmäßig kontrollieren und Redonflasche ggf. austauschen ▪ niemals anspülen oder abstöpseln
Kurz- oder Langdrän	im Gewebe neben dem Operationsgebiet	▪ kurzfristige Ableitung von Blut, Harn- und Gewebewasser	▪ niemals anspülen

[Tab. 1] Harn- und Sekretableitsysteme

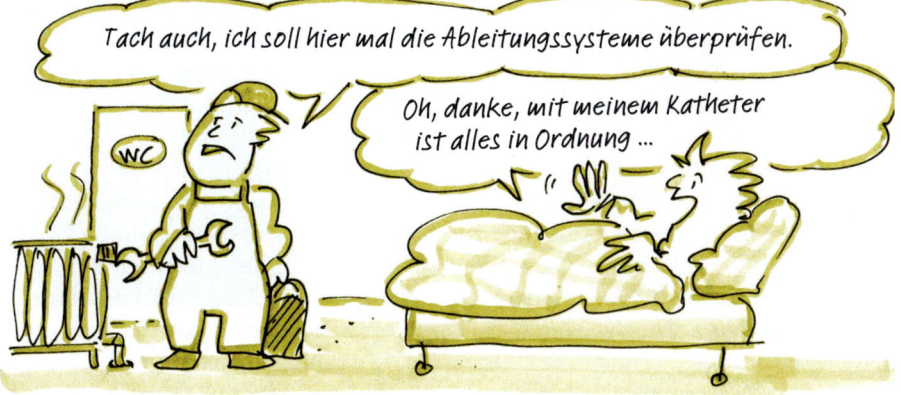

Pflege von Patientinnen mit Nierenersatztherapie (Dialyse)

Hilfestellungen im Zusamenhang mit besonderen Problemen der Patientinnen

Eingeschränkte Flüssigkeitszufuhr

Dialyse | 821

Auf Grund der stark eingeschränkten Nierenfunktion ist die Flüssigkeitszufuhr bei |Dialysepatientinnen erheblich reduziert. Dies führt bei den Betroffenen zu einem ausgeprägten Durstgefühl. Pflegende beraten Patientinnen, wie sie diesem Gefühl entgegenwirken können:

- den Mund mehrmals täglich ausspülen
- saure Bonbons lutschen oder Kaugummi kauen
- Vermeiden von salzigen oder süßen Lebensmitteln
- immer nur kleine Schlückchen trinken
- essen statt trinken
- Eiswürfel lutschen

Einhaltung spezieller Ernährungsprinzipien

kalium- und phosphathaltige Lebensmittel **1** | 291
eiweißreiche Kost **1** | 282

Auf Grund der Gefahr einer Hyperkaliämie und Hyperphosphatämie dürfen dialysepflichtige Patientinnen |kalium- und phosphathaltige Lebensmittel nur in geringen Mengen zu sich nehmen. Je nach Diurese, Durstgefühl und Blutdruck wird auch die Natriumzufuhr eingeschränkt. Eine |eiweißreiche Kost wird empfohlen, um die dialysebedingten Verluste von Aminosäuren auszugleichen. Somit sind die Patientinnen zweifach belastet. Auf der einen Seite müssen sie wieder verzichten und auf der anderen Seite haben sie Angst, etwas Falsches zu essen. Mitunter muss das Essen für den Betroffenen separat zubereitet werden, was in der Familie häufig als aufwändig und belastend empfunden wird. Um den Patientinnen und Angehörigen Sicherheit zu geben, ist es sinnvoll, eine Diätassistentin hinzuzuziehen. Gemeinsam kann ein wöchentlicher Ernährungsplan aufgestellt werden.

Trockene Haut, Juckreiz und Körpergeruch

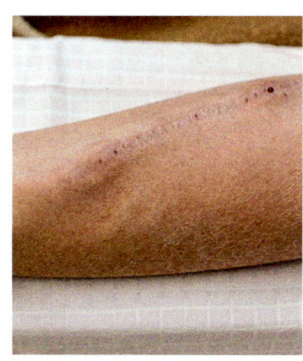

Auf Grund der eingeschränkten Nierenfunktion kann sich ein urämischer Körper- und Mundgeruch entwickeln, welcher als unangenehm wahrgenommen wird. Zudem ist die Haut häufig trocken, schuppig und weist ein blassgraues Hautkolorit auf [Abb. 1]. Der begleitende Juckreiz stört v. a. die Nachtruhe. Die Betroffenen leiden zudem unter dem Gefühl, in der Gesellschaft unangenehm aufzufallen und nicht akzeptiert zu werden. Um die Hautprobleme zu reduzieren, können Pflegende eine regelmäßige Hautpflege mit rückfettenden Lotionen empfehlen. Der urämische Körper- und Mundgeruch kann durch verlängerte Dialysezeiten behoben werden.

[1] Trockene, schuppige Haut am Shuntarm

Eingeschränkte Leistungsfähigkeit

Durch die Erkrankung selbst oder durch die Dialysebehandlung kann die Leistungsfähigkeit der Betroffenen eingeschränkt sein. Sie müssen lernen, ihre Aktivitäten ihrem Leistungsvermögen anzupassen. Hierbei sollten die Pflegenden die Patientinnen zu körperlichen Aktivitäten motivieren, ihnen ggf. Alternativen aufzeigen und sie immer wieder ermutigen. Um eine adäquate körperliche Betätigung zu erlernen, kann eine Physiotherapeutin hinzugezogen werden.

www.info-dialyse.de
www.dialyse-online.de
www.dialyse.de
Hier finden Sie Informationen zu Selbsthilfegruppen.

Probleme im Bereich der Sexualität

Auf Grund der hormonellen Veränderungen und v. a. der zu Grunde liegenden Erkrankung kommt es bei vielen Betroffenen zu sexuellen Funktionsstörungen, wie z. B. Erektions-, Ejakulations-, Libido-, Potenz- oder Orgasmusstörungen. Zudem kann es zu Sterilität und bei Frauen zu Menstruationsstörungen kommen. Diese Aspekte belasten die Patientinnen enorm. Hier ist es Aufgabe der Pflegenden, offen und einfühlsam mit den Betroffenen umzugehen und über Hilfsangebote (Ärztinnen, Psychologinnen, Seelsorgerinnen, Selbsthilfegruppen) zu informieren. Der Partner sollte einbezogen werden.

Beratung und Begleitung

Wenn Betroffene erfahren, dass eine Nierenersatztherapie erforderlich ist, geraten sie häufig in eine Krise. Sie fühlen sich hilflos und ausgeliefert, sind unsicher und emotional verwirrt. Die Patientinnen werden oft unvorbereitet mit dieser Situation konfrontiert, was psychischen wie auch physischen Stress auslöst. Die Betroffenen benötigen Zeit, um diese Situation zu verarbeiten. Hierbei ist es von Seiten der Pflegenden wichtig, zunächst eine vertrauensvolle Beziehung zu den Patientinnen aufzubauen und ihnen mit Geduld, Verständnis und Einfühlungsvermögen zu begegnen.

Stress **3** | 547.
Angst, Aggression und Abwehr **3** | 630

Die Patientinnen befinden sich in einem ständigen Konflikt zwischen dem Wunsch nach Unabhängigkeit und einer normalen Lebensführung einerseits und der lebensnotwendigen Abhängigkeit von der Maschine andererseits. Patientinnen, die die Peritonealdialyse durchführen, haben dagegen stärker das Gefühl, die Therapie selbst in der Hand zu haben. Häufig stehen die Patientinnen der Dialyse mit gemischten Gefühlen gegenüber. Auf der einen Seite ist sie lebenswichtig und auf der anderen Seite bestimmt sie das Leben der Betroffenen in vielen Bereichen und schränkt sie stark ein. Das kann sehr unterschiedliche Reaktionen zur Folge haben. Einige werden ängstlich oder depressiv und ziehen sich zurück, andere werden aggressiv. Einige gehen sehr offen mit ihren Gefühlen um, andere verleugnen oder versachlichen diese. Manch einer verhält sich non-compliant, ein anderer reagiert psychosomatisch. Oft ist es schwierig, die Verhaltensweisen zu deuten und angemessen damit umzugehen. Somit ist eine hohe Professionalität der Pflegenden erforderlich. Die Pflegenden müssen die Patientinnen in ihrer Krisenbewältigung unterstützen, ihnen Sicherheit geben und auf ihre Ängste und Fragen eingehen.

Aber nicht nur die Betroffenen selbst brauchen Unterstützung – auch deren Angehörige sind hilfebedürftig. Das – oft nur diffuse – Wissen über die Erkrankung verunsichert die Angehörigen. Die Organisation des Alltags erfordert viel Kraft und ist belastend. Daher ist es Aufgabe der Pflegenden die Patientinnen und deren Angehörige in Bezug auf Ernährung, Medikamenteneinnahme, Blutdruckmessung, Selbstbeobachtung und das Vorgehen bei Komplikationen anzuleiten und zu schulen. Dadurch wird den Betroffenen die Unsicherheit genommen und sie können Anteile ihres Alltags (wieder) selbst organisieren. Bei der Krankheitsbewältigung der Patientinnen spielt die Unterstützung durch die Familie eine wichtige Rolle.

Angehörigen- bzw. Familienunterstützung **1** | 544

Pflegediagnose

„Rollenüberlastung pflegender Angehöriger/Laien

Wahrgenommene Schwierigkeiten pflegender Angehöriger/Laien in ihrer Fürsorgerolle.“

DOENGES et al.: S. 584

Auf Grund verschiedener Faktoren ist die körperliche Leistungsfähigkeit der Betroffenen eingeschränkt. Die Patientinnen sind weniger aktiv, nehmen weniger am sozialen Leben teil und schränken damit auch ihre Kommunikationsmöglichkeiten ein. Die festen Behandlungszeiten im Dialysezentrum erschweren die Teilnahme an Aktivitäten im Familien- und Freundeskreis. Auch das Empfinden, mit den anderen nicht mehr mithalten zu können, kann zu einem sozialen Rückzug führen; v. a. bei alleinstehenden Patientinnen droht die Gefahr der Vereinsamung. Hier ist es Aufgabe der Pflegenden, die Patientin zu sportlichen oder gemeinschaftlichen Aktivitäten zu motivieren. Außerdem sollte das Dialyseteam versuchen, die Behandlungstermine so zu legen, dass die Patientin einige persönliche Termine wahrnehmen kann.

Eine weitere psychische Belastung ist das Warten auf die |Transplantation. Die Hoffnung, wieder ein normales Leben führen zu können, ist groß, jedoch ist es ein langer Weg, bis ein passender Spender gefunden ist. Die Auseinandersetzung mit der Tatsache, dass ein anderer Mensch seine Niere spendet bzw. gestorben ist, damit die Betroffenen leben können, kann zudem sehr belastend sein.

Nierentransplantation | 824

Pflege nierentransplantierter Patientinnen
Schutzmaßnahmen im Hinblick auf die Infektionsgefährdung

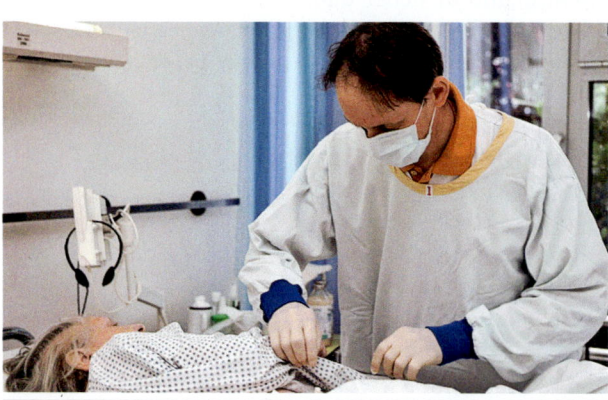

[1]   Reduktion der Infektionsgefahr

Durch die |Immunsuppression besteht für die Patientinnen eine erhöhte Infektionsgefahr. Um Infektionen zu vermeiden, müssen sämtliche hygienischen Richtlinien strikt eingehalten werden. In den ersten Tagen nach der Nierentransplantation werden die Patientinnen isoliert gepflegt [Abb. 1]. Hierbei handelt es sich um eine |Umkehrisolation, die die Patientin vor Keimen aus der Umgebung schützen soll. Aber auch die körpereigenen Keime und mögliche Infektionsquellen sollen reduziert werden. Gerade im Hinblick auf Körperpflege, Umgang mit Ausscheidungen und Ernährung gelten besondere hygienische Richtlinien. Zudem sollten Katheter und Dränagen schnellstmöglich entfernt werden, da sie mögliche Eintrittspforten für Erreger darstellen.

Mund und Zähne pflegen
 | 88

Immunsuppression
Unterdrückung der körpereigenen Abwehr

Die Mundpflege ist im Rahmen der Soorprophylaxe besonders wichtig. Außerdem ist die Patientin auf Infektionszeichen zu beobachten:

- Temperaturkontrolle
- Beobachten und Erfragen allgemeiner Krankheitszeichen wie Kopfschmerz, Müdigkeit, Abgeschlagenheit
- Inspektion der Operationswunde und der Eintrittsstellen von Kathetern und Dränagen
- Inspektion der Haut und der Körperöffnungen, insbesondere der Mundhöhle

Umkehrisolation | 459

Je nach Zustand der Patientin werden die hygienischen Vorschriften mit der Zeit gelockert. Einige Maßnahmen aber, wie z. B. das Prinzip der keimarmen Ernährung oder der Verzicht auf Kontakt mit Tieren, müssen über einen längeren Zeitraum und evtl. sogar lebenslang durchgeführt werden.

Erkennen und Beurteilen von Anzeichen der Transplantatabstoßung

Abstoßung des
Transplantats | 825

Pflegende müssen Symptome, die auf eine mögliche |Abstoßungsreaktion schließen lassen, kennen und die zuständige Ärztin informieren.

Medikamentenverabreichung, Flüssigkeits- und Gewichtsbilanzierung

Bis sich die Funktion der transplantierten Niere stabilisiert hat und auf Grund möglicher Abstoßungsreaktionen, sind eine Flüssigkeitsbilanzierung und eine tägliche Gewichtskontrolle notwendig. Die Bilanzierung erfolgt in den ersten Tagen stündlich über den Blasenkatheter oder die suprapubische Blasenfistel. Neben der Menge sollten auch die Farbe und die Beimengungen des Urins beobachtet werden, um Hinweise auf mögliche Komplikationen zu erhalten.

Immunsuppressiva | 825

Die korrekte Medikamenteneinnahme ist u. a. ausschlaggebend für die Funktionsfähigkeit der transplantierten Niere. Dabei ist darauf zu achten, dass |Immunsuppressiva zweimal täglich im Abstand von zwölf Stunden eingenommen werden. Zudem dürfen diese Medikamente nicht mit bestimmten Getränken oder Heilkräutern eingenommen werden, wie z. B. Grapefruitsaft oder Johanniskraut, da diese die Wirksamkeit der Immunsuppressiva herabsetzen. Pflegende müssen die Wirkung, Neben- und Wechselwirkungen der Medikamente kennen und die Patientin adressatengerecht darüber informieren. Je besser die Therapie verstanden wird, desto höher ist die Bereitschaft, sich auch langfristig |compliant zu verhalten.

Compliance
kooperatives Verhalten der Patientin im Rahmen einer Therapie

Beratung und Begleitung

Durch die Nierentransplantation verändert sich das Leben der Patientinnen tiefgreifend. Auf der einen Seite trägt die Transplantation zu einer besseren Lebensqualität bei, da die Patientinnen keine Diät mehr einhalten müssen, nicht mehr zur Dialyse müssen und dadurch mehr Zeit haben. Auf der anderen Seite kommen jetzt jedoch neue Sorgen hinzu: Angst vor Abstoßung, vor Infektionen und vor Komplikationen, sowie die Angst vor Medikamentennebenwirkungen und die Angst vor einer erneuten Erkrankung der transplantierten Niere mit anschließender Dialyse. Zudem müssen sich die Patientinnen mit dem veränderten Körperbild und dem damit veränderten Körper- und Selbstwertgefühl durch das Transplantat und die immunsuppressive Therapie auseinandersetzen. Durch diese Konstellation sind die Betroffenen häufig angespannt und unsicher. Daher ist es gerade in dieser Situation sehr wichtig, die Patientinnen und ihre Angehörigen einfühlsam zu begleiten. Um den Betroffenen die Angst zu nehmen, ist eine umfassende Information, Beratung, Anleitung und Schulung notwendig. Folgende Aspekte sind hierbei von Bedeutung:

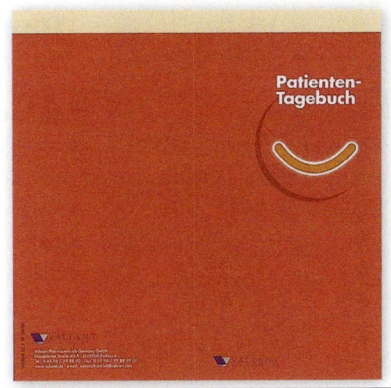

[2]   Patientinnentagebuch

Beraten und Anleiten **1**|494

---

1 Wie führe ich mein Patientinnentagebuch?

Erfassung von

- Gewicht
- Blutdruck
- Medikamenteneinnahme
- Temperatur

4 Muss ich nach der Transplantation bestimmte Verhaltensregeln beachten?

- kein enger körperlicher Kontakt mit Haustieren und ihren Exkrementen
- Kontakt mit erkälteten oder infektiösen Menschen meiden
- keine intensive Gartenarbeit
- Erde nur mit Handschuhen anfassen
- nicht rauchen, keine übertriebene Hygiene betreiben
- Meiden von Thermalbädern und Solarium
- Stress vermeiden
- für Sport und ausreichende Bewegung sorgen

---

2 Was muss ich bei der Medikamenteneinnahme beachten?

- Medikamente kennen lernen
- korrekte Einnahme
- kein eigenständiges Umstellen
- ergänzende Präparate nur nach ärztlicher Rücksprache
- Kontrolle des Medikamentenspiegels

5 Wie erkenne ich Komplikationen und Abstoßungsreaktionen?

- Hier müssen mögliche Anzeichen und Warnsignale vermittelt werden: Temperaturerhöhung und andere Infektionszeichen, Rückgang der Urinproduktion, hoher Blutdruck, Ödeme.

---

3 Worauf muss ich bei meiner Ernährung achten?

- gesunde und ausgewogene Ernährung
- Verzicht auf Grapefrut- und Ananassaft
- Lebensmittel immer gründlich waschen
- auf Keimarmut der Lebensmittel achten
- Verzicht auf Speisen mit rohen Eiern oder rohem Fleisch
- tägliche Flüssigkeitszufuhr von 2,5 l – 3 l

6 Welchen Einfluss hat die Transplantation auf meine Hobbys und meinen Beruf?

- Hier sollte individuell auf die Situation der Betroffenen eingegangen werden, so ist der Wiedereinstieg in den Beruf von der Art der Tätigkeit abhängig und kann ggf. nach einigen Monaten erfolgen.

- Sinnvoll ist es, je nach Situation der Betroffenen, auch psychologische oder seelsorgliche Hilfe hinzuzuziehen und den Kontakt zu Selbsthilfegruppen herzustellen.
- An den Krankenhausaufenthalt schließt sich i. d. R. eine |Rehabilitation an. Um die Versorgung der Patientinnen nach der Entlassung sicherzustellen und ihnen damit auch die Angst davor zu nehmen, ist ein individuelles und gut vorbereitetes |Entlassungsmanagement hilfreich. Dabei sollte die Patientin und ihre Angehörigen einbezogen werden, um die individuellen Bedürfnisse, Lebensverhältnisse und Sorgen zu berücksichtigen.

Rehabilitation **3**|160

Entlassungs-
management **1**|640

13.2 Medizinischer Bezug

Lage und Aufbau der Niere und des Harn ableitenden Systems **1** | 340

Die Niere als wichtiges Ausscheidungsorgan reguliert den Wasser- und Elektrolythaushalt des Menschen. Zudem erfüllt sie vielfältige Aufgaben wie die Regulation des Säure-Basen-Haushalts, die Eliminierung von Spurenelementen sowie die Ausscheidung von Stoffwechselendprodukten und körperfremden Stoffen. Zusätzlich erfüllt sie endokrine Funktionen wie die Regulation des Blutdrucks (Renin), Stimulation der Blutbildung (Erythropoetin) und des Knochenstoffwechsels (Vitamin D).

Neben den akuten Erkrankungen, wie z. B. Nierensteine (Nephrolithiasis) oder Nierenbeckenentzündung (Pyolonephritis), die i. d. R. reversibel sind, gibt es auch Erkrankungen die chronisch-progredient verlaufen und für die Betroffenen mit erheblichen körperlichen Einschränkungen einhergehen.

Glomerulonephritis

Bei der Glomerulonephritis liegt eine Schädigung der Glomeruli beider Nieren vor. Dabei kommt es zu einer Immunkomplexablagerung an den glomerulären Kapillaren, die die normale Filtrationsfunktion der Glomeruli erheblich beeinträchtigt.

Ursachen für diese Erkrankung können sehr vielfältig sein und spiegeln sich in unterschiedlichen Bezeichnungen und Einteilungen wider. Am häufigsten sind die erworbenen Formen, die idiopathisch oder durch eine immunologische Störung ausgelöst werden. Es gibt mehrere Sonderformen, die sich nur durch spezielle Untersuchungen, wie z. B. einer Nierenbiopsie feststellen lassen. Im Folgenden wird auf eine vereinfachte Darstellung dieses Krankheitsbildes anhand der Einteilung in die akute und chronische Form eingegangen.

Akute postinfektiöse Glomerulonephritis

Die akute postinfektiöse Glomerulonephritis tritt ca. ein bis vier Wochen nach einer bakteriellen (z. B. Streptokokken) oder viralen (z. B. Hepatitis B/C, HIV) Infektion auf. Dabei bilden sich Antikörper gegen die Krankheitserreger und es entsteht eine Komplexbildung mit den Antigenen der Bakterien bzw. Viren. Über die Blutbahn gelangen diese Immunkomplexe in das Nierengewebe und setzen sich in den Glomeruli ab. Symptomatisch kann sich bei der postinfektiösen Glomerulonephritis ein akutes und schweres Krankheitsbild zeigen, bei etwa der Hälfte verläuft sie jedoch asymptomatisch. Symptome können Fieber oder subfebrile Temperaturen, Abgeschlagenheit und Müdigkeit sowie Rückenschmerzen im Bereich der Nieren sein. Weiterhin treten Ödeme (besonders Lidödeme [Abb. 1]), eine Hypertonie sowie eine |Hämaturie und |Proteinurie auf. Um eine akute postinfektiöse Glomerulonephritis zu diagnostizieren, werden eine Anamnese und eine klinische Untersuchung durchgeführt. Ebenso gehören eine Nierensonografie und eine Blut- und Urinanalyse dazu. Dabei werden im Blut v. a. die Entzündungsparameter, die |Retentionswerte und Antikörpertiter bestimmt.

Die Therapie ist symptomatisch und sieht die medikamentöse Behandlung der Hypertonie und Ödembildung vor. Liegt ein positiver Streptokokkenbefund vor, ist eine Antibiotikatherapie mit Penicillinen indiziert. Zur Entlastung der Nierenfunktion sollte die Ernährung in der Akutphase – in Abhängigkeit vom Elektrolytstatus des Patienten – aus eiweiß- und natriumarmer sowie flüssigkeitsreduzierter Kost bestehen. Bei Fieber kommen fiebersenkende Maßnahmen zum Einsatz.

Im Vordergrund steht die körperliche Schonung des Patienten. Bei ausgeprägter Symptomatik kann auch eine drei- bis vierwöchige Bettruhe notwendig werden.

Die postinfektiöse Glomerulonephritis heilt i. d. R. komplikationslos ab. Im späteren Verlauf (nach Jahren) können jedoch Folgeerkrankungen, wie die Entwicklung einer chronischen Funktionseinschränkung der Nieren, eintreten. Als gefürchtete Komplikation kann während der Erkrankung auch ein |akutes Nierenversagen auftreten.

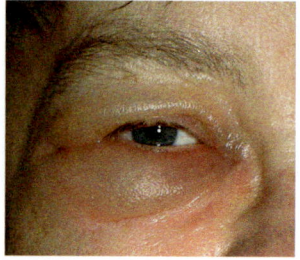

[1] Lidödem

Hämaturie **1** | 318

Proteinurie
Ausscheiden von Eiweiß über den Urin
Retentionswerte
Werte, die Auskunft über die Nierenfunktion geben

akutes Nierenversagen | 816

13.2

Diuretika

Diuretika greifen direkt an der Niere an und verstärken die Wasser- und Elektrolytausscheidung. Folgende Wirkstoffgruppen werden unterschieden:

Wirkstoffgruppe/Handelsname	Anwendungsgebiet	Unerwünschte Wirkungen
Thiazidabkömmlinge (z. B. Esidrix®)	schwach bis mittelstark wirksam, Einsatz bei Herzinsuffizienz	Hypokaliämie, Blutzuckeranstieg, Harnsäureanstieg
Schleifendiuretika, wie z. B. Furosemid (z. B. Lasix®)	stärker wirksam, Einsatz bei Herzinsuffizienz, chronischer Niereninsuffizienz, ggf. akutem Nierenversagen	Hypokaliämie, Blutzuckeranstieg, Harnsäureanstieg
kaliumsparende Diuretika, wie z. B. Aldosteronantagonisten (z. B. Aldactone®)	Einsatz in Kombination mit anderen Diuretika v. a. bei Herzinsuffizienz	Hyperkaliämie, besonders bei Niereninsuffizienz

Pflegende kontrollieren den Erfolg der Diuretikatherapie, indem sie den Blutdruck messen, das Körpergewicht und evtl. bestehende Ödeme kontrollieren sowie ggf. eine Flüssigkeitsbilanzierung durchführen. Sie nehmen Elektrolytverschiebungen wahr, indem sie insbesondere auf Anzeichen eines Kaliummangels wie Muskelkrämpfe, Herzrhythmusstörungen und Obstipation achten. Der Blutzuckerspiegel wird regelmäßig kontrolliert. Da Diuretika die Viskosität des Blutes erhöhen, sind |thromboseprophylaktische Maßnahmen notwendig. Um eine ungestörte Nachtruhe zu ermöglichen, sollte auf eine Einnahme der Diuretika am Morgen geachtet werden.

Chronische Glomerulonephritis

Die chronische Verlaufsform der Glomerulonephritis wird häufig erst sehr spät erkannt, da sie schleichend beginnt und zunächst keine Beschwerden verursacht. Da keine akuten Krankheitssymptome auftreten und eine geringe Proteinurie und eine (Mikro-)Hämaturie von den Patientinnen nicht bemerkt werden, wird die Erkrankung häufig als Zufallsbefund bei einer Routineuntersuchung festgestellt. Eine fortschreitende Einschränkung der Nierenfunktion mit Folgeerscheinungen wie arterieller Hypertonie und Ödembildung durch Eiweißmangel tritt im späteren Verlauf der Erkrankung auf. Zu diesem Zeitpunkt ist meistens schon von einer irreversiblen Schädigung der Glomeruli auszugehen. Die Ursachen sind weitestgehend unbekannt oder auf Autoimmunreaktionen des Körpers zurückzuführen.

Thromboseprophylaxe **1** | 152

>◪ **Die glomeruläre Filtrationsrate wird über die Bestimmung der |Kreatinin-Clearence ermittelt.**

Die Diagnostik umfasst wie auch bei der akuten Form die Anamnese, eine Nierensonografie sowie die Blut- und Urinanalyse. Bei der Urinanalyse wird zusätzlich noch ein 24-Stunden-Sammelurin durchgeführt, um die Proteinausscheidung zu kontrollieren. Bei der Sonografie ist eine sichtbare Verkleinerung der Nieren zu erkennen. Gegebenenfalls kann auch noch eine Nierenbiopsie durchgeführt werden, um die Diagnose zu sichern und das Ausmaß der Erkrankung beurteilen zu können.

Die Behandlung ist wie bei der akuten Form symptombezogen und besteht aus der medikamentösen Einstellung der Hypertonie, ggf. Diuretika, der körperliche Schonung und evtl. einer eiweißreduzierten Kost.

Ziel der Therapie ist es, den schleichenden Abbau der Nierenfunktion zu verzögern. Prognostisch wird bei den meisten dieser Patientinnen eine Nierenersatztherapie notwendig.

Kreatinin-Clearence
Laborparameter, der aus Blutserum und 24-h-Sammelurin ermittelt wird; gibt an, innerhalb welcher Zeitspanne eine bestimmte Menge Kreatinin „geklärt" werden kann.

Störungen und Erkrankungen der Urinausscheidung **1** | 351

Nierenversagen

Wenn die Nieren ihre Aufgaben nicht mehr ausreichend erfüllen, spricht man von einem Nierenversagen. Beim Nierenversagen werden zwei Formen unterschieden: das akute Nierenversagen und das chronische Nierenversagen.

Akutes Nierenversagen (ANV)

Als akutes Nierenversagen wird der plötzliche (innerhalb von Stunden oder Tagen) Ausfall der glomerulären Filtrationsfunktion (GFR) der Niere mit Erhöhung der harnpflichtigen Substanzen und einer Oligurie oder Anurie bezeichnet.

Hinsichtlich der Ursachen lässt sich das akute Nierenversagen einteilen in:

Prärenal	Renal	Postrenal
Durch eine Minderdurchblutung der Niere kommt es zu einem akuten Abfall der glomerulären Filtrationsrate (z. B. bei einem septischen, hypovolämischen, hämorrhagischen oder anaphylaktischen Schock).	Die Ursache liegt hier in Erkrankungen der großen und kleinen Nierengefäße, der Glomeruli, der Tubuli oder des Interstitiums (z. B. direkte Schädigung durch nephrotoxische Substanzen wie Medikamente/Gifte oder Glomerulonephritiden).	Ursache ist eine Abflussbehinderung der ableitenden Harnwege (z. B. Nieren-, Harn- oder Blasensteine, Tumoren, Prostatahyperplasie).

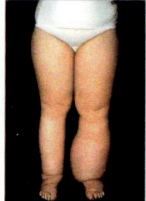
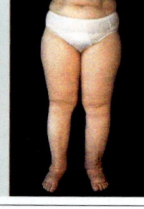

[1] periphere Ödeme
     vor und nach der Therapie

Bei Krankenhauspatientinnen, die mit einer Sepsis auf einer Intensivstation liegen, ist das ANV am häufigsten anzutreffen. Aber auch andere Erkrankungen, schwere Blutungen und große operative Eingriffe, können die Entstehung eines ANV begünstigen.

Bei über der Hälfte aller Patientinnen mit einem ANV ist der Zustand reversibel und eine normale Nierenfunktion nach Ausheilung wieder hergestellt. Etwa 25 – 30 % der Patientinnen müssen mit einer eingeschränkten Nierenfunktion rechnen und etwa 10 – 15 % benötigen dauerhaft eine Dialyse.

Leitsymptom ist die Oligurie oder Anurie. Durch den Anstieg der harnpflichtigen Substanzen kommt es zu Symptomen wie Übelkeit und Erbrechen sowie zu Bewusstseinstörungen. Die Hyperkaliämie kann zu lebensbedrohlichen Herzrhythmusstörungen führen. Weiterhin kommt es zum Absinken des Kalziumspiegels, welcher sich in neurologischen Syptomen wie Muskelkrämpfen äußern kann. Durch die geringe Ausscheidungsmenge kommt es zu peripheren Ödemen [Abb. 1] bis hin zu einem Lungenödem sowie hypertoner Kreislauflage. Zusammenfassend werden diese Beschwerden auch als Urämiesymptome [Tab. 1] bezeichnet. Sie betreffen alle Organsysteme.

Urämiesymptome					
Herz und Kreislauf	Magen-Darm-Trakt	Lunge	ZNS	Blut	Haut
■ Hypertonie ■ Überwässerung ■ Perikarditis	■ Übelkeit ■ Erbrechen ■ Durchfall ■ Mundgeruch ■ Geschmacksstörungen	■ Lungenödem ■ Pleuritis	■ Bewusstseinsstörung ■ Bewusstlosigkeit ■ Kopfschmerzen ■ Krampfneigung	■ renale Anämie ■ Blutungsneigung	■ Uringeruch ■ Juckreiz ■ bräunlich-gelbes Hautkolorit

[Tab. 1] Urämiesymptome

Die Diagnostik von akutem Nierenversagen umfasst die schnelle Ursachenklärung mit Hilfe von:

- Anamnese
- klinische Untersuchung
- Blutuntersuchung (Elektrolyte, Retentionswerte, Entzündungsparameter)
- Urinuntersuchung (bei Oligurie: Urinstatus, Kreatinin-Clearance, spez. Gewicht)
- Sonografie der Niere und Blase
- Doppler-Sonografie der Nierengefäße
- Röntgen-Thorax (bei Verdacht auf Lungenödem)

Sind die Ursachen des ANV bekannt, erfolgt die Behandlung der auslösenden Faktoren. Um eine lebensbedrohliche Hyperkaliämie und die Überwässerung mit der Gefahr des Lungenödems abzuwenden, wird die Dialysetherapie notwendig. Dieses Nierenersatzverfahren kann über Wochen bis Monate notwendig werden. In der Regel regenerieren sich die Nierenzellen und nehmen ihre Funktion wieder auf, sodass die Dialysetherapie ausgesetzt werden kann.

Chronisches Nierenversagen (CNV)

Die chronische Form des Nierenversagens ist gekennzeichnet von einer langsam fortschreitenden, irreversiblen Schädigung der |Nephrone mit entsprechender Funktionseinschränkung bis hin zum völligen Funktionsausfall der Nieren.

Nephron **1** | 341

Ursachen für diese Form des Nierenversagens können Diabetes mellitus, Hypertonie, Glomerulonephritis, interstitielle Nephritis oder eine Analgetikanephropathie sein.

Die Erkrankung verläuft zunächst symptomlos. Im weiteren Verlauf der Krankheit zeigen sich erste unspezifische Symptome wie Müdigkeit, Abgeschlagenheit und verminderte Leistungsfähigkeit. Im späteren Stadium zeigen sich Urämiesymptome. Auf Grund des langen Krankheitsverlaufs kommt es zu weiteren Auswirkungen wie einer renalen Anämie und Osteopathie.

Das chronische Nierenversagen lässt sich in Abhängigkeit der glomerulären Filtrationrate (GFR = ml/min/1,73 m^2) laut KDOQI-Leitlinie in fünf Stadien einteilen:

www.kidney.org
► Professionals
► KDOQI
Hier finden Sie die gesamten Leitlinien der National Kidney Foundation Disease Outcomes Quality Initiative (NKF KDOQI)™.

Stadium	GFR	Beschreibung
1	> 90	Nierenschädigung mit normaler oder erhöhter GFR
2	60 – 89	Nierenschädigung mit geringgradig verminderter GFR
3	30 – 59	moderat verminderte GFR
4	15 – 29	schwer eingeschränkte GFR
5	< 15	terminales Nierenversagen

Die Diagnostik umfasst im Wesentlichen die nierenspezifischen Untersuchungen wie beim ANV, beinhaltet aber auch die Abklärung von Begleiterkrankungen und Auswirkungen auf den gesamten Organismus.

Das Fortschreiten der Erkrankung lässt sich i. d. R. nicht aufhalten, jedoch durch gezielte Therapie der Grunderkrankung (z. B. Diabetes mellitus, Hypertonie), insbesondere Blutdrucksenkung und Verzicht auf nierenschädigende Stoffe (Kontrastmittel, NSAR), verzögern. Ist das Stadium 4 – 5 erreicht, wird eine dauerhafte Nierenersatztherapie notwendig. Eine Besserung des Zustandes kann nur noch über eine |Nierentransplantation erreicht werden. Die Lebenserwartung ist häufig auf Grund der kardiovaskulären Veränderungen bei Patientinnen mit Dialysetherapie eingeschränkt.

Nierentransplantation | 824

Tumoren und Missbildungen des harnbereitenden und -ableitenden Systems
Prostatakarzinom

Bei einem Prostatakarzinom handelt es sich um eine bösartige Neubildung des Prostatadrüsengewebes. Es ist der zweithäufigste Tumor bei Männern über 50 Jahren. Die Inzidenz liegt bei etwa 98/100 000 Männer pro Jahr. Als Risikofaktoren spielen die genetische Disposition, chronische Entzündungen der Prostata, eine fleischreiche Ernährung sowie Umwelteinflüsse eine Rolle. Eine frühzeitige Diagnostik des Prostatakarzinoms vor dem Auftreten von Symptomen ist entscheidend für die Heilungsaussichten, denn Symptome sind bereits ein Anzeichen für ein fortgeschrittenes Stadium. Dennoch sind die Vorsorgeuntersuchungen auch umstritten, da es Verläufe gibt, in denen ein sehr langsames Tumorwachstum den Patienten weniger beeinträchtigt als die Tumortherapie. Folgende Symptome können auf ein Prostatakarzinom hinweisen, ohne jedoch typisch zu sein:

- Harnentleerungsstörungen mit oder ohne Restharn
- (Mikro-)Hämaturie
- Kreuz-, Flankenschmerzen und Ischiasbeschwerden

Um ein Prostatakarzinom frühzeitig zu diagnostizieren, sollte die Vorsorgeuntersuchung wahrgenommen werden. Dabei erfolgt eine Tastuntersuchung der Prostata durch den Enddarm [Abb. 1]. Weiterhin kann der prostataspezifische Antigenwert im Blut bestimmt werden. Ist dieser auffällig, erfolgt eine Prostatasonografie durch den Enddarm mit einer Prostatabiopsie. Bestätigt sich der Befund des Prostatakarzinoms, müssen weitere diagnostische Maßnahmen durchgeführt werden, um die Ausbreitung des Prostatakarzinoms abzuklären.

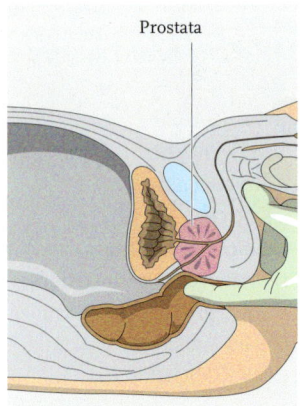

[1] Digitale rektale Untersuchung der Prostata

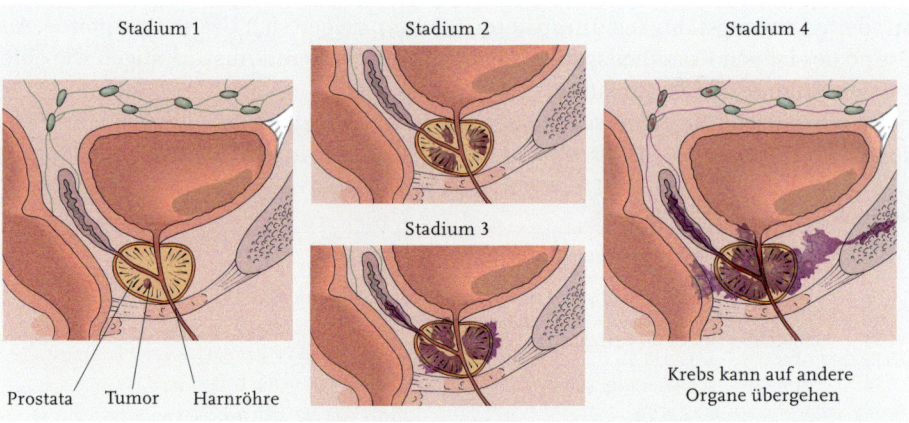

[2] Stadien des Prostatakarzinoms: Beschränkung auf die Prostata (Stadium 1 ist i. d. R. beschwerdefrei; Stadium 2 ist bei der rektalen Untersuchung tastbar), Durchbruch der Prostatakapsel (Stadium 3) und Infiltration in benachbarte Gewebe sowie Metastasierung in die Lymphknoten (Stadium 4)

Tumorkranke Menschen pflegen | 223

Die Therapie des Prostatakarzinoms ist abhängig von dessen Aggressivität und dem Fortschreiten der Erkrankung [Abb. 2]. Wichtige Bestandteile der Therapie sind die radikale Entfernung der Prostata mit teilweiser Entfernung der Lymphknoten im Becken und die Strahlentherapie. Bei fortgeschrittenem Krankheitsverlauf wird die Bildung des männlichen Geschlechtshormons unterbunden, um die Wirkung der wachstumsfördernden Androgene auf das Prostatakarzinom zu verhindern. Dies kann medikamentös erfolgen oder operativ über eine Hodenentfernung. Hat sich der Tumor jedoch bereits in umliegende Organe ausgebreitet oder sind die Lymphknoten befallen, ist eine Heilung u. U. nicht mehr möglich. In diesem Fall werden palliative Maßnahmen ergriffen, um die Beschwerden zu lindern und die Lebensqualität auf einem bestmöglichen Niveau zu halten.

Nierenzellkarzinom

Das Nierenzellkarzinom ist eine bösartige Entartung der |Tubuluszellen in der Nierenrinde und gehört zu den häufigsten Nierentumoren. Jährlich kommt es zu etwa sechs Erkrankungen pro 100 000 Einwohner. Männer sind. häufiger betroffen als Frauen.

Die Ursachen sind ungeklärt. Als Risikofaktoren gelten das terminale Nierenversagen, Nierenzysten bei chronischem Nierenversagen, die Analgetikanephropathie, das Rauchen und Umweltgifte (Asbest, Trichloethylen, Kadmium). Symptomatisch zeigt sich das Nierenzellkarzinom durch Hämaturie, Flankenschmerzen, ein tastbares Geschwulst im Oberbauch oder durch Veränderungen der Blutwerte. Oft kommt es nicht zur Ausbildung dieser klassischen Symptome, da das Nierenzellkarznom häufig vorher zufällig entdeckt wird. Besteht der Verdacht, dass ein Tumor vorliegt, erfolgen körperliche Untersuchung, Urin- und Blutuntersuchungen, Sonografie und Computertomografie. Therapeutisch erfolgt eine Resektion der gesamten Nieren oder nur des Tumors. Anschließend wird die Tumornachsorge durchgeführt. Die Prognose ist abhängig vom Stadium der Erkrankung. Wird der Tumor frühzeitig entdeckt und ist er auf eine Niere beschränkt, liegt die Fünf-Jahres-Überlebensrate nach einer Operation bei fast 100 %.

Überlebensraten | 243

Tubulussystem **1** | 342

Nephroblastom (Wilms-Tumor)

Das Nephroblastom ist ein seltener embryonaler Tumor, dennoch der häufigste Nierentumor im Kindesalter. Die Inzidenz liegt in Deutschland bei 1/100 000 Kindern unter 15 Jahren pro Jahr. Das durchschnittliche Erkrankungsalter liegt bei drei Jahren. Das Nephroblastom geht von den Nieren aus und ist bösartig. Häufig ist es mit |kongenitalen Fehlbildungen verbunden. Die Symptome sind meist unspezifisch. Diagnostiziert wird dieser Tumor überwiegend durch die massive Raumforderung. Diagnostisch werden ein MRT oder ein CT durchgeführt. Therapeutisch wird der Tumor vorerst mit Hilfe von Chemotherapeutika verkleinert und anschließend operativ entfernt. Auf diese Weise können derzeit die meisten Betroffenen geheilt werden.

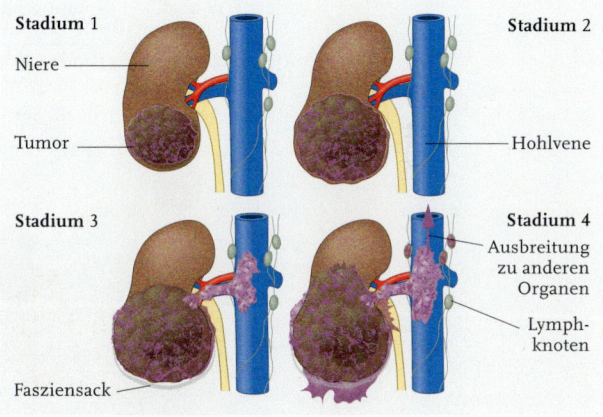

[3] Stadien des Wilms-Tumors

Neuroblastom

Das Neuroblastom ist der häufigste maligne solide Tumor im Kindesalter. In Deutschland erkranken jährlich etwa 150 Kinder, 90 % von ihnen sind unter sechs Jahre alt. Primärtumoren entstehen überall dort, wo sich Zellen der primären Neuralleiste befinden. Bei 50 % der Betroffenen manifestiert sich dieser Tumor in der Nebenniere. Die Erkrankung verläuft häufig zunächst symptomlos. Beschwerden treten oft erst dann auf, wenn umgebende Strukturen betroffen sind, |Metastasen gebildet wurden oder der Tumor viel Raum fordert. Unspezifische Symptome wie Abgeschlagenheit, Fieber ohne erkennbare Ursache, Knochenschmerzen, ein aufgetriebener Bauch oder Magen-Darm-Beschwerden können auf die Erkrankung hinweisen. Diagnostisch werden Laborparameter, ein MRT oder ein CT durchgeführt. Je nach Lage und Ausdehnung des Tumors kommen therapeutisch eine Operation ggf. kombiniert mit einer |Chemotherapie und/oder einer Bestrahlung in Frage. Die Prognose hängt vom Stadium der Erkrankung ab. Die Fünf-Jahres-Überlebensrate liegt für alle Stadien zusammen bei etwa 55 %.

kongenital
angeboren

Metastasen | 240
Chemotherapie | 247

Missbildungen der Harnorgane

Missbildungen der Harnorgane sind in der Kinderurologie häufig anzutreffende Erkrankungen. Es werden Fehlbildungen der harnableitenden Organe [Abb. 1] und der Nieren [Abb. 2] unterschieden.

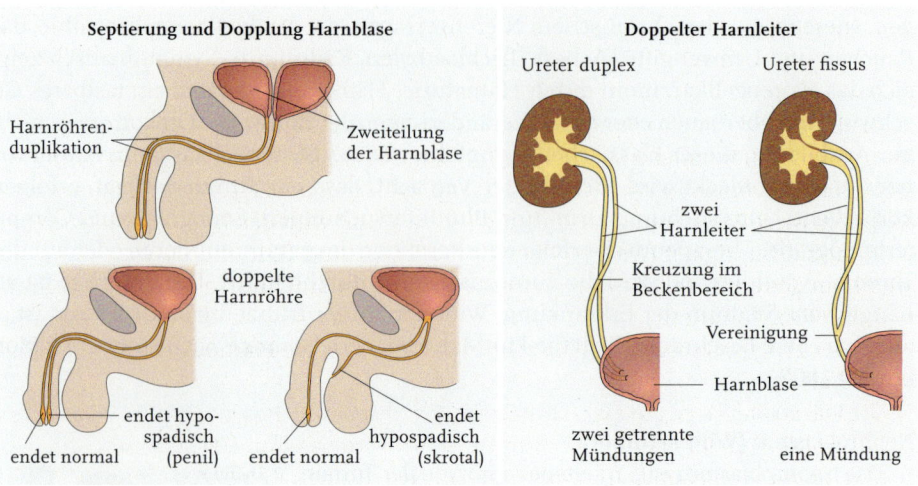

[1]   Fehlbildungen der harnableitenden Organe

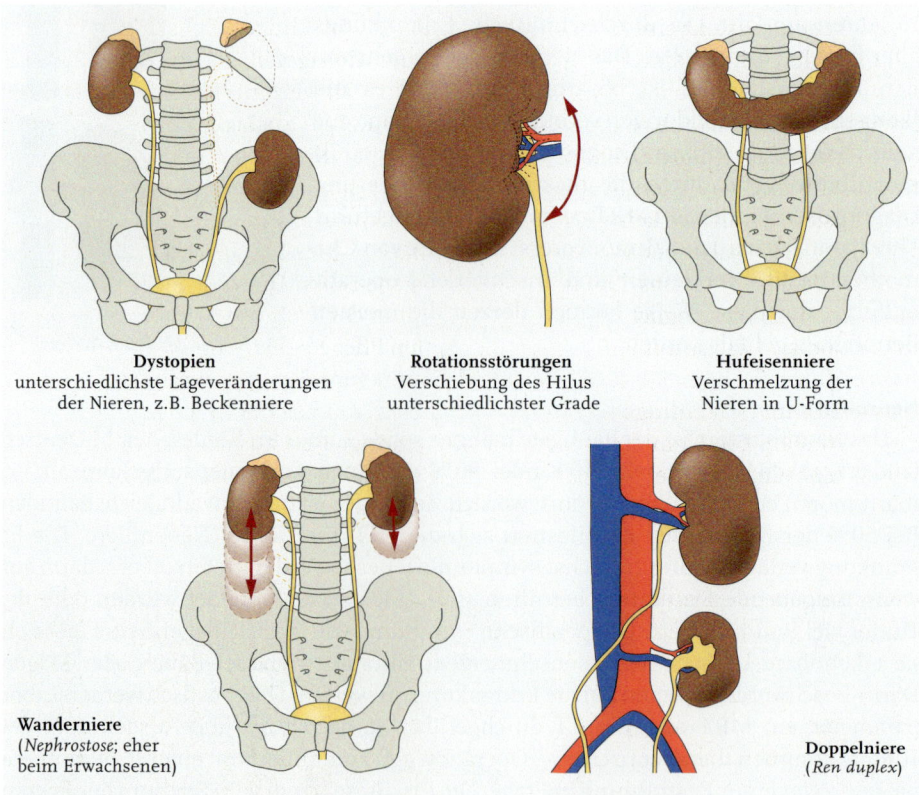

[2]   Fehlbildungen der Nieren

Für diese Fehlbildungen sind Harnentleerungsstörungen, Nierenfunktionsstörungen oder häufig wiederkehrende Infektionen des Harnsystems symptomatisch. Diagnostisch erfolgt eine klinische Untersuchung, Blut- und Urinanalyse sowie Sonografie. Die Therapie erfolgt operativ.

Nierenersatztherapie/Dialyse

Indikation

Eine Indikation zur Dialyse besteht, wenn die Nierenfunktion auf ca. 10 % reduziert ist. Bei einer Überwässerung der Patientin mit einem Lungenödem und schweren Blutdruckproblemen sowie bei einer Hyperkaliämie besteht eine absolute Dialyseindikation. Mit Hilfe der Dialyse soll die eingeschränkte Nierenfunktion kompensiert werden.

Dialyseverfahren

Die Dialyse ist ein physikalisches Verfahren, das zur Trennung wässrig-gelöster Teilchen mittels einer halbdurchlässigen (*semipermeablen*) Membran eingesetzt wird. Der Stoffaustausch findet in zwei Richtungen und zwischen zwei Flüssigkeitsräumen statt, die durch diese Membran getrennt sind [Abb. 3]. Somit wird das Blut der Patientin von der Dialysierflüssigkeit (*Dialysat*) umströmt. Dabei sind Blut und Dialysat durch die Membran getrennt, welche nur für bestimmte Stoffe durchlässig ist. Sie übernimmt also eine Filterfunktion.

Bei der Dialyse werden zwei Formen unterschieden: die **Hämodialyse** und die **Peritonealdialyse**.

Die **Hämodialyse** ist ein extrakorporales Verfahren, welches als Ersatz die Ausscheidungsfunktionen der Nieren übernimmt. Dabei wird das Blut aus dem Körper in den Dialysator [Abb. 4] geleitet. Dort umströmt in vielen dünnen Kapillaren eine isotonische Dialysierflüssigkeit getrennt durch eine synthetische semipermeable Membran das Patientinnenblut. Durch den Konzentrationsunterschied zwischen diesen beiden Flüssigkeiten entsteht eine Diffusionskraft. Die harnpflichtigen Substanzen des Patientinnenblutes diffundieren gemäß dem Konzentrationsgefälle in das Dialysat. Dieser Konzentrationsunterschied zwischen Blut und Dialysat wird mit Hilfe des Dialysators aufrecht erhalten. Durch |Ultrafiltration wird dem Körper zusätzlich noch Wasser entzogen. Das so gereinigte Blut wird dann wieder in den Körper geleitet. Damit es nicht zur Auskühlung der Patientin kommt, wird das Dialysat erwärmt. Zudem wird das Blut heparinisiert, damit sich keine Thromben bilden. Um das Blut ausreichend zu reinigen, sind i. d. R. drei Dialysebehandlungen in der Woche notwendig, die jeweils drei bis fünf Stunden dauern. Meistens findet die Dialyse in speziellen Dialysezentren statt. Es besteht aber auch die Möglichkeit, ein Dialysegerät in der Wohnung der Patientin aufzustellen und die Dialyse mit Hilfe eines ambulanten Pflegedienstes und der Angehörigen durchzuführen (Heimdialyse [Abb. 5]). Die Patientin wird dadurch etwas unabhängiger. Eine Ärztin sollte allerdings immer erreichbar sein, um bei Zwischenfällen intervenieren zu können. Die Heimdialyse kann für Angehörige eine zusätzliche Belastung darstellen, eine einfühlsame Angehörigenberatung und -betreuung ist hier wichtig.

Ultrafiltration
Filtrationsverfahren, bei dem Blut durch Druck und eine Membran Wasser abgepresst wird.; das abgedrückte Wasser wird als Ultrafiltrat bezeichnet.

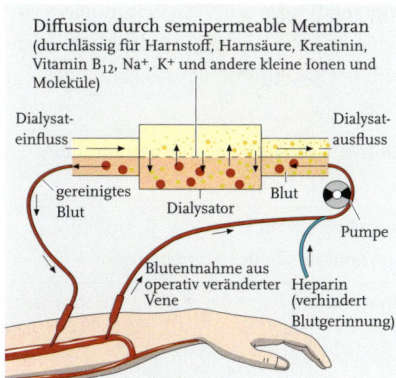

[3] Prinzip der Hämodialyse

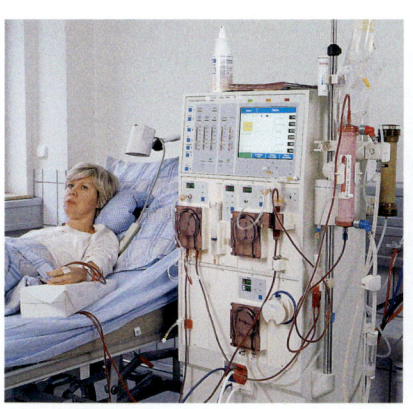

[4] Dialysator

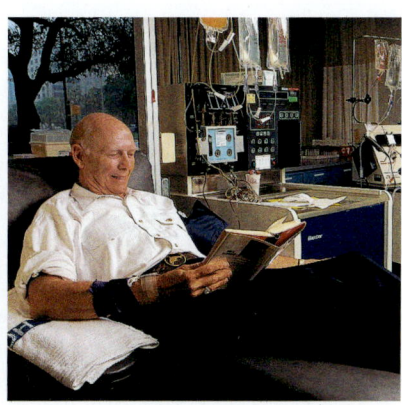

[5] Heimdialyse

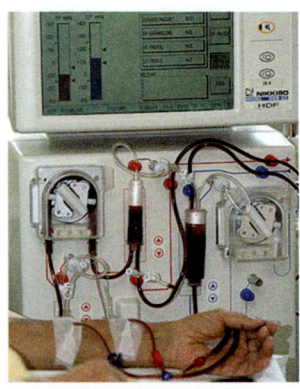

[1] Punktierter Gefäß-Shunt bei der
     Hämodialyse

Shuntpunktion

Bei einem Shunt handelt es sich um einen atriovenösen Kurzschluss, meist zwischen einer Armarterie und einer Armvene. Dadurch kommt es zum Druckanstieg in der Vene, welcher diese dann erweitert. Nach einer Anpassungszeit von einigen Wochen wird somit ein arterialisiertes und großlumiges Gefäß geschaffen, das einen guten Blutfluß von bis zu 400 ml pro Minute gewährleistet und mehrfach wöchentlich zur Durchführung der Hämodialyse punktiert werden kann.

Die Punktion erfolgt mit zwei speziellen Punktionsnadeln. Ablauf:
- sorgfältige Desinfektion und Verwendung von sterilem Einwegmaterial
- richtige Kompression und sichere Punktion:
  - **arteriell**: Einstechen in Richtung oder gegen Richtung des Blutstroms
  - **venös**: Einstechen immer in Richtung des Blutstroms [Abb. 3]
  - **SN-Dialyse** (Einzelnadeldialyse): immer in Richtung des Blutstroms
- nach Punktion optimale mittige Lage der Kanülen im Gefäß ermitteln
- nach Dialyseende und Entfernung der Punktionskanülen Punktionsstellen ausreichend lange (15 – 20 min.) mit dosierter Kompression abdrücken

Damit der Shunt auch lange funktionstüchtig bleibt, sollte Folgendes beachtet werden:
- keine Blutdruckmessung sowie keine Venenpunktionen zu diagnostischen oder therapeutischen Zwecken am „Shuntarm"
- „Shuntarm" nicht durch komprimierende Verbände, Kleidung, Rucksäcke o. Ä. abschnüren
- Punktionsstelle häufiger wechseln
- am anderen Arm auch nur Handrückenvenen punktieren, um die Gefäße zu schonen, falls später an diesem Arm ein Shunt angelegt werden muss
- tägliche Beobachtung (Inspektion auf Rötung, Schwellung, Hämatome; Palpation; Auskultation mit dem Stethoskop)
- keine Lasten tragen

psychische Situation der Patientinnen bei Nierenersatztherapie | 811

Während der Dialyse kann es zu vielfältigen **Komplikationen** kommen:

Blutdruckabfall kann z. B. auf Grund einer übermäßigen Filtration entstehen. Aber auch kardiogene oder medikamentöse Ursachen können dafür verantwortlich sein. Weitere Gründe können Blutungen, Infektionen oder eine veränderte Osmolarität sein.

Herzrhythmusstörungen können infolge einer Beeinträchtigung der Reizbildung und der Reizleitung durch Elektrolytverschiebungen auftreten. Begünstigt werden sie durch die gleichzeitige Einnahme von Digitalispräparaten.

Übelkeit und Erbrechen können Begleitsymptome eines Blutdruckabfalls sein, die auch psychische Ursachen haben können. Sonst sind sie für die Hämodialyse eher untypisch.

Zu einem **Hirnödem** kann es durch eine zu schnelle Harnstoffentfernung und den Osmolaritätsabfall kommen. Es zeigt sich in Form von Kopfschmerzen, Schwindel und Bewusstseinsstörungen.

Blutdruckanstieg kann durch die Retention von Wasser und Salz bedingt sein. Aber auch eine Aktivierung des Renin-Angiotensin-Aldosteron-Mechanismus oder Pyrogene können für einen Blutdruckanstieg verantwortlich sein.

Ein **generalisierter Krampfanfall** kann durch Hirnblutungen, ein Hirnödem oder aber auch durch eine Luftembolie hervorgerufen werden. Weiterhin kann er bei Patientinnen mit bekanntem Anfallsleiden eher auftreten.

Muskel- und Wadenkrämpfe können bei hoher Ultrafiltration oder bei zu niedrigem Dialysatnatrium auftreten.

Unverträglichkeitsreaktionen z. B. auf Membranbestandteile können auftreten.

Blutungen können auf Grund der Heparinisierung auftreten.

Komplikationen den Shunt betreffend können z. B. Infektionen, Thrombose, Verschluss, Aneurysma oder Stenosen sein.

Zur **Hämolyse** kann es durch eine Dialyse gegen „Wasser" oder durch die Überhitzung der Dialysierflüssigkeit kommen. Sie äußert sich durch Übelkeit, Bauchschmerzen, Unruhe, Schwitzen, Tachypnoe, Zyanose und Erbrechen.

Psychische Auffälligkeiten können Folge der starken emotionalen Belastung sein.

Bei der **Peritonealdialyse** dient das Bauchfell (*Peritoneum*) als semipermeable Membran. Bei dieser Form der Dialyse wird das Dialysat über einen Peritonealkatheter in die Bauchhöhle instilliert und wieder abgelassen. Die Peritonealdialyse kann als CAPD oder als NIPD erfolgen [Abb. 2].

CAPD

Hierbei handelt es sich um eine kontinuierliche ambulante Peritonealdialyse. Vier bis fünf Mal täglich werden je 2–2,5 Liter Dialysat aus einem Beutel manuell meistens von der Patientin selbst instilliert und nach ein paar Stunden wieder abgelassen.

NIPD

Diese Variante der Peritonealdialyse läuft nächtlich intermitterend ab. Sie wird auch als zyklisch kontinuierliche Peritonealdialyse (CCPD) bezeichnet. Bei dieser Dialyseform erfolgt die Dialyse apparativ mit Hilfe eines so genannten Cyclers [Abb. 4]. Dabei werden insgesamt 12–15 Liter Dialysat pro Nacht in sechs Zyklen instilliert und wieder abgelassen. In der Regel handelt es sich ebenfalls um eine ambulante Therapie. Durch diese Art der Durchführung wird das Alltagsleben dieser Patientinnen weniger beeinträchtigt.

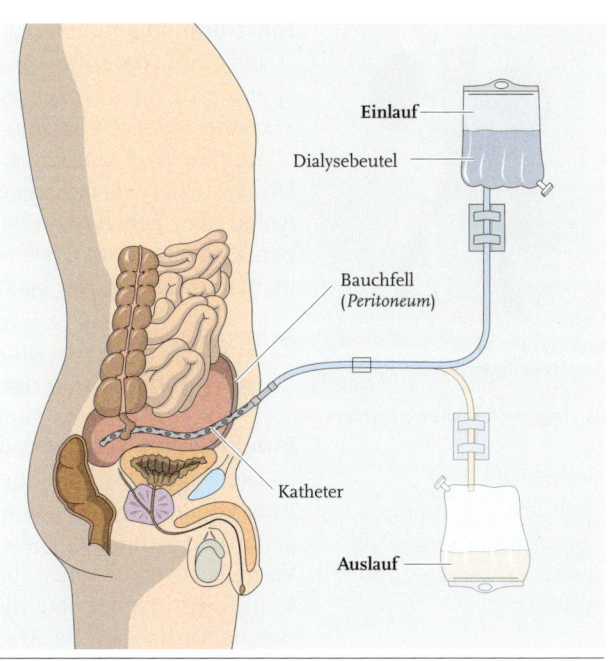

[2]   Prinzip der Peritonealdialyse

Die Peritonealdialyse ermöglicht den Patientinnen ein höheres Maß an Unabhängigkeit, da sie zu Hause häufig ohne fremde Hilfe durchgeführt werden kann. Da die harnpflichtigen Substanzen täglich über einen längeren Zeitraum herausgefiltert werden, wird der Organismus nicht so stark belastet wie bei der Hämodialyse. Zudem sind die Ernährungsrichtlinien weniger rigide. Die Peritonealdialyse kann auch bei Patientinnen mit schlechten Gefäßverhältnissen angewendet werden. Allerdings kann als Komplikation eine Peritonitis auftreten, da der Peritonealkatheter eine mögliche Eintrittspforte für Erreger darstellt.

Pflegediagnose

„Infektionsgefahr

Ein Zustand, bei dem ein Mensch ein erhöhtes Risiko hat, von pathogenen Organismen infiziert zu werden."

DOENGES et al.: S. 443

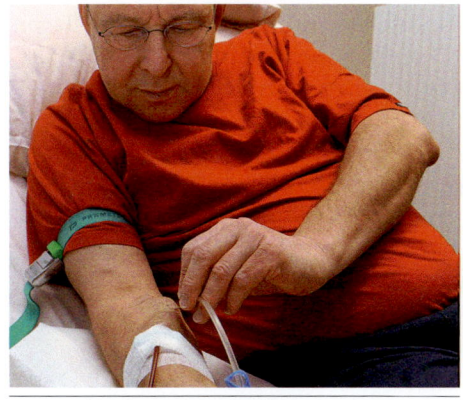

[3]   Patient bei der Shuntpunktion

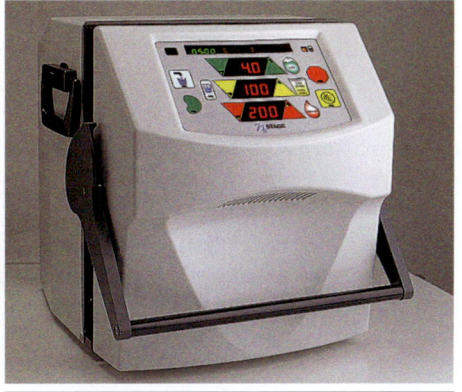

[4]   Automatischer Cycler für die Heimperitonealdialyse

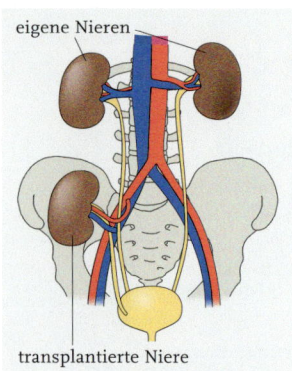

eigene Nieren

transplantierte Niere

[1]   Lage der transplantierten Niere

postmortal

nach dem Tod; hier ist ein Organspender gemeint, bei dem der Hirntod festgestellt wurde

Organspendeausweis | 830

www.dso.de
www.eurotransplant.nl
www.organspende-info.de
Hier finden Sie weitere Informationen zu Organtransplantationen.

Nierentransplantation

Bei einer Nierentransplantation wird eine Spenderniere (|postmortal oder Lebendspende) in die Flankenregion eines nierenkranken Menschen transplantiert. Die erkrankten Nieren werden i. d. R. nicht entfernt [Abb. 1].

Im Jahr 2008 wurden in Deutschland 2 753 Nierentransplantationen durchgeführt. Diese wurden überwiegend durch postmortale Spendernieren (2 188) und ein kleiner Anteil über Lebendnierenspenden (565) realisiert. Auf der Warteliste standen im selben Zeitraum etwa 8 000 Menschen. Die durchschnittliche Wartezeit auf eine Transplantation beträgt vier bis fünf Jahre.

> ⊠ **Eine Lebendspende kann i. d. R. nur durch Verwandte 1. Grades oder Ehe- bzw. Lebenspartner nach strengen Kriterien erfolgen.**

Ermittlung von Organspendern und -empfängern

Die Ermittlung von Organspendern und -empfängern wird über die Deutsche Stiftung Organtransplantation (DSO) und über die Stiftung Eurotransplant geregelt. Gesetzliche Grundlage ist das Transplantationsgesetz, welches genaue Richtlinien und Vorgehensweisen regelt. Jede in Frage kommende Patientin mit einer Nierenerkrankung, die mit einer dauerhaften Dialyse therapiert wird, wird i. d. R. durch ihre behandelnde Ärztin über die Möglichkeit einer Nierentransplantation aufgeklärt. Ist die Patientin einverstanden, meldet die Ärztin sie bei Eurotransplant an und lässt sie auf die Warteliste setzen. In einer Datenbank werden medizinischen Daten wie Blutgruppe und Gewebeeigenschaften dieser Patientinnen gesammelt.

Die Deutsche Stiftung Organtransplantation wird eingeschaltet, wenn auf einer Intensivstation eines Krankenhauses ein potenzieller Organspender identifiziert wird. Voraussetzung hierfür ist, dass zwei unabhängige Ärztinnen nach den Richtlinien der Bundesärztekammer die Hirntoddiagnostik durchführen und einen endgültigen, irreversiblen Ausfall sämtlicher Hirnfunktionen (Großhirn und Stammhirn) feststellen. Die Herz-Kreislauf-Funktion und die Atmung werden dabei künstlich aufrechterhalten. Als weitere wichtige Voraussetzung muss die Zustimmung zur Organentnahme entweder durch einen |Organspendeausweis der Hirntoten oder durch die Zustimmung der nächsten Angehörigen vorliegen. Erst dann können weitere Prozesse eingeleitet werden. Die DSO kümmert sich um die Weitergabe der medizinischen Daten des Spenders an Eurotransplant. Dort kann über die Datenbank nach speziellen Kriterien die passende Empfängerin ermittelt werden. Ebenso koordiniert die DSO die Organentnahme, die Konservierung und den Transport des Organs in das entsprechende Transplantationszentrum, wo die ermittelte Empfängerin bereits für die Transplantation vorbereitet wird.

Postoperative Komplikationen

Nach erfolgter Nierentransplantation werden die Patientinnen in den ersten Tagen intensiv überwacht, da es zu verschiedenen Komplikationen kommen kann:

- Infektionen, die durch die Immunsuppression hervorgerufen werden können
- Abstoßungsreaktionen
- Anastomoseninsuffizienz (erkennbar durch zunehmenden Dränagenverlust über Robinsondränage, Blässe, vermehrte Schmerzen, Schwellung im OP-Gebiet, Tachykardie, Hypertonie)
- Gefahr der metabolischen Azidose, da noch eingeschränkte Nierenfunktion
- Herzinsuffizienz, Pleura-, Perikarderguss, Aszites
- Lungenödem, Hirnödem
- Nierenvenenthrombose

Abstoßung des Transplantats

Auf Grund des körpereigenen Immunsystems kann es zu Abstoßungsreaktionen der transplantierten Niere kommen [Abb. 2]. Dabei greifen Lymphozyten und Makrophagen die fremden Antigene an und versuchen, sie zu beseitigen. Dadurch wird eine Entzündungsreaktion ausgelöst, welche zu einer Verschlechterung der Durchblutung führt und damit eine Verschlechterung der Nierenfunktion verursacht.

Um eine akute Abstoßungsreaktion rechtzeitig zu erkennen, sollte auf folgende Symptome geachtet werden:

- Schmerzen über dem Transplantat, Druckschmerz im Operationsgebiet
- Transplantatschwellung
- Fieber unklarer Genese, Verschlechterung des Allgemeinbefindens
- Oligurie/Anurie, Anstieg der Nierenwerte, Gewichtszunahme
- Anstieg des Blutdrucks

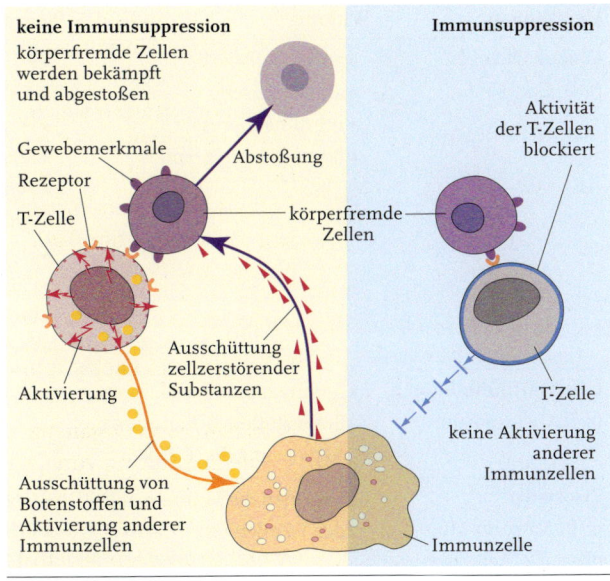

[2]   Abstoßungsreaktion

Jedoch kann eine akute Abstoßung auch ohne körperliche Symptome auftreten. In diesem Falle zeigen sich ausschließlich Symptome der eingeschränkten Nierenfunktion.

Um eine Abstoßung eindeutig zu diagnostizieren, werden die nachstehenden Untersuchungen durchgeführt:

- körperliche Untersuchung mit Ermittlung der Körpertemperatur und des Gewichts
- Bestimmung der Urinausscheidung mit Urinuntersuchungen
- Blutuntersuchungen (v. a. Retentionswerte, Entzündungsparameter)
- Transplantatuntersuchung mittels Ultraschall und Dopplersonografie, evtl. Kontrastmittelsonografie und Nierenbiopsie

Eine akute Abstoßungsreaktion kann meist medikamentös behandelt werden, z. B. durch Steroide, Immunsuppressiva oder mit Antilymphozytenantikörpern.

Grundsätze der Immunsuppression

Nach erfolgreicher Nierentransplantation müssen die Patientinnen lebenslang Medikamente zur Immunsuppression einnehmen [Tab. 1|S. 826]. Ziel dieser Therapie ist es, die transplantierte Niere zu erhalten, indem die körpereigene Abwehr gegen das Transplantat unterdrückt wird. Bei der Immunsuppression werden drei Formen unterschieden:

- Die **Induktionstherapie** erfolgt bereits vor, während und direkt nach der Transplantation. Bei dieser Therapie werden die Medikamente in hoher Dosierung und kurzzeitig eingesetzt, um eine frühe Abstoßung des Transplantats zu verhindern.
- Bei der **Basistherapie** (Erhaltungstherapie) wird eine lebenslange feste Dauermedikation angesetzt. Hierbei werden verschiedene Medikamente unter der Berücksichtigung der individuellen Situation und der Reduktion von immunsuppressivbedingten Nebenwirkungen kombiniert.
- Die **Abstoßungstherapie** erfolgt bei akuten Abstoßungsreaktionen wie die Induktionstherapie nur über einen kurzen Zeitraum. Hier werden spezielle Antikörper und hochdosierte Medikamente eingesetzt.

Medikament	Wirkung	unerwünschte Wirkung	Wechselwirkung
Glukokortikoide (z. B. Cortison)	▪ antiphlogistisch ▪ antiallergisch ▪ immunsuppressiv ▪ blutzuckersteigernd	▪ erhöhte Infektanfälligkeit ▪ Anämie ▪ verzögerte Wundheilung ▪ Magengeschwüre ▪ Schlafstörungen ▪ Antriebslosigkeit ▪ Hypertonie, Ödeme ▪ Cushing-Syndrom ▪ Osteoporose ▪ vermehrter Haarwuchs	
Calcineurininhibitoren (z. B. Ciclosporin)	▪ hemmen die Produktion von Botenstoffen → hemmen die Aktivierung der T-Zellen	▪ Hypertonie, Nierentoxizität	▪ Verringerung der Wirkung durch Johanniskraut und Verstärkung durch Grapefruit
Zytostatika (z. B. Natrium-Myco-phenolat, Azathioprin)	▪ hemmen die Vermehrung der T-Zellen	▪ Übelkeit ▪ Erbrechen ▪ Diarrhö ▪ Anämie ▪ Thrombozytopenie ▪ Granulozytopenie	
Proliferationssignal-Hemmer (z. B. Everolismus, Sirolimus)	▪ hemmen die Vermehrung der T-Zellen, beugen dem Verschluss der Blutgefäße des Transplantats vor	▪ erhöhte Infektanfälligkeit ▪ Hypertonie ▪ Hyperlipidämie ▪ Diarrhö ▪ Übelkeit ▪ Erbrechen ▪ Appetitlosigkeit ▪ Muskel- und Gelenkschmerzen	▪ Ciclosporin ▪ Tacrolimus ▪ Grapefruitsaft ▪ Antikoagulation mit Warfarin ▪ Kalzium-Kanal-Blocker gegen Bluthochdruck
Antikörper	▪ richten sich gegen die T-Zellen	▪ bei wiederholter Gabe wirkungslos, anaphylaktische Reaktionen, Zytokin-Freisetzungssyndrom, Lymphome	

[Tab. 1] Einsatz von Medikamenten bei der Immunsuppression

Als Folge der herabgesetzten Immunabwehr können Komplikationen wie virale, bakterielle und Pilzinfektionen auftreten. Nach jahrelanger Einnahme von Immunsuppresiva besteht zusätzlich ein wesentlich höheres Risiko, an einer bösartigen Neubildung v. a. der Haut zu erkranken.

Nachsorge

Patientinnen die eine Nierentransplantation erhalten haben, müssen sich ihr Leben lang in regelmäßigen Abständen einer Nachsorgeuntersuchung unterziehen. Anfangs sollten sich die Patientinnen zwei- bis dreimal wöchentlich vorstellen, später nur noch einmal im Vierteljahr. Dabei wird auf die Funktion des Transplantats, die medikamentöse Einstellung sowie mögliche Nebenwirkungen und Komplikationen geachtet. Um dies zu gewährleisten, erfolgen Gewichts- und Ödemkontrollen, die Überwachung der Flüssigkeitsbilanz und des Blutdrucks. Ebenso erfolgen regelmäßige Laborkontrollen hinsichtlich der Retentionswerte und des Immunsuppressionsspiegels.

Weiterhin werden die Patientinnen geschult, um Abstoßungsreaktionen, unerwünschte Medikamentenwirkungen und Infektionen rechtzeitig zu erkennen und diesen ggf. auch vorzubeugen. Dies ist wichtig, um daraus resultierende Folgeerkrankungen frühzeitig zu therapieren sowie Schädigungen der transplantierten Niere zu vermeiden.

Ethische und rechtliche Aspekte zu Hirntod und Organtransplantation

Die Organtransplantation ist heute ein scheinbar selbstverständlicher Teil medizinischer Therapie. Beklagt wird nur immer wieder der „Organmangel". Aber hinter dieser Selbstverständlichkeit, Organe für die Transplantation zu nutzen, stehen viele auch heute noch ungelöste ethische Fragen und Probleme.

Sterben und Tod – Begriffsbestimmungen | 74

Bevor das Transplantationsgesetz 1997 erlassen wurde, gab es noch einmal eine heftige gesellschaftliche Debatte, die ähnlich emotional aufgeladen war wie die Debatten um Schwangerschaftsabbruch und Sterbehilfe: „Hier werden Menschen bei lebendigem Leibe ausgeschlachtet!", lautet die eine Extremposition – die andere lässt sich etwa so formulieren: „Es ist sehr egoistisch, nach dem Tod auf der Ganzheit des eigenen Körpers zu beharren, wenn notleidende Menschen die Organe dringend brauchen. Eigentlich sollte es eine moralische Pflicht sein, Leidenden zu helfen."

An den Extrembeispielen zeigt sich auch, dass es in dieser Debatte um zwei verschiedene Fragen geht:

- zum einen um die Frage: Ist der „hirntote" Mensch tot? Ist er ein Lebender ohne Hirnfunktion oder ein Toter mit erhaltener Körperfunktion?
- und zum anderen um die Frage: Unter welchen Bedingungen dürfen wir Organe entnehmen und für andere Menschen verwenden?

Ist der Hirntod der Tod des Menschen?

Nachdem in der Mitte des 20. Jahrhunderts die Medizin die Technik der Reanimation entwickelt hatte, überlebten viele Menschen, die sonst gestorben wären. Gleichzeitig gab es aber auch neue Probleme: Was sollte mit den Menschen geschehen, die dank der neuen Technik zwar am Leben erhalten wurden, deren Gehirn aber so schwer geschädigt war, dass ihr Zustand mit dem Leben nicht mehr vereinbar war? Durfte man hier die Beatmung abstellen? Etwa zur gleichen Zeit gelangen die ersten Transplantationen von Nieren. Das führte zu der zweiten Frage: Könnte man Organe von diesen „lebenden Toten" entnehmen und für Transplantationen verwenden?

1968 veröffentlichte in den USA die Harvard-Kommission die Definition des „irreversible coma", in der dieser Zustand als hinreichendes Kriterium gesehen wird, um den Tod des Menschen festzustellen. Diese Todesfeststellung erst erlaubt es, lebensverlängernde Maßnahmen einzustellen. Das hat zur Folge, dass bei den Betroffenen eine weitere Beatmung nicht nur nicht nötig, sondern sogar nicht mehr sinnvoll ist. Zusätzlich besteht aber die Möglichkeit, vor dem Abschalten der Beatmung Organe zu entnehmen, die in besonders „frischem" Zustand sind, weil sie so lange wie möglich durchblutet waren.

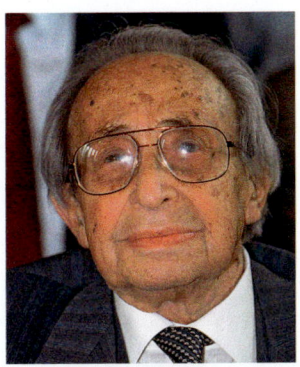

[1] Hans Jonas (1903 – 1993), deutsch-amerikanischer Philosoph, vertritt eine Verantwortungsethik. Sein bekanntestes Werk ist „Das Prinzip Verantwortung – Versuch einer Ethik für die technologische Zivilisation" von 1979.

Der erste Kritiker der Hirntoddefinition war der Philosoph Hans Jonas, der folgende Argumente formulierte:

- Der Hirntod ist nicht der endgültige Tod, sondern die letzte Phase des Sterbens, die durch medizinische Maßnahmen künstlich verlängert wird.
- Um lebenserhaltende Maßnahmen zu beenden, braucht man keine Todesdefinition, sondern es genügt die Feststellung, dass der Funktionsausfall des Gehirns irreversibel ist.
- Die Hirntoddefinition ist in Wahrheit eine „pragmatische Umdefinierung des Todes", um bedenkenlos Organe entnehmen zu können.

Moral **3** | 414

Hirntod als „irreversibles Organversagen"

Der Hirntod als künstlich angehaltene Situation eines Menschen, dessen Krankheit mit dem Leben nicht vereinbar ist, der aber auch noch nicht gestorben ist, ist eine jener Grenzsituationen, die uns an die Grenzen der „normalen" |moralischen Urteile bringen und deshalb eine besonders sorgfältige ethische Reflexion erfordern. Da liegt ein Mensch auf der Intensivstation, dessen Brustkorb sich durch die Beatmung hebt und senkt, der sich warm anfühlt und eine einigermaßen normaler Hautfarbe hat. Dessen Angehörige sollen akzeptieren, dass dieser Mensch tot sei und werden gebeten, ihre Zustimmung zur Organentnahme zu geben. Eine ungeheuerliche Situation, die medizinisch erklärbar ist als „dissoziierter Hirntod" – ein vom Herztod losgelöster Tod also, der aber für die Betroffenen immer schwer zu begreifen sein wird. Plötzlich wird deutlich, wie schwierig die scheinbar klare Grenze zwischen Leben und Tod tatsächlich zu bestimmen ist.

Sterben und Tod sind Grundtatsachen der menschlichen Existenz, die uns auch mit unserer eigenen Endlichkeit und Sterblichkeit konfrontieren. Gleichzeitig geht es im Kontext der Debatte um Hirntod und Organtransplantation um existenzielle Fragen, auf die verschiedene Gesellschaften verschiedene Antworten finden: Wie soll eine Kultur des Sterbens aussehen? Wo ist die Grenze des Erlaubten im Umgang mit Toten?

Die Zweifel daran, ob der Hirntod zu Recht mit dem Tod des Menschen gleichgesetzt wird, wurden durch den Fall des so genannten Erlanger Babys verstärkt.

1992 wurde bei einer 18-jährigen Frau nach einem Unfall der Hirntod festgestellt, außerdem eine Schwangerschaft in der 15. Woche. Daraufhin entschlossen sich die Ärzte nach Abstimmung mit den Eltern der jungen Frau, die künstliche Lebenserhaltung so lange fortzusetzen, bis das Kind entbunden werden könnte. Eine „Tote" beherbergte und nährte also werdendes Leben, ohne dass dieses von selbst endete, wie es bei pathologischen Einflüssen gerade im ersten Teil der Schwangerschaft durchaus häufig ist – an dieser Absurdität wird deutlich, wie sehr Grenzen verschwommen sind. Das Experiment, das von heftigen Diskussionen begleitet wurde, endete nach fünf Wochen mit dem Tod des Kindes und danach auch der Mutter nach einem Multiorganversagen. Vor dem Hintergrund dieser Erfahrungen schlägt der Arzt Paolo Bavastro vor, nicht von Hirntod, sondern wie bei anderen Organen auch von „irreversiblem Versagen", also dem irreversiblen Hirnversagen zu sprechen.

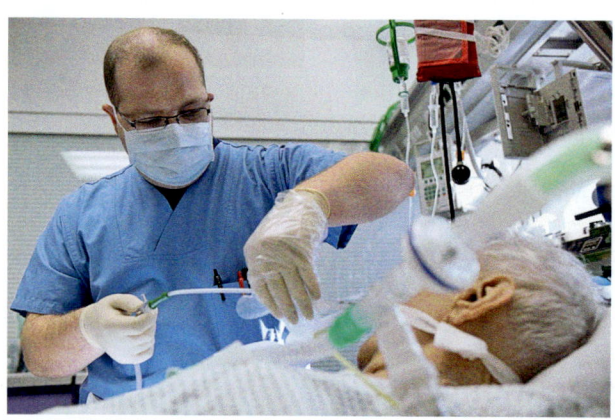

Die Unsicherheit in den neuen Grenzbereichen am Anfang und Ende des Lebens ist auch Anlass, die rein medizinischen Definitionen kritisch zu hinterfragen. Zu unserem Verständnis von Leben und Sterben gehört mehr als medizinische Befunde, es ist auch geprägt von unserer Weltanschauung, unserem Bild vom Menschen, unseren Erfahrungen. Diese Aspekte sollten in die ethische Reflexion einbezogen werden, damit sie nicht abstrakt ist, sondern die Verbindung zur Lebenswirklichkeit behält.

[1] Patient auf der Intensivstation

Hirntod als Tod des Menschen

Das Gehirn wird als „Zentralorgan" verstanden, das die Koordination und Integration aller Lebensäußerungen und physiologischen Abläufe übernimmt. Die Kontrolle hormoneller und anderer Regelkreisläufe muss bei Hirntoten durch Medikamente und medizinische Maßnahmen ersetzt werden, der Mensch hätte ohne diese Maßnahmen nicht einmal mehr eine körperliche Integrität, sondern zerfällt beim Wegfall der Integrationsleistung des Gehirns quasi in unverbunden nebeneinander existierende Organsysteme. Biologisch, so lautet die dem „irreversiblen Organversagen" (P. Bavastro) konträre Position, sei der Hirntod mit einer Enthauptung zu vergleichen. Diese Einschätzung ist allerdings auch medizinisch umstritten. Beim Ausfall der Hirnfunktionen geht außerdem die Voraussetzung der personalen Existenz verloren, es fehlt die Grundlage für alle geistigen Fähigkeiten, die den Menschen als Person ausmachen, deshalb ist die Feststellung des Hirntodes gleichbedeutend mit dem Tod des Menschen. Der Mensch ist nur als geistig-seelische Einheit lebensfähig, die durch den Hirntod zerstört wird. Sicher ist, dass ein hirntoter Mensch nie mehr etwas fühlen, denken oder entscheiden kann.

Gehirn **1** | 434

Die Transplantationspraxis und ihre ethische Diskussion

Die Organspende

Das Hauptargument für die Organentnahme ist das Wohl, das anderen daraus erwachsen kann. Es geht im Fall des Herzens, der Lunge und der Leber bei der Empfängerin um Leben und Tod, d. h., hier rettet bzw. verlängert die Transplantation tatsächlich das Leben der Empfängerin; im Fall der Nieren geht es um eine verbesserte Lebensqualität und, wenn es keine Komplikationen gibt, ebenfalls um eine Lebensverlängerung gegenüber dem Leben mit Dialyse.

Das Motiv für die Organspende ist die Solidarität mit schwerkranken und vom Tod bedrohten Menschen. Viele meinen, dass sie schwerer wiege und moralisch bedeutsamer sei als eventuelle Persönlichkeitsrechte des Menschen mit irreversiblem Hirnversagen. Deshalb wurde ein Notfall oder Notstand als Begründung für die Transplantation herangezogen. Auch die großen christlichen Kirchen haben in einer gemeinsamen Erklärung von 1990 die Organtransplantation befürwortet und sie als Akt der Nächstenliebe bezeichnet. Einige Theologen widersprachen jedoch: Die Stellungnahme der Kirchen gehe zu wenig auf die Empfindungen der betroffenen Familien der Empfängerinnen ein und übernehme eine einseitig medizinisch ausgerichtete Sicht des Todes.

Weil die Organspende unzweifelhaft Gutes bewirken kann, besteht die Gefahr eines Anspruchsdenkens: Auf Organe eines anderen kann aber letztlich niemand Anspruch erheben, es kann immer nur um eine freiwillige Spende gehen.

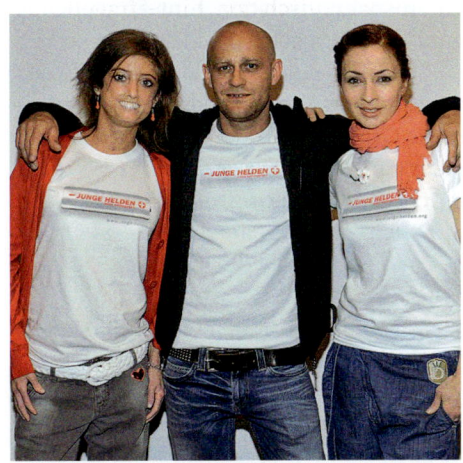

[2] Werbeaktion von pro.organspende. „Junge Helden"

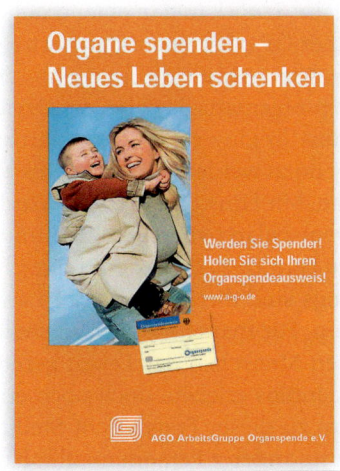

[3] Kampagne für die Organspende

Obwohl sich bei Umfragen ein hoher Prozentsatz der Befragten (ca. 85 %) positiv zur Organspende äußert, haben nur ca. 10 % der Erwachsenen in Deutschland auch einen Organspendeausweis, auf dem sie ihre Bereitschaft zur Organspende erklären [Abb. 1]. Dafür werden verschiedene Gründe vermutet: Zum einen denkt niemand gern darüber nach, dass das eigene Leben durch einen Unfall oder eine schwere Krankheit (Gehirnblutung o. Ä.) plötzlich enden könnte. Zum anderen gibt es ein verbreitetes Misstrauen gegenüber dem Medizinsystem insofern, als viele glauben, die Ärztinnen bereicherten sich an Transplantationen, die Verteilung erfolge nicht gerecht und es gäbe auch in Europa bereits einen Handel mit Organen. Bei manchen besteht auch die Befürchtung, sie würden als potenzielle Organspenderinnen medizinisch nicht so sorgfältig behandelt und vorschnell für hirntot erklärt.

Transplantationsgesetz | 832

Einwilligungsfähige Personen können ihre Bereitschaft zur Organspende erklären. Nach dem |Transplantationsgesetz von 1997 (§ 2, (2)) gibt es ein Mindestalter von 14 Jahren für den Widerspruch der Einwilligung und von 16 Jahren für die Einwilligung bzw. die Übertragung der Entscheidung an andere.

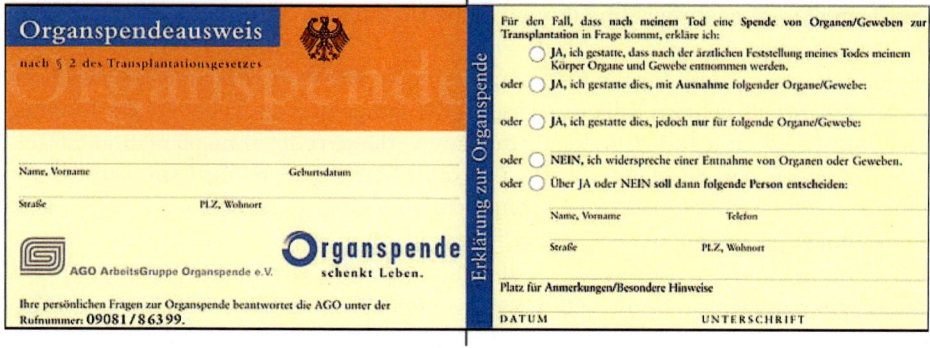

[1]　Organspendeausweis

Berücksichtigung von Kinderrechten ③ | 26
Würde ③ | 427

Umstritten ist die Organentnahme bei Kindern. Kinder können eine solche Situation noch weniger überblicken als Erwachsene und deshalb nicht selbst eine grundsätzliche Bereitschaft zur Organspende erklären. Also müssen die Eltern an Stelle ihres Kindes entscheiden. Die meisten Eltern sind in der Situation, in der sie mit einem Unfall oder einer dramatischen Krankheit ihres Kindes konfrontiert sind, im Grunde überfordert, eine solche Entscheidung zu treffen. Schon die Frage, ob man die Organe des Kindes für eine Transplantation verwenden könnte, ist zumeist eine Zumutung. Die Eltern befinden sich im Schock und in einer emotionalen Ausnahmesituation. Eine Einwilligung etwa zu einer OP oder einem Kaufvertrag könnte in einem solchen Zustand sogar juristisch unwirksam sein.

Ethisch problematisch ist bei der Organentnahme von Kindern, dass diese, weil sie ja nicht selbst ihr Einverständnis erklärt haben, im Grunde als Mittel für das Wohl eines anderen benutzt werden. Dies kann als Verletzung ihrer grundsätzlichen Würde gesehen werden. Mit Hinweis auf diese Würdeverletzung wurde es sowohl in den USA als auch in Deutschland von Gerichten untersagt, anenzephale Neugeborene als Organspender zu benutzen, da diese Kinder ganz besonders schutzbedürftig sind.

Allerdings sind die Eltern auch in anderen Fragen berechtigt, für ihre Kinder zu entscheiden. Für manche ist die Vorstellung tröstlich, dass mit den Organen des Kindes anderen Menschen das Leben gerettet werden kann und so dieser Tod, den die Eltern als sinnlos erleben, doch noch einen Sinn bekommt. Das Transplantationsgesetz nimmt zu dieser Frage nicht Stellung; sie wird durch § 4 (Organentnahme mit Zustimmung anderer Personen) offenbar stillschweigend mit geregelt.

Die Explantation

Hans Jonas spitzte es so zu: Die Entnahme von Organen bei einem beatmeten, für hirntot erklärten Menschen, käme einer |Vivisektion gleich. Nach Jonas' Meinung müsste erst auch der Herztod abgewartet werden. Außerdem spricht er sich für eine enge Zustimmungslösung aus, d. h., nur der Betroffene selbst könnte in eine mögliche Explantation einwilligen und nicht stellvertretend eine Angehörige.

Die Transplantationsbefürworterinnen setzen dagegen das Argument, man müsse die Organe schon aus ethischen Gründen in bestmöglichem Zustand transplantieren, deshalb wäre es geboten, unter Beatmung zu explantieren und nicht den Herztod abzuwarten.

Viele betroffene Angehörige fragen sich, ob es evtl. möglich ist, dass die für hirntot Erklärte noch Empfindungen habe oder durch die Explantation Stress erlebe. Dem widersprechen die meisten Ärztinnen entschieden. Die Einschätzung, ob wir dem hirntoten Menschen durch die Explantation etwas antun, hängt stark von der Grundeinstellung zur Frage des Lebensendes ab: Wenn wir sicher sind, dass der Mensch mit irreversiblem Hirnversagen tot ist, beantwortet sich die Frage von selbst. Anders aber, wenn wir annehmen, dass er sich in einer Art Zwischenzustand befindet, einem Teil des unwiderruflichen Sterbeprozesses: Dann hätten wir den Impuls, die Sterbende zu schützen und ihr ein ruhiges, würdevolles Ende zu ermöglichen.

Die Verteilung der Spenderorgane

Die Verteilung der Spenderinnenorgane wird von der niederländischen Stiftung Eurotransplant übernommen. An ihr sind die Partnerländer Niederlande, Belgien, Deutschland, Luxemburg, Österreich und Slowenien beteiligt. Die Festlegung der Kriterien und Verfahren der Vergabe ist nicht einfach und wird seit Jahrzehnten diskutiert. Dabei wurden immer wieder Veränderungen und Verbesserungen in das Vergabesystem eingebaut.

Eurotransplant hat sich zum Ziel gesetzt, den Erfolg der Transplantationen und damit die Überlebenszeit der Transplantate und der Spenderinnen zu verbessern, die Menge der verfügbaren Spenderinnenorgane durch Poolbildung zu erhöhen und eine möglichst gerechte Verteilung der Organe zu gewährleisten.

Folgende Kriterien gelten für die |Organallokation mit unterschiedlicher Gewichtung:

- Immunologische Verträglichkeit, das wichtigste Kriterium, ist entscheidend für den Erfolg der Transplantation.
- Distanz: kurze Transportwege verkürzen die Konservierungszeit und tragen damit ebenfalls zum Erfolg der Transplantation bei.
- Wartezeit ist ein Kriterium, das von einigen kritisch gesehen wird, weil es nicht medizinisch begründet ist. Trotzdem ist es wichtig, weil zur Gerechtigkeit gehört, auch andere als medizinische Kriterien anzulegen.
- Kinder: Für Kinder gibt es oft nicht genug geeignete Spenderorgane. Für sie ist eine rasche Transplantation aber besonders wichtig, weil Wachstumsprozesse mit funktionierenden Organen besser ablaufen als z. B. unter Dialyse. Deshalb werden sie stärker berücksichtigt.
- Komorbidität: Begleiterkrankungen sind negativ für den Erfolg der Transplantation, deshalb senken sie das Risiko, ein Organ zu bekommen.
- Nationale Balance: Da die Länder auf Grund unterschiedlicher gesetzlicher Regelungen ein sehr unterschiedliches Aufkommen an Spenderorganen haben, wäre die Akzeptanz des Bündnisses gefährdet, wenn ein Land viel mehr Organe an Eurotransplant abgibt, als es bekommt. Deshalb wird dieser Unterschied mit gewichtet.
- Dringlichkeit: Patientinnen mit Shuntproblemen, psychischen Problemen oder anderen akuten Zuständen, die die Transplantation dringlich machen, bekommen bevorzugt Spenderorgane. Ihr Anteil ist aber auf ca. 1 % der Wartelisten jedes Landes begrenzt.

Vivisektion

Eingriff an lebenden Tieren zur Demonstration physiologischer Gesetzmäßigkeiten (Antike) und zur Erforschung z. B. von neuen OP-Techniken

Sterbende
Menschen pflegen | 71

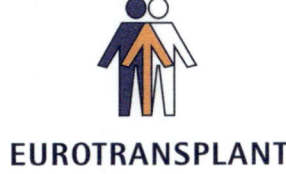

EUROTRANSPLANT

[2] Logo der Stiftung Eurotransplant

Allokation

allocare, lat. = platzieren
Verteilung knapper Güter

Wird ein Spenderinnenorgan gemeldet, so werden mit Hilfe eines automatisierten Rechenverfahrens die Patientinnen ermittelt, die zuerst angefragt werden. Auch der Platz auf der Warteliste wird in dieser Weise ermittelt.

Ethische Prinzipien **3** | 426

Trotz dieser Sorgfalt gibt es immer wieder Zweifel, ob die Verteilung der Spenderinnenorgane gerecht ist. Das liegt an den unterschiedlichen Wertorientierungen, die zu Grunde liegen.

Nimmt man den Nutzen für möglichst viele als Hauptkriterium, dann wiegen medizinische Kriterien schwerer als soziale, weil sie den Transplantationserfolg sichern. Geht man dagegen von der Not der Betroffenen aus, neigt man eher dazu, Menschen mit besonders dringlichen und schwierigen Krankheitszuständen bzw. denen, die sehr lange warten mussten, eine Chance zu geben. Entscheidend für den Transplantationserfolg ist aber auch die Mitwirkung der Patientin, die man nur schwer vorhersehen kann, denn nach einer Transplantation müssen die Betroffenen lebenslang regelmäßig Immunsuppressiva nehmen und auch sonst sehr genau auf ihre Gesundheit achten.

Als Voraussetzung zur Organentnahme gibt es drei Modelle:

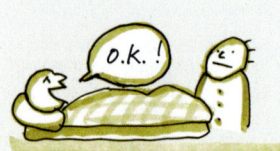

die „enge" Zustimmungslösung
Nur die Betroffene selbst kann ihre Zustimmung zur Organentnahme erklären. Diese Lösung wird von denen gefordert, die die Hirntote als sterbend ansehen und sie deshalb für besonders schutzbedürftig halten.

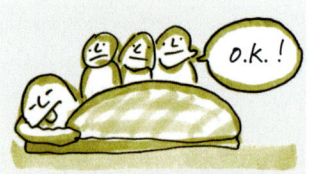

die „erweiterte" Zustimmungslösung
Auch Angehörige können stellvertretend zustimmen, wenn von der potenziellen Spenderin keine Erklärung vorliegt. Als Angehörige zählen: Ehegatten, volljährige Kinder, Eltern, volljährige Geschwister und Großeltern. Diese müssen aber nachweislich in den letzten zwei Jahren mit der möglichen Organspenderin in Kontakt gestanden haben. Enge Freunde oder Lebenspartner, die der möglichen Organspenderin „in besonderer persönlicher Verbundenheit offenkundig nahegestanden" haben, sind wie Angehörige zu behandeln. Diese Regelung ist in § 4 des deutschen Transplantationsgesetzes festgeschrieben.

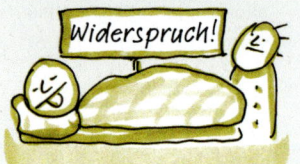

die Widerspruchslösung
Jeder Mensch ist potenzieller Organspender, wenn er dem nicht widersprochen hat. Der Widerspruch ist z. B. über ein Zentralregister möglich. Eine solche Regelung gilt z. B. in Österreich. Sie gilt auch für Ausländer, die dort z. B. verunglücken.

Das Transplantationsgesetz

Nach kontroverser Diskussion wurde die Transplantation 1977 mittels Gesetz geregelt. Zuvor richtete sich die Transplantationspraxis nach den Richtlinien der Bundesärztekammer, was aber rechtlich eine Grauzone war.

Das Transplantationsgesetz (TPG) ist das Gesetz über die Spende, Entnahme und Übertragung von Organen.

Der erste Abschnitt des Transplantationsgesetzes handelt von der Aufklärung der Bevölkerung und der Erklärung zur Organspende. Der zweite Abschnitt beschreibt die Voraussetzungen zu Organentnahme (Einwilligung, Feststellung des Todes und Eingriff durch eine Ärztin) sowie die Zustimmung zur Organentnahme durch andere Personen. In den Kriterien zur Feststellung des Todes ist die Bestimmung enthalten, dass die Ärztinnen, die den Tod feststellen, nicht zum Transplantationsteam gehören dürfen.

Die Bedingungen für Lebendspenden werden im dritten Abschnitt geregelt.

Lebendspende und |Kommerzialisierung

Das Transplantationsgesetz schreibt in § 8 vor, dass die Spenderinnen volljährig, einwilligungsfähig und als Spenderinnen geeignet sein müssen. Sie dürfen durch den Eingriff nicht gesundheitlich gefährdet sein. Zulässig ist eine Lebendspende nur für „Verwandte ersten oder zweiten Grades, Ehegatten, Verlobte oder andere Personen, die der Spenderin in besonderer persönlicher Verbundenheit offenkundig nahestehen". Spenderin und Empfängerin müssen sich zur Teilnahme an Nachsorgeuntersuchungen bereiterklären. Darüber hinaus muss eine Kommission überprüfen, ob Anhaltspunkte für verdeckten Organhandel vorliegen.

Mit dem Verbot des Organhandels in § 17 TPG reagiert der Gesetzgeber auf eine Entwicklung, die in den 1990er Jahren einsetzte. Weil die Wartezeit auf eine Nierentransplantation meist mehrere Jahre dauerte, die die Betroffenen durch die Dialysebehandlung als sehr eingeschränkt und leidvoll erlebten, suchten einige, die sich das leisten konnten, eine Lösung im Kauf eines Organs in einem Entwicklungsland.

> **Kommerzialisierung**
> Unterordnung ideeller oder kultureller Werte unter wirtschaftliche Interessen, wodurch die Werte ihren ursprünglichen Gehalt verlieren, z. B. wird die Idee der Organspende aus Solidarität durch den Organhandel beschädigt

Basar der Organe

[...] Wenn es um ihr Leben und ihren Tod geht, fragen die Patienten nicht weiter nach Moral und Legitimität der Transaktion. „Hauptsache, der Organspender wird nicht übers Ohr gehauen und angemessen medizinisch versorgt", beruhigt sich einer von ihnen in Reddys Hospital. Doch weder das eine noch das andere ist meist der Fall. Immerhin gehen die Organempfänger bewusst das Risiko ein, vom Operationstisch in einer schmuddeligen Vorstadtklinik nie mehr aufzustehen, oder vielleicht daran zu sterben, dass etwa die Voruntersuchungen schlampig waren und weder Blutgruppe noch Gewebe übereinstimmen, oder dass man sich mit der neuen Niere auch Hepatitis oder Aids eingekauft hat. Die Organspender aber werden nicht darüber informiert, wie nötig auch bei ihnen eine intensive Nachsorge ist; ganz zu schweigen von einer Aufklärung darüber, wie viel ihre verkauften Organe in Wirklichkeit wert sind.

Villivakkam am Rande der südindischen Millionenmetropole Madras gilt als der Ort in der Welt, wo sich am leichtesten eine Niere bekommen lässt. Kidney-väkkam heißt der Slum im Volksmund, denn hier gibt es praktisch keine Familie, in der nicht mindestens ein Mitglied die riesige Narbe vorzeigen kann, die beweist, dass eine Niere fehlt. Haben sie denn keine Angst, dass das gefährlich sein könnte? „Nein", sagt eine Frau gleichmütig, „man hat uns doch erklärt, dass kein Mensch zwei Nieren braucht und dass man eine davon ruhig verkaufen kann. Außerdem, so viel Geld, wie ich dafür bekommen habe, hätte ich in einem ganzen Leben nicht verdienen können." Erst hatte ihr Mann eine Niere verkauft, um seine Schulden zu bezahlen und die Mitgift für die Tochter, für die der Geldverleiher 160 % Zinsen verlangte. Dann hatte er sie überredet, das Gleiche zu tun. Mit dem Geld wollte er ein „business" starten. Stattdessen verspielte er es. Junge, gesunde, arbeitslose Männer sind die gesuchtesten Organspender, aber verbrauchte Frauen mittleren Alters sind die häufigsten. Nachdem sie ihrem Mann die gewünschten Söhne geboren und großgezogen haben, besteht darin ihr einziger Nutzen.

In Japan, Singapur und Europa werden bereits Organübertragungs-Pauschalreisen nach Indien angeboten, für rund 60 000 Mark. Wer jahrelang vergeblich in seinem Land auf eine Implantation warten musste, wird eine solche Einkaufsreise kaum ablehnen. An der Organbörse gibt es keinen fallenden Kurs. Solange der Handel mit menschlichen Ersatzteilen derart lukrative Gewinne verheißt, werden weder Gesetze noch moralische Kreuzzüge ihm ein Ende machen können.

—

VENZKY, GABRIELE: DIE ZEIT, 22.07.1994 Nr. 30 (gekürzter Artikel)

Da Organhandel in Deutschland verboten ist, kann auch der entsprechende Eingriff nicht hier vorgenommen werden, obwohl die Krankenkassen durch Nierentransplantationen finanziell erheblich entlastet werden. In Indien z. B. gibt es eine Reihe von

Kliniken, die nach europäischem Standard Nierentransplantationen mit gekauften Spenderinnenorganen vornehmen. „Darf ich das?", war ein Zeitungsbericht über einen Mann überschrieben, der diese Frage bereits für sich beantwortet hatte: Er hatte eine Niere von einem jungen Inder gekauft, diesem mehr bezahlt, als verlangt wurde und sich mit seinen Schuldgefühlen auseinandergesetzt.

Was genau ist das ethische Problem beim Handel mit Organen? Dazu gibt es zwei konträre Positionen:

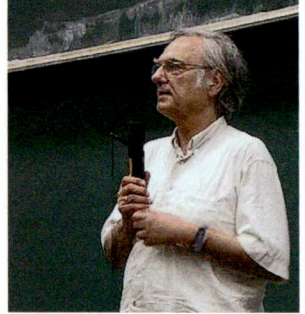

[1]   Dieter Birnbacher

- Es ist v. a. ein Tabu, das sofort Abwehrreaktionen hervorruft, sagt der Philosoph Dieter Birnbacher. Diese emotionale Abwehr müsse aber rational hinterfragt werden: Organhandel würde den Organmangel beheben helfen, er käme aber auch den Lebendspendern zugute, die in großer wirtschaftlicher Not lebten und für die das Geld, das sie über den Organverkauf bekommen, ein Vermögen wert ist und das Überleben der Familie, Bildung und bessere Lebensbedingungen für die Kinder sichern kann. Dadurch würde sogar die ökonomische Ungleichheit gemildert. Der Skandal, so Birnbacher, ist nicht der Organhandel, sondern die ökonomische Ungleichheit, die durch den Organhandel beschämend deutlich wird. Er kritisiert, dass Kommerzialisierung automatisch mit Ausbeutung, Kriminalität und hemmungsloser Bereicherung gleichgesetzt wird.
- Organhandel verletzt die Würde des Menschen, wenn wirtschaftliche Not ihn dazu zwingt, sich selbst zur Ware zu machen und zu verkaufen, so die Gegenposition. Unser Verständnis von Würde beinhaltet, dass ein Mensch nicht zum bloßen Mittel für andere gemacht werden darf. Deshalb ist eine Lebendspende unter Angehörigen keine Würdeverletzung, der Verkauf eines Organs hingegen schon. Organhandel führt zudem auf der praktischen Ebene keineswegs zu einer Milderung der sozialen Ungleichheit. Hier wird der Umstand außer Acht gelassen, dass die Empfängerinnen die Transplantation meist besser vertragen als die Lebendspenderinnen, bei denen Komplikationen nicht selten sind. Bekommt nun eine indische Bäuerin nach einer Nierenspende eine Wundinfektion, so muss sie einiges von ihrem Verdienst wieder in ihre eigene Gesundheit investieren, im schlimmsten Fall wird sie auf Grund schlechter Gesundheitsversorgung erwerbsunfähig und hat an dem Handel nur verloren.

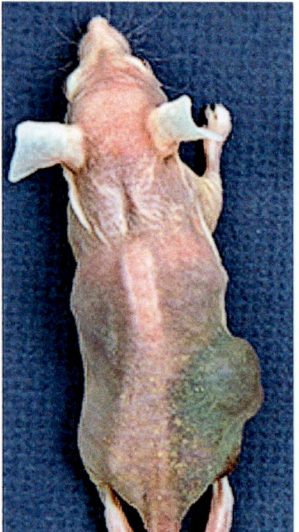

[2]   Maus mit Transplantat eines Karzinoms

Xenotransplantation

Da die Spendebereitschaft bisher trotz vieler Werbekampagnen auf niedrigem Niveau bleibt, wird an der Übertragung tierischer Organe als Ersatzlösung geforscht. Es ist bereits gelungen, genetisch veränderte Schweine zu züchten, deren Gewebe nicht durch menschliche Antigene zerstört wird.

Als ethisches Problem stellen sich hier zum einen Fragen des Tierschutzes. Zum anderen aber bleiben einige schwierige Probleme, selbst wenn es technisch irgendwann möglich sein sollte, tierische Organe zu übertragen: Mit Tierversuchen allein kann nicht festgestellt werden, welche Reaktionen tierische Organe im menschlichen Organismus auslösen können. Am gefährlichsten ist die Infektion der Empfängerin mit schweinepathogenen Erregern. Damit entsteht auch eine mögliche Gefahr für andere. Die Entscheidung, einem Menschen ein Tierorgan zu übertragen, wäre ethisch gesehen nicht nur eine individuelle Entscheidung, sondern hätte gesellschaftliche Dimensionen: Wie können andere wirksam vor tierischen Erregern geschützt werden? Müssen die Organempfängerinnen und deren Angehörige sich bereiterklären, im Fall einer solchen Infektion evtl. lange Zeit in Quarantäne zu leben?

Heute ist die Xenotransplantation wegen der ungelösten praktischen Fragen nicht wirklich aktuell; die ethischen Fragen werden sich aber vermutlich in absehbarer Zeit neu stellen.

Würde und Personsein

Was bei dem Thema Hirntod und Organtransplantation ethisch umstritten ist, ist die Frage nach der Grenze des Lebens, aber auch die Frage, was wir einander schulden bzw. zumuten dürfen.

Die Frage nach |Gerechtigkeit spielt ebenfalls eine Rolle – zum einen in Form der Allokation und Verteilungsgerechtigkeit, zum anderen aber auch in der Frage, welche Interessen höher zu bewerten sind: die Interessen der kranken Menschen, die auf ein Organ warten oder das Interesse der potenziellen Spenderin oder ihrer Angehörigen an der Unversehrtheit des Körpers oder an einem (durch Explantation) ungestörten Tod.

Zentral für die mit diesem Thema verbundenen Grenzfragen aber steht das Verständnis des Würdeprinzips [Abb. 3]. Die allen Menschen zukommende Würde manifestiert sich in der selbstverständlichen wechselseitigen Anerkennung von Menschen als Gegenüber, als Mitmensch, als Person. Wenn wir einen Menschen im Koma oder einen Bewusstlosen auf der Intensivstation sehen, überlegen wir nicht, ob dieser ein Mensch ist. Wir nehmen es selbstverständlich an.

In der Ethik gibt es aber durchaus Auseinandersetzungen über die Frage, ab wann ein Mensch Person ist. Der Begriff „Person" meint in diesem Zusammenhang das Unverwechselbare, Eigene, die Geschichte, die spezifische Gestalt und Ausdrucksform eines jeden Menschen. Viele verbinden mit dem |Personbegriff auch Vorstellungen von konkreten Fähigkeiten wie Erinnerung, Bewusstsein, die Fähigkeit, sich zu äußern, Wünsche und Pläne für das eigene Leben. Der Philosoph Peter Singer steht für diese Richtung: Er unterscheidet zwischen Personen und bloßen „Mitgliedern der Spezies Homo sapiens", d. h., für ihn ist nicht jeder Mensch auch Person. Säuglinge, psychisch Kranke, Komapatientinnen und Patientinnen mit irreversiblem Hirnversagen sind für ihn keine Personen, weil sie nicht über die o. g. Fähigkeiten verfügen. Diese Unterscheidung hat v. a. Konsequenzen im Hinblick auf das Tötungsverbot, das nach Singers Auffassung nur für Personen gilt. Komapatientinnen, Säuglinge und die anderen Menschen, die nach Singer keine Personen sind, sind zwar teilweise empfindungsfähig, sie haben aber aus seiner Sicht keine eigenen Interessen. Deshalb ist es nach Singers Vorstellung moralisch akzeptabel, sie schmerzlos zu töten, wenn sie anderen Leid verursachen (z. B. schwerbehinderte Menschen für ihre Familie) oder auf Grund ihrer schweren Erkrankung selbst nur leiden. Ihre Verwendung als Organspender ist ethisch unbedenklich, da sie das Leid anderer mindern können. Voraussetzung ist, dass diese Verwendung nicht Leid bei den Angehörigen hervorruft.

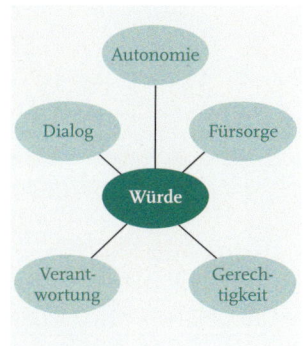

Grundbedingungen des Menschseins **3** | 422

Gerechtigkeit **3** | 430

[3] Ethische Prinzipien

Personbegriff

persona, lat. = Maske, Rolle; bezeichnet heute in philosophischer, psychologischer oder juristischer Betrachtung den Menschen als geistiges Einzelwesen, der sich darin von anderen Lebewesen und von Sachen unterscheidet. Der Personbegriff ist verbunden mit der Idee von Autonomie und Würde des Menschen.

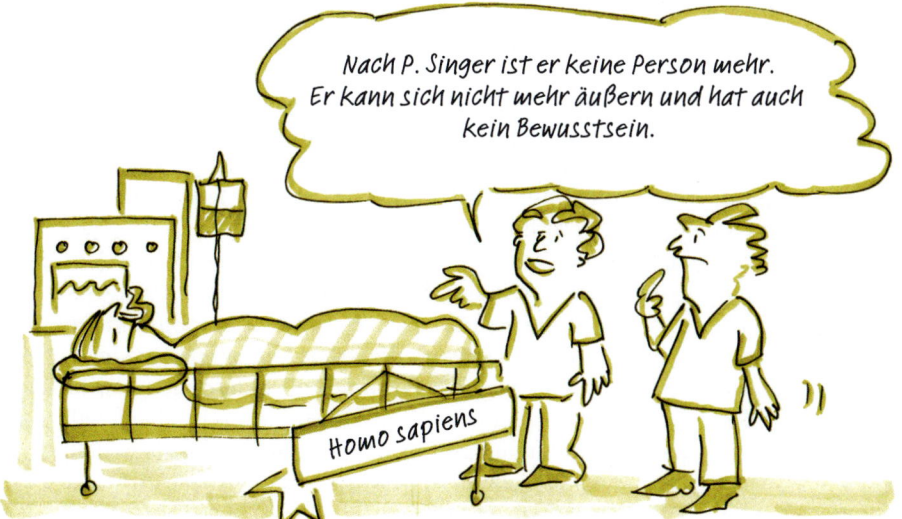

Von der Gegenseite wird diese Betrachtungsweise kritisiert, weil sie das Personsein an bestimmte Eigenschaften wie Bewusstsein bindet, aber andere wichtige Aspekte ausblendet, v. a. das Eingebundensein jedes Menschen in eine Gemeinschaft und die persönliche Geschichte. Damit wird der Personbegriff von Singer ebenso abstrakt und schlecht nachvollziehbar wie die Behauptung, dass ein Mensch mit irreversiblem Hirnversagen tot sei. Ein atmender Mensch mit einigermaßen normaler Hautfarbe wird von uns nicht ohne weiteres als tot angesehen, weil er noch nicht gestorben ist. Die Behauptung, er sei tot, widerspricht der lebensweltlichen Erfahrung. Ebenso empfinden es die meisten als „unmenschlich", eine Komapatientin oder „Hirntote" als leere Hülle, bloßes biologisches Material anzusehen, ihr also das Menschsein, das Personsein abzusprechen. Hier zeigt die anthropologische Reflexion, nämlich die Besinnung auf die Grundbedingungen menschlicher Existenz, dass jeder Mensch Person ist, wie auch jedem Menschen auf Grund seines Menschseins Würde zukommt.

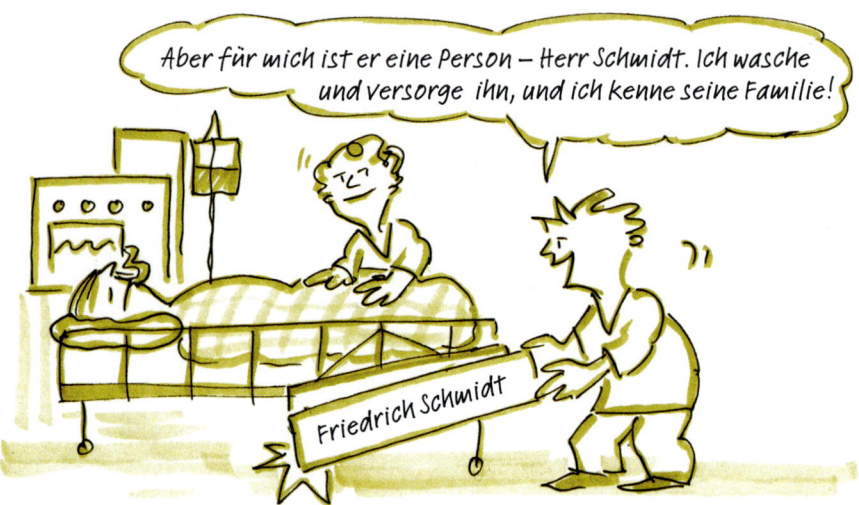

Pflegende nehmen durch ihre Nähe zum kranken Menschen diesen grundsätzlich als Person wahr, in seiner Leiblichkeit, in seinem Lebenskontext, der durch die Angehörigen repräsentiert wird. Es gehört zu den zentralen Aufgaben der Pflege, Menschen dabei zu unterstützen, auch das „beschädigte" Leben lebbar zu finden. Deshalb beinhaltet die allgemeine Auffassung von guter Pflege, Komapatientinnen anzusprechen und sie als Person zu achten, auch wenn sie sich nicht äußern können. Dasselbe gilt für den Umgang mit Patientinnen mit irreversiblem Hirnversagen.

Die Medizin entwickelt sich weiter, und was möglich ist, wird letztlich auch gemacht. Wenn eine neue Methode Erfolg versprechend ist, wird sie (trotz Verboten, wie die Entwicklung bei der PID oder Stammzellforschung zeigt) auch eingesetzt.

So scheint es oft, als laufe die Ethik den Tatsachen immer hinterher und begründe, warum das alles so nicht geht, ein Einspruch in längst verlorener Sache, wie |Hans Jonas im Hinblick auf die Hirntoddiskussion sagte. Aufgabe der Ethik ist es jedoch, in aller scheinbaren Selbstverständlichkeit die Grundfragen und Werte in Erinnerung zu rufen, die Grundlage unseres Zusammenlebens sind. Das heißt bezogen auf die Kontroverse um Organtransplantation: Auch wenn die Sache längst entschieden zu sein scheint, ist ethische Reflexion nötig, weil sie daran erinnert, dass nicht die Medizin allein existenzielle Fragen zu entscheiden hat. Ethische Reflexion ist aber letztlich immer auf den Diskurs und Begründungen und nicht auf Verurteilung ausgerichtet.

Hans Jonas | 827

Ethische Reflexion und Entscheidungsfindung 3 | 438

Bildquellenverzeichnis

S. 30/1–4: Krüper, W., Bielefeld, W., Bielefeld, S. 31/1–4: Krüper, W., Bielefeld, S. 33: picture-alliance/dpa/ZB/Jörg Lange, S. 35: picture-alliance/dpa/Uli Deck, S. 36: Raichle, G., Ulm, G., Ulm, S. 37: Schlund, B., Hamburg, S. 38: Cinetext, S. 39/1: Raichle, G., Ulm, S. 39/2: Krüper, W., Bielefeld, S. 41: Schlund, B., Hamburg, S. 42/1–3 Krüper, W., Bielefeld, S. 43/1–2: Raichle, G., Ulm, S. 44: Mair, J., München, S. 45/1: National Medical Slide Bank, UK, S. 45/2: Agentur Focus (SPL), S. 45/3: Aus: Lennart Nilsson, Leben. Random House, 2006, S. 45/4: Focus (Niklas/ Science, Photo Library), Hamburg, S. 45/5: Mauritius Images/Phototake, S. 45/6: Aus: Lennart Nilsson, Leben. Random House, 2006, S. 46/1: Picture Press/S. Braun, S. 46/2: Krischke, K., Marbach, S. 47: Raichle, G., Ulm, S. 48: Krischke, K., Marbach, S. 49: groenland.berlin, S. 52/1–5: Raichle, G., Ulm, S. 53: Universitätsklinik für Kinder- und Jugendheilkunde, Graz (AT), S. 55/1: Krüper, W., Bielefeld, S. 55/2: Krüper, W., Bielefeld, S. 57/1: Raichle, G., Ulm, S. 57/2–3: Möller, Heike, Rödental, S. 58/1: Schlund, B., Hamburg, S. 58/2: Raichle, G., Ulm, S. 58/3: Krüper, W., Bielefeld, S. 58/4: Krüper, W., Bielefeld, S. 59: Raichle, G., Ulm, S. 60/1–4: Schlund, B., Hamburg, S. 61/1: Mayoclonic, S. 61/2: Akademie der Medizinischen Wissenschaft, Moskau, S. 62/1: Mair, J., München, S. 63: Bavaria, Gauting, S. 69/1: picture-alliance/ dpa/DB Sungu, S. 69/2: ullstein bild, S. 72/1–3: Verlag Friedrich Oetinger/Ilon Wikland, aus: A. Lindgren „Brüder Löwenherz, S. 73/1–4: Verlag Friedrich Oetinger/Ilon Wikland, aus: A. Lindgren „Brüder Löwenherz, S. 75: Krüper, W., Bielefeld, S. 76: Krüper, W., Bielefeld, S. 77/1: Wikipedia/CC/jailbird, S. 77/2: Wikipedia/GNU/Baikonur, S. 77/3: Wikipedia/CC/Ceddyfresse, S. 77/4: Wikimedia/CC/Sanjay Acharya, S. 79: Krüper, W., Bielefeld, S. 80/1–3: Krüper, W., Bielefeld, S. 85/1–2: Krüper, W., Bielefeld, S. 86/1–2: Krüper, W., Bielefeld, S. 87/1–2: Krüper, W., Bielefeld, S. 88: Krüper, W., Bielefeld, S. 90: Krüper, W., Bielefeld, S. 91/1–2: Krüper, W., Bielefeld, S. 92: Krüper, W., Bielefeld, S. 94: Krüper, W., Bielefeld, S. 95: Krüper, W., Bielefeld, S. 96/1–2: Krüper, W., Bielefeld, S. 106/1–4: Krüper, W., Bielefeld, S. 107/1–3: Krüper, W., Bielefeld, S. 108/1–2: Krüper, W., Bielefeld, S. 110/1: Fotolia.com/Sunnydays, S. 110/2: Krüper, W., Bielefeld, S. 112: Krüper, W., Bielefeld, S. 113: Krüper, W., Bielefeld, S. 114: Krüper, W., Bielefeld, S. 117: Segufix Bandagen, Jesteburg, S. 120: World Health Organization, Genf, S. 124/1: DAK/Wigger/Pressebild, S. 124/2: Fotolia.com/Benjamin Haas, S. 125: allesalltag, Hamburg, S. 126: Wikipedia/ GNU/Nicolas Pérez, S. 129: Sigmund-Freud-Museum, London, S. 130: Krüper, W., Bielefeld, S. 131: Krüper, W., Bielefeld, S. 140/1–3: Krüper, W., Bielefeld, S. 141/1–3: Krüper, W., Bielefeld, S. 142/1: Krüper, W., Bielefeld, S. 142/2: www.neurowelt.de, S. 143: Project Photos, S. 145/1–2: groenland.berlin, S. 146/1: Cornelsen Verlagsarchiv, S. 146/2: Schlund, B., Hamburg, S. 151: Raichle, G., Ulm, S. 152/1: Krüper, W., Bielefeld, S. 152/2–3: Raichle, G., Ulm, S. 153/1: omron Industrial Automation, Kyoto (Japan)/Pressebild, S. 153/2: Cornelsen Verlagsarchiv, S. 153/3: Project Photos, S. 153/4: Cornelsen Verlagsarchiv, S. 154/1: Fotolia.com/ Fel1ks, S. 154/2: Fotolia.com/Sigrid Cichocki, S. 154/3: Fotolia.com/C, S. 154/4: Fotolia.com/Liane M., S. 154/5: Fotolia.com/Johannes Horna, S. 156/1–2: Krüper, W., Bielefeld, S. 157: Raichle, G., Ulm, S. 160: Fotolia. com/BilderBox, S. 162/1: Krüper, W., Bielefeld, 162/2: groenland.berlin, S. 164: Raichle, G., Ulm, S. 168/1–4: Krüper, W., Bielefeld, S. 169/1–3: Krüper, W., Bielefeld, S. 170/1: groenland.berlin, S. 173/1: shutterstock, S. 173/2: shutterstock, S. 173/3: shutterstock, S. 174/1: Picture Alliance/ Markus Ulmer, S. 174/2: Fotofinder/Bildagentur online, S. 174/3: Picture Alliance/Jens Schierenbeck, S. 175/1: Raichle, G., Ulm, S. 175/2: Krüper, W., Bielefeld, S. 176/1: Heinisch, G., Berlin, S. 176/2–4: Krüper, W., Bielefeld, S. 177: Krüper, W., Bielefeld, S. 178/1: groenland.berlin, S. 178/2–4: Schlund, B., Hamburg, S. 179/1–2: Krüper, W., Bielefeld,

S.180/1–2: Krüper, W., Bielefeld, S.181/1–2: Krüper, W., Bielefeld, S.184/1: groenland.berlin, S.184/2: Cornelsen Verlagsarchiv, S.185/1: groenland.berlin, S.186: Cornelsen Verlagsarchiv, S.188/1–2: Cornelsen Verlagsarchiv, S.188/3: Krüper, W., Bielefeld, S.189: groenland.berlin, S.191/1: Cornelsen Verlagsarchiv, S.191/2: Picture Alliance/Frueh, S.192: Mair, J., München, S.193/1: Raichle, G., Ulm, S.193/2: Universität Regensburg, Prof. Dr. Gabel, S.194/1: arteria-photography, S.194/2: Paul Hartmann AG, Heidenheim, S.195/1–2: Mair, J., München, S.195/3: Krüper, W., Bielefeld, S.196/1: shutterstock, S.196/2: shutterstock, S.198: Fotofinder/A1PIX/PHA, S.201: groenland.berlin, S.204: Mair, J., München, S.205/1–3: Thomashilfen, Bremervörde, S.206/1–2: Mair, J., München, S.206/3: Fotofinder/A1PIX, S.207: Raichle, G., Ulm, S.209: Fotofinder/Okapia, S.210: Deutsche Gesellschaft f. Rheumatologie/ Fotograf: Ch.Specker, S.213: groenland.berlin, S.214: Statistisches Bundesamt, Wiesbaden, S.218: Krüper, W., Bielefeld, S.221/1–2: Krüper, W., Bielefeld, S.222/1–2: Krüper, W., Bielefeld, S.224/1–3: Krüper, W., Bielefeld, S.225/1–4: Krüper, W., Bielefeld, S.228: Schlund, B., Hamburg, S.229/1–2: www.brustkrebsverlauf.info, S.230: arteria- photography, S.231/1: Fotolia.com/dusk, S.231/2: Fotolia.com/moritz, S.233/1–2: arteria-photography, S.234/1–2: Fresenius, S.235/1: Wikipedia/ GNU/Uwe Gille, S.235/2: Schlund, B., Hamburg, S.236/1: Krüper, W., Bielefeld, S.236/2: Universität Essen/Innere Klinik und Poliklinik, S.237/1: ANITA Dr. Helbig GmbH, Braunenberg, S.237/2: Schlund, B., Hamburg, S.237/3: Dieter Wittlinger Therapiezentrum, Walchsee (A), S.238: dpa/info grafik, S.239/1–2: Mair, J., München, S.239/3: arteria- photography, S.240/1–2: Mair, J., München, S.240/3: Wikipedia/GNU/ Josef Wienand, S.240/4: Mair, J., München, S.241: Raichle, G., Ulm, S.242: BzgA/Pressebild, S.243: dpa/info grafik, S.244/1: medicalpictures, S.244/2: TU Kaiserslautern, S.246: picture-alliance/ZB-Fotoreport/ Schindler, S.249: Deutsche Rentenversicherung, S.251/1: arteria- photography, S.251/2: Krüper, W., Bielefeld, S.252: arteria-photography, S.253/1: groenland.berlin, S.253/2: Mall, K., Berlin, S.254/1: Agentur Focus/SPL/Ansary, S.254/2: © mayoclinics/Mayo Foundation, S.255/1: picture-alliance/dpa/epa/Quintiles, S.255/2: Wikipedia/GNU/Heuser, S.256: Wikipedia/C/Grook Da Oger, S.258: Wikipedia/C/John Hayman, S.259/1: Mair, J., München, S.259/2: gms Madaus AG/Thissen, S.259/3–4: Cornelsen Verlagsarchiv, S.260/1: Mair, J., München, S.260/2: arteriaphotography, S.261/1: Cornelsen Verlagsarchiv, S.261/2: dpa-Info- grafik, S.268/1–3: Krüper, W., Bielefeld, S.269/1–3: Krüper, W., Bielefeld, S.270/1–2: Krüper, W., Bielefeld, S.271/1–2: Krüper, W., Bielefeld, S.273: Krüper, W., Bielefeld, S.274/1–2: Krüper, W., Bielefeld, S.275: Schlund, B., Hamburg, S.277/1–3: Krüper, W., Bielefeld, S.278/1–2: Krüper, W., Bielefeld, S.279/1–2: Krüper, W., Bielefeld, S.280/1–3: Krüper, W., Biele- feld, S.281: Elsevier GmbH, Urban&Fischer Verlag, München, S.282: Schlund, B., Hamburg, S.283/1–2: Krüper, W., Bielefeld, S.284/1: Schlund, B., Hamburg, S.284/2: Krüper, W., Bielefeld, S.286: Raichle, G., Ulm, S.287: groenland.berlin, S.289: Krüper, W., Bielefeld, S.291/1–2: Döring, Volker, S.291/3: Wikipedia, Stefan Germer, S.292/1: Picture Alliance/dpa/Stefan Puchner, S.292/2: Fotofinder/Blume Bild/Wald- kirch, S.293/1: Picture Alliance/Uli Pschewoschny, S.293/2: Fotofinder/ Das Fotoarchiv/Xinhua, S.294: shutterstock, S.298/1: Glockenmeier, S., Berlin, S.298/2: Raichle, G., Ulm, S.299: Krüper, W., Bielefeld, S.301: Elsevier Limited, Oxford, S.302: US Gov. Dept. of Health an Human Services/Hudson, S.306/1–3: Krüper, W., Bielefeld, S.307/1–3: Krüper, W., Bielefeld, S.308: William Hogarth, The Rake's Progress, Bedlam, 1763, S.309: akg-images, S.310: Cinetext, S.311: Krüper, W., Bielefeld, S.312/1: RBB/Brandenburg, S.312/2: Krüper, W., Bielefeld, S.313: Krüper, W., Bielefeld, S.315/1: Kinder- und Sanitätsfachhandel, Lüdge-Rieschenau, S.315/2: Krüper, W., Bielefeld, S.316/1: mauritius- images/Photothek, S.316/2: Krüper, W., Bielefeld, S.317: Prisma/ f1online, S.318/1–2: Krüper, W., Bielefeld, S.320/1: picture-alliance/ dpa/Michael Haring, S.320/2: Krüper, W., Bielefeld, S.321/1–2: Cinetext, S.324: Bzga/Pressebild, S.327/1–2: Krüper, W., Bielefeld,

S.328: Krüper, W., Bielefeld, S.329/1–2: Krüper, W., Bielefeld, S.330: Krüper, W., Bielefeld, S.331/1: picture-alliance/dpa/Dieter Assmann, S.331/2: picture-alliance/dpa/ZB, S.332: Krüper, W., Bielefeld, S.334/1: picture-alliance/chromorange/MartinHenke, S.334/2: picture- alliance/BSIP/Lemoine, S.336: Max Halberstadt, 1914/LIFE, S.338: Krüper, W., Bielefeld, S.342: Aus: Heinrich Hoffmann, Der Struwwel- peter. Die Geschichte vom Zappelphilipp, 1858, S.347/1: picture- alliance/dpa/Daniel Karmann, S.347/2: Project Photos, S.352: akg- images, Berlin, S.354/1: Krüper, W., Bielefeld, S.354/2: picture-alliance/ Photoreports, S.355/1: picture-alliance/dpa/UPI, S.355/2: groenland. berlin, S.356/1: Cornelsen Verlagsarchiv, S.356/2: Krüper, W., Bielefeld, S.357/1: Krüper, W., Bielefeld, S.357/2: Krüper, W., Bielefeld, S.358: Krüper, W., Bielefeld, S.359/1–2: Krüper, W., Bielefeld, S.360: Krüper, W., Bielefeld, S.361: picture-alliance/ZB/Pleul, S.362/1: Borgers, Eckern- förde, S.362/2: Krüper, W., Bielefeld, S.363/1–3: Krüper, W., Bielefeld, S.364/1–2: Krüper, W., Bielefeld, S.365: Krüper, W., Bielefeld, S.366: Krüper, W., Bielefeld, S.367: Krüper, W., Bielefeld, S.368: Krüper, W., Bielefeld, S.370: Krüper, W., Bielefeld, S.371/1: Krüper, W., Bielefeld, S.371/2: Wirtz, P., Dormagen, S.372/1: picture-alliance/ZB-Fotoreport/ Settnik, S.372/2: Borgers, Eckernförde, S.373/1: Borgers, Eckernförde, S.373/2: Döring, V., Berlin, S.374/1: Krüper, W., Bielefeld, S.374/2: picture-alliance/Keystone/Ruetsch, S.374/3: Krüper, W., Bielefeld, S.375/1: Holger Krull, S.375/2: Krüper, W., Bielefeld, S.375/3: Riedel, S., S.376: ©CORBIS, S.382: Luxenburger, S.383: Krüper, W., Bielefeld, S.384: Krüper, W., Bielefeld, S.385/1: picture-alliance/dpa/ZB/ Waltraud Grubitzsch, S.385/2: CORBIS/Bettman Archiv, S.386: Mair, J., München, S.387: Krüper, W., Bielefeld, S.388/1–2: Prof. Dr. med. Michael Knauth, Neuroradiologische Abt. der Universitätsmedizin Göttingen (UMG), S.388/3: Philipps Universität Marburg/ Neurologische Klinik, S.389: Krüper, W., Bielefeld, S.390/1: picture- alliance/dpa/ZB/Waltraud Grubitzsch, S.390/2: picture-alliance/ medicalpicture/Frank Geisler, S.394: Krüper, W., Bielefeld, S.404: Krüper, W., Bielefeld, S.405/1: Landesamt für Denkmalpflege und Archäologie Sachsen-Anhalt Landesmuseum für Vorgeschichte, S.405/2: Krüper, W., Bielefeld, S.405/3: akg-images, S.405/4: picture- alliance, S.406/1–3: Krüper, W., Bielefeld, S.407/1–2: Krüper, W., Bielefeld, S.409/1: Schlund, B., Hamburg, S.409/2: Raichle, G., Ulm, S.409/3: Schlund, B., Hamburg, S.409/4–6: Krüper, W., Bielefeld, S.410: Krüper, W., Bielefeld, S.411: Krüper, W., Bielefeld, S.412/1–2: Krüper, W., Bielefeld, S.414/1: Krausen, S., S.414/2: Schlund, B., Hamburg, S.415: www.bobathpflege.de, S.416/1–2: Krüper, W., Bielefeld, S.417/1–4: Krüper, W., Bielefeld, S.418/1: Erwin Kowsky GmbH & Co. KG, Neumünster, S.418/2: JOUSTO-Peronäus-Orthese, S.421/1–2: Schlund, B., Hamburg, S.421/3: Raichle, G., Ulm, S.422/1–2: Krüper, W., Bielefeld, S.422/3: Flicke, T., München, S.423/1–3: Krüper, W., Bielefeld, S.424/1–3: Krüper, W., Bielefeld, S.426/1: Mair, J., München, S.426/2: Raichle, G., Ulm, S.427: Schlund, B., Hamburg, S.428: Schlund, B., Hamburg, S.429: Raichle, G., Ulm, S.430/1: Bianca Kühweidner, Nuglar (CH), S.430/2: groenland.berlin, S.431: groenland.berlin, S.434: Wikipedia/CC/Der Lange, S.436: Mair, J., München, S.437: Raichle, G., Ulm, S.438: Krüper, W., Bielefeld, S.440/1–2: Mair, J., München, S.441/1–2: Krausen, S., S.442/1: Schlund, B., Hamburg, S.442/2: Wikipedia/C/MBq, S.443: Raichle, G., Ulm, S.445/1–2: groenland.berlin, S.446/1–3: Mair, J., München, S.447/1: Lieder, Ludwigsburg, S.447/2: Mair, J., München, S.447/3–4: Lieder, Ludwigsburg, S.448: Raichle, G., Ulm, S.449/1: Universität München/Klinik für Neurochirurgie, S.449/2: Mair, J., München, S.450/1: Raichle, G., Ulm, S.450/2: Schlund, B., Hamburg, S.452/1–4: Krüper, W., Bielefeld, S.453/1: ullstein bild, S.453/2: dpa picture-alliance, S.454/1: Krüper, W., Bielefeld, S.454/2: picture-alliance/Schroewige/Eva Oertwig, S.455: Krüper, W., Bielefeld, S.456: Krüper, W., Bielefeld, S.457/1: Pressedienst Paul Glaser, Berlin, S.457/2: mauritius-images/Photo Alto/ès Collection, S.457/3: mauritius- images/Maria Krausová, S.458/1–5: Krüper, W., Bielefeld, S.462: Mair, J.,

München, S. 463/1–4: Robert Koch-Institut, Berlin (Wecke), S. 463/5–6: Robert Koch-Institut, Berlin (Özel), S. 463/7–12: Mair, J., München, S. 464/1–5: Mair, J., München, S. 464/6–7: Focus (SPL), S. 465: Schlund, B., Hamburg, S. 466/1: Focus (SPL), S. 466/2: J. Sauvanet/BIOS: 439.3, S. 467: Mall, K., Berlin, S. 468/1–2: Mall. K. Berlin, S. 469/1–2: Mall. K. Berlin, S. 470: dpa-Infografik, S. 471/1: Cornelsen Verlagsarchiv, S. 471/2: dpa-Infografik, S. 472/1: Okapia, Berlin (Georgia), S. 472/2: arteria-photography, S. 472/3: Cornelsen Verlagsarchiv, S. 472/4: Zovirax® (Glaxo Smith Kline Consumers Healthcare Deutschland, München), S. 473/1: Novartis-Behring, S. 473/2: arteria-photography, S. 473/3: picture-alliance/dpa/ZB/Hubert Link, S. 475: groenland.berlin, S. 476/1: dpa-Infografik, S. 477/1: NIBSC/SPL, S. 477/2: Mall, K. , Berlin, S. 478: groenland.berlin, S. 480: !NIETSLIKKEN! Amsterdam: Selbstbewusst positive/Deutsche AIDS-Hilfe e. V., S. 484: akg-images, S. 485/1–3: akg-images, S. 488: Schlund, B., Hamburg, S. 489/1: Schlund, B., Hamburg, S. 489/2: Krüper, W., Bielefeld, S. 491/1–2: Schlund, B., Hamburg, S. 491/3: arteria-photography, S. 493/1: Krüper, W., Bielefeld, S. 493/2: Krüper, W., Bielefeld, S. 495/1–2: Krüper, W., Bielefeld, S. 496/1: Pflegewiki/GNU/barnsi69, S. 496/2: Krüper, W., Bielefeld, S. 497/1: Krüper, W., Bielefeld, S. 497/2: mauritius-images/Tom Reich, S. 499/1–3: Schlund, B., Hamburg, S. 500/1–2: Mair, J., München, S. 502/1: Mair, J., München, S. 502/2: Raichle, G., Ulm, S. 503/1–2: Raichle, G., Ulm, S. 504/1: MedicoConsult GmbH, Berlin, S. 504/2: Cornelsen Verlagsarchiv, S. 505: Raichle, G., Ulm, S. 506/1–3: Mair, J., München, S. 507/1: Cornelsen Verlagsarchiv, S. 507/2: Raichle, G., Ulm, S. 507/3–4: Cornelsen Verlagsarchiv, S. 507/5: Mediakom, Thomas Horschler GmbH, Unna, S. 508: dpa-Infografik, S. 509/1: groenland.berlin, S. 509/2: Mair, J., München, S. 511: Mair, J., München, S. 514/1: Mair, J., München, S. 514/2: Lohmann & Rauscher, S. 516/1: Paul Hartmann AG, S. 516/2–3: Mair, J., München, S. 517/1: Dr. Cleve, F., S. 517/2: picture-alliance, S. 518/1: Mair, J., München, S. 518/2: Cornelsen Verlagsarchiv, S. 519/1: arteria-photography, S. 519/2: Cornelsen Verlagsarchiv, S. 520: Krüper, W., Bielefeld, S. 521: Raichle, G., Ulm, S. 522: Krüper, W., Bielefeld, S. 525/1–3: Raichle, G., Ulm, S. 526/1–3: Raichle, G., Ulm, S. 529/1–3: Raichle, G., Ulm, S. 530: Raichle, G., Ulm, S. 531/1: Raichle, G., Ulm, S. 531/2: picture-alliance/ZB/Jan-Peter Kasper, S. 533/1–2: medicalpictures, S. 534/1: Mair, J., München, S. 534/2: picture-alliance/dpa/Keystone/Gaetan Bally, S. 536: Paul Hartmann AG, S. 538: groenland.berlin, S. 540: groenland.berlin, S. 542/1–2: Krüper, W., Bielefeld, S. 543/1–3: Krüper, W., Bielefeld, S. 545/1–4: Krüper, W., Bielefeld, S. 546/1: Hill-Rom GmbH/Marketing/Düsseldorf, S. 546/2: Krüper, W., Bielefeld, S. 548/1: ®Juzo Zorn GmbH, Aichach, S. 548/2–3: Krüper, W., Bielefeld, S. 550/1–4: Paul Hartmann AG/SM-MC, Heidenheim, S. 550/5: Mair, J., München, S. 551: groenland.berlin, S. 552/1: Paul Hartmann AG/SM-MC, Heidenheim, S. 552/2: Wikipedia/GNU/Sarte, S. 552/3–4: Paul Hartmann AG/SM-MC, Heidenheim, S. 553: Raichle, G., Ulm, S. 556/1–2: Krüper, W., Bielefeld, S. 556/3: commons.wikimedia.org/wiki/File:Andry_tree.png, S. 557/1–3: Krüper, W., Bielefeld, S. 558: Lohmann & Rauscher GmbH, Neuwied, S. 559/1–6: Lohmann & Rauscher GmbH, Neuwied, S. 560/1–2: Lohmann & Rauscher GmbH, Neuwied, S. 560/3–4: Heinisch, G., Berlin, S. 561/1–5: Heinisch, G., Berlin, S. 562/1–6: Schlund, B., Hamburg, S. 563/1–4: Krüper, W., Bielefeld, S. 564/1–2: Krüper, W., Bielefeld, S. 565/1–2: Lohmann & Rauscher GmbH, Neuwied, S. 565/3: Orthopädie Schärer, Luzern (CH), S. 565/4–5: Schlund, B., Hamburg, S. 566/1–3: Schlund, B., Hamburg, S. 567/1–2: Raichle, G., Ulm, S. 569: Krüper, W., Bielefeld, S. 570/1: doc-stock/emergency, S. 570/2: Heinisch, G., Berlin, S. 571/1: Otto Bock GmbH/Pressebild, S. 571/2: picture-alliance/dpa/Wolfgang Kumm, S. 572/1: www.rehashop.de; S. 572/2: Krüper, W., Bielefeld, S. 573: Mair, J., München, S. 576/1: Fraunhofer Institut/EU-Projekt, S. 576/2–4: Raichle, G., Ulm, S. 576/5–6: Mair, J., München, S. 578: Mair, J., München, S. 579/1: Schlund, B., Hamburg, S. 579/2: Raichle, G., Ulm, S. 579/3: Heinisch, G., Berlin, S. 579/4: Raichle, G., Ulm, S. 580/1–5: Heinisch,

G., Berlin, S. 580/6: Mair, J., München, S. 581: picture-alliance/dpa/Rolf Vennenbernd, S. 582: Wikipedia, Dr. Jochen Lengerke, S. 583/1–3: Wikipedia, Dr. Jochen Lengerke, S. 584: Raichle, G., Ulm, S. 585/1: MAICO Diagnostik, Berlin, S. 585/2: Krüper, W., Bielefeld, S. 586: Raichle, G., Ulm, S. 587: Schlund, B., Hamburg, S. 588: Mair, J., München, S. 589: Krüper, W., Bielefeld, S. 590/1–4: Mair, J., München, S. 591/1–3: Wikipedia, Dr. Jochen Lengerke, S. 592: Krausen, S., S. 593/1: Mair, J., München, S. 593/2: arteria-photography, S. 594: Mair, J., München, S. 595: Raichle, G., Ulm, S. 596: Wikipedia, S. 598/1–3: Krüper, W., Bielefeld, S. 599/1–3: Krüper, W., Bielefeld, S. 601/1–2: Krüper, W., Bielefeld, S. 603/1: Krüper, W., Bielefeld, S. 603/2: KCI/Westpfalz Klinikum GmbH/Akad. Lehrkrankenhaus der Johann Gutenberg Universität Mainz, S. 604/1–2: Schlund, B., Hamburg, S. 605/1–2: Schlund, B., Hamburg, S. 608/1–2: Krüper, W., Bielefeld, S. 609: Universität Witten-Herdecke/Öffentlichkeitsarbeit, S. 611/1–2: Krüper, W., Bielefeld, S. 611/3: Krausen, S., S. 611/4–5: Krüper, W., Bielefeld, S. 612/1–4: Krüper, W., Bielefeld, S. 613: Krüper, W., Bielefeld, S. 614/1–2: Mair, J., München, S. 615/1: Mair, J., München, S. 615/2: Raichle, G., Ulm, S. 615/3: Mair, J., München, S. 617/1–3: Dr. Jürgen Hagemann, Berlin, S. 618/1–2: Krüper, W., Bielefeld, S. 619/1: Thomas Heim, Berlin, S. 619/2–4: Dr. Jürgen Hagemann, Berlin, S. 623: Krüper, W., Bielefeld, S. 624/1–2: Krüper, W., Bielefeld, S. 626/1–2: Krüper, W., Bielefeld, S. 627/1–4: Krüper, W., Bielefeld, S. 627/2: NASA, S. 627/3–4: Krüper, W., Bielefeld, S. 628/1–2: Krüper, W., Bielefeld, S. 631/1–2: Krüper, W., Bielefeld, S. 631/1–3: Raichle, G., Ulm, S. 632: Krüper, W., Bielefeld, S. 633: Krüper, W., Bielefeld, S. 637/1: Peter Hartmann, Potsdam, S. 637/2: pixelio.de/tirot, S. 638/1: medicalpictures, S. 638/2–4: Andreas Fahl/Medizintechnik-Vertrieb GmbH, S. 639: Andreas Fahl/Medizintechnik-Vertrieb GmbH, S. 640/1–5: Andreas Fahl/Medizintechnik-Vertrieb GmbH, S. 641/1: Andreas Fahl/Medizintechnik-Vertrieb GmbH, S. 641/2–3: Krüper, W., Bielefeld, S. 642/1–4: Krüper, W., Bielefeld, S. 643/1–2: Andreas Fahl/Medizintechnik-Vertrieb GmbH, S. 644/1–4: Andreas Fahl/Medizintechnik-Vertrieb GmbH, S. 645/1: Andreas Fahl/Medizintechnik-Vertrieb GmbH, S. 645/2: Schlund, B., Hamburg, S. 645/3–5: Andreas Fahl/Medizintechnik-Vertrieb GmbH, S. 646/1–2: Andreas Fahl/Medizintechnik-Vertrieb GmbH, S. 647: Andreas Fahl/Medizintechnik-Vertrieb GmbH, S. 650: Saime S.A./Pressefoto, S. 652: groenland.berlin, S. 653/1: Manderli-HNO (CH), S. 653/2: Wikipedia/CC/Klaus D. Peter, Wiehl, S. 654: Mair, J., München, S. 655: Wikipedia/GNU/Michael Bladon, S. 656: Wikipedia/C/Magnus Manske, S. 657: Wikipedia/GNU/Wolfgang Ihloff, S. 659: Raichle, G., Ulm, S. 660/1: Krausen, S., S. 660/2: Raichle, G., Ulm, S. 661: Cornelsen Verlagsarchiv, S. 664: www.uzh.ch, S. 665/1: www.hno-loss.de, S. 665/2: UKB Berlin/HNO-Klinik/Prof. Dr. Ernst, S. 666/1: Cornelsen Verlagsarchiv, S. 666/2: zwai.media, Münster, S. 666/3: Raichle, G., Ulm, S. 667/1–3: Spiggle-Theis Medizintechnik, Overath, S. 669: Mair, J., München, S. 670: The Chinese University of Hongkong/Charles Gommersall, S. 671: Raichle, G., Ulm, S. 672/1–3: Raichle, G., Ulm, S. 673: Raichle, G., Ulm, S. 674: Raichle, G., Ulm, S. 675: Krüper, W., Bielefeld, S. 676/1: Wikipedia/GNU/Kalumnet, S. 676/2–4: Krüper, W., Bielefeld, S. 677: US State Dept. of Health and Human Services, S. 679/1–2: Krüper, W., Bielefeld, S. 694: Krüper, W., Bielefeld, S. 695/1–3: Raichle, G., Ulm, S. 696/1: arteria-photography, S. 696/2: Raichle, G., Ulm, S. 697/1–3: Coloplast, S. 698/1–3: Coloplast, S. 700: Heil, O., Dortmund, S. 701/1–2: Krüper, W., Bielefeld, S. 703: Raichle, G., Ulm, S. 704: Cornelsen Verlagsarchiv, S. 707: US Air Force/Staff Sgt. Eric T. Sheler, S. 709/1: groenland.berlin, S. 709/2: Mair, J., München, S. 710/1: Krüper, W., Bielefeld, S. 710/2: Cornelsen Verlagsarchiv, S. 710/3–4: Albertinen-Krankenhaus, II. Medizinische Klinik, Hamburg/Dr. Joachim Guntau, S. 711/1: Raichle, G., Ulm, S. 711/2: Albertinen-Krankenhaus, II. Medizinische Klinik, Hamburg/Dr. Joachim Guntau, S. 712: Okapia, S. 713: Cornelsen Verlagsarchiv, S. 715/1–2: Groger, Dr. Uta, Bielefeld, S. 715/3–4: Cornelsen Verlagsarchiv, S. 715/5: Heinisch, G., Berlin, S. 715/6–7: Groger, Dr. Uta, Bielefeld, S.716/1: Universität Graz, S.716/2: eeson/Ihr Gesundheitsportal, Dr. Urs Knecht (CH), S.716/3: mauritius/Photo Researchers, S.716/4: Wikipedia/GNU/CC/Nephron, S.717/1: Aus: Urban&Fischer 2003/Roche-Lexikon – Medizin, S.717/2: Cornelsen Verlagsarchiv, S.718/1: Cornelsen Verlagsarchiv, S.718/2: Albertinen-Krankenhaus, II. Medizinische Klinik, Hamburg/Dr. Joachim Guntau, S.718/3: Raichle, G., Ulm, S.719: Albertinen-Krankenhaus, II. Medizinische Klinik, Hamburg/Dr. Joachim Guntau, S.722/1: medicalpictures, S.722/2: Dr. med. Jörg Witthaut, Essen, S.723: Cornelsen Verlagsarchiv, S.724: Mair, J., München, S.725: Mair, J., München, S.726: Mair, J., München, S.728: Mair, J., München/ Mall, K., Berlin, S.729: Mall, K., Berlin, S.730/1: Wikipedia/GNU/Drahreg01, S.730/2: Wikimedia/GNU/ Drahreg02, S.731: Cinetext, S.732/1: www.leben-mit-akromegalie.de, S.732/2: Raichle, G., Ulm, S.733/1–3: Raichle, G., Ulm, S.734: Wikipedia/PD/Trelawny, S.735/1–2: Albertinen-Krankenhaus, II. Medizinische Klinik, Hamburg/Dr. Joachim Guntau, S.736: Raichle, G., Ulm, S.738/1: medicalpictures, S.738/2–3: Albertinen-Krankenhaus, II. Medizinische Klinik, Hamburg/Dr. Joachim Guntau, S.739/1: Faust, St., Berlin, S.739/2: Raichle, G., Ulm, S.740/1: Albertinen-Krankenhaus, II. Medizinische Klinik, Hamburg/ Dr. Joachim Guntau, S.740/2: Raichle, G., Ulm, S.741/1–2: Albertinen-Krankenhaus, II. Medizinische Klinik, Hamburg/Dr. Joachim Guntau, S.742: Mair, J., München, S.743: Faust, St., Berlin, S.744: Raichle, G., Ulm, S.745/1–2: Albertinen-Krankenhaus, II. Medizinische Klinik, Hamburg/Dr. Joachim Guntau, S.745/3: Faust, St., Berlin, S.746/1–4: Raichle, G., Ulm, S.747/1–5: Raichle, G., Ulm, S.748/1: ILCO, S.748/2: Raichle, G., Ulm, S.748/3: Cornelsen Verlagsarchiv, S.748/4–5: Raichle, G., Ulm, S.749: Faust, St., Berlin, S.750: Faust, St., Berlin, S.752: Raichle, G., Ulm, S.754: Raichle, G., Ulm, S.764/1: akg-images, S.764/2: dpa picture alliance, S.764/3: akg-images, S.764/4: dpa picture alliance, S.765/1: dpa picture alliance, S.765/2: akg-images, S.765/3: dpa picture alliance, S.766: Krüper, W., Bielefeld, S.767: Krüper, W., Bielefeld, S.769/1–2: Krüper, W., Bielefeld, S.769/3: Tomed Dr. Toussaint GmbH, Bensheim, S.772: Mall, K., Berlin, S.773: Krüper, W., Bielefeld, S.775/1: Cornelsen Verlagsarchiv, S.775/2: Raichle, G., Ulm, S.776/1: Mair, J., München, S.776/2–4: Raichle, G., Ulm, S.777/1: Cornelsen Verlagsarchiv, S.777/2: Alamy/ Gerda Stroheim, S.777/3: Alamy/RF/Stockbroker, S.777/4: Alamy/RF/ Stockbroker, S.777/5: Alamy/Angela Hampton, S.778/1: Endokrinologi-kum Labor Hamburg GmbH, S.778/2: landarzt-wordpress, S.780: Wikipedia, S.781: Wikipedia, S.782/1: Wikipedia, S.782/2: Raichle, G., Ulm, S.782/3: Medela Medizintechnik, Eching, S.782/4: Raichle, G., Ulm, S.783/1: Cornelsen Verlagsarchiv, S.783/2: Raichle, G., Ulm, S.784: Raichle, G., Ulm, S.785: Raichle, G., Ulm, S.786/1: Picture Alliance/ Frank Geisler, S.786/2: Raichle, G., Ulm, S.787: Raichle, G., Ulm, S.788/1: Raichle, G., Ulm, S.788/2: Mair, J., München, S.790/1: Cornelsen Verlagsarchiv, S.790/2: Mair, J., München, S.791/1–3: Raichle, G., Ulm, S.792/1: Cornelsen Verlagsarchiv, S.792/2: Krüper, W., Bielefeld, S.793: Wikipedia/Ed Uthman, S.795: Wikipedia, S.796: picture-alliance, S.798/1–3: Hollatz, I., Heidelberg, S.799/1–4: Hollatz, I., Heidelberg, S.804/1–3: Krüper, W., Bielefeld, S.805/1–3: Krüper, W., Bielefeld, S.806: Krüper, W., Bielefeld, S.807/1: medicalpictures/Carlos Thomas, S.807/2: Krüper, W., Bielefeld, S.808/1: Firma Urotech, S.808/2: Raichle, G., Ulm, S.808/3: Krüper, W., Bielefeld, S.810: Krüper, W., Bielefeld, S.812: Krüper, W., Bielefeld, S.813: Valeant Pharmaceuticals Germany GmbH, S.814: Wikipedia/GNU/Klasu D. Peter, Wiehl (D), S.816/1–3: Raichle, G., Ulm, S.816/4: Lymphforum.de, S.818/1: Mair, J., München, S.818/2–5: Raichle, G., Ulm, S.819: Raichle, G., Ulm, S.820/1–9: Raichle, G., Ulm, S.821/1: Mair, J., München, S.821/2: IFA (Ritterbach), Taufkirchen, S.821/3: picture-alliance/OKAPIA/Beryl Striewski, S.822: arteria-photography, S.823/1: Raichle, G., Ulm, S.823/2: picture-alliance/ dpaFotoreport/Frank Thay, S.823/3: Renale TherapieAPD, Renal Marketing, S.824: Raichle, G., Ulm, S.825: Raichle, G., Ulm, S.827: picture-alliance/dpa/Andreas Altwein, S.828: Krüper, W., Bielefeld, S.829/1: picture-alliance/dpa/Britta Pedersen, S.829/2: AGO/Arbeits-gruppe Organspende e. V., www.-a-g-o-de, S.830: Verein Sportler für Organspende e. V., S.831: Eurotransplant International Foundation, Leiden (NL)/Pressebild, S.834/1: Wikipedia/CC/Rainer Ebert, S.834/2: Wikipedia/CC/Singh Jaggi u. a., www.plosone.org

In einigen Fällen war es uns nicht möglich, die Rechteinhaber zu ermitteln. Selbstverständlich werden wir berechtigte Ansprüche im üblichen Rahmen vergüten

Wir danken den folgenden Krankenhäusern für die freundliche Unterstützung bei der Entstehung der Fotos:
Charité, Berlin
Evangelisches Krankenhaus, Bielefeld
Evangelische Lungenklinik, Berlin
Friederikenstift, Hannover
Haus Seewenje, Bremen
Herz- und Diabeteszentrum NRW, Bad Oeynhausen
Johanniter Krankenhaus, Stendal
Klinikum Bielefeld
Klinikum Bremen Mitte
Klinikum Herford
Nordwest Krankenhaus, Frankfurt am Main
Schoen-Kliniken Behandlungszentrum, Vogtareuth
Unfallkrankenhaus Berlin
Weserland-Klinik, Vlotho

A.	Arterie
Aa.	Arterien
ASS	Acetylsalicylsäure
bzw.	beziehungsweise
ca.	circa
CT	Computertomografie
CCT	craniale Computertomografie
CTG	Cardiotokogramm
DNQP	Deutsches Netzwerk für Qualitätsentwicklung in der Pflege
EEG	Elektroenzephalogramm
EKG	Elektrokardiogramm
ERCP	endoskopisch-retrograde Cholangio-Pankreatikografie
evtl.	eventuell
i. d. R.	in der Regel
KHK	Koronare Herzkrankheit
M.	Muskel
Mm.	Muskeln
max.	maximal
min.	minimal
mind.	mindestens
MRT	Magnetresonanztomografie
N.	Nerv
Nn.	Nerven
o. Ä.	oder Ähnliches
paVK	periphere arterielle Verschlusskrankheit
PDA	1. Periduralanästhesie 2. persistierender Ductus arteriosus Botalli
PTCA	perkutane transluminale koronare Angioplastie
RKI	Robert Koch-Institut
SSW	Schwangerschaftswoche
u. a.	unter anderem
V.	Vene
Vv.	Venen
v. a.	vor allem
z. B.	zum Beispiel

Zuordnung der Themenfelder des Fachbuchs 2 zu den Themenbereichen
der Ausbildungs- und Prüfungsordnung des Krankenpflegegesetztes (KrPflAprV)
vom 10. November 2003

Themenfelder des Fachbuchs 2	Themenbereiche der KrPflAprV

Lernbereich 2 / Themenfeld 1

**Menschen in existenziellen Lebenssituationen
und/oder gesundheitlichen Problemlagen pflegen**

1 Schwangere, Wöchnerinnen und Neugeborene pflegen 2 Sterbende Menschen pflegen 3 Psychisch veränderte und verwirrte Menschen pflegen 4 Schmerzbelastete Menschen pflegen 5 Chronisch kranke Menschen pflegen 6 Tumorkranke Menschen pflegen	2. Pflegemaßnahmen auswählen, durchführen und auswerten (**schriftliche Prüfung**) *und* 4. Bei der Entwicklung und Umsetzung von Rehabilitationskonzepten mitwirken und diese in das Pflegehandeln integrieren

Lernbereich 2 / Themenfeld 2

Menschen in krankheitsbezogenen Problemlagen pflegen

1 Früh- und kranke Neugeborenen pflegen 2 Psychisch erkrankte Menschen pflegen 3 Demenziell erkrankte Menschen pflegen 4 Menschen mit Erkrankungen des zentralen Nervensystems pflegen 5 Menschen mit Infektionserkrankungen pflegen 6 Menschen mit Erkrankungen des Herz-Kreislauf- und Gefäßsystems pflegen 7 Menschen mit Verbrennungen und Verbrühungen pflegen 8 Menschen mit Erkrankungen des Bewegungssystems pflegen 9 Traumatisch verunfallte Menschen pflegen 10 Menschen mit Erkrankungen des Atemsystems pflegen 11 Menschen mit Erkrankungen des Ernährungs-, Verdauungs- und Stoffwechselsystems pflegen 12 Menschen mit Erkrankungen des Geschlechtssystems pflegen 13 Menschen mit Erkrankungen des Harnsystems pflegen	2. Pflegemaßnahmen auswählen, durchführen und auswerten (**schriftliche Prüfung**) *und* 4. Bei der Entwicklung und Umsetzung von Rehabilitationskonzepten mitwirken und diese in das Pflegehandeln integrieren

In guten Händen, Band 1
978-3-464-45302-5

Inhalt
Lernbereich 1
Pflegerische Kernaufgaben

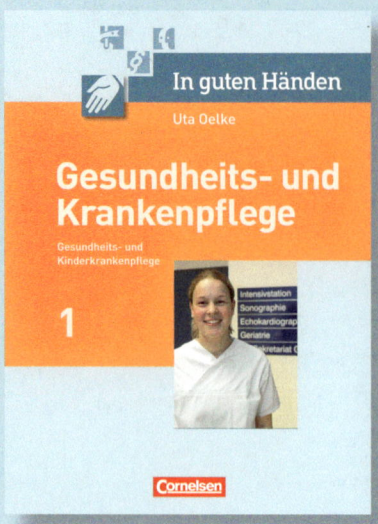

Die Lernaufgaben für die praktische Ausbildung unterstützen effektives und systematisches Lernen in der praktischen Ausbildung.

Lernaufgaben für die praktische Ausbildung
978-3-06-450043-3

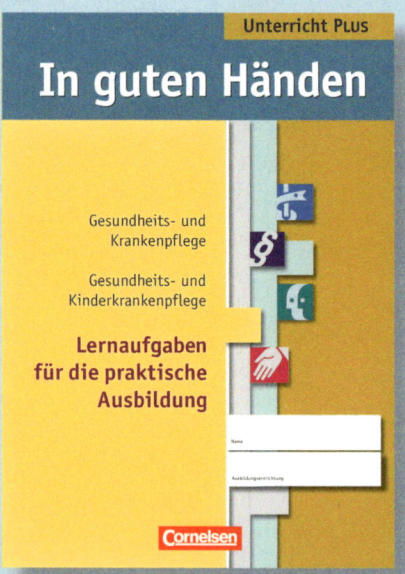

In guten Händen, Band 3
978-3-464-45304-9

Inhalt
Lernbereich 3
Klientel und Rahmenbedingungen von Pflege

Lernbereich 4
Berufliche und persönliche Situation der Pflegenden

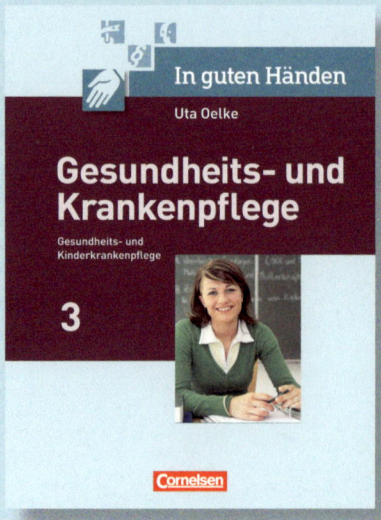

Um die komplexen Fachinhalte in der Gesundheits- und Krankenpflege/Kinderkrankenpflegeausbildung zu erarbeiten, bietet „In guten Händen" abgestimmte Lernsituationen mit vielseitigen Materialien an.

Lernsituationen Teil 1 978-3-464-45342-1
Lernsituationen Teil 2 978-3-464-45343-8
Lernsituationen Teil 3 978-3-464-45344-5

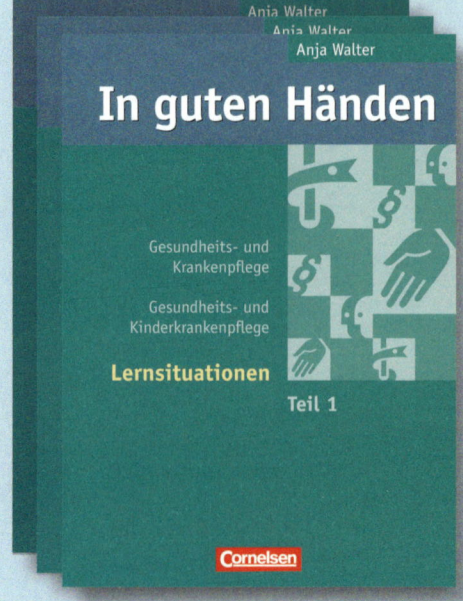